TOME 2

www.cheneliere.ca/potter

SOUTIEN À L'APPRENTISSAGE EN LIGNE

Le site www.cheneliere.ca/potter vous propose un ensemble d'outils d'apprentissage qui vous aideront à maîtriser les éléments de connaissance présentés dans le manuel.

Vous y trouverez les réponses aux questions de jugement clinique posées en marge dans les chapitres, ainsi que le solutionnaire du *Guide d'études*.

Des grilles d'observation vous sont également proposées pour mieux vous guider dans l'application des méthodes décrites dans *Méthodes de soins 1*. De plus, vous pourrez y visionner une série de vidéos qui illustrent l'exécution des principales méthodes présentées.

Pour consulter la zone étudiante du site, vous aurez besoin d'un mot de passe. Vous trouverez à la fin du manuel un code d'accès qui vous permettra d'accéder à la page d'inscription où vous pourrez choisir votre mot de passe.

Les enseignantes recevront un code exclusif qui leur donnera accès à la zone qui leur est réservée.

Dès votre première visite, vous découvrirez un site facile d'accès et convivial, qui vous permettra de trouver rapidement le document recherché grâce à une navigation intuitive.

SOINS INFIRMIERS

FONDEMENTS GÉNÉRAUX

Tome 2

Patricia A. Potter, RN, MSN, PhD, FAAN
Anne Griffin Perry, RN, EdD, FAAN

DIRECTION ÉDITORIALE AMÉRICAINE

Amy Hall, RN, BSN, MS, PhD
Patricia A. Stockert, RN, BSN, MS, PhD

ÉDITION FRANÇAISE

DIRECTION SCIENTIFIQUE

Sylvie Le May • Clémence Dallaire

DIRECTION PÉDAGOGIQUE

Yvon Brassard

CHENELIÈRE ÉDUCATION

Soins infirmiers
Fondements généraux, 3e édition, tome 2

Traduction et adaptation de : *Fundamentals of Nursing* de Patricia A. Potter et Anne G. Perry © 2009 Elsevier (ISBN 978-0-323-4828-6)

© 2009, 2005, 2001, 1997, 1993, 1989, 1985 by Mosby, Inc., an affiliate of Elsevier Inc.

This edition of *Fundamental of Nursing*, 7th edition by Patricia A. Potter and Anne Griffin Perry is published by arrangement with Elsevier Inc.

© 2010 **Chenelière Éducation inc.**

© 2005 Groupe Beauchemin, Éditeur Ltée

Conception éditoriale : Brigitte Gendron
Coordination éditoriale : André Vandal
Édition : Valérie Cottier, Maxime Forcier, Nancy Lachance, Guillaume Proulx, Frédéric Raguenez
Coordination : Martine Brunet, Josée Desjardins, Chantal Lamarre, Johanne Losier
Traduction : Les Traductions Corpus, Christiane Foley
Révision linguistique : Anne-Marie Trudel, Sophie Campbell, Manon Leroux
Correction d'épreuves : Martine Senécal, Zérofôte, Ginette Laliberté
Illustrations : Marc Tellier, Michel Rouleau, Serge Rousseau
Conception graphique et infographie : Dessine-moi un mouton
Conception du logo de la collection : Marc Senécal/inoxidée
Conception de la couverture : Micheline Roy et Josée Brunelle
Impression : TC Imprimeries Transcontinental

**Catalogage avant publication
de Bibliothèque et Archives nationales du Québec
et Bibliothèque et Archives Canada**

Potter, Patricia Ann

Soins infirmiers : fondements généraux

3e éd./édition française, direction scientifique, Clémence Dallaire, Sylvie Le May ; direction pédagogique, Yvon Brassard.

Traduction de la 7e éd. de : Fundamentals of nursing.
Comprend des réf. bibliogr. et un index.
Pour les étudiants du niveau collégial.

ISBN 978-2-7650-2606-8 (v. 1)
ISBN 978-2-7650-3094-2 (v. 2)

1. Soins infirmiers – Manuels d'enseignement supérieur. I. Perry, Anne Griffin. II. Dallaire, Clémence, 1953- . III. Le May, Sylvie, 1963- . IV. Brassard, Yvon, 1953- . V. Titre.

RT41.P6814 2010   610.73   C2010-940443-2

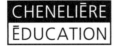

5800, rue Saint-Denis, bureau 900
Montréal (Québec) H2S 3L5 Canada
Téléphone : 514 273-1066
Télécopieur : 514 276-0324 ou 1 888 460-3834
info@cheneliere.ca

ISBN 978-2-7650-3094-2

Dépôt légal : 2e trimestre 2010
Bibliothèque et Archives nationales du Québec
Bibliothèque et Archives Canada

Imprimé au Canada

3   4   5   6   7   ITIB   16   15   14   13   12

Nous reconnaissons l'aide financière du gouvernement du Canada par l'entremise du Fonds du livre du Canada (FLC) pour nos activités d'édition.

Gouvernement du Québec – Programme de crédit d'impôt pour l'édition de livres – Gestion SODEC.

AVANT-PROPOS

Cette nouvelle édition de *Soins infirmiers-Fondements généraux* (Potter & Perry) représente bien plus qu'une simple adaptation d'un texte rédigé avant tout pour un public américain. Elle est le fruit d'un travail ayant impliqué une direction scientifique et pédagogique, ainsi qu'une solide équipe d'adaptatrices et d'adaptateurs qui ont eu à cœur de produire un ouvrage adapté aux orientations québécoises en matière de formation infirmière. Cette édition s'inspire d'une vision contemporaine de la pratique infirmière et de la nécessité d'une affirmation plus vigoureuse de la connaissance scientifique générale et de celle des soins infirmiers dans la perspective d'une formation initiale de qualité. Dans un souci de développement du jugement clinique et d'une rigueur scientifique, le manuel est axé avant tout sur l'apprentissage des étudiantes.

Dès le premier chapitre, l'ouvrage met de l'avant et explique le jugement clinique à la base d'une pratique professionnelle des soins infirmiers. On ne se contente pas d'y affirmer l'importance du jugement clinique et d'en expliquer la mécanique ; l'équipe éditoriale a fait le choix de cibler le développement du jugement clinique comme l'un des éléments centraux de cette nouvelle édition et de l'inscrire au cœur de chaque chapitre, guidant les étudiantes dans l'application et l'apprentissage de ses principes. Il est ainsi posé comme pierre d'assise de toute pratique clinique professionnelle. Les bases des soins infirmiers sont ensuite jetées, en abordant la démarche de soins située dans le contexte québécois. Cette façon de voir se concrétise dans la répartition du contenu en deux parties. La première partie est consacrée aux bases théoriques de la pratique infirmière et la deuxième partie porte sur l'agir infirmier en tant que tel : l'évaluation d'une situation de soins selon les sujets traités ainsi que les interventions infirmières applicables et les justifications scientifiques.

Cette adaptation se distingue également par le souci d'intégration d'un savoir à jour et d'une grande rigueur scientifique. Le contenu de chaque chapitre repose sur du matériel théorique approprié au thème traité et inspiré de la somme des connaissances dans le domaine visé. Le contenu global de l'ouvrage reflète, dans la mesure du possible, les connaissances actuelles et, en particulier, il se réfère aux résultats probants pour soutenir les conclusions avancées, tout en demeurant un manuel d'introduction.

Pour faciliter l'acquisition des connaissances et leur transfert en situation de pratique, une mise en contexte présentée en début de chapitre permet, tout au long de ce dernier, de concrétiser les notions abordées. Des questions en lien avec la mise en contexte viennent ponctuer les éléments d'information dans le but d'entraîner l'étudiante à recourir à sa pensée critique. Dans les chapitres de l'agir infirmier, une section est consacrée à la démarche de soins appliquée à la mise en contexte permettant à l'étudiante de développer son jugement clinique et d'apprivoiser l'utilisation du plan thérapeutique infirmier.

Des efforts considérables ont donc été investis pour guider l'étudiante dans la contextualisation québécoise des savoirs présentés en tenant compte de la mosaïque des compétences de l'Ordre des infirmières et infirmiers du Québec, des normes québécoises de documentation pour la démarche de soins et du champ de pratique légal au Québec.

Clémence Dallaire
Sylvie Le May
Yvon Brassard

REMERCIEMENTS

Concevoir un ensemble didactique comme celui de *Soins infirmiers - Fondements généraux* de Potter-Perry est une tâche qui demande une contribution généreuse de la part d'un nombre considérable de collaborateurs.

Des directeurs de la collection aux adaptateurs, en passant par les consultants scientifiques, un ouvrage de cette envergure ne voit le jour que grâce aux efforts et à la compétence d'une équipe aguerrie.

Que ce soit l'équipe éditoriale ou les intervenants externes (réviseures, correctrices, photographe, cinéaste, infographiste, imprimeur), tous ont eu un apport essentiel sans lequel cet ensemble didactique n'aurait pu exister tel que vous pouvez l'apprécier aujourd'hui.

Chenelière Éducation tient à les remercier chaleureusement pour leur compétence et leur professionnalisme.

Enfin, des remerciements chaleureux à monsieur Ivan L. Simoneau pour son expertise au niveau psychopédagogique dans un contexte d'enseignement et d'apprentissage des soins infirmiers et sa contribution à la conception initiale de cet imposant projet d'édition. Une reconnaissance posthume à madame Denise Barbeau qui a guidé l'équipe éditoriale sur le chemin de la construction des connaissances et du développement des compétences des futures infirmières.

ÉQUIPE DE RÉDACTION DE L'ÉDITION FRANÇAISE

DIRECTION SCIENTIFIQUE

Clémence Dallaire, inf., Ph. D. (Sciences infirmières)
Titulaire d'un doctorat en sciences infirmières et professeure agrégée à la Faculté des sciences infirmières de l'Université Laval, elle enseigne notamment le savoir infirmier aux premier et troisième cycles. Ses travaux de recherche sont dans le domaine de l'organisation des soins et services, l'analyse et la description des fonctions infirmières et l'adoption de politiques saines. Elle est l'auteure d'articles de vulgarisation et coauteure de deux volumes sur les soins infirmiers. Son plus récent ouvrage est un outil pédagogique visant une meilleure connaissance du savoir infirmier.

Sylvie Le May, inf., Ph. D. (Sciences biomédicales)
Professeure agrégée en sciences infirmières à la Faculté des sciences infirmières de l'Université de Montréal et chercheuse au Centre de recherche du Centre hospitalier universitaire Sainte-Justine à Montréal, elle est titulaire d'un doctorat en sciences biomédicales (recherche clinique) et d'un postdoctorat en sciences infirmières (gestion de la douleur à l'urgence pédiatrique). Elle est également chercheuse-boursière du Fonds de la recherche en santé du Québec (FRSQ). Ses principaux champs d'intérêt en recherche concernent la gestion de la douleur auprès des personnes vulnérables, de même que le développement d'échelles de mesure de la douleur.

DIRECTION PÉDAGOGIQUE

Yvon Brassard, inf., M. Éd., D.E.
Pendant près de 30 ans, il a œuvré dans le milieu de l'enseignement des soins infirmiers au niveau collégial. Il est l'auteur de deux volumes sur la rédaction des notes d'évolution au dossier et d'un ouvrage sur les méthodes de soins. Il a aussi participé à l'adaptation québécoise des volumes *Soins infirmiers* (Potter & Perry, 1re et 2e éditions) et de *Soins infirmiers. Médecine – Chirurgie* (Lewis).

ADAPTATION DE L'ÉDITION FRANÇAISE

Virginie Bissonnette, inf., M. Sc. (c)
Superviseure de stage au baccalauréat en sciences infirmières de l'Université de Sherbrooke et infirmière clinicienne, elle est candidate à la maîtrise en sciences cliniques de l'Université de Sherbrooke. Ses travaux concernent le traitement de l'ulcère du pied diabétique complexe par la combinaison de la thérapie par pression négative et d'un pansement à l'argent nanocristallin.

Danielle Boucher, IPS, M. Sc., CNéph(C)
Infirmière praticienne spécialisée en néphrologie au Centre hospitalier universitaire de Québec, elle est détentrice d'une maîtrise et d'un diplôme d'études supérieures spécialisées en néphrologie. Ses études lui ont valu une mention d'excellence dans la catégorie Contribution exceptionnelle au développement de la profession infirmière et une mention d'excellence académique.

Patricia Bourgault, inf., Ph. D. (Sciences cliniques et sciences infirmières)
Infirmière et détentrice d'un doctorat sur la douleur chronique en sciences cliniques (sciences infirmières) de l'Université de Sherbrooke, elle fait actuellement un postdoctorat sur le même sujet à l'Université McGill. Elle est également professeure agrégée à l'École des sciences infirmières et dirige le microprogramme de deuxième cycle en gestion de la douleur à la Faculté de médecine de l'Université de Sherbrooke.

Lucie Buisson, inf., B. Sc.
Après un parcours en communication, elle exerce une deuxième carrière en soins infirmiers depuis 1996. À la suite de diverses expériences dans les milieux hospitalier et communautaire, elle enseigne depuis huit ans les soins infirmiers au niveau collégial, entre autres la pharmacothérapie. L'éthique ainsi que le contrôle et la qualité des soins demeurent ses préoccupations principales.

Chantal Cara, inf., Ph. D. (Sciences infirmières)
Infirmière, professeure et chercheuse, elle a obtenu son doctorat en sciences infirmières de l'Université du Colorado, sous la direction de Jean Watson. Ses recherches portent sur la compréhension des expériences humaines associées à l'approche du *caring*, à l'aide de la méthode de recherche phénoménologique. Elle est reconnue au Québec pour son expertise dans les domaines de la philosophie du *caring,* des écoles de pensée infirmière et de l'humanisation des soins.

Charles Côté, Ph. D. (Kinésiologie, ergonomie [ACE])
Professeur en sciences de la santé et en sciences infirmières (D.E.C. et baccalauréat), kinésiologue certifié et ergonome titulaire, il a obtenu un doctorat en sciences de l'activité physique. Responsable de la formation à distance en santé et sécurité, il fait également de la recherche sur les aspects musculosquelettiques en milieu de travail.

Francine de Montigny, inf., Ph. D. (Psychologie)
Titulaire d'un doctorat en psychologie, infirmière et chercheuse boursière du Fonds de recherche en santé du Québec, ses travaux portent sur l'expérience des familles marquées par la naissance ou la mort d'un enfant en période périnatale. Elle est également professeure titulaire du Département des sciences infirmières de l'Université du Québec en Outaouais.

Jean-Francois Desbiens, inf., Ph. D. (c)
Infirmier dans le domaine de l'oncologie, il poursuit présentement des études au doctorat en sciences infirmières à l'Université Laval. Ses champs d'intérêt en recherche portent sur le bien-être spirituel des soignants, notamment à travers la quête de sens, et sur le développement des compétences infirmières en soins palliatifs.

Mireille Dubost, Dt.P., M. Sc.
Titulaire d'une maîtrise en nutrition de l'Université Cornell et membre de l'Ordre professionnel des diététistes du Québec, elle est chargée de cours au département de nutrition de l'Université de Montréal. Elle a longtemps collaboré à la rédaction du *Manuel de nutrition clinique* de l'Ordre professionnel des diététistes du Québec.

Fabie Duhamel, inf., Ph. D. (Psychologie éducationnelle)
Professeure titulaire en sciences infirmières à l'Université de Montréal, ses recherches portent sur les interventions infirmières familiales et sur le transfert des connaissances dans ce domaine. Directrice de l'ouvrage *La santé et la famille : une approche systémique en soins infirmiers* (2007), elle a publié plusieurs articles sur le thème de la famille.

Liane Dumais, IPS, M. Sc., CNéph(C)
Infirmière praticienne spécialisée en néphrologie au Centre hospitalier universitaire de Québec, elle est détentrice d'une maîtrise et d'un diplôme d'études supérieures spécialisées en néphrologie. De plus, elle est membre suppléant du comité d'examen pour la certification des infirmières praticiennes spécialisées en néphrologie.

Lyne Fecteau, inf., M. Éd.
Professeure agrégée et directrice du département des sciences de la santé de l'Université du Québec en Abitibi-Témiscamingue, elle est responsable des cours en physiopathologie et examen clinique. Détentrice d'un baccalauréat en sciences de la santé et d'une maîtrise en sciences de l'éducation, ses intérêts de recherche portent sur le développement du raisonnement clinique et l'encadrement de la formation pratique.

Lise Fillion, inf., Ph. D. (Psychologie)
Infirmière et professeure titulaire à la Faculté des sciences infirmières de l'Université Laval, elle est aussi psychologue en psycho-oncologie au Centre hospitalier universitaire – Hôtel-Dieu de Québec (CHUQ-HDQ) et chercheuse régulière au centre de recherche du CHUQ (axe cancer). Elle est également membre de l'équipe de recherche en soins palliatifs de la Maison Michel-Sarrazin.

Louise Francoeur, inf., M. Sc. (Sciences infirmières), DESS (Bioéthique)
Depuis 20 ans, elle travaille à l'Institut universitaire de gériatrie de Montréal à titre de conseillère en soins infirmiers spécialisés, et est responsable de la prévention des chutes et membre du comité de gestion des risques. Elle est également professeure invitée de formation professionnelle à la Faculté des sciences infirmières de l'Université de Montréal depuis 2004.

Frances Gallagher, inf., Ph. D. (Sciences infirmières)
Professeure en sciences infirmières (baccalauréat et études supérieures), elle a obtenu un doctorat en sciences cliniques (sciences infirmières) à l'Université de Sherbrooke. Responsable du domaine de la santé communautaire, ses champs d'intérêt en recherche touchent la prévention et la promotion de la santé, les soins de première ligne et l'*empowerment*.

Antoinette Gimenez-Lambert, inf., M. Éd.
Infirmière, titulaire d'un diplôme d'Hygiène hospitalière de l'Université de Rouen, d'un diplôme en Stratégie globale d'Hygiène hospitalière de l'Université de Lyon et d'une maîtrise en pédagogie de l'Université Paris XIII. Elle est co-conceptrice et chargée de cours dans le DESS en Prévention et contrôle des infections de la Faculté des sciences infirmières de l'Université de Montréal depuis 2004.

Caroline Gravel, inf., M. Sc.
Assistante aux services courants du CSSS Lucille-Teasdale, site CLSC Rosemont, elle est titulaire d'une maîtrise en sciences infirmières volet experte-conseil. Elle a acquis une expérience clinique variée en travaillant dans divers milieux tels que la médecine-chirurgie, les soins intensifs, la gériatrie et la santé communautaire.

Johanne Hébert, inf., M. Sc.
Infirmière depuis plus de 20 ans et gestionnaire, elle détient une maîtrise en sciences infirmières de l'Université Laval. Ses champs d'intérêt en recherche portent sur l'infirmière pivot en oncologie (IPO), et plus précisément sur son rôle de soutien. Ses études doctorales portent sur le soutien infirmier dans un contexte de soins oncologiques.

Marthe L'Espérance, inf., B. Sc.
Infirmière depuis 35 ans, elle a évolué dans des unités de médecine et de chirurgie dès ses débuts. Infirmière de recherche pour l'étude de l'efficacité de plusieurs antibiotiques, elle a enseigné aux infirmières auxiliaires et au niveau collégial. Elle a participé à la coopération internationale des collèges au sein du programme d'État infirmier de Côte d'Ivoire.

Isabelle Lacharme, inf. M. Sc. (c)
Diplômée en kinanthropologie en 2001 et actuellement doctorante en biologie à l'Université du Québec à Montréal, elle a été infirmière pendant 20 ans et exerce la kinésiologie depuis 1998. Elle est également attachée de cours et assistante de recherche en ergonomie à l'Université du Québec en Abitibi-Témiscamingue depuis 2002.

Marjolaine Landry, inf., Ph. D. (c)
Infirmière clinicienne au CHUS et infirmière de recherche au Centre de recherche sur le vieillissement du CSSS-IUGS, elle est chargée de cours à l'Université de Sherbrooke à l'École des sciences infirmières et au Centre universitaire de formation en gérontologie. Elle est également doctorante en sciences cliniques (sciences infirmières).

Caroline Larue, inf., Ph. D. (Sciences de l'éducation)
Infirmière et professeure à la Faculté des sciences infirmières de l'Université de Montréal, elle a obtenu un doctorat en psychopédagogie. Coresponsable des cours de santé mentale, ses recherches s'orientent dans le domaine de la gestion des comportements agressifs et de l'évaluation d'interventions éducatives.

Lucie Lemelin, inf., Ph. D. (c)
Infirmière depuis 1995 et détentrice d'une maîtrise en sciences infirmières de l'Université de Montréal, elle poursuit sa formation au doctorat en sciences cliniques à l'Université de Sherbrooke. Elle enseigne la santé des enfants, des adolescents et de leur famille, et les fondements de la discipline infirmière depuis 2006 en sciences infirmières à l'Université du Québec en Outaouais.

Carole Lemire, inf., Ph. D. (c)
Professeure en soins infirmiers depuis plus de 25 ans et actuellement au doctorat en sciences infirmières (éthique) à l'Université Laval, elle occupe le poste de directrice de programme (1er cycle) en sciences infirmières à l'UQTR. Outre ses expériences de travail à l'étranger, elle a été membre de plusieurs comités dont ceux de révision et de discipline (OIIQ) et de réadaptation (AIIC).

Géraldine Martorella, inf., Ph. D. (c)
Conseillère en soins spécialisés pendant plusieurs années, elle est actuellement professeure en sciences infirmières (baccalauréat et maîtrise) et termine ses études doctorales dont le sujet de recherche porte sur le développement d'une intervention novatrice pour le soulagement de la douleur postopératoire.

Caroline Mathieu, inf., M. Sc.
Conseillère en soins spécialisés au CSSS d'Ahuntsic et Montréal-Nord, elle est titulaire d'une maîtrise en sciences infirmières. Elle est chargée de cours depuis 2001 à la Faculté des sciences infirmières de l'Université de Montréal. Ses champs d'intérêt couvrent les soins à la famille et la discipline infirmière.

Johanne Morel, inf., B. Sc.
Enseignante en Soins infirmiers au cégep depuis 10 ans, elle a également travaillé comme assistante infirmière-chef. Consultante de l'édition française du Jarvis, elle a développé une activité pédagogique sous forme de jeu qui lui a valu le prix Reconnaissance pédagogique en 2009.

France Nolin, Dt.P., M. Sc.
Responsable de formation clinique et coordonnatrice de stages au département de nutrition de l'Université de Montréal, elle assure également une charge d'enseignement au premier cycle du programme en nutrition. Elle a obtenu un baccalauréat en nutrition de l'Université de Montréal, puis une maîtrise en recherche clinique de l'Université McGill.

Vitalie Perreault, inf., M. Sc.
Après cinq ans d'enseignement en soins infirmiers au collégial, elle est maintenant responsable de la formation clinique à l'Université de Montréal. Elle possède une vaste expérience clinique de soins critiques reliée principalement à la cardiologie, à la pneumologie et à la radiologie. Elle possède également une expérience de recherche clinique en pneumologie, en électrophysiologie et en radiologie.

Denyse Pharand, inf., Ph. D. (Éducation – mesure et évaluation)
Titulaire d'un doctorat en éducation et professeure adjointe à l'Université d'Ottawa depuis 2002, elle enseigne les soins aigus à la formation continue au programme de premier cycle. Ses champs d'intérêt en recherche touchent principalement l'évaluation de l'enseignement clinique en sciences infirmières et la qualité de la pratique professionnelle.

Karine Philibert, inf., B. Sc.
Infirmière bachelière, diplômée de l'Université de Colombie-Britannique, elle enseigne au Collège de Bois-de-Boulogne et au Cégep du Vieux-Montréal. Elle est également chargée de cours à l'Université de Sherbrooke où elle poursuit une maîtrise en sciences cliniques. Elle est spécialisée en santé mentale, en éthique et en soins interculturels.

France Robert, inf., M. Sc., CSIO(C)
Infirmière depuis 1980, elle travaille en oncologie depuis 1989. Elle a obtenu sa certification canadienne en oncologie en 2003. Elle a occupé le poste d'infirmière clinicienne au programme de greffe de moelle osseuse du Centre hospitalier universitaire de Québec – Hôtel-Dieu, de 1999 à 2007. Elle est infirmière clinicienne spécialisée en oncologie au CHUQ depuis 2008.

Ivan L. Simoneau, inf., Ph. D. (Psychopédagogie)
Professeur au Cégep de Sherbrooke depuis plus de 20 ans, il est titulaire d'un doctorat en psychopédagogie. Son expertise relève du domaine de la psychologie cognitive, particulièrement en ce qui a trait au processus d'acquisition des connaissances en santé chez les étudiants. Ses intérêts de recherche portent sur la simulation clinique haute fidélité et les stratégies pédagogiques.

Jocelyne Tourigny, inf., Ph. D. (Psychopédagogie)
Titulaire d'un doctorat en éducation, elle est professeure agrégée à l'École des sciences infirmières de l'Université d'Ottawa et chercheuse associée à l'Institut de recherches du Centre hospitalier pour enfants de l'est de l'Ontario. Ses champs d'intérêt en recherche comprennent la préparation pré-opératoire des enfants et des parents, la détresse émotionnelle des enfants et le partenariat avec les familles.

Dominique Trudel, inf., M. A. (Sexologie)
Professeure en soins infirmiers au Cégep de Saint-Laurent et infirmière bachelière, elle détient une maîtrise en sexologie dans le profil d'éducation sexuelle. Elle s'est spécialisée en menant des recherches sur l'intimité relationnelle et sexuelle des adolescentes enceintes. Elle est également coordonnatrice des stages en soins infirmiers au Cégep de Saint-Laurent.

Mélanie Vachon, Ph. D. (c)
Elle termine actuellement son doctorat en recherche et intervention clinique en psychologie à l'Université de Montréal. Ses projets de recherche portent sur les dimensions psychologique et spirituelle des maladies graves, ainsi que sur l'expérience des soignants. Elle œuvre aussi comme clinicienne à l'unité des soins palliatifs de l'Hôpital général de Montréal.

Pierre Verret, inf., M. Sc., CSIO(C)
Détenteur d'une maîtrise en sciences infirmières et d'une certification en oncologie, il est chargé d'enseignement et responsable de la formation « examen clinique » à l'Université Laval. Au CHUQ, il évalue les besoins biopsychosociaux des enfants atteints d'un cancer, et de leurs proches, ainsi que les effets à long terme de la maladie et des traitements chez les jeunes guéris.

ÉQUIPE DE CONSULTATION

Marie Benoit, inf. M. Sc. (Médecine sociale et préventive), CSSS Haute-Yamaska

Jean-Pierre Bonin, inf., Ph. D., Université de Montréal

Josée Bonnoyer, inf., B. Sc., Cégep André-Laurendeau

Hélène Bouchard, inf., B. Sc., CHU Sherbrooke

Anne Bourbonnais, inf., Ph. D. (c), Université de Montréal

Stéphanie Clermont, inf. autorisée, Hôpital d'Ottawa (Campus Général)

France Cookson, inf., avocate et gestionnaire, M. Sc., CSSS de Laval

Oronzo De Benedictis, inf., B. Sc., Hôpital du Sacré-Cœur de Montréal

Ginette Déry-Gignac, inf., B. ScN., École des sciences infirmières

France Désilets, inf., B. Sc., Cégep André-Laurendeau

Julie Dupont, IPS, M. Sc., CHUQ

France Dupuis, inf., Ph. D., Université de Montréal

Françoise Filion, inf., M. Sc., Université McGill

Claudette Foucault, inf., M. Sc., CSSS de Laval

Isabelle Gaboury, inf., Ph. D., Université de Sherbrooke

Lisette Gagnon, inf., M. Sc. et M. Adm. des services de santé, Université de Montréal

Céline Gélinas, inf., Ph. D., Université McGill

Christine Genest, inf., Ph. D. (c), CHU Ste-Justine

Claire Godin, inf., B. Sc. CSSS de Saint-Jérôme

Karine Labarre, inf., M. Sc., CHA Hôtel-Dieu de Lévis

Carole Lemire, inf., Ph. D. (c), Université du Québec à Trois-Rivières

Josiane Létourneau, inf., M. Sc., Direction de santé publique de Montréal

Joëlle Mélançon, inf., Cégep de l'Abitibi-Témiscamingue / Rouyn-Noranda

Diane Nault, inf., M. Sc., Hôpital Maisonneuve-Rosemont (SRSAD)

Isabelle Reeves, inf., Ph. D., Université de Sherbrooke

Geneviève Roch, inf., Ph. D., Université Laval

Lise Schetagne, inf., M. Éd., Collège Montmorency

Isabelle Sévigny, inf., M. Sc., CHUM

Lise Talbot, inf. et psychologue, Université de Sherbrooke

Cécile Trudel, sexologue, M. A., CSSS St-Léonard/St-Michel

Lucie Verret, pharmacienne, M. Sc. Pharmaceutiques, Institut de Cardiologie de Montréal

Bach Vuong, inf., B. Sc. Biochimie, D.E.S. Sc. inf., Collège Bois-de-Boulogne

ÉQUIPE DE RÉDACTION DE L'ÉDITION ORIGINALE

DIRECTION

Patricia A. **POTTER,** RN, MSN, PhD, FAAN
Anne Griffin **PERRY,** RN, EdD, FAAN

COLLABORATRICES

Marjorie Baier, RN, PhD
Associate Professor
School of Nursing
Southern Illinois University
Edwardsville, Illinois

Sylvia K. Baird, RN, BSN, MM
Manager of Nursing Quality
Spectrum Health
Grand Rapids, Michigan

Karen Balakas, RN, PhD, CNE
Associate Professor
Goldfarb School of Nursing at Barnes-Jewish College
St. Louis, Missouri

Lois Bentler-Lampe, RN, MS
Instructor
Saint Francis Medical Center College of Nursing
Peoria, Illinois

Sheryl Buckner, RN-BC, MS, CNE
Academic and Staff Developer, Clinical Instructor
College of Nursing
University of Oklahoma
Oklahoma City, Oklahoma

Jeri Burger, RN, PhD
Assistant Professor
College of Nursing and Health Professions
University of Southern Indiana
Evansville, Indiana

Janice C. Colwell, RN, MS, CWOCN, FAAN
Clinical Nurse Specialist
University of Chicago Hospitals
Chicago, Illinois

Eileen Costantinou, RN, MSN, BC
Consultant
Center for Practice Excellence
Barnes-Jewish Hospital
St. Louis, Missouri

Margaret Ecker, RN, MS
Director, Nursing Quality
Kaiser Permanente Los Angeles Medical Center
Los Angeles, California

Susan J. Fetzer, RN, PA, BSN, MSN, MBA, PhD
Associate Professor
College of Health and Human Services
University of New Hampshire
Durham, New Hampshire

Victoria N. Folse, APRN, BC, LCPC, PhD
Assistant Professor
School of Nursing, Illinois Wesleyan University
Bloomington, Illinois

Steve Kilkus, RN, MSN
Faculty
Edgewood College School of Nursing
Madison, Wisconsin

Judith Ann Kilpatrick, RN, MSN, DNSc
Assistant Professor
Widener University School of Nursing
Chester, Pennsylvania

Lori Klingman, RN, MSN
Faculty, School of Nursing
Ohio Valley General Hospital
McKees Rocks, Pennsylvania

Anahid Kulwicki, RN, DNS, FAAN
Deputy Director
Wayne County Department of Health and Human Services
Professor
Oakland University
School of Nursing
Rochester, Michigan

Annette Lueckenotte, RN, MS, BC, GNP, GCNS
Gerontologic Clinical Nurse Specialist
Barnes-Jewish West County Hospital
Creve Coeur, Missouri

Barbara Maxwell, RN, BSN, MS, MSN, CNS
Associate Professor of Nursing
Ulster Department of Nursing
The State University New York
Stone Ridge, New York

Elaine Neel, RN, BSN, MSN
Nursing Instructor
Graham Hospital School of Nursing
Canton, Illinois

Wendy Ostendorf, BSN, MS, EdD
Associate Professor
Neumann College
Aston, Pennsylvania

Patsy Ruchala, RN, DNSc
Director and Professor
Orvis School of Nursing
University of Nevada–Reno
Reno, Nevada

Lynn Schallom, MSN, CCRN, CCNS
Clinical Nurse Specialist
Surgical Critical Care
Barnes-Jewish Hospital
St. Louis, Missouri

Ann Tritak, BS, MS, EdD
Dean of Nursing
School of Nursing
Saint Peters College
Jersey City, New Jersey

Janis Waite, RN, MSN, EdD
Professor of Nursing
Saint Francis Medical Center College of Nursing
Peoria, Illinois

Jill Weberski, RN, MSN, PCCN, CNS
Instructor
Saint Francis Medical Center College of Nursing
Peoria, Illinois

Mary Ann Wehmer, RN, MSN, CNOR
Nursing Faculty
College of Nursing and Health Professions
University of Southern Indiana
Evansville, Indiana

Joan Wentz, RN, MSN
(Retired) Assistant Professor of Nursing
Goldfarb School of Nursing at Barnes-Jewish College
St. Louis, Missouri

Katherine West, BSN, MSEd, CIC
Infection Control Consultant
Infection Control/Emerging Concepts, Inc.
Manassas, Virginia

Rita Wunderlich, RN, MSN(R), PhD
Chair, Baccalaureate Nursing Program
St. Louis University School of Nursing
St. Louis, Missouri

Valerie Yancey, RN, PhD
Associate Professor
Southern Illinois University
Edwardsville, Illinois

CARACTÉRISTIQUES DE L'OUVRAGE

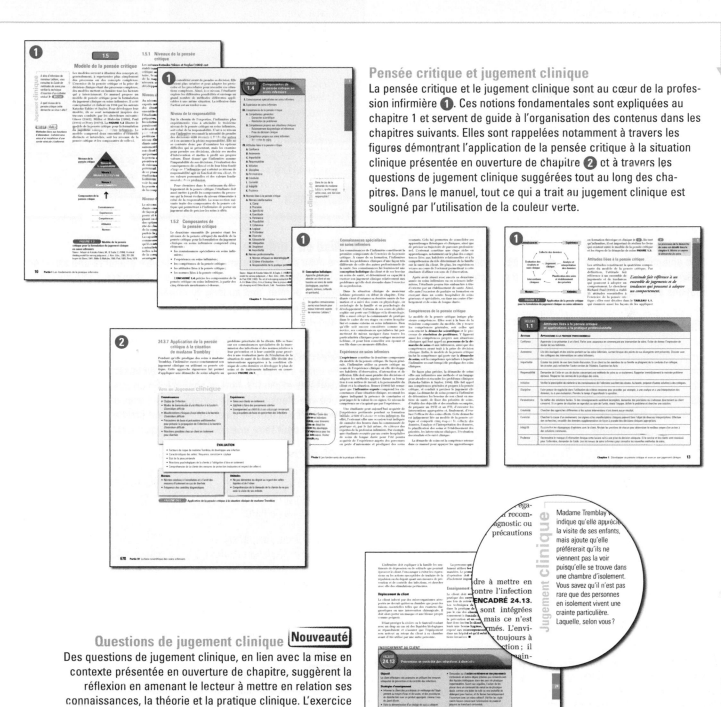

Jugement clinique

Pensée critique et jugement clinique

La pensée critique et le jugement clinique sont au cœur de la profession infirmière ❶. Ces notions fondamentales sont expliquées au chapitre 1 et servent de guide à l'organisation des contenus dans les chapitres suivants. Elles sont rappelées notamment à travers les figures démontrant l'application de la pensée critique à la situation clinique présentée en ouverture de chapitre ❷ et à travers les questions de jugement clinique suggérées tout au long des chapitres. Dans le manuel, tout ce qui a trait au jugement clinique est souligné par l'utilisation de la couleur verte.

Questions de jugement clinique **Nouveauté**

Des questions de jugement clinique, en lien avec la mise en contexte présentée en ouverture de chapitre, suggèrent la réflexion en amenant le lecteur à mettre en relation ses connaissances, la théorie et la pratique clinique. L'exercice que requiert la formulation des réponses à ces questions favorise le développement des compétences en matière de pensée critique. Le solutionnaire est disponible au www.cheneliere.ca/potter.

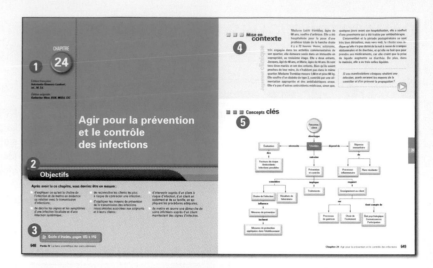

① OUVERTURE DE CHAPITRE

Les noms des adaptateurs du chapitre de l'édition en langue française et les noms des auteurs de l'édition originale.

L'ensemble des adaptateurs sont issus de la communauté professorale, chercheuse, et clinicienne de la pratique infirmière au Québec et au Canada.

② Objectifs d'apprentissage

Les objectifs d'apprentissage de chaque chapitre sont clairement indiqués en ouverture, permettant ainsi au lecteur d'aborder les notions avec une intention claire.

③ Renvoi au guide d'études [Nouveauté]

Un guide d'études complète chaque chapitre et accompagne la future infirmière dans son apprentissage. Le guide d'études propose une série d'activités dans le but de faciliter la compréhension de lecture du chapitre et le réinvestissement des connaissances acquises.

④ Mise en contexte [Nouveauté]

Une mise en contexte en début de chapitre présente une situation clinique réaliste en lien avec le thème du chapitre. Cette mise en contexte permet, tout au long du chapitre, de concrétiser les notions présentées et de montrer des liens entre la théorie et la pratique.

⑤ Concepts clés [Nouveauté]

Une carte conceptuelle présente la schématisation des concepts importants expliqués dans le chapitre. En un coup d'œil, le lecteur a une vue d'ensemble des notions essentielles et des liens entre elles. Après la lecture du chapitre, il peut profiter de ce réseau de concepts pour faire une révision de ce qu'il vient d'apprendre.

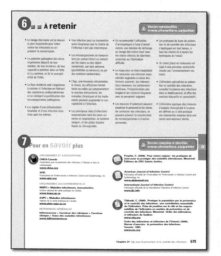

FERMETURE DE CHAPITRE

⑥ À retenir [Nouveauté]

Cette rubrique résume les principaux points à retenir et facilite une révision rapide des connaissances présentées dans le chapitre. Une version reproductible est disponible au www.cheneliere.ca/potter pour ceux et celles qui voudraient se bâtir un outil de révision en préparation aux examens.

⑦ Pour en savoir plus [Nouveauté]

Cette dernière rubrique propose, aux lecteurs qui désirent approfondir certains aspects traités dans le chapitre, une série de références judicieuses (sites Internet, ouvrages, revues et articles scientifiques, etc.). Les références sont présentées par ordre de pertinence. Une version complète et détaillée est disponible au www.cheneliere.ca/potter et permet ainsi d'accéder plus facilement aux nombreuses références Internet recensées.

AUTRES CARACTÉRISTIQUES DU MANUEL

Mise en œuvre de la démarche de soins [Nouveauté]

L'apprentissage de la démarche de soins, des différentes méthodes qui la concrétisent et de l'utilisation des outils qui la communiquent permet aux infirmières de personnaliser les soins qu'elles prodiguent et de démontrer qu'elles ont les compétences cliniques exigées par leur profession. C'est pour cette raison que la troisième section, dans les chapitres 16 à 39, présente la démarche systématique de résolution de problème relative aux soins infirmiers en fonction de la mise en contexte suggérée en ouverture de chapitre.

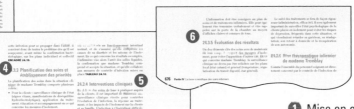

1. Mise en contexte
2. Collecte de données
3. Analyse et interprétation des données
4. Planification des soins et établissement des priorités
5. Interventions cliniques
6. Évaluation des résultats

Plan thérapeutique infirmier [Nouveauté]

Au Québec, le plan thérapeutique infirmier (PTI) fait l'objet d'une norme professionnelle et permet une communication claire du suivi clinique. Les chapitres 9, 10, et 13 à 39 proposent un exemple de PTI ❼ déterminé en fonction des priorités de suivi par rapport à la situation clinique présentée dans la mise en contexte.

S'adressant à des étudiantes en soins infirmiers, chacun des PTI du manuel est **un exemple volontairement limité**. Pour des raisons pédagogiques, les problèmes prioritaires pour le suivi clinique du client énoncés dans ces PTI sont uniquement liés au thème principal du chapitre. **Ils ne sont donc que des extraits des PTI qui existeraient en réalité** dans un milieu de soins pour un cas clinique semblable. La détermination du PTI dans la pratique est en effet effectuée dans un contexte dynamique, interactif, prospectif du continuum de soins d'un client admis en centre hospitalier ou hébergé. L'objectif premier de cet ouvrage visant à soutenir l'apprentissage initial des fondements des soins infirmiers, chaque mise en contexte en ouverture de chapitre se concentre principalement sur un problème prioritaire requérant un suivi particulier et ne peut refléter un contexte de soins complexe et dynamique. Pour les fins des extraits présentés et afin d'en faciliter la compréhension, la numérotation des problèmes et des directives commence toujours à 1. Dans la réalité, le premier constat de l'évaluation pourrait correspondre au motif de l'hospitalisation, de l'hébergement ou du suivi (ambulatoire ou à domicile) afin de s'assurer que les constats reflètent l'objet du suivi clinique effectué par l'infirmière. La directive infirmière correspondante indiquerait, s'il y a lieu, le suivi standard effectué.

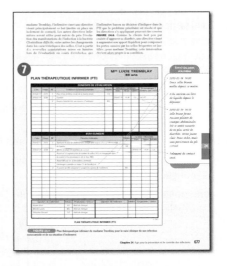

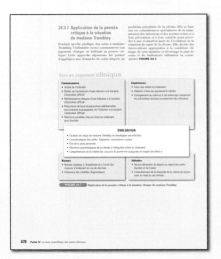

Application de la pensée critique à la situation clinique [Nouveauté]

Puisque l'évaluation de la condition physique et mentale d'une personne symptomatique est la première activité réservée à l'infirmière dans l'exercice de sa profession, les figures Application de la pensée critique à la situation clinique résument l'essentiel des connaissances, des expériences, des normes et des attitudes qu'une infirmière doit démontrer à l'étape de l'évaluation clinique. En s'appuyant sur les composantes de la pensée critique, l'infirmière fait ainsi preuve de jugement clinique et de compétence.

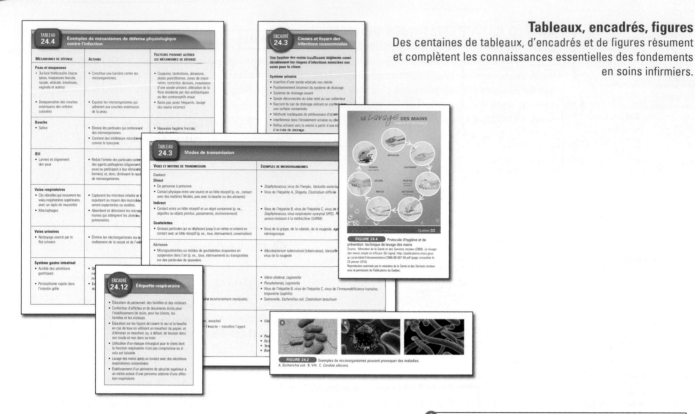

Tableaux, encadrés, figures

Des centaines de tableaux, d'encadrés et de figures résument et complètent les connaissances essentielles des fondements en soins infirmiers.

Tableaux et encadrés spécifiques

Tout au long du manuel, des tableaux et des encadrés aux couleurs distinctes traitent de notions spécifiquement en lien avec les divers champs de compétences cliniques liés :

- au savoir scientifique (résultats probants, pratiques exemplaires) ; ❶
- au savoir relationnel (enseignement au client, regard sur la personne âgée, soins infirmiers interculturels) ; ❷
- au savoir éthique et juridique (déontologie, considération légale) ; ❸
- au savoir organisationnel (interdisciplinarité, domaine particulier de pratique) ; ❹
- au savoir professionnel (pistes d'évaluation clinique et paraclinique, promotion et prévention). ❺

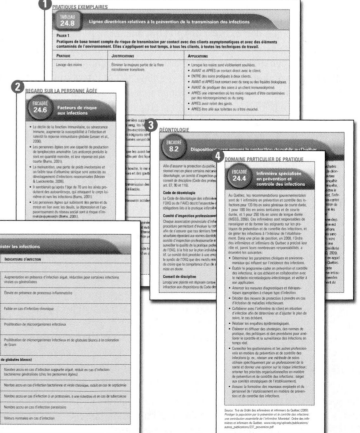

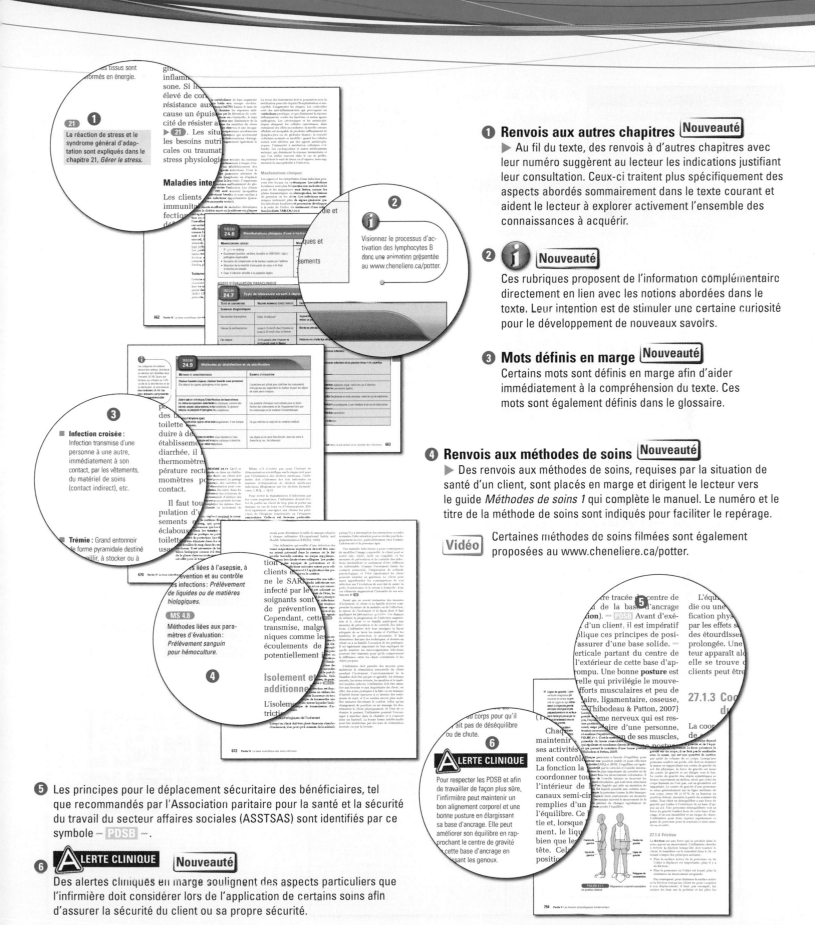

❶ Renvois aux autres chapitres [Nouveauté]

▶ Au fil du texte, des renvois à d'autres chapitres avec leur numéro suggèrent au lecteur les indications justifiant leur consultation. Ceux-ci traitent plus spécifiquement des aspects abordés sommairement dans le texte courant et aident le lecteur à explorer activement l'ensemble des connaissances à acquérir.

❷ ⓘ [Nouveauté]

Ces rubriques proposent de l'information complémentaire directement en lien avec les notions abordées dans le texte. Leur intention est de stimuler une certaine curiosité pour le développement de nouveaux savoirs.

❸ Mots définis en marge [Nouveauté]

Certains mots sont définis en marge afin d'aider immédiatement à la compréhension du texte. Ces mots sont également définis dans le glossaire.

❹ Renvois aux méthodes de soins [Nouveauté]

▶ Des renvois aux méthodes de soins, requises par la situation de santé d'un client, sont placés en marge et dirigent le lecteur vers le guide *Méthodes de soins 1* qui complète le manuel. Le numéro et le titre de la méthode de soins sont indiqués pour faciliter le repérage.

[Vidéo] Certaines méthodes de soins filmées sont également proposées au www.cheneliere.ca/potter.

❺ Les principes pour le déplacement sécuritaire des bénéficiaires, tel que recommandés par l'Association paritaire pour la santé et la sécurité du travail du secteur affaires sociales (ASSTSAS) sont identifiés par ce symbole — PDSB —.

❻ ⚠ ALERTE CLINIQUE [Nouveauté]

Des alertes cliniques en marge soulignent des aspects particuliers que l'infirmière doit considérer lors de l'application de certains soins afin d'assurer la sécurité du client ou sa propre sécurité.

À LA FIN DU MANUEL

Glossaire

Le glossaire propose la définition de plus de 1300 termes dont la compréhension supporte l'acquisition des connaissances.

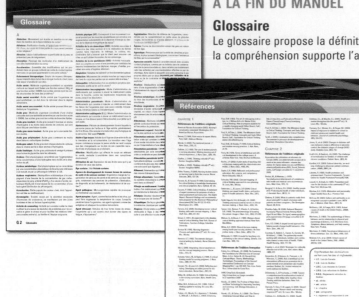

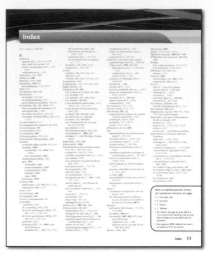

Index

Un index de plus de 5000 termes facilite une consultation efficace du manuel.

Références

Les références bibliographiques utilisées pour appuyer les notions abordées dans les chapitres sont répertoriées par chapitre. Elles permettent d'approfondir la matière présentées et assurent la rigueur scientifique des contenus.

GUIDE D'ÉTUDES Nouveauté

Sous la direction d'Yvon Brassard

Outil pédagogique exclusif et unique !

Le Guide d'études, qui accompagne le manuel, propose pour chaque chapitre un ensemble d'activités visant à soutenir l'apprentissage de la future infirmière. Il donne l'occasion de revoir la matière du chapitre de différentes façons : stratégies de lecture, lecture dirigée, situation clinique, activité ludique. Le solutionnaire est disponible au www.cheneliere.ca/potter. Voir aussi les caractéristiques du guide d'études au début de celui-ci.

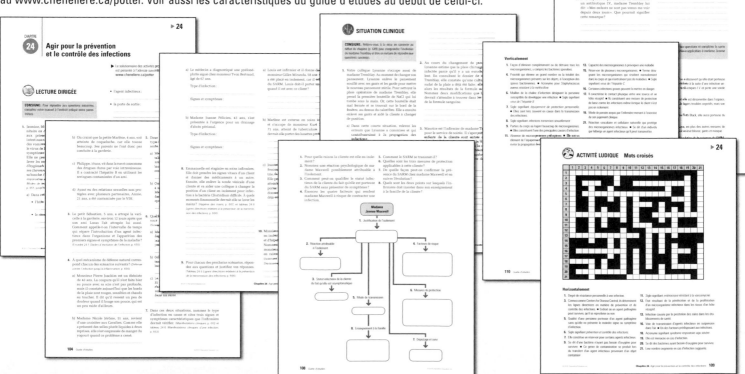

MÉTHODES DE SOINS 1 [Nouveauté]

Sous la direction de Carole Lemire

Le guide *Méthodes de soins 1* propose plus de 60 techniques et oriente le lecteur étape par étape. Abondamment illustrée, chaque méthode fournit également des justifications scientifiques qui soutiennent la démarche proposée. Les étapes propres à l'exercice de l'évaluation clinique sont distinctement identifiées. Toutes les méthodes de soins ont été élaborées avec la collaboration de l'Association québécoise d'établissements de santé et de services sociaux (AQESSS) et harmonisées avec leurs méthodes pour faciliter l'intégration des futures infirmières dans les milieux cliniques. Voir aussi les caractéristiques au début du guide *Méthodes de soins 1*.

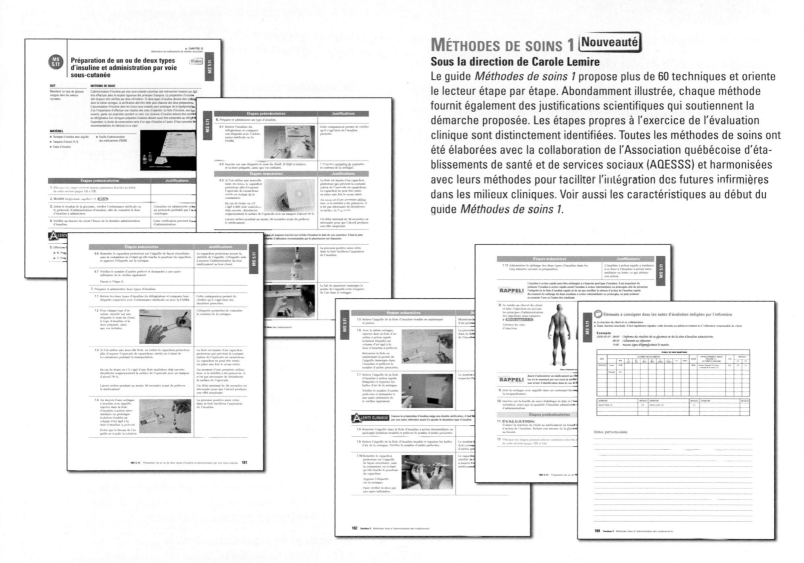

Vidéos Méthodes de soins [Nouveauté]

Une nouvelle série de vidéos montrant les principales méthodes de soins présentées dans le guide *Méthode de soins 1* a été produite par une équipe professionnelle. Ces vidéos sont présentées en exclusivité au www.cheneliere.ca/potter.

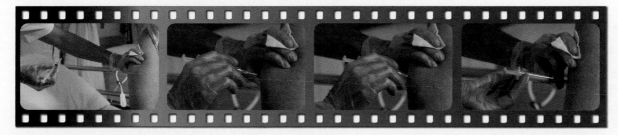

Table des matières

TOME 1

PARTIE

I Les fondements de la pratique infirmière

CHAPITRE 1
Développer sa pensée critique et exercer son jugement clinique

Édition française : Ivan L. Simoneau, inf., Ph. D.
Édition originale : Patricia A. Potter, RN, MSN, PhD, FAAN

CHAPITRE 2
Promouvoir la santé et le bien-être

Édition française : Frances Gallagher, inf., Ph. D.
                   Clémence Dallaire, inf., Ph. D.
*Édition originale : Mary Ann Wehmer, MSN, RN, CNOR
                   Lois Bentler-Lampe, RN, MS*

CHAPITRE 3
Découvrir les soins infirmiers contemporains

Édition française : Clémence Dallaire, inf., Ph. D.
Édition originale : Mary Ann Wehmer, MSN, RN, CNOR

CHAPITRE 4
Se familiariser avec les fondements théoriques des soins infirmiers

Édition française : Clémence Dallaire, inf., Ph. D.
Édition originale : Anne G. Perry, RN, EdD, FAAN

CHAPITRE 5
Explorer les fondements théoriques du *caring* dans la pratique infirmière

Édition française : Chantal Cara, inf., Ph. D.
Édition originale : Anne G. Perry, RN, EdD, FAAN

CHAPITRE 6
S'appuyer sur des résultats probants dans la pratique infirmière

Édition française : Denyse Pharand, inf., Ph. D.
Édition originale : Patricia A. Potter, RN, MSN, PhD, FAAN

CHAPITRE 7
Agir de manière conforme à l'éthique

Édition française : Karine Philibert, inf., B. Sc.
Édition originale : Margaret Ecker, RN, MS

PARTIE

II

L'interaction avec les personnes et les familles

CHAPITRE 11
Communiquer

Édition française : Karine Philibert, inf., B. Sc.
Édition originale : Jeri Burger, RN, PhD

CHAPITRE 12
Décrire le développement de la personne

Édition française : Jocelyne Tourigny, inf., Ph. D.
Édition originale : Karen Balakas, RN, PhD, CNE
Patsy Ruchala, RN, DNSc

CHAPITRE 13
Reconnaître les besoins de la personne âgée

Édition française : Marjolaine Landry, inf., Ph. D.(c)
Édition originale : Annette Lueckenotte, RN, MS, BC, GNP, GCNS

PARTIE III
Les considérations psychosociales

TOME 2

PARTIE

IV La base scientifique des soins infirmiers

CHAPITRE 22
Mesurer et évaluer les signes vitaux

Édition française : Marthe L'Espérance, inf., B. Sc.
Édition originale : Susan J. Fetzer, RN, PA, BSN, MSN, MBA, PhD

CHAPITRE 23
Procéder à l'évaluation de la santé et à l'examen physique

Édition française : Pierre Verret, inf., M. Sc., CSIO(C)
Yvon Brassard, inf., M. Éd., D.E.
Édition originale : Elaine Neel, RN, BSN, MSN

CHAPITRE 24

Agir pour la prévention et le contrôle des infections

Édition française : Antoinette Gimenez-Lambert, inf., M. Éd.
Édition originale : Katherine West, BSN, MSEd, CIC

CHAPITRE 25

Administrer les médicaments de manière sécuritaire

Édition française : Lucie Buisson, inf., B. Sc.
Édition originale : Sheryl Buckner, RN-BC, MS, CNE

CHAPITRE 26

Considérer les approches complémentaires et parallèles en santé

Édition française : Marjolaine Landry, inf., Ph. D. (c)
                         Yvon Brassard, inf., M. Éd., D.E.
Édition originale : Steven Kilkus, RN, MSN

PARTIE

V

Les besoins physiologiques fondamentaux

CHAPITRE 27

Encourager l'exercice et réduire les risques liés à la mobilité restreinte

Édition française : Charles Côté, Ph. D.
      Isabelle Lacharme, inf., M. Sc.
      Yvon Brassard, inf., M. Éd., D.E.
Édition originale : Rita Wunderlich, RN, MSN(R), PhD
      Ann Tritak, BS, MS, EdD

CHAPITRE 28

Veiller à la sécurité

Édition française : Louise Francoeur, inf., M. Sc., DESS
Édition originale : Eileen Costantinou, RN, MSN, BC

CHAPITRE 29

Donner les soins d'hygiène

Édition française : Johanne Morel, inf., B. Sc.
Édition originale : Sylvia K. Baird, RN, BSN, MM

CHAPITRE 30
Promouvoir et maintenir
une oxygénation adéquate

Édition française : Vitalie Perreault, inf., M. Sc.
Édition originale : Anne G. Perry, RN, EdD, FAAN

CHAPITRE 31
Contribuer au maintien des équilibres
hydroélectrolytique et acidobasique

Édition française : Danielle Boucher, IPS, M. Sc., CNeph(C)
Liane Dumais, IPS, M. Sc., CNeph(C)
Yvon Brassard, inf., M. Éd., D.E.
Édition originale : Wendy Ostendorf, BSN, MS, EdD

CHAPITRE 32
Favoriser le repos et le sommeil

Édition française : Johanne Morel, inf., B. Sc.
Édition originale : Patricia A. Stockert, RN, BSN, MS, PhD

CHAPITRE 33
Soulager la douleur

Édition française : Sylvie Le May, inf., Ph. D.
Patricia Bourgault, inf., Ph. D.
Édition originale : Joan Wentz, RN, MSN

CHAPITRE 34
Promouvoir une alimentation adéquate

Édition française : Mireille Dubost, Dt.P., M. Sc.
France Nolin, Dt.P., M. Sc.
Yvon Brassard, inf., M. Éd. D.E.
Édition originale : Patricia A. Stockert, RN, BSN, MS, PhD

CHAPITRE 35
Traiter les problèmes d'élimination urinaire

Édition française : Lyne Fecteau, inf., M. Sc.
Édition originale : Judith Ann Kilpatrick, RN, MSN, DNSc

CHAPITRE 36
Favoriser une bonne élimination intestinale

Édition française : Patricia Bourgault, inf., Ph. D.
Édition originale : Lori Klingman, RN, MSN

PARTIE

VI **Les besoins particuliers**

CHAPITRE 37
Préserver l'intégrité de la peau et soigner les plaies

Édition française : Virginie Bissonnette, inf., B. Sc.
Édition originale : Janice C. Colwell, RN, MS, CWOCN, FAAN

CHAPITRE 38
Soigner les altérations sensorielles

Édition française : Caroline Gravel, inf., M. Sc.
Édition originale : Jill Weberski, RN, MSN, PCCN, CNS

CHAPITRE 39
Prodiguer des soins périopératoires

Édition française : Géraldine Martorella, inf., Ph. D. (c)
Édition originale : Lynn Schallom, MSN, CCRN, CCNS

PARTIE IV

La base scientifique des soins infirmiers

Édition française :
Marthe L'Espérance, inf., B. Sc.

Édition originale :
**Susan J. Fetzer,
RN, PA, BSN, MSN, MBA, PhD**

Mesurer et évaluer les signes vitaux

Objectifs

Après avoir lu ce chapitre, vous devriez être en mesure :

- de décider du moment propice à la prise des signes vitaux d'un client ;

- d'appliquer une méthode de travail qui permet d'obtenir des résultats précis ;

- de tenir compte des facteurs qui influent sur les signes vitaux ;

- de reconnaître les changements significatifs des signes vitaux ;

- d'intervenir adéquatement pour contrôler les perturbations de chacun des signes vitaux ;

- d'interpréter les résultats des signes vitaux trouvés ;

- d'enregistrer les résultats des signes vitaux au dossier du client ;

- d'appliquer la démarche de soins infirmiers auprès des clients présentant une modification des signes vitaux.

>> Guide d'études, pages 87 à 92

Mise en contexte

Jugement clinique

Monsieur Lucien Simard, 54 ans, est en attente d'une chirurgie de pontage coronarien. Il appréhende cette opération, car son père est décédé de complications à la suite d'une chirurgie de même nature. À son admission à l'unité de soins, ses signes vitaux étaient les suivants : T° : 37,8 °C ; P : 88 batt./min ; P.A. : 145/90 mm Hg ; R : 20/min ; SpO₂ : 96 %. Habituellement, sa pression artérielle est stable à 139/89 mm Hg. Au cours de votre tournée en début de soirée, vers 18 h 30, vous visitez monsieur Simard alors qu'il se repose au lit. Vous remarquez son faciès rouge ;

il tousse sans expectorer, se plaint de fatigue et se sent fiévreux. Il était grippé il y a deux semaines, mais il se pensait guéri puisque sa toux avait cessé. Ses signes vitaux sont maintenant les suivants : T° : 38,9 °C ; P : 104 batt./min ; P.A. : 152/92 mm Hg ; R : 20/min ; SpO₂ : 96 %.

Comparez les nouveaux résultats avec les anciens et indiquez quels signes vitaux semblent nécessiter une attention particulière.

Concepts clés

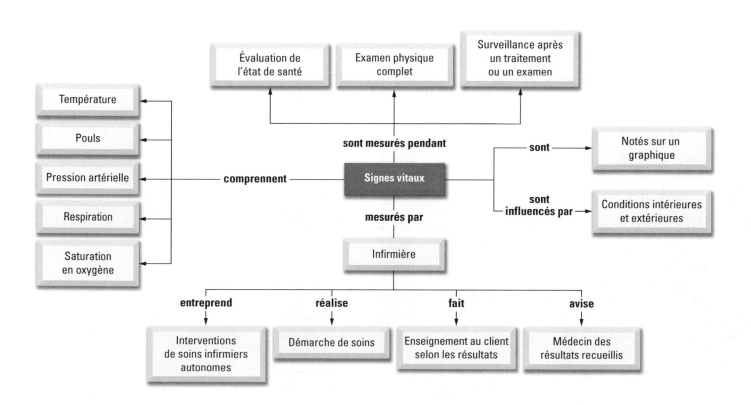

S ans aucun doute, l'intervention infirmière la plus fréquente est la prise des signes vitaux, aussi appelés paramètres fondamentaux. Utilisée dès l'évaluation initiale du client, la mesure des signes vitaux permet d'obtenir les données de base. Plus tard, au moment de l'évaluation en cours d'évolution, les signes vitaux pourront renseigner l'infirmière sur l'état de santé du client, sur les résultats des soins ou des traitements infirmiers, sur les effets des médicaments ou encore sur les réactions du client à la suite d'une intervention invasive. C'est à l'infirmière que revient la responsabilité d'évaluer les résultats des signes vitaux. Selon les données recueillies, elle pourra planifier les interventions appropriées à la situation de santé du client.

22.1

Connaissances scientifiques de base à propos des signes vitaux

■ **Thermorégulation:**
Maintien de l'équilibre entre la chaleur perdue et la chaleur produite et qui assure une température corporelle assez constante.

Les **signes vitaux** révèlent, entre autres, l'état des fonctions circulatoire et respiratoire. Ils comprennent la température corporelle (T°), le pouls (P), la pression artérielle (P.A.), la fréquence respiratoire (R), la saturation pulsatile en oxygène (SpO_2) et, parfois, la saturation du sang artériel en oxygène (SaO_2). Certains établissements ajoutent l'évaluation de la douleur à la mesure de ces signes.

22.1.1 Température corporelle

Physiologie de la température

La température corporelle, exprimée en degrés Celsius (°C), est la différence entre la quantité de chaleur produite par les réactions corporelles et la quantité de chaleur perdue dans le milieu extérieur.

Chaleur produite − Chaleur perdue
= Température corporelle

Malgré les écarts extrêmes liés aux conditions environnementales et à l'activité physique, la **thermorégulation** chez l'être humain permet de conserver la **température centrale** (température des tissus profonds) à un niveau relativement constant **FIGURE 22.1**.

La température centrale prise dans certaines régions du corps est plus précise que la température de surface. La température centrale peut cependant varier selon la région où elle est mesurée.

En raison des fluctuations de surface, la température normale du corps humain varie entre 36 et 38 °C. Les cellules et les tissus corporels fonctionnent dans les limites de cet écart de température relativement faible. La partie du corps où la température est prise (bouche, rectum, aisselle, peau, tympan, œsophage, artère

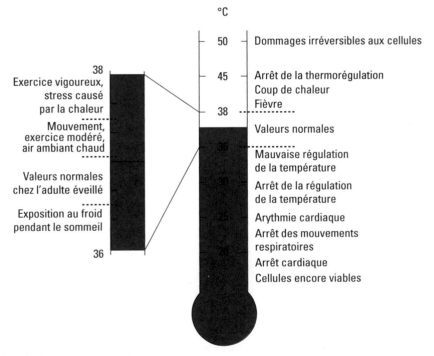

FIGURE 22.1 Écarts normaux de températures et conséquences physiologiques d'une température corporelle anormale

Source: Adapté de Thibodeau, G.A., & Patton K.T. (1996). *Anatomy and physiology* (3rd ed.). St. Louis, Mo.: Mosby.

pulmonaire ou même vessie) permet de déterminer si la température du client se situe dans les valeurs normales.

Contrôle

Pour que la température corporelle demeure constante et dans les limites d'un écart normal, le rapport entre la production et la perte de chaleur doit être constant. Ce rapport est maintenu par les processus neurologique et cardiovasculaire. L'infirmière doit faire appel à ses connaissances du processus de contrôle de la température pour en assurer la régulation chez un client.

| **Contrôles hypothalamique et vasculaire** | L'hypothalamus, situé entre les hémisphères cérébraux, contrôle la température du corps comme le fait un thermostat dans une maison, où une baisse de la température ambiante active le système de chauffage, alors qu'une hausse de température l'arrête. De la même façon, l'hypothalamus détecte les variations minimes de la température corporelle. La partie antérieure de l'hypothalamus contrôle la perte de chaleur, et la partie postérieure en gère la production.

Par exemple, lorsque la partie antérieure de l'hypothalamus capte une chaleur supérieure au seuil de thermorégulation, des influx sont envoyés pour abaisser la température corporelle. La transpiration, la vasodilatation et l'inhibition de la production de chaleur font partie des processus de perte de chaleur. Le sang est redistribué aux vaisseaux de surface pour aider à éliminer la chaleur.

Lorsque la partie postérieure de l'hypothalamus capte une température corporelle inférieure au seuil de thermorégulation, la vasoconstriction réduit le débit sanguin vers la peau et les extrémités, alors que la contraction volontaire des muscles et le frissonnement stimulent la production de chaleur compensatrice.

| **Production de chaleur** | Le métabolisme, dont l'énergie provient principalement de la nourriture, produit de la chaleur à l'intérieur du corps et représente la réaction chimique provoquée par toutes les cellules. La thermorégulation dépend du fonctionnement normal des processus de production de chaleur. Plus le métabolisme est rapide, plus la production de chaleur est élevée. À l'inverse, lorsque le métabolisme ralentit, la production de chaleur diminue.

| **Perte de chaleur** | La perte et la production de chaleur sont simultanées. Les constituants de la peau et le contact de celle-ci avec le milieu extérieur font en sorte que la perte de chaleur soit constante et normale. La perte de chaleur se fait par rayonnement, conduction, convection ou évaporation **FIGURE 22.2**.

Le **rayonnement** est le transfert de la chaleur de la surface d'un objet à la surface d'un autre objet sans contact direct entre les deux. La chaleur est transmise par ondes électromagnétiques, d'où le rayonnement. La peau dégage de la chaleur vers tout objet environnant plus froid. Par exemple, on peut sentir la chaleur d'une personne fiévreuse en s'approchant d'elle.

La **conduction** est le transfert de la chaleur d'un objet à un autre par contact direct. Lorsque la peau chaude entre en contact avec un objet froid, il se produit une perte de chaleur comme lorsqu'un client se lave à l'eau tiède. Lorsque la température des deux objets est la même, la perte de chaleur par conduction cesse. La chaleur peut se transmettre par contact avec un objet solide, liquide ou gazeux.

La **convection** est le transfert de la chaleur par le mouvement de l'air. C'est ce qui se produit lorsqu'on se trouve dans une pièce très chaude munie d'un ventilateur. La chaleur est d'abord conduite aux molécules d'air en contact direct avec la peau. Des courants d'air permettent à l'air chaud de circuler, et, lorsque leur vitesse augmente, une perte de chaleur par convection s'ensuit.

L'**évaporation** est le transfert de l'énergie produite lorsqu'un liquide se change en gaz. Le corps perd continuellement de la chaleur par évaporation en régularisant la transpiration.

Facteurs influant sur la température corporelle

De nombreux facteurs font varier la température corporelle. Les fluctuations observées des valeurs normales se produisent lorsque le rapport entre la production et la déperdition de

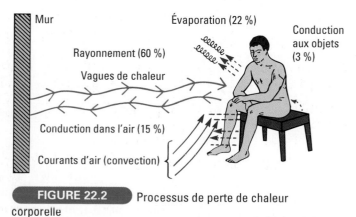

FIGURE 22.2 Processus de perte de chaleur corporelle

Source : Adapté de Guyton, A.C. (1995). *Textbook of medical physiology* (9th ed.). Philadelphia : Saunders.

chaleur est modifié par les variables physiologiques et comportementales. L'infirmière doit, par conséquent, tenir compte de ces facteurs lorsqu'elle analyse les variations de température chez un client et qu'elle évalue les écarts par rapport à la normale.

Âge

Chez le nouveau-né, les processus de contrôle de la température ne sont pas encore développés, et les variations de température peuvent avoir une grave incidence sur la santé. L'infirmière doit donc être vigilante pour le protéger des températures ambiantes. En fait, la régulation de la température demeure instable jusqu'à la puberté. Puis, les valeurs normales diminuent progressivement lorsque la personne approche de l'âge adulte avancé. Les écarts de température corporelle chez la personne âgée sont plus faibles que ceux d'un jeune adulte. Les aînés sont particulièrement sensibles aux écarts extrêmes de température en raison de la diminution des processus de contrôle de la régulation de la température corporelle, plus spécifiquement d'un contrôle vasomoteur faible (contrôle de la vasoconstriction et de la vasodilatation), d'une quantité réduite de tissu sous-cutané, d'une faible activité des glandes sudoripares et d'un ralentissement du **métabolisme basal (MB).**

Exercice physique

L'activité musculaire exige un plus grand apport sanguin, et une dégradation des glucides, des protéines et des lipides. Cette accélération métabolique entraîne une augmentation de la production de chaleur. C'est ce que l'on observe chez les athlètes de haut niveau qui s'entraînent pendant plusieurs heures consécutives.

Variations hormonales

Les fluctuations de la température corporelle sont généralement plus grandes chez les femmes que chez les hommes à cause des variations hormonales durant le cycle menstruel. Ces fluctuations se produisent également au cours de la ménopause (arrêt des menstruations). Les femmes peuvent alors subir des périodes de chaleur et de transpiration intenses, qui durent de 30 secondes à 5 minutes ou plus. Au cours de ces périodes, la température de la peau peut augmenter de 4 °C. Ces hausses irrégulières sont appelées bouffées de chaleur, et elles sont causées par l'instabilité des contrôles vasomoteurs.

Rythme circadien

La température corporelle varie de 0,5 °C à 1,0 °C au cours d'une période de 24 heures. La température est cependant l'un des paramètres les plus stables du corps humain. Pendant la journée, elle augmente de façon constante jusqu'aux alentours de 18 heures ; les gens atteignent la température la plus élevée à 18 heures dans une proportion de 95 % (Beaudry, VandenBosch, & Anderson, 1996). Elle commence ensuite à descendre. La température est à son plus bas niveau entre 1 h et 4 h **FIGURE 22.3**.

Stress

Le stress physique et émotionnel, responsable de la stimulation hormonale et nerveuse, fait augmenter la température corporelle. Ces changements physiologiques accélèrent le métabolisme et, par conséquent, augmentent la production de chaleur. L'appréhension que monsieur Simard vit par rapport à sa chirurgie prochaine contribuerait, entre autres, à expliquer l'augmentation de sa température.

Environnement

Le milieu environnant a une incidence sur la température corporelle. En effet, si l'infirmière prend la température du client dans une pièce très chaude, l'organisme de celui-ci ne sera peut-être pas en mesure de contrôler sa température corporelle par les processus de perte de chaleur, et sa température sera élevée. Par contre, le client qui arrive de l'extérieur où il fait froid et qui ne porte pas de vêtements adéquats verra peut-être sa température corporelle abaissée en raison d'une grande perte de chaleur par rayonnement et conduction.

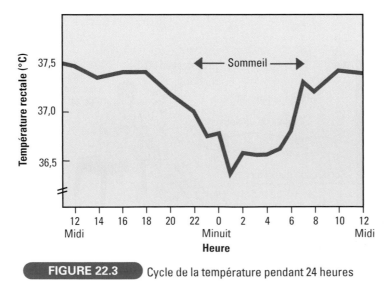

FIGURE 22.3 Cycle de la température pendant 24 heures

Changements de température

Les variations de la température corporelle hors des valeurs normales ont une incidence sur le seuil de thermorégulation hypothalamique. Ces variations peuvent être liées à une trop grande ou à une trop faible production ou perte de chaleur, ou à n'importe quelle combinaison de ces conditions. La nature du changement de température a un impact sur le type de problèmes cliniques qui touchent le client. La **pyrexie**, ou la fièvre, se manifeste lorsque les processus de perte de chaleur ne sont pas en mesure de s'adapter à la surproduction de chaleur, qui entraîne une température corporelle anormalement élevée (lorsque la température corporelle dépasse les 41 °C, on parle d'**hyperpyrexie**). Le degré de fièvre à partir duquel la santé se trouve menacée est souvent une source de désaccord parmi les professionnels de la santé.

En règle générale, la fièvre est sans danger si la température demeure inférieure à 39 °C. Les **agents pyrogènes,** comme les bactéries et les virus, peuvent faire augmenter la température du corps. Lorsqu'ils pénètrent dans l'organisme, ces agents agissent comme des antigènes et attaquent le système immunitaire. Le corps produit alors une plus grande quantité de globules blancs pour l'aider à se défendre contre l'infection. De plus, des cytokines, semblables à des hormones, sont libérées dans l'organisme pour combattre celle-ci. Les cytokines ont aussi pour effet de stimuler l'hypothalamus afin qu'il augmente le seuil de thermorégulation. Le corps doit ainsi produire une plus grande quantité de

chaleur et la conserver pour atteindre ce nouveau seuil de thermorégulation, un processus qui peut prendre plusieurs heures **FIGURE 22.4**.

Dans une première phase du processus, la personne peut frissonner et avoir froid même si la température de son corps augmente, car l'écart entre sa température corporelle et la température ambiante est plus élevé. La peau est alors froide et pâle.

Dans une deuxième phase, les **frissons** cessent lorsque le nouveau seuil de thermorégulation, une température plus élevée que la normale, est atteint : c'est le plateau. À ce moment, les frissons peuvent reprendre, et la personne se sent chaude et déshydratée. Si le nouveau seuil de thermorégulation est dépassé ou que la bactérie est détruite par les antibiotiques, par exemple, un épisode **fébrile** s'amorce ; c'est la troisième phase. Le seuil de thermorégulation de l'hypothalamus chute alors et déclenche des réactions de perte de chaleur. La peau devient chaude et rouge en raison de la vasodilatation, et la **diaphorèse** contribue à la perte de chaleur par évaporation. Lorsque la température redevient normale, le client est afébrile.

La fièvre est un processus de défense important. De faibles hausses de température, jusqu'à 39 °C par exemple, renforcent le système immunitaire puisque la production de globules blancs est stimulée au cours de l'épisode fébrile. Une augmentation de la température réduit la concentration de fer dans le plasma sanguin et, par conséquent, empêche les bactéries de se multiplier. La fièvre stimule aussi l'interféron,

■ **Frisson :** Réaction involontaire du corps provoquée par les écarts de température de l'organisme ; elle peut indiquer la présence d'une fièvre.

■ **Fébrile :** État d'une personne qui présente de la fièvre.

■ **Diaphorèse :** Fonction de la peau aboutissant à l'excrétion de la sueur sur le front et le haut du thorax, mais également sur d'autres parties du corps.

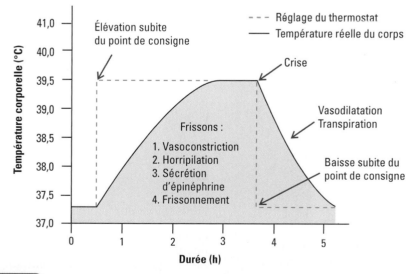

FIGURE 22.4 Conséquences du changement de point de consigne du contrôle de la température par l'hypothalamus pendant la fièvre

Source : Adapté de Guyton, A.C., & Hall, J.E. (2000). *Textbook of medical physiology* (10ᵗʰ ed.). Philadelphia : Saunders.

une substance naturelle du corps qui permet de combattre les infections virales.

Une seule lecture de la température est insuffisante pour évaluer une fièvre. L'analyse de la courbe de température aide l'infirmière à émettre un constat d'évaluation après plusieurs prises de température, à différents moments de la journée. En vue de bien évaluer s'il y a une fièvre, l'infirmière doit, de plus, comparer les valeurs obtenues aux valeurs normales, et évaluer les signes et les symptômes physiques d'infection. Les courbes de fièvre varient selon l'agent pyrogène responsable de celle-ci ENCADRÉ 22.1.

L'augmentation ou la diminution de l'activité pyrogène se manifeste par des accès et des baisses de fièvre à différents moments de la journée. La durée et la gravité de la fièvre dépendent de la virulence de l'agent pyrogène et du pouvoir de réponse de la personne. L'expression *fièvre d'origine inconnue* s'applique quand la cause ne peut être précisée.

Pendant une fièvre, l'activité cellulaire augmente ainsi que la consommation d'oxygène. Le métabolisme basal s'élève de 13 % pour chaque degré Celsius de température. Les fréquences cardiaque et respiratoire s'accélèrent pour répondre aux besoins métaboliques. Une fièvre prolongée peut, par conséquent, affaiblir le client par l'épuisement de ses réserves énergétiques. Comme un métabolisme élevé nécessite une grande quantité d'oxygène, une **hypoxie** cellulaire se produit lorsque le corps est incapable de fournir l'oxygène supplémentaire.

Hyperthermie

L'**hyperthermie** définit une température corporelle élevée causée par l'incapacité du corps à libérer la chaleur ou à en diminuer la production. On confond souvent l'hyperthermie avec la fièvre. La **fièvre** est une augmentation du seuil de la thermorégulation, alors que l'hyperthermie résulte d'une surcharge des processus thermorégulateurs du corps. Tout trouble ou traumatisme à l'hypothalamus peut faire obstacle au bon fonctionnement de la **thermolyse**. L'**hyperthermie maligne** est, quant à elle, une maladie héréditaire où le corps produit de la chaleur de façon incontrôlable lorsque des anesthésiques sont administrés à une personne à risque.

Insolation

Un corps exposé au soleil ou à une température ambiante chaude pendant une longue période peut voir ses processus de perte de chaleur se dérégler. La chaleur nuit également au bon fonctionnement de l'hypothalamus.

Ces conditions provoquent l'**insolation** (ou **coup de chaleur**), une affection critique et dangereuse causée par la chaleur, qui présente un taux élevé de mortalité. Les jeunes enfants, les personnes âgées, les clients qui souffrent de maladie cardiovasculaire, d'hypothyroïdie, de diabète ainsi que les alcooliques font partie des clients à risque. Les personnes prenant des médicaments tels que les phénothiazines, les anticholinergiques, les diurétiques, les amphétamines ou les antagonistes des inhibiteurs des récepteurs bêta-adrénergiques, ainsi que toute personne dont les activités ou le travail exigent un effort physique important sont prédisposées à l'insolation. Les signes et les symptômes de l'insolation sont les étourdissements, la confusion mentale, le délire, la soif excessive, la nausée, les crampes musculaires, les troubles visuels et même l'incontinence. Une peau brûlante et déshydratée en est cependant le signe principal.

Épuisement par la chaleur

En cas de diaphorèse abondante, le corps subit une perte excessive d'eau et d'électrolytes qualifiée d'**épuisement par la chaleur**. Les signes et les symptômes d'un déficit du volume liquidien causé par l'exposition à la chaleur ambiante se

---

Une seule lecture de la température est insuffisante pour évaluer une fièvre.

■ **Thermolyse :** Phénomène par lequel l'organisme dissipe les surplus de chaleur et maintient la température interne stable.

Jugement clinique

Dans la mise en contexte, trois indices justifieraient que vous vérifiiez la température de monsieur Simard. Lesquels ?

ENCADRÉ
22.1   **Catégories de fièvre**

Fièvre prolongée
Température corporelle qui se maintient au-dessus de 38 °C et qui présente peu de fluctuations.

Fièvre intermittente
Accès de fièvre alternant avec des températures normales. La température redescend à une valeur normale au moins une fois en 24 heures.

Fièvre rémittente
Élévations et chutes de la fièvre sans que le corps atteigne une température normale.

Rechute de fièvre
Périodes d'accès de fièvre entrecoupées de périodes afébriles. Cette fluctuation peut durer plus de 24 heures.

manifestent fréquemment chez les clients atteints d'épuisement par la chaleur.

Hypothermie

La perte thermique causée par une longue exposition au froid empêche la production de chaleur par l'organisme et provoque l'**hypothermie.** Celle-ci se définit par rapport aux résultats de la température centrale. Elle peut être involontaire, au moment d'une chute dans un lac glacé par exemple, ou délibérée, au cours de procédures chirurgicales pour réduire la demande métabolique et les besoins de l'organisme en oxygène.

L'hypothermie involontaire se manifeste graduellement dans la plupart des cas et peut prendre plusieurs heures avant d'être remarquée. Le **TABLEAU 22.1** en présente les principales manifestations selon le degré d'hypothermie.

Les **engelures** apparaissent lorsque le corps est exposé à des températures très froides. Les cristaux de glace qui se forment à l'intérieur des cellules peuvent causer des dommages permanents au système circulatoire et aux tissus.

Les parties du corps les plus à risque d'engelure sont les lobes des oreilles, le bout du nez, les doigts et les orteils. La région gelée est blanche, d'apparence cireuse, et ferme au toucher ; elle présente une perte de sensibilité.

TABLEAU 22.1	**Classification de l'hypothermie**
HYPOTHERMIE	**MANIFESTATIONS**
Légère (de 33,1 à 36 °C)	Frissons incontrôlables, perte de mémoire, sentiment de dépression, difficulté à prendre des décisions
Moyenne (de 31,1 à 33 °C)	Chute des fréquences cardiaque et respiratoire et de la P.A., cyanose de la peau
Grave (de 27 à 31 °C)	Arythmie cardiaque, perte de conscience, absence de réponse aux stimuli de la douleur
Profonde (27 °C ou moins)	Absence de réponse à tout stimuli

22.1.2 Pouls

La fréquence, l'amplitude et le rythme cardiaques sont perceptibles par le pouls, qui est le passage du sang dans les artères ; ces dernières sont palpables à différents endroits du corps. Le pouls indique l'état de la circulation. Un travail optimal des cellules demande une fréquence cardiaque et un volume sanguin suffisants ainsi qu'une distribution adéquate des nutriments aux cellules.

Le sang circule dans le corps en suivant un parcours continu. À chaque éjection du **volume systolique,** les parois de l'aorte se distendent et engendrent une onde qui se propage rapidement jusqu'à l'extrémité des artères. Chaque contraction ventriculaire évacue de 60 à 70 ml (volume systolique) de sang dans l'aorte.

Une onde de pression qui atteint une artère périphérique est perceptible par une douce palpation de l'artère contre un os ou un muscle sous-jacent.

Mesure du pouls

La prise du pouls peut se faire sur toutes les artères, mais les plus accessibles seront privilégiées au moment de la prise régulière dans une situation courante **FIGURE 22.5**.

Ainsi, le **pouls radial** est le plus couramment mesuré. La prise du pouls carotidien sera privilégiée lorsque le pouls radial est inaccessible.

Une animation de la systole et de la diastole pendant le cycle cardiaque est présentée au www.cheneliere.ca/potter.

■ **Volume systolique :** Quantité de sang éjectée dans l'aorte à chaque contraction ventriculaire

■ **Pouls radial :** Pouls palpable à l'artère radiale. Avec l'artère carotidienne, c'est l'un des sites où le pouls périphérique se prend le plus facilement.

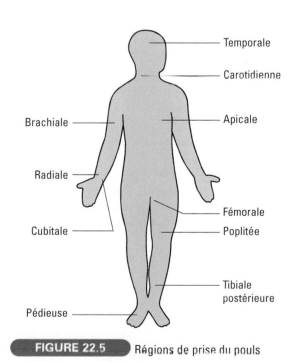

FIGURE 22.5 Régions de prise du pouls

Enfin, l'infirmière évalue le pouls apical lorsque le pouls radial est irrégulier **TABLEAU 22.2**. Pour prendre le pouls apical, l'infirmière doit se servir d'un stéthoscope. Tous les autres pouls seront vérifiés au cours de l'examen physique complet.

22.1.3 Respiration

L'apport d'oxygène (O_2) aux cellules du corps et l'élimination du gaz carbonique (CO_2) sont es-sentiels à la survie de l'être humain. La respiration est un ensemble de processus par lesquels l'organisme assure les échanges gazeux entre le milieu ambiant et le sang, qui dirige l'oxygène vers les cellules.

La respiration fait appel à trois processus : la **ventilation,** soit le mouvement des gaz qui entrent dans les poumons et qui en sortent ; la **diffusion,** qui est le passage de l'oxygène des alvéoles aux globules rouges et du gaz carbonique des globules rouges aux alvéoles ; et la

Une animation montrant le point d'impulsion maxi-male (PIM) sur le thorax antérieur est présentée au www.cheneliere.ca/potter.

À quel endroit l'infirmière peut-elle prendre le pouls de monsieur Simard le plus facilement ?

Jugement **clinique**

TABLEAU 22.2	Sites de prise du pouls	
RÉGION	**EMPLACEMENT**	**PARTICULARITÉS D'ÉVALUATION**
Temporale	En avant ou au-dessus de l'oreille, du côté externe de l'œil	Permet de prendre le pouls de l'enfant ; facile d'accès.
Carotidienne	Le long de la limite médiane du muscle sterno-cléidomastoïdien du cou, à la lisière inférieure du cartilage thyroïdien	Permet de prendre le pouls d'un client en état de choc physiologique ou en arrêt cardiaque ; facilité d'accès.
Apicale	Du 4ᵉ au 5ᵉ espace intercostal, à gauche de la ligne médioclaviculaire	Sert à ausculter le pouls apical, qui est un pouls précis, surtout quand le rythme est irrégulier. Le pouls apical est facile à entendre au stéthoscope.
Brachiale	Sillon entre le biceps et le triceps dans la région cubitale antérieure	Pouls entendu lorsque l'on mesure la P.A. Permet d'évaluer l'état de la circulation dans l'avant-bras. Utile chez le bébé et le jeune enfant.
Radiale	Côté du pouce ou côté radial de l'avant-bras, au poignet	Sert normalement à prendre le pouls périphérique et à évaluer l'état circulatoire de la main.
Cubitale	Côté cubital de l'avant-bras, au poignet	Sert à évaluer l'état de la circulation dans le bras ; permet également d'effectuer le test d'Allen modifié pour évaluer l'efficacité de la circulation collatérale avant d'installer un cathéter dans l'artère radiale.
Fémorale	Sous l'arcade fémorale, à mi-chemin entre la symphyse pubienne et l'épine iliaque supérieure antérieure	Permet de prendre le pouls pendant un choc physiolo-gique ou un arrêt cardiaque lorsque les autres pouls ne peuvent être palpés ; permet également d'évaluer la circulation dans les jambes.
Poplitée	Derrière le genou, dans le creux poplité	Sert à évaluer l'état de la circulation du membre inférieur.
Tibiale postérieure	Derrière la malléole interne	Permet d'évaluer l'état de la circulation dans le pied et le tiers inférieur de la jambe.
Pédieuse	Le long du sillon au-dessus du pied, entre les ten-dons extenseurs du premier et du deuxième orteil	Permet d'évaluer l'état de la circulation dans le pied.

perfusion, soit la circulation du sang qui permet à l'hémoglobine des globules rouges d'atteindre les capillaires pulmonaires en vue d'assurer l'échange oxygène-gaz carbonique.

Ainsi, l'infirmière qui analyse la capacité respiratoire d'un client doit se servir de l'évaluation de ces trois processus indissociables. La ventilation peut avoir un effet sur la diffusion et la perfusion, qui, à leur tour, auront une incidence sur la ventilation. De plus, différents facteurs peuvent influer sur la respiration **ENCADRÉ 22.2**.

Physiologie de la respiration

La respiration est un processus involontaire. Le centre respiratoire du tronc cérébral s'occupe du contrôle inconscient de la respiration. Un adulte respire de façon régulière et continue de 12 à 20 fois par minute ; cette respiration normale s'appelle l'eupnée. Un soupir peut interrompre la fréquence et l'amplitude normales de cette ventilation. Le soupir est un processus physiologique de protection qui permet d'ouvrir les alvéoles qui ne sont pas ventilées au cours d'une respiration normale.

L'évaluation précise des processus respiratoires dépend de l'aptitude de l'infirmière à reconnaître les mouvements thoraciques et abdominaux normaux. Au cours d'une respiration calme, la paroi thoracique monte et descend doucement ; la contraction des muscles intercostaux, et celle des muscles du cou et des épaules sont imperceptibles. Le mouvement diaphragmatique, quant à lui, fait lentement monter et descendre la cavité abdominale **FIGURE 22.6**. La respiration diaphragmatique est caractérisée par une contraction et un relâchement du diaphragme ; elle est observée chez les hommes et les enfants en bonne santé. La respiration thoracique se reconnaît aux mouvements perceptibles dans la partie supérieure du thorax, observée davantage chez les femmes. La respiration laborieuse, quant à elle, sollicite les muscles accessoires comme les muscles intercostaux et scalènes.

La mécanique de la respiration, montrée dans une animation, est présentée au www.cheneliere.ca/potter.

ENCADRÉ
22.2   **Facteurs qui influent sur la qualité de la respiration**

Exercice
- L'exercice fait augmenter la fréquence et l'amplitude de la respiration pour répondre au besoin accru du corps en O_2 et pour éliminer le CO_2 de l'organisme.

Douleur aiguë
- La douleur modifie la fréquence et le rythme respiratoires ; la respiration devient superficielle.
- Le client peut diminuer le mouvement de sa paroi thoracique lorsque la douleur se situe dans la région du thorax ou de l'abdomen.

Anxiété
- L'anxiété fait augmenter la fréquence et l'amplitude de la respiration par la stimulation sympathique.

Tabagisme
- Le tabagisme chronique provoque l'obstruction et le rétrécissement des voies aériennes par les sécrétions, occasionnant une augmentation de la fréquence respiratoire même lorsque le client n'est pas en train de fumer.

Position du corps
- Une posture droite favorise l'expansion complète du thorax.
- Une position voûtée ou affaissée gêne le mouvement respiratoire.
- Une position allongée empêche l'expansion complète du thorax.

Médicaments
- Les analgésiques opioïdes, les anesthésiques généraux et les sédatifs réduisent la fréquence et la profondeur de la respiration.
- Les amphétamines et la cocaïne peuvent faire augmenter la fréquence et l'amplitude respiratoires.
- Les bronchodilatateurs dilatent les voies respiratoires et, par conséquent, diminuent la fréquence respiratoire.

Blessures neurologiques
- Une blessure au tronc cérébral altère le centre respiratoire et diminue la fréquence et le rythme respiratoires.

Fonction hématologique
- La diminution du taux d'hémoglobine réduit le pouvoir de transport de l'O_2 dans le sang, suscitant une augmentation de la fréquence respiratoire.
- En haute altitude, la fréquence et l'amplitude respiratoires augmentent à cause d'une réduction de la quantité d'hémoglobine saturée.
- L'anomalie des cellules sanguines (p. ex., les érythrocytes falciformes comme dans la drépanocytose) réduit le pouvoir de l'hémoglobine à transporter l'O_2, suscitant une augmentation de la fréquence et de l'amplitude respiratoires.

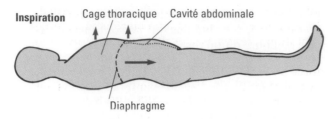

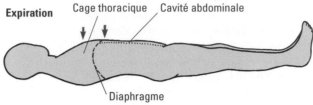

FIGURE 22.6 Illustration du mouvement du diaphragme et de la paroi thoracique au cours de l'inspiration et de l'expiration

22.1.4 Pression artérielle

La **pression artérielle** exprime la force du cœur lorsqu'il propulse le sang contre les parois d'une artère. La pression artérielle (ou systémique) est un bon indice de la santé cardiovasculaire. Le sang circule dans l'organisme grâce aux changements de pression ; il passe en effet d'une région où la pression est forte à une région où la pression est faible. La **pression systolique** est la plus forte pression exercée quand le sang est éjecté au moment de la contraction des ventricules. Lorsque les ventricules se décontractent, le sang qui demeure dans les artères exerce une faible pression appelée **pression diastolique.** Celle-ci est la plus faible pression exercée contre les parois des artères. L'unité de mesure standard de la pression artérielle est le millimètre de mercure (mm Hg). On enregistre la pression artérielle en indiquant d'abord le résultat systolique, suivi du résultat diastolique (p. ex., 120/80 mm Hg). La différence entre la pression systolique et la pression diastolique est appelée **pression différentielle.** Ainsi, pour une pression artérielle de 120/80, la pression différentielle est de 40.

Physiologie de la pression artérielle

La pression artérielle indique la relation entre :

- le débit cardiaque ;
- la résistance vasculaire périphérique ;
- le volume sanguin ;
- la viscosité du sang ;
- l'élasticité des artères.

La connaissance de ces variables de l'**hémodynamique** aide l'infirmière à évaluer les changements de pression artérielle.

Débit cardiaque

Le **débit cardiaque** (D.C.) est le volume de sang pompé par le cœur (volume systolique [V.S.]) multiplié par le nombre de battements du cœur pendant une minute (fréquence cardiaque [F.C.]) :

$$D.C. = V.S. \times F.C.$$

La pression artérielle dépend du débit cardiaque et de la résistance vasculaire périphérique (R.V.P.) :

$$P.A. = D.C. \times R.V.P.$$

Lorsque le volume augmente dans un espace fermé, comme un vaisseau sanguin, la pression à cet endroit augmente également. Ainsi, lorsque le débit cardiaque s'accroît, une plus importante quantité de sang est expulsée contre les parois artérielles, provoquant une augmentation de la pression artérielle. Une hausse de la fréquence cardiaque, une forte contractilité des muscles du cœur ou une augmentation du volume sanguin peuvent aussi faire augmenter le débit cardiaque. Les changements de fréquence cardiaque peuvent se produire plus rapidement que les changements de contractilité musculaire ou de volume sanguin. Une augmentation de la fréquence cardiaque peut diminuer le temps de remplissage diastolique (fin de systole) et le volume diastolique final, ce qui a pour conséquence une baisse de la pression artérielle.

Résistance vasculaire périphérique

Le sang circule par un réseau d'artères, d'artérioles, de capillaires, de veinules et de veines. Habituellement, les artères et les artérioles demeurent partiellement contractées pour maintenir un débit sanguin constant. La résistance vasculaire périphérique est la résistance au débit sanguin établie en fonction du tonus de la musculature vasculaire et du diamètre des vaisseaux sanguins. Plus la **lumière du vaisseau sanguin** est petite, plus la résistance vasculaire périphérique au débit sanguin est grande. Si la résistance augmente, la pression artérielle s'élève aussi. À l'inverse, lorsque les vaisseaux se dilatent et que la résistance diminue, la pression artérielle baisse également.

Volume sanguin

Le volume sanguin qui circule dans le système vasculaire agit sur la pression artérielle. La plupart des adultes ont un volume sanguin circulatoire de cinq litres, qui demeure constant. Toutefois, si le volume augmente, la pression exercée sur les parois artérielles sera plus forte. Par exemple, la perfusion intraveineuse rapide et incontrôlée fait monter la pression artérielle. Lorsque le volume sanguin circulatoire diminue, consécutivement à

Une animation montrant le cycle cardiaque de la pression systolique et diastolique est présentée au www.cheneliere.ca/potter.

■ **Lumière du vaisseau sanguin :** Calibre intérieur d'un vaisseau sanguin.

■ **Hémodynamique :** Partie de la physiologie qui étudie les lois d'écoulement de la masse sanguine dans les vaisseaux en fonction du débit cardiaque.

une hémorragie ou à une déshydratation par exemple, la pression artérielle baisse.

Viscosité sanguine

La viscosité sanguine ou « épaisseur du sang » a une incidence sur la facilité avec laquelle le sang circule dans les vaisseaux sanguins. L'**hématocrite,** ou le pourcentage de globules rouges dans le sang, détermine la viscosité du sang. Lorsque l'hématocrite augmente et que le débit sanguin diminue, la pression artérielle s'élève. Le cœur doit alors se contracter avec plus de vigueur pour que le sang visqueux se déplace dans le système circulatoire.

Élasticité des artères

Les parois des artères sont généralement élastiques et se distendent facilement. Lorsque la pression à l'intérieur de celles-ci augmente, le diamètre des parois des vaisseaux s'adapte au changement de pression. Le pouvoir de distension des artères permet d'éviter les fluctuations importantes de pression artérielle.

Toutefois, pour certaines affections, comme l'artériosclérose (perte d'élasticité des artères liée au vieillissement), les parois des vaisseaux perdent leur élasticité et sont remplacées par du tissu fibreux qui ne peut s'adapter à l'augmentation de pression. Une diminution de l'élasticité augmente la résistance au débit sanguin. Ainsi, lorsque le ventricule gauche éjecte son volume systolique, les vaisseaux ne s'adaptent plus à la pression. Le volume de sang est donc poussé de force à l'intérieur des parois rigides des artères, augmentant la pression systémique. De plus, en raison de la perte d'élasticité artérielle, la pression systolique est beaucoup plus élevée que la pression diastolique.

Chaque variable hémodynamique a un effet déterminant sur les autres variables. Par exemple, lorsque l'élasticité artérielle diminue, la résistance vasculaire périphérique augmente. Le fonctionnement complexe du système cardiovasculaire empêche, par un effet compensatoire, un facteur isolé de modifier la pression artérielle de façon permanente. Si le volume sanguin diminue, l'organisme s'adapte en augmentant la résistance vasculaire. La **FIGURE 22.7** illustre les effets que peuvent avoir les variables hémodynamiques sur la pression artérielle. Une seule mesure de la pression artérielle ne peut refléter la réalité d'un client et est donc qualifiée de donnée variable. Ce sont les variations de la pression artérielle (ensemble de mesures sur une période de temps), et non une mesure isolée, qui guident les interventions infirmières. La connaissance de ces variations permet d'interpréter correctement les mesures de la pression artérielle.

Jugement clinique

Y aurait-il lieu d'avertir le médecin du dernier résultat de pression artérielle de monsieur Simard (152/92) ?

Ce sont les variations de la pression artérielle sur une période de temps, et non une mesure isolée, qui guident les interventions infirmières.

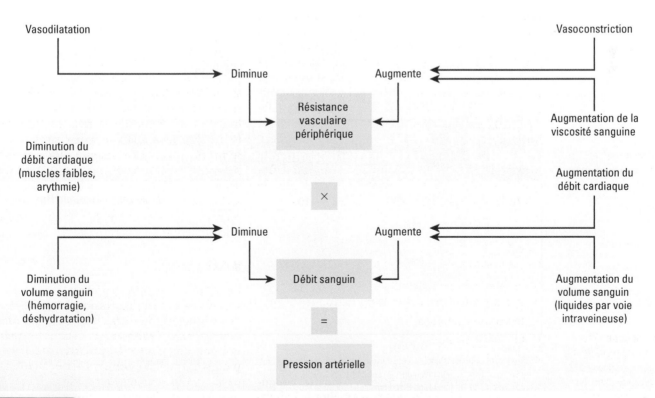

FIGURE 22.7 Facteurs hémodynamiques ayant une influence sur la pression artérielle

Facteurs influant sur la pression artérielle

La pression artérielle ne demeure pas constante ; elle est continuellement influencée par de nombreux facteurs.

Âge

La pression artérielle normale change au cours de la vie **TABLEAU 22.3**. L'infirmière doit donc tenir compte de l'âge du client pour une évaluation adéquate d'un résultat de pression artérielle.

Stress, émotions et douleur

L'anxiété, la peur, la douleur ou le stress provoquent la stimulation du système nerveux sympathique, qui fait augmenter la fréquence et le débit cardiaques ainsi que la résistance vasculaire périphérique. La stimulation sympathique a pour effet d'augmenter la pression artérielle par constriction de la musculature lisse de ces vaisseaux. Le sentiment d'appréhension que monsieur Simard exprime pourrait expliquer la valeur de sa pression artérielle.

Médicaments

Certains médicaments peuvent avoir un effet direct ou indirect sur la pression artérielle. Au moment de la mesurer, l'infirmière demande au client s'il prend une médication pour le cœur qui pourrait diminuer la pression artérielle, ou des antihypertenseurs **TABLEAU 22.4**. Les analgésiques opioïdes ont aussi pour effet de diminuer la pression artérielle.

Variation diurne

La pression artérielle varie au cours de la journée ; de basse le matin, elle augmente graduellement au cours de la matinée et de l'après-midi ; elle atteint son niveau le plus élevé à la fin de l'après-midi ou en soirée. Dans la mise en contexte, les signes vitaux de monsieur Simard sont mesurés vers 18 h 30. Dans son cas, la pression artérielle a augmenté tôt dans la soirée, en raison du stress en vue de l'intervention chirurgicale, de la fièvre ou d'une variation diurne.

Sexe

Cliniquement, il n'existe aucune différence importante entre les valeurs de pression artérielle des garçons et des filles. Cependant, après la puberté, la pression artérielle des hommes a tendance à être plus élevée que celle des femmes ; après la ménopause, l'inverse se produit.

Hypertension

L'affection la plus courante concernant la pression artérielle est l'hypertension. Celle-ci demeure la cause première des décès liés à un accident vasculaire cérébral (AVC), et elle est également responsable des infarctus du myocarde. L'**hypertension** est un trouble généralement asymptomatique qui se caractérise par une pression artérielle élevée persistante. On établit le diagnostic d'hypertension chez un adulte lorsque la moyenne de deux résultats diastoliques est de 90 mm Hg ou plus, ou lorsque la pression artérielle systolique dépasse 140 mm Hg pour deux prises espacées d'environ un mois. Dans le cas d'un client hospitalisé, on peut observer la tendance sur plusieurs

---

TABLEAU 22.3	Pression artérielle moyenne en fonction de l'âge
ÂGE	**PRESSION ARTÉRIELLE (mm Hg)**
Nouveau-né[a]	40
1 mois	85/54
1 an	95/65
6 ans[b]	105/65
10-13 ans[b]	110/65
14-17 ans[b]	120/75
≥ 18 ans	120/80

a. Le poids du nouveau-né est de 3 000 g.

b. Chez les enfants et les adolescents, l'hypertension artérielle se définit comme une valeur qui, mesurée à plusieurs reprises, est égale ou supérieure au 95e centile en fonction de l'âge, de la taille et du sexe.

Source : Adapté de National High Blood Pressure Education Program, National Heart, Lung, and Blood Institute, & National Institutes of Health (2003). The seventh report of the Joint National Committee on Detection, Evaluation, and Treatment of High Blood Pressure. *JAMA, 289*(19), 2560-2571.

jours. Des catégories d'hypertension ont été établies pour déterminer les interventions médicales appropriées **TABLEAU 22.5**.

Une seule mesure de pression artérielle élevée ne suffit pas à poser un diagnostic d'hypertension. Cependant, si l'infirmière note un résultat élevé à la première prise de pression artérielle (p. ex., 150/90 mm Hg), elle la vérifiera de nouveau à un autre moment. L'hypertension est liée au durcissement et à la perte d'élasticité des parois artérielles. La résistance vasculaire périphérique augmente lorsque les vaisseaux sont durs et rigides. Le cœur

TABLEAU 22.4 Médicaments antihypertenseurs		
TYPE DE MÉDICAMENTS	**NOMS**	**EFFETS**
Diurétiques	Furosémide (Lasix^MD), spironolactone (Aldactone^MD), métolazone (Zaroxolyn^MD), polythiazide, benzthiazide	• Abaissent la pression artérielle en réduisant la réabsorption du sodium et de l'eau par les reins, suscitant une diminution du volume liquidien.
Bloqueurs des récepteurs bêta-adrénergiques	Aténolol (Tenormin^MD), nadolol (Corgard^MD), Blocadren, chlorhydrate de propranolol (Indéral-LA^MD), tartrate de métoprolol (Lopresor^MD)	• Se joignent aux récepteurs bêta-adrénergiques pour bloquer la réponse aux influx nerveux sympathiques dans le cœur, les artères et les artérioles. • Réduisent la fréquence cardiaque et, conséquemment, le débit cardiaque.
Vasodilatateurs	Chlorhydrate d'hydralazine (Apresoline^MD), minoxidil (Loniten^MD)	• Agissent sur les muscles souples des artérioles pour les détendre et réduire la résistance vasculaire périphérique.
Inhibiteurs des canaux calciques	Chlorhydrate de vérapamil (Isoptin SR^MD), nifédipine (Adalat XL^MD)	• Réduisent la résistance vasculaire périphérique par la vasodilatation.
Inhibiteurs de l'enzyme de conversion de l'angiotensine (IECA)	Captopril (Capoten^MD), énalapril (Vasotec^MD), lisinopril (Prinivil^MD)	• Abaissent la pression artérielle en bloquant la conversion de l'angiotensine I en angiotensine II par l'inhibition de la vasoconstriction. • Réduisent la production d'aldostérone et la rétention de fluides, entraînant une diminution du volume liquidien.
Antagonistes des récepteurs de l'angiotensine (ARA)	losartan potassique (Cozaar^MD), valsartan (Diovan^MD)	• Abaissent la pression artérielle en bloquant la liaison de l'angiotensine II aux récepteurs de type 1 présents dans les muscles lisses vasculaires (inhibition des effets vasoconstricteurs).

22

TABLEAU 22.5 Classification de la pression artérielle chez les adultes		
CATÉGORIE	**SYSTOLIQUE (mm Hg)**[a]	**DIASTOLIQUE (mm Hg)**[a]
Normale	< 120	< 80
Préhypertension[†]	120 - 139	80 - 89
Hypertension, stade 1	140 - 159	90 - 99
Hypertension, stade 2	≥ 160	≥ 100

a. Le traitement est établi en fonction de la catégorie la plus élevée.
† Moyenne d'au moins deux mesures.
Source : Adapté de National High Blood Pressure Education Program, National Heart, Lung, and Blood Institute, & National Institutes of Health (2003). The seventh report of the Joint National Committee on Detection, Evaluation, and Treatment of High Blood Pressure. *JAMA, 289*(19), 2560-2571.

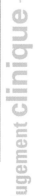

Jugement clinique

La pression artérielle habituelle de monsieur Simard se situe-t-elle dans les limites de la normale ?

Chapitre 22 Mesurer et évaluer les signes vitaux **493**

doit alors se contracter avec plus de force pour contrer l'augmentation de la résistance. Par conséquent, le débit sanguin dans les organes vitaux, comme le cœur, le cerveau et les reins, diminue.

Hypotension

On considère généralement qu'il y a présence d'**hypotension** lorsque la pression artérielle systolique chute à 90 mm Hg ou plus bas. Bien que pour certains adultes, une pression artérielle basse soit normale, il s'agit, pour la plupart des personnes, d'une observation anormale associée à la maladie.

L'hypotension est associée à une dilatation des artères, à une perte importante du volume sanguin (p. ex., au cours d'une hémorragie) ou à une incapacité du muscle cardiaque de se contracter correctement (p. ex., dans le cas d'un infarctus du myocarde). L'hypotension accompagnée de pâleur, de moiteur, d'un aspect marbré de la peau, de confusion mentale, d'une fréquence cardiaque élevée ou d'un faible débit urinaire peut constituer un état de choc et un danger de mort, qui doit être rapporté immédiatement à un médecin.

L'**hypotension orthostatique,** aussi appelée **hypotension posturale,** s'installe quand des symptômes d'hypotension (pâleur, moiteur de la peau, fréquence cardiaque élevée, sensation de faiblesse) apparaissent et que la pression artérielle du client est basse lorsqu'il passe de la position couchée ou assise à la position debout. Il y a alors une chute de la pression systolique de 20 mm Hg ou plus, et une baisse de la pression diastolique de 10 mm Hg ou plus après 3 à 5 minutes suivant le lever. La déshydratation, l'anémie, la prise de médicaments analgésiques, l'alitement prolongé et une perte de sang sont des conditions qui prédisposent à l'hypotension orthostatique. Certains autres médicaments, tels que les diurétiques, peuvent aussi la provoquer, notamment chez les personnes âgées et les jeunes clients. La pression artérielle doit toujours être mesurée avant l'administration de ces médicaments.

L'évaluation de l'hypotension orthostatique consiste, entre autres, à prendre la pression artérielle et le pouls du client, d'abord en position couchée, puis assise et debout. Une fois la position changée, l'infirmière doit attendre 5 minutes avant de reprendre la mesure (Programme éducatif canadien sur l'hypertension [PECH], 2009). Lorsqu'elle inscrit les résultats de la pression artérielle, elle indique aussi la position dans laquelle chaque donnée a été mesurée, par exemple : *140/80 mm Hg décubitus dorsal, 132/72 mm Hg assis, 108/60 mm Hg debout.* ■

8

Le chapitre 8, *Connaître les aspects juridiques de la pratique infirmière,* résume la Loi sur les infirmières et les infirmiers du Québec et les activités qui sont réservées à ces professionnels.

22.2

Connaissances scientifiques appliquées à la pratique infirmière

22.2.1 Directives pour prendre les signes vitaux

La Loi sur les infirmières et les infirmiers (L.R.Q., c. I-8, art. 36) détermine les activités réservées aux infirmières. Ainsi, il leur revient d'évaluer la condition physique et mentale d'une personne symptomatique ▶ **8** .

Les signes vitaux font partie de l'évaluation initiale de l'infirmière et de l'examen physique complet du client. L'**ENCADRÉ 22.3** en indique les valeurs normales pour une personne adulte. L'état du client et ses besoins déterminent le moment et la région de la prise des signes vitaux, ainsi que la façon de le faire.

L'infirmière est responsable de la prise des signes vitaux de son client. Elle peut déléguer la tâche à un membre de l'équipe soignante lorsque l'état du client est stable, mais la responsabilité d'analyser et d'évaluer les résultats de la prise des signes vitaux, puis de prendre les décisions qui s'imposent lui incombe. Elle doit connaître les valeurs habituelles des signes vitaux de son client, car celles-ci servent de

---

ENCADRÉ 22.3 **Signes vitaux : valeurs normales chez l'adulte**

Écart de température : de 36 à 38 °C

- Température moyenne orale/tympanique   37,0 °C
- Température moyenne rectale   37,5 °C
- Température moyenne axillaire   36,5 °C

Pouls

- De 60 à 100 batt./min

Respiration

- De 12 à 20 R/min

Pression artérielle

- Moyenne de 120/80 mm Hg

Pression différentielle

- De 30 à 50 mm Hg

référence aux résultats subséquents. Elle pourra alors déceler tout changement de l'état de santé du client, dont elle doit connaître les antécédents, les traitements en cours et les médicaments prescrits. Certains traitements ou maladies entraînent des changements prévisibles des signes vitaux, et certains médicaments peuvent les influencer. La connaissance des facteurs influant sur les signes vitaux permet à l'infirmière, dans certains cas, de fournir une explication quant aux variations observées. Selon l'état du client, l'infirmière déterminera elle-même, ou avec l'aide du médecin, la fréquence à laquelle les signes vitaux doivent être évalués **ENCADRÉ 22.4**.

Mais quelle que soit l'ordonnance médicale, l'infirmière doit augmenter la fréquence de l'évaluation si elle le juge nécessaire. L'infirmière communique au médecin tout changement important des signes vitaux. Lorsque ces derniers semblent anormaux, il peut être utile de demander à une autre infirmière d'en refaire l'évaluation.

Communication de l'information

L'enregistrement régulier des résultats des signes vitaux sur un graphique permet à l'infirmière de visualiser la stabilité ou les changements de ceux-ci. Les graphiques fournissent un outil d'analyse fiable des signes vitaux du client non seulement parce qu'ils permettent de visualiser rapidement chacun des signes et leur relation les uns avec les autres, mais aussi parce qu'ils affichent les résultats sur une période de quelques jours. L'infirmière se doit d'enregistrer régulièrement et exactement les signes vitaux, sachant que le traitement du client peut être déterminé par les résultats inscrits.

Le médecin s'attend à connaître rapidement les changements significatifs des signes vitaux de son client. C'est la responsabilité de l'infirmière de l'aviser dès qu'elle constate des écarts importants à la norme. L'infirmière s'assure d'abord du contrôle des facteurs qui font varier les signes vitaux avant de faire part des résultats au médecin. La précision et l'exactitude des résultats permettront à celui-ci d'entreprendre le traitement adéquat rapidement. De plus, l'infirmière doit bien connaître les manifestations associées au problème du client et avoir fait une bonne évaluation de son état afin de répondre aux questions du médecin.

Par exemple, dans le cas de monsieur Simard, l'infirmière donnera au médecin le résultat de l'ensemble des signes vitaux et des autres éléments pertinents de son évaluation, et elle devra ajouter que le client a eu la grippe dernièrement et qu'il s'est remis à tousser sans expectorer. Elle pourra aussi faire part des résultats de l'auscultation pulmonaire.

22.2.2 Mesure de la température corporelle

La température centrale et la température de la surface du corps peuvent être prises à différents endroits **ENCADRÉ 22.5**.

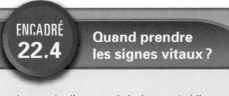

ENCADRÉ 22.4 Quand prendre les signes vitaux ?

- Lorsque le client est admis dans un établissement de soins de santé
- À l'hôpital ou dans un établissement de soins, selon un calendrier de routine, les ordonnances médicales ou les normes de l'établissement
- Avant et après une intervention chirurgicale
- Avant et après un examen diagnostique invasif
- Avant, pendant et après la prise de médicaments agissant sur les fonctions cardiovasculaire, respiratoire et thermorégulatrice
- Lorsqu'un changement de l'état physique général du client survient, tel qu'une perte de conscience ou une augmentation de la douleur
- Avant et après une intervention infirmière influant sur un signe vital (p. ex., avant qu'un client alité ne se remette à marcher ou à faire des exercices d'amplitude de mouvements)
- Avant, pendant et après une transfusion de produits sanguins
- Lorsque le client décrit des symptômes imprécis de douleur par des termes tels que *bizarre* ou *différent*
- Lorsqu'un client dit ressentir un malaise qui nécessite une évaluation

ENCADRÉ 22.5 Où prendre les températures centrale et de surface ?

Température centrale
- Œsophage
- Artère pulmonaire
- Vessie
- Membrane tympanique

Température de surface
- Peau
- Aisselles
- Bouche
- Rectum

À l'exception de la température tympanique, la prise des températures centrales doit se pratiquer à l'unité de soins intensifs, car elle requiert l'utilisation de technologies invasives par des appareils à lecture continue insérés dans les cavités ou les organes du corps. Ces appareils électroniques permettent d'obtenir rapidement et de façon continue des résultats précis de température, indiqués sur l'afficheur.

Pour la température de surface, la circulation sanguine doit se faire normalement à l'endroit où la température est prise, car c'est la chaleur du sang qui est transmise à la sonde thermique. Quant à la température prise au tympan, elle dépend du rayonnement de la chaleur corporelle mesuré par un capteur d'infrarouge ; elle fait partie des températures centrales puisque la membrane tympanique est alimentée du même sang artériel que l'hypothalamus. Peu importe la région du corps où l'infirmière mesure la température, celle-ci doit être prise convenablement pour s'assurer de données précises ▶ **MS 4.1** .

La température varie selon l'endroit où elle est prise, mais elle devrait se situer entre 36 et 38 °C. Les résultats de recherche sur la température corporelle se contredisent ; il est toutefois généralement admis que la température rectale est plus élevée de 0,5 °C que la température buccale, et que la température axillaire est plus basse de 0,5 °C que la température buccale. Chaque endroit du corps présente des avantages et des inconvénients pour la prise de la température **TABLEAU 22.6**. L'infirmière doit choisir celui qui comporte le moins de risques pour le client et qui fournit les données les plus justes. Si la température d'un client doit être mesurée à plusieurs reprises, l'infirmière devrait la prendre chaque fois au même endroit.

MS 4.1

Méthodes liées aux paramètres d'évaluation : *Mesure de la température corporelle.*

Thermomètres

Les trois types de thermomètres utilisés pour mesurer la température corporelle sont le thermomètre au mercure en verre, le thermomètre électronique et le thermomètre jetable. Plusieurs thermomètres indiquent la température à la fois en degrés Celsius et en degrés Fahrenheit. Le thermomètre électronique permet à l'infirmière de convertir les données en degrés Fahrenheit en appuyant sur un bouton et de répondre ainsi aux clients qui ne connaissent pas les valeurs en degrés Celsius.

Thermomètre au mercure

Le thermomètre au mercure est composé d'un tube en verre scellé à une extrémité et d'un réservoir rempli de mercure à l'autre extrémité **FIGURE 22.8**. Lorsque le réservoir est exposé à la chaleur, le mercure se dilate et monte dans le tube. Le thermomètre est gradué sur toute sa longueur en degrés Celsius et parfois aussi en degrés Fahrenheit. Le mercure ne fluctuera pas ou ne redescendra pas dans le réservoir à moins d'être secoué vigoureusement.

Thermomètre électronique

Le thermomètre électronique, alimenté par une pile rechargeable, comprend un afficheur relié par un cordon à la sonde thermique recouverte d'une gaine de plastique jetable qui permet d'utiliser la sonde plus d'une fois **FIGURE 22.9**. Des sondes incassables et interchangeables servent à prendre la température buccale ou rectale. La sonde buccale peut aussi servir à prendre la température axillaire. Le résultat apparaît sur l'afficheur quelques secondes après l'insertion du thermomètre. Un signal sonore indique le

Dans les centres hospitaliers, on évite l'utilisation du thermomètre au mercure à cause des risques d'intoxication par ce métal. En outre, les appareils électroniques offrent une plus grande précision et une lecture plus rapide.

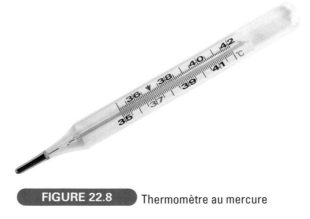

FIGURE 22.8 Thermomètre au mercure

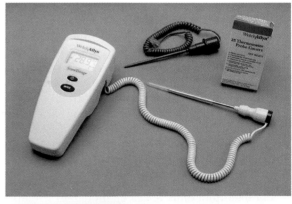

FIGURE 22.9 Thermomètre électronique

TABLEAU 22.6

Avantages et désavantages des différents types de prise de température

TYPE DE PRISE DE TEMPÉRATURE	AVANTAGES	DÉSAVANTAGES
Température tympanique	• L'accès est facile. • La prise de température requiert peu de déplacements du client. • Les résultats sont précis pour la température centrale. • La prise de mesure est rapide (de 2 à 5 secondes). • Elle peut être prise sans déranger ou réveiller le client. • Le tympan étant près de l'hypothalamus, il peut être plus sensible aux changements de la température centrale. • La température corporelle n'est pas influencée par la cigarette, ou l'ingestion de nourriture et de liquides. • Cette méthode peut être utilisée pour les clients en tachypnée.	• La prise de température requiert le retrait des aides auditives. • Elle ne devrait pas être utilisée chez les clients ayant eu une chirurgie de l'oreille ou de la membrane tympanique. • La méthode exige des enveloppes jetables, donc coûteuses. • Elle ne mesure pas la température centrale durant et après un exercice. • Les résultats peuvent être erronés chez les clients qui présentent des signes d'otite. • Une accumulation de cérumen peut fausser les résultats à la baisse (Giuliano et al., 2000). • La précision de la mesure chez les nouveau-nés est discutable. • Les écarts de mesure de température centrale sont plus importants avec cette méthode (Maxton, Justin, & Gilles, 2004). • Il est impossible d'obtenir une mesure continue.
Température rectale	• Elle représente sans doute la mesure la plus fiable.	• Cette méthode peut afficher un écart avec la température centrale au cours d'une période de changements rapides de la température (Maxton, Justin, & Gilles, 2004). • Elle ne convient pas aux clients souffrant de diarrhée, à ceux ayant subi une chirurgie au rectum ou ayant des troubles rectaux, ni aux clients dont le taux de plaquettes sanguines est trop bas. • Cette méthode est à éviter pendant un examen de routine des signes vitaux chez le nouveau-né. • Elle nécessite le déplacement du client, et peut être une source d'inconfort et d'anxiété.
Température buccale	• L'accès est facile, aucun déplacement du client n'est requis. • La mesure n'entraîne aucun inconfort pour le client. • Les résultats sont précis pour la température de surface. • Elle tient compte des changements rapides de la température centrale.	• La consommation de liquides ou d'aliments, la cigarette et la prise d'oxygène ont une incidence sur le résultat. • Elle ne devrait pas être utilisée pour les clients ayant subi une chirurgie buccale ou un traumatisme à la bouche, ou pour les clients avec des antécédents d'épilepsie ou parcourus de gros frissons. • Elle ne devrait pas être utilisée pour les nourrissons, les enfants en bas âge, ou les clients désorientés, inconscients ou difficiles. • Elle comporte un risque d'exposition aux liquides biologiques.
Température axillaire	• La mesure est sûre et non invasive. • Elle peut être employée pour les nourrissons et les clients difficiles.	• Le temps de prise est très long (au moins 5 minutes). • L'infirmière doit vérifier et corriger la position du client. • Elle affiche un retard sur la température centrale au cours d'une période de changements rapides de la température. • Le thorax doit être découvert. • Elle est peu recommandée pour déceler la fièvre chez les nourrissons et les enfants en bas âge.
Température de la peau	• Cette méthode est peu coûteuse. • Elle permet une lecture continue. • Elle est sûre et non invasive. • Elle n'entraîne aucun inconfort pour le client. • Elle convient aux nouveau-nés. • Sa lecture est facile.	• Cette méthode affiche un retard par rapport aux autres régions à la suite de variations de la température, notamment en cas d'hyperthermie. • La diaphorèse et la transpiration peuvent diminuer l'adhérence à la peau. • Elle peut être influencée par la température ambiante. • Elle est inefficace en cas de fièvre ou de frissons.

22

moment où le thermomètre enregistre la température la plus élevée.

Le thermomètre électronique à sonde buccale, tout comme le thermomètre au mercure, manque de précision. Les variables modifiant les résultats obtenus par la prise de la température buccale, par exemple, agissent de la même façon sur tous les types de thermomètres. Les avantages du thermomètre électronique sont sa rapidité d'affichage des résultats et sa facilité de lecture. L'enveloppe de plastique incassable est également idéale pour prendre la température des enfants. Le coût du thermomètre électronique représente cependant un inconvénient majeur.

Un autre type de thermomètre électronique est réservé exclusivement à la prise de température au tympan **FIGURE 22.10**. Il s'agit d'un spéculum semblable à celui de l'otoscope, muni d'un capteur à infrarouge à une extrémité, et qui sert à détecter la chaleur rayonnante de la membrane tympanique. Une fois le thermomètre placé dans le conduit auditif, la mesure apparaît sur l'afficheur après deux à cinq secondes. Un signal sonore indique le moment où la température la plus élevée est enregistrée.

Thermomètre jetable

Les thermomètres jetables à usage unique sont faits de minces bandes de plastique munies d'un capteur de température à une extrémité. Le capteur est une matrice composée de petits points

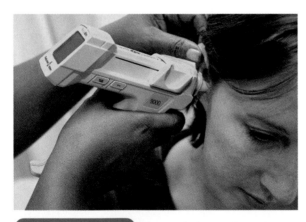

FIGURE 22.10 Mesure de la température tympanique

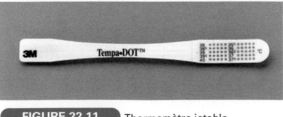

FIGURE 22.11 Thermomètre jetable

surélevés qui contiennent des produits chimiques qui se mélangent et changent de couleur sous l'effet de la chaleur **FIGURE 22.11**. On l'utilise comme un thermomètre buccal ou axillaire, mais il ne peut servir qu'une seule fois. Le thermomètre est retiré après 3 minutes, et la lecture se fait après 10 secondes, une fois la couleur stabilisée. Bien qu'il soit pratique pour les clients en isolement, on l'utilise peu dans les établissements de santé à cause de son manque de fiabilité.

Le timbre ou la bande sensible à la température qui, une fois appliqué sur le front ou l'abdomen, change de couleur en fonction de la température est un autre type de thermomètre jetable.

Interventions en cas d'hyperthermie

Les interventions de l'infirmière dépendent de l'évaluation qu'elle fait de la perception et de la réaction du client quant aux variations de sa température corporelle **ENCADRÉ 22.6**. Elles sont

PISTES D'ÉVALUATION CLINIQUE

ENCADRÉ 22.6 **Critères à considérer pour la prise de la température d'un client**

- La voie buccale est-elle la meilleure voie pour évaluer la température ?
- La mesure de la température est-elle faite dans des conditions idéales ?
- A-t-on contrôlé l'environnement ?
- Le client a-t-il bu, mangé ou fumé depuis au moins 15 minutes ?
- Le client manifeste-t-il un stress qui pourrait expliquer une hausse de température ?
- L'élévation de la température corporelle est-elle importante ? A-t-on comparé le résultat avec les données initiales ?
- Le bien-être de la personne est-il diminué ?
- Sa peau est-elle chaude ?
- Sa peau est-elle excessivement sèche comme dans un état de déshydratation ?
- Le client présente-t-il des frissons ?
- Les autres signes vitaux sont-ils normaux ?
- Quels sont les facteurs présents qui peuvent faire élever la température corporelle ?
- Quels sont les autres symptômes actuels accompagnant la fièvre ?
- Les bruits respiratoires sont-ils normaux à l'auscultation pulmonaire ?
- Quels sont les problèmes de santé du client qui pourraient faire élever sa température corporelle ?

aussi établies en fonction de l'importance de l'effet des variations de température sur le client et sa sécurité **ENCADRÉ 22.7**.

Si le client présente d'autres problèmes médicaux, le plan de soins et de traitements infirmiers (PSTI) doit en tenir compte. Par ailleurs, l'infirmière peut profiter du moment de la prise de la température pour faire de l'enseignement au client, si son état le permet, quant aux façons de diminuer la fièvre **ENCADRÉ 22.8**.

22.2.3 Évaluation du pouls

L'infirmière doit considérer qu'une évaluation complète du pouls comprend :

- sa fréquence ;
- son rythme ;
- son amplitude ;
- sa symétrie.

Fréquence

Le calcul du nombre de pulsations en une minute représente la fréquence cardiaque. Avant de prendre le pouls, l'infirmière revoit la fréquence

---

ENCADRÉ 22.7 Soins donnés à un client présentant de la fièvre d'origine inconnue

Surveillance clinique

- Prendre la température aussi souvent que nécessaire.
- Examiner la possibilité d'une perte liquidienne insensible.
- Installer un moniteur de température, si nécessaire.
- Observer la couleur et la température de la peau.
- Vérifier la pression artérielle, et la fréquence cardiaque et respiratoire, si nécessaire.
- Surveiller une diminution éventuelle de l'état de conscience.
- Surveiller les signes de crise convulsive.
- Vérifier les valeurs des globules blancs, de l'hémoglobine et de l'hématocrite.
- Mesurer les ingesta et les excreta.
- Vérifier l'équilibre acidobasique.
- Surveiller la présence d'arythmie cardiaque.

Interventions qui contribuent à diminuer l'hyperthermie

- Administrer les antipyrétiques prescrits.
- Administrer les médicaments visant à traiter les causes de la fièvre.
- Ne couvrir le client que d'un drap, sauf en présence de frissons.
- S'assurer que la literie est sèche et la changer au besoin.
- Donner un bain à l'eau tiède.
- Inciter le client à boire au moins deux litres de liquide par jour.
- Administrer les liquides intraveineux.
- Appliquer des sacs de glace recouverts de serviettes aux aisselles et aux aines.
- Utiliser un ventilateur pour augmenter la circulation d'air.
- Procéder aux soins d'hygiène buccale ou encourager le client à le faire.
- Administrer les médicaments visant à enrayer les frissons.
- Administrer de l'oxygène.
- Utiliser une couverture réfrigérante.
- Vérifier la température avec soin afin de prévenir l'hypothermie provoquée par la médication.

ENCADRÉ 22.8 Contrôle de l'hyperthermie

Objectifs

- S'assurer d'une prise adéquate de la température corporelle.
- Interpréter les résultats de la température corporelle.
- Agir dans le cas d'une hausse de température.
- Savoir quand consulter dans le cas d'une hausse de température.

Stratégies d'enseignement

- Faire une démonstration de la technique de prise de la température et expliquer les facteurs influant sur les résultats.
- Faire exécuter la technique enseignée et corriger au besoin.
- Fournir et expliquer les valeurs acceptables et anormales de température corporelle.
- Donner des exemples simples de situations d'hyperthermie et préciser les soins requis.

Évaluation

- Vérifier si le client prend sa température correctement et s'il est capable de lire un thermomètre de façon précise.
- Demander au client de nommer les valeurs normales de température.
- Demander au client d'expliquer ce qu'il doit faire en cas d'élévation de sa température.

22

de référence du client afin d'établir des comparaisons **TABLEAU 22.7**.

La fréquence cardiaque d'une personne augmente temporairement lorsqu'elle passe d'une position couchée à une position assise ou debout. D'autres facteurs exercent aussi une influence sur la fréquence du pouls **TABLEAU 22.8**. L'infirmière doit s'assurer que le client est au repos depuis 15 minutes afin d'obtenir un résultat plus juste. Si elle reconnaît une fréquence anormale en palpant un pouls périphérique, elle doit ensuite mesurer la fréquence apicale, et ce, pendant une minute, car celle-ci fournit une donnée plus précise ▶ **MS 4.2**.

La tachycardie et la bradycardie sont deux anomalies courantes de la fréquence du pouls. Chez un adulte, la **tachycardie** est une fréquence

MS 4.2

Méthodes liées aux paramètres d'évaluation : *Mesure de la fréquence cardiaque.*

Des animations sur l'évaluation du pouls et les variations de l'amplitude du pouls sont présentées au www.cheneliere.ca/potter.

30

La maladie pulmononaire obstructive chronique (MPOC) est décrite dans le chapitre 30, *Promouvoir et maintenir une oxygénation adéquate.*

TABLEAU 22.7	Valeurs normales de la fréquence cardiaque et de la fréquence respiratoire selon l'âge	
ÂGE	**FRÉQUENCE CARDIAQUE (batt./min)**	**FRÉQUENCE RESPIRATOIRE (R/min)**
Nourrisson	120 - 160	30 - 50
Trottineur	90 - 140	25 - 32
Enfant d'âge préscolaire	80 - 110	20 - 30
Enfant d'âge scolaire	75 - 100	20 - 30
Adolescent	60 - 90	16 - 19
Adulte	60 - 100	12 - 20

Source : Adapté de Carlson, K.K., & Lynn-McHale Wiegand, D.J. (Eds) (2005). *AACN Procedure Manual for Critical Care* (5th ed.). St. Louis, Mo. : Saunders.

TABLEAU 22.8	Facteurs qui modifient la fréquence du pouls	
FACTEUR	**AUGMENTATION DU POULS**	**DIMINUTION DU POULS**
Exercice	Toute activité fait augmenter la fréquence cardiaque.	Un athlète entraîné prenant part à un exercice physique prolongé aura une fréquence cardiaque basse au repos.
Température	La fièvre et la chaleur provoquent une augmentation de la fréquence cardiaque par un accroissement des échanges énergétiques.	En hypothermie, une bradycardie apparaît à 32 °C ou moins (Silbernagl, 2001).
Sensations et émotions	La douleur aiguë et l'anxiété augmentent la stimulation sympathique, qui influe sur la fréquence cardiaque.	Une forte douleur persistante augmente la stimulation parasympathique, qui influe sur la fréquence cardiaque.
Médicaments	Les médicaments chronotropes positifs font augmenter la fréquence cardiaque (p. ex., l'épinéphrine).	Les médicaments chronotropes négatifs ralentissent la fréquence cardiaque (p. ex., la digitale).
Hémorragie	L'hémorragie augmente la stimulation sympathique.	
Changements de position	La position assise ou debout favorise une augmentation de la circulation.	La position couchée diminue la fréquence du pouls, tout comme le repos.
Troubles respiratoires	Les problèmes de santé causant une mauvaise oxygénation provoquent une augmentation de la fréquence cardiaque et une réaction au manque d'oxygène (p. ex., la MPOC) ▶ **30**.	La dépression respiratoire occasionnée par les analgésiques opioïdes s'accompagne d'une diminution de la fréquence cardiaque.

cardiaque élevée, supérieure à 100 battements par minute. La **bradycardie** est une fréquence basse, inférieure à 60 battements par minute.

Rythme

Le rythme se définit comme l'intervalle entre chaque battement. Une pause régulière se produit normalement entre chaque pulsation ou contraction cardiaque. Une pause interrompue par une pulsation trop rapide ou tardive, ou une pause trop longue en raison d'une pulsation manquée, indiquent un rythme anormal ou une **arythmie.** L'infirmière reconnaît l'arythmie lorsqu'elle perçoit une interruption dans les ondes successives ou entre les bruits du cœur.

Amplitude

L'amplitude ou la force du pouls reflète le volume de sang projeté contre la paroi artérielle à chaque contraction cardiaque et l'état du système vasculaire où le pouls est pris. L'amplitude du pouls demeure habituellement la même à chaque contraction cardiaque, mais elle peut être progressive ou décrite comme forte (le pouls est bien frappé), faible, filiforme (le pouls est filant, difficilement perceptible) ou bondissante. Elle fait partie de l'examen du système vasculaire ▶ **23**.

Symétrie

L'infirmière devrait prendre le pouls de chaque côté du système vasculaire périphérique ; les deux pouls sont ensuite comparés. Une amplitude inégale ou absente d'un côté peut découler de diverses conditions liées à la maladie telles que la formation d'un **thrombus,** des vaisseaux sanguins anormaux ou un **anévrisme disséquant.**

Tous les pouls opposés peuvent être pris simultanément, à l'exception du pouls carotidien. Ce dernier ne doit jamais être pris des deux côtés à la fois, car une pression excessive pourrait bloquer l'apport en sang au cerveau et causer une perte de conscience.

22.2.4 Évaluation de la respiration

L'infirmière doit évaluer la respiration à l'insu du client. Un client averti des intentions de l'infirmière peut en effet volontairement changer la fréquence et l'amplitude de sa respiration. Le meilleur moment pour cette évaluation suit la prise du pouls : alors que, d'une main, l'infirmière retient encore le poignet du client, elle compte les respirations en observant sa poitrine ou son abdomen.

Ventilation

L'examen physique objectif de l'état respiratoire comprend la fréquence et l'amplitude de la respiration ainsi que le rythme des mouvements respiratoires ▶ **MS 4.3** **TABLEAU 22.9**. Les types d'irrégularités respiratoires sont décrits brièvement au **TABLEAU 22.10**.

■ **Anévrisme disséquant :**
Anévrisme provenant d'une petite déchirure sur la paroi interne de l'artère, permettant au sang de voyager entre l'intima et la media et de créer une fausse lumière du débit sanguin.

23
Pour plus de détails quant à l'examen du système vasculaire, consultez le chapitre 23, *Procéder à l'évaluation de la santé et à l'examen physique.*

MS 4.3
Méthodes liées aux paramètres d'évaluation : *Évaluation des principales fonctions respiratoires.*

22

TABLEAU **22.9** Caractéristiques des paramètres de la respiration		
FRÉQUENCE	**AMPLITUDE**	**RYTHME**
• La fréquence se mesure en calculant le nombre de respirations complètes (une inspiration et une expiration) en une minute. • Elle varie selon l'âge de la personne.	• L'amplitude se définit comme le degré de l'expansion de la cage thoracique. • Elle est normale lorsqu'une quantité d'air soulève suffisamment le thorax à l'inspiration. • Elle est profonde quand l'expansion thoracique est exagérée au cours des mouvements respiratoires. • Elle est superficielle lorsqu'elle se manifeste par une faible expansion thoracique. Dans ce cas, les mouvements respiratoires peuvent être difficiles à percevoir.	• Le rythme représente l'intervalle entre chaque cycle respiratoire. • Dans la respiration normale, le rythme est régulier, c'est-à-dire qu'il y a une pause régulière entre chaque cycle respiratoire. • Lorsque le rythme est irrégulier, la pause entre chaque respiration est inégale (la respiration est d'ailleurs moins régulière chez les nourrissons et les jeunes enfants).

Une animation montrant les types de respirations est présentée au www.cheneliere.ca/potter.

TABLEAU 22.10	Altérations du mode respiratoire
ALTÉRATION	**DESCRIPTION**
Bradypnée	Le rythme de la respiration est régulier, mais anormalement lent (moins de 12 R/min).
Tachypnée	Le rythme de la respiration est régulier, mais anormalement rapide (plus de 24 R/min).
Hyperpnée	La respiration est laborieuse ; la profondeur et la fréquence augmentent (plus de 24 R/min). L'hyperpnée survient habituellement au cours d'un exercice physique.
Apnée	La respiration cesse pendant plusieurs secondes. Des interruptions répétées provoquent l'arrêt respiratoire.
Hyperventilation	La fréquence et l'amplitude de la respiration augmentent. Possibilité d'hypocapnie.
Hypoventilation	La fréquence respiratoire est anormalement basse, et l'amplitude de la respiration peut diminuer. Possibilité d'hypercapnie.
Respiration de Cheyne-Stokes	La fréquence et l'amplitude respiratoires sont irrégulières, et caractérisées par des périodes d'apnée et d'hyperventilation, en alternance. Le cycle respiratoire s'amorce par une respiration lente d'une amplitude peu profonde ; par la suite, l'amplitude de la respiration devient graduellement plus profonde pour redevenir superficielle, et se terminer par de l'apnée.
Respiration de Kussmaul	La respiration est anormalement profonde, régulière, et sa fréquence est élevée.
Respiration de Biot	La respiration est anormalement superficielle pendant deux ou trois cycles respiratoires suivis par une période irrégulière d'apnée.

Diffusion et perfusion

Le sang, en traversant les capillaires pulmonaires, permet aux globules rouges de capter l'oxygène. Une fois l'oxygène des alvéoles diffusé vers le sang pulmonaire, la plus grande part de l'oxygène se lie à la molécule d'hémoglobine des globules rouges. Ceux-ci transportent la molécule d'hémoglobine oxygénée à travers le cœur gauche et vers les capillaires périphériques, où l'oxygène se répand pour répondre aux besoins des tissus.

L'hémoglobine qui se lie à l'oxygène dans les artères représente la saturation du sang artériel en oxygène (SaO_2), dont le pourcentage se situe habituellement entre 95 et 100 %. Les facteurs qui gênent la ventilation, la perfusion ou la diffusion modifient également la saturation ▶ **30**.

La saturation du sang veineux mélangé en oxygène (SvO_2) est plus basse que celle du sang artériel puisque les tissus ont capté une partie de l'oxygène des molécules d'hémoglobine. Une saturation du sang veineux de 70 % est normale.

Saturation en oxygène

On appelle saturométrie la méthode non invasive qui mesure la saturation pulsatile en oxygène (SpO_2). La mise au point d'un appareil fiable, le saturomètre (aussi appelé oxymètre de pouls ou sphygmooxymètre), permet de prendre la mesure de la saturation pulsatile en oxygène au moment de la prise des signes vitaux du client ▶ **MS 4.4**. Une mesure normale de la SpO_2 se situe normalement entre 95 et 100 %.

30

Le transport de l'oxygène par l'hémoglobine est abordé dans le chapitre 30, *Promouvoir et maintenir une oxygénation adéquate.*

 MS 4.4

Méthodes liées aux paramètres d'évaluation : *Mesure de la saturation pulsatile en oxygène (SpO₂).*

Le saturomètre est un appareil relié par un câble à une sonde à diode électroluminescente et à un photodétecteur **FIGURE 22.12**. La diode électroluminescente émet des ondes lumineuses qui sont absorbées par les molécules d'hémoglobine oxygénées et désoxygénées. La lumière reflétée par les molécules d'hémoglobine est traitée par le saturomètre.

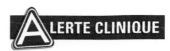
Le capteur du saturomètre doit être bien placé, et le client doit demeurer immobile pour obtenir un résultat adéquat.

Bien que l'appareil donne le résultat du pouls, il est essentiel que l'infirmière palpe elle-même le pouls afin de s'assurer de sa fréquence, de son amplitude et de sa régularité.

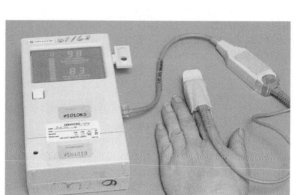

FIGURE 22.12 Saturomètre avec sonde digitale (aussi appelé oxymètre de pouls ou sphygmooxymètre)

22.2.5 Évaluation de la pression artérielle

La méthode indirecte d'auscultation, la plus couramment employée, nécessite l'utilisation d'un sphygmomanomètre et d'un stéthoscope, ou encore d'un appareil électronique qui nécessite peu de manipulation. L'infirmière mesure indirectement la pression artérielle par l'auscultation (elle entend les **bruits de Korotkoff** en plaçant le diaphragme du stéthoscope sur l'artère brachiale) ou directement par la palpation (sans stéthoscope, elle mesure la pression systolique en palpant le pouls à l'artère radiale). La **FIGURE 22.13** décrit les caractéristiques de chacun des bruits. Chez certains clients, ces derniers sont clairs et distincts alors que, pour la majorité des gens, l'infirmière ou le médecin n'entend distinctement que le premier et le dernier bruit.

L'auscultation est la méthode la plus utilisée. Le **sphygmomanomètre FIGURE 22.14** est constitué

■ **Bruits de Korotkoff:**
Bruits divisés en cinq phases et provenant de l'artère se trouvant sous le brassard à sphygmomanomètre. Ces bruits auscultés furent décrits en 1905 par un chirurgien russe du même nom.

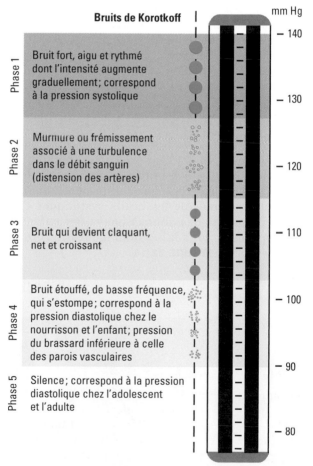

Bruits de Korotkoff | mm Hg

Phase 1 — Bruit fort, aigu et rythmé dont l'intensité augmente graduellement; correspond à la pression systolique

Phase 2 — Murmure ou frémissement associé à une turbulence dans le débit sanguin (distension des artères)

Phase 3 — Bruit qui devient claquant, net et croissant

Phase 4 — Bruit étouffé, de basse fréquence, qui s'estompe; correspond à la pression diastolique chez le nourrisson et l'enfant; pression du brassard inférieure à celle des parois vasculaires

Phase 5 — Silence; correspond à la pression diastolique chez l'adolescent et l'adulte

FIGURE 22.13 Les bruits de Korotkoff auscultés au cours de la mesure de la pression artérielle peuvent être divisés selon cinq phases.

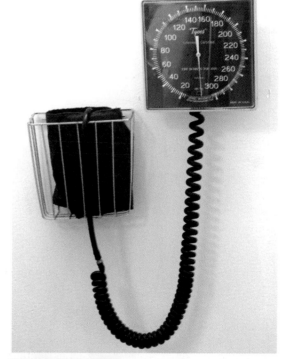

FIGURE 22.14 Sphygmomanomètre anéroïde mural

22

d'un manomètre à pression, d'un brassard de compression contenant un sac gonflable et d'une poire à pression munie d'une soupape permettant de gonfler le sac. Le brassard de compression existe en plusieurs tailles.

Il faut choisir un brassard gonflable dont la largeur convient à la circonférence du bras du client **FIGURE 22.15**. Pour les mesures prises par auscultation, la largeur du brassard doit atteindre environ 40 % de la circonférence du bras, et sa longueur sera de 80 à 100 % de la longueur du bras. Chez un enfant, le bord inférieur du brassard doit arriver au-dessus de la fosse antécubitale pour pouvoir y placer la cupule ou le diaphragme du stéthoscope (Hockenberry & Wilson, 2007). Lorsque l'infirmière utilise un sphygmomanomètre automatique, elle doit choisir la taille du brassard recommandée par le fabricant (PECH, 2009).

De nombreuses décisions médicales et infirmières sont prises d'après les résultats de la mesure de la pression artérielle.

MS 4.5 | Vidéo

Méthodes liées aux paramètres d'évaluation : *Mesure de la pression artérielle.*

Auscultation

Une pièce tranquille constitue l'environnement idéal pour prendre la pression artérielle. Le client peut être couché ou debout, mais il est préférable qu'il soit assis. Dans la plupart des cas, les résultats de la prise de la pression artérielle varient peu (environ de 10 à 15 mm Hg), quelle que soit la position du client ▶ **MS 4.5**.

L'infirmière évalue l'hypotension orthostatique en recueillant des données sur la pression artérielle et sur la fréquence de pouls du client dans les trois positions. Avant de mesurer la pression artérielle, l'infirmière doit tenter d'éliminer les facteurs responsables de résultats faussement élevés comme la douleur, l'anxiété et

l'effort. S'il s'agit de la première évaluation du client, l'infirmière doit prendre et enregistrer la pression artérielle aux deux bras. Il existe normalement une différence de 5 à 10 mm Hg entre les deux. Au cours des évaluations subséquentes, la pression artérielle doit être prise au bras où la plus haute pression avait été mesurée. Un écart de plus de 10 mm Hg indique des troubles vasculaires dans le bras où la pression est la plus basse.

La valeur indiquée sur le manomètre lorsque le premier bruit (pression systolique) se fait entendre doit être notée, ainsi que la valeur indiquée au moment du dernier bruit (pression diastolique) ; les chiffres obtenus sont séparés par une barre oblique (120/80). De nombreuses décisions médicales et infirmières sont prises d'après les résultats de la mesure de la pression artérielle. Il est donc très important de mesurer celle-ci de façon précise.

Erreurs possibles à l'auscultation

Une mauvaise auscultation faussera les résultats de la prise de la pression artérielle. Le **TABLEAU 22.11** résume les erreurs les plus courantes et leurs conséquences. Lorsque l'infirmière n'est pas certaine du résultat obtenu, elle doit demander à une collègue de prendre de nouveau la pression artérielle du client.

Stéthoscope à ultrasons

Si la faiblesse du pouls artériel empêche l'infirmière d'ausculter les bruits de Korotkoff, elle peut utiliser un stéthoscope à ultrasons. Celui-ci permet de percevoir les bruits systoliques de basse fréquence des nourrissons et des enfants ainsi que ceux des adultes dont la pression artérielle est faible **FIGURE 22.16**.

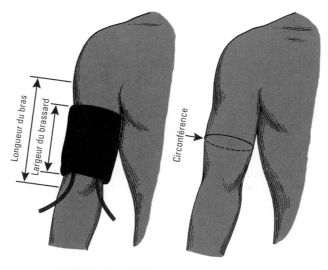

FIGURE 22.15 Taille adéquate du brassard d'un sphygmomanomètre chez l'adulte

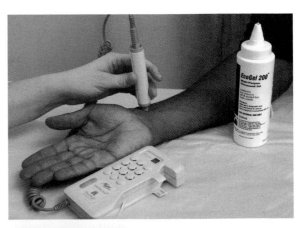

FIGURE 22.16 Stéthoscope à ultrasons (aussi appelé Doppler portatif)

TABLEAU 22.11	Erreurs courantes de mesure de la pression artérielle
ERREUR	**CONSÉQUENCE**
Brassard trop large	Résultat faussement bas
Brassard trop étroit	Résultat faussement élevé
Brassard placé lâchement ou inégalement	Résultat faussement élevé
Gonflement trop lent du brassard	Résultat diastolique faussement élevé
Gonflement imprécis du brassard	Interprétation incorrecte des résultats systolique et diastolique
Dégonflement trop lent du brassard	Résultat diastolique faussement élevé
Dégonflement trop rapide du brassard	Résultat systolique faussement bas et résultat diastolique faussement élevé
Bras placé plus bas que le cœur	Résultat faussement élevé
Bras placé plus haut que le cœur	Résultat faussement bas
Bras non soutenu	Résultat faussement élevé
Stéthoscope mal placé ou trouble auditif de l'examinateur, étouffant les bruits	Résultat systolique faussement bas et résultat diastolique faussement élevé
Stéthoscope appliqué trop fermement sur la région cubitale antérieure	Résultat diastolique faussement bas
Répétition trop rapide de l'évaluation	Résultat systolique faussement bas
Plusieurs examinateurs utilisant des bruits de Korotkoff différents pour les résultats diastoliques	Résultat systolique faussement élevé et résultat diastolique faussement bas

Méthode palpatoire

La méthode de palpation (ou méthode palpatoire) est utile chez les clients dont les pulsations artérielles sont trop faibles pour produire les bruits de Korotkoff. Une importante perte de sang ou une faible contractilité cardiaque, par exemple, sont des conditions qui entraînent une pression artérielle trop basse pour être auscultée de façon précise.

Cependant, la palpation permet uniquement d'évaluer la pression systolique ; la pression diastolique est difficilement palpable. Une fois la pression systolique palpée, l'infirmière en inscrit le résultat ainsi que la façon dont la mesure a été prise (p. ex., *P.A. BD 90/-, palpée, en décubitus dorsal*).

Dans certains cas, on utilise la méthode de palpation de concert avec l'auscultation. Chez certains clients hypertendus, les bruits normalement perçus dans l'artère brachiale au moment où la pression du brassard est élevée disparaissent en même temps que la pression diminue, puis réapparaissent à un degré de pression plus bas. Cette disparition temporaire du bruit est le **trou auscultatoire.** Elle se produit habituellement entre le premier et le deuxième bruit de Korotkoff. L'infirmière doit s'assurer de gonfler suffisamment le brassard pour être en mesure d'entendre la véritable pression systolique avant que ne se produise le trou auscultatoire. La palpation de l'artère radiale permet de déterminer jusqu'où l'on doit gonfler le brassard ; l'infirmière gonfle le brassard de 30 mm Hg de plus que la pression qu'elle a palpée. Les chiffres qui correspondent à l'écart de pression du trou auscultatoire sont notés (p. ex., *P.A. BD 180-160/94*).

Mesure de la pression artérielle dans les membres inférieurs

Les plâtres, les cathéters intraveineux, les fistules artérioveineuses ainsi que l'exérèse des ganglions lymphatiques axillaires (p. ex., à l'occasion d'une mastectomie) peuvent rendre impossible la mesure de la pression artérielle aux membres supérieurs. L'infirmière prendra alors cette mesure aux membres inférieurs. La comparaison de la pression artérielle prise à un bras et celle prise à la cuisse est également essentielle pour les clients qui souffrent de certains troubles vasculaires périphériques.

Le point de prise du pouls servant à l'auscultation est l'artère poplitée, palpable dans l'espace poplité situé derrière le genou. Le brassard utilisé doit être assez large et suffisamment long, et s'ajuster à la circonférence de la cuisse, plus grande que celle du bras. De préférence, le client adoptera une position de décubitus ventral. S'il ne peut adopter cette position, l'infirmière lui demandera de fléchir légèrement le genou, facilitant ainsi l'accès à l'artère. Le brassard est alors placé à 2,5 cm au-dessus de l'artère poplitée, le sac gonflable devant se trouver à la face postérieure de la cuisse **FIGURE 22.17**.

La procédure est la même que pour l'auscultation de l'artère brachiale. La pression systolique prise aux cuisses est, en règle générale, plus élevée de 10 à 40 mm Hg que la pression prise aux bras ; la pression diastolique reste cependant la même.

Sphygmomanomètre automatique

De nombreux appareils électroniques permettent de mesurer la pression artérielle de façon automatique **FIGURE 22.18**. L'infirmière utilise ces appareils auprès de clients dont la pression artérielle doit être souvent mesurée parce qu'ils sont en phase critique ou possiblement instable, pendant ou après des procédures invasives ou lorsque les traitements qu'ils reçoivent nécessitent une

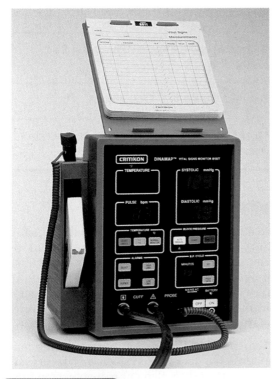

ENCADRÉ 22.9 Conditions non propices à la mesure électronique de la pression artérielle

- Fréquence cardiaque irrégulière
- Obstruction vasculaire périphérique (p. ex., un caillot, le rétrécissement du vaisseau)
- Frissons
- Convulsions
- Tremblements excessifs
- Incapacité de coopérer
- Pression artérielle systolique de moins de 90 mm Hg

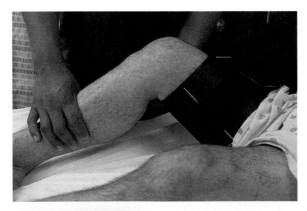

FIGURE 22.17 Brassard à sphygmomanomètre pour la mesure de la pression artérielle placé sur l'artère poplitée au milieu de la cuisse, genou fléchi

FIGURE 22.18 Sphygmomanomètre automatique

surveillance continue (p. ex. l'administration de médicaments pour le cœur). Cependant, l'état de certains clients ne permet pas toujours d'utiliser les sphygmomanomètres automatiques (aussi appelés tensiomètres) **ENCADRÉ 22.9**.

L'infirmière doit établir des valeurs de référence de pression artérielle à l'aide de la méthode auscultatoire avant d'utiliser les appareils automatiques. La comparaison contribue à évaluer l'état du client et permet de programmer correc-

tement l'appareil. Une fois le brassard du sphygmomanomètre automatique installé, l'infirmière peut programmer l'appareil de façon qu'il donne et enregistre les résultats de la pression artérielle aux intervalles préétablis. Elle peut aussi programmer les valeurs critiques qui déclencheront une alarme l'informant d'une mesure de la pression artérielle qui ne correspond pas aux paramètres désirés. Si l'infirmière obtient un résultat qui lui semble inhabituel ou douteux, elle devrait vérifier la pression artérielle de façon manuelle. ■

| 22.3 | **Mise en œuvre de la démarche de soins** | Jugement **clinique** |

Cette section présente la démarche systématique appliquée aux soins infirmiers en fonction des problèmes de santé qu'éprouve monsieur Simard. En outre, celui-ci se sent fiévreux. L'évaluation adéquate de sa situation de santé faite par l'infirmière aidera celle-ci à planifier des interventions qui viseront à accroître le bien-être du client. Sa connaissance des valeurs normales des signes vitaux lui permet d'interpréter les résultats obtenus pour monsieur Simard et de choisir les interventions appropriées pour lui.

Les notions de physiologie de la thermorégulation qu'elle possède aident également l'infirmière à évaluer la réaction du client aux changements de température et à intervenir de façon sûre pour augmenter ou diminuer la perte thermique, et favoriser la conservation de sa chaleur corporelle.

L'application de ce processus permet d'individualiser l'approche infirmière par rapport à ce client et de planifier des soins adaptés à la situation de ce dernier.

22.3.1 Collecte des données

Pendant son entretien avec monsieur Simard, l'infirmière doit le questionner sur ses antécédents d'infection ou sur d'autres problèmes de santé comme des troubles du métabolisme. Elle se renseignera aussi sur la présence des symptômes accompagnant habituellement la fièvre : la méthode PQRSTU lui sera fort utile pour obtenir de l'information détaillée ▶ **23**. L'infirmière s'assurera de tenir compte des facteurs influant sur la température corporelle. En outre, elle ne comparera pas la température obtenue pour monsieur Simard avec une valeur antérieure, mais plutôt avec les valeurs normales. L'évaluation de la pression artérielle est différente, car il lui faut

comparer la mesure de la prise obtenue avec les valeurs antérieures du client **ENCADRÉ 22.10**.

22.3.2 Analyse et interprétation des données

L'infirmière analyse, interprète et évalue les variations de température hors des valeurs normales **ENCADRÉ 22.11**. Comme monsieur Simard dit qu'il était grippé il y deux semaines, qu'il se sent fiévreux et fatigué, que sa peau est rouge et chaude au toucher, l'infirmière a raison de suspecter un début

COLLECTE DES DONNÉES

ENCADRÉ 22.10 Situation clinique de monsieur Simard

Données subjectives
- A été grippé (il y a deux semaines)
- Se sent fiévreux
- Se dit fatigué

Données objectives
- Toux sèche
- T° buccale : 38,9 °C ; était de 37,8 °C à son arrivée à l'unité de soins
- P : 104 batt./min
- P.A. : 152/92 mm Hg
- R : 20/min
- SpO_2 : 96 %
- Peau chaude au toucher
- Faciès rouge

23

La méthode mnémonique PQRSTU est résumée dans le chapitre 23, *Procéder à l'évaluation de la santé et à l'examen physique.*

ENCADRÉ 22.11 — Énoncé du problème prioritaire de monsieur Simard

Hyperthermie liée à une infection respiratoire

d'hyperthermie. D'ailleurs, la température buccale de monsieur Simard est passée de 37,8 à 38,9 °C, et son pouls est à 104 battements par minute.

22.3.3 Planification des soins et établissement des priorités

L'infirmière entreprendra des interventions de soins dites autonomes en premier lieu, c'est-à-dire des interventions qui permettront de diminuer la température corporelle de monsieur Simard et pour lesquelles elle n'a pas besoin d'ordonnance médicale. À la suite de la communication des résultats au médecin, elle pourra ajouter les interventions prescrites par ce dernier **TABLEAU 22.12**.

TABLEAU 22.12 — Résultats escomptés et interventions prioritaires liés à la situation clinique de monsieur Simard

PLANIFICATION / RÉSULTATS ESCOMPTÉS CHEZ LE CLIENT

- La température corporelle du client sera normale dans les 24 prochaines heures.
- Le client se sentira reposé et à l'aise d'ici 48 heures.
- Le client sera capable de reconnaître les signes et les symptômes qui exigent d'être mentionnés à l'infirmière.

INTERVENTIONS INFIRMIÈRES	JUSTIFICATIONS
• Découvrir le client s'il n'a pas de frissons.	• L'exposition du corps favorise la perte de chaleur par conduction et par convection. Le fait d'être découvert peut cependant provoquer le frissonnement, source de production de chaleur par l'activité musculaire et l'augmentation de la dépense énergétique.
• Inciter le client à boire davantage, jusqu'à deux litres de liquide par jour, s'il n'y a pas de contre-indications.	• L'ingestion de liquides contribue à remplacer la perte hydrique insensible et à favoriser l'élimination des toxines associées aux agents pathogènes.
• Demander au client de se reposer le plus possible.	• L'activité physique et l'augmentation du métabolisme fait augmenter la production de chaleur.
• Utiliser un ventilateur.	• Le déplacement de l'air favorise la perte de chaleur par convection.
• Donner un bain tiède au client.	• La peau chaude mise en contact avec l'eau plus froide favorise la perte de chaleur par conduction.
• Aviser le médecin. • Établir la fréquence des prises de la température. • Vérifier les valeurs des globules blancs et les transmettre au médecin.	• Une antibiothérapie intraveineuse permet de contrer l'infection causale, et la médication antipyrétique contribue à diminuer et à éliminer l'hyperthermie. • Une leucocytose indique souvent la présence d'une infection.

22.3.4 Interventions cliniques

La fonction de coordination des soins assurée par l'infirmière oblige cette dernière à décider lequel des intervenants devra prendre les signes vitaux du client et à quels moments. À la suite des interventions mises en œuvre pour diminuer la température, par exemple, l'infirmière devra aussi évaluer l'ensemble de la situation de monsieur Simard. Ainsi, elle devra vérifier les résultats des interventions et modifier le PSTI au besoin.

22.3.5 Évaluation des résultats

Si les mesures antipyrétiques ont été efficaces, l'infirmière devrait constater une diminution de

---

PLAN THÉRAPEUTIQUE INFIRMIER (PTI)

M. LUCIEN SIMARD
54 ans

CONSTATS DE L'ÉVALUATION

Date	Heure	N°	Problème ou besoin prioritaire	Initiales	RÉSOLU / SATISFAIT Date	Heure	Initiales	Professionnels / Services concernés
2010-01-10	18:45	1	Début d'hyperthermie à 38,9 °C	M.L.				

SUIVI CLINIQUE

Date	Heure	N°	Directive infirmière	Initiales	CESSÉE / RÉALISÉE Date	Heure	Initiales
2010-01-10	18:45	1	Vérifier la T° q.2 h.				
			Aviser inf. si T° > 38,5 °C.				
			Aviser MD par inf. si T° > 38,5 °C.				
			Appliquer ordonnance collective pour l'hyperthermie pour 24 heures.	M.L.			

Signature de l'infirmière	Initiales	Programme / Service	Signature de l'infirmière	Initiales	Programme / Service
Mélissa L'Espérance	M.L.	Unité de chirurgie			

© OIIQ

PLAN THÉRAPEUTIQUE INFIRMIER (PTI)

Extrait des notes d'évolution

2010-01-10 18:30
Faciès rouge, se plaint de fatigue, dit se sentir fiévreux. Toux sèche.

18:45
T° : 38,9 °C;
P : 104 batt./min.

19:00
Reçoit antipyrétique P.O. Boit 200 ml d'eau. Pas de frissons, ne garde qu'un drap pour se couvrir.

21:00
T° : 38,3 °C;
P : 92 batt./min;
P.A. : 138/82 mm Hg;
R : 22/min; SpO_2 : 95 %.

FIGURE 22.19 Extrait du plan thérapeutique infirmier de monsieur Simard pour le suivi clinique visant à contrôler l'hyperthermie

la température. Les autres signes vitaux habituellement modifiés lors d'hyperthermie retrouveraient des valeurs normales, et le client ressentirait un état de mieux-être. Les signes cliniques accompagnant l'hyperthermie (diaphorèse, faciès rouge, peau chaude) seraient disparus.

22.3.6 Plan thérapeutique infirmier de monsieur Simard

Comme plusieurs directives peuvent contribuer à faire baisser la température corporelle de monsieur Simard et à la maintenir à un niveau acceptable, l'infirmière choisit celles qui semblent les plus pertinentes et adaptées à la situation du client. Les interventions généralement appliquées pour contrer l'hyperthermie ne font pas l'objet de directives spécifiques (p. ex., ne couvrir que d'un drap si ne présente pas de frissons et faire boire jusqu'à deux litres de liquide par jour) **FIGURE 22.19**.

22.3.7 Application de la pensée critique à la situation de monsieur Simard

Comme dans toutes les situations de soins, la pensée critique de l'infirmière lui est utile pour procéder à une évaluation juste de l'état de santé actuel de monsieur Simard **FIGURE 22.20**. Ses connaissances de base des signes vitaux et de leurs valeurs normales, et particulièrement du phénomène de la thermorégulation, faciliteront son interprétation des résultats obtenus pour monsieur Simard. Selon les milieux de soins, il est possible que l'infirmière puisse déléguer certains actes à d'autres intervenants. Elle devra également considérer les ordonnances collectives locales dans le choix des interventions visant à contrer le début d'hyperthermie que monsieur Simard présente, et en réévaluer la pertinence après 24 heures. Même minime, une élévation de la température corporelle ne peut être prise à la légère.

Vers un Jugement clinique

Connaissances
- Thermorégulation
- Courbe de la fièvre
- Valeurs normales des signes vitaux
- Différents thermomètres et autres appareils pour mesurer les signes vitaux
- Interventions pour abaisser la température
- Facteurs influant sur les signes vitaux selon l'âge

Expériences
- Soins au client présentant de l'hyperthermie
- Délégation d'actes
- Enseignement à la clientèle

ÉVALUATION
- Signes vitaux du client
- Signes de fièvre
- Efficacité des interventions pour contrer l'élévation de température
- Calcul des ingesta

Normes
- Actes pouvant être délégués à d'autres membres du personnel infirmier
- Ordonnances collectives locales en cas d'hyperthermie

Attitude
- Ne pas banaliser une hausse minime de la température du client

FIGURE 22.20 Application de la pensée critique à la situation clinique de monsieur Simard

■ ■ ■ À retenir

» Version reproductible
www.cheneliere.ca/potter

- Les signes vitaux sont des indicateurs de l'état de santé donnant de l'information sur les fonctions circulatoire, respiratoire, neurologique et endocrinienne.

- Les signes vitaux comprennent la température corporelle, le pouls, la pression artérielle, la respiration et la saturation en oxygène.

- La température centrale prise dans certaines régions du corps est plus précise que la température de surface.

- De nombreux facteurs internes et externes influent sur les valeurs des signes vitaux.

- L'infirmière doit connaître les valeurs normales des signes vitaux pour interpréter les résultats obtenus chez un client.

- De nombreuses décisions médicales et infirmières sont prises selon les valeurs des signes vitaux.

- Il existe plusieurs types de thermomètres, de sphygmomanomètres et de saturomètres.

- Certaines interventions infirmières pour ramener les signes vitaux dans les valeurs normales sont indépendantes de l'ordonnance médicale, alors que d'autres en relèvent.

- La surveillance des signes vitaux requiert une évaluation en cours d'évolution après avoir mis en œuvre les interventions appropriées.

- Toute modification des signes vitaux peut contribuer à confirmer un problème de santé.

Pour en savoir plus

» Version complète et détaillée
www.cheneliere.ca/potter

RÉFÉRENCES GÉNÉRALES

PasseportSanté.net > Troubles et maladies > Index des troubles et maladies
Le site contient des fiches détaillées sur l'hypertension et l'hypotension.
www.passeportsante.net

Infirmiers.com
> Étudiants en IFSI > Cours > Module cardio-vasculaire - Hypertension artérielle
> Étudiants en IFSI > Cours > Module cardio-vasculaire - Le pouls
> Étudiants en IFSI > Cours > Module cardio-vasculaire - La pression artérielle
> Étudiants en IFSI > Cours > Module pneumologie - La ventilation
www.infirmiers.com

ORGANISMES ET ASSOCIATIONS

SQHA
La Société québécoise d'hypertension artérielle
www.hypertension.qc.ca

Hypertension.ca
www.hypertension.ca

Jarvis, C. (2009). *L'examen clinique et l'évaluation de la santé.* **Montréal : Beauchemin.**
Le chapitre 9 est, entre autres, consacré à la mesure des signes vitaux.

Beaumont, J.-L. (2006). *Les arythmies cardiaques : un guide clinique et thérapeutique.* **Montréal : Gaëtan Morin.**

Bélanger, H. (2008). *Guide d'implantation d'un système de soins appliqué au dépistage et au suivi de l'hypertension artérielle en milieu clinique.* **Québec, Qc : Ministère de la Santé et des Services Sociaux.**
www.msss.gouv.qc.ca

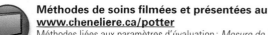

Méthodes de soins filmées et présentées au www.cheneliere.ca/potter
Méthodes liées aux paramètres d'évaluation : *Mesure de la pression artérielle* (MS 4.5)

Mosby (2010). *Mosby's Nursing Assistant Video Skills – Vital Signs DVD 3.0* **(3rd ed.). St. Louis, Mo. : Mosby.**

Online Physical Exam Teaching Assistant > Vital Signs
http://medinfo.ufl.edu/other/opeta

Édition française :
Pierre Verret, inf., M. Sc., CSIO(C)
Yvon Brassard, inf., M. Éd. D.E.

Édition originale :
Elaine Neel, RN, BSN, MSN

Procéder à l'évaluation de la santé et à l'examen physique

Objectifs

Après avoir lu ce chapitre, vous devriez être en mesure :

- de décrire les procédés employés à chacune des étapes de l'examen physique ;

- de nommer les techniques de la préparation physique et psychologique du client pour l'examen clinique ainsi que celle de la préparation du milieu environnant ;

- de décrire les paramètres cliniques normaux observés chez un enfant, un adulte et une personne âgée ;

- de colliger des résultats de l'examen physique pendant les soins infirmiers ;

- de transmettre les résultats cliniques anormaux au personnel médical ;

- de distinguer les méthodes préventives de dépistage des changements de l'état de santé pour chaque groupe d'âge ;

- d'appliquer la démarche de soins infirmiers pendant l'examen clinique.

 Guide d'études, pages 93 à 102

Mise en contexte

Madame Phyllis Brown, 75 ans, est enseignante retraitée et a subi une chirurgie pour la pose d'une prothèse totale sous anesthésie épidurale afin de réparer une fracture de la tête du fémur droit attribuable à l'ostéoporose. C'est son premier jour postopératoire à l'unité de soins. Elle reçoit des médicaments par voie intraveineuse, porte un pansement à la hanche droite, un drain Jackson-Pratt[MD] et une sonde urinaire ; en outre, elle doit rester au lit. La cliente souffre également d'arthrite aux mains ; elle porte des verres correcteurs et deux prothèses dentaires. Elle est lucide, alerte et s'exprime clairement. Dans le rapport de relève, l'infirmière de nuit a signalé que la cliente avait passé une nuit sans particularité ; madame Brown a évalué sa douleur au repos à 4 sur 10, mais dit que celle-ci augmente à 8 sur 10 au cours des manœuvres de mobilisation. L'infirmière signale qu'il n'y avait que 100 ml d'urine dans le sac collecteur de la sonde.

D'autre part, la cliente retient sa respiration et présente un faciès crispé quand on la change de position, et se plaint aussi de démangeaisons. Bien qu'elle ait déjà présenté de l'arythmie, son pouls est maintenant régulier grâce à la prise d'un médicament antiarythmique.

Madame Brown vous informe qu'elle souffre souvent de problèmes de constipation. Lors d'hospitalisations antérieures, elle a parfois présenté des selles diarrhéiques.

En tenant compte des éléments de surveillance postopératoire, quelles seraient les données objectives et subjectives qu'il faudrait évaluer chez madame Brown ?

Concepts clés

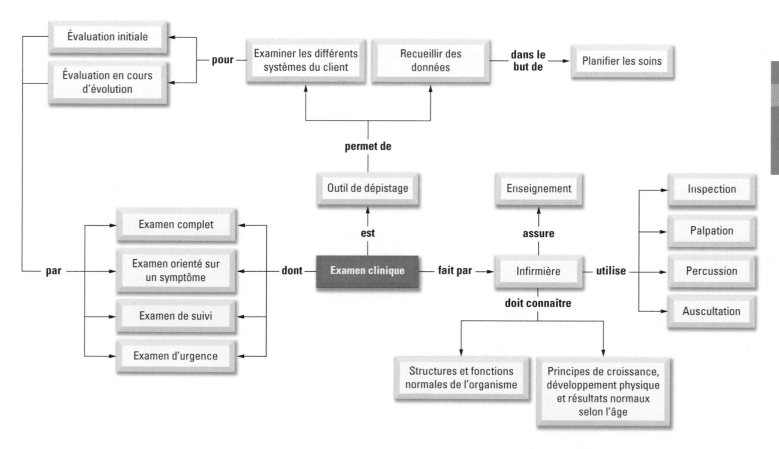

L'infirmière est souvent la première intervenante à déceler un changement dans l'état de santé du client. Elle doit, par conséquent, développer son jugement clinique et son aptitude à observer les changements physiologiques. L'examen clinique est un outil efficace de dépistage des changements de l'état de santé du client. Il intègre les données recueillies au moment de l'entrevue, de l'examen physique et des examens paracliniques. L'examen physique permet d'obtenir des données observables sur les systèmes présentant des problèmes et d'évaluer les progrès du client à la suite de son traitement.

Les tests de dépistage permettent d'évaluer des fonctions physiques précises ou de reconnaître les personnes susceptibles de contracter une maladie. Un examen clinique complet nécessite une évaluation approfondie de l'état du client. Il comprend une entrevue avec celui-ci pour recueillir des données subjectives (éléments pouvant être rapportés par le client ou ses proches) sur ce qui a provoqué son symptôme, sur ce qui le soulage ou l'amplifie, sur la sensation et l'intensité de son malaise, sur la région atteinte, sur les autres signes ou symptômes observés ou ressentis, sur le moment d'apparition du symptôme et sur sa durée de même que sur la signification que le client attribue à ce symptôme (des données qui peuvent être recueillies par la séquence de questions PQRSTU). L'entrevue doit également recueillir l'information sur son histoire de santé, ses allergies, ses antécédents (médicaux, chirurgicaux, familiaux), sa médication, ses habitudes de vie, son alimentation, ses références socioculturelles, et ses réactions psychologiques et affectives à l'égard de la maladie (des renseignements que la formule AMPLE peut fournir). L'entrevue offre à l'infirmière l'occasion d'établir une relation de confiance avec le client. L'examen physique comprend les techniques de base d'inspection, de palpation, de percussion et d'auscultation, permettant d'évaluer les différents systèmes et structures anatomiques, et d'obtenir des données objectives (signes observables par l'infirmière) sur le client. L'ensemble des données subjectives et objectives recueillies permet d'émettre le constat de l'évaluation, qui représente la formulation du jugement clinique posé par l'infirmière. Certaines données essentielles au suivi d'un trouble de santé ou à la confirmation d'un diagnostic médical peuvent être obtenues au moyen d'examens complémentaires ou paracliniques tels l'électroencéphalogramme, l'électrocardiogramme, les tests de laboratoire, l'imagerie médicale, etc.

Selon la situation clinique, l'infirmière peut recueillir des données selon quatre types d'examens : l'examen complet, l'examen orienté sur un symptôme, l'examen de suivi et l'examen d'urgence. Pendant un examen complet, la collecte des données a pour but d'obtenir des renseignements actuels et passés afin de constituer une base à partir de laquelle tous les futurs changements pourront être mesurés. Au moment de cette collecte sont également consignées les réactions de la personne à ses problèmes de santé, sa perception de sa maladie, ses habiletés d'adaptation, son mode de communication et ses objectifs de santé. Cette action est utile pour déterminer les problèmes ou les besoins prioritaires du client. L'examen orienté sur un symptôme est utilisé pour évaluer un problème limité ou à court terme. Cet examen se concentre sur la raison de consultation du client, et concerne un seul problème ou une partie du corps. C'est l'examen le plus fréquemment utilisé. L'examen de suivi est utile à la réévaluation d'un problème connu afin d'en constater les changements à la suite d'un traitement ou pour suivre l'évolution du problème. Il se pratique habituellement à intervalles réguliers. Finalement, l'examen d'urgence est rapide, souvent effectué en même temps que les mesures de réanimation. La perméabilité des voies aériennes, la respiration, la circulation, le niveau de conscience de la personne et ses incapacités sont simultanément évalués.

Les données recueillies au cours de l'examen clinique doivent être claires, précises et concises puisque le choix des traitements et les résultats escomptés en découleront. L'infirmière contribue ainsi à l'amélioration de la qualité des soins de santé par sa compétence à appliquer l'examen clinique et à en interpréter les données afin d'établir un plan de soins et traitements infirmiers approprié aux besoins du client.

23.1

Connaissances scientifiques de base à propos de l'évaluation de la santé et de l'examen physique

L'examen physique doit être adapté à chaque client. En présence d'une maladie aiguë dont les symptômes sont décelés, par exemple, l'infirmière peut décider d'examiner uniquement les systèmes anatomiques concernés. Le client pourra passer un examen complet lorsqu'il se sentira mieux ; l'infirmière pourra alors connaître davantage son état de santé général. Un examen clinique complet est effectué au moment d'un dépistage systématique pour encourager les comportements favorables à la santé et promouvoir les mesures préventives de soins de santé **FIGURE 23.1**.

L'infirmière utilise les données recueillies au cours de l'examen clinique **ENCADRÉ 23.1** dans le but :

- de rassembler les données sur l'état de santé du client ;
- de comparer les données obtenues à celles de l'histoire de santé antérieure ;
- de formuler un constat de l'évaluation sur l'état de santé du client ;
- de cerner un problème ou un besoin qui requiert un plan de soins et de traitements infirmiers (PSTI) ;
- d'évaluer les résultats cliniques des soins prodigués.

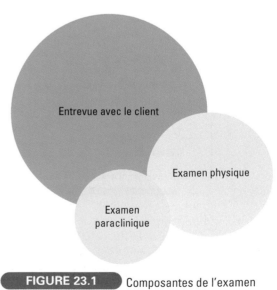

FIGURE 23.1 Composantes de l'examen clinique

23.1.1 Examen clinique

L'objectif principal de la rencontre avec le client est de connaître ses préoccupations et de trouver des solutions.

L'infirmière doit être attentive aux inquiétudes du client, car l'entrevue et l'examen physique lui permettront de dresser un bilan de son état de santé. La rencontre, centrée sur le client et non sur la maladie, procure à l'infirmière une occasion d'établir une relation de confiance avec lui. Quelques principes de base facilitent la collecte des données et préparent le client à l'examen physique ▶ **9** .

23.1.2 Formulation d'un problème ou d'un besoin, et établissement d'un plan de soins

La collecte des données permet à l'infirmière de constituer un tableau complet et détaillé de l'état de santé du client avec la collaboration de ce dernier. L'infirmière tient compte de l'information fournie par le client, et utilise son jugement clinique, ses connaissances en soins infirmiers et son expertise pour procéder méthodiquement à l'examen. Par exemple, si madame Brown se plaignait de douleur à la hanche droite, l'infirmière

lui poserait des questions qui l'aideraient à décrire son expérience de douleur (p. ex., l'intensité, la localisation et la qualité de la douleur). Elle procéderait ensuite à l'examen de la cliente, au cours duquel elle observerait les signes associés, et utiliserait son expertise pour cerner un problème ou un besoin.

Une seule observation ne peut révéler de manière concluante la nature d'un problème ; une évaluation complète est essentielle à la formulation d'un constat de l'évaluation. L'infirmière doit regrouper les données significatives pour déterminer un problème réel ou potentiel. De plus, toute donnée anormale trouvée au cours de l'examen clinique amène l'infirmière à pousser plus avant sa quête de renseignements.

Toute donnée anormale trouvée au cours de l'examen clinique amène l'infirmière à pousser plus avant sa quête de renseignements.

Les résultats obtenus à l'examen clinique permettent d'énoncer le problème prioritaire du client ; l'infirmière peut alors choisir le type d'intervention approprié. L'examen clinique est un processus continu qui doit être effectué selon l'état de santé du client, ce qui permet à l'infirmière de surveiller les progrès et les réactions au traitement de celui-ci.

23.1.3 Activité de surveillance clinique

L'infirmière est responsable des soins qu'elle prodigue au client, et l'examen clinique permet d'évaluer les interventions posées en lui fournissant des données subjectives sur le soulagement des symptômes du client et des données objectives mesurables au cours de l'examen physique comme critères d'évaluation des résultats escomptés.

Tous les contacts avec le client pendant les soins prodigués doivent fournir des données sur celui-ci. Au cours des soins d'hygiène, par exemple, l'infirmière peut évaluer la condition de la peau du client, ou observer sa démarche, son équilibre et l'amplitude de ses mouvements lorsqu'il circule dans sa chambre. Elle peut également recueillir des données complémentaires en l'accompagnant dans ses activités de la vie quotidienne (AVQ). L'examen physique doit se faire spontanément, dès qu'il y a interaction entre l'infirmière et le client ; cette dernière utilise alors efficacement son temps.

La réussite de l'évaluation de l'infirmière dépend de son aptitude autant à conduire une entrevue qu'à utiliser adéquatement les différentes techniques de l'examen physique afin de reconnaître un changement dans l'état du client.

9

Les différentes méthodes de collecte des données sont expliquées dans le chapitre 9, *Mettre en œuvre la démarche de soins.*

Quelle activité de soin serait la plus appropriée pour évaluer l'équilibre de madame Brown et la force musculaire de sa jambe gauche ?

Jugement clinique

■ **Approches complémen-**
taires et parallèles en
santé : Ensemble des médecines alternatives privilégiant l'idée d'associer des
traitements issus de philosophies thérapeutiques
différentes.

14

Le chapitre 14, *S'adapter à la
culture et à l'ethnicité,* présente l'application adéquate
des différents types d'interventions transculturelles.

Par exemple, madame Brown se plaint de démangeaisons généralisées depuis qu'elle est alitée. L'infirmière examine la peau de madame Brown pendant les soins d'hygiène et la trouve extrêmement sèche : elle n'utilisera pas de savon, mais appliquera plutôt une crème hydratante.

Réaliser un examen physique est relativement simple ; par contre, la prise de décisions en fonction des résultats attendus constitue un défi de taille auquel l'infirmière est exposée.

23.1.4 Diversité culturelle

L'examen clinique, comme tous les aspects des soins infirmiers, doit respecter les différences culturelles ▶ **14** . L'héritage culturel influence le comportement du client, ses décisions en ce qui a trait à sa santé et sa disposition à faire appel aux professionnels de la santé. L'infirmière doit tenir compte des croyances du client quant à la santé, aux traitements, aux **approches complémentaires et parallèles en santé,** aux habitudes alimentaires et aux relations familiales. La reconnaissance de la diversité culturelle aide l'infirmière à respecter le caractère unique du client et à offrir des soins appropriés. ■

23.2

Techniques de base de l'examen physique

L'examen physique requiert la maîtrise d'un certain nombre de techniques, qui sont présentées dans le **TABLEAU 23.1**. Ces techniques font appel, entre autres, aux sens kinesthésique, visuel et auditif de l'infirmière.

TABLEAU 23.1	Techniques d'examen physique
TECHNIQUE	**CARACTÉRISTIQUES OU PARTICULARITÉS**

Inspection
• L'inspection consiste à observer une région du corps du client pour relever des caractéristiques normales ou anormales.
• L'infirmière doit apprendre à observer plusieurs régions du corps en même temps et à devenir attentive aux signes précurseurs d'anomalies.
	• Il est très important de connaître les caractéristiques physiques normales, selon l'âge du client, pour être capable de déceler des anomalies.
	• Pour effectuer une inspection efficace, l'infirmière doit respecter les principes suivants :
	  – s'assurer d'un éclairage adéquat ;
	  – dénuder uniquement la région du corps à observer ;
	  – inspecter chaque région en notant la dimension, la forme, la couleur, la symétrie, la position et les anomalies, s'il y a lieu, et en comparant chaque région inspectée avec la même région anatomique du côté opposé ;
	  – utiliser une source de lumière supplémentaire (p. ex., une lampe-stylo pour inspecter les cavités corporelles) ;
	  – prendre son temps et être attentive aux détails.
	• La palpation peut se pratiquer en même temps que l'inspection.

Palpation
• L'infirmière utilise le toucher avec différentes parties de sa main pour palper doucement une région et en évaluer les caractéristiques physiques **TABLEAU 23.2** :
  – position ;
  – grosseur ;
  – texture ;
  – mobilité ;
  – présence de pulsations **FIGURE A1** ;
  – température **FIGURE A2** ;
  – vibrations **FIGURE A3** ;
  – élasticité **FIGURE A4**.
	• L'infirmière doit connaître l'état du client avant de procéder à une palpation.
	• Le client doit être détendu et allongé confortablement (des muscles tendus réduisent l'efficacité de la palpation).
	• Le client respire lentement et profondément pour favoriser le relâchement musculaire.
	• L'infirmière demande au client de signaler les régions sensibles et observe les indicateurs non verbaux d'inconfort.
	• Au cours d'une palpation légère **FIGURE B1**, l'infirmière enfonce ses doigts à environ 1 cm de profondeur. Les zones sensibles sont examinées plus à fond pour déceler d'éventuelles anomalies qui peuvent être graves. Une pression légère et intermittente permet de conserver la sensibilité du toucher alors qu'une pression forte et prolongée entraîne une diminution de la sensibilité tactile de l'infirmière.
	• La palpation profonde fait suite à la palpation légère et permet d'examiner l'état des organes abdominaux, par exemple **FIGURE B2**. L'infirmière enfonce ses doigts dans la région examinée à une profondeur variant de 5 à 8 cm. La palpation profonde peut être exercée d'une seule main ou à l'aide des deux mains.

▼

TABLEAU
23.1

Techniques d'examen physique (*suite*)

TECHNIQUE	CARACTÉRISTIQUES OU PARTICULARITÉS
Palpation (*suite*) • La palpation peut être légère ou profonde en fonction de la pression appliquée par la main ou les doigts.	• Lorsque l'infirmière utilise la palpation bimanuelle : – une des mains (la main sensorielle) est détendue et posée sur la peau du client ; – l'autre (la main dominante) exerce une pression sur la main sensorielle. • La main sensorielle n'exerce pas de pression directe et garde ainsi la sensibilité nécessaire pour détecter des particularités organiques.

A1

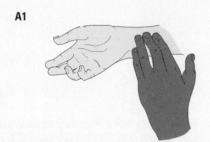

A2

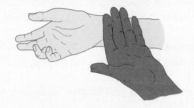

A3   A4

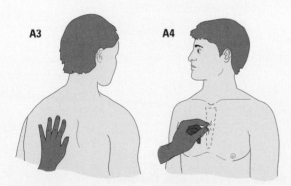

B1

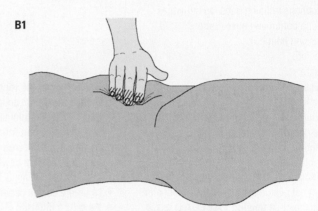

B2

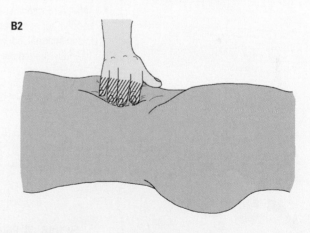

FIGURES   **A1.** Le pouls radial est détecté avec la pulpe des doigts, partie la plus sensible de la main. **A2.** Le dos de la main permet à l'infirmière de déceler les variations de température de la peau. **A3.** L'infirmière utilise la partie osseuse de la paume, à la base des doigts, pour détecter les vibrations. **A4.** L'infirmière saisit la peau entre ses doigts pour en évaluer l'élasticité.

FIGURES   **B1.** Pendant la palpation légère, une pression délicate sur la peau et les tissus sous-jacents permet de détecter des zones irrégulières ou sensibles. **B2.** Pendant la palpation profonde, l'infirmière exerce une pression sur le tissu pour examiner l'état des organes sous-jacents.

TABLEAU 23.1   **Techniques d'examen physique (*suite*)**

TECHNIQUE	CARACTÉRISTIQUES OU PARTICULARITÉS

Percussion
• La percussion consiste à frapper du bout des doigts une région du corps pour :
  – localiser un organe ;
  – en délimiter les contours ;
  – en évaluer la consistance ;
  – découvrir du liquide dans les cavités corporelles ;
  – localiser une structure sous-jacente, en définir la grosseur et la densité ;
  – confirmer des anomalies signalées par les examens radiologiques, ou détectées par la palpation ou l'auscultation.
• La percussion peut être :
  – immédiate ;
  – indirecte.
• La percussion produit divers sons :
  – tympanisme ;
  – sonorité ou résonance normale ;
  – hypersonorité ou hyperrésonance ;
  – submatité ;
  – matité franche.
• Chaque son provient de tissus sous-jacents différents et est évalué selon sa durée, sa qualité, son intensité et sa tonalité **TABLEAU 23.3**.
	• L'extrémité du majeur (doigt aussi appelé marteau à percussion) de la main dominante frappe sur la base de la phalange distale du majeur de la main non dominante (appelé aussi doigt plessimètre) fermement appuyé sur la paroi **FIGURE C**. L'infirmière donne un coup sec et rapide du majeur servant de marteau à percussion, tout en gardant son avant-bras immobile. Le poignet reste détendu, permettant de percuter de manière appropriée. Lorsque le coup est trop faible, que le majeur n'est pas bien appuyé ou que la paume de la main non dominante est posée sur le corps, le son est étouffé ou atténué, et n'est pas transmis aux structures sous-jacentes.
	
	• Pour comparer les sons avec précision, l'infirmière doit utiliser la même force de percussion pour chaque région. Un coup léger et vif produit normalement un son clair. Les résultats peuvent être interprétés différemment selon la méthode de percussion choisie. Par exemple, la cadence de percussion devrait être deux coups secs suivis d'une pause.
	• La vibration est transmise par les tissus corporels. Les ondes sonores ressemblent à des sons de tambour émanant de vibrations enfouies dans le tissu corporel à une profondeur variant de 4 à 6 cm (Seidel, Ball, Dains, & Benedict, 2006).
	• La nature du son dépend de la densité du tissu sous-jacent. Un poumon normal, par exemple, transmet les sons à intensité élevée et à faible tonalité, alors que le foie, plus dur, propage un son à tonalité élevée et à faible intensité.
	• L'infirmière, connaissant l'influence de la densité sur le son, peut localiser les organes ou les masses, les délimiter et en déterminer la grosseur.
	• Un son anormal indique la présence d'une masse ou d'une substance telle que de l'air ou un liquide à l'intérieur de l'organe ou de la cavité corporelle.

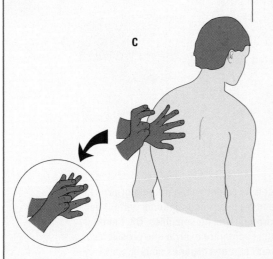

C

FIGURE   C. Pour exécuter une percussion indirecte, l'infirmière doit interposer le majeur de sa main non dominante entre la surface percutée et le doigt percutant. Elle doit ensuite frapper la base de la phalange distale du majeur fermement appuyé sur la peau avec l'extrémité du majeur de la main dominante.

TABLEAU
23.1
Techniques d'examen physique (suite)

TECHNIQUE	CARACTÉRISTIQUES OU PARTICULARITÉS

Auscultation
• L'auscultation est l'écoute des bruits produits par le corps.
• Certains bruits peuvent être captés à l'oreille nue, mais la plupart ne le sont qu'à l'aide d'un stéthoscope.
• Grâce à l'auscultation, l'infirmière peut relever les caractéristiques sonores suivantes :
  – la fréquence ou le nombre de vibrations par seconde produites par la vibration d'objets. Plus la fréquence est grande, plus la tonalité du son est élevée et vice-versa ;
  – la force ou l'amplitude d'une onde sonore. Les bruits détectés par l'auscultation sont forts ou faibles ;
  – la qualité des bruits de même fréquence et de même force, mais provenant de sources différentes.
	• L'infirmière ausculte un client de façon plus satisfaisante en connaissant les bruits de chaque structure anatomique et la région où ils sont les mieux perçus. L'habileté de l'infirmière à reconnaître les différents bruits s'acquiert par l'auscultation fréquente.
	• Pour ausculter adéquatement un client, l'infirmière doit choisir un environnement calme permettant de bien entendre les bruits et leurs caractéristiques, et toujours placer le stéthoscope directement sur la peau du client.
	• L'auscultation demande de la concentration et de la pratique. L'infirmière remarquera qu'il est plus facile de se concentrer sur un bruit précis en se fermant les yeux. Elle doit aussi tenir compte de la partie anatomique auscultée et de l'origine des bruits. Par exemple, le premier bruit du cœur est produit par la fermeture des valves mitrale et tricuspide. L'infirmière apprendra où chaque bruit est le mieux perceptible (ou plus fort). Dans le cas du premier bruit du cœur, la meilleure région pour l'auscultation sera l'apex cardiaque, soit au cinquième espace intercostal, le long de la ligne médioclaviculaire.
	• L'infirmière qui aura appris à reconnaître les caractéristiques des bruits normaux distinguera plus facilement les bruits anormaux et leur origine.
	• Un certain nombre de bruits extérieurs causés par le mouvement du tuyau ou du pavillon du stéthoscope brouillent les bruits des organes auscultés.
	• Les couches de tissu mou écourtent la durée des bruits produits par les organes internes.
	• La cupule du stéthoscope est plus efficace pour ausculter les bruits de basse fréquence tels que les bruits vasculaires et certains bruits provenant du cœur, alors que le diaphragme du stéthoscope permet de mieux percevoir les bruits de haute fréquence provenant des intestins et des poumons.

TABLEAU
23.2
Exemples de caractéristiques évaluées par la palpation

RÉGIONS EXAMINÉES	ÉLÉMENTS ÉVALUÉS		PORTION DE LA MAIN UTILISÉE
Épiderme	• Température • Humidité • Élasticité	• Sensibilité • Texture • Épaisseur	• Dos de la main, doigts • Paume de la main • Bout des doigts (pincement)
Organes (foie et intestins)	• Grosseur • Forme	• Sensibilité • Présence de masse	• Paume de la main ou surface palmaire des doigts
Glandes (thyroïde et lymphatique)	• Œdème • Symétrie et mobilité		• Bout des doigts
Vaisseaux sanguins (carotide et artère fémorale)	• Amplitude du pouls • Élasticité	• Fréquence • Rythme	• Paume de la main, bout des doigts
Thorax	• Mouvement • Sensibilité • Frémissement		• Paume de la main • Bout des doigts • Côté externe de la main

Jugement clinique

Comme madame Brown est atteinte d'ostéoporose, quelles techniques d'examen pourriez-vous utiliser auprès d'elle pour recueillir des données sur cette affection ?

23

Découvrez le son à la percussion du thorax et à l'auscultation des valves cardiaques à l'aide des animations présentées au www.cheneliere.ca/potter.

TABLEAU 23.3	Sons produits par la percussion				
SON	**INTENSITÉ**	**TONALITÉ**	**DURÉE**	**QUALITÉ**	**EMPLACEMENT NORMAL**
Tympanisme	Forte	Haute	Moyenne	Son d'un tambour	Cavité remplie d'air (p. ex., bulle d'air gastrique, joue gonflée)
Sonorité ou résonance	Moyenne à forte	Basse	Longue	Son creux	Poumon normal
Hypersonorité ou hyperrésonance	Très forte	Très basse	Plus longue que la résonance	Retentissement	Poumon emphysémateux
Submatité	Faible à moyenne	Haute	Moyenne	Bruit sourd	Foie
Matité franche	Faible	Haute	Courte	Son de basse	Muscle

24

Les moyens de prévention de la transmission des infections nosocomiales associées aux soignants et à leurs clients sont décrits dans le chapitre 24, *Agir pour la prévention et le contrôle des infections.*

MS 1.4 **Vidéo**

Méthodes liées à l'asepsie, à la prévention et au contrôle des infections: *Port de l'équipement de protection personnelle et interventions auprès d'un client en isolement.*

23.2.1 Odorat

Au cours de l'examen d'un client, la nature et la source des différentes odeurs corporelles doivent être familières à l'infirmière **TABLEAU 23.4**. L'odorat permet de détecter des anomalies impossibles à reconnaître par une autre technique. Par exemple, si un client a un plâtre humide, lourd, avec une forte odeur de moisi, cela indique la présence d'une infection sous-jacente. L'odorat, combiné aux autres habiletés d'évaluation, permet la détection d'anomalies graves. ∎

23.3

Préparation à l'examen physique

Une préparation adéquate du client, du milieu environnant et de l'équipement permet à l'infirmière de procéder à un examen physique de façon efficace pour l'obtention de données complètes et avec un minimum d'interruptions. Une préparation inadéquate est source d'erreurs potentielles et de données incomplètes.

23.3.1 Lutte contre l'infection

Au cours de l'examen physique, l'infirmière peut observer des lésions cutanées ou des plaies infectées. Elle peut aussi être en contact avec des liquides biologiques et des écoulements. Des précautions de base s'imposent donc pendant toute la durée de l'examen ▶ **24**. L'infirmière qui procède à une palpation ou à une percussion doit porter des gants non stériles pour réduire les contacts avec les microorganismes. Si un client a une plaie qui présente un écoulement abondant avec risque d'éclaboussure, le port d'un équipement complémentaire comme une blouse, un masque, des lunettes de protection ou une visière s'avère nécessaire ▶ **MS 1.4**.

23.3.2 Milieu environnant

Il est préférable que l'examen ait lieu dans un endroit qui préserve l'intimité et prévu à cet effet. Toutefois, dans les milieux hospitaliers, l'examen se déroule habituellement dans la chambre du client, où il est nécessaire de tirer les rideaux et de fermer la porte. À la maison, l'examen a généralement lieu dans la chambre du client.

La salle d'examen doit contenir l'équipement nécessaire aux interventions. Un éclairage

TABLEAU 23.4 — Évaluation des odeurs caractéristiques

ODEUR	SIÈGES OU ORIGINES	CAUSES POSSIBLES
Alcool	Cavité buccale	Consommation d'alcool, diabète
Ammoniac	Urine	Infection des voies urinaires
Odeur corporelle	• Peau, en particulier aux endroits où des parties du corps se frottent (p. ex., les seins et les aisselles) • Plaie • Vomissement	• Mauvaise hygiène, transpiration excessive (hyperhidrose), transpiration fétide (bromidrose) • Abcès d'une plaie • Aliments non digérés
Matières fécales	• Vomissement • Région rectale	• Occlusion intestinale • Incontinence fécale
Selles fétides chez l'enfant	Selle	Syndrome de malabsorption
Mauvaise haleine	Cavité buccale	Mauvaise hygiène dentaire ou buccale, maladies gingivales, troubles digestifs
Cétones douces et fruitées	Cavité buccale	Acidocétose diabétique
Urine fétide	Épiderme	Acidocétose urémique
Odeur douce, lourde, consistante	Plaie suintante	Infection à *Pseudomonas* (bactérienne)
Odeur de moisi	Région du corps plâtrée	Infection à l'intérieur du plâtre
Odeur douce et fétide	Trachéotomie et sécrétions trachéales	Infection de l'arbre bronchique à *Pseudomonas* (bactérienne)

Jugement clinique

À quel moment l'infirmière peut-elle utiliser son sens de l'odorat pour recueillir des données pertinentes chez madame Brown ?

approprié doit permettre de bien voir les parties anatomiques à examiner. La lumière du jour ou un éclairage artificiel direct est suffisant pour révéler les caractéristiques de la peau. La température de la pièce doit être adéquate afin de permettre au client de se dévêtir et d'éviter des observations erronées provoquées par une pièce trop chaude ou trop froide. De plus, les sources de bruit environnant telles que la télévision et la radio doivent être éliminées afin de faciliter la réalisation de l'examen.

23.3.3 Matériel

L'infirmière doit se laver les mains avant la préparation du matériel et de nouveau avant de procéder à l'examen physique du client afin de réduire la transmission de microorganismes pathogènes ▶ MS 1.1 . Le matériel nécessaire à l'examen doit être propre, à la portée de la main et disposé adéquatement. Afin d'assurer le confort du client, l'infirmière peut frotter vigoureusement le diaphragme du stéthoscope entre ses mains pour le

MS 1.1 ▶ Vidéo

Méthodes liées à l'asepsie, à la prévention et au contrôle des infections : *Hygiène des mains.*

réchauffer avant de l'appliquer sur la peau de ce dernier. Elle devrait également passer le spéculum vaginal à l'eau tiède avant de s'en servir auprès d'une cliente. L'ophtalmoscope et l'otoscope doivent être munis de piles et d'ampoules appropriées. La **FIGURE 23.2** présente le matériel normalement utilisé au cours d'un examen physique.

23.3.4 Préparation psychologique du client

Le client peut se sentir mal à l'aise lorsqu'il doit répondre à des questions délicates concernant ses fonctions corporelles ou lorsqu'il doit exposer certaines parties de son corps. De plus, la possibilité qu'une anomalie soit découverte peut contribuer à le rendre anxieux. L'infirmière doit donc expliquer les différentes étapes de l'examen en termes simples. Elle encourage le client à poser des questions et à exprimer tout malaise qu'il pourrait ressentir.

Au cours de l'examen, l'infirmière observe les réactions non verbales du client, par exemple l'expression de son visage ou ses mouvements corporels. Elle vérifie aussi régulièrement auprès du client s'il se sent anxieux, craintif, mal à l'aise ou inconfortable.

23.3.5 Préparation physique du client

Pour se prêter à un examen adéquat, il est essentiel que le client se sente à l'aise physiquement. Avant de débuter, l'infirmière vérifie s'il a besoin d'aller aux toilettes, et peut profiter de cette occasion pour lui demander de recueillir des prélèvements d'urine ou de matière fécale, si nécessaire. Des intestins et une vessie vides facilitent l'examen physique de l'abdomen, des organes génitaux externes et du rectum.

La préparation physique consiste également à s'assurer que le client est vêtu ou couvert convenablement ; la chemise d'hôpital sera généralement utilisée. Si l'examen physique se limite à certaines régions ou à des systèmes anatomiques en particulier, l'infirmière avisera le client des vêtements à retirer. Une fois le client revêtu de la chemise d'hôpital, l'infirmière lui demande de s'asseoir ou de se coucher sur la table d'examen en plaçant le drap sur ses genoux ou son bassin.

Position

Au cours de l'examen physique, le client doit adopter certaines positions pour permettre à l'infirmière de visualiser et d'examiner les parties

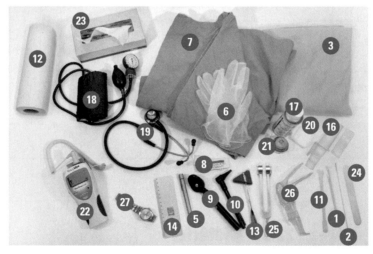
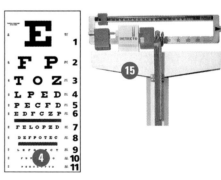

1 Coton-tige ou écouvillon

2 Pinceau cytologique

3 Draps

4 Échelle de Snellen

5 Stylo-projecteur

6 Gants non stériles

7 Chemise d'hôpital pour le client

8 Lubrifiant soluble à l'eau

9 Ophtalmoscope

10 Otoscope

11 Lames pour le test de Papanicolaou

12 Essuie-tout

13 Marteau réflexe

14 Règle

15 Pèse-personne muni d'une toise pour mesurer la taille

16 Contenants pour les échantillons et les lames de microscope

17 Fixatif pour les prélèvements sur lames

18 Sphygmomanomètre

19 Stéthoscope

20 Tampons ou éponges à forceps

21 Ruban à mesurer

22 Thermomètre

23 Papiers-mouchoirs

24 Abaisse-langue

25 Diapason

26 Spéculum vaginal

27 Montre avec trotteuse ou à affichage numérique

FIGURE 23.2 Matériel pouvant être utilisé durant l'examen physique

anatomiques ciblées ; celle-ci veille à ce que la position du client demeure confortable et qu'il soit à l'aise. Le **TABLEAU 23.5** énumère et illustre les positions propres à chaque région ou système évalué. La force physique, le degré de mobilité, la facilité à respirer et l'âge du client détermineront les positions qu'il peut ou non adopter. Certaines positions, dont la gynécologique et la génupectorale,

TABLEAU 23.5	Positions pour l'examen physique		
POSITION	**RÉGIONS OU SYSTÈMES EXAMINÉS**	**JUSTIFICATIONS**	**LIMITES**
Position assise	Tête et cou, dos, parties postérieure et antérieure du thorax, poumons, seins, aisselles, cœur, signes vitaux et extrémités du haut du corps	En position assise, les poumons sont en pleine expansion, et la symétrie du haut du corps s'observe de façon adéquate.	Il peut arriver qu'un client faible physiquement ne soit pas en mesure de s'asseoir. L'infirmière place alors le client en position de décubitus dorsal et hausse la tête du lit selon le degré de confort du client ou la région à examiner.
Position de décubitus dorsal	Tête et cou, partie antérieure du thorax et des poumons, seins, aisselles, cœur, abdomen, extrémités, pouls	Cette position est habituellement la plus décontractée. Elle permet aussi d'atteindre facilement les régions de pouls.	Si le client a tendance à avoir le souffle court, l'infirmière devra peut-être relever la tête du lit.
Position de décubitus dorsal avec genoux fléchis	Tête et cou, partie antérieure du thorax et des poumons, seins, aisselles, cœur, abdomen	Cette position favorise la décontraction des muscles abdominaux et facilite l'examen de l'abdomen.	Le client souffrant est plus confortable avec les genoux fléchis.
Position gynécologique[a]	Organes génitaux de la femme et appareil reproducteur	L'exposition des organes génitaux est facilitée par cette position qui, de plus, permet l'insertion du spéculum vaginal.	Cette position est gênante et inconfortable pour la cliente. L'infirmière ne doit pas prolonger inutilement le temps d'examen. La cliente doit demeurer bien couverte.
Position de Sims	Rectum et vagin	La flexion de la hanche et du genou favorise l'exposition de la région rectale.	Les déformations articulaires peuvent gêner l'habileté du client à plier la hanche ou le genou.
Position de décubitus ventral	Appareil locomoteur	Cette position est utilisée seulement pour évaluer l'extension de l'articulation de la hanche.	Le client atteint de difficultés respiratoires tolère difficilement cette position.
Position de décubitus latéral gauche	Cœur	Cette position peut aider à détecter les souffles et le choc apexien.	Le client souffrant de difficultés respiratoires tolère difficilement cette position.
Position génupectorale[a]	Rectum	Cette position permet d'exposer totalement la région anale et d'effectuer un examen rectal.	Cette position est gênante et inconfortable.

a. Le client souffrant d'arthrite ou d'autres déformations articulaires peut être incapable d'adopter cette position.

peuvent être gênantes ou inconfortables ; l'infirmière précisera alors au client les raisons qui les justifient, l'aidera à se mettre en position et procédera à son examen le plus rapidement possible. L'infirmière verra ensuite à disposer le drap convenablement pour que la région à examiner soit accessible et qu'aucune autre partie du corps ne soit exposée inutilement.

Il est parfois possible d'adopter plus d'une position pour une région ou un système (p. ex., pour l'examen de la partie antérieure du thorax, le client peut être en position de décubitus dorsal ou en position assise). Il incombe à l'infirmière de choisir la position appropriée qui lui permettra d'examiner son client (p. ex., pour l'examen de la partie antérieure du thorax, la position assise est plus facilitante) et de tenir compte de la condition clinique de ce dernier (p. ex., si le client doit être alité, l'infirmière procédera à l'examen physique de la partie antérieure du thorax en position de décubitus dorsal). L'infirmière verra enfin à ne pas incommoder le client par un éclairage direct dans les yeux.

Dans quelle position madame Brown doit-elle être placée pour que l'infirmière puisse mieux examiner son pansement ?

23.3.6 Évaluation selon le groupe d'âge

L'infirmière adapte l'entrevue et l'examen physique au groupe d'âge du client. L'examen pédiatrique de routine se concentre sur la promotion de la santé et la prévention de la maladie, particulièrement pour les enfants qui reçoivent une éducation parentale compétente et qui n'ont aucun problème de santé connu (Hockenberry & Wilson, 2007) **ENCADRÉ 23.2**. L'infirmière prête une attention particulière à la croissance et au développement de l'enfant, au dépistage de problèmes sensoriels, à l'examen dentaire et à l'évaluation comportementale. Les enfants handicapés, défavorisés, nés à l'étranger, adoptés ou atteints d'une maladie chronique exigent parfois des examens complémentaires.

L'histoire de santé et l'examen physique complet de la personne âgée doivent comprendre ses caractéristiques physiques, une rétrospective de sa croissance et de son développement, ses relations familiales, sa participation à des activités de groupe, ses pratiques religieuses et ses passe-temps (Ebersole, Hess, & Schmidt Luggen, 2004 ; Meiner & Lueckenotte, 2006) **ENCADRÉ 23.3**. L'analyse des AVQ de la personne (p. ex., se laver, s'habiller, se coiffer, se nourrir, aller aux toilettes et s'amuser) constitue une partie importante de l'histoire de santé. L'infirmière évalue aussi les activités complexes et déterminantes de la vie quotidienne (p. ex., utiliser le téléphone, préparer les repas, gérer son argent). L'examen clinique de la personne âgée doit également comprendre une évaluation de son état mental, et le dépistage de la violence physique et mentale.

Les aînés présentent habituellement des signes et des symptômes plus atypiques que ceux des jeunes adultes.

L'infirmière doit tenir compte du fait que la personne âgée, au cours de l'examen, ne montre pas toujours les signes et les symptômes que le personnel soignant anticipe. Les aînés présentent habituellement des signes et des symptômes plus atypiques que ceux des jeunes adultes (Meiner & Lueckenotte, 2006). ∎

ENCADRÉ 23.2

Recommandations pour l'évaluation d'un enfant

Pendant l'évaluation d'un enfant ou d'un adolescent, l'infirmière doit :

- recueillir l'histoire de santé du nourrisson ou de l'enfant auprès des parents ou des tuteurs ;
- procéder à l'examen physique dans un endroit non menaçant ; octroyer du temps à l'enfant pour jouer et faire connaissance ;
- offrir un soutien et ne pas porter de jugement ; les parents ont parfois l'impression que l'infirmière les évalue eux-mêmes ;
- appeler les enfants par leur prénom et s'adresser aux parents par « Monsieur » ou « Madame » et non par leurs prénoms ;
- utiliser des questions ouvertes afin de permettre aux parents de partager le plus de renseignements possible et de décrire plus précisément les problèmes de l'enfant ;
- poser les questions directement aux enfants en âge de s'exprimer verbalement. Ils peuvent fournir des détails pertinents sur l'intensité de leurs symptômes et sur leur état de santé ;
- traiter les adolescents comme des adultes pour obtenir une meilleure collaboration ;
- se rappeler que les adolescents ont droit à la confidentialité des renseignements médicaux à partir de l'âge de 14 ans. Après une rencontre en présence des parents au sujet de ses antécédents de santé, l'infirmière invite l'adolescent à poursuivre l'entrevue en privé.

23.4

Organisation de l'examen physique

Quel que soit l'âge du client, l'examen physique de base est sensiblement le même. Il se compose d'évaluations propres à chacun des systèmes anatomiques. La durée de l'examen dépend de

ENCADRÉ 23.3 Principes à respecter pendant l'examen clinique

L'infirmière doit respecter les principes suivants pendant l'examen clinique d'une personne âgée :

- Éviter les préjugés concernant les clients âgés. La plupart d'entre eux s'adaptent aux changements et sont en mesure de recevoir de l'information sur la santé.

- Reconnaître les limites sensorielles et physiques ayant une incidence sur le rythme de l'examen (p. ex., une diminution de l'audition, de la vision, de la résistance physique, un traitement ralenti des données et de l'information).

- Prévoir plus d'une visite pour l'examen afin d'éviter la fatigue du client et s'assurer d'une collaboration optimale.

- Prévoir un espace suffisant pour l'examen, plusieurs personnes âgées ayant besoin d'une canne ou d'un déambulateur pour se déplacer.

- Pendant l'examen, faire preuve de patience et proposer des pauses ; rassurer le client âgé qui peut trouver gênant de divulguer certains renseignements sur sa santé. La maladie peut être perçue comme une menace à son indépendance.

- Examiner le client à proximité d'une salle de bain. Le client peut ressentir un besoin urgent d'aller aux toilettes.

- Être attentive aux signes de fatigue (p. ex., soupirs, grimaces, irritabilité, faiblesse, tête baissée, épaules tombantes).

antérieures et qu'elle présente souvent de la constipation, l'infirmière examinera soigneusement son abdomen. Si la cliente manifeste de la difficulté à effectuer certaines AVQ en raison de son arthrite aux mains, l'infirmière s'attardera à l'examen des systèmes musculosquelettique et neurologique. Elle doit être méthodique et procéder de façon structurée afin d'effectuer une évaluation adéquate du client. Elle s'assure que tous les systèmes anatomiques sont examinés en débutant par la tête pour terminer avec les pieds. Les conseils suivants lui permettent d'effectuer un examen structuré :

- Examiner en premier les parties du corps qui risquent de présenter des anomalies et offrir des périodes de repos au client qui présente des signes de fatigue pendant l'examen.

- Exécuter les manipulations douloureuses vers la fin de l'examen.

- Enregistrer les résultats de l'examen en utilisant des termes anatomiques et scientifiques précis pour que les autres professionnels de la santé puissent les comprendre clairement **FIGURE 23.3**.

- Utiliser des abréviations reconnues de façon universelle pour écrire des notes brèves et concises.

- Prendre des notes rapides au cours de l'examen pour éviter de faire attendre le client ; enregistrer l'information selon l'ordre de présentation sur un formulaire d'évaluation physique et compléter les observations immédiatement après l'examen. ∎

Jugement clinique

Compte tenu des données de la mise en contexte, quels sont les éléments qui doivent être évalués chez madame Brown ?

l'état de santé du client et des systèmes à évaluer. Par exemple, un examen neurologique n'est pas pertinent chez un client qui montre les signes et les symptômes d'une inflammation grave des voies respiratoires. Dans le cas de madame Brown, il ne serait pas nécessaire d'évaluer son niveau de conscience puisqu'elle n'a pas été opérée sous anesthésie générale. Par ailleurs, les systèmes anatomiques les plus susceptibles de présenter des problèmes seront évalués chez un client atteint d'une maladie aiguë (p. ex., un infarctus) qui arrive à l'urgence. Un examen de routine lié à la promotion de la santé peut comprendre des tests de dépistage particuliers, selon l'âge du client et les risques liés à son état de santé **TABLEAU 23.6**. Celui qui présente des symptômes précis peut, la plupart du temps, se soumettre uniquement à certaines parties de l'examen physique.

L'infirmière se sert des renseignements obtenus à l'histoire de santé du client pour déterminer les systèmes anatomiques qui exigeront le plus d'attention. Comme madame Brown a déjà eu des selles diarrhéiques lors d'hospitalisations

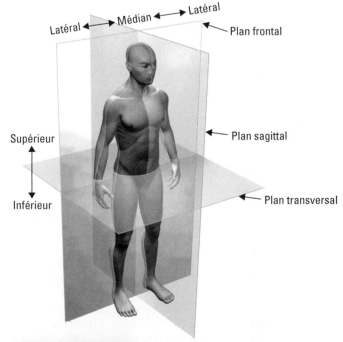

FIGURE 23.3 Position anatomique par rapport aux plans du corps

TABLEAU 23.6 Examens de dépistage chez l'adulte

MALADIES / AFFECTIONS	GROUPES VISÉS	RECOMMANDATIONS
Cancer du sein	Femmes de 40 à 49 ans	Mammographie annuelle chez les femmes à haut risque (celles qui ont une histoire familiale de quatre personnes et plus atteintes d'un cancer du sein, ou une histoire personnelle d'hyperplasie atypique, ou encore de carcinome lobulaire *in situ*, de cancer du sein ou d'irradiation locale). L'examen pourrait être offert annuellement[a].
	Femmes de 50 à 69 ans	Examen clinique annuel par un médecin ou une infirmière, et mammographie de dépistage tous les deux ans[a].
	L'autoexamen des seins est déconseillé comme moyen de dépistage du cancer[a]. Il permet cependant aux femmes de se familiariser avec leurs seins et de signaler rapidement une anomalie à son infirmière ou à son médecin[b].	
Cancer du côlon et du rectum	50 à 75 ans, sans facteur de risque ou avec antécédents familiaux de cancer ou de polypes	Recherche de sang occulte dans les selles aux 3 ans ou coloscopie aux 10 ans[a].
	Histoire familiale de cancer colorectal ou de polypes	Sigmoïdoscopie aux 5 ans ou coloscopie aux 10 ans[a].
	Selon la Société canadienne du cancer, les résultats scientifiques sont suffisamment probants pour conclure qu'il serait possible de réduire de beaucoup le taux de mortalité lié au cancer du côlon et du rectum si des mesures de dépistage étaient déployées auprès de l'ensemble de la population canadienne[b].	
Troubles de l'ouïe	Tous âges	Test de voix chuchotée ou avec un audioscope. S'il y a échec à l'un de ces tests, approfondir l'évaluation au moyen de tests audiométriques.
	16 ans ou plus	• Poser une question à voix basse à tout client de plus de 16 ans[a]. • Test d'audioscopie, question sur l'état de l'audition et test de voix chuchotée alors que l'infirmière est hors du champ visuel du client.
	Plus de 60 ans	Dans le cas d'un client âgé de 60 ans avec une perte d'audition, le suivi sur l'utilisation d'appareils auditifs est recommandé en raison de l'amélioration apportée à la qualité de vie[a].
Troubles de la vue	Tous âges	Évaluation de l'acuité visuelle des clients âgés par un test de Snellen au cours de l'examen périodique[a]
	Clients diabétiques	• Le dépistage du glaucome est recommandé pour les personnes à haut risque seulement. • L'examen du fond d'œil est effectué chez un diabétique âgé. L'Association canadienne du diabète recommande, pour les diabétiques de type 1, un examen du fond d'œil cinq ans après le début de la maladie pour les clients de 15 ans et plus, puis selon les résultats. Dans les cas de diabète de type 2, il est recommandé de faire un examen du fond d'œil au diagnostic, puis, selon les résultats, ou s'il n'y a que peu ou pas de rétinopathie, tous les ans ou tous les deux ans[c].

TABLEAU 23.6	Examens de dépistage chez l'adulte (*suite*)	
MALADIES / AFFECTIONS	**GROUPES VISÉS**	**RECOMMANDATIONS**
Troubles cardiaques ou vasculaires	Tous âges	Les interventions préventives suivantes ont été jugées efficaces : • encourager tout fumeur prêt à cesser de fumer en employant à la fois le counseling et le traitement médicamenteux ; • prescrire des aides pharmacologiques ; • orienter le client vers des programmes reconnus[a].
	Hommes de 40 à 70 ans et femmes de 50 à 70 ans	• Bilan lipidique tous les 1 à 3 ans[a] • Bilan annuel pour les clients atteints d'une maladie cardiovasculaire connue et tous les 1 à 3 ans pour les diabétiques • La recommandation s'applique également aux hommes et aux femmes plus jeunes présentant des facteurs de risque de maladies cardiovasculaires, comme le tabagisme, l'hypertension artérielle, les dyslipidémies, l'obésité et les antécédents familiaux précoces de maladies cardiovasculaires. • Dépistage systématique de l'hypertension, chez tous les adultes, surtout en présence d'un risque cardiovasculaire élevé, en utilisant l'une de ces trois méthodes validées : la mesure standardisée au cabinet, le monitorage ambulatoire et l'automesure à domicile.
Obésité	Tous âges	• Mesure périodique du poids et de la taille[a] • Mesure de l'indice de masse corporelle (IMC) chez les adultes obèses aux prises avec des problèmes de santé liés à l'obésité • Offre d'un suivi intensif à tous les obèses (IMC > 30) • Mesure du tour de taille : chez l'homme, la valeur limite est de 102 cm et chez la femme, de 88 cm, selon les normes nord-américaines. Cette mesure sert d'outil supplémentaire pour évaluer l'obésité abdominale. • Mesure de la glycémie à jeun et du bilan lipidique, évaluation des enzymes hépatiques et analyse d'urine • Dépistage des troubles de l'humeur et de l'alimentation • Avec le surplus de poids, il importe d'être à l'affût du syndrome métabolique fortement associé à une augmentation du risque cardiovasculaire.
Troubles ou cancer de la cavité buccale ou du pharynx	Tous âges	• Examen dentaire régulier tous les six mois • Examen complet de la langue, de la voûte et du plancher buccal, du fond de la gorge ainsi que de l'intérieur des joues et des lèvres[b] • Palpation des ganglions lymphatiques
Cancer de l'ovaire	18 ans et plus ou dès qu'il y a activité sexuelle	Examen pelvien annuel. Parfois, ce test ne détecte le cancer de l'ovaire que dans son stade avancé. Une échographie transvaginale et un test sanguin (marqueur tumoral CA 125) sont requis chez les clientes à risque élevé[b].
Cancer de la prostate	Hommes de 50 ans et plus	Toucher rectal et dosage de l'antigène prostatique spécifique (APS). Toutefois, le Groupe d'étude canadien sur les soins de santé préventifs (GECSSP) considère que le toucher rectal a une efficacité discutable et déconseille le dosage de l'APS ainsi que l'échographie transrectale[a]. L'Association canadienne d'urologie (2008) accorde valeur à l'APS pour les hommes de 50 à 69 ans jouissant d'une espérance de vie supérieure à 10 ans, et qui présentent des préoccupations ou des craintes relatives au cancer de la prostate, après counseling sur les avantages et les inconvénients. La même recommandation est faite pour les hommes de plus de 40 ans ayant un parent du premier degré atteint de la maladie ou qui sont d'origine afro-américaine[a].

23

TABLEAU 23.6	Examens de dépistage chez l'adulte (*suite*)	
MALADIES / AFFECTIONS	**GROUPES VISÉS**	**RECOMMANDATIONS**
Cancer de la peau	Tous âges	Le US Preventive Services Task Force considère les données insuffisantes pour recommander le dépistage du cancer de la peau en première ligne, de même que pour recommander l'autoexamen de la peau par la population en général. Il faut toutefois utiliser son jugement clinique en présence d'une lésion de plus de 6 mm, d'une histoire familiale positive ou d'une exposition fréquente au soleil. Pendant l'examen clinique pour un problème de santé donné, il peut être opportun de vérifier la présence de lésions[a].
Cancer des testicules	Hommes de 15 ans et plus	Autoexamen mensuel des testicules[b]
Cancer de l'utérus	Femmes de 18 ans et plus, ou dès qu'il y a activité sexuelle	• Dépistage par frottis de Papanicolaou (test Pap) tous les ans. Puis réduction de la fréquence à tous les trois ans après deux résultats normaux, jusqu'à 69 ans.
Cancer du col de l'utérus	Femmes de 18 ans et plus	• Le GECSSP recommande le dépistage après 18 ans. • De nouvelles recommandations pour les femmes vaccinées sont à venir[a].
Cancer de l'endomètre	Femmes après la ménopause	• Biopsie de l'endomètre à l'âge de 35 ans pour les clientes à haut risque • Après la ménopause, les femmes à risque moyen (les femmes obèses, celles de plus de 50 ans, celles de race blanche, les nullipares ou les femmes infertiles, et celles qui ont reçu une hormonothérapie inadéquate), ainsi que les femmes à haut risque (atteintes de conditions médicales associées comme le diabète, l'hypertension, un trouble de la vésicule biliaire ou de la glande thyroïde, de conditions associées au cancer de l'endomètre ; atteintes d'hyperplasie de l'endomètre ; ayant une histoire familiale ou personnelle de cancer de l'endomètre) doivent être informées sur les signes et les symptômes à signaler[d].

Sources : a. Agence de la santé et des services sociaux de Montréal, Direction de santé publique et Collège des médecins du Québec (2006). *L'examen médical périodique de l'adulte : recommandations adaptées à la pratique médicale préventive au Québec*. Montréal : Direction de la santé publique, Agence de développement de réseaux locaux de services de santé et de services sociaux de Montréal.

b. Société canadienne du cancer (2010). *À propos du cancer*. [En ligne]. www.cancer.ca/Quebec/About cancer.aspx?sc_lang=fr-ca (page consultée le 28 février 2010).

c. Association canadienne du diabète (2010). [En ligne]. www.diabetes.ca (page consultée le 28 février 2010).

d. PasseportSanté.net (2010). *Cancer de l'endomètre (corps de l'utérus)*. [En ligne]. www.passeportsante.net/fr/Maux/Problemes/Fiche.aspx?doc=cancer_endometre_pm (page consultée le 4 février 2010).

23.5

Examen général

Les premières données de l'examen général permettent de revoir les problèmes de santé primaires du client. L'examen se poursuit par un survol des observations sur l'aspect général et le comportement du client, ses signes vitaux, sa taille et son poids. Ce survol fournit aussi des renseignements sur les signes particuliers de la maladie, sur l'hygiène, l'image corporelle, l'état affectif, les changements de poids récents et l'état lié au développement du client.

23.5.1 Aspects et comportements généraux

Les éléments dont il faut tenir compte au moment de l'examen général sont décrits dans le **TABLEAU 23.7**.

TABLEAU 23.7	Aspects et comportements généraux du client à documenter au cours de l'examen clinique
DÉTERMINANTS	**INFLUENCES**
Sexe et race	Le sexe de la personne influence le type d'examen qu'elle devra passer. Les caractéristiques physiques varient souvent selon le sexe et la race.
Âge	Les caractéristiques physiques normales sont associées à l'âge de la personne. L'âge influence aussi la capacité du client à collaborer à certaines parties de l'examen.
Signes de détresse	Le client peut présenter des signes associés à la douleur, à une difficulté respiratoire ou à l'anxiété. Ces signes peuvent guider l'infirmière quant aux régions anatomiques à prioriser pendant l'examen.
Type corporel	L'infirmière observe l'état de santé, la stature (grande ou petite) et le poids (maigreur ou obésité) du client. L'état général du corps peut refléter la santé, l'âge et le style de vie de celui-ci.
Posture	Une position debout normale consiste en une posture droite où les hanches et les épaules sont parallèles. Une position assise droite occasionne un certain arrondissement des épaules. La posture du client peut être affaissée, droite ou penchée. De nombreuses personnes âgées ont une posture voûtée (cyphose), inclinée vers l'avant, avec des hanches et des genoux un peu fléchis, des coudes pliés et des bras relevés.
Démarche	L'infirmière note la coordination des mouvements du client. Une personne qui marche normalement aura les bras ballants le long du corps et la tête légèrement en avant.
Mouvements du corps	Des tremblements et des paralysies de certaines parties du corps doivent être notés.
Hygiène et apparence	L'aspect des cheveux, de la peau et des ongles du client permet d'évaluer la propreté de celui-ci. L'état de ses vêtements est aussi observé, mais peut être influencé par d'autres facteurs (*voir* habillement).
Habillement	Le type de vêtements portés par le client est influencé par sa culture, son mode de vie, son niveau socioéconomique et ses goûts. La personne âgée a tendance à s'habiller chaudement, car elle est plus sensible au froid.
Odeur corporelle	Une odeur corporelle désagréable peut être causée par un épisode de stress intense, l'exercice physique, une mauvaise hygiène ou certaines maladies.
Manière d'être et humeur	La manière d'être est la façon dont une personne se présente aux autres. Son humeur ou son état affectif peut s'exprimer verbalement ou non. Le comportement non verbal, l'expression verbale et l'humeur doivent convenir à la situation. Un client qui vient d'apprendre un diagnostic de cancer, par exemple, peut paraître abattu. L'infirmière doit aussi noter l'expression faciale du client pendant l'entrevue.
Parole	Une personne qui parle normalement aura un débit moyen, s'exprimera clairement, et montrera une concordance entre ce qu'elle dit et ce qu'elle pense. Le débit d'élocution du client (lent ou rapide) est observé. Un débit anormal peut être lié aux émotions ou à un trouble neurologique. Le ton employé et l'inflexion de la voix sont aussi significatifs.

23

TABLEAU 23.7 — Aspects et comportements généraux du client à documenter au cours de l'examen clinique (*suite*)

DÉTERMINANTS	INFLUENCES
Mauvais traitements infligés au client	La présence de lésions physiques ou de signes de négligence (p. ex., la malnutrition, des contusions sur les extrémités ou le tronc) permet de soupçonner de mauvais traitements. L'infirmière doit tenter de savoir si le client a peur de son conjoint ou de son partenaire, ou de la personne qui s'en occupe (p. ex., ses parents, ses enfants). Elle doit aussi chercher à savoir si le partenaire ou la personne soignante a un passé violent ou un problème de toxicomanie. Cette personne est-elle sans emploi, malade ou contrariée de devoir s'occuper du client ? Le client peut-il se réfugier dans un endroit où il sera en sécurité ? Si l'infirmière soupçonne que le client est victime de mauvais traitements, elle (ou le médecin) a l'obligation d'entreprendre des démarches pour porter plainte à la police ou au Directeur de la protection de la jeunesse ; cette déclaration se fait sous le couvert de l'anonymat. Les cas de mauvais traitements sont difficilement détectables, car bien souvent les victimes ne se plaignent pas et ne dénoncent pas leur situation (Berlinger, 1998). Le client sera plus enclin à parler de ses problèmes à l'infirmière si l'agresseur n'est pas présent (Lynch, 1997). Le **TABLEAU 23.8** fournit les indices cliniques de mauvais traitements.
Alcoolisme et toxicomanie	L'**ENCADRÉ 23.4** suggère une échelle d'évaluation de l'alcoolisme. Si la personne répond positivement à deux questions ou plus, les risques de dépendance sont élevés, et l'infirmière doit motiver la personne à chercher de l'aide et un traitement (Stuart & Laraia, 2005 ; Widlitz & Marin, 2002). L'**ENCADRÉ 23.5** résume les indices cliniques de toxicomanie.

Quels sont les quatre principaux déterminants à considérer pour procéder à un examen physique partiel de madame Brown ?

PISTES D'ÉVALUATION CLINIQUE

ENCADRÉ 23.4 — Échelle d'évaluation CAGE en cas de risques de problèmes d'alcool

Question	Oui	Non
1. Avez-vous déjà ressenti le besoin de diminuer ou d'arrêter votre consommation d'alcool ?		
2. Vous êtes-vous déjà senti coupable quant à votre consommation ?		
3. Avez-vous déjà bu de l'alcool le matin pour mieux vous réveiller ?		
4. Votre entourage vous a-t-il déjà fait des remarques au sujet de votre consommation d'alcool ?		

Sources : Adapté de Bisson, J., Nadeau, L., & Demers, A. (1999). The validity of the CAGE scale to screen for heavy drinking and drinking problems in a general population survey. *Addiction, 94*(5), 715-722 ; Mayfield, D.G., McLeod, G., & Hall, P. (1974). The CAGE questionnaire: Validation of a new alcoholism screening instrument. *American Journal of Psychiatry, 131,* 1121-1123.

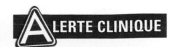

| TABLEAU 23.8 | Indices cliniques de mauvais traitements |

OBSERVATIONS PHYSIQUES	OBSERVATIONS COMPORTEMENTALES
Sévices sexuels sur l'enfant ou l'adolescent • Pertes vaginales ou péniennes • Sang sur les sous-vêtements • Douleur ou prurit dans la région génitale • Blessures aux organes génitaux • Difficulté à s'asseoir ou à marcher • Dysurie • Corps étrangers dans le rectum, l'urètre ou le vagin • Infection transmissible sexuellement • Grossesse chez une jeune adolescente	• Difficulté à dormir ou à manger • Crainte de certaines personnes ou de certains endroits • Reproduction de la situation de l'agression dans ses jeux • Régression du comportement • Comportements à caractère sexuel • Connaissance de questions sexuelles explicites • Obsession de ses organes génitaux ou de ceux des autres • Changement rapide et important de personnalité • Diminution importante des résultats scolaires • Problème de relation sociale avec ses pairs
Violence • Blessures et traumas qui ne concordent pas avec l'histoire rapportée ou la raison évoquée pour la consultation • Multiples blessures à la tête, au visage, au cou, aux seins, à l'abdomen et aux organes génitaux (ecchymoses aux yeux, fractures de l'orbite ou du nez, fracture du crâne, déchirures aux lèvres, dents cassées, marques de strangulation) • Fractures anciennes ou récentes à divers degrés de guérison révélées par la radiographie • Abrasions, lacérations, ecchymoses • Brûlures • Morsures humaines	• Tentative de suicide • Désordres alimentaires ou de sommeil • Crises de panique • Habitudes toxicomanes (consécutives à un épisode de violence physique) • Faible estime de soi • Dépression • Sentiment d'impuissance • Culpabilité • Pertes de mémoire de plus en plus fréquentes • Plaintes relatives au stress (p. ex., quant à des céphalées ou à de l'anxiété)
Mauvais traitements infligés aux personnes âgées • Blessures et traumas qui ne concordent pas avec l'histoire rapportée ou la raison de la consultation (p. ex., brûlure de cigarette, égratignure, contusion ou morsure) • Hématomes • Contusions à différents degrés de guérison • Contusions, mutilations et excoriations aux poignets et aux jambes (signes de ligotage) • Brûlures • Sang séché • Délai prolongé entre l'événement (blessure) et le traitement médical	• Dépendance à la personne soignante • Troubles physiques ou cognitifs • Combativité • Distraction • Agression verbale • Soutien social minimal

Sources : Adapté de Fulmer, T. (2003). Elder abuse and neglect assessment. *J. Gerontol. Nurs., 29*(1), 8-9 ; Hockenberry, M.J., & Wilson, P. (2007). *Wong's nursing care of infants and children* (8th ed.). St. Louis, Mo. : Mosby ; Kovach, K. (2004). Intimate partner violence. *RN, 67*(8), 38-43 ; Quinn, M.J. (2002). Undue influence and elder abuse: Recognition and intervention strategies. *Geriatr. Nurs., 23*(1), 11-16.

ALERTE CLINIQUE

Le risque de mauvais traitements est plus élevé une fois que la victime a signalé les sévices ou qu'elle tente d'échapper à cette situation. Assurer un suivi psychologique à une victime de maltraitance est primordial.

23

Indices cliniques de toxicomanie

L'infirmière peut soupçonner un problème de toxicomanie chez un client qui :

- manque régulièrement ses rendez-vous médicaux ;
- demande régulièrement des billets pour justifier une absence au travail ;
- se plaint d'insomnie, de nervosité ou de douleur ;
- perd souvent ses ordonnances (p. ex., des tranquillisants ou des médicaments contre la douleur) ou en demande fréquemment le renouvellement ;
- visite fréquemment les services d'urgence ;
- consulte plusieurs professionnels de la santé ou a en sa possession plusieurs médicaments prescrits par différents professionnels ;
- a des antécédents de saignements gastro-intestinaux, d'ulcères gastroduodénaux, de pancréatite, de cellulites ou d'infections pulmonaires fréquentes ;

- consulte fréquemment pour des infections transmissibles sexuellement et par le sang, pour une dysfonction sexuelle, pour des grossesses à risque ou des avortements multiples ;
- se plaint de douleurs thoraciques ou de palpitations, et demande fréquemment une hospitalisation pour exclure un diagnostic d'infarctus du myocarde ;
- rapporte une histoire d'activité sexuelle qui le place à risque de contracter le virus de l'immunodéficience humaine (VIH) ou des infections (p. ex., partenaires multiples) ;
- a des antécédents familiaux de dépendance, des antécédents de sévices sexuels, physiques ou psychologiques dans l'enfance, des problèmes sociaux, financiers ou conjugaux.

Sources : Adapté de American Psychiatric Association (2000). *Diagnostic and statistical manual of mental disorders* (4th ed.), Washington, D.C. : American Psychiatric Association ; Graham, A., Schultz, T.K., Mayo-Smith, M.F., & Ries, R.K. (2003). *Principles of addiction medicine* (3rd ed.). Chevy Chase, Md. : American Society of Addiction Medicine ; Widlitz, M., & Marin, D. (2002). Substance abuse in older adults: An overview. *Geriatrics, 57*(12), 29-34.

23.5.2 Signes vitaux

22

Le chapitre 22, *Mesurer et évaluer les signes vitaux*, présente les différentes méthodes permettant de reconnaître et d'interpréter les signes vitaux, ainsi que les interventions pertinentes.

La prise des signes vitaux doit être effectuée dans la première partie de l'examen physique ▶ 22 . Les caractéristiques du pouls, par exemple, peuvent être vérifiées au moment de l'examen des pouls périphériques, et l'infirmière peut calculer les fréquences cardiaques et respiratoires au cours de l'examen du thorax. La température corporelle est prise pendant l'examen général.

23.5.3 Taille, poids et périmètre crânien

Le client est pesé lorsqu'il passe un test de dépistage, consulte un médecin, se rend dans une clinique ou dès qu'il est admis dans un établissement de santé. L'infirmière mesure la taille, le poids et le périmètre crânien des nourrissons et des enfants pour évaluer leur courbe de croissance et leur développement au cours des examens périodiques. Chez les personnes âgées, l'infirmière doit associer un bilan nutritionnel au poids et à la taille pour reconnaître celles qui éprouvent des difficultés à s'alimenter et pour documenter les causes des variation de poids **ENCADRÉ 23.6**. L'IMC d'une personne peut donner une idée générale de son état de santé.

Le poids du client varie légèrement d'une journée à l'autre en raison de la rétention d'eau et de la perte liquidienne normale. Il en va de même pour l'augmentation graduelle et normale de poids pendant la grossesse. L'évaluation de ces paramètres permet de détecter les fluctuations

REGARD SUR LA PERSONNE ÂGÉE

Évaluation nutritionnelle

- La personne âgée a-t-elle besoin d'aide pour faire son épicerie ou pour préparer ses repas ?
- A-t-elle un revenu suffisant pour acheter de la nourriture ? Une aide de l'assistance publique est-elle requise ?
- Lui arrive-t-il de manquer des repas ?
- Les quatre groupes d'aliments du guide alimentaire sont-ils présents dans son alimentation quotidienne ?
- Prend-elle des suppléments nutritionnels ou des multivitamines ?
- Prend-elle des médicaments qui peuvent influer sur son appétit ou sur l'absorption des nutriments ?
- A-t-elle des croyances, une religion ou une culture qui influencent son régime alimentaire ?
- A-t-elle des intolérances ou des allergies alimentaires ?
- Doit-elle suivre un régime alimentaire particulier ?
- Consomme-t-elle une grande quantité d'alcool, de bonbons ou d'aliments frits ?
- A-t-elle des problèmes de mastication, de déglutition ou de salivation ?
- A-t-elle des problèmes gastro-intestinaux pouvant interférer avec l'apport alimentaire ?

Sources : Adapté de Meiner, S.E., & Lueckenotte, A. (2006). *Gerontologic nursing* (3rd ed.), St. Louis, Mo. : Mosby ; Moore, M.C. (2005). *Pocket guide to nutritional assessment and care* (5th ed). St. Louis, Mo. : Mosby ; United States Department of Agriculture (2005). *MyPyramid.gov : Steps to a healthier you.* [En ligne]. www.mypyramid.gov (page consultée le 30 septembre 2009).

anormales de poids. Les antécédents médicaux contribuent à la découverte des causes probables de ces fluctuations **TABLEAU 23.9**.

L'infirmière demande le poids et la taille connus par le client avant de procéder à la prise de plus de ces paramètres. Une augmentation pondérale de plus de 2,3 kg au cours de la journée peut indiquer des troubles de rétention hydrique. Une perte de poids corporel de plus de 5 % en un mois ou de plus de 10 % en six mois est considérable et doit faire l'objet d'une investigation médicale.

Afin d'être en mesure de comparer les données de manière appropriée, le client doit être pesé au même moment de la journée, sur le même pèse-personne et avec les mêmes vêtements. L'infirmière doit être attentive à prendre les mesures de façon rigoureuse, car la fluctuation du poids peut être déterminante pour l'établissement de certaines décisions thérapeutiques (p. ex., la posologie d'un médicament). Elle utilise le pèse-personne pour le client capable de se lever et de demeurer en station debout ; l'infirmière ajuste le fléau et le stabilise à l'aide du bouton d'étalonnage **FIGURE 23.4**. Toute balance doit être remise à zéro avant de peser un client. Le client se place debout sur le plateau et ne

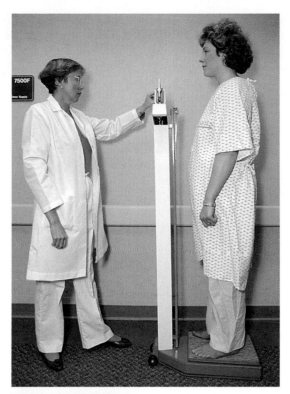

FIGURE 23.4 La cliente se tient debout sur le pèse-personne pendant que l'infirmière procède aux ajustements.

Jugement clinique

Quelle question l'infirmière devrait-elle poser à madame Brown concernant ses prothèses dentaires ?

PISTES D'ÉVALUATION CLINIQUE

TABLEAU 23.9	Données à recueillir pour l'évaluation du poids
DONNÉES	**JUSTIFICATIONS**
Se renseigner sur les pertes ou les gains de poids ; calculer l'IMC ; qualifier la perte ou le gain de poids (p. ex., graduel, soudain, souhaité ou non voulu).	Ces données permettent de déterminer la gravité du problème, et de constater que la fluctuation du poids est liée à une maladie, à un changement dans les habitudes alimentaires ou à une grossesse.
En cas de perte de poids volontaire, se renseigner sur les habitudes alimentaires, le régime amaigrissant, l'apport énergétique et l'appétit.	Le bien-fondé du régime amaigrissant doit être évalué.
Si la perte de poids ne découle pas d'un régime amaigrissant, poser des questions relatives à l'anorexie, à la xérostomie, à un problème de mastication, aux prothèses dentaires, aux vomissements, à la diarrhée, à la soif, à la fréquence des mictions, et aux changements de style de vie ou d'activités.	Ces autres problèmes peuvent entraîner une perte pondérale (p. ex., des problèmes gastro-intestinaux).
Demander au client s'il a noté des changements concernant l'aspect social de son alimentation : nombreux repas au restaurant, repas avalés en vitesse, stress au travail, repas manqués.	Les changements dans le mode de vie peuvent influencer les fluctuations de poids.
Demander au client s'il reçoit des traitements de chimiothérapie, s'il prend des diurétiques, de l'insuline, des psychotropes, des stéroïdes, des laxatifs ou des produits amaigrissants vendus sans ordonnance.	La perte ou le gain de poids peut être un effet secondaire de ces médicaments ou produits.

bouge plus. Les balances électroniques, quant à elles, s'ajustent automatiquement après chaque utilisation **FIGURE 23.5**. Pour le client qui ne peut se lever, le personnel soignant utilise une balance métabolique. Une fois le client déplacé sur la balance, il est soulevé au-dessus du lit par un appareil hydraulique, et son poids est indiqué par le fléau ou l'afficheur numérique.

Il existe différentes techniques pour mesurer la taille du client, qu'il soit ou non en mesure de conserver une station debout. Le client capable de se lever doit d'abord enlever ses souliers. L'infirmière peut placer un essuie-tout sur le plateau du pèse-personne par souci de propreté pour le client. Une toise ou un ruban à mesurer est fixé à la verticale sur le pèse-personne ou au mur. L'infirmière demande alors au client d'adopter une bonne posture. Le pèse-personne comprend normalement une tige métallique fixée au dos de la balance que l'infirmière peut tirer et faire pivoter au-dessus de la tête du client **FIGURE 23.6**. Une règle ou un livre plat posé sur la tête de celui-ci peut remplacer la toise. L'infirmière place la règle ou le livre à l'horizontale, avec un angle de 90° par rapport au ruban à mesurer, et elle note la taille en centimètres. Si l'infirmière doit mesurer un client incapable de se tenir debout, un nourrisson par exemple, elle le place en position de décubitus dorsal sur une surface ferme. Il existe des dispositifs portatifs pour fournir une mesure fiable de sa grandeur. Le nourrisson est installé sur la toise portable, et l'infirmière demande au parent de lui maintenir la tête sur l'appuie-tête et de garder ses genoux bien allongés tandis qu'elle ajuste l'appuie-pied sous les pieds de l'enfant **FIGURE 23.7**. L'infirmière note la taille du nourrisson à 0,5 cm près. ■

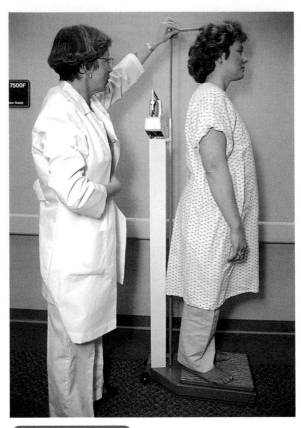

FIGURE 23.6 La cliente se tient bien droite pour permettre une mesure exacte de sa taille.

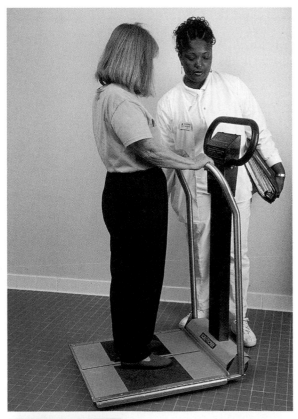

FIGURE 23.5 La cliente se tient debout sur le pèse-personne électronique.

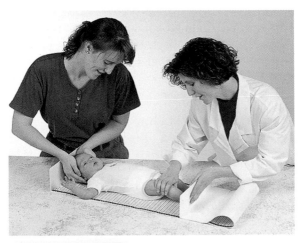

FIGURE 23.7 Mesure de la taille d'un nourrisson

Source : Tiré de Seidel, H.M., Ball, J.W., Dains, J.E., & Benedict, G.W. (2006). *Mosby's guide to physical examination* (6th ed.). St. Louis, Mo. : Mosby.

Peau, cheveux et ongles

La peau est l'enveloppe protectrice du corps qui régularise la température de celui-ci et qui joue le rôle d'organe sensoriel de la douleur, de la température et du toucher. L'examen des **téguments** comprend l'évaluation de la peau, des cheveux, du cuir chevelu et des ongles.

23.6.1 Peau

L'examen de la peau peut révéler de nombreuses caractéristiques, dont les variations dans l'oxygénation, la circulation, l'hydratation, l'alimentation et les lésions tissulaires localisées. Dans un hôpital, la majorité des clients sont des gens âgés, des personnes affaiblies ou des jeunes gravement malades. Il existe des risques importants de lésions de la peau résultant d'un traumatisme pendant l'administration des soins, de l'exposition à une pression au cours de l'immobilisation ou de la réaction à certains médicaments. Les clients les plus à risque sont ceux dont l'oxygénation des tissus ou le débit cardiaque est faible, dont l'alimentation est déficiente, ceux qui présentent des troubles neurologiques ou des maladies chroniques, ou encore les personnes qui reçoivent des traitements orthopédiques. L'infirmière doit examiner toutes les régions de la peau afin de vérifier la présence de lésions initiales ou de premier degré pouvant s'aggraver. Si ces lésions ne sont pas décelées et traitées adéquatement, elles peuvent évoluer vers des lésions de deuxième degré, plus difficiles à soigner et plus lentes à guérir.

Au Canada, autant chez l'homme que chez la femme, la tendance à la hausse de l'incidence du **mélanome** se poursuit (de 1,6 % et 1,0 % par an, respectivement). En 2009, le nombre réel de nouveaux cas de mélanome au Canada était de 4 270, et le nombre estimé des cancers de la peau autres que le mélanome (**carcinomes basocellulaires** et **squameux ENCADRÉ 23.9**) atteignait 75 100. Cette augmentation est notamment attribuable au nombre d'heures plus élevées d'exposition au soleil sans protection adéquate et à l'amélioration de la détection de la maladie (Statistiques canadiennes sur le cancer, 2009).

Un éclairage adéquat est essentiel à l'examen physique de l'état de l'épiderme ; la lumière du jour ou un éclairage halogène est recommandé. Pour un client à la peau foncée, les altérations de celle-ci sont plus faciles à déceler à la lumière naturelle (Talbot & Curtis, 1996). Quant à la température de la pièce, elle peut contribuer à fausser certains résultats d'un examen de la peau ; à titre d'exemple,

une pièce surchauffée peut causer une vasodilatation en surface, ce qui rend la peau plus rouge, alors qu'un environnement trop froid peut favoriser la présence de cyanose péribuccale et des lits unguéaux chez le client (Talbot & Curtis, 1996). L'infirmière profitera du moment de l'examen de la peau pour faire de l'enseignement au client **ENCADRÉ 23.7**.

ENSEIGNEMENT AU CLIENT

> **ENCADRÉ 23.7** **Examen et soins de la peau**
>
> **Objectifs**
> - Le client fera l'examen de sa peau mensuellement.
> - Le client reconnaîtra les signes associés au cancer de la peau.
> - Le client pratiquera une hygiène favorisant l'intégrité de la peau.
>
> **Stratégies d'enseignement**
> - Enseigner au client la procédure d'autoexamen mensuel complet de la peau en étant attentif aux grains de beauté (nævus), aux imperfections et aux taches de naissance. L'inciter à inspecter toutes les surfaces cutanées. Les mélanomes cancéreux apparaissent comme de petites tumeurs qui ressemblent à des nævus, puis qui grossissent, changent de couleur, ressemblent à des ulcères et se mettent à saigner. La méthode ABCDE (American Cancer Society, 2007) permet de détecter les signaux avertisseurs d'un mélanome :
>   - **A** = Asymétrie
>   - **B** = Bords irréguliers, entaillés ou flous
>   - **C** = Couleur ; pigmentation non uniforme
>   - **D** = Diamètre ; plus de 6 mm
>   - **E** = Évolution
> - Inciter le client à signaler à un professionnel de la santé tout changement quant à une lésion de la peau ou à une plaie qui ne guérit pas.
> - Inviter le client à signaler à l'infirmière ou au médecin toute lésion qui saigne ou ne guérit pas, plus particulièrement la personne âgée, dont les plaies ont tendance à cicatriser moins rapidement.
> - Aviser le client dont la peau est très sèche d'éviter l'eau chaude, les savons desséchants et les produits asséchants tels que l'alcool à friction. Utiliser un savon hydratant et sécher la peau après le bain en la tapotant plutôt qu'en la frottant.
> - Appliquer régulièrement des hydratants (crème, huile) sur la peau pour diminuer la démangeaison et soulager la peau sèche, et porter des vêtements de coton (Hardy, 1996).
>
> **Évaluation**
> - Observer le client qui pratique l'autoexamen de la peau.
> - Demander au client de nommer les signes associés au cancer de la peau et les mesures préventives.
> - Demander au client de décrire les méthodes qui permettent de garder la peau hydratée et souple.

■ **Tégument :** Tout ce qui sert à couvrir, à envelopper. La peau est le tégument du corps de l'homme et des animaux.

■ **Mélanome :** Forme grave de tumeur de la peau.

En présence de lésions cutanées ouvertes ou humides, l'infirmière doit palper la peau du client avec des gants propres et non stériles. Bien que l'infirmière doive observer chaque partie du corps pendant l'examen, un balayage rapide et attentif du regard sur l'ensemble du corps lui permet d'avoir une idée générale de l'emplacement et de l'étendue des lésions ainsi que de l'uniformité de la couleur de la peau **TABLEAU 23.10**. Si l'infirmière décèle des anomalies au cours de

PISTES D'ÉVALUATION CLINIQUE

TABLEAU 23.10	Données à recueillir au cours de l'examen de la peau
DONNÉES	**JUSTIFICATIONS**
Poser des questions au client concernant les changements de sa peau : sécheresse, prurit, plaie, érythème, bosse, couleur, texture, odeur, lésion qui ne guérit pas.	Le client est la personne la mieux placée pour percevoir les changements. Le cancer de la peau peut être détecté à l'origine par une variation de couleur localisée (p. ex., l'apparition d'un nouveau nævus).
Considérer les caractéristiques suivantes chez le client : plus de 50 ans ; teint pâle, vermeil ou rose ; cheveux ou yeux clairs ; tendance aux coups de soleil.	Ces caractéristiques sont des facteurs de risque du cancer de la peau.
Se renseigner sur le travail ou les activités du client. En présence d'un client qui passe de longues périodes à l'extérieur, lui demander s'il utilise un écran solaire et quel est le facteur de protection de celui-ci.	Les régions exposées, comme le visage et les bras, sont plus foncées que le reste du corps. L'utilisation d'un écran solaire est recommandée par l'Association canadienne de dermatologie (ACD) (2004).
S'informer des changements ou des lésions de la peau que le client a pu remarquer, selon la méthode ABCDE.	La plupart des variations de couleur n'apparaissent pas soudainement. Un changement dans la nature de la lésion peut laisser supposer un cancer. Les contusions sont, quant à elles, des signes de traumatisme ou d'hémorragie.
Questionner le client sur la fréquence des bains et le type de savon utilisé.	Trop de bains et l'emploi de savons desséchants peuvent être les causes d'une peau sèche.
Demander au client s'il a subi des traumatismes à la peau récemment.	Une blessure peut causer des contusions et des variations de texture de la peau.
Se renseigner sur la présence d'allergies.	L'érythème de la peau peut indiquer une allergie.
Vérifier l'utilisation de médicaments topiques ou de remèdes maison.	Une mauvaise utilisation de produits topiques peut causer de l'inflammation ou de l'irritation cutanée.
Demander au client s'il fréquente un salon de bronzage, s'il utilise des lampes solaires ou s'il prend des comprimés pour bronzer.	Une surexposition de la peau à ces irritants peut causer le cancer de la peau.
Se renseigner sur les antécédents familiaux du client en ce qui a trait aux maladies graves de la peau telles que le cancer ou le psoriasis.	L'hérédité constitue un facteur de risque dans l'histoire de santé du client.
Demander au client si son travail le met en présence de créosote, de goudron, de produits pétroliers, d'arsenic ou de radium.	L'exposition à ces agents augmente le risque d'être atteint d'un cancer de la peau.

l'examen, elle palpe la région concernée. Elle note également les odeurs dégagées par la peau des plis cutanés, des aisselles et de la région située sous les seins **FIGURE 23.8**.

Coloration

En dehors des variations propres à chacun, la couleur de la peau est communément uniforme sur toute la surface du corps **TABLEAU 23.11**. Une **pigmentation** cutanée normale varie d'un ton ivoire ou rose pâle à rose plus foncé chez les personnes à la peau claire, et de marron clair à brun foncé ou olivâtre chez les personnes à la peau foncée.

Chez la personne âgée, la pigmentation n'apparaît pas uniforme. Lorsque la mélanine est produite de façon constante et régulière, la pigmentation de la peau est homogène, mais avec l'âge et les agressions extérieures, cette production peut se dérégler. Après l'âge de 60 ans, la peau subit des transformations qui influencent directement l'aspect des taches pigmentaires. L'épiderme subit une perte d'épaisseur globale qui peut atteindre 50 %, et le renouvellement cellulaire ralentit. Résultat : les mélanocytes, très concentrés en pigments foncés, sont plus proches de la surface cutanée et de ce fait plus visibles, provoquant une décoloration de la peau à certains endroits.

L'infirmière qui examine la peau doit savoir que la couleur peut être masquée par des produits cosmétiques ou de bronzage. L'évaluation de la coloration de la peau commence par l'examen des régions qui ne sont pas exposées au soleil telles que la paume des mains. L'infirmière doit noter la présence d'une peau anormalement pâle ou foncée. Les régions normalement exposées au soleil, comme la figure et les bras, sont plus foncées. Les variations de coloration et la **cyanose** sont plus difficiles à déceler chez le client à la peau foncée. Les nuances de couleur sont plus apparentes dans la paume des mains, sur la plante des pieds, sur les lèvres, sur la langue et dans les lits unguéaux. La présence de zones de coloration intense (hyperpigmentation) et de faible coloration (hypopigmentation) est normale. Chez le client à la peau foncée, les rides et les plis cutanés sont plus sombres que le reste du corps.

■ **Cyanose :** Coloration bleutée de la peau, du lit unguéal et des muqueuses, causée par la présence d'hémoglobine désaturée dans les capillaires ; elle constitue un signe tardif d'hypoxie.

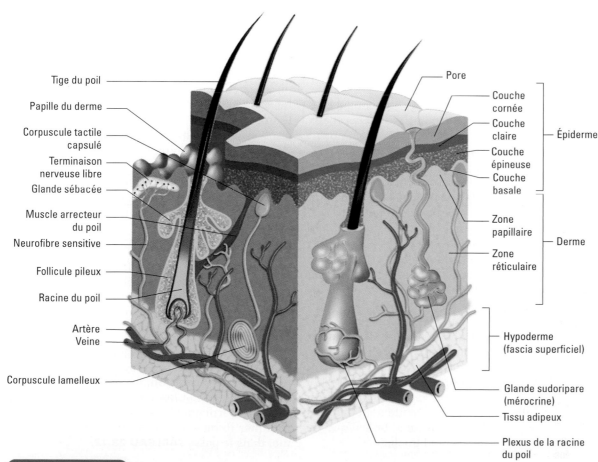

FIGURE 23.8 Coupe de la peau

Source : Tiré de Jarvis, C. (2009). *L'examen clinique et l'évaluation de la santé.* Montréal : Beauchemin.

TABLEAU 23.11 — Variations de couleur de la peau

Couleur	Processus	Causes	Régions examinées
Bleuâtre (cyanose)	Quantité accrue d'hémoglobine désoxygénée (en relation avec l'hypoxie)	Maladie cardiaque ou pulmonaire, environnement froid	Lits unguéaux, lèvres et muqueuses buccales, conjonctives palpébrales, peau (cas graves)
Pâleur	• Quantité diminuée d'oxyhémoglobine • Visibilité diminuée d'oxyhémoglobine associée à une diminution du débit sanguin	• Anémie • Choc	• Visage, conjonctives, lits unguéaux, paume des mains • Peau, lits unguéaux, conjonctives, lèvres
Perte de pigmentation	Vitiligo (tache blanche)	Affection congénitale ou auto-immune	Plaques sur le visage, les mains et les bras
Jaune-orangé (ictère)	Taux de bilirubine élevé dans les tissus	Affection hépatique, hémolyse de globules rouges	Sclère, muqueuses buccales, peau
Rouge (érythème)	Visibilité accrue d'oxyhémoglobine associée à une dilatation ou à un débit sanguin accru	Fièvre, traumatisme direct, réaction émotive, ingestion d'alcool	Visage, zone de traumatisme, sacrum, épaules, zones de lésions de pression (p. ex., le coccyx, les talons)
Marron	Quantité accrue de mélanine	Bronzage, grossesse	Régions exposées au soleil : visage, bras ; aréoles, mamelons

■ **Sclère :** Membrane externe, fibreuse et résistante, formant le blanc de l'œil.

■ **Ictère :** Symptôme caractérisé par une coloration jaune de la peau et des muqueuses causée par l'accumulation de bilirubine dans les tissus.

■ **Induration :** Durcissement et épaississement anormal d'un tissu organique, sans altération visible de sa texture.

L'infirmière inspecte les régions où les anomalies sont faciles à déceler ; la pâleur, par exemple, se remarque davantage au visage, aux muqueuses buccales, aux lèvres, à la paume des mains et aux lits unguéaux. La cyanose s'observe facilement aux lèvres, aux lits unguéaux et sur la paume des mains. L'infirmière reconnaît la pâleur d'un client à la peau foncée si celle-ci est jaunâtre alors qu'elle est normalement marron et détecte celle d'un client dont la peau noire prend une teinte grise. Pour déceler la pâleur généralisée, l'infirmière doit aussi examiner les lèvres, les lits unguéaux et les muqueuses, qui seront alors grisâtres. Le dépistage de la cyanose chez le client à la peau foncée se fait par l'observation des régions les moins pigmentées (conjonctives, **sclère,** muqueuses buccales, langue, lèvres, lits unguéaux, paume des mains et plante des pieds). De plus, l'infirmière doit confirmer ses observations à l'aide des manifestations cliniques (Talbot & Curtis, 1996). L'**ictère** se remarque le mieux à la sclère. Quant à l'hyperémie réactive normale (ou rougeur), elle s'observe plus facilement dans les régions exposées aux tensions telles que le sacrum, les talons et le grand trochanter.

Un changement localisé, comme une pâleur ou un **érythème** (coloration rouge), peut signaler des changements de la circulation. Un érythème peut, par exemple, être provoqué par une vasodilatation localisée causée par une insolation ou la fièvre. Chez le client à la peau foncée, l'érythème s'observe difficilement ; l'infirmière doit, par conséquent, toucher la région pour y déceler de la chaleur, une confirmation d'inflammation de la peau (Talbot & Curtis, 1996).

L'extrémité d'un membre ou une région anormalement pâle peut indiquer une occlusion artérielle ou un œdème. L'infirmière doit demander au client s'il a noté une variation de coloration de sa peau dans certaines régions de son corps.

Le client qui s'injecte régulièrement des substances par voie intraveineuse peut présenter des zones d'**induration,** de rougeurs et de chaleur sur les bras et les jambes. Les zones cicatrisées, hyperpigmentées et luisantes peuvent indiquer le recours à des injections (toxicomanie) dans le passé **TABLEAU 23.12**.

TABLEAU 23.12	Observations physiques de la peau révélant des indices de toxicomanie	
OBSERVATIONS	**DROGUES ASSOCIÉES**	
Diaphorèse	Sédatifs hypnotiques (incluant l'alcool)	
Angiomes stellaires	Alcool, stimulants (p. ex., l'amphétamine)	
Brûlure (principalement aux doigts)	Alcool	
Marques d'aiguilles	Opioïdes, cocaïne, héroïne	
Contusions, abrasions, coupures, cicatrices	Alcool, sédatifs hypnotiques	
Tatouages « maison »	Cocaïne, opioïdes injectables	
Augmentation de la vascularisation du visage	Alcool	
Peau rouge, sèche	Phencyclidine (PCP)	

Sources : Adapté de Friedman, L., Fleming, N.F., Roberts, D.H., & Hyman, S.E. (1996). *Source book of substance abuse and addiction.* Baltimore : Williams & Wilkins ; McKenry, L., Tessier, E., & Hogan, M.A. (2006). *Mosby's pharmacology in nursing* (22nd ed.). St. Louis, Mo. : Mosby ; Smith, D.E., & Seymour, R.B. (2001). *Clinician's guide to substance abuse.* New York : McGraw-Hill.

Humidité

L'hydratation de la peau et des muqueuses permet de détecter des déséquilibres liés aux liquides corporels, aux variations cutanées et aux changements de température corporelle. L'humidité comprend deux aspects : la transpiration et les sécrétions. L'épiderme est normalement lisse et sec, tandis que les plis cutanés, comme les aisselles, sont habituellement humides avec un minimum de transpiration et de sébum. Une augmentation de la transpiration peut être causée par l'activité physique, un milieu ambiant chaud, l'obésité, l'anxiété ou l'excitation. L'infirmière se sert de la pulpe de ses doigts pour palper la peau à la recherche de gonflements ou de lésions de pression, d'une sécheresse ou d'une exfoliation. La desquamation de la peau est, quant à elle, une élimination par frottement de petites lamelles de l'épiderme, les squames, ressemblant à des écailles de poisson. L'exfoliation et la desquamation sont des signes de sécheresse anormale de la peau (Hardy, 1996). Les personnes âgées et celles qui se lavent fréquemment en utilisant un savon irritant ont souvent une peau sèche. Celle-ci peut aussi résulter de divers facteurs tels que le manque d'humidité, l'exposition au soleil, la cigarette, le stress, la transpiration profuse et la déshydratation (Hardy, 1996). Une peau sèche peut aggraver les maladies de la peau déjà présentes comme l'**eczéma** ou la **dermatite.**

Température

La température de la peau varie en fonction de la quantité de sang qui circule dans le derme. Une hausse ou une baisse de température indique une augmentation ou une diminution du débit sanguin. Un érythème localisé est souvent accompagné d'une élévation de la température (chaleur) de la peau. Une baisse de température, soit une peau froide, indique une diminution du débit sanguin.

L'infirmière évalue la température de la peau en utilisant la technique de palpation à l'aide du dos de la main. Elle compare chaque région du corps à son côté opposé. De façon générale, la peau est tiède, et sa température est uniforme

■ **Eczéma :** Maladie de la peau se manifestant par des rougeurs, des démangeaisons, des squames et des vésicules.

■ **Dermatite :** Terme général désignant toute maladie inflammatoire de la peau.

37

Le chapitre 37, *Préserver l'intégrité de la peau et soigner les plaies,* fournit des explications plus détaillées sur la façon de déterminer les risques et les facteurs associés à la formation de lésions de pression.

pour chaque partie du corps ; la température peut cependant différer dans une région précise. L'infirmière doit vérifier régulièrement la température de la peau du client à risque de présenter des problèmes de circulation, par exemple, à la suite de la pose d'un plâtre ou d'une chirurgie vasculaire. De plus, une lésion de pression de stade 1 peut être détectée par la présence de chaleur et d'érythème ▶ 37 .

Texture

La texture de la peau comprend des caractéristiques de surface et de sensibilité des couches profondes. L'infirmière évalue la texture de la peau du client en la touchant et en la palpant doucement avec la pulpe des doigts ; la peau peut être lisse ou rugueuse, mince ou épaisse, tendue ou souple, sclérosée (durcie) ou flasque. La peau des enfants et des adultes est habituellement lisse, douce, uniforme et souple. Cependant, la texture n'est pas uniforme sur tout le corps ; la peau de la paume des mains et de la plante des pieds, par exemple, a tendance à être plus épaisse. Chez les personnes âgées, la peau se plisse et prend une apparence parcheminée en raison de la diminution du collagène, du tissu adipeux et des glandes sudoripares.

Les variations localisées de texture peuvent être dues à des traumatismes, à des plaies chirurgicales ou à des lésions. Lorsque la texture présente des irrégularités telles que des cicatrices ou des indurations, l'infirmière questionne le client sur la possibilité d'une blessure récente à la peau. Une palpation profonde permet de détecter des anomalies telles que de la douleur ou de la sclérose dans certaines zones, découlant le plus souvent d'injections intramusculaires ou sous-cutanées fréquentes ou nombreuses. Des zones sclérosées sont fréquentes chez les personnes diabétiques, et celles qui reçoivent de la vitamine B_{12} ou du fer par injection.

Élasticité

L'œdème et la déshydratation sont deux causes associées à la diminution de l'élasticité de la peau. La peau perd généralement son élasticité avec le vieillissement. Pour évaluer celle-ci, l'infirmière soulève la peau de la région sternale avec le bout des doigts, puis la relâche **FIGURE 23.9**. Elle note la facilité avec laquelle la peau se distend et sa rapidité à reprendre sa forme. En règle générale, la peau se soulève facilement et se replace dès qu'elle est relâchée. Une élasticité diminuée en présence de déshydratation, par exemple, se dénote par la persistance du pli cutané. Une diminution de l'élasticité prédis-

pose le client à une détérioration des tissus cutanés. Les régions où la peau est habituellement souple et mince, la face dorsale de la main, par exemple, ne permettent pas une évaluation appropriée de l'élasticité (Seidel et al., 2006).

Vascularisation

La circulation sanguine influence l'aspect des vaisseaux sanguins de surface appelés capillaires. Ceux-ci se fragilisent avec le vieillissement. Des zones de tension localisées rouges, roses ou blanches peuvent être observées à la suite d'une position prolongée. Les **pétéchies** sont de petites hémorragies superficielles qui apparaissent sur la peau et qui prennent la forme de minuscules taches rouges ou violacées. Ces hémorragies peuvent indiquer des problèmes de coagulation sanguine, de réaction à une drogue ou d'affection hépatique.

Lésion

Tout changement appréciable survenu dans les caractères anatomiques et physiologiques de la peau constitue une lésion (Seidel et al., 2006). Normalement, la peau ne comporte pas de lésion, à l'exception des taches de rousseur normales et des changements liés au vieillissement tels que l'**acrochordon** (petite papule de couleur chair), la **kératose sénile** (épaississement de la peau présentant des taches brunâtres et rugueuses), les **taches de Morgan** (papules rouge rubis) et les verrues atrophiées de Morgan. Les lésions peuvent être primaires (manifestations spontanées au début d'un processus pathologique, comme une piqûre d'insecte) ou secondaires (complications tardives ou traumatismes d'une lésion primaire, comme des lésions excoriatrices à la suite de la piqûre d'insecte).

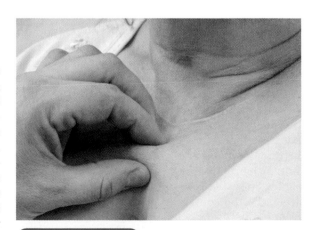

FIGURE 23.9 Évaluation de l'élasticité de la peau

Lorsque l'infirmière détecte une lésion, elle en inspecte la couleur, l'emplacement, la texture, la forme, le type, le groupement (groupée ou linéaire) et la distribution sur le corps (localisée ou généralisée). Elle observe également la couleur, l'odeur, la quantité et la consistance des exsudats. Pour mesurer la taille de la lésion, l'infirmière se sert d'une petite règle transparente et flexible, graduée en centimètres. Une mesure maison prise avec une pièce de monnaie ou une gomme à effacer n'est pas fiable (Seidel et al., 2006). Toutes les dimensions de la lésion (hauteur, largeur et profondeur) sont mesurées en millimètres ou en centimètres.

La palpation permet d'évaluer la mobilité de la lésion, d'en déterminer les contours (plats, élevés ou enfoncés) et la consistance (souple ou dure). Certains types de lésions suivent un modèle qui leur est propre. Une tumeur, par exemple, est habituellement élevée, dure et large de plus de 2 cm. Les lésions cutanées primaires telles que les macules et les nodules résultent de stimuli à la peau **ENCADRÉ 23.8**. Les lésions secondaires,

---

ENCADRÉ 23.8 **Types de lésions primaires de la peau**

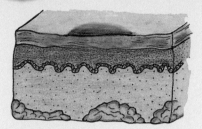

Macule : Petite lésion de moins de 1 cm, non palpable, avec changement de coloration de la peau (p. ex., une tache de rousseur, une pétéchie)

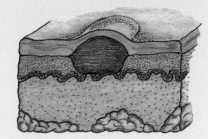

Papule : Lésion palpable, circonscrite, formée d'une saillie dure dans la peau, de moins de 0,5 cm (p. ex., le nævus saillant)

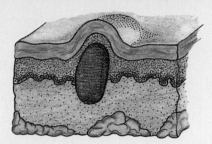

Nodule : Masse dure saillante ; plus profond et plus ferme qu'une papule

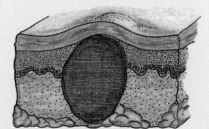

Tumeur : Masse dure de 1 à 2 cm qui peut s'étendre profondément dans le tissu sous-cutané (p. ex., un carcinome)

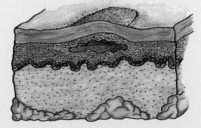

Plaque ortiée : Lésion de forme irrégulière caractérisée par une zone saillante de taille variable ou un œdème localisé en surface (p. ex., de l'urticaire, une piqûre de moustique)

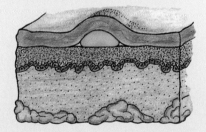

Vésicule : Élévation circonscrite de la peau, de moins de 0,5 cm, remplie de liquide séreux (p. ex., de l'herpès, de la varicelle)

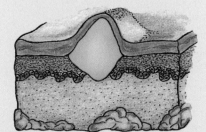

Pustule : Élévation circonscrite de la peau semblable à la vésicule, mais de taille variable et remplie de pus (p. ex., de l'acné, une infection staphylococcique)

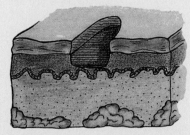

Ulcère : Perte profonde de la surface cutanée qui peut aller jusqu'au derme, saigne et forme fréquemment des cicatrices de tailles variées (p. ex., un ulcère de stase de l'insuffisance veineuse)

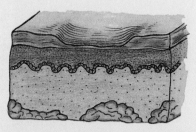

Atrophie : Amincissement de la peau avec perte des sillons cutanés, peau qui semble brillante et translucide sur une surface de taille variable (p. ex., une insuffisance artérielle)

comme les ulcères, sont des lésions primaires dont l'état s'est détérioré. Des questions posées au client quant à la présence, aux causes et aux modifications récentes des lésions s'avèrent utiles. En se renseignant sur les inquiétudes du client par rapport à la lésion et sur les soins prodigués, l'infirmière peut évaluer l'impact de l'anomalie dans la vie du client. De nombreux clients ressentent de la peur et de l'anxiété quant aux érythèmes et aux autres lésions de la peau **ENCADRÉ 23.9**. Les personnes âgées sont particulièrement vulnérables à ce stress **ENCADRÉ 23.10**.

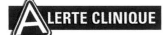

ALERTE CLINIQUE

Les personnes exposées au soleil ou aux rayons ultraviolets des salons de bronzage augmentent leur risque de développer un cancer de la peau. L'infirmière doit informer les clients des moyens pour réduire ces risques.

RÉSULTATS PROBANTS

> ENCADRÉ
> **23.9**   **Prévention des cancers de la peau**

Résumé de l'étude

Le cancer est, par définition, une « croissance incontrôlée de cellules anormales avec propagation » (Traduction libre. American Cancer Society [ACS], 2006). Par conséquent, le cancer de la peau est caractérisé par des anomalies des cellules de la peau, qui peuvent se propager et envahir d'autres tissus. Il est de la responsabilité de l'infirmière d'évaluer et d'éduquer les clients sur les types de cancers de la peau, en particulier pour la forme la plus grave appelée mélanome. Il existe plusieurs facteurs de risque de mélanome : les principaux sont les antécédents familiaux de mélanome, un diagnostic antérieur de mélanome et de multiples ou inhabituels grains de beauté. D'autres facteurs comme le fait d'être une personne au teint pâle sensible au soleil, une exposition excessive aux rayons solaires (surtout avant l'âge de 18 ans) et la fréquentation de salons de bronzage en augmentent le risque.

La recherche indique que le cancer de la peau, lorsqu'il est détecté tôt et traité correctement, se guérit bien. Globalement, le taux de survie aux mélanomes après cinq ans est de 92 % (avec un taux de 98 % pour les formes localisées), mais ce taux diminue rapidement lorsqu'il y a des métastases (ACS, 2006).

Application à la pratique des soins infirmiers

Les résultats des recherches font état de la responsabilité des infirmières d'intervenir dans l'intérêt des clients. Il s'agit de la nécessité de promouvoir l'autodépistage pour tous les clients et les membres de leur famille. L'infirmière a aussi le mandat d'éduquer le grand public. Pour cela, elle enseigne au client la façon de procéder à un autoexamen de la peau et du cuir chevelu une fois par mois, en observant plus particulièrement les grains de beauté, les taches pigmentaires et les taches de naissance. Son enseignement portera sur les éléments suivants :

- Procéder à l'examen de la tête aux pieds après un bain ou une douche.
- Utiliser une pièce bien éclairée et des miroirs afin d'examiner toutes les surfaces de la peau.
- S'inspirer de la méthode mnémotechnique ABCDE, qui, selon l'ACS, aide à décrire les signes avertisseurs du cancer de la peau **ENCADRÉ 23.7**.
- Enseigner aux clients à quel moment s'adresser à un professionnel de la santé, soit lorsqu'une lésion cutanée ou un grain de beauté change d'aspect ou commence à saigner ; les personnes âgées doivent être plus vigilantes, car le processus de cicatrisation ralentit avec le vieillissement.
- Informer les clients des moyens de prévenir la surexposition au soleil, fortement associée au cancer de la peau :
  - porter un chapeau à larges bords et des manches longues ;
  - appliquer un écran solaire avec un facteur de protection solaire (FPS) de 30 ou plus pour se protéger contre les rayons ultraviolets A (UVA) et B (UVB), environ 15 minutes avant de s'exposer au soleil et après la baignade ;
  - éviter le bronzage sous le soleil direct du midi (de 10 h à 16 h) ;
  - ne pas utiliser les lampes d'intérieur, ne pas fréquenter les salons de bronzage et ne pas consommer de pilules pour bronzer.
- Informer les clients qui prennent des médicaments qui rendent la peau plus sensible au soleil (p. ex., les contraceptifs oraux, les antibiotiques, les anti-inflammatoires, les immunosuppresseurs) de prendre des précautions lorsqu'ils sont exposés à celui-ci.
- Informer les clients de la façon de protéger leurs enfants du soleil. Subir des coups de soleil importants durant l'enfance accroît considérablement le risque de mélanome plus tard dans la vie.

Sources : Adapté de American Cancer Society (2006). *Cancer facts and figures 2006.* Atlanta, Ga. : American Cancer Society ; Hayes, J.L. (2003). Are you assessing for melanoma? *RN, 66*(2), 36 40.

Œdème

Certaines régions de la peau peuvent gonfler ou présenter de l'**œdème** en raison d'une accumulation de liquide dans les tissus. Un traumatisme direct et un trouble du retour veineux sont deux causes fréquentes d'œdème. L'emplacement, la couleur et la forme des régions œdémateuses sont examinés. Les emplacements typiques chez le client atteint d'œdème déclive lié à un retour veineux insuffisant sont les pieds, les chevilles et le sacrum. L'œdème sépare la surface de la peau des couches pigmentées et vasculaires, masquant la couleur de la peau. Une peau œdémateuse est tendue et luisante. L'infirmière palpe les régions

■ **Œdème :** Infiltration séreuse de divers tissus et en particulier des tissus sous-cutané et sous-muqueux, se révélant par un gonflement indolore de la peau.

ENCADRÉ 23.10   **Lésions malignes de la peau**

Carcinome basocellulaire

- Lésion croûtée de 0,5 à 1,0 cm, plate ou élevée, qui peut avoir un bord roulé et quelque peu squameux.
- Présente souvent des vaisseaux sanguins sous-jacents et très dilatés qu'il est possible de percevoir cliniquement à l'intérieur de la lésion.

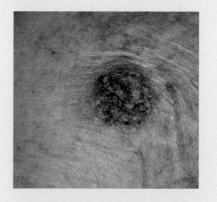

Carcinome squameux

- Lésion squameuse de 0,5 à 1,5 cm qui peut être ulcérée ou croûtée. Malignité fréquente qui grossit plus rapidement que le carcinome basocellulaire.
- Se forme souvent dans les muqueuses et les régions non exposées de la peau, plutôt que dans les cellules basiques.

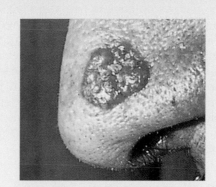

Mélanome

- Lésion plate de 0,5 à 1,0 cm, brune ou noire, qui peut apparaître sur la peau exposée ou non au soleil. Pigmentation mouchetée, bords irréguliers et indisctincts.
- Une ulcération, un élargissement récent ou un changement récent dans un grain de beauté de longue date en sont des signes inquiétants.

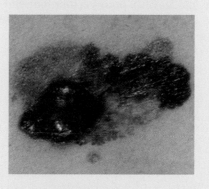

Sources : Illustrations tirées de Belcher, A.E. (1992). *Cancer nursing.* St. Louis, Mo. : Mosby ; Habif, T.P. (1996). *Clinical Dermatology: A color guide to diagnosis and therapy* (3rd ed.). St. Louis, Mo. : Mosby ; Zitelli, B., & Davis, H. (1991). *Atlas of pediatric physical diagnosis* (2nd ed.). St. Louis, Mo. : Mosby.

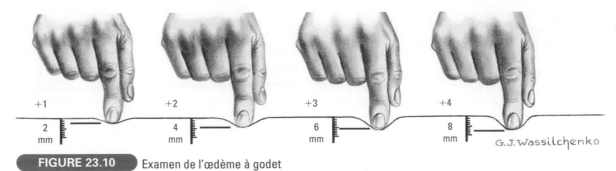

FIGURE 23.10 Examen de l'œdème à godet

Source : Tiré de Seidel, H.M., Ball, J., Dains, J., & Benedict, G.W. (2003). *Mosby's guide to physical examination* (5th ed.). St. Louis, Mo. : Mosby.

œdémateuses pour en évaluer la mobilité, la consistance et la sensibilité. Lorsque la pression exercée par ses doigts à la palpation laisse une marque sur la région œdémateuse, il s'agit d'œdème à godet. Pour en apprécier l'importance, l'infirmière appuie fermement un doigt sur la région œdémateuse pendant cinq secondes, puis relâche la pression. La profondeur du godet, mesurée en millimètres, détermine le degré de l'œdème (Seidel et al., 2006). Un godet de 2 mm, par exemple, équivaut à un œdème de type +1 **FIGURE 23.10**.

23.6.2 Cheveux et cuir chevelu

Le corps est recouvert de deux types de poils : le poil adulte (poils longs, rudes et épais, très visibles sur le cuir chevelu, les aisselles, la région du pubis, la barbe chez les hommes) et le duvet (poils courts, doux et fins qui couvrent entièrement le corps à l'exception de la paume des mains et de la plante des pieds).

Inspection

L'apparence des cheveux est importante pour le client ; l'infirmière doit donc lui expliquer qu'elle sépare les cheveux pour vérifier leur état et déceler des problèmes au cuir chevelu **TABLEAU 23.13**. S'il y a possibilité de lésions ou de poux, l'infirmière doit porter des gants non stériles, qui lui éviteront d'être infectée.

Poils et cheveux

L'infirmière commence l'inspection des poils en notant leur couleur, leur distribution, leur quantité, leur épaisseur et leur texture. Les cheveux peuvent être rudes ou fins, frisés ou droits, luisants, lisses, raides ou souples. En séparant les mèches, l'infirmière observe la couleur et la raideur des cheveux. La couleur peut varier de blond très pâle à noir ou gris ; certaines variantes découlent de colorations et de teintures. Chez les personnes âgées, les cheveux deviennent gris mat, blancs ou jaunâtres. De plus, les cheveux ainsi que les poils du pubis et des aisselles s'éclaircissent avec l'âge. En vieillissant, les hommes commencent à perdre les poils du visage alors que les femmes peuvent voir apparaître des poils sur le menton et au-dessus de la lèvre supérieure. La quantité de poils qui couvrent normalement les extrémités comme les membres inférieurs peut diminuer avec l'âge ou en raison d'insuffisance artérielle.

Le client est en mesure de fournir la plupart des renseignements quant à la pousse des poils et des cheveux. L'infirmière doit connaître la distribution normale des poils chez l'homme et chez la femme. Un changement quant à la quantité et à la distribution des poils est observé à la puberté. Un client aux prises avec des troubles hormonaux peut présenter une distribution et une croissance inhabituelles des cheveux. Chez une femme, un **hirsutisme FIGURE 23.11** se

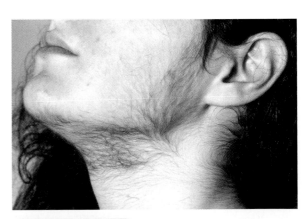

FIGURE 23.11 Femme atteinte d'hirsutisme

TABLEAU 23.13 — Données à recueillir au cours de l'examen des cheveux et du cuir chevelu

DONNÉES	JUSTIFICATIONS
Inviter le client qui porte une perruque ou un postiche à le retirer.	La perruque ou le postiche nuit à l'inspection des cheveux et du cuir chevelu.
Se renseigner sur les changements de pousse ou de perte de cheveux que le client peut avoir remarqués.	Un changement peut se produire de façon évolutive avec l'âge.
Vérifier la sorte de shampoing et les autres produits de soins capillaires utilisés, ainsi que l'utilisation d'un fer à friser et d'un séchoir à cheveux.	Une trop grande utilisation d'agents chimiques et une chaleur excessive assèchent les cheveux et les rendent cassants.
Se renseigner sur les traitements de chimiothérapie qu'a pu subir le client dernièrement (si l'infirmière note une perte des cheveux), ou sur l'utilisation d'un agent vasodilatateur ou d'un produit qui fait pousser les cheveux (minoxidil).	Les agents chimiothérapeutiques tuent les cellules qui se multiplient rapidement, comme les cellules des tumeurs et les cellules normales des cheveux. Le minoxidil entraîne une croissance excessive des cheveux.
Demander au client s'il a remarqué des changements dans son appétit ou effectué des modifications dans son alimentation.	L'alimentation peut avoir un impact sur l'état des cheveux. Les protéines, le soufre et le zinc sont indispensables à la synthèse de la kératine ; le fer, à l'oxygénation des racines ; les vitamines B, au renouvellement des cellules du follicule pileux. Un index glycémique élevé favorise indirectement la sécrétion des hormones androgènes (testostérone), lesquelles peuvent provoquer la chute des cheveux.

■ **Kératine :** Protéine fibreuse contenant du soufre, composant principal de la peau, des cheveux et des poils, des ongles et de l'émail dentaire.

■ **Follicule pileux :** Structure particulière de la peau qui produit le poil en assemblant des cellules produites dans le follicule.

manifeste par la croissance de poils sur la lèvre supérieure, le menton et les joues, et les poils corporels deviennent plus épais. Un changement de la croissance des cheveux et des poils peut avoir un effet négatif sur la santé psychologique du client et sur l'image qu'il a de lui-même.

Les cheveux peuvent subir des transformations d'épaisseur, de texture et de production de sébum capillaire. Certains troubles tels qu'une maladie fébrile ou une maladie du cuir chevelu peuvent provoquer la chute des cheveux. D'autres affections, comme la thyroïdite, peuvent altérer l'état des cheveux, et les rendre fins et cassants.

La chute des cheveux (**alopécie**) **FIGURE 23.12** ou leur amincissement sont le plus souvent liés à l'hérédité ou à des troubles endocriniens comme le diabète, les problèmes thyroïdiens et la ménopause. Une mauvaise alimentation peut être la cause de cheveux ternes, secs ou fins. L'aspect graisseux des cheveux provient du

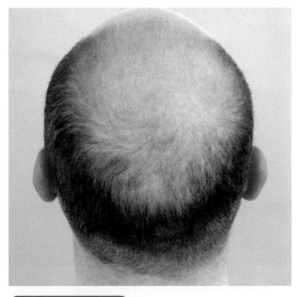

FIGURE 23.12 Haut du crâne d'un homme atteint d'alopécie

sébum sécrété par les glandes sébacées ; cet état est souvent associé à la stimulation de l'hormone androgène. Le vieillissement, et l'usage fréquent et abusif de shampoing ou d'agents chimiques rendent les cheveux secs et cassants.

Le cuir chevelu est normalement mou, souple et de couleur uniforme. En séparant avec soin les mèches de cheveux, l'infirmière peut bien visualiser le cuir chevelu à la recherche de lésions difficilement décelables dans une chevelure épaisse. L'infirmière note les caractéristiques de chaque lésion découverte. En présence de bosses ou de meurtrissures, elle s'informe d'un traumatisme récent à la tête. Les grains de beauté sur le cuir chevelu sont fréquents, et l'infirmière doit prévenir le client qu'il peut faire saigner un grain de beauté en se peignant ou en se brossant les cheveux. Un cuir chevelu squameux ou sec est souvent causé par des pellicules ou du **psoriasis.**

Une inspection minutieuse des follicules pileux du cuir chevelu et de la région pubienne permet de découvrir des poux ou d'autres parasites. Les œufs des poux de tête (lentes) et de pubis se collent aux poils ; ils sont minuscules et ressemblent à de petites pellicules de forme ovale. Les poux de tête et de corps sont très petits, grisâtres, alors que les poux de pubis ont les pattes rouges **FIGURE 23.13**. L'infirmière cherche les piqûres ou les éruptions pustuleuses dans les follicules pileux et sur certaines régions du corps (p. ex., derrière les oreilles et à l'aine). Elle fournit aussi de l'enseignement au client sur les soins des cheveux et du cuir chevelu **ENCADRÉ 23.11**.

■ **Psoriasis :** Maladie de la peau, rebelle et longue, qui se caractérise par des plaques rouges et bien délimitées, contenant des papules et des squames (sorte de petites écailles de peau).

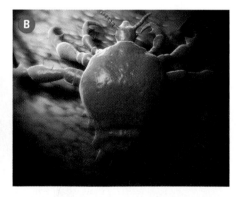

FIGURE 23.13 A. Pou de tête (grossi 50 fois). B. Pou de pubis (grossi 32 fois).

ENSEIGNEMENT AU CLIENT

ENCADRÉ **23.11** Soins des cheveux et du cuir chevelu

Objectif

Le client sera en mesure de prendre soin adéquatement de ses cheveux et de son cuir chevelu.

Stratégies d'enseignement

- Informer le client sur les pratiques d'hygiène de base pour le soin des cheveux et du cuir chevelu.
- Enseigner aux clients qui ont des poux de tête à se laver les cheveux en profondeur avec un shampoing antipoux, à se peigner soigneusement avec un peigne fin, et à jeter le peigne ou à le nettoyer minutieusement par la suite. Répéter le traitement de 12 à 24 heures plus tard.
- Après le peignage, supprimer tous les poux et les lentes visibles avec des pincettes ou les ongles. Une solution diluée de vinaigre et d'eau permet de détacher les lentes.
- Enseigner aux clients et aux membres de la famille les moyens de réduire la transmission des poux :
  – ne pas partager les articles de soins personnels avec d'autres personnes ;
  – passer l'aspirateur sur les tapis, les sièges de la voiture, les oreillers, les meubles et les revêtements de sol, puis jeter le sac de l'aspirateur ;
  – laver les vêtements, les draps et la literie dans l'eau chaude avec du savon et les sécher dans la sécheuse pendant au moins 20 minutes. S'ils ne peuvent pas être nettoyés à sec ou sous vide, placer tous les objets non lavables dans des sacs en plastique pendant 14 jours.
  – ne pas utiliser d'insecticide ;
  – faire tremper les peignes, les brosses et les accessoires pour les cheveux dans l'eau bouillante pendant 10 minutes ;
  – éviter les contacts physiques avec des personnes infestées et leurs biens, surtout les vêtements et la literie ;
  – demander au client d'aviser son ou sa partenaire si les poux ont été transmis sexuellement.

Évaluation

- Le client peut décrire les méthodes de soins à utiliser pour ses cheveux et son cuir chevelu.
- Le client peut expliquer les mesures à prendre pour réduire la transmission des poux dans la maison.

Sources : Adapté de Chin, J. (Ed.) (2000). *Control of communicable diseases manual*. Washington, D.C. : American Public Health Association ; National Pediculosis Association (2009). *Child care provider's guide to controlling head lice*. [En ligne]. www.headlice.org/downloads/ccguide.htm (page consultée le 1er octobre 2009).

23.6.3 Ongles

La condition des ongles peut refléter l'état de santé général d'une personne, son alimentation, son métier ou sa profession, le temps qu'elle consacre à son hygiène corporelle et, possiblement, son état de santé psychologique (p. ex. si elle se ronge les ongles) **TABLEAU 23.14**. La partie de l'ongle la plus apparente est le plateau de l'ongle, une couche transparente de cellules épithéliales qui recouvre le lit unguéal **FIGURE 23.14**. La vascularisation du lit unguéal donne la couleur sous-jacente à l'ongle. La lunule est la partie blanchâtre, en forme de demi-lune, à la base du lit unguéal, d'où le corps de l'ongle prend son origine.

Inspection

Pendant l'inspection, l'infirmière évalue la coloration, la propreté et la longueur du lit unguéal, l'épaisseur, la forme du corps et la texture de l'ongle, l'angle entre l'ongle et le lit unguéal ainsi que l'état des sillons proximaux et latéraux autour de l'ongle. Les ongles sont normalement transparents,

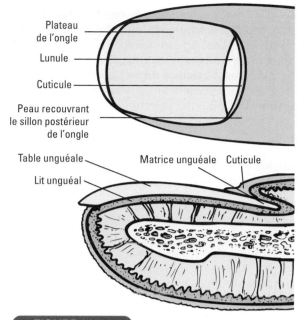

FIGURE 23.14 Composantes de l'ongle

Source : Adapté de Thompson, J.M., McFarland, G., Hirsch, J.E., Tucker, S.M., & Bowers, A.C. (1989). *Mosby's manual of clinical nursing* (2th ed.). St. Louis, Mo. : Mosby.

PISTES D'ÉVALUATION CLINIQUE

TABLEAU 23.14	Données à recueillir au cours de l'examen des ongles	
DONNÉES	**JUSTIFICATIONS**
Demander au client s'il a subi un traumatisme ou un changement à ses ongles (séparation, cassure, décoloration, épaississement).	Un traumatisme peut modifier la forme de l'ongle et sa croissance. Des affections générales peuvent en altérer la couleur, la croissance et la forme. Les modifications peuvent se produire sur une longue période.
Questionner le client sur la présence de douleur, de fièvre, de stress psychologique ou physique.	Le changement associé aux ongles peut être causé par un trouble localisé ou généralisé.
Se renseigner sur la façon dont le client prend soin de ses ongles.	Les agents chimiques peuvent assécher les ongles. Des soins inadéquats risquent d'endommager les ongles et les cuticules.
Déterminer les facteurs de risque associés à des changements des ongles et des pieds (p. ex., le diabète, l'obésité, le vieillissement).	Les changements vasculaires liés au diabète diminuent le débit sanguin des tissus périphériques, ce qui peut causer des lésions aux pieds et l'épaississement des ongles. La personne âgée peut éprouver de la difficulté à prendre soin de ses pieds et de ses ongles en raison d'une vision affaiblie, d'un manque de coordination ou d'une incapacité à se pencher. Le client obèse a souvent de la difficulté à se pencher.

Le chapitre 12 de *L'examen clinique et l'évaluation de la santé* (Jarvis, 2009) décrit l'examen de la peau, des cheveux et des ongles.

souples, ronds et bombés. Les cuticules qui entourent les ongles sont souples, intactes et non enflammées. Des ongles ébréchés, sales et mal entretenus indiquent une hygiène déficiente ou un problème physique empêchant le client de les soigner. L'infirmière doit toutefois tenir compte du métier du client, car certaines personnes, malgré une hygiène appropriée, n'ont pas les ongles propres à cause de leur travail (p. ex., un mécanicien ou un agriculteur). Le client dont le bout des ongles et les cuticules sont dentelés, rongés ou cassés est prédisposé à développer des infections.

Les ongles peuvent avoir un aspect bombé, qui rappelle la forme d'une baguette de tambour (**hippocratisme digital**), résultant de l'augmentation du volume des tissus cutanés sous-jacents. Cet aspect est associé à l'hypoxie chronique accompagnant certaines maladies (p. ex., l'insuffisance cardiaque, les cardiopathies cyanogènes). Une marque permanente bleuâtre ou violacée peut également être observée sur le lit unguéal du client présentant une cyanose, tandis qu'une pâleur sera caractéristique de l'anémie chez le client.

Des durillons ou des cors se développent fréquemment sur les orteils ou les doigts. Un durillon, résultat d'un épaississement de la peau, est plat et indolore. Les cors sont produits par le frottement et la pression des chaussures, et sont souvent situés sur une saillie osseuse.

Chez le client à la peau blanche, les lits unguéaux sont roses, et les extrémités sont blanches, alors que chez le client à la peau foncée, la pigmentation est brune ou noire avec des stries longitudinales **FIGURE 23.15**. Les traumatismes, la cirrhose, le diabète et l'hypertension sont des causes d'hémorragies linéaires. Les changements vitaminiques, protéiniques et électrolytiques peuvent aussi provoquer l'apparition de lignes ou de bandes dans les lits unguéaux.

Les ongles poussent à une vitesse constante, qui peut toutefois être freinée par une blessure directe ou une maladie généralisée. Les ongles des doigts et des orteils durcissent et épaississent avec le vieillissement. De plus, des stries longitudinales apparaissent, et les ongles poussent moins rapidement. Ils deviennent également cassants, ternes et opaques, et peuvent jaunir chez la personne âgée en raison d'un manque de calcium. De plus, les cuticules amincissent et ramollissent.

Palpation

L'infirmière palpe la base de l'ongle pour en évaluer la fermeté et la circulation sous-jacente. Chez un client en bonne santé, l'angle formé par l'ongle et le lit unguéal est de 160°, et la base de l'ongle est ferme. Un angle de plus de 160° et un ramollissement du lit unguéal peuvent être des indices d'hypoxie chronique **ENCADRÉ 23.12**.

L'évaluation du **retour capillaire** se réalise également par la technique de palpation. Pour y arriver, l'infirmière tient délicatement les doigts du client entre les siens et observe la coloration du lit unguéal. Elle exerce ensuite une pression à la fois douce, ferme et rapide sur le corps de l'ongle à l'aide de son pouce, puis la relâche. L'ongle se décolore, mais reprend rapidement sa couleur rose initiale dès que la pression est retirée. Un temps de remplissage inférieur à deux secondes est normal. S'il dépasse quatre secondes, la réponse est anormale, et l'on peut suspecter une insuffisance circulatoire.

Pendant l'examen, l'infirmière enseigne au client les soins nécessaires à l'entretien des ongles, et à la prévention des durillons ou des cors **ENCADRÉ 23.13**. ■

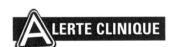

ALERTE CLINIQUE

Les clients qui présentent une altération de la circulation sont plus à risque d'infection. Il est important d'observer l'état des ongles des mains et des pieds ainsi que les lits unguéaux afin de détecter les premiers signes d'infection.

FIGURE 23.15 Stries longitudinales pigmentées chez le client à la peau noire

Source : Tiré de Seidel, H.M., Ball, J.W., Dains, J.E., & Benedict, G.W. (2006). *Mosby's guide to physical examination* (6th ed.). St. Louis, Mo. : Mosby.

23.7

Tête et cou

L'examen physique de la tête et du cou comprend l'examen de la boîte crânienne, des yeux, des oreilles, du nez, de la bouche, du pharynx et du cou (ganglions lymphatiques, artères carotides, glande thyroïde et trachée). Les artères carotides peuvent aussi être examinées pendant l'investigation des artères périphériques.

ENCADRÉ 23.12 — Anomalies du lit unguéal

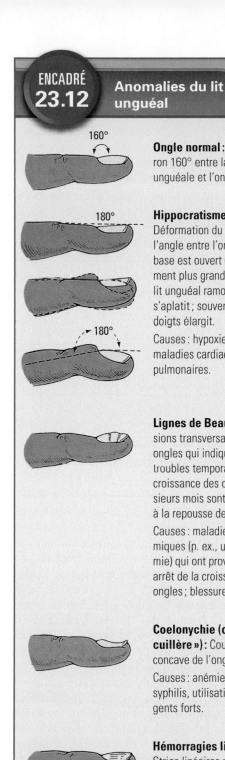

Ongle normal : Angle d'environ 160° entre la table unguéale et l'ongle.

Hippocratisme digital : Déformation du doigt où l'angle entre l'ongle et la base est ouvert (possiblement plus grand que 180°) ; le lit unguéal ramollit, et l'ongle s'aplatit ; souvent, le bout des doigts élargit.

Causes : hypoxie chronique, maladies cardiaques ou pulmonaires.

Lignes de Beau : Dépressions transversales des ongles qui indiquent des troubles temporaires de la croissance des ongles (plusieurs mois sont nécessaires à la repousse de l'ongle).

Causes : maladies systémiques (p. ex., une septicémie) qui ont provoqué un arrêt de la croissance des ongles ; blessure à l'ongle.

Coelonychie (ongle « en cuillère ») : Courbure concave de l'ongle.

Causes : anémie ferriprive, syphilis, utilisation de détergents forts.

Hémorragies linéaires : Stries linéaires rouges ou brunes dans le lit unguéal.

Causes : traumatisme minime, endocardite bactérienne subaiguë, trichinose.

Panaris périunguéal : Inflammation de la peau à la base de l'ongle.

Causes : infection localisée, traumatisme.

ENCADRÉ 23.13 — Soins des ongles

Objectif

Le client sera en mesure de prendre soin des ongles de ses mains et de ses orteils ainsi que de ses pieds.

Stratégies d'enseignement

- Inciter le client à éviter les médicaments vendus sans ordonnance pour traiter les cors, les durillons ou les ongles incarnés. Faire tremper les cors et durillons dans une solution de sel de mer ou de soude pendant 15 minutes. Au contact de l'eau salée, le cor dégonfle, se ramollit, et sa partie superficielle se décolle facilement. Appliquer alors une crème hydratante pour assouplir la peau.
- Inviter le client à couper ses ongles droits, sans dépasser l'extrémité du doigt ou de l'orteil. Si le client est diabétique, il devrait les limer plutôt que de les couper, pour éviter les blessures.
- Montrer au client à tailler ses ongles avec une lime ou une lime émeri.
- Si le client est diabétique :
  - laver chaque jour les pieds à l'eau tiède et les inspecter quotidiennement sous un bon éclairage à la recherche de sécheresse et de craquelures de la peau ;
  - adoucir les pieds secs par l'application d'une crème hydratante pour la peau ;
  - éviter l'application de crème entre les orteils ;
  - mettre le client en garde contre l'utilisation d'un objet pointu pour nettoyer sous l'ongle ou près des cuticules ;
  - inciter le client à consulter un podiatre ou une infirmière spécialisée en soins de pieds pour faire soigner un ongle incarné, des ongles épais ou qui tendent à se séparer.

Évaluation

- Le client peut décrire les méthodes de soins des ongles des mains et des orteils ainsi que de ses pieds.
- Demander au client d'expliquer les mesures à prendre pour éviter les blessures aux ongles.

23.7.1 Tête

La collecte des données devrait révéler à l'infirmière les lésions intracrâniennes, et les malformations locales ou congénitales de la boîte crânienne. L'infirmière amorce son examen par la vérification de la position de la tête et l'analyse des caractéristiques du visage du client. Ce dernier garde la tête bien droite et ne bouge pas ;

TABLEAU 23.15	Données à recueillir au cours de l'examen de la tête

DONNÉES	JUSTIFICATIONS
Déterminer si le client a subi un traumatisme à la tête récemment. Dans l'affirmative, s'informer de son état de conscience après le traumatisme, de la durée de l'inconscience et des manifestations anormales (p. ex., des convulsions, une diplopie, une vision floue ou un voile noir).	Un traumatisme est la principale cause de masses, de coupures, de contusions ou de malformations du cuir chevelu ou du crâne. Une perte de conscience faisant suite à une blessure à la tête peut indiquer une lésion au cerveau.
Demander au client s'il souffre de céphalées et, dans l'affirmative, lui faire préciser le moment du premier épisode. S'informer également de la durée des céphalées, de leur caractère et des symptômes concomitants.	Le caractère de la céphalée permet de déterminer les facteurs causals tels que l'infection des sinus, la migraine ou les troubles neurologiques.
Déterminer la durée des signes et des symptômes neurologiques.	La durée des signes ou des symptômes permet de déterminer la gravité du problème.
Revoir l'histoire du client concernant son travail et le port d'un casque de sécurité.	Les risques de blessures à la tête peuvent varier selon le type de travail.
Demander au client s'il pratique des sports de contact, la bicyclette, le patin à roues alignées ou la planche à roulettes.	Certaines activités nécessitent le port du casque de sécurité.

une tête penchée peut signaler une ouïe unilatérale ou une vision déficiente **TABLEAU 23.15**.

L'infirmière note également les caractéristiques des traits du visage, dont la forme et la symétrie des paupières, des sourcils, des sillons labionasaux et de la bouche ; une légère asymétrie est tout à fait normale. Cependant, si l'asymétrie des traits est plus marquée, l'infirmière observe l'ensemble du visage pour en déterminer l'importance. Différents troubles neurologiques peuvent toucher les nerfs qui innervent les muscles du visage (p. ex., une paralysie du nerf facial).

L'infirmière poursuit l'examen en mesurant la taille du crâne et en observant sa forme. Le crâne est ordinairement rond, et présente des saillies aux régions frontale et occipitale. La circonférence de la tête d'un adulte est variable selon le sexe et l'origine ethnique. En général, le tour de tête se situe entre 53 et 64 cm. Les malformations crâniennes localisées sont habituellement attribuables à des traumatismes. Chez le nourrisson, une tête anormalement grosse peut résulter d'anomalies congénitales ou d'une accumulation de liquide céphalorachidien dans les ventricules cérébraux (**hydrocéphalie**). Chez l'adulte, l'**acromégalie**, un trouble causé par la sécrétion excessive

■ **Tragus :** Petite saillie triangulaire de l'orifice externe du conduit auditif.

d'hormones de croissance, se manifeste par des joues bombées et des os faciaux hypertrophiés. Au cours de l'examen de la boîte crânienne, l'infirmière palpe également le crâne à la recherche de nodules ou de masses. Une douce rotation de la partie interne et charnue des doigts, le long de la ligne médiane du cuir chevelu et sur les côtés de la tête, lui permet de déceler les anomalies. L'infirmière palpe ensuite les deux côtés de la cavité de l'articulation temporo-mandibulaire en plaçant la pulpe des doigts immédiatement devant le **tragus** de chaque oreille et en glissant les doigts dans la cavité lorsque le client ouvre la bouche. Les mouvements doivent s'exécuter en douceur ; un déclic ou un claquement dans l'articulation temporo-mandibulaire se fait parfois entendre (Seidel et al., 2006).

23.7.2 Yeux

L'examen des yeux comprend l'évaluation de l'acuité visuelle, des champs visuels, des mouvements extraoculaires, et des structures externes et internes de l'œil **FIGURE 23.16**. L'examen permet de détecter les anomalies visuelles, et d'évaluer le besoin d'assistance du client pour marcher ou exécuter des AVQ **TABLEAU 23.16**. Le client atteint de problèmes visuels (comme

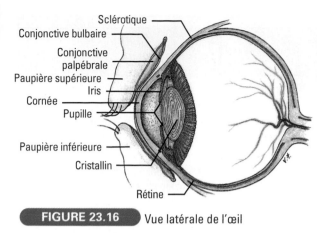

Sclérotique
Conjonctive bulbaire
Conjonctive palpébrale
Paupière supérieure
Iris
Cornée
Pupille
Paupière inférieure
Cristallin
Rétine

FIGURE 23.16 Vue latérale de l'œil

la presbytie) pourrait avoir besoin d'assistance pour lire les étiquettes de médicaments, par exemple **TABLEAU 23.17**.

Acuité visuelle

L'évaluation de l'acuité visuelle, soit la capacité de lire les petits caractères, permet d'estimer la vision centrale. La vision de près se juge par la lecture d'un texte sous un éclairage adéquat (p. ex., la lumière du jour ou une lampe de chevet). Madame Brown devrait porter ses lunettes pour cet examen. L'infirmière doit connaître les habiletés de lecture du client et son degré d'alphabétisation

PISTES D'ÉVALUATION CLINIQUE

TABLEAU 23.16 Données à recueillir au cours de l'examen des yeux

DONNÉES	JUSTIFICATIONS
Établir si le client souffre de maladie oculaire, de diabète, d'hypertension, ou s'il a des antécédents de traumatisme et de chirurgie oculaires.	Certaines maladies ou certains traumatismes peuvent exposer le client à la perte partielle ou complète de la vision. Le client peut avoir subi une chirurgie en raison d'un trouble visuel.
Déterminer les problèmes qui ont amené le client à consulter un professionnel de la santé. Questionner le client sur la présence de douleurs aux yeux, de photophobie, de brûlures, de démangeaisons, de larmes abondantes ou de croûtes, de diplopie, de vision floue, de « pellicule » par-dessus le champ de vision, de scotomes et de halos lumineux.	Les signes et les symptômes connus de maladies oculaires exigent que le client soit dirigé vers un médecin.
Se renseigner sur l'histoire familiale du client en ce qui a trait aux troubles ou aux maladies oculaires.	Certaines maladies comme le glaucome et la rétinite pigmentaire sont héréditaires.
S'informer des exigences de travail du client (p. ex., celui-ci doit-il porter des lunettes de sécurité ?) et de ses passe-temps.	Le travail minutieux qui demande une exécution de près et le travail à l'ordinateur peuvent entraîner une fatigue des yeux. Certaines tâches liées à l'emploi (p. ex., un travail avec des produits chimiques) ou à des activités récréatives (p. ex., l'escrime, la moto) présentent aussi des risques de blessures aux yeux.
Demander au client s'il porte des lunettes ou des verres de contact. Dans l'affirmative, vérifier s'il les porte de façon régulière ou occasionnelle (faire préciser dans quelles circonstances).	Le client doit porter ses lunettes ou ses verres de contact pour certaines parties de l'examen afin que l'évaluation soit complète et précise.
Vérifier la date de la dernière visite du client chez l'ophtalmologiste ou l'optométriste.	La date du dernier examen permet de préciser l'importance, pour le client, des soins préventifs.
Se renseigner sur les médicaments que prend le client, y compris les gouttes et les onguents pour les yeux.	L'évaluation des connaissances du client sur ces médicaments est importante, car certains d'entre eux peuvent entraîner des effets secondaires visuels.

TABLEAU
23.17 Troubles oculaires et visuels courants

TROUBLE	DESCRIPTION
Hypermétropie	Trouble de la réfraction qui fait en sorte que les rayons de lumière entrent dans l'œil et se concentrent derrière la rétine. Les personnes qui en sont atteintes voient clairement les objets éloignés, mais non ceux qui sont rapprochés.
Myopie	Trouble de la réfraction qui fait en sorte que les rayons de lumière entrent dans l'œil et se concentrent à l'avant de la rétine. Les personnes qui en sont atteintes voient clairement les objets rapprochés, mais non ceux qui sont éloignés.
Presbytie	Trouble de la vision rapprochée qui touche les adultes d'âge moyen et les personnes âgées. Elle est causée par une perte d'élasticité du cristallin, associée au vieillissement.
Strabisme	Anomalie de la vision binoculaire congénitale ou acquise où un œil ou chacun des deux yeux peut être dévié. Les muscles qui contrôlent les mouvements des yeux ne sont pas coordonnés.
Cataractes	Trouble caractérisé par une opacité croissante du cristallin qui empêche les rayons de lumière d'entrer dans l'œil. Les cataractes peuvent apparaître lentement et progressivement après l'âge de 35 ans, ou subitement à la suite d'un traumatisme. Il s'agit d'un trouble fréquent puisque la plupart des adultes auront connu des troubles visuels liés aux cataractes avant l'âge de 70 ans.
Glaucome	Maladie de l'œil avec atteinte du nerf optique, secondaire le plus souvent à une augmentation de la pression intraoculaire (le glaucome peut parfois se présenter avec une pression normale). La cause de cette augmentation de pression découle d'un empêchement à l'écoulement de l'humeur aqueuse. S'il n'est pas traité, ce trouble peut entraîner la cécité.
Astigmatisme	Trouble de la réfraction caractérisé par le fait que les rayons de lumière parallèles ne se concentrent pas en un seul point sur la rétine en raison de la courbure inégale de la cornée ou du cristallin.
Dégénérescence maculaire liée à l'âge (DMLA)	Trouble caractérisé par une vision centrale floue qui s'installe le plus souvent progressivement, et parfois de façon soudaine, et qui est causé par une dégénérescence progressive du centre de la rétine. Il s'agit du trouble visuel le plus courant chez les adultes de plus de 50 ans et la principale cause de cécité chez les personnes âgées. Il n'existe aucun traitement curatif, mais certains traitements permettent de ralentir la maladie (des multivitamines avec antioxydants pour la DMLA atrophique, qui est la plus fréquente, et, pour la DMLA exsudative, des traitements au laser ou des injections intravitréennes de substances anti-angiogéniques).
Rétinopathie	Trouble oculaire sans inflammation causé par des changements dans les vaisseaux sanguins rétiniens. Il s'agit d'une cause importante de cécité.

pour être en mesure d'évaluer la vision de près. Par la suite, l'infirmière procède à l'évaluation de la vision éloignée. Celle-ci se mesure à l'aide de l'échelle de Snellen (sur papier ou en projection à l'écran) **FIGURE 23.17**. L'infirmière détermine en premier la vision sans verres correcteurs, puis demande au client de se placer, en position assise ou debout, à 6 m (20 pi) de l'échelle et de lire chaque lettre en commençant par la ligne du haut, d'abord avec l'œil droit, puis avec l'œil gauche (en couvrant l'autre œil d'une cuillère ou d'un cache-œil) et ensuite avec les deux yeux. L'infirmière note la dernière ligne que le client peut lire en entier et inscrit l'acuité visuelle correspondant à cette ligne. Pour considérer la réussite de lecture d'une ligne, le client doit avoir réussi à nommer correctement 50 % des éléments de cette ligne, plus un élément. Le client passe ensuite le même examen avec les verres correcteurs ; l'infirmière doit procéder assez rapidement pour éviter la mémorisation des lettres de l'échelle par le client (Seidel et al., 2006).

En présence d'un client analphabète, l'infirmière se sert d'une échelle de E ou de dessins d'objets familiers ; le client indique à l'infirmière le côté vers lequel chaque E est orienté ou nomme l'objet qu'elle lui montre plutôt que de lire des lettres. L'infirmière doit vérifier l'acuité visuelle de chaque œil séparément, puis des deux yeux en même temps.

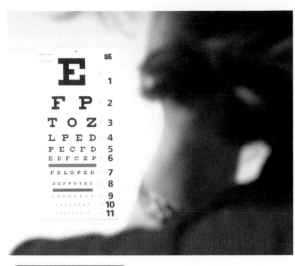

FIGURE 23.17 Technique de l'examen visuel avec l'échelle de Snellen

L'échelle de Snellen comporte des nombres normalisés à la fin de chaque ligne; le numérateur est 20, et il exprime la distance entre le client et l'échelle (en pieds). Le dénominateur est la distance nécessaire à un œil normal pour lire les lettres de l'échelle; une vision normale est de 20/20. Plus le dénominateur est élevé, plus l'acuité visuelle du client est faible. Un résultat de 20/40, par exemple, signifie que le client ne réussit à lire une ligne qu'à une distance de 6 m (20 pi) de l'échelle, alors qu'une personne ayant une vision normale peut lire la même ligne à une distance de 12 m (40 pi). L'infirmière note aussi l'acuité visuelle par « sc » (sans correction) ou « cc » (avec correction) pour le client qui porte des lunettes ou des verres de contact. Si le client ne parvient pas à lire les plus grandes lettres ou à distinguer les plus gros dessins de l'échelle, l'infirmière évalue sa capacité à compter les doigts levés ou à percevoir la lumière. Elle place tout d'abord sa main à 30 cm de la figure du client et lui demande de compter le nombre de doigts levés puis, pour évaluer la perception de la lumière, elle dirige un stylo-projecteur vers les yeux du client. Le client capable de reconnaître une lumière allumée ou non possède une perception parfaite de la lumière.

La vision de près peut être évaluée à l'aide d'une échelle de dépistage de la vue. L'infirmière demande au client de tenir la carte de l'échelle à une distance convenable de ses yeux (de 15 à 30 cm) et de lire la ligne qui comprend les plus petits caractères. Pendant ou après l'évaluation de la vision, l'infirmière peut faire de l'enseignement au client quant à l'examen périodique de la vue et aux troubles oculaires **ENCADRÉ 23.14**.

Mouvement extraoculaire

Les mouvements de l'œil sont contrôlés par six petits muscles. Les deux yeux bougent parallèlement dans chacune des six directions du regard

FIGURE 23.18. Le client, assis ou debout, fait face à l'infirmière, à une distance de 60 cm. L'infirmière lève un doigt à une distance de 15 à 30 cm des yeux du client. Ce dernier suit des yeux le déplacement du doigt de l'infirmière en ne bougeant pas la tête. L'infirmière déplace son doigt vers la droite et la gauche, et en diagonale vers le haut, le bas, la droite et la gauche ; son doigt bouge lentement à l'intérieur du champ de vision binoculaire du client.

Alors que le client suit chacune des directions, l'infirmière observe le mouvement parallèle des yeux, la position de la paupière supérieure par rapport à l'iris et les mouvements anormaux. Lorsque les yeux se déplacent d'une direction à l'autre, la paupière supérieure ne devrait couvrir que légèrement l'iris. L'infirmière arrête parfois de bouger son doigt et observe le **nystagmus**, une oscillation rythmique et involontaire des yeux. L'infirmière peut également provoquer elle-même un nystagmus chez un client dont les mouvements des yeux sont normaux en lui demandant de fixer son regard sur les côtés à une grande distance. Les anomalies des mouvements oculaires sont des manifestations de lésions localisées aux muscles de l'œil ou aux structures de soutien, ou proviennent d'affections des nerfs crâniens (NC) qui innervent les muscles extraoculaires.

L'infirmière peut aussi vérifier l'alignement des yeux par l'évaluation du reflet lumineux sur la cornée. Un mauvais alignement peut résulter de la faiblesse ou du déséquilibre des muscles extraoculaires. Dans une pièce sombre, l'infirmière place le stylo-projecteur à une distance de 60 à 90 cm et dirige la lumière à l'intérieur de l'arête du nez du client alors que celui-ci regarde droit devant lui. La lumière devrait se refléter au même endroit sur la cornée de chaque œil. Si, au contraire, la lumière se reflète à un endroit différent, l'infirmière peut conclure à une anomalie.

Champ de vision

Lorsqu'une personne regarde droit devant elle, elle devrait normalement voir tous les objets en périphérie. Pour évaluer les champs visuels, l'infirmière demande au client de se placer à 60 cm en face d'elle, debout ou assis, les yeux à la même hauteur que les siens. Le client ferme ou couvre un œil (p. ex., le gauche) et regarde l'infirmière, bien en face, de l'autre œil. L'infirmière ferme son œil opposé (dans ce cas, le droit) pour que son champ de vision se superpose à celui du client. Elle place ensuite son doigt à égale distance entre elle et le client, à l'extérieur du champ de vision, et le ramène lentement à l'intérieur du champ de vision. Le client doit indiquer le moment où apparaît le doigt de l'infirmière. Si cette dernière voit son doigt avant le client, elle peut conclure que le champ de vision du client est en partie restreint.

Pour évaluer le champ de vision temporal, l'infirmière place son doigt un peu en arrière du client (elle doit absolument voir son doigt), puis refait l'examen pour les champs de vision de l'autre œil.

Structures externes de l'œil

Pour inspecter les structures externes de l'œil, l'infirmière se tient debout et se place en face du client, les yeux à la même hauteur que les siens, et elle lui demande de regarder son visage.

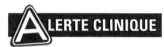

ALERTE CLINIQUE

Les troubles de champ de vision augmentent les risques d'accident, car le client ne peut voir tous les objets autour de lui. Il arrive fréquemment que la vision périphérique de la personne âgée diminue en raison d'une modification du cristallin.

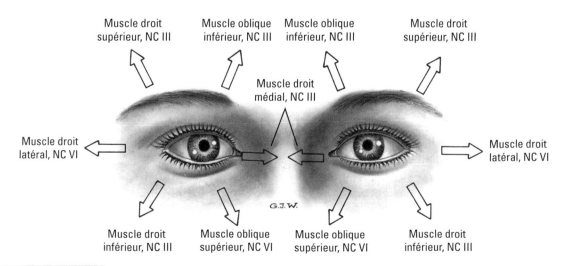

FIGURE 23.18 Muscles et nerfs crâniens impliqués dans les six mouvements oculaires

Source : Adapté de Seidel, H.M., Ball, J.W., Dains, J.E., & Benedict, G.W. (2006). *Mosby's guide to physical examination* (6th ed.). St. Louis, Mo. : Mosby.

Position et alignement

L'infirmière évalue la position des yeux, l'un par rapport à l'autre ; ceux-ci devraient être parallèles. Lorsque les deux yeux sont protubérants (**exophtalmie**), l'infirmière peut se trouver en présence d'une hyperthyroïdie. Une tumeur ou une inflammation de l'orbite peut également provoquer une **protrusion** du globe oculaire. Les yeux qui se croisent (strabisme) sont quant à eux le résultat de troubles neuromusculaires ou d'anomalies héréditaires.

Sourcils

Les sourcils sont le plus souvent symétriques. L'infirmière inspecte la largeur, la longueur, l'alignement et le mouvement des sourcils ainsi que la texture des poils. Le vieillissement entraîne une perte du tiers latéral des sourcils. L'infirmière regarde le client hausser et froncer les sourcils. Normalement, ils bougent symétriquement. L'incapacité de bouger les sourcils indique une paralysie des nerfs crâniens VII.

Paupières

L'infirmière examine la position, la coloration et l'état de la surface des paupières. Elle note également l'état et la direction des cils, et la capacité du client à fermer et à ouvrir les yeux ainsi qu'à battre des paupières. Lorsque les yeux sont ouverts, les paupières ne devraient pas recouvrir la pupille, et la sclérotique au-dessus de l'iris ne devrait pas être visible. Les paupières sont également très près des globes oculaires, et un affaissement anormal des paupières (**ptose**) découle d'un œdème ou d'une atteinte du troisième nerf crânien. Le client peut aussi présenter des anomalies de position du bord libre des paupières. Chez la personne âgée, le bord libre des paupières est souvent éversé, c'est-à-dire tourné vers l'extérieur (**ectropion**) ou en rétroversion (**entropion**). En cas d'entropion, les cils peuvent provoquer une irritation de la conjonctive ou de la cornée, augmentant ainsi les risques d'infection. Les cils sont habituellement distribués de façon uniforme et courbés vers l'extérieur, en s'éloignant de l'œil. Un gonflement jaune ou érythémateux (**orgelet**) sur le follicule d'un cil est le signe d'une infection purulente aiguë.

Pour inspecter la surface des paupières supérieures, l'infirmière demande au client de fermer les yeux, et elle soulève doucement les deux sourcils à l'aide du pouce et de l'index pour étirer la peau. Les paupières doivent être lisses et présenter la même coloration que la peau du visage. Une rougeur indique la présence d'inflammation ou d'infection. Une paupière œdé-

mateuse peut être causée par des allergies, ou une insuffisance cardiaque ou rénale. L'œdème empêche les paupières de fermer. L'infirmière inspecte les lésions à la recherche de particularités, de malaises typiques et d'écoulement. S'il y a écoulement, l'infirmière doit porter des gants non stériles.

Les paupières ferment de façon symétrique. Si elles ne ferment pas complètement, la cornée risque de sécher (**kératite** d'exposition), problème fréquent du client inconscient ou atteint de paralysie du nerf facial.

Pour inspecter les paupières inférieures, l'infirmière demande au client d'ouvrir les yeux, et elle évalue les mêmes caractéristiques que celles qu'elle a étudiées pour les paupières supérieures.

Une personne bat des paupières de façon involontaire et simultanée jusqu'à 20 fois par minute ; ce réflexe permet d'humidifier la cornée. L'infirmière inscrit au dossier du client tout battement absent ou irrégulier, rapide ou monoculaire (d'un seul œil).

Appareil lacrymal

La surface antérieure de l'œil, composée de la cornée et de la conjonctive, est humidifiée ou lubrifiée par les larmes que sécrètent les glandes lacrymales **FIGURE 23.19**. Ces dernières se situent dans la région antérieure de l'orbite, à la partie supéro-externe de sa paroi. Les larmes coulent de la glande et circulent en traversant la surface de l'œil jusqu'au conduit lacrymal situé à l'angle médial de l'œil. La glande lacrymale peut être infectée ou présenter des tumeurs. L'infirmière en inspecte la région à la recherche d'œdème ou d'érythème. Une délicate palpation permet de déceler de la douleur. La glande lacrymale est habituellement impossible à palper.

■ **Protrusion :** État anormal d'un organe (ou d'une partie d'un organe) poussé en avant à la suite d'un processus pathologique (affection quelconque).

■ **Kératite :** Affection de la cornée, d'origine inflammatoire ou infectieuse.

■ **Ptose :** Descente ou placement anormalement bas d'un organe.

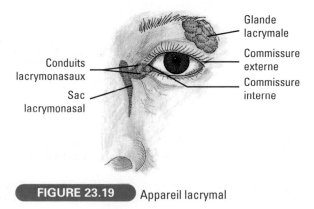

FIGURE 23.19 Appareil lacrymal

Le conduit lacrymonasal peut être obstrué, empêchant les larmes de couler. Si le client se plaint de larmes abondantes, l'infirmière doit examiner l'angle médial de l'œil pour chercher la présence d'œdème. Une palpation légère du conduit au niveau de la paupière inférieure, à l'intérieur de l'anneau orbitaire inférieur et du côté opposé au nez, peut provoquer un écoulement de larmes.

Conjonctive et sclérotique

La conjonctive bulbaire (ou oculaire) recouvre la surface apparente du globe oculaire jusqu'à la limite de la cornée. La conjonctive palpébrale est la membrane délicate qui recouvre l'intérieur des paupières. Les conjonctives sont habituellement transparentes ; l'infirmière peut donc observer facilement les minuscules vaisseaux sanguins sous-jacents qui leur donnent leur couleur rose pâle. La sclérotique, de couleur porcelaine chez les Blancs et jaune pâle chez les Noirs, est visible sous la conjonctive bulbaire. Chez le client atteint d'une maladie hépatique, la sclérotique peut changer de couleur, et prendre des teintes de jaune ou de vert. L'infirmière doit faire preuve de prudence lorsqu'elle inspecte les conjonctives. Pour bien mettre en évidence la conjonctive bulbaire, elle doit déprimer les paupières sans exercer de pression directe sur le globe oculaire. L'infirmière procède avec douceur à l'aide du pouce et de l'index qu'elle appuie sur les orbites osseuses inférieure et supérieure. Elle

Une conjonctive pâle est un signe d'anémie, alors qu'un aspect rouge flamboyant indique qu'il y a de l'inflammation.

demande ensuite au client de regarder vers le haut puis vers le bas, d'un côté puis de l'autre. De nombreuses personnes clignent alors des yeux, rendant l'examen plus difficile. L'infirmière inspecte la couleur et la texture de la conjonctive, et s'assure qu'il n'y a pas d'œdème ou de lésions. Une conjonctive normale ne présente pas d'érythème, alors qu'une rougeur peut indiquer une **conjonctivite** causée par une allergie ou une infection. De plus, une hémorragie sous-conjonctivale se manifeste habituellement par la présence de sang rouge clair entouré d'une conjonctive d'apparence normale.

Pour inspecter la conjonctive palpébrale, l'infirmière doit procéder à l'éversion de la paupière inférieure en la tirant délicatement vers le bas avec le pouce et l'index **FIGURE 23.20**. Elle peut également demander au client de renverser lui-même sa paupière. Une conjonctive pâle est un signe d'anémie, alors qu'un aspect rouge flamboyant indique qu'il y a de l'inflammation (conjonctivite). La conjonctivite est une infection très contagieuse, et l'écoulement séché qui s'accumule sur le bord des paupières peut facilement se propager à l'autre œil. L'infirmière doit par conséquent porter des gants non stériles pour effectuer l'examen, et se laver les mains avant et après celui-ci.

Cornée

La cornée est la partie transparente de l'œil qui recouvre la pupille et l'iris. De côté, la cornée ressemble au verre d'une montre. Pour inspecter la transparence et la texture de la cornée, l'infirmière demande au client de regarder droit devant lui, et elle utilise un stylo-projecteur pour éclairer toute la surface de la cornée, qui doit être luisante, transparente et lisse. Chez la personne âgée, la cornée a toutefois tendance à perdre son lustre. Une irrégularité de la surface peut signaler une abrasion ou une déchirure, toutes deux très douloureuses, et requiert une attention immédiate du médecin. Sous la cornée, la coloration et les détails de l'iris doivent être aisément perceptibles. En vieillissant, la cornée perd son éclat, et un mince cerceau blanc appelé **arc sénile** se forme sur son contour ; cette caractéristique n'est toutefois pas normale avant l'âge de 40 ans.

Pupilles et iris

L'infirmière observe la taille, la forme et la symétrie des pupilles ainsi que leur accommodation et leur réaction à la lumière. Les pupilles sont

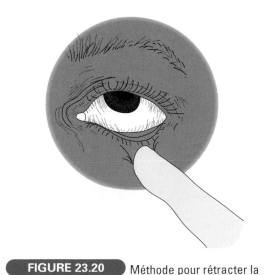

FIGURE 23.20 Méthode pour rétracter la paupière inférieure

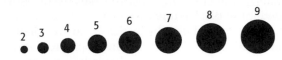

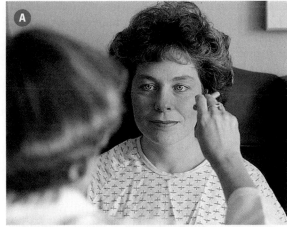

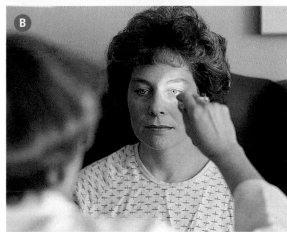

FIGURE 23.21 Taille de la pupille, échelle en millimètres

habituellement noires, rondes, de forme régulière et de même taille (de 3 à 7 mm de diamètre) **FIGURE 23.21**. L'iris doit être nettement visible. Une pupille voilée est un signe de cataracte, alors qu'une pupille dilatée peut indiquer la présence de glaucome ou de traumatisme, ou être causée par des médicaments pour les yeux (p. ex., l'atropine) ou un manque d'opioïdes. Une constriction de la pupille peut révéler une inflammation de l'iris ou une consommation de drogues (pilocarpine, morphine ou cocaïne). Une pupille de la taille d'une tête d'épingle indique une intoxication aux opioïdes. Un faisceau lumineux projeté à travers la pupille, jusqu'à la rétine, stimule le troisième nerf crânien, qui innerve les muscles de l'iris et les fait se contracter. Une anomalie le long de la voie nerveuse, de la rétine à l'iris, diminue la capacité de la pupille à réagir à la lumière. La réaction pupillaire peut aussi être touchée par des changements de pression intracrânienne, des lésions le long des chaînes nerveuses, des applications locales de traitements ophtalmiques ou des traumatismes directs à l'œil.

Le réflexe pupillaire à la lumière et la réaction pupillaire à l'accommodation doivent être évalués dans une pièce obscure. L'infirmière demande au client de regarder droit devant lui, elle place le stylo-projecteur sur le côté du visage de celui-ci et éclaire la pupille **FIGURE 23.22**. Le client ne doit pas regarder la lumière pour ne pas fausser la réaction à l'accommodation. Une pupille éclairée directement se contracte, de même que la pupille de l'autre œil. L'infirmière observe la rapidité et la symétrie du réflexe. Elle répète ensuite l'opération pour l'autre œil. Pour évaluer l'accommodation, l'infirmière demande au client de fixer un objet éloigné (p. ex., le mur du fond de la pièce), puis un objet servant à l'évaluation (doigt ou crayon) que l'infirmière place à une distance d'environ 10 cm de l'arête du nez du client. En regardant des objets rapprochés, les pupilles devraient converger et s'accommoder par constriction. Les réponses pupillaires doivent être les mêmes pour chaque œil. L'évaluation de l'accommodation n'est néces-

FIGURE 23.22 A. Pour vérifier les réflexes pupillaires, l'infirmière pointe tout d'abord le stylo-projecteur en direction du côté du visage de la cliente. B. Lorsque la pupille est éclairée, elle se contracte.

saire que si le client présente une anomalie à la réaction à la lumière (Seidel et al., 2006). Si la réaction pupillaire est normale à tous les tests, l'infirmière inscrit l'acronyme PERRLA (**p**upilles **é**gales, **r**ondes, **r**éactives à la **l**umière et à l'**a**ccommodation) au dossier du client.

Structures internes de l'œil

L'intérieur de l'œil ne peut être observé sans **ophtalmoscope,** un instrument qui permet d'examiner les structures internes de l'œil dont la rétine, la choroïde, la papille optique (ou disque du nerf optique), la **macula**, la **fovéa** et les vaisseaux rétiniens. Cet instrument doit être utilisé impérativement pour les clients qui souffrent de diabète, d'hypertension ou de troubles intracrâniens. L'instrument se compose de piles insérées dans le manche, de deux cadrans ou disques, et

■ **Macula :** Région centrale de la rétine où les impressions visuelles ont une précision et une netteté maximales.

■ **Fovéa :** Dépression centrale de la rétine dont le fond consiste en une couche de cônes photorécepteurs et où l'acuité visuelle est maximale.

23

Le chapitre 14 de *L'examen clinique et l'évaluation de la santé* (Jarvis, 2009) décrit l'examen des yeux.

L'infirmière doit être habile à manipuler l'ophtalmoscope autant de la main gauche que de la main droite.

d'une ouverture pour l'observation **FIGURE 23.23**. Le cadran situé immédiatement au-dessus du manche permet de changer la réflexion de la lumière et comprend cinq lentilles, et une grande lumière blanche utilisée pour l'examen général. Le cadran situé au-dessus du manche permet de faire la mise au point et de choisir la lentille appropriée en le tournant dans le sens des aiguilles d'une montre. L'infirmière doit être habile à manipuler l'ophtalmoscope autant de la main gauche que de la main droite. De l'index, elle doit faire tourner le cadran des lentilles. L'infirmière allume tout d'abord la lumière blanche, puis place le cadran à 0 et fait la mise au point par l'ouverture sur un élément proche, comme la paume de la main. Au cours de l'examen, elle doit garder les deux yeux ouverts lorsqu'elle regarde par l'ouverture.

L'examen doit se faire dans une pièce obscure où le client et l'infirmière adoptent une position confortable, debout ou assise, face à face, et les yeux à la même hauteur. Le client qui porte des lunettes doit les enlever, mais celui qui a des verres de contact peut les conserver. L'infirmière procède ensuite à l'examen en allumant l'ophtalmoscope et en plaçant la lentille à 0 ; son index demeure sur le cadran des lentilles pour réajuster l'appareil, si nécessaire. L'infirmière se sert de sa main droite et de son œil droit pour examiner l'œil droit du client, et de sa main gauche et de son œil gauche pour examiner l'œil gauche.

Alors que le client regarde droit devant lui, l'infirmière se place à une distance d'environ 25 cm et à 25° en dehors de la direction du champ visuel du client. Puis, en tenant l'ophtalmoscope tout près de sa figure, elle dirige la lumière sur la pupille **FIGURE 23.24**.

Elle devrait alors voir apparaître sur la pupille une lueur orangée et brillante appelée reflet rétinien, et, à la lumière de l'ophtalmoscope, la pupille du client se contracte. L'infirmière se concentre sur le reflet rétinien pendant qu'elle approche la lumière lentement vers la pupille ; elle doit demeurer détendue et garder les deux yeux ouverts. Une fois la lumière suffisamment près de la pupille du client, l'infirmière fait la mise au point grâce aux lentilles et commence à observer les structures internes du fond de l'œil. Elle procède ainsi à l'inspection de la taille, de la couleur et de la clarté de la papille optique, à la vérification de l'intégrité des vaisseaux et à l'examen de l'aspect de la macula et de la fovéa. L'infirmière devrait normalement observer :

- la papille optique, d'un jaune clair ;
- la rétine, de couleur rose tirant sur le rouge chez les personnes de race blanche ou plus foncée chez les clients de race noire **FIGURE 23.25** ;
- les artères, d'un rouge pâle, et les veines, d'un rouge foncé ;
- la différence de taille entre les veines et les artères, qui devrait être de 3:2 ;
- la macula.

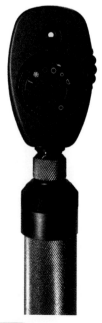

FIGURE 23.23 Ophtalmoscope

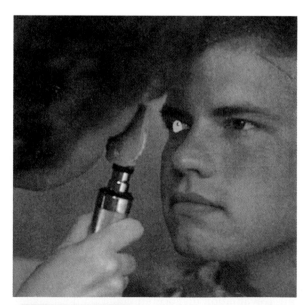

FIGURE 23.24 Pour observer l'intérieur de l'œil, l'infirmière se rapproche de la pupille en projetant la lumière de l'ophtalmoscope sur le reflet rétinien.

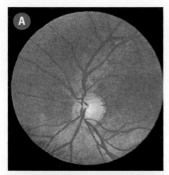

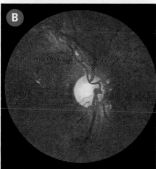

FIGURE 23.25 A. Fond de l'œil d'un client blanc. B. Fond de l'œil d'un client noir.

Le fond de l'œil ne doit pas être éclairé trop longtemps, car la lumière vive de l'ophtalmoscope est irritante, et peut, à la longue, provoquer un malaise ou produire des larmes.

23.7.3 Oreilles

L'oreille comprend trois parties : l'oreille externe, l'oreille moyenne et l'oreille interne **FIGURE 23.26**.

L'infirmière inspecte et palpe les structures de l'oreille externe, examine les structures de l'oreille moyenne à l'aide d'un otoscope et évalue l'acuité auditive de l'oreille interne du client **TABLEAU 23.18**. L'oreille externe comprend le pavillon, le conduit auditif externe et la membrane tympanique (tympan). Le conduit auditif est normalement courbé et mesure environ 2,5 cm chez l'adulte. La peau du conduit auditif est ridée, recouverte de poils fins, et pourvue de terminaisons nerveuses et de glandes qui sécrètent le cérumen. L'oreille moyenne est une cavité remplie d'air qui renferme trois osselets (le marteau, l'enclume et l'étrier). Elle est reliée au rhinopharynx par la trompe d'Eustache, qui sert à équilibrer la pression entre l'atmosphère extérieure et l'oreille moyenne. L'oreille interne se compose de la cochlée, du vestibule et des canaux semi-circulaires. La connaissance des mécanismes de la transmission du son permet à l'infirmière de déterminer la nature des problèmes auditifs. Les différentes étapes de la transmission du son sont les suivantes :

- Les ondes sonores présentes dans l'air pénètrent l'oreille externe par le conduit auditif externe ;
- Les ondes sonores atteignent la membrane du tympan et la font vibrer ;
- Les vibrations sont transmises à travers l'oreille moyenne par la chaîne d'osselets jusqu'à l'ouverture ovale de l'oreille interne ;
- La cochlée reçoit les vibrations sonores ;
- Les influx nerveux produits par la cochlée sont propagés au nerf auditif (nerf crânien VIII), puis au cortex cérébral.

Pour découvrir le mécanisme de l'audition, consultez les animations présentées au www.cheneliere.ca/potter.

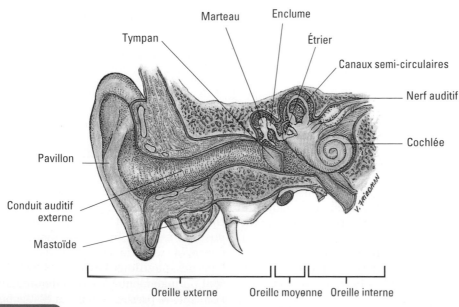

FIGURE 23.26 Structures de l'oreille externe, moyenne et interne

TABLEAU 23.18 — Données à recueillir au cours de l'examen des oreilles

DONNÉES	JUSTIFICATIONS
Demander au client s'il a déjà souffert de douleur à l'oreille, de démangeaisons, d'écoulements, de vertiges, d'acouphène (tintement dans l'oreille) ou s'il a remarqué que son audition avait subi des changements.	Ces signes et ces symptômes sont des indices d'infection ou de surdité.
Évaluer les facteurs de risque de troubles auditifs : • Nourrissons/enfants : hypoxie à la naissance, méningite, poids de moins de 1 500 g à la naissance, histoire familiale de surdité, anomalies congénitales du crâne ou du visage, infections intra-utérines non bactériennes (p. ex., la rubéole, l'herpès), mère toxicomane, bilirubine très élevée, traumatisme crânien. • Adultes : exposition à des bruits industriels ou récréatifs, maladie génétique (p. ex., la maladie de Ménière), trouble neurodégénératif.	Les facteurs de risque prédisposent le client à la surdité permanente. L'ouïe du nourrisson ne peut être évaluée de façon adéquate seulement par l'examen visuel des oreilles.
Évaluer l'exposition du client aux bruits forts dans le milieu de travail et s'informer des dispositifs de protection présents.	Une exposition prolongée aux bruits peut entraîner une surdité temporaire ou permanente.
Noter les comportements caractéristiques de surdité chez le client : il ne répond pas lorsqu'on s'adresse à lui, il demande de répéter, il se penche sur le côté pour entendre ou, chez l'enfant, il manque d'attention ou a un timbre monotone.	Les personnes atteintes de surdité se comportent différemment pour s'adapter à leur environnement.
Se renseigner sur les doses d'aspirine ou de médicaments ototoxiques (p. ex., aminoglucosides, furosémide, streptomycine, cisplatine, acide étacrynique) prises par le client.	La surdité est un effet secondaire de certains médicaments.
Vérifier l'utilisation d'appareils auditifs par le client.	L'infirmière peut évaluer l'habileté du client à s'occuper de ses appareils et ajuster le ton de sa voix pour être comprise par ce dernier.
Noter l'apparition d'un trouble auditif et les facteurs de prédisposition à celui-ci, l'oreille concernée et les conséquences sur les AVQ du client.	L'infirmière peut déterminer la nature et la gravité du trouble auditif.
Se renseigner sur les épisodes répétés d'accumulation de cérumen dans l'oreille.	L'accumulation de cérumen est une cause fréquente de surdité de transmission.

Jugement clinique

Madame Brown fait souvent répéter ce qu'on lui dit, et l'infirmière soupçonne que la cliente n'a pas une bonne audition. D'après le tableau ci-contre, relevez les données pertinentes à recueillir pour évaluer l'audition de la cliente.

Les causes associées aux troubles auditifs sont multiples : dysfonctionnement mécanique (blocage du conduit par le cérumen ou par un corps étranger), traumatisme (corps étranger ou exposition au bruit), troubles neurologiques (atteinte du nerf auditif), maladies aiguës (infection virale) et effets toxiques de certains médicaments.

Pavillons

Une fois le client installé confortablement en position assise, l'infirmière inspecte la taille, la forme, la symétrie, les points de repère et la couleur des pavillons **FIGURE 23.27**. Ces derniers sont normalement à la même hauteur, en position verticale ou presque. Le point d'attache supérieur

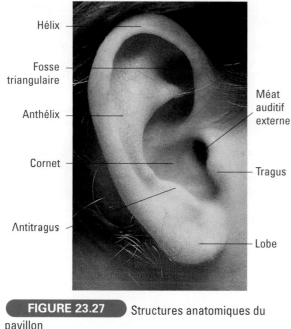

FIGURE 23.27 Structures anatomiques du pavillon

Hélix
Fosse triangulaire
Anthélix
Cornet
Antitragus
Méat auditif externe
Tragus
Lobe

Source : Adapté de Seidel, H.M., Ball, J.W., Dains, J.E., & Benedict, G.W. (2003). *Mosby's guide to physical examination* (5ᵉ ed.). St. Louis, Mo. : Mosby.

du pavillon est en ligne droite avec l'angle externe de l'œil. Une oreille basse ou placée à un angle inhabituel est un signe d'anomalie chromosomique (p. ex., le syndrome de Down). Le pavillon de l'oreille ne devrait pas présenter de nævus, de kyste, de malformation ou de nodule, et devrait avoir la même coloration que celle du visage. Une coloration rouge du pavillon de l'oreille indique une inflammation ou de la fièvre. À l'opposé, une coloration pâle suggère une engelure.

L'infirmière palpe ensuite les pavillons pour en examiner la texture, en évaluer la sensibilité et y détecter des lésions. Les pavillons des oreilles sont normalement lisses et sans lésion. Si le client se plaint de douleur, l'infirmière tire délicatement le pavillon en appuyant sur le tragus et palpe derrière l'oreille, au-dessus de l'apophyse mastoïdienne. Une palpation douloureuse de l'oreille externe laisse présumer une infection de celle-ci. Si, au contraire, la palpation du pavillon et du tragus n'est pas douloureuse, l'infection peut être localisée dans l'oreille moyenne. Une mastoïdite se manifeste par la présence de douleur dans la région de la mastoïde.

L'infirmière inspecte la taille de l'ouverture du conduit auditif et regarde s'il y a présence d'écoulement odorant ou non. Le méat ne devrait être ni enflé ni obstrué. Il est normal d'y trouver du **cérumen,** une substance cireuse et jaune. Par ailleurs, un écoulement jaunâtre ou

verdâtre à l'odeur fétide peut signaler une infection ou la présence d'un corps étranger.

Le cérumen a pour rôle de protéger les oreilles, mais il arrive qu'il se compacte trop. Le plus souvent, un bouchon de cérumen se forme parce qu'un objet a été introduit dans le conduit auditif externe, souvent en essayant de le nettoyer. Difficile à enlever, le bouchon donne l'impression d'avoir l'oreille obstruée. Les symptômes suivants peuvent indiquer une accumulation de cérumen : perte partielle de l'ouïe, maux d'oreilles, bourdonnements ou tintements dans l'oreille, ou sensation d'oreilles bouchées.

Une palpation douloureuse de l'oreille externe laisse présumer une infection de celle-ci.

Conduits auditifs et tympans

Les structures profondes de l'oreille moyenne et de l'oreille interne peuvent être observées à l'aide d'un **otoscope.** Il existe des spéculums de différentes tailles qui permettent un ajustement à la largeur du conduit auditif afin d'y visualiser les structures internes. Avant d'insérer le spéculum, l'infirmière vérifie la présence de corps étrangers dans l'ouverture du conduit auditif. Pour éviter les blessures au conduit auditif ou à la membrane du tympan, le client ne doit pas bouger la tête pendant l'examen. Les nourrissons et les jeunes enfants doivent souvent être immobilisés. L'infirmière installe le nourrisson en position de décubitus dorsal, les bras maintenus sur les côtés, et sa tête est tournée d'un côté. Quant au jeune enfant, il peut s'asseoir sur les genoux de l'un de ses parents, qui le maintiendra immobile.

Pour insérer correctement le spéculum, l'infirmière demande au client de pencher légèrement la tête vers l'épaule opposée. Elle appuie le manche de l'otoscope dans l'espace compris entre son pouce et son index, et le maintient à l'aide du majeur. La paume demeure libre et peut être appuyée sur la tête du client, stabilisant ainsi l'otoscope une fois qu'il est inséré dans le conduit auditif (Seidel et al., 2006). L'otoscope peut être tenu de deux façons différentes :

- La première prise consiste à tenir le manche le long du visage du client, et à placer les doigts sur son visage ou son cou ;
- La seconde prise consiste à renverser l'otoscope, et à l'appuyer légèrement sur le côté de la tête du client ou sur sa joue.

Cette dernière technique, utilisée particulièrement pour les enfants, permet d'éviter les mouvements accidentels où l'otoscope pénétrerait plus profondément dans le conduit auditif. Pour les adultes et les enfants âgés de plus de

■ **Collabé :** Relatif à une cavité dont les parois sont affaissées à la suite d'une affection ou d'une intervention.

trois ans, l'infirmière insère l'otoscope, et tire le pavillon vers le haut et l'arrière **FIGURE 23.28**, ce qui entraîne le redressement du conduit auditif. Chez le nouveau-né, cet examen s'avère plus difficile à cause des variations constitutionnelles qui contribuent à rendre malaisé l'examen des tympans. Ces variations se caractérisent par un conduit auditif externe dont la direction est oblique vers le bas et en avant, avec des parois souples et **collabées,** et par une membrane tympanique épaisse se positionnant selon un axe d'autant plus horizontal que l'enfant est petit. Pour les nourrissons, l'infirmière doit tirer le pavillon vers l'arrière et le bas.

L'infirmière insère le spéculum légèrement vers le bas en le faisant pénétrer de 1,0 à 1,5 cm dans le conduit auditif. Cette intervention est délicate, car une éraflure de la paroi sensible du conduit pourrait être douloureuse. Le conduit est rose et uniforme ; le premier tiers, recouvert de poils minuscules, contient un peu de cérumen. L'infirmière observe la couleur du conduit et cherche les signes d'écoulement, de squames, de lésions, de corps étrangers et de cérumen. Celui-ci est ordinairement sec (brun pâle ou gris) et floconneux, ou humide (jaune foncé ou brun) et collant. Un conduit présentant une coloration rouge et de l'écoulement indique une inflammation ou une infection. Chez la personne âgée, l'accumulation de cérumen est un problème courant qui peut entraîner une légère baisse de l'ouïe. Pendant l'examen, l'infirmière se renseigne sur les méthodes employées par le client pour nettoyer le conduit auditif et lui fournit de l'enseignement **ENCADRÉ 23.15**.

La lumière de l'otoscope permet d'observer la membrane du tympan. L'infirmière apprend,

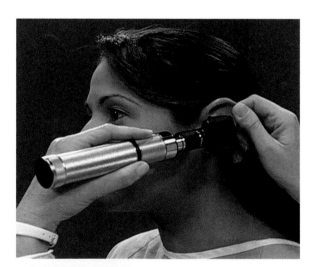

FIGURE 23.28 Examen otoscopique
Source : Tiré de Seidel, H.M, Ball, J.W., Dains, J.E., & Benedict, G.W. (2006). *Mosby's guide to physical examination* (6th ed.). St. Louis, Mo. : Mosby.

ENSEIGNEMENT AU CLIENT

ENCADRÉ 23.15 Soins des oreilles et préservation de l'ouïe

Objectifs
- Le client utilisera la bonne méthode pour nettoyer ses oreilles.
- Le client adoptera les lignes directrices de prévention pour détecter la surdité.

Stratégies d'enseignement
- Conseiller au client d'éviter l'insertion d'objets pointus dans le conduit auditif, car ils pourraient repousser le cérumen plus loin dans l'oreille, causant encore plus de problèmes.
- Conseiller au client de diriger un faible jet d'eau tiède (et non chaude) dans son oreille afin d'amollir la cire, puis de la retirer avec une débarbouillette propre. Parfois, il peut être utile d'introduire délicatement de l'eau chaude dans l'oreille au moyen d'une seringue à embout caoutchouté (poire).
- Mentionner au client de ne pas essayer de laver ses oreilles s'il pense que le tympan est perforé ou si les oreilles coulent (symptômes d'un tympan perforé : mal d'oreille, perte auditive partielle, léger saignement ou écoulement de liquide de l'oreille).
- Conseiller au client de demander à son pharmacien de lui fournir des gouttes auriculaires (offertes en vente libre) qui aident à amollir la cire pour en faciliter le retrait.
- Si le client n'arrive pas à enlever le cérumen facilement, si ses oreilles sont encore bouchées, si les sons semblent feutrés ou si ses conduits auditifs semblent encore obstrués après trois jours de soins, lui conseiller d'appeler son médecin.
- Encourager le client âgé de plus de 65 ans à passer un examen auditif tous les deux ans. Lui expliquer qu'une certaine diminution de l'audition est une conséquence normale du vieillissement.

Évaluation
- Demander au client d'expliquer les techniques appropriées pour se laver les oreilles.
- Au cours d'une visite de suivi, questionner le client sur la fréquence de ses examens auditifs.

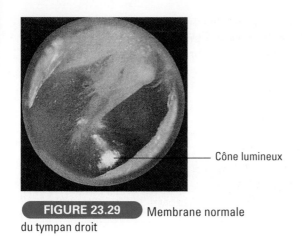

FIGURE 23.29 Membrane normale du tympan droit

— Cône lumineux

avec la pratique, à reconnaître les repères anatomiques communs et leur aspect **FIGURE 23.29**. Elle déplace lentement l'otoscope de manière à voir toute la membrane et ce qui l'entoure. La lumière prend la forme d'un cône lumineux blanc plutôt que d'un cercle en raison de l'angle du tympan par rapport au conduit auditif. Un anneau de cartilage fibreux entoure la membrane ovale. L'ombilic se situe près du centre de la membrane, et le point d'attache du marteau se trouve derrière lui. L'apophyse courte sous-jacente du marteau forme une structure à l'aspect de pommeau, dans le haut de la membrane du tympan. L'infirmière doit inspecter minutieusement la membrane pour s'assurer qu'elle ne comporte ni déchirure ni perforation. Une membrane normale est intacte, translucide, brillante et d'un gris perle. Une membrane bombée rose ou rouge indique une inflammation, alors qu'une teinte blanche signale la présence de pus derrière celle-ci ; la membrane est alors tendue, à l'exception du petit triangle flasque situé tout en haut. Si le tympan est obstrué par le cérumen, l'infirmière peut enlever la cire en toute sécurité en injectant de l'eau tiède dans l'oreille.

Acuité auditive

L'infirmière est souvent en mesure de dire si le client souffre de surdité simplement en conversant avec lui. La surdité peut être de trois types : de transmission (ou de conduction), neurosensorielle ou mixte. La surdité de transmission se caractérise par des ondes sonores qui sont arrêtées alors qu'elles passent de l'oreille externe à la cochlée, située dans l'oreille interne, car elles ne sont pas transmises par les structures de l'oreille externe et de l'oreille moyenne. Par exemple, une

surdité de transmission peut résulter d'une inflammation du conduit auditif ou d'une déchirure de la membrane tympanique. Une surdité neurosensorielle peut toucher l'oreille interne, le nerf auditif ou le centre auditif du cerveau. Le son est transmis à travers les structures de l'oreille externe et de l'oreille moyenne, mais la transmission est interrompue au-delà des osselets. Une surdité mixte est une combinaison de surdité de transmission et de surdité neurosensorielle.

La personne âgée a souvent de la difficulté à entendre les sons et les consonnes à haute fréquence (p. ex., *s*, *z*, *t* et *g*). La diminution graduelle de l'acuité auditive est attribuable à la dégénérescence de la cochlée et à l'épaississement de la membrane du tympan. La personne âgée est particulièrement exposée à une surdité provoquée par une lésion du nerf auditif causée par l'**ototoxicité**, la prise continue de doses élevées d'antibiotiques (p. ex., les aminoglucosides comme la gentamicine, la streptomycine, etc.).

Avant de commencer l'examen, l'infirmière demande au client qui porte un ou des appareils auditifs de les enlever. Elle prend note des réponses du client à ses questions ; ce dernier ne devrait pas lui demander de répéter plusieurs fois la même question. Si elle soupçonne une surdité, l'infirmière examine la réaction du client lorsqu'elle lui parle à voix basse, puis évalue l'acuité auditive une oreille à la fois en demandant au client de boucher l'autre oreille avec un doigt. Elle lui demande également de déplacer doucement son doigt vers le haut et vers le bas pendant l'évaluation. Elle se place debout à une distance de 30 à 60 cm de l'oreille évaluée et se couvre la bouche pour empêcher le client de lire sur ses lèvres, ou elle se place derrière lui. L'infirmière prend une grande inspiration et chuchote doucement en direction de l'oreille libre des nombres au hasard comportant des syllabes également accentuées, tels que 33 et 84. Si nécessaire, elle augmente graduellement l'intensité de sa voix jusqu'à ce que le client répète correctement les nombres. L'autre oreille est ensuite évaluée aux fins de comparaison. Habituellement, les clients entendent clairement les sons chuchotés et répondent correctement à la moitié des questions (Seidel et al., 2006). L'infirmière peut aussi utiliser le tic-tac d'une montre pour évaluer l'acuité auditive. Les mots permettent toutefois une plus grande précision et un meilleur contrôle de l'intensité des sons.

En présence d'un client atteint de surdité, l'infirmière peut avoir recours à des tests plus

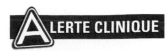
23

Le chapitre 15 de *L'examen clinique et l'évaluation de la santé* (Jarvis, 2009) décrit l'examen des oreilles.

sophistiqués à l'aide d'un diapason ou de l'audiométrie. Pour la plupart des clients, un diapason de fréquence variant de 256 à 512 hertz (Hz) peut être utilisé. Cet instrument permet de comparer l'audition produite par la conduction des osselets et par la conduction de l'air. L'infirmière tient le diapason par le manche dans une main, sans toucher aux branches, et le fait vibrer en le frappant légèrement sur la paume de l'autre main **TABLEAU 23.19**.

TABLEAU 23.19	Épreuves du diapason	
ÉPREUVES ET ÉTAPES	**JUSTIFICATION**	
Épreuve de Weber (latéralisation du son) • Tenir le diapason par le manche, et le frapper légèrement sur le talon ou la paume de la main. • Placer le manche du diapason vibrant sur la ligne médiane du vertex du client ou au milieu de son front **FIGURE A**. • Demander au client de quel côté il entend le son du diapason : également dans les deux oreilles ou d'une oreille mieux que de l'autre.	Le client dont l'acuité auditive est normale devrait entendre le son également dans les deux oreilles. Le client atteint de surdité de transmission entend mieux le son de l'oreille faible, alors que le client atteint de surdité neurosensorielle perçoit le son uniquement de l'oreille saine.	
Épreuve de Rinne (comparaison de la transmission aérienne et osseuse) • Placer le manche du diapason qui vibre sur l'apophyse mastoïde **FIGURE B**. • Noter la durée du son à l'aide d'une montre. • Demander au client d'aviser lorsque le son n'est plus audible ; noter le nombre de secondes. Placer rapidement les branches du diapason qui vibrent toujours à 1 ou 2 cm du conduit auditif et demander au client d'aviser lorsque le son n'est plus audible **FIGURE C**. • Continuer à noter la durée de perception du son par transmission aérienne. • Comparer la durée de perception du son par transmission aérienne à celle par transmission osseuse.	Normalement, le son peut être entendu deux fois plus longtemps lorsqu'il est transmis par l'air que par les os (ratio 2:1). En cas de surdité de transmission, la perception du son transmis par les os a une durée plus longue que celle du son transmis par l'air. En cas de surdité neurosensorielle, la perception du son est plus faible, et dure plus longtemps par la transmission aérienne, mais a un ratio inférieur à 2:1.	

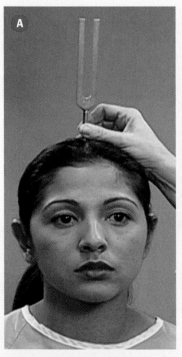

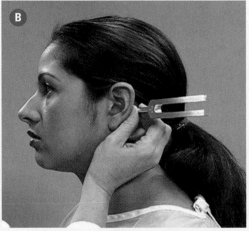

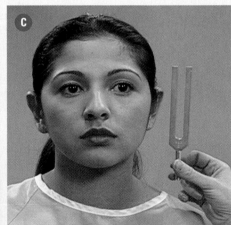

Voyez les résultats normaux et anormaux au cours de l'épreuve de Weber, dans une animation présentée au www.cheneliere.ca/potter.

Source : Illustrations tirées de Seidel, H.M., Ball, J.W., Dains, J.E., & Benedict, G.W. (2006). *Mosby's guide to physical examination* (6th ed.). St. Louis, Mo. : Mosby.

23.7.4 Nez et sinus

À l'aide du stylo-projecteur, l'infirmière examine rapidement chaque narine du client installé en position assise. Afin de procéder à un examen détaillé, elle utilise un spéculum nasal pour inspecter les cornets du nez aux limites des fosses nasales **FIGURE 23.30** et **TABLEAU 23.20**.

Nez

L'infirmière qui inspecte l'extérieur du nez doit observer la forme, la taille, la peau et la couleur de celui-ci, et noter les déformations ou la présence d'inflammation, s'il y a lieu. Le nez est habituellement lisse, symétrique et de la même couleur que le reste du visage. Un traumatisme récent peut provoquer de l'œdème, une décoloration ou une déformation. Si l'infirmière remarque de l'enflure ou une malformation, elle doit palper délicatement l'arête et les tissus mous du nez en plaçant un doigt de chaque côté de la voûte nasale et en les déplaçant lentement, de la racine à la pointe. Elle note toute sensation de douleur, et la présence de masses ou d'anomalies. Les structures nasales sont normalement fermes.

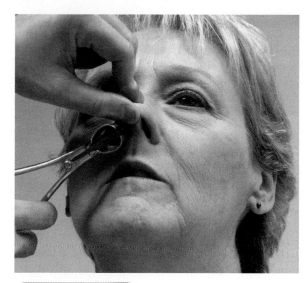

FIGURE 23.30 Inspection du nez à l'aide d'un spéculum nasal

Pendant l'inspiration et l'expiration, l'air circule librement dans le nez. Pour évaluer la perméabilité nasale, l'infirmière place un doigt sur le côté du nez du client pour en obstruer une narine et lui demande de respirer la bouche fermée ; elle refait la

PISTES D'ÉVALUATION CLINIQUE

TABLEAU 23.20	Données à recueillir au cours de l'examen du nez et des sinus
DONNÉES	**JUSTIFICATIONS**
Demander au client s'il a déjà subi un traumatisme au nez.	Un traumatisme peut provoquer une déviation de la cloison nasale et une asymétrie apparente du nez.
Se renseigner sur les antécédents du client en ce qui a trait aux allergies, à l'écoulement nasal, à l'épistaxis ou à l'écoulement rhinopharyngé.	L'histoire de santé peut préciser l'origine ou la nature de l'écoulement nasal ou des sinus.
Dans le cas de présence d'écoulement nasal, en examiner la couleur, la quantité, l'odeur, la durée et les manifestations associées (éternuement, congestion nasale, blocage de la respiration ou respiration par la bouche).	Cette vérification permet d'écarter la présence d'infection, d'allergie ou de consommation de drogues.
Se renseigner sur les antécédents d'épistaxis en indiquant la fréquence des épisodes, la quantité de sang, le traitement et la difficulté à arrêter le saignement.	Ces caractéristiques peuvent révéler des facteurs causals tels qu'un traumatisme, l'utilisation de médicaments ou une sécheresse nasale excessive.
S'informer auprès du client de l'utilisation de vaporisateurs nasaux ou de gouttes nasales.	Une consommation abusive de préparation nasale sans ordonnance peut provoquer des changements physiques de la muqueuse.
Demander au client s'il ronfle quand il dort ou s'il éprouve de la difficulté à respirer.	La difficulté à respirer et le ronflement peuvent être causés par une déviation de la cloison ou par une occlusion nasale.

■ **Épistaxis :** Hémorragie extériorisée par les fosses nasales, communément appelée un saignement de nez.

même procédure pour l'autre narine. Cela permet également de vérifier la fonction olfactive du client. Avec le vieillissement, le nombre de cellules neurosensorielles de l'épithélium olfactif décroît, ce qui entraîne une diminution de l'acuité olfactive. L'absence d'odorat s'appelle une **anosmie.**

En éclairant l'intérieur des narines, l'infirmière inspecte la couleur, les lésions, l'écoulement, le gonflement et les traces de saignement des muqueuses. Une muqueuse nasale normale est rose, humide et sans lésion, alors qu'une muqueuse pâle accompagnée d'un écoulement clair est un signe d'allergie ; un écoulement de mucus suggère une rhinite. L'infection des sinus provoque un écoulement jaunâtre ou verdâtre dans l'arrière-gorge. La consommation régulière de cocaïne ou d'opioïdes par voie intranasale peut provoquer un gonflement de la muqueuse nasale et en augmenter la vascularisation (Friedman, Fleming, Roberts, & Hyman, 1996).

Pour permettre l'examen de la cloison nasale et des cornets, le client doit pencher légèrement la tête vers l'arrière. L'infirmière inspecte l'alignement de la cloison nasale et recherche des signes de perforation et d'hémorragie. La cloison nasale se trouve près de la ligne médiane, et son épaisseur est plus importante à l'avant qu'à l'arrière. Les cornets sont recouverts de membranes muqueuses qui réchauffent et humidifient l'air inspiré. La muqueuse des cornets est rose et humide, et les mucosités sont claires. Une cloison déviée peut bloquer la respiration et rendre difficile l'insertion du tube nasogastrique. Quant à la perforation de la cloison nasale, elle peut découler d'une consommation répétée de cocaïne par voie nasale. L'infirmière note tout **polype** (saillie de la forme d'une tumeur) ou écoulement abondant.

Sinus

Dans le cas d'allergie ou d'infection, la muqueuse des sinus présente de l'inflammation et de l'œdème.

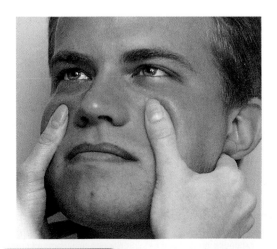

FIGURE 23.31 Palpation du sinus maxillaire

Pour déceler efficacement une douleur aux sinus, l'infirmière palpe les régions frontale et maxillaire du visage **FIGURE 23.31**. La palpation du sinus frontal consiste en une pression exercée sous le sourcil du client à l'aide du pouce et dirigée vers le haut ; cette pression permet de détecter la présence de douleur causée par l'irritation des sinus et d'en déterminer la gravité (une douleur importante au niveau des sinus traduit généralement une irritation ou une inflammation de la muqueuse sinusale comme lors d'une sinusite). L'infirmière doit éviter d'appuyer sur les yeux. L'**ENCADRÉ 23.16** donne les

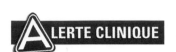
ENSEIGNEMENT AU CLIENT

ENCADRÉ 23.16 Soins du nez et des sinus

Objectifs

- Le client fera un bon usage des vaporisateurs nasaux vendus sans ordonnance.
- Les parents utiliseront une méthode adéquate pour arrêter les saignements de nez de leur enfant.
- Les personnes âgées adopteront des mesures de sécurité quant à la diminution olfactive.

Stratégies d'enseignement

- Mettre en garde le client contre la consommation abusive de vaporisateurs nasaux vendus sans ordonnance, car ils peuvent avoir des effets « rebond » et provoquer des congestions nasales persistantes.
- Renseigner les parents sur la méthode appropriée pour faire cesser les saignements de nez de leur enfant : asseoir l'enfant légèrement penché vers l'avant pour éviter qu'il avale du sang ; exercer une pression sur l'avant du nez à l'aide du pouce et de l'index, et faire respirer l'enfant par la bouche ; appliquer de la glace ou un linge froid sur l'arête du nez si la pression ne parvient pas à arrêter l'écoulement.
- Recommander à la personne âgée d'installer un détecteur de fumée à chaque étage de la maison.
- Aviser la personne âgée de toujours vérifier la date d'expiration indiquée sur les aliments pour s'assurer de leur fraîcheur.

Évaluation

- Demander au client d'expliquer le bon usage des vaporisateurs nasaux vendus sans ordonnance.
- Demander aux parents de décrire et de démontrer la technique à employer pour arrêter les saignements de nez de leur enfant.
- Inspecter la maison du client pour déceler les détecteurs de fumée. S'informer de la possibilité de vérifier quelques aliments au réfrigérateur pour s'assurer de leur fraîcheur.

directives d'enseignement de l'infirmière pour les soins du nez et des sinus.

23.7.5 Bouche et pharynx

Pour examiner la cavité buccale, l'infirmière doit porter des gants non stériles. Elle se servira d'un stylo-projecteur et d'un abaisse-langue, ou encore d'une simple compresse. Le client peut être en position assise ou de décubitus dorsal, et l'infirmière peut faire l'examen de la cavité buccale en même temps qu'elle prodigue les soins d'hygiène buccale **TABLEAU 23.21**.

Lèvres

L'infirmière inspecte la couleur, la texture, l'hydratation, le contour et les lésions des lèvres. Elle observe d'abord les lèvres du client dont la bouche est fermée ; les femmes doivent enlever leur rouge à lèvres. Les lèvres sont normalement roses, humides, symétriques et lisses. Une pâleur des lèvres peut indiquer de l'anémie alors qu'une cyanose péribuccale dénote une hypoxie résultant d'un problème respiratoire ou cardiovasculaire. Des lèvres rouge cerise indiquent une intoxication au monoxyde de carbone. La présence de lésions telles que les nodules ou les ulcères peut être un signe d'infection, d'irritation ou de cancer de la peau.

Muqueuse buccale, gencives et dents

L'infirmière commence l'inspection en demandant au client de sourire tout en fermant bien la bouche, puis elle ouvre doucement les lèvres de ce dernier avec l'index. Les molaires supérieures doivent appuyer directement sur les molaires

PISTES D'ÉVALUATION CLINIQUE

TABLEAU 23.21	Données à recueillir au cours de l'examen de la bouche et du pharynx
DONNÉES	**JUSTIFICATIONS**
Demander au client s'il porte une prothèse dentaire amovible complète ou partielle, et si celle-ci est bien ajustée.	Le client doit enlever sa prothèse dentaire pour que l'infirmière observe et palpe les gencives. Une prothèse dentaire mal ajustée irrite la muqueuse buccale et les gencives.
Se renseigner sur des changements récents de poids ou d'appétit.	Ces manifestations peuvent découler d'un état douloureux de la bouche ou d'une mauvaise hygiène buccale.
Demander au client s'il fume la cigarette, le cigare ou la pipe.	Les fumeurs de tabac sont beaucoup plus exposés au cancer de la bouche et de la gorge, de l'œsophage et des poumons (ACS, 2006).
Demander au client s'il chique ou prise du tabac.	Les clients qui mâchent le tabac ou utilisent le tabac à priser s'exposent à différentes formes de cancer ou de problèmes buccaux. Cette forme de consommation augmente à long terme les risques de cancer des gencives et des joues (ACS, 2006).
Vérifier la consommation d'alcool du client.	Les personnes qui consomment beaucoup d'alcool sont à risque de développer un cancer de la bouche.
Évaluer les pratiques d'hygiène dentaire, y compris l'utilisation de dentifrice au fluorure, la fréquence du brossage des dents et d'utilisation de la soie dentaire, et celle des visites chez le dentiste.	L'examen permet de révéler le besoin du client en matière d'éducation. La parodontite touche avant tout la personne âgée avec une histoire d'accumulation élevée de plaque, de consommation de tabac et de visites irrégulières chez le dentiste.
Demander au client s'il ressent de la douleur en mâchant ou en mangeant. En présence de lésions buccales, le questionner sur l'apparition et la durée de ces dernières. Vérifier les symptômes associés.	Ces signes peuvent être associés à une dent brisée, à des dents qui s'entrechoquent ou à des problèmes liés à l'articulation temporo-mandibulaire. Une grande prudence s'impose au cours des soins d'hygiène buccale.

Le chapitre 16 de *L'examen clinique et l'évaluation de la santé* (Jarvis, 2009) décrit l'examen du nez, de la bouche et de la gorge.

Carie dentaire : Lésion de l'émail de la dent.

inférieures, et les incisives supérieures empiètent légèrement sur les incisives inférieures. Un sourire symétrique révèle une fonction nerveuse normale du visage.

La qualité de l'hygiène dentaire, que l'infirmière peut enseigner au client pendant l'examen, se vérifie par l'inspection des dents **ENCADRÉ 23.17**. L'infirmière observe l'alignement et la position des dents. Pour l'examen de la face arrière des dents, le client doit ouvrir la bouche et garder les lèvres molles. L'infirmière devra peut-être utiliser un abaisse-langue pour repousser les lèvres ou les joues, ou pour examiner les molaires. L'observation de la présence de tartre à la base des dents, de

caries dentaires, des sites d'extraction et de la couleur des dents fait aussi partie de l'examen. Les dents saines devraient être lisses, blanches et brillantes. Une décoloration blanche de l'émail pourrait être un signe avant-coureur de carie, alors que des taches brunes ou noires indiquent la présence avérée des caries. Chez les personnes âgées, la résorption osseuse favorise la perte des dents ou leur fragilité. De plus, elles ont souvent les dents rugueuses et jaunes en raison de la calcification de l'émail et de l'usure générale, qui laissent apparaître la dentine sous-jacente, plus foncée que l'émail.

Avant d'observer la muqueuse et les gencives, l'infirmière s'assure que le client qui porte un appareil dentaire l'a retiré. Elle lui demande ensuite d'ouvrir la bouche pour être en mesure de tirer doucement sa lèvre inférieure tout en l'éloignant des dents pour observer la muqueuse buccale **FIGURE 23.32**. L'infirmière inspecte la couleur, l'hydratation et la texture de la muqueuse ainsi que les lésions qui peuvent s'y trouver telles que les ulcères, les déchirures ou les kystes. La même procédure est utilisée pour la lèvre supérieure. La muqueuse devrait être rose, plus ou moins foncée, lisse et humide. Les éruptions de minuscules papules à peine saillantes et blanchâtres observées fréquemment sur la muqueuse buccale et les lèvres sont des grains de Fordyce, aussi appelés glandes sébacées ectopiques (Seidel et al., 2006).

L'infirmière demande au client d'ouvrir la bouche, puis elle repousse les lèvres ou les joues à l'aide d'un abaisse-langue, d'une compresse ou de ses doigts gantés **FIGURE 23.33**. À l'aide d'un stylo-projecteur, elle observe la surface de la muqueuse de droite à gauche et de haut en bas, en commençant par la partie la plus éloignée. Une muqueuse normale est luisante, rose, douce, humide et lisse. Après l'âge de 50 ans, une hyperpigmentation est normale chez 10 % des Blancs et jusqu'à 90 % des Afro-Américains. Pour le client dont la pigmentation est normale, la muqueuse buccale constitue une bonne région pour détecter un ictère ou de l'anémie. Chez la personne âgée, la muqueuse est souvent sèche en raison d'une diminution de la production de salive. D'épaisses plaques blanches (**leucoplasie**) peuvent être observées chez les personnes qui fument beaucoup et chez celles consommant une grande quantité d'alcool. La leucoplasie doit être signalée au médecin, car elle peut révéler une lésion précancéreuse. L'infirmière palpe la muqueuse interne d'un doigt tout en massant la joue du pouce, à la recherche de bosses ou d'ulcères qui se trouveraient plus loin dans la bouche.

ENSEIGNEMENT AU CLIENT

ENCADRÉ 23.17 Soins et examen de la bouche

Objectifs

- Le client utilisera des pratiques adéquates d'hygiène buccale et dentaire.
- Le client reconnaîtra les signes du cancer de la bouche.
- La personne âgée consommera normalement des aliments solides.

Stratégies d'enseignement

- Discuter des bonnes techniques d'hygiène buccodentaire, y compris le brossage des dents et l'utilisation de la soie dentaire.
- Expliquer les signes précoces de cancer de la bouche : une lésion qui saigne facilement et ne guérit pas, une bosse ou un épaississement, une plaque rouge ou blanche qui demeure sur la muqueuse. La difficulté à mâcher ou à avaler est un symptôme tardif (ACS, 2006).
- Encourager les enfants, les adultes et les personnes âgées à passer un examen dentaire régulier aux six mois.
- Reconnaître la personne âgée qui a de la difficulté à mâcher et dont les dents ont subi des modifications. Conseiller au client de manger des aliments mous et de les couper en petits morceaux.

Évaluation

- Demander au client de démontrer la technique du brossage des dents et de l'utilisation de la soie dentaire.
- Questionner le client sur la fréquence des examens dentaires.
- Inviter le client à énumérer les signes précurseurs de cancer de la bouche.
- Inciter la personne âgée à noter tous les aliments qu'elle consommera pendant trois jours consécutifs.

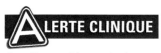

ALERTE CLINIQUE

Les clients qui fument la cigarette, le cigare ou la pipe, et ceux qui utilisent le tabac sans fumée ont un risque accru de cancer de la cavité buccale, laryngée et œsophagienne. Généralement, ces personnes présentent une leucoplasie ou d'autres lésions dans la bouche (p. ex., aux lèvres, aux gencives ou sur la langue) à un âge précoce.

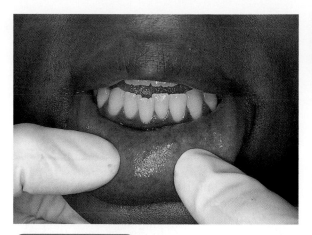

FIGURE 23.32 Inspection de la muqueuse buccale à l'intérieur de la lèvre inférieure

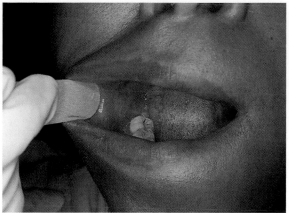

FIGURE 23.33 Rétraction de la muqueuse buccale pour une meilleure observation

Tout en étirant la joue, l'infirmière inspecte la couleur, l'œdème, la rétraction, le saignement et les lésions des gencives. Les gencives, jusqu'aux molaires arrière, doivent être examinées avec soin, car elles sont difficiles à atteindre avec la brosse à dents. Des gencives en santé sont roses, lisses et humides, et retiennent bien chaque dent; les gencives des personnes âgées sont habituellement plus pâles. L'infirmière palpe les gencives à la recherche de lésions, d'épaississement ou de masses; la palpation devrait être indolore. Des gencives spongieuses qui saignent facilement peuvent signaler de la **parodontose** ou un manque de vitamine C. Des dents qui bougent, des gencives enflées ou la présence de poches au bord des dents où s'accumulent les débris alimentaires permettent de supposer une parodontose ou une **gingivite.**

Langue et plancher buccal

Pour effectuer l'examen de la langue et du plancher buccal, l'infirmière demande au client de garder la bouche détendue et de sortir la langue à moitié. Elle note les déviations, les tremblements ou la limitation des mouvements qui lui permettent d'évaluer le nerf hypoglosse. Le client doit éviter le réflexe nauséeux en ne sortant pas la langue trop loin. Lorsque la langue sort, elle est normalement centrée. Pour en évaluer la mobilité, l'infirmière demandera au client de bouger la langue vers le haut puis d'un côté à l'autre; la langue devrait bouger librement.

En se servant du stylo-projecteur, l'infirmière éclaire la langue et en examine la couleur, la taille, la position, la texture ainsi que la couche externe et les lésions qui peuvent s'y trouver. La langue devrait être d'un rouge moyen à terne,

humide, légèrement rugueuse sur le dessus et lisse sur les côtés. La face postérieure de la langue et le plancher buccal comportent beaucoup de vaisseaux sanguins **FIGURE 23.34**. L'infirmière doit prêter une attention particulière à ces régions pendant l'examen, car elles sont propices aux lésions communes du cancer de la cavité buccale. Le client lève la langue pour en placer l'extrémité contre le palais, derrière les incisives supérieures. L'infirmière en examine la couleur, et observe l'œdème et les lésions telles que des nodules ou des kystes. La face postérieure de la langue est rose et lisse, et de grosses veines se situent entre le frein de la langue et les lèvres. Avant la palpation, l'infirmière en explique la procédure, puis demande au client de tirer la langue. Elle la prend par son extrémité avec une compresse et la tire doucement vers un côté pour en palper la base et la surface, à la recherche de zones sclérosées ou ulcérées.

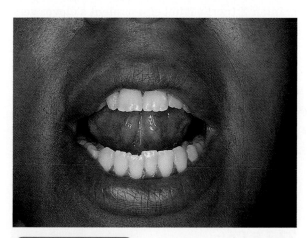

FIGURE 23.34 Face postérieure de la langue, très vascularisée

- **Parodontose :** Mobilité de la dent dans l'os de la mâchoire qui peut, dans les cas les plus graves, aller jusqu'à la chute de la dent.

- **Gingivite :** Inflammation des gencives, associée ou non à des phénomènes dégénératifs, nécrotiques ou prolifératifs et causée par la plaque bactérienne.

23

L'infirmière peut aussi trouver des **varices** (veines gonflées et tortueuses). Les varices, rarement source de problèmes graves, sont fréquentes chez la personne âgée. Les angiodysplasies sont des maladies vasculaires dégénératives souvent multiples observées chez les personnes âgées de plus de 60 ans et causées par le vieillissement du tissu conjonctif.

Palais

Pour permettre à l'infirmière d'inspecter la couleur, la forme, la texture, les saillies osseuses et les anomalies du palais mou et du palais dur, le client doit pencher sa tête vers l'arrière et garder la bouche ouverte **FIGURE 23.35**. Le palais dur se trouve en avant du palais mou ; il est blanchâtre, en forme de dôme. Le palais mou, que l'on peut observer plus facilement en se servant d'un abaisse-langue, s'étend vers l'arrière de la bouche en direction du pharynx. Il est normalement rose pâle et lisse. On trouve fréquemment une saillie osseuse, ou **exostose**, entre les deux palais.

Pharynx

Avant l'examen du pharynx, l'infirmière en explique la procédure au client. Celui-ci penche la tête légèrement vers l'arrière, ouvre la bouche et dit « ah ». L'infirmière se sert d'un abaisse-langue, dont elle appuie la pointe vers le milieu de la langue, en prenant soin de ne pas appuyer la lèvre inférieure sur les dents. L'abaisse-langue doit être placé assez loin pour empêcher l'arrière de la langue de remonter et d'obstruer la vue du pharynx, mais pas trop loin pour éviter de déclencher le réflexe nauséeux.

À l'aide d'un stylo-projecteur, l'infirmière inspecte la luette et le palais mou **FIGURE 23.36**. Ces deux structures sont innervées par le nerf crânien X (nerf vague) et devraient s'élever vers le centre pendant l'examen. L'infirmière inspecte aussi l'arche formée par les piliers antérieurs et postérieurs, le palais mou et la luette. Le pharynx comporte aussi les amygdales, de forme ovale et constituées de tissus plissés, situées dans la cavité entourée des deux piliers. Le pharynx postérieur se trouve, quant à lui, derrière les piliers. Les tissus pharyngiens sont habituellement roses et lisses. L'œdème, l'ulcération et l'inflammation sont des signes d'infection (pharyngite) ou de lésions anormales.

L'œdème, l'ulcération et l'inflammation sont des signes d'infection ou de lésions anormales.

23.7.6 Cou

Le cou est composé des muscles, des ganglions lymphatiques de la tête et du cou, des artères carotides, des veines jugulaires, de la glande thyroïde et de la trachée **FIGURE 23.37**. Pour cet examen, le client est installé en position assise. L'examen des veines jugulaires et des artères carotides peut également être réalisé pendant celui du système vasculaire. L'infirmière inspecte et palpe le cou pour évaluer l'intégrité des structures et examiner le système lymphatique. Une anomalie des ganglions lymphatiques superficiels révèle parfois la présence d'une infection ou d'une tumeur maligne. L'examen de la glande thyroïde et de la trachée permet également de s'assurer de l'absence de malignité. Les régions du cou sont délimitées par le muscle sternocléidomastoïdien et par le trapèze, qui divisent chaque côté du cou en deux triangles. Le triangle antérieur comprend la trachée, la glande thyroïde, l'artère carotide et les ganglions lymphatiques cervicaux antérieurs. Le triangle postérieur contient les ganglions lymphatiques postérieurs **TABLEAU 23.22**.

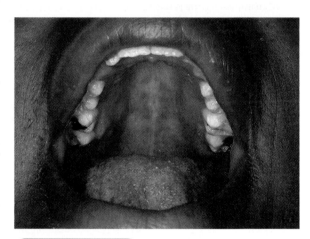

FIGURE 23.35 Palais dur, situé à l'avant du palais mou, dans le plafond buccal

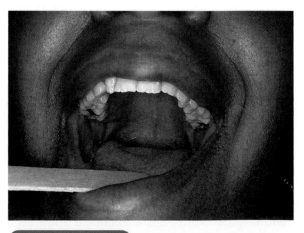

FIGURE 23.36 L'infirmière utilise un stylo-projecteur et un abaisse-langue pour observer la luette et le palais mou, situés à l'arrière de la bouche.

TABLEAU 23.22 Données à recueillir au cours de l'examen de la tête et du cou

DONNÉES	JUSTIFICATIONS
Évaluer les antécédents de rhume ou d'infection récente, de lymphadénopathie, d'exposition à la radiation ou à des produits chimiques toxiques.	Le rhume ou l'infection peuvent causer une tuméfaction ganglionnaire temporaire ou permanente de même que certains cancers.
En présence d'une tuméfaction ganglionnaire, rechercher la consommation de drogues par voie intraveineuse, l'hémophilie, les rapports sexuels avec des personnes infectées par le VIH, les antécédents de transfusions sanguines, de rapports sexuels multiples et à risque, et, chez l'homme, d'activités homosexuelles ou bisexuelles.	Il s'agit de facteurs de risque d'infection par le VIH.
Demander au client s'il a déjà ressenti des douleurs dans le cou ou éprouvé de la difficulté à exécuter certains mouvements	Ces manifestations peuvent indiquer un claquage (blessure musculaire), un traumatisme crânien, une lésion neurologique locale, une tuméfaction ganglionnaire ou une inflammation d'un ganglion.
Demander au client s'il a remarqué des changements dans ses préférences de température corporelle (plus ou moins de vêtements), de l'œdème au cou, un changement de texture des cheveux, de la peau ou des ongles, ou un changement quant à la stabilité affective.	Il s'agit de manifestations d'une maladie de la glande thyroïde.
S'informer si le client ou des membres de sa famille ont eu des problèmes antérieurs ou récents de la glande thyroïde, ou s'ils ont pris des médicaments pour la glande thyroïde.	La maladie ou les médicaments peuvent influer sur la croissance des tissus de la glande thyroïde.
Vérifier les antécédents médicaux de pneumothorax (atélectasie pulmonaire) ou de tumeur bronchique.	Ces troubles exposent le client à une déviation latérale de la trachée.

Muscles du cou

Pendant l'examen, le client se trouve en position assise, et le cou est en légère hyperextension. L'infirmière examine d'abord la symétrie bilatérale des muscles du cou. Pour vérifier les fonctions du muscle sternocléidomastoïdien, l'infirmière demande au client de fléchir le cou en ramenant le menton vers la poitrine. Les mouvements latéraux de la tête qui consistent à pencher l'oreille vers l'épaule permettent également de vérifier la fonction du muscle sternocléidomastoïdien. Le cou doit bouger librement sans provoquer d'inconfort ni d'étourdissements. Le client étire ensuite le cou vers l'arrière pour que l'infirmière puisse vérifier la fonction du muscle trapèze.

Ganglions lymphatiques

Un système imposant de ganglions lymphatiques recueille la lymphe à partir de la tête, des oreilles, du nez, des joues et des lèvres **FIGURE 23.38**. Le système immunitaire protège le corps des antigènes étrangers, détruit les cellules lésées de la circulation et forme une barrière partielle pour contrer la croissance des

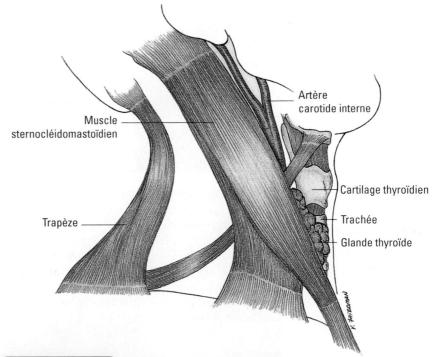

Artère carotide interne

Muscle sternocléidomastoïdien

Cartilage thyroïdien

Trachée

Glande thyroïde

Trapèze

FIGURE 23.37 Situation anatomique des principales structures du cou. Noter les triangles que forment, à l'avant, le muscle sternocléidomastoïdien, la mâchoire inférieure et la face antérieure du cou, et, à l'arrière, le muscle sternocléidomastoïdien, le trapèze et le bas du cou.

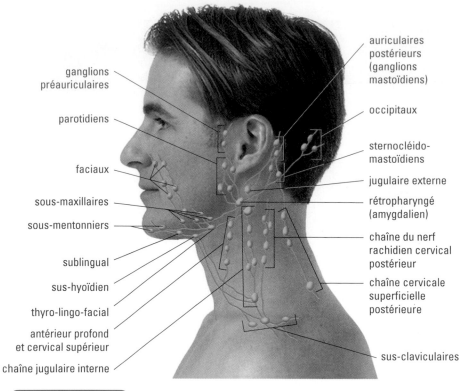

ganglions préauriculaires

parotidiens

faciaux

sous-maxillaires

sous-mentonniers

sublingual

sus-hyoïdien

thyro-lingo-facial

antérieur profond et cervical supérieur

chaîne jugulaire interne

auriculaires postérieurs (ganglions mastoïdiens)

occipitaux

sternocléido-mastoïdiens

jugulaire externe

rétropharyngé (amygdalien)

chaîne du nerf rachidien cervical postérieur

chaîne cervicale superficielle postérieure

sus-claviculaires

FIGURE 23.38 Système de drainage lymphatique du crâne et du cou (lorsqu'un groupe de ganglions est souvent désigné par un autre nom, celui-ci apparaît entre parenthèses).

Source : Adapté de Seidel, H.M., Ball, J.W., Dains, J.E., & Benedict, G.W. (2003). *Mosby's guide to physical examination* (5ᵗʰ ed.). St. Louis, Mo. : Mosby.

cellules malignes dans l'organisme. L'évaluation des ganglions lymphatiques chez les clients soupçonnés d'immunodéficience exige une attention particulière au cours des soins, car leur gonflement est souvent lié à des allergies, au VIH, à des maladies auto-immunes (p. ex., le lupus érythémateux) ou à des infections graves.

L'infirmière demande au client de maintenir le menton élevé et la tête légèrement inclinée vers l'arrière pour examiner les régions où les ganglions lymphatiques sont répartis et comparer les deux côtés. Cette position étire légèrement la peau recouvrant toute tuméfaction ganglionnaire possible. L'infirmière vérifie, de plus, si les ganglions visibles présentent de l'œdème, de l'érythème ou des stries rouges. Les ganglions sont normalement invisibles.

Une technique méthodique est utilisée pour examiner tous les ganglions lymphatiques et toutes les chaînes ganglionnaires **FIGURE 23.39**. Le client doit se détendre et fléchir le cou légèrement vers l'avant et vers l'infirmière, si nécessaire. Cette position permet de relâcher les tissus et les muscles. Les deux côtés du cou sont examinés et palpés afin de les comparer. Pendant la palpation, l'infirmière se tient debout devant le client ou à côté de ce dernier pour avoir facilement accès à tous les ganglions. En utilisant la pulpe des trois doigts du milieu de la main, l'infirmière

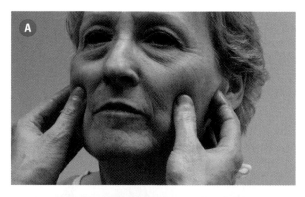
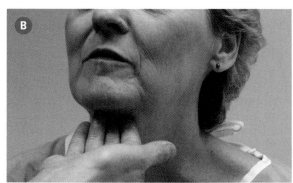
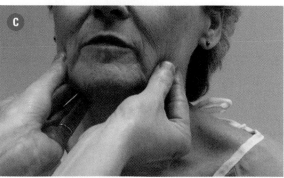
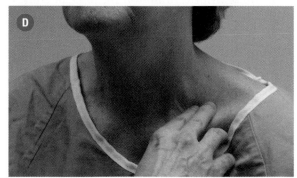

FIGURE 23.39 Palpation des ganglions. A. Préauriculaires. B. Sous-mentonniers. C. Sous-maxillaires. D. Sus-claviculaires.

palpe doucement, en un mouvement circulaire, à la recherche des ganglions lymphatiques supérieurs. Elle examine tous les ganglions suivants : les ganglions occipitaux à la base du crâne, les ganglions rétroauriculaires au-dessus de la mastoïde, les ganglions préauriculaires immédiatement devant l'oreille, les ganglions rétropharyngiens (amygdaliens) à l'angle de la mandibule, les ganglions sous-maxillaires et les ganglions sous-mentonniers sur la ligne médiane derrière la pointe de la mandibule. L'infirmière essaie de déceler la tuméfaction et note l'emplacement, la taille, la forme, la consistance, la mobilité, la douleur à la palpation et la température des ganglions. Elle doit presser les tissus sous-jacents de chaque région et ne pas se satisfaire d'un déplacement des doigts sur la peau. Cependant, si la pression exercée est trop forte, l'infirmière ne pourra déceler les petits ganglions, et les ganglions palpables seront effacés.

Pour palper les ganglions sus-claviculaires, l'infirmière fait pencher la tête du client vers l'avant et l'incite à détendre ses épaules. Elle doit replier l'index et le majeur en crochet derrière la clavicule, parallèlement au muscle sternocléidomastoïdien, pour palper les ganglions sus-claviculaires. Les ganglions lymphatiques profonds ne peuvent être palpés que si les doigts sont repliés en crochet autour du muscle sternocléidomastoïdien.

Des ganglions lymphatiques gros, fermes, enflammés ou douloureux à la palpation indiquent une anomalie telle qu'une infection locale, une maladie systémique ou une tumeur (Seidel et al., 2006). L'infirmière doit apprendre au client à en reconnaître les signes **ENCADRÉ 23.18**. En présence de tuméfactions ganglionnaires, l'infirmière examine les régions adjacentes et celles qui sont drainées par les ganglions, à la recherche de signes d'infection ou de malignité. La douleur à la palpation est habituellement le signe d'une inflammation ; l'infirmière sera en mesure de localiser le foyer de l'inflammation en détectant les ganglions engorgés. Un problème impliquant un ganglion de la tête et du cou signifie une anomalie dans la bouche, la gorge, l'abdomen, les seins, le thorax ou les bras. La malignité est habituellement liée aux ganglions non douloureux à la palpation et durs. Après une infection grave, un ganglion peut demeurer induré en permanence sans être douloureux à la palpation.

Glande thyroïde

La glande thyroïde se situe à la partie antérieure et inférieure du cou, en avant des premiers anneaux de la trachée. Elle est constituée de deux lobes latéraux en forme de cônes réunis par un isthme situé sous la trachée **FIGURE 23.40**.

L'infirmière se tient debout devant le client et examine la partie inférieure du cou, sous la glande thyroïde, pour observer les masses visibles, la

Visionnez le système de ganglions lymphatiques du cou dans une animation présentée au www.cheneliere.ca/potter.

ENSEIGNEMENT AU CLIENT

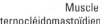

ENCADRÉ 23.18 — Examen du cou

Objectif

Le client sera en mesure de détecter la présence d'une masse au cou et de consulter son médecin.

Stratégies d'enseignement

- Insister sur l'importance de prendre la médication régulièrement chez les clients atteints d'une maladie de la glande thyroïde.
- Enseigner au client le rôle des ganglions lymphatiques et la façon dont l'infection les rend généralement douloureux.
- Informer le client qu'il doit consulter un médecin s'il remarque un ganglion dont le volume a augmenté ou une masse dans le cou.
- Enseigner les facteurs de risque liés à l'infection au VIH et aux autres infections transmissibles sexuellement et par le sang (ITSS).

Évaluation

- Demander au client de préciser comment il doit examiner son cou et à quel moment il doit consulter un médecin s'il détecte une bosse dans son cou.

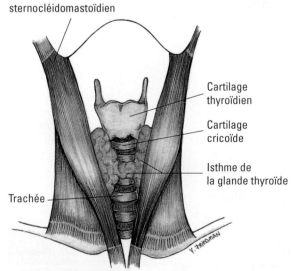

FIGURE 23.40 Position anatomique de la glande thyroïde

Le chapitre 13 de *L'examen clinique et l'évaluation de la santé* (Jarvis, 2009) explique l'examen de la tête et du cou.

symétrie du cou et toute plénitude subtile à la base de celui-ci. Pour une meilleure observation, elle peut demander au client d'étirer le cou pour raffermir la peau. L'infirmière fait boire un verre d'eau au client afin d'observer son cou pendant la déglutition ; elle note la présence d'une excroissance de la glande, s'il y a lieu. La glande thyroïde est normalement invisible à l'inspection.

Pour palper la glande, l'infirmière est debout derrière le client (examen postérieur) ou devant lui (examen antérieur). Une palpation légère et en douceur est nécessaire pour déceler toute anomalie. Seidel et ses collègues (2006) recommandent d'ailleurs d'effleurer la glande avec les doigts. Le client fléchit le cou vers l'avant et sur le côté pour détendre les muscles du cou. L'infirmière se place derrière le client pour l'examen, elle place ses deux mains autour du cou de celui-ci, l'index et le majeur de chaque main placés sur les côtés de la trachée, sous le cartilage cricoïde. Au moment où le client avale, l'infirmière effectue une palpation pour localiser le mouvement de l'isthme de la glande thyroïde ; celle-ci doit bouger sous ses doigts. L'hypertrophie de l'isthme doit être notée alors que ce dernier s'élève. Pour examiner chaque lobe, l'infirmière demande au client d'avaler pendant qu'elle déplace la trachée à droite ou à gauche.

L'infirmière palpe ensuite la structure principale de chaque lobe **FIGURE 23.41**. Pendant l'examen du lobe droit, par exemple, elle déplace les doigts de la main gauche entre la trachée et le muscle sternocléidomastoïdien droit. Elle place ensuite les doigts de la main droite derrière le muscle sternocléidomastoïdien droit et presse doucement les mains ensemble pour palper le lobe quand le client avale. L'infirmière répète l'opération pour le lobe gauche avec les mains placées en position inverse.

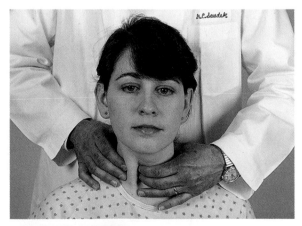

FIGURE 23.41 Palpation par l'arrière du lobe droit de la glande thyroïde
Source : Tiré de Seidel, H.M., Ball, J.W., Dains, J.E., & Benedict, G.W. (2003). *Mosby's guide to physical examination* (5th ed.). St. Louis, Mo. : Mosby.

Une glande thyroïde saine est petite, lisse et exempte de tout nodule. Chez les personnes extrêmement minces, la glande thyroïde est plus facilement palpable. L'hypertrophie est une manifestation du dysfonctionnement de la glande. La présence de masses ou de nodules nécessite une attention particulière, car dans certains cas, elle peut signifier une maladie maligne.

La technique d'examen antérieur exige une position assise du client alors que l'infirmière se tient debout devant ce dernier. De la pulpe de l'index et du majeur, l'infirmière palpe le lobe gauche avec la main droite et le lobe droit avec la main gauche au moment où le client avale. Un léger déplacement de la trachée permet la palpation de la structure principale de chaque lobe de la glande thyroïde. Cette manipulation aide à déplacer la peau au milieu, sous le muscle sternocléidomastoïdien, et à atteindre les dessous de ses bords antérieurs pendant que les doigts demeurent sous le cartilage cricoïde.

Lorsque la glande thyroïde semble engorgée, l'infirmière place le pavillon du stéthoscope sur celle-ci. En présence d'une glande hypertrophiée, le débit sanguin dans les artères thyroïdiennes entraîne une légère vibration. L'infirmière peut ausculter la vibration, qui se perçoit comme un son faible et vif.

Trachée

La trachée se situe normalement sur la ligne médiane du cou, au-dessus de la fourchette sternale, et elle peut être palpée directement. Des masses présentes dans le cou, ou des anomalies du médiastin et des poumons peuvent causer le déplacement latéral de la trachée. Pour que l'infirmière puisse réaliser la technique de palpation de la trachée, le client peut être en position assise ou de décubitus dorsal. La position de la trachée est déterminée par la palpation à la fourchette sternale, à l'aide du glissement du pouce et de l'index de chaque côté. L'infirmière doit éviter d'exercer une pression énergique, car cette manipulation peut provoquer une toux. ∎

23.8

Thorax et poumons

Avant de procéder à l'examen du thorax et des poumons, l'infirmière doit connaître les repères anatomiques du thorax **FIGURE 23.42**. Ces repères l'aideront à conduire adéquatement cet examen et à utiliser correctement les techniques d'évaluation. Par exemple, en connaissant la position des organes sous-jacents par rapport

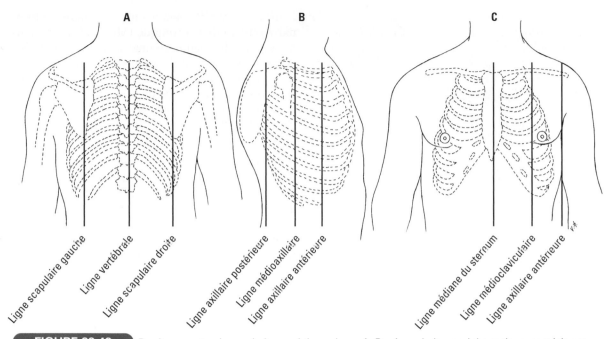

FIGURE 23.42 Repères anatomiques de la paroi thoracique. A. Repères de la paroi thoracique postérieure. B. Repères de la paroi thoracique latérale. C. Repères de la paroi thoracique antérieure.

aux repères, l'infirmière choisit la meilleure région pour percuter ou ausculter la paroi thoracique. Les aréoles, l'angle de Louis, la fourchette sternale, l'angle costal supérieur, les clavicules et les vertèbres du client sont des repères clés qui fournissent une série de lignes imaginaires utiles à la localisation des observations recueillies par l'infirmière. L'examen de ce système anatomique est réalisé en face antérieure, postérieure et latérale.

La localisation de la position de chaque côte est essentielle pour estimer l'emplacement des lobes pulmonaires **FIGURE 23.43**. Tout d'abord, l'infirmière localise l'emplacement de l'angle de Louis, situé entre le manubrium et le corps du sternum. L'angle est visible et palpable au point d'articulation de la deuxième côte avec le sternum; l'infirmière compte les espaces intercostaux à partir de cet endroit. Le nombre d'espaces intercostaux correspond à celui des côtes. L'apophyse épineuse de la troisième vertèbre thoracique, et celles des quatrième, cinquième et sixième côtes aident à localiser les lobes pulmonaires en face latérale. En face antérieure, les lobes pulmonaires inférieurs se projettent sur les côtés **FIGURE 23.44**. Derrière, la pointe ou le bord inférieur de l'omoplate se trouve approximativement à la hauteur de la septième côte **FIGURE 23.45**. Une fois celle-ci localisée, l'infirmière trouve la troisième vertèbre thoracique (T3) et dresse une ligne oblique joignant les bords intérieurs de l'omoplate pour distinguer les lobes pulmonaires supérieurs et inférieurs.

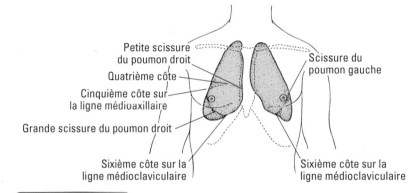

FIGURE 23.43 Face antérieure des lobes pulmonaires par rapport aux repères anatomiques

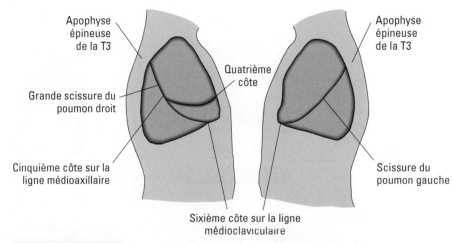

FIGURE 23.44 Faces latérales des lobes pulmonaires par rapport aux repères anatomiques

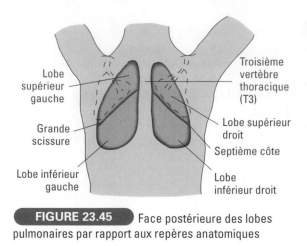

FIGURE 23.45 Face postérieure des lobes pulmonaires par rapport aux repères anatomiques

Les labels de la figure : Lobe supérieur gauche ; Grande scissure ; Lobe inférieur gauche ; Troisième vertèbre thoracique (T3) ; Lobe supérieur droit ; Septième côte ; Lobe inférieur droit

l'autre). Le vieillissement et la maladie pulmonaire obstructive chronique (MPOC) (p. ex., l'emphysème pulmonaire) se caractérisent par un thorax en forme de tonneau (le diamètre antéropostérieur est égal au diamètre transversal). Le thorax des nourrissons a une forme presque ronde. Les configurations anormales sont causées par des perturbations congénitales et posturales.

L'infirmière se place derrière le client et observe la position de la colonne vertébrale, l'inclinaison des côtes, la rétraction des espaces intercostaux pendant la respiration, le bombement des espaces intercostaux pendant l'expiration et les malformations, s'il y a lieu. Les omoplates sont normalement symétriques et reliées à la paroi thoracique. La colonne vertébrale normale est droite et sans déviation latérale. En face postérieure, les côtes ont tendance à s'incliner d'un côté vers l'autre et vers le bas.

Pour l'examen des poumons et du thorax du client, celui-ci doit être dévêtu jusqu'à la ceinture. L'examen débute par l'évaluation des faces postérieure et latérale du thorax alors que le client est en position assise. Pour l'évaluation de la face antérieure du thorax, le client peut être en position assise ou de décubitus dorsal **TABLEAU 23.23**.

23.8.1 Thorax postérieur

Inspection

L'infirmière examine d'abord la forme et la symétrie du thorax du client, de l'arrière et de l'avant, et elle note le diamètre antéropostérieur **FIGURE 23.46**. La forme du thorax ou la posture du client peuvent nuire considérablement à la mécanique ventilatoire. La configuration du thorax est habituellement symétrique, et le diamètre antéropostérieur mesure du tiers jusqu'à la moitié du diamètre transversal (d'un côté à

L'infirmière peut également examiner le thorax postérieur pour établir la fréquence et le rythme respiratoires. Elle observe le thorax dans sa totalité et vérifie si celui-ci se distend normalement et régulièrement. La fréquence respiratoire normale chez le client **eupnéique** se situe entre 12 à 20 respirations par minute ▶ **MS 4.3**.

Palpation

Les muscles thoraciques et les côtes sont palpés pour détecter toute tuméfaction, masse, pulsation et tout mouvement inhabituel. L'infirmière ne palpe qu'en superficie, car une palpation plus en profondeur pourrait déplacer contre les organes vitaux des fragments de côtes fracturées. Normalement, la paroi thoracique ne devrait pas être douloureuse à la palpation. Si l'infirmière

■ **Eupnéique :** Relatif à une respiration normale.

MS 4.3

Méthodes liées aux paramètres d'évaluation : *Évaluation des principales fonctions respiratoires.*

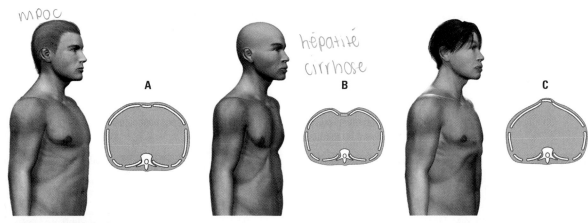

FIGURE 23.46 Différentes configurations du thorax. A. Thorax en tonneau. B. Thorax en entonnoir. C. Thorax en carène ou en bréchet.

TABLEAU 23.23	Données à recueillir au cours de l'examen du thorax et des poumons

DONNÉES	JUSTIFICATIONS
Évaluer la consommation de marijuana ou de tabac, y compris le type de tabac, le nombre d'années et la quantité de paquets par semaine, l'âge du client à sa première cigarette et ses efforts pour cesser de fumer.	Le tabagisme est un facteur de risque du cancer des poumons, de cardiopathie, d'emphysème et de MPOC. Il compte pour un pourcentage important de tous les décès liés au cancer et augmente le risque de développer 15 types de cancer (ACS, 2006).
Demander au client s'il a eu une toux persistante[a] (productive ou non), des expectorations avec des stries de sang[a], une douleur thoracique[a], un changement dans la voix[a], de l'essoufflement, de l'orthopnée, de la dyspnée pendant l'effort ou au repos, peu de tolérance à l'activité, ou s'il a souffert de pneumonies ou de bronchites à répétition[a].	Les modifications respiratoires peuvent aider l'infirmière à rechercher des observations physiques.
Déterminer la présence de polluants dans le milieu de travail du client (p. ex., amiante, arsenic ou poussière de charbon) ou les expositions aux radiations. Le client est-il exposé à la fumée secondaire ?	Ces facteurs augmentent le risque de souffrir de maladies pulmonaires.
Vérifier les signes connus ou suspects d'infection par le VIH et d'usage abusif de drogues. Établir si le client a un faible revenu, s'il réside dans un établissement de soins ou s'il a immigré récemment au pays.	Ces éléments sont des facteurs de risque de tuberculose.
Interroger le client sur la présence de toux persistante, d'hémoptysie, de perte de poids inexpliquée, de fatigue, de sueurs nocturnes ou de fièvre.	Ces éléments sont des symptômes de tuberculose ou d'infection par le VIH.
Vérifier si le client souffre d'enrouement chronique.	L'enrouement peut indiquer une affection laryngée, ou encore l'abus de cocaïne ou d'opioïdes (par aspiration nasale).
Vérifier la présence d'allergies au pollen, à la poussière ou à tout autre irritant aéroporté, ainsi qu'aux aliments, aux drogues et autres substances chimiques (p. ex., aux produits de nettoyage).	Les symptômes tels que la sensation de suffocation, le bronchospasme accompagné d'une respiration sifflante ou de sibilances pendant l'auscultation, et la dyspnée peuvent être causés par une réaction allergique.
Revoir les antécédents familiaux de cancer, de tuberculose, d'allergies ou de MPOC.	Ces maladies exposent le client à risque de développer un cancer du poumon.
Demander au client s'il a été vacciné pour l'influenza et la pneumonie, et l'informer de l'utilité de la vaccination.	Les jeunes enfants, les personnes âgées, ceux ayant des problèmes respiratoires chroniques et ceux aux prises avec des maladies immunosuppressives présentent un risque plus élevé de contracter des infections respiratoires.

a. Signes précurseurs du cancer du poumon.

23

observe une masse suspecte ou une région enflée, elle la palpera légèrement pour en vérifier la taille, la forme et les caractéristiques.

Pour mesurer l'amplitude respiratoire, l'infirmière se tient debout, derrière le client, et place les pouces le long des apophyses épineuses à la hauteur de la dixième côte, les paumes touchant légèrement les surfaces thoraciques postérolatérales. Les pouces doivent être à environ 5 cm l'un de l'autre **FIGURE 23.47A**. Les mains pressées appuient fermement contre la colonne vertébrale pour qu'un petit pli cutané se forme entre les pouces; les mains ne doivent cependant pas glisser sur la peau. L'infirmière demande alors au client d'inspirer profondément, et elle observe le mouvement de ses pouces **FIGURE 23.47B**. Le mouvement respiratoire doit être symétrique et doit écarter les pouces de 3 à 5 cm. Une réduction du mouvement thoracique peut être causée par une douleur, une malformation, une déformation posturale ou de la fatigue. Chez les personnes âgées, le mouvement respiratoire diminue en raison de la calcification du cartilage costal et de l'atrophie des muscles respiratoires.

Lorsqu'une personne parle, le son créé par les cordes vocales est transmis à la cage thoracique. Les ondes sonores créent des vibrations qui peuvent être palpées (**frémissements tactiles**). L'accumulation de mucus, l'affaissement des tissus pulmonaires ou la présence de lésions pulmonaires peuvent empêcher les vibrations d'atteindre la paroi thoracique. Pour palper les frémissements tactiles, l'infirmière doit placer la partie inférieure de la paume de sa main sur les espaces intercostaux, en commençant par l'extrémité des poumons; un toucher ferme et léger est idéal. Elle demande au client de dire le nombre 33; elle ressent alors de faibles vibrations. Les deux côtés du thorax sont comparés en même temps, de haut en bas. Lorsque les fré-

Découvrez les caractéristiques des sons à la percussion du thorax dans une animation présentée au www.cheneliere.ca/potter.

missements tactiles sont faibles, il peut être nécessaire de demander au client de parler plus fort ou d'une voix plus grave. La symétrie des frémissements tactiles est normale et ceux-ci sont plus forts dans le haut, près de la bifurcation de la trachée où les voies aériennes sont plus larges. Un enfant en bas âge qui pleure produit de fortes vibrations vocales qui peuvent être ressenties à travers toute la cage thoracique.

Percussion

La **percussion** de la paroi thoracique est une technique d'évaluation qui permet de déterminer si les tissus pulmonaires sous-jacents sont remplis d'air ou de liquide, et d'évaluer la densité des organes. La percussion ne peut pénétrer la paroi thoracique au-delà de 5 à 7 cm. Par conséquent, elle ne permet pas de déceler une lésion profonde. À la demande de l'infirmière, le client croise les bras sur le thorax et penche la tête vers l'avant. Cette posture permet d'écarter les omoplates et de dégager davantage les poumons aux fins de l'examen. L'infirmière percute les espaces intercostaux situés au-dessus des zones symétriques des poumons.

La **FIGURE 23.48** montre la procédure d'examen pour suivre un ordre systématique, en commençant par la face postérieure du thorax et en se déplaçant sur la face latérale pour terminer en face antérieure, permettant à l'infirmière de comparer les sons à la percussion de tous les lobes pulmonaires. La résonance ou la sonorité, soit le son créé par la présence d'air dans les poumons, s'entend normalement sur toute la face postérieure du thorax. La percussion de l'omoplate, des côtes ou de la colonne vertébrale donne un son qui est mat. La matité s'entend lorsque les tissus sous-jacents sont plus denses. Un son mat peut également indiquer une atélectasie, une pneumonie, un épanchement

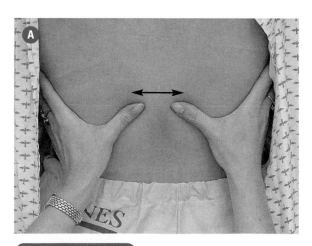
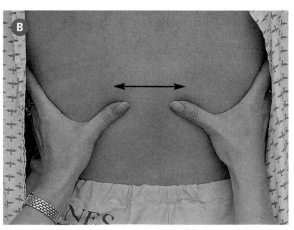

FIGURE 23.47 A. Position des mains de l'infirmière pour la palpation du mouvement du thorax postérieur. B. Quand le client inspire, les pouces de l'infirmière s'écartent en raison de l'expansion thoracique.

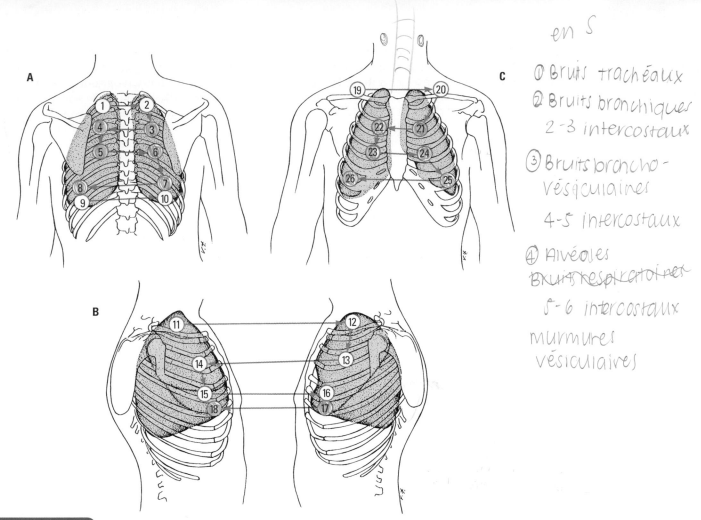

Handwritten annotations (right margin):

en S
① Bruits trachéaux
② Bruits bronchiques
   2-3 intercostaux
③ Bruits broncho-vésiculaires
   4-5 intercostaux
④ Alvéoles
   Bruits respiratoires
   5-6 intercostaux
   murmures vésiculaires

FIGURE 23.48 L'infirmière suit un ordre systématique au cours de la palpation, de la percussion et de l'auscultation de la paroi thoracique. A. Face postérieure. B. Face latérale. C. Face antérieure.

pleural ou une masse pulmonaire, alors que des affections telles que l'emphysème, l'asthme ou le pneumothorax produisent un son hyperrésonant (hypersonorité) causé par l'hyperinflation des tissus pulmonaires. Il est à noter que le thorax devrait résonner davantage chez l'enfant que chez l'adulte.

Auscultation   ~1 fois / jour

L'**auscultation** permet d'évaluer le passage de l'air dans l'arbre trachéobronchique, et de détecter la présence de mucus ou d'obstruction des voies respiratoires ; l'air devrait circuler librement dans les voies respiratoires dans un mouvement régulier. L'infirmière exercée à reconnaître les sons créés par le déplacement de l'air peut déceler les sons s'il y a présence d'une obstruction.

Chez l'adulte, le diaphragme du stéthoscope est placé fermement sur la peau de la paroi thoracique postérieure, au niveau des espaces intercostaux **FIGURE 23.49**. Le client adopte une position assise bien droite (si possible), croise les bras sur la poitrine et garde la tête penchée vers l'avant

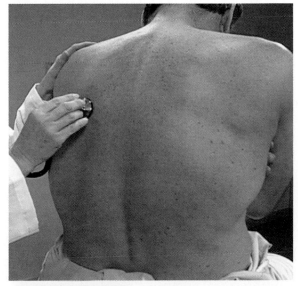

FIGURE 23.49 Chez l'adulte, l'infirmière utilise le diaphragme du stéthoscope pour ausculter les murmures vésiculaires.

Source : Tiré de Seidel, H.M., Ball, J.W., Dains, J.E., & Benedict, G.W. (2006). *Mosby's guide to physical examination* (6th ed.). St. Louis, Mo. : Mosby.

Entendez et visionnez la mécanique de la respiration, la circulation pulmonaire ainsi que les principaux bruits pulmonaires normaux et anormaux dans les animations présentées au www.cheneliere.ca/potter.

pendant qu'il respire lentement et profondément, la bouche entrouverte. L'infirmière écoute une inspiration et une expiration complète à chaque déplacement du stéthoscope. Si les sons perçus sont faibles (p. ex., chez un client obèse), l'infirmière demande au client de respirer plus fort et plus rapidement. Le **murmure vésiculaire** est un bruit pulmonaire normal se caractérisant par un son doux créé par le passage de l'air dans les petites voies respiratoires appelées alvéoles. Il est beaucoup plus fort chez les enfants que chez les adultes en raison de la minceur de la paroi thoracique.

L'infirmière doit suivre un schéma systématique d'examen lorsqu'elle compare les bruits des régions pulmonaires droite et gauche.

L'infirmière ausculte les murmures vésiculaires, les bruits bronchovésiculaires et trachéaux et les bruits adventices, les sibilances, les crépitants, les **ronchi** et le frottement pleural. Les bruits pulmonaires normaux sont différents, selon la zone pulmonaire auscultée **TABLEAU 23.24**.

Les **bruits adventices** sont des bruits anormaux qui peuvent être provoqués par l'air qui traverse le liquide, le mucus ou les voies respiratoires obstruées, par les alvéoles qui se gonflent soudainement ou par une inflammation des feuillets de la plèvre. Les ronchi sont associés à la présence de sécrétions liquides dans les bronches. Les sibilances correspondent à un sifflement expiratoire causé par le rétrécissement des bronches (bronchospasme), alors que le stridor correspond à un bruit strident inspiratoire (p. ex., dans le cas d'une trachéite ou d'une laryngite). Chaque bruit provient d'une entité précise et est défini par des caractéristiques auditives typiques **TABLEAU 23.25**.

Lorsque l'infirmière a décelé une anomalie des frémissements tactiles lors de la palpation, elle doit effectuer un autre test de sons parlés et chuchotés à l'aide du stéthoscope. Elle place le stéthoscope à l'endroit où elle a évalué les murmures vésiculaires et demande de nouveau au client de dire le nombre 33 d'une voix normale ; les bruits sont habituellement étouffés. Si les poumons sont comprimés par la présence de liquide, les vibrations vocales du client sont transmises à la paroi thoracique, et les sons sont clairs (**bronchophonie**). L'infirmière demande ensuite au client de chuchoter le nombre 33 ; la voix chuchotée est normalement faible et indis-

TABLEAU 23.24	Bruits pulmonaires normaux		
TYPE ET DESCRIPTION	**DURÉE**	**SIÈGES**	**ORIGINE**
Bruits trachéaux Bruits forts et aigus avec une sonorité creuse	Pause ratio 2:3 La phase inspiratoire (i) est plus courte que la phase expiratoire (e).	Ils s'entendent au niveau de la trachée.	Créés par l'air circulant dans la trachée, près de la paroi thoracique
Bruits bronchovésiculaires Bruits sifflants de tonalité et d'intensité moyennes	i = e La phase inspiratoire a la même durée que la phase expiratoire.	En face postérieure, ils s'entendent mieux entre les omoplates ; en face antérieure, ils s'entendent au niveau des bronches (deuxième espace intercostal – ligne médioclaviculaire) et des bronchioles (troisième espace intercostal – ligne médioclaviculaire), puis aux espaces intercostaux.	Créés par l'air circulant dans de larges voies respiratoires
Murmures vésiculaires Sons doux, faibles et graves	i > e ratio 3:1 La phase inspiratoire est trois fois plus longue que la phase expiratoire.	Sons normalement entendus au niveau de l'apex (au-dessus des clavicules), de la base pulmonaire et des faces latérales des poumons.	Créés par l'air circulant dans les alvéoles

TABLEAU
23.25   Bruits respiratoires adventices (anormaux)

BRUITS ET RÉGIONS AUSCULTÉES	CAUSES	CARACTÉRISTIQUES
S'entendent plus fréquemment aux bases pulmonaires (lobes inférieurs). 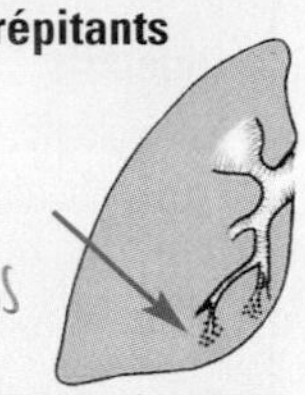 **Crépitants**	Ouverture aléatoire et soudaine de groupes d'alvéoles ; passage d'air perturbateur associé à la présence de sécrétions ou de liquide	Les crépitants sont des sons fins, aigus, courts et intermittents qui ne s'éclaircissent habituellement pas en toussant. Les crépitants fins sont entendus en fin d'inspiration. Les crépitants rudes sont des sons forts et pétillants entendus pendant l'inspiration et en début d'expiration.
S'entendent surtout au niveau des bronches et des bronchioles ; s'ils sont assez forts, ils peuvent être perçus dans la plupart des régions pulmonaires. 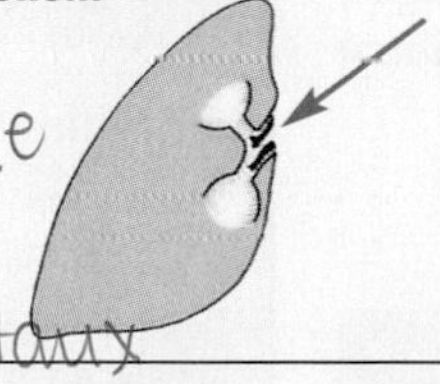 **Ronchi**	Liquide ou mucus dans les voies respiratoires plus larges, causant de la turbulence	Les ronchi sont des gargouillements forts, graves et grossiers entendus initialement pendant l'expiration, mais pouvant aussi être entendus pendant l'inspiration ; ils peuvent être éclaircis en toussant.
Peuvent être localisées au niveau des bronches ou des bronchioles ; lorsqu'elles sont de forte intensité, elles peuvent être entendues de façon généralisée dans les régions pulmonaires. 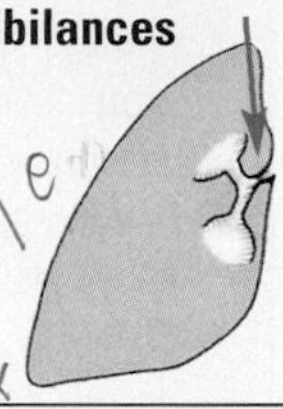 **Sibilances**	Déplacement d'air rapide dans une bronche ou une bronchiole dont le diamètre est rétréci	Les sibilances sont des bruits musicaux aigus et continus comme un glapissement entendus initialement pendant l'expiration, mais pouvant aussi être entendus pendant l'inspiration ; ils sont habituellement plus forts pendant l'expiration.
S'entend plus facilement sur la face antérieure et latérale des poumons (si le client est assis droit). 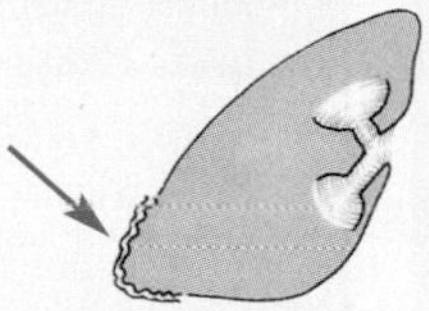 **Frottement pleural**	Inflammation de la plèvre, la plèvre pariétale frottant contre la plèvre viscérale	Le frottement pleural est un son sec et grinçant qui s'entend pendant tout le cycle de la respiration, mais qui peut être plus fort pendant l'inspiration ; il ne s'éclaircit pas en toussant ; il s'entend plus fort sur la surface antérieure latérale inférieure.

Handwritten annotations:
- murmures vésiculaires 5-6 intercostaux
- BB ou BBV 2-4 intercostaux
- BBV 4-5 intercostaux
- Asthme wheezing (∅ stéthoscope)

Source : Adapté de Seidel, H.M., Ball., J.W., Dains, J.E., & Benedict, G.W. (2006). *Mosby's guide to physical examination* (6th ed.). St. Louis, Mo. : Mosby.

23

tincte. Certaines anomalies pulmonaires donnent à la voix chuchotée un son clair et distinct à l'auscultation (**pectoriloquie aphone**).

23.8.2 Thorax latéral

Pour l'examen de la face latérale du thorax, le client doit être en position assise. Il lève les bras pour permettre à l'infirmière de mieux accéder aux structures thoraciques latérales **FIGURE 23.48B**. Normalement, les sons à la percussion sont assez forts, et les bruits respiratoires normaux perçus sont les murmures vésiculaires.

23.8.3 Thorax antérieur

La face antérieure du thorax est examinée selon la même procédure que la face postérieure du thorax. Le client adopte la position assise ou de décubitus dorsal avec la tête surélevée. L'infirmière observe les muscles respiratoires accessoires : les sternocléidomastoïdiens, les trapèzes et les abdominaux. Les muscles respiratoires accessoires démontrent peu de mouvements au cours de la respiration normale passive. Lorsqu'un client doit faire des efforts pour respirer en raison d'un exercice épuisant ou d'une maladie (p. ex., une MPOC), les muscles respiratoires accessoires et les muscles abdominaux se contractent ; certaines personnes peuvent même émettre un grognement. L'infirmière observe l'ouverture de l'angle costal, le plus souvent supérieur à 90° entre les deux rebords costaux, puis le mode de respiration. Une respiration normale est calme et à peine audible près de la bouche ouverte. Les respirations de l'homme sont la plupart du temps diaphragmatiques, alors que celles de la femme sont costales. L'infirmière profite de cet examen pour fournir

Le chapitre 18 de *L'examen clinique et l'évaluation de la santé* (Jarvis, 2009) décrit l'examen du thorax et des poumons.

de l'enseignement au client sur les maladies pulmonaires et leur prévention **ENCADRÉ 23.19**.

L'infirmière palpe les muscles de la face antérieure du thorax et du squelette pour vérifier la présence de tuméfactions, de masses, de douleur à la palpation ou un mouvement inhabituel. Le sternum et l'appendice xiphoïde sont peu flexibles. Pour mesurer l'amplitude respiratoire, l'infirmière utilise une technique similaire à celle de l'examen postérieur du thorax **FIGURE 23.50**.

La palpation de la face antérieure du thorax diffère de celle de la face postérieure en raison de la présence du cœur et, chez la femme, des glandes mammaires. Les frémissements tactiles sont mieux perçus à côté du sternum, au deuxième

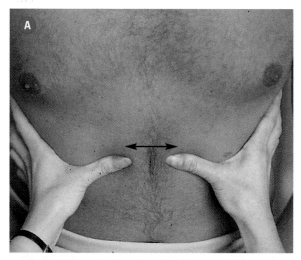

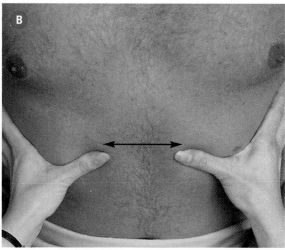

FIGURE 23.50 A. Position des mains de l'infirmière sur la face antérieure de la paroi thoracique avant le mouvement respiratoire. B. Les mains de l'infirmière s'écartent normalement de 3 à 5 cm lorsque le client inspire.

ENCADRÉ 23.19 **Examen pulmonaire**

Objectifs

- Le client décrit les signes d'alarme d'une maladie pulmonaire.
- La personne âgée se fait vacciner annuellement contre l'influenza et la pneumonie.
- Le client qui souffre d'une MPOC dégage ses voies respiratoires de manière plus efficace et présente moins d'essoufflement.

Stratégies d'enseignement

- Expliquer au client les facteurs de risque des maladies pulmonaires et du cancer du poumon, y compris l'usage de la cigarette, des antécédents de tabagisme depuis plus de 20 ans, l'exposition à la pollution de l'environnement, l'exposition aux rayonnements (radiation) professionnels et médicaux, et à d'autres sources environnementales. L'exposition au radon et à l'amiante augmente également les risques, particulièrement pour les fumeurs de cigarettes. D'autres facteurs de risque incluent certains métaux (arsenic, cadmium, chrome), des produits chimiques organiques et la tuberculose. L'exposition secondaire à la fumée de cigarette augmente également le risque pour les non-fumeurs (ACS, 2006).
- Remettre les brochures sur le cancer du poumon de la Société canadienne du cancer au client et à sa famille.
- Discuter des signes du cancer du poumon, comme une toux persistante, des expectorations striées de sang, des douleurs thoraciques, des crises récurrentes de pneumonie ou de bronchite.
- Conseiller les personnes âgées sur les avantages de la vaccination annuelle contre la grippe et la pneumonie en raison de leur plus grande susceptibilité à l'infection respiratoire.
- Enseigner les exercices de toux et la respiration avec les lèvres pincées au client ayant une MPOC.
- Diriger les personnes à risque de tuberculose vers un établissement de santé afin qu'elles subissent un test de dépistage cutané de la tuberculose.

Évaluation

- Demander au client de décrire les facteurs de risque des maladies pulmonaires et du cancer du poumon.
- Demander au client de nommer les signes d'alarme d'un cancer.
- À l'occasion d'une visite de contrôle, passer en revue le carnet de vaccination du client.
- Observer le client lorsqu'il fait ses exercices respiratoires et lorsqu'il tousse.

espace intercostal à la ligne médioclaviculaire, soit à la hauteur de la bifurcation des bronches. Le frémissement diminue au-dessus du cœur, des lobes inférieurs et des tissus mammaires. Étant donné que les vibrations sont imperceptibles au niveau des seins, l'infirmière les déplace doucement pendant la palpation ou demande à la cliente de le faire. Si les seins sont volumineux, l'infirmière préférera peut-être omettre cette partie de l'examen. La percussion de la face antérieure du thorax suit un schéma systématique où l'infirmière repère l'emplacement des organes internes accessibles situés à la face antérieure du thorax. La percussion peut être effectuée en position assise ou de décubitus dorsal, mais l'intervention est plus facile à réaliser lorsque le client est allongé. L'infirmière commence au-dessus des clavicules, se déplace d'un côté à l'autre, puis vers les bases pulmonaires. L'infirmière soulève les seins de la femme, si nécessaire. Le poumon normal est résonant ou sonore. En continuant l'examen vers les bases pulmonaires, l'infirmière peut déceler les zones de matité du cœur et du foie ainsi que la bulle d'air gastrique tympanique.

L'auscultation de la face antérieure du thorax implique les mêmes sites que ceux utilisés au cours de la percussion. Si possible, le client adopte la position assise pour maximiser l'expansion du thorax. L'infirmière accorde une attention spéciale aux lobes inférieurs, où le mucus s'accumule plus facilement. Les souffles bronchovésiculaires et les murmures vésiculaires peuvent être entendus au-dessus et au-dessous des clavicules, ainsi que sur les côtés du thorax. Le souffle trachéal peut être entendu au-dessus de la trachée. ■

23.9

Cœur

L'évaluation de la fonction cardiaque nécessite une révision des antécédents médicaux, de l'évaluation du pouls et de l'examen physique du cœur **TABLEAU 23.26**. Un client qui présente des signes ou des symptômes d'anomalies cardiaques (p. ex., une douleur thoracique et une fréquence cardiaque irrégulière) peut être en danger et requiert une attention immédiate. Une évaluation approfondie peut révéler une fonction cardiaque perturbée et des risques liés à la cardiopathie. Des résultats anormaux requièrent l'attention et la consultation d'un médecin. L'infirmière qui procède à un examen cardiaque doit comparer les résultats à ceux de l'évaluation du système vasculaire **SECTION 23.10**.

L'évaluation de la fonction cardiaque s'effectue au niveau de la cage thoracique antérieure ; l'infirmière doit visualiser l'emplacement exact du cœur **FIGURE 23.51**. Chez l'adulte, le cœur se situe au centre du thorax (région précordiale), derrière et à gauche du sternum ; une petite partie de l'oreillette droite s'étend également à droite du sternum. La partie supérieure représente la base du cœur et la partie inférieure, en forme de pointe, représente l'apex. La surface du ventricule droit occupe la plus grande partie de la surface antérieure du cœur. Une partie du ventricule gauche forme le côté antérieur gauche de l'apex. L'apex touche en fait à la paroi thoracique antérieure, entre le quatrième et le cinquième espace intercostal, sur la ligne médioclaviculaire gauche. Cette région est connue sous le nom d'**apex cardiaque** ou **point d'impulsion maximale (PIM)**.

Le cœur d'un nourrisson est positionné à l'horizontale, et son diamètre est proportionnellement plus grand que celui d'un adulte. Chez un enfant aussi jeune, l'apex cardiaque se trouve entre le troisième et le quatrième espace intercostal, immédiatement à gauche de la ligne médioclaviculaire. À l'âge de sept ans, l'apex cardiaque de l'enfant se trouve au même endroit que celui de l'adulte.

Chez les personnes grandes et minces, le cœur est situé à la verticale et au milieu de la cage thoracique. Chez les personnes petites et trapues,

Découvrez le point d'impulsion maximale (PIM) du thorax antérieur dans les animations présentées au www.cheneliere.ca/potter.

23

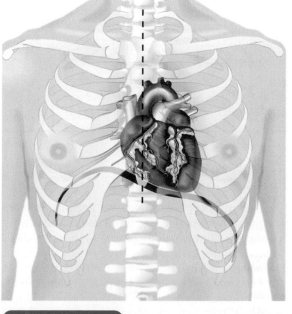

FIGURE 23.51 Emplacement du cœur

TABLEAU 23.26	Données à recueillir au cours de l'examen cardiovasculaire

DONNÉES	JUSTIFICATIONS
Évaluer les habitudes liées à la consommation d'alcool et de drogues, au tabagisme, à l'exercice physique et à l'alimentation (y compris la consommation de matières grasses et de sodium).	Le tabagisme, la consommation d'alcool, la consommation de cocaïne, le manque d'exercice physique et la consommation d'aliments riches en glucides, en matières grasses, en sodium et en cholestérol sont des facteurs de risque des maladies cardiovasculaires.
Déterminer si le client prend une médication qui agit sur la fonction cardiaque (p. ex. des antiarythmiques ou des antihypertenseurs), et vérifier s'il connaît leur rôle, leur posologie et leurs effets secondaires.	Ces données permettent d'évaluer l'observance de la pharmacothérapie. Les médicaments peuvent influer sur les valeurs des signes vitaux.
Évaluer la douleur thoracique, les palpitations, l'excès de fatigue, la toux, la dyspnée, la douleur ou les crampes aux jambes, l'œdème aux pieds, la cyanose, les évanouissements et l'orthopnée. Demander si les symptômes se produisent au repos ou pendant l'exercice.	Il s'agit là de symptômes clés de cardiopathie. La fonction cardiovasculaire peut se révéler adéquate au repos, mais ne pas l'être pendant l'exercice.
Déterminer, en présence de douleur thoracique exprimée par le client, si celle-ci est de nature cardiaque. La douleur angineuse est généralement décrite comme un serrement profond ou une douleur rétrosternale et diffuse, pouvant irradier à un bras ou aux deux, au cou ou à la mâchoire.	L'établissement de la nature de la douleur est préalable à la planification d'un traitement, si nécessaire.
Préciser la possibilité d'un mode de vie stressant. Quelles sont les exigences physiques ou émotionnelles auxquelles le client doit faire face?	L'exposition répétée au stress peut augmenter le risque de cardiopathie.
Évaluer les antécédents familiaux de cardiopathie, de diabète, d'hypercholestérolémie, d'hypertension, d'accidents vasculaires cérébraux (AVC) ou d'endocardite rhumatismale.	Ces facteurs augmentent le risque de cardiopathie.
S'informer auprès du client de ses antécédents cardiaques (p. ex., une insuffisance cardiaque, une cardiopathie congénitale, une coronaropathie, l'arythmie, un souffle cardiaque).	Ces renseignements révèlent le degré de compréhension du client de son état de santé. Les maladies préexistantes influencent les techniques d'examen utilisées par l'infirmière autant que les résultats d'examen escomptés.
Vérifier si le client a des antécédents de diabète, de maladie pulmonaire, d'obésité, d'hypertension ou de dysfonction de la glande thyroïde.	Ces troubles peuvent modifier la fonction cardiaque.
Préciser si le client boit des quantités excessives de café, de thé, de boissons énergétiques et non alcoolisées contenant de la caféine ou du chocolat.	La caféine peut causer de l'arythmie cardiaque.

il a tendance à se trouver plus à gauche et à l'horizontale (Seidel et al., 2006).

Le cœur pompe normalement le sang à travers ses quatre cavités, dans un ordre déterminé et avec régularité. À mesure que le sang circule dans chaque cavité, les valves s'ouvrent et se ferment, la pression à l'intérieur des cavités augmente et diminue, et les cavités cardiaques se contractent. L'électrocardiogramme (ECG) représente graphiquement les signaux électriques émis par le cœur en fonction du temps **FIGURE 23.52**.

Le cycle cardiaque comprend deux phases: la systole et la diastole. Au cours de la systole, les ventricules se contractent, éjectent le sang du ventricule gauche dans l'aorte et du ventricule droit dans l'artère pulmonaire. Au cours de la diastole, les ventricules se relâchent et se remplissent puis, en fin de remplissage, les oreillettes se contractent pour faire passer le sang vers les ventricules, et les artères coronaires se remplissent.

Des bruits cardiaques se produisent selon les événements physiologiques du cycle cardiaque.

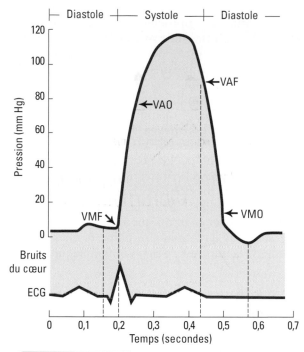

FIGURE 23.52 Cycle cardiaque. VMF, la valve mitrale ferme ; VAO, la valve aortique ouvre ; VAF, la valve aortique ferme ; VMO, la valve mitrale ouvre.

En début de systole, la pression ventriculaire augmente et provoque la fermeture de la valve mitrale et de la valve tricuspide. La fermeture de ces valves correspond au premier bruit du cœur (B_1). Les ventricules se contractent, et le sang afflue vers l'aorte et l'artère pulmonaire. Lorsque les ventricules sont vides, la pression à l'intérieur de ceux-ci devient plus faible que celle des artères aortique et pulmonaire, ce qui entraîne la fermeture de la valve aortique et de la valve pulmonaire, correspondant au deuxième bruit (B_2). Comme la pression ventriculaire continue à descendre, la pression dans les oreillettes devient plus grande que celle des ventricules, ce qui provoque l'ouverture des valves mitrale et tricuspide pour permettre de nouveau le remplissage des ventricules. Un remplissage ventriculaire rapide peut créer un troisième bruit (B_3), entendu plus souvent chez les enfants et les jeunes adultes. Chez les adultes de plus de 30 ans, un B_3 suggère souvent une anomalie cardiaque. Un quatrième bruit (B_4) peut également se faire entendre lorsque les oreillettes se contractent pour augmenter le remplissage ventriculaire. On peut entendre un B_4 chez les personnes âgées et en santé après un effort, chez des enfants et des athlètes, mais il est anormal chez les adultes d'âge moyen ; ceux-ci doivent alors être dirigés vers un médecin.

23.9.1 Inspection et palpation

Avant d'entreprendre l'examen, l'infirmière s'assure que le client est détendu et à l'aise. Une personne anxieuse peut manifester une légère tachycardie, ce qui fausse les résultats de l'examen. L'infirmière doit également tenir compte des résultats des examens des autres systèmes anatomiques, tels que les signes de défaillance cardiaque (crépitants à l'auscultation pulmonaire).

Le client se place en position de décubitus dorsal ou en position semi-Fowler à un angle de 45°, car une personne atteinte de cardiopathie souffre fréquemment d'essoufflement lorsqu'elle est en position horizontale. L'infirmière se tient debout sur le côté droit du client, qui ne doit pas parler au cours de l'examen, particulièrement lorsque l'infirmière ausculte les bruits du cœur.

Pendant l'inspection et la palpation, l'infirmière cherche méthodiquement des pulsations visibles et des soulèvements massifs, et elle palpe l'apex et toute autre source de vibrations (frémissements). Ces signes aident à suivre une séquence ordonnée débutant par l'examen de la base du cœur et se dirigeant vers l'apex. À 5 cm sous la fourchette sternale, l'infirmière examine d'abord l'angle sternal (angle de Louis) situé entre le corps sternal et le manubrium, qui peut être perçu comme une arête dans le sternum. L'infirmière peut glisser les doigts le long de l'angle formé par chaque côté du sternum pour ressentir les côtes adjacentes. Les espaces intercostaux se trouvent entre chaque côte. Le deuxième espace intercostal permet de localiser les deux premiers repères anatomiques de l'examen du cœur **FIGURE 23.53** : le deuxième espace

Consultez les animations présentées au www.cheneliere.ca/potter pour voir les phases systolique et diastolique du cycle cardiaque.

23

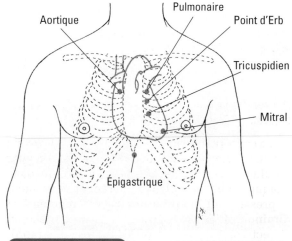

FIGURE 23.53 Foyers d'auscultation (repères anatomiques) pour l'évaluation de la fonction cardiaque

intercostal est localisé du côté droit et gauche, alors que le troisième et le quatrième espace intercostal du côté gauche peuvent être décelés en descendant le long du côté gauche du sternum et en palpant chaque espace intercostal. Une palpation plus profonde est nécessaire pour ressentir les espaces intercostaux du client obèse ou du client dont les muscles du thorax sont particulièrement développés. Pour trouver la zone apicale, l'infirmière localise le cinquième espace intercostal à gauche du sternum et déplace les doigts latéralement jusqu'à la ligne médioclaviculaire gauche. Le **choc apexien** est normalement ressenti comme un coup léger, dans une zone de 1 à 2 cm de diamètre autour de l'apex **FIGURE 23.54**. Un autre repère est la région épigastrique à la pointe du sternum. Elle est palpée principalement pour déceler les anomalies aortiques abdominales.

À mesure que l'infirmière localise les six repères anatomiques du cœur, elle examine et palpe chaque zone. Aucune pulsation ne devrait être perçue, sauf parfois au PIM du client mince ou encore à la zone épigastrique, les pulsations provenant de l'aorte abdominale. La palpation des pulsations se fait beaucoup mieux en utilisant la partie supérieure des quatre doigts regroupés et en alternant avec la partie antérieure de la paume de la main. L'infirmière touche les régions doucement pour permettre aux mouvements thoraciques de soulever la main. Aucune pulsation ou vibration ne devrait être ressentie à la hauteur des deuxième, troisième et quatrième espaces intercostaux ; une vibration est causée par des souffles forts.

Lorsque le choc apexien ne peut être perçu en position de décubitus dorsal, l'infirmière peut

À mesure que l'infirmière localise les six repères anatomiques du cœur, elle examine et palpe chaque zone.

ⓘ

Découvrez l'auscultation des valvules cardiaques en consultant les animations présentées au www.cheneliere.ca/potter.

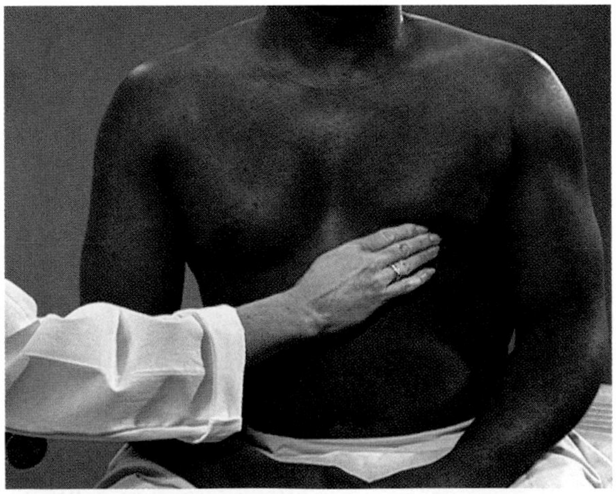

FIGURE 23.54 Palpation du pouls apical

Source : Tiré de Seidel, H.M., Ball, J.W., Dains, J.E., & Benedict, G.W. (2006). *Mosby's guide to physical examination* (6ᵗʰ ed.). St. Louis, Mo. : Mosby.

demander au client de se tourner sur le côté gauche afin de rapprocher le cœur de la paroi thoracique. L'infirmière évalue la taille du cœur en observant le diamètre du PIM et sa position par rapport à la ligne médioclaviculaire. En présence d'une cardiopathie grave, le muscle cardiaque s'hypertrophie, et le PIM se trouve à gauche de la ligne médioclaviculaire. Celui-ci peut être difficile à trouver chez la personne âgée, car le thorax s'épaissit à la hauteur du diamètre antéropostérieur. Le PIM peut aussi être difficile à localiser chez un client très musclé, ou souffrant d'embonpoint ou d'obésité. Le choc apexien d'un nourrisson est décelable, la plupart du temps, près du troisième ou du quatrième espace intercostal. Celui de l'enfant se palpe facilement en raison de la minceur de sa paroi thoracique.

23.9.2 Auscultation

L'auscultation du cœur permet de déceler les bruits normaux, les bruits surajoutés et les souffles. L'auscultation des bruits du cœur exige une grande concentration ; l'infirmière élimine toutes les sources de bruit ambiant avant de l'amorcer. Un schéma méthodique d'examen doit être suivi pendant l'auscultation ; l'infirmière commence celle-ci au deuxième espace intercostal droit et déplace le stéthoscope progressivement d'un foyer d'auscultation à l'autre. Chaque bruit doit être clairement entendu et identifié à chaque endroit. L'infirmière termine la séquence avec le diaphragme et la cupule du stéthoscope. Elle peut demander au client de prendre trois positions différentes pendant l'examen : position assise et penchée vers l'avant (bonne position pour toutes les zones et pour entendre les souffles aigus), décubitus dorsal (bonne position pour toutes les zones) et position couchée sur le côté gauche (bonne pour toutes les zones et la meilleure position pour entendre les sons graves du cœur en diastole) **FIGURE 23.55**. De plus, l'infirmière doit soulever le sein gauche de la cliente, pour mieux entendre les bruits du cœur.

L'infirmière doit apprendre à reconnaître le premier et le deuxième bruit du cœur (B_1 et B_2). À des fréquences normales, B_1 correspond à la systole (associé à la fermeture des valves mitrale et tricuspide) alors que B_2 correspond à la diastole (relié à la fermeture des valves aortique et pulmonaire). Le bruit B_1 est un son fort, mat et plus facile à entendre à l'apex. Lorsque l'infirmière éprouve de la difficulté à l'entendre, elle peut le chronométrer par la pulsation carotidienne. Alors que B_1 se produit avec la pulsation carotidienne, B_2 suit la phase systolique courte et précède la phase diastolique longue ; B_2 est plus facile à entendre à la base du cœur au foyer aortique.

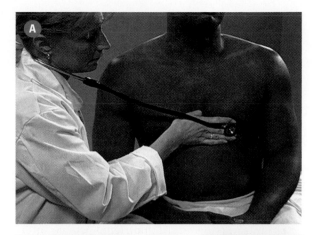

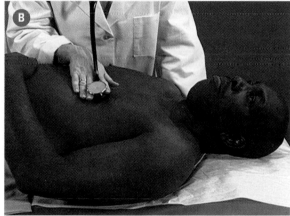

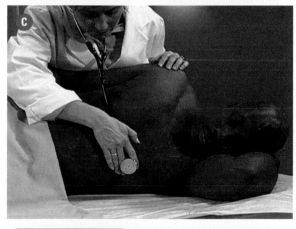

FIGURE 23.55 Séquence des positions du client pendant l'auscultation du cœur. A. Position assise. B. Position de décubitus dorsal. C. Position latérale gauche.
Source : Tiré de Seidel, H.M., Ball, J.W., Dains, J.E., & Benedict, G.W. (2006). *Mosby's guide to physical examination* (6th ed.). St. Louis, Mo. : Mosby.

L'infirmière ausculte la fréquence et le rythme cardiaques après avoir entendu clairement les deux bruits. Chaque combinaison de B₁ et de B₂ équivaut à un battement de cœur. L'infirmière compte la fréquence pendant une minute en écoutant l'intervalle entre B₁ et B₂, puis le temps écoulé entre B₂ et le prochain B₁. Un rythme

régulier comprend des intervalles égaux entre chaque séquence de battements ; une phase silencieuse distincte peut être entendue entre B₁ et B₂. L'incapacité du cœur à battre à des intervalles réguliers successifs se nomme **arythmie.** Lorsque le rythme cardiaque est irrégulier, l'infirmière doit comparer la fréquence du pouls apical à celle du pouls radial pour déterminer la présence d'un pouls déficitaire. L'infirmière ausculte d'abord le pouls apical et palpe ensuite le pouls radial ▶ **MS 4.2** . Un client qui présente un **pouls déficitaire** a un pouls radial plus lent que le pouls apical parce que les contractions ne réussissent pas à propulser les ondes de pression dans la circulation périphérique. Un écart relatif aux fréquences de pouls doit être signalé au médecin immédiatement.

L'infirmière apprend également à évaluer les bruits surajoutés à chaque foyer d'auscultation. En utilisant la cupule du stéthoscope, elle écoute les bruits surajoutés de basse tonalité tels que les bruits de galop et le frottement péricardique. Le B₃, ou **galop ventriculaire,** suit immédiatement B₂ à la fin de la diastole ventriculaire et peut être causé par un afflux prématuré de sang dans un ventricule rigide ou dilaté à la suite d'une défaillance cardiaque ou d'hypertension. Certaines infirmières comparent le bruit provenant de la combinaison de B₁, B₂ et B₃ à la prononciation « Ken-tuc/ky ».

Le **galop auriculaire,** ou B₄, précède immédiatement B₁, ou la systole ventriculaire. Le son d'un B₄ est semblable à la prononciation de « Ten/nes-see ». Physiologiquement, ce bruit peut être causé par une contraction auriculaire poussant contre un ventricule qui n'accepte pas le sang en raison d'une défaillance cardiaque, par exemple. Les bruits de galop s'entendent plus facilement lorsque le client est couché sur le côté gauche et que le stéthoscope se trouve au foyer apical.

La dernière partie de l'examen du cœur comprend l'évaluation des **souffles cardiaques.** Ces derniers sont des bruits soufflants soutenus, entendus au début, au milieu ou à la fin de la phase systolique ou diastolique. Les souffles peuvent avoir plusieurs causes : une hausse du débit sanguin dans une valve normale, le passage du sang à travers une valve sténosée, un vaisseau dilaté ou une régurgitation à travers une valve insuffisante. Un souffle peut être asymptomatique ou signe de cardiopathie ; l'infirmière pourra donner de l'enseignement au client à ce sujet **ENCADRÉ 23.20**. Les souffles sont fréquents chez les enfants et très souvent bénins, mais ils nécessitent tout de même une investigation médicale.

MS 4.2
Méthodes liées aux paramètres d'évaluation : *Mesure de la fréquence cardiaque.*

Jugement clinique

Pour quelle raison l'infirmière devrait-elle vérifier le pouls déficitaire chez madame Brown ?

Découvrez les animations présentant les souffles cardiaques au www.cheneliere.ca/potter.

23

Lorsque l'auscultation a pour but de déceler un souffle, l'infirmière tient compte des facteurs suivants :

- Si l'infirmière détecte un souffle, elle ausculte les zones mitrale, tricuspide, aortique et pulmonaire pour connaître son moment dans le cycle cardiaque (chronologie), l'endroit où il est le mieux entendu (siège), son irradiation, son intensité, sa tonalité et sa qualité.

- Si un souffle se produit entre B_1 et B_2, il s'agit d'un souffle systolique ; s'il est entendu entre B_2 et le prochain B_1, il s'agit d'un souffle diastolique.

- Chaque site d'auscultation cardiaque correspond à une valve cardiaque. L'infirmière qui connaît les sites d'auscultation peut déterminer quelle valve est atteinte d'un souffle.

- L'intensité du souffle est liée à la vitesse du débit sanguin dans le cœur ou à la quantité de sang régurgitée. En présence d'un souffle grave, l'infirmière pourra sentir une vibration intermittente palpable au foyer d'auscultation. Un **frémissement** est une vibration palpable continue comme un ronronnement de chat. L'intensité d'un souffle cardiaque se note d'après les degrés suivants :

Degré 1 : À peine audible ;

Degré 2 : Facilement audible, mais faible ;

Degré 3 : Forte, sans frémissement ;

ENSEIGNEMENT AU CLIENT

ENCADRÉ 23.20   **Examen cardiaque**

Objectifs

- Le client décrit les facteurs de risque des maladies cardiovasculaires et prend les mesures appropriées pour améliorer ses habitudes de vie.

- Le client qui possède un des facteurs de risque des maladies cardiovasculaires consultera un professionnel de la santé.

Stratégies d'enseignement

- Expliquer les facteurs de risque des maladies cardiovasculaires, incluant la consommation excessive de gras saturé ou de cholestérol, le manque d'exercice aérobique régulier, le tabagisme, l'excès de poids, le style de vie stressant, l'hypertension et les antécédents familiaux de maladies cardiovasculaires.

- Diriger le client (si cela est approprié) vers les ressources disponibles pour contrôler ou réduire les risques de maladies cardiovasculaires (p. ex., une nutritionniste, un centre d'activités physiques, des programmes de gestion du stress).

- Expliquer les bienfaits cliniques de la réduction de consommation de gras saturé et de cholestérol démontrés par la recherche. Informer le client qu'environ 70 à 75 % des acides gras saturés proviennent des viandes, de la volaille, du poisson et des produits laitiers. La Fondation des maladies du cœur recommande, pour toute la population canadienne, une alimentation saine et équilibrée comprenant :
  - des aliments provenant des quatre groupes alimentaires comme le recommande le *Guide alimentaire canadien* ;
  - une consommation de matières grasses ne dépassant pas de 20 à 35 % de la totalité des calories quotidiennes (soit de 45 à 75 g par jour chez les femmes et de 60 à 105 g par jour chez les hommes) ;
  - une quantité accrue de gras polyinsaturés – particulièrement d'acides gras oméga-3 (p. ex., poissons gras, graines de lin, huile de canola, huile de soya,

noix) – et de gras mono-insaturés (p. ex., huile d'olive, huile de canola, avocats, noix, etc.) ;
  - une quantité réduite de gras trans et saturés.

- Informer le client qu'un taux élevé de cholestérol peut entraîner l'accumulation de plaques le long des parois des artères et les rétrécir, ce qui nuit à la circulation du sang dans le cœur et l'organisme, et fait augmenter les risques de problèmes circulatoires, cardiaques et d'AVC.

- Encourager le client à faire vérifier son taux de cholestérol total et de triglycérides régulièrement à l'occasion des visites médicales si cette personne :
  - est un homme âgé de 40 ans ou plus ;
  - est une femme ménopausée âgée de 50 ans ou plus ;
  - souffre de maladie du cœur, d'AVC, de diabète ou d'hypertension artérielle ;
  - a un tour de taille qui dépasse 102 cm chez l'homme et 88 cm chez la femme ;
  - a des antécédents familiaux de maladies du cœur ou d'AVC.

- Informer le client qu'il doit éviter la fumée de cigarette, car la nicotine provoque une vasoconstriction. Cesser de fumer réduit le risque de maladie cardiovasculaire.

- Informer le client à risque de développer une maladie cardiovasculaire qu'il peut bénéficier d'une prise quotidienne d'aspirine à faible dose. Il doit toutefois consulter son médecin avant d'entreprendre le traitement.

Évaluation

- Demander au client de nommer les facteurs de risque des maladies cardiovasculaires.

- Demander au client de composer un menu à faible teneur en gras saturés et en cholestérol.

- Vérifier le taux de cholestérol du client à l'occasion de ses visites médicales.

Le chapitre 19 de *L'examen clinique et l'évaluation de la santé* (Jarvis, 2009) explique l'examen du cœur et des vaisseaux du cou.

Degré 4 : Forte, accompagnée de frémissement ;

Degré 5 : Très forte, accompagnée de frémissement ; entendue lorsque le stéthoscope n'est pas appuyé fermement sur la poitrine ;

Degré 6 : Plus forte ; peut être entendue sans stéthoscope.

Un souffle peut avoir une tonalité basse, moyenne ou haute selon la vitesse du débit sanguin dans les valves. Un souffle de basse tonalité s'entend mieux avec la cupule du stéthoscope alors qu'un souffle de haute tonalité est plus perceptible avec le diaphragme.

La qualité d'un souffle dépend de ses caractéristiques et du son. Un souffle en *crescendo* commence doucement et augmente en intensité, tandis qu'un souffle en *decrescendo* commence en force pour diminuer ensuite en intensité. ■

23.10

Système vasculaire

L'examen du système vasculaire comprend la prise de la pression artérielle (P.A.) et l'examen de l'intégrité du système vasculaire périphé-

rique **TABLEAU 23.27**. L'infirmière peut effectuer certaines parties de l'examen vasculaire tout en évaluant d'autres systèmes anatomiques. À titre d'exemple, au moment où elle examine la peau, elle peut également observer les signes et les symptômes d'insuffisance artérielle et veineuse.

23.10.1 Pression artérielle

Un écart de lecture allant jusqu'à 10 mm Hg au moment de la prise de la pression artérielle d'un bras à l'autre est possible, et la lecture du bras droit a tendance à être plus élevée (Seidel et al., 2006). L'infirmière note la lecture la plus élevée. Les lectures systoliques qui diffèrent de plus de 15 mm Hg laissent supposer de l'**athérosclérose** ou une maladie aortique ▶ **MS 4.5** .

MS 4.5 **Vidéo**

Méthodes liées aux paramètres d'évaluation : *Mesure de la pression artérielle.*

23.10.2 Artères carotides

Lorsque le ventricule gauche expulse le sang dans l'aorte, les ondes de pression sont transmises dans le système artériel. Ces ondes se manifestent en pulsations palpables des artères situées près de la peau ou se trouvant près des os. Les carotides reflètent davantage la fonction cardiaque que les artères périphériques, car elles

PISTES D'ÉVALUATION CLINIQUE

TABLEAU 23.27	Données à recueillir au cours de l'examen du système vasculaire	
Données	**Justifications**
Déterminer si le client éprouve de la douleur ou des crampes aux jambes, des engourdissements ou des picotements aux extrémités, s'il a une sensation de mains ou de pieds froids, de l'œdème ou de la cyanose aux pieds, aux chevilles ou aux mains.	Ces signes et ces symptômes indiquent une affection vasculaire.
Demander au client qui éprouve de la douleur aux jambes ou des crampes aux membres inférieurs si la marche, la station debout pendant de longues périodes ou le sommeil soulagent ou accentuent ces symptômes.	La relation entre les symptômes et l'exercice peut déterminer si un trouble est vasculaire ou musculosquelettique. La douleur associée à un trouble vasculaire a tendance à augmenter avec l'activité. La douleur d'origine musculosquelettique est aussi présente au repos.
Demander aux femmes si elles portent des jarretelles, des bas ajustés, ou si elles croisent les jambes lorsqu'elles sont assises ou couchées.	Porter des bas ajustés ou se croiser les jambes peut nuire au retour veineux.
Déterminer si le client présente des facteurs de risque cardiaque (p. ex., le tabagisme, la sédentarité, une mauvaise alimentation).	Ces facteurs de risque prédisposent le client à l'affection vasculaire.
Évaluer les antécédents de cardiopathie, d'hypertension, de phlébite, de diabète ou de varices.	Les problèmes circulatoires et vasculaires influencent les données recueillies pendant l'examen.

sont situées plus près du cœur et parce que leur tension correspond davantage à celle de l'aorte.

Les artères carotides alimentent la tête et le cou en sang oxygéné **FIGURE 23.56**, et sont protégées par le muscle sternocléidomastoïdien, qui les recouvre. Pour examiner les carotides, l'infirmière demande au client d'adopter une position assise ou une position de décubitus dorsal, la tête du lit élevée à 30°. L'infirmière examine une seule carotide à la fois, sans quoi le client pourrait perdre connaissance en raison d'une circulation diminuée au cerveau. Les carotides ne doivent pas être palpées ou massées vigoureusement, car le sinus carotidien, situé à la bifurcation des artères carotides primitives au tiers supérieur du cou, envoie des impulsions le long du nerf vague, et sa stimulation peut entraîner une chute de la fréquence cardiaque et de la pression artérielle. Une **syncope** ou un arrêt circulatoire pourrait en résulter.

Inspection

L'infirmière inspecte d'abord le cou pour repérer la pulsation de l'artère ; l'onde de pression est parfois visible. L'infirmière expérimentée peut évaluer la qualité d'une onde par rapport à la systole et à la diastole du cycle cardiaque. Une onde de pulsation absente peut indiquer une **occlusion artérielle** (blocage) ou une **sténose.**

Palpation

Pour la palpation de la pulsation, le client tourne légèrement la tête du côté à examiner. Cette procédure permet de détendre les muscles du cou pour en faciliter la palpation. L'infirmière glisse la pulpe de l'index et du majeur autour du bord interne du muscle sternocléidomastoïdien ; une palpation légère évite d'obstruer la circulation **FIGURE 23.57**.

Le pouls carotidien normal est bien localisé. Ce pouls est fort et possède une qualité de coup brusque. Au cours de la respiration, aucun changement ne se produit à l'inspiration ou à l'expiration. Tourner le cou ou passer d'une position assise à une position de décubitus dorsal ne change pas la qualité du pouls carotidien. Les deux artères carotides doivent présenter les mêmes caractéristiques quant à la fréquence, au rythme et à l'amplitude du pouls, et quant à leur souplesse. Une diminution ou un déséquilibre des pulsations carotidiennes peut indiquer de l'athérosclérose ou la maladie de la crosse aortique.

Auscultation

Le pouls carotidien est le plus fréquemment ausculté. L'auscultation s'avère particulièrement importante pour le client d'âge moyen, la personne âgée ou la personne à risque d'un AVC. Une turbulence se crée lorsque le sang circule dans le diamètre rétréci de l'artère, entraînant un son soufflant (souffle carotidien) **FIGURE 23.58**.

Pour procéder à l'auscultation de l'artère carotide, l'infirmière place la cupule du stéthoscope au-dessus de celle-ci, à l'extrémité latérale de la clavicule et au bord postérieur du muscle sternocléidomastoïdien. L'infirmière demande au client de retenir son souffle pendant un moment pour que les murmures vésiculaires ne masquent pas le son. Habituellement, les bruits B_1 et B_2 sont entendus au cours de l'auscultation de l'artère carotide, mais aucun souffle ne doit être audible.

■ **Syncope :** Perte de connaissance brutale et complète, généralement brève, avec état de mort apparente, causée par la cessation momentanée des fonctions cérébrales en raison de l'interruption de l'arrivée du sang artériel au cerveau.

■ **Sténose :** Rétrécissement de la lumière d'un canal ou d'un orifice.

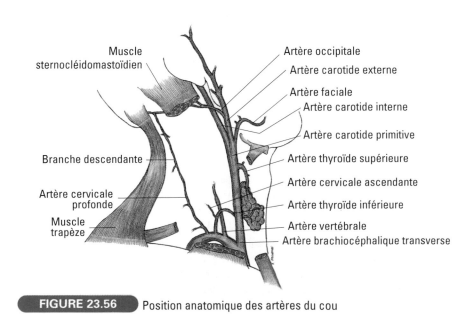

Muscle sternocléidomastoïdien
Artère occipitale
Artère carotide externe
Artère faciale
Artère carotide interne
Artère carotide primitive
Branche descendante
Artère thyroïde supérieure
Artère cervicale ascendante
Artère cervicale profonde
Artère thyroïde inférieure
Muscle trapèze
Artère vertébrale
Artère brachiocéphalique transverse

FIGURE 23.56 Position anatomique des artères du cou

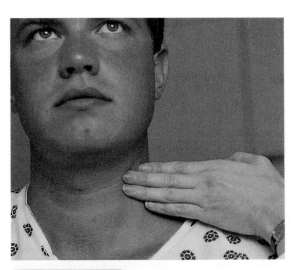

FIGURE 23.57 Palpation de l'artère carotide interne le long du bord du muscle sternocléidomastoïdien

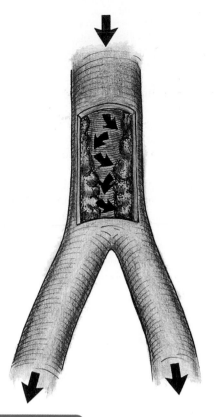

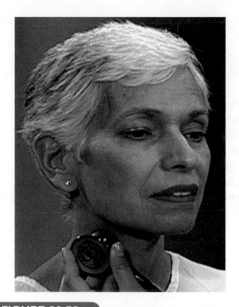

FIGURE 23.59 Auscultation du bruit de l'artère carotide
Source : Tiré de Seidel, H.M., Ball, J.W., Dains, J.E., & Benedict, G.W. (2006). *Mosby's guide to physical examination* (6th ed.). St. Louis, Mo. : Mosby.

FIGURE 23.58 L'occlusion ou le rétrécissement de l'artère carotide perturbe le débit sanguin. La turbulence qui en résulte produit un souffle carotidien que l'infirmière peut détecter à l'auscultation.

Si l'infirmière perçoit un souffle, elle palpe légèrement l'artère à la recherche d'un frémissement (bruit palpable) **FIGURE 23.59**.

23.10.3 Veines jugulaires

Les veines les plus accessibles sont les veines jugulaires internes et externes du cou. Ces deux veines drainent le sang des deux côtés de la tête et du cou dans les veines caves supérieures. La veine jugulaire externe se trouve en surface et peut s'observer au-dessus de la clavicule. La veine jugulaire interne est située plus en profondeur, le long de l'artère carotide.

Il est préférable d'examiner la veine jugulaire interne droite, car son parcours anatomique vers l'oreillette droite du cœur est plus direct (en ligne droite). La colonne de sang à l'intérieur de la veine jugulaire interne sert de manomètre et reflète la pression dans l'oreillette droite, soit la pression veineuse jugulaire (P.V.J.). Une colonne haute indique une pression veineuse élevée, qui constitue un signe d'insuffisance cardiaque du côté droit. La dilatation de la veine jugulaire interne peut être observée lorsqu'un client adopte une

position de décubitus dorsal. En position assise, cette dilatation disparaît normalement. Cependant, un client souffrant de cardiopathie pourrait présenter une dilatation des veines jugulaires en position assise.

L'infirmière examine la veine jugulaire interne droite pour mesurer la P.V.J., qui est influencée par le volume sanguin, la capacité de l'oreillette droite à recevoir du sang et à l'acheminer dans le ventricule droit, et la capacité du ventricule droit à se contracter et à expulser le sang dans l'artère pulmonaire. Tout facteur qui entraîne un plus grand volume sanguin dans le système veineux crée une P.V.J. plus élevée. L'infirmière évalue la pression veineuse jugulaire en suivant les étapes suivantes :

- Demander au client de se coucher sur le dos, la tête élevée de 30 à 45° (position Fowler bas). Les pulsations sont généralement difficiles à percevoir lorsque le client est en position assise. S'il se penche lentement vers l'arrière pour adopter la position de décubitus dorsal, le niveau de la pulsation veineuse commence à s'élever au-dessus du niveau du manubrium, pouvant atteindre 1 ou 2 cm, lorsque le client se trouve à un angle de 45°.
- S'assurer que le cou et la partie supérieure du thorax sont dénudés. Utiliser un oreiller pour aligner la tête. Éviter l'hyperextension ou la flexion du cou pour empêcher un étirement ou une torsion de la veine **FIGURE 23.60**.

La démonstration du débit sanguin dans l'appareil circulatoire est proposée dans les animations au www.cheneliere.ca/potter.

23

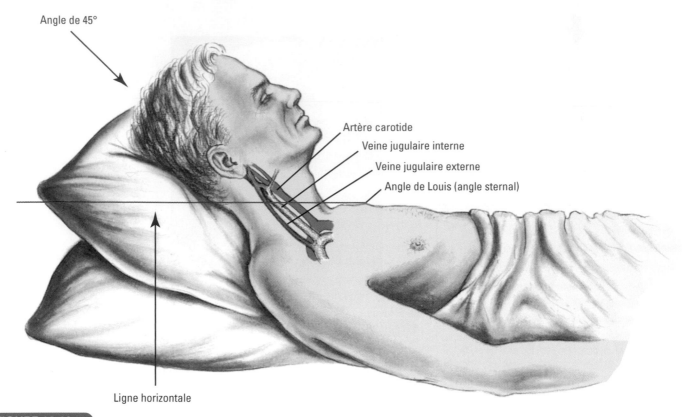

Angle de 45°

Artère carotide

Veine jugulaire interne

Veine jugulaire externe

Angle de Louis (angle sternal)

Ligne horizontale

FIGURE 23.60 Position du client pour examiner la distension des veines jugulaires

Source : Tiré de Thompson, J.M., McFarland, G., & Hirsch., J. (2001). *Mosby's manual of clinical nursing* (5th ed.). St. Louis, Mo. : Mosby.

- Évaluer la P.V.J. en mesurant la distance verticale entre l'angle de Louis (angle sternal) et le niveau le plus élevé du point visible de la pulsation de la veine jugulaire interne droite.
- Aligner l'extrémité inférieure d'une règle avec le haut de la zone de pulsation de la veine jugulaire. Prendre ensuite une autre règle graduée, en centimètres, et l'aligner perpendiculairement à la première règle, à la hauteur de l'angle de Louis. Mesurer la distance entre la deuxième règle et l'angle de Louis **FIGURE 23.61**.

23.10.4 Veines et artères périphériques

Pour examiner le système vasculaire périphérique, l'infirmière évalue d'abord la qualité de perfusion sanguine des extrémités en mesurant le pouls artériel, et en examinant l'état de la peau et des ongles du client.

Plusieurs facteurs peuvent empêcher une perfusion adéquate des extrémités, dont la modification de l'intégrité des vaisseaux sanguins et la constriction sous-jacente des parois vasculaires **TABLEAU 23.28**. L'infirmière doit évaluer les risques de troubles circulatoires et procurer de l'enseignement au client quant aux précautions à prendre **ENCADRÉ 23.21**.

Artères périphériques

L'infirmière examine chaque artère périphérique en se servant de la pulpe de l'index et du majeur. Elle applique une pression ferme tout en évitant d'obstruer le pouls. Si celui-ci est difficile à localiser, elle peut varier la pression et palper autour du foyer de pulsation.

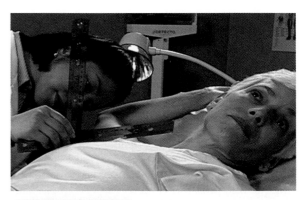

FIGURE 23.61 Mesure de la pression veineuse jugulaire

Source : Tiré de Seidel, H.M., Ball, J.W., Dains, J.E., & Benedict, G.W. (2006). *Mosby's guide to physical examination* (6th ed.). St. Louis, Mo. : Mosby.

TABLEAU 23.28 — Indicateurs pour évaluer le débit sanguin local

INDICATEURS	JUSTIFICATIONS
Maladies générales (p. ex., l'artériosclérose, l'athérosclérose, le diabète)	Ces maladies entraînent un changement de l'intégrité des parois des artères et des petits vaisseaux sanguins.
Troubles de la coagulation (p. ex., une thrombose, une embolie)	Un caillot sanguin cause l'obstruction mécanique du débit sanguin.
Traumatisme ou chirurgie locale (p. ex., une contusion, une fracture, une chirurgie vasculaire)	La manipulation directe des vaisseaux et l'œdème localisé nuisent au débit sanguin.
Installation d'appareils de soutien (p. ex., un plâtre, des pansements, des bandages élastiques, une mesure de contention)	La constriction produit un effet de garrot, nuisible à la circulation sanguine dans les zones situées sous le foyer de constriction.

ENSEIGNEMENT AU CLIENT

ENCADRÉ 23.21 — Examen vasculaire

Objectifs

- Le client sera en mesure de comparer ses lectures de P.A. aux valeurs normales de la P.A. en fonction de son âge.
- Le client souffrant d'insuffisance vasculaire prendra les précautions nécessaires pour éviter d'aggraver son état circulatoire.

Stratégies d'enseignement

- Indiquer au client la lecture de sa P.A.. Lui expliquer la lecture normale en fonction de son âge.
- Enseigner les précautions à prendre au client souffrant d'insuffisance vasculaire, soit éviter le port de vêtements ajustés à la partie inférieure du corps ou aux jambes, et les positions assise ou debout prolongées ; encourager la marche régulière et l'élévation des pieds en position assise.
- Conseiller au client d'abandonner le tabagisme, s'il y a lieu, étant donné la vasoconstriction que la nicotine provoque.
- Reconnaître la personne âgée présentant de l'hypertension qui pourrait bénéficier d'une surveillance régulière de sa P.A. (chaque jour, chaque semaine ou chaque mois) et lui enseigner l'utilisation d'un appareil de mesure de la pression à domicile.

Évaluation

- Demander au client de déterminer une lecture de P.A. dans les limites normales pour son âge, son état ou sa condition.
- Inviter le client atteint d'insuffisance vasculaire à énumérer les précautions à prendre pour éviter l'aggravation d'une insuffisance vasculaire.
- Demander au client de démontrer la technique de prise de P.A.

L'examen de routine des signes vitaux comprend l'évaluation de la fréquence et du rythme du pouls radial parce que celui-ci est facilement décelable. L'infirmière compte la pulsation pendant 30 sec. et elle multiplie le résultat par 2 pour une fréquence exprimée par minute, si le rythme est régulier. La palpation permet à l'infirmière de percevoir l'onde de pression à des intervalles réguliers. Le pouls est irrégulier lorsqu'un battement précoce, tardif ou imperceptible interrompt un intervalle ; il faut alors le calculer pendant une minute complète. Afin d'évaluer l'état circulatoire des tissus, l'infirmière palpe les artères périphériques pour noter la présence d'une pulsation.

L'infirmière évalue l'élasticité de la paroi, l'amplitude et l'égalité du pouls de chaque artère périphérique. Une technique systématique d'examen, où l'infirmière débute par les artères temporales de la tête et descend aux artères des membres supérieurs et inférieurs, peut s'avérer utile. Normalement, l'artère reprend sa forme lorsque la pression se relâche. L'artère présentant une anomalie est dure, rigide ou calcifiée.

L'amplitude du pouls est évaluée en fonction de la force avec laquelle le sang est projeté contre la paroi de l'artère. Certaines infirmières utilisent une échelle de 0 à 4+ pour déterminer l'amplitude du pouls (Seidel et al., 2006) :

0   Absent, non palpable ;

1+   Faible, à peine palpable ;

2+   Facilement palpable, pouls normal ;

3+   Maximal, augmentation de l'amplitude du pouls ;

4+   Fort et bondissant, ne peut pas être effacé.

Tous les pouls périphériques sont mesurés en fonction de l'égalité et de la symétrie. Une inégalité

Voyez les différences entre les amplitudes de pouls dans l'animation *Évaluation du pouls,* présentée au www.cheneliere.ca/potter.

peut signifier une obstruction locale ou une position anormale de l'artère.

Pour les membres supérieurs, l'artère primaire est l'artère brachiale qui achemine le sang vers les artères radiale et cubitale de l'avant-bras et de la main. Lorsque le sang ne circule plus dans cette artère, il ne peut être acheminé adéquatement vers les mains. La main recevra quand même du sang grâce à une interconnexion entre les artères radiale et cubitale, ce qui prévient l'occlusion artérielle **FIGURE 23.62**.

Chez une personne mince, un sillon se forme parallèlement au tendon fléchisseur du poignet. Le pouls radial peut être senti en palpant légèrement le sillon **FIGURE 23.63**. Le pouls cubital se trouve sur le côté opposé du poignet, et il est moins proéminent que le pouls radial **FIGURE 23.64**. L'infirmière palpe le pouls cubital si elle soupçonne une insuffisance artérielle.

Le **test d'Allen** peut être utilisé pour évaluer la circulation des artères radiale et cubitale. L'infirmière invite le client à serrer le poing, et compresse en même temps les artères cubitale et radiale. Elle lui demande ensuite d'ouvrir la main, puis elle relâche l'artère cubitale. Si l'artère cubitale

est perméable, la main devrait reprendre sa coloration en moins de 5 secondes. L'infirmière peut répéter le test en relâchant seulement l'artère radiale.

Pour palper le pouls brachial, l'infirmière doit trouver le sillon logé entre le biceps et le triceps, au-dessus du pli du coude **FIGURE 23.65**. L'artère

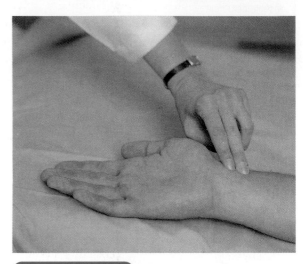

FIGURE 23.63 Palpation du pouls radial

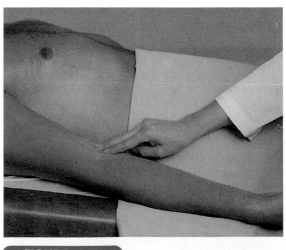

FIGURE 23.64 Palpation du pouls cubital

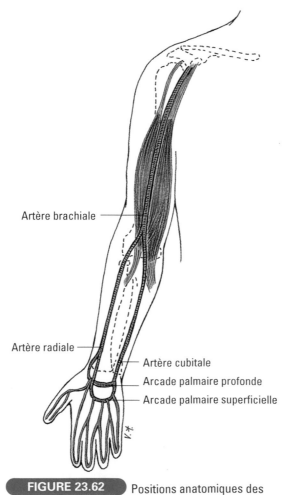

Artère brachiale

Artère radiale

Artère cubitale

Arcade palmaire profonde

Arcade palmaire superficielle

FIGURE 23.62 Positions anatomiques des artères brachiale, radiale et cubitale

FIGURE 23.65 Palpation du pouls brachial

se situe le long du côté médian du bras déployé. L'infirmière palpe l'artère au sillon du muscle à l'aide de la pulpe des trois premiers doigts.

L'artère fémorale est l'artère primaire de la jambe ; elle achemine le sang dans les artères poplitée, tibiale postérieure et pédieuse **FIGURE 23.66**. Une interconnexion située entre l'artère tibiale postérieure et pédieuse prévient l'occlusion artérielle locale.

Le pouls fémoral est plus facile à percevoir lorsque le client se trouve en position de décubitus dorsal et que la région inguinale est dénudée **FIGURE 23.67**. L'artère fémorale se situe sous le ligament inguinal, à mi-chemin entre la symphyse pubienne et l'épine iliaque antérosupérieure. Une palpation profonde peut être nécessaire pour sentir le pouls.

Le pouls poplité se trouve derrière le genou. L'infirmière invite le client à fléchir légèrement le genou et à poser le pied sur la table d'examen, ou à adopter la position de décubitus ventral, le genou légèrement fléchi **FIGURE 23.68**. L'infirmière palpe profondément le creux poplité à l'aide de deux doigts, parallèlement à la ligne médiane. Le pouls poplité est plus difficile à localiser.

L'infirmière demande au client de détendre le pied et localise le pouls pédieux. L'artère se trouve sur le dessus du pied, alignée sur le sillon situé entre les tendons extenseurs du gros et du deuxième orteil **FIGURE 23.69**. L'infirmière

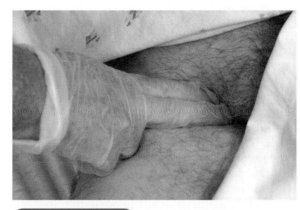

FIGURE 23.67   Palpation du pouls fémoral

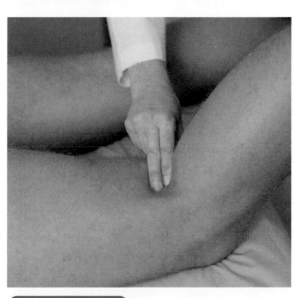

FIGURE 23.68   Palpation du pouls poplité

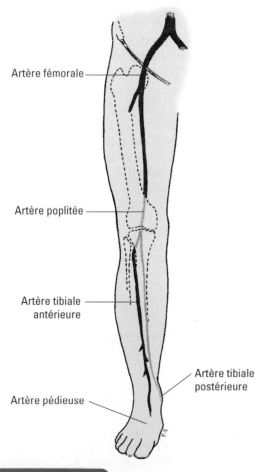

FIGURE 23.66   Position anatomique des artères fémorale, poplitée, pédieuse et tibiale postérieure

Artère fémorale

Artère poplitée

Artère tibiale antérieure

Artère pédieuse

Artère tibiale postérieure

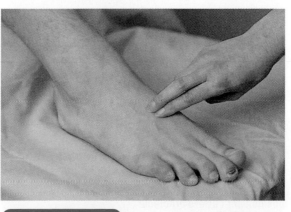

FIGURE 23.69   Palpation du pouls pédieux

Gabrielle Leblanc

décèle le pouls en plaçant la pulpe des doigts entre le gros et le deuxième orteil, et en déplaçant ses doigts lentement sur le pied. Ce pouls peut être congénitalement absent.

Le pouls tibial postérieur se trouve sur la face interne de chaque cheville **FIGURE 23.70**. L'infirmière place les doigts derrière et sous la malléole interne. L'artère se repère rapidement lorsque le pied est détendu et légèrement étiré.

Stéthoscope à ultrasons

Lorsque l'infirmière est incapable de palper un pouls, un stéthoscope à ultrasons (doppler) se révèle un outil utile pour amplifier les sons d'une onde de pression. Les facteurs qui peuvent affaiblir un pouls ou rendre une palpation difficile comprennent l'obésité, la diminution du volume systolique du cœur, la diminution du volume sanguin ou l'occlusion d'une artère. L'infirmière applique d'abord une mince couche de gel de transmission sur la peau du client, au foyer du pouls ou directement sur le bout transducteur de la sonde. Elle règle ensuite le volume

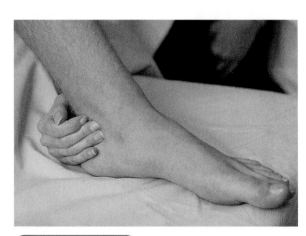

FIGURE 23.70 Palpation du pouls tibial postérieur

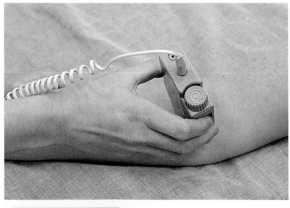

FIGURE 23.71 Stéthoscope à ultrasons en position sur l'artère brachiale

de l'appareil et place le bout de la sonde sur la peau, à un angle de 45 à 90° **FIGURE 23.71**. L'infirmière déplace la sonde jusqu'à ce qu'un son de pulsation soufflant se fasse entendre, c'est celui du débit sanguin artériel.

Indice tibiobrachial

L'indice tibiobrachial (ITB) est un indicateur objectif de l'**artériopathie oblitérante des membres inférieurs (AOMI).** Bien qu'il s'agisse d'un examen facile à réaliser, l'ITB s'effectue selon une suite d'étapes techniques (Klein & Age, 2006) qui requiert une formation particulière. Il permet également de déterminer la capacité d'un client à recevoir un système de compression (bandage ou bas) et d'évaluer la capacité de guérison des plaies ulcéreuses de la jambe. Le stéthoscope à ultrasons permet d'établir cette mesure en évaluant le rapport de la pression systolique des membres inférieurs à celle des membres supérieurs. L'infirmière procède de la façon suivante :

- Placer le client en position de décubitus dorsal (tête de lit élevée à un maximum de 30°) et s'assurer qu'il est au repos depuis au moins 10 min.

- Mesurer les pressions systoliques aux deux bras (artères brachiales) à l'aide d'un sphygmomanomètre et du stéthoscope à ultrasons. Noter la lecture la plus élevée.

- Mesurer les pressions systoliques à la cheville droite, au niveau de l'artère pédieuse et de l'artère tibiale postérieure. Noter la mesure la plus élevée. Refaire la même procédure pour la cheville gauche.

Le résultat de l'ITB s'exprime en fraction. Le numérateur est la pression systolique la plus élevée retenue à la cheville, et le dénominateur représente la pression systolique la plus élevée des membres supérieurs. Exemple :

$$\frac{\text{Pression systolique cheville droite (la plus élevée)}}{\text{Pression systolique bras (la plus élevée)}} = \text{ITB}$$

$$\frac{134 \text{ mm Hg}}{123 \text{ mm Hg}} = 1,09 \text{ (valeur normale, pas de restriction circulatoire)}$$

La valeur normale de la mesure de l'ITB se situe entre 1,00 et 1,29. Une valeur égale ou supérieure à 1,30 indique une incompressibilité des vaisseaux, alors qu'une valeur située entre 0,91 et 0,99 signifie un état limite. Une valeur de 0,41 à 0,90 indique une atteinte de légère à modérée, et le client peut manifester une claudication légère à la marche. Une valeur égale ou inférieure à 0,40 signifie une atteinte grave avec un risque élevé d'atteinte tissulaire (Le Breton, & Cloutier, 2008).

■ **Artériopathie oblitérante des membres inférieurs (AOMI):** Maladie des artères caractérisée par la présence de rétrécissement (sténose) et parfois de fermeture (occlusion) dans le canal intérieur (aussi appelé lumière) des artères qui assurent la vascularisation des membres inférieurs.

Perfusion des tissus

L'état de la peau, des muqueuses et des lits unguéaux fournit des données utiles quant au débit sanguin circulatoire. L'infirmière commence son examen par le visage et les membres supérieurs en observant la couleur de la peau, des muqueuses et des lits unguéaux. La présence de cyanose exige une attention particulière ; la cyanose centrale, signe d'une oxygénation artérielle faible, peut être causée par une cardiopathie. Cet état se caractérise par une coloration bleutée de la muqueuse buccale et des conjonctives palpébrales. La cyanose périphérique indique une vasoconstriction périphérique et se manifeste par une coloration bleutée des lèvres, du lobe des oreilles et des lits unguéaux. En présence de cyanose, l'infirmière consulte les valeurs de laboratoire de gaz artériel concernant la pression partielle en oxygène (PaO$_2$) pour préciser la gravité du problème ou vérifie la saturation pulsatile en oxygène (SpO$_2$) à l'aide d'un saturomètre (aussi appelé oxymètre de pouls ou sphygmooxymètre) ▶ **MS 4.4** .

L'infirmière examine les membres inférieurs pour vérifier des changements de coloration, de température et de l'état de la peau qui pourraient indiquer des altérations des veines ou des artères **TABLEAU 23.29**. Le moment est propice pour s'informer auprès du client de douleurs ressenties aux jambes. Comme madame Brown se plaint d'engourdissement à la jambe droite, l'infirmière a raison de suspecter un trouble circulatoire. En présence d'occlusion artérielle, le client devrait montrer des signes d'absence de débit sanguin ; la douleur sera distale à l'occlusion. La douleur, la pâleur et l'absence de pouls caractérisent une occlusion artérielle. La congestion veineuse, quant à elle, provoque des changements dans les tissus, laissant supposer un mauvais retour veineux (p. ex., de l'œdème et une pigmentation brunâtre).

Au cours de l'examen des membres inférieurs, l'infirmière vérifie l'état de la peau et la texture des ongles, la pilosité de la partie inférieure des jambes, des pieds et des orteils, la structure des veines, les cicatrices, la pigmentation et la présence d'ulcères. L'infirmière évalue aussi le retour capillaire.

L'absence de poils sur les jambes peut indiquer une insuffisance circulatoire. Les ulcères récurrents chroniques aux pieds ou à la partie inférieure des jambes sont un signe grave d'insuffisance circulatoire et nécessitent l'intervention d'un médecin.

Veines périphériques

L'infirmière évalue l'état des veines périphériques en invitant le client à s'asseoir ou à demeurer debout. L'évaluation comprend la recherche de varices **FIGURE 23.72**, d'œdème périphérique et de phlébites par les techniques de l'inspection et de la palpation. Les varices sont des veines superficielles qui se dilatent, en particulier lorsque les jambes sont pendantes. Elles sont fréquentes chez les gens âgés et chez les personnes qui restent debout pendant des périodes prolongées. Les varices devraient être inexistantes à la partie antérieure ou médiane de la cuisse, et à la partie postérolatérale du mollet.

> **MS 4.4**
>
> Méthodes liées aux paramètres d'évaluation : *Mesure de la saturation pulsatile en oxygène (SpO$_2$).*

23

TABLEAU 23.29 — Signes d'insuffisance veineuse et artérielle		
CRITÈRE D'ÉVALUATION	**INSUFFISANCE VEINEUSE**	**INSUFFISANCE ARTÉRIELLE**
Couleur de la peau	Normale ou cyanosée	Pâle ; augmentée à l'élévation du membre ; rouge sombre lorsque le membre est en position déclive
Température de la peau	Normale	Froide (le débit sanguin est bloqué à l'extrémité)
Pouls	Normal	Diminué ou absent
Œdème	Souvent marqué (œdème à godet)	Absent ou léger
Altération de la peau et des phanères	Pigmentation brune autour des chevilles causée par la formation de dépôts d'hémosidérine	Peau mince et brillante ; diminution de la pilosité ; ongles épais

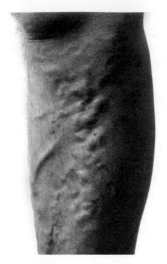

FIGURE 23.72 Veines variqueuses (varices)

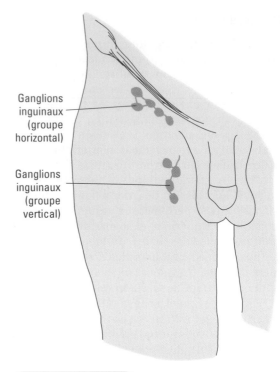

Ganglions inguinaux (groupe horizontal)

Ganglions inguinaux (groupe vertical)

FIGURE 23.73 Ganglions inguinaux

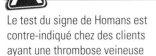

Le chapitre 20 de *L'examen clinique et l'évaluation de la santé* (Jarvis, 2009) décrit l'examen du système vasculaire périphérique et du système lymphatique.

ALERTE CLINIQUE

Le test du signe de Homans est contre-indiqué chez des clients ayant une thrombose veineuse profonde. Si un caillot est présent, il peut se déplacer de son site original pendant l'exécution de la manœuvre et provoquer une embolie pulmonaire.

L'œdème déclive aux pieds et aux chevilles peut être un signe d'insuffisance veineuse ou d'insuffisance cardiaque droite. L'œdème déclive est fréquent chez les gens âgés et chez les personnes qui restent longtemps debout (p. ex., les serveuses, les gardiens de sécurité ou les infirmières). Une **phlébite** est l'inflammation d'une veine qui survient généralement après un traumatisme de la paroi vasculaire, une infection, une immobilisation ou l'insertion prolongée d'un cathéter intraveineux. La phlébite favorise la formation d'un caillot, une situation potentiellement dangereuse puisqu'un caillot logé dans une veine profonde du pied, par exemple, peut se déplacer suivant la circulation sanguine vers le côté droit du cœur, atteindre l'artère pulmonaire et causer une embolie pulmonaire. Pour évaluer la phlébite, l'infirmière doit examiner les mollets afin de vérifier la présence d'érythème, de douleur à la palpation ou d'œdème dans le territoire des veines. En palpant légèrement les muscles du mollet, elle peut en percevoir la souplesse et la fermeté. Elle peut également vérifier le **signe de Homans** en soutenant la jambe et en fléchissant le pied vers le haut. Lorsqu'une phlébite est présente dans la partie inférieure de la jambe, une dorsiflexion du pied entraîne souvent de la douleur au mollet. Cependant, le signe de Homans n'est pas toujours un indicateur fiable de phlébite et se manifeste dans d'autres conditions (Crowther & McCourt, 2004 ; Day, 2003).

23.10.5 Système lymphatique

L'infirmière palpe la région des ganglions inguinaux horizontaux **FIGURE 23.73**, en débutant par la région de l'aine et en descendant vers l'intérieur de la cuisse. Le groupe vertical se trouve près de la partie supérieure de la veine fémorale, alors que le groupe horizontal se situe le long du ligament inguinal. L'infirmière exerce une légère pression constante en palpant au-dessus de chaque chaîne de ganglions lymphatiques. Les ganglions multiples ne se palpent habituellement pas, quoique l'infirmière puisse parfois palper certains ganglions mous et non douloureux. Des tuméfactions ganglionnaires durcies et douloureuses à la palpation peuvent indiquer des foyers d'infection possibles ou une maladie métastatique. Le groupe horizontal draine la lymphe provenant de la peau située à la partie inférieure de la paroi abdominale, des organes génitaux externes, du canal anal et, chez la femme, de la partie inférieure du vagin. ■

23.11

Seins

Chez les hommes, les seins contiennent une petite quantité de tissus glandulaires, ce qui constitue un foyer de croissance possible pour les cellules cancéreuses. Par contre, chez la femme, la plus grande partie du sein est composée de tissus glandulaires.

23.11.1 Seins de la femme

Au Québec, le cancer du sein arrive au deuxième rang en ce qui concerne la mortalité causée par le cancer chez les femmes (1 400 par année) et au premier rang quant à l'incidence (6 000 nouveaux cas par année) (Statistiques canadiennes sur le cancer, 2009). Un diagnostic précoce est la clé de la guérison.

En 2008, Kösters et Gøtzsche ont recommandé que l'apprentissage de l'autoexamen des seins (AES) soit exclu de l'examen de santé des femmes, car il entraîne des effets non souhaités et ne semblait pas rapporter de bénéfices aux femmes. Les études concernant l'AES ne parviennent pas à démontrer les avantages, pour la femme, de le pratiquer pour détecter un cancer du sein au début de son évolution. En plus d'engendrer des interventions chirurgicales additionnelles, la méthode de l'AES ne diminue pas le taux de mortalité associée au cancer du sein. Depuis, aucune autre étude n'est venue remettre en question ces conclusions (Ministère de la Santé et des Services Sociaux [MSSS], 2009). En 2010, la Société canadienne du cancer annonçait qu'elle n'encourageait plus l'AES. La Fondation québécoise du cancer du sein partage ce point de vue, mais continue à promouvoir l'autoexamen afin de permettre aux femmes de mieux connaître leurs seins tout en reconnaissant qu'il ne constitue pas un moyen de dépistage recommandé du cancer (Fondation du cancer du sein du Québec, 2009).

Il arrive tout de même que des femmes, qu'elles pratiquent ou non l'AES, observent un changement à leurs seins. Il est alors important qu'elles le rapportent sans tarder à leur médecin. Voici les recommandations de dépistage précoce du cancer du sein :

- Toutes les femmes doivent passer un examen clinique (entrevue, inspection et palpation) des seins chez leur médecin ou auprès d'un professionnel de la santé qualifié, au moins tous les deux ans.

- Les femmes âgées de 50 à 69 ans devraient subir une mammographie tous les deux ans. Les femmes de moins de 50 ans ou de plus de 69 ans devraient consulter leur médecin à propos de la mammographie. Les femmes ayant des antécédents familiaux de cancer du sein devraient suivre un programme personnalisé de surveillance, défini par leur médecin.

- Tout changement aux seins doit être signalé au médecin.

Au cours de l'examen des seins, l'infirmière peut expliquer la façon de pratiquer l'AES en utilisant une des méthodes que la cliente peut également adopter à la maison **ENCADRÉ 23.22**.

Si la cliente pratique déjà l'AES, l'infirmière peut la questionner sur la méthode utilisée et sur les moments choisis par rapport à son cycle menstruel. Un grand nombre de femmes âgées omettent de se présenter régulièrement pour un examen clinique des seins et une mammographie. Celles-ci croient à tort que les modifications perçues sont causées par le vieillissement. De plus, certains facteurs physiologiques peuvent empêcher la femme âgée de procéder à son AES. Par exemple, les capacités d'inspection et de palpation peuvent être restreintes en raison d'une diminution des mouvements locomoteurs, de la sensation périphérique, de la vision et de l'amplitude articulaire. Les manifestations de maladie du sein et les changements observés à ceux-ci doivent être documentés à l'histoire de santé de la cliente **TABLEAU 23.30**. En raison de sa structure glandulaire, le sein subit de nombreux changements au cours de la vie d'une femme **ENCADRÉ 23.23**.

Toutes les femmes doivent passer un examen clinique des seins chez leur médecin ou auprès d'un professionnel de la santé qualifié, au moins tous les deux ans.

Inspection

L'infirmière observe le contour, la taille et la symétrie des seins, et note les masses, l'aplatissement, la rétraction ou la formation de fossettes. La forme des seins peut être convexe, pendante ou conique. Normalement, les seins s'étendent de la troisième à la sixième côte, et le mamelon se situe au niveau du quatrième espace intercostal. Il est fréquent d'avoir un sein plus petit. Une inflammation ou une masse peut aussi causer une différence dans la taille. La rétraction ou la formation de fossettes résulte de l'invasion des ligaments sous-jacents par des tumeurs. Les ligaments deviennent alors fibreux et aspirent la peau sous-jacente à l'intérieur vers la tumeur. L'œdème change aussi le contour des seins. Chez la femme plus âgée, les ligaments soutenant les seins s'affaiblissent, causant un affaissement des seins et des mamelons.

L'infirmière observe également la couleur et la structure des veines de la peau. La structure des veines est plus facile à observer chez la cliente mince ou la femme enceinte. La présence de lésions, d'œdème ou d'inflammation est aussi notée. L'infirmière soulève chaque sein pour observer la couleur et le changement de texture sur les parties inférieures et latérales. La couleur des seins doit être la même que celle de la peau avoisinante, et la structure des veines doit être similaire des deux côtés. Pour une cliente dont les seins sont volumineux, l'infirmière doit s'assurer de regarder attentivement le dessous du sein, qui montre souvent des rougeurs ou une

ENCADRÉ
23.22 **Autoexamen des seins**

- Bien qu'il ne constitue pas un moyen de dépistage recommandé, l'AES permet à la femme de mieux connaître ses seins, et elle peut l'utiliser comme pratique complémentaire. L'AES devrait être fait idéalement une fois par mois pour que la cliente se familiarise avec l'apparence et la sensation normale de ses seins. Cette pratique permet de détecter tout changement survenu au cours du mois. La découverte précoce d'un changement par rapport à la « normalité » est le principe fondamental de l'AES.

- Si la cliente a des menstruations, le meilleur moment pour effectuer l'AES se situe dans les quatre à sept jours qui suivent le début des menstruations, c'est-à-dire au moment où les seins sont moins sensibles ou enflés. Si la cliente n'a plus de menstruations, elle exécute son autoexamen à la même date chaque mois.

- Procédures à suivre pour la pratique de l'AES :

  1. Se tenir debout devant un miroir. Examiner les deux seins pour déceler toute anomalie telle qu'un écoulement venant des mamelons, des plis, des rides ou des desquamations cutanées.

     Les deux prochaines étapes sont conçues pour mettre l'accent sur la forme ou le contour des seins. La femme doit être capable de sentir la tension des muscles du thorax.

  2. En se regardant attentivement dans le miroir, joindre les mains derrière la tête et les presser vers l'avant.

  3. Presser ensuite les mains fermement sur les hanches et se pencher légèrement vers le miroir en étirant les épaules et les coudes vers l'avant.

     Certaines femmes exécutent la prochaine partie de l'examen (étape 4) sous la douche. Les doigts glissent sur la peau savonneuse, ce qui facilite l'appréciation de la texture du sein.

  4. Lever le bras gauche. Utiliser trois ou quatre doigts de la main droite pour examiner le sein gauche fermement et soigneusement. En commençant par le bord extérieur du sein, faire de petits cercles en pressant les doigts fermement, et en les déplaçant lentement autour du sein et graduellement vers le mamelon. S'assurer de palper tout le sein. Prêter une attention particulière à la zone située entre le sein et l'aisselle, et palper l'aisselle elle-même. Tenter de sentir toute bosse ou masse inhabituelle sous la peau. Répéter l'examen pour le sein droit.

  5. Presser doucement chacun des mamelons et vérifier la présence d'écoulement.

  6. Les étapes 4 et 5 doivent être répétées en position couchée. Se coucher à plat sur le dos, le bras gauche sous la tête, et un oreiller ou une serviette pliée placé sous l'épaule gauche ; cette position étend le sein et facilite l'examen. Faire le même mouvement circulaire décrit plus haut. Répéter l'examen pour le sein droit.

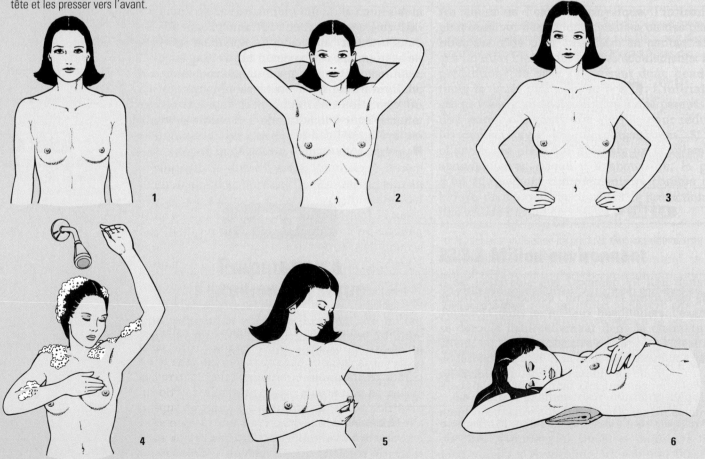

Source : Adapté de Seidel, H.M. Ball, J.W., Dains, J.E., & Benedict, G.W. (2006). *Mosby's guide to physical examination* (6th ed.). St. Louis, Mo. : Mosby.

TABLEAU 23.30 — Données à recueillir au cours de l'examen des seins

DONNÉES	JUSTIFICATIONS
Déterminer les facteurs suivants : l'âge de la femme (plus de 40 ans), les anté-cédents personnels ou familiaux de cancer du sein, l'apparition précoce des premières menstruations (avant l'âge de 13 ans), une ménopause tardive (après l'âge de 50 ans), l'absence de grossesse, un premier enfant après l'âge de 30 ans ou le fait de n'avoir jamais allaité, l'usage récent de contraceptifs oraux.	Ce sont des facteurs de risque associés au cancer du sein (ACS, 2006).
Demander à la cliente si elle a observé une bosse, un épaississement, une douleur ou de la tendreté, un écoulement, une distorsion, une rétraction ou une desquamation du mamelon, ou un changement de taille du sein.	Les signes et les symptômes possibles de cancer du sein permettent à l'infir-mière de se centrer sur des zones précises du sein pendant l'examen.
Indiquer si la cliente prend des contraceptifs oraux, de la digitale, des diuré-tiques, des stéroïdes ou des œstrogènes.	Certains médicaments peuvent causer un écoulement des mamelons. Les hor-mones et la caféine peuvent entraîner des changements fibrokystiques du sein.
Se renseigner sur le poids, la consommation d'alcool et le degré d'activité physique de la personne.	Il existe une relation entre l'incidence de cancer du sein et l'obésité, l'inacti-vité physique et la consommation d'une ou de plusieurs boissons alcoolisées par jour (ACS, 2006 ; Moore, 2005).
Vérifier si la cliente pratique l'AES. Dans l'affirmative, lui demander le mo-ment de l'examen en fonction du cycle menstruel. Demander à la cliente de décrire sa méthode ou de faire une démonstration.	Le rôle de l'infirmière est d'éduquer la cliente sur le cancer du sein et les tech-niques d'AES.
Demander à la cliente qui a détecté une masse au sein le moment où elle a constaté la présence de celle-ci. La masse ou la bosse apparaît-elle et disparaît-elle, ou est-elle toujours présente ? La bosse a-t-elle changé de taille ou de forme ? Les changements sont-ils liés au cycle menstruel ? Existe-t-il des symptômes associés à cette masse ?	Ces vérifications aident à déterminer la nature de la masse.

perte des couches superficielles de la peau (**excoriations**) causées par le frottement des sur-faces cutanées.

L'infirmière examine la taille, la couleur et la forme du mamelon et de l'aréole ; elle note tout écoulement et la direction vers laquelle le mamelon pointe. Les aréoles normales sont rondes ou ovales, et presque à la même hauteur ; la couleur varie du rose au brun. Chez les femmes au teint clair, l'aréole prend une teinte brune pendant la grossesse et demeure souvent foncée par la suite. Chez les femmes à la peau foncée, l'aréole est brune avant la grossesse (Seidel et al., 2006). Normalement, les mamelons pointent vers la même direction, ils sont protubérants, et il n'y a pas de drainage. Leur surface peut être lisse ou ridée. Si les mamelons sont ombiliqués, l'infirmière doit demander à la cliente s'ils l'ont toujours été. Une inversion récente ou un retournement du mamelon vers l'intérieur peut indiquer une crois-sance tumorale sous-jacente. Les éruptions cuta-nées ou les ulcérations sur le sein ou le mamelon ne sont pas normales ; les saignements ou les écou-lements du mamelon doivent être notés. Un écoulement jaune clair survenant deux jours après une naissance est fréquent. Pendant qu'elle exa-mine les seins, l'infirmière explique à la cliente les caractéristiques observées et leur signification.

Palpation

Le tissu mammaire se compose de tissu glandu-laire, de ligaments de soutien fibreux et de tissu adipeux. Le tissu glandulaire est disposé en lobes dont la terminaison en forme de canal s'ouvre à la surface du mamelon. La plus grande partie du tissu glandulaire est située dans le quadrant supéro-externe et dans le prolongement de chaque sein. Les ligaments suspenseurs relient la peau et le **fascia** sous le sein pour le soutenir et le mainte-nir en position droite. Le tissu adipeux est loca-lisé à la surface et sur les côtés du sein.

■ **Fascia :** Membrane fibreuse qui recouvre ou enveloppe une struc-ture anatomique.

Puberté

Les seins se développent en cinq stades. L'âge où les changements se produisent et la progression du développement varient d'une personne à une autre (un sein peut également grossir plus rapidement que l'autre).

- Stade 1 (préadolescence)

  Ce stade n'implique que l'élévation du mamelon.

- Stade 2

  Le sein et le mamelon s'élèvent comme un petit monticule ; le diamètre aréolaire s'agrandit.

- Stade 3

  Le tissu mammaire augmente ; le sein et l'aréole grossissent, sans séparation du contour.

- Stade 4

  L'aréole et le mamelon font saillie dans le monticule secondaire au-dessus du sein (ce développement ne se produit pas chez toutes les jeunes filles).

- Stade 5 (sein mature)

  Seul le mamelon fait saillie, et l'aréole se rétracte (peut varier chez certaines femmes).

Jeune adulte

Les seins atteignent leur plein volume (à l'exception du volume associé à la grossesse). La forme est généralement symétrique, mais la taille peut être inégale.

Grossesse

Le volume des seins double ou triple graduellement. Les mamelons s'hypertrophient et peuvent s'ériger. Les aréoles deviennent plus foncées, et leur diamètre augmente. Les veines superficielles deviennent proéminentes. Un liquide jaunâtre (le colostrum) peut être extrait des mamelons.

Ménopause

Les seins s'amenuisent. Le tissu mammaire ramollit.

Femmes âgées

Les seins s'allongent et deviennent flasques en raison de l'atrophie du tissu glandulaire. La peau des seins a tendance à se rider. Les mamelons rapetissent, s'aplatissent et perdent leur capacité érectile. Les mamelons peuvent être ombiliqués en raison de la diminution de la taille du sein et des changements kystiques.

Sources : Adapté de Hockenberry, M.J., & Wilson, P. (2007). *Wong's nursing care of infants and children* (8th ed.). St. Louis, Mo. : Mosby ; Seidel, H.M., Ball, J.W., Dains, J.E., & Benedict, G.W. (2006). *Mosby's guide to physical examination* (6th ed.). St. Louis, Mo. : Mosby ; Ebersole, P., Hess, P., & Schmidt Luggen, A. (2004). *Toward healthy aging* (6th ed.). St. Louis, Mo. : Mosby.

Un grand nombre de ganglions lymphatiques des seins se déversent dans les ganglions axillaires. Lorsqu'une lésion cancéreuse se dissémine (**métastase**), les ganglions sont souvent atteints **FIGURE 23.74**. Les ganglions axillaires drainent la lymphe à partir de la paroi thoracique, des seins, des bras et des mains. Une tumeur au sein peut atteindre autant les ganglions du sein opposé que ceux du côté où elle se loge.

Les ganglions lymphatiques sont plus faciles à palper lorsque la cliente est assise, les bras de chaque côté du corps et les muscles détendus. Debout face à la cliente et du côté à examiner, l'infirmière soutient le bras en position fléchie et l'éloigne de la paroi thoracique. Elle place ensuite sa main libre sur la paroi thoracique supérieure de la cliente, dans le creux axillaire. À l'aide de la pulpe des doigts, l'infirmière appuie doucement vers le bas sur la surface des côtes et des muscles. Les ganglions axillaires sont palpés délicatement en exécutant des mouvements circulaires sur le tissu mou **FIGURE 23.75**.

L'infirmière palpe quatre régions de l'aisselle :

- le bord du muscle grand pectoral le long de la ligne axillaire antérieure ;
- la paroi thoracique dans la région médio-axillaire ;
- la partie supérieure de l'humérus ;
- le bord antérieur du muscle grand dorsal le long de la ligne axillaire postérieure.

Normalement, les ganglions lymphatiques ne sont pas palpables. Par conséquent, l'infirmière doit évaluer attentivement chaque région puisque les tuméfactions ganglionnaires sont difficiles à palper. Elle note le nombre, la consistance, la mobilité et la taille des ganglions palpés. Un ou

Groupe sous-claviculaire
Groupe latéral
Groupe central
Groupe antérieur
Prolongement axillaire de Spence drainé au ganglion antérieur

FIGURE 23.74 Position anatomique des ganglions axillaires et claviculaires

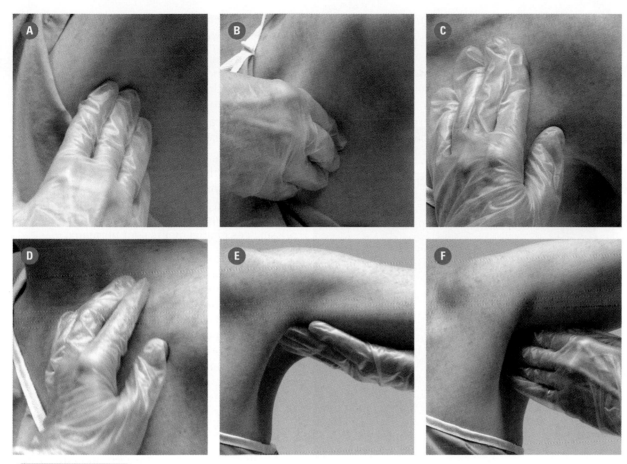

FIGURE 23.75 Palpation des ganglions. A. Centraux. B. Sous-scapulaires. C. Sous-claviculaires. D. Sus-claviculaires. E. Latéraux. F. Pectoraux.

deux ganglions, petits, mous et insensibles à la palpation, peuvent être normaux. Un ganglion palpable apparaît comme une petite masse pouvant être dure, sensible et immobile. L'infirmière effectue aussi une palpation le long des bords claviculaires supérieurs et inférieurs. Elle exécute la procédure de chaque côté.

La palpation des ganglions lymphatiques s'effectue en position de décubitus dorsal en éloignant le bras de la personne afin de rendre la région accessible. Pour la palpation du tissu mammaire, la cliente conserve la position de décubitus dorsal, ce qui permet à ce tissu de s'étendre uniformément contre la paroi thoracique. La cliente place sa main derrière le cou pour un étirement maximal et un étalement uniforme du tissu mammaire **FIGURE 23.76A**. L'infirmière montre à la cliente comment utiliser sa main gauche pour palper la région axillaire droite et claviculaire. Elle peut guider le bout des doigts de la cliente et les déplacer dans un mouvement circulaire adéquat. La cliente utilise ensuite la main droite pour palper les ganglions du côté gauche. L'infirmière peut placer un petit oreiller ou une serviette sous l'omoplate de la cliente pour mieux positionner le tissu mammaire. La consistance du tissu mammaire normal peut varier. Par exemple, les seins d'une jeune femme peuvent être fermes et élastiques, alors que le tissu est plus fibreux et noduleux chez une femme âgée. La cliente doit connaître la texture de ses propres seins **ENCADRÉ 23.24**.

Lorsqu'une cliente dit percevoir une masse, l'infirmière doit aussi examiner l'autre sein pour comparer le tissu mammaire de chaque côté. L'infirmière utilise la pulpe des trois premiers doigts pour compresser doucement le tissu mammaire contre la paroi thoracique, en notant la consistance du tissu **FIGURE 23.76B**. La palpation doit être exercée de façon systématique en utilisant une des trois méthodes suivantes **FIGURE 23.77** :

- Par un va-et-vient où les doigts bougent de bas en haut de chaque quadrant ;
- Dans le sens des aiguilles d'une montre ou dans le sens inverse, en formant de petits cercles à l'aide des doigts le long de chaque quadrant et du prolongement axillaire ;

Découvrez le mécanisme de drainage lymphatique du sein dans une animation présentée au www.cheneliere.ca/potter

- En palpant à partir du centre du sein, dans un mouvement en étoile et en revenant vers l'aréole pour chaque rayon.

Quelle que soit la méthode utilisée, l'infirmière s'assure d'examiner adéquatement le sein

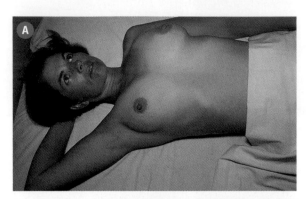

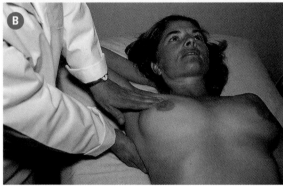

FIGURE 23.76 A. La cliente est en position de décubitus dorsal, un bras éloigné et la main placée sous la tête pour permettre au tissu mammaire de s'étendre uniformément sur la cage thoracique. B. L'infirmière palpe chaque sein de façon systématique.

et le prolongement axillaire, en se concentrant sur toute région sensible à la palpation.

L'infirmière qui doit palper des seins volumineux et relâchés utilise une technique de palpation bimanuelle. Elle doit tenir la partie inférieure du sein d'une main pendant qu'elle palpe de l'autre main le tissu mammaire appuyé contre la main qui soutient le sein.

L'infirmière palpe le mamelon et l'aréole avec délicatesse. Elle comprime doucement le mamelon avec le pouce et l'index, et observe s'il y a présence d'écoulement. Au cours de la palpation, le mamelon peut s'ériger et l'aréole peut se plisser ; ces changements sont normaux.

Durant la palpation, l'infirmière doit évaluer la consistance du tissu mammaire, le plus souvent dense, ferme et élastique. Les lésions cancéreuses sont dures, fixes, insensibles et de forme irrégulière. En cas de **mastose sclérokystique** (affection non cancéreuse bénigne), des kystes ou des bosses se forment dans un sein ou dans les deux. Quand ils sont palpés, les kystes (bosses) sont mous, distinguables et mobiles, mais les kystes profonds peuvent être durs. Parfois, il peut y avoir un écoulement mamillaire. Les symptômes sont plus apparents pendant la période menstruelle. Cette maladie bénigne porte aussi le nom de fibrose kystique du sein et est très répandue chez les femmes.

À la ménopause, le tissu mammaire rétrécit et devient plus mou, et la sensation lobulaire du tissu glandulaire est normale. Le bord inférieur de chaque sein peut sembler ferme et dur alors qu'il s'agit de la crête sous-mammaire normale et non d'une tumeur. L'infirmière peut prendre

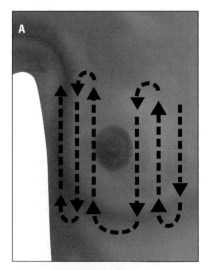
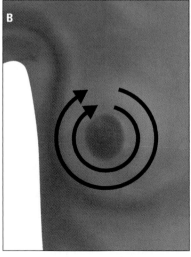
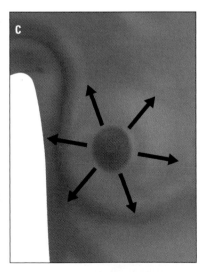

FIGURE 23.77 Méthodes variées pour la palpation du sein. A. Palper de haut en bas en bandes verticales. B. Palper en cercles concentriques. C. Palper du centre vers l'extérieur, en étoile.

Source : Tiré de Seidel, H.M., Ball, J.W., Dains, J.E., & Benedict, G.W. (2006). *Mosby's guide to physical examination* (6th ed.). St. Louis, Mo. : Mosby.

Objectifs

- La cliente, si elle le désire, fera l'AES de manière appropriée.
- La cliente passera une mammographie aux intervalles recommandés.
- La cliente reconnaîtra les signes et les symptômes du cancer du sein.
- La cliente reconnaîtra les signes et les symptômes de mastite (inflammation de la glande mammaire) chronique.
- La cliente suivra un régime faible en matières grasses.

Stratégies d'enseignement

- Demander à la cliente de faire la démonstration de l'AES et lui permettre de poser des questions.
- Expliquer la fréquence recommandée pour la mammographie et l'examen clinique par un professionnel de la santé.
- Discuter des signes et des symptômes du cancer du sein.
- Discuter des signes et des symptômes de mastite chronique.
- Informer une femme obèse qui a une histoire familiale de cancer du sein du risque élevé de développer la maladie.
- Préconiser des changements dans les habitudes alimentaires, y compris la réduction de la consommation de viande, et le choix de coupes maigres de bœuf, de porc ou d'agneau.
- Recommander de ne pas manger la peau du poulet rôti, d'opter pour du thon et du saumon conservés dans l'eau et non dans l'huile, et de consommer des produits laitiers faibles en gras.
- Encourager la cliente à réduire sa consommation de caféine. Bien que cette mesure soit controversée, elle peut réduire les symptômes de mastite chronique.

Évaluation

- Demander à la cliente de faire une démonstration de l'AES.
- Demander à la cliente quelle est la fréquence de mammographie recommandée et de préciser la date de sa dernière mammographie.
- Faire décrire par la cliente les signes et les symptômes du cancer du sein en les comparant à ceux de la mastite chronique.

la main de la cliente et la déplacer sur le sein pour que celle-ci ressente les variations normales de tissu. Les masses anormales sont palpées pour déterminer :

- leur siège par rapport aux quadrants ;
- leur diamètre en centimètres ;

- leur forme (rondes ou discoïdes) ;
- leur mobilité (mobiles ou immobiles) ;
- leur consistance (molles, fermes ou dures) ;
- la douleur à la palpation ;
- leur délimitation par rapport aux tissus voisins (circonscrites ou diffuses).

23.11.2 Seins de l'homme

L'examen des seins de l'homme est simple. L'infirmière inspecte le mamelon et l'aréole, à la recherche de nodules, d'œdème ou d'ulcérations. Un sein hypertrophié peut être causé par l'obésité ou par l'hypertrophie glandulaire. Chez les jeunes hommes, l'hypertrophie mammaire peut indiquer la consommation de stéroïdes ; le tissu adipeux est mou, alors que le tissu glandulaire est ferme. L'infirmière palpe toute masse à la recherche des mêmes caractéristiques que celles des seins de la femme. ■

23.12

Abdomen

L'examen de l'abdomen peut s'avérer complexe en raison des organes situés à l'intérieur de la cavité abdominale. L'examen comprend une évaluation des structures du tractus gastro-intestinal, du foie, de l'estomac, de l'utérus, des ovaires, des reins et de la vessie **TABLEAU 23.31**. La douleur abdominale est l'un des symptômes les plus fréquemment rapportés par les clients qui ont recours à des soins médicaux.

Des repères anatomiques peuvent être tracés sur la région abdominale. L'appendice xiphoïde (la pointe du sternum) marque la limite supérieure de la région abdominale, et la symphyse pubienne en marque la limite inférieure. En divisant l'abdomen en neuf régions imaginaires **FIGURE 23.78A** ou en quatre quadrants **FIGURE 23.78B**, l'infirmière peut localiser avec plus de précision ses observations pendant l'examen. Les reins se situent dans le dos, au niveau des vertèbres T12 (12e vertèbre thoracique) à L3 (3e vertèbre lombaire), et sont protégés par les côtes inférieures et les muscles grands dorsaux **FIGURE 23.78D**. L'angle costovertébral, formé par la dernière côte et la colonne vertébrale, est un repère utilisé pendant la palpation du rein.

Avant d'entreprendre l'examen de l'abdomen, l'infirmière demande au client s'il a besoin d'uriner. Ensuite, le client s'installe en position de décubitus dorsal, les bras étendus le long du corps, les genoux fléchis. De petits oreillers peuvent être placés

Le chapitre 17 de *L'examen clinique et l'évaluation de la santé* (Jarvis, 2009) explique l'examen des seins.

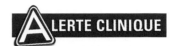
ALERTE CLINIQUE

Les hommes qui ont des antécédents familiaux au premier degré (mère ou sœur) de cancer du sein sont à risque de développer ce type de cancer et doivent subir un examen clinique à intervalles réguliers. Le médecin peut planifier une mammographie de routine.

23

TABLEAU 23.31	Données à recueillir au cours de l'examen de l'abdomen et de la fonction gastro-intestinale

DONNÉES	JUSTIFICATIONS
Lorsque le client éprouve une douleur à l'abdomen ou au bas du dos, en déterminer les caractéristiques (localisation exacte de la douleur, début, fréquence, facteurs précipitants, facteurs aggravants, type de douleur, gravité, évolution).	Les schémas caractéristiques de la douleur aident l'infirmière à en déterminer la source.
Observer les mouvements et les positions du client, y compris lorsqu'il est en décubitus dorsal, immobile avec les genoux repliés ; lorsqu'il bouge sans arrêt pour trouver une position confortable ; lorsqu'il est couché sur un côté ou assis, les genoux repliés sur le thorax.	Les positions adoptées par le client peuvent mettre en évidence la nature et la source de la douleur, y compris la péritonite, les calculs rénaux et la pancréatite.
Évaluer les fonctions intestinales et les caractéristiques des selles ; demander au client s'il prend des laxatifs.	Les données recueillies au cours de l'entrevue et de l'examen physique aident l'infirmière à déterminer la cause et la nature des problèmes d'élimination.
Déterminer si le client a récemment subi une chirurgie abdominale, un traumatisme ou des examens diagnostiques du tractus gastro-intestinal.	Les organes abdominaux peuvent subir des modifications à la suite d'une chirurgie ou d'un traumatisme, ce qui peut influencer l'examen physique du client (p. ex., la position des organes sous-jacents). Les selles peuvent également être modifiées à la suite de certains examens diagnostiques.
Évaluer si le client a récemment connu un changement de poids ou une intolérance à un régime alimentaire (nausées, vomissements, crampes, particulièrement au cours des 24 dernières heures).	Ces données peuvent indiquer des modifications de la partie supérieure du tractus gastro-intestinal (estomac ou vésicule biliaire) ou de la partie inférieure du côlon.
Vérifier si le client souffre de dysphagie, d'éructations, de flatulences, d'hématémèse, de méléna, de pyrosis, de diarrhée ou de constipation.	Ces signes et ces symptômes indiquent des modifications pouvant se situer à différents endroits dans le tube digestif.
Demander au client s'il prend des anti-inflammatoires (p. ex., de l'aspirine, de l'ibuprofène ou des stéroïdes) ou des antibiotiques.	Certains agents pharmacologiques peuvent entraîner des effets secondaires au tractus gastro-intestinal ou causer une hémorragie digestive.
Inviter le client à localiser les zones douloureuses à la palpation.	L'infirmière examine les zones douloureuses en dernier pour réduire les malaises ou l'anxiété du client.
Questionner le client sur ses antécédents familiaux de cancer, de néphropathie, d'alcoolisme, d'hypertension ou de cardiopathie.	Ces données permettent de révéler les facteurs de risque d'origine génétique.
Vérifier si la cliente en âge de procréer est enceinte ; noter sa dernière période menstruelle.	La grossesse entraîne des changements normaux de la forme et du contour de l'abdomen.
Évaluer la consommation d'alcool habituelle du client.	L'ingestion chronique d'alcool peut causer des problèmes gastro-intestinaux et hépatiques.
Revoir l'histoire de santé du client liée aux facteurs suivants : travail en soins de santé, hémodialyse, consommation de drogues par voie intraveineuse (I.V.), contact domestique ou sexuel avec un porteur du virus de l'hépatite B (VHB), hétérosexualité avec plus d'un partenaire sexuel pendant les six derniers mois, homosexualité ou hétérosexualité avec contacts fréquents, voyages à l'étranger dans des régions à taux élevé d'infection par le VHB.	Ces éléments constituent des facteurs de risque d'exposition au VHB.

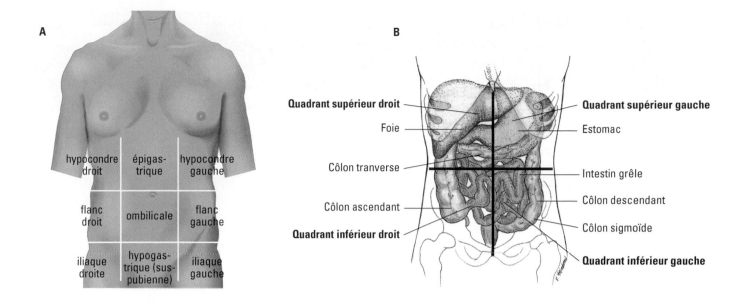

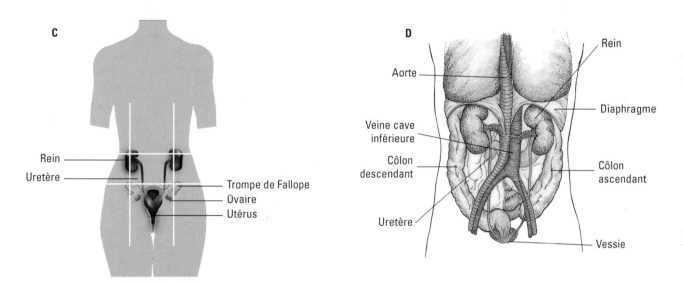

FIGURE 23.78 Repères anatomiques de l'abdomen. A. Vue antérieure de l'abdomen divisé en neuf régions. B. Vue antérieure de l'abdomen divisé en quatre quadrants. C. Vue antérieure de l'appareil génito-urinaire féminin. D. Vue postérieure de l'abdomen.

sous les genoux. Le client ne doit pas placer les bras sous la tête pour éviter une contraction des muscles abdominaux. La partie supérieure du thorax et les jambes doivent être couvertes d'un drap. L'infirmière invite le client à se détendre, car la contraction des muscles abdominaux nuit à la précision de la palpation et de l'auscultation. Avant de procéder à l'examen, l'infirmière doit demander au client de lui signaler la présence de douleur ou de sensibilité; les régions douloureuses sont évaluées en dernier.

L'ordre dans lequel l'infirmière procède à l'examen de l'abdomen diffère de celui des examens précédents. L'examen de l'abdomen débute par l'inspection, suivie par l'auscultation, la percussion et se termine par la palpation. L'auscultation est effectuée immédiatement après l'inspection afin de ne pas altérer la fréquence et le caractère des bruits intestinaux par la percussion et la palpation. L'infirmière réalise la palpation en dernier lieu, car celle-ci peut déclencher de la douleur chez le client.

Consultez les animations présentées au www.cheneliere.ca/potter pour en savoir plus sur l'anatomie et la physiologie de l'abdomen.

23.12.1 Inspection

L'infirmière observe le client pendant les soins de routine. Par exemple, elle remarque la posture du client et recherche des indices de contracture abdominale douloureuse : le client est en décubitus dorsal avec les genoux pliés ou il remue sans arrêt dans le lit. Un client qui n'éprouve pas de douleur abdominale n'aura pas tendance à bouger. Pour examiner l'abdomen, l'infirmière doit se tenir debout, sur le côté droit du client **ENCADRÉ 23.25**.

Peau

L'infirmière examine la peau de l'abdomen. Elle en observe la couleur, et note les cicatrices, les structures veineuses, les lésions et les vergetures. La peau est susceptible de changer de couleur (p. ex., dans le cas d'un ictère). Les structures veineuses sont habituellement peu apparentes, sauf chez le client mince. Les vergetures sont causées par la distension des tissus, généralement attribuable à l'obésité ou à la grossesse. Une ouverture artificielle peut indiquer un orifice de drainage résultant d'une chirurgie ou d'une stomie. La présence de cicatrices révèle des antécédents chirurgicaux ou de traumatisme qui ont créé des changements permanents dans l'anatomie des organes sous-jacents. Des ecchymoses indiquent une blessure accidentelle, de la violence physique ou un trouble de la coagulation. L'infirmière demande au client s'il s'administre de la médication par injection (p. ex., de l'héparine de faible poids moléculaire ou de l'insuline). Des découvertes inattendues incluent des changements de couleur généralisés, tels que la jaunisse ou une cyanose. Un abdomen tendu et lustré peut indiquer la présence d'**ascite.**

Ombilic

L'infirmière qui examine l'ombilic en observe la position, la forme, la couleur, ainsi que les signes d'inflammation, d'écoulement ou de masse protubérante. Le nombril est le plus souvent un hémisphère plat ou concave situé à mi-chemin de l'appendice xiphoïde et de la symphyse pubienne, et sa couleur est similaire à celle de la peau environnante. Des masses sous-jacentes peuvent causer des déplacements de l'ombilic.

Contour et symétrie

L'infirmière examine le contour, la symétrie et les mouvements de surface de l'abdomen, et note

---

36

Les facteurs psychologiques et physiologiques qui influencent le processus d'élimination sont décrits dans le chapitre 36, *Favoriser une bonne élimination intestinale.*

33

Les différentes approches pharmacologiques et non pharmacologiques du traitement de la douleur sont expliquées dans le chapitre 33, *Soulager la douleur.*

 Ascite : Épanchement liquidien intra-abdominal ou accumulation de liquide dans la cavité péritonéale.

ENSEIGNEMENT AU CLIENT

ENCADRÉ 23.25 Examen et soins de l'abdomen

Objectifs

- Le client maintiendra une élimination intestinale normale.
- Le client appliquera des méthodes pour soulager sa douleur.
- Le client présentant un risque élevé de VHB sera immunisé.
- Le client reconnaîtra les signes et les symptômes du cancer du côlon.

Stratégies d'enseignement

- Expliquer les facteurs favorisant une élimination intestinale normale, tels que le régime alimentaire, l'exercice physique régulier, l'usage limité de médicaments offerts en vente libre pour le soulagement de la constipation, l'établissement d'un horaire régulier d'élimination et une consommation adéquate de liquide ▶ **36** . Souligner l'importance de ces facteurs à la personne âgée.
- Prévenir le client des dangers de l'abus de laxatifs ou de lavements.
- Mentionner les activités ou les positions à éviter en présence d'une douleur vive.
- Déterminer des stratégies pour le soulagement de la douleur chronique (p. ex., des exercices de relaxation ou de positionnement) ▶ **33** .
- Encourager le client qui travaille dans le domaine de la santé, ou qui est régulièrement en contact avec du sang ou des liquides biologiques de personnes malades à recevoir le vaccin contre l'hépatite.
- Énumérer et décrire les signes précurseurs du cancer du côlon, y compris les saignements du rectum, les selles noires ou goudronneuses, le sang dans les selles et tout changement de la fonction intestinale (constipation ou diarrhée).

Évaluation

- Évaluer de nouveau l'élimination intestinale et les caractéristiques des selles une fois les traitements entrepris.
- Observer le client au moment de l'application de stratégies de soulagement de la douleur et réévaluer les caractéristiques de la douleur.
- Vérifier l'observance du client du calendrier de vaccination contre le VHB au cours des visites de suivi ou de consultations en clinique.
- Demander au client d'énumérer les signes et les symptômes du cancer du côlon.

---

la présence de masse, d'excroissance ou de distension. Un abdomen plat forme un plan horizontal, de l'appendice xiphoïde à la symphyse pubienne. Un abdomen rond démontre une protubérance telle qu'une sphère convexe à partir du plan horizontal. Un abdomen concave semble s'enfoncer dans la paroi musculaire. Ces particularités sont normales si la forme de l'abdomen est symétrique. Chez la personne âgée, l'infirmière observe souvent une plus grande répartition de tissus adipeux. La présence de masses d'un seul côté ou de façon asymétrique peut indiquer un état pathologique sous-jacent.

Des gaz intestinaux, une tumeur ou la présence de liquide dans la cavité abdominale peuvent causer de la distension. Toute la région de l'abdomen est protubérante lorsque la distension se généralise. La peau semble souvent tendue, comme étirée sur l'abdomen. Lorsqu'un gaz cause de la distension, les flancs ne gonflent pas. Ceux-ci gonflent cependant si le liquide est la source du problème. L'infirmière doit demander au client de se tourner sur le côté; si la distension est causée par du liquide, une protubérance se forme sur le côté sur lequel le client est tourné. L'infirmière ne doit cependant pas confondre la distension avec l'obésité. En cas d'obésité, l'abdomen est gros, des rouleaux de tissu adipeux sont souvent présents le long des flancs, et le client ne se plaint pas d'avoir l'abdomen tendu. Lorsque l'infirmière croit qu'il s'agit de distension abdominale, elle peut mesurer le diamètre de l'abdomen, à la hauteur de l'ombilic, avec un ruban à mesurer. Les mesures consécutives montreront toute augmentation ou diminution de la distension. Un marqueur indique l'emplacement du ruban.

Masses ou organes hypertrophiés

Pendant qu'elle observe le contour abdominal, l'infirmière demande au client de respirer profondément et de retenir sa respiration; le contour doit demeurer lisse et symétrique. Cette intervention force le diaphragme vers le bas et réduit la taille de la cavité abdominale. Tout organe hypertrophié dans la partie supérieure de la cavité abdominale (p. ex., le foie ou la rate) peut descendre sous la cage thoracique et causer un gonflement; la palpation demeure toutefois plus précise afin de déceler l'hypertrophie d'organes. Pour évaluer la musculature abdominale, l'infirmière demande au client de relever la tête; cette position rend les masses superficielles de la paroi abdominale, les hernies et les séparations des muscles plus apparentes.

23.12.2 Auscultation

Pendant l'auscultation, l'infirmière demande au client de demeurer silencieux. En présence d'un client porteur d'un tube nasogastrique ou intestinal relié à la succion intermittente, l'infirmière ferme temporairement celle-ci pour éviter que les bruits de succion interfèrent avec les bruits intestinaux.

Motilité intestinale

Le **péristaltisme** correspond aux contractions musculaires permettant la progression du contenu alimentaire de l'intestin grêle et du côlon. Les bruits intestinaux proviennent du passage audible de l'air et du liquide engendré par le péristaltisme. L'infirmière dépose le diaphragme du stéthoscope sur les différentes régions de l'abdomen. L'air et le liquide traversent les intestins en produisant des gargouillements ou des déclics légers irréguliers, de 5 à 35 fois par minute (Seidel et al., 2006). Les sons peuvent durer de une demi-seconde à plusieurs secondes, et il faut de 5 à 20 secondes pour entendre un bruit intestinal. Cependant, pour s'assurer de l'absence de bruits intestinaux, l'infirmière aura besoin de cinq minutes d'auscultation continue. Les régions sont auscultées pour s'assurer qu'aucun son n'a été omis; la meilleure période d'auscultation se situe entre les repas. Les bruits intestinaux ont tendance à être amplifiés si l'auscultation est effectuée immédiatement après le repas ou trop longtemps après lui. Les sons sont généralement décrits comme normaux, audibles, absents, hyperactifs ou hypoactifs. L'absence de sons indique l'arrêt de la motilité gastro-intestinale pouvant découler d'un stade tardif d'obstruction intestinale, d'**iléus paralytique** ou de **péritonite**. Les sons hyperactifs sont, quant à eux, des grognements forts appelés **borborygmes**, qui indiquent une motilité gastro-intestinale amplifiée. Un début d'occlusion intestinale, l'inflammation des intestins, l'anxiété, la diarrhée, les saignements, l'ingestion excessive de laxatifs et la réaction des intestins à certains aliments augmentent la motilité.

Bruits vasculaires

La présence de bruits dans la région abdominale peut révéler un **anévrisme** ou une sténose vasculaire. L'infirmière utilise la cupule du stéthoscope pour ausculter la zone épigastrique et chacune des régions des artères (aorte, artères

Jugement clinique

L'infirmière désire ausculter l'abdomen de madame Brown étant donné que celle-ci souffre de constipation. Quelles régions de l'abdomen auscultera-t-elle précisément ?

Consultez les animations présentées au www.cheneliere.ca/potter pour voir le mécanisme d'ingestion d'aliments et le péristaltisme.

23

■ **Iléus paralytique :** Arrêt provisoire du péristaltisme.

■ **Péritonite :** Inflammation du péritoine.

Hépatomégalie : Augmentation du volume du foie.

rénales, iliaques et fémorales) **FIGURE 23.79**. Il ne devrait pas y avoir de bruits vasculaires au-dessus de l'aorte (ligne médiane à travers l'abdomen) ou des artères fémorales (régions inguinales au niveau de la ligne médioclaviculaire droite et gauche). Les bruits de l'artère rénale peuvent être auscultés en plaçant le stéthoscope dans la région épigastrique au niveau de la ligne médioclaviculaire droite et gauche, ou sur l'angle costovertébral arrière lorsque le client est en position assise. Tout souffle doit être signalé au médecin immédiatement.

23.12.3 Percussion

La percussion de l'abdomen permet de situer les organes sous-jacents, les os et les masses, et de mettre en évidence la présence d'air dans l'estomac et les intestins.

Organes et masses

Cirrhose : Maladie chronique au cours de laquelle le foie se couvre de tissu fibreux, ce qui provoque la décomposition progressive du tissu hépatique, qui se remplit de tissu graisseux.

Hépatite : Affection inflammatoire du foie qui détermine une destruction des cellules hépatiques (cytolyse), dont l'origine peut être virale, toxique ou auto-immune.

L'infirmière percute chaque région abdominale pour évaluer les zones de tympanisme et de matité. Les zones douloureuses sont toujours percutées en dernier afin de limiter l'inconfort du client pendant l'examen. En général, le tympanisme prédomine en raison de la présence d'air dans l'estomac et les intestins. La matité est un bruit court, de tonalité moyenne à sourde, entendu lorsqu'il y a présence d'organes pleins tels que le foie, la rate, le pancréas, les reins et une vessie distendue. De plus, une matité peut indiquer une masse ou une tumeur. Lorsque l'infirmière perçoit de la matité, la palpation peut s'avérer utile pour compléter un examen approfondi.

Taille du foie

La percussion permet à l'infirmière de localiser les bords du foie pour déceler une **hépatomégalie.** L'infirmière commence à la crête iliaque droite et percute vers le haut, le long de la ligne médioclaviculaire droite. Le son entendu à la percussion passe du tympanisme à la matité au bord inférieur du foie, normalement situé sur le rebord costal droit. L'extension au-delà du rebord costal droit doit être signalée immédiatement. L'infirmière peut marquer le bord inférieur du foie du client avec un marqueur soluble à l'eau. En percutant vers le bas à partir de la clavicule, le bord supérieur du foie se trouve le long des espaces intercostaux sur la ligne médioclaviculaire ; le son change alors de résonance à matité **FIGURE 23.80**. Le bord supérieur du foie se trouve habituellement au cinquième, au sixième ou au septième espace intercostal. Le diamètre du foie, c'est-à-dire la distance entre ses bords supérieur et inférieur, doit être de 6 à 12 cm sur la ligne médioclaviculaire droite. Des maladies telles que la **cirrhose,** le cancer et l'**hépatite** sont associées à l'hépatomégalie.

Ébranlement des angles rénaux (*punch* rénal)

Pour effectuer cette technique, l'infirmière demande au client d'adopter une position assise ou debout. La percussion directe ou indirecte peut être utilisée pour évaluer une inflammation rénale. À l'aide de la surface cubitale du poing fermé, l'infirmière percute au niveau de l'angle costovertébral, sur la ligne scapulaire, de chaque côté. S'il y a inflammation rénale, le client éprouvera une sensibilité pendant la manœuvre de percussion.

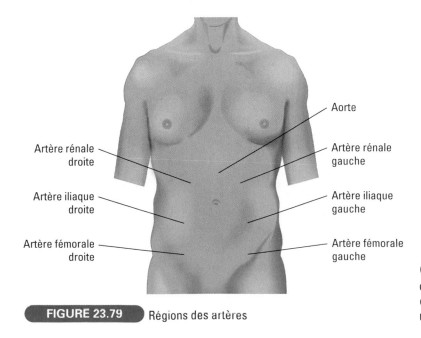

Artère rénale droite

Artère iliaque droite

Artère fémorale droite

Aorte

Artère rénale gauche

Artère iliaque gauche

Artère fémorale gauche

FIGURE 23.79 Régions des artères

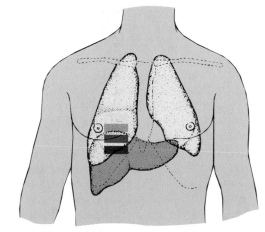

FIGURE 23.80 Pour localiser le bord supérieur du foie, l'infirmière percute vers le bas tout en notant le changement de son, de la résonance (poumon) à la matité (foie).

23.12.4 Palpation

La palpation permet à l'infirmière de déceler les zones de sensibilité ou de douleur abdominale, et de noter les distensions anormales ou les masses. Après s'être réchauffé les mains, l'infirmière amorce l'examen en palpant légèrement chaque région, et elle palpe les zones douloureuses à la fin. Elle pose la paume de la main sur l'abdomen, les doigts étirés et légèrement rapprochés, et conserve la paume et l'avant-bras à l'horizontale **FIGURE 23.81**. La pulpe des doigts s'enfonce doucement d'environ 1 cm. L'infirmière évite les déplacements brusques, et effectue des mouvements réguliers et coordonnés. Si le client est chatouilleux, l'infirmière peut placer la main de ce dernier sur son abdomen ; elle pose ensuite sa main sur celle du client. Cette technique est maintenue jusqu'à ce que l'infirmière puisse retirer graduellement la main du client.

Une palpation systématique de chaque région abdominale permet d'évaluer la résistance musculaire (volontaire ou involontaire), la distension, la douleur, et les masses ou organes superficiels. Pendant la palpation, l'infirmière observe le visage du client pour y déceler tout signe d'inconfort. L'abdomen est normalement lisse, de consistance molle, insensible à la palpation et sans masse. L'infirmière doit savoir que l'abdomen d'une personne âgée a souvent peu de tonicité musculaire. Par conséquent, une tension musculaire peut survenir lorsque l'infirmière palpe une zone sensible. En présence de tension musculaire ou de résistance abdominale, l'infirmière aide le client à se détendre en le guidant pendant la respiration ; si la contraction musculaire se maintient au cours de l'expiration, on parle alors de résistance involontaire, qui constitue un signe généralement associé à la péritonite. L'infirmière peut détecter une vessie distendue à l'aide de la technique de palpation chez le client incapable d'uriner (p. ex., en raison d'une anesthésie ou d'une sédation), incontinent ou porteur d'un cathéter qui ne draine pas convenablement la vessie. Celle-ci se situe dans la région sus-pubienne, sous l'ombilic et au-dessus de la symphyse pubienne.

Pour palper en profondeur, les mains de l'infirmière s'enfonceront de 5 à 8 cm dans l'abdomen **FIGURE 23.82**. La palpation profonde n'est jamais utilisée sur une incision chirurgicale, au-dessus d'un organe extrêmement douloureux à la palpation ou sur les masses anormales. Une pression profonde exercée sur le cæcum, le côlon sigmoïde, l'aorte et la ligne médiane près de l'appendice xiphoïde peut causer de la sensibilité chez le client en santé (Seidel et al., 2006).

L'infirmière vérifie la taille, le siège, la forme, la consistance, la souplesse, la pulsation et la mobilité des masses palpées. Lorsqu'une région est sensible, l'infirmière peut vérifier s'il s'agit d'une douleur provoquée en appliquant une pression lente et profonde avec la main suivie d'un relâchement rapide de la pression, faisant référence au test de décompression brusque. La douleur provoquée au moment de la décompression s'appelle

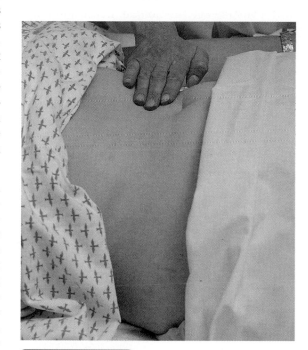

FIGURE 23.81 Palpation légère de l'abdomen

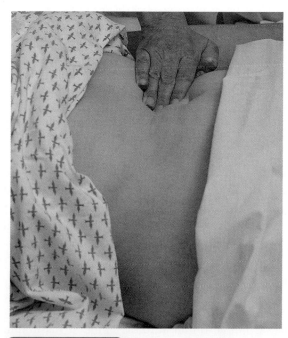

FIGURE 23.82 Palpation profonde de l'abdomen

Jugement clinique

Comme il n'y avait que 100 ml d'urine dans le sac collecteur de la sonde de madame Brown, quelle explication plausible l'infirmière chercherait-elle par la palpation de l'abdomen ?

23

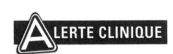

Le chapitre 21 de *L'examen clinique et l'évaluation de la santé* (Jarvis, 2009) décrit l'examen de l'abdomen.

signe du ressaut ou signe de Blumberg. Ce signe s'observe chez le client souffrant d'irritation péritonéale associée à une appendicite, à une **pancréatite** ou à une autre blessure péritonéale faisant pénétrer de la bile, du sang ou des enzymes dans la cavité péritonéale.

Foie

Le foie se trouve au niveau de l'hypocondre droit, sous la cage thoracique. L'infirmière doit palper en profondeur pour localiser le bord inférieur du foie. Cette technique permet de déceler la présence d'hépatomégalie. Pour palper le foie du client, l'infirmière place d'abord la main gauche sous la partie postérieure droite du thorax à la hauteur de la onzième et de la douzième vertèbre, puis elle exerce une légère pression vers le haut ; cette manœuvre facilite la perception du foie. Ensuite, l'infirmière étire les doigts de la main droite vers le rebord costal droit et place sa main sur le quadrant supérieur droit, bien au-dessous du bord inférieur du foie. Le client prend alors une inspiration profonde, et l'infirmière exerce une pression sous le bord inférieur du foie puis retire sa main doucement **FIGURE 23.83**. Un foie normal aura un bord ferme et lisse, régulier et pointu, et sera insensible à la palpation. Cependant, dans certains cas, un foie normal peut ne pas être palpable. En présence d'un foie palpable, l'infirmière en trace le bord, au milieu et latéralement.

Pulsation aortique

Pour évaluer la pulsation aortique, l'infirmière palpe profondément la région épigastrique du côté gauche de la ligne médiane, à l'aide du pouce et de l'index ; une pulsation est généralement transmise vers l'avant. En cas d'hypertrophie de l'aorte causée par un anévrisme, la pulsation se prolonge latéralement. L'infirmière devra peut-être palper un client obèse avec les deux mains, en posant une main de chaque côté de l'aorte. ■

23.13

Organes génitaux et appareil reproducteur féminin

L'examen des organes génitaux est une expérience embarrassante pour de nombreuses femmes. En recueillant les données, il importe que l'infirmière fasse preuve d'une attitude calme et rassurante lorsqu'elle évalue le degré d'anxiété de la cliente. Elle lui demande alors si elle a déjà passé un examen vaginal. Pour les adolescentes, l'examen gyné-

cologique se révèle souvent une expérience très pénible, et leur appréhension peut être renforcée par leur environnement culturel. L'infirmière doit donner des explications complètes sur les raisons qui justifient la procédure utilisée.

La position gynécologique adoptée au cours de l'examen ajoute une source d'embarras. L'infirmière tente de rendre la cliente la plus à l'aise possible en la recouvrant d'un drap et en lui faisant adopter une position adéquate. Elle explique ensuite chaque étape de l'examen pour que la cliente puisse anticiper la procédure. L'adolescente voudra peut-être que sa mère ou une personne significative soit présente dans la salle d'examen. La cliente pourrait avoir besoin d'un examen complet des organes reproducteurs, lequel comprend une évaluation des organes génitaux externes et un examen vaginal.

Un examen gynécologique doit faire partie des soins préventifs de toutes les femmes, car l'incidence des cancers de l'utérus est très élevée. De plus, le cancer des ovaires cause plus de décès que tout autre cancer de l'appareil reproducteur féminin (ACS, 2007). L'examen du rectum et de l'anus se combine aisément à l'examen vaginal en raison de la position gynécologique de la cliente **TABLEAU 23.32**.

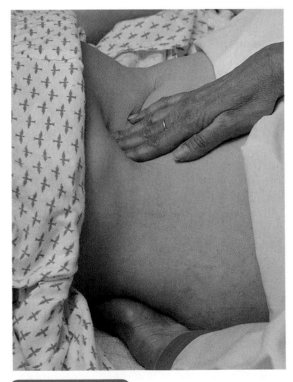

FIGURE 23.83 La main gauche de l'infirmière est placée sous la partie postérieure droite du thorax de la cliente à la hauteur de la onzième et de la douzième côte. La main droite de l'infirmière pénètre l'abdomen et se retire pour sentir le bord inférieur du foie pendant l'inspiration de la cliente.

TABLEAU 23.32 — Données à recueillir au cours de l'examen des organes génitaux et de l'appareil reproducteur de la femme

DONNÉES	JUSTIFICATIONS
Déterminer si la cliente a déjà souffert d'infections transmissibles sexuellement et par le sang (ITSS) ou si elle a subi des opérations chirurgicales en lien avec les organes reproducteurs.	La maladie, l'infection ou la chirurgie peuvent influer sur l'apparence et la position des organes examinés.
Déterminer si la cliente a reçu le vaccin contre le virus du papillome humain (VPH).	Le vaccin contre le VPH est recommandé aux filles âgées de 9 à 26 ans pour prévenir le cancer du col de l'utérus (ACS, 2007). En septembre 2008, un programme de vaccination contre le VPH a été implanté au Québec et est offert gratuitement à toutes les jeunes filles de la 4e année du primaire ainsi qu'aux filles de 3e secondaire (MSSS, 2009).
Revoir les antécédents relatifs aux menstruations : l'âge de l'apparition des premières menstruations, la fréquence et la durée du cycle menstruel, les caractéristiques de l'écoulement (p. ex., abondant, présence de caillots), l'existence de dysménorrhée (menstruations douloureuses), la douleur pelvienne, la date des deux dernières menstruations et les symptômes prémenstruels.	Ces renseignements permettent d'évaluer l'état de santé relatif à la procréation, dont la normalité du cycle menstruel.
Inviter la cliente à décrire ses antécédents obstétricaux (grossesses, avortements et fausses couches).	Les observations physiques varieront en fonction des antécédents relatifs à la grossesse.
Demander à la cliente une description de ses pratiques contraceptives antérieures et actuelles ainsi que des problèmes éprouvés. Établir les pratiques sexuelles sûres ou à risque. Discuter des risques d'ITSS et d'infection au VIH.	L'utilisation de certains types de contraceptifs peut avoir une influence sur la santé relative à la procréation (p. ex., une réaction de sensibilité à la gelée spermicide). L'histoire sexuelle révèle les risques relatifs aux ITSS et permet de vérifier le degré de compréhension de la cliente.
Évaluer les signes et les symptômes d'écoulements vaginaux, de tissus périnéaux enflés ou douloureux, ou de lésions génitales.	Ces signes et ces symptômes indiquent la présence d'une ITSS.
Déterminer les antécédents de problèmes génito-urinaires, les signes et les symptômes comme la sensation de brûlure pendant la miction, la fréquence et l'urgence mictionnelle, la nycturie, l'hématurie, l'incontinence ou l'incontinence causée par le stress.	Des problèmes urinaires peuvent être associés à des troubles gynécologiques, dont les ITSS.
Vérifier la présence de saignements en dehors des périodes menstruelles normales ou après la ménopause ainsi que les pertes vaginales inhabituelles.	Ce sont des signes précurseurs des cancers du col utérin et de l'endomètre.
Si la cliente est âgée de 40 à 50 ans, déterminer les antécédents de condylomes acuminés, d'herpès simplex ou de dysplasie cervicale. Vérifier l'histoire de tabagisme et de grossesses multiples. Noter l'âge de la première relation sexuelle. Demander à la cliente si elle a plusieurs partenaires sexuels.	Ces éléments constituent des facteurs de risque pour le cancer du col de l'utérus.
Si la cliente est âgée de 40 à 60 ans, déterminer les antécédents de dysfonction des ovaires ; de cancer du sein, de l'endomètre ou du côlon ; d'irradiation des organes pelviens ou d'endométriose ; d'infertilité ou de nulliparité ; d'hormonothérapie.	Ces éléments constituent des facteurs de risque pour le cancer des ovaires.
Préciser l'obésité, la stérilité, l'âge des premières règles (avant l'âge de 12 ans), la ménopause tardive (après l'âge de 50 ans). Spécifier la présence d'hypertension, de diabète, de maladies hépatiques, et les antécédents familiaux de cancer de l'endomètre, du sein ou du côlon.	Ces éléments constituent des facteurs de risque pour le cancer de l'endomètre.

23

23.13.1 Préparation de la cliente

L'équipement suivant sera nécessaire pour réaliser un examen gynécologique complet :

- une table d'examen équipée d'étriers ;
- un spéculum vaginal de format adéquat ;
- un lubrifiant hydrosoluble ;
- une source lumineuse réglable ;
- un lavabo ;
- des gants non stériles ;
- des lamelles en verre et des lamelles couvre-objets pour microscope ;
- une spatule de plastique ou un pinceau cytologique ;
- des contenants à échantillons ;
- du fixatif en aérosol.

L'infirmière demande à la cliente de vider sa vessie pour éviter les fuites accidentelles au cours de l'examen ; un prélèvement d'urine est d'ailleurs souvent nécessaire. Pour l'examen des organes génitaux externes, l'infirmière aide la cliente à prendre la position gynécologique sur un lit ou une table d'examen. Si un examen au spéculum est prévu, l'infirmière aide la cliente à placer ses pieds dans les étriers et à glisser ses fesses jusqu'au bord de la table d'examen. L'infirmière place une main sur le bord de la table et demande à la cliente de s'avancer jusqu'à ce qu'elle touche à la main. La cliente place ses bras de chaque côté du corps ou les croise sur sa poitrine pour prévenir la contraction des muscles abdominaux.

Une femme atteinte de malformations articulaires ou éprouvant de la douleur aux articulations peut être incapable d'adopter la position gynécologique. La cliente n'aura alors besoin d'écarter qu'une seule jambe en s'allongeant sur le côté gauche et en repliant la jambe droite sur sa poitrine ; une autre infirmière pourra aussi l'aider à écarter les cuisses. L'infirmière donne ensuite à la cliente un drap carré ou une serviette que celle-ci tient par un coin, appuyé sur son sternum ; les deux coins adjacents retombent alors sur chaque genou, et le coin opposé recouvre le périnée. Au début de l'examen, l'infirmière soulève le coin qui recouvre le périnée.

23.13.2 Organes génitaux externes

L'infirmière enfile des gants non stériles pour éviter tout contact avec des microorganismes. L'examen de la région du périnée exige un bon éclairage. Il est préférable de toucher l'intérieur de la cuisse avant de remonter vers le périnée.

La peau du périnée est lisse, propre et de teinte un peu plus sombre que celle du reste du corps. L'infirmière examine les caractéristiques superficielles des grandes lèvres. Les membranes muqueuses, d'un rose sombre, sont humides, et les grandes lèvres peuvent être ouvertes ou fermées, sèches ou humides. Elles sont habituellement symétriques. Après un accouchement, les lèvres sont ouvertes, accentuant la proéminence des petites lèvres. À la ménopause, les grandes lèvres deviennent plus minces et s'atrophient à mesure que la femme vieillit. Les grandes lèvres devraient être exemptes d'inflammation, d'œdème, de lésions ou de lacérations.

Pour faire l'inspection des autres structures externes, l'infirmière place doucement le pouce et l'index de sa main secondaire entre les petites lèvres et écarte les tissus fermement pour éviter d'écarter à répétition ces tissus délicats **FIGURE 23.84**. De l'autre main, l'infirmière palpe les petites lèvres en utilisant le pouce et l'index. À l'inspection, les petites lèvres apparaissent plus minces que les grandes, et un côté peut être plus long que l'autre. La palpation devrait révéler des tissus mous et insensibles. La taille du clitoris peut varier, mais, de façon générale, il présente une longueur de 19,1 mm en moyenne et une largeur d'environ 5,5 mm. L'infirmière

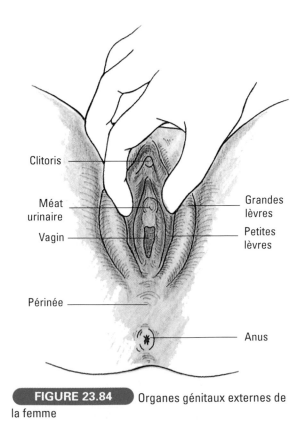

Clitoris

Méat urinaire

Vagin

Périnée

Grandes lèvres

Petites lèvres

Anus

FIGURE 23.84 Organes génitaux externes de la femme

recherche la présence d'atrophie, d'inflammation ou d'adhérences ; en présence d'inflammation, le clitoris prend une couleur rouge cerise brillante. Chez les jeunes femmes, des lésions syphilitiques (ou **chancres**) ressemblent à de petits ulcères ouverts d'où s'écoule une substance séreuse. Chez les femmes âgées, des changements malins peuvent se produire, entraînant des lésions nodulaires, squameuses et sèches.

L'infirmière examine soigneusement la couleur et la position du méat urinaire ; celui-ci, rose et parfois difficile à localiser, se trouve au-dessus de l'orifice vaginal. Il peut ressembler à une petite fente et devrait être intact, sans inflammation. Chez les femmes qui ont eu plusieurs accouchements vaginaux, l'ouverture vers le canal vaginal s'étend vers le haut, empêchant de bien voir l'urètre. L'infirmière note tout écoulement, polype ou fistule.

Pendant l'inspection de l'orifice vaginal, l'infirmière recherche la présence d'inflammation, d'œdème, de décoloration, d'écoulement ou de lésions. Les tissus sont humides, et l'hymen se trouve à l'entrée de l'orifice vaginal. Chez une femme n'ayant jamais eu de relations sexuelles, l'hymen peut restreindre l'ouverture du vagin. Cependant, après une première relation sexuelle, il ne reste que des débris de l'hymen.

En maintenant les lèvres écartées, l'infirmière examine les glandes de Skene et de Bartholin. Elle prévient la cliente qu'elle va insérer un doigt dans le vagin, ce qui exercera une pression. Paume vers le haut, l'infirmière insère l'index dans le vagin jusqu'à la deuxième jointure. En exerçant une pression vers le haut, puis en déplaçant le doigt vers l'extérieur, l'infirmière stimule les glandes de Skene **FIGURE 23.85**. De la sensibilité ou un écoulement est normal ; dans ce dernier cas, l'infirmière en note la couleur, l'odeur et la consistance, puis elle prélève un échantillon pour culture. L'examen se pratique de chaque côté de l'urètre, puis directement sur celui-ci. S'il y a présence d'œdème ou d'inflammation près de l'extrémité postérieure de l'orifice vaginal, il pourrait s'agir d'une infection des glandes de Bartholin ; ces glandes sont normalement difficiles à palper. Pour tenter une palpation, l'infirmière place le pouce et l'index entre les grandes lèvres et l'orifice vaginal, et palpe un côté à la fois. Une bartholinite se remarque par un gonflement de la glande, la présence d'une rougeur, de chaleur et de douleur.

Après avoir introduit l'index et les doigts du milieu de la main gantée dans l'orifice vaginal, l'infirmière demande à la cliente de pousser vers le bas, comme pour la défécation. Si la cliente

ne possède pas un support musculaire adéquat, les parois vaginales se gonflent, obstruant l'orifice vaginal. Un **prolapsus** d'une partie de la paroi vaginale (**colpocèle**) ou de la vessie (**cystocèle**) dans la partie antérieure de l'orifice peut apparaître. Un gonflement de la paroi postérieure peut être causé par un prolapsus du rectum (**rectocèle**). En demandant à la cliente de contracter ou de fermer son orifice vaginal, l'infirmière devrait constater une tension palpable des muscles. Une femme ayant eu un accouchement vaginal a une tonicité musculaire diminuée.

L'infirmière peut profiter de l'examen pour inspecter l'anus, et y chercher la présence de lésions ou d'hémorroïdes **SECTION 23.15**. L'infirmière nettoie le périnée si la peau est souillée de sécrétions.

La cliente à risque de contracter une ITSS devrait apprendre à effectuer un autoexamen génital (AEG) **ENCADRÉ 23.26**, qui a pour but de détecter tout signe ou symptôme d'ITSS.

23.13.3 Examen au spéculum des organes génitaux internes

L'infirmière aura besoin d'un spéculum en plastique, composé de deux lames et d'une vis réglable avec le pouce. Le spéculum est introduit dans le vagin pour inspecter les organes génitaux internes, et rechercher des lésions cancéreuses et d'autres anomalies. Au cours de l'examen, l'infirmière réalise un **frottis vaginal** (test de Papanicolaou) en vue des tests de dépistage du cancer du col utérin.

- ■ **Prolapsus :** Chute d'un organe, d'une partie d'organe ou d'un tissu par suite du relâchement de ses moyens de fixation.
- ■ **Colpocèle :** Affaissement des parois du vagin, entraînant un début de prolapsus de celui-ci.

Consultez les animations présentées au www.cheneliere.ca/potter pour une démonstration de l'examen au spéculum des organes génitaux internes.

23

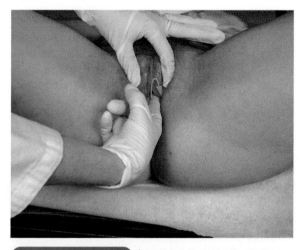

FIGURE 23.85 Évaluation de l'urètre et des glandes de Skene

Source : Tiré de Jarvis, C. (2009). *L'examen clinique et l'évaluation de la santé*. Montréal : Beauchemin.

Examen des organes génitaux et de l'appareil reproducteur féminin

Objectifs

- La cliente passera un examen gynécologique de routine selon les risques de cancer du col utérin auxquels elle est exposée.
- La cliente pratiquera un AEG.
- La cliente expliquera des méthodes pour prévenir la transmission des ITSS.
- La cliente atteinte d'une ITSS adoptera des pratiques sexuelles sûres.

Stratégies d'enseignement

- Informer la cliente du but et de la fréquence recommandée du test de Papanicolaou et de l'examen gynécologique. Mentionner que ces tests sont indolores et qu'ils doivent être réalisés annuellement avec un examen pelvien pour les femmes qui sont sexuellement actives ou qui ont plus de 21 ans. Les clientes sont examinées plus souvent si elles sont exposées à certains facteurs de risque, comme un système immunitaire faible, des partenaires sexuels multiples, si elles sont fumeuses ou si elles présentent des antécédents d'infections (p. ex., le VPH).
- Donner à la cliente atteinte d'une ITSS des conseils relatifs au diagnostic et aux traitements.
- Enseigner l'AEG : se placer dans une position qui permet, au moyen d'un miroir, d'examiner la région couverte de poils pubiens ; écarter les poils en cherchant la présence de bosses, de plaies, de cloques et de verrues ressemblant à de petites taches bosselées qui s'élargissent en lésions charnues en forme de chou-fleur ; écarter ensuite les grandes lèvres et les petites lèvres, et chercher des bosses, des plaies, des cloques ou des verrues sur le clitoris, entre les lèvres, près du méat urinaire et de l'orifice vaginal. Énumérer les signes d'ITSS : douleur ou sensation de brûlure à la miction, douleur dans la région pelvienne, saignements entre les périodes habituelles de menstruations, rougeurs qui provoquent du prurit autour du vagin et des écoulements vaginaux (différents des pertes habituelles).
- Enseigner les mesures préventives des ITSS telles que l'utilisation du condom par le partenaire, la restriction du nombre de partenaires sexuels, l'abstention de relations sexuelles avec des personnes ayant plusieurs partenaires et les mesures d'hygiène du périnée.
- Informer la cliente atteinte d'une ITSS de l'importance d'aviser son partenaire sexuel de la nécessité d'être examiné.
- Renforcer l'importance de l'hygiène du périnée (selon les besoins).

Évaluation

- Demander à la cliente d'indiquer le moment propice à un examen gynécologique de routine et à un test de Papanicolaou.
- Demander à la cliente d'expliquer comment elle pratiquera l'AEG.
- Faire décrire les mesures de prévention des ITSS par la cliente.
- À l'occasion de visites de suivi, déterminer si la cliente atteinte d'une ITSS a adopté des pratiques sexuelles sûres, sans utiliser une approche menaçante.

Des spéculums de divers formats (petit, moyen ou gros) doivent être disponibles pour permettre de choisir la taille appropriée. La plus petite taille conviendra aux femmes n'ayant jamais eu de relations sexuelles. Par contre, un spéculum moyen est préférable pour une femme sexuellement active. Pour les femmes ayant accouché par le vagin, l'infirmière utilisera un spéculum de format moyen à gros. Elle utilise des lubrifiants solubles à l'eau seulement en l'absence de prélèvement d'échantillons ; le spéculum est lubrifié avec de l'eau tiède.

Dans plusieurs établissements, cet examen ne peut être effectué que par une infirmière praticienne spécialisée ou par un médecin. ■

Le chapitre 26 de *L'examen clinique et l'évaluation de la santé* (Jarvis, 2009) explique l'examen gynécologique féminin.

23.14

Organes génitaux de l'homme

L'examen des organes génitaux de l'homme comprend une évaluation des organes génitaux externes **FIGURE 23.86**, de l'anneau inguinal et du canal inguinal. Comme le nombre de cas d'ITSS est très élevé chez les adolescents et les jeunes adultes, un examen des organes génitaux devrait faire partie de tout examen de maintien de la santé pour ce groupe d'âge.

Le client peut être en position debout ou couchée pour cette partie de l'examen où les techniques d'inspection et de palpation sont utilisées **TABLEAU 23.33**. Les adolescents et les hommes craignent souvent une érection pendant l'examen alors que d'autres s'inquiéteront peut-être de la normalité de leurs organes génitaux. Au cours de l'examen, l'infirmière limite les discussions concernant les activités sexuelles du client pour lui éviter de se sentir jugé ou évalué. L'infirmière manipule doucement les organes génitaux pour prévenir une érection ou de l'inconfort.

23.14.1 Maturité sexuelle

L'infirmière note la maturité sexuelle du client en observant la taille et la forme du pénis et des

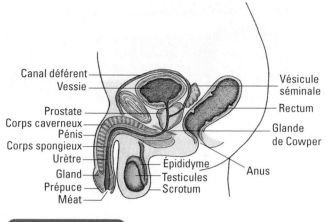

FIGURE 23.86 Appareil génito-urinaire masculin

PISTES D'ÉVALUATION CLINIQUE

TABLEAU 23.33	Données à recueillir au cours de l'examen des organes génitaux de l'homme
Données	**Justifications**
S'informer de la fréquence des mictions, de la nycturie, des caractéristiques de l'urine et de sa quantité, de l'apport quotidien en liquide, des sensations de brûlure, d'urgence ou de fréquence, de la difficulté à amorcer la miction et des hématuries.	Les problèmes urinaires et génito-urinaires sont directement associés en raison des structures anatomiques des appareils reproducteur et urinaire de l'homme.
Faire le bilan des antécédents sexuels du client et de ses pratiques sexuelles sécuritaires (une seule partenaire, partenaire saine, utilisation du condom).	L'histoire sexuelle révèle les risques relatifs aux ITSS et au VIH ainsi que le degré de compréhension du client.
Déterminer les antécédents chirurgicaux et de maladies en rapport avec les organes urinaires ou reproducteurs, dont les ITSS.	Les modifications résultant de maladies ou de chirurgies peuvent expliquer certains symptômes ou changements dans la fonction ou la structure des organes.
S'informer de la présence de douleur ou d'un œdème au pénis, de lésions génitales ou d'écoulements urétraux.	Ce sont des signes et des symptômes d'ITSS.
Déterminer la présence d'une lourdeur ou d'une hypertrophie des testicules, ou celle de bosses irrégulières.	Ces signes et ces symptômes sont précurseurs du cancer des testicules.
Évaluer le caractère intermittent ou constant d'une hypertrophie dans la région inguinale, et un lien possible avec l'érection ou les efforts à la défécation. Localiser la douleur, et évaluer si la toux, l'érection et les efforts au moment de la défécation l'accentuent.	Ce sont des signes et des symptômes associés à une hernie inguinale.
Faire préciser les difficultés érectiles ou éjaculatoires. Vérifier l'utilisation de diurétiques, de sédatifs, d'antihypertenseurs ou de tranquillisants.	Ces médicaments peuvent nuire aux performances sexuelles.

ENSEIGNEMENT AU CLIENT

ENCADRÉ 23.27 — Examen des organes génitaux masculins

Objectifs

- Le client expliquera des méthodes pour prévenir la transmission des ITSS.
- Le client pratiquera un AEG.
- Le client atteint d'une ITSS adoptera des pratiques sexuelles sûres.

Stratégies d'enseignement

- Donner au client atteint d'une ITSS des conseils relatifs au diagnostic et aux traitements.
- Énumérer des mesures visant à prévenir les ITSS : l'utilisation du condom, l'abstention de relations sexuelles avec une personne infectée ou ayant plusieurs partenaires, la restriction du nombre de partenaires sexuels et le respect d'une hygiène périnéale régulière appropriée.
- Informer le client atteint d'une ITSS de l'importance d'aviser sa ou son partenaire sexuel de la nécessité d'être examiné.
- Enseigner l'AEG.

Évaluation

- Demander au client de décrire les traitements et les méthodes de prévention des ITSS.
- Demander au client d'expliquer comment il pratiquera l'AEG.
- À l'occasion de visites de suivi, déterminer si le client atteint d'une ITSS a adopté des pratiques sexuelles sûres, sans utiliser une approche menaçante.

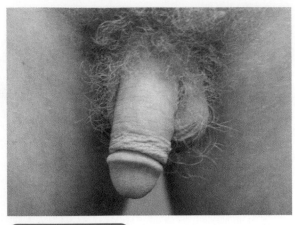

FIGURE 23.87 Organes génitaux masculins (homme circoncis)

Source : Tiré de Seidel H.M., Ball, J.W., Dains, J.E., & Benedict, G.W. (2006). *Mosby's guide to physical examination* (6ᵗʰ ed.). St. Louis, Mo. : Mosby.

dorsale devrait être visible à l'examen. Chez l'homme non circoncis, il faut rétracter le prépuce pour faire apparaître le gland et le méat urinaire ; le prépuce doit se rétracter aisément, et la présence d'une petite quantité de sécrétions blanches et épaisses, entre le gland et le prépuce, est normale. Si la quantité de sécrétions est anormale, l'infirmière effectue un prélèvement à des fins de culture. Le méat urinaire ressemble à une fente et devrait être positionné sur la surface ventrale, à quelques millimètres de la pointe du gland. Le méat peut se situer ailleurs, le long du corps du pénis, à cause de certains états congénitaux. En comprimant doucement le gland entre le pouce et l'index, l'infirmière peut ouvrir le méat urinaire, et y chercher la présence d'écoulements, de lésions, d'œdème ou d'inflammation. L'ouverture devrait être brillante et rose.

L'infirmière cherche la présence de lésions sur toute la circonférence du gland. La région située entre le gland et le prépuce est propice au développement de lésions vénériennes. Toute lésion est palpée doucement pour en noter la sensibilité, le volume, la consistance et la forme. L'infirmière palpe le pénis entre le pouce et les deux premiers doigts pour détecter toute zone localisée de dureté ou de douleur. Une fois l'inspection et la palpation du pénis terminées, le prépuce est replacé dans sa position initiale. Le client doit apprendre à pratiquer l'AEG, pour détecter les signes et les symptômes d'une ITSS **ENCADRÉS 23.27** et **23.28**.

23.14.3 Scrotum

L'infirmière doit être particulièrement prudente au cours de l'inspection et de la palpation du scrotum parce que les structures internes du sac scrotal sont très sensibles. Le scrotum est

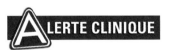

ALERTE CLINIQUE

Après l'inspection et la palpation du pénis, il est important de bien replacer le prépuce dans sa position initiale pour éviter tout risque de paraphimosis.

■ **Paraphimosis :** Étranglement du gland du pénis par le collet préputial trop étroit, lorsque celui-ci a été ramené en arrière de la couronne.

testicules ; la taille, la couleur et la texture de la peau scrotale ; les caractéristiques et la distribution des poils pubiens. La taille des testicules augmente d'abord durant la préadolescence. Pendant ce temps, il n'y a aucun poil pubien. Vers la fin de la puberté, les testicules et le pénis continuent de croître pour atteindre leur proportion adulte. La peau du scrotum s'assombrit et devient ridée. Avec la puberté, les poils pubiens deviennent durs et abondants. Le pénis n'a pas de poil, et le scrotum présente quelques poils fins **FIGURE 23.87**. L'infirmière inspecte aussi la peau couvrant les organes génitaux pour vérifier l'absence de poux, d'éruptions, d'excoriations ou de lésions. Normalement, la peau est claire et sans lésion.

23.14.2 Pénis

L'infirmière inspecte la structure du pénis, qui comprend le corps du pénis, la couronne, le prépuce, le gland et le méat urinaire. La veine

ENCADRÉ 23.28 — Autoexamen génital de l'homme

Tous les hommes âgés de plus de 15 ans devraient faire cet examen mensuellement, en suivant les étapes suivantes.

Examen génital

- Effectuer l'examen après une douche ou un bain chaud alors que le sac scrotal est relâché.
- Nu et debout devant un miroir, tenir le pénis et en examiner la tête. Rétracter le prépuce, s'il y a lieu.
- Inspecter et palper le gland au complet, dans le sens horaire, en cherchant attentivement des bosses, des plaies ou des cloques.
- Rechercher également la présence de verrue bosselée et d'écoulements au bout du pénis.
- Examiner tout le corps du pénis à la recherche de bosses, de plaies ou de cloques.
- S'assurer de bien écarter les poils pubiens à la base du pénis afin d'examiner soigneusement la peau sous-jacente.

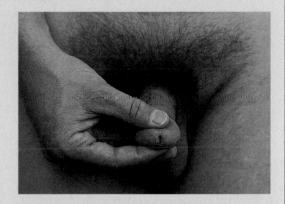

Examen des testicules

- En regardant dans le miroir, chercher la présence d'enflure ou de bosses dans la peau du scrotum. Utiliser l'index et le majeur de chaque main sous les testicules et le pouce sur le dessus.
- Faire rouler doucement les testicules entre les doigts, à la recherche de bosses, d'épaississement ou de changements dans la consistance (durcissement).
- Trouver l'épididyme (une structure qui ressemble à une corde, sur le dessus et à l'arrière des testicules).
- Chercher la présence de petites bosses de la taille d'un pois, sur le devant et sur les côtés des testicules. Ces bosses sont anormales, mais habituellement indolores, et elles exigent une attention médicale immédiate.

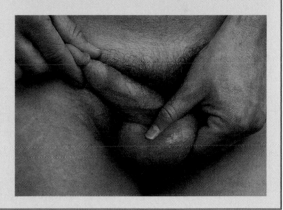

23

Source : Illustrations tirées de Seidel, H.M., Ball, J.W., Dains, J.E., & Benedict, G.W. (2006). *Mosby's guide to physical examination* (6th ed.). St. Louis, Mo. : Mosby.

une structure semblable à un sac dont l'intérieur est divisé en deux parties qui contiennent chacune un testicule, un épididyme, et un canal déférent qui monte vers l'anneau inguinal. Le testicule gauche est habituellement plus bas que le droit. L'infirmière inspecte la taille, la couleur et la symétrie du scrotum, et cherche la présence de lésions ou d'œdème. Le scrotum possède souvent une pigmentation plus foncée que la peau du corps, et sa surface est grossière. L'infirmière le soulève doucement pour en voir la surface postérieure. La peau du scrotum est ordinairement plutôt lâche. Un resserrement de la peau peut signifier de l'œdème. La taille du scrotum change avec les variations de température, le muscle dartos se contractant ou se relâchant selon que la température ambiante est froide ou chaude.

Le cancer des testicules (il en existe plusieurs types, p. ex., les séminomes, les carcinomes, les tératomes) touche principalement les hommes de moins de 40 ans. Il représente 1 % des cancers chez l'homme, mais 30 % des cancers chez ceux de moins de 40 ans. Une détection précoce est essentielle, et l'apprentissage de l'autoexamen génital est d'autant plus important. L'infirmière peut en expliquer la technique au moment de l'examen du client. Les testicules ont le plus souvent une forme ovoïde et se mesurent à l'aide de l'orchidomètre de Prader, une sorte de bouclier permettant, par comparaison, d'évaluer approximativement le volume des testicules. Un volume testiculaire adulte est considéré comme normal s'il est plus grand que 15 mm, hypotrophique s'il se situe entre 6 et 15 mm, et atrophique lorsque plus petit que 6 mm.

Le chapitre 24 de *L'examen clinique et l'évaluation de la santé* (Jarvis, 2009) explique l'examen du système génito-urinaire masculin.

L'infirmière palpe doucement les testicules et les épididymes entre le pouce et les deux premiers doigts. Les testicules devraient être sensibles à une pression légère, qui n'occasionne toutefois pas de douleur, et présenter une apparence lisse, caoutchouteuse et exempte de nodules. Les symptômes les plus courants du cancer des testicules sont l'hypertrophie indolore d'un testicule et l'apparition d'une petite masse, de la taille d'un pois, dure et palpable sur le devant ou le côté du testicule. L'infirmière note la taille, la forme et la consistance des organes. Chez les hommes âgés, la taille des testicules diminue, et ils sont moins fermes à la palpation. L'infirmière doit questionner le client au sujet de toute douleur inhabituelle provoquée par la pression. Elle continue la palpation par le canal déférent alors qu'il devient le cordon spermatique qui monte vers l'anneau inguinal, en y cherchant la présence de nodules ou de gonflement. Le cordon devrait être lisse et peu apparent.

23.14.4 Anneau inguinal et canal inguinal

Le cordon spermatique rejoint le canal inguinal en passant par une ouverture dans l'anneau inguinal. Le canal inguinal, quant à lui, forme un passage à travers la paroi abdominale, site potentiel d'une hernie. Une **hernie** est une protrusion d'une portion de l'intestin par la paroi abdominale ou par le canal inguinal. Une anse intestinale peut même pénétrer dans le scrotum. Au cours de cette partie de l'examen, le client adopte une position debout, et, pendant l'inspection, l'infirmière lui demande de pousser avec force vers le bas. Cette opération permet de vérifier la présence d'une hernie. L'infirmière vérifie tout gonflement, puis palpe l'anneau inguinal et le canal inguinal pour s'assurer de l'absence d'une hernie. Debout, placée à la droite du client, elle place l'index de sa main principale contre la peau du scrotum, en bas, sur le côté droit. Elle bouge ensuite doucement le doigt vers le canal inguinal, les replis des tissus scrotaux lui recouvrant le doigt. Elle suit le cordon spermatique en continuant vers le haut avec son index, le long du canal déférent, dans le canal inguinal ; il ne faut pas forcer l'entrée du doigt dans le canal. Lorsque le doigt ne peut aller plus loin le long du canal inguinal, l'infirmière demande au client de tousser et de pousser avec force vers le bas ; la procédure est répétée sur le côté gauche. Lorsque le client pousse, l'infirmière ne ressent aucune augmentation de pression attribuable à un gonflement ; une sensation de léger serrement autour du doigt est normale.

L'infirmière complète l'examen en palpant les ganglions lymphatiques de l'aine. Les ganglions devraient être petits, fermes et mobiles horizontalement. Toute anomalie peut indiquer une infection locale ou systémique, ou une affection maligne. ■

23.15

Rectum et anus

L'examen rectal se pratique souvent après l'examen génital, sauf pour les jeunes enfants ou les adolescents **TABLEAU 23.34**. Cet examen permet de dépister le cancer colorectal à son stade premier. Chez les hommes, l'examen rectal permet également de détecter les tumeurs de la prostate.

L'examen rectal peut se révéler inconfortable et embarrassant. En expliquant les étapes de la procédure, l'infirmière aide le client à se détendre pour diminuer l'inconfort ressenti au cours de l'examen digital. Pour les hommes, il est préférable d'adopter une position penchée vers l'avant, le corps fléchi à la hauteur des hanches et le haut du corps reposant sur la table d'examen ; un client alité peut être examiné en position de Sims. L'infirmière recouvre alors le client d'un drap, ne laissant exposée que la région anale. Chez la femme, l'examen rectal se fait après l'examen gynécologique.

23.15.1 Inspection

L'infirmière commence l'examen par la région périanale et sacrococcygienne. La peau doit être lisse et intacte. L'infirmière cherche la présence de bosses, d'éruptions, d'inflammation, d'excoriations et de cicatrices. Une inflammation périnéale peut être causée par une infection fongique.

De la main non dominante, l'infirmière écarte doucement les fesses pour inspecter l'anus. Les tissus anaux devraient être humides et glabres par rapport à la peau périnéale. Les tissus sont plus grossiers et ont une pigmentation plus foncée. Un muscle strié externe, le sphincter, garde l'anus fermé. L'infirmière inspecte les tissus à la recherche de lésions cutanées, d'**hémorroïdes** externes, de fissures et de fistules, d'inflammation, d'éruptions ou de décoloration. Elle demande ensuite au client d'exercer une forte poussée vers le bas. Toute hémorroïde interne, fistule ou fissure, ou tout polype apparaîtra pendant cette procédure. Normalement, la paroi anale est intacte.

TABLEAU 23.34	Données à recueillir au cours de l'examen du rectum et de l'anus

DONNÉES	JUSTIFICATIONS
Déterminer si le client a observé des saignements rectaux, des selles noires (méléna), des douleurs rectales ou un changement dans ses habitudes d'élimination intestinale (p. ex., constipation, selles plus étroites qu'à l'habitude[a], diarrhée ou sensation d'évacuation incomplète[a]), une sensation de très grande fatigue, une perte de poids inexpliquée, des vomissements ou des malaises abdominaux divers.	Ce sont des signes de cancer colorectal ou de modifications gastro-intestinales (p. ex., une colite ulcéreuse, la maladie de Crohn).
Déterminer les antécédents familiaux ou personnels de cancer colorectal, de polypes ou de maladies intestinales inflammatoires. Demander au client s'il a plus de 45 ans.	Ce sont des facteurs de risque du cancer colorectal. Une coloscopie doit être faite systématiquement après 45 ans[a].
Évaluer les habitudes alimentaires du client relatives à l'apport élevé en matières grasses, un apport insuffisant en fibres, un régime alimentaire riche en viandes rouges[a], la consommation de viandes transformées (p. ex., le jambon, le salami, les saucisses), la consommation d'alcool et le tabagisme.	Le cancer du côlon peut être lié à plusieurs facteurs de risques. En plus des habitudes alimentaires, l'inactivité physique contribue à augmenter les risques.
Déterminer si le client a subi un dépistage du cancer colorectal (examen digital, test de sang occulte dans les selles, lavement baryté en double contraste[a], rectosigmoïdoscopie ou coloscopie).	Le dépistage reflète une compréhension et une observation des mesures préventives de soins de santé de la part du client.
Évaluer l'utilisation de laxatifs ou de purgatifs.	Un usage répété de ces substances peut causer la diarrhée et une perte éventuelle de tonicité musculaire des intestins.
Évaluer la consommation d'opioïdes ou de préparations à base de fer.	Les opioïdes causent la constipation. Le fer rend les selles noires et d'apparence goudronneuse.
S'informer des caractéristiques suivantes : écoulement urinaire faible ou avec interruption ; incapacité à uriner ; difficulté à amorcer ou à arrêter le jet urinaire ; polyurie, nycturie, hématurie ou dysurie ; présence de sang dans le sperme[a] ; éjaculation douloureuse.	Ce sont des signes de cancer de la prostate.
Vérifier si le client éprouve de la douleur au bas du dos, dans la région du pelvis ou du haut des cuisses.	Ces symptômes peuvent suggérer une infection ou une hypertrophie de la prostate.

a. Données recueillies sur le site de la Société canadienne du cancer, www.cancer.ca (page consultée le 8 décembre 2009).

Le chapitre 25 de *L'examen clinique et l'évaluation de la santé* (Jarvis, 2009) explique l'examen de l'anus, du rectum et de la prostate.

23.15.2 Palpation

L'infirmière examine le canal anal et le sphincter par la palpation. Chez l'homme, elle palpe la prostate pour exclure une hypertrophie.

Habituellement, cet examen est pratiqué par le médecin ou par une infirmière praticienne spécialisée, qui fournira de l'enseignement au client, entre autres quant au dépistage du cancer colorectal et de celui de la prostate **ENCADRÉ 23.29.** ■

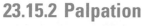

Consultez les animations présentées au www.cheneliere.ca/potter pour voir l'examen rectal.

ENSEIGNEMENT AU CLIENT

ENCADRÉ 23.29 Examen du rectum et de l'anus

Objectifs

- Le client subira un examen digital régulier approprié à son âge.
- Le client sera capable de reconnaître les symptômes du cancer colorectal et du cancer de la prostate.
- Le client suivra un régime alimentaire sain.

Stratégies d'enseignement

- Discuter des lignes directrices pour la détection précoce du cancer colorectal :
  - À partir de l'âge de 50 ans, sans facteur de risque ou avec antécédents familiaux de cancer ou de polypes :
    > recherche annuelle ou bisannuelle de sang occulte dans les selles ou sigmoïdoscopie à tous les 5 à 10 ans.
  - Histoire familiale de cancer colorectal non polyposique héréditaire :
    > coloscopie à tous les cinq ans.
  - Histoire de polypose adénomateuse familiale :
    > dépistage génétique et sigmoïdoscopie annuellement, dès la puberté.
- Discuter des options de dépistage de cancer colorectal (personnes à risque accru).
- Discuter des signes de cancer colorectal.
- Discuter de la planification de régime alimentaire et des choix de style de vie pour maintenir ou améliorer la santé du côlon.

- Avertir le client des problèmes causés par la surconsommation de laxatifs, de médicaments cathartiques, d'opioïdes ou de lavements.
- Discuter avec le client masculin des lignes directrices pour la détection précoce du cancer de la prostate :
  - Toucher rectal effectué chaque année dès l'âge de 50 ans.
  - Dosage de l'antigène prostatique spécifique (APS) pour les hommes âgés de 50 à 69 ans qui jouissent d'une espérance de vie supérieure à 10 ans, et qui présentent des préoccupations ou des craintes relatives au cancer de la prostate.
  - Toucher rectal annuel et dosage de l'APS pour les hommes âgés de plus de 40 ans ayant un parent du premier degré atteint de la maladie ou qui sont d'origine afro-américaine.
- Discuter avec le client masculin des signes et des symptômes du cancer de la prostate.

Évaluation

- À l'occasion des visites de contrôle, demander au client s'il a eu un examen rectal.
- Demander au client d'expliquer les signes d'alarme du cancer colorectal et de celui de la prostate.
- Demander au client de décrire le style de vie approprié et les choix alimentaires favorisant la santé du côlon.

23.16

Système musculosquelettique

L'examen des fonctions locomotrices comprend l'évaluation de l'amplitude articulaire, de la force et du tonus musculaires ainsi que de l'état des articulations et des muscles **TABLEAU 23.35**. Un examen de l'intégrité locomotrice est particulièrement important si le client se plaint de douleur ou d'une perte de fonction dans une articulation ou un muscle. Les problèmes musculaires peuvent constituer des manifestations de maladies neurologiques. Un examen neurologique est d'ailleurs souvent effectué en même temps qu'un examen locomoteur.

Les articulations n'ont pas toutes le même degré de mobilité ; certaines, comme le genou, peuvent bouger librement. Les vertèbres constituent, quant à elles, un exemple d'articulations qui ne sont que légèrement mobiles.

En fonction du groupe musculaire évalué, l'infirmière fait prendre au client une position assise, debout, en décubitus dorsal ou ventral.

23.16.1 Inspection

L'infirmière observe la démarche du client ainsi que les aspects antérieur, postérieur et latéral de sa posture alors qu'il entre dans la salle d'examen et qu'il se tient debout ; la démarche du client reste plus naturelle lorsqu'il n'est pas conscient de la nature des observations. Par la suite, un examen plus formel exigera du client qu'il marche en ligne droite tout en s'éloignant de l'infirmière et en revenant vers elle. L'infirmière note si le client traîne les pieds ou boite, et elle examine la position du tronc par rapport aux jambes. Le client

TABLEAU 23.35	Données à recueillir au cours de l'examen du système musculosquelettique

DONNÉES	JUSTIFICATIONS
Déterminer la participation du client à des sports de compétition (particulièrement les sports qui impliquent des collisions ou des contacts), la préparation suffisante aux activités physiques, la condition physique ou une poussée de croissance rapide (dans le cas des adolescents).	Ce sont des facteurs de risque pour les blessures sportives.
• Passer en revue la consommation abusive d'alcool ou de caféine, le tabagisme, les régimes amaigrissants à répétition, un apport insuffisant en calcium et en vitamine D. • En présence d'une cliente à la stature frêle, vérifier si celle-ci est en situation de nulliparité, de ménopause précoce (avant l'âge de 45 ans), de ménopause, de déficit en œstrogène, d'hypothyroïdie ou d'hyperthyroïdie, de néoplasie et si elle a des antécédents familiaux d'ostéoporose. • Déterminer si la cliente est blanche, asiatique, amérindienne ou européenne du Nord.	Ce sont des facteurs de risque pour l'ostéoporose.
Demander au client de décrire ses antécédents en matière d'altération des os, des muscles ou des articulations (p. ex,. chute récente, traumatisme, déplacement d'objets lourds, antécédents de maladies osseuses ou articulaires qui se sont déclarées soudainement ou graduellement). Lui faire préciser l'emplacement des altérations.	Les antécédents aident à évaluer la nature du problème locomoteur.
Évaluer la nature et l'étendue de la douleur, y compris son emplacement, sa durée, son intensité, les prédispositions ou les facteurs aggravants, les mesures qui la soulagent.	Les modifications des os, des articulations ou des muscles sont souvent accompagnées de douleur, ce qui non seulement nuit au confort, mais perturbe aussi la capacité d'accomplir les AVQ.
Évaluer les AVQ et le type d'exercices pratiqués de façon routinière.	La capacité du client à effectuer ses AVQ et ses soins personnels permet de déterminer les soins infirmiers appropriés.
Déterminer comment les modifications osseuses, articulaires ou musculaires influencent la capacité du client à effectuer ses activités habituelles (p. ex., prendre un bain, se nourrir, s'habiller, faire sa toilette, se déplacer, effectuer des tâches ménagères, avoir une activité sexuelle) et ses activités sociales (travail, loisirs).	Le type et le degré de restriction dans la poursuite des activités personnelles et sociales influencent les sujets abordés pendant l'enseignement au client, de même que la capacité de l'infirmière à trouver des solutions de rechange pour le maintien de la fonction locomotrice.
Pour les femmes âgées de plus de 50 ans, évaluer la diminution de la taille en soustrayant leur taille actuelle de leur dernière taille adulte connue.	Cette mesure peut être un outil de dépistage utile de l'ostéoporose.

Jugement clinique

D'après le tableau ci-contre, quelles sont les données pertinentes que l'infirmière devrait recueillir auprès de madame Brown?

devrait marcher avec les bras qui se balancent librement de chaque côté, le visage et la tête dirigés vers l'avant. La personne âgée marche souvent à plus petits pas, et sa base de soutien est plus large ▶ 27 .

La posture normale en station debout consiste en une position droite avec un parallélisme des hanches et des épaules. Le profil des épaules devrait être égal, les crêtes scapulaires et iliaques au même niveau, la tête alignée avec le repli

27

Les changements physiologiques et psychosociaux liés à la mobilité restreinte et à l'immobilité sont décrits dans le chapitre 27, *Encourager l'exercice et réduire les risques liés à la mobilité restreinte.*

fessier et les extrémités symétriques. En regardant le client de côté, l'infirmière note les courbures cervicale, thoracique et lombaire alors que le client garde la tête droite **FIGURE 23.88**. Le fait d'observer quelques degrés d'arrondissement des épaules lorsque le client est assis est normal. La personne âgée tend à adopter une posture plus voûtée, courbée vers l'avant, avec les hanches et les genoux quelque peu fléchis, et les bras pliés et élevés à la hauteur du coude (cyphose liée au vieillissement).

Les personnes âgées ont plus de risque de souffrir d'une fracture de l'avant-bras, d'un poignet, de la hanche et des vertèbres à cause de l'ostéoporose.

La lordose, la cyphose et la scoliose **FIGURE 23.89** sont quelques-unes des anomalies posturales communes. La **lordose** est une exagération de la courbure lombaire. La **cyphose** est une exagération de la courbure postérieure de la colonne vertébrale thoracique. Cette anomalie posturale est fréquente chez les personnes âgées. On appelle **scoliose** une déviation latérale de la colonne vertébrale.

L'**ostéoporose** est une maladie métabolique qui cause une réduction de la qualité et de la quantité d'os. La diminution de la taille est souvent le premier signe clinique de l'ostéoporose, laquelle peut entraîner l'affaiblissement des vertèbres et des fractures. Selon Ostéoporose Canada (2009), deux millions de Canadiens en sont atteints, dont une femme sur quatre âgée de plus de 50 ans et un homme sur huit du même groupe d'âge. Non seulement l'ostéoporose touche des adultes, mais elle peut frapper n'importe quelle tranche d'âge, y compris les enfants (Holcomb, 2005). Bien qu'une diminution de la grandeur soit prévisible avec l'âge, une réduction importante est un signe d'ostéoporose. Aussi, les personnes âgées ont plus de risque de souffrir d'une fracture de l'avant-bras, d'un poignet, de la hanche et des vertèbres à cause de l'ostéoporose (Holcomb, 2005). L'infirmière informe le client sur les façons de prévenir cette affection et d'en réduire les effets **ENCADRÉ 23.30**.

Au cours de l'inspection, l'infirmière examine la taille du client, l'alignement et la symétrie des articulations, et cherche toute difformité flagrante ou hypertrophie osseuse. L'infirmière doit remarquer la symétrie bilatérale en largeur, en circonférence, en alignement et en position, ainsi que la position et la symétrie des plis formés par la peau (Seidel et al., 2006).

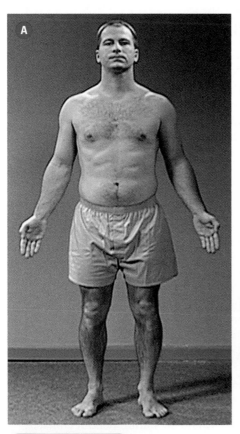
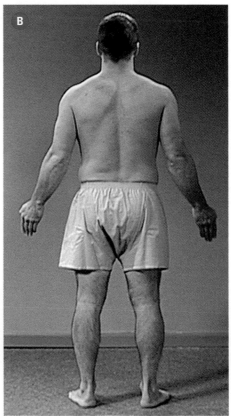
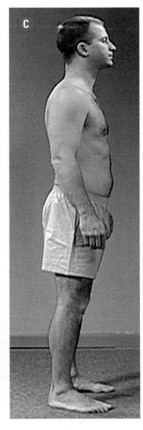

FIGURE 23.88 Inspection de la posture générale du corps. A. Vue antérieure. B. Vue postérieure. C. Vue latérale.
Source : Tiré de Seidel, H.M., Ball, J.W., Dains, J.E., & Benedict, G.W. (2006). *Mosby's guide to physical examination* (6th ed.). St. Louis, Mo. : Mosby.

23.16.2 Palpation

Pour un examen complet, l'infirmière palpe doucement les os ainsi que les articulations et les muscles avoisinants. Dans le cas d'une évaluation ciblée, seule une région particulière est examinée. L'infirmière note toute chaleur, douleur à la pression ou résistance à la pression, et tout œdème ; le client ne doit ressentir aucun inconfort pendant la palpation. Les muscles devraient être fermes.

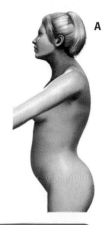 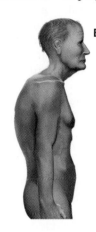 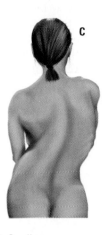

FIGURE 23.89 Anomalies communes de la posture. A. Lordose. B. Cyphose. C. Scoliose.

ENSEIGNEMENT AU CLIENT

ENCADRÉ 23.30 Examen de l'appareil locomoteur

Objectifs
- La personne prendra des mesures visant à prévenir l'ostéoporose ou à en réduire les effets.
- Le client adoptera une posture corporelle adéquate.

Stratégies d'enseignement
- Informer le client sur la posture corporelle adéquate. Consulter des physiothérapeutes afin de proposer au client des exercices pour améliorer sa posture.
- Pour réduire la déminéralisation des os de la personne âgée, lui proposer des exercices adéquats (p. ex., la marche) qu'elle doit pratiquer au moins trois fois par semaine. Encourager la prise de suppléments de calcium pour obtenir la quantité quotidienne recommandée. Une quantité accrue de vitamine D favorise l'absorption du calcium. La dose de suppléments recommandée de calcium pour un adulte âgé de plus de 25 ans est de 1 000 à 1 500 mg par jour. Ne pas prendre plus de 600 mg en une seule fois.
- Expliquer au client éprouvant des douleurs au bas du dos qu'il peut éviter les facteurs de risque au travail (p. ex., le soulèvement de charges lourdes) en pratiquant des exercices aérobiques réguliers, des exercices de renforcement du dos qui augmentent la flexibilité du tronc et en apprenant de bonnes techniques pour le soulèvement d'objets lourds.
- Renseigner la personne âgée et celle atteinte d'ostéoporose au sujet du fonctionnement adéquat de l'organisme, et proposer des exercices de musculation avec une charge modérée et des exercices d'amplitude articulaire (p. ex., la natation, la marche) pour réduire les risques de traumatismes et de fractures.
- En présence d'incapacité du client à exécuter certaines tâches quotidiennes, l'informer sur l'utilisation d'aides techniques (p. ex., une fermeture à glissière sur les vêtements ou une bande de velcro à la place de boutons, une chaise surélevée pour réduire le fléchissement des genoux et des hanches).
- Conseiller au client de modérer ses activités pour compenser la perte de force musculaire.

Évaluation
- Observer la posture du client.
- Demander au client de décrire des traitements visant à prévenir l'ostéoporose.
- Observer le client lorsqu'il effectue des exercices d'amplitude articulaire.
- Inviter le client à garder un registre de ses exercices réguliers de musculation.
- S'informer auprès du client ou de membres de sa famille de l'assistance qu'il reçoit pour ses soins.

23.16.3 Amplitude articulaire

L'infirmière demande au client de soumettre toutes ses articulations principales à une amplitude articulaire complète, avec des mouvements passifs et actifs. Le client doit avoir suffisamment d'espace pour effectuer des mouvements complets avec ses extrémités. L'infirmière évalue l'amplitude des mouvements passifs en supportant et en bougeant doucement les extrémités dans leur amplitude. Elle doit connaître la terminologie appropriée des mouvements possibles des articulations **TABLEAU 23.36** et elle doit montrer au client la procédure adéquate pour bouger ses membres dans leur amplitude articulaire **FIGURE 23.90**. Les mêmes parties du corps sont comparées afin de vérifier la symétrie des mouvements. Au cours de l'évaluation de l'amplitude articulaire, l'infirmière ne forcera pas une articulation s'il y a douleur ou spasme musculaire. Elle doit connaître l'amplitude normale et maximale de l'articulation. L'amplitude articulaire devrait être la même pour les articulations controlatérales. Idéalement, l'amplitude normale devrait être évaluée pour servir de repère à un changement subséquent.

Visionnez les différents mouvements d'amplitude articulaires (flexion et extension, abduction et adduction, flexion plantaire et dorsiflexion, pronation et supination) présentés dans les animations au www.cheneliere.ca/potter.

TABLEAU 23.36	Terminologie applicable aux positions normales d'amplitude articulaire	
TERME	**AMPLITUDE ARTICULAIRE**	**EXEMPLES D'ARTICULATION**
Flexion	Mouvement qui réduit l'angle entre deux os adjacents ; fléchissement des membres	Coude, doigts, genou
Extension	Mouvement qui augmente l'angle entre deux os adjacents	Coude, doigts, genou
Hyperextension	Mouvement qui amène une région du corps au-delà de sa position au repos en extension normale	Tête, épaule, hanche, jambe, poignet, doigts
Pronation	Mouvement d'une région du corps qui amène la surface ventrale face vers le bas	Main, avant-bras
Supination	Mouvement d'une région du corps qui amène la surface ventrale face vers le haut	Main, avant-bras
Abduction	Mouvement d'une extrémité vers l'opposé de la ligne médiane du corps	Jambe, bras, doigts
Adduction	Mouvement d'une extrémité vers la ligne médiane du corps	Jambe, bras, doigts
Rotation interne	Rotation d'une articulation vers l'intérieur	Genou, hanche
Rotation externe	Rotation d'une articulation vers l'extérieur	Genou, hanche
Éversion	Mouvement qui fait tourner une région du corps vers l'opposé de la ligne médiane du corps	Pied
Inversion	Mouvement qui fait tourner une région du corps vers la ligne médiane du corps	Pied
Dorsiflexion	Flexion vers le haut du pied et des orteils	Pied
Flexion plantaire	Fléchissement vers le bas du pied et des orteils	Pied

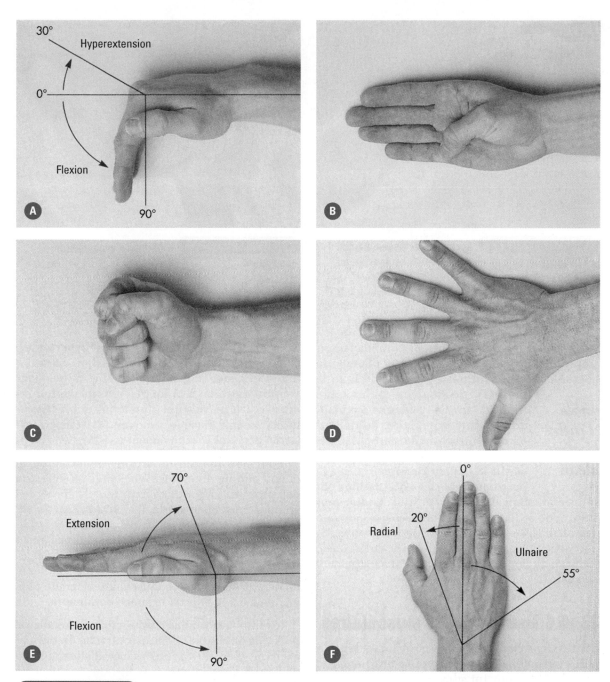

FIGURE 23.90 Amplitude articulaire de la main et du poignet. A. Flexion métacarpophalangienne et hyperextension. B. Opposition du pouce : le pouce touche successivement l'extrémité de chaque doigt et la base de l'auriculaire. C. Flexion des doigts, première formation. D. Abduction des doigts. E. Flexion et extension du poignet. F. Déviation radiale et déviation ulnaire du poignet.

Source : Tiré de Seidel, H.M., Ball, J.W., Dains, J.E., & Benedict, G.W. (2006). *Mosby's guide to physical examination* (6th ed.). St. Louis, Mo. : Mosby.

Avec un **goniomètre,** l'infirmière mesure le degré précis d'amplitude d'une articulation particulière. Cet appareil s'utilise principalement chez un client soupçonné d'une diminution du mouvement articulaire. L'instrument est doté de deux bras flexibles avec, au centre, un rapporteur de 180°. Le rapporteur se place au centre de l'articulation qui doit être mesurée **FIGURE 23.91**. Les bras du goniomètre sont étendus le long des parties du corps, de chaque côté du rapporteur, puis l'infirmière prend une mesure de l'angle de l'articulation avant de la bouger. Après avoir amené l'articulation à sa pleine extension, l'infirmière mesure l'angle de nouveau pour définir le degré de mouvement. Cette lecture se compare au degré de mouvement normal de l'articulation.

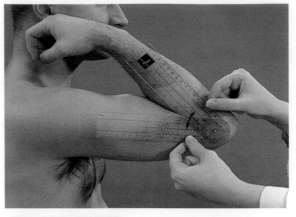

FIGURE 23.91 Après un fléchissement du bras, l'angle de flexion de l'articulation est mesuré au moyen d'un goniomètre.

Source : Tiré de Seidel, H.M., Ball, J.W., Dains, J.E., & Benedict, G.W. (2006). *Mosby's guide to physical examination* (6th ed.). St. Louis, Mo. : Mosby.

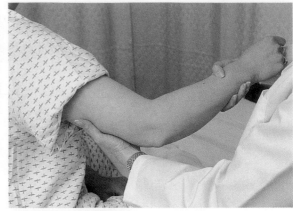

FIGURE 23.92 L'infirmière évalue le tonus musculaire.

En bougeant chaque articulation dans son amplitude articulaire, l'infirmière obtient de nombreuses observations de base, elle note la présence de douleur, de mobilité limitée, de mouvement convulsif, d'instabilité articulaire, de raideur ou de contracture. Les articulations normales sont fermes, sans enflure, et elles bougent librement. Chez la personne âgée, les articulations ont souvent tendance à enfler et à se raidir ; leur amplitude articulaire est diminuée par l'érosion des cartilages et par la fibrose des synoviales. Si une articulation semble enflée ou enflammée, l'infirmière la palpe pour déceler un dégagement de chaleur.

Si une articulation semble enflée ou enflammée, l'infirmière la palpe pour déceler un dégagement de chaleur.

23.16.4 Tonus et force musculaires

L'infirmière évalue la force et le tonus musculaires lorsqu'elle mesure l'amplitude articulaire ; ces résultats sont intégrés à ceux de l'examen neurologique. Le tonus est la légère résistance musculaire sentie par l'infirmière lorsqu'elle bouge passivement l'extrémité du membre du client dans son amplitude articulaire.

L'infirmière invite le client à décontracter l'une de ses extrémités ou à la laisser pendre. Cette procédure est souvent difficile, particulièrement si le client ressent de la douleur dans cette extrémité. L'infirmière soutient celle-ci, puis prend chaque membre et le fait bouger dans son amplitude normale **FIGURE 23.92**. Le tonus normal cause une résistance modérée et uniforme au mouvement, dans son amplitude.

Si un muscle a un tonus accru (**hypertonie**), le mouvement passif d'une articulation engendre une résistance considérable. Un mouvement continu entraîne à la longue une relaxation du muscle. Un muscle qui a un tonus faible (**hypotonie**) semble flasque. Aucune résistance n'est sentie pendant le mouvement passif.

Pour l'évaluation de la force musculaire, le client adopte une position stable et effectue des mouvements qui démontrent la force des groupes musculaires principaux **TABLEAU 23.37**. L'infirmière compare les paires de muscles symétriques. Le bras du côté dominant est normalement plus fort que l'autre. Une perte de masse musculaire chez la personne âgée cause une faiblesse bilatérale, mais la force musculaire demeure plus grande dans le bras ou la jambe dominante.

L'infirmière examine chaque groupe musculaire, puis elle invite le client à contracter le muscle examiné et ensuite à résister lorsqu'elle applique une force qui s'oppose à la flexion ; le client ne doit pas bouger l'articulation **TABLEAU 23.38**. L'infirmière augmente graduellement la pression appliquée à un groupe musculaire (p. ex., une extension du coude). Le client résiste à la pression appliquée en opposant de la résistance (p. ex., une flexion du coude). Le client résiste jusqu'à ce que l'infirmière lui demande d'arrêter. L'articulation bouge sous la pression appliquée par l'infirmière, qu'elle augmente ou diminue. Lorsque l'infirmière remarque une faiblesse, elle compare le volume du muscle avec celui du membre opposé en mesurant sa circonférence avec un ruban à mesurer. Un muscle qui présente une **atrophie** (dont le volume est réduit) peut sembler mou à la palpation. ■

TABLEAU 23.37 — Mouvements à effectuer pour évaluer la force musculaire

GROUPE MUSCULAIRE	MANŒUVRES
Cou (sternocléido-mastoïdien)	Placer fermement une main sur le côté du visage du client. Celui-ci doit tourner la tête en opposant une résistance contre la main de l'infirmière.
Épaule (trapèze)	Poser une main au-dessus de la ligne médiane des épaules du client en exerçant une pression ferme. Lui demander de hausser les épaules en opposant une résistance à la pression.
Coude • Biceps • Triceps	• Exercer une traction de l'avant-bras vers le bas alors que le client tente de fléchir le bras. • Exercer une pression contre l'avant-bras alors que le client a le bras fléchi. Lui demander d'étendre son bras.
Hanche (quadriceps)	Exercer une pression vers le bas sur les cuisses du client, en position assise. Lui demander de lever les jambes.
Jambes (muscles jumeaux)	Demander au client en position assise d'étendre sa jambe (préalablement fléchie) en opposant une résistance.

PISTES D'ÉVALUATION CLINIQUE

TABLEAU 23.38 — Force musculaire

DEGRÉ DE FONCTION MUSCULAIRE	ÉCHELLES		
	Degré	% Normal	Échelle de Lovett
Aucun signe de contractilité	0	0	0 (Zéro)
Légère contractilité, aucun mouvement	1	10	T (Trace)
Amplitude articulaire complète, sans la gravité[a]	2	25	F (Faible)
Amplitude articulaire complète, avec la gravité	3	50	S (Satisfaisant)
Amplitude articulaire complète, à l'opposé de la gravité, avec une certaine résistance	4	75	B (Bon)
Amplitude articulaire complète, à l'opposé de la gravité, avec une résistance totale	5	100	N (Normal)

a. Mouvement passif.

Source : Adapté de Barkauskas, V.H., Baumann, L.C., & Darling-Fisher, C. (2002). *Health and physical assessment* (3rd ed.). St. Louis, Mo. : Mosby.

23.17

Système neurologique

Le système neurologique est responsable de nombreuses fonctions, dont l'initiation et la coordination du mouvement, la réception et la perception des stimuli sensoriels, l'organisation du processus de la pensée, la maîtrise du langage et l'entreposage dans la mémoire. L'infirmière peut profiter des autres étapes de l'examen clinique pour recueillir des données qui serviront à l'examen neurologique **TABLEAU 23.39**. Par exemple, les nerfs crâniens peuvent être testés au cours de l'examen de la tête et du cou. L'infirmière observe l'état mental et émotionnel lorsqu'elle procède à l'entrevue (collecte des données).

Le niveau de conscience du client a une influence sur sa capacité à suivre des instructions, et la condition physique générale d'une personne a une influence sur sa tolérance à l'évaluation. Chez madame Brown, cela ne cause pas de difficulté puisqu'elle est lucide et alerte.

PISTES D'ÉVALUATION CLINIQUE

TABLEAU 23.39	Données à recueillir au cours de l'examen neurologique
DONNÉES	**JUSTIFICATIONS**
Déterminer la prise d'analgésiques, d'antipsychotiques, d'antidépresseurs ou de stimulants du système nerveux.	Ces médicaments peuvent modifier le niveau de conscience ou occasionner des changements de comportement.
Évaluer, chez le client, la consommation d'alcool, de sédatifs hypnotiques ou de drogues à des fins récréatives.	L'abus de ces substances peut être la cause de tremblements, d'ataxie et de changements dans la fonction des nerfs périphériques.
Déterminer des antécédents récents de convulsions (p. ex., aura, chute au sol, augmentation ou diminution de l'activité motrice, perte de conscience), les caractéristiques des symptômes, les liens entre les convulsions et la période du jour, la fatigue ou le stress émotionnel.	Les convulsions sont souvent associées à des modifications du système nerveux central. Les caractéristiques des convulsions aident à déterminer l'origine de celles-ci.
Dépister les céphalées, les tremblements, les étourdissements, les vertiges, les engourdissements ou les picotements sur des parties du corps, les changements dans la vision, les faiblesses, les douleurs ou les modifications du langage.	Ces signes et ces symptômes sous-tendent des modifications du système nerveux central ou du système nerveux périphérique. La reconnaissance de schémas précis contribue au diagnostic d'un état pathologique.
Discuter avec le conjoint, les membres de la famille ou les amis de changements récents dans le comportement du client (p. ex., une irritabilité accrue, des sautes d'humeur, des pertes de mémoire, un manque d'énergie).	Des changements comportementaux peuvent être associés à des états pathologiques intracrâniens.
Évaluer les changements éprouvés par le client en ce qui a trait à la vue, à l'ouïe, à l'odorat, au goût ou au toucher.	Les nerfs assurant ces fonctions sensorielles sont issus du tronc cérébral. Les changements de perception des stimuli contribuent à déterminer la nature du problème.
Si un client âgé montre un état soudain de confusion aiguë (délirium), vérifier la présence d'antécédents d'intoxication aux médicaments (anticholinergiques, diurétiques, digoxine, cimétidine, antihypertenseurs, antiarythmiques), d'infections graves, de troubles métaboliques, de crise cardiaque et d'anémie grave.	Le délirium constitue un trouble mental courant chez les personnes âgées, qui peut être transitoire **ENCADRÉ 23.31**.
Se renseigner sur les antécédents de blessures à la tête ou à la moelle épinière, de méningite, d'anomalies congénitales, de problèmes neurologiques ou de troubles psychiatriques.	Ces facteurs peuvent entraîner des manifestations neurologiques ou un changement dans le comportement.

ENCADRÉ 23.31 Critères cliniques du délirium

Le délirium est un désordre aigu de la conscience accompagné d'un changement cognitif. Il peut s'expliquer par une démence déjà existante ou en évolution. Le délire se développe sur une courte période de temps, habituellement de quelques heures à quelques jours, et tend à fluctuer pendant la journée. Il s'agit généralement d'une conséquence physiologique directe d'un problème de santé. Il est plus fréquent chez les personnes âgées, mais peut se manifester chez des personnes plus jeunes.

- Il y a réduction de la clarté de la conscience de l'environnement et détérioration de la capacité à se concentrer et à maintenir ou non son attention (les questions doivent être répétées).
- La personne se laisse distraire aisément par des stimuli hors contexte.
- Un changement cognitif est observé (détérioration de la mémoire, désorientation ou trouble du langage); le plus souvent, c'est la mémoire récente qui est touchée.
- Le client est généralement désorienté dans l'une des trois sphères (le temps, l'espace ou les personnes).
- Le trouble du langage peut se manifester sous la forme d'une incapacité à nommer des objets ou à écrire; le discours peut être incohérent.
- Les troubles de la perception peuvent se manifester sous la forme d'interprétations erronées, d'illusions ou d'hallucinations.
- Les signes neurologiques incluent les tremblements, une démarche instable, l'astérixis, la myoclonie.

Sources : Adapté de American Psychiatric Association (2000). *Diagnostic and statistical manual of mental disorders* (4th ed., text revision). Washington, D.C. : American Psychiatric Association; Gray-Vickrey, P. (2005). What's behind acute delirium? *Nursing made incredibly easy!*, *3*(1), 20-28; Stuart, G., & Laraia, M. (2005). *Principles and practice of psychiatric nursing* (8th ed.). St. Louis, Mo. : Mosby.

Cependant, un examen détaillé de la coordination peut être difficile à effectuer chez un client qui ne peut marcher. Pour celui qui se plaint de céphalée ou d'une perte récente de fonction dans une extrémité, un examen neurologique complet est nécessaire. Pour cela, l'équipement spécial suivant est requis :

- un livre ou une revue que le client peut lire;
- des fioles contenant des substances aromatiques (p. ex., de la vanille et du café);
- la moitié d'un abaisse-langue;
- l'échelle de Snellen;
- une lampe-stylo ou une petite lampe de poche;

- des contenants de sucre ou de sel;
- deux abaisse-langue;
- deux éprouvettes, l'une remplie d'eau chaude, l'autre d'eau froide;
- des boules de coton;
- un diapason;
- un marteau réflexe.

23.17.1 État mental et émotionnel

L'infirmière peut connaître davantage les capacités mentales et l'état émotionnel d'un client en interagissant avec lui.

Pendant l'examen, elle pose des questions au client, et observe la justesse de ses idées et l'expression de ses émotions. Il existe des outils d'évaluation conçus pour évaluer l'état mental d'un client. Folstein, Folstein et McHugh (1975) ont conçu le mini-examen de l'état mental (MEÉM ou test de Folstein) pour mesurer l'orientation et les fonctions cognitives. Le résultat maximal au MEÉM est de 30. Un résultat de 21 ou moins indique généralement une détérioration cognitive qui nécessite le recours à d'autres évaluations.

Le test de l'horloge est simple à réaliser et couramment utilisé dans la pratique clinique. Il explore plusieurs fonctions cognitives : praxies, orientation temporospatiale, attention, troubles visuoconstructifs. Il consiste à demander au client de dessiner le cadran d'une horloge et d'y indiquer toutes les heures ainsi que la petite et la grande aiguille qui marquent une heure donnée (p. ex., 16 h 15). On évalue ensuite quatre critères : Le nombre 12 est-il au sommet du cadran? Les 12 chiffres sont-ils représentés? Les deux aiguilles sont-elles représentées? L'heure dessinée est-elle correcte?

Le test est dit positif lorsque l'un des critères est absent. Un début de démence se caractérise par la bonne disposition des chiffres, mais l'heure est mal dessinée; une mauvaise disposition des chiffres confirme une démence.

Au cours de ces évaluations, l'infirmière doit tenir compte du milieu culturel et éducationnel du client, de ses valeurs, de ses croyances et de ses expériences antérieures puisque ces facteurs influent sur ses réponses. Une modification de l'état mental ou émotionnel peut être le reflet d'un trouble de la fonction cérébrale. Le cortex cérébral dirige et intègre les fonctions intellectuelles et émotionnelles. Les troubles primaires du cerveau, l'usage de certains médicaments et les changements métaboliques sont d'autres exemples pouvant être à l'origine de changements de la fonction cérébrale.

Les tests de Folstein (MEÉM) et de l'horloge sont abordés plus en détail dans l'ouvrage *L'essentiel en soins infirmiers gérontologiques* (Miller, Simoneau, & Raymond, 2007). Aussi, l'ouvrage *Le vieillissement perturbé : la maladie d'Alzheimer* (Phaneuf, 2007), propose des outils de travail fournissant de l'information et des techniques utiles aux infirmières qui interviennent auprès d'aînés atteints de cette maladie.

23

■ **Astérixis :** Succession d'interruptions brusques et brèves du tonus musculaire.

■ **Myoclonie :** Contraction musculaire brutale et involontaire due à la décharge pathologique d'un groupe de cellules nerveuses.

Le délirium est un trouble mental aigu, caractérisé par de la confusion, de la désorientation et de l'agitation. Cet état est souvent considéré à tort comme une forme de démence, un trouble mental plus progressif et organique, comme la maladie d'Alzheimer. Le délirium chez les personnes âgées est souvent négligé parce que l'examen de l'état mental ne se fait pas de façon appropriée. Heureusement, cet état est réversible et peut être corrigé lorsque la cause sous-jacente est découverte et traitée (Stuart & Laraia, 2005). Le client qui entre en état de délirium est souvent diagnostiqué comme étant atteint du syndrome des états crépusculaires parce que le délire se révèle souvent plus intense la nuit. Nombre d'infirmières et de médecins croient faussement qu'il s'agit d'un comportement courant chez la personne âgée. Pourtant, le délirium peut aussi se produire chez des enfants ayant subi une chirurgie (20 %) et des enfants hospitalisés (8 %) (Gray-Vickrey, 2005). Pour être en mesure de déceler un état possible de délirium chez le client, l'infirmière doit d'abord connaître les comportements normaux de ce dernier ; les membres de la famille constituent des personnes clés à consulter pour obtenir ce type de renseignements.

Le client qui entre en état de délirium est souvent diagnostiqué comme étant atteint du syndrome des états crépusculaires parce que le délire se révèle souvent plus intense la nuit.

Niveau de conscience

Le niveau de conscience peut varier de l'éveil complet à la vivacité et à la coopération jusqu'au manque de réponse à toute forme de stimulus externe. Un client pleinement conscient et alerte répondra spontanément aux questions de l'infirmière, comme c'est le cas pour madame Brown. Lorsque le niveau de conscience devient altéré, le client peut montrer de l'irritabilité, des périodes plus courtes d'attention ou une difficulté à coopérer.

Le niveau de conscience peut être évalué de façon objective à l'aide d'une échelle universelle validée, soit l'échelle de coma de Glasgow **TABLEAU 23.40**. Elle a été développée pour quantifier l'état de conscience de manière précise et fiable en lui accordant une valeur numérique. Cet outil évalue le fonctionnement global du cerveau et ne donne pas d'information sur un déficit particulier (Jarvis, 2009). L'infirmière doit s'assurer que le client présentant des altérations sensorielles (p. ex., des troubles de la vision ou de l'audition) porte ses prothèses correctrices pendant l'examen. Alors que son niveau de conscience se détériore, un client devient désorienté par rapport aux personnes, au temps et à l'espace. L'infirmière posera des questions courtes et directes sur des éléments que le client connaît (p. ex., Quel est votre nom ? Comment se nomme cet endroit ? Quel jour sommes-nous ?). L'aptitude du client à comprendre les questions et à y répondre est déterminante pour la réalisation de l'examen neurologique. Le client doit être vigilant et en pleine possession de ses moyens pour être évalué.

Jugement clinique

Quelles questions pourrait-on poser à madame Brown pour évaluer son orientation dans les trois sphères (espace, temps et personnes) ?

TABLEAU 23.40	Échelle de coma de Glasgow	
ACTION	**RÉACTION**	**RÉSULTAT**
Ouverture des yeux	Spontanée	**4**
	Au bruit, à la parole	3
	À la douleur	2
	Aucune	1
Réponse verbale	Orientée	**5**
	Confusion	4
	Mots inappropriés	3
	Sons incompréhensibles	2
	Aucune	1
Réponse motrice	Obéissance à un ordre verbal	**6**
	Localisation de la douleur	5
	Mouvement de retrait	4
	Décortication	3
	Décérébration	2
	Aucune, flaccidité	1
	Total	**/15**

Mode d'emploi : Pour chaque action, accorder un résultat chiffré pour la meilleure réponse produite par la personne évaluée. Une personne normale et entièrement alerte obtient un score de 15. Un total de 8 ou moins reflète le coma.

Un client peut être incapable de suivre certaines directives simples telles que « Levez votre main » ou « Remuez vos orteils ». Lorsque le client est inconscient et qu'il n'est plus en mesure de répondre à la demande, l'infirmière utilisera un stimulus douloureux pour évaluer son niveau de conscience. Une méthode consiste à appliquer une pression ferme avec un stylo ou un objet arrondi sur la racine d'un ongle de la main du client. Le client qui retire sa main obtient un score de 4 pour la réponse motrice, et, si ce retrait dépasse la ligne médiane du corps, l'infirmière lui attribue un score de 5.

Comportement et apparence

Le comportement, l'humeur, l'hygiène et le choix des vêtements fournissent des renseignements pertinents sur l'état mental de la personne. L'infirmière doit être perspicace en ce qui a trait aux tics et aux gestes tout au long de l'examen. Elle note les comportements verbaux et non verbaux :

- Le client répond-il aux instructions de façon appropriée ?
- L'humeur du client varie-t-elle sans raison apparente ?
- Le client se soucie-t-il de son apparence ?
- Ses cheveux sont-ils propres et bien coiffés ?
- Ses ongles sont-ils propres et bien taillés ?

Le client devrait être attentif et agir de manière à démontrer qu'il se soucie de l'examen. Il devrait établir un contact visuel avec l'infirmière et exprimer des sentiments qui correspondent à la situation. Le choix des vêtements et la manière de les porter peuvent refléter l'environnement socioéconomique ou les goûts personnels du client plutôt qu'une déficience du concept de soi ou de l'autogestion des soins. Certaines personnes plus âgées peuvent négliger leur apparence à cause d'un manque d'énergie, de moyens financiers limités ou d'une mauvaise vision. L'infirmière évitera de porter des jugements et concentrera l'évaluation sur la pertinence du choix des vêtements relativement à la température.

Langage

La capacité d'une personne à comprendre son interlocuteur, et à s'exprimer verbalement et par écrit est une fonction du cortex cérébral. L'infirmière évalue l'inflexion et le ton de la voix du client ainsi que sa manière de parler. La voix du client devrait présenter des inflexions, et être claire et forte ; son volume doit augmenter de façon appropriée. De plus, le discours devrait être fluide. Lorsque la communication est manifestement inefficace (p. ex., lorsqu'il y a omission

ou ajout de lettres et de mots, un mauvais usage de mots, des hésitations), l'infirmière doit vérifier s'il s'agit d'**aphasie,** qui peut résulter d'une lésion au cortex cérébral et qui se présente sous deux formes ▶ 38 .

L'**aphasie sensorielle** (ou réceptive) empêche la personne de comprendre le discours écrit ou verbal. L'**aphasie motrice** (ou expressive) empêche la personne d'écrire ou de parler de façon appropriée lorsqu'elle essaie de communiquer ; la personne comprend cependant le discours verbal ou écrit. Un client peut être atteint d'une aphasie réceptive et d'une aphasie expressive selon la région touchée du cortex cérébral. L'infirmière évalue les capacités langagières lorsque la communication avec le client est inefficace. Voici certaines techniques d'évaluation simples :

- Demander au client de nommer un objet familier ;
- Demander au client de suivre des directives simples telles que « Levez-vous » ou « Asseyez-vous » ;
- Demander au client de lire des phrases simples à haute voix.

Normalement, le client est en mesure de nommer les objets, de suivre les instructions et de lire les directives correctement.

23.17.2 Fonction intellectuelle

La fonction intellectuelle comprend la mémoire (récente, immédiate et lointaine), les connaissances, la pensée abstraite, l'association et le jugement. Chaque aspect de la fonction intellectuelle est testé avec une technique particulière. Toutefois, comme le milieu culturel et éducationnel influence l'aptitude à répondre aux questions du test, l'infirmière ne posera pas de questions liées aux concepts ou aux idées qui ne sont pas familiers au client.

Mémoire

Pour évaluer l'évocation spontanée, l'infirmière fait répéter au client une série de chiffres (p. ex., 7, 4, 1) dans l'ordre où ils lui sont présentés ou dans l'ordre inverse. L'infirmière augmente graduellement le nombre de chiffres (p. ex., 7, 4, 1, 8, 6) jusqu'à ce que le client ne réussisse pas à les répéter correctement. Une personne est habituellement capable de répéter une série de cinq à huit chiffres en progression ascendante ou de quatre à six chiffres en progression descendante.

L'infirmière demande au client si elle peut tester sa mémoire. Elle nomme alors clairement et lentement trois objets non liés entre eux, et

38

Les différents types d'aphasie sont décrits dans le chapitre 38, *Soigner les altérations sensorielles.*

23

invite le client à les répéter. Si le client en est incapable, elle recommence l'énumération. Plus tard au cours de l'examen, l'infirmière demande au client de lui répéter les trois mots. Le client devrait être en mesure d'y arriver.

Un autre test pour évaluer la mémoire récente consiste à demander au client de se souvenir d'événements qui ont eu lieu ce même jour (p. ex., ce qu'il a mangé au petit déjeuner). Il peut s'avérer nécessaire de vérifier l'information auprès d'un membre de la famille.

Pour tester la mémoire lointaine, l'infirmière peut demander au client de se souvenir du nom de jeune fille de sa mère, d'un anniversaire ou d'une date spéciale de l'histoire. Les questions ouvertes, qui ne permettent pas un simple « oui » ou « non », sont préférables. Le client devrait se souvenir immédiatement de ces éléments.

Connaissances

L'infirmière peut évaluer les connaissances en demandant au client ce qu'il connaît de sa maladie ou la raison qui le pousse à demander des soins de santé. En évaluant ses connaissances, elle détermine la capacité d'apprentissage ou de compréhension du client. S'il existe une occasion d'enseignement, elle peut tester l'état mental en faisant un retour sur les renseignements à l'occasion d'une visite de suivi.

Pensée abstraite

L'interprétation des concepts ou des idées abstraites reflète la pensée abstraite. Une personne possède un niveau élevé de fonction intellectuelle pour expliquer des expressions telles que « Un tiens vaut mieux que deux tu l'auras » ou « Il ne faut pas vendre la peau de l'ours avant de l'avoir tué ». L'infirmière note si les explications du client sont cohérentes et appropriées. Un client dont la lucidité est perturbée interprétera sans doute l'expression littéralement ou reformulera simplement la phrase.

Association

Un autre niveau supérieur de fonction intellectuelle comprend la découverte de similarités ou d'associations entre des concepts tels que « le chien est à l'épagneul ce que le chat est au siamois ». L'infirmière énumère des concepts reliés et demande au client d'indiquer les liens entre eux. Les questions doivent être appropriées au niveau de connaissances du client. Il suffit d'utiliser des concepts simples.

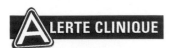
Jugement

Le jugement exige la comparaison et l'évaluation des faits et des idées pour en comprendre les liens et formuler les conclusions appropriées. L'infirmière tente de mesurer la capacité du client à prendre des décisions logiques.

En évaluant le jugement, l'infirmière mesure la capacité d'organisation du processus de la pensée. Elle peut demander au client la raison pour laquelle il a décidé de demander des soins de santé ou de quelle manière il entend s'ajuster à ses limites à son retour à la maison. Un test plus simple consisterait à demander au client ce qu'il ferait dans certaines situations, par exemple s'il se retrouvait à l'extérieur de chez lui, sans sa clé, devant une porte verrouillée ou s'il tombait soudainement malade alors qu'il se trouve seul à la maison.

23.17.3 Fonction des nerfs crâniens

L'infirmière peut évaluer la totalité des 12 nerfs crâniens, ou tester un seul nerf ou un groupe de nerfs reliés, selon la condition du client. Un test du nerf oculomoteur mesure la réaction pupillaire. L'évaluation des nerfs vague et glossopharyngien révèle l'intégrité du réflexe pharyngé (ou nauséeux). Les mesures utilisées pour évaluer l'intégrité des organes internes de la tête et du cou servent aussi à évaluer la fonction des nerfs crâniens. Par exemple, au cours d'un examen auditif, la branche cochléaire du nerf crânien VIII est testée. La fonction des nerfs crâniens IX et X peut être évaluée pendant un examen du pharynx. L'altération du fonctionnement d'un nerf reflète une modification à un point quelconque le long de la distribution des nerfs crâniens. L'examen de la fonction de ceux-ci est facilité lorsque l'infirmière connaît bien les fonctions normales des nerfs **TABLEAU 23.41**.

23.17.4 Fonction sensorielle

Les chaînes sensorielles du système nerveux central transmettent les sensations de douleur, de température, de position, de vibration, et les sensations de toucher grossier ou finement localisé. Ces sensations sont transmises par différentes chaînes nerveuses. Pour la plupart des clients, un survol rapide de la fonction sensorielle est suffisant, sauf en cas de sensations réduites, de troubles moteurs ou de paralysie.

TABLEAU 23.41 — Examen de la fonction des nerfs crâniens

Numéro	Nom	Types	Fonctions	Méthodes d'examen
I	Olfactif	Sensitif	Odorat	Demander au client d'identifier différents arômes non irritants, comme celui du café ou de la vanille.
II	Optique	Sensitif	Acuité visuelle	Se servir de l'échelle de Snellen ou demander au client de lire un imprimé, en portant ses lunettes.
III	Oculomoteur	Moteur	• Mouvement extraoculaire • Dilatation et contraction de la pupille	• Évaluer le contrôle sur la direction du regard. • Mesurer le réflexe pupillaire à la lumière et l'accommodation.
IV	Trochléaire	Moteur	Mouvement des globes oculaires vers le haut et vers le bas	Évaluer l'orientation du regard.
V	Trijumeau	Sensitif et moteur	• Nerf sensoriel de la peau du visage • Nerf moteur des muscles de la mâchoire	• Évaluer le réflexe cornéen en touchant légèrement à la cornée avec un petit bout de coton. Évaluer la perception du toucher (p. ex., pointu, doux) sur la peau du visage. • Palper les tempes alors que le client serre les mâchoires.
VI	Oculomoteur externe	Moteur	Mouvement latéral des globes oculaires	Évaluer l'orientation du regard.
VII	Facial	Sensitif et moteur	• Expression du visage • Goût	• Chercher tout signe d'asymétrie alors que le client sourit; fronce, abaisse ou élève les sourcils; gonfle ses joues. • Demander au client de reconnaître les sensations sucrées ou salées sur le devant de la langue.
VIII	Auditif	Sensitif	Ouïe	Évaluer la capacité du client à entendre des mots.
IX	Glossopharyngien	Sensitif et moteur	• Goût • Déglutition	• Demander au client de reconnaître les sensations amères ou sucrées à l'arrière de la langue. • Déclencher le réflexe pharyngé (nauséeux) avec un abaisse-langue.
X	Vague	Sensitif et moteur	• Sensation du pharynx • Mouvement des cordes vocales	• Demander au client de dire « Ah », et observer le mouvement du palais et du pharynx. • Évaluer l'enrouement de la voix.
XI	Spinal accessoire	Moteur	Mouvement de la tête et des épaules	Demander au client de hausser les épaules et de tourner la tête en s'opposant à une résistance passive.
XII	Hypoglosse	Moteur	Position de la langue	Demander au client de tirer la langue vers l'avant et de la bouger d'un côté à l'autre.

23

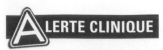

Normalement, un client présente des réactions sensorielles à tous les stimuli appliqués. Les sensations ressenties le long du corps le sont sur les deux côtés du visage, du tronc et des extrémités. La connaissance des dermatomes permet à l'infirmière de savoir quels sont les nerfs sensoriels à être évalués **FIGURE 23.93**. Les dermatomes correspondent à certaines régions de la peau innervées par des racines postérieures spécifiques des nerfs cutanés. Ainsi, si l'infirmière note une sensation diminuée lorsqu'elle vérifie la perception des contacts légers le long d'une région de la peau (p. ex., à la base du cou), la charte des dermatomes lui permet de localiser l'emplacement de la lésion neurologique (p. ex., le quatrième segment de la moelle épinière cervicale).

Le client doit garder les yeux fermés pendant la réalisation des tests sensoriels. Il est ainsi incapable de voir à quel endroit et à quel moment un stimulus sera appliqué sur sa peau **TABLEAU 23.42**. Les

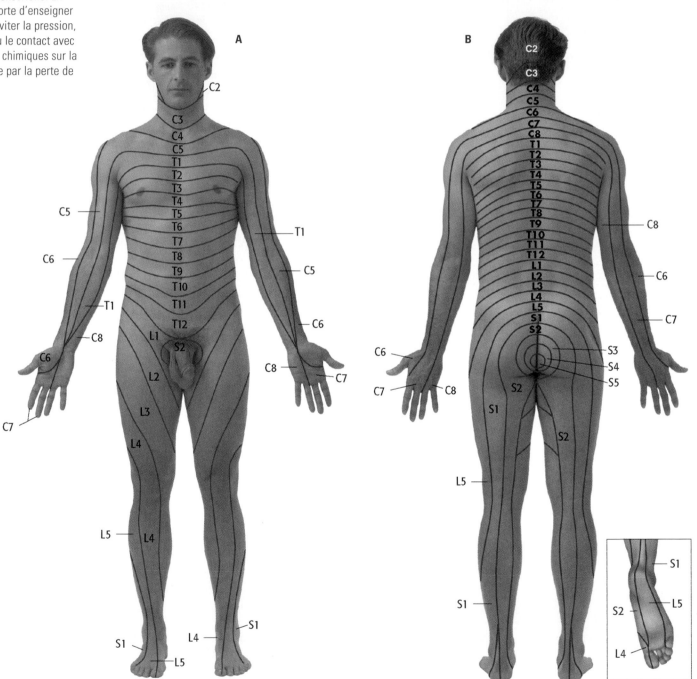

FIGURE 23.93 Dermatomes du corps, régions superficielles du corps innervées par des nerfs spinaux particuliers ; C1 n'a habituellement pas de distribution cutanée. Il semble qu'il y ait une séparation distincte de chaque région superficielle gérée par un dermatome, mais il y a presque toujours chevauchement des nerfs spinaux. A. Vue antérieure. B. Vue postérieure.

Source : Tiré de Seidel, H.M., Ball, J.W., Dains, J.E., & Benedict, G.W. (2006). *Mosby's guide to physical examination* (6th ed.). St. Louis, Mo. : Mosby.

TABLEAU 23.42 — Examen de la fonction des nerfs sensoriels

Fonction	Matériel	Méthodes d'examen	Précautions
Douleur	La moitié d'un abaisse-langue ou le bout en bois d'une tige de coton	Appliquer alternativement le bout pointu et le bout rond de l'abaisse-langue sur la surface de la peau. Demander au client d'indiquer le moment où il ressent une sensation douce ou pointue. Prendre note des régions insensibles et des régions trop sensibles.	Se rappeler que la peau est plus épaisse sur certaines régions du corps, comme le talon ou la plante du pied ; ces régions peuvent être moins sensibles à la douleur.

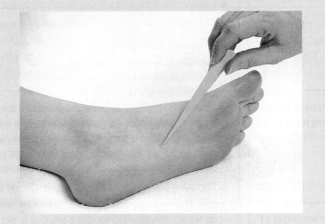 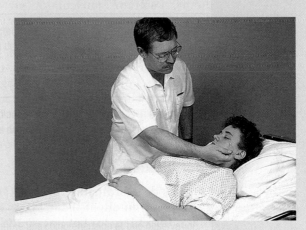

Fonction	Matériel	Méthodes d'examen	Précautions
Température	Deux éprouvettes, l'une remplie d'eau chaude, l'autre d'eau froide	Toucher la peau avec une éprouvette. Demander au client d'indiquer si la sensation est chaude ou froide.	Ne pas faire ce test si le client est capable de ressentir la douleur.
Toucher léger	Boules de coton	Toucher différentes régions de la peau avec un morceau de coton. Demander au client de signaler toute sensation.	Appliquer le coton sur des régions où la peau est mince ou sensible (p. ex., le visage, le cou, l'intérieur des bras, le dessus du pied et des mains).
Vibration	Diapason de 128 Hz	Appliquer la base du diapason sur l'articulation distale interphalangienne des doigts et sur l'articulation interphalangienne du gros orteil, du coude et du poignet. Demander au client de signaler une vibration.	S'assurer que le client ressent bien une vibration et non une simple pression.
Position	Aucun matériel	Prendre un doigt par les deux côtés, avec le pouce et l'index. Bouger le doigt vers le haut et vers le bas, en alternance. Demander au client de préciser si le doigt est positionné vers le haut ou vers le bas. Exécuter la même procédure avec les orteils.	Éviter de frotter le doigt ou l'orteil sur ses voisins. Ne pas les bouger latéralement et les remettre dans une position neutre avant d'effectuer un autre mouvement.
Sensibilité discriminatoire en deux points	Deux abaisse-langue brisés	Appliquer légèrement la pointe d'un ou de deux abaisse-langue sur la surface de la peau. Demander au client s'il ressent une ou deux piqûres. Trouver la distance à laquelle le client ne peut plus distinguer deux piqûres.	Appliquer les deux pointes sur la même région corporelle (p. ex., le bout des doigts, la paume de la main, le bras). La distance à laquelle un client peut distinguer les deux points (piqûres) est variable (p. ex., de 2 à 8 mm sur le bout des doigts).

stimuli sont appliqués de façon aléatoire pour maintenir l'attention du client et empêcher la détection d'une séquence prévisible. L'infirmière demande au client de lui dire comment, où et quand il ressent le stimulus. Elle compare des régions symétriques du corps en appliquant des stimuli sur les bras, le tronc et les jambes du client.

23.17.5 Fonction motrice

Les données recueillies au cours de l'examen locomoteur servent aussi à l'évaluation de la fonction motrice. L'infirmière y ajoute l'évaluation de la fonction du cervelet. Le cervelet coordonne l'activité musculaire en assurant la fluidité et la régularité des mouvements des groupes musculaires. Le cervelet a aussi pour fonction de maintenir l'équilibre. Des impulsions sensorielles provenant de la région vestibulaire de l'oreille interne voyagent vers le cervelet, où elles sont relayées aux nerfs moteurs appropriés pour que l'équilibre soit maintenu. Le cervelet gère également la posture du corps.

Coordination

Les tests de coordination peuvent être difficiles à expliquer au client. Pour éviter toute confusion, l'infirmière lui fait une courte démonstration de chaque opération à exécuter et la lui fait répéter. Elle observe la fluidité et l'équilibre des mouvements. Chez la personne âgée, un temps de réaction plus lent peut entraîner un mouvement moins rythmé. L'infirmière peut profiter de ces tests pour fournir de l'enseignement au client et à sa famille, au besoin **ENCADRÉ 23.32**.

Pour évaluer la coordination, l'infirmière demande au client de toucher son nez avec son index, puis de toucher l'index de l'infirmière et de refaire l'exercice avec l'autre main (épreuve doigt-nez) **FIGURE 23.94A**. Le client exécute ce test d'abord avec les yeux ouverts, puis les yeux fermés. Normalement, le client effectue ces mouvements avec aisance. L'exécution de mouvements rapides et rythmiques en alternance démontre la coordination dans les extrémités. Par exemple, le client en position assise commence l'exercice en tapotant ses genoux avec les deux mains. Ensuite, il tourne vers le haut, en alternance, la paume et le dos de la main tout en continuant de tapoter. Cette procédure devrait se faire en douceur et avec régularité, en augmentant la vitesse des mouvements.

L'exécution de mouvements rapides et rythmiques en alternance démontre la coordination dans les extrémités.

Un autre exercice de coordination des extrémités supérieures consiste à toucher rapidement chaque doigt avec le pouce de la même main ; le client effectue un va-et-vient de l'index à l'auri-

ENSEIGNEMENT AU CLIENT

ENCADRÉ 23.32 Examen neurologique

Objectifs

- La famille du client expliquera la relation entre les changements mentaux et comportementaux du client et son état physique.
- Le client souffrant de détériorations motrices ou sensorielles choisira des mesures sécuritaires de soins personnels.
- La personne âgée fera une inspection routinière de sa peau, à la recherche de lésions.

Stratégies d'enseignement

- Expliquer à la famille ou aux amis les implications neurologiques de toute détérioration mentale ou comportementale du client.
- Si le client souffre d'une dégradation sensorielle ou motrice, lui enseigner des mesures à prendre pour assurer sa sécurité (p. ex., l'utilisation d'objets aidant à la marche, ou de barres de sécurité dans les salles de bains ou les escaliers).
- Enseigner à la personne âgée à prévoir plus de temps pour l'accomplissement de ses tâches parce que son temps de réaction est plus lent.
- Enseigner à la personne âgée les méthodes d'inspection des surfaces cutanées, à la recherche de régions traumatisées, parce que sa perception de la douleur est diminuée.

Évaluation

- Demander à la famille de discuter des comportements du client qui sont le résultat de dégradations neurologiques.
- Inviter le client à décrire des mesures de sécurité pour éviter des blessures causées par ses limites motrices et sensorielles.
- Questionner le client âgé sur les raisons qui rendent nécessaire une inspection routinière de sa peau.

culaire. Une seule main est testée à la fois. Les mouvements de la main dominante sont effectués avec un peu plus de facilité.

Pour tester la coordination des extrémités inférieures, l'infirmière aide le client à s'installer en position de décubitus dorsal, les jambes étendues. Elle place alors ses mains sous la plante de chaque pied du client et lui demande de frapper une main avec son pied le plus rapidement possible, puis de refaire l'exercice avec l'autre pied **FIGURE 23.94B**. L'infirmière vérifie la vitesse et la fluidité du mouvement de chaque

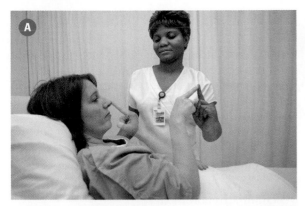

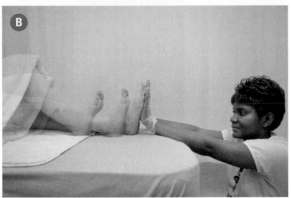

FIGURE 23.94 Tests de coordination. A. Épreuve doigt-nez. B. Épreuve de rapidité avec le pied.

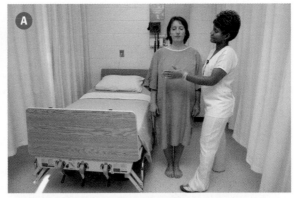

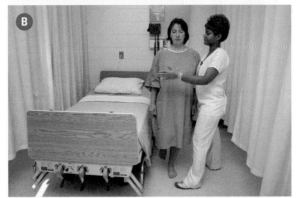

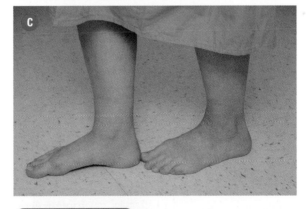

FIGURE 23.95 Test d'équilibre et de fonction motrice globale. A. Épreuve de Romberg. B. Debout sur un pied, les yeux fermés. C. Marche talon-orteils.

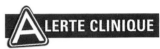

pied. Les pieds ne bougent pas aussi rapidement ou uniformément que les mains.

Équilibre

L'infirmière peut utiliser un ou deux des tests suivants pour évaluer l'équilibre et la fonction motrice globale :

- Soumettre le client à l'épreuve de Romberg, qui consiste à se tenir debout, les pieds joints, les bras pendants de chaque côté du corps et les yeux d'abord ouverts puis fermés. Tout en s'assurant de la sécurité du client par sa présence à ses côtés, l'infirmière observe s'il vacille sur ses jambes **FIGURE 23.95A**. Un léger vacillement est normal, mais le client conserve son équilibre.

- Inviter le client à fermer les yeux, à conserver les bras droits de chaque côté du corps et à se tenir debout d'abord sur un pied, puis sur l'autre **FIGURE 23.95B**. L'équilibre est normalement maintenu pendant cinq secondes, avec un léger vacillement.

- Demander au client de marcher en ligne droite en plaçant le talon d'un pied directement devant les orteils de l'autre pied **FIGURE 23.95C**.

23.17.6 Réflexes

Provoquer des réflexes permet à l'infirmière d'évaluer l'intégrité des chaînes sensorielles et motrices de l'arc réflexe, et l'intégrité de segments précis de la moelle épinière. Cependant, l'examen des réflexes ne détermine pas le fonctionnement du centre neural supérieur. La **FIGURE 23.96** montre le chemin suivi par l'arc réflexe. Chaque muscle contient une petite unité sensorielle appelée fuseau neuromusculaire, qui règle le tonus musculaire et détecte les changements dans la longueur des fibres musculaires. En frappant un tendon avec un marteau à réflexes, l'infirmière fait s'étirer le muscle et le tendon,

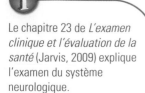
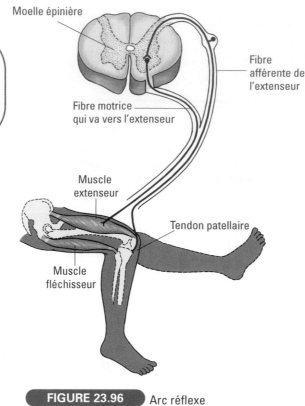

FIGURE 23.96 Arc réflexe

■ **Clonus :** Série de contractions rapides rythmiques et réflexes (involontaires), que l'on peut considérer comme des spasmes, causées par l'étirement de certains muscles.

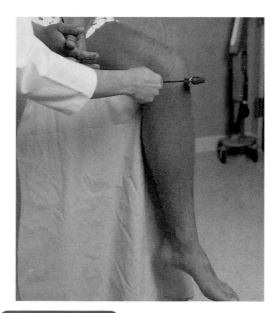

FIGURE 23.97 Position prise pour déclencher le réflexe rotulien. La jambe se soulève lors d'une réponse normale (extension du genou).

allongeant le fuseau. Celui-ci envoie alors une impulsion nerveuse le long des chaînes nerveuses afférentes vers la corne supérieure du segment de la moelle épinière. L'impulsion atteint la moelle épinière et la synapse, puis voyage vers le neurone moteur efférent situé dans la moelle épinière. Un nerf moteur renvoie l'impulsion vers le muscle, déclenchant le réflexe automatique.

Les deux catégories de réflexes normaux sont les réflexes ostéotendineux profonds, que l'infirmière provoque en étirant doucement un muscle et en frappant le tendon, et les réflexes cutanés, que l'infirmière provoque en stimulant superficiellement la peau. Les réflexes se classent comme suit (Seidel et al., 2006) :

0   Aucune réaction (aréflexie) ;

1+ Réponse diminuée, faible contraction musculaire (hyporéflexie) ;

2+ Réflexe normal, avec un mouvement visible du muscle du bras ou de la jambe ;

3+ Réponse augmentée, plus brusque qu'à la normale (hyperréflexie) ; n'est peut-être pas signe de maladie ;

4+ Mouvement hyperactif et très sec, avec **clonus** ; souvent associé à des troubles de la moelle épinière.

Au cours de l'examen des réflexes, le client doit se détendre le plus possible pour éviter tout mouvement ou toute tension volontaire des muscles. L'infirmière place les membres de manière à étirer légèrement le muscle qui sera testé. Elle tient le marteau réflexe entre son pouce et ses doigts, sans le serrer, pour qu'il puisse se balancer librement et frapper vivement le tendon **FIGURE 23.97**. L'infirmière compare la symétrie des réflexes des deux côtés du corps. La personne âgée a normalement des réflexes plus lents. Les réflexes peuvent être hyperactifs chez le client intoxiqué à l'alcool ou aux opioïdes (Caulker-Burnett, 1994). Les réflexes ostéotendineux profonds et les réflexes cutanés les plus communs sont énumérés dans le **TABLEAU 23.43**. ■

23.18

Signes d'irritation méningée

Une inflammation de la dure-mère ou de l'arachnoïde, à la suite d'une infection d'origine virale ou bactérienne, ou après la rupture d'un vaisseau sanguin (p. ex., traumatisme crânien ou rupture d'anévrisme), va se manifester par les signes classiques d'irritation méningée comprenant la raideur de nuque, le signe de Kernig et le signe de Brudzinski. La raideur méningée est une contracture réflexe des muscles spinaux, secondaire à l'irritation des méninges et plus précisément de la dure-mère, qui est très sensible. Pour évaluer la raideur de nuque, l'infirmière

TABLEAU 23.43 — Évaluation des réflexes communs

Type	Procédures	Réflexes normaux
Réflexes ostéotendineux profonds Bicipal	Fléchir le bras du client à 45°, paume vers le bas. Placer le pouce dans la région cubitale antérieure, à la base du tendon du biceps, et les doigts au-dessus du triceps. Frapper le tendon du biceps avec le marteau réflexe.	Flexion du bras à la hauteur du coude
Tricipital	Tenir le bras du client à l'horizontale en laissant pendre l'avant-bras. Frapper le tendon du triceps au-dessus du coude.	Extension à la hauteur du coude
Rotulien	Faire asseoir le client sur une chaise ou une table, les jambes suspendues, ou lui faire prendre la position de décubitus dorsal en maintenant les genoux fléchis. Frapper le tendon rotulien sous la rotule. 	Extension de la jambe
Achilléen	Faire prendre au client la même position que pour le réflexe rotulien. Fléchir légèrement sa cheville vers l'avant de la jambe en agrippant les orteils dans la paume de la main. Frapper le tendon d'Achille, juste au-dessus du talon, au niveau de la malléole externe. 	Flexion plantaire du pied

23

TABLEAU 23.43 | Évaluation des réflexes communs (*suite*)

TYPE	PROCÉDURES	RÉFLEXES NORMAUX
Réflexes cutanés Plantaire	Faire prendre au client la position de décubitus dorsal, les jambes droites et les pieds relâchés. Avec le manche du marteau réflexe, gratter la face plantaire du pied, du talon jusqu'à la partie antérieure, en bifurquant en travers de la partie antérieure de la plante, vers le gros orteil.	Flexion de tous les orteils
Glutéal (fessier)	Faire coucher le client sur le côté. Écarter les fesses du client et stimuler légèrement la région périnéale avec un coton-tige.	Contraction du sphincter anal
Abdominal	Faire prendre au client la position debout ou de décubitus dorsal. Caresser la peau de l'abdomen avec une compresse sur les bords latéraux du muscle grand droit abdominal, vers la ligne médiane du corps. Répéter le test pour chaque région abdominale.	Contraction du muscle grand droit abdominal, avec mouvement du nombril vers la région stimulée

recherche la résistance active à la flexion en prenant la tête du client et en la soulevant pour fléchir doucement le cou de ce dernier en venant appuyer son menton sur son thorax. En cas de raideur méningée importante, il n'y aura pas de flexion du cou, et celui-ci sera raide. Pendant cette manœuvre, le client peut exprimer de la douleur.

S'il fléchit les genoux et les hanches au cours de l'évaluation de la raideur de nuque, il s'agit du signe de Brudzinski.

Dans certaines situations, il est impossible de faire l'évaluation de la raideur de nuque (p. ex., un trauma à la colonne cervicale, l'arthrite cervicale). Dans ce cas, l'irritation méningée peut être mise en évidence en recherchant le signe de Kernig. Lorsque le client est en position de décubitus dorsal, l'infirmière fléchit la hanche et le genou à angle droit, puis tente d'étendre le genou. Une douleur apparaît, s'opposant à l'extension et obligeant le client à fléchir les jambes sur les cuisses. Pour avoir un signe de Kernig positif, la douleur doit être reproduite avec les deux jambes. ∎

En cas de raideur méningée importante, il n'y aura pas de flexion du cou, et celui-ci sera raide.

23.19

Conclusion de l'examen

L'infirmière peut choisir de compiler les résultats de son évaluation pendant l'examen ou à la fin de celui-ci. Elle passe les résultats en revue avant d'aider le client à se rhabiller, au cas où il faudrait revoir une information ou recueillir d'autres données.

Si l'examen a révélé de sérieuses anomalies telles qu'une masse ou un rythme cardiaque irrégulier, l'infirmière devrait consulter le médecin du client avant de lui donner ses résultats ; un diagnostic médical définitif relève de la responsabilité du médecin. L'infirmière peut expliquer le type d'anomalie détectée et les raisons qui nécessitent qu'un médecin réalise un examen supplémentaire.

L'infirmière consigne au dossier les notes relatives à l'examen au fur et à mesure pour qu'elles soit complètes. Elle transmet les résultats au médecin et au personnel infirmier pour assurer une continuité de surveillance. Le client nécessite souvent de nombreux examens connexes après l'examen physique, tels que des examens en imagerie médicale ou des tests de laboratoire. Ces tests procurent des renseignements supplémentaires au dépistage pour exclure la présence d'anomalies et contribuer au diagnostic d'anomalies précises détectées au moment de l'examen. ■

23.20 Mise en œuvre de la démarche de soins — Jugement **clinique**

Chaque fois que l'infirmière procède à un examen physique partiel de madame Brown, elle applique le processus de la démarche de soins. Bien sûr, elle recueille des données importantes dont l'analyse lui permet d'en interpréter judicieusement la signification. Elle peut donc déterminer les problèmes lui apparaissant prioritaires et décider des interventions les plus appropriées pour tenter de les résoudre. Elle continue le processus en procédant à une évaluation en cours d'évolution, laquelle est révélatrice des résultats observés. Cette réflexion active contribue à prodiguer des soins adaptés à la cliente. L'application du processus de la démarche de soins permet d'individualiser l'approche infirmière par rapport à madame Brown et de planifier des soins adaptés à la situation de cette dernière.

23.20.1 Collecte des données

L'infirmière complète l'évaluation initiale de madame Brown à partir des données subjectives fournies par la cliente, et des données objectives observées et mesurées par les différentes techniques d'examen physique. L'**ENCADRÉ 23.33** regroupe les données obtenues tout au long de l'évolution de la mise en contexte présentée au début de ce chapitre.

23.20.2 Analyse et interprétation des données

L'analyse de l'information recueillie ne met pas en évidence des problèmes exigeant un examen clinique complet. La surveillance des différents drainages, lorsque cela s'applique, fait partie des éléments à évaluer pour tout client ayant subi une chirurgie. Le problème d'arythmie est déjà traité par une médication spéciale. La démangeaison dont se plaint madame Brown est liée à la peau sèche ; il faudra que

COLLECTE DES DONNÉES

ENCADRÉ 23.33 Situation clinique de madame Brown

Données subjectives

- Se plaint de douleur à la hanche droite à 4 sur 10 au repos et augmentant à 8 sur 10 à la mobilisation.
- Avise l'infirmière qu'elle a un problème de constipation et qu'elle a déjà eu des selles diarrhéiques lors d'une hospitalisation antérieure.
- Se plaint de démangeaisons un peu partout depuis qu'elle est alitée.
- Ressent des engourdissements à la jambe droite.

Données objectives

- La cliente est atteinte d'ostéoporose et souffre d'arthrite aux mains ; elle porte des verres correcteurs et deux prothèses dentaires.
- Elle n'a pas été opérée sous anesthésie générale.
- Elle reçoit des médicaments I.V.
- Elle porte un pansement à la hanche droite et un drain Jackson-Pratt^{MD}.
- La sonde urinaire n'a drainé que 100 ml la nuit dernière.
- La cliente est lucide et alerte, et répond clairement et spontanément aux questions.
- Elle présente un faciès crispé et retient sa respiration aux changements de position, justifiant le score de 8 sur 10 à l'échelle d'évaluation d'intensité de la douleur.
- L'arythmie est traitée par une médication antiarythmique.
- La peau est sèche.

l'infirmière réévalue cette donnée ultérieurement si une crème hydratante s'avère inefficace.

Il est compréhensible qu'un changement de position, ou même le lever du lit, génère une certaine tension et même de l'appréhension chez la cliente. Cependant, si cela l'empêchait de se déplacer, il y aurait sans doute lieu d'intervenir différemment.

La douleur éprouvée par la cliente est à un niveau tolérable (4 sur 10). Comme elle augmente à 8 sur 10 pendant les déplacements, il faudrait en plus vérifier si les analgésiques la soulagent suffisamment.

Pour le moment, les données sont insuffisantes pour confirmer un problème de constipation. Même si madame Brown n'a pas eu d'anesthésie générale, toute la partie inférieure du corps a quand même été anesthésiée pour la chirurgie. De plus, la cliente n'en est qu'au premier jour postopératoire. Toutefois, l'engourdissement ressenti dans la jambe droite peut laisser suspecter une complication circulatoire qu'il sera primordial de continuer à surveiller.

23.20.3 Planification des soins et établissement des priorités

Pour l'instant, l'analyse des données connues ne permet pas de déterminer un problème particulier pour lequel il est primordial d'élaborer une stratégie d'intervention définie. Les éléments de surveillance constituent des standards à respecter, tels que la vérification des drains, du pansement et de la perfusion intraveineuse, et l'évaluation de la mobilité, de la douleur, des effets de l'anesthésie rachidienne, de l'élimination intestinale, des craintes relatives à la convalescence. Les résultats recherchés sont donc ceux inhérents à tout suivi systématique pour le type de chirurgie que madame Brown a subie.

Hormis le fait que madame Brown se plaint d'engourdissement à la jambe droite, les interventions à réaliser sont prédéterminées dans le processus de soins applicable aux clients ayant subi une prothèse totale de la hanche. Le suivi systématique doit donc être effectué selon cette planification, et les écarts positifs ou négatifs seront soigneusement documentés dans les notes d'évolution.

23.20.4 Interventions cliniques

L'infirmière doit connaître les complications associées à l'implantation d'une prothèse totale de la hanche afin d'essayer de les prévenir.

Ainsi, elle doit s'assurer de la stabilité de l'état de santé de madame Brown et informer l'équipe de tout problème, au besoin. C'est pourquoi elle surveillera les symptômes liés à l'engourdissement à la jambe droite.

23.20.5 Évaluation des résultats

En se référant au suivi propre à une personne ayant subi une chirurgie à la suite d'une fracture de la tête du fémur, l'infirmière fera porter les éléments de l'évaluation entre autres sur le drainage de la plaie chirurgicale (pansement et drain Jackson-Pratt[MD]), l'élimination urinaire et l'évacuation des selles, la mobilisation et le soulagement de la douleur. Cependant, l'infirmière ne devrait pas négliger d'évaluer les données ayant une incidence sur le suivi clinique de madame Brown, en l'occurrence l'engourdissement à la jambe droite.

23.20.6 Plan thérapeutique infirmier de madame Brown

Pour le premier constat de l'évaluation reprenant le suivi systématique après une chirurgie pour prothèse totale de hanche, la directive ne fait mention que du cheminement clinique appliqué dans le centre hospitalier où madame Brown est hospitalisée. Toutefois, l'infirmière émet une directive beaucoup plus précise pour le constat relatif à l'engourdissement dans la jambe droite ; elle s'assure ainsi d'une surveillance étroite de ce problème. Elle devrait alors être en mesure de détecter précocement tout indice de complication vasculaire.

Les résultats de l'examen clinique de madame Brown ne révélant pas de problèmes particuliers, le PTI comprendrait au minimum la surveillance habituelle à la suite d'une chirurgie pour prothèse totale de la hanche. Cependant, puisque la cliente s'est plainte d'engourdissement à la jambe droite, l'infirmière pourrait noter ce constat au PTI pour s'assurer qu'un suivi plus poussé soit réalisé **FIGURE 23.98**.

PLAN THÉRAPEUTIQUE INFIRMIER (PTI)

Mme PHYLLIS BROWN
75 ans

CONSTATS DE L'ÉVALUATION

Date	Heure	N°	Problème ou besoin prioritaire	Initiales	RÉSOLU / SATISFAIT Date	Heure	Initiales	Professionnels / Services concernés
2010-03-31	15:00	1	Arthroplastie de la hanche droite	H.P.				Physiothérapeute
2010-04-01	09:30	2	Engourdissement à la jambe droite	L.V.				

SUIVI CLINIQUE

Date	Heure	N°	Directive infirmière	Initiales	CESSÉE / RÉALISÉE Date	Heure	Initiales
2010-03-31	15:00	1	Appliquer le plan de cheminement clinique pour arthroplastie de la hanche.	H.P.			
2010-04-01	09:30	2	Aviser MD par inf. si d'autres signes accompagnent l'engourdissement : perte				
			de sensibilité, froideur et cyanose du pied droit, pouls périphériques absents,				
			retour capillaire aux orteils > 4 sec.	L.V.			

Signature de l'infirmière	Initiales	Programme / Service	Signature de l'infirmière	Initiales	Programme / Service
Hélène Perron	H.P.	Unité de chirurgie			
Laurie Vermont	L.V.	Unité de chirurgie			

© OIIQ

PLAN THÉRAPEUTIQUE INFIRMIER (PTI)

2010-04-01 09:30
Se plaint d'engourdissement à la jambe droite, qui a commencé pendant la nuit, vers 05:00. Ressent des pincements, pieds tièdes, pas de cyanose, temps de remplissage capillaire aux orteils de 3 sec. Dit que c'est tolérable, mais moins marqué quand elle est couchée sur le dos avec son coussin abducteur. Pouls tibial postérieur perceptible, mais pouls pédieux absent. Bouge ses orteils normalement. Exprime sa légère inquiétude même si elle croit que l'engourdissement est sans doute causé par la chirurgie et que ça doit être normal.

FIGURE 23.98 Extrait du plan thérapeutique infirmier de madame Brown pour son suivi clinique postopératoire

23.20.7 Application de la pensée critique à la situation de madame Brown

Lorsque l'infirmière procède à l'évaluation clinique de madame Brown et tout au long de l'examen physique, elle met à profit sa pensée critique **FIGURE 23.99**. Elle s'assure que sa cliente a reçu une analgésie appropriée avant de procéder à son examen physique afin de ne pas lui causer de douleur. Il est primordial qu'elle connaisse suffisamment les techniques d'inspection, de palpation, d'auscultation et de percussion, en plus de celles portant sur la surveillance postopératoire d'une personne ayant subi une fracture de hanche et une pose de prothèse. Son expérience professionnelle, que ce soit auprès de la clientèle de chirurgie ou dans la réalisation de l'examen physique, la rend alerte et confiante quant aux données cliniques qu'elle doit recueillir. Dans les établissements de santé où des épisodes de soins sont définis par un suivi systématique précis, comme c'est le cas pour madame Brown, l'infirmière a l'obligation de les appliquer scrupuleusement.

Vers un Jugement clinique

Connaissances
- Techniques d'examen physique : inspection, palpation, percussion, auscultation
- Surveillance postopératoire à la suite d'une prothèse totale de hanche
- Développement et changements physiologiques chez la personne âgée
- Évaluation et traitement de la douleur postchirurgicale

Expériences
- Soins en chirurgie
- Réalisation de l'examen physique
- Soins à la personne âgée

ÉVALUATION

- Écoulement du drain Jackson-Pratt[MD], du pansement à la hanche droite et de la sonde urinaire
- État du site d'insertion du cathéter I.V.
- Signes neurovasculaires à la jambe droite de la cliente
- Tolérance de la cliente à la mobilisation
- Douleur à la hanche droite et efficacité des analgésiques administrés
- Inquiétudes et attentes de la cliente par rapport aux suites de son opération
- Élimination intestinale
- Caractéristiques de la pulsation

Normes
- Cheminement critique local pour une prothèse totale de hanche (suivi systématique des clientèles)
- Activités réservées à l'infirmière d'après la Loi sur les infirmières et les infirmiers (L.R.Q., c. I-8, art. 36, alinéa 1) : « évaluer la condition physique et mentale d'une personne symptomatique »

Attitudes
- Confiante en sa capacité d'évaluer la condition clinique de la cliente
- Attentive à tous les malaises exprimés par la cliente et respectueuse de sa vitesse de récupération

FIGURE 23.99 Application de la pensée critique à la situation clinique de madame Brown

▪ ▪ ▪ À retenir

》 Version reproductible
www.cheneliere.ca/potter

- L'examen physique initial sert à évaluer la fonction et l'intégralité des différents systèmes ou régions anatomiques du client au moment de l'évaluation initiale pratiquée par l'infirmière, et les observations recueillies serviront de comparaison au cours des évaluations en cours d'évolution.

- Pour être en mesure d'effectuer un examen physique, l'infirmière doit connaître les structures et les fonctions normales de l'organisme selon l'âge du client. Elle doit aussi connaître les principes de croissance et de développement physique chez l'enfant, les résultats normaux attendus chez l'adulte, de même que l'influence du processus normal de vieillissement chez la personne âgée.

- L'examen clinique se déroule méthodiquement en utilisant une approche systématique. Une collecte des données préalable aide l'infirmière à se concentrer sur les systèmes organiques susceptibles d'être affectés. De plus, le temps de l'infirmière peut être utilisé plus efficacement si elle intègre une partie de l'examen physique lorsqu'elle intervient auprès du client.

- L'examen physique nécessite la connaissance des techniques d'inspection, de palpation, de percussion et d'auscultation, de même que la maîtrise de certaines techniques propres aux différents systèmes et régions anatomiques.

- L'infirmière procède à une préparation matérielle adéquate du lieu d'examen et de l'équipement ainsi qu'à une préparation physique et psychologique appropriée du client pour chaque examen physique.

- L'infirmière peut choisir entre quatre types d'examens cliniques selon la situation à évaluer : l'examen complet, l'examen orienté sur un symptôme, l'examen de suivi, l'examen d'urgence.

Pour en savoir plus

》 Version complète et détaillée
www.cheneliere.ca/potter

RÉFÉRENCES GÉNÉRALES

Infiressources > Banques et recherche > Moyens d'investigation > Examens > Examen physique
www.infiressources.ca

The Neurological Exam
http://neuroexam.med.utoronto.ca

DermAtlas
http://dermatlas.org

NeuroLogic Exam: An Anatomical Approach
http://library.med.utah.edu/neurologicexam

The Auscultation Assistant
www.med.ucla.edu/wilkes

DermIS – Dermatology Information System
www.dermis.net

Marieb, E.N., & Hoehn, K. (2010). *Anatomie et physiologie humaines* **(4e éd.). Montréal : Éditions du Renouveau Pédagogique.**

Hoppenfeld, S. (2009). *Examen clinique des membres et du rachis* **(2e éd.). Paris : Masson.**

Jarvis, C. (2009). *L'examen clinique et l'évaluation de la santé.* **Montréal : Beauchemin.**

Mader, S.S. (2009). *Biologie humaine.* **Montréal : Chenelière Éducation.**

Roy, J., & Bussières, A. (2008). *Compendium de l'examen physique : une évaluation de l'état général et du système neuro-musculo-squelettique.* **Québec : Presses de l'Université du Québec.**

Cleland, J. (2007). *Examen clinique de l'appareil locomoteur : tests, évaluation et niveaux de preuve.* **Paris : Masson.**

Tixa, S. (2007). *Atlas d'anatomie palpatoire. Tome 1 : cou, tronc, membre supérieur* **(2e éd.). Paris : Masson.**

Tixa, S. (2007). *Atlas d'anatomie palpatoire. Tome 2 : membre inférieur* **(3e éd.). Paris : Masson.**

Lumley, J.S.P. (2006). *Anatomie de surface : bases anatomiques de l'examen clinique.* **Paris : Elsevier.**

Online Physical Exam Teaching Assistant (OPETA)
http://medinfo.ufl.edu/other/opeta

The Connecticut Tutorials Physical Examination Video
www.conntutorials.com

23

CHAPITRE

24

Édition française :
**Antoinette Gimenez-Lambert,
inf., M. Éd.**

Édition originale :
Katherine West, BSN, MSEd, CIC

Agir pour la prévention et le contrôle des infections

Objectifs

Après avoir lu ce chapitre, vous devriez être en mesure :

- d'expliquer ce qu'est la chaîne de l'infection et de mettre en évidence sa relation avec la transmission d'infections ;

- de décrire les signes et les symptômes d'une infection localisée et d'une infection systémique ;

- de reconnaître les clients les plus à risque de contracter une infection ;

- d'appliquer les moyens de prévention de la transmission des infections nosocomiales associées aux soignants et à leurs clients ;

- d'intervenir auprès d'un client à risque d'infection, d'un client en isolement et de sa famille, en appliquant les procédures adéquates ;

- de mettre en œuvre une démarche de soins infirmiers auprès d'un client manifestant des signes d'infection.

 Guide d'études, pages 103 à 110

Mise en contexte

Jugement clinique

Madame Lucie Tremblay, âgée de 68 ans, souffre d'arthrose. Elle a été hospitalisée pour la pose d'une prothèse totale de la hanche droite il y a 72 heures. Veuve, autonome, très engagée dans les activités communautaires de son quartier, elle demeure seule dans un immeuble en copropriété, au troisième étage. Elle a deux enfants, Jacques, âgé de 48 ans, et Marie, âgée de 44 ans. Ils sont tous deux mariés et ont des enfants. Bien qu'ils soient proches de leur mère, ils n'habitent pas dans le même quartier. Madame Tremblay mesure 1,60 m et pèse 68 kg. Elle souffre d'un diabète de type 2, contrôlé par une alimentation appropriée et des antidiabétiques oraux. Elle n'a pas d'autres antécédents médicaux, sinon que, quelques jours avant son hospitalisation, elle a souffert d'une pneumonie qui a été traitée par antibiothérapie.

L'intervention et la période postopératoire se sont très bien déroulées, mais vers midi, la cliente vous indique qu'elle n'a pas dormi de la nuit à cause de crampes abdominales et de diarrhée, et qu'elle ne boit que pour prendre ses médicaments, car elle craint que la prise de liquide augmente sa diarrhée. De plus, dans la matinée, elle a eu trois selles liquides.

> *Si ces manifestations cliniques révèlent une infection, quels seraient les moyens de la contrôler et d'en prévenir la propagation ?*

Concepts **clés**

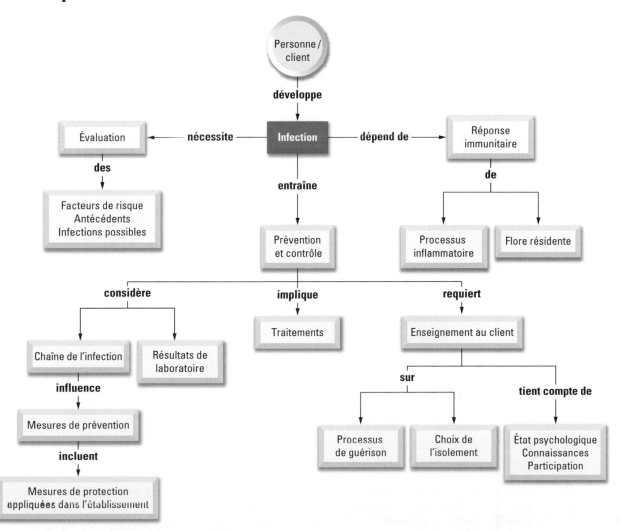

es infections liées à une hospitalisation ou à des procédures de soins sont en augmentation à l'échelle mondiale. Elles constituent une cause majeure de complications, et se traduisent par un accroissement de la morbidité ou de la mortalité, une prolongation de l'hospitalisation, une augmentation des coûts de santé, et causent des préjudices personnels et sociétaux importants. De plus en plus de pays ont adopté des lois pour exiger que les hôpitaux déclarent les taux et les types d'infections qui sévissent dans leur établissement. Au Québec, depuis le rapport Aucoin (Aucoin et al., 2005), un encadrement légal a été mis en place, coordonné par l'Institut national de santé publique du Québec (INSPQ), où cette problématique est étudiée par le Comité sur les infections nosocomiales du Québec (CINQ).

L'ensemble des mesures adoptées vise à prévenir et à contrôler les infections nosocomiales, ce qui est essentiel à la création d'un environnement sécuritaire pour les clients et les soignants ; l'infirmière a un rôle primordial à jouer dans ce domaine, et ce, dans tous les milieux de soins. D'une part, les clients courent le risque de contracter des infections en raison de leur plus faible résistance aux microorganismes infectieux, de leur exposition accrue à des microorganismes pathogènes de différents types et des procédures invasives auxquelles ils peuvent être soumis. D'autre part, les soignants sont à risque d'infections à la suite d'un contact avec du sang ou des liquides biologiques de clients, avec des surfaces ou des équipements contaminés. Dans les services de soins aigus ou ambulatoires, les clients peuvent aussi être exposés à des agents pathogènes, dont certains résistent à la plupart des antibiotiques. En appliquant les pratiques de base de prévention et de contrôle des infections, les infirmières peuvent éviter la transmission des microorganismes aux clients ou à elles-mêmes dans le cas d'expositions pendant les soins directs.

Dans tous les milieux de soins, les clients et leur famille doivent pouvoir reconnaître les sources d'infections, et être au courant des mesures de protection appliquées dans l'établissement. Il est donc nécessaire d'éduquer cette clientèle sur les pratiques de base, les différents modes de transmission et les mesures de protection adaptées à leurs soins.

Les soignants peuvent se protéger quand ils entrent en contact avec un liquide biologique infectieux, prévenir des blessures causées par des objets tranchants ou éviter des expositions à une maladie contagieuse s'ils connaissent les différents processus infectieux et utilisent un équipement de protection personnelle (EPP). Certaines maladies comme l'hépatite B ou C, l'infection par le virus de l'immunodéficience humaine (VIH), le syndrome d'immunodéficience acquise (sida), la tuberculose et les infections causées par des organismes multirésistants nécessitent le renforcement des mesures de prévention et de contrôle des infections.

Les infections peuvent être transmissibles, c'est-à-dire se propager directement ou indirectement d'un hôte à un autre, mais toutes ne présentent pas le même risque de transmission.

Quand les agents pathogènes se multiplient et occasionnent des manifestations cliniques, l'infection est dite **symptomatique,** tandis qu'en l'absence de ces manifestations, on parlera d'infection **asymptomatique.** Ainsi, l'hépatite C est une **maladie transmissible** qui peut être asymptomatique. Elle se transmet par le passage du sang au travers d'une exposition **percutanée** même si le client source est asymptomatique (Centers for Disease Control and Prevention [CDC], 2001). La varicelle, la rougeole et la grippe sont, pour leur part, des **maladies contagieuses.**

24.1.1 Chaîne de l'infection

Encore une fois, la seule présence d'un agent pathogène ne signifie pas l'apparition d'une infection. L'évolution d'une infection suit un cycle et exige la présence de tous les éléments suivants :

- un agent infectieux ;
- un réservoir, ou source, pour sa croissance ;
- une porte de sortie du réservoir ;
- un mode de transmission ;
- une porte d'entrée dans un hôte ;
- un hôte réceptif.

L'infection ne peut se développer que si cette chaîne demeure intacte **FIGURE 24.1**. L'infirmière doit donc appliquer les mesures de prévention et de contrôle des infections de façon rigoureuse pour briser cette chaîne et empêcher ainsi l'apparition d'une infection.

24.1

Connaissances scientifiques de base à propos des infections

L'infection est définie comme la pénétration et la prolifération d'un agent infectieux dans les tissus d'un hôte. La simple présence d'un agent infectieux (pathogène) ne se traduit pas automatiquement par une infection. On parle de **colonisation** quand l'agent est présent, envahit un hôte, croît et se multiplie, mais ne provoque pas d'infection.

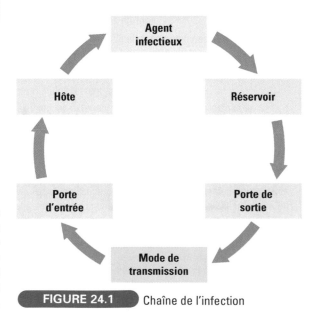

FIGURE 24.1 Chaîne de l'infection

Agents infectieux

Les **microorganismes** comprennent les bactéries, les virus, les champignons et les protozoaires **TABLEAU 24.1** et **FIGURE 24.2**. Les microorganismes présents sur la peau peuvent faire partie de la flore résidente ou de la flore transitoire. La flore résidente (flore normale) est composée des microorganismes qui vivent et prolifèrent sur la peau en permanence, sans provoquer de maladies. Elle couvre tout le corps et joue un rôle essentiel dans la protection contre les agents pathogènes externes. C'est la raison pour laquelle il est important de maintenir et de protéger cette flore (CDC, 2002b).

La flore transitoire est composée de microorganismes qui se fixent sur la peau quand une personne a un contact avec une autre personne ou au cours des activités quotidiennes. Par exemple, une infirmière qui touche un bassin de lit ou un pansement contaminé entre en contact avec des bactéries transitoires qui adhèrent à sa peau et s'y fixent solidement, particulièrement dans les corps gras, dans la saleté ou sous les ongles. Ces bactéries peuvent ensuite être transmises aisément, à moins que l'infirmière les détruise par un lavage soigneux des mains (Larson, 2005). Si celles-ci sont visiblement souillées de matières biologiques, il est préférable d'utiliser de l'eau et du savon pour le lavage. Si ce n'est pas le cas, les soignants peuvent opter pour un produit à base d'alcool (rince-mains), ou pour de l'eau et du savon, pour désinfecter leurs mains (CDC, 2002b).

■ **Maladie transmissible :** Maladie dite infectieuse, c'est-à-dire provoquée par un microorganisme.

■ **Maladie contagieuse :** Maladie infectieuse à transmission directe interhumaine et à fort potentiel de diffusion épidémique dans une collectivité (l'usage de ce terme est en décroissance).

TABLEAU 24.1 — Agents pathogènes communs responsables de certaines infections

MICROORGANISMES	PRINCIPAUX RÉSERVOIRS	PRINCIPALES INFECTIONS OU MALADIES
Bactéries		
• *Escherichia coli*	• Côlon	• Gastroentérite, infection des voies urinaires
• *Staphylococcus aureus*	• Peau, cheveux, narines, bouche	• Infection des plaies, pneumonie, intoxication alimentaire, cellulite
• *Streptococcus* (bêta-hémolytique, groupe A)	• Oropharynx, peau, région périnéale	• Angine streptococcique, rhumatisme articulaire aigu, scarlatine, impétigo, infection des plaies
• *Streptococcus* (bêta-hémolytique, groupe B)	• Organes génitaux adultes	• Infection des voies urinaires, infection des plaies, septicémie post-partum, septicémie néonatale
• *Mycobacterium tuberculosis*	• Gouttelettes provenant des poumons, du larynx	• Tuberculose
• *Neisseria gonorrhoeæ*	• Système génito-urinaire, rectum, bouche	• Gonorrhée, endométrite, arthrite infectieuse, conjonctivite
• *Rickettsia rickettsii*	• Tique des bois	• Fièvre pourprée des montagnes Rocheuses
• *Staphylococcus epidermidis*	• Peau	• Infection des plaies, bactériémie
Virus		
• Virus de l'hépatite A	• Matières fécales	• Hépatite A
• Virus de l'hépatite B (VHB)	• Sang, salive, lait maternel, sperme, sécrétions vaginales	• Hépatite B
• Virus de l'hépatite C (VHC)	• Sang, salive, lait maternel, sperme, sécrétions vaginales	• Hépatite C
• Virus *Herpes simplex* (virus de l'herpès de type I)	• Lésions de la bouche ou de la peau, salive, organes génitaux	• Herpès labial, méningite aseptique, infection transmissible sexuellement et panaris herpétique
• Virus de l'immunodéficience humaine (VIH)	• Sang, lait maternel, sperme, sécrétions vaginales	• Sida
Champignons		
• *Aspergillus*	• Terre, poussière, bouche, peau, côlon, appareil génital	• Aspergillose, pneumonie, septicémie
• *Candida albicans*	• Bouche, peau, côlon, appareil génital	• Candidose, pneumonie, septicémie
Protozoaire		
• *Plasmodium falciparum*	• Sang	• Malaria (paludisme)

Source : Adapté de Ritter, H. (2005). Microbiology/laboratory diagnostics. In R. Carrico (Ed.), *APIC text of Infection Control and Epidemiology*. Washington, D.C. : Association for Professionals in Infection Control and Epidemiology.

Jugement clinique

En considérant les symptômes de madame Tremblay, quel serait le réservoir de l'agent pathogène qui la touche ?

Le risque de maladie infectieuse dépend des facteurs suivants :

- une quantité suffisante de microorganismes (dose) ;
- la **virulence** des microorganismes, ou leur capacité de survivre dans l'hôte ou à l'extérieur du corps ;
- la possibilité de pénétrer dans un hôte et d'y survivre ;
- la susceptibilité de l'hôte (résistance personnelle).

Certains microorganismes résidents de la peau ne sont pas virulents. Cependant, ils peuvent causer de graves infections si une intervention chirurgicale ou une procédure invasive leur permet de pénétrer dans les tissus profonds, ou lorsqu'ils se trouvent en présence d'un client sérieusement **immunodéprimé**.

Réservoir

Le réservoir est l'endroit où un agent pathogène peut survivre, en se reproduisant ou non. Le corps humain est le réservoir le plus commun. Divers microorganismes vivent sur la peau, et à l'intérieur des cavités, des liquides et des excrétions de l'organisme sans que leur présence provoque de maladie chez un individu. Toutefois, ces personnes asymptomatiques, que l'on appelle **porteurs,** peuvent transmettre les agents pathogènes présents à la surface ou à l'intérieur de leur corps à d'autres individus. Ainsi, une personne peut être porteuse du virus de l'hépatite B, sans présenter le moindre signe ou symptôme d'infection. Elle pourra cependant transmettre la maladie à d'autres personnes par contact sexuel ou sanguin. Les animaux, la nourriture, l'eau, les insectes et les objets inanimés constituent également des réservoirs pour les organismes infectieux. Pour se développer, les microorganismes requièrent un environnement adéquat où ils peuvent trouver nourriture, oxygène, eau, lumière ainsi qu'une température et un pH appropriés.

Nourriture

Les microorganismes ont besoin de nourriture. Certains, tel le *Clostridium perfringens,* qui provoque la gangrène gazeuse, se développent sur la matière organique. D'autres, comme *Escherichia coli*, consomment de la nourriture non digérée dans les intestins. Le gaz carbonique et les matières inorganiques telles que le sol fournissent la nourriture à d'autres microorganismes.

Oxygène

Les **bactéries aérobies** ont besoin d'oxygène pour survivre et proliférer en quantité suffisante pour causer une maladie. Elles provoquent plus fréquemment des infections chez l'être humain que les bactéries anaérobies. En font partie le *Staphylococcus aureus* et certaines souches de streptocoques. Les **bactéries anaérobies** se développent dans des milieux où l'oxygène est pauvre ou absent. Les **infections pleurales** profondes, articulaires ou sinusales sont le plus souvent provoquées par ce type de bactéries. Le *Clostridium difficile*, à l'origine de diarrhées consécutives à la prise d'antibiotiques, en est un exemple courant.

Eau

La plupart des microorganismes ont besoin d'eau ou d'humidité pour survivre (p. ex., l'humidité de l'écoulement d'une plaie chirurgicale). Certaines bactéries revêtent une forme, appelée spore, qui résiste à la **dessiccation.** Ces bactéries sporulées peuvent vivre sans eau. C'est le cas des agents du bacille du charbon, du botulisme et du tétanos.

Température

Les microorganismes ne peuvent vivre qu'à certaines températures. Chaque type de bactéries a une température d'élection qui favorise sa croissance. Cette température idéale se situe entre 20 et 43 °C pour la plupart des agents pathogènes humains, par exemple la *Legionella pneumophila* (Ritter, 2005). Cependant, certains peuvent survivre à des températures extrêmes qui sont mortelles pour l'être humain. Les basses températures ont tendance à empêcher ou à arrêter la croissance et la prolifération des bactéries ; on parle alors de **bactériostase.** Une température ou un produit chimique qui détruit les bactéries est dit **bactéricide.**

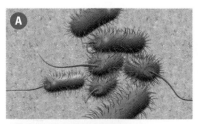
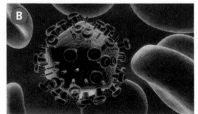
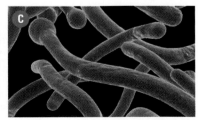

FIGURE 24.2 Exemples de microorganismes pouvant provoquer des maladies.
A. *Escherichia coli.* B. VIH. C. *Candida albicans.*

pH

L'acidité d'un environnement détermine la viabilité des microorganismes. En général, ceux-ci préfèrent un environnement dont le pH se situe entre 5 et 7. Les bactéries, en particulier, se développent dans une urine alcaline alors que la plupart des microorganismes ne peuvent pas survivre dans l'environnement acide de l'estomac. Les médicaments réduisant l'acidité (p. ex., les antiacides et les H_2-bloquants) peuvent causer une prolifération accrue des microorganismes gastro-intestinaux, contribuant ainsi à l'apparition d'une pneumonie nosocomiale chez le client qui reçoit ces médicaments (CDC, 2005b).

Lumière

Les microorganismes se développent dans des milieux obscurs, sous les pansements et à l'intérieur des cavités corporelles, par exemple.

Porte de sortie

Les microorganismes qui ont trouvé un endroit où croître et proliférer doivent trouver une porte de sortie pour s'établir dans un autre hôte et provoquer une maladie. Ces portes de sortie sont généralement le sang, la peau, les muqueuses, les systèmes respiratoire, génito-urinaire, gastro-intestinal et la voie transplacentaire (mère-fœtus) **TABLEAU 24.2**.

Mode de transmission

Chaque maladie a un mode de transmission qui lui est propre **TABLEAU 24.3**. Cependant, les mêmes microorganismes peuvent être transmis par plus d'une voie ; c'est le cas de *Varicella zoster*, agent de la varicelle, qui peut se transmettre par voie aérienne sous forme de micro-gouttelettes (*droplet nuclei*) ou par contact direct **FIGURE 24.3**.

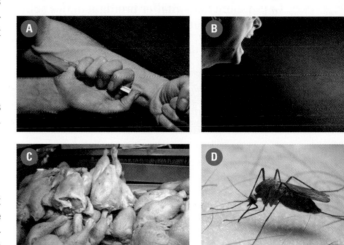

FIGURE 24.3 Exemples de voies de transmission pouvant potentiellement transmettre une infection. A. Contact indirect. B. Voie aérienne. C. Matières contaminées. D. Vecteur.

TABLEAU 24.2	Portes de sortie des microorganismes
PORTE DE SORTIE	**VÉHICULES DE TRANSMISSION**
Sang	Écoulement sanguin en présence d'une rupture de la peau. Le sang est normalement un liquide stérile. Il peut toutefois devenir un réservoir dans le cas de maladies transmissibles comme l'hépatite B ou C, ou l'infection par le VIH.
Peau et muqueuses	Tout exsudat purulent, par réaction de l'organisme à un agent pathogène
Voies respiratoires	Toux, conversation, respiration, tube endotrachéal ou trachéotomie
Voies gastro-intestinales	Expectorations, baisers, selles, écoulement de bile par une plaie chirurgicale, tubes de drainage, vomissements
Voies urinaires	Au moment de la miction. Normalement, l'urine est stérile, mais quand un client a une infection urinaire, les microorganismes peuvent se disséminer par une dérivation urinaire (urétérostomie) ou par une sonde vésicale.
Système reproducteur	Méat urinaire et vagin, sperme, sécrétions vaginales
Voie transplacentaire	De la femme enceinte au fœtus

Le mode de transmission le plus fréquent dans les milieux de soins est celui des mains des soignants en l'absence d'un lavage approprié (CDC, 2002b; Ciprinao, 2007). Cependant, tout objet présent dans l'environnement (p. ex., stéthoscope, brassard d'appareil à tension, table de nuit, chaise de douche) peut devenir un moyen de transmission.

Le mode de transmission le plus fréquent dans les milieux de soins est celui des mains des soignants, en l'absence d'un lavage approprié.

Le personnel hospitalier prodiguant des soins directs (infirmières, infirmières auxiliaires, physiothérapeutes, médecins, etc.), et le personnel impliqué dans les examens diagnostiques et le soutien (techniciens de laboratoire, inhalothérapeutes, nutritionnistes, préposés aux bénéficiaires, préposés à l'entretien ménager, etc.) doivent appliquer les procédures de prévention et de contrôle des infections pour limiter les risques de **contamination,** en particulier les procédures de manipulation et de nettoyage du matériel utilisé par le client, car certains appareils médicaux et certaines procédures diagnostiques invasives offrent une porte d'entrée aux agents pathogènes. Dans la mesure où de

TABLEAU 24.3 Modes de transmission	
VOIES ET MOYENS DE TRANSMISSION	**EXEMPLES DE MICROORGANISMES**
Contact **Direct** • De personne à personne • Contact physique entre une source et un hôte réceptif (p. ex., contact avec des matières fécales, puis avec la bouche ou des aliments)	• *Staphylococcus*, virus de l'herpès, *Varicella zoster* (varicelle) • Virus de l'hépatite A, *Shigella, Clostridium difficile*
Indirect • Contact entre un hôte réceptif et un objet contaminé (p. ex., aiguilles ou objets pointus, pansements, environnement)	• Virus de l'hépatite B, virus de l'hépatite C, virus de l'immunodéficience humaine, *Staphylococcus*, virus respiratoire syncytial (VRS), *Pseudomonas, Staphylococcus aureus* résistant à la méthicilline (SARM)
Gouttelettes • Grosses particules qui se déplacent jusqu'à un mètre et entrent en contact avec un hôte réceptif (p. ex., toux, éternuement, conversation)	• Virus de la grippe, de la rubéole, de la rougeole, agent de la méningite bactérienne méningocoque
Aérienne • Microgouttelettes ou résidus de gouttelettes évaporées en suspension dans l'air (p. ex., toux, éternuement) ou transportées sur des particules de poussière	• *Mycobacterium tuberculosis* (tuberculose), *Varicella zoster* (varicelle), *Aspergillus*, virus de la rougeole
Matières/véhicules contaminés • Eau • Médicaments, solutions • Sang • Nourriture (viande avariée ou fraîche incorrectement manipulée, entreposée ou cuite)	• *Vibrio choleræ, Legionella* • *Pseudomonas, Legionella* • Virus de l'hépatite B, virus de l'hépatite C, virus de l'immunodéficience humaine, tréponème (syphilis) • Salmonelle, *Escherichia coli, Clostridium botulinum*

Vecteurs
 • Transfert mécanique externe (p. ex., mouche)
 • Transmission interne (le vecteur – l'insecte – transfère l'agent infectieux à l'hôte par piqûre)
   – moustique
   – pou
   – puce
   – tique
	• *Vibrio choleræ*
	
	 • *Plasmodium falciparum* (malaria), virus du Nil
	 • *Rickettsia typhi*
	 • *Yersinia pestis* (peste)
	 • *Borrelia burgdorferi* (maladie de Lyme)

nombreux facteurs peuvent favoriser l'infection d'un client, tous les soignants doivent être très vigilants quant à l'application des mesures de prévention et de contrôle des infections, surtout en ce qui concerne le lavage des mains, le nettoyage, la désinfection ou la stérilisation du matériel employé avant une nouvelle utilisation.

Porte d'entrée

Les microorganismes peuvent utiliser les mêmes portes pour entrer dans un hôte ou en sortir : une aiguille qui transperce la peau permet à un microorganisme d'entrer si la préparation cutanée a été incorrecte ; l'obstruction de l'écoulement urinaire dans un cathéter vésical permet aux microorganismes de migrer vers l'urètre. Globalement, les facteurs qui réduisent les défenses de l'organisme augmentent les chances des agents pathogènes d'y entrer.

Susceptibilité de l'hôte

Le fait qu'une personne soit atteinte ou non d'une infection dépend de sa susceptibilité, qui est fonction de son degré personnel de résistance (réponse immunitaire). Bien que toute personne soit en contact permanent avec de nombreux microorganismes, une infection ne peut pas se développer tant que la personne n'est pas sensible à la virulence et au nombre des microorganismes (dose) capables de provoquer une infection. Plus un microorganisme est virulent, plus la dose est massive, plus le risque de développer une infection est élevé. Parmi les facteurs qui influent sur la susceptibilité (résistance), on trouve l'âge, l'état nutritionnel, le tabagisme, la présence d'une maladie chronique ou un traumatisme.

Dans tous les milieux de soins, mais en particulier dans ceux de courte durée, on observe que de plus en plus de microorganismes sont résistants aux antibiotiques, comme l'entérocoque résistant à la vancomycine (ERV) et le *Staphylococcus aureus* résistant à la méthicilline (SARM). Ce phénomène est associé à l'utilisation fréquente et parfois inadéquate des antibiotiques depuis plusieurs années dans tous les milieux de soins (de courte durée, ambulatoires, communautaires, de longue durée) (Mayhall, 2004).

24.1.2 Processus infectieux

Les infections évoluent progressivement **ENCADRÉ 24.1**. La gravité de la maladie du client dépend de l'étendue de l'infection, de la **pathogénicité** des microorganismes, c'est-à-dire de leur pouvoir de provoquer une maladie, de la dose de l'inoculum (nombre de microorganismes pénétrant dans l'organisme) et de la susceptibilité de l'hôte.

ENCADRÉ 24.1   **Stades d'évolution de l'infection**

Incubation

Intervalle entre l'entrée de l'agent pathogène dans l'organisme et l'apparition des premiers symptômes (p. ex., varicelle, de 10 à 21 jours ; rhume, de 1 à 5 jours ; grippe, de 1 à 3 jours ; oreillons, de 12 à 26 jours).

Stade prodromique

Intervalle entre le début des signes et des symptômes non particuliers (malaise, fièvre peu élevée, fatigue) et des symptômes propres au type d'infection où les microorganismes croissent et prolifèrent, et où le client est plus susceptible de transmettre la maladie (p. ex., l'infection herpétique commence par des démangeaisons et des fourmillements avant l'apparition des lésions).

Stade symptomatique

Intervalle au cours duquel le client manifeste les signes et les symptômes propres au type d'infection (p. ex., mal de gorge, douleur et difficulté à avaler pour une pharyngite, forte fièvre, gonflement des glandes salivaires pour les oreillons).

Convalescence

Période au cours de laquelle les symptômes aigus de l'infection disparaissent. La durée de la convalescence dépend de la gravité de l'infection et de la résistance du client ; elle peut nécessiter plusieurs jours ou plusieurs mois.

Généralement, si une infection est localisée (infection de plaie), les symptômes le sont aussi : douleur, sensibilité, rougeur, œdème. Le recours aux pratiques de base de prévention et de contrôle des infections, l'utilisation de l'équipement de protection personnelle (EPP) et une hygiène stricte des mains au cours des changements de pansements vont permettre de limiter la propagation d'une infection à une autre région du corps ou à d'autres clients. Une infection qui envahit tout l'organisme est dite **systémique** (ou généralisée), et peut se révéler mortelle si elle n'est pas détectée et traitée à temps **ENCADRÉ 24.2**.

L'évolution de l'infection détermine les soins infirmiers dispensés. En effet, l'infirmière est responsable de l'administration adéquate des antibiotiques, de la gestion de la réponse au traitement, de l'application rigoureuse du lavage des mains et des pratiques de base. Elle supervise les soins complémentaires (nutrition adéquate et repos) qui vont soutenir les défenses contre le processus infectieux. Les soins dispensés

ENCADRÉ 24.2 **Grippe pandémique A(H1N1)**

L'apparition soudaine d'une nouvelle souche d'influenza, la capacité reconnue de transmission interhumaine du virus, l'expansion du virus dans le monde et les antécédents historiques de l'influenza ont conduit l'Organisation mondiale de la santé (OMS) à déclarer l'état de pandémie de grippe A(H1N1) en juin 2009. Les autorités dans le monde se sont alors mobilisées et ont mis en œuvre plusieurs mesures contenues dans des plans de lutte à la pandémie.

Le Québec se classait au premier rang en Amérique du Nord relativement à la mise en place de mesures de prévention, particulièrement sous l'angle de l'immunisation, avec un taux de vaccination global de 57,1 % en décembre 2009.

Toutefois, cette situation remet en valeur des principes de base pour la prévention et le contrôle des infections. Les pratiques d'hygiène et de prévention doivent être appliquées en tout temps et en tous lieux afin d'éviter la propagation des virus. Se laver souvent les mains avec de l'eau et du savon, de même que tousser et éternuer dans un mouchoir, dans le pli de son coude ou sur le haut de son bras plutôt que dans ses mains constituent des mesures de prévention simples et faciles à adopter.

Sources : Gouvernement du Québec, Pandémie Québec (2009). *Pandémie de grippe A(H1N1)*. [En ligne]. www.pandemiequebec.gouv.qc.ca/fr/index.aspx@sujet=198.html (page consultée le 29 janvier 2010); Gouvernement du Québec, Pandémie Québec (2010). *Le Québec au premier rang !* [En ligne]. www.pandemiequebec.gouv.qc.ca/fr/index.aspx.html (page consultée le 29 janvier 2010); Ministère de la Santé et des Services sociaux (2009). *Questions et réponses : cas de grippe A(H1N1). Mesures de prévention*. [En ligne]. www.msss.gouv.qc.ca (page consultée le 29 janvier 2010).

peuvent avoir un effet important sur les différents systèmes touchés par l'infection.

Défense contre l'infection

L'organisme possède des défenses naturelles qui le protègent contre l'infection. La flore résidente, les systèmes de défense de l'organisme et l'inflammation sont tous des mécanismes qui ne sont pas propres à combattre une infection en particulier, mais qui protègent le corps des microorganismes, indépendamment des expositions antérieures. Le système immunitaire, composé de cellules distinctes qui favorisent la résistance à la maladie, induit des réponses immunitaires propres ou non à l'agression de certains agents pathogènes. L'infection se produit quand il manque un des éléments de défense.

Flore résidente

Le corps possède normalement des microorganismes qui résident sur la surface et dans les couches profondes de la peau, dans la salive et la muqueuse buccale, de même que dans les systèmes gastro-intestinal et génito-urinaire. Cela constitue la **flore résidente**. Celle-ci ne provoque donc pas de maladies, mais contribue plutôt au maintien de la santé.

La flore résidente de la peau exerce une action protectrice et bactéricide qui tue les organismes de passage. C'est également le cas de la flore buccopharyngée, qui empêche la croissance des organismes envahisseurs. La flore résidente du gros intestin est très dense, sans être source de maladies ; au contraire, la paroi intestinale sécrète des agents antibactériens. La flore résidente maintient un équilibre délicat avec les autres microorganismes, prévenant ainsi les infections. Tout facteur venant rompre cet équilibre peut accroître le risque pour une personne de contracter une infection. C'est le cas de l'utilisation des antibiotiques à large spectre, qui peuvent augmenter les risques de surinfection en éliminant la flore résidente, réduisant ainsi les défenses naturelles et favorisant la multiplication des agents pathogènes. C'est ce qui se produit notamment dans le cas des infections où les antibiotiques, en détruisant la flore résidente, permettent le développement des *Clostridium difficile* qui vont sécréter des toxines dangereuses pour la personne (Harris, 2006). Il est donc recommandé d'administrer des ferments lactiques qui vont régénérer la flore intestinale en complément des traitements antibiotiques prescrits.

Systèmes de défense de l'organisme

Plusieurs systèmes de l'organisme possèdent des mécanismes de défense propres à lutter contre l'infection, adaptés à leurs structures et à leurs fonctions **TABLEAU 24.4**. Toute altération de ces mécanismes peut favoriser l'apparition d'une infection.

Inflammation

L'inflammation est la réaction des cellules de l'organisme aux blessures, aux irritations ou à l'infection. Cette réaction vasculaire protectrice permet l'acheminement de liquides, de dérivés sanguins et de nutriments vers la région lésée. Ce processus neutralise et élimine les agents pathogènes ou les tissus morts (nécrosés), et facilite la réparation des tissus et des cellules. Les signes d'une inflammation localisée sont l'œdème, la rougeur, la chaleur, la douleur ou la sensibilité,

TABLEAU 24.4	Exemples de mécanismes de défense physiologique contre l'infection	

MÉCANISMES DE DÉFENSE	ACTIONS	FACTEURS POUVANT ALTÉRER LES MÉCANISMES DE DÉFENSE
Peau et muqueuses • Surface multicouche intacte (peau, muqueuses buccale, nasale, vésicale, intestinale, vaginale et autres) • Desquamation des couches extérieures des cellules cutanées	• Constitue une barrière contre les microorganismes. • Expulse les microorganismes qui adhèrent aux couches extérieures de la peau.	• Coupures, lacérations, abrasions, plaies punctiformes, zones de macération, extraction dentaire, installation d'une sonde urinaire, altération de la flore résidente par des antibiotiques ou des contraceptifs oraux • Bains pas assez fréquents, lavage des mains incorrect
Bouche • Salive	• Élimine les particules qui contiennent des microorganismes. • Contient des inhibiteurs microbiens comme le lysozyme.	• Mauvaise hygiène buccale, déshydratation
Œil • Larmes et clignement des yeux	• Réduit l'entrée des particules contenant des agents pathogènes (clignement des yeux) ou participent à leur élimination (larmes), et, donc, diminuent le nombre de microorganismes.	• Blessure, exposition par éclaboussure de sang ou de matériel potentiellement infectieux dans les yeux
Voies respiratoires • Cils vibratiles qui recouvrent les voies respiratoires supérieures, avec un tapis de mucosités • Macrophages	• Capturent les microbes inhalés et les expulsent au moyen des mucosités qui seront expectorées ou avalées. • Absorbent et détruisent les microorganismes qui atteignent les alvéoles pulmonaires.	• Tabagisme, concentration élevée d'oxygène et de gaz carbonique, humidité réduite, air froid • Tabagisme
Voies urinaires • Nettoyage exercé par le flot urinaire	• Élimine les microorganismes sur le revêtement de la vessie et de l'urètre.	• Obstruction à l'écoulement normal d'urine à cause de la présence d'une sonde, d'une masse ou d'une tumeur, miction retardée
Système gastro-intestinal • Acidité des sécrétions gastriques • Péristaltisme rapide dans l'intestin grêle	• Détruit chimiquement les microorganismes incapables de survivre dans un milieu à pH faible. • Empêche la rétention de matières riches en bactéries.	• Ingestion d'antiacides • Motilité retardée résultant d'une accumulation de matières fécales dans le gros intestin ou d'une obstruction mécanique par une masse

■ **Desquamation :** Perte des couches superficielles de l'épiderme sous la forme de petites pellicules appelées *squames*. Le terme *exfoliation* est un synonyme.

■ **Macrophage :** Cellule responsable de la destruction de déchets et qui déloge ainsi les bactéries, les cellules mortes et les débris d'une plaie par phagocytose.

24

Leucocytose :
Augmentation du nombre de globules blancs dans le sang résultant généralement d'une attaque de l'organisme par des microorganismes pathogènes.

Séreux : Qui concerne le sérum sanguin.

Sanguinolent : Qui est teinté, infiltré de sang frais.

Purulent : Qualité d'un écoulement qui contient du pus et présente une couleur jaune, verte ou brune, selon le microorganisme responsable.

37

Le processus de cicatrisation des plaies est détaillé dans le chapitre 37, *Préserver l'intégrité de la peau et soigner les plaies.*

et la perte de fonction dans la partie du corps atteinte. Lorsque l'inflammation devient systémique, d'autres signes et symptômes apparaissent, dont la fièvre, la **leucocytose,** l'anorexie, les nausées, les vomissements, une sensation de malaise, le gonflement des ganglions lymphatiques ou la déficience d'un organe.

La **réaction inflammatoire** peut être déclenchée par des agents physiques, chimiques ou par des microorganismes. Les traumatismes mécaniques, les températures extrêmes et les radiations sont des exemples d'agents physiques. Les irritants internes et externes, comme les poisons corrosifs ou l'acide gastrique, font partie des agents chimiques.

La blessure des tissus enclenche une série d'événements bien coordonnés :

- Réponses vasculaire et cellulaire localisées (se traduisant par rougeur, chaleur, œdème) ou systémiques (fièvre, hyperleucocytose).

- Formation d'exsudats : fluides et cellules provenant des cellules ou des vaisseaux sanguins, qui peuvent être **séreux**, **sanguinolents** ou **purulents**.

- Réparation des tissus ; elle se fait en trois étapes : défense, reconstruction, réparation ▶ **37** .

Infection nosocomiale

Les **infections nosocomiales** sont causées par la prestation des soins dans les établissements de santé. Elles sont liées aux procédures invasives, à l'administration d'antibiotiques, à la présence d'organismes multirésistants, mais surtout aux bris de mesures de prévention et de contrôle des infections. Elles touchent environ 10 % des personnes hospitalisées au Québec (Ministère de la Santé et des Services sociaux [MSSS], 2006). En font partie les **infections iatrogéniques** associées à une technique diagnostique ou à une intervention thérapeutique. L'apparition d'une infection à *Pseudomonas æruginosa* chez un client ayant subi une endoscopie gastro-intestinale en est un exemple.

Les infections nosocomiales peuvent être exogènes ou endogènes. Une **infection exogène** est provoquée par des microorganismes qui ne font pas partie de la flore résidente de l'individu. C'est le cas d'une infection postopératoire. Une **infection endogène** peut se déclarer quand une partie de la flore du client s'altère et qu'il y a une prolifération excessive de microorganismes. C'est le cas des clients hospitalisés, déjà porteurs de *Clostridium difficile,* qui vont développer une infection à la suite d'une polyantibiothérapie.

ENCADRÉ 24.3 — **Causes et foyers des infections nosocomiales**

Une hygiène des mains insuffisante augmente considérablement les risques d'infections associées aux soins pour le client.

Système urinaire
- Insertion d'une sonde vésicale non stérile
- Positionnement incorrect du système de drainage
- Système de drainage ouvert
- Sonde déconnectée du tube relié au sac collecteur
- Raccord du sac de drainage entrant en contact avec une surface contaminée
- Méthode inadéquate de prélèvement d'échantillons
- Interférence dans l'écoulement urinaire ou obstruction
- Reflux urinaire vers la vessie à partir d'une sonde ou d'un tube de drainage
- Irrigations répétées de la sonde

Plaies chirurgicales ou traumatiques
- Préparation inadéquate de la peau avant une intervention chirurgicale (p. ex., raser les poils au lieu de les couper, ce qui est actuellement recommandé, omettre le bain ou la douche préopératoire)
- Nettoyage insuffisant de la peau
- Absence de mesures aseptiques pendant le changement des pansements
- Utilisation de solutions antiseptiques contaminées

Système respiratoire
- Équipement d'inhalothérapie contaminé
- Absence de mesures d'asepsie au cours de l'aspiration des sécrétions des voies respiratoires
- Élimination inadéquate des mucosités

Système sanguin
- Contamination des solutés intraveineux pendant le changement de tubulure ou de cathéter
- Ajout de médicaments à la perfusion
- Addition d'un tube de raccord ou d'un robinet au système de perfusion intraveineuse
- Manque de précautions au point d'insertion de l'aiguille
- Aiguille ou cathéter contaminés
- Pas de changement du site d'insertion de l'intraveineuse aux premiers signes d'inflammation
- Méthode d'administration de multiples produits sanguins inadéquate
- Soins aux dérivations péritonéales ou soins d'hémodialyse inadéquats
- Abord incorrect d'un accès intraveineux

Le nombre d'employés ayant des contacts directs avec le client, le genre et le nombre d'interventions invasives, le traitement reçu et la durée de l'hospitalisation influent sur le risque d'infection. Les plaies chirurgicales ou traumatiques, les voies respiratoires et urinaires, de même que le système sanguin comptent parmi les principaux foyers d'infections associées aux soins **ENCADRÉ 24.3**. ■

24.2

Connaissances scientifiques appliquées à la pratique infirmière

L'infirmière joue un rôle majeur dans la prévention et le contrôle des infections. Par sa compréhension de la chaîne de l'infection, elle est à même d'observer les signes et les symptômes d'un processus infectieux qui se déclare, et de prendre les mesures appropriées pour empêcher sa propagation. Pour ce faire, elle applique de façon rigoureuse les procédures de prévention et de contrôle des infections pour briser la chaîne et empêcher ainsi l'apparition d'une infection. Par ailleurs, une infirmière spécialisée en prévention et contrôle des infections constitue une ressource fondamentale pour aider les autres soignants dans le contrôle de l'infection **ENCADRÉ 24.4**.

24.2.1 Évaluation pour la prévention et le contrôle des infections

L'infirmière évalue les mécanismes de défense du client, sa susceptibilité et ses connaissances sur la transmission d'infections, ainsi que ses antécédents médicaux (maladies, vaccinations) et de vie (voyages) qui peuvent révéler une exposition à une maladie transmissible. Une évaluation clinique exhaustive permet de détecter les signes et les symptômes d'une infection actuelle ou potentielle. L'analyse des résultats de laboratoire appropriés informe l'infirmière sur les mécanismes de défense du client. En connaissant les facteurs qui augmentent les risques infectieux, et en étant capable de détecter précocement les signes et les symptômes d'une infection, il lui sera alors possible de planifier des interventions **TABLEAU 24.5**.

État des mécanismes de défense

Une évaluation physique et de la condition médicale du client révèle l'état des mécanismes de

DOMAINE PARTICULIER DE PRATIQUE

> **ENCADRÉ 24.4** **Infirmière spécialisée en prévention et contrôle des infections**
>
> Au Québec, les recommandations gouvernementales sont de 1 infirmière en prévention et contrôle des infections pour 133 lits en soins généraux de courte durée, 1 pour 100 lits en soins tertiaires et de courte durée, et 1 pour 250 lits en soins de longue durée (MSSS, 2006). Ces infirmières sont responsables de renseigner et de former les soignants sur les pratiques de prévention et de contrôle des infections, et de gérer les infections à l'intérieur de l'établissement. Dans une prise de position, en 2008, l'Ordre des infirmières et infirmiers du Québec a précisé leur rôle et, parmi leurs nombreuses responsabilités, a énuméré les suivantes :
>
> - Déterminer les paramètres cliniques et environnementaux qui influent sur l'incidence des infections.
> - Établir le programme-cadre en prévention et contrôle des infections, le cas échéant en collaboration avec le médecin microbiologiste-infectiologue, et veiller à son application.
> - Amorcer les mesures diagnostiques et thérapeutiques appropriées à chaque type d'infection.
> - Décider des moyens de protection à prendre en cas d'éclosion de maladies infectieuses.
> - Collaborer avec l'infirmière du client en situation d'infection afin de déterminer et d'ajuster le plan de soins, le cas échéant.
> - Réaliser les enquêtes épidémiologiques.
> - Élaborer et diffuser des stratégies, des normes de pratique, des politiques et des procédures pour améliorer le contrôle et la surveillance des infections en temps réel.
> - Conseiller les gestionnaires et les autres professionnels en matière de prévention et de contrôle des infections (p. ex., réviser une méthode de soins utilisée spécifiquement par un professionnel de la santé et donner une opinion sur le risque infectieux ; orienter les priorités organisationnelles en matière de prévention et de contrôle des infections ; siéger aux comités stratégiques de l'établissement).
> - Assurer la formation des nouveaux employés et du personnel de l'établissement en matière de prévention et de contrôle des infections.

Source : Tiré de Ordre des infirmières et infirmiers du Québec (2008). *Protéger la population par la prévention et le contrôle des infections : une contribution essentielle de l'infirmière.* Montréal : Ordre des infirmières et infirmiers du Québec. [En ligne], www.oiiq.org/uploads/publications/autres_publications/237_prevention.pdf

Connaissez-vous l'Association des infirmières en prévention des infections ? Elle a pour mission de promouvoir la prévention des infections par la recherche et l'éducation. Visitez le www.aipi.qc.ca.

24

En plus de son âge, madame Tremblay présente deux autres facteurs qui la rendent plus vulnérable aux infections. Quels sont ces facteurs?

TABLEAU 24.5 Évaluation du risque d'infection chez l'adulte

ÉLÉMENT À CONSIDÉRER	FACTEURS DE RISQUE	SIGNES ET SYMPTÔMES
Âge	Maladie pulmonaire obstructive chronique (MPOC), maladies cardiaques, diabète	Pneumonie, bris cutanés, ulcères veineux
Style de vie / comportements à haut risque	• Exposition aux maladies infectieuses transmissibles • Utilisation de drogues intraveineuses • Utilisation d'autres drogues ou substances	Infections transmissibles sexuellement et par le sang (ITSS), virus de l'immunodéficience humaine, virus de l'hépatite B, virus de l'hépatite C, infections opportunistes, infections virales ou à levures, insuffisance hépatique
Emploi	Mineurs, sans emploi, itinérants	Anthracose, pneumonie, tuberculose, dénutrition, soins médicaux peu accessibles, stress
Examens diagnostiques	Radiologie invasive, transplantation	Multiples points d'entrée veineux, immunosuppresseurs
Hérédité	Anémie falciforme, diabète	Anémie, retards de guérison
Antécédents de voyage	Virus du Nil, syndrome respiratoire aigu sévère (SRAS), grippe aviaire, hantavirus	Méningite, détresse respiratoire aiguë
Traumatisme	Fractures, hémorragie interne	Septicémie, infection secondaire
Alimentation	Obésité, anorexie	Altération de la réponse immunitaire

Source : Adapté de Tweeten, S.M. (2005). General principles of epidemiology. In R. Carrico (Ed.), *APIC text of Infection Control and Epidemiology*. Washington, D.C. : Association for Professionals in Infection Control and Epidemiology.

défense normaux contre l'infection. Toute brèche cutanée, comme un ulcère au pied chez un client diabétique, représente un site d'infection potentielle. De la même façon, un client fumeur est davantage exposé à une infection respiratoire après une intervention chirurgicale, car les cils vibratiles pourraient être moins efficaces pour rejeter le mucus. Toute réduction des **défenses primaires** ou **secondaires** de l'organisme contre l'infection entraîne un risque accru pour le client.

Susceptibilité du client

De nombreux facteurs influent sur la susceptibilité du client à l'infection. Il est nécessaire de relever chaque facteur à partir, entre autres, des antécédents personnels et familiaux, des croyances et des valeurs du client **ENCADRÉ 24.5**.

Âge

La susceptibilité à l'infection évolue au cours de la vie. Ainsi, le système de défense contre les

SOINS INFIRMIERS INTERCULTURELS

ENCADRÉ 24.5 Influence des valeurs dans la prévention des infections

Les pratiques de santé et les actions entreprises par la personne dans le but de maintenir ou de recouvrer sa santé sont influencées par la perception qu'elle a de son contrôle (interne ou externe) sur sa santé et sur sa vie en général, par sa culture et par ses valeurs. Par exemple, il peut être difficile de mettre en place des mesures de prévention, comme la vaccination, si la personne croit que la maladie est d'origine externe, surnaturelle, divine et donc indépendante de sa volonté.

L'infirmière doit donc tenir compte de la dimension culturelle quand elle fait de l'enseignement au client, et ne pas tenir pour acquis que toutes les mesures qu'elle va suggérer seront comprises et adoptées par le client.

infections est immature chez le nouveau-né. Celui-ci vient au monde avec les anticorps maternels, et son système immunitaire est incapable de produire les immunoglobulines et les leucocytes nécessaires pour lutter efficacement contre certaines infections. Il faut noter, toutefois, que les enfants allaités ont une meilleure immunité que ceux nourris aux formules lactées, car ils bénéficient plus longtemps des anticorps maternels. Au fur et à mesure de la croissance, le système immunitaire gagne en maturité, mais l'enfant reste susceptible de contracter certaines affections comme un rhume banal, des infections intestinales, ou, en l'absence de vaccination, des maladies infectieuses comme les oreillons, la rougeole ou la varicelle.

Les jeunes adultes ou les personnes d'âge moyen ont affiné leurs défenses contre l'infection. La flore résidente, les systèmes de défense, l'inflammation et la réponse immunitaire les protègent contre l'invasion de microorganismes. Les virus représentent les facteurs d'infection les plus fréquents dans cette tranche d'âge.

Dans les pays industrialisés, de sérieux efforts ont été consentis pour immuniser les enfants contre toutes les maladies pour lesquelles il existe un vaccin. Cela s'est traduit par un sérieux déclin de ces maladies. À ce chapitre, le Québec s'est doté du Protocole d'immunisation du Québec, régulièrement mis à jour. Cet outil s'insère dans le Programme québécois d'immunisation, lui-même inscrit au Programme national de santé publique 2003-2012. Le Protocole, qui oriente et encadre la pratique de la vaccination, est particulièrement utile aux infirmières avec l'entrée en vigueur de la Loi modifiant le Code des professions et d'autres dispositions législatives dans le domaine de la santé (L.Q., 2002, c. 33). Cette loi définit, entre autres, de nouvelles responsabilités en matière d'immunisation chez le personnel infirmier et infirmier auxiliaire du Québec.

Les défenses contre l'infection évoluent avec l'âge (Lesser, Paiusi, & Leips, 2006). La réponse immunitaire, particulièrement celle à **médiation cellulaire,** décline. Les personnes âgées souffrent souvent d'altérations dans la structure et le fonctionnement de la peau, du système urinaire et des poumons. Ainsi, la peau devient flasque et plus fine, donc plus fragile, sujette aux déchirures ou à l'abrasion, ce qui augmente le risque potentiel d'invasion par les agents pathogènes.

Par ailleurs, les personnes âgées, amenées à fréquenter plus régulièrement les établissements de soins en raison du processus de vieillissement lui-même et de la fréquence des maladies chroniques, sont encore plus à risque de contracter des infections **ENCADRÉ 24.6**.

REGARD SUR LA PERSONNE ÂGÉE

ENCADRÉ 24.6

Facteurs de risque aux infections

- Le déclin de la fonction immunitaire, ou sénescence immune, augmente la susceptibilité à l'infection et ralentit la réponse immunitaire globale (Lesser et al., 2006).
- Les personnes âgées ont une capacité de production de lymphocytes amoindrie. Les anticorps produits le sont en quantité moindre, et leur réponse est plus courte (Burns, 2001).
- La malnutrition, une perte de poids involontaire et un faible taux d'albumine sérique sont associés au développement d'infections nosocomiales (Meiner & Lueckenotte, 2006).
- Il semblerait qu'après l'âge de 70 ans les aînés produisent des autoanticorps, qui attaquent le corps lui-même et non les infections (Burns, 2001).
- Les personnes âgées qui subissent des pertes et du stress en lien avec les deuils, la dépression et l'appauvrissement du réseau social sont à risque d'immunosuppression (Burns, 2001).

État nutritionnel

En cas d'apport insuffisant en protéines, provoqué par une alimentation inadéquate ou une maladie débilitante, le taux de **destruction protéique** est supérieur à la synthèse tissulaire. Une réduction de l'**apport protéique** et de celui des autres nutriments, comme les hydrates de carbone et les lipides, diminue les défenses de l'organisme contre les infections et ralentit la cicatrisation.

Les clients aux prises avec une maladie ou des problèmes qui augmentent les besoins en protéines (traumatismes, brûlures étendues, affections fébriles, interventions chirurgicales) sont donc à risque accru de contracter une infection.

L'infirmière doit évaluer les apports alimentaires du client ainsi que sa tolérance aux aliments solides. Les clients qui ont des problèmes de déglutition, des difficultés digestives, qui sont trop faibles ou trop désorientés pour se nourrir eux-mêmes courent de grands risques de ne pas se nourrir adéquatement. Cela peut également être le cas des clients obèses. Il est important que l'infirmière collabore avec une nutritionniste pour calculer les apports caloriques des clients ▶ **34**.

Stress

L'organisme répond aux stress physiques ou émotionnels par le syndrome général d'adaptation. Au

24

■ **Médiation cellulaire:** Immunité directement assurée par des cellules spécifiquement sensibilisées, appartenant à la famille des lymphocytes, les cellules T, qui s'attaquent aux organismes et aux tissus étrangers.

34

Les principales méthodes d'évaluation nutritionnelle sont décrites dans le chapitre 34, *Promouvoir une alimentation adéquate.*

■ **Catabolisme :** Phase du métabolisme au cours de laquelle les matériaux assimilés par les tissus sont transformés en énergie.

La réaction de stress et le syndrome général d'adaptation sont expliqués dans le chapitre 21, *Gérer le stress*.

Jugement clinique

En changeant le pansement de madame Tremblay, vous constatez qu'un exsudat jaunâtre opaque suinte de la plaie chirurgicale. Quel examen diagnostique confirmerait une infection de la plaie ?

stade d'alerte, le métabolisme de base augmente lorsque le corps brûle son énergie stockée. L'hormone corticotrope (ACTH) hausse le taux de glucose sérique et diminue les réponses anti-inflammatoires inutiles par la libération de cortisone. Si le stress continue ou s'intensifie, le taux élevé de cortisone entraîne une diminution de la résistance aux infections. Le maintien du stress cause un épuisement des réserves et une incapacité de résister aux microorganismes envahisseurs ▶ **21**. Les situations cliniques qui accroissent les besoins nutritionnels (interventions chirurgicales ou traumatismes) augmentent également le stress physiologique.

Maladies intercurrentes

Les clients souffrant d'une atteinte du système immunitaire sont particulièrement à risque d'infection, en raison d'un affaiblissement des défenses contre les agents infectieux. C'est le cas, par exemple, des personnes atteintes de leucémie, du sida, de lymphome ou d'aplasie médullaire. Ainsi, dans la leucémie, l'organisme ne réussit pas à produire suffisamment de globules blancs pour éviter l'infection. Les clients vivant avec le VIH sont souvent incapables d'éviter des infections banales et sont enclins à contracter des infections opportunistes (pneumonies à *Pneumocystis carinii*).

Les clients souffrant de maladies chroniques comme le diabète sucré ou la sclérose en plaques ont également une susceptibilité accrue à l'infection en raison d'une faiblesse généralisée et de l'insuffisance nutritionnelle qui accompagnent ces maladies. C'est également le cas de toutes les affections qui altèrent les défenses de l'organisme comme l'emphysème, la bronchite chronique (qui nuit à l'action des cils vibratiles et épaissit le mucus), le cancer (qui altère les défenses immunitaires), les maladies vasculaires périphériques (qui réduisent l'afflux sanguin aux tissus lésés). Les personnes qui souffrent de brûlures importantes sont, quant à elles, à très haut risque d'infection en raison de l'altération des tissus cutanés. Plus les brûlures sont étendues et profondes, plus le risque d'infection est élevé.

Traitement médical

Certains médicaments ou traitements diminuent la résistance à l'infection. L'infirmière doit donc évaluer les antécédents du client pour déterminer s'il prend des médicaments qui augmentent sa susceptibilité à l'infection, qu'il s'agisse de médicaments prescrits, en vente libre ou de produits naturels.

La revue des traitements doit se poursuivre avec la médication prescrite depuis l'hospitalisation et susceptible d'augmenter les risques. Les corticoïdes sont des anti-inflammatoires qui provoquent un **catabolisme** protéique, et qui diminuent la réponse inflammatoire contre les bactéries et autres agents pathogènes. Les cytotoxiques et les antinéoplasiques attaquent les cellules cancéreuses, mais entraînent des effets secondaires : la moelle osseuse affaiblie est incapable de produire suffisamment de lymphocytes ou de globules blancs ; la toxicité cellulaire normale se modifie : quand les cellules saines sont altérées par des agents antinéoplasiques, l'immunité à médiation cellulaire s'effondre. Les cyclosporines et autres médicaments antirejet, qui diminuent la réponse immunitaire et que l'on utilise souvent dans le cas de greffes, empêchent le rejet de tissus ou d'organes, mais augmentent la susceptibilité à l'infection.

Manifestations cliniques

Les signes et les symptômes d'une infection peuvent être locaux ou systémiques. Les infections localisées sont plus fréquentes aux endroits où la peau et les muqueuses sont lésées, comme les plaies traumatiques ou chirurgicales, les lésions de pression ou les abcès. Les infections systémiques induisent plus de signes généraux que les infections localisées et peuvent se développer à la suite de l'échec du traitement d'une infection localisée **TABLEAU 24.6**.

Examens diagnostiques

Les résultats de tests de laboratoire peuvent révéler une infection **TABLEAU 24.7**. Cependant, il faut évaluer les autres signes cliniques, car les valeurs obtenues en laboratoire ne sont pas toujours suffisantes pour détecter une infection ; d'autres facteurs modifient parfois les résultats des tests, comme un traumatisme qui peut provoquer une augmentation des neutrophiles. Un microorganisme peut pousser en culture sans qu'il y ait une infection clinique.

Clients infectés

Certains clients infectés doivent affronter de nombreux problèmes d'ordres physique, psychologique, social ou économique. Il est alors important que l'infirmière pose des questions précises pour évaluer les besoins du client et de sa famille en lien avec l'état clinique **ENCADRÉ 24.7**. Par exemple, une personne en isolement, à la suite

TABLEAU 24.6 — Manifestations cliniques d'une infection

MANIFESTATIONS LOCALES	MANIFESTATIONS SYSTÉMIQUES
• Rougeur ou œdème • Écoulement jaunâtre, verdâtre, brunâtre ou rosé selon l'agent pathogène responsable • Sensation de compression et de douleur causée par l'œdème • Réduction de la mobilité d'une partie du corps si le foyer d'infection est étendu • Foyer d'infection sensible à la palpation légère	• Fièvre pouvant s'accompagner de tachycardie et de tachypnée • Fatigue et malaises • Gonflement des ganglions lymphatiques et sensibilité à la palpation • Perte d'appétit, nausées et vomissements • Léthargie et perte d'énergie

Visionnez le processus d'activation des lymphocytes B dans une animation présentée au www.cheneliere.ca/potter.

PISTES D'ÉVALUATION PARACLINIQUE

TABLEAU 24.7 — Tests de laboratoire servant à dépister les infections

TESTS DE LABORATOIRE	VALEURS NORMALES (CHEZ L'ADULTE)	INDICATEURS D'INFECTION
Examens diagnostiques		
Numération leucocytaire	5 000-10 000/mm^3	Augmentation en présence d'infection aiguë, réduction pour certaines infections virales ou généralisées
Vitesse de sédimentation	Jusqu'à 15 mm/h chez l'homme et jusqu'à 20 mm/h chez la femme	Élevée en présence de processus inflammatoire
Fer sérique	13-30 µmol/L chez l'homme et 9-30 µmol/L chez la femme	Faible en cas d'infection chronique
Cultures des urines et du sang	Normalement stériles et dépourvus de microorganismes	Prolifération de microorganismes infectieux
Cultures d'écoulement de plaie, d'expectorations et de prélèvements de la gorge	Peuvent contenir des éléments de la flore résidente, pas de globules blancs à la coloration de Gram	Prolifération de microorganismes infectieux et de globules blancs à la coloration de Gram
Formule leucocytaire différentielle (pourcentage de chaque type de globules blancs)		
Neutrophiles	55-70 %	Nombre accru en cas d'infection suppurée aiguë, réduit en cas d'infection bactérienne généralisée (chez les personnes âgées)
Lymphocytes	20-40 %	Nombre accru en cas d'infection bactérienne et virale chronique, réduit en cas de septicémie
Monocytes	5-10 %	Nombre accru en cas d'infection à un protozoaire, à une rickettsie et en cas de tuberculose
Éosinophiles	1-4 %	Nombre accru en cas d'infection parasitaire
Basophiles	0,5-1 %	Valeurs normales en cas d'infection

ENCADRÉ 24.7 | **Exemples de questions pour évaluer un risque d'infection nosocomiale**

Facteurs de risque

- Avez-vous récemment eu des coupures ou des lacérations ?
- Avez-vous reçu un diagnostic de maladie chronique ?
- Avez-vous récemment subi des examens diagnostiques comme une cystoscopie ?

Infections éventuellement présentes

- Pensez-vous avoir de la fièvre ?
- Ressentez-vous de la douleur ou des brûlures lorsque vous urinez ?

Antécédents de traitement

- Prenez-vous des médicaments prescrits ou en vente libre, ou des produits naturels ? Si oui, lesquels ?
- Prenez-vous des antiviraux ?
- Avez-vous récemment reçu un traitement antibiotique ?

Agents stressants

- S'est-il récemment produit dans votre vie des changements majeurs comme une perte d'emploi, un déménagement, un divorce ou une incapacité physique ?

Selon Santé Canada, la gestion de cas est une stratégie axée sur le client en vue de dispenser des services de santé et de soutien de qualité en utilisant les ressources disponibles de manière efficace et efficiente pour aider le client à vivre sainement dans son milieu et selon ses capacités. En d'autres mots, il s'agit de déterminer les besoins du client et de sa famille, et de les aider à trouver des ressources pour y répondre.

de la découverte d'une infection, peut vivre de sérieux problèmes psychologiques selon la façon dont elle-même ou son entourage vivent l'isolement (sentiment d'humiliation en particulier en cas de diarrhée, peur de contaminer la famille, peur de celle-ci d'être contaminée). Le client et sa famille peuvent être incapables de faire face aux coûts qu'entraîne la maladie, en cas de soins à poursuivre au domicile. Par l'utilisation d'une approche de gestion des cas, l'infirmière peut reconnaître la compétence du client et de sa famille à s'ajuster à la maladie, et trouver des ressources disponibles pour les aider à gérer les problèmes de santé, comme des groupes de soutien ou des secours matériels.

24.2.2 Mesures de prévention et de contrôle des infections

Pour prévenir et contrôler les infections, l'infirmière doit appliquer des mesures générales (asepsie médicale et chirurgicale, nettoyage, désinfection) ainsi que des mesures plus particulières (isolement, équipement de protection personnelle, précautions pendant les déplacements) **ENCADRÉ 24.8**.

De nombreux organismes ont émis des lignes directrices qui visent à limiter les risques de

ENCADRÉ 24.8 | **Mesures de prévention et de contrôle des infections**

Basées sur la prévention des infections

- Éducation de la population sur les mesures d'hygiène de base : lavage des mains, application de mesures sanitaires
- Création d'environnements sains
- Respect des règles de prévention, incluant l'asepsie
- Vaccination

Basées sur le contrôle des infections

- Enseignement à la population des règles de contrôle : respect de l'étiquette respiratoire, mesures de nettoyage et de désinfection appropriées, mise en place de barrières de protection contre l'infection, y compris à domicile
- Respect des règles de contrôle : isolement, désinfection
- Accès aux soins pour les personnes infectées
- Contrôle de l'administration des antibiotiques
- Contrôle des déplacements en cas d'épidémie
- Alertes en cas d'éclosion

transmission des agents infectieux, à assurer la sécurité des clients et du personnel dans les milieux de soins, et à maintenir l'intégrité des surfaces (peau, organes, environnement). Ainsi, les méthodes préconisées de prévention des infections comprennent deux paliers : les pratiques de base, qui s'appliquent à toutes les personnes hospitalisées, et les précautions additionnelles, qui s'ajoutent aux premières en fonction des modes de transmission de la maladie. On parle ici de précautions aériennes, de gouttelettes, de contact et de protection de l'environnement. Ces précautions sont destinées aux clients porteurs d'agents pathogènes hautement transmissibles **TABLEAU 24.8**.

Asepsie

L'infirmière doit baser ses efforts pour réduire l'apparition et le développement des infections sur les principes de techniques aseptiques. L'asepsie est l'absence de microorganismes pathogènes. Les techniques aseptiques comprennent les pratiques et les procédures qui aident à réduire le risque infectieux. Elles se classent en deux catégories : médicale et chirurgicale.

L'**asepsie médicale,** ou technique propre, comprend les procédures utilisées pour réduire le nombre de microorganismes présents et prévenir leur dissémination. Le lavage des mains, l'utilisation de gants propres pour prévenir le transfert de microorganismes d'un client à l'autre ou pour éviter le contact direct avec le sang ou d'autres liquides biologiques, et le nettoyage systématique de l'environnement sont des exemples d'asepsie médicale ▶ **MS 1.1** .

L'**asepsie chirurgicale,** ou technique stérile, prévient la contamination d'une plaie ouverte, et sert à isoler la zone opérée d'un environnement non stérile et à maintenir un champ opératoire stérile. Elle comprend des procédures utilisées pour éliminer tous les microorganismes d'un objet ou d'un lieu, incluant les agents pathogènes et les spores ▶ **MS 1.2** **MS 1.3** . L'infirmière qui travaille avec un champ ou de l'équipement stérile doit bien comprendre que le plus minime des bris de technique provoque une contamination **ENCADRÉ 24.9**. Il est nécessaire d'utiliser l'asepsie chirurgicale dans les cas suivants :

- Au cours des interventions qui nécessitent une perforation intentionnelle de la peau du

client, comme l'insertion d'un cathéter intraveineux périphérique ou central ▶ **MS 9.1** .

- Lorsque l'intégrité de la peau est rompue à la suite d'un traumatisme, d'une plaie chirurgicale ou d'une brûlure ▶ **MS 11.2** .

- Durant les procédures qui comprennent l'insertion de cathéters ou d'instruments chirurgicaux dans des cavités corporelles stériles, comme un cathéter urinaire ▶ **MS 8.4** .

Étant donné que l'asepsie chirurgicale exige l'application de techniques précises, l'infirmière doit obtenir la coopération du client. Cela n'est pas toujours facile, car certains craignent de toucher des objets, alors que d'autres essaient d'aider, indépendamment de la demande de l'infirmière. Celle-ci explique la procédure au client et précise ce qu'il peut faire

---

ENCADRÉ 24.9 **Principes d'asepsie chirurgicale**

- Un objet stérile ne reste stérile que s'il est en contact avec un autre objet stérile.
- Des objets stériles qui viennent en contact avec des objets propres deviennent contaminés.
- Des objets stériles qui viennent en contact avec des objets contaminés deviennent contaminés.
- Des objets stériles qui viennent en contact avec des objets dont la stérilité est douteuse sont considérés comme contaminés.
- Seuls des objets stériles peuvent être placés sur un champ stérile.
- Un objet ou un champ stérile placé hors du champ de vision ou tenu au-dessous de la taille est contaminé.
- Une exposition prolongée à l'air contamine un objet ou un champ stérile.
- Un objet ou un champ stérile est contaminé par capillarité lorsqu'il entre en contact avec une surface humide et contaminée.
- Les liquides suivent la gravité. Un objet stérile est contaminé si, en raison de la gravité, un liquide contaminé se répand sur sa surface.
- Les bords d'un champ ou d'un contenant stérile sont considérés comme contaminés.

MS 1.1 Vidéo
Méthodes liées à l'asepsie, à la prévention et au contrôle des infections : *Hygiène des mains.*

MS 1.2
Méthodes liées à l'asepsie, à la prévention et au contrôle des infections : *Port de gants stériles.*

MS 1.3
Méthodes liées à l'asepsie, à la prévention et au contrôle des infections : *Ouverture d'un paquet et d'un champ stériles.*

24

MS 9.1 Vidéo
Méthodes liées aux thérapies intraveineuses : *Installation d'une perfusion intraveineuse périphérique.*

MS 11.2 Vidéo
Méthodes liées aux soins de plaies : *Réfection d'un pansement sec ou humide stérile.*

MS 8.4 Vidéo
Méthodes liées aux fonctions d'élimination : *Cathétérisme vésical et installation d'une sonde vésicale à ballonnet.*

TABLEAU 24.8 — Lignes directrices relatives à la prévention de la transmission des infections

PALIER 1

Pratiques de base tenant compte du risque de transmission par contact avec des clients asymptomatiques et avec des éléments contaminés de l'environnement. Elles s'appliquent en tout temps, à tous les clients, à toutes les techniques de travail.

PRATIQUE	JUSTIFICATIONS	APPLICATIONS
Lavage des mains	Éliminer la majeure partie de la flore microbienne transitoire.	• Lorsque les mains sont visiblement souillées. • AVANT et APRÈS un contact direct avec le client. • ENTRE des soins prodigués à deux clients. • AVANT et APRÈS tout contact avec du sang ou des liquides biologiques. • AVANT de prodiguer des soins à un client immunodéprimé. • APRÈS une intervention où les mains risquent d'être contaminées par des microorganismes ou du sang. • APRÈS avoir retiré des gants. • APRÈS être allé aux toilettes ou s'être mouché.
Port de gants	Créer une barrière supplémentaire entre les mains et le sang, les liquides biologiques, les sécrétions, les excrétions et les muqueuses ; protéger les soignants contre le transfert de microorganismes venant des clients infectés.	• Lorsqu'on prévoit une exposition au sang, à des liquides biologiques ou à des matières susceptibles d'être infectieuses (pus, selles, exsudats de plaie, sécrétions respiratoires). • Lorsque la peau du soignant n'est pas intacte.
Port d'une blouse à manches longues et à poignets resserrés	Empêcher que les avant-bras et les vêtements soient souillés par des liquides biologiques.	• Pour tout type d'isolement. • Entre chaque client soigné en isolement.
Port d'un masque et d'une protection oculaire	Protéger la bouche, le nez et les yeux des éclaboussures et des gouttes.	• Dans le cas d'infections aéroportées.
Traitement du matériel (nettoyage, désinfection et stérilisation)	Freiner la transmission des infections liées au matériel réutilisable.	• Dans le cas de recours à du matériel réutilisable.
Élimination du matériel coupant, tranchant et piquant	Éviter les blessures accidentelles.	• Jeter les objets piquants et tranchants contaminés dans un contenant qu'on ne peut pas perforer. • Ne pas recapuchonner les aiguilles contaminées.
Mise en sac de la literie souillée	Retirer la literie contaminée ou souillée de l'environnement du client, et éviter un contact entre ce qui est souillé et les vêtements du personnel ; prévenir la contamination par les fuites.	• Lorsque les draps sont souillés : les enrouler pour que les parties les plus souillées restent au centre du ballot. • Un deuxième sac extérieur n'est nécessaire que lorsque le premier sac fuit.
Chambre d'isolement	Réduire les occasions de transmission par grosses gouttelettes d'un client à un autre.	• Système d'aération à pression positive utilisé pour des clients hautement réceptifs comme ceux qui ont subi une transplantation d'organe. • Réserver les stéthoscopes, sphygmomanomètres ou thermomètres à l'usage exclusif de la chambre d'isolement d'un client infecté ou colonisé.

TABLEAU 24.8 Lignes directrices relatives à la prévention de la transmission des infections (*suite*)

PALIER 2

Précautions additionnelles fondées sur les modes de transmission connus ou présumés, et sur les caractéristiques du client. Elles visent des infections particulières et s'ajoutent aux précautions de base.

CATÉGORIE	MALADIES	BARRIÈRES DE PROTECTION
Précautions aériennes (gouttelettes inférieures à 5 µg en suspension dans l'air longtemps)	Rougeole, varicelle, infections disséminées à herpès, herpès zoster, tuberculose pulmonaire ou trachéale	• Chambre d'isolement à pression négative avec un renouvellement d'air de 6 à 12 fois par heure par filtre à haute protection • Masque ou équipement de protection respiratoire (masque N95)
Précautions gouttelettes (gouttelettes supérieures à 5 µg ; à l'intérieur d'un périmètre de 1 m autour du client)	Laryngite diphtérique, rubéole, pharyngite streptococcique, pneumonie, scarlatine chez les nouveau-nés et les enfants, coqueluche, oreillons, pneumonie à mycoplasme, pneumonie ou septicémie méningococcique, grippe	• Chambre d'isolement ou constitution de cohortes en fonction des politiques de l'établissement • Masque ou équipement de protection selon les politiques de l'établissement
Précautions de contact (contact direct par manipulation de liquides biologiques contaminés ; contact indirect par le transfert d'un agent infectieux par un objet contaminé : instrument ou mains des soignants)	Colonisation ou infection par un organisme multirésistant comme l'entérocoque résistant à la vancomycine, le *Staphylococcus aureus* résistant à la méthicilline, par le *Clostridium difficile* ou le virus respiratoire syncytial ; écoulement de plaie avec fuites ; gale	• Chambre d'isolement ou constitution de cohortes en fonction des politiques de l'établissement • Gants et blouse
Protection de l'environnement	Greffe, transplantation de moelle osseuse, thérapie génique	• Chambre d'isolement à pression positive avec un renouvellement d'air de 6 à 12 fois par heure par filtre à haute protection • Masque respiratoire • Gants et blouse

Sources : Adapté de Institut national de santé publique du Québec (2005). *Prévention et contrôle de la diarrhée nosocomiale associée au* Clostridium difficile *au Québec : lignes directrices pour les établissements de soins* (3ᵉ éd.). [En ligne]. www.inspq.qc.ca/pdf/publications/362-CDifficile-LignesDirectrices-3eEdition.pdf (page consultée le 14 février 2010) ; Ministère de la Santé et des Services sociaux (2006). *Lignes directrices en hygiène et salubrité : analyse et concertation.* [En ligne]. http://publications.msss.gouv.qc.ca/acrobat/f/documentation/2006/06-602-01.pdf (page consultée le 14 février 2010) ; Ministère de la Santé et des Services sociaux (2008). *Mesures d'hygiène et de salubrité au regard du* Clostridium difficile *: lignes directrices.* [En ligne]. http://publications.msss.gouv.qc.ca/acrobat/f/documentation/2008/08-209-02.pdf (page consultée le 14 février 2010) ; Santé Canada (1998). *Lavage des mains, nettoyage, désinfection et stérilisation dans les établissements de santé.* [En ligne]. www.phac-aspc.gc.ca/publicat/ccdr-rmtc/98pdf/cdr24s8f.pdf (page consultée le 14 février 2010).

pour éviter de contaminer des objets stériles. Elle doit évaluer les besoins du client et anticiper les facteurs potentiellement perturbateurs. L'état d'un client peut parfois entraîner des actions ou provoquer des événements contaminant un champ stérile ; par exemple, un client souffrant d'une infection respiratoire va transmettre des microorganismes infectieux en toussant ou en parlant. Il faut anticiper de tels problèmes en plaçant un masque chirurgical sur le visage du client avant de commencer la procédure.

Dans le cadre de l'asepsie médicale, quand un objet est déstérilisé ou sali, on le considère comme contaminé s'il contient ou est soupçonné de contenir des agents pathogènes. Par exemple, un bassin de lit utilisé, une table adaptable, un vêtement utilisé sont considérés comme contaminés.

Hygiène des mains

L'élément essentiel pour la protection des clients et des soignants est l'hygiène des mains, ce qui

Jugement clinique

On vous informe que madame Tremblay a été placée en isolement. Quelles mesures de protection de base s'appliqueraient dans son cas ?

24

comprend le lavage quand les mains sont visiblement souillées, l'utilisation d'un antiseptique à base d'alcool avant et après les soins à un client, ou le lavage chirurgical dans le cadre d'une asepsie chirurgicale.

Les mains contaminées des soignants constituent la principale source de transmission d'infections dans les milieux de soins **ENCADRÉ 24.10**.

Les mains contaminées des soignants constituent la principale source de transmission d'infections dans les milieux de soins.

Par exemple, au cours du renouvellement d'un pansement par une infirmière, si la soignante d'un autre client demande l'aide de sa collègue pour débloquer un cathéter, et que l'infirmière ne se lave pas les mains avant d'intervenir, elle risque de transférer les bactéries de la plaie du premier client au site intraveineux du second. L'adhésion aux protocoles d'hygiène des mains est maintenant considérée comme un élément fondamental de la sécurité du client **FIGURE 24.4**.

L'utilisation de produits à base d'alcool est recommandée par le CDC (2002b) pour améliorer les pratiques d'hygiène et réduire la transmission des agents infectieux aux clients et aux soignants dans les milieux de soins. Les solutions à base d'alcool ont une activité antimicrobienne immédiate et différée, elles n'exigent pas de lavabo et peuvent être utilisées aisément au chevet de chaque client.

Il est nécessaire de former les clients et les visiteurs sur les techniques et les moments adéquats pour procéder à des mesures d'hygiène des mains. Cela est particulièrement important

RÉSULTATS PROBANTS

ENCADRÉ 24.10 — Agents pathogènes et ongles artificiels

Résumé de l'étude

- Les soignantes ont souvent des ongles artificiels ou manucurés. Les chercheurs se sont demandé si les bactéries proliféraient davantage sur les ongles artificiels que sur les ongles naturels.

- Dans trois études séparées, on a pu comparer la qualité et la quantité de la flore microbienne présente sur les ongles naturels et les ongles artificiels. Dans deux études, on a recueilli, à l'aide d'un coton-tige, des échantillons à la surface des ongles et sous les ongles, pour les mettre en culture. Dans la première étude, 12 soignantes, qui normalement ne portaient pas d'ongles artificiels, en ont porté à la main non dominante pendant 15 jours. On a alors comparé la qualité et la quantité de la flore des ongles des deux mains. On a trouvé davantage de colonies d'agents pathogènes sur les ongles artificiels. La colonisation augmentant avec la durée, on a également trouvé plus de microorganismes.

- Dans la seconde étude, on a comparé la flore des ongles de 30 soignantes, qui portaient habituellement des ongles artificiels en acrylique, avec celle de soignantes qui n'en portaient pas. Le premier groupe était plus susceptible d'être porteur d'agents pathogènes que le second.

- Dans cette étude, les ongles artificiels étaient plus susceptibles d'arborer des agents pathogènes, en particulier des bactéries Gram négatif et des levures, que les ongles normaux. Plus les ongles étaient longs, plus on trouvait d'agents pathogènes isolés.

- La troisième étude a analysé une éclosion de *Pseudomonas æruginosa* dans un service de réanimation néonatale. Cette éclosion a été attribuée à deux infirmières. L'une portait de longs ongles artificiels, et l'autre affichait de longs ongles naturels. La souche de *Pseudomonas æruginosa* impliquée était présente sur les mains des deux infirmières. L'enquête a démontré que celles-ci avaient vraisemblablement soigné les nouveau-nés infectés. Cet élément indique que les ongles longs, naturels ou artificiels, peuvent avoir contribué à cette éclosion.

Pratiques exemplaires

- Les infirmières ne devraient pas porter d'ongles artificiels quand elles donnent des soins (CDC, 2002).

- Les ongles naturels doivent être soigneusement manucurés, coupés court, non recouverts de vernis acrylique ou de gel pour les ongles.

Source : Adapté de Boyce, J.M., & Pittet, D. (2001). Guidelines for hand hygiene in health-care settings: Recommendations of the Healthcare Infection Control Practice Advisory Committee and the HICPAC/SHEA/APIC/IDSA Hand Hygiene Task Force. *Infection Control Hospital Epidemiology, 23*(suppl. 12), S3-S40.

lorsque les soins se poursuivent à domicile. Les clients doivent se laver les mains avant de manger ou de manipuler de la nourriture, après avoir touché au matériel ou au linge contaminés et à des matières biologiques, et après être allés aux toilettes. Les visiteurs seront priés de respecter ces mêmes mesures d'hygiène.

L'infirmière a la responsabilité de fournir un environnement sûr au client. L'efficacité des mesures de lutte contre l'infection dépend de l'application systématique et consciencieuse de techniques aseptiques efficaces. Il est dans la nature humaine d'oublier des étapes clés dans une procédure ou de prendre des raccourcis qui brisent les procédures aseptiques quand on est pressé. Il ne faut pas oublier que le non-respect des principes de base crée un risque d'infection pour le client et peut être la cause d'un retard de guérison, voire d'un décès.

Nettoyage

Le nettoyage est le fait de débarrasser un objet ou une surface de toute souillure visible (organique ou inorganique) (Rutala & Weber, 2005). Généralement, cela implique l'utilisation d'une action mécanique utilisant de l'eau et un détergent ou un **produit de nettoyage enzymatique**. Lorsqu'il entre en contact avec du matériel infecté ou potentiellement infecté, un objet est contaminé. S'il s'agit d'un objet jetable, l'infirmière l'élimine selon la politique de l'établissement. S'il est réutilisable, l'objet doit être soigneusement nettoyé, puis désinfecté ou stérilisé en suivant les recommandations du fabricant.

Désinfection et stérilisation

La **désinfection** désigne un procédé qui élimine un grand nombre de microorganismes présents sur les objets, ou la totalité de ceux-ci, à l'exception des spores bactériennes (Rutala & Weber, 2005). Il existe deux types de désinfection : la désinfection des surfaces et la désinfection de haut niveau, qui est exigée dans le cas de l'utilisation de certains appareils comme les endoscopes ou les bronchoscopes. La désinfection est généralement effectuée au moyen d'un produit chimique ou par pasteurisation humide (utilisée pour l'équipement servant à l'inhalothérapie).

La **stérilisation** est l'élimination complète ou la destruction de tous les microorganismes (y compris les spores). Les moyens ou les produits les plus utilisés sont la vapeur sous pression, l'oxyde d'éthylène, le plasma de peroxyde d'hydrogène ou d'autres produits chimiques. L'oxyde d'éthylène pose des problèmes potentiels de santé au personnel qui l'utilise, et l'exposition à ce produit doit être gérée de façon adéquate.

Le **TABLEAU 24.9** décrit les principales méthodes de désinfection et de stérilisation. Il faut noter que certains équipements fragiles qui exigent une stérilisation ne supportent pas la vapeur, et doivent être stérilisés au gaz ou au plasma.

Sécurité du client

Pour être efficaces, la prévention et le contrôle des infections exigent que l'infirmière possède des connaissances actualisées sur les modes de transmission des infections et sur les méthodes

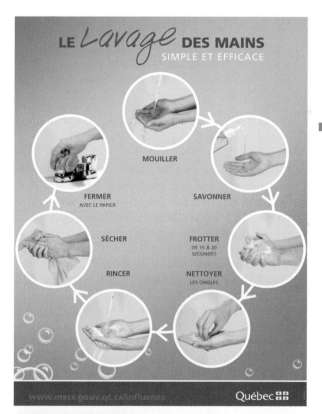

FIGURE 24.4 Protocole d'hygiène et de prévention : technique de lavage des mains

Source : Ministère de la Santé et des Services sociaux (2009). *Le lavage des mains simple et efficace*. [En ligne]. http://publications.msss.gouv. qc.ca/acrobat/f/documentation/2006/06-007-04.pdf (page consultée le 29 janvier 2010).

Reproduction autorisée par le ministère de la Santé et des Services sociaux avec la permission de Publications du Québec.

■ **Produit de nettoyage enzymatique :** Détergent qui fractionne les graisses en résidus solubles dans l'eau et qui a pour propriété de provoquer la lyse des bactéries.

24

TABLEAU 24.9 — Méthodes de désinfection et de stérilisation

MÉTHODE ET CARACTÉRISTIQUES	EXEMPLE D'UTILISATION
Chaleur humide (vapeur, chaleur humide sous pression) Elle détruit les agents pathogènes et les spores.	L'autoclave est utilisé pour stériliser les instruments chirurgicaux qui supportent la chaleur et pour les objets de soins semi-critiques.
Stérilisation chimique / Désinfection de haut niveau On utilise de nombreux désinfectants chimiques, comme des dérivés chlorés (chlorexidine), le formaldéhyde, le glutaraldéhyde, le peroxyde d'hydrogène, les iodophores.	Les produits chimiques sont utilisés pour la désinfection des instruments et de l'équipement tels que les endoscopes et le matériel d'inhalothérapie.
Oxyde d'éthylène (gaz) Ce gaz détruit les spores et les microorganismes. Il est toxique pour les humains.	Ce gaz stérilise la majorité du matériel médical.
Ébullition Les bactéries sporulées et certains virus résistent à l'eau bouillante. Cette méthode est la moins coûteuse à domicile. Elle n'est pas utilisée en milieu hospitalier.	Les objets qu'on peut faire bouillir, dans les soins à domicile (p. ex., les biberons).

■ **Infection croisée :** Infection transmise d'une personne à une autre, immédiatement à son contact, par les vêtements, du matériel de soins (contact indirect), etc.

■ **Trémie :** Grand entonnoir de forme pyramidale destiné à recueillir, à stocker ou à déverser divers types de matériaux qui doivent ensuite subir un traitement.

pour réduire celles-ci **ENCADRÉ 24.11**. Qu'il se trouve à l'hôpital, à domicile ou dans un établissement de soins de longue durée, un client doit pouvoir disposer de matériel personnel. Le partage des bassins de lit, des urinaux, des cuvettes de toilette ou du matériel d'alimentation peut conduire à des **infections croisées.** En outre, dans les établissements où se produisent des éclosions de diarrhée, il n'est pas recommandé d'utiliser des thermomètres électroniques pour prendre la température rectale ou d'employer les mêmes thermomètres pour les clients en isolement de contact.

Il faut toujours être vigilant pendant la manipulation d'urine, de matières fécales, de vomissements et de sang, qui peuvent facilement éclabousser la personne qui les élimine dans les toilettes ou dans les **trémies** destinées à cet usage. Il faut se protéger en portant des gants et des lunettes de protection. Les éléments souillés doivent être éliminés dans des sacs à déchets et ceux souillés de sang dans des sacs à déchets biomédicaux. Il est nécessaire de traiter tout échantillon biologique comme s'il était contaminé, et de le placer dans un contenant ou un sac prévu à cet effet pour le transport ou l'élimination.

Même s'il n'existe pas pour l'instant de démonstration scientifique sur le risque réel posé par l'élimination des déchets médicaux, l'infirmière doit s'informer des lois nationales en matière d'élimination de déchets médicaux infectieux (Règlement sur les déchets biomédicaux, L.R.Q., c. Q-2).

Pour éviter la transmission d'infections par les voies respiratoires, l'infirmière devrait éviter de parler au client de trop près et porter un masque en cas de toux ou d'éternuements. Elle doit également enseigner aux clients les principes de l'hygiène respiratoire ou l'étiquette respiratoire. Celle-ci est devenue particulièrement importante en raison des risques accrus de transmission respiratoire de maladies comme la tuberculose ou la grippe (CDC, 2007) **ENCADRÉ 24.12**.

Il existe des équipements de protection respiratoire spéciaux (masques de type N95) que l'on utilise pour les clients tuberculeux ou suspectés de l'être **FIGURE 24.5** (CDC, 2005a). Le masque doit avoir un pouvoir de filtration supérieur à celui du masque chirurgical et être bien ajusté pour prévenir les fuites. Il est nécessaire de procéder à des

ENCADRÉ 24.11 — Méthodes visant à réduire les réservoirs d'infection

Bain

- Utiliser de l'eau et du savon pour enlever les écoulements, les sécrétions séchées ou la sueur excessive.

Changement de pansements

- Changer les pansements humides ou souillés, ou les deux.

Articles contaminés

- Placer les mouchoirs de papier, les pansements ou les draps souillés dans des sacs à déchets imperméables.

Aiguilles contaminées

- Placer les aiguilles hypodermiques, les aiguilles de sécurité et les systèmes sans aiguilles dans un contenant à l'épreuve des perforations qui devrait se trouver dans la chambre du client ou sur les lieux de traitement. Les supports de tubes de prélèvement devraient être à usage unique.
- Ne pas replacer la gaine sur les aiguilles ni tenter de les briser.

Table de chevet

- Garder la surface de la table propre et sèche.

Solutions en flacon

- Ne pas laisser les flacons ouverts.
- Garder les flacons hermétiquement fermés.
- Inscrire la date et l'heure sur les flacons au moment de l'ouverture et jeter le reste de la solution selon les directives de l'établissement, de préférence dans les 24 heures.

Plaies chirurgicales

- Préserver la perméabilité des drains et des dispositifs collecteurs pour prévenir l'accumulation de liquides séreux sous la surface de la peau.

Flacons et sacs de drainage

- Porter des gants et des lunettes de protection en cas d'éclaboussures.
- Vider et jeter les bouteilles de drainage selon la politique de l'établissement.
- Vider tous les systèmes de drainage à chaque quart de travail à moins d'avis contraire du médecin.
- Ne jamais soulever un système de drainage (p. ex., un sac de drainage urinaire) au-dessus du niveau de drainage si la tubulure n'a pas été clampée.

Source : Adapté de Occupational Safety and Health Administration (2001b). Enforcement procedures for the occupational exposure to bloodborne injury final rule. *Federal Register,* 66, 5318.

Jugement clinique

Depuis hier, vous remarquez que madame Tremblay, toujours en isolement, parle peu et regarde souvent par la fenêtre en soupirant. Que pourraient signifier ces constatations ?

24

ENCADRÉ 24.12 — Étiquette respiratoire

- Éducation du personnel, des familles et des visiteurs
- Confection d'affiches et de documents écrits pour l'établissement de soins, pour les clients, les familles et les visiteurs
- Éducation sur les façons de couvrir le nez et la bouche en cas de toux en utilisant un mouchoir de papier, et d'éliminer ce mouchoir, ou, à défaut, de tousser dans son coude et non dans sa main
- Utilisation d'un masque chirurgical pour le client dont la fonction respiratoire n'est pas compromise ou si cela est faisable
- Lavage des mains après un contact avec des sécrétions respiratoires contaminées
- Établissement d'un périmètre de sécurité supérieur à un mètre autour d'une personne atteinte d'une affection respiratoire

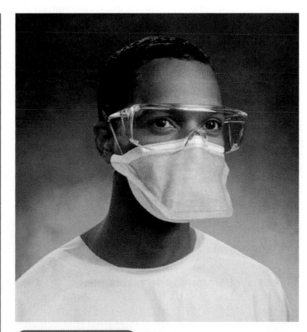

FIGURE 24.5 Masque respiratoire de type N95 et lunettes de protection

17

L'évaluation du concept de soi du client est abordée dans le chapitre 17, *Promouvoir un concept de soi équilibré.*

MS 1.5

Méthodes liées à l'asepsie, à la prévention et au contrôle des infections : *Prélèvement de liquides ou de matières biologiques.*

MS 4.8

Méthodes liées aux paramètres d'évaluation : *Prélèvement sanguin pour hémoculture.*

essais pour déterminer la taille de masque adaptée à chaque infirmière (Occupational Safety and Health Administration [OSHA], 1995).

Une infirmière qui souffre d'une infection des voies respiratoires supérieures devrait être mise en retrait préventif dans la mesure où le fait qu'elle travaille entraîne un risque supplémentaire pour les clients et ses collègues. Les professionnels des équipes de prévention et de contrôle des infections ont entre autres pour rôle de voir à la supervision et à l'application des pratiques et des politiques en la matière.

Par ailleurs, le risque de transmettre une infection nosocomiale ou une maladie infectieuse aux clients est élevé, en particulier en ce qui concerne le SARM. Quand un client est colonisé ou infecté par le SARM, ou est suspecté de l'être, les soignants sont alertés et respectent les principes de prévention et de contrôle des infections. Cependant, cette information n'est pas toujours transmise, malgré le fait que les matières organiques comme les fèces, la salive, le mucus et les écoulements de plaie contiennent des agents potentiellement infectieux ▶ **MS 1.5** **MS 4.8** .

Isolement et précautions additionnelles

L'isolement consiste en la mise à l'écart et en la restriction de mouvements des personnes atteintes de maladies contagieuses. Les milieux de soins doivent pouvoir isoler ce type de clients, par exemple en disposant de chambres à pression négative pour les personnes atteintes de tuberculose active ou suspectées de l'être. Cependant, tous les clients ne requièrent pas le placement en chambre d'isolement (OSHA, 1995). On peut mettre en place des mesures d'isolement dans les chambres normales en utilisant des barrières de protection et le port de l'équipement de protection personnelle. Cela inclut l'utilisation appropriée de blouses, de gants, de masques, de lunettes ou de visières ▶ **MS 1.4** .

Le choix de la barrière de protection est fonction de la tâche à accomplir, mais on utilise des gants pour tous les clients dans la mesure où tous sont potentiellement à risque de transmettre une infection par le sang et les autres liquides biologiques, et où le risque de transmission d'infections est inconnu.

Effets psychologiques de l'isolement

Lorsqu'un client doit être placé dans une chambre d'isolement, il se peut qu'il ressente de la solitude puisqu'il y a interruption des interactions sociales normales. Cette situation peut se révéler psychologiquement nocive, particulièrement chez l'enfant, l'adolescent et la personne âgée.

Une maladie infectieuse a pour conséquence de modifier l'image corporelle ; le client peut se sentir sale, rejeté, isolé ou coupable, et les mesures de prévention et de contrôle des infections intensifient ce sentiment d'être différent ou indésirable. Comme l'isolement limite les contacts sensoriels, l'impression de solitude psychologique et l'état émotionnel du client peuvent retarder sa guérison. Le client peut aussi appréhender les conséquences de son infection sur l'évolution de son état de santé, la perte d'autonomie et le retour à domicile ; tous ces éléments augmentent l'intensité de ses sentiments ▶ **17** .

Avant que ne soient instaurées des mesures d'isolement, le client et sa famille doivent comprendre la nature de la maladie ou de l'affection, la raison de l'isolement et la façon dont il faut appliquer les précautions spéciales. Les chances de réduire la progression de l'infection augmentent si le client et sa famille participent aux mesures de prévention et de contrôle des infections. L'infirmière doit leur enseigner la façon adéquate de se laver les mains et d'utiliser les barrières de protection, si nécessaire. Il faut démontrer chacune des techniques, et donner au client ou à sa famille l'occasion de les pratiquer. Il est également important de leur expliquer de quelle manière les microorganismes infectieux peuvent être transmis pour qu'ils comprennent la différence entre les objets contaminés et les objets propres.

L'infirmière doit prendre des moyens pour maintenir la stimulation sensorielle du client pendant l'isolement. L'environnement de la chambre doit être propre et agréable, les rideaux ouverts, les stores relevés, les meubles et le matériel inutiles enlevés. L'infirmière doit être attentive aux besoins et aux inquiétudes du client ; en effet, des soins pratiqués à la hâte ou un manque d'intérêt feront éprouver à ce dernier des sentiments de rejet, et il se sentira encore plus isolé. Des mesures favorisant le confort, telles qu'un changement de position ou un massage du dos, stimulent le client physiquement. Si l'état de ce dernier le permet, l'infirmière pourrait l'encourager à marcher dans la chambre et à s'asseoir dans un fauteuil. La bonne forme intellectuelle peut être maintenue par des jeux de stimulation mentale ou par la lecture.

MS 1.4 Vidéo

Méthodes liées à l'asepsie, à la prévention et au contrôle des infections : *Port de l'équipement de protection personnelle et interventions auprès d'un client en isolement.*

L'infirmière doit expliquer à la famille les sentiments de dépression ou de solitude que pourrait éprouver le client, l'encourager à éviter les expressions ou les actions susceptibles de traduire de la répulsion ou du dégoût quant aux mesures de prévention et de contrôle des infections, et chercher avec elle des stimulations pertinentes.

Déplacement du client

Le client infecté par des microorganismes aéroportés ne devrait quitter sa chambre que pour des raisons essentielles telles que des examens diagnostiques ou une intervention chirurgicale. Il doit alors porter un masque et une blouse propre comme peignoir.

Il faut protéger la civière ou le fauteuil roulant avec un drap au cas où des liquides biologiques se répandraient et s'assurer que l'équipement sera nettoyé au retour du client à sa chambre avant d'être utilisé par une autre personne.

La personne qui accompagne le client doit également utiliser les barrières de protection recommandées. Le personnel des salles de diagnostic ou d'opération doit être informé des précautions d'isolement imposées au client.

Enseignement au client

Le client doit souvent apprendre à mettre en pratique des moyens de lutte contre l'infection une fois de retour à la maison **ENCADRÉ 24.13**. Les techniques de prévention sont intégrées dans la pratique de l'infirmière, mais ce n'est pas le cas des clients, moins informés. L'environnement à domicile ne se prête pas toujours à la prévention et au contrôle de l'infection; il faut donc inciter le client à l'adapter pour maintenir une bonne hygiène, même s'il est moins exposé aux microorganismes résistants présents dans un hôpital et qu'il subit moins d'interventions invasives. ■

Jugement clinique

Madame Tremblay vous indique qu'elle apprécie la visite de ses enfants, mais ajoute qu'elle préférerait qu'ils ne viennent pas la voir puisqu'elle se trouve dans une chambre d'isolement. Vous savez qu'il n'est pas rare que des personnes en isolement vivent une crainte particulière. Laquelle, selon vous ?

ENSEIGNEMENT AU CLIENT

ENCADRÉ 24.13   Prévention et contrôle des infections à domicile

Objectif

Le client effectuera ses autosoins en utilisant les mesures adéquates de prévention et de contrôle des infections.

Stratégies d'enseignement

• Informer le client des procédures de nettoyage de l'équipement au moyen d'eau et de savon, et des procédures de désinfection avec un produit approprié, comme l'eau de Javel diluée.

• Faire la démonstration d'un lavage de mains adéquat en expliquant l'importance de cette pratique avant et après tout traitement ou contact avec des liquides biologiques infectés.

• Informer le client sur les signes et les symptômes d'une infection de plaie, et sur le moment où il doit contacter un soignant.

• Expliquer au client à domicile qui reçoit une alimentation par sonde (alimentation entérale) l'importance de préparer une quantité suffisante de formule pour une durée de huit heures (préparation commerciale) ou de quatre heures (préparation maison). Lui préciser que l'alimentation entérale contaminée peut provoquer une infection, et qu'il doit laver tous les jours les sacs d'alimentation et les tubulures avec de l'eau et du savon doux avant de les faire sécher.

• Demander au client de se débarrasser des pansements contaminés et autres objets jetables qui contiendraient des liquides biologiques dans des sacs de plastique imperméables. Quant aux aiguilles, l'aviser de les placer dans un contenant de métal ou de plastique épais, comme une boîte de café ou une bouteille de détergent pour lessive, et de fermer hermétiquement l'ouverture avec un ruban adhésif. Vérifier les règlements locaux concernant l'élimination de matériel piquant ou tranchant contaminé.

• Laver les draps visiblement souillés séparément du reste de la lessive dans de l'eau chaude additionnée de détergent. Il n'y a pas de recommandations particulières concernant la température de séchage (CDC, 2007).

Évaluation

• Demander au client ou aux membres de sa famille de décrire les mesures utilisées pour réduire la transmission d'infections.

• Leur demander de démontrer quelques mesures choisies.

24

Cette section présente la démarche systématique appliquée aux soins infirmiers en fonction des problèmes de santé prioritaires éprouvés par madame Lucie Tremblay. Les cinq étapes de la démarche de soins y sont abordées, et permettent de visualiser, de comprendre et d'intégrer les données favorables à un suivi clinique adéquat auprès de la cliente. L'application de ce processus permet d'individualiser l'approche infirmière par rapport à cette cliente et de planifier des soins adaptés à la situation de cette dernière.

24.3.1 Collecte des données

L'évaluation clinique de madame Lucie Tremblay faite par l'infirmière révèle plusieurs données que celle-ci doit considérer pour arriver à mettre en évidence les besoins prioritaires de la cliente. Tout d'abord, sur le plan physique, il s'agit d'une cliente qui présente plusieurs facteurs de risque d'infection nosocomiale. Elle est relativement âgée, est porteuse d'une affection chronique, a des antécédents récents d'antibiothérapie, et vient de subir un stress physique et psychologique au moment de son intervention chirurgicale. De plus, si l'on considère le type de chirurgie, on peut penser qu'elle ressentait probablement des douleurs et une gêne à la marche.

Sur le plan clinique, 72 heures après l'intervention pour la pose d'une prothèse totale de la hanche droite, madame Tremblay signale qu'elle a des douleurs abdominales et la diarrhée. Ces signes doivent immédiatement faire penser à une possible infection à *Clostridium difficile*, en l'absence d'autres facteurs comme l'alimentation, surtout si le contexte de l'hospitalisation est favorable à l'infection : chambre à plusieurs lits, autres clients porteurs de la bactérie dans l'unité et plusieurs cas dans l'établissement. De plus, comme madame Tremblay craint d'aggraver sa diarrhée en buvant, elle limite son ingestion de liquide à la prise de médicaments.

L'**ENCADRÉ 24.14** énumère les données subjectives et les données objectives que l'infirmière doit considérer pour énoncer le problème, puis établir un plan de soins et de traitements infirmiers adapté et efficace.

24.3.2 Analyse et interprétation des données

L'apparition de crampes abdominales et de diarrhée chez une cliente hospitalisée ayant eu une antibiothérapie récente peut faire soupçonner une infection à *Clostridium difficile*. Il faudra bien sûr valider cette hypothèse en précisant le contexte (antibiothérapie récente, hospitalisation dans une chambre à plusieurs lits, existence de *Clostridium difficile* dans l'unité, possibilité d'un portage par la cliente – 3 % des adultes sont porteurs de la bactérie, mais asymptomatiques), les données cliniques (nombre et aspect des selles, signes généraux) et bactériologiques (dépistage de la souche de *Clostridium difficile* dans les selles). De plus, il sera nécessaire d'évaluer l'impact des symptômes sur l'état général de madame Tremblay, ainsi que la façon dont elle vit la situation.

Le problème actuel est la multiplication des selles, qui peut être liée à une infection à *Clostridium difficile*. Outre l'impact immédiat sur l'état physique et psychologique de la cliente,

COLLECTE DES DONNÉES

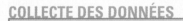

ENCADRÉ 24.14 | **Situation clinique de madame Tremblay**

Données subjectives

- A indiqué avoir eu une pneumonie, traitée par antibiothérapie, quelques jours avant l'hospitalisation.
- Se plaint de crampes abdominales.
- Dit qu'elle n'a pas dormi de la nuit.
- Craint d'aggraver sa diarrhée si elle boit.

Données objectives

- Selles liquides
- Diabète contrôlé

cette infection peut se propager dans l'unité. Il convient donc de traiter le problème dès qu'il est soupçonné, avant même la confirmation bactériologique, sur les plans individuel et collectif **ENCADRÉ 24.15**.

24.3.3 Planification des soins et établissement des priorités

La planification des soins dans la situation clinique de madame Tremblay comporte plusieurs volets :

- Pour la cliente : surveillance clinique de l'état (signes vitaux, manifestations de déséquilibre hydroélectrolytique), application du traitement, éducation et accompagnement en ce qui concerne les mesures d'isolement.

- Pour l'unité : respect des mesures d'isolement, augmentation de la vigilance.

- Pour la famille : information sur la situation, et enseignement sur les précautions à prendre, les conséquences possibles de l'infection et de l'isolement sur l'état général de la cliente.

À cette étape et selon la situation clinique, l'infirmière devra établir les interventions prioritaires suivantes :

- mettre en place des mesures d'isolement ;

- compléter la collecte des données : signes généraux, vérification des selles, perception de la cliente ;

- informer le médecin ;

- procéder au contrôle bactériologique des selles et aux autres examens complémentaires requis ;

- surveiller l'évolution clinique de la cliente ;

- prévenir l'infirmière clinicienne en prévention et contrôle des infections.

L'établissement de ces interventions prioritaires a comme objectif de voir madame Tremblay retrou-

CONSTAT DE L'ÉVALUATION

ENCADRÉ 24.15

Énoncé du problème prioritaire de madame Tremblay

Diarrhée secondaire à une infection à *Clostridium difficile*

ver et maintenir un fonctionnement intestinal normal, et de s'assurer qu'elle comprend les causes de sa diarrhée et les raisons de l'isolement. En ce qui concerne les résultats escomptés, l'infirmière vise alors l'arrêt des selles liquides, la confirmation que madame Tremblay comprend et accepte la situation, et qu'elle collabore aux mesures de contrôle d'infection mises en place **TABLEAU 24.10**.

24.3.4 Interventions cliniques

En dehors des soins de base à pratiquer auprès de la cliente, il est important de maintenir une surveillance clinique étroite pour contrôler l'évolution de l'infection, la réponse au traitement, et les impacts de l'isolement sur la cliente et sa famille. L'infection à *Clostridium difficile*, dans la majorité des cas, se résorbe sans complications majeures quand elle a été prise à temps, comme c'est le cas ici, et si la cliente réagit bien au traitement mis en place. Toutefois, dans certains cas, l'infection peut évoluer vers des complications graves allant jusqu'au décès et, dans d'autres cas (de 5 à 40 % selon l'INSPQ), elle peut être récidivante.

Ces éléments peuvent entraîner une prolongation de l'hospitalisation et une plus grande difficulté dans le recouvrement de la santé, car l'isolement rendra la réadaptation plus compliquée. De plus, le fait de se savoir infectée, ajouté à la crainte de récidives, peut amener la cliente à vivre un certain repli sur soi pouvant conduire à l'isolement volontaire, à la dépression et au suicide dans certains cas extrêmes. Enfin, une infection nosocomiale a un impact non négligeable sur la qualité de vie.

La prévention est l'affaire de tous ; c'est pourquoi il est important que l'ensemble du personnel soignant soit informé de la situation et qu'il respecte les règles d'isolement. De nombreuses études (Centre McGill, 2008 ; Pittet, et al., 2004) montrent que la proportion des soignants qui pratiquent le lavage des mains reste très en deçà des normes de qualité. Des essais, menés dans différents hôpitaux québécois, montrent qu'il est possible de réduire les taux d'infection par l'adoption de mesures simples : mise à disposition d'antiseptique à base d'alcool à l'entrée des hôpitaux, voire de chaque chambre, désignation de personnel chargé du lavage des mains des clients hospitalisés avant le repas, etc.

TABLEAU 24.10	Résultats escomptés et interventions prioritaires liés à la situation clinique de madame Tremblay

PLANIFICATION/RÉSULTATS ESCOMPTÉS CHEZ LA CLIENTE

- Arrêt des selles liquides
- Confirmation que la cliente comprend les causes de sa diarrhée et les raisons de l'isolement, et qu'elle les accepte
- Collaboration de la cliente aux mesures mises en place

INTERVENTIONS INFIRMIÈRES	JUSTIFICATIONS
• Évaluer les caractéristiques de la diarrhée.	• Suivre l'évolution de la cliente.
• Établir un bilan des ingesta et excreta.	• Évaluer la déshydratation.
• Noter les résultats des tests de laboratoire.	• Suivre l'apparition d'une éventuelle déshydratation et son évolution (bilan électrolytique). • Identifier les toxines de *Clostridium difficile*.
• Mettre en place un isolement de contact.	• Limiter les risques de transmission aux autres clients, au personnel et à la famille.
• Maintenir un équilibre hydroélectrolytique.	• Éviter les conséquences de la déshydratation.
• Maintenir une hygiène corporelle stricte.	• Prévenir les altérations cutanées liées à la macération des tissus. • Éviter une surinfection de la plaie opératoire au cours des manipulations.
• Favoriser un retour à une élimination normale par l'application d'un traitement antibiotique.	• Administrer un traitement antibiotique adéquat, qui est le seul moyen d'enrayer la cause dans ce cas précis.
• Faire verbaliser la cliente sur ses inquiétudes et l'informer de façon précise sur les mesures de contrôle.	• Lui permettre de s'adapter aux restrictions liées à l'isolement et de mieux vivre cette situation.

L'information doit être consignée au plan de soins et de traitements infirmiers. Elle peut également être transmise verbalement et être rappelée sur la porte de la chambre au moyen d'affiches claires et connues de tous.

24.3.5 Évaluation des résultats

Un des éléments clés des soins sera de maintenir en tout temps le respect des mesures d'isolement, pour éviter l'apparition d'autres cas. En ce qui concerne madame Tremblay, la surveillance clinique ne devra pas être relâchée sur les plans local (état cutané) et général (température, régularisation du transit digestif, état général).

Le suivi des traitements se fera de façon rigoureuse (administration, efficacité). Il sera également important de surveiller l'état psychologique de la cliente placée en isolement pour éviter les risques de dépression, fréquents dans cette situation, et qui viendraient retarder sa guérison, sa réadaptation, son retour à domicile et la récupération de son autonomie.

24.3.6 Plan thérapeutique infirmier de madame Tremblay

Comme l'ensemble du personnel soignant est directement concerné par le contrôle de l'infection de madame Tremblay, l'infirmière émet une directive visant principalement ce but (mettre en place un isolement de contact). Les autres directives infirmières seront utiles pour suivre de près l'évolution des manifestations de l'infection à la bactérie *Clostridium difficile*, entre autres les changements dans les caractéristiques des selles. C'est à partir des nouvelles constatations mises en lumière lors de l'évaluation en cours d'évolution que l'infirmière basera sa décision d'indiquer dans le PTI que le problème prioritaire est résolu et que les directives s'y appliquant peuvent être cessées **FIGURE 24.6**. Comme la cliente boit peu par crainte d'aggraver sa diarrhée, une directive visant à augmenter son apport liquidien pour compenser les pertes causées par les selles fréquentes est justifiée ; pour madame Tremblay, cette intervention devient alors propre à sa condition.

PLAN THÉRAPEUTIQUE INFIRMIER (PTI)

Mᵐᵉ LUCIE TREMBLAY
68 ans

CONSTATS DE L'ÉVALUATION

Date	Heure	N°	Problème ou besoin prioritaire	Initiales	RÉSOLU / SATISFAIT Date	Heure	Initiales	Professionnels / Services concernés
2010-02-12	14:15	1	Arthroplastie de la hanche droite	V.V.				
2010-02-15	10:00	2	Diarrhée		2010-02-19	14:30	S.B.	Inf. PCI
		3	Risque d'anxiété liée aux mesures d'isolement	M.L.	2010-02-19	14:30	S.B	

SUIVI CLINIQUE

Date	Heure	N°	Directive infirmière	Initiales	CESSÉE / RÉALISÉE Date	Heure	Initiales
2010-02-12	14:15	1	Appliquer le plan de cheminement clinique pour arthroplastie				
			de la hanche.	V.V.			
2010-02-15	10:00	2	Mettre en place un isolement de contact.		2010-02-19	14:30	S.B.
			Aviser inf. si augmentation du nombre de selles/24 h, et changement dans				
			la couleur et la consistance (+ dir. p. trav. PAB).				
			Aviser MD par inf. si électrolytes anormaux.				
			Encourager à prendre au moins 2 L de liquide/jour.				
		3	S'assurer qu'elle comprend et accepte les raisons de l'isolement.	M.L.			

Signature de l'infirmière	Initiales	Programme / Service	Signature de l'infirmière	Initiales	Programme / Service
Viviane Vinet	V.V.	Unité de chirurgie			
Mireille Landry	M.L.	Unité de chirurgie			
Sébastien Boisvert	S.B.	Unité de chirurgie			

© OIIQ

PLAN THÉRAPEUTIQUE INFIRMIER (PTI)

Extrait des notes d'évolution

2010-02-18 14:00
Deux selles brunes molles depuis ce matin.

A bu environ un litre de liquide depuis le déjeuner.

2010-02-19 14:30
Selle brune ferme. Aucune plainte de crampes abdominales. Dit se sentir rassurée de ne plus avoir de diarrhée. Urine jaune clair. Peau sèche, mais sans persistance du pli cutané.

Isolement de contact cessé.

FIGURE 24.6 Extrait du plan thérapeutique infirmier de madame Tremblay pour le suivi clinique de son infection nosocomiale et de sa situation d'isolement

24.3.7 Application de la pensée critique à la situation de madame Tremblay

Pendant qu'elle prodigue des soins à madame Tremblay, l'infirmière exerce constamment son jugement clinique en utilisant sa pensée critique. Cette approche rigoureuse lui permet d'appliquer une démarche de soins adaptée au problème prioritaire de la cliente. Elle se base sur ses connaissances spécialisées de la transmission des infections et des normes relatives à leur prévention et à leur contrôle pour procéder à une évaluation juste de l'évolution de la situation de santé de la cliente. Elle décide des interventions appropriées à la condition clinique de cette dernière et développe le plan de soins et de traitements infirmiers en conséquence **FIGURE 24.7**.

Vers un Jugement clinique

Connaissances

- Chaîne de l'infection
- Modes de transmission d'une infection à la bactérie *Clostridium difficile*
- Manifestations cliniques d'une infection à la bactérie *Clostridium difficile*
- Précautions de base et précautions additionnelles pour prévenir la propagation de l'infection à la bactérie *Clostridium difficile*
- Réactions possibles chez un client en isolement pour diarrhée

Expériences

- Soins aux clients en isolement
- Habileté à faire des pansements stériles
- Enseignement au client et à son entourage concernant les précautions de base en prévention des infections

ÉVALUATION

- Facteurs de risque de madame Tremblay de développer une infection
- Caractéristiques des selles : fréquence, consistance, couleur
- État de la peau périanale
- Réactions psychologiques de la cliente à l'obligation d'être en isolement
- Compréhension de la cliente des mesures de protection instaurées et respect de celles-ci

Normes

- Normes relatives à l'installation et à l'arrêt des mesures d'isolement en cas de diarrhée
- Fréquence des contrôles diagnostiques

Attitudes

- Ne pas démontrer du dégoût au regard des selles liquides et de l'odeur
- Compréhension de la demande de la cliente de ne pas avoir la visite de ses enfants

FIGURE 24.7 Application de la pensée critique à la situation clinique de madame Tremblay

■ ■ ■ À retenir

Version reproductible
www.cheneliere.ca/potter

- Le lavage des mains est la mesure la plus importante pour lutter contre les infections ou en prévenir la transmission.

- Le potentiel pathogène des microorganismes dépend de leur nombre, de leur virulence, de leur capacité à pénétrer dans un hôte et à y survivre, et de la susceptibilité de l'hôte.

- La flore résidente aide l'organisme à résister à l'infection en libérant des substances antibactériennes et en inhibant la prolifération des microorganismes pathogènes.

- Les signes d'une inflammation localisée et d'une infection localisée sont les mêmes.

- Une infection peut se transmettre aussi longtemps que la chaîne de l'infection n'est pas interrompue.

- Les microorganismes se transmettent par contact direct ou indirect par les mains ou des objets contaminés, par voie aérienne (gouttelettes ou vecteurs), ou par des matières contaminées.

- L'âge, une mauvaise alimentation, le stress, les affections héréditaires ou celles qui compromettent la réaction immunitaire, les maladies chroniques et les traitements peuvent augmenter la susceptibilité à l'infection.

- Les principaux sites d'infections nosocomiales sont les voies urinaires et respiratoires, le système sanguin, et les plaies traumatiques ou chirurgicales.

- On recommande l'utilisation d'antiseptiques à base d'alcool comme une solution de rechange au lavage des mains (sauf avec les clients atteints de diarrhées associées au *Clostridium difficile*).

- Le risque pour un client hospitalisé de contracter une infection nosocomiale augmente à cause des facteurs suivants : les interventions invasives, les traitements médicaux, l'hospitalisation prolongée et les contacts fréquents avec le personnel soignant.

- Les mesures d'isolement peuvent empêcher le personnel et les clients de contracter des infections, et peuvent prévenir la transmission de microorganismes à d'autres personnes.

- Les pratiques de base de prévention et de contrôle des infections s'appliquent en tout temps, à tous les clients et à toutes les techniques de travail.

- Un client placé en isolement est sujet à une privation sensorielle causée par l'environnement restreint.

- L'infirmière spécialisée en prévention et contrôle des infections surveille l'incidence des infections dans un établissement, et offre des services éducatifs et consultatifs.

- L'infirmière applique des mesures d'asepsie chirurgicale si la peau est abîmée ou si elle pratique une intervention invasive dans une cavité normalement stérile.

Pour en savoir plus

Version complète et détaillée
www.cheneliere.ca/potter

24

ORGANISMES ET ASSOCIATIONS

CHICA-Canada
Association pour la prévention des infections à l'hôpital et dans la communauté
www.chica.org

APIC
Association for Professionals in Infection Control and Epidemiology, Inc.
www.apic.org

ORGANISMES GOUVERNEMENTAUX

INSPQ > Maladies infectieuses, immunisation
Institut national de santé publique du Québec
www.inspq.qc.ca

ASPC > Maladies infectieuses
Agence de la santé publique du Canada
www.phac-aspc.gc.ca

RÉFÉRENCES GÉNÉRALES

Infiressources > Carrefour des rubriques > Carrefour clinique > Soins des maladies infectieuses
www.infiressources.ca

Perpête, C. (2006). *Pour mieux soigner : les pratiques de base pour se protéger des maladies infectieuses.* **Montréal : Éditions du CHU Sainte-Justine.**

American Journal of Infection Control
Publication officielle de l'Association for Professionals in Infection Control and Epidemiology, Inc.
www.ajicjournal.org

International Journal of Infection Control
Publication officielle de la International Federation of Infection Control
www.ijic.info

Thibault, C. (2008). *Protéger la population par la prévention et le contrôle des infections : une contribution essentielle de l'infirmière. Prise de position sur le rôle et les responsabilités de l'infirmière en matière de prévention et de contrôle des infections.* **Montréal : Ordre des infirmières et infirmiers du Québec.**
www.oiiq.org

Ordre des infirmières et infirmiers de l'Ontario (2006). *Norme d'exercice : la prévention des infections.* **Toronto : OIIO.**
www.cno.org

Édition française :
Lucie Buisson, inf., B. Sc.

Édition originale :
Sheryl Buckner, RN-BC, MS, CNE

Administrer les médicaments de manière sécuritaire

Objectifs

Après avoir lu ce chapitre, vous devriez être en mesure :

- de distinguer les différents concepts pharmacologiques ;

- de décrire les contextes législatif, normatif et déontologique qui régissent les médicaments et leur administration ;

- d'expliquer la pharmacocinétique et la pharmacodynamie ainsi que les facteurs qui agissent sur ces mécanismes ;

- de décrire les différentes voies d'administration des médicaments et les facteurs qui influencent leur choix ;

- d'intégrer les règles de sécurité dans l'administration des médicaments, dont le calcul adéquat des doses et le respect des « 5 à 7 bons » ;

- de distinguer le rôle du médecin, du pharmacien et de l'infirmière en lien avec la pharmacothérapie ;

- d'appliquer la démarche de soins infirmiers auprès de clients nécessitant une pharmacothérapie.

 Guide d'études, pages 111 à 115

Mise en contexte

Jugement clinique

Monsieur Charles Jean-Baptiste, 72 ans, est hospitalisé dans votre unité de soins. Atteint d'une dégénérescence maculaire, il est aveugle depuis plusieurs années. Veuf et père de quatre filles, il reçoit leur visite régulièrement à son appartement adapté par l'Institut Louis-Braille. Monsieur Jean-Baptiste souffre aussi d'insuffisance cardiaque. À 60 ans, un infarctus du myocarde a laissé des séquelles. Son état général s'est dégradé, surtout dernièrement. Il a perdu 5 kg depuis six semaines et pèse actuellement 65 kg. Il est de plus en plus faible, il est incommodé par des étourdissements et il peine à faire ses activités quotidiennes. Il présente de l'œdème à godet de degré 1 aux membres inférieurs et se plaint de maux de ventre. Monsieur Jean-Baptiste boit environ 700 ml de liquide par jour et mange le quart de ses repas. Il dit ne pas connaître ses médicaments. L'aînée de ses filles, Juliette, est présente à son chevet.

Les ordonnances du client sont :
- Ativan^MD 0,5 mg S.L. h.s.
- Furosémide 40 mg P.O. die
- Alimentation faible en Na
- Pesée die
- Digoxinémie
- Analyse et culture d'urine
- Digoxine 0,125 mg P.O. die
- Potassium 40 mEq P.O. b.i.d.
- Restriction liquidienne à 1 500 ml die
- O_2 à 2 L/min, par lunettes nasales

Ses signes vitaux sont :
- P.A. : 146/92 mm Hg
- R : 20/min
- SaO_2 : 92 %
- P : 58 batt./min, irrégulier
- T° : 37 °C

Quelles sont les données objectives et subjectives dont vous devriez tenir compte pour appuyer votre démarche clinique et pour élaborer le plan de soins de monsieur Jean-Baptiste ?

Concepts clés

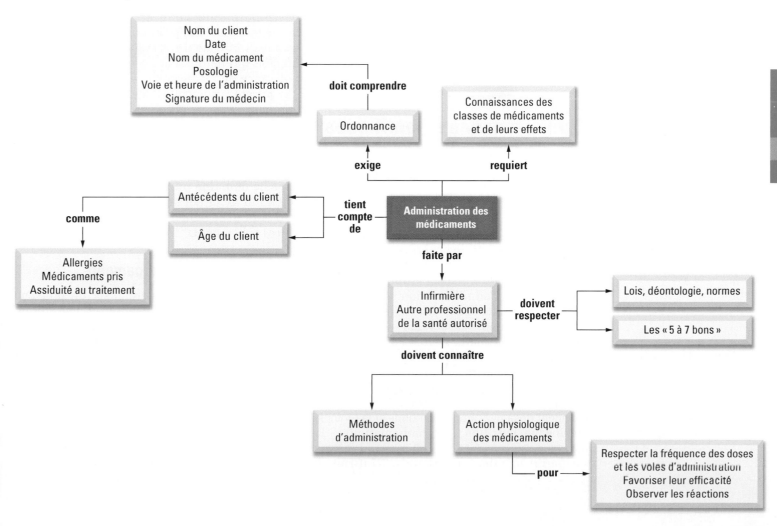

Plusieurs types de thérapies sont offertes pour pallier les divers problèmes de santé. Parmi elles, la pharmacothérapie demeure un élément pivot de l'arsenal thérapeutique. Au Canada, les dépenses totales en médicaments étaient de l'ordre de 25,3 milliards de dollars en 2006 et devaient atteindre 29,8 milliards en 2008 (Institut canadien d'information sur la santé, 2009). La population privilégie souvent les produits naturels et les médicaments pour lutter contre la maladie (Ramage-Morin, 2009). Les dépenses totales en médicaments par habitant étaient évaluées à 897 $ en 2008, alors qu'elles s'établissaient à 222 $ en 1992. Cette hausse est vraisemblablement attribuable à au moins un facteur, soit la consommation accrue de médicaments en raison d'une population vieillissante (Statistique Canada, 2005).

Quel que soit l'endroit où sont prodigués les soins – l'hôpital, la clinique ou le domicile –, l'infirmière joue un rôle essentiel dans l'évaluation et l'enseignement au client pour tout ce qui touche la prise des médicaments, l'observation de leurs effets secondaires, leur action et le maintien de la thérapie.

Le rôle de l'infirmière dans l'administration des médicaments est au cœur des interactions entre celle-ci, le pharmacien, le médecin, le client et les proches aidants. D'autant plus que, selon Einarson (1993), Grenier-Gosselin (1991) et Manasse (1989a, 1989b), cités dans l'*Enquête sociale et de santé* (Laurier, Barnard, & Baril, 2001), « les médicaments peuvent conduire à des problèmes sérieux, nécessitant parfois l'hospitalisation. Ces problèmes sont souvent liés à une utilisation non optimale ». Il faut également noter que les contextes de soins ont beaucoup évolué au cours de la dernière décennie avec, par exemple, les effets du virage ambulatoire, qui complexifie la surveillance clinique et le soutien au client (Janvier Lafrenière & Beaulieu, 2009).

25.1

Connaissances scientifiques de base à propos de la pharmacothérapie

■ **Biodisponibilité :** Capacité d'un médicament de se libérer de sa forme posologique, de se dissoudre, d'être absorbé et transporté par l'organisme vers son site d'action.

■ **Innocuité :** Qualité de ce qui n'est pas nuisible. Se dit souvent en parlant d'un médicament.

La **pharmacothérapie** a pour but la prévention, le diagnostic, le soulagement ou le traitement des maladies à l'aide de médicaments. Le cadre législatif et la déontologie infirmière intègrent plusieurs normes et lois qui réglementent l'administration des médicaments. Les infirmières sont responsables de l'administration sécuritaire de ceux-ci et de l'évaluation de leurs effets. La thérapie médicamenteuse est l'une des activités de soins de l'infirmière. Le rôle majeur de cette dernière dans les divers paliers de surveillance et dans l'enseignement aux clients détermine les champs et le niveau de connaissances scientifiques qu'elle doit atteindre. La croissance et le développement de la personne, l'anatomie et la biologie humaine, la nutrition, les mathématiques, la pharmacocinétique et la pharmacodynamie sont parmi les plus importantes. L'infirmière

exerce son jugement clinique, et utilise la démarche de soins comme un outil facilitant l'administration adéquate des médicaments.

25.1.1 Lois et normes relatives à l'administration des médicaments

La législation canadienne présente, depuis 1920, une réglementation des normes sur les médicaments régie par la Loi sur les aliments et drogues (L.R.Q., 1985, c. F-27). De plus, en 1961 a été adoptée la Loi sur les stupéfiants, qui régissait la fabrication, la distribution et la vente de stupéfiants. Cette loi a été abolie en 1996 et remplacée par la Loi réglementant certaines drogues et autres substances (L.R.C., 1996, c. 19).

Normes et contrôle sur les médicaments

Sur le plan national, la Direction générale des produits de santé et des aliments (DGPSA) de Santé Canada a pour mandat, entre autres, de promouvoir une utilisation éclairée, et de maximiser la sécurité et l'efficacité des médicaments, des aliments, des instruments médicaux et des produits de santé naturels, des produits biologiques et des produits de biotechnologie connexes. À cette fin, elle publie des documents officiels qui définissent les normes relatives à la **puissance** du médicament, à sa **biodisponibilité,** à sa **pureté,** à son emballage, à sa **sécurité,** à son étiquetage et à sa **posologie.** Les médecins, les infirmières et les pharmaciens s'appuient sur ces normes pour s'assurer que le client reçoit des médicaments purs dont la posologie est exacte et efficace. La DGPSA joue un rôle clé dans ce domaine puisqu'elle s'occupe de l'application de la Loi sur les aliments et drogues et de la Loi réglementant certaines drogues et autres substances.

Approbation des médicaments

Avant de pouvoir commercialiser un nouveau médicament au Canada, le fabricant doit présenter une demande d'autorisation à la DGPSA. Une fois les essais intensifs effectués pour s'assurer des effets et de l'**innocuité** du médicament sur les humains, celle-ci étudie la demande. Des contrôles stricts sont appliqués à ce nouveau médicament jusqu'à ce que suffisamment de renseignements permettent de s'assurer de son innocuité et de son efficacité. Le médicament est alors mis en circulation à des fins d'utilisation générale. La DGPSA attribue ensuite un numéro d'identification du médicament (DIN) et un avis de conformité qui autorisent le fabricant à vendre le médicament au Canada. La surveillance du médicament est continue quant à ses effets secondaires, aux préoccupations en matière de sécurité ou à tout changement signalé dans les indications de son usage précis (Santé Canada, DGPSA, 2006).

Réglementation des médicaments et pratique professionnelle

Les législations fédérales et provinciales régissent la pratique professionnelle des infirmières, y compris l'administration des médicaments. Les lois provinciales sur la pratique professionnelle définissent les limites des fonctions et des responsabilités professionnelles d'une infirmière. Les établissements et les organismes peuvent interpréter certaines actions autorisées en vertu de la loi, mais n'ont pas la liberté de modifier ou d'étendre l'intention de celle-ci.

Les établissements de santé adoptent des politiques qui respectent les règlements fédéraux et provinciaux. La taille d'un établissement, le type de services offerts et la catégorie de professionnels qui y travaillent influencent les directives institutionnelles en matière de contrôle, de distribution et d'administration des médicaments. Celles-ci sont souvent plus restrictives que les réglementations gouvernementales, mais elles se basent sur leurs normes. Un établissement de soins se préoccupe d'abord et avant tout de la prévention des problèmes de santé découlant de l'usage de médicaments. Par exemple, une politique courante est l'interruption automatique de l'antibiothérapie après un nombre de jours déterminé. Bien qu'un médecin puisse prescrire de nouveau un antibiotique, cette politique permet de maîtriser la pharmacothérapie prolongée inutilement, qui peut entraîner une résistance ou des réactions toxiques.

De leur côté, les professionnels de la santé doivent connaître les responsabilités et les règlements relatifs à l'administration des médicaments dans leur domaine de pratique. Par exemple, les lois varient en ce qui a trait à l'ordonnance et à l'administration de médicaments. Autrefois, seuls les médecins pouvaient prescrire des médicaments. Aujourd'hui, plusieurs provinces reconnaissent le rôle élargi que joue l'infirmière et revoient les lois sur la pratique professionnelle pour inclure l'ordonnance de médicaments. Dans la plupart des cas, le privilège est réservé aux infirmières praticiennes spécialisées (IPS) ou aux sages-femmes. Par ailleurs, le Code de déontologie des infirmières et infirmiers du Québec (R.R.Q., 1981, c. I-8, r. 4.1) établit très clairement la responsabilité des infirmières au regard de la pharmacothérapie **ENCADRÉ 25.1**.

L'infirmière est tenue de respecter les dispositions légales et les règles de sécurité lorsqu'elle administre des médicaments et des **substances contrôlées** comme les opioïdes. La surveillance clinique, y compris la préadministration

Les professionnels de la santé doivent connaître les responsabilités et les règlements relatifs à l'administration des médicaments dans leur domaine de pratique.

■ **Substance contrôlée :** Substance qui influe sur l'esprit ou le comportement, qui doit être conservée sous clé et qui nécessite un décompte afin de contrôler son utilisation.

25

CONSIDÉRATION LÉGALE

ENCADRÉ 25.1

Administration des médicaments : activités réservées aux infirmières

Au Québec, selon la Loi sur les infirmières et les infirmiers (L.R.Q., c. I-8, art. 36), l'administration des médicaments compte parmi les activités réservées au personnel infirmier. Il s'agit des activités réservées :

6° effectuer et ajuster les traitements médicaux, selon une ordonnance ;

11° administrer et ajuster des médicaments ou d'autres substances, lorsqu'ils font l'objet d'une ordonnance ;

13° mélanger des substances en vue de compléter la préparation d'un médicament, selon une ordonnance.

De plus, l'article 36.1 de cette même loi permet à des infirmières habilitées et formées selon des critères et des règlements stricts de prescrire des médicaments et d'autres substances, mais aussi de prescrire des traitements médicaux dans un cadre de pratique spécialisée (Ordre des infirmières et infirmiers du Québec [OIIQ], 2007). Par exemple, certaines infirmières en milieu scolaire peuvent prescrire une contraception hormonale selon une ordonnance collective (OIIQ, 2009a).

Pour en apprendre davantage quant à la responsabilité des infirmières au Québec en ce qui concerne la pharmacothérapie, lisez les articles 12, 14, 17, 44, et 45 du Code de déontologie des infirmières et infirmiers du Québec présenté au www.oiiq.org.

CONSIDÉRATION LÉGALE

ENCADRÉ 25.2 Surveillance clinique des clients

L'infirmière doit assurer la surveillance clinique des clients, ce qui inclut les effets de la médication prescrite.

Ainsi, en vertu de la Loi sur les infirmières et les infirmiers, l'infirmière a la responsabilité d'« exercer une surveillance clinique de la condition des personnes dont l'état de santé présente des risques, y compris le monitorage et les ajustements du plan thérapeutique infirmier ». L'OIIQ a publié un avis qui porte précisément sur la surveillance clinique des clients à qui l'on prescrit des opioïdes. Cet avis mentionne ceci : « Réservée à l'infirmière, la surveillance clinique est une activité complexe, indissociable de l'évaluation de la condition physique et mentale du client. Elle permet de

constater les réactions du client aux soins et traitements infirmiers et médicaux reçus. Elle vise également à déceler rapidement les complications et la détérioration de l'état de santé du client et à ajuster les interventions en fonction des résultats attendus et obtenus. »

Il comporte aussi ces indications : « Cet avis rappelle d'abord les principes sur lesquels s'appuie la surveillance clinique des clients sous [opioïdes et sédatifs]. Il précise ensuite les paramètres de la surveillance et la fréquence à laquelle elle doit être exercée, tout en spécifiant certains aspects cliniques à considérer. Enfin, il indique les interventions cliniques relatives à l'administration d'[opioïdes] selon le degré de sédation du client. »

Sources : Adapté de Ordre des infirmières et infirmiers du Québec (2009b). *Surveillance clinique des clients qui reçoivent des médicaments ayant un effet dépressif sur le système nerveux central : avis* (2ᵉ éd.). Montréal : Ordre des infirmières et infirmiers du Québec ; Québec. *Loi sur les infirmières et les infirmiers*. L.R.Q., c. I-8, art. 36, al. 2, à jour au 1ᵉʳ février 2010. Québec, Qc : Publications du Québec. www2.publicationsduquebec.gouv.qc.ca/dynamic Search/telecharge.php?type=2&file=/I_8/I8.html
Reproduction autorisée par les Publications du Québec.

8

Le chapitre 8, *Connaître les aspects juridiques de la pratique infirmière,* suggère une mise en contexte où une infirmière a commis un acte dérogatoire lié à l'administration d'opioïdes.

et la postadministration de médicaments, est l'un des meilleurs moyens pour assurer la sécurité du client, et elle doit être exercée avec compétence (OIIQ, 2009b) **ENCADRÉ 25.2**.

Les infractions à la Loi réglementant certaines drogues et autres substances (L.R.C., 1996, c. 19) sont passibles d'une amende, d'une peine d'emprisonnement et de la perte du droit de pratique

▶ **8** . Les hôpitaux et les autres établissements de santé énoncent des directives relatives à la distribution et à l'entreposage appropriés des substances contrôlées **FIGURE 25.1**, y compris les analgésiques opioïdes **ENCADRÉ 25.3**.

Plusieurs hôpitaux ont implanté la règle de la double vérification indépendante, à la suite des recommandations d'organismes-conseils

PRATIQUES EXEMPLAIRES

ENCADRÉ 25.3 Recommandations pour le contrôle des narcotiques

- Tous les narcotiques doivent être entreposés dans un contenant hermétique placé à l'intérieur d'une armoire verrouillée (il existe maintenant des armoires à verrouillage contrôlé par ordinateur [cabinets automatisés]).
- Les infirmières responsables possèdent un trousseau de clés (ou un code d'entrée informatique) pour l'armoire à narcotiques.
- Au moment du changement de service, l'infirmière qui termine son quart de travail compte tous les narcotiques avec l'infirmière qui commence le sien. Les deux infirmières signent le registre des narcotiques pour témoigner de l'exactitude de la quantité (sauf si des cabinets automatisés sont utilisés).
- Tout écart dans le décompte des narcotiques doit être signalé immédiatement (y compris les divergences des charriots à médicaments automatisés).

- Une fiche d'enregistrement spéciale doit être utilisée chaque fois qu'un narcotique est administré (excepté dans le cas des cabinets où le décompte est informatisé).
- Les fiches servent à inscrire le nom du médicament et la dose. Les renseignements suivants y figurent : la date, l'heure, le nom du client, la quantité utilisée, la quantité restante, le nom du médecin qui a rempli l'ordonnance et la signature de l'infirmière.
- La fiche d'enregistrement permet de vérifier si les quantités de narcotiques utilisées et restantes sont exactes.
- Lorsqu'une partie seulement d'une dose d'une substance contrôlée est administrée, une deuxième infirmière doit être présente pour témoigner que la partie non utilisée a été jetée et pour contresigner la fiche d'enregistrement.
- La règle de la double vérification indépendante s'applique.

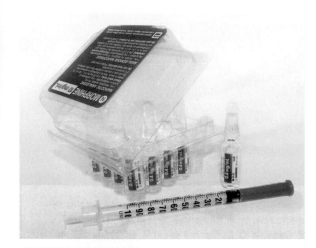

FIGURE 25.1 Emballage numéroté d'une substance contrôlée

(Institut pour l'utilisation sécuritaire des médicaments du Canada [ISMP], 2008a). Cette règle s'applique aussitôt qu'il y a un potentiel de danger pour le client; elle consiste à s'assurer de l'exactitude de la dose préparée par la vérification indépendante d'un autre professionnel reconnu officiellement compétent. Cela peut se faire, par exemple, au moment de la préparation de médicaments à haut risque tels qu'un opioïde, une solution parentérale, de l'héparine, de l'insuline, etc. (ISMP, 2008b). Des chercheurs ont également contribué à appuyer ces organismes et à favoriser l'implantation de cette stratégie de réduction des erreurs (Bussières, Touzin, Coureau, Legault, & Quesnel, 2007).

25.1.2 Concepts pharmacologiques

Noms des médicaments

Un médicament peut être nommé ou identifié de trois façons différentes : par le nom chimique, par le nom générique ou par le nom commercial. Le nom chimique, rarement utilisé en pratique clinique, donne la description exacte de la composition du médicament et de sa structure moléculaire. Par exemple, le nom chimique du Tylenol^MD est N-acétyl-para-aminophénol. Avec l'approbation du United States Adopted Name Council (USAN), le fabricant qui a mis au point le médicament lui donne un nom générique. Ainsi, le nom générique du Tylenol^MD est acétaminophène. Le nom générique devient le nom officiel qui figure dans les publications autorisées comme le *Compendium des produits et spécialités pharmaceutiques* (CPS). Le nom commercial ou la marque de commerce enregistrée sont étiquetés généralement avec le symbole ® (marque déposée aux États-Unis) ou ^MD (marque déposée).

Les fabricants choisissent en général des noms faciles à retenir, à prononcer et à épeler pour que le non-spécialiste puisse les reconnaître facilement. Le même médicament est parfois produit par plusieurs compagnies, il peut donc avoir plusieurs noms commerciaux. Ainsi, l'acétaminophène (nom générique) possède plusieurs noms commerciaux, tels que Tylenol^MD ou Tempra^MD **FIGURE 25.2**.

Classification des médicaments

Les médicaments sont classés en catégories qui présentent des caractéristiques similaires. La classification indique l'action générale, les effets de chaque médicament sur l'organisme et les symptômes qu'il soulage. Par exemple, monsieur Jean-Baptiste, atteint d'insuffisance cardiaque, prend un médicament appelé digoxine (nom générique) pour régulariser son rythme cardiaque, renforcer sa contraction cardiaque et ralentir la fréquence de son pouls. Ce médicament fait partie de la classe des cardiotoniques ou antiarythmiques.

En général, chaque classe comprend plusieurs médicaments qui peuvent être prescrits pour un problème de santé donné. Ainsi, il existe sur le marché plusieurs médicaments traitant les problèmes d'insuffisance cardiaque. Cependant, la composition chimique et la présentation des médicaments appartenant à une classe donnée peuvent varier. Généralement, le médecin choisira un antiarythmique oral, par exemple, en fonction des particularités des pathologies du client, du coût du médicament, de son efficacité, de la fréquence des doses et de sa propre expérience avec ce médicament.

Un médicament peut aussi appartenir à plusieurs classes. Par exemple, l'Aspirin^MD (acide acétylsalicylique [AAS]) est à la fois un analgésique, un **antipyrétique,** un anti-inflammatoire et un **antiplaquettaire.** Monsieur Jean-Baptiste prend de

Un exemple d'affiche produite par le Centre hospitalier de l'Université de Montréal (CHUM) et illustrant la procédure de la double vérification indépendante est présenté au www.cheneliere.ca/potter.

25

■ **Antipyrétique :** Médicament possédant la capacité de lutter contre la fièvre (élévation de la température).

■ **Antiplaquettaire :** Médicament qui empêche les plaquettes de s'agglutiner et donc les caillots de se former.

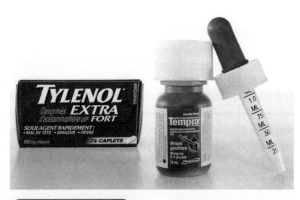

FIGURE 25.2 Deux noms commerciaux : Tylenol^MD, Tempra^MD ; un nom générique : acétaminophène.

l'Ativan^MD (lorazépam), qui est un anxiolytique, un sédatif et un hypnotique.

Présentation des médicaments

■ **Excipient :** Toute substance autre que le principe actif dans un médicament, un cosmétique ou un aliment. Son addition est destinée à conférer une consistance donnée, ou d'autres caractéristiques physiques ou gustatives particulières au produit final, et à éviter toute interaction, particulièrement chimique, avec le principe actif.

Les médicaments sont présentés sous des formes ou des préparations diverses adaptées aux différentes voies d'administration **FIGURE 25.3**. La forme pharmaceutique du médicament détermine souvent sa voie d'administration, alors que sa composition vise à accroître son absorption et son métabolisme. De nombreux médicaments existent sous plusieurs formes, dont les comprimés, les capsules, les **solutions** et les suppositoires. Lorsque l'infirmière donne un médicament, elle s'assure de l'administrer sous la forme prescrite **TABLEAUX 25.1** et **25.2**.

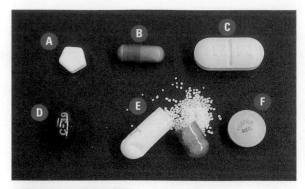

FIGURE 25.3 Certaines formes orales de médicaments. A. Comprimé de forme particulière. B. Capsule. C. Comprimé sécable. D. Gélule (liquide enrobé de gélatine). E. Capsule à libération prolongée. F. Comprimé entérosoluble.

TABLEAU 25.1	Formes pharmaceutiques des médicaments
FORME PHARMACEUTIQUE (ABRÉVIATION ENTRE PARENTHÈSES)	**DESCRIPTION**
Aérosol	Fines particules de médicaments solides ou liquides dispersées dans un gaz (air ou autre) pour atteindre les bronchioles ou les alvéoles
Caplet	Forme posologique solide pour administration orale ; ressemble à une capsule, mais est plus facile à avaler
Capsule (caps.) ou gélule	Forme posologique solide pour administration orale ; médicament sous forme de poudre, d'huile ou de liquide contenu dans une capsule de gélatine
Collyre ou gouttes ophtalmiques	Médicament habituellement liquide, injecté dans le sac conjonctival, pour le traitement des affections des yeux ou des paupières
Comprimé (co.)	Forme posologique solide contenant un ou plusieurs médicaments de forme ronde ou ovale pour administration orale
Comprimé à action contrôlée : retardée, prolongée, accélérée	Comprimé, gélule ou capsule pour administration orale qui contient un excipient retardant la libération du principe actif plus ou moins rapidement
Comprimé à croquer	Comprimé qui est croqué pour faciliter la prise du médicament (p. ex., l'acétaminophène pour enfant)
Comprimé entérosoluble	Comprimé pour administration orale, enrobé de matériaux non solubles dans l'estomac ; l'enrobage se dissout dans l'intestin, où le médicament est absorbé
Crème	Préparation pharmaceutique pour application cutanée, constituée par une émulsion homogène et stable de consistance plus molle qu'une pommade, parce qu'elle contient plus d'eau, mais qui ne coule pas
Émulsion	Préparation d'apparence laiteuse qui résulte de la dispersion d'un médicament dans un mélange de liquides non miscibles (p. ex., de l'huile et de l'eau), pour administration orale ou cutanée

TABLEAU 25.1 Formes pharmaceutiques des médicaments (*suite*)

FORME PHARMACEUTIQUE (ABRÉVIATION ENTRE PARENTHÈSES)	DESCRIPTION
Gel	Médicament en suspension dans un milieu aqueux de consistance molle et habituellement translucide
Gouttes (gtt)	Médicament liquide en solution ou en suspension, et administré à l'aide d'un compte-gouttes
Granule	Médicament solide sous forme de grains à boire après avoir été dissous dans un verre d'eau
Lavement	Forme médicamenteuse liquide, aqueuse ou huileuse contenant une ou plusieurs molécules actives, destinée à l'administration rectale
Lotion	Médicament en suspension ou en solution liquide; s'utilise en application externe pour une action localisée; convient mieux aux régions pileuses
Onguent (ong.)	Préparation semi-solide de consistance épaisse et graisseuse; contient une ou plusieurs résines, au contraire de la pommade ou de la crème; s'utilise en application externe, peut contenir plusieurs médicaments; pour administration cutanée ou ophtalmique
Ovule	Médicament solide de forme ovoïde qui se dissout au contact de la muqueuse vaginale pour y exercer une action locale
Pastille	Forme posologique plate et ronde contenant le médicament et un aromatisant; se dissout dans la bouche pour libérer le médicament
Pâte	Préparation médicamenteuse non graisseuse faite de un ou de plusieurs principes actifs dans un excipient plus épais et plus rigide qu'un onguent; son absorption en est donc ralentie; pour administration cutanée
Pommade	Préparation onctueuse de consistance molle et non graisseuse à laquelle on ajoute une ou plusieurs molécules actives; pour administration cutanée ou ophtalmique
Sirop (sir.)	Mélange de un ou de plusieurs principes actifs dilués dans une solution concentrée de sucre; souvent aromatisé pour lui donner un meilleur goût
Solution (sol.)	Préparation liquide pouvant être administrée par voie orale, parentérale ou externe; peut également être instillée dans un organe ou une cavité (p. ex., des irrigations de la vessie); contient de l'eau avec un ou plusieurs composés dissous; doit être stérile pour l'administration parentérale
Suppositoire (supp.)	Forme posologique solide de forme conique facilitant l'insertion dans une cavité de l'organisme (rectum ou vagin); fond lorsqu'il atteint la température du corps et libère le médicament, qui est absorbé pour une action générale ou locale
Suspension (susp.)	Particules fines de médicament dispersées dans un liquide; lorsque la suspension est laissée au repos, les particules s'accumulent au fond du contenant; les suspensions conçues pour l'administration orale ne sont habituellement pas compatibles avec l'administration parentérale
Teinture (teint.)	Solution de médicament dans l'alcool, ou dans l'eau et l'alcool
Timbre ou disque transdermique	Médicament contenu dans une mince membrane semi-perméable qui permet au médicament d'être absorbé lentement par la peau sur une longue période (p. ex., 24 heures, 1 semaine)

25

TABLEAU 25.2	Abréviations courantes pour les médicaments à longue action
CD	Libération contrôlée (*controlled delivery*)
LA	Longue action (*long action*)
PA	Action prolongée (*prolonged action*)
SR	Libération continue (*sustained release*)
XL	Action très prolongée (*extreme long action*)

Source : Tiré de Clayton, B.D., & Stock, Y.N. (2003). *Soins infirmiers : pharmacologie de base*. Montréal : Beauchemin.

Visionnez le processus d'absorption d'un médicament dans l'animation du même nom présentée au www.cheneliere.ca/potter.

25.1.3 Pharmacocinétique

La **pharmacocinétique** correspond à l'ensemble des phénomènes et des réactions qui se produisent dans l'organisme après l'introduction d'un médicament. Pour être efficaces, les médicaments doivent franchir les quatre étapes de la pharmacocinétique, soit leur absorption, leur distribution, leur métabolisme et leur élimination.

L'infirmière utilise ses connaissances en pharmacocinétique pour déterminer l'horaire d'administration des médicaments, estimer les risques pour le client en présence de modifications du mode d'action et observer ses réactions. En fonction de celles-ci, la voie d'administration et la posologie pourront être réajustées. L'infirmière optimise ses choix et assure la sécurité des clients en tenant compte des étapes de la pharmacocinétique.

Absorption

L'**absorption** désigne le passage des molécules du médicament de son site d'administration au sang. Les facteurs qui influent sur l'absorption des médicaments sont la voie d'administration, la solubilité du médicament, la circulation sanguine au site d'administration, la surface corporelle et la liposolubilité du médicament. L'administration sécuritaire des médicaments exige que l'infirmière connaisse les facteurs pouvant altérer ou compromettre l'absorption des médicaments prescrits au client, tels que les interactions médicaments-nourriture ou médicaments-médicaments **ENCADRÉ 25.4**. Ces connaissances basées sur la compréhension de la pharmacocinétique, juxtaposées à l'entrevue, à l'examen physique et à la surveillance clinique, permettent de choisir le bon moment d'administration.

Voie d'administration

Les médicaments peuvent être administrés par des voies différentes, dont la vitesse d'absorption

ENCADRÉ 25.4	Interactions médicamenteuses

L'interaction médicamenteuse se rapporte au médicament qui modifie l'action d'un autre médicament.

- Un médicament peut accentuer ou atténuer l'action d'autres médicaments, et modifier l'absorption, le métabolisme ou l'élimination de ceux-ci par l'organisme.
- L'effet synergique découle de deux médicaments qui agissent en synergie alors que leur effet combiné est plus grand que celui de chacun administré séparément.
- Une association médicamenteuse peut parfois être avantageuse.
- De temps à autre, le médecin associe des médicaments pour diminuer les doses ou les espacer, ce qui est bénéfique pour l'état du client. Par exemple, un client souffrant d'une hypertension impossible à maîtriser par un seul médicament reçoit en général plusieurs médicaments en association, notamment des diurétiques et des vasodilatateurs qui agissent de concert pour abaisser la pression artérielle.

peut varier. Un médicament apposé sur la peau, par exemple, est absorbé lentement à cause de la composition physique de la peau, alors que les membranes muqueuses ou les voies respiratoires permettent au médicament d'être absorbé rapidement parce que ces tissus contiennent de nombreux vaisseaux sanguins. La vitesse d'absorption des médicaments administrés par voie orale risque d'être réduite parce que ces derniers doivent traverser l'appareil gastro-intestinal et subir l'effet d'un **premier passage hépatique** avant d'être redistribués à la circulation centrale. Habituellement, ce premier passage hépatique inactive, en grande partie, les métabolites de médicaments captés. Par ailleurs, pour certaines molécules, il arrive que ce premier passage soit nécessaire pour leur activation, comme c'est le cas pour les **promédicaments.** Pour d'autres, les métabolites de la molécule deviendront plus

■ **Premier passage hépatique :** Transport de la substance active par la veine porte vers le foie avant d'atteindre la circulation systémique. La substance active peut ainsi subir une métabolisation hépatique présystémique avant d'atteindre la circulation générale.

■ **Promédicament :** Substance médicamenteuse dont le principe actif a besoin d'être transformé par les enzymes situées dans les cellules (du foie, essentiellement) pour produire une action thérapeutique efficace.

puissants que le principe actif. La présence d'aliments ou non dans l'estomac influencera également la vitesse et le degré d'absorption selon les médicaments. L'administration par injection intraveineuse (I.V.) présente l'absorption la plus rapide en offrant un accès immédiat à la circulation sanguine systémique et permet ainsi une grande biodisponibilité.

Solubilité du médicament

La solubilité d'un médicament administré par voie orale dépend surtout de sa présentation et de sa composition. Les solutions et les suspensions, déjà à l'état liquide, sont absorbées plus facilement que les comprimés ou les capsules. Les médicaments acides, quant à eux, traversent rapidement la muqueuse gastrique. Les médicaments basiques ne sont absorbés que lorsqu'ils atteignent l'intestin grêle.

Liposolubilité du médicament

Les médicaments fortement solubles dans les lipides sont absorbés plus aisément parce qu'ils traversent facilement la membrane cellulaire, constituée d'une couche de lipides.

Présence d'aliments dans l'estomac

Les aliments peuvent influencer la vitesse d'absorption. Certains médicaments oraux sont en effet absorbés plus facilement lorsqu'ils sont administrés entre les repas parce que les aliments peuvent en modifier la structure et en gêner l'assimilation. Lorsque le client prend plusieurs médicaments, ceux-ci peuvent également interagir, et l'absorption de certains d'entre eux risque d'être compromise.

Circulation sanguine et zone d'absorption

Les tissus qui contiennent de nombreux vaisseaux sanguins permettent aux médicaments d'être absorbés plus rapidement.

Surface corporelle

Lorsqu'un médicament entre en contact avec une grande surface corporelle, il est absorbé plus rapidement. Cela explique pourquoi la majorité des médicaments sont absorbés dans l'intestin grêle plutôt que dans l'estomac.

Distribution

Une fois absorbé par l'organisme, le médicament est distribué par la circulation générale dans les tissus et les organes, et il atteint enfin le site d'action. La vitesse et l'étendue de la distribution dépendent des propriétés physiques et chimiques des médicaments, de la diffusion tissulaire, de la perméabilité des membranes à ces molécules, de la capacité de celles-ci à se fixer aux protéines et de la physiologie de chaque client.

Dans le cas de l'allaitement maternel, il faut savoir que, si un médicament est distribué dans les glandes mammaires, le nourrisson risque d'en ingérer les substances chimiques. L'infirmière doit donc s'assurer de l'absence d'effets nuisibles des médicaments qui sont prescrits à la mère qui allaite.

L'infirmière doit s'assurer de l'absence d'effets nuisibles des médicaments qui sont prescrits à la mère qui allaite.

Diffusion tissulaire

Une fois que le médicament a atteint le flux sanguin, il est transporté vers les tissus et les organes du corps, jusqu'à l'endroit précis d'action, par exemple jusqu'au site de l'infection pour un anti-infectieux. La vitesse à laquelle il atteint sa cible dépend de la vascularisation des différents tissus et organes, et de sa capacité à traverser les membranes.

Perméabilité des membranes

Pour être distribué dans un organe, un médicament doit traverser toutes les membranes biologiques de l'organe ou du tissu. Certaines membranes font obstacle au passage des médicaments. La barrière hématoencéphalique laisse uniquement passer les médicaments liposolubles dans le cerveau et le liquide céphalorachidien. Comme la perméabilité de la barrière hématoencéphalique varie avec l'âge et que celle-ci laisse passer plus facilement les médicaments liposolubles, des effets secondaires se manifestent parfois chez le client âgé (p. ex., de la confusion). La membrane placentaire étant, quant à elle, une barrière non sélective pour les médicaments, les agents solubles ou non dans les lipides peuvent la traverser, et engendrer des déformations du fœtus, une dépression respiratoire et des symptômes de dépendance si la mère abuse d'analgésiques opioïdes.

Fixation aux protéines

La distribution du médicament varie en fonction de sa tendance à se fixer aux **protéines sériques** comme l'albumine. La plupart des médicaments ont plus ou moins tendance à se fixer à cette protéine, qui les empêche d'exercer leur rôle pharmacologique, puisque le médicament devient actif lorsqu'il est libre, c'est-à-dire non lié. En se liant avec l'albumine, la molécule de médicament devient trop grande et ne peut se diffuser au site d'action. À cause d'une probable modification de

■ **Protéine sérique :** Protéine contenue dans le sérum.

Chez un client âgé, comme monsieur Jean-Baptiste, la dose de médicament administrée doit-elle être la même que chez le jeune adulte ? Justifiez votre réponse.

la fonction hépatique, le taux d'albumine est faible chez la personne âgée, ou chez le client atteint d'une maladie du foie ou souffrant de malnutrition **FIGURE 25.4**.

Métabolisme

Après avoir atteint son site d'action, le médicament est métabolisé en une forme inactive ou moins active, qui sera plus facilement éliminée. Cette **biotransformation** se produit sous l'influence des enzymes, qui transforment, dégradent (décomposent) et éliminent les substances chimiques biologiquement actives. La biotransformation a lieu principalement dans le foie, mais les poumons, les reins, le sang et les intestins contribuent également au métabolisme des médicaments. Le foie joue un rôle particulièrement important par sa structure spécialisée qui oxyde et transforme la plupart des substances toxiques. Il décompose de nombreux composés

chimiques toxiques avant qu'ils ne soient distribués dans les tissus. En présence d'un ralentissement d'activité hépatique chez le sujet âgé, le très jeune enfant ou le client atteint d'une maladie du foie, les médicaments sont parfois éliminés plus lentement et risquent donc de s'accumuler dans l'organisme. Si les organes qui métabolisent les médicaments sont atteints, le client risque alors une intoxication médicamenteuse. Une faible dose d'un sédatif ou d'un barbiturique peut, par exemple, entraîner un coma hépatique chez un client souffrant d'une maladie du foie.

Élimination

Une fois métabolisés, les médicaments sont éliminés par les reins, le foie, les intestins, les poumons et les glandes exocrines. La composition chimique du médicament détermine l'organe qui l'élimine. Par exemple, les composés gazeux et volatils comme l'oxyde nitreux et l'alcool sont

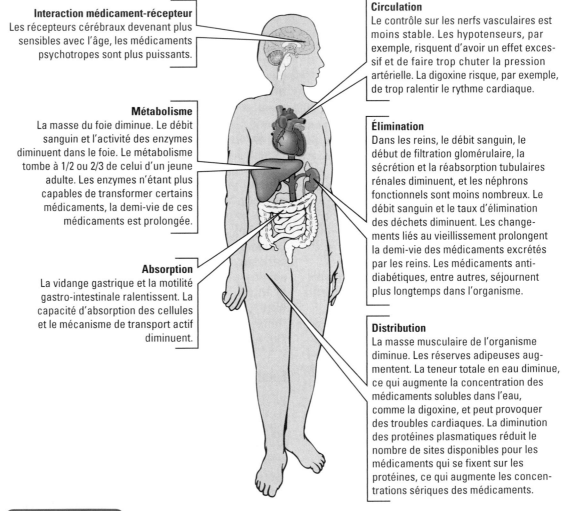

Interaction médicament-récepteur
Les récepteurs cérébraux devenant plus sensibles avec l'âge, les médicaments psychotropes sont plus puissants.

Métabolisme
La masse du foie diminue. Le débit sanguin et l'activité des enzymes diminuent dans le foie. Le métabolisme tombe à 1/2 ou 2/3 de celui d'un jeune adulte. Les enzymes n'étant plus capables de transformer certains médicaments, la demi-vie de ces médicaments est prolongée.

Absorption
La vidange gastrique et la motilité gastro-intestinale ralentissent. La capacité d'absorption des cellules et le mécanisme de transport actif diminuent.

Circulation
Le contrôle sur les nerfs vasculaires est moins stable. Les hypotenseurs, par exemple, risquent d'avoir un effet excessif et de faire trop chuter la pression artérielle. La digoxine risque, par exemple, de trop ralentir le rythme cardiaque.

Élimination
Dans les reins, le débit sanguin, le début de filtration glomérulaire, la sécrétion et la réabsorption tubulaires rénales diminuent, et les néphrons fonctionnels sont moins nombreux. Le débit sanguin et le taux d'élimination des déchets diminuent. Les changements liés au vieillissement prolongent la demi-vie des médicaments excrétés par les reins. Les médicaments antidiabétiques, entre autres, séjournent plus longtemps dans l'organisme.

Distribution
La masse musculaire de l'organisme diminue. Les réserves adipeuses augmentent. La teneur totale en eau diminue, ce qui augmente la concentration des médicaments solubles dans l'eau, comme la digoxine, et peut provoquer des troubles cardiaques. La diminution des protéines plasmatiques réduit le nombre de sites disponibles pour les médicaments qui se fixent sur les protéines, ce qui augmente les concentrations sériques des médicaments.

FIGURE 25.4 Action des médicaments chez la personne âgée

Source : Adapté de Lewis, S.M., Heitkemper, M.M., & Dirksen, S.R., O'Brien, P.G., & Bucher, L. (2007). *Medical-surgical nursing: Assessment and management of clinical problems* (7th ed.). St. Louis, Mo. : Mosby.

éliminés par les poumons. En phase postopératoire, la respiration profonde et la toux aident le client à éliminer plus rapidement les gaz anesthésiants. Le tube digestif est une autre voie d'élimination des médicaments. La plupart des médicaments pénètrent dans la circulation hépatique pour être décomposés par le foie et éliminés dans la bile. Après leur pénétration dans les intestins par les voies biliaires, les médicaments peuvent être absorbés de nouveau par les intestins. Les facteurs qui accélèrent le péristaltisme (p. ex., les laxatifs et les lavements) activent l'élimination des médicaments par les selles, alors que les facteurs qui ralentissent le péristaltisme (p. ex., l'inactivité ou un régime alimentaire déséquilibré) risquent de prolonger les effets d'un médicament. Les reins sont les principaux organes responsables de l'élimination des médicaments, et certaines molécules, très peu métabolisées, sont éliminées dans l'urine sans avoir subi de modifications. D'autres médicaments doivent subir une biotransformation dans le foie avant d'être éliminés par les reins. Une fonction rénale diminuée peut entraîner une intoxication médicamenteuse; il faut alors réduire la dose des médicaments qui sont éliminés par cette voie. Chez l'adulte moyen, le maintien d'un apport liquidien suffisant (50 ml/kg/jour) favorise l'élimination des médicaments.

25.1.4 Réactions à la dose d'un médicament

Après son administration, le médicament est absorbé, distribué, métabolisé, puis éliminé; il mettra donc du temps à pénétrer la circulation générale, sauf s'il est administré par voie intraveineuse. La quantité et la distribution d'un médicament dans les différentes parties du corps varient constamment. Lorsqu'un médicament est prescrit, l'objectif est d'en obtenir une concentration sanguine constante dans un intervalle thérapeutique donné.

Pour obtenir une concentration thérapeutique constante du médicament, l'administration de doses répétées s'avère nécessaire parce qu'une partie du médicament est toujours éliminée. Ainsi, l'administration de doses répétées entraîne des concentrations plasmatiques maximales et minimales dans un intervalle donné. Normalement, la concentration plasmatique maximale (pic d'action) est observée immédiatement après l'absorption de la dernière dose (McKenry, Tessier, & Hogan, 2006). Une fois la valeur maximale atteinte, la concentration plasmatique du médicament diminue progressivement. En ce qui a trait aux **perfusions** intraveineuses, le pic d'action s'obtient rapidement, et la concentration plasmatique diminue immédiatement à l'arrêt de la perfusion. Les concentrations de médicaments diminueront lentement ou rapidement selon le temps d'élimination de ceux-ci **FIGURE 25.5**.

Tous les médicaments ont une **demi-vie sérique,** qui correspond au temps requis par les processus d'élimination pour réduire de moitié la concentration plasmatique. Pour maintenir un plateau thérapeutique, l'administration de doses fixes, à intervalles réguliers, est essentielle. Des études ont démontré que les médicaments analgésiques sont plus efficaces lorsqu'ils sont administrés régulièrement durant la journée plutôt qu'à l'apparition de la douleur: la quantité d'analgésiques demeure ainsi presque constante. Après avoir reçu une première dose de médicament, le client reçoit chaque dose successive lorsque la dose précédente atteint sa demi-vie, et ce, selon l'intensité de la douleur du client de même que son état de conscience **FIGURE 25.6**.

■ **Perfusion:** Introduction de solutions intraveineuses dans la circulation sanguine à l'aide d'une aiguille ou d'un cathéter.

> *Les médicaments analgésiques sont plus efficaces lorsqu'ils sont administrés régulièrement durant la journée plutôt qu'à l'apparition de la douleur.*

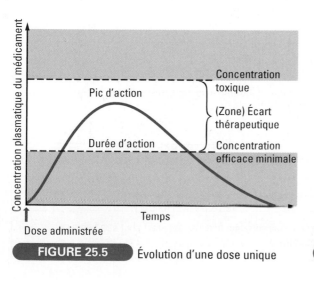

FIGURE 25.5 Évolution d'une dose unique

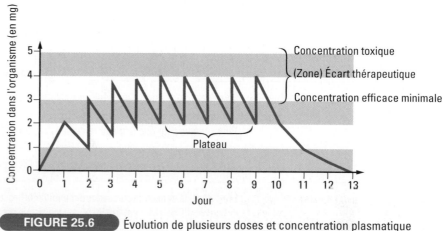

FIGURE 25.6 Évolution de plusieurs doses et concentration plasmatique

Le furosémide que prend monsieur Jean-Baptiste a un pic d'action de une à deux heures après son administration. S'il a pris le médicament à 8 h, à quelle heure le client devrait-il s'attendre à avoir envie d'uriner ?

Le client et l'infirmière doivent respecter le dosage et les modalités d'administration des médicaments (posologie) prescrits **TABLEAU 25.3**. Pour expliquer l'horaire de prise des médicaments au client, l'infirmière devra utiliser un langage clair. Par exemple, si le médicament doit être administré deux fois par jour (b.i.d.), comme le potassium pour monsieur Jean-Baptiste, l'infirmière mentionne au client de prendre une dose le matin et une autre le soir. Si elle connaît le pic d'action et les intervalles de temps d'action des médicaments, l'infirmière peut prévoir l'effet de ceux-ci et indiquer au client le moment où il peut s'attendre à ressentir les effets espérés **TABLEAU 25.4**.

TABLEAU 25.3 — Abréviations courantes utilisées dans la rédaction des ordonnances

Abréviation	Expression latine	Signification
a.c.	*ante cibum*	avant les repas
p.c.	*post cibum*	après les repas
h.s.	*hora somni*	au coucher
die	*die*	une fois par jour
b.i.d.	*bis in die*	deux fois par jour
t.i.d.	*ter in die*	trois fois par jour
q.i.d.	*quater in die*	quatre fois par jour
p.r.n.	*pro re nata*	au besoin
q.d.	*quaque die*	chaque jour
q.h.	*quaque hora*	toutes les heures
q.2 h	*quaque 2 hora*	toutes les deux heures
q.4 h	*quaque 4 hora*	toutes les quatre heures
q.6 h	*quaque 6 hora*	toutes les six heures
q.8 h	*quaque 8 hora*	toutes les huit heures
stat.	*statim*	immédiatement
ad lib.	*ad libitum*	à volonté
ad	*ad*	jusqu'à
c̄	*cum*	avec (p. ex., c̄ 100 ml d'eau)

TABLEAU 25.4 — Expressions relatives au temps d'action des médicaments et à leur concentration

Expression	Signification
Début d'action	Intervalle de temps au bout duquel le médicament produit un effet thérapeutique après avoir été administré
Pic d'action	Moment où le médicament atteint sa concentration sérique maximale, l'action étant alors à son maximum
Concentration minimale	Concentration sérique minimale du médicament atteinte juste avant l'administration de la dose prévue
Durée d'action	Temps durant lequel le médicament est présent en concentration suffisante pour produire un effet
Plateau d'équilibre (ou état d'équilibre)	Concentration sérique d'un médicament atteinte et maintenue après l'administration de doses fixes répétées
Demi-vie	Temps requis pour que la quantité de substance médicamenteuse dans l'organisme diminue de moitié
Concentration toxique	Concentration sérique trop élevée, au-delà de l'écart thérapeutique
Écart thérapeutique (ou index thérapeutique)	Écart entre la concentration sérique minimale efficace et la concentration toxique ; cet écart peut être faible ou important. Plus l'écart est faible, plus il y a risque de toxicité.

25.1.5 Pharmacodynamie

La **pharmacodynamie** est l'étude des effets des médicaments sur l'organisme. Chaque médicament présente un mode d'action précis pour exercer son effet thérapeutique. Par exemple, certaines molécules agissent directement sur des récepteurs cellulaires particuliers, comme les neurotransmetteurs. D'autres molécules agissent sur les enzymes, ou tout simplement par processus chimique ou mécanique. L'infirmière doit connaître les indications pour lesquelles un médicament est prescrit, comprendre son mécanisme d'action et les effets thérapeutiques attendus afin d'effectuer une surveillance clinique adéquate et de renseigner le client sur son effet escompté.

Un client ne réagit pas toujours de façon identique à des doses successives d'un même médicament. De plus, la dose équivalente d'un médicament administrée à deux clients peut entraîner des réactions très différentes chez l'un ou l'autre. L'action d'un médicament dépend de facteurs liés au médicament lui-même, à la physiologie et à l'état de santé de chaque personne **ENCADRÉ 25.5**.

Effet thérapeutique

L'**effet thérapeutique** est la réaction physiologique escomptée ou prévisible d'un médicament. Chaque médicament offre un effet thérapeutique recherché pour lequel il est prescrit. Par exemple, la nitroglycérine sert à réduire la charge de travail du cœur en provoquant une vasodilatation. Un même médicament peut aussi avoir plusieurs effets thérapeutiques, comme l'acide acétylsalicylique (à la fois analgésique, antipyrétique, anti-inflammatoire et antiplaquettaire).

Effets secondaires

Les **effets secondaires** sont les effets autres que ceux pour lesquels le médicament est prescrit, et qui peuvent être néfastes, dangereux ou bénéfiques. On utilise parfois des médicaments pour leurs effets secondaires. Par exemple, l'amitriptyline, un antidépresseur tricyclique, est souvent utilisée en coanalgésie. Elle est également prescrite comme relaxant musculaire ou comme somnifère. Si la gravité des effets secondaires invalide les effets bénéfiques du médicament du point de vue thérapeutique, le médecin peut interrompre le traitement. Des clients cessent d'ailleurs souvent de prendre leurs médicaments à cause des effets secondaires.

Effets indésirables

Les **effets indésirables** sont généralement des réactions au médicament qui sont désagréables

Dans la situation de monsieur Jean-Baptiste, quels sont les facteurs liés aux médicaments et ceux qui sont liés à sa physiologie qui peuvent avoir un effet sur l'action des médicaments qu'il prend?

Jugement clinique

> **ENCADRÉ 25.5** Facteurs modifiant l'action des médicaments

Facteurs liés au médicament

- Nature du médicament
  - acide
  - basique
- Forme du médicament
  - liquide
  - semi-liquide
  - solide (beaucoup de variation dans la consistance)
- Voie d'administration
  - orale (avec ou sans nourriture)
  - transdermique
  - transmuqueuse
  - parentérale

Facteurs liés à la physiologie du client

- Âge
  - poids
  - immaturité des organes
  - proportion d'eau dans l'organisme
  - fonctionnements hépatique et rénal
- Masse corporelle
  - poids
  - composition (tissus musculaires et adipeux)
- État de santé
  - état du site d'absorption
  - activité dans le tractus digestif
  - insuffisance hépatique
  - insuffisance rénale
  - œdème
  - obésité
- Grossesse
  - proportion d'eau augmentée dans l'organisme (volume de distribution augmenté)
- Effet placébo
  - croyance envers les propriétés du médicament
- Rythme circadien

pour les gens, par exemple, un médicament qui augmente la pilosité ou qui provoque une toux qui incommode le client. Certains effets indésirables sont inattendus parce qu'ils n'ont pas été découverts lors des essais cliniques.

Un effet secondaire peut être indésirable. La nuance entre les effets secondaires et indésirables est mince, et les deux termes sont souvent employés comme synonymes. Les effets indésirables sont quelquefois immédiats, mais ils peuvent prendre des semaines ou des mois avant de se manifester. Dès l'apparition d'effets indésirables, le médecin devrait faire cesser la médication.

Un client ne réagit pas toujours de façon identique à des doses successives d'un même médicament.

Effets toxiques

Les **effets toxiques** peuvent apparaître après l'absorption prolongée d'un médicament ou à la suite de son accumulation dans le sang, à cause d'un ralentissement du métabolisme ou de l'élimination. La présence d'une quantité excessive de certains médicaments dans l'organisme peut être mortelle, selon l'action de ceux-ci. Par exemple, un taux trop élevé de morphine (donc toxique) peut causer une grave dépression respiratoire et entraîner la mort.

Des antidotes peuvent traiter des types particuliers d'intoxication médicamenteuse tels que le chlorhydrate de naloxone, utilisé pour contrer les effets toxiques des opioïdes. Chez monsieur Jean-Baptiste, des effets toxiques auraient pu apparaître au début du traitement, à cause de la prise de digoxine, qui possède un écart thérapeutique très limité, et de la détérioration de sa fonction rénale. Puisque le client prend la digoxine et le furosémide depuis longtemps, il n'y a pas d'interaction médicamenteuse problématique à soupçonner.

Réactions idiosyncrasiques

> ■ **Réaction anaphylactique :**
> Réaction aiguë caractérisée par une constriction subite des muscles bronchiques, ainsi que d'un œdème du pharynx et du larynx, avec respiration sifflante et essoufflement, habituellement causée par un allergène.

Les médicaments ont parfois des effets indésirables qualifiés de **réactions idiosyncrasiques.** Ce sont des réactions imprévisibles, parfois graves, qui ne surviennent que chez les gens qui présentent une particularité, qui s'avère souvent génétique. Ces réactions s'observent chez le client qui réagit de manière excessive, insuffisante ou anormale à un médicament. Le chlorhydrate de diphenhydramine (Benadryl^MD), un antihistaminique, peut causer, par exemple, une agitation ou une excitation extrême chez un enfant plutôt que la somnolence prévue. De son côté, le lorazépam (Ativan^MD) a un effet hypnotique et sédatif, mais il peut causer de l'insomnie et de la surexcitation.

Réactions allergiques

Les réactions allergiques sont également des réactions imprévisibles à un médicament, et elles représentent de 5 à 10 % de l'ensemble des réactions aux médicaments. La première dose d'un médicament peut, par exemple, provoquer une sensibilité immunologique, alors que des administrations répétées entraînent une réaction allergique au médicament, à un ou à plusieurs agents de conservation chimiques qu'il contient, ou à un de ses métabolites.

Il y a allergie au médicament lorsque celui-ci joue le rôle d'antigène et déclenche la libération d'anticorps. L'allergie au médicament peut être légère ou grave, et les symptômes allergiques varient selon la personne et le médicament. Parmi les différentes classes de médicaments, les antibiotiques provoquent fréquemment des réactions allergiques légères ou graves (**réactions anaphylactiques**) **TABLEAU 25.5**. Tout client ayant des antécédents connus d'allergies à un médicament doit éviter d'être exposé à ce dernier de nouveau, et il devrait porter un bracelet qui précise ces allergies **FIGURE 25.7**.

25.1.6 Système de mesure

En pharmacothérapie, le système international (SI) est utilisé pour calculer les doses de médicaments. Ce système comprend des unités métriques, comme le mètre et le kilogramme. Avec les unités métriques, les conversions et les calculs sont faciles à effectuer par de simples divisions et multiplications, puisque chaque unité de base est organisée par multiple de 10. Par exemple :

$$10 \text{ mg} \times 10 = 100 \text{ mg}$$
$$10 \text{ mg} \div 10 = 1 \text{ mg}$$

Les unités de base du système international (SI) sont le mètre (longueur), le litre (volume), le gramme (masse) et la mole (quantité de matière). Pour calculer les doses de médicaments, les unités de volume et de masse sont utilisées. Ces unités de base s'écrivent en lettres minuscules,

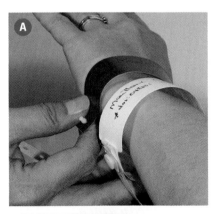
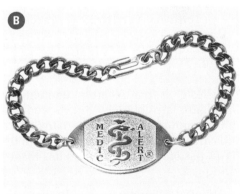

FIGURE 25.7 A. Bracelet d'allergie (bracelet rouge). B. Bracelet MedicAlert^MD.

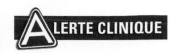

TABLEAU 25.5	Réactions allergiques légères	
SYMPTÔME	**CARACTÉRISTIQUES**	
Urticaire	Lésions cutanées en relief, de tailles et de formes variables ; les lésions sont rouges sur les bords et pâles au centre.	
Éruption cutanée	Petites vésicules en relief, généralement rougeâtres ; elles sont souvent réparties sur l'ensemble du corps.	
Prurit	Démangeaisons de la peau accompagnant la plupart des éruptions cutanées	
Rhinite	Inflammation des membranes muqueuses du nez, avec tuméfaction, et décharge aqueuse et transparente	

ALERTE CLINIQUE

Les réactions anaphylactiques nécessitent des mesures d'urgence. Les antihistaminiques, l'épinéphrine, les corticostéroïdes et les bronchodilatateurs traitent ces réactions.

sauf pour le litre puisqu'il peut y avoir risque de confusion avec le chiffre « 1 », et leur abréviation ne prend jamais la marque du pluriel :

gramme = g
litre = L
milligramme = mg
millilitre = ml

Des préfixes latins servent à désigner les sous-multiples des unités de base tels que :

déci- (1/10 ou 0,1)
centi- (1/100 ou 0,01)
milli- (1/1 000 ou 0,001)

Pour écrire les doses de médicaments en unités métriques, on utilise le système décimal de numérotation. Afin d'éviter les erreurs, un zéro doit toujours apparaître devant la virgule décimale. Par exemple :

500 mg = 0,5 g et non 1/2 g
10 ml = 0,01 L et non 1/100 L

Les unités domestiques sont connues de la plupart des clients. Toutefois, elles sont imprécises, car les ustensiles ménagers, comme les cuillères à café ou à soupe, ainsi que les tasses peuvent avoir des capacités variables. Le **TABLEAU 25.6** donne les équivalences courantes des unités domestiques et métriques.

25.1.7 Calculs cliniques

Afin d'assurer une administration sécuritaire des médicaments, l'infirmière doit posséder de solides bases en mathématiques pour calculer les doses et mélanger les solutions sans faire d'erreurs. En effet, une décimale mal placée ou un zéro supplémentaire glissé dans un calcul sont des fautes d'inattention qui peuvent coûter la vie à un client. L'infirmière est tenue de vérifier la dose avant d'administrer le médicament, puisque c'est à elle que revient la responsabilité d'assurer la sécurité du client quant à l'administration de ce médicament.

> *Une décimale mal placée ou un zéro supplémentaire glissé dans un calcul sont des fautes d'inattention qui peuvent coûter la vie à un client.*

TABLEAU 25.6	Équivalences des mesures domestiques et des unités métriques (SI)
MESURES IMPÉRIALES	**MESURES MÉTRIQUES**
Unités de volume	
15 gouttes	1 ml
1 c. à café	5 ml
1 c. à soupe	15 ml
1 once	30 ml
Unités de poids/masse	
16 onces	454 g
1 livre	454 g
2,2 livres	1 kg

Les compagnies pharmaceutiques ont l'habitude de distribuer leurs produits en doses standards. Par exemple, le médecin peut prescrire à monsieur Jean-Baptiste 250 mg d'un médicament qui est mesuré uniquement en grammes. L'infirmière convertit les unités disponibles de volume et de masse pour obtenir les doses voulues.

Conversion à l'intérieur d'un système

Jugement clinique

Vous devez préparer une ordonnance de monsieur Jean-Baptiste et convertir les grammes en milligrammes afin de calculer le dosage d'un de ses médicaments, car le client est âgé et amaigri. Convertissez la teneur en milligrammes : l'ordonnance est de 250 mg et la teneur du médicament est de 1 g par 5 ml.

La conversion à l'intérieur d'un même système est relativement facile. Dans le système métrique, par exemple, il suffit de diviser ou de multiplier le nombre par un certain facteur. Pour passer des milligrammes (millièmes de gramme) aux grammes, il faut diviser les milligrammes par 1 000 ou déplacer la virgule de trois chiffres vers la gauche dans une fraction décimale. Pour passer des litres (mille millilitres) aux millilitres, il faut alors multiplier les litres par 1 000 ou déplacer la virgule de trois chiffres vers la droite **FIGURE 25.8**.

Conversion entre systèmes

L'infirmière est parfois dans l'obligation de déterminer la dose adéquate en convertissant les unités de masse ou de volume d'un système d'unités dans un autre **ENCADRÉ 25.6**. Par exemple, elle doit convertir les unités métriques en unités domestiques équivalentes et, pour calculer les doses, elle doit travailler avec les unités d'un même système. Des tables d'équivalence des unités se trouvent dans tous les établissements de soins. L'infirmière ou le client peut également demander conseil au pharmacien **ENCADRÉ 25.7**.

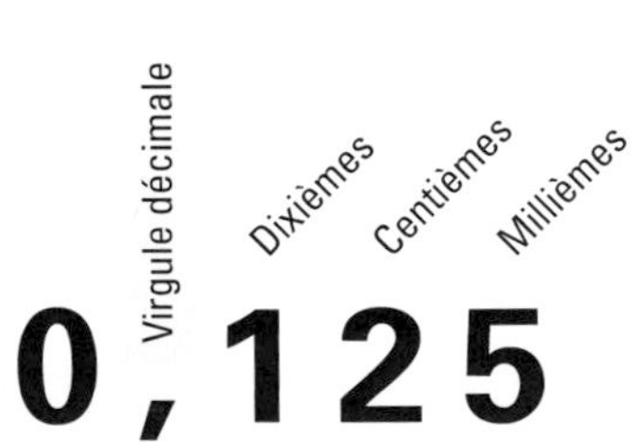

FIGURE 25.8 Échelle des valeurs en nombre décimal ; lorsqu'une expression n'est pas précédée d'un nombre entier, on place un zéro devant la virgule décimale pour indiquer qu'il s'agit d'une fraction décimale.

Source : Adapté de Curren, A.M. (2006). *Mathématiques et médicaments* (3e éd.). Montréal : Beauchemin.

Calcul d'une dose

Le calcul d'une dose de médicament suppose qu'il faut chercher une quantité à administrer

ENCADRÉ 25.6 Notions sur les solutions

- L'infirmière emploie des solutions de concentrations variées pour les injections, les irrigations et les perfusions.
- Une solution est une masse donnée de substance solide dissoute dans un volume connu de liquide, ou un volume donné de liquide mélangé à un volume connu d'un autre liquide.
- Lorsqu'un solide est dissous dans un liquide, la concentration s'exprime en unités de masse par unité de volume. Exemple : g/ml ; g/L ; mg/ml.
- La concentration d'une solution peut aussi s'exprimer en pourcentage. Exemple : une solution 10 % correspond à 10 g de solide dissous dans 100 ml de solution.
- Les concentrations s'expriment parfois sous la forme de proportion. Exemple : une solution 1/1 000 est une solution contenant 1 g de solide dissous dans 1 000 ml de liquide ; ou 1 ml de liquide mélangé à 1 000 ml d'un autre liquide.

ENCADRÉ 25.7 Rôle du pharmacien

Le pharmacien s'assure de la préparation et de la distribution des médicaments prescrits. Il analyse et interprète le plan de pharmacothérapie et suggère des modifications aux ordonnances. Il évalue les besoins du client en matière de médicaments. Le pharmacien est tenu d'exécuter les ordonnances correctement. Il a aussi le droit de refuser d'exécuter une ordonnance. Dans un établissement de santé, le pharmacien doit rarement mélanger des composés ou des solutions, à l'exception des solutions additives pour administration I.V. La plupart des compagnies pharmaceutiques présentent les médicaments sous des formes faciles à administrer. Le pharmacien a pour tâche principale de s'assurer de la sécurité des clients en matière de médication. Il doit s'assurer de la préparation du bon médicament, en quantité suffisante, de l'étiqueter correctement et d'en indiquer la posologie. Il est également expert pour fournir des renseignements sur les effets secondaires, la toxicité, les interactions et les incompatibilités des médicaments.

dont la valeur est inconnue (quantité recherchée). Les médicaments étant présentés sous forme de teneur ou de concentration (indiquée sur l'étiquette du médicament), l'utilisation d'une formule selon la règle de trois s'avère une méthode efficace et connue **ENCADRÉ 25.8**. Cette formule, basée sur les rapports et les proportions, peut servir à calculer les solides et les liquides, et se présente comme suit :

$$\frac{\text{Rapport complet}}{\text{(teneur du médicament)}} = \frac{\text{Rapport incomplet}}{\text{(dose à administrer)}}$$

ou

$$\frac{\text{Dose disponible}}{\text{Quantité disponible}} = \frac{\text{Dose prescrite}}{\text{Quantité recherchée }(x)}$$

Doses pédiatriques

Le calcul des doses pédiatriques demande une prudence absolue. Il existe en effet de nombreux médicaments que les enfants ne peuvent métaboliser aussi facilement que les adultes. La méthode de calcul la plus juste pour déterminer la dose à administrer à un enfant se fait en fonction de sa surface corporelle (Hockenberry & Wilson, 2007) **ENCADRÉ 25.9**.

La surface corporelle est basée sur la taille et le poids de l'enfant, et peut être estimée à l'aide du nomogramme de West ou par la formule suivante :

$$\frac{\text{Surface corporelle}}{\text{de l'enfant (m}^2)} = \sqrt{\frac{\text{masse (kg)} \times \text{taille (cm)}}{3\,600}}$$

Une fois la surface corporelle de l'enfant déterminée, il suffit de calculer le ratio de la surface corporelle de l'enfant sur celle d'un adulte moyen (1,7 m²), multiplié par la dose normale administrée à un adulte :

$$\frac{\text{Dose}}{\text{pédiatrique}} = \frac{\frac{\text{Surface corporelle}}{\text{de l'enfant (m}^2)}}{1,7 \text{ m}^2} \times \frac{\text{Dose}}{\substack{\text{normale} \\ \text{chez l'adulte}}}$$

Cela correspond à la dose pédiatrique. ■

ENCADRÉ 25.8

Exemple de calcul de la dose de furosémide à administrer à monsieur Jean-Baptiste

Ordonnance : Furosémide 40 mg P.O. die

Concentration du médicament indiquée sur l'étiquette : 10 mg/ml

Problème posé : L'infirmière veut connaître le nombre de millilitres nécessaire pour préparer l'ordonnance.

Calcul à l'aide de la règle de trois :

$$\frac{10 \text{ mg}}{1 \text{ ml}} = \frac{40 \text{ mg}}{x \text{ ml}}$$

$$10 \text{ mg} \times x \text{ ml} = 1 \text{ ml} \times 40 \text{ mg}$$

$$x \text{ ml} = \frac{1 \text{ ml} \times 40 \text{ mg}}{10 \text{ mg}}$$

$$x = 4 \text{ ml}$$

Réponse : Pour administrer 40 mg, il faudra 4 ml de furosémide.

ENCADRÉ 25.9

Exemple de calcul d'une dose d'ampicilline à administrer à un enfant

Ordonnance : Ampicilline P.O. q.6 h

Dose normale pour un adulte moyen : 250 mg/jour

Problème posé : L'infirmière veut connaître la dose d'ampicilline à administrer à un enfant dont le poids est de 11,4 kg, et la taille, de 75 cm.

Calcul de la surface corporelle : Surface corporelle de l'enfant (m²) $= \sqrt{\dfrac{11,4 \text{ kg} \times 75 \text{ cm}}{3\,600}} = 0,49 \text{ m}^2$

Calcul de la dose pédiatrique : $\dfrac{\text{Surface corporelle de l'enfant}}{\text{Surface corporelle d'un adulte}} = \dfrac{0,49 \text{ m}^2}{1,7 \text{ m}^2} \times 250 \text{ mg} = 0,2882 \times 250 \text{ mg}$

Dose pédiatrique $= 72,05$ mg

Réponse : La dose d'ampicilline à administrer à cet enfant sera de 72,05 mg/jour ou 18 mg/dose fractionnée (une dose aux 6 heures).

L'ouvrage *Math et med : Guide pour une administration sécuritaire des médicaments* (Fortin, 2010) est un outil pédagogique précieux pour se rappeler les notions mathématiques de base nécessaires au calcul des doses, et pour développer l'habileté à établir des liens entre la pharmacothérapie et une situation clinique.

Connaissances scientifiques appliquées à la pratique infirmière

10

Les règles à suivre concernant les ordonnances téléphoniques sont présentées dans le chapitre 10, *Transmettre l'information clinique.*

3

Le rôle des membres de l'équipe soignante est présenté dans le chapitre 3, *Découvrir les soins infirmiers contemporains.*

■ **Ordonnance :** Directives d'un professionnel de la santé ayant pour objet les médicaments (préparation et administration), mais aussi les traitements médicaux, les examens diagnostiques et les soins.

L'infirmière n'a pas la responsabilité exclusive de l'administration des médicaments. Le médecin et le pharmacien contribuent également à ce que le médicament adéquat soit administré au bon client ▶ **3** . L'administration des médicaments est une procédure exigeant des connaissances multiples et un ensemble de compétences. L'infirmière vérifie si le client doit recevoir des médicaments à des heures précises et détermine s'il peut se les administrer lui-même (sauf au centre hospitalier). Elle s'assure de donner l'enseignement requis au client et à la famille, et voit à la surveillance des effets des médicaments. De plus, elle utilise la démarche de soins pour intégrer la pharmacothérapie aux soins.

25.2.1 Types d'ordonnances

La plupart des médicaments sont prescrits par le médecin. L'**ordonnance** valide est rédigée sur un formulaire inclus au dossier du client, sur un registre d'ordonnances, sur un carnet d'ordonnances réglementaire ou à l'aide d'un ordinateur **ENCADRÉ 25.10**. Des abréviations courantes sont utilisées dans la rédaction des ordonnances pour indiquer les fréquences, les voies d'administration et pour fournir certaines précisions sur la manière d'administrer le médicament **TABLEAU 25.3**. Le moindre doute sur la signification de l'ordonnance exige une validation immédiate auprès du prescripteur.

Selon la fréquence ou l'urgence d'administration, l'infirmière peut voir sept types courants d'ordonnances de médicaments.

Ordonnance verbale ou téléphonique

La prescription d'un médicament est faite verbalement, de façon directe ou par téléphone. Ce type d'ordonnance doit être contresignée par le prescripteur dans les 24 à 48 heures selon les règles de l'établissement et doit inclure tous les éléments d'une ordonnance valide (Collège des médecins, 2005). Les ordonnances téléphoniques (OT) de médicaments ou de traitements sont souvent données par le médecin lorsque l'infirmière l'informe d'un récent changement dans l'état du client. Au moment où l'infirmière reçoit une ordonnance verbale, elle doit l'inscrire immédiatement au dossier du client, signer

cette inscription, et indiquer l'heure et le nom du médecin ▶ **10** . Par ailleurs, l'étudiante ne peut recevoir d'ordre verbal ni utiliser une ordonnance écrite sans que celle-ci soit validée et vérifiée par une infirmière ayant un permis de pratique reconnu et valide.

Ordonnance individuelle

L'ordonnance individuelle peut être émise par les médecins, les dentistes, les optométristes, les vétérinaires, les sages-femmes, les podiatres et les infirmières praticiennes spécialisées, selon les règles d'une ordonnance valide.

L'ordonnance individuelle s'adresse à un client, et est notée sur la feuille d'administration des médicaments (FADM) au dossier du client ou sur un formulaire d'ordonnance au nom du médecin lorsque le client est traité en consultation externe. Elle peut avoir pour objet les médicaments, mais aussi les traitements médicaux, les examens paracliniques et les soins à prescrire.

ENCADRÉ 25.10 | Éléments d'une ordonnance valide

- Le nom du médecin imprimé ou écrit en caractères d'imprimerie, son numéro de téléphone, son numéro de permis d'exercice et sa signature.
- Le nom et la date de naissance du client.
- La date de rédaction de l'ordonnance.
- S'il s'agit d'un médicament :
  - le nom intégral du médicament, en caractères d'imprimerie, lorsqu'il est similaire au nom d'un autre médicament et que cela peut prêter à confusion ;
  - la posologie, y compris la forme pharmaceutique, la concentration, s'il y a lieu, et le dosage ;
  - la voie d'administration ;
  - la durée du traitement ou la quantité prescrite ;
  - le nombre de renouvellements autorisés ou la mention qu'aucun renouvellement n'est autorisé (ne s'applique pas dans un établissement de santé, la durée de validité d'une ordonnance étant déterminée par la règle en vigueur dans l'établissement) ;
  - la masse corporelle du client, s'il y a lieu ;
  - l'intention thérapeutique, si le médecin le juge utile ;
  - le nom d'un médicament dont le client doit cesser l'usage ;
  - l'interdiction de procéder à une substitution de médicaments, s'il y a lieu.

Source : Tiré et adapté de Collège des médecins du Québec (2005). *Les ordonnances faites par un médecin, guide d'exercice.* Montréal : Collège des médecins du Québec.

Jugement clinique

L'ordonnance rédigée pour monsieur Jean-Baptiste contient-elle tous les éléments nécessaires ? D'autres éléments seraient-ils requis pour qu'elle soit valide ?

Ordonnance collective

L'ordonnance collective est établie ou approuvée par le conseil des médecins, dentistes et pharmaciens de l'établissement, et elle permet à un professionnel habilité, comme l'infirmière, d'administrer des médicaments sans attendre l'ordonnance individuelle. L'ordonnance collective, s'adressant à un ensemble de personnes (p. ex., le vaccin pour la grippe A[H1N1]), doit inclure le type de clientèle ou de situation clinique à qui elle s'adresse, ainsi que le type de professionnel visé par celle-ci. « Dans tous les cas, le médecin doit préciser la condition déclenchante pour qu'un autre professionnel exerce l'activité qui lui est réservée. » (Collège des médecins, 2005)

Ordonnance au besoin

Une ordonnance au besoin (p.r.n.) s'applique à un médicament qui peut être administré à l'occasion lorsque le client en ressent le besoin ou pour une raison précise. L'infirmière, après avoir recueilli des données objectives et subjectives, détermine si le client a besoin du médicament selon les intervalles de temps minimum entre les prises. Par exemple : *Hydromorphone, 2 mg, S.C., q.3-4 h p.r.n. pour douleur (plaie opératoire)*.

Lorsqu'elle administre la médication prescrite p.r.n. ou lorsqu'elle utilise une ordonnance collective, l'infirmière note l'heure à laquelle le médicament a été donné. Elle doit aussi évaluer fréquemment l'efficacité de celui-ci, en surveiller les effets secondaires et noter ses observations sur la feuille du dossier prévue à cet effet.

La consignation immédiate au dossier est obligatoire chaque fois que l'infirmière administre un médicament.

Ordonnance unique

Certains médicaments sont souvent prescrits une seule fois, à une heure précise, tels que les médicaments préopératoires ou les médicaments administrés avant des examens diagnostiques. Par exemple :

- *Midazolam 2,5 mg I.M. à l'appel de la salle d'opération ;*
- *Diazépam (Valium^MD) 10 mg P.O. à 09:00.*

Ordonnance stat.

Pour une ordonnance stat., une seule dose de médicament doit être administrée immédiatement. Les médecins rédigent souvent ce type d'ordonnance lorsque l'état du client change subitement et qu'il y a urgence. Par exemple, si monsieur Jean-Baptiste montre des signes de début d'œdème pulmonaire, son médecin pourra indiquer : *Administrer furosémide 40 mg I.V. stat.*

Ordonnance de départ

Le médecin rédige des ordonnances de départ pour les clients qui doivent prendre leurs médicaments une fois revenus à domicile. Ces ordonnances sont plus détaillées qu'une ordonnance normale, car le client doit connaître la procédure de prise du médicament et le moment de la renouveler, s'il y a lieu **FIGURE 25.9**.

Jugement clinique

Monsieur Jean-Baptiste présente de la douleur aux jambes. Pourriez-vous utiliser l'ordonnance collective ? Dans l'affirmative, quelle dose devriez-vous administrer au client ?

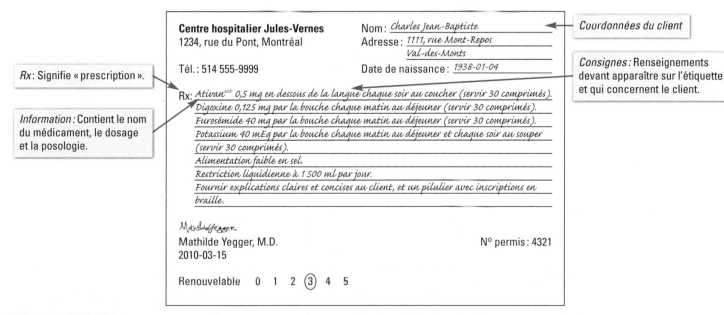

Rx : Signifie « prescription ».

Information : Contient le nom du médicament, le dosage et la posologie.

Centre hospitalier Jules-Vernes
1234, rue du Pont, Montréal

Tél. : 514 555-9999

Nom : *Charles Jean-Baptiste*
Adresse : *1111, rue Mont-Repos*
Val-des-Monts
Date de naissance : *1938-01-04*

Rx : *Ativan^MD 0,5 mg en dessous de la langue chaque soir au coucher (servir 30 comprimés).*
Digoxine 0,125 mg par la bouche chaque matin au déjeuner (servir 30 comprimés).
Furosémide 40 mg par la bouche chaque matin au déjeuner (servir 30 comprimés).
Potassium 40 mEq par la bouche chaque matin au déjeuner et chaque soir au souper (servir 30 comprimés).
Alimentation faible en sel.
Restriction liquidienne à 1 500 ml par jour.
Fournir explications claires et concises au client, et un pilulier avec inscriptions en braille.

Mathilde Yegger, M.D.
2010-03-15

N° permis : 4321

Renouvelable   0   1   2   ③   4   5

Coordonnées du client

Consignes : Renseignements devant apparaître sur l'étiquette et qui concernent le client.

FIGURE 25.9 Ordonnance de départ rédigée par la médecin de monsieur Jean-Baptiste

Les règles à suivre pour remplir un compte rendu d'incident-accident sont détaillées dans le chapitre 10, *Transmettre l'information clinique*.

Un guide pratique intitulé *En avant ! Bilan comparatif des médicaments pour les soins de longue durée : prévention des événements iatrogènes médicamenteux* est présenté sur www.saferhealthcarenow.ca.

■ **Erreur de médicaments :** Événement entraînant l'administration à un client d'un médicament qui ne lui convient pas ou qui ne lui était pas destiné, ou encore l'empêchant de recevoir un médicament qui lui conviendrait.

25.2.2 Bilan comparatif des médicaments

Certaines situations modifient le statut des ordonnances d'un client. Par exemple, une intervention chirurgicale annule automatiquement tous les médicaments préopératoires. Comme l'état du client change après l'intervention, le médecin devra rédiger de nouvelles ordonnances. Lorsqu'un client est transféré dans un autre établissement ou dans un service différent du même hôpital, ou encore à sa sortie de l'établissement, le médecin doit vérifier les médicaments et rédiger de nouvelles ordonnances. Par exemple, monsieur Jean-Baptiste devra séjourner à l'unité de convalescence et de réadaptation avant de retourner chez lui. Le transfert ou le départ d'un client constitue une étape cruciale qui peut engendrer de graves erreurs. Ainsi, le bilan comparatif des médicaments (BCM) doit être effectué soigneusement afin d'assurer la sécurité du client **ENCADRÉ 25.11**.

25.2.3 Normes de sécurité dans la gestion de la pharmacothérapie

L'infirmière a l'entière responsabilité de tous les actes qu'elle pose. Dans le cadre de sa pratique professionnelle, avoir le sens des responsabilités et agir de manière responsable signifie que l'infirmière connaît les effets thérapeutiques, les doses usuelles, les effets secondaires, les interactions et les résultats de tests de laboratoire des médicaments administrés. Par ailleurs, elle reconnaît les erreurs liées à l'administration de médication qu'elle a pu faire. La plupart des erreurs d'administration de médicaments surviennent lorsque l'infirmière manque de vigilance en calculant les doses, en essayant de déchiffrer l'écriture illisible d'une ordonnance, en administrant un médicament qu'elle ne connaît pas suffisamment et en omettant les vérifications qui réduisent le risque de commettre ces erreurs **TABLEAU 25.7**.

L'infirmière joue un rôle essentiel dans la prévention des erreurs, qui, malheureusement, ne sont pas toujours répertoriées. Une **erreur de médicaments** doit être immédiatement admise et signalée au personnel hospitalier (infirmière en chef ou médecin), qui convient de mesures à adopter

pour remédier à la situation. L'infirmière est alors tenue de remplir un compte rendu décrivant la nature de l'incident (AH-223) ▶ **10**.

Les bons principes d'administration des médicaments, communément appelés les « 5 bons », constituent une des normes de sécurité que l'infirmière doit connaître et respecter à toutes les étapes d'administration des médicaments (OIIQ, 2004). Ainsi, elle doit faire les vérifications de base nécessaires en vue d'administrer :

- le bon médicament,
- à la bonne dose,
- au bon client,
- par la bonne voie d'administration,
- au bon moment.

ENCADRÉ 25.11   **Aperçu du bilan comparatif des médicaments**

Le but ultime du BCM est d'éviter les réactions indésirables à tous les moments critiques pour tous les clients. Le BCM vise à éliminer les divergences non documentées en comparant tous les médicaments, à tous les moments critiques où des divergences risquent de survenir, par exemple, au moment de l'admission d'un client, de son transfert d'unité ou de son congé de l'hôpital. Une telle démarche exige du temps et un engagement envers les clients de la part du personnel de soins.

Le BCM est un processus formel qui mène :

- à l'obtention d'une liste complète et précise des médicaments pris par chaque client, y compris le nom, le dosage, la fréquence d'utilisation et la voie d'administration de chaque médicament ;
- à l'utilisation de cette liste au moment de l'admission, du transfert ou du congé du client ;
- à la comparaison de la liste avec les directives du médecin relativement à l'admission, au transfert ou au congé afin de relever les divergences et les signaler au médecin ; le cas échéant, celui-ci apportera des modifications aux ordonnances. Tous ces changements doivent être documentés.

Source : Adapté de Institut canadien pour la sécurité des patients (2008). *Bilan comparatif des médicaments en soins de courte durée.* [En ligne]. www.saferhealthcarenow.ca/FR/Interventions/medrec_acute/Documents/BCM%20%28courte%20dur%C3%A9e%29%20Trousse%20En%20avant.pdf (page consultée le 8 novembre 2009).

TABLEAU 25.7 — Moyens d'éviter les erreurs d'administration des médicaments

PRÉCAUTION	JUSTIFICATION
Lire attentivement les étiquettes des médicaments.	De nombreux produits sont vendus dans des récipients similaires, de couleurs et de formes semblables.
Faire preuve de vigilance au moment de l'administration de plusieurs comprimés ou fioles pour une seule dose.	La plupart des doses correspondent à un ou deux comprimés ou capsules, ou à une fiole unidose. Une interprétation inadéquate de l'ordonnance risque de donner une dose excessivement élevée.
Prêter attention aux médicaments portant des noms similaires.	De nombreux noms de médicaments ont des prononciations presque identiques (p. ex., Lasix^{MD} et Losec^{MD}).
Vérifier la place de la virgule décimale dans la posologie.	Certains médicaments sont vendus en quantités multiples les unes des autres (p. ex., Coumadin^{MD} en comprimés de 1 ; 2 ; 2.5 ; 5 ; 7.5 ; et 10 mg, Provera^{MD} en comprimés de 10 et 100 mg).
Faire preuve de vigilance en cas d'augmentations abruptes et excessives de la posologie.	La plupart des posologies augmentent graduellement pour permettre au médecin de vérifier l'effet thérapeutique et les réactions au médicament.
Consulter une ressource lorsque le médicament prescrit est nouveau ou peu connu.	Si le médicament est également peu connu du médecin, le risque d'erreur de posologie est encore plus grand.
Éviter d'administrer un médicament désigné par un surnom ou par une abréviation non officielle.	De nombreux médecins désignent les médicaments couramment prescrits par leur surnom ou par une abréviation non officielle. Si l'infirmière ou le pharmacien ne connaît pas ce nom, le médicament administré risque de ne pas être le bon.
Éviter d'essayer de déchiffrer une écriture illisible.	En cas de doute, demander au médecin. Si l'infirmière ne se questionne pas sur une ordonnance difficile à lire, elle risque fort de faire une erreur d'interprétation.
Demander aux clients de s'identifier au complet. Toujours vérifier les bracelets d'identification.	Il est courant d'avoir deux ou plusieurs clients qui portent des noms de famille similaires. Des étiquettes spéciales placées sur le dossier des clients ou incluses au plan de soins peuvent avertir l'infirmière des problèmes éventuels.
S'assurer de bien distinguer les unités de mesure.	Lorsqu'elle est pressée, l'infirmière peut facilement se tromper en mélangeant les unités de mesure (p. ex., mg au lieu de ml).
Inscrire immédiatement le médicament administré.	Cette précaution évite l'administration d'une autre dose par une infirmière auxiliaire ou une infirmière remplaçante.
Procéder à la double vérification indépendante pour les novices ou s'il s'agit de classes de médicaments à risques élevés, par exemple, ceux ayant un écart thérapeutique étroit comme la digoxine.	Cette vérification permet d'obtenir un deuxième avis d'un professionnel habilité, ce qui réduit significativement les erreurs.
Faire la vérification des « 5 à 7 bons » trois fois.	Permet la détection d'une erreur avant d'administrer le médicament au client.
Procéder au BCM au moment de l'admission, du transfert ou du congé du client.	Permet la détection d'une erreur avant l'admission, le transfert ou le congé du client.

25

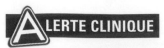
L'infirmière administre seulement les médicaments qu'elle prépare, car, s'il y a erreur, elle en portera la responsabilité.

À ces cinq « bons » plusieurs infirmières en ajoutent un sixième et un septième, à savoir une bonne documentation (recherche du médicament et transcription aux endroits appropriés dans les bons dossiers ou formulaires), et une bonne surveillance des effets attendus et des effets secondaires de la médication administrée. Pour surveiller ces effets, l'infirmière doit avoir une connaissance de la médication qu'elle administre (Fortin, 2010).

Bon médicament

L'infirmière doit s'assurer que les médicaments reçus sont conformes à l'ordonnance ou à la feuille d'administration des médicaments **FIGURE 25.10**. Elle doit vérifier que l'identification du contenant du médicament et la feuille d'administration des médicaments comprennent les éléments suivants : le nom du client, le numéro de chambre, le nom du médicament, le dosage, la posologie et les instructions particulières.

Lorsqu'un médicament est prescrit pour la première fois, l'infirmière compare la feuille d'administration des médicaments avec les ordonnances rédigées par le médecin. En ce qui a trait aux médicaments préemballés en dose unique, l'infirmière compare l'emballage avec la feuille d'administration des médicaments. Ces médicaments seront vérifiés avant d'ouvrir l'emballage au chevet du client. La préparation des médicaments est sous la responsabilité de l'infirmière, et la préparation des médicaments par voies orale, sous-cutanée, intramusculaire et topique peut être déléguée à l'infirmière auxiliaire.

L'infirmière administre seulement les médicaments qu'elle prépare, car, s'il y a erreur, elle en portera la responsabilité. Elle doit donc tenir compte du client qui s'interroge sur un médicament qu'elle a préparé, particulièrement si celui-ci diffère de ceux qu'il a l'habitude de recevoir. Le plus souvent, il s'agit d'un changement d'ordonnance, mais les doutes du client permettent parfois d'éviter une erreur. Ainsi, si le client formule des doutes, l'infirmière doit procéder à une vérification de l'ordonnance avant d'administrer le médicament.

L'infirmière ne prépare jamais de médicaments à partir de contenants non étiquetés ou dont les étiquettes sont illisibles. Si un client refuse un médicament, l'infirmière doit alors le détruire dans un contenant approprié plutôt que

le remettre dans son contenant d'origine. Les médicaments présentés en dose unique peuvent être conservés s'ils n'ont pas été ouverts.

Bonne dose

Le système de distribution par dose unique permet de réduire les risques d'erreurs. Ceux-ci augmentent lorsqu'un médicament doit être préparé à partir d'un plus gros volume ou d'un médicament plus concentré, ou lorsque le médecin ne le prescrit pas dans le système international d'unités.

Après avoir calculé les doses, l'infirmière prépare le médicament à l'aide des appareils de mesure standard. Elle peut se servir de verres gradués, de seringues et de compte-gouttes gradués pour mesurer les quantités avec précision.

Lorsqu'il est nécessaire de fractionner un comprimé sécable, celui-ci doit être séparé en parties égales à l'aide d'un instrument coupant. Les comprimés qui ne sont pas fractionnés en parties égales doivent être jetés. Les deux moitiés sont administrées en doses successives si la deuxième moitié a été remise dans l'emballage identifié.

L'infirmière prépare souvent les comprimés en les écrasant pour les mélanger à la nourriture du client. L'appareil utilisé pour les écraser doit être parfaitement nettoyé à chaque usage, car des résidus de médicaments broyés risqueraient d'augmenter une prochaine dose. De plus, le client pourrait recevoir une petite quantité d'un médicament qui ne lui a pas été prescrit. Les médicaments broyés doivent être mélangés à de très petites quantités de nourriture ou de liquide. Il vaut mieux éviter les aliments ou les liquides préférés du client, car le médicament peut modifier le goût de la nourriture. Après avoir

Centre hospitalier Jules-Vernes

**FEUILLE D'ADMINISTRATION
DES MÉDICAMENTS**

228-1

NOM, PRÉNOM : Jean-Baptiste, Charles   Dossier : 0001893-0   MÉDECIN SOIGNANT : Mathilde Yegger, MD
    DIAGNOSTIC : Insuffisance cardiaque   Nº PERMIS : 4321
COMMENTAIRE :   NAISSANCE : 1938-01-04   72 ans
      ALLERGIE : Aucune   Poids (Taille) : 65 kg (175 cm)
PARTICULARITÉ : Non-voyant

	NUIT 24:00 à 08:00			JOUR 08:00 à 16:00			SOIR 16:00 à 24:00		
Ativan^{MD} 0,5 mg S.L. h.s. Pour insomnie Benzodiazépine							22:00		
Digoxine 0,125 mg P.O. die Vérifier pouls Antiarythmique, inotrope et cardiotonique				08:00					
Furosémide 40 mg P.O. die Diurétique de l'anse Antihypertenseur Augmente la diurèse				08:00					
Potassium 40 mEq P.O. b.i.d. Minéraux et électrolytes Traitement de remplacement				08:00			17:00		

SIGNATURES	Init.	SIGNATURES	Init.	SIGNATURES	Init.

Émis le : 2010-02-15

Vérifié par _____

FIGURE 25.10   Exemple de feuille d'administration des médicaments pour monsieur Jean-Baptiste

préparé les médicaments, l'infirmière demande à une autre infirmière qualifiée de les vérifier, ainsi que le calcul du dosage (double vérification indépendante). Il est particulièrement important de le faire pour des médicaments comme l'insuline et l'héparine, une erreur de dosage pouvant avoir de graves effets sur la condition du client ; selon les établissements, une règle interne peut rendre cette double vérification obligatoire.

Bon client

Les médicaments doivent être administrés sans délai par la personne qui les a préparés. Ils doivent être pris en présence de cette personne, sauf s'il s'agit d'une automédication. Pour assurer la sécurité du client, l'infirmière administre les médicaments en effectuant l'évaluation préalable. Pour certains médicaments, elle doit tout d'abord recueillir et interpréter les données pertinentes (p. ex., prendre le pouls de monsieur Jean-Baptiste avant d'administrer son médicament antiarythmique, la digoxine).

Pour administrer les médicaments en toute sécurité, l'infirmière s'assure que le médicament est donné au client pour lequel il a été prescrit. Elle peut le vérifier en comparant le bracelet d'identification du client aux renseignements inscrits sur la feuille d'administration des médicaments et en demandant au client de s'identifier **FIGURE 25.11**. Si le bracelet d'identification est taché, illisible ou absent, elle doit en procurer un nouveau au client. De plus, l'infirmière doit demander le nom complet du client pour s'assurer qu'il n'y a pas d'erreurs. Pour éviter des situations embarrassantes, l'infirmière précise au client qu'elle a l'obligation de poser systématiquement la question avant de lui administrer un médicament.

L'infirmière doit demander le nom complet du client pour s'assurer qu'il n'y a pas d'erreurs.

Bonne voie d'administration

L'infirmière est obligée de consulter le médecin si l'ordonnance ne précise pas de voie d'administration ou si la voie prescrite n'est pas recommandée. Pour les médicaments donnés par injection, l'infirmière doit prendre les précautions adéquates pour s'assurer qu'ils sont bien administrés. Les injections doivent également être préparées uniquement à partir de solutions prévues à cette fin. L'injection d'un liquide destiné à être administré par voie orale peut causer des complications locales, comme un abcès, ou produire des effets systémiques néfastes. Les compagnies pharmaceutiques apposent sur les médicaments prévus pour la voie parentérale des étiquettes indiquant que le médicament est destiné à une injection.

Bon moment d'administration

L'infirmière doit savoir pourquoi un médicament est prescrit à certaines heures de la journée et s'il est possible d'en modifier l'horaire d'administration. Par exemple, deux médicaments dont l'un est prescrit toutes les 8 heures (q.8 h) et l'autre, trois fois par jour (t.i.d.) doivent tous deux être administrés trois fois au cours d'une période de 24 heures. L'intention du médecin est de maintenir la concentration thérapeutique dans le sang du premier médicament tout au long de la journée alors que le médicament t.i.d. est administré le jour, pendant les heures d'éveil (p. ex., à 9 h, 15 h et 23 h). Chaque établissement dispose d'un horaire pour l'administration des médicaments prescrits à intervalles fréquents. De plus, le médecin donne souvent des instructions précises quant à la fréquence d'administration du médicament. Ainsi, un médicament préopératoire à administrer à l'appel signifie que l'infirmière doit le donner lorsque la salle d'opération avise l'unité de soins. Un médicament prescrit après les repas (p.c.) doit être administré au cours de la demi-heure qui suit un repas, lorsque l'estomac du client est plein. Un médicament stat. doit être administré immédiatement. Les médicaments qui doivent agir à un moment précis ont la priorité. Par exemple, l'administration de l'insuline s'effectue un certain temps avant un repas.

Pour certains médicaments, l'infirmière exerce son jugement clinique pour déterminer l'heure d'administration. Elle administre un médicament sédatif lorsque le client est prêt à se coucher ou au moment le plus propice. L'infirmière exerce aussi son jugement clinique lorsqu'elle administre des médicaments au besoin (p.r.n.). Elle peut, par exemple, avoir besoin d'obtenir une ordonnance stat. du médecin si le médicament doit être administré au client avant la fin de l'intervalle p.r.n.

À domicile, le client est souvent obligé de prendre plusieurs médicaments au cours de la

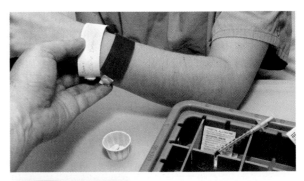

FIGURE 25.11 Avant d'administrer un médicament, l'infirmière vérifie le bracelet d'identification et d'allergies de la cliente.

journée. L'infirmière planifie alors l'horaire de la prise des médicaments en fonction des intervalles d'administration recommandés, des risques d'interaction médicamenteuse et de l'emploi du temps du client. Pour les clients qui éprouvent des difficultés à se souvenir de la dose de leurs médicaments et de la fréquence d'administration, l'infirmière peut établir un tableau où chaque médicament et son heure de prise sont indiqués. Elle peut également préparer un pilulier (aussi appelé dosette) contenant la dose de chaque prise, ce qui serait très pratique pour monsieur Jean-Baptiste, compte tenu de ses problèmes visuels.

Bonne documentation

L'infirmière doit également vérifier l'exactitude de l'inscription de l'administration du médicament au dossier du client chaque fois qu'elle prépare une dose de médicament. Cette vérification peut être reconnue comme le sixième bon.

La politique des établissements varie en ce qui a trait au personnel autorisé à recevoir les ordonnances verbales ou téléphoniques. Si les moyens technologiques le permettent, le médecin peut télécopier les ordonnances à l'unité concernée. L'infirmière respecte la politique de l'établissement concernant la réception, l'enregistrement et la transcription des ordonnances verbales et téléphoniques, et elle transmet l'ordonnance à la pharmacie.

L'infirmière responsable du client transcrit l'ordonnance complète du médecin sur la feuille d'administration des médicaments du client. La transcription de l'ordonnance doit être lisible et mentionner le nom du médicament, la dose, la fréquence et la voie d'administration. L'infirmière consulte cette feuille chaque fois qu'elle prépare une dose de médicament. Dans presque tous les établissements, la feuille d'administration des médicaments est informatisée ; on l'appelle également le profil pharmacologique.

Une ordonnance est requise pour tout médicament que doit administrer une infirmière. Avant de procéder à une intervention, l'infirmière s'assure de consulter les documents qui contiennent tous les renseignements relatifs au client, et elle vérifie que l'ordonnance comporte tous les éléments cités dans l'**ENCADRÉ 25.10**. Si l'ordonnance est incomplète, l'infirmière doit en informer le médecin et lui demander de la compléter avant de l'exécuter.

L'infirmière doit également consulter tous les résultats de tests de laboratoire ou d'autres résultats d'examens qui indiqueraient l'administration ou la non-administration d'un médicament. Après l'administration d'un médicament, l'infirmière note celle-ci sur la feuille du dossier du client

réservée à l'inscription des médicaments. Pour éviter les erreurs, et pour respecter les articles 53, 55 et 56 du Règlement sur l'organisation et l'administration des établissements (R.R.Q. c. S-5, r. 3.01), elle inscrit le médicament au dossier immédiatement après son administration, mais jamais avant celle-ci. Remettre à plus tard l'inscription d'un médicament pourrait être une source de danger pour le client. Si possible, l'inscription de l'administration du médicament doit se faire au chevet du client, sinon à l'endroit où sont placés les dossiers.

L'inscription d'un médicament au dossier comporte le nom du médicament, la posologie, la voie et l'heure exacte d'administration. Si un client refuse un médicament ou ne prend pas une dose parce qu'il est absent pour des examens, l'infirmière indique dans ses notes d'évolution et sur la feuille d'administration des médicaments les raisons pour lesquelles le médicament n'a pas été administré.

Bonne surveillance

L'infirmière doit aussi en tout temps assurer une bonne surveillance des effets attendus et secondaires de la médication administrée. La bonne surveillance peut être considérée comme le septième bon principe d'administration sécuritaire des médicaments. Il est d'autant plus important que l'infirmière soit alerte en administrant des médicaments qui pourraient avoir de graves conséquences sur le système nerveux central, tels que les médicaments ayant un effet dépresseur. Le terme *pharmacovigilance* est de plus en plus utilisé dans les milieux cliniques. Par définition, la pharmacovigilance signifie la « surveillance des effets indésirables des médicaments : leurs observations sont recueillies, enregistrées et étudiées dans des centres nationaux et internationaux » (Fortin, 2010). La surveillance clinique est essentielle pour assurer la sécurité du client, et elle doit être exercée rigoureusement.

Mise en contexte (*suite*)

Monsieur Jean-Baptiste ne va pas bien depuis ce matin. Le médecin lui a prescrit du furosémide 40 mg I.V. stat. il y a deux heures. Vous lui avez administré le médicament comme prescrit. Cependant, vous ne l'avez pas inscrit tout de suite au dossier, car c'était l'heure de votre pause. L'infirmière qui vous a remplacée a lu cette ordonnance et a redonné la même dose à monsieur Jean-Baptiste. Cela a eu pour conséquence que ce dernier s'est retrouvé en état de toxicité médicamenteuse causée par une hypokaliémie induite par une trop grande dose de diurétique.

Jugement clinique

Qu'auriez-vous dû faire pour éviter cette erreur et que devez-vous faire une fois que l'erreur est constatée ?

Respect des droits du client

Conformément à la Charte des droits et des libertés de la personne, à la Loi sur les services de santé et les services sociaux, et compte tenu des risques possibles liés à l'administration des médicaments, un client peut se prévaloir des droits suivants :

- Connaître le nom, le but, l'action et les effets indésirables possibles du médicament ;
- Refuser de prendre un médicament, quelles qu'en soient les conséquences ;
- Demander à des infirmières ou à des médecins qualifiés de vérifier les effets possibles d'un médicament, notamment les allergies ;
- Être dûment avisé de la nature expérimentale d'une pharmacothérapie et accorder son consentement par écrit ;
- Recevoir des médicaments répertoriés comme étant sans risque et ne causant pas d'inconfort, conformément aux bons principes de l'administration des médicaments ;
- Recevoir un traitement d'appoint compatible avec le traitement médicamenteux ;
- Ne pas recevoir de médicaments inutilement.

L'infirmière doit connaître les droits du client, et répondre avec professionnalisme à toutes les demandes de renseignements des clients et de leur famille. Elle respecte le client lorsqu'il refuse de prendre un médicament et l'informe des conséquences possibles de son choix.

25.2.4 Systèmes de distribution des médicaments

Le rangement et la distribution des médicaments peuvent être exécutés par diverses personnes. Le pharmacien fournit les médicaments, mais l'infirmière les distribue aux clients. Un local destiné uniquement à entreposer et à préparer les médicaments se trouve dans les unités de soins. Cependant, le système unidose est de plus en plus utilisé. Avec ce système, tous les médicaments sont emballés de façon unitaire et servis, la plupart du temps, pour une période déterminée par les établissements. Il permet d'épargner du temps dans la préparation des médicaments et réduit le nombre d'erreurs. Chaque comprimé, emballé séparément, comporte l'inscription du nom du client, le numéro de la chambre et le dosage prescrit. De plus en plus, les solutions injectables sont aussi préparées par le service de pharmacie avec le système centralisé d'additif aux solutés (SCAS).

Des innovations technologiques facilitent également le travail des infirmières. En effet, en plus des chariots à médicaments traditionnels qui comportent un tiroir pour chaque client, il existe maintenant des chariots électroniques avec ordinateurs intégrés **FIGURE 25.12**. Ce type de chariot permet l'inscription immédiate de l'ordonnance et de l'administration d'un médicament. Certains contiennent même un lecteur de codes-barres que l'infirmière utilise pour valider les médicaments qu'elle doit administrer et l'identité du client à qui elle doit les administrer. Il existe aussi des cabinets automatisés, qui permettent une accessibilité plus rapide aux médicaments des clients. Ces systèmes semblent réduire le nombre d'erreurs (Manno, 2006).

25.2.5 Évaluation de la pharmacothérapie

En sachant que l'action d'un médicament dépend de facteurs liés au médicament lui-même, à la physiologie et à l'état de santé de chaque personne, l'infirmière recueille les données nécessaires et les analyse pour évaluer les besoins du client et sa réaction potentielle à la pharmacothérapie **ENCADRÉ 25.12**.

L'histoire de santé, les allergies, la consommation de médicaments, les habitudes alimentaires, les connaissances liées aux médicaments, la culture et les valeurs du client sont tous des facteurs qui pourraient moduler l'effet des médicaments et que doit considérer l'infirmière **ENCADRÉ 25.13**.

Conditions spéciales pour l'administration de médicaments à certains groupes d'âge

Le stade de développement du client influence le choix de l'infirmière quant à l'administration des

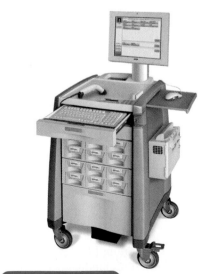

FIGURE 25.12 Chariot à médicaments avec ordinateur intégré

Chaque jour, 4 000 ordonnances de médicaments sont remplies au CHUM par deux robots surnommés Samuel et Ulysse. Une fois vérifiées par les pharmaciens, les ordonnances sont transmises aux robots, qui se chargent de rassembler les médicaments nécessaires en se fiant aux codes-barres des produits. Ces deux engins permettent d'éviter plusieurs erreurs d'ordonnance, de servir plus rapidement les clients et accordent plus de temps au personnel infirmier pour s'occuper des clients (Lacoursière, 2009).

ENCADRÉ 25.12

Exemples de questions pour l'évaluation de la prise de médicaments

- Prenez-vous des médicaments prescrits ou des produits offerts en vente libre ? Si oui, quand les prenez-vous et comment les prenez-vous ?
- Avez-vous une liste de médicaments de votre pharmacien ou de la personne qui coordonne vos soins ?
- Pour quel problème prenez-vous ces médicaments ?
- Avez-vous des effets secondaires ?
- Que vous a-t-on dit de faire si un effet secondaire apparaissait ?
- Avez-vous déjà arrêté de prendre vos médicaments ? Si c'est le cas, pourquoi ?
- Que faites-vous pour vous aider à vous souvenir de prendre vos médicaments ?

- Avez-vous des allergies à certains médicaments ou aliments ? Si c'est le cas, décrivez ces réactions.
- Décrivez vos habitudes alimentaires habituelles. Quels aliments et à quels moments mangez-vous habituellement ?
- Comment vos convictions religieuses, culturelles ou personnelles influencent-elles vos convictions quant au traitement médicamenteux ?
- Comment payez-vous vos médicaments ? Devez-vous quelquefois vous priver de vos médicaments pour économiser de l'argent ou comprimer votre budget pour payer ceux-ci ?
- Avez-vous des questions au sujet vos médicaments ?

ENCADRÉ 25.13

Facteurs d'influence sur la thérapie médicamenteuse

Les croyances relatives à la santé, les valeurs et les attitudes varient selon les cultures et influent généralement sur la façon dont le client gère la pharmacothérapie et y réagit. Par exemple, les significations symboliques des médicaments et de la pharmacothérapie varient d'une culture à l'autre. Les thérapies non traditionnelles et les remèdes à base de plantes médicinales sont courants dans certaines cultures et dans divers groupes ethniques, et ils peuvent interférer avec la prise de médicaments prescrits. Les changements démographiques liés à l'âge et à la race sont des facteurs qui influent sur la pratique des soins infirmiers en matière d'administration des médicaments. En plus de l'aspect psychosocial de la pharmacothérapie, la recherche pharmacologique a montré des différences de réaction aux médicaments, de métabolisme des médicaments et d'effets secondaires de ceux-ci entre divers groupes ethniques et raciaux.

Conséquences sur la pratique

- Évaluer les croyances, les attitudes et les valeurs culturelles au moment de l'administration des médicaments au client et lui donner de l'information à ce sujet.
- Régler les divergences entre la prise des médicaments et les croyances culturelles du client à ce sujet pour que celui-ci atteigne des résultats optimaux.
- Déterminer si le client utilise une thérapie non traditionnelle ou s'il prend des préparations à base de plantes médicinales.
- Si un client ne réagit pas à la pharmacothérapie comme prévu, considérer les influences culturelles sur la réaction aux médicaments, le métabolisme des médicaments et les effets secondaires de ceux-ci. Un changement de la médication du client s'avère parfois nécessaire.

Sources : Adapté de Andrews, M.M., & Boyle, J.S. (2007). *Transcultural concepts in nursing care* (5th ed.). Philadelphia : Lippincott ; McKenry, L.M., Tessier, E., & Hogan, A. (2006). *Mosby's pharmacology in nursing* (22nd ed.). St. Louis, Mo. : Mosby.

médicaments. En connaissant les étapes de développement du client, l'infirmière peut prévoir ses réactions aux médicaments (septième bon).

Administration chez le nourrisson et l'enfant

Selon l'âge, les enfants ont un poids et une surface corporelle variables ; ils n'ont donc pas la même capacité d'absorber, de métaboliser et d'éliminer les médicaments. Les doses pour enfants étant plus faibles que celles des adultes, l'infirmière prend des précautions spéciales au moment de la préparation de leurs médicaments.

Les parents de l'enfant sont parfois une précieuse ressource pour connaître la meilleure façon d'administrer un médicament à celui-ci. L'administration est parfois moins traumatisante pour l'enfant si un parent lui donne le médicament, sous la surveillance de l'infirmière.

L'infirmière ne doit jamais offrir à l'enfant l'option de ne pas prendre le médicament. Après lui avoir administré le médicament, l'infirmière félicite l'enfant et peut lui donner une petite récompense, par exemple, un autocollant. Selon la voie d'administration, des moyens permettent d'administrer efficacement les médicaments aux enfants **ENCADRÉ 25.14**.

Administration chez la personne âgée

La personne âgée a aussi besoin de certaines considérations au moment de l'administration des médicaments **ENCADRÉ 25.15**. En plus des changements physiologiques liés au vieillissement et de la présence fréquente de multiples pathologies, certains facteurs comportementaux et économiques ont une influence sur la consommation de médicaments de la personne âgée. Ebersole, Touhy, Hess, Jett et Luggen (2008) décrivent cinq modèles comportementaux de consommation de médicaments caractéristiques du client âgé, soit la polypharmacie, l'automédication sans ordonnance, la prise de médicaments offerts en vente libre, l'usage abusif de médicaments et la non-observance thérapeutique.

Les personnes âgées, dans une proportion de 75 %, ont recours aux médicaments en vente libre pour soulager leurs douleurs.

| **Polypharmacie** | La **polypharmacie** est la prise de plusieurs médicaments, prescrits ou non, pour tenter de traiter plusieurs troubles simultanément. En pareil cas, les risques d'interaction médicamenteuse, d'interaction avec les aliments ou de réactions indésirables aux médicaments sont élevés.

| **Automédication sans ordonnance** | Divers symptômes peuvent se manifester chez le client âgé (p. ex., douleur, constipation, insomnie ou indigestion). Tous ces symptômes peuvent être traités par des médicaments offerts en vente libre ou par des produits naturels. Les personnes âgées, dans une proportion de 75 %, ont recours aux médicaments en vente libre pour soulager leurs douleurs. La plupart de ces médicaments contiennent des ingrédients susceptibles de provoquer des effets secondaires ou des réactions indésirables, s'ils ne sont pas utilisés correctement, ou ils peuvent être contre-indiqués selon l'état du client.

ENCADRÉ 25.14 — Conseils pour l'administration des médicaments aux enfants

Médicaments par voie orale

- Les médicaments liquides sont plus sécuritaires que les comprimés et préviennent l'aspiration.

- Un jus, une boisson gazeuse ou une sucette glacée peuvent être offerts une fois le médicament avalé. Une boisson gazéifiée versée sur de la glace concassée peut aider à réduire les nausées.

- Le médicament peut être mélangé à une toute petite quantité de sirop ou de miel, par exemple, pour en relever le goût ; une quantité trop importante pourrait provoquer le refus de l'enfant. L'infirmière doit également éviter de mélanger les médicaments aux aliments et aux liquides préférés de l'enfant, qui pourrait, par la suite, les refuser.

- Une seringue jetable en plastique est l'instrument le plus précis pour préparer les doses de liquide, particulièrement celles qui sont inférieures à 10 ml (une cuillère à café ou un compte-gouttes n'assurent pas de mesures précises).

- Une cuillère graduée ou une seringue buccale (sans aiguille) sont des instruments utiles pour administrer les médicaments liquides.

Médicaments par injection

- L'infirmière doit se montrer très prudente quant au site d'injection intramusculaire.

- Étant donné qu'un enfant peut être imprévisible et peu coopératif, une autre personne devrait être présente pour l'immobiliser, s'il y a lieu.

- L'infirmière réveille toujours un enfant avant de lui administrer une injection. Distraire l'enfant avec un jouet ou lui parler peut aider l'infirmière à administrer rapidement l'injection et à atténuer la perception de la douleur de l'enfant.

ENCADRÉ 25.15 **Conseils pour l'administration des médicaments aux personnes en perte d'autonomie**

- Établir un horaire de prise de médicaments limitant celle-ci à deux médicaments oraux à la fois.

- Demander au client de boire un peu de liquide avant de prendre le médicament oral (pour avaler plus facilement).

- Encourager le client à boire au moins de 150 à 200 ml de liquide après la prise du médicament pour éviter que celui-ci demeure dans l'œsophage et pour accélérer son absorption.

- L'absorption et la distribution des médicaments étant plus lentes chez les personnes âgées, évaluer l'administration des analgésiques toutes les quatre heures pour éviter les risques d'effet cumulatif nuisible, étant donné la demi-vie des médicaments.

- En présence d'un client qui éprouve de la difficulté à avaler des capsules ou des comprimés assez gros, demander au médecin de les remplacer par un médicament liquide, si possible (en fractionnant le comprimé en deux, ou en l'écrasant et en le mélangeant à de la compote de

pommes ou à du jus de fruit, l'infirmière risque de modifier l'action de certains médicaments ou de réduire la dose ; de plus, le client risque de s'étouffer ou d'aspirer des particules de médicaments ou de compote).

- Proposer les solutions suivantes aux clients :

  – adopter un régime alimentaire équilibré plutôt que de consommer des vitamines ;

  – faire de l'exercice physique plutôt que d'avoir recours à des laxatifs ;

  – prendre une collation au coucher plutôt que des somnifères ;

  – favoriser une perte de poids, une diminution de la consommation de sel et de gras saturés, une réduction du stress, l'abandon du tabagisme et davantage d'exercices plutôt que la prise d'agents hypotenseurs (avec l'approbation du médecin).

Source : Adapté de Ebersole, P., Touhy, T.A., Hess, P., Jett, K., & Luggen, A.S. (2008). *Toward healthy aging: Human needs and nursing response* (7th ed.). St. Louis, Mo. : Mosby.

| Usage abusif de médicaments et non-observance thérapeutique | Les diverses formes d'usage abusif par les adultes âgés comprennent l'usage excessif, l'usage irrégulier et l'usage contre-indiqué.

La non-observance est par définition un usage non conforme du plan de traitement médicamenteux. Les clients âgés ne respectent pas les ordonnances de médicaments dans 75 % des cas, en modifiant délibérément la dose parce qu'ils la jugent inefficace, parce qu'ils ressentent des effets secondaires désagréables, ou parce qu'ils n'ont pas reçu suffisamment d'information sur la façon de prendre leurs médicaments ou sur l'indication thérapeutique des médicaments prescrits.

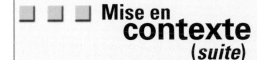

Mise en contexte (*suite*)

L'état physique de monsieur Jean-Baptiste s'est peu à peu détérioré. Il se plaint de nausées et vomit tous les liquides qu'il ingère. Vous vérifiez son ordonnance et lisez « dimenhydrinate (Gravol^MD) 50 mg P.O. ». D'après l'analyse et l'interprétation des données que vous faites, vous pensez qu'en raison de ses nausées et vomissements, monsieur Jean-Baptiste ne pourra tolérer une dose de dimenhydrinate par voie orale.

25.2.6 Administration des médicaments

La voie prescrite pour administrer un médicament dépend des propriétés de celui-ci, de l'effet recherché, et de l'état physique et mental du client **TABLEAU 25.8**. Après son évaluation clinique, l'infirmière peut collaborer avec le médecin pour déterminer la voie d'administration qui convient le mieux au client.

Voie orale

Les médicaments administrés par voie orale ont un délai d'action plus long que ceux qui sont administrés par voie parentérale. La voie orale (*per os* ou P.O.), où les médicaments sont administrés par la bouche et avalés avec un liquide, est la plus simple et la plus couramment utilisée ▶ **MS 5.1** . Le client est le plus souvent capable d'ingérer ses médicaments par voie orale avec un minimum de difficulté.

MS 5.1

Méthodes liées à l'administration des médicaments : *Administration de médicaments par voie orale.*

TABLEAU
25.8

Facteurs qui influencent le choix de la voie d'administration

Si monsieur Jean-Baptiste est nauséeux et qu'il vomit, sous quelle forme lui administrerez-vous son antiémétique ?

AVANTAGES	INCONVÉNIENTS OU CONTRE-INDICATIONS
Voies orale (P.O.), buccogingivale et sublinguale (S.L.) • Voies pratiques et confortables pour le client • Voies économiques • Effets locaux ou systémiques • Voies qui causent rarement de l'anxiété chez le client	Doivent être évitées : • en cas de nausées et de vomissements ; • en cas de difficultés à avaler ; • en cas d'aspiration gastrique ; • avant certains examens diagnostiques ou certaines interventions chirurgicales ; • après une anesthésie générale ; • en cas de destruction par les sécrétions gastriques. Peuvent causer : • l'irritation de la muqueuse gastro-intestinale ; • la décoloration des dents. Les médicaments administrés par voie orale peuvent avoir un goût désagréable.
Voies sous-cutanée (S.C.), intramusculaire (I.M.), intraveineuse (I.V.), intradermique (I.D.) • Utilisation lorsqu'un médicament oral est contre-indiqué • Absorption rapide • Voie I.V. permet d'administrer le médicament lorsque le client est dans un état critique ou lorsqu'il requiert un traitement à long terme.	• Il y a risque d'infection. • Certains médicaments sont coûteux. • Le client doit subir de fréquentes injections. Les voies S.C., I.M. et I.D. sont à éviter chez les clients qui ont tendance à saigner. • Les injections S.C. risquent d'endommager les tissus. • Les voies I.M. et I.V. nécessitent une surveillance étroite en raison de l'absorption rapide du médicament. • Ces voies causent une grande anxiété chez de nombreux clients, en particulier chez les enfants.
Voie topique (peau et muqueuses) • Application topique : Essentiellement un effet local. Voie indolore. Peu d'effets secondaires. • Application transdermique : Effets systémiques prolongés avec peu d'effets secondaires. Effets thérapeutiques fournis par application locale vers les sites concernés. • Solutions aqueuses facilement absorbées et capables de produire des effets systémiques. • Voie d'administration à utiliser lorsque les médicaments oraux sont contre-indiqués.	• Il y a risque d'absorption rapide et d'effets systémiques chez les clients ayant des lésions cutanées. • Une substance huileuse ou pâteuse est laissée sur la peau et risque de tacher les vêtements. • La peau ou les muqueuses peuvent devenir sensibles à certaines concentrations de médicaments. • La voie rectale ou vaginale met souvent le client dans l'embarras. • L'irrigation de l'oreille est contre-indiquée dans les cas de tympan percé. • Les suppositoires rectaux sont contre-indiqués dans le cas de chirurgies rectales ou de saignement actif du rectum.
Voie respiratoire (inhalation) • Soulagement rapide des problèmes respiratoires locaux. • Offre un accès facile pour l'introduction des gaz d'anesthésie générale	• Certains agents locaux peuvent produire des effets systémiques graves.

Les principales contre-indications à l'administration orale sont les problèmes gastro-intestinaux, l'incapacité à avaler la nourriture ou les liquides ainsi que la présence d'un tube nasogastrique. Cependant, les médicaments destinés à la voie orale peuvent être administrés par un tube nasogastrique ou un tube d'alimentation▶ **MS 7.3** .

Voie sublinguale

Certains médicaments sont déposés sous la langue où ils se dissolvent avant d'être absorbés. Pour produire l'effet voulu dans le cas de l'**administration sublinguale (S.L.),** le médicament ne doit pas être avalé. La nitroglycérine est habituellement administrée ainsi; le client ne peut boire qu'après la dissolution complète du médicament.

Voie buccogingivale

L'**administration buccogingivale** consiste à placer le médicament solide dans la bouche, contre les membranes muqueuses des joues, jusqu'à sa dissolution. L'infirmière avise le client de changer de joue à chaque dose pour éviter l'irritation des muqueuses. De plus, le client doit être informé qu'il ne doit ni mâcher ni avaler le médicament, et qu'il ne peut boire de liquide en le prenant. Un médicament administré par voie buccogingivale agit localement sur la muqueuse ou de manière systémique en se dissolvant dans la salive.

Voies parentérales

Les effets des médicaments administrés par voie parentérale se manifestent en fonction de la vitesse d'absorption du médicament, qui peut être très rapide selon la voie d'injection. L'infirmière doit, par conséquent, observer attentivement les réactions du client. Chaque voie d'injection correspond à un type de tissu dans lequel le médicament est injecté. Les caractéristiques des tissus influent sur la vitesse d'absorption du médicament et, par conséquent, sur le début de son action.

L'**administration parentérale** consiste à injecter un médicament dans les tissus de l'organisme ou directement dans la circulation sanguine. Cette méthode d'administration nécessite l'application de techniques d'asepsie. Les quatre principales voies d'injection sont l'injection intradermique, l'injection sous-cutanée, l'injection intramusculaire et l'injection intraveineuse ▶ **MS 5.8** **MS 5.9** .

Injection intradermique

En général, on utilise l'injection intradermique pour réaliser les tests cutanés (p. ex., le dépistage de la tuberculose et les tests d'allergie). Comme il s'agit de substances puissantes, elles sont injectées dans le derme, où l'apport sanguin réduit ralentit leur absorption. Pour les tests cutanés, les sites d'injection doivent être visibles afin que l'infirmière puisse observer les changements de couleur et l'intégrité des tissus. L'intérieur de l'avant-bras et le haut du dos sont les endroits les plus propices. Si la substance pénètre trop rapidement dans la circulation, le client risque de subir une réaction anaphylactique grave.

Injection sous-cutanée

L'injection sous-cutanée consiste à administrer le médicament dans le tissu conjonctif lâche situé sous le derme. Comme le tissu sous-cutané est moins riche en vaisseaux sanguins que les muscles, le début d'action du médicament est plus lent que dans le cas de l'injection intramusculaire. Les tissus sous-cutanés contiennent des récepteurs de la douleur. Par conséquent, le client peut ressentir une légère douleur.

Cette voie est utilisée entre autres pour l'administration de l'insuline et de l'héparine. Par ailleurs, l'abdomen est le site le plus fréquemment recommandé pour les injections d'héparine **FIGURE 25.13**. On peut aussi avoir recours à l'injection sous-cutanée pour l'administration intermittente d'un médicament ▶ **MS 5.10** **MS 5.11** .

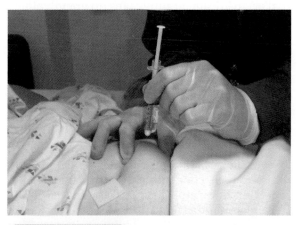

FIGURE 25.13 Injection sous-cutanée d'héparine dans l'abdomen

MS 7.3
Méthodes liées à la fonction digestive : *Administration d'un médicament par sonde nasogastrique ou nasoduodénale.*

MS 5.10
Méthodes liées à l'administration des médicaments : *Installation d'un microperfuseur à ailettes sous-cutané intermittent.*

MS 5.11 **Vidéo**
Méthodes liées à l'administration des médicaments : *Préparation d'un ou de deux types d'insuline et administration par voie sous-cutanée.*

MS 5.8 **Vidéo**
Méthodes liées à l'administration des médicaments : *Préparation des injections.*

MS 5.9 **Vidéo**
Méthodes liées à l'administration des médicaments : *Administration des injections.*

25

MS 9.6

Méthodes liées aux thérapies intraveineuses : *Ajout de médicaments au sac de perfusion intraveineuse.*

MS 9.7 Vidéo

Méthodes liées aux thérapies intraveineuses : *Administration d'un médicament par voie intraveineuse.*

MS 9.8 Vidéo

Méthodes liées aux thérapies intraveineuses : *Retrait d'une perfusion et du cathéter intraveineux périphérique.*

MS 9.1 Vidéo

Méthodes liées aux thérapies intraveineuses : *Installation d'une perfusion intraveineuse périphérique.*

MS 9.2 Vidéo

Méthodes liées aux thérapies intraveineuses : *Réglage du débit d'une perfusion intraveineuse.*

MS 9.3 Vidéo

Méthodes liées aux thérapies intraveineuses : *Changement de pansement au site d'insertion d'un cathéter intraveineux périphérique.*

MS 9.4 Vidéo

Méthodes liées aux thérapies intraveineuses : *Changement du sac à perfusion et de la tubulure.*

MS 9.5 Vidéo

Méthodes liées aux thérapies intraveineuses : *Installation et irrigation d'un bouchon à injections intermittentes.*

Injection intramusculaire

L'injection intramusculaire consiste à administrer le médicament dans un muscle où la présence de nombreux vaisseaux sanguins en facilite l'absorption. La voie intramusculaire permet aux médicaments d'être absorbés plus rapidement que par la voie sous-cutanée, parce que les vaisseaux sanguins sont plus nombreux dans les muscles. Les risques d'endommager les tissus sont moindres, car la médication pénètre dans le muscle. Par contre, le danger subsiste d'injecter le médicament dans les vaisseaux sanguins par inadvertance. L'infirmière se sert d'une aiguille plus longue et de calibre plus gros pour traverser les tissus sous-cutanés et pénétrer dans les tissus musculaires profonds. Les sites utilisés pour l'injection sont le muscle vaste externe du quadriceps, le muscle fessier antérieur ou postérieur, et le muscle deltoïde.

Injection intraveineuse

L'injection intraveineuse consiste à administrer le médicament dans la circulation sanguine. L'infirmière doit être particulièrement attentive au calcul, à la préparation des doses et aux effets attendus. Un tableau de compatibilité des différentes molécules et des solutions est souvent utilisé. La voie intraveineuse demeure également la voie d'administration idéale dans les situations d'urgence, lorsqu'il faut conserver des concentrations thérapeutiques constantes dans le sang ou lorsqu'il doit y avoir une interruption rapide des effets.

Les méthodes utilisées pour l'administration des médicaments intraveineux sont les suivantes :

- Perfusion de grand volume : administration d'un médicament dilué dans un grand volume (500 ou 1 000 ml) de liquide compatible tel qu'une solution de NaCl 0,9 % ou de dextrose 5 %. C'est la méthode la plus simple et la plus sécuritaire. Ces médicaments peuvent être administrés à l'aide d'un perfuseur universel ou volumétrique de précision, et nécessiter ou non une pompe volumétrique ▶ MS 9.1 MS 9.2 MS 9.3 MS 9.4.

- Bolus intraveineux : injection directement dans la circulation sanguine d'un bolus ou d'une dose concentrée de médicament. L'injection intraveineuse directe se fait par le site d'injection du dispositif pour une perfusion intraveineuse continue ou intermittente. C'est la méthode qui présente le plus de dangers, puisque l'infirmière ne peut corriger une erreur. De plus, cette méthode peut provoquer une irritation directe de la tunique des vaisseaux ▶ MS 9.5.

- Perfusion en dérivation : administration d'un médicament dilué dans une petite quantité (de 50 à 100 ml) et relié au perfuseur primaire. Les trois systèmes les plus couramment utilisés sont les perfuseurs volumétriques de précision (Soluset^MD ou Buretrol^MD), le pousse-seringue, et le perfuseur secondaire en dérivé ou en tandem **FIGURE 25.14**. Cette méthode offre de nombreux avantages : la réduction du risque de perfusion trop rapide, la perfusion des médicaments à des intervalles prolongés (de 30 à 60 min), la possibilité d'administrer des médicaments (p. ex., des antibiotiques et des analgésiques par analgésie contrôlée par le client) dont la stabilité est limitée dans une solution, ainsi que le contrôle de l'apport liquidien par voie intraveineuse. Le débit peut être réglé à l'aide d'une pompe volumétrique ▶ MS 9.6 MS 9.7 MS 9.8.

Voie topique

Les médicaments appliqués sur la peau ou sur les muqueuses ont généralement un effet local. L'infirmière applique sur la peau des lotions, des pâtes ou des onguents, trempe des parties du corps dans une solution ou donne des bains médicamentés. L'effet peut être systémique, si la peau ou la muqueuse présente des lésions, s'il s'agit d'une concentration médicamenteuse élevée ou si le contact avec les **téguments** est prolongé.

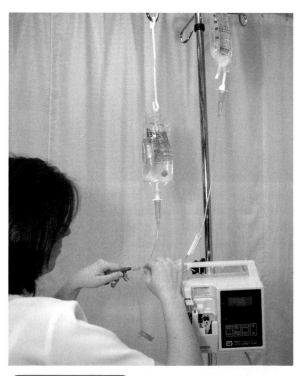

FIGURE 25.14 Montage d'un perfuseur intraveineux secondaire en dérivé ou en tandem

L'infirmière doit porter des gants non stériles et utiliser un applicateur. L'application se fait sur la peau bien nettoyée, en une couche mince et uniforme. Certains médicaments (p. ex., la nitroglycérine, le fentanyl, la scopolamine et les œstrogènes) ont des effets systémiques même lorsqu'ils sont appliqués localement par l'intermédiaire d'un disque **transdermique** ou d'un timbre qui permet à l'onguent médicamenteux de demeurer sur la peau. Ces applications topiques peuvent être conservées de 12 heures à 7 jours.

Les médicaments peuvent être appliqués de plusieurs façons sur les muqueuses :

- par application directe de liquide ou d'onguent (collyres, onguents oculaires, larmes artificielles, vasoconstricteurs **ENCADRÉ 25.16** ▶ MS 5.4), gargarisme, badigeonnage de la gorge ;
- par insertion du médicament dans une cavité anatomique (ovule, gel, crème ou mousse dans le vagin ▶ MS 5.5 ; suppositoire dans le rectum ▶ MS 5.6);
- par **instillation** d'un liquide dans une cavité anatomique (gouttes auriculaires ou nasales, instillation vésicale ou rectale). Les structures internes de l'oreille sont très sensibles aux températures extrêmes. Les gouttes auriculaires ou les liquides d'irrigation doivent être instillés à la température ambiante pour éviter les vertiges (étourdissements sérieux) ou les nausées ▶ MS 5.2 ;
- par **irrigation** d'une cavité anatomique avec de l'eau stérile, ou avec une solution saline ou antiseptique (rinçage des yeux, des oreilles, du vagin, de la vessie ou du rectum);
- par pulvérisation (instillation dans le nez et la gorge) ▶ MS 5.3 .

REGARD SUR LA PERSONNE ÂGÉE

ENCADRÉ 25.16 Administration des médicaments dans les yeux

En raison des problèmes liés au vieillissement tels que la baisse de la vue, le tremblement des mains, et les difficultés de préhension ou de manipulation des contenants, l'adulte âgé éprouve parfois de la difficulté à s'administrer des médicaments dans les yeux. L'infirmière doit expliquer au client et à sa famille les techniques appropriées pour l'administration de ces médicaments.

Voie respiratoire

Les médicaments administrés par **inhalation** sont rapidement absorbés, et leur action est rapide grâce à la densité du réseau alvéolocapillaire du tissu pulmonaire. Les structures anatomiques profondes de l'appareil respiratoire offrent une grande surface muqueuse capable d'absorber les médicaments administrés par voie nasale ou orale, ou par des tubes placés dans la bouche et menant à la trachée **FIGURE 25.15**.

Les médicaments pris par aérosol doseur et par aérochambre sont administrés en doses prémesurées de médicaments chaque fois que le client ou l'infirmière appuie sur la cartouche ▶ MS 5.7 .

Les médicaments administrés par inhalation ont des effets locaux ou systémiques. L'infirmière doit déterminer la capacité physique et cognitive du client pour l'utilisation adéquate d'un aérosol doseur. Notamment, l'utilisation de cette voie est particulièrement difficile à comprendre pour les enfants. Le client qui reçoit des médicaments par inhalation est souvent atteint d'une maladie respiratoire chronique comme

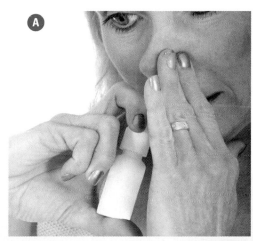

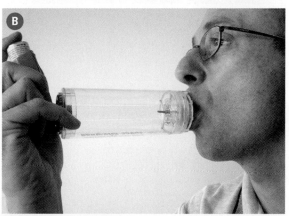

FIGURE 25.15 A. Aérosol doseur nasal. B. Aérochambre.

MS 5.7
Méthodes liées à l'administration des médicaments : *Administration d'un médicament en aérosol doseur.*

MS 5.4
Méthodes liées à l'administration des médicaments : *Administration de médicaments par voie ophtalmique.*

MS 5.5
Méthodes liées à l'administration des médicaments : *Administration de médicaments par voie vaginale.*

MS 5.6
Méthodes liées à l'administration des médicaments : *Administration de suppositoires rectaux.*

MS 5.2
Méthodes liées à l'administration des médicaments : *Administration de médicaments par voie auriculaire.*

MS 5.3
Méthodes liées à l'administration des médicaments : *Administration de médicaments par voie nasale.*

l'asthme, l'emphysème ou la bronchite chronique. Puisqu'il poursuit la plupart du temps la thérapie à domicile, il doit, par conséquent, connaître la façon sécuritaire de les administrer.

Autres voies d'administration

La voie péridurale et la voie intrapéritonéale sont deux autres voies parmi celles qu'utilise parfois l'infirmière. Même si la responsabilité d'y recourir ne lui incombe pas toujours, elle doit quand même en connaître le fonctionnement, et assurer le monitorage et la surveillance de la réponse du client à la thérapie.

Voie péridurale

Le médicament est administré dans l'**espace péridural** à l'aide d'un cathéter installé par un anesthésiste. Cette méthode est souvent utilisée pour administrer des substances anesthésiques ou pour l'analgésie postopératoire ▶ **33** **39**.

L'infirmière spécialement formée peut administrer les médicaments en bolus ou par perfusion continue à l'aide d'une pompe volumétrique, en respectant des protocoles de surveillance distincts (OIIQ, 2009b).

Voie intrapéritonéale

Un médicament peut être administré dans la cavité péritonéale, où il est absorbé dans la circulation. Cette voie est surtout utilisée en dialyse

pour l'élimination des liquides, des électrolytes et des déchets.

25.2.7 Administration des médicaments en réadaptation et à domicile

Comme il existe divers milieux de soins en réadaptation, la politique d'administration des médicaments peut varier. Le client souffrant de limites fonctionnelles peut nécessiter une prise en charge de ses médicaments par l'infirmière. En ce qui a trait aux soins à domicile, le client prend habituellement lui-même ses médicaments **ENCADRÉ 25.17**. Quel que soit le mode d'administration, l'infirmière demeure responsable d'expliquer au client et à sa famille l'action des médicaments, leur administration et leurs effets secondaires. Elle est également tenue de vérifier si le client se conforme au traitement et de déterminer l'efficacité des médicaments prescrits.

Il arrive que certains clients reçoivent un traitement par voie intraveineuse à domicile. Les antibiotiques, la chimiothérapie, l'alimentation parentérale totale, les analgésiques et les transfusions sanguines peuvent ainsi être administrés. Un cathéter intraveineux logé dans une voie centrale (communément appelé *PICC line*) sera le plus souvent installé au client devant recevoir un traitement à domicile, à sa sortie de l'hôpital. Ce client bénéficiera de l'aide d'une infirmière en

■ **Espace péridural :**
Espace se trouvant entre les vertèbres et la membrane (dure-mère) entourant les nerfs rachidiens.

33
Pour en apprendre davantage sur l'administration des substances anesthésiques, consultez le chapitre 33, *Soulager la douleur.*

39
Le chapitre 39, *Prodiguer des soins périopératoires,* explique l'importance de la gestion de la douleur dans le cadre des soins périopératoires.

ENSEIGNEMENT AU CLIENT

ENCADRÉ 25.17 — **Principes de base pour l'administration sécuritaire des médicaments à domicile**

- Conserver chaque médicament dans l'emballage d'origine portant une étiquette.
- Protéger les médicaments de la chaleur et de la lumière, s'il y a lieu.
- Vérifier la facilité de lecture des étiquettes.
- Disposer du matériel contondant comme les seringues, du matériel à risque de contamination ou des restes de médicaments qui comportent un danger, comme les timbres cutanés de fentanyl (analgésique opioïde de longue durée), dans un contenant fourni par le pharmacien, qui en disposera de façon sécuritaire par la suite.
- Apporter à la pharmacie locale les autres médicaments périmés et inutilisés pour leur élimination sécuritaire.
- Prendre toutes les doses d'un médicament prescrit, sauf indication contraire, et ne jamais conserver un médicament pour un usage ultérieur.

- Ne jamais déposer de médicaments dans la poubelle et ne jamais les laisser à la portée des enfants.
- Indiquer la date d'ouverture du contenant s'il s'agit d'un médicament multidoses et le conserver selon les directives du pharmacien.
- Ne jamais donner à un membre de la famille un médicament prescrit pour une autre personne.
- Conserver au réfrigérateur les médicaments qui doivent demeurer au frais.
- Lire attentivement les étiquettes et suivre toutes les instructions.
- Aviser le médecin des effets secondaires ou de tout autre signe ou symptôme anormal.

soins à domicile. L'infirmière devra néanmoins déterminer au préalable si le client et sa famille sont aptes à administrer le traitement à domicile. Dans l'affirmative, elle leur enseignera la procédure à suivre ainsi que les méthodes d'entretien du matériel d'administration intraveineuse alors que le client est encore à l'hôpital. Le client et sa famille doivent également savoir reconnaître les signes d'infection et de complications, et comprendre qu'ils doivent avertir immédiatement l'infirmière en soins à domicile ou le médecin si ces problèmes surviennent.

25.2.8 Enseignement à la clientèle

En déterminant les connaissances du client sur un médicament et les ressources dont il dispose pour le prendre régulièrement, l'infirmière détermine son besoin d'apprentissage ▶ 16 .

Elle doit expliquer au client l'action et le but du médicament, les effets secondaires probables, les techniques d'administration particulières et les moyens à utiliser pour assurer une administration adéquate. Cet enseignement sera plus approfondi s'il s'agit d'un médicament nouvellement prescrit. Par conséquent, l'enseignement devrait avoir lieu le plus rapidement possible, car le client doit bien comprendre les données relatives aux médicaments et à leur administration, et il peut désirer poser des questions et discuter avec l'infirmière. Celle-ci doit s'assurer que le client sait où et comment se procurer les médicaments et qu'il est en mesure de procéder à l'automédication de façon sécuritaire. Que le client prenne lui-même ses médicaments ou que l'infirmière les lui administre, les objectifs et les résultats escomptés doivent être atteints **ENCADRÉ 25.18**. ■

16

Des stratégies pédagogiques en fonction des besoins d'apprentissage des clients sont suggérées dans le chapitre 16, *Enseigner à la clientèle.*

ENSEIGNEMENT AU CLIENT

ENCADRÉ
25.18

Stratégies d'enseignement auprès de monsieur Jean-Baptiste et de sa famille

Objectifs

- Le client et sa famille connaissent les médicaments prescrits.
- Le client bénéficie des effets thérapeutiques des médicaments prescrits sans éprouver d'inconfort ou de complications.
- Le client ne manifeste pas de complications liées à la voie d'administration des médicaments.
- Le client prend ses médicaments de façon sécuritaire.

Stratégies d'enseignement

- Informer le client sur le risque de ne pas prendre ses médicaments ou de les prendre de manière inadéquate.
- Fournir au client les renseignements nécessaires quant à l'action et aux effets secondaires des médicaments.
- Informer le client sur les procédures d'administration des médicaments et sur les conséquences du non-respect de celles-ci (p. ex., prendre le médicament toujours à la même heure).
- Informer le client des mesures à prendre en cas d'oubli.
- Expliquer au client la méthode de prise du pouls préalable à l'administration de la digoxine et les balises à retenir (entre 60 et 100 batt./min).
- Expliquer les mesures nécessaires aux membres de la famille si le client devient physiquement incapable de se soigner.
- Suggérer du matériel spécial, notamment des fioles de médicaments étiquetées en braille et une liste aide-mémoire en braille pour les non-voyants.

- Expliquer au client les symptômes liés aux effets secondaires ou à la toxicité des médicaments. Le client est mieux préparé à supporter les effets découlant de la prise de médicaments s'il en connaît les raisons. Par exemple, le client soigné à la digoxine doit signaler immédiatement toute arythmie ou apparition de nausées et de faiblesse.
- Expliquer aux membres de la famille les effets secondaires des médicaments, tels que les signes de toxicité, puisqu'ils seront les premiers à les reconnaître et à en informer la personne appropriée.
- Expliquer aux clients les principes de base pour administrer et conserver convenablement les médicaments à domicile.

Évaluation

- Demander au client ou aux membres de sa famille d'expliquer les effets attendus et les effets secondaires des médicaments et les interactions avec le furosémide (il n'y aura pas de problème si les doses ne changent pas ; il importe d'insister sur l'observance).
- Revoir ensemble les évaluations préalables à la prise du médicament antiarythmique (digoxine). (Enseignement de la prise du pouls et des valeurs limites pour la prise du médicament.)
- Demander au client d'expliquer les mesures à prendre pour éviter l'intoxication à la digitaline.
- Demander au client de décrire les signes de toxicité digitalique.
- Inviter le client à expliquer les risques de ne pas suivre le traitement prescrit.

Cette section présente la démarche systématique appliquée aux soins infirmiers en fonction des problèmes de santé prioritaires éprouvés par monsieur Jean-Baptiste. Les cinq étapes de la démarche de soins y sont abordées, et permettent de visualiser, de comprendre et d'intégrer les données favorables à un suivi clinique adéquat auprès du client. L'infirmière utilise cette démarche pour effectuer une évaluation complète et exhaustive de la situation clinique de monsieur Jean-Baptiste. L'application de ce processus permet d'individualiser l'approche infirmière par rapport à ce client et de planifier des soins adaptés à la situation de ce dernier.

25.3.1 Collecte des données

À la suite de l'évaluation clinique de monsieur Jean-Baptiste, l'infirmière recueille plusieurs données objectives et subjectives sur son état physique et nutritionnel, sur sa pharmacothérapie, sur son état actuel de santé et ses antécédents, ses inquiétudes, etc. Les éléments d'information compilés correspondent aux facteurs de risque d'intoxication à la digitaline (digoxine) ; d'ailleurs, le résultat de la dernière digoxinémie est de 2,8 nmol/L (valeur normale entre 0,7 et 2,6 nmol/L). Monsieur Jean-Baptiste en présente d'autres facteurs, dont l'âge, le faible poids, le manque d'apport nutritionnel et l'œdème aux membres inférieurs. Les signes et les symptômes qu'il présente actuellement portent à penser qu'il est effectivement intoxiqué. Le fait qu'il ne connaît pas ses médicaments et qu'il soit aveugle amène l'infirmière à constater les difficultés de monsieur Jean-Baptiste en lien avec l'automédication et à penser qu'il éprouve des problèmes à respecter sa thérapie **ENCADRÉ 25.19**.

25.3.2 Analyse et interprétation des données

Les hypothèses émises par l'infirmière seront validées par la collecte de données supplémentaires. Entre autres, le taux élevé de la digoxinémie est un élément majeur à considérer pour confirmer le problème soupçonné d'intoxication à la digitaline. La perte de poids reste à préciser également sur le plan des causes et des conséquences cliniques, mais aussi au regard des effets sur la digoxinémie. Une évaluation plus poussée est effectuée quant aux conséquences du déficit visuel sur la prise de médicaments par monsieur Jean-Baptiste.

Il s'avère que celui-ci n'utilise pas de pilulier en braille ni aucun autre outil facilitant la lecture des médicaments qu'il doit prendre. Il se trompe donc probablement souvent de dosage et de médicament puisque rien ne lui confirme qu'il prend le bon médicament et la bonne dose

---

COLLECTE DES DONNÉES

ENCADRÉ 25.19 — **Situation clinique de monsieur Jean-Baptiste**

Données subjectives
- Dit avoir de la douleur au ventre.
- Dit se sentir étourdi.
- Dit ne pas connaître ses médicaments.
- Sa fille rapporte qu'il est de plus en plus faible.

Données objectives
- Cécité
- Insuffisance cardiaque non contrôlée actuellement
- Perte de poids de 5 kg depuis six semaines
- Pouls irrégulier
- Œdème à godet de degré 1 aux membres inférieurs
- Apport liquidien de 700 ml/jour et ingestion du quart de chacun de ses repas
- Digoxinémie à 2,8 nmol/L
- Pharmacothérapie :
  Ativan^MD 0,5 mg S.L. h.s.
  Digoxine 0,125 mg P.O. die
  Furosémide 40 mg P.O. die
  Potassium 40 mEq P.O. b.i.d.

de celui-ci. De plus, il ne connaît pas ses médicaments ni la raison pour laquelle il les prend, mais semble vouloir l'apprendre. L'objectif prioritaire est de résorber l'intoxication à la digitaline **ENCADRÉ 25.20**. Par la suite, l'infirmière priorisera l'enseignement au client.

25.3.3 Planification des soins et établissement des priorités

La planification des soins dans la situation clinique de monsieur Jean-Baptiste comporte plusieurs volets.

- Pour le client : surveillance clinique de son état (signes vitaux, auscultation cardiaque, bilan liquidien, œdème, poids), application de la pharmacothérapie, enseignement sur la prise de médicaments, sur leurs effets attendus, sur leurs effets secondaires, sur les conséquences de la prise inadéquate des médicaments, et sur les signes d'intoxication à la digitaline.

- Pour la famille : information sur la situation clinique du client et même enseignement qu'à celui-ci quant aux conséquences de la prise inadéquate des médicaments sur l'état général du client.

À cette étape, et selon la situation clinique du client, l'infirmière devra établir les priorités suivantes :

- Mettre en place un système de pilulier hebdomadaire écrit en braille avec la collaboration du pharmacien et de la famille ;

CONSTAT DE L'ÉVALUATION

ENCADRÉ 25.20 | **Énoncé des problèmes prioritaires de monsieur Jean-Baptiste**

- Non-observance de la pharmacothérapie liée à la cécité, et au manque de connaissances sur les effets attendus et secondaires de la médication
- Signes et symptômes de digitalisme
- Perte de 5 kg depuis six semaines

- Fournir au client et à sa famille une liste des médicaments en braille avec un résumé simple des ordonnances pour le client ;
- Compléter la collecte des données : signes généraux, vérification des signes et symptômes de digitalisme ;
- Vérifier les apprentissages du client et de sa famille ;
- Informer le médecin de l'évolution ou des changements ;
- Procéder aux autres examens complémentaires requis ;
- Surveiller l'évolution clinique du client ;
- Prévenir l'infirmière clinicienne qui effectue le suivi systématique de clientèle en cardiologie en consultation externe ou l'infirmière praticienne spécialisée en cardiologie.

Ces priorités ont comme objectifs de voir monsieur Jean-Baptiste retrouver son état général normal et d'instaurer une prise en charge autonome et sécuritaire de sa médication, grâce à ses apprentissages et à des outils d'aide à l'automédication choisis avec lui. Une fois que son état physique sera stable, les résultats escomptés sont que monsieur Jean-Baptiste collabore aux apprentissages et comprenne les effets de la non-observance à la pharmacothérapie sur sa sécurité physique et son état général **TABLEAU 25.9**.

25.3.4 Interventions cliniques

La surveillance clinique étroite de la réponse à la pharmacothérapie doit être primordiale. Les interventions appliquées visent prioritairement à contrer les effets du digitalisme. L'enseignement à faire ultérieurement pour que monsieur Jean-Baptiste montre qu'il respecte son traitement pharmacologique impliquera la fille du client puisqu'elle aura à jouer un rôle prépondérant dans l'observance qui devrait s'ensuivre.

25.3.5 Évaluation des résultats

Si l'intoxication est mineure, elle pourra se résorber avec l'arrêt du traitement. Toutefois, dans certains cas, l'intoxication peut évoluer vers des complications graves. Les difficultés liées à la cécité peuvent encore être atténuées avec plusieurs outils associés à la médication. Il faut continuer de chercher les raisons pour lesquelles monsieur Jean-Baptiste manque d'appétit et perd du poids, malgré le fait que l'infirmière a de bonnes raisons de croire qu'il s'agit des effets secondaires de la digoxine et de la cécité. Elle devra également tenir compte du fait que monsieur Jean-Baptiste vit seul.

25.3.6 Plan thérapeutique infirmier de monsieur Jean-Baptiste

La pharmacothérapie chez la personne âgée représente à la fois un défi quant à l'observance de sa médication et un danger pour sa sécurité physique

PLANIFICATION ET INTERVENTIONS

TABLEAU 25.9 — Résultats escomptés et interventions prioritaires liés à la situation clinique de monsieur Jean-Baptiste

PLANIFICATION / RÉSULTATS ESCOMPTÉS CHEZ LE CLIENT

- Résorption du digitalisme
- Collaboration du client aux activités d'apprentissage et confirmation de celui-ci qu'il comprend l'enseignement sur sa pharmacothérapie
- Arrêt de la perte de poids

INTERVENTIONS INFIRMIÈRES	JUSTIFICATIONS
• Évaluer les signes et les symptômes de digitalisme.	• Valider le constat de l'évaluation et suivre l'évolution de la situation clinique du client.
• Établir un bilan des ingesta-excreta.	• Évaluer la déshydratation.
• Favoriser l'hydratation selon la limite prescrite. • Maintenir un équilibre hydroélectrolytique.	• Diminuer l'œdème. • Empêcher un déficit de volume liquidien, qui favorise l'intoxication à la digitaline en créant une hypokaliémie et une hypomagnésémie.
• Noter les résultats des tests de laboratoire.	• Suivre l'apparition d'une éventuelle déshydratation et son évolution (bilan électrolytique). • Surveiller la digoxinémie. • Surveiller les fonctions hépatique (enzymes hépatiques, bilirubine) et rénale (créatinine, urée).
• Mettre en place le plan d'enseignement au client et à la famille.	• Motiver le client et sa famille par la transmission des connaissances nécessaires à la prise adéquate des médicaments et par la compréhension des avantages de ceux-ci. Ces connaissances influencent la volonté ou la capacité du client à respecter la pharmacothérapie et encouragent sa famille à le soutenir. • Impliquer la famille pour qu'elle joue un rôle important dans le contexte d'une évaluation de retour à domicile.
• Favoriser un apport nutritionnel suffisant. • Augmenter les connaissances sur les bienfaits d'une alimentation variée et suffisante.	• Empêcher une intoxication à la digitaline consécutive à la diminution des électrolytes sériques, causée par les diurétiques mal dosés, et à la perte de poids.

lorsqu'il y a prise inadéquate de médicaments (Voyer, 2006). L'enseignement peut se faire verbalement, mais certaines directives doivent spécifier qu'elles s'adressent également à la fille du client. De plus, un rappel sur un document écrit (en braille pour le client) peut faciliter, entre autres, la rétention, par le client et sa famille, de l'information et des éléments à surveiller.

Une nouvelle directive est ajoutée pour ajuster le PTI en fonction du problème de non-observance. Comme le client est aveugle, l'infirmière précise donc que les médicaments préparés par le pharmacien chaque semaine le soient dans un pilulier en braille. Cette mesure peut vraisemblablement contribuer à ce que le client respecte la prise de sa médication **FIGURE 25.16**.

PLAN THÉRAPEUTIQUE INFIRMIER (PTI)

M. CHARLES JEAN-BAPTISTE 72 ans

CONSTATS DE L'ÉVALUATION

Date	Heure	N°	Problème ou besoin prioritaire	Initiales	RÉSOLU / SATISFAIT Date	Heure	Initiales	Professionnels / Services concernés
2010-02-15	09:30	1	Non observance de la pharmacothérapie					Ergothérapeute
		2	Signes et symptômes de digitalisme					Pharmacien
		3	Perte de 5 kg depuis six semaines	L.B.				Nutritionniste

SUIVI CLINIQUE

Date	Heure	N°	Directive infirmière	Initiales	CESSÉE / RÉALISÉE Date	Heure	Initiales
2010-02-15	09:30	1	Faire prendre médication devant soi.				
		2	Aviser MD par inf. si signes et symptômes de digitalisme plus fréquents et plus prononcés.				
		2-3	Stimuler à boire jusqu'à la limite permise de 1 500 mL/j (+ dir. p. trav. PAB et dir. verb. à sa fille).				
			S'assurer qu'il mange ses repas au complet (+ dir. p. trav. PAB et dir. verb. à sa fille).				
			Offrir supplément alimentaire aux repas et collation en p.m. et h.s., selon sa diète (+ dir. p. trav. PAB et dir. verb. à sa fille).				
			Faire le dosage I/E x 48 h (+ dir. p. trav. PAB).	L.B.			
2010-02-16	11:00	1	S'assurer que le pilulier en braille est préparé par le pharmacien chaque semaine (+ dir. verb. à sa fille).	L.B.			

Signature de l'infirmière	Initiales	Programme / Service	Signature de l'infirmière	Initiales	Programme / Service
Luce Brisson	L.B.	Unité de médecine			

© OIIQ

PLAN THÉRAPEUTIQUE INFIRMIER (PTI)

Extrait des notes d'évolution

2010-02-15 09:30
Dit ne pas connaître ses médicaments ni ce à quoi ils servent. Dit qu'il ne pense pas toujours à les prendre et qu'il n'a pas de moyens à domicile pour être certain de ce qu'il prend.

Accuse maux de ventre légers intermittents, anorexie, étourdissements, faiblesse depuis deux semaines. Pouls irrégulier à 57 batt./min, œdème à godet de degré 1 aux chevilles.

Aurait perdu 5 kg depuis six semaines environ, selon sa fille. Dit boire environ 700 ml par jour et manger le quart de ses repas.

FIGURE 25.16 Extrait du plan thérapeutique infirmier de monsieur Jean-Baptiste pour le suivi clinique de sa pharmacothérapie

25.3.7 Application de la pensée critique à la situation de monsieur Jean-Baptiste

L'infirmière utilisera ses compétences en intervention avec des clients ayant un déficit sensoriel afin de procéder à une évaluation continue de l'évolution de la situation. Son attitude professionnelle, ses connaissances en communication et en enseignement guideront ses interventions et assureront un climat de confiance entre elle, monsieur Jean-Baptiste et sa famille. Les connaissances spécialisées en pharmacodynamie et en pharmacocinétique lui permettront d'évaluer les effets attendus et secondaires des médicaments pris par le client. Les symptômes de digitalisme seront surveillés attentivement ainsi que la prise ou la perte de poids. L'infirmière vérifiera l'observance par monsieur Jean-Baptiste de sa pharmacothérapie, elle confirmera certains apprentissages avec lui et sa famille au besoin, et elle fournira toute information additionnelle nécessaire **FIGURE 25.17**.

Vers un Jugement clinique

Connaissances

- Pharmacodynamie et pharmacocinétique
- Pics d'action, effets thérapeutiques et secondaires des médicaments que prend monsieur Jean-Baptiste
- Caractéristiques de la personne âgée
- Manifestations de l'insuffisance cardiaque
- Signes et symptômes de digitalisme

Expériences

- Soins aux clients atteints de déficit sensoriel
- Soins à la personne âgée
- Enseignement à la clientèle

ÉVALUATION

- Connaissances que monsieur Jean-Baptiste a de sa médication : nom des médicaments, raison d'administration, éléments de surveillance
- Évolution des signes de digitalisme
- Impacts de la déficience visuelle du client sur sa capacité à respecter la prise de ses médicaments
- Évolution de l'œdème à godet
- Liquides ingérés et excrétés
- Effets thérapeutiques et secondaires des médicaments que prend le client
- Autonomie de monsieur Jean-Baptiste en utilisant des outils en braille
- Motivation du client à respecter son traitement pharmacologique

Normes

- Normes et lois relatives à l'administration des médicaments
- Inscription au dossier de la médication administrée
- Contrôle des stupéfiants
- Procédures en cas d'erreurs dans l'administration des médicaments
- Articles du Code de déontologie des infirmières et infirmiers du Québec relatifs à l'intégrité (12, 13 et 14), à la compétence (17 et 18), à la disponibilité et à la diligence (25 et 26), et au processus thérapeutique (45)

Attitudes

- Patience pour que monsieur Jean-Baptiste assimile l'enseignement de la médication à son rythme, compte tenu de sa cécité
- Maintien de l'autonomie du client (ne pas faire les actions à sa place parce qu'il est aveugle)
- Valorisation de l'implication de la fille du client pour aider son père

FIGURE 25.17 Application de la pensée critique à la situation clinique de monsieur Jean-Baptiste

■ ■ ■ À retenir

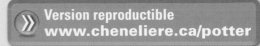

Version reproductible
www.cheneliere.ca/potter

- Chaque ordonnance de médicament doit porter le nom du client, la date, le nom du médicament, la posologie, la voie et l'heure d'administration ainsi que la signature du médecin.

- La connaissance des classes de médicaments permet de mieux comprendre les effets possibles liés à l'administration de médicaments ayant des caractéristiques similaires.

- Les lois fédérales sur les médicaments régissent la production, la distribution, les ordonnances et l'administration des médicaments.

- L'infirmière utilise ses connaissances de l'action physiologique des médicaments pour surveiller la fréquence des doses, les voies d'administration, et pour prendre des mesures favorisant leur efficacité et observer les réactions du client au traitement.

- L'organisme du client âgé subit des modifications structurelles et fonctionnelles qui altèrent l'action des médicaments et qui influent sur la méthode d'administration. Par ailleurs, les doses de médicaments pour enfants sont calculées en fonction de la surface corporelle et du poids de ces derniers.

- Les antécédents du client révèlent ses allergies, les médicaments qu'il prend et son observance du traitement. L'évaluation clinique étroite nécessite une surveillance constante des effets attendus et secondaires des médicaments.

- La voie parentérale permet aux médicaments administrés d'être absorbés plus rapidement que les autres voies d'administration.

- L'infirmière administre uniquement les médicaments qu'elle prépare ; les médicaments préparés ne sont jamais laissés sans surveillance. L'inscription au dossier se fait immédiatement après l'administration des médicaments au client.

- L'infirmière exerce son jugement clinique pour déterminer le moment qui convient le mieux pour administrer les médicaments au besoin (p.r.n.).

- Les bons principes d'administration des médicaments garantissent la préparation et l'administration adéquates des doses de médicaments. Ce sont : le bon médicament, la bonne dose, le bon client, la bonne voie et la bonne heure d'administration, la bonne documentation au dossier et la bonne surveillance.

- La double vérification indépendante est recommandée pour les infirmières débutantes et novices ou s'il s'agit de classes de médicament à risques élevés.

Pour en savoir plus

Version complète et détaillée
www.cheneliere.ca/potter

25

ORGANISMES ET ASSOCIATIONS

ASSTSAS > Information et conseil en SST > Dossiers thématiques > Médicaments dangereux
Association paritaire pour la santé et la sécurité du travail du secteur affaires sociales
www.asstsas.qc.ca

ISMP Canada
Institut pour l'utilisation sécuritaire des médicaments du Canada
www.ismp-canada.org

ORGANISMES GOUVERNEMENTAUX

CDM
Conseil du médicament – Québec
www.cdm.gouv.qc.ca

MSSS > Organisation des services > Médicaments
Ministère de la Santé et des Services sociaux du Québec
www.msss.gouv.qc.ca

Santé Canada > Médicaments et produits de santé
www.hc-sc.gc.ca

RÉFÉRENCES GÉNÉRALES

Infiressources > Carrefour des rubriques > Carrefour clinique > Pharmacologie
Infiressources > Banques et recherche > Traitements > Pharmacologie
www.infiressources.ca

Fortin, M. (2010). *Math et med : Guide pour une administration sécuritaire des médicaments.* Montréal : Chenelière Éducation.

Repchinsky, C. (2010). *Compendium des produits et spécialités pharmaceutiques (CPS).* Ottawa, Ont. : Association des pharmaciens du Canada.
L'édition est mise à jour annuellement.

Deglin, J.H., & Vallerand, A.H. (2008). *Guide des médicaments* (3e éd.). Saint-Laurent, Qc : Éditions du Renouveau Pédagogique.

Ordre des infirmières et infirmiers de l'Ontario (2008). *Norme d'exercice : l'administration des médicaments, édition révisée de 2008.* Toronto : OIIO.
www.cno.org

L'Archevêque, D. (2008). *« La piqûre » de l'injection* [CD-ROM]. Montréal : Centre collégial de développement de matériel didactique.

Méthodes de soins filmées et présentées au www.cheneliere.ca/potter
Méthodes liées à l'administration des médicaments et aux thérapies intraveineuses :
Préparation des injections (MS 5.8) ;
Administration des injections (MS 5.9) ;
Préparation d'un ou de deux types d'insuline et administration par voie sous-cutanée (MS 5.11) ;
Administration d'un médicament par voie intraveineuse (MS 9.7).

Édition française :
Marjolaine Landry, inf., Ph. D. (c)
Yvon Brassard, inf., M. Éd., D.E.

Édition originale :
Steven Kilkus, RN, MSN

Considérer les approches complémentaires et parallèles en santé

Objectifs

Après avoir lu ce chapitre, vous devriez être en mesure :

■ d'expliquer la tendance grandissante de la population à faire appel aux approches complémentaires et parallèles en santé ;

■ de relever les problèmes de santé pour lesquels cette tendance est la plus fréquente ;

■ de déterminer les principales catégories des approches complémentaires et parallèles en santé ;

■ de décrire différentes approches complémentaires et parallèles en santé ;

■ de discuter des responsabilités éthiques et juridiques de l'infirmière par rapport aux approches complémentaires et parallèles en santé ;

■ d'appliquer la démarche de soins infirmiers auprès de clients ayant recours à une approche complémentaire et parallèle en santé.

 Guide d'études, pages 116 à 118

Jugement clinique

Anne-Marie Beaucage a 37 ans ; elle est mariée et mère d'un garçon de cinq ans. Elle est ingénieure en télécommunication, et sa carrière progresse très bien. Depuis plusieurs mois, elle présente des saignements vaginaux intermittents, en plus d'avoir des règles inhabituellement douloureuses et très abondantes. Le médecin a diagnostiqué trois fibromes utérins de deux centimètres de diamètre chacun.

Une ablation des fibromes est fortement recommandée par le médecin. Cependant, madame Beaucage envisage difficilement une telle opération, car elle désire avoir un deuxième enfant. Elle craint que la chirurgie la rende stérile et même devoir subir une hystérectomie.

Elle se définit comme une personne plutôt calme, mais ses préoccupations actuelles lui causent une légère anxiété, dont elle n'arrive pas à se défaire malgré des exercices de relaxation. Elle envisage donc des traitements comme l'acupuncture, l'homéopathie, la phytothérapie et la prise d'autres produits naturels. Vous rencontrez la cliente à la clinique sans rendez-vous du CSSS.

> *Madame Beaucage demande si elle a raison de considérer d'autres approches que la médecine traditionnelle. Que lui répondriez-vous ?*

Concepts clés

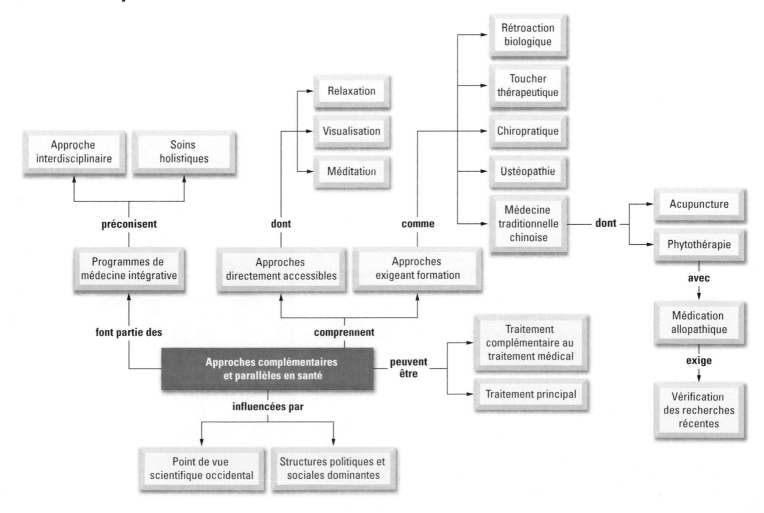

La santé générale des Nord-Américains s'est améliorée sans cesse au cours du siècle dernier, comme en témoignent la diminution du taux de mortalité et l'augmentation de l'espérance de vie. Les progrès réalisés en sciences et en médecine, grâce à l'acquisition de nouvelles connaissances et au perfectionnement de la technologie, ont permis de modifier le cours de nombreuses maladies. Malgré les réussites de la médecine traditionnelle occidentale (médecine allopathique), beaucoup d'affections comme l'arthrite, les maux de dos chroniques, les troubles gastro-intestinaux, les allergies, les maux de tête et l'insomnie se sont révélées difficiles à traiter, et de plus en plus de clients se tournent vers la médecine parallèle pour soulager des symptômes persistants. Selon une étude, environ 75 % des clients consulteraient un médecin omnipraticien pour des troubles comme le stress, la douleur, et des états pathologiques dont la cause est inconnue ou pour lesquels il n'existe pas de traitement connu (Rakel & Faass, 2006). S'il est vrai que la médecine allopathique se montre particulièrement efficace pour traiter un grand nombre de maladies (p. ex., infections bactériennes, anomalies structurales, traumatismes), elle l'est moins en ce qui concerne la prévention des maladies, la diminution du nombre de maladies liées au stress, la prise en charge des maladies chroniques, ou la satisfaction des besoins affectifs ou spirituels. Un nombre croissant de personnes sont à la recherche d'approches non conventionnelles (Simpson, 2003). Cette tendance s'explique en partie par : l'impression selon laquelle les traitements offerts par la profession médicale ne soulagent pas efficacement diverses maladies courantes ; la volonté accrue des clients de se renseigner sur la santé et de jouer un rôle actif dans leur traitement ; l'augmentation du nombre d'articles de recherche parus dans des revues comme *Journal of Alternative and Complementary Medicine* ; l'attrait qu'exerce l'approche holistique en soins de santé, selon laquelle le corps, l'âme et l'esprit forment un tout indivisible (Rakel & Faass, 2006).

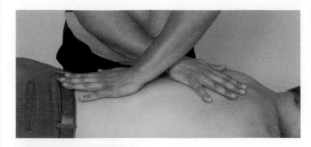

FIGURE 26.1 La massothérapie est couramment utilisée, entre autres, pour réduire les tensions.

une formation particulière, tandis que d'autres approches complémentaires, telles que la visualisation et la « respiration consciente » (*breathworking*), s'apprennent et s'appliquent facilement. Font également partie des approches complémentaires : la relaxation ; l'exercice ; la massothérapie **FIGURE 26.1** ; la réflexologie ; la prière ; la rétroaction biologique ; l'hypnothérapie ; les thérapies créatrices, notamment les arts, la musique et la thérapie par la danse **FIGURE 26.2** ; la méditation ; la chiropratique ; l'ostéopathie ; la phytothérapie (traitement par les plantes médicinales) (Fontaine, 2005).

Les **approches parallèles** comprennent les mêmes interventions que les approches complémentaires, mais, souvent, elles deviennent le traitement principal et remplacent les soins médicaux **allopathiques**. Les interventions qui relèvent de ces approches reposent sur l'anatomie et la physiopathologie classiques, mais elles tiennent compte, en même temps, des liens entre le corps, l'âme et l'esprit, susceptibles de

26.1

Connaissances scientifiques de base à propos des approches complémentaires et parallèles en santé

■ **Allopathique :** De façon générale, désigne les traitements de la médecine classique par opposition à l'homéopathie.

On entend par « approches non conventionnelles » les approches complémentaires et parallèles en santé (ACPS). Les **approches complémentaires** sont celles qui s'ajoutent aux traitements classiques recommandés par les fournisseurs de soins de santé. Comme leur nom l'indique, les approches complémentaires *complètent* les approches classiques. Bon nombre d'approches complémentaires, telles que le toucher thérapeutique, comportent des aspects diagnostiques et thérapeutiques qui leur sont propres et qui exigent

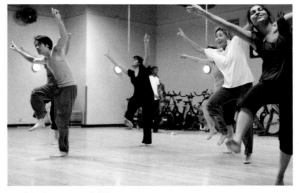

FIGURE 26.2 De jeunes adultes participent à une séance de thérapie par la danse.

causer ou de favoriser des troubles physiologiques. Par ailleurs, d'autres approches sont considérées comme parallèles parce qu'elles reposent sur une conception du monde et un mode de vie complètement différents de ceux qui inspirent la médecine allopathique. Parmi ces approches, il y a par exemple la médecine traditionnelle chinoise – dont l'acupuncture –, la médecine ayurvédique et différentes formes de chamanisme. L'utilisation de produits dont l'efficacité ne repose pas sur des données scientifiques, comme l'emploi du cartilage de requin (dans le cas de tumeurs cancéreuses), commandent la prudence. Divers types d'ACPS sont présentés dans le **TABLEAU 26.1**.

Un sondage mené auprès de la population canadienne en 2005 indique que 71 % des Canadiens ont déjà eu recours à un produit de santé naturel (PSN) et que 38 % ont déjà utilisé un ou des PSN sur une base régulière (Santé Canada, 2005). Compte tenu de l'accroissement de l'intérêt pour ce type de traitement et de l'augmentation de la demande en matière d'ACPS, de nombreux établissements, y compris de grandes écoles de médecine, ont élaboré des programmes de formation qui intègrent la

71 % des Canadiens ont déjà eu recours à un produit de santé naturel.

TABLEAU 26.1	Approches complémentaires et parallèles en santé
TYPE	**DÉFINITION**
Systèmes médicaux parallèles – Fondés sur des systèmes de théorie et de pratique	
Acupuncture	Ancienne méthode chinoise consistant à réaliser une analgésie ou à modifier le fonctionnement d'un système organique par l'introduction d'aiguilles le long d'une série de lignes et de canaux appelés méridiens. La manipulation directe des méridiens énergétiques au moyen d'aiguilles agit sur les organes internes profonds en redirigeant l'énergie vitale de l'organisme (le *qi*).
Approches autochtones américaines	Approches comportant la sudation et la purgation, des remèdes à base de plantes médicinales et des pratiques chamaniques (le guérisseur entre en contact avec des esprits pour leur demander de le guider dans la guérison des malades).
Ayurvéda	Médecine traditionnelle hindoue, pratiquée en Inde depuis plus de 2 000 ans.
Homéopathie	Système de traitements médicaux qui repose sur la théorie selon laquelle certaines maladies peuvent être guéries en administrant de faibles doses de substances, qui produiraient, chez une personne en bonne santé, des symptômes semblables à ceux de la maladie. Les substances prescrites, appelées remèdes, sont faites à partir de substances présentes naturellement dans les plantes, les animaux ou les minéraux.
Médecine traditionnelle chinoise	Ensemble de techniques et de méthodes systématiques, comprenant l'acupuncture, les plantes médicinales, les massages, la digitopuncture, la moxibustion (utilisation de la chaleur dégagée par la combustion de plantes), le *chi kung* (équilibre du flux énergétique par des mouvements du corps) et les massages asiatiques ; concepts fondamentaux tirés du taoïsme, du confucianisme et du bouddhisme.
Naturopathie	Système de traitements fondé sur des aliments naturels, la lumière, la chaleur, les massages, l'air frais, la pratique régulière d'exercices et l'abstinence de médicaments chimiques. Ce système reconnaît l'existence d'une capacité inhérente du corps à guérir. Les traitements allient des méthodes naturelles traditionnelles avec la science diagnostique moderne ; ils incluent la médecine par les plantes.

| TABLEAU 26.1 | Approches complémentaires et parallèles en santé (*suite*) |

Type	Définition
Approches corps-âme-esprit – Fondées sur l'application de différentes techniques visant à accroître la capacité de l'esprit à agir sur le fonctionnement et les symptômes physiques	
Art-thérapie	Utilisation de l'art pour résoudre les conflits affectifs, et pour favoriser la conscience de soi et l'expression de préoccupations secrètes, souvent inconscientes, liées à la maladie.
Intention curative (prière)	Différentes techniques appliquées dans différentes cultures qui visent à intégrer dans les traitements la bienveillance, la compassion, l'amour et l'empathie, dans une optique de prière.
Méditation	Pratique autodirigée qui consiste à détendre le corps, l'âme et l'esprit par une respiration rythmique.
Musicothérapie	Recours à la musique pour répondre aux besoins physiques, psychologiques, cognitifs ou sociaux de personnes malades ou atteintes d'une incapacité. Cette approche améliore les mouvements physiques et la communication, stimule l'expression des émotions, fait ressurgir des souvenirs et permet d'« oublier » la douleur.
Respiration consciente	Différentes formes de respiration visant à détendre, à revigorer ou à ouvrir des voies affectives.
Rétroaction biologique	Méthode qui permet à une personne de recevoir de l'information visuelle ou auditive sur les fonctions physiologiques autonomes de son corps, comme la tension musculaire, la température de la peau, l'activité des ondes cérébrales, et ainsi d'apprendre à les maîtriser.
Thérapie par la danse	Moyen thérapeutique intime et puissant, du fait qu'il consiste en une expression directe du corps, de l'âme et de l'esprit ; il convient aux personnes ayant des problèmes sociaux, affectifs, cognitifs ou physiques.
Visualisation	Technique thérapeutique visant à traiter des états pathologiques par la concentration sur une image ou sur une série d'images.
Yoga	Discipline axée sur les muscles, la posture, les mécanismes de la respiration et la conscience. Elle vise le bien-être physique et mental par la maîtrise du corps, qui s'acquiert par des exercices, le maintien du corps dans différentes postures, une bonne respiration et la méditation.
Approches fondées sur la biologie – Basées sur l'utilisation de substances présentes dans la nature, comme les plantes, les aliments et les vitamines	
Phytothérapie européenne	Produits préparés dans des conditions strictes de contrôle de la qualité, dans des usines perfectionnées de fabrication de produits pharmaceutiques, et présentés sous forme de comprimés ou de capsules. Parmi les plantes médicinales ayant fait l'objet d'études approfondies, il y a le ginkgo biloba, le chardon-Marie et le bleuet. Ces plantes sont utilisées à une multitude de fins.
Phytothérapie traditionnelle chinoise	Utilisation de plus de 50 000 espèces de plantes médicinales, dont un grand nombre ont fait l'objet d'études approfondies. Les plantes sont considérées comme la base de la médecine.
Régime macrobiotique	Régime en grande partie végétalien (sans protéines d'origine animale) utilisé à l'origine dans le traitement de différents cancers. L'accent y est mis surtout sur les céréales entières, les légumes et les aliments non transformés.

TABLEAU 26.1   **Approches complémentaires et parallèles en santé (*suite*)**

Type	Définition
Remèdes ayurvédiques	Association de différents remèdes, comme les plantes médicinales, les purgatifs et les huiles à friction, pour traiter les maladies.
Thérapie orthomoléculaire (mégavitaminique)	Consommation accrue d'éléments nutritifs comme la vitamine C et le bêta-carotène. Cette thérapie est utilisée pour traiter le cancer, la schizophrénie, l'autisme et certaines maladies chroniques comme l'hypercholestérolémie et les coronaropathies.
« Zone »	Régime alimentaire dans lequel la consommation de protéines, de glucides et de lipides se fait dans les proportions suivantes : 30-40-30, c'est-à-dire dans lequel 30 % des calories proviennent des protéines, 40 %, des glucides et 30 %, des lipides. Il a pour but d'équilibrer l'insuline et d'autres hormones en vue d'une santé optimale.

Méthodes de manipulation corporelle – Fondées sur la manipulation ou le mouvement d'une ou de plusieurs parties du corps

Type	Définition
Chiropratique	Système de traitement fondé sur la manipulation de la colonne vertébrale. Il inclut la physiothérapie et la diététique.
Digitopuncture	Technique thérapeutique qui consiste en une pression digitale appliquée d'une manière particulière sur certains points répartis sur le corps, et qui vise à soulager la douleur, à réaliser une analgésie ou à régulariser le fonctionnement d'un organe.
Massothérapie	Manipulation de tissus mous par les caresses, les frictions et le malaxage en vue de stimuler la circulation, d'accroître le tonus musculaire et de favoriser la détente.
Méthode Feldenkrais	Traitement non conventionnel qui est fondé sur l'établissement d'une bonne image de soi par la conscience et la correction des mouvements corporels. La méthode intègre la compréhension de la physique des mouvements du corps, et la conscience de l'apprentissage du mouvement, du comportement et des interactions.
Ostéopathie	Approche holistique basée sur une connaissance approfondie de l'anatomie et de la physiologie, et permettant l'évaluation du client d'un point de vue mécanique, fonctionnel et postural.
Taï-chi	Technique qui intègre la respiration, les mouvements et la méditation en vue de nettoyer le corps, de le renforcer, et d'y faire circuler l'énergie vitale et le sang. Le taï-chi stimule le système immunitaire, et maintient l'équilibre interne et externe.

Thérapies énergétiques – Fondées sur l'utilisation de différentes formes d'énergie

Les thérapies énergétiques dans leur ensemble sont des approches fondées sur deux types de champs :
- Champ biologique : modification des champs énergiques qui sont censés entourer le corps humain et y pénétrer ;
- Champ bioélectromagnétique : utilisation non classique des champs magnétiques comme les champs pulsés, les champs de courant alternatif et les champs de courant électrique direct.

Type	Définition
Reiki	Traitement issu d'anciennes pratiques bouddhistes dans lequel le praticien se place les mains sur une partie du corps ou au-dessus de celle-ci, puis transfère l'énergie universelle de vie au client. Cette énergie, source de force, d'harmonie et d'équilibre, est utilisée pour traiter différents problèmes de santé.
Toucher thérapeutique	Traitement dans lequel les énergies équilibrées du praticien sont dirigées de façon intentionnelle vers un client. Il nécessite de placer les mains sur une partie du corps ou près de celle-ci.

26

Consultez PasseportSanté.net, un site Internet dédié à la promotion de la santé et à la prévention de la maladie. Ce site offre au grand public de l'information fiable sur l'apport des médecines douces à la médecine classique.

conception du monde et le contenu des ACPS dans leur programme d'études. D'autres conçoivent des programmes de **médecine intégrative**, qui permettent aux utilisateurs de soins de santé d'être traités par une équipe de fournisseurs composée de praticiens allopathiques et de praticiens complémentaires. En outre, si certaines sociétés d'assurances couvrent désormais certaines ACPS comme la phytothérapie, la rétroaction biologique, la chiropratique, la mégavitaminothérapie et l'acupuncture (Rakel & Faass, 2006), la plupart ne le font pas. Cependant, l'élargissement de la couverture n'est pas proportionnel à l'augmentation de la demande en matière d'ACPS, et bon nombre de clients doivent payer eux-mêmes les traitements non conventionnels. Sur le plan démographique, les personnes qui ont recours aux ACPS sont généralement des professionnels possédant un degré élevé d'instruction et provenant des classes socioéconomiques supérieures. Par ailleurs, l'intérêt pour les ACPS se traduit par une augmentation du nombre d'articles sur les ACPS dans de grandes revues médicales et par l'arrivée, sur le marché, de nouvelles revues qui ont pour objet la médecine complémentaire et la médecine parallèle.

26.1.1 Intérêt pour les approches complémentaires et parallèles en santé

L'intérêt de la population croît sans cesse pour les ACPS, et différents objectifs peuvent justifier leur utilisation : maintenir la santé, amener un bien-être ou trouver une solution lorsque la médecine classique ne procure pas les résultats attendus (Pélissier-Simard & Xhignesse, 2008a). L'Enquête sur la santé dans les collectivités canadiennes en ce qui concerne l'utilisation des médecines douces (chiropratique, massothérapie, homéopathie, acupuncture) indique qu'en 1997, 2,4 milliards de dollars ont été dépensés pour des traitements issus de ces approches, dont de 200 à 400 millions au Québec (Park, 2005).

Au cours de la dernière décennie, les ACPS et la pratique médicale scientifique se sont rapprochées. Les recherches scientifiques s'attardent sur la sécurité et sur l'efficacité des ACPS, et les universités commencent à les intégrer dans les programmes d'études de médecine. Un consortium formé de quarante facultés de

Le Consortium of Academic Health Centers for Integrative Medicine est un regroupement qui a pour but de faire progresser les pratiques et les principes relatifs aux ACPS au sein des établissements d'enseignement. Pour plus de détails, consultez le www.imconsortium.org.

médecine aux États-Unis et de quatre au Canada fait la promotion des ACPS (Pélissier-Simard & Xhignesse, 2008b).

L'influence de cette vision élargie des moyens de traitement a incité les hôpitaux à considérer la guérison dans un contexte plus large que la seule approche de la médecine occidentale. Dans certains établissements, les infirmières sont autorisées à pratiquer le toucher thérapeutique et la visualisation. Les clients peuvent y être reçus et soignés par leur massothérapeute et leur conseiller spirituel.

26.1.2 Principales catégories des approches complémentaires et parallèles

L'Office of Alternative Medicine (aux États-Unis) a été fondé en 1992 dans le cadre de la mise sur pied du National Institute of Health (NIH). Le NIH a créé en 1999 le National Center for Complementary and Alternative Medicine (NCCAM) et lui a octroyé 48,9 millions de dollars pour la recherche liée aux ACPS. Depuis, cet octroi n'a cessé d'augmenter. Il se chiffrait à 123 millions de dollars en 2005. Le NCCAM a pour objectifs, entre autres, de faciliter l'évaluation des ACPS, et d'agir comme centre de diffusion de l'information au public, aux médias et aux professionnels. Il finance, soutient, coordonne et réalise des travaux de recherche, en plus d'offrir des formations en recherche, dans le domaine de la médecine non conventionnelle.

Le NCCAM a divisé les ACPS en cinq catégories **TABLEAU 26.1** :

- systèmes médicaux parallèles ;
- approches corps-âme-esprit ;
- approches fondées sur la biologie ;
- méthodes de manipulation corporelle ;
- thérapies énergétiques.

Le modèle de santé holistique est également un reflet des ACPS. Les soins infirmiers holistiques tiennent compte à la fois du corps, de l'âme et de l'esprit. L'infirmière pratique des interventions holistiques comme la thérapie de relaxation, la musicothérapie et le toucher thérapeutique. Ces interventions considèrent la personne dans son intégralité et constituent des compléments efficaces, économiques, et non pharmacologiques des soins médicaux. Le personnel infirmier peut utiliser ce type d'intervention pour accroître l'efficacité des traitements courants, remplacer des interventions inefficaces ou débilitantes, et favoriser ou maintenir la santé du client (Dossey, Keegan, & Guzzetta, 2005).

Les ACPS se divisent en deux grandes classes : celles qui sont directement accessibles au personnel infirmier, c'est-à-dire qui peuvent s'apprendre en cours de pratique et s'appliquer dans la prestation des soins aux clients, et celles qui, comme la chiropratique et la massothérapie, exigent une formation particulière supplémentaire ou un certificat.

26.1.3 Approches accessibles au personnel infirmier

Certaines ACPS et certaines techniques sont de nature générale, et elles aident les personnes, par des processus naturels (p. ex., la respiration, la pensée, la concentration, le toucher, les mouvements), à mieux se sentir et à faire face aux maladies aiguës comme aux maladies chroniques. Ces techniques s'apprennent avec un minimum de préparation, et l'infirmière peut les appliquer dans sa pratique (Dossey et al., 2005). Il faut d'abord procéder à une évaluation adéquate et obtenir le consentement du client. Il est également important de se rappeler que certaines ACPS modifient les réactions physiologiques ; aussi est-il nécessaire d'évaluer le client et de demander aux médecins d'apporter des changements aux traitements prescrits s'il y a lieu, par exemple à la posologie des médicaments.

Les approches utilisées par le personnel infirmier ont été conçues pour enseigner aux personnes des façons de changer leur comportement, et ainsi de modifier leur réaction physique au stress, d'atténuer des symptômes tels la tension musculaire, les malaises gastro-intestinaux, la douleur ou les troubles du sommeil. Un des principes de ces approches est la participation active du client à son traitement. Il réagira mieux au stress s'il pratique les techniques ou les exercices quotidiennement. Il est donc important que le client s'engage à mettre en œuvre et à poursuivre le plan de traitement jusqu'à l'obtention du résultat escompté. Les clients qui respectent leurs rendez-vous et l'horaire de leurs exercices, qui se fixent des buts et assument la responsabilité de leur traitement obtiennent habituellement de meilleurs résultats.

Thérapie de relaxation

Les gens sont exposés à des situations stressantes, qui provoquent des réactions dans leur vie de tous les jours. C'est le cas de madame Beaucage, qui n'arrive pas à se défaire de ses craintes de devenir stérile ou de subir une hystérectomie. Lorsqu'une personne est exposée à un agent stressant aigu, un noyau de base du processus neuroendocrinien visant à soutenir la réaction de lutte ou de fuite s'active. Plusieurs hormones subissent l'influence d'organes précis et exercent à leur tour leur action sur d'autres organes. Le stress chronique, d'autre part, est provoqué par des difficultés ou problèmes perçus comme constants, comme « des demandes, des menaces, de la douleur, un deuil ou des réactions qui persistent pendant de longues périodes » (Traduction libre. Baum, 1990). Les réactions aux agents stressants chroniques diffèrent souvent des réactions aux agents stressants aigus, dans la mesure où elles sont moins violentes ▶ **21** . Lorsque le stress est chronique, la fréquence cardiaque et la pression artérielle ont tendance à être moins élevées. Une personne peut s'habituer aux agents stressants et s'y adapter en réprimant ses réactions. Cependant, les effets sur le corps du stress chronique incluent parfois des dommages structurels, et des maladies chroniques telles que l'angine, les maux de tête de tension, les arythmies cardiaques, la douleur, les ulcères et une immunosuppression (Dossey et al., 2005).

La réaction de relaxation est l'état de baisse d'excitation cognitive, physiologique et comportementale généralisée, également connue sous le nom de « réduction de l'excitation ». Le processus de relaxation permet d'étirer les fibres musculaires et de réduire les impulsions nerveuses transmises au cerveau, diminuant ainsi son activité et celle des autres systèmes anatomiques. La relaxation se caractérise par une diminution des fréquences cardiaque et respiratoire, et par la réduction de la pression artérielle et de la consommation d'oxygène. Pendant la relaxation, une augmentation de l'**onde alpha** et de la température cutanée périphérique se produit. Les stratégies d'enseignement d'exercices de relaxation sont décrites à l'**ENCADRÉ 26.1** et sont très utiles à la pratique des soins infirmiers.

Les approches utilisées par le personnel infirmier ont été conçues pour enseigner aux personnes des façons de changer leur comportement.

21

Les réactions de stress sont présentées en détail dans le chapitre 21, *Gérer le stress*.

26

■ **Onde alpha :** Fréquence rythmique cérébrale, qui peut être observée par un électroencéphalogramme (EEG), émise lorsque l'état de conscience est apaisé (entre le sommeil et l'état de veille) et, généralement, lorsque le client a les yeux fermés.

ENCADRÉ 26.1 Stratégies de relaxation

Respiration rythmique[a]

1. Fournir un environnement calme.

2. Aider le client à se mettre à l'aise, couché sur le dos, les jambes soulevées et les genoux légèrement pliés (détend les jambes, le dos et les muscles abdominaux).

3. Inviter le client à fermer les yeux, à inspirer et à expirer lentement en lui disant : « Inspirez, 2, 3, 4 ; expirez, 2, 3, 4. »

4. Enseigner au client, une fois la respiration rythmique établie, à vous écouter, alors que vous lui parlez calmement à voix basse. Lui donner les consignes suivantes :
   – Inspirez et expirez lentement et profondément.
   – Essayez de respirer en commençant par l'abdomen.
   – Tentez de vous détendre un peu plus à chaque expiration.
   – Essayez de définir votre propre sensation de relaxation (p. ex., légèreté, apesanteur ou grande lourdeur).
   – Laissez votre imagination vous transporter dans un endroit paisible et agréable lorsque vous respirez ; imaginez l'environnement autour de vous, écoutez les sons, humez l'air et percevez les odeurs.
   – Terminez l'exercice de relaxation, lorsque vous serez prêt, en comptant silencieusement de un à trois ; à un, bougez la partie inférieure de votre corps ; à deux, bougez la partie supérieure de votre corps ; à trois, inspirez profondément, ouvrez les yeux et pensez : « Je suis détendu et conscient. » Étirez-vous ensuite comme vous le faites au réveil.

Relaxation progressive

1. Effectuer les étapes 1, 2 et 3 de la respiration rythmique.

2. Enseigner au client, lorsque celui-ci respire lentement et confortablement, à contracter et à relâcher une succession ordonnée de groupes musculaires de manière à les sentir se détendre.

3. Apprendre au client à contracter puis à détendre les mollets, les genoux, et ainsi de suite.

Relaxation par la régulation sensorielle

1. Effectuer les étapes 1 et 2 de la respiration rythmique.

2. Enseigner au client à répéter et à terminer (à voix basse ou pour lui-même) chacune des séquences suivantes :
   Maintenant, je suis conscient de voir…
   Maintenant, je suis conscient de sentir…
   Maintenant, je suis conscient d'entendre…
   Demander au client de répéter et de terminer chaque séquence quatre fois, puis trois fois, ensuite deux fois et enfin une fois.

3. Inviter le client qui sent ses paupières s'alourdir à se laisser aller à la détente.

Relaxation par échange chromatique

1. Effectuer les étapes 1, 2 et 3 de la respiration rythmique.

2. Inviter le client à relever toute tension, raideur ou douleur dans son organisme, et à associer cette sensation à la première couleur qui lui vient à l'esprit.

3. Lui suggérer d'inspirer de la lumière blanche et pure de l'univers, et d'envoyer cette lumière à l'endroit tendu ou douloureux de son organisme, en laissant la lumière blanche entourer la couleur du malaise.

4. Lui demander d'expirer la couleur du malaise et de laisser la lumière blanche la remplacer.

5. L'encourager à continuer d'inspirer la lumière blanche et d'expirer la couleur du malaise, en permettant à la lumière blanche de remplir l'organisme en entier, et d'amener une sensation de paix, de bien-être et d'énergie.

Relaxation modifiée

1. Effectuer les étapes 1, 2 et 3 de la respiration rythmique.

2. Enseigner au client à répéter chacune des phrases suivantes pour lui-même, en disant d'abord la première partie des phrases en inspirant pendant 2 à 3 secondes, en retenant ensuite son souffle pendant 2 à 3 secondes, puis en disant la dernière partie des phrases en expirant pendant 2 à 3 secondes :

Inspiration	Expiration
Je suis…	détendu.
Mes bras et mes jambes…	sont lourds et chauds.
Les battements de mon cœur…	sont calmes et réguliers.
Ma respiration…	est libre et facile.
Mon abdomen…	est mou et chaud.
Mon front…	est frais.
Mon esprit…	est calme et en paix.

Relaxation au moyen de la musique

1. Fournir au client un lecteur numérique ou de disques compacts, et un casque d'écoute.

2. Lui demander de choisir sa musique lente et paisible préférée.

3. L'inviter à s'installer confortablement (soit en position assise ou couchée ; les bras et les jambes ne doivent cependant pas être croisés), à fermer les yeux et à écouter la musique avec le casque d'écoute.

4. Enseigner au client à se voir flottant sur la musique ou se laissant emporter par elle pendant l'écoute.

a. Pendant la préparation à la relaxation, une respiration-signal impliquant une inspiration profonde par le nez et une puissante expiration par la bouche est fondamentale. La respiration-signal précède et suit chaque série pendant l'exercice.

L'entraînement à la relaxation aide les gens à développer des aptitudes cognitives en vue de réduire leurs réactions négatives à différentes situations dans leur environnement. Ces aptitudes comprennent la focalisation (la capacité, pendant une période prolongée, de reconnaître des stimuli simples, de les différencier, de se concentrer sur eux et de rediriger leur attention vers eux au besoin), la passivité (la capacité de cesser les activités cognitives inutiles de nature analytique ou orientées vers un but précis) et la réceptivité (la capacité de tolérer et d'accepter les expériences aléatoires, inconnues ou paradoxales) (Smith, 1996). Une personne peut en outre expérimenter la restructuration cognitive, qui consiste à remplacer les pensées négatives par des pensées positives

(Syrjala, 1995). Le but à long terme de la thérapie de relaxation est que la personne soit continuellement à l'affût des indicateurs de tension dans différentes parties de son corps et qu'elle relâche consciemment cette tension.

La **relaxation musculaire progressive,** aussi appelée **technique Jacobson,** permet à un client d'apprendre comment se reposer et comment réduire efficacement la tension dans tout son organisme. Elle lui apprend à détecter les sensations subtiles et localisées de tension dans un groupe musculaire (p. ex., dans l'avant-bras). Grâce à cette méthode de diminution des tensions, le client apprend à distinguer une tension de haute intensité (p. ex., en serrant le poing très fort) d'une tension très subtile (Good, 1996). Cette activité de relaxation est ensuite pratiquée pour différents groupes musculaires.

Un autre élément important de la relaxation musculaire progressive est la réduction de l'activité cognitive ou mentale par la concentration sur la contraction et la relaxation du muscle, ou par la concentration sur les muscles tout en les imaginant sans tension (Snyder & Lindquist, 2006).

Les techniques de relaxation passive engagent un groupe musculaire à la fois, sans qu'il y ait contraction active des muscles. Une de ces techniques intègre des exercices de respiration abdominale lente, et la visualisation de la chaleur et de la relaxation traversant toutes deux des groupes musculaires précis alors que la tension musculaire se relâche au moment de l'expiration. La relaxation passive profite aux personnes qui ressentent de l'inconfort ou de l'épuisement dans l'exécution de la contraction active des muscles.

Applications cliniques de la thérapie de relaxation

Les techniques de relaxation sont efficaces pour diminuer la fréquence cardiaque, diminuer la pression artérielle et la tension musculaire, améliorer le bien-être, et soulager la douleur et la souffrance dans différentes situations (p. ex., au cours de la grossesse et de l'accouchement, dans le cas de la perte d'un être cher ou encore en présence de complications à la suite d'un traitement médical). Le choix du type de stratégie employé pour la relaxation doit correspondre aux capacités fonctionnelles et énergétiques du client, et à la motivation de ce dernier à pratiquer régulièrement les exercices.

La thérapie de relaxation améliore le bien-être affectif (McCain, 1996) et la fonction immunitaire (Houldin, McCorkle, & Lowery, 1993 ; Van Rood, 1993). Elle ralentit également la fréquence cardiaque, diminue la pression artérielle, et réduit les nausées et les vomissements

causés par les traitements du cancer chez de nombreux clients (Burish, Snyder, & Jenkins, 1991 ; Holland, 1991 ; Yung, French, & Leung, 2001). Par contre, des études mieux dirigées sont nécessaires pour confirmer les bienfaits de la thérapie de relaxation. Par exemple, d'autres variables ou activités qui peuvent aussi mener à la réduction du niveau d'activité physiologique et de la douleur devraient être étudiées pour déterminer si les effets bénéfiques attribuables à l'amélioration de la réaction sont dus uniquement à la thérapie de relaxation. Les variables qui contribuent à une meilleure réaction comprennent un réseau de soutien sain, une attitude positive, le sens de l'humour et des techniques telles que le yoga ou le taï-chi **FIGURE 26.3**.

L'association de différentes techniques de relaxation donnerait davantage de résultats que la pratique d'une seule (PasseportSanté.net, 2009).

Limites de la thérapie de relaxation

Certaines personnes s'entraînant à la relaxation ont signalé la crainte de perdre la maîtrise de soi, l'impression de flotter et de l'anxiété liée à ces sensations. Pendant l'entraînement à la relaxation, les clients apprennent à distinguer une tension musculaire faible d'une tension musculaire élevée. Au cours du premier mois d'entraînement, alors qu'ils s'initient à la concentration sur les sensations et les tensions de leur corps, certains ont signalé une plus grande sensibilité à la tension musculaire. Cette sensibilité est, en règle générale, un problème bénin qui disparaît au fur et à mesure de l'entraînement. L'infirmière doit être consciente du fait que certaines techniques de relaxation peuvent parfois intensifier les symptômes de façon continue ou provoquer de nouveaux symptômes (Dossey et al., 2005).

Est-ce que la restructuration cognitive serait envisageable pour madame Beaucage ? Justifiez votre réponse.

Jugement clinique

26

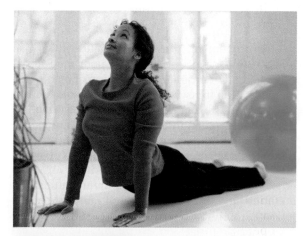

FIGURE 26.3 Le yoga est une discipline axée sur les muscles, la posture, la respiration et la conscience.

Quelle technique de relaxation pourrait être la plus efficace pour aider madame Beaucage à se détendre ?

Un autre phénomène physiologique se produisant parfois au début de l'entraînement à la relaxation est le « sursaut du sommeil », qui consiste en des soubresauts du tronc et des membres pendant le processus d'endormissement. Ces soubresauts musculaires s'observent chez les personnes très tendues pendant la journée ou vivant des traumatismes graves. Ils tendent à s'atténuer au fur et à mesure de l'entraînement (Carlson & Nitz, 1991).

Le choix d'une technique de relaxation nécessite de se préoccuper de l'état physique et psychologique du client. Celui qui est atteint d'une maladie à un stade avancé, comme le cancer, peut souhaiter recourir à l'entraînement à la relaxation pour atténuer sa réaction de stress.

Le choix d'une technique de relaxation nécessite de se préoccuper de l'état physique et psychologique du client.

Cependant, la technique de relaxation progressive requiert une dépense énergétique modérée qui peut amplifier la fatigue existante et amener le client à cesser les séances de relaxation. Elle n'est pas recommandée aux personnes qui sont en phase terminale ni à celles dont la réserve énergétique est faible. Par conséquent, la relaxation passive ou la visualisation, ou encore les deux, conviendront davantage à ces clients.

Il a également été démontré que l'exercice régulier de la relaxation progressive des muscles, entraînant un état profond et continu de détente, pouvait potentialiser les effets de certains médicaments et provoquer des effets semblables à ceux de doses toxiques. Une diminution de la dose peut alors être nécessaire.

Méditation

La méditation consiste en une activité qui limite la réceptivité aux stimuli par une concentration de l'attention vers un seul stimulus constant ou répété (Pelletier, 2000) **FIGURE 26.4**. L'exercice devrait se dérouler sur une période de 15 à 20 minutes.

Historiquement, plusieurs sociétés ont utilisé une certaine forme de méditation pour modifier la conscience et entraîner des réactions bénéfiques. La méditation transcendantale (MT), le taoïsme, le dhyâna-yoga, le zen, le vipassana, la prière chrétienne et le soufisme en sont des exemples. La méditation cliniquement normalisée est une technique qui a été créée en tenant compte d'objectifs cliniques précis. La personne choisit un son ou le crée, et elle le répète ensuite mentalement. La méthode de respiration unique est une autre méditation clinique qui demande aussi au client de répéter un son, tout en liant la répétition de ce son à la respiration (Whitehouse, 1996). La méditation, quelle que soit la forme utilisée, suscite un état reposant, diminue la consommation d'oxygène, et abaisse les fréquences cardiaque et respiratoire. De plus, l'infirmière peut accompagner le client dans la pratique de cette activité **ENCADRÉ 26.2**.

Applications cliniques de la méditation

Certaines études indiquent que la méditation peut améliorer les symptômes de maladies liées au stress et les problèmes respiratoires chez les clients asthmatiques, abaisser la pression artérielle chez les clients hypertendus, diminuer le taux de cholestérol des clients atteints d'hypercholestérolémie et réduire le taux de glycémie chez les personnes diabétiques. De plus, elle peut diminuer l'anxiété chez certaines personnes, les crises d'angine de poitrine, l'insomnie du début de la nuit, le bégaiement et la réactivité du système nerveux central. La méditation peut également réduire indirectement la fréquence des caries dentaires en diminuant les bactéries présentes dans la salive (Pelletier, 2000). Elle augmente en outre la productivité, améliore l'humeur, accroît la conscience de soi et diminue l'irritabilité (Dossey et al., 2005). La méditation peut susciter un état mental habituellement très agréable, dans lequel l'esprit divague paisiblement, qui incite le client à poursuivre ses exercices.

Limites de la méditation

Bien que la méditation puisse atténuer divers troubles physiques et psychologiques, elle est contre-indiquée chez certains clients. Par exemple, une personne qui éprouve une grande crainte de perdre la maîtrise de soi peut percevoir la

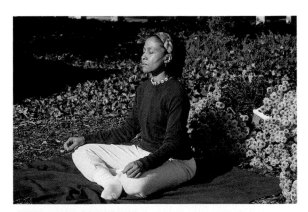

FIGURE 26.4 La méditation peut être utilisée pour détendre le corps, et apaiser l'âme et l'esprit.

méditation comme une forme de prise de contrôle de son esprit par un autre et, par conséquent, être hostile à l'apprentissage de la technique. L'abus de la méditation peut provoquer une libération d'émotions potentiellement difficiles à affronter, et, chez une personne ayant des antécédents de psychose, il peut déclencher des crises psychotiques. La méditation peut potentialiser

les effets de certains médicaments, et sa pratique prolongée peut donc, dans certains cas, diminuer le besoin de prendre certains médicaments. L'infirmière doit surveiller attentivement les clients qui apprennent des techniques de méditation afin de déceler tout changement physiologique lié à la prise de leurs médicaments ; la médication doit être modifiée au besoin (Pelletier, 2000).

Bien que la méditation puisse atténuer divers troubles physiques et psychologiques, elle est contre-indiquée chez certains clients.

ENSEIGNEMENT AU CLIENT

ENCADRÉ 26.2 **Détente**

Objectif

Le client ressentira une diminution de l'anxiété et de la tension par suite de l'apprentissage de la détente.

Technique enseignée

Méditation et respiration rythmique (en vue de susciter la réaction de détente)

Étapes

- Prévoir un environnement calme.
- Aider le client à se mettre à l'aise dans une position assise, ou couchée sur le dos. Lui demander de rester le plus calme possible et l'encourager à ne pas bouger sauf si sa position est inconfortable et que l'on doit la modifier.
- Dire au client de fermer les yeux et d'adopter une attitude réceptive en se disant par exemple : « Je n'ai rien de plus important à faire pendant les 15 prochaines minutes » ou « Advienne que pourra ».
- Dire au client d'inspirer et d'expirer lentement et profondément par le ventre, et de ne pas faire bouger la poitrine.
- Au début de chaque expiration, demander au client de dire mentalement le chiffre *un*. Continuer pendant la période de méditation.
- Lui expliquer que si l'esprit erre, il doit le ramener, sans se poser de questions, à la répétition du chiffre *un* pendant l'expiration.
- Faire s'exercer le client pendant des séances de 5, 10, 15 ou 20 minutes. Tenir des séances quotidiennement, à raison d'au moins une par jour.

Évaluation

- Évaluer les signes vitaux du client, notamment sa respiration.
- Demander au client de décrire le degré de tension ou de malaise ressenti.
- Observer le client à la recherche de comportements révélateurs d'anxiété.

Visualisation

Les techniques de visualisation peuvent être utilisées conjointement avec la relaxation. Elles font appel à la conscience pour créer des images mentales visant à stimuler des changements physiques dans l'organisme, à améliorer le bien-être perçu et à augmenter la conscience de soi. La visualisation peut être autodirigée, le client créant ses propres images mentales, ou elle peut être guidée, un praticien orientant alors le client vers un scénario particulier (Dossey et al., 2005). Par exemple, l'infirmière invite le client, d'une voix détendue et rythmée, à faire des respirations abdominales lentes en se concentrant sur le débit d'air au moment de l'inspiration et de l'expiration. Elle l'encourage ensuite avec calme à se voir dans son propre « endroit spécial » de relaxation (p. ex., le bord de la mer) et à y percevoir les odeurs, les sons, la température, les textures et les couleurs. Il est essentiel que l'infirmière s'exprime lentement et calmement. Le client peut être guidé vers une visualisation de la chaleur pénétrant dans son organisme pendant l'inspiration et de la tension le quittant pendant l'expiration. Lorsque l'infirmière juge qu'il est temps d'arrêter, elle invite alors le client à faire les exercices suivants lentement : ouvrir les yeux, s'étirer, bouger et revenir à la situation réelle. Terminer l'expérience vécue par une discussion peut se révéler efficace.

La visualisation peut susciter des réactions psychophysiologiques puissantes, telles que des changements de la fonction immunitaire (Fontaine, 2005). Bien que plusieurs techniques fassent appel à des images visuelles, certaines utilisent aussi l'ouïe, la **proprioception**, le goût et l'odorat. Par exemple, il a été démontré que d'imaginer un citron coupé en deux dont on presse le jus sous la langue entraîne une augmentation de la salive aussi efficacement que l'action réelle. En général, les personnes réagissent à leur environnement en fonction de leurs perceptions, mais également en fonction des images qu'elles s'en font et de leurs attentes. Par conséquent, une

■ **Proprioception :** Ensemble des récepteurs, des voies et des centres nerveux impliqués dans la perception, consciente ou non, de la position relative des parties du corps.

personne peut apprendre à se maîtriser en choisissant les bonnes images et des attentes réalistes (Dossey et al., 2005), ce que pourrait faire madame Beaucage, par exemple en se visualisant enceinte une deuxième fois après l'ablation de ses fibromes, ou encore en imaginant ses saignements vaginaux de moins en moins fréquents et ses menstruations, non douloureuses.

Une forme de visualisation autodirigée qui se fonde sur le principe de la connexion entre l'esprit et le corps est la visualisation créatrice (chaque image mentale mène à des changements physiques ou émotionnels) (Gawain, 2002). Les étapes de la visualisation créatrice sont énumérées à l'**ENCADRÉ 26.3**.

Applications cliniques de la visualisation

La visualisation possède des applications pour de nombreux clients. La technique est employée pour visualiser la destruction des cellules cancéreuses par les cellules du système immunitaire, pour maîtriser ou soulager la douleur au cours du travail et de l'accouchement, et pour obtenir le calme et la sérénité en toutes circonstances. Elle est aussi utilisée pour le traitement des états pathologiques chroniques tels que l'asthme, l'hypertension, les troubles urinaires fonctionnels, les syndromes menstruel et prémenstruel, les troubles gastro-intestinaux comme le syndrome du côlon irritable, la colite ulcéreuse ainsi que la polyarthrite chronique évolutive (Dossey et al., 2005).

ENSEIGNEMENT AU CLIENT

ENCADRÉ 26.3 **Quatre étapes fondamentales de la visualisation créatrice**

- Se fixer des objectifs qui peuvent être atteints. La confiance et l'estime de soi s'améliorent avec le succès.
- Créer une image visuelle claire des objectifs. Il est difficile de mettre en images les objectifs, mais la personne sera plus apte à les atteindre si ses pensées sont précises ; la vision doit être claire et évoquée au présent.
- Visualiser fréquemment l'image. La visualisation devrait être pratiquée pendant des moments de détente aussi bien que pendant un autre moment de la journée. Une pratique avant l'heure du coucher ou au lever, alors que l'esprit est détendu, sera bénéfique.
- Se concentrer sur l'image, et se répéter des phrases d'encouragement et des affirmations positives. Le client doit se défaire de tout doute quant à sa capacité à atteindre ses buts.

Limites de la visualisation

Dans l'ensemble, la visualisation est une intervention comportementale qui a peu d'effets secondaires. Cependant, parmi toutes les thérapies comportementales, il s'agit probablement de l'une des interventions les moins bien définies, qui peut passer d'une technique très structurée aux rêveries spontanées du client (Pelletier, 2000). La diversité des techniques complique les recherches sur la visualisation, et donc, il est difficile d'en vérifier scientifiquement l'efficacité et la validité.

26.1.4 Thérapies nécessitant une formation

Les pratiques qui exigent une formation particulière découlent d'ACPS qui ne peuvent s'appliquer qu'après la poursuite d'études et l'accomplissement d'un stage. Ainsi, une infirmière doit obtenir un certificat, un diplôme ou un droit de pratique, en plus de celui qu'elle a en soins infirmiers, pour appliquer la plupart de ces traitements. Plusieurs approches nécessitant une formation particulière (p. ex., la rétroaction biologique ou le toucher thérapeutique) sont très efficaces, et des professionnels de la santé occidentaux les recommandent. Cependant, l'efficacité de bon nombre de ces approches n'a pas fait l'objet de recherches systématiques. Si la plupart des méthodes produisent des effets positifs, certaines produisent des effets négatifs, et quelques-unes peuvent même se montrer nocives lorsqu'elles sont utilisées en association avec des traitements médicaux occidentaux (traitements allopathiques). Il est donc impératif d'acquérir des connaissances sur ces approches pour pouvoir communiquer efficacement avec les clients et leur donner une information juste sur de possibles interactions nocives.

Rétroaction biologique (*biofeedback*)

Les techniques de rétroaction biologique sont fréquemment employées en association avec des interventions de relaxation pour aider les personnes à acquérir la maîtrise de réactions spécifiques du système nerveux autonome. La rétroaction biologique se compose d'un groupe d'interventions thérapeutiques au cours desquelles des instruments électroniques ou électromécaniques sont utilisés pour mesurer et traiter l'activité du système nerveux autonome et l'activité neuromusculaire, et pour fournir ensuite de l'information aux clients au sujet de celles-ci **FIGURE 26.5**. Ce retour d'information prend la forme de signaux analogiques ou binaires (p. ex., une variable qui fluctue continuellement, comme la température, fait varier une tension électrique),

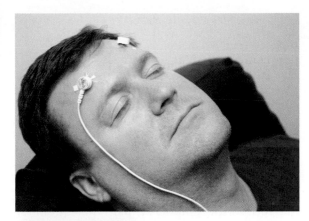

FIGURE 26.5 Surveillance par rétroaction biologique. Les électrodes sont placées sur les muscles frontaux, sur les trapèzes et sur les doigts de la main gauche.

et la forme de signaux auditifs ou visuels (p. ex., le client entendra un son si la fréquence de son pouls ou si sa pression artérielle augmente au-dessus de la limite thérapeutique). Les thérapeutes diplômés en rétroaction biologique aident ainsi les clients à percevoir des réactions physiologiques dont ils sont habituellement inconscients et, par la suite, à maîtriser volontairement ces réactions (Pelletier, 2000).

La rétroaction biologique est considérée comme un complément efficace aux techniques courantes de relaxation parce qu'elle fait immédiatement constater au client sa capacité à maîtriser certaines réactions physiologiques. Elle peut également l'aider à se concentrer sur des parties précises de son corps et à les observer. En lui procurant une rétroaction immédiate sur ses comportements de stress et sur les moyens de relaxation les plus efficaces, cette technique peut l'aider à maîtriser les fonctions physiologiques, habituellement difficiles à dominer. Avec le temps, le client devient apte à observer les changements physiologiques positifs sans l'aide d'instruments de rétroaction. Enfin, la rétroaction biologique lui fait constater la relation entre les pensées, les sensations et les réactions physiologiques.

Applications cliniques de la rétroaction biologique

Les clients victimes d'une lésion au cerveau à la suite d'un accident vasculaire cérébral constatent que le rétablissement des groupes musculaires se produit à une vitesse variable. Par exemple, un client peut accomplir certaines tâches à l'aide d'un groupe de muscles compensatoires alors qu'il est incapable d'utiliser temporairement les groupes musculaires paralysés.

Il peut noter que l'atrophie musculaire et les habitudes développées pendant la paralysie rendent la rééducation des muscles difficile. La rétroaction biologique est bénéfique à la rééducation puisqu'elle fournit au client une rétroaction visuelle positive. Notamment, elle lui donne la preuve qu'il est capable de faire une infime contraction d'un groupe musculaire. En continuant à s'exercer, il peut ainsi observer ses progrès et éviter le découragement. En outre, la rétroaction biologique améliore les capacités physiques et la concentration (Centre Duke de médecine intégrée & Servan-Schreiber, 2007). La rétroaction biologique est aussi employée pour traiter la maladie de Raynaud, un trouble qui se caractérise par des crises d'ischémie aux extrémités du corps. Ce trouble semble être causé par l'exposition au froid ou au stress, et il semble exister un rapport entre la diminution de la température cutanée périphérique et l'intensification des émotions telles que la peur (Turk, 1996).

Quoique la rétroaction biologique puisse être indiquée pour le traitement de troubles psychosomatiques telles les phobies, l'insomnie ou les palpitations, elle n'est pas recommandée pour les personnes atteintes de dépression, de psychose ou d'hyperactivité.

Limites de la rétroaction biologique

Même si la rétroaction biologique s'est avérée efficace chez bon nombre de clients, plusieurs précautions demeurent essentielles dans son utilisation. Pendant toute séance de thérapie de relaxation ou de rétroaction biologique, les émotions ou les sentiments refoulés que le client est incapable d'affronter peuvent refaire surface. Par conséquent, il est souhaitable que les thérapeutes en rétroaction biologique détiennent une formation en psychologie ou qu'ils aient accès à un réseau de professionnels qualifiés. Quoique cette technique puisse être indiquée pour le traitement de troubles psychosomatiques telles les phobies, l'insomnie ou les palpitations, elle n'est pas recommandée pour les personnes atteintes de dépression, de psychose ou d'hyperactivité (Snyder & Lindquist, 2006).

Toucher thérapeutique

Une autre thérapie nécessitant une formation est le toucher thérapeutique (Krieger, 1979). Celui-ci met à l'œuvre des professionnels de la santé formés en la matière qui souhaitent entrer dans le champ d'énergie du client pour lui apporter soutien ou soulagement. Le toucher thérapeutique consiste, pour le praticien ou l'infirmière, à placer ses mains sur le corps ou tout près du corps du client **FIGURE 26.6**. D'abord, le praticien balaie ses mains au-dessus du corps du client et trouve les zones où des tensions sont accumulées. Il essaie ensuite de rediriger ses énergies pour

26

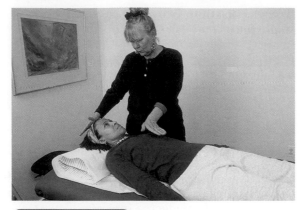

FIGURE 26.6 Au cours d'une séance de toucher thérapeutique, la thérapeute dirige son énergie de manière à soulager une autre personne.

Pour plus de détails sur le toucher thérapeutique, consultez l'*Encyclopédie pratique de la nouvelle médecine occidentale et alternative pour tous les âges* (Centre Duke de médecine intégrée & Servan-Schreiber, 2007), dans laquelle plus d'une vingtaine de touchers thérapeutiques sont expliqués.

redonner au client un équilibre énergétique semblable au sien (Krieger, 1975, 1979). Le toucher thérapeutique comprend cinq phases : la centration, l'évaluation du champ d'énergie, le balayage, le transfert d'énergie (ou le traitement) et l'évaluation finale.

La centration est le procédé au cours duquel le praticien utilise des techniques de relaxation et de respiration jusqu'à ce que le client ressente un état de bien-être. Dans la phase d'évaluation, il déplace ses mains selon un rythme lent et symétrique, de la tête jusqu'aux orteils du client, en notant la qualité du flux d'énergie et toute accumulation d'énergie anormale. Les indicateurs physiologiques de déséquilibre énergétique sont perçus par le praticien comme des sensations de congestion, de pression, de chaleur, de froid, de blocage, de tiraillement, d'électricité statique ou de picotements (Krieger, 1975). Pendant la troisième phase, le praticien procède au balayage du flux d'énergie ou rétablit l'harmonie du champ énergétique du client. Cette technique est accomplie par de longs mouvements avec les mains au-dessus de tout le corps. Pendant le transfert d'énergie, le praticien entre dans le champ d'énergie du client, balaie et module avec les mains les régions du corps jugées discordantes tout en tentant de rééquilibrer le flux d'énergie ; la pratique ne doit pas durer plus de 20 à 30 minutes. Dans la phase finale, le praticien procède à une réévaluation du champ énergétique du client. Si le rééquilibrage s'est produit, il est en mesure de détecter avec ses mains un champ énergétique plus symétrique, qui passe librement (Krieger, 1979).

Applications cliniques du toucher thérapeutique

Des études ont démontré l'efficacité du toucher thérapeutique dans la diminution de l'anxiété chez les clients hospitalisés atteints d'une maladie cardiovasculaire. Il est également efficace pour soulager la douleur causée par les maux de tête (Krieger, 1975, 1979).

Limites du toucher thérapeutique

Bien que certaines études indiquent que le toucher thérapeutique donne des résultats positifs, il peut être contre-indiqué chez certains clients. Par exemple, les personnes sensibles aux interactions et aux contacts physiques humains (telles que celles qui ont subi des agressions physiques ou qui sont atteintes de troubles psychiatriques) peuvent mal interpréter l'intention derrière le traitement, et, par conséquent, se sentir menacées et anxieuses. Le toucher thérapeutique doit être évité en cas d'états critiques et instables (Fontaine, 2005).

Chiropratique

Le terme *chiropratique* réfère à la manipulation chiropratique mise au point par Daniel David Palmer en 1900 (Centre Duke de médecine intégrée & Servan-Schreiber, 2007). La théorie de ce dernier se basait sur le mauvais alignement des vertèbres et sur l'interférence nerveuse s'ensuivant, qui entraînait selon lui une subluxation responsable des problèmes de santé. La manipulation chiropratique visait à rétablir l'alignement des vertèbres. Le principe fondamental de la chiropratique est donc la manipulation de la colonne vertébrale, qui se caractérise par des pressions puissantes, brèves, précises et très rapides effectuées sur certaines articulations, à l'aide des mains ou d'un instrument. En chiropratique, la « manipulation » se définit comme le mouvement passif puissant d'une articulation au-delà de sa limite active de mouvement. Ce traitement ne comprend habituellement pas de pharmacothérapie ni de chirurgie.

La théorie de la chiropratique est fondée sur le principe selon lequel les êtres humains ont un potentiel de guérison inné, et le but de cette profession de guérison est d'accéder à ce potentiel. Selon cette théorie, la pharmacothérapie peut compromettre la capacité naturelle du corps à se guérir, et les approches thérapeutiques naturelles et non pharmacologiques devraient donc constituer le traitement de première intention ; une alimentation saine et de l'exercice régulier sont des éléments essentiels au bon fonctionnement de l'organisme (Fontaine, 2005).

Applications cliniques de la chiropratique

Les objectifs fondamentaux de la chiropratique sont axés sur le rétablissement des déséquilibres structuraux et fonctionnels pouvant causer la douleur. Cette pratique estime que la structure et la fonction coexistent, et que les altérations et les distorsions de la structure peuvent finalement mener à des anomalies de fonctionnement. Parmi les distorsions structurales importantes que les chiropraticiens traitent se trouvent les subluxations vertébrales, caractérisées par une diminution du mouvement des articulations – que provoquent de légers changements dans la position de l'articulation –, entraînant des symptômes subjectifs comme la douleur. Une forme plus grave de subluxation, appelée fixation, se rencontre lorsque l'amplitude du mouvement articulaire est restreinte.

Les interventions chiropratiques sont effectuées pour traiter non seulement les anomalies musculosquelettiques, mais également les céphalées, la dysménorrhée (les règles douloureuses dont souffre madame Beaucage), l'hypertension artérielle, le vertige, l'acouphène et les troubles visuels (Rakel & Faass, 2006).

Limites de la chiropratique

Plusieurs maladies ou affections des articulations ne doivent pas être traitées par la manipulation. Si une malignité est soupçonnée ou décelée par des tests de diagnostic, le client doit être dirigé vers un médecin pour une évaluation approfondie et un traitement approprié. Les infections osseuses et articulaires requièrent également une intervention pharmaceutique ou chirurgicale, et l'intégrité structurale de l'os peut être compromise si une force excessive est employée. Les contre-indications de la chiropratique comprennent la myélopathie aiguë, les fractures, les dislocations et les arthropathies rhumatoïdes.

Ostéopathie

L'ostéopathie est une approche thérapeutique dont le but principal est de rétablir la mobilité et les fonctions de l'organisme en traitant les causes des douleurs, des symptômes et des troubles fonctionnels. L'ostéopathe fait d'abord remplir un questionnaire à la personne, puis il procède à une évaluation complète de celle-ci. Il a recours aux techniques de palpation en ayant pour objectif de remettre en équilibre et en mouvement les structures du corps (os, articulations, ligaments, muscles, tendons, organes, viscères, sutures crâniennes, etc.). Ces techniques favorisent une meilleure circulation sanguine et lymphatique, et améliorent les échanges métaboliques entre les différents systèmes du corps. L'ostéopathie est une approche holistique aux techniques nombreuses, variées et propres à chaque client.

Médecine traditionnelle chinoise

La médecine traditionnelle chinoise (MTC) comprend plusieurs pratiques de guérison, dont l'utilisation des plantes, l'acupuncture, la moxibustion, l'alimentation, l'exercice et la méditation. La médecine traditionnelle chinoise existe depuis plusieurs milliers d'années et fait partie intégrante du taoïsme. Elle repose sur plusieurs grands concepts, dont le plus important est l'opposition du yin et du yang, deux phénomènes complémentaires qui existent à l'état d'équilibre dynamique. La nuit et le jour, le chaud et le froid, l'ombre et le soleil en sont des exemples. Le yin représente l'ombre, le froid et l'inhibition, alors que le yang représente le feu, la lumière et l'excitation. Le yin représente aussi les parties internes de l'organisme, plus précisément les viscères (le foie, le cœur, la rate, les poumons et les reins), tandis que le yang représente les parties externes, c'est-à-dire les intestins, l'estomac et la vessie. La médecine traditionnelle chinoise croit que la maladie survient quand il y a un déséquilibre au sein de ces couples de compléments (Fontaine, 2005).

Les causes des maladies sont d'origine interne (p. ex., émotions négatives) ou d'origine externe (p. ex., environnement naturel) (Centre Duke de médecine intégrée & Servan-Schreiber, 2007). Quelles qu'en soient les causes, il semble qu'à l'origine, l'opposition yin-yang se déséquilibre, altérant ainsi le mouvement de l'énergie vitale de l'organisme (le *qi*). L'organisme possède plusieurs formes de cette énergie, qui influence directement les fonctions physiologiques et aide à maintenir l'**homéostasie.** L'énergie parcourt l'organisme à travers 12 trajets ou méridiens à la surface du corps, en passant par différents points de tous les organes internes (Centre Duke de médecine intégrée & Servan-Schreiber, 2007). Les canaux d'énergie, ou méridiens, coulent comme des fleuves à travers l'organisme et à sa surface. Une obstruction dans l'écoulement de ces énergies agit comme un barrage qui refoule le flux dans une partie de l'organisme et l'empêche de s'écouler dans les autres. Un blocage, une obstruction ou une insuffisance d'énergie conduisent finalement à la maladie. Les points d'acupuncture, situés le long de ces canaux, sont des trous par lesquels le praticien peut influencer le *qi* grâce à l'insertion d'aiguilles.

La médecine chinoise considère que les manifestations extérieures reflètent l'environnement interne. Deux éléments principaux sont évalués : la langue et les pouls en plusieurs points. La couleur, la forme et la texture de la langue reflètent l'état général des organes internes. Les pouls fournissent l'information sur l'état et l'équilibre du *qi*, du sang, du yin-yang et des organes internes (Fontaine, 2005).

■ **Homéostasie :** Équilibre physiologique obtenu lorsque la composition et le mouvement des liquides organiques sont bien régulés par les apports liquidiens, certaines hormones et l'élimination des liquides.

Pour en connaître davantage au sujet des approches en ostéopathie, consultez le www.osteopathiecanada.ca.

Acupuncture

L'acupuncture est une méthode qui consiste à stimuler certains points (points d'acupuncture) sur le corps par l'insertion d'aiguilles spéciales dans le but de modifier la perception de la douleur, de régulariser les fonctions physiologiques, ou de traiter ou prévenir la maladie **FIGURE 26.7**. Elle est également employée pour régulariser le flux de *qi*. Selon la MTC, les aiguilles d'acupuncture débloquent l'énergie et rétablissent le flux de *qi* dans les méridiens, stimulant et activant ainsi le mécanisme d'autoguérison de l'organisme.

Il existe plusieurs types d'acupuncture. L'auriculopuncture est fondée sur la croyance que les parties du corps sont jumelées à des régions de l'oreille. Elle est fréquemment indiquée pour les affections douloureuses et aiguës, comme la colique néphrétique. L'effet thérapeutique de cette méthode est habituellement rapide, mais sa durée est inférieure à celle de l'acupuncture du corps. Des aiguilles semi-permanentes peuvent être laissées occasionnellement dans les tissus auriculaires jusqu'à ce que le traitement soit terminé. L'application de chaleur ou d'un faible courant électrique augmente les effets des aiguilles (Fontaine, 2005).

Applications cliniques de l'acupuncture

L'acupuncture est la première méthode de guérison qui a été pratiquée par les professionnels de la médecine chinoise. Plusieurs médecins et professionnels de la santé utilisant les médecines classiques sont formés et diplômés en acupuncture. Les troubles les plus fréquents pour lesquels l'acupuncture est pratiquée comprennent la lombalgie, la douleur myofasciale, les céphalées banales et les migraines, la sciatique vertébrale commune, la douleur en bretelle, l'épicondylalgie, l'arthrose, le coup de fouet cervical et les entorses musculosquelettiques. La sinusite, les troubles gastro-intestinaux, les symptômes prémenstruels, les troubles neurologiques, les maladies pulmonaires chroniques (y compris l'asthme), l'hypertension, le tabagisme et les autres dépendances ainsi que la dépression nerveuse sont aussi des troubles traités avec succès (Rakel & Faass, 2006).

L'acupuncture doit être pratiquée avec précaution chez les clientes enceintes, les clients ayant des antécédents de convulsions, les porteurs du virus de l'hépatite ou les personnes infectées par le VIH.

Limites de l'acupuncture

L'acupuncture est considérée comme un traitement sûr lorsque le praticien a été formé adéquatement et qu'il utilise des aiguilles stérilisées. En effet, des aiguilles mal stérilisées peuvent entraîner une infection (Centre Duke de médecine intégrée & Servan-Schreiber, 2007). Bien que des complications aient été observées, elles sont rares si les étapes sont suivies et l'équipement, utilisé de manière à assurer la sécurité du client. Ces complications comprennent la ponction d'un organe interne, les saignements, les évanouissements, les convulsions, l'avortement spontané et la somnolence post-traitement. Pour prévenir les évanouissements, il est recommandé de traiter les clients en position allongée. Il faut prendre des mesures pour le retour à la maison des personnes qui éprouvent de la somnolence après le traitement. L'acupuncture doit être pratiquée avec précaution chez les clientes enceintes, les clients ayant des antécédents de convulsions, les porteurs du virus de l'hépatite ou les personnes infectées par le VIH. Le traitement est contre-indiqué chez les individus souffrant de troubles hémostatiques, de thrombocytopénie ou d'infections cutanées. Les aiguilles semi-permanentes ne doivent pas être utilisées sur des personnes atteintes de valvulopathie en raison du risque élevé d'infection.

Phytothérapie

Les remèdes à base de plantes médicinales sont la plus ancienne forme de médecine connue. Des preuves de leur utilisation par les hommes de Néandertal datent en effet d'il y a 60 000 ans. On estime qu'environ 25 000 espèces de plantes sont utilisées à des fins médicinales à travers le monde. La phytothérapie est très populaire dans de nombreuses régions, et ce, depuis 3 000 ans av. J.-C. Son déclin a cependant commencé en Europe et dans le monde occidental lorsque le développement de la médecine scientifique moderne a vu le jour au début du XVIIIe siècle. Les plantes ont toutefois continué à être utilisées pour la prévention et la guérison des maladies, tout particulièrement dans les pays pauvres. En Europe et en Amérique du

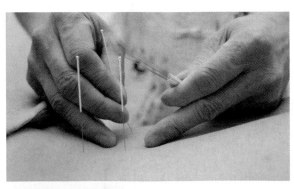

FIGURE 26.7 L'acupuncture est une médecine traditionnelle chinoise vieille de 5 000 ans.

Nord, l'augmentation actuelle de l'usage de la phytothérapie est due à la préoccupation croissante du public quant aux complications que peut entraîner la médecine classique ou allopathique et à ses limites, mais également à l'engouement pour les aliments « naturels » (Fontaine, 2005). L'augmentation de l'usage de remèdes à base de plantes médicinales a avivé l'intérêt environnemental et la conservation des habitats de plantes possédant des vertus thérapeutiques potentielles.

L'approche phytothérapeutique est différente de celle de la pharmacothérapie classique. Le but de la phytothérapie est de rétablir l'équilibre dans l'organisme de la personne en facilitant le pouvoir d'autoguérison du client, alors que la pharmacothérapie traditionnelle vise le traitement de symptômes ou de maladies précises. Certaines personnes ont cependant tendance à croire que les plantes médicinales, étant naturelles, sont inoffensives et n'entraînent pas d'effets secondaires. Des effets indésirables peuvent en réalité survenir, et ces derniers peuvent être liés à de nombreux facteurs, dont la présence de contaminants, l'interaction avec d'autres médicaments ou plantes, la présence d'ingrédients actifs inconnus ou la prise de doses inadéquates.

Applications cliniques de la phytothérapie

De nombreuses plantes sont maintenant reconnues comme relativement sûres et efficaces pour traiter une variété de maladies, et un nombre croissant de chercheurs s'intéressent aux possibilités de nouveaux médicaments qui pourraient être fabriqués à partir des principes actifs de plantes connues et encore inconnues (Centre

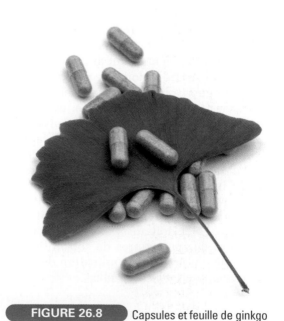

FIGURE 26.8   Capsules et feuille de ginkgo

Duke de médecine intégrée & Servan-Schreiber, 2007). Bon nombre de plantes et de médicaments à base de plantes sont utilisés pour soigner les maux de tête ou la dépression par exemple, mais pourraient aussi servir à la prévention de maladies chroniques dégénératives.

Limites de la phytothérapie

Les remèdes dits « naturels » présentent certains problèmes, dont le plus important est le contrôle de la qualité. En effet, la qualité des produits vendus sur le marché est extrêmement variable. Lorsque ces remèdes sont préparés pour une distribution commerciale, les concentrations d'ingrédients actifs peuvent varier considérablement d'un contenant à l'autre. Les entreprises ne se conforment pas toutes aux directives strictes de contrôle de la qualité et de fabrication, et ne respectent pas toujours les normes établies sur les taux acceptables de pesticides, de solvants résiduels, de bactéries ou de métaux lourds. Pour ces raisons, les consommateurs devraient uniquement acheter des remèdes à base de plantes médicinales provenant de fabricants de bonne réputation. Les étiquettes des produits à base de plantes doivent contenir la dénomination scientifique de la classification botanique, le nom et l'adresse de l'entreprise qui fabrique le produit, le numéro de fabrication, la date de fabrication et la date de péremption.

De plus, certaines plantes entraînent des effets secondaires (Hulisz, 2007). Par exemple, alors que la grande consoude est utilisée efficacement pour favoriser la cicatrisation des plaies, certaines espèces contiennent des alcaloïdes de type pyrrolizidine, hautement cancérigènes. Par conséquent, cette plante devrait être réservée à l'usage externe ; en cataplasme, elle ne doit être appliquée que sur une peau intacte (Kuhn & Winston, 2001). Aussi, l'extrait normalisé de feuilles de ginkgo est reconnu par l'Organisation mondiale de la Santé pour le traitement des troubles liés à la résistance artérielle périphérique, dont la maladie de Raynaud **FIGURE 26.8**. Par contre, il est contre-indiqué chez les hémophiles, les femmes enceintes et les personnes qui s'apprêtent à subir une intervention chirurgicale. Malgré l'augmentation de l'usage des produits à base de plantes médicinales, il n'y a pas de hausse parallèle des intoxications. Néanmoins, les femmes enceintes, les mères qui allaitent, les nourrissons, les jeunes enfants, et les personnes âgées atteintes d'hépatopathies ou de maladies cardiovasculaires doivent employer ces produits avec précaution (Fontaine, 2005).

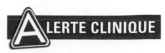

Certaines plantes peuvent causer des dommages sérieux à l'organisme lorsqu'elles sont prises avec des médicaments prescrits en médecine classique.

Certaines personnes ont tendance à croire que les plantes médicinales, étant naturelles, sont inoffensives et n'entraînent pas d'effets secondaires.

26

Pour avoir des renseignements précis sur les produits naturels, leurs effets thérapeutiques et leurs interactions avec des médicaments, référez-vous à Santé Canada au www.hc-sc.gc.ca.

Au Canada, depuis l'an 2000, le Bureau des produits de santé naturels (BPSN) réglemente tous les produits à base de substances naturelles vendus sur le marché, y compris les préparations homéopathiques, les remèdes chinois, ayurvédiques et autochtones ainsi que les suppléments vitaminiques et minéraux. Cet organisme est « tenu d'assurer aux Canadiens l'accès à des produits de santé naturels qui sont sûrs, de la plus haute qualité et étiquetés de façon uniforme pour en décrire de façon précise le contenu, l'utilisation, ainsi que les allégations relatives à la santé qui y sont associées » (Santé Canada, 2005). Le BPSN est également responsable de guider l'élaboration de normes de fabrication appropriées. Le BPSN représente une ressource utile pour le développement des connaissances en ce qui a trait à l'efficacité des produits naturels, et à l'interaction qu'ils peuvent avoir les uns avec les autres et avec les médicaments **TABLEAU 26.2**.

Il est possible que des personnes prennent déjà des plantes médicinales au moment où elles sont confiées aux soins de l'infirmière. Celle-ci doit être vigilante, inscrire cette information dans la collecte des données initiale et en aviser le médecin. Elle doit aussi noter les effets escomptés de ces produits en se référant à leur emballage. ■

Les infirmières doivent être prudentes et rigoureuses dans l'utilisation des ACPS, agir dans le respect du client et l'informer des limites de ces approches afin qu'il puisse faire un choix éclairé.

26.2

Connaissances scientifiques appliquées à la pratique infirmière

L'infirmière travaille en étroite relation avec ses clients, et finit par bien connaître leurs points de vue culturels et spirituels. En tant que professionnelle de la santé, elle est souvent en mesure de déterminer quelles approches complémentaires ou parallèles conviennent le mieux à la vision du monde de ses clients, et de faire des recommandations en ce sens.

Les clients manifestent un intérêt accru pour les approches complémentaires et parallèles en santé, et ils jouent un rôle de plus en plus actif dans les décisions au sujet de leur santé. Il est donc important que l'infirmière soit bien au fait des différentes approches et de l'usage qu'en font les clients. Il est également important qu'elle soit au courant de la recherche qui se fait dans le domaine pour donner de l'information exacte non seulement aux clients, mais aussi aux autres professionnels de la santé.

La médecine intégrative et les thérapies qui y sont associées préconisent une approche holistique à l'égard du client. À ce titre, elles sont conformes à l'approche des soins infirmiers, qui se concentre sur l'importance du lien entre le corps et l'esprit en vue de la guérison et du maintien d'un état de santé et de bien-être. Par conséquent, de nombreuses infirmières montrent un intérêt pour les ACPS. L'Ordre des infirmières et infirmiers du Québec (OIIQ) a adopté une position officielle en 1993 sur les ACPS. Pour l'OIIQ, il ne s'agit plus d'opposer diverses thérapies, approches ou pratiques à la médecine ni de les comparer les unes aux autres, mais bien de saisir leur complémentarité et de reconnaître leurs limites. De plus, l'OIIQ (1993) conçoit que certains professionnels puissent intégrer à leur pratique de nouvelles ACPS pour aider les personnes à maintenir ou à améliorer leur santé, et pour les aider à obtenir une meilleure qualité de vie. Les responsabilités professionnelles sur le plan des ACPS sont semblables à celles des autres domaines de pratique. Les infirmières doivent être prudentes et rigoureuses dans leur utilisation, agir dans le respect du client et l'informer des limites de ces approches afin qu'il puisse faire un choix éclairé.

26.2.1 Connaissances actuelles

L'infirmière qui utilise des ACPS doit avoir les connaissances et les compétences requises pour prodiguer les soins de façon sûre et conforme à l'éthique. Elle doit donc avoir effectué sa formation en suivant des cours reconnus par un programme de certificat offert dans les collèges ou les universités, ou en étudiant auprès de thérapeutes spécialisés. Elle doit être au courant du potentiel de guérison et des effets secondaires possibles de tout traitement donné, et doit en informer le client. Cependant, les connaissances dans le domaine des ACPS évoluant très rapidement, l'infirmière peut éprouver des difficultés à être au fait des dernières percées les concernant. En outre, l'infirmière doit connaître les lois fédérales et provinciales qui s'appliquent à tout produit, médicament ou remède à base de plantes médicinales. Elles doit aussi être informée des politiques et des procédures de son milieu de pratique qui soutiennent l'application de telles approches ou interfèrent avec elles.

TABLEAU
26.2

Plantes médicinales sûres ou efficaces selon des organismes de réglementation non américains

NOM COMMUN ET UTILISATIONS	EFFETS	INTERACTIONS MÉDICAMENTEUSES
Aloès Constipation occasionnelle, affections cutanées, plaies, brûlures et engelures	Accélération de la cicatrisation	Furosémides et diurétiques de l'anse
Camomille Maladies inflammatoires des voies gastro-intestinales et des voies respiratoires supérieures	Action anti-inflammatoire	Médicaments ou substances qui causent de la somnolence (p. ex., alcool, barbituriques, benzodiazépines, analgésiques opioïdes, antidépresseurs)
Échinacée Infections des voies respiratoires supérieures	Stimulation du système immunitaire Inhibition de l'agrégation plaquettaire	Médicaments antirejet et autres médicaments qui affaiblissent le système immunitaire Médicaments anticoagulants
Chrysanthème matricaire Cicatrisation Arthrite	Action anti-inflammatoire Inhibition de la sérotonine et des prostaglandines	Warfarine et anticoagulants Acide acétylsalicylique et ibuprofène
Ail Taux élevé de cholestérol Hypertension	Inhibition de l'agrégation plaquettaire	Warfarine et anticoagulants Saquinavir et autres médicaments contre le virus de l'immunodéficience humaine (VIH)
Gingembre Nausées et vomissements	Action antiémétique	Warfarine et anticoagulants Acide acétylsalicylique et anti-inflammatoires non stéroïdiens (AINS)
Ginkgo biloba Maladie d'Alzheimer Démence	Amélioration de la mémoire Augmentation du débit sanguin	Warfarine et anticoagulants Acide acétylsalicylique et AINS
Ginseng Maladies liées à l'âge	Augmentation de l'endurance physique	Warfarine et anticoagulants Acide acétylsalicylique et AINS Inhibiteurs de la monoamine-oxydase (MAO)
Réglisse Ulcères gastriques ou duodénaux, inflammations du système respiratoire	Action anti-inflammatoire Inhibition de la croissance des virus responsables des hépatites[a]	Corticostéroïdes et autres médicaments immunodépresseurs Digitaline et autres dérivés Diurétiques de l'anse et thiazidiques[a]
Chou palmiste nain Hypertrophie bénigne de la prostate Troubles urinaires	Prévention de la transformation de la testostérone en dihydrotestostérone (substance nécessaire à la multiplication des cellules de la prostate) Faible tranquillisant	Finastéride et autres antiandrogènes Warfarine et anticoagulants
Valériane Troubles du sommeil Agitation	Dépression du système nerveux central	Barbituriques et autres somnifères Alcool Antihistaminiques

a. PasseportSanté.net (2010). *Réglisse*. [En ligne]. www.passeportsante.net/fr/Solutions/PlantesSupplements/Fiche.aspx?doc=reglisse_ps (page consultée le 13 février 2010).

26.2.2 Enseignement au client

L'infirmière possède les compétences néces-saires pour aider les clients à faire des choix judicieux quant aux approches et aux traitements à employer. Toutefois, elle doit reconnaître les droits du client et tenter de comprendre ce qui le motive à choisir un traitement particulier (Stevenseon, 1998). L'infirmière peut exiger des clients qui consultent plusieurs professionnels de la santé qu'ils l'informent des médicaments qu'ils prennent déjà et des traitements particuliers qu'ils reçoivent. Les résultats d'une étude menée à l'Université McMaster en 2005 indiquent que 41 % des personnes prenant des produits naturels ne le mentionnent pas à leur médecin (Busse, Heaton, Wu, Wilson, & Mills, 2005). Enfin, l'infirmière doit mettre en garde les clients du fait qu'il y a de nombreuses possibilités d'interaction entre les plantes et les médicaments.

41 % des personnes prenant des produits naturels ne le mentionnent pas à leur médecin.

26.2.3 Recherche

Un domaine relativement nouveau et en crois-sance se développe à mesure que les traitements liés aux ACPS sont intégrés à l'exercice des soins infirmiers. L'infirmière peut notamment approfondir ses connaissances relativement à l'utilisation sécuritaire de produits naturels, car il existe un nombre croissant de publications scientifiques sur ce sujet (Hulisz, 2007). Elle doit être au courant des recherches les plus récentes dans le domaine des ACPS, se renseigner sur le développement des connaissances fondées sur la recherche, y prendre part le cas échéant, et en assumer la responsabilité. La recherche peut l'ai-der à faire une évaluation critique de sa pratique et à améliorer son travail. En outre, l'infirmière chercheuse doit contribuer à la discussion qui a actuellement lieu sur la pertinence d'appliquer les normes scientifiques à l'évaluation de la gué-rison émotionnelle, spirituelle et mentale. ∎

26.3 Mise en œuvre de la démarche de soins — Jugement **clinique**

Cette section présente la démarche systématique appliquée aux soins infirmiers en fonction des problèmes de santé prioritaires qu'éprouve ma-dame Beaucage. Les cinq étapes de la démarche de soins y sont abordées, et permettent de visua-liser, de comprendre et d'intégrer les données favorisant l'individualisation de l'approche infirmière pour cette cliente, en plus de contri-buer à planifier des interventions adaptées à sa situation.

26.3.1 Collecte des données

L'évaluation initiale de la situation clinique de madame Beaucage met l'infirmière sur la piste de problèmes prioritaires. Au-delà de ce qui relève du traitement chirurgical, la cliente dit être fort préoccupée par la crainte de devenir stérile en raison des fibromes utérins, et elle envisage négativement la possibilité d'une hys-térectomie. Sur le plan physique, elle informe l'infirmière qu'elle éprouve des douleurs mens-truelles inhabituelles et qu'elle présente des saignements vaginaux intermittents. Comme elle perd du sang, vérifier ses signes vitaux étofferait la collecte des données objectives.

Sur le plan psychologique, les craintes de la cliente l'incitent à considérer d'autres formes de traitements que ceux qui sont proposés par la médecine conventionnelle. La mise en contexte ne permet toutefois pas de savoir ce que madame Beaucage connaît des autres pos-sibilités de traitement, comme l'acupuncture, l'homéopathie et la phytothérapie. Pour que la collecte des données soit plus complète, l'in-firmière se doit de rechercher plus de rensei-gnements à ce sujet. Même si la cliente hésite à se faire opérer, il serait utile de lui faire préci-ser ses attentes par rapport aux résultats des thérapies qu'elle prévoit appliquer. S'attend-elle à guérir complètement ? Veut-elle éviter la chirurgie à tout prix ? Entrevoit-elle une récidi-ve des fibromes ? Qu'arrivera-t-il si elle devient enceinte comme elle le souhaite ?

L'**ENCADRÉ 26.4** regroupe les données cli-niques connues au sujet de madame Beaucage.

26.3.2 Analyse et interprétation des données

Les données sont insuffisantes pour confirmer certains problèmes prioritaires. Celles qui sont connues permettent toutefois d'envisager un problème d'anxiété situationnelle qui, sans être de l'ordre de la panique, est bien réel. En effet, madame Beaucage se définit comme étant une personne calme, mais elle vit actuellement des préoccupations nuisant à son bien-être psychologique. Elle exprime la tension qu'elle ressent : elle craint des conséquences indéterminées par rapport à sa situation de santé et des changements majeurs dans sa vie (entre autres, la possibilité de ne pas pouvoir être enceinte une deuxième fois). Il est fort compréhensible que madame Beaucage ressente de l'appréhension par rapport à ses saignements vaginaux plus abondants, plus fréquents et même imprévisibles. L'infirmière prend également en considération l'importance des saignements vaginaux, puisque la cliente imbibe trois serviettes sanitaires en deux heures et que ses règles sont plus

douloureuses. Ce fait peut vraisemblablement ajouter à l'anxiété de la cliente. Madame Beaucage tente d'ailleurs de résoudre sa présente difficulté en pratiquant la relaxation, qui s'avère malheureusement inefficace. Enfin, les moyens entrepris pour maîtriser le stress que lui fait vivre son état de santé ne semblent pas procurer la détente espérée.

À la lumière de cette analyse, l'infirmière peut quand même diriger son attention sur deux problèmes plausibles de madame Beaucage **ENCADRÉ 26.5**.

26.3.3 Planification des soins et établissement des priorités

L'infirmière peut déterminer un plan de soins et de traitements infirmiers (PSTI) maintenant qu'elle a défini ce sur quoi elle doit agir. Elle élaborera cet instrument de planification des soins de concert avec la cliente. Un tel partenariat permettra vraisemblablement à la cliente de résoudre les difficultés qu'elle vit tout en ayant des attentes réalistes quant à l'issue du traitement chirurgical proposé **TABLEAU 26.3**.

26.3.4 Interventions cliniques

À cette étape-ci de la démarche clinique, l'infirmière applique les interventions choisies. C'est une phase active où l'équipe soignante met en pratique les décisions convenues. Ainsi, madame Beaucage essaiera d'autres méthodes de relaxation, comme l'écoute de musique douce ou un massage apaisant. Elle verbalisera ses sentiments et ses attentes sans craindre d'être jugée, et expliquera ce qu'elle connaît des mesures non conventionnelles qu'elle envisage.

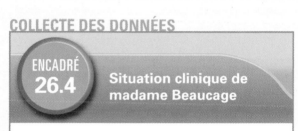

ENCADRÉ 26.4 Situation clinique de madame Beaucage

Données subjectives

- Saignements vaginaux intermittents
- Règles inhabituellement douloureuses
- Crainte de devenir stérile et d'avoir à subir une hystérectomie
- Approches non conventionnelles (acupuncture, homéopathie, phytothérapie) envisagées
- Désir d'une deuxième grossesse
- Tempérament plutôt calme
- Présence de tension dont elle n'arrive pas à se défaire malgré des exercices de relaxation

Données objectives

- Femme de 37 ans, qui est ingénieure en télécommunication, mariée et mère d'un garçon de cinq ans
- Imbibition de trois serviettes hygiéniques en moins de deux heures
- Trois fibromes utérins de la grosseur d'une balle de golf

CONSTAT DE L'ÉVALUATION

ENCADRÉ 26.5 Énoncé des problèmes prioritaires de madame Beaucage

- Anxiété légère liée à la crainte des conséquences du problème de santé
- Stratégie d'adaptation individuelle inefficace

TABLEAU 26.3 — Résultats escomptés et interventions prioritaires liés à la situation de madame Beaucage

RÉSULTATS ESCOMPTÉS CHEZ LA CLIENTE

- Madame Beaucage présente des signes de détente.
- Elle montre une bonne maîtrise de quelques approches de résolution de problèmes.
- Elle évalue sa situation actuelle avec justesse.
- Elle discerne les choix qui s'offrent à elle et recourt à des traitements qui lui conviennent.

INTERVENTION INFIRMIÈRE	JUSTIFICATIONS
• Interroger madame Beaucage sur sa compréhension de la situation actuelle et de la gravité de celle-ci.	• Évaluer la perception qu'a la cliente des répercussions de sa situation. • Vérifier son aptitude à s'adapter à ce qu'elle vit actuellement.
• Préciser avec madame Beaucage la réalité de sa situation (p. ex., l'ablation des fibromes ne s'accompagne pas nécessairement d'une hystérectomie).	• Vérifier l'exactitude de ses connaissances.
• Fournir à la cliente des renseignements exacts sur sa situation actuelle (p. ex., seuls les fibromes sont enlevés et non l'utérus ; tout traitement, qu'il soit classique ou non conventionnel, comporte des risques).	• Créer des attentes réalistes sans susciter de faux espoirs.
• Déterminer avec madame Beaucage les techniques de relaxation qui lui conviennent et qu'elle croit pouvoir être efficaces (p. ex., massage).	• Faire participer la cliente aux décisions de façon que celles-ci soient satisfaisantes pour elle.
• Proposer à la cliente des façons de diminuer son anxiété (p. ex., écouter de la musique douce, faire de la visualisation).	• Contribuer à la détente. • Aider à faire face aux situations anxiogènes.
• Inventorier les stratégies adoptées auparavant par madame Beaucage devant ses difficultés.	• Évaluer la capacité de la cliente à s'adapter.
• Inciter madame Beaucage à essayer de nouvelles stratégies d'adaptation.	• Entrevoir d'autres mesures que celles qui sont déployées habituellement, surtout lorsque ces dernières s'avèrent inefficaces.
• Permettre à la cliente d'exprimer ses peurs et ses craintes.	• Faire savoir qu'il s'agit là de réactions normales.

26.3.5 Évaluation des résultats

Comme la cliente est à la clinique sans rendez-vous du centre de santé et de services sociaux (CSSS), il est fort possible que l'infirmière ne puisse pas vérifier si les interventions appliquées atteignent les résultats escomptés. Cependant, elle peut s'assurer de la volonté de madame Beaucage d'expérimenter d'autres solutions en vue de diminuer ses inquiétudes concernant la chirurgie suggérée. Idéalement, l'infirmière devrait assurer un suivi téléphonique pour s'enquérir de l'évolution de la condition psychologique de la cliente, en vérifiant d'abord si elle a mis à exécution son intention d'essayer l'acupuncture, l'homéopathie ou la phytothérapie, et en évaluant ensuite son degré de satisfaction par rapport à ces mesures, le cas échéant.

PLAN THÉRAPEUTIQUE INFIRMIER (PTI)

Mᴹᴱ ANNE-MARIE BEAUCAGE
37 ans

CONSTATS DE L'ÉVALUATION

Date	Heure	N°	Problème ou besoin prioritaire	Initiales	RÉSOLU / SATISFAIT Date	Heure	Initiales	Professionnels / Services concernés
2010-02-15	10:00	1	Anxiété légère liée à l'appréhension des conséquences du problème de santé					
								Massothérapeute
		2	Stratégie d'adaptation individuelle inefficace	N.G.				Musicothérapeute

SUIVI CLINIQUE

Date	Heure	N°	Directive infirmière	Initiales	CESSÉE / RÉALISÉE Date	Heure	Initiales
2010-02-15	10:00	1-2	Proposer d'autres méthodes de relaxation comme écouter de la musique douce, faire de la visualisation.		2010-02-15	10:00	N.G.
		1	Suggérer de revoir son médecin à propos de la chirurgie envisagée, et si les saignements vaginaux augmentent.	N.G.	2010-02-15	10:00	N.G.

Signature de l'infirmière	Initiales	Programme / Service	Signature de l'infirmière	Initiales	Programme / Service
Nadège Guillaume	N.G.	Clinique sans rendez-vous			

PLAN THÉRAPEUTIQUE INFIRMIER (PTI)

© OIIQ

2010-02-15 10:00
Dit être inquiète d'avoir à subir une possible ablation de fibromes utérins. Ajoute qu'elle désire être enceinte une deuxième fois, mais qu'elle a peur de rester stérile si elle subit cette opération. A peur qu'une hystérectomie soit nécessaire.

Explique qu'elle n'arrive pas à se détendre malgré les exercices de relaxation qu'elle fait.

Dit qu'elle va considérer les autres moyens de relaxation suggérés (visualisation, musique douce).

Avisée de revoir son médecin pour avoir plus d'information sur la chirurgie possible, et si les saignements augmentent.

FIGURE 26.9 Extrait du plan thérapeutique infirmier de madame Beaucage pour le suivi clinique visant une meilleure maîtrise de son anxiété

26.3.6 Plan thérapeutique infirmier de madame Beaucage

Malgré le statut ambulatoire de la cliente puisqu'elle s'est présentée à la clinique sans rendez-vous, l'infirmière décide de rédiger un plan thérapeutique infirmier (PTI) pour le suivi clinique du problème d'anxiété. L'évaluation initiale met également en lumière l'inefficacité des moyens pris actuellement par madame Beaucage pour faire face à sa situation. Les directives notées au PTI ont pour but d'amener la cliente à ressentir un état de mieux-être. Ces directives visent, d'une certaine façon, la promotion de la santé chez madame Beaucage. Dans cette perspective, l'infirmière peut faire participer d'autres intervenants (p. ex., massothérapeute, musicothérapeute), selon les services offerts dans le milieu où la cliente reçoit les soins **FIGURE 26.9**.

26.3.7 Application de la pensée critique à la situation de madame Beaucage

Devant toute situation clinique, qu'elle soit majeure ou mineure, complexe ou simple, l'infirmière tente, par sa pensée critique, d'en cerner l'importance, et d'arriver à l'évaluer avec le plus de justesse et de pertinence possible. Dans le cas de madame Beaucage, l'attention est dirigée vers la connaissance des mesures complémentaires de traitement. Comme celles-ci sont facilement empreintes de subjectivité – l'efficacité de plusieurs d'entre elles n'étant pas démontrée scientifiquement, mais basée sur les résultats décrits par les utilisateurs –, il est facile de se laisser aller à des préjugés négatifs ; l'infirmière peut être tentée d'influencer la cliente selon ses propres valeurs, ce qu'elle doit évidemment éviter.

Bien sûr, l'évaluation de la condition physique de madame Beaucage, en lien avec les saignements vaginaux qu'elle présente, ne doit pas être négligée. Le jugement clinique de l'infirmière s'exerce également en fonction des manifestations physiques et de la condition psychologique de la cliente **FIGURE 26.10**.

Vers un Jugement clinique

Connaissances

- Différentes approches complémentaires dans le traitement des problèmes de santé
- Méthodes de relaxation
- Problèmes de santé pouvant être traités par des méthodes non conventionnelles
- Connaissances gynécologiques de base

Expériences

- Recours personnel à des thérapies non conventionnelles
- Expérience avec des clients ayant utilisé des méthodes complémentaires de soins

ÉVALUATION

- Signes vitaux (la cliente perd du sang)
- Évaluation objective de l'importance des saignements vaginaux (nombre de serviettes hygiéniques imbibées dans un temps donné, surface souillée de chaque serviette, présence de caillots et dimensions de ceux-ci)
- Signes physiques de tension
- Moyens pris par la cliente pour se détendre et efficacité de ceux-ci
- Connaissances de la cliente par rapport aux mesures qu'elle compte prendre (acupuncture, homéopathie, phytothérapie)
- Attentes de la cliente par rapport aux mesures qu'elle envisage de prendre
- Motivation à expérimenter des moyens de relaxation inhabituels pour elle (musique douce, massage, visualisation)

Normes

- Approches reconnues par l'OIIQ
- Formation reconnue en matière d'approches complémentaires de soins
- Respect des politiques appliquées dans le milieu de soins à propos des approches complémentaires acceptables

Attitudes

- Permettre à madame Beaucage de réagir à sa façon sans se sentir jugée
- Ne pas imposer son point de vue personnel

FIGURE 26.10 Application de la pensée critique à la situation clinique de madame Beaucage

■ ■ ■ À retenir

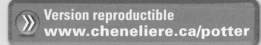
Version reproductible
www.cheneliere.ca/potter

- Le même traitement peut être qualifié de parallèle ou de complémentaire selon qu'il s'agit du traitement principal ou d'un traitement supplémentaire par rapport au traitement médical classique.

- Les attitudes envers les spécialistes des ACPS sont fortement influencées par le point de vue scientifique occidental ainsi que par les structures politiques et sociales dominantes.

- Les programmes de médecine intégrative utilisent une approche interdisciplinaire afin de prodiguer des soins holistiques au client.

- La relaxation est un état bénéfique caractérisé par une diminution de la pression artérielle, de la tension musculaire ainsi que des fréquences cardiaque et respiratoire. Elle suscite une amélioration de l'humeur.

- L'efficacité des résultats et la prolongation des bienfaits des thérapies comportementales nécessitent l'engagement et la participation régulière du client.

- Les thérapies comportementales doivent être choisies en fonction des capacités du client, de ses croyances religieuses et de son état de santé.

- Certaines thérapies comportementales peuvent altérer les réactions physiologiques. La réévaluation de la posologie des médicaments prescrits peut, par conséquent, être nécessaire.

- L'usage thérapeutique de la visualisation consiste habituellement à se créer des images visuelles, mais il peut aussi faire participer l'ouïe, la proprioception, le goût et l'odorat.

- Un grand nombre d'ACPS n'ont pas de fondement scientifique ; leur efficacité s'appuie cependant sur l'observation de résultats positifs chez de nombreux clients.

- Les remèdes à base de plantes médicinales ne sont pas nécessairement sûrs. L'infirmière doit prendre des précautions et s'en tenir aux usages qui s'appuient sur des recherches scientifiques récentes.

Pour en savoir plus

Version complète et détaillée
www.cheneliere.ca/potter

RÉFÉRENCES GÉNÉRALES

PasseportSanté.net > Approches complémentaires
www.passeportsante.net

Bravewell Collaborative
www.bravewell.org

Natural Standard
www.naturalstandard.com

New Medicine
www.thenewmedicine.org

NMCD
Natural Medicines Comprehensive Database
www.naturaldatabase.com

ORGANISMES ET ASSOCIATIONS

IN-CAM > CAM Information Sources
Canadian Interdisciplinary Network for Complementary and Alternative Medicine Research
www.incamresearch.ca

CAHCIM
Consortium of Academic Health Centers for Integrative Medicine
www.imconsortium.org

ISCMR
International Society for Complementary Medicine Research
www.iscmr.org

ORGANISMES GOUVERNEMENTAUX

Santé Canada > Médicaments et produits de santé > Produits de santé naturels
www.hc-sc.gc.ca

NCCAM
National Center for Complementary and Alternative Medicine
www.nccam.nih.gov

Snyder, M., & Lindquist, R. (2009). *Complementary & alternative therapies in nursing* (6th ed.). New York : Springer.

Centre Duke de médecine intégrée, & Servan-Schreiber, D. (2007). *Encyclopédie pratique de la nouvelle médecine occidentale et alternative pour tous les âges*. Paris : Robert Laffont.

Rakel, D. (2007). *Integrative Medicine* (2nd ed.). St. Louis, Mo. : Saunders.

Ernst, E., Pittler, M.H., & Wider, B. (2006). *The desktop guide to complementary and alternative medicine : An evidence-based approach* (2nd ed.). London : Hartcourt Publishers.

Micozzi, M.S. (2006). *Fundamentals of complementary and integrative medicine* (3rd ed.). St. Louis, Mo. : Saunders.

Rakel, D., & Faass, N. (2006). *Complementary medicine in clinical practice*. Sudbury, Mass. : Jones & Bartlett.

Pélissier-Simard, L., & Xhignesse, M. (2008). Les approches complémentaires en santé : comprendre pour bien conseiller. *Le médecin du Québec, 43*(1), 23-30.

Alternative and Complementary Therapies
Revue scientifique américaine destinée aux professionnels de la santé

Complementary Therapies in Clinical Practice
Revue scientifique britannique destinée aux professionnels de la santé

Journal of Alternative and Complementary Medicine
Publication officielle de l'ISCMR

Ordre des infirmières et infirmiers de l'Ontario (2006). *Directive professionnelle : les thérapies complémentaires*. Toronto : OIIO.

26

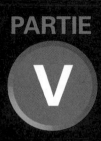

PARTIE

V

Les besoins physiologiques fondamentaux

Édition française :
Charles Côté, Ph. D.
Isabelle Lacharme, inf., M. Sc.
Yvon Brassard, inf., M. Éd., D.E.

Édition originale :
Rita Wunderlich, RN, MSN(R), PhD
Ann Tritak, BS, MS, EdD

Encourager l'exercice et réduire les risques liés à la mobilité restreinte

Objectifs

Après avoir lu ce chapitre, vous devriez être en mesure :

- de décrire le rôle du système locomoteur et du système nerveux dans la régulation du mouvement ;

- d'expliquer les influences physiologiques et pathologiques de la mobilité restreinte sur l'alignement corporel et la mobilité articulaire ;

- de préciser les bienfaits d'un programme d'exercices pour la santé ;

- d'exposer les facteurs à considérer dans la planification d'un programme d'exercices pour la personne en santé et pour la personne souffrant d'une maladie chronique particulière ;

- d'expliquer les changements physiologiques et psychosociaux liés à la mobilité restreinte et à l'immobilité ;

- de décrire les exercices d'amplitude articulaire actifs et passifs ;

- d'appliquer la démarche de soins infirmiers auprès des clients atteints d'une altération de la mobilité ou y étant prédisposés.

>> **Guide d'études, pages 119 à 125**

Madame Laura Mendosa, 35 ans, est inconsciente depuis deux semaines à la suite d'un grave accident de voiture. Elle a subi un traumatisme crânien important et présente de nombreuses contusions un peu partout sur le corps. On lui a installé un soluté intraveineux, un tube naso-gastrique et une sonde vésicale. En raison d'une fracture du cubitus gauche, elle a également un plâtre couvrant son poignet et tout son avant-bras. Les valeurs de ses derniers signes vitaux pris à 10 h sont les suivantes : pression artérielle (P.A.) : 132/84 mm Hg ; pouls (P) : 102 batt./min, faible, mais régulier ; respiration (R) : 28/min, régulière, mais superficielle ; température rectale (T° R) : 37,9 °C ; SpO$_2$: 94 %. Sa condition est toutefois stable, et la cliente réagit à la douleur par des mouvements de retrait. Malgré son état, elle ne présente pas de difficultés respiratoires pour le moment ; son urine est jaune clair, mais vous avez observé un suintement anal brunâtre lors du dernier changement de position. C'est aussi à ce moment que vous avez découvert que la cliente présentait des rougeurs à la malléole externe droite et au siège. Par ailleurs, madame Mendosa n'a pas eu de selles depuis cinq jours. Le pronostic demeure mitigé, et le médecin ne peut se prononcer sur la durée de son alitement.

Quels sont les systèmes biologiques actuellement touchés par les effets néfastes de l'immobilité de madame Mendosa ?

Concepts clés

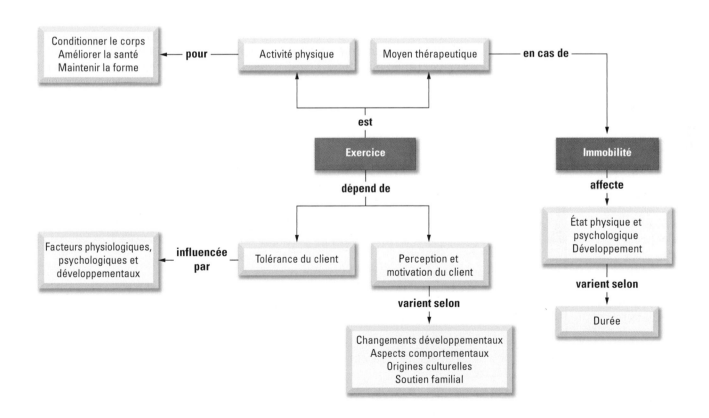

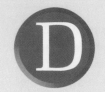es gestes tels que faire marcher, tourner et retourner un client, soulever et transporter une charge sont des activités qui demandent un effort musculaire à l'infirmière. Pour réduire le risque de blesser la personne et de se blesser elle-même, l'infirmière doit maîtriser les principes de la biomécanique et s'y conformer, connaître les actions des différents groupes musculaires, comprendre les facteurs de la coordination des mouvements du corps, et se familiariser avec le fonctionnement intégré des systèmes nerveux et musculosquelettique.

De plus, l'infirmière peut faire la promotion de l'activité physique et de ses conséquences bénéfiques sur le bien-être des personnes, la prévention de la maladie et l'amélioration des fonctions vitales. Un programme d'activités physiques régulières favorise la santé en maintenant l'intégrité et le fonctionnement des systèmes locomoteur et nerveux. Savoir bouger est indispensable pour effectuer les activités de la vie quotidienne, domestiques et récréatives en toute sécurité.

vie domestique (AVD). La bonne pratique de ces activités réduit le risque de blessures musculosquelettiques et facilite les mouvements corporels dans leur amplitude de confort, permet une **mobilité** physique sans tension (musculaire et nerveuse) en l'absence d'effort physique excessif.

L'infirmière peut améliorer son efficacité et maintenir ses capacités fonctionnelles en utilisant ses forces physiques d'une façon optimale, particulièrement lorsqu'elle accomplit des actions plus difficiles avec des clients (remonter la personne dans le lit, la transférer du lit au fauteuil, la changer de position). Une connaissance des structures et des fonctions particulières du système neuromusculaire et des influences physiopathologiques de la mobilité et de l'alignement corporel est indispensable pour comprendre comment surviennent les blessures et s'en préserver **TABLEAU 27.1**. ▬ **PDSB** L'application des notions biomécaniques se reconnaît dans la mise en œuvre des principes de déplacement sécuritaire des bénéficiaires. ▬

27.1

Connaissances scientifiques de base à propos de la biomécanique, de l'exercice et de l'activité

La **biomécanique** du corps humain permet de coordonner les efforts du système locomoteur et du système nerveux afin de maintenir l'équilibre, la posture et l'alignement corporel – dans les tâches de soulèvement, de flexion et de déplacement – pour la réalisation d'**activités de la vie quotidienne (AVQ)** et d'**activités de la**

27.1.1 Principes de biomécanique

L'utilisation des principes de biomécanique dans les AVQ sert entre autres à prévenir les blessures chez le client et le personnel soignant. L'infirmière enseigne aux membres de l'équipe soignante et à la famille du client comment déplacer celui-ci, le transférer ou le positionner de façon correcte. Elle peut ainsi augmenter et même renforcer les connaissances des membres de la famille en leur enseignant les principes de la biomécanique **ENCADRÉ 27.1**.

■ **Activités de la vie quotidienne (AVQ):**
Activités habituellement accomplies au cours d'une journée pour satisfaire les besoins fondamentaux (se déplacer, manger, s'habiller, procéder aux soins d'hygiène, éliminer).

■ **Activités de la vie domestique (AVD):**
Activités associées à l'exercice des rôles sociaux et à la réalisation de tâches comme faire l'épicerie, le ménage, la cuisine, etc. L'infirmière doit s'assurer que le client peut assumer ce rôle ou qu'il obtient le soutien de son entourage.

■ **Échelle de Borg:**
Échelle de perception de l'effort.

ENCADRÉ 27.1 **Principes de biomécanique applicables aux déplacements sécuritaires des clients**

- Utiliser une base d'ancrage large augmente la stabilité.
- Se rappeler que plus le centre de gravité est proche du sol, plus la stabilité est importante.
- Maintenir l'équilibre en respectant l'axe central qui passe par la base d'appui du corps.
- Se positionner dans la direction du mouvement évite les torsions anormales de la colonne vertébrale (toujours orienter les pieds vers la charge pour la déplacer ou la soulever, pour respecter le plan anatomique et prévenir le risque de lésion).
- Équilibrer la charge en faisant appel aux jambes (principalement) et aux bras (comme support) pour réduire les risques de blessure au dos.
- Faire rouler, tourner ou pivoter une personne demande moins d'efforts que la soulever.
- Réduire la friction entre la personne à déplacer et la surface sur laquelle elle se trouve diminue les efforts de déplacement.
- Réduire l'effort à moins de 4 sur 10 sur l'échelle de Borg (40 % de l'effort maximal) diminue le risque de blessure.
- Utiliser la biomécanique d'une façon appropriée réduit la fatigue des groupes musculaires.
- Faire alterner les périodes de repos et d'activité diminue la fatigue du personnel soignant.

TABLEAU
27.1
Principes biomécaniques utiles au personnel soignant

ACTIONS	JUSTIFICATIONS
S'assurer d'avoir l'aide nécessaire pour déplacer le client : aides mécaniques et humaine disponibles.	Soulever un poids à deux en synchronisant son action peut réduire de 40 % la charge de chacun.
Encourager le client à s'aider lui-même, autant que possible, et à coopérer.	Favoriser l'autonomie des clients en demandant leur coopération et l'utilisation de leur force peut alléger la charge de travail des infirmières.
Maintenir le dos, le cou, le bassin et les pieds alignés. Éviter les mouvements de torsion (flexion/rotation ou extension/rotation).	Réduire le risque de blessure musculaire, particulièrement aux charnières du dos.
Fléchir les genoux pour les déverrouiller (15° d'angle minimum) et tenir les pieds écartés au moins de la largeur du bassin.	Prendre une base d'appui large augmente la stabilité.
Se placer près du client ou de la charge à soulever.	Réduire la force au minimum. Une charge de 5 kg à la hauteur de la taille et près du corps équivaut à 50 kg à bout de bras (poids multiplié par 10, donc avantage à maintenir la charge près du corps pendant les soulèvements ou les déplacements).
Utiliser les jambes pour la force (puissance) et les bras pour le support (équilibre), et non le dos, qui ne peut se pencher à plus de 35° de flexion sagittale (Pheasant, 1999).	Utiliser les muscles des jambes, qui sont plus forts. Les grands muscles peuvent fournir un plus grand effort avec moins de risque de blessure (les quadriceps et quatre chefs sont plus forts que les triceps, biceps, trois ou deux chefs).
Glisser le client vers soi à l'aide d'une alèze ou d'un large piqué.	Glisser demande moins d'effort que soulever. Une alèze, un tapis ou un large piqué réduit les frictions qui peuvent causer des lésions cutanées au client.
Contracter les muscles abdominaux et fessiers pour immobiliser le bassin et aller chercher la puissance des muscles des membres inférieurs.	Préparer les muscles par un échauffement atténue les tensions de la mise en charge et permet de stabiliser efficacement le bassin pendant l'action.
Coordonner le travail de l'équipe, par la personne qui a la charge la plus lourde ; par exemple, elle compte jusqu'à trois.	Soulever en même temps réduit la charge de chacune des personnes de l'équipe.
Déplacer avec les avant-bras en ~~supination~~ _pronation_ plutôt qu'en ~~pronation~~ _supination_ afin de faire intervenir le biceps brachial dans le mouvement.	Profiter de la force musculaire plus importante en supination qu'en pronation lorsque les coudes sont fléchis à 90°.

27.1.2 Alignement corporel et équilibre

L'**alignement corporel** assure une relation équilibrée entre les parties du corps, sur le plan vertical et horizontal. Un bon alignement réduit les tensions sur les structures musculosquelettiques, maintient le **tonus musculaire** et contribue à l'équilibre général.

L'équilibre corporel exige que le **centre de gravité** soit proche du sol, que la base d'appui soit large et stable, et qu'une ligne verticale

- **Supination :** Mouvement de rotation externe de l'avant-bras, amenant la paume de la main de l'arrière vers l'avant (quand le bras est en position verticale) ou du bas vers le haut (quand le bras est en position horizontale), par opposition à la pronation.

- **Pronation :** Mouvement de rotation de l'avant-bras qui amène la paume de la main de l'avant vers l'arrière, ou du haut vers le bas (par opposition à supination).

- **Tonus musculaire (tonicité) :** État de tension normale d'un muscle.

- **Centre de gravité :** Point d'intersection de tous les plans qui divisent le corps en deux parties de poids égal.

27

- **Ligne de gravité** : Ligne verticale imaginaire qui traverse le centre de gravité du corps en son milieu exact. La ligne de gravité est donc une ligne droite perpendiculaire à la surface de la terre qui passe par le corps directement dans le centre de gravité.

- **Polygone de sustentation** : Surface virtuelle comprise entre les points d'appui des deux pieds pendant la station debout, à l'intérieur de laquelle doit se projeter le centre de gravité du corps pour qu'il n'y ait pas de déséquilibre ou de chute.

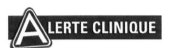

(ligne de gravité) puisse être tracée du centre de gravité jusqu'au milieu de la base d'ancrage (**polygone de sustentation**). ▬ PDSB Avant d'exécuter le déplacement d'un client, il est impératif que l'infirmière applique ces principes de positionnement pour s'assurer d'une base solide. ▬ Lorsque la ligne verticale partant du centre de gravité se trouve à l'extérieur de cette base d'appui, l'équilibre est rompu. Une bonne **posture** est une position corporelle qui privilégie le mouvement, exige peu d'efforts musculaires et peu de tension neuromusculaire, ligamentaire, osseuse, et améliore l'équilibre (Thibodeau & Patton, 2007) **FIGURE 27.1**. C'est le système nerveux qui est responsable du tonus musculaire d'une personne, qui régularise et coordonne chacun de ses muscles, et qui permet le maintien d'une bonne posture (Thibodeau & Patton, 2007).

Chaque personne a besoin d'équilibre pour maintenir une position stable et pour effectuer ses activités (AVQ et AVD). L'équilibre est également contrôlé par le cervelet et l'oreille interne. La fonction la plus importante du cervelet est de coordonner tous les mouvements volontaires. À l'intérieur de l'oreille interne se trouvent les canaux semi-circulaires, qui sont trois structures remplies d'un liquide qui aide au maintien de l'équilibre. Ce liquide possède une certaine inertie et, lorsque la personne tourne la tête brusquement, le liquide reste stationnaire un moment, bien que les canaux suivent le mouvement de la tête. Cela permet de changer rapidement de position sans perdre l'équilibre.

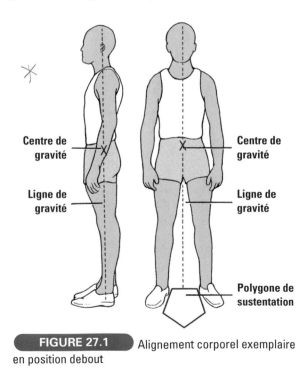

FIGURE 27.1 Alignement corporel exemplaire en position debout

L'équilibre peut être compromis par une maladie ou une blessure, par la douleur ou une modification physiologique (âge, croissance, grossesse), par les effets secondaires d'une médication (p. ex., des étourdissements) ou par une immobilisation prolongée. Une perturbation du système locomoteur apparaît alors ; si l'infirmière en est victime, elle se trouve déséquilibrée, et la sécurité des clients peut être mise en péril.

27.1.3 Coordination du mouvement du corps

La coordination du mouvement du corps dépend de son poids, du centre de gravité et de l'équilibre. Le poids représente la force qu'exerce la gravité sur un corps ; il ne faut pas le confondre avec la masse, qui est une quantité de matière par unité de volume de ce corps. Lorsqu'une personne soulève un poids, elle doit en dominer la masse en rapprochant son centre de gravité du sol. En physique, la force de gravité est issue du centre de gravité et est dirigée vers le bas. Le centre de gravité des objets symétriques se trouve exactement au milieu, alors que celui du corps humain ne l'est pas, car sa géométrie est imparfaite. Le centre de gravité d'une personne se situe généralement sur la ligne médiane de son corps, entre 55 et 57 % de sa hauteur en position debout, mesurée à partir du sommet du crâne. Tout objet en déséquilibre a une force de gravité qui tombe à l'extérieur de sa base d'appui au sol. Une personne déséquilibrée voit sa force de gravité tomber hors de cette base d'ancrage, d'où son instabilité et un risque de chute. L'infirmière peut donc repérer rapidement ce genre de personne pour la soutenir et ainsi assurer sa sécurité.

27.1.4 Friction

La **friction** est une force qui se produit dans le sens opposé au mouvement. L'infirmière cherche à réduire la friction lorsqu'elle doit tourner le client, le transférer ou le remonter dans le lit, en tenant compte des principes suivants :

- Plus la surface active de la personne ou de l'objet à déplacer est importante, plus il y a de friction ;
- Plus la personne ou l'objet est lourd, plus la résistance au mouvement est grande.

Par conséquent, pour diminuer la surface active et la friction lorsqu'un client ne peut coopérer à son déplacement, il faut, par exemple, lui croiser les bras sur la poitrine et lui plier les genoux. Dans la mesure du possible, l'infirmière doit demander l'aide du client lorsqu'elle le remonte dans son lit, le transfère ou le déplace. ▬ PDSB Avant d'exécuter une manœuvre de déplacement, elle lui explique la façon de procéder et lui indique quelles parties du corps seront déplacées et à quel moment. Pendant le déplacement, elle décrit les gestes qu'elle fait, étape par étape. Les mouvements de l'infirmière et ceux du client doivent être synchronisés afin de réduire la friction et ainsi la charge à déplacer ou à soulever. ▬ Ces éléments contribuent à une bonne communication, facteur clé de la réussite d'une mobilisation en toute sécurité. Le fait de demander la collaboration du client augmente sa participation à ses soins et contribue à maintenir sa dignité.

Il est aussi possible de réduire la friction en soulevant le client plutôt qu'en le tirant. Le client peut aussi être remonté dans son lit à l'aide d'une alèze.

27.1.5 Influences pathologiques sur la biomécanique

Les conditions pathologiques qui perturbent l'alignement corporel et la mobilité sont nombreuses **TABLEAUX 27.2** et **27.3**.

TABLEAU 27.2	Anomalies posturales
ANOMALIE	**CARACTÉRISTIQUES**
Torticolis	Inclinaison latérale de la tête du côté touché causée par la contraction anormale du muscle sternocléidomastoïdien
Lordose	Déviation anormale du rachis vertébral à convexité antérieure
Cyphose	Déviation du rachis lombaire à convexité postérieure
Cypholordose	Double déviation du rachis vertébral à convexité postérieure et latérale
Scoliose	Déviation latérale du rachis associée à une rotation du thorax et du bassin
Cyphoscoliose	Double déviation du rachis dorsal à convexité postérieure et latérale
Dysplasie congénitale de la hanche	Malformations diverses (subluxation, luxation) qui se présentent sous forme d'instabilité avec une abduction limitée et parfois des contractures d'adduction (la tête du fémur ne s'articule pas avec l'acétabulum parce que la cavité n'est pas assez profonde)
Genoux cagneux (*genu valgum*)	Déformation des membres inférieurs caractérisée par une incurvation des tibias chez les enfants qui marchent trop tôt, avant la fin du développement des muscles de la région lombaire et des jambes
Jambes arquées (*genu varum*)	Déformation des membres inférieurs caractérisée par une angulation latérale interne de la jambe par rapport au fémur ; les talons joints, les surfaces internes des genoux restent séparées
Pied bot	Incurvation interne et extension (flexion plantaire) du pied ; varus équin dans 95 % des cas
Pied tombant	Incapacité de flexion et d'inversion du pied causée par une lésion au nerf du péroné

Source : Adapté de McCance, K.L., & Huether, S.E. (2005). *Pathophysiology: The biologic basis for disease in adults and children* (5th ed.). St. Louis, Mo. : Mosby.

27

TABLEAU 27.3	Altérations ostéoarticulaires et musculaires
ALTÉRATION	**CARACTÉRISTIQUES**
Dystrophie musculaire	• Fréquence élevée chez les enfants • Dégénérescence des fibres musculaires squelettiques • Faiblesse symétrique d'évolution progressive • Atrophie des muscles squelettiques • Difformité et incapacité à accomplir des activités
Ostéoporose	• Problème causé par le vieillissement • Diminution de la masse osseuse (os poreux) • Maintien difficile de l'intégrité et du soutien
Ostéomalacie (rachitisme chez l'enfant)	• Minéralisation inadaptée et retardée • Os compacts et spongieux • Calcification inexistante et absence de dépôt des minéraux • Ramollissement des os
Mobilité articulaire altérée	• Inflammation ou destruction de la membrane synoviale et du cartilage articulaire • Signes d'inflammation toujours symétriques • Changements dans le cartilage articulaire combinés avec une excroissance de l'os aux extrémités articulaires
Perturbation articulaire	• Traumatisme des capsules articulaires, comme une déchirure dans une entorse ou une séparation dans une luxation

Parmi ces conditions pathologiques figurent donc :

- les malformations congénitales ;
- les altérations ostéoarticulaires et musculaires ;
- les lésions du système nerveux central (traumatisme crânien, ischémie cérébrale, accident vasculaire cérébral [AVC], méningite, traumatisme médullaire, hémorragie cérébrale) ;
- les traumatismes musculosquelettiques (tendinite, ténosynovite, entorse, fracture).

27.1.6 Exercice et activité physique

L'exercice vise le conditionnement du corps, l'amélioration de la santé physique et psychologique, et le maintien de la forme ; il peut aussi agir comme mesure thérapeutique. Le programme d'exercices proposé à un client par le physiothérapeute en collaboration avec l'infirmière dépend largement de sa tolérance à l'activité, de même que du type et de la quantité d'exercices ou d'activités qu'il est capable d'effectuer. Des facteurs physiologiques, émotionnels et développementaux influencent la tolérance de la personne à l'activité physique.

Un programme d'activités et d'exercices physiques favorise un mode de vie actif, et contribue au maintien et à l'amélioration de la santé. L'activité physique stimule le fonctionnement de tous les systèmes anatomiques, y compris le fonctionnement cardiorespiratoire (endurance) et la condition musculosquelettique (flexibilité et intégrité des os et des articulations), et elle contribue au contrôle et au maintien du poids ainsi qu'au bien-être psychologique (image corporelle) **ENCADRÉ 27.2**.

Le programme d'activités physiques idéal comprend une combinaison d'exercices qui apportent différents bienfaits physiologiques et psychologiques. Les **exercices isotoniques, isométriques** et **isométriques contre résistance** constituent trois catégories d'exercices établies selon le type de contraction musculaire en jeu **TABLEAU 27.4**. ■

ENCADRÉ 27.2 — Bienfaits de l'activité physique sur le corps humain

Système cardiovasculaire
- Augmentation du débit cardiaque
- Amélioration de la contraction du myocarde, renforçant ainsi le muscle cardiaque
- Diminution de la fréquence cardiaque au repos
- Amélioration du retour veineux

Système respiratoire
- Amélioration de la fréquence et de l'amplitude respiratoires, suivie d'un retour plus rapide à la normale au repos
- Amélioration de la ventilation alvéolaire
- Respiration plus facile
- Renforcement du muscle respiratoire principal (diaphragme)

Système locomoteur
- Amélioration du tonus musculaire
- Amélioration de la mobilité articulaire
- Amélioration de la tolérance musculaire à l'exercice physique
- Augmentation possible de la masse musculaire
- Réduction de la perte osseuse

Tolérance à l'activité
- Amélioration de la tolérance
- Diminution de la fatigue

Métabolisme
- Amélioration du métabolisme basal
- Utilisation du glucose et des acides gras
- Augmentation de la décomposition des triglycérides
- Amélioration de la motilité gastrique
- Augmentation de la production de chaleur

Facteurs psychosociaux
- Amélioration de la tolérance au stress
- Sensation de bien-être
- Diminution de certaines maladies (p. ex., le rhume, la grippe)

Sources : Adapté de Hoeman, S.P. (2002). *Rehabilitation nursing: Process, application, and outcomes* (3rd ed.). St. Louis, Mo. : Mosby ; Huether, S.E., & McCance, K.L. (2004). *Understanding pathophysiology* (3rd ed.). St. Louis, Mo. : Mosby.

TABLEAU 27.4 — Catégories d'exercices

CATÉGORIE	CARACTÉRISTIQUES	EXEMPLES	AVANTAGES
Exercices isotoniques	• Changement de la longueur du muscle • Contraction de la musculature	• Marche • Nage • Danse aérobique • Jogging • Bicyclette • Mouvement des bras et des jambes avec une légère résistance	• Provoquent une contraction musculaire et un changement dans la longueur du muscle. • Améliorent la circulation et le fonctionnement respiratoire. • Combattent l'ostéoporose. • Augmentent le tonus, la masse et la force musculaires.
Exercices isométriques	• Présence d'une tension musculaire sans mouvement des parties du corps	• Contraction des quadriceps ou des muscles fessiers	• S'adaptent bien au client immobilisé au lit. • Sont bénéfiques pour la personne incapable de tolérer les exercices isotoniques. • Augmentent le poids, le tonus et la force musculaires (réduction de la faiblesse musculaire, augmentation de la circulation du sang dans la partie du corps touchée et de l'activité ostéoblastique).
Exercices isométriques contre résistance	• Contraction du muscle tout en poussant contre un objet fixe ou en résistant au mouvement d'un objet	• Traction et poussée contre un appuie-pied	• Augmentent le degré de résistance et la durée de contraction musculaire. • Améliorent la force et l'endurance du muscle. • Aident à promouvoir la force musculaire. • Donnent suffisamment de tension aux os pour promouvoir l'activité ostéoblastique.

Exercice isotonique : Se dit d'une contraction musculaire telle que la force développée par le muscle reste constante alors que sa longueur varie.

Exercice isométrique : Exercice où le muscle maintient une force, mais se contracte sans raccourcissement et sans déplacement des articulations.

Exercice isométrique contre résistance : Exercice nécessitant une contraction du muscle en même temps que s'exerce une poussée contre un objet fixe ou une résistance au mouvement d'un objet.

27

Connaissances scientifiques appliquées à la pratique infirmière

■ **Articulation :** Union entre les os. Chaque articulation se distingue selon sa structure et sa mobilité. Il existe quatre types d'articulation : synarthrose ou fixe, cartilagineuse, fibreuse et synoviale.

■ **Ligament :** Bande blanchâtre, luisante et souple de tissu fibreux unissant les éléments d'une articulation et reliant les os et les cartilages.

■ **Abduction :** Mouvement qui écarte un membre ou un segment de membre de la ligne médiane du corps.

■ **Adduction :** Mouvement de certains muscles qui rapprochent de l'axe du corps les parties qui en avaient été écartées.

La classification des articulations est présentée dans une animation au www.cheneliere.ca/potter.

Les changements développementaux, les aspects comportementaux, le soutien familial et social, l'origine culturelle et ethnique, et le milieu environnant sont des éléments importants à considérer dans les soins aux clients. Ces aspects doivent être intégrés dans le plan de soins et de traitements infirmiers (PSTI), qu'il soit axé sur la promotion de la santé, les soins aigus, la réadaptation ou les soins de longue durée, au même titre que la mobilisation, les risques liés à l'immobilité et à l'alitement.

27.2.1 Aspects comportementaux

Le client hospitalisé est plus enclin à incorporer un programme d'exercices dans sa vie quotidienne s'il peut compter sur le soutien et l'aide de l'infirmière, en plus de l'appui de ses proches. Dans la littérature scientifique, il est reconnu que ce soutien favorise la persévérance dans les programmes d'exercices. En outre, le client est plus ouvert à l'élaboration d'un programme personnalisé d'exercices s'il est disposé à modifier ses comportements (Prochaska, Norcross, & Di Clemente, 1994). La pratique quotidienne des exercices physiques est une décision que le client peut prendre dès lors qu'il comprend que cela répond à ses besoins et correspond à son mode de vie.

27.2.2 Évaluation de la mobilité et des risques liés à l'immobilité

L'évaluation infirmière de la mobilité et des risques physiques associés à l'immobilité fait généralement partie d'un examen clinique complet.

Mobilité

L'évaluation de la mobilité du client doit être axée sur l'amplitude articulaire, la démarche, l'alignement corporel, l'exercice et la tolérance à l'activité. Lorsque l'infirmière est incertaine des capacités de son client, elle évalue d'abord sa mobilité en le maintenant dans une position de soutien progressif pour connaître son seuil de tolérance. En général, elle commence à évaluer

les mouvements du client en position couchée, puis en position assise dans le lit, ensuite au moment du transfert vers le fauteuil et finalement pendant la marche.

Amplitude articulaire

L'**amplitude articulaire** représente le degré maximal de mouvement qu'une **articulation** peut effectuer dans l'un des trois plans du corps : sagittal, frontal et transversal **FIGURE 27.2**. Le plan sagittal est une ligne qui traverse le corps de l'avant à l'arrière, le divisant en côté gauche et en côté droit. Le plan frontal traverse le corps d'un côté à l'autre et le divise en partie antérieure et en partie postérieure. Quant au plan transversal, c'est une ligne horizontale qui divise le corps en parties supérieure et inférieure.

Dans chacun des plans, la mobilité articulaire est limitée par les **ligaments,** les muscles et le type d'articulation. Cependant, certains mouvements articulaires sont propres à chacun des plans. Dans le plan sagittal, les mouvements sont la flexion et l'extension (doigts et épaules), la flexion dorsale et plantaire (pieds) et l'extension (hanches). Dans le plan frontal, les mouvements sont l'**abduction** et l'**adduction** (bras et jambes), et l'éversion et l'inversion (pieds). Dans le plan transversal, les mouvements sont la pronation et la supination (mains) ainsi que la rotation interne et externe (hanches).

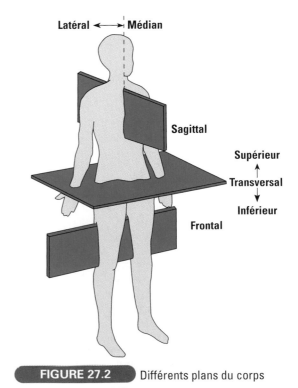

FIGURE 27.2 ▶ Différents plans du corps

Démarche

Le terme **démarche** est employé pour décrire un style ou une façon particulière de marcher. Le cycle de la démarche débute avec l'attaque du talon d'un pied (moment où le talon touche le sol) jusqu'à ce que le même talon retouche le sol. L'évaluation de la démarche permet à l'infirmière de tirer des conclusions au sujet de l'équilibre, de la posture, de la sécurité et de la capacité de marcher de façon autonome du client.

Exercice et tolérance à l'activité

L'**exercice** consiste à effectuer une activité physique qui vise la mise en forme de l'organisme, améliore la santé et maintient la condition physique. L'exercice peut être utilisé comme traitement afin de corriger une difformité ou pour retrouver un état de santé maximal. Lorsqu'une personne fait de l'exercice, des changements physiologiques surviennent dans son organisme. L'évaluation de la vitalité du client comporte les effets physiologiques de l'exercice et la **tolérance à l'activité**. Celle-ci correspond au type et à la quantité d'exercices ou d'efforts qu'une personne peut exécuter. Il est important d'évaluer la tolérance à l'activité avant de planifier des activités comme la marche, des exercices d'amplitude articulaire ou des AVQ lorsque les clients sont atteints de maladie chronique ou aiguë.

Au moment où il effectue une activité, le client doit être attentivement surveillé par l'infirmière afin que celle-ci décèle des signes de déséquilibre comme la dyspnée, la fatigue ou la douleur thoracique **FIGURE 27.3**. Par exemple, le client affaibli est incapable de poursuivre une activité parce que l'effort exige trop d'énergie, et provoque fatigue et épuisement généralisé. Même des tâches simples comme manger et se tourner dans son lit peuvent exiger une surveillance. Lorsque l'infirmière constate une baisse de la tolérance à l'activité, elle doit évaluer le temps de récupération du client. Une diminution du temps de récupération indique une amélioration de la tolérance à l'activité.

> *Au moment où il effectue une activité, le client doit être attentivement surveillé par l'infirmière afin que celle-ci décèle des signes de déséquilibre.*

Plusieurs facteurs peuvent influencer la tolérance à l'activité **ENCADRÉ 27.3**. Les clients déprimés ne sont généralement pas motivés à faire de l'exercice. Ceux qui vivent de l'inquiétude et de l'anxiété se fatiguent rapidement parce qu'ils

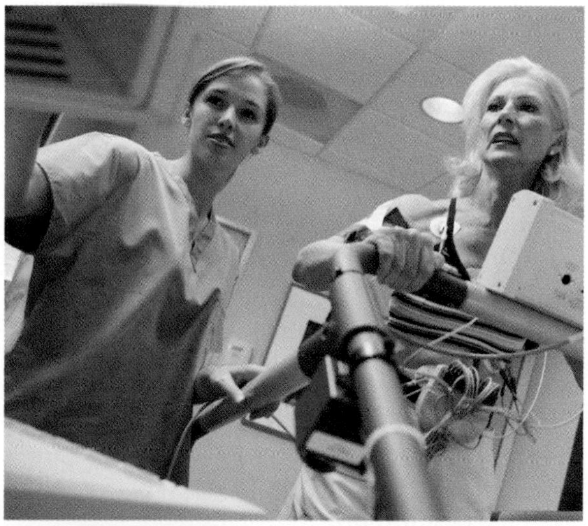

FIGURE 27.3 L'infirmière surveille tout signe de dyspnée, de fatigue ou de douleur thoracique lorsque la cliente effectue une activité.

ENCADRÉ 27.3 Facteurs influençant la tolérance à l'activité

Facteurs physiologiques
- Anomalies du squelette
- Altérations musculaires
- Maladies endocriniennes ou métaboliques (p. ex., le diabète ou l'hypothyroïdisme)
- Hypoxémie
- Diminution de la fonction cardiaque
- Diminution de l'endurance
- Altération de la stabilité physique
- Douleur
- Perturbation du sommeil
- Programme antérieur d'exercices
- Processus infectieux et fièvre

Facteurs émotionnels
- Anxiété
- Dépression
- Dépendance chimique
- Motivation

Facteurs de développement
- Âge
- Sexe

Grossesse
- Croissance et développement du système musculo-squelettique

Source : Adapté de Monahan, F.D., & Phipps, W.J. (2007). *Phipps' medical-surgical nursing: Health and illness perspectives* (8th ed.). St. Louis, Mo. : Mosby.

dépensent trop d'énergie à s'inquiéter ou à être anxieux. Par conséquent, ils peuvent éprouver un épuisement physique et affectif.

Des changements sur le plan du développement peuvent également modifier la tolérance à l'activité. Par exemple, au moment où le bébé commence à marcher, ses activités augmentent, et le besoin de sommeil diminue. Dans ses premiers jours à la maternelle ou à l'école primaire, l'enfant dépense de l'énergie mentale pour l'apprentissage et peut avoir besoin de plus de repos après l'école ou avant une activité intense. Il est possible qu'un adolescent doive aussi se reposer davantage, car une grande partie de son énergie est consacrée à la croissance et aux changements hormonaux liés à la puberté.

Une grossesse peut provoquer des variations sur le plan de la tolérance à l'activité, et la femme se sent souvent plus fatiguée au cours des premier et troisième trimestres. Les changements hormonaux et le développement fœtal demandent beaucoup d'énergie, et il est possible que la future maman soit incapable, ou n'ait pas la motivation, de faire des activités physiques. De plus, la taille et l'emplacement du fœtus peuvent empêcher la femme de respirer profondément, ce qui a pour effet de diminuer l'apport d'oxygène nécessaire pour faire des activités physiques.

En vieillissant, la tolérance à l'activité change également. La masse musculaire diminue, la posture et la composition des os se modifient. Des changements peuvent également survenir dans le système cardiorespiratoire, comme la baisse de la fréquence cardiaque maximale et la diminution de l'efficacité pulmonaire, et nuire à l'intensité de l'exercice. La personne âgée est donc capable de faire de l'exercice, mais elle doit en réduire l'intensité.

Immobilité

Le **TABLEAU 27.5** résume les effets pathologiques associés à l'immobilité, que peut déceler l'infirmière au cours de l'examen clinique.

Métabolisme

Le client immobilisé a besoin d'un apport alimentaire riche en protéines et en calories, avec des suppléments de vitamines B et C. Les protéines sont nécessaires pour réparer les tissus lésés et reconstituer les réserves de protéines épuisées. Un apport énergétique élevé donne suffisamment d'énergie pour satisfaire les besoins métaboliques et remplacer les tissus sous-cutanés.

Un supplément de vitamine C est utile pour maintenir les réserves de protéines. Le complexe de vitamines B est nécessaire pour améliorer l'intégrité de la peau et favoriser la cicatrisation des plaies.

Le client incapable de manger doit être alimenté par voie entérale ou parentérale. L'**alimentation entérale** (gavage) consiste à administrer des solutions riches en protéines et en calories, composées de minéraux, de vitamines et d'électrolytes essentiels, au moyen d'une sonde nasogastrique, d'un tube de gastrostomie ou de jéjunostomie. L'**alimentation parentérale** totale vise à donner au client des suppléments nutritifs par un cathéter veineux central. Dans le cas de madame Mendosa, les solutés intraveineux combleraient une partie de ses besoins métaboliques jusqu'à ce qu'elle soit en mesure de manger.

À l'examen de la fonction métabolique, l'infirmière se sert des **données anthropométriques** (mesure de la taille, du poids et de l'épaisseur du pli cutané) pour évaluer l'atrophie musculaire. Il est possible aussi qu'elle fasse un bilan des ingesta et des excreta pour vérifier l'équilibre hydrique ▶ **31** . Elle sera en mesure d'établir si l'apport est proportionnel à l'élimination. En effet, la déshydratation et l'œdème peuvent favoriser la détérioration des tissus cutanés chez un client immobilisé. L'infirmière peut donc vérifier la fonction métabolique en analysant les valeurs de laboratoire, tels que les électrolytes, les taux de protéines sériques (albumine et protéines totales) et d'azote uréique du sang.

L'examen de la cicatrisation des plaies permet d'évaluer la perturbation éventuelle de l'absorption des nutriments en fonction de la qualité de l'apport alimentaire et de l'élimination. Il s'agit ainsi de déterminer les altérations de la fonction gastro-intestinale et les problèmes métaboliques particuliers. En effet, lorsqu'un client immobilisé a une plaie, il est démontré que sa guérison dépend de l'efficacité de la transmission des nutriments vers les tissus. Une évolution normale vers la guérison souligne que les besoins métaboliques des tissus lésés sont satisfaits. Mais en présence d'anorexie, fréquente chez le client immobilisé, la guérison d'une plaie est compromise. Par conséquent, après les repas, l'infirmière doit vérifier la quantité de nourriture ingérée par le client.

Système respiratoire

L'infirmière vérifie les mouvements de la cage thoracique du client en phase d'inspiration et

31

Le processus associé à l'équilibre hydrique est décrit dans le chapitre 31, *Contribuer au maintien des équilibres hydroélectrolytique et acidobasique.*

TABLEAU 27.5 Effets pathologiques associés à l'immobilité

Système	Méthodes d'évaluation	Résultats anormaux
Métabolique	• Inspection • Mesures anthropométriques (circonférence de l'avant-bras tout juste sous le coude) • Palpation	• Ralentissement de la cicatrisation des plaies, valeurs de laboratoire anormales • Atrophie musculaire • Diminution de la quantité de tissu adipeux sous-cutané • Œdème généralisé
Respiratoire	• Inspection • Auscultation	• Mouvement asymétrique de la cage thoracique, dyspnée, augmentation de la fréquence respiratoire • Râles crépitants, *wheezing*
Cardiovasculaire	• Auscultation • Auscultation, palpation	• Hypotension orthostatique • Augmentation de la fréquence cardiaque, troisième bruit cardiaque, faible pouls périphérique, œdème périphérique
Locomoteur	• Inspection, palpation • Palpation • Inspection	• Diminution de l'amplitude articulaire, érythème, augmentation du diamètre du mollet ou de la cuisse • Ankylose articulaire • Intolérance à l'activité, atrophie musculaire, contracture articulaire
Tégumentaire	• Inspection, palpation	• Altération de l'intégrité de la peau
Urinaire et intestinal	• Inspection • Palpation • Auscultation	• Diminution du débit urinaire, urine trouble ou concentrée, diminution de la fréquence des selles • Globe vésical ou distension abdominale • Diminution des bruits intestinaux

d'expiration. Il se peut que les mouvements du thorax soient asymétriques si le client souffre d'**atélectasie**. L'infirmière doit également ausculter la région pulmonaire afin de déceler une diminution des murmures vésiculaires et de détecter la présence de râles crépitants ou sifflants. L'auscultation doit être axée sur les champs pulmonaires atteints en raison de l'accumulation de sécrétions dans les lobes inférieurs. Dans le cas de madame Mendosa, même si elle ne présente aucune difficulté respiratoire pour le moment, il est important de procéder à une auscultation pulmonaire régulière pour vérifier la présence de murmures vésiculaires et détecter le plus tôt possible tout bruit adventice (anormal).

Système cardiovasculaire

L'examen du système cardiovasculaire d'un client immobilisé comprend la prise de la pression artérielle, du pouls apical et des pouls périphériques ainsi que l'observation de tout signe de stase veineuse (p. ex., un œdème). Même si le risque d'hypotension orthostatique ne concerne pas tous les clients, il sera important de surveiller les signes vitaux de madame Mendosa si elle devient consciente, et que sa condition lui permet de s'asseoir ou de se lever pour la première fois.

Le déplacement de la position couchée à la position assise doit se faire progressivement. L'infirmière prend d'abord la pression artérielle et le pouls du client ; elle l'aide ensuite à prendre la position Fowler, et reprend la pression artérielle et le pouls pour déceler s'il y a une modification par rapport aux données prises antérieurement. Cette position est maintenue pendant quelques instants afin de permettre au corps de s'adapter. L'infirmière vérifie également si le client éprouve des étourdissements ou des vertiges. Elle l'aide ensuite à s'asseoir sur le bord du lit, les pieds au sol. S'il ne ressent aucun étourdissement et

■ **Atélectasie :** État caractérisé par un affaissement des alvéoles qui empêche l'échange respiratoire normal d'oxygène et de gaz carbonique. Lorsque les alvéoles s'affaissent, le poumon se ventile moins bien, et l'hypoventilation se produit, ce qui diminue le taux d'oxygène sanguin.

Découvrez les différents bruits pulmonaires (normaux et anormaux) qui peuvent être entendus au moment de l'auscultation du thorax. Consultez les animations présentées au www.cheneliere.ca/potter.

27

Jugement clinique

Quelles valeurs des derniers signes vitaux de madame Mendosa pourraient être expliquées par son immobilité ?

- **Embole :** Thrombus ou corps étranger délogé de son site d'origine pouvant circuler dans le sang pour atteindre les poumons ou le cerveau, ce qui a pour conséquence de bloquer la circulation.
- **Embolie :** Obstruction brusque d'un vaisseau sanguin par un corps étranger ou par un thrombus entraîné par la circulation.

si la pression artérielle reste stable, le client peut s'asseoir sur une chaise, et l'infirmière reprend la pression artérielle pour la comparer aux valeurs initiales **FIGURE 27.4**.

L'infirmière peut prendre le pouls apical et les pouls périphériques en même temps que la pression artérielle. La fréquence cardiaque peut être plus élevée étant donné que la position dorsale augmente l'effort cardiaque. Chez certains clients, notamment les personnes âgées, il est possible que le cœur ait de la difficulté à tolérer cet effort et qu'une forme d'insuffisance cardiaque se manifeste. À ce moment, l'infirmière entendra peut-être un troisième bruit à l'auscultation cardiaque, signifiant une insuffisance cardiaque globale. La surveillance du pouls périphérique permet à l'infirmière d'évaluer la capacité du cœur à pomper le sang. L'absence d'un pouls périphérique dans les membres inférieurs, surtout s'il y en avait un auparavant, doit être notée au dossier et signalée au médecin.

Un œdème peut indiquer que le cœur est devenu insuffisant ou incapable de supporter une augmentation de l'effort cardiaque. Étant donné que l'œdème peut se déplacer vers diverses parties du corps, il sera important de vérifier le sacrum, les jambes et les pieds du client immobilisé. Si le cœur est incapable de fournir un effort supplémentaire, certaines parties périphériques du corps comme les mains, les pieds, le nez et les lobes d'oreilles seront plus froides que les parties centrales du corps.

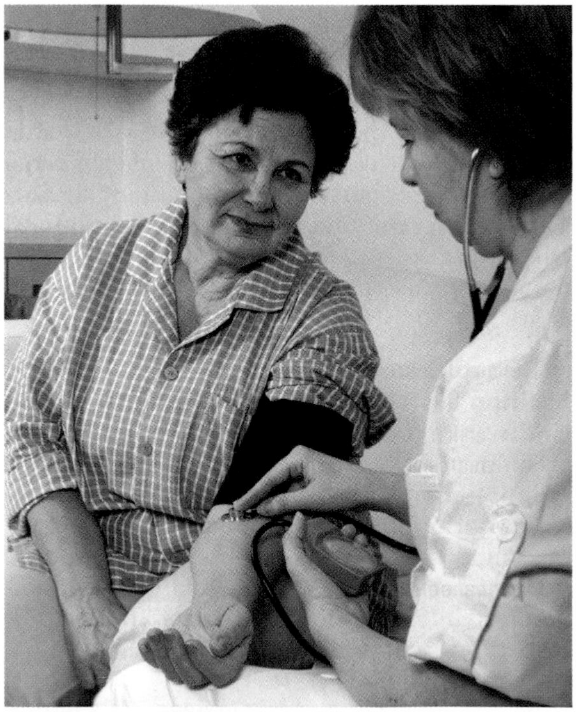

FIGURE 27.4 Infirmière prenant la pression artérielle d'une cliente

Étant donné qu'une restriction de la mobilité risquerait d'entraîner une thrombose veineuse profonde, un thrombus délogé, appelé **embole,** peut circuler dans le sang pour atteindre les poumons ou le cerveau, ce qui a pour conséquence de bloquer la circulation du sang et de causer une **embolie.** Un thrombus peut migrer vers les poumons et constituer un danger de mort. Plus de 90 % des embolies pulmonaires commencent par un embole dans les jambes ou le bassin (Copstead-Kirkhorn & Banaski, 2005).

Pour déceler tout signe de thrombose veineuse profonde, l'infirmière doit retirer les bandages ou les bas élastiques toutes les huit heures et observer s'il y a des rougeurs et de la chaleur, de la douleur ou une sensibilité à la pression, ou de l'œdème. Une douleur à la flexion du pied lorsque la jambe est maintenue en extension (appelée signe de Homans positif) indique la possibilité d'un thrombus, mais ce signe n'est pas toujours présent (Maher, Salmond, & Pellino, 2002). La mesure de la circonférence du mollet doit être prise tous les jours pour évaluer l'œdème. Pour ce faire, l'infirmière trace un point à l'avant de chaque jambe, 10 cm plus bas que la rotule. Elle prend la mesure chaque jour à cette hauteur pour voir si la circonférence demeure la même. L'augmentation de la circonférence d'un des deux mollets est un signe précoce de thrombose. Étant donné qu'une thrombose veineuse profonde peut aussi se manifester à la cuisse, il s'avère important de prendre également les mesures des cuisses des clients prédisposés aux thromboses.

Système locomoteur

L'ostéoporose est l'une des conséquences de l'immobilité. L'examen physique ne suffit pas à déceler l'ostéoporose fonctionnelle. Toutefois, les femmes ménopausées, les clients prenant des stéroïdes, et les personnes ayant des taux élevés de calcium dans le sang et dans les urines sont davantage prédisposés à la déminéralisation osseuse. L'ostéoporose fonctionnelle peut entraîner des fractures pathologiques, et des lésions peuvent survenir à la suite de chutes. Le régime alimentaire des clients susceptibles de souffrir d'ostéoporose doit être évalué afin de vérifier l'apport calcique. Ceux qui ont une intolérance au lactose ont besoin d'être informés sur les solutions de rechange qui leur permettront d'obtenir un apport en calcium suffisant.

Système tégumentaire

L'infirmière doit vérifier fréquemment la peau du client afin de déceler toute détérioration ou modification des tissus, comme de la rougeur ou de la pâleur. Elle doit inspecter la peau au moment des mobilisations, des soins d'hygiène et de l'élimination.

Systèmes urinaire et digestif

Le bilan des ingesta et des excreta doit être fait à chaque quart de travail pour les clients alités ou inconscients. L'infirmière doit vérifier si le client reçoit la quantité et le type de liquides qui lui conviennent par voie orale ou parentérale. Un apport et une élimination inadaptés, ou un déséquilibre hydroélectrolytique peuvent augmenter le risque de perturbation du système rénal et provoquer des infections fréquentes pouvant se compliquer jusqu'à l'insuffisance rénale. La déshydratation peut aussi augmenter le risque de déséquilibre homéostatique, de formation d'un thrombus, d'infection respiratoire et de constipation.

L'analyse des données portant sur l'élimination doit aussi prendre en compte le caractère suffisant ou non de l'apport alimentaire ainsi que la fréquence et la régularité des selles. L'exactitude de ces données permet à l'infirmière d'intervenir avant que la constipation se manifeste ou que se forme un fécalome.

Évaluation de l'état psychosocial

De nombreuses perturbations du développement et du fonctionnement psychosocial ou socioculturel sont liées à l'immobilité. Ces problèmes sont souvent interdépendants. Bien que l'immobilité soit la plupart du temps associée aux problèmes physiques perceptibles tels qu'une lésion cutanée, il ne faut pas négliger les aspects psychosociaux et développementaux qu'elle peut bouleverser.

Comme les changements dans l'état psychosocial se produisent en général lentement, il arrive que les membres de l'équipe de soins ne les décèlent pas. Des changements brusques dans la personnalité peuvent avoir une cause physiologique, comme une réaction médicamenteuse ou une infection aiguë. Par exemple, il arrive que le principal symptôme d'une infection urinaire aiguë chez les personnes âgées affaiblies soit la confusion ou le **délirium.** Il ne faut pas penser qu'il s'agit d'un état normal. Les réactions courantes à l'immobilité sont l'ennui, le sentiment d'isolement, la dépression et la colère. L'infirmière doit donc observer toute modification, même subtile, de l'état affectif du client. Ainsi, quand le client habituellement coopératif l'est moins ou encore quand le client autonome exige plus d'aide que nécessaire, il convient de se demander si ces changements signalent des problèmes psychosociaux. L'infirmière doit donc tenter de déceler les raisons de tels changements. Il est indispensable qu'elle sache comment le client s'adapte généralement à une perte. Toute variation dans l'état de la mobilité, qu'elle soit permanente ou non, peut causer une réaction douloureuse. La famille représente souvent une ressource essentielle pour fournir des renseignements sur les changements de comportement de leur proche.

Il est important de cerner et de corriger les variations inexplicables dans le cycle veille-sommeil. La plupart de ces changements peuvent être prévenus ou atténués grâce à la planification des interventions infirmières au bon moment, à la réduction du bruit dans la chambre ou à l'élimination de l'inconfort. Des réactions anormales peuvent aussi être causées par la prise de médicaments comme des analgésiques, des somnifères ou des médicaments pour une maladie cardiovasculaire.

Étant donné qu'en général les changements psychosociaux s'effectuent progressivement, l'infirmière doit observer le comportement du client tous les jours. Lorsqu'elle constate des modifications, elle doit en déterminer la cause et vérifier si ces changements sont de courte ou de longue durée.

Évaluation du développement

La collecte des données chez un client immobilisé doit comprendre certains facteurs associés au développement pour assurer une bonne évaluation de ses besoins. Chez le jeune enfant, l'infirmière doit vérifier s'il peut effectuer des tâches liées à son stade de développement et si la progression se fait normalement. Il est possible que le développement d'un enfant régresse ou ralentisse en raison d'une immobilisation. L'infirmière pourrait avoir à rassurer les parents en leur mentionnant que les retards de développement sont habituellement temporaires dans un tel cas. Si l'infirmière est en mesure d'établir l'ensemble des besoins développementaux de l'enfant, elle pourra concevoir des interventions qui favoriseront un développement normal.

La dynamique familiale se trouve bouleversée lorsqu'un membre de la famille est immobilisé. Problèmes, stress et angoisse peuvent alors se manifester dans la famille. Les enfants ont parfois

Les réactions courantes à l'immobilité sont l'ennui, le sentiment d'isolement, la dépression et la colère.

27

■ **Délirium :** Déficit cognitif potentiellement réversible dont la cause est souvent physiologique.

de la difficulté à comprendre ce qui se passe lorsqu'un parent est immobilisé.

L'immobilité peut avoir un effet important sur la santé, l'autonomie et l'état fonctionnel du client âgé. L'évaluation initiale permet donc de déterminer ses capacités à subvenir de façon autonome à ses besoins, et de reconnaître les facteurs pouvant entraîner des risques quant à sa mobilité et à sa sécurité. Une perte fonctionnelle nécessite une évaluation plus poussée afin de pouvoir déceler la raison du changement et de rétablir le fonctionnement optimal du client le plus rapidement possible.

Une personne obligée de s'aliter perd 3 % de sa force musculaire par jour.

Attentes du client

Les clients ont parfois des attentes peu réalistes envers eux-mêmes ou l'équipe de soins. Certains s'attendent à être aidés alors que d'autres veulent sans tarder être le plus autonome possible. L'infirmière qui recueille des données sur les attentes en matière d'activité et d'exercice doit d'abord connaître l'avis du client sur ce qu'il estime normal et acceptable pour lui, observer ses réactions psychosociales et évaluer la compréhension de son état actuel.

Les interventions de l'infirmière visent à améliorer autant que possible la mobilité du client alité, ainsi qu'à l'encourager à effectuer lui-même ses soins d'hygiène et ses exercices physiques d'amplitude articulaire. Il ne faut pas oublier que la douleur est un des facteurs qui influencent l'activité physique, d'où l'importance de la soulager. Lorsque l'activité et l'exercice constituent un problème pour le client, il devient alors important d'évaluer sa capacité à se déplacer et les risques de chute. ▶ **28**.

Les attentes du client et l'aspect physiologique constituent souvent le point de mire des soins infirmiers. Aussi, les aspects psychosociaux et développementaux sont parfois négligés. Par exemple, les interactions sociales et les stimulations diminuent au cours de l'immobilisation, d'où un sentiment d'isolement, de retrait et d'ennui. Même si madame Mendosa est inconsciente, la présence de visiteurs peut contribuer à maintenir une certaine stimulation sensorielle.

28

Consultez le chapitre 28, *Veiller à la sécurité,* pour en savoir davantage sur la façon d'assurer la sécurité du client.

27.2.3 Problèmes associés à l'immobilité

L'infirmière doit comprendre comment la mobilité et l'immobilité influent sur les systèmes anatomiques du client.

L'**immobilité** est l'incapacité qu'a une personne de se déplacer librement. En fait, la mobilité et l'immobilité représentent les deux extrêmes entre lesquels se situe la mobilité partielle. Certaines personnes progressent et régressent entre ces deux extrêmes, alors que d'autres restent indéfiniment immobiles, ce qui crée un stress important à leur organisme.

L'**alitement** est une intervention qui force le client à garder le lit pour des raisons thérapeutiques. Les clients peuvent être alités en raison de diverses affections physiques. La durée de l'alitement dépend de l'affection ou de la lésion du client, de même que de son état de santé antérieur.

Les altérations de la mobilité physique peuvent consister en une restriction du mouvement à la suite d'un alitement prescrit, d'une restriction physique causée par un appareil (plâtre ou traction osseuse), d'une restriction volontaire ou forcée (mesure de contention) du mouvement, ou d'une déficience de la fonction motrice ou squelettique.

Les conséquences du déconditionnement musculaire lié à un manque d'activité physique peuvent être perceptibles en l'espace de quelques jours. Une personne obligée de s'aliter perd 3 % de sa force musculaire par jour. L'alitement peut également entraîner des altérations sur les plans cardiovasculaire, squelettique et organique. L'expression **atrophie par inaction** décrit la diminution pathologique du volume normal des fibres musculaires à la suite d'une inactivité prolongée par alitement, d'un traumatisme, de la présence d'un plâtre ou de l'atteinte locale d'un nerf (McCance & Huether, 2005).

Le prolongement d'un alitement ou la durée d'une immobilité peuvent être responsables d'importantes répercussions physiologiques et psychologiques, pouvant être progressives ou immédiates, et variant d'un client à l'autre. Les répercussions s'aggravent à mesure que l'immobilité s'amplifie et se prolonge. Tout l'organisme du client complètement immobilisé est continuellement exposé à ces risques, particulièrement si celui-ci est âgé **ENCADRÉ 27.4**. Par exemple, madame Mendosa, dont la condition est incertaine, risque d'être alitée pour une longue période de temps et se trouve ainsi plus à risque de développer des complications causées par son immobilité.

Effets systémiques de l'immobilité

L'organisme et l'ensemble de ses systèmes fonctionnent mieux s'ils sont soumis à une certaine forme de mouvement. Par conséquent, chaque

---

ENCADRÉ 27.4

Risques liés au manque de mobilité chez la clientèle âgée hospitalisée

- L'hospitalisation entraîne, chez bon nombre de personnes âgées, une diminution de la capacité fonctionnelle, même si le traitement pour lequel elles ont été admises a été efficace. Certaines personnes âgées éprouvent déjà des problèmes de mobilité, et elles se trouvent, en peu de temps, dans un état de dépendance. Une équipe soignante interdisciplinaire doit donc intervenir rapidement pour maintenir leur mobilité et leur capacité fonctionnelle.

- Le vieillissement est associé à une diminution de la force musculaire et de la capacité cardiorespiratoire. Le repos au lit, sans ambulation suffisante, entraîne une perte de mobilité et une diminution de la capacité fonctionnelle. De son côté, le manque de mobilité cause de la faiblesse, de la fatigue, et, par le fait même, augmente le risque de chute. Il s'accompagne aussi d'une respiration superficielle, qui aboutit souvent à une pneumonie ; de plus, le fait de ne pas tourner assez souvent les clients dans leur lit ou de mal les installer donne lieu à des lésions de la peau et à des lésions de pression.

- Il faut prévoir, dans le plan de soins, une évaluation de l'alimentation chez la personne âgée peu ou pas mobile. L'hospitalisation se répercute souvent sur son état nutritionnel. L'anorexie et le manque d'aide à l'alimentation conduisent à la malnutrition, qui, elle-même, favorise les problèmes liés au manque de mobilité.

- Enfin, les visites fréquentes et le bruit environnant perturbent le sommeil, ce qui peut causer de la fatigue, un état dépressif et de la confusion. Les clients âgés ont besoin de se reposer suffisamment pour rester mobiles. Le personnel infirmier doit prévoir ses interventions de manière à permettre au client âgé de se reposer sans être dérangé pour qu'il maintienne, voire améliore, sa mobilité.

Source : Adapté de Ebersole, P., Hess, P., Touhy, T., & Jett, K. (2005). *Geriatric nursing and healthy aging* (2nd ed.). St. Louis, Mo. : Mosby.

---

système risque une détérioration lorsque la mobilité est altérée. La gravité de l'altération dépend de la santé générale du client, de son âge, ainsi que du degré et de la durée de l'immobilité. Par exemple, une personne âgée souffrant d'une maladie chronique verra apparaître plus rapidement les conséquences de l'immobilité qu'un client plus jeune atteint du même problème.

Changements métaboliques

Le métabolisme endocrinien, la résorption calcique et le système digestif sont perturbés à la suite d'une altération de la mobilité. Par exemple, étant donné la situation clinique actuelle de madame Mendosa, celle-ci n'est pas en mesure de pourvoir à ses besoins métaboliques. Les solutions intraveineuses qu'elle reçoit peuvent y suppléer en partie.

Le système endocrinien, qui est composé de glandes endocrines sécrétant des hormones, permet de maintenir et de réguler les fonctions vitales comme :

- la réaction au stress et aux lésions ;
- la croissance et le développement ;
- la reproduction ;
- l'homéostasie du milieu interne ;
- le métabolisme énergétique.

Lorsque survient une lésion ou un stress, le système endocrinien déclenche une série de réactions visant à maintenir la pression artérielle de la personne et à préserver sa vie. Ce système est également important pour le maintien de l'homéostasie. Bien que les humains vivent dans un environnement externe en perpétuel changement, les tissus et les cellules de l'organisme évoluent dans un environnement interne qui doit rester stable. Le système endocrinien participe à la régulation de cet environnement interne pour maintenir les taux de sodium, de potassium et d'eau, de même que l'équilibre acidobasique. L'immobilité perturbe le fonctionnement métabolique normal et diminue entre autres le métabolisme basal. L'immobilité altère les métabolismes glucidique, lipidique et protéinique, elle provoque des déséquilibres hydrique, électrolytique et calcique, et elle entraîne des problèmes gastro-intestinaux, tels que la diminution de l'appétit et le ralentissement du péristaltisme. Néanmoins, en présence d'un processus infectieux, la fièvre ou la cicatrisation des plaies peuvent faire augmenter le métabolisme basal chez un client immobilisé, de même que les besoins des cellules en oxygène (McCance & Huether, 2005).

Un apport énergétique et protéinique insuffisant est fréquent chez les personnes dont l'appétit

Chaque système du corps humain risque une détérioration lorsque la mobilité est altérée.

27

diminue en raison d'une immobilité. Les protéines sont synthétisées et décomposées en acides aminés dans l'organisme et reformées par la suite en d'autres protéines. Les acides aminés inutilisés sont éliminés. L'organisme est capable de synthétiser certains acides aminés non essentiels, mais l'alimentation doit fournir les huit acides aminés essentiels. On dit que l'organisme a un **bilan azoté** négatif lorsqu'il élimine plus d'azote (produit final de la décomposition de l'acide aminé) qu'il n'en ingère par les protéines **FIGURE 27.5**. Ce catabolisme (décomposition tissulaire) a pour effet d'entraîner une perte de poids, une réduction de la masse musculaire et une faiblesse (Copstead-Kirkhorn & Banasik, 2005). La perte protéinique provoque également une diminution de la masse musculaire.

Changements respiratoires

Les exercices d'aérobie pratiqués sur une base régulière sont reconnus pour améliorer la fonction respiratoire. Les personnes qui ne font pas suffisamment d'exercices et de mouvements sont plus prédisposées à des complications respiratoires. Celles qui sont en période postopératoire ou alitées risquent davantage de présenter des complications pulmonaires, particulièrement l'atélectasie par affaissement des alvéoles pulmonaires et la **pneumonie orthostatique**, une inflammation des poumons causée par la stase ou l'accumulation de sécrétions **FIGURES 27.6** et **27.7**. Ces complications réduisent l'oxygénation, prolongent la convalescence et amplifient l'inconfort ressenti

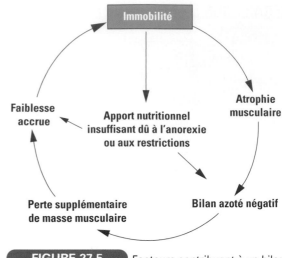

FIGURE 27.5 Facteurs contribuant à un bilan azoté négatif lié à l'immobilité
Source : Adapté de Gröer, M.W., & Shekleton, M.E. (1989). *Basic pathophysiology: A holistic approach* (3rd ed). St. Louis, Mo. : Mosby.

par le client (Black & Hawks, 2005). La gravité de l'atélectasie dépend de l'ampleur de l'obstruction, que ce soit dans une partie du lobe pulmonaire ou dans le poumon en entier. Il peut arriver que le client soit alors incapable de tousser efficacement au cours de l'évolution de cette complication.

Changements cardiovasculaires

L'immobilité influe également sur le système cardiovasculaire. Les principaux changements

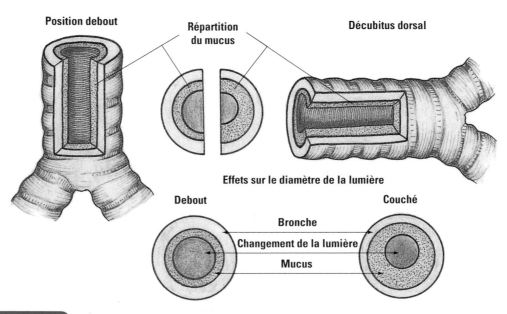

FIGURE 27.6 Effets du décubitus et de la gravité sur les voies respiratoires et la lumière bronchique
Source : Adapté de Gröer, M.W., & Shekleton, M.E. (1989). *Basic pathophysiology: A holistic approach* (3rd ed.). St. Louis, Mo. : Mosby.

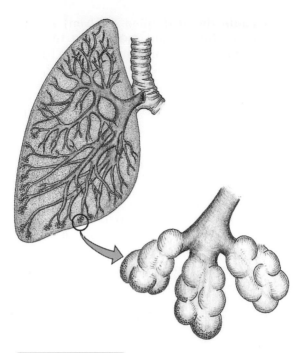

FIGURE 27.7 Accumulation de sécrétions dans les régions pulmonaires touchées, en position de décubitus

sont l'hypotension orthostatique, l'augmentation de la charge de travail cardiaque et la formation d'un thrombus.

L'**hypotension orthostatique** est une augmentation de la fréquence cardiaque de plus de 15 % et une diminution de la pression artérielle systolique de 15 mm Hg ou plus, ou une diminution de la pression artérielle diastolique de 10 mm Hg ou plus lorsque le client passe de la position couchée à la position debout (Copstead-Kirkhorn & Banasik, 2005). Lorsque la personne se met debout, il se produit une diminution du volume circulatoire, une accumulation de sang dans les membres inférieurs et une diminution de la réponse neurovégétative. Ces facteurs sont responsables d'une diminution du retour veineux, suivie d'une baisse du débit cardiaque et de la pression artérielle (McCance & Huether, 2005). L'hypotension orthostatique constitue une variable importante à la source du risque de chute en milieux hospitaliers.

Au fur et à mesure que la charge de travail du cœur augmente, sa consommation d'oxygène s'accroît. Le cœur travaille donc plus intensément et moins efficacement en périodes de repos prolongé. Si l'immobilisation se prolonge, le débit cardiaque baisse, d'où une diminution du rendement cardiaque et une augmentation de la charge de travail.

Les clients immobilisés sont également prédisposés à la formation d'un thrombus, pouvant causer un AVC, une phlébite ou une embolie pulmonaire. Un **thrombus** est une accumulation de plaquettes, de fibrine, de facteurs de coagulation et d'éléments cellulaires sanguins fixés aux parois intérieures d'un vaisseau sanguin, obstruant parfois la lumière du vaisseau **FIGURE 27.8**. Trois facteurs contribuent à la formation d'un thrombus veineux :

- la perte d'intégrité de la paroi vasculaire (p. ex., par une lésion, une chirurgie) ;

- les anomalies du débit sanguin (p. ex., le ralentissement du débit dans les veines du mollet causé par l'immobilité) ;

- les altérations dans les fractions sanguines (p. ex., une modification des facteurs de coagulation ou une augmentation de l'activité plaquettaire) (McCance & Huether, 2002).

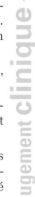

Jugement clinique

Quel facteur contribuerait à la formation d'un thrombus chez madame Mendosa ?

Changements locomoteurs

Une mobilité restreinte peut provoquer une perte d'endurance, de puissance et de masse musculaire. Le métabolisme calcique et la mobilité articulaire peuvent également être altérés par l'immobilité.

| Effets sur les muscles | En raison de la protéolyse (catabolisme protéique), le client perd de la masse musculaire. Cette masse musculaire se voit réduite à cause du métabolisme et de l'inactivité, et le

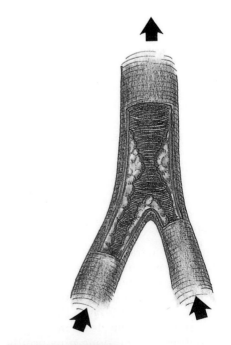

FIGURE 27.8 Formation de thrombus dans un vaisseau

Jugement clinique

Madame Mendosa serait-elle susceptible de développer un pied tombant ?

Atrophie : Réduction de volume d'une structure du corps.

Ostéoporose : Déminéralisation osseuse entraînant la fragilité de la masse osseuse (os poreux).

---

client est incapable de poursuivre une activité sans ressentir une grande fatigue. La masse musculaire continue de s'atrophier tant que l'immobilité se poursuit et que les muscles ne reprennent pas leur activité. C'est ce qui risque d'arriver à l'avant-bras gauche de madame Mendosa, car les muscles sont inactifs à cause du plâtre qu'elle porte.

La perte d'endurance, la diminution de la masse musculaire et de force, et l'instabilité articulaire suivant une immobilisation prédisposent aux risques de chute.

| Effets sur le squelette | L'immobilité provoque deux changements squelettiques : une altération du métabolisme calcique et une réduction de la mobilité articulaire. Étant donné que l'immobilité entraîne une résorption osseuse, le tissu osseux devient moins dense ou subit une **atrophie,** et l'ostéoporose se manifeste, ce qui prédispose le client aux fractures pathologiques. L'immobilisation et les activités sans mise en charge augmentent le taux de la résorption osseuse, ce qui libère le calcium dans le sang et provoque une hypercalcémie.

L'**ostéoporose** est une affection qui touche deux millions de Canadiens (une femme sur quatre et un homme sur huit âgés de plus de 50 ans). Cette condition entraîne une plus grande fragilité osseuse et des risques de fractures, particulièrement de la hanche, de la colonne vertébrale et du poignet. Environ 25 000 fractures de la hanche surviennent au Canada chaque année, et 80 % d'entre elles sont liées à l'ostéoporose. La fracture de la hanche entraîne un taux de mortalité allant jusqu'à 20 % des cas, alors que 50 % des survivants souffrent d'invalidité (Ostéoporose Canada, 2009).

Les infirmières doivent savoir que les clientes immobilisées atteintes d'ostéoporose primaire (consécutive à la ménopause) courent un plus grand risque de perte osseuse rapide. Une évaluation précoce du risque, des consultations médicales régulières et l'intervention d'autres professionnels (nutritionniste et physiothérapeute) sont nécessaires pour prévenir ces problèmes chez les clientes immobilisées et atteintes d'ostéoporose primaire.

L'immobilité peut entraîner des contractures. Une **contracture articulaire** est une affection anormale, qui peut être permanente, caractérisée par l'immobilisation de l'articulation **FIGURE 27.9**. Cette contracture est causée par l'inactivité, l'atrophie et le rétrécissement des fibres musculaires. L'articulation ne peut donc plus profiter d'une amplitude articulaire complète et devient alors non fonctionnelle.

La **chute du pied** (pied tombant) est une contracture invalidante **FIGURE 27.10**. Cette affection maintient le pied en extension (flexion plantaire) de façon permanente. Se déplacer devient donc difficile pour la personne, faute de flexion dorsale active de son pied. Le client hémiplégique à la suite d'un AVC est susceptible d'avoir un pied tombant.

Changements dans le processus d'élimination urinaire

En position debout, l'urine s'écoule depuis le bassinet du rein dans les uretères et la vessie grâce à la gravité. Lorsque le client est allongé,

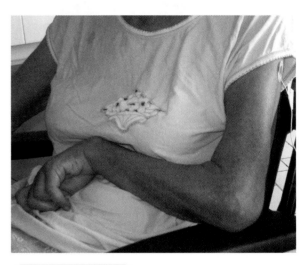

FIGURE 27.9 Contracture du coude, du poignet et des doigts. La cliente est incapable d'effectuer un mouvement de flexion ou d'extension du bras.

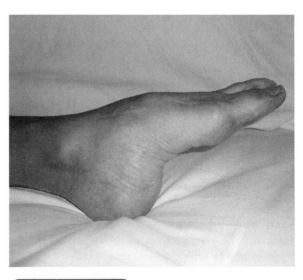

FIGURE 27.10 Chute du pied (pied tombant). La cheville est fixe en flexion plantaire. Normalement, la cheville peut fléchir pour faciliter la marche.

les reins et les uretères sont en position horizontale. Alors, l'urine fabriquée par les reins doit pénétrer dans la vessie sans l'aide de la gravité. Étant donné que les contractions péristaltiques des uretères sont insuffisantes pour surmonter la gravité, le bassinet se remplit avant que l'urine ne s'écoule dans les uretères **FIGURE 27.11**. Cette affection s'appelle **stase urinaire**. Elle augmente le risque d'infection des voies urinaires et de calculs rénaux ▶ 35 .

Étant donné que l'immobilité entraîne la libération de calcium dans la circulation, l'élimination urinaire de calcium augmente. Normalement,

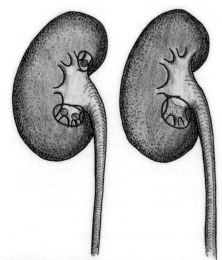

FIGURE 27.11 Stase urinaire avec reflux vers les uretères

FIGURE 27.12 Types de calculs rénaux dans le bassinet du rein

les reins peuvent éliminer l'excès de calcium. Cependant, l'hypercalcémie peut se manifester si les reins sont incapables de réagir normalement et d'éliminer le calcium excédentaire en circulation (Maher, Salmond, & Pellino, 2002). Les **calculs rénaux (lithiases urinaires)** sont des pierres habituellement constituées de calcium. Ils se logent dans le bassinet et obstruent les uretères **FIGURE 27.12**.

L'apport liquidien risque de diminuer lorsque l'immobilité se prolonge, et certains états, comme la fièvre, augmentent le risque de déshydratation. Par conséquent, l'élimination urinaire diminue à partir de la cinquième ou de la sixième journée d'immobilité, et l'urine produite est généralement très concentrée.

Cette urine concentrée augmente non seulement le risque de formation de calculs rénaux, mais aussi celui d'infection. Des soins périnéaux insuffisants après l'élimination fécale, particulièrement chez la femme, augmentent le risque de contamination des voies urinaires par la bactérie *Escherichia coli*. Il faut se rappeler que même après deux semaines de coma, l'urine de madame Mendosa demeure jaune clair.

Changements dans le processus d'élimination intestinale

Les perturbations du processus d'élimination intestinale peuvent varier selon la diminution de la motilité gastro-intestinale. La difficulté à éliminer les selles est un symptôme courant associé à l'immobilité, bien que la présence de suintement continu de selles liquides puisse provenir d'un fécalome (accumulation d'une masse dure de matières fécales). C'est d'ailleurs ce qu'il faudrait soupçonner chez madame Mendosa. L'infirmière doit être en mesure de juger s'il s'agit d'une diarrhée normale ou plutôt de matières fécales liquides passant autour de la zone du fécalome ▶ 36 .

Un fécalome non traité peut provoquer une occlusion mécanique qui obstrue partiellement ou complètement la lumière intestinale, bloquant ainsi la propulsion des liquides et des gaz. Le liquide restant dans l'intestin produit une distension et augmente la pression intraluminale. À la longue, la fonction intestinale diminue, la déshydratation se manifeste, l'absorption des substances cesse, et les déséquilibres hydroélectrolytiques apparaissent. On vérifie la présence de fécalomes par un toucher rectal. Dans le cas de madame Mendosa, cette présence s'est confirmée.

35

Le chapitre 35, *Traiter les problèmes d'élimination urinaire*, examine les facteurs et les caractéristiques associés aux problèmes courants d'élimination urinaire.

Jugement clinique

Quelle autre cause possible d'infection urinaire retrouve-t-on chez madame Mendosa ?

36

Les problèmes les plus courants de l'élimination des selles sont expliqués dans le chapitre 36, *Favoriser une bonne élimination intestinale*.

27

Jugement clinique

Qu'est-ce qui expliquerait le développement d'un fécalome chez madame Mendosa ?

32

Le chapitre 32, *Favoriser le repos et le sommeil,* présente les facteurs liés à la perturbation du sommeil.

37

Le processus de cicatrisation des plaies est expliqué dans le chapitre 37, *Préserver l'intégrité de la peau et soigner les plaies.*

2

Le chapitre 2, *Promouvoir la santé et le bien-être,* décrit le rôle de l'infirmière dans la promotion de la santé.

17

Le chapitre 17, *Promouvoir un concept de soi équilibré,* vous permettra de mieux comprendre comment intervenir auprès d'un client.

Changements tégumentaires

Les changements métaboliques qui accompagnent l'immobilité sont responsables des modifications tégumentaires observées chez une personne alitée, en raison de la pression et de la friction exercées sur sa peau. Les personnes âgées et les clients paralysés sont particulièrement prédisposés aux lésions de pression ; il en est de même pour madame Mendosa. Toute lésion des tissus cutanés est plus difficile à cicatriser chez un client immobilisé ▶ **37**.

Effets psychosociaux de l'immobilité

L'immobilisation peut entraîner des réactions émotionnelles et comportementales, des altérations des facultés sensorielles et des changements d'adaptation. Il est également possible que les personnes immobilisées vivent des difficultés sur les plans social et familial.

Les changements émotionnels les plus fréquents sont la dépression, les modifications du comportement, les problèmes du cycle sommeil-éveil et les difficultés d'adaptation. Le client immobilisé peut devenir déprimé en raison des changements de rôle, d'une modification du concept de soi et d'autres facteurs psychosociaux. La **dépression** est un trouble de l'humeur caractérisé par des sentiments de tristesse, de mélancolie, de découragement, d'inutilité, de diminution de l'estime de soi, d'impression de vide de l'existence et d'impuissance. L'infirmière qui évalue les modifications du comportement qu'entraîne une mobilité restreinte peut mieux cerner les changements qui touchent au concept de soi et reconnaître les signes précoces de dépression ▶ **17**.

L'hostilité, la colère, la peur et l'anxiété font souvent partie des modifications comportementales observées. Dans son évaluation initiale, l'infirmière doit interroger la famille et les amis du client sur les modes de comportement habituels de celui-ci afin d'établir une base de comparaison. Ainsi, elle sera en mesure d'intervenir pour diminuer les effets de l'immobilisation sur les réactions comportementales, si elle observe ultérieurement des comportements imprévus.

Lorsque des traitements sont nécessaires pendant la nuit, selon le PSTI de certains clients alités et dépendants, le sommeil est physiologiquement interrompu. De plus, en raison des conséquences physiologiques de la mobilité réduite, on ne doit pas laisser dormir un client toute une nuit sans le changer de position ou sans lui donner des soins de prévention des lésions. Une perturbation de la structure normale du sommeil est alors inévitable, et elle peut aggraver le comportement des clients, déjà modifié par l'immobilisation et la maladie. Malgré cela, la personne doit pouvoir dormir suffisamment ▶ **32**.

Il est possible que l'immobilité ou l'alitement de longue durée modifient les mécanismes d'adaptation habituels. Un client peut alors se replier sur lui-même et perdre son goût de vivre. Le client démotivé accepte que l'infirmière lui donne des soins, mais montre peu d'intérêt à améliorer son autonomie ou à participer à ses soins. L'infirmière doit donc évaluer les mécanismes d'adaptation habituels du client, pour qu'il puisse continuer à utiliser ses capacités d'adaptation, voire s'en découvrir de nouvelles. Enfin, l'utilisation d'un matelas antiplaie permettant l'alternance des points de pression permet de prodiguer des soins au client sans avoir à le mobiliser et de prévenir l'apparition de lésions de pression.

27.2.4 Interventions liées à la mobilité et à l'immobilité

Promotion de la santé

Un mode de vie sédentaire contribue à l'apparition de problèmes de santé. L'infirmière doit donc promouvoir la santé en encourageant le client à faire de l'exercice régulièrement, qu'il soit hospitalisé ou non ▶ **2** **ENCADRÉ 27.5**. L'infirmière privilégie une approche holistique pour l'élaboration et la mise en place d'un plan de remise en forme physique globale. Les recommandations en matière d'activités et de conditionnement physique doivent faire l'objet de discussions avec le client, et le programme d'exercices sera conçu avec sa participation.

Les activités de promotion de la santé comprennent différentes interventions axées sur l'enseignement, la prévention et le dépistage précoce. Ainsi, l'enseignement sur la façon de soulever une charge, de prévenir les chutes et de procéder à un dépistage précoce de la scoliose constitue une activité de promotion de la santé. La plupart des activités liées à la mobilité sont axées sur l'éducation et la prévention.

Déplacement et biomécanique

Depuis quelques années, le taux d'accidents en milieu de travail a nettement augmenté. La moitié

ENCADRÉ 27.5 — Recommandations en matière d'activité physique chez un adulte d'âge moyen

- L'adulte doit faire de l'activité physique d'intensité modérée (marche rapide) pendant 30 minutes ou plus par jour, tous les jours de la semaine (trois à cinq fois par semaine, au minimum) pour un total de trois à quatre heures hebdomadaires.
- L'activité n'a pas besoin d'être continue ; les bienfaits peuvent être obtenus grâce à l'accumulation de petites périodes d'activité (minimum de 10 minutes) au cours de la journée.
- Cette quantité d'exercice permet de dépenser de 600 à 800 kJ par jour (l'équivalent de 3 km de marche rapide) ou de 4 000 à 5 600 kJ par semaine.
- Tout type d'activité peut s'ajouter au total quotidien (ratisser des feuilles, danser, jardiner, etc.).
- Les activités peu intenses doivent être faites plus souvent, sur de plus longues périodes. Les activités très intenses doivent être effectuées sur de plus courtes périodes ou moins fréquemment.

L'Agence de la santé publique du Canada offre gratuitement des documents intitulés *Guide d'activité physique canadien pour une vie active saine* distinctement élaborés pour les enfants, les jeunes, les adultes et les aînés. Consultez son site Internet pour plus de détail au www.phac-aspc.gc.ca sous la rubrique « Promotion de la santé ».

des maux de dos (dont l'entorse dorsolombaire, la plus courante) sont causés par une mauvaise technique de soulèvement **FIGURE 27.13**.

Les infirmières sont particulièrement exposées à ce type de blessures. Elles doivent donc maîtriser les techniques de soulèvement et respecter leur biomécanique.

■ PDSB Les mêmes principes sécuritaires s'appliquent, que l'infirmière soulève un client ou une autre charge. ■ Elle doit connaître le poids maximal qu'elle peut soulever (35 % de son poids) et tenir compte de l'état du client. Éventuellement, elle doit faire appel à une autre personne ou à une aide mécanique. Après avoir déterminé le type d'aide dont elle a besoin, l'infirmière doit suivre les étapes suivantes et respecter les PDSB :

- Maintenir le poids à soulever le plus près possible de son corps (■ PDSB principe de prise par contact étroit ■). Cette précaution permet

de conserver l'équilibre, l'objet étant dans le même plan que la personne qui le soulève et près de son centre de gravité.

- Fléchir les genoux (■ PDSB principe de positionnement ■). Cette position aide à garder le centre de gravité plus bas et à utiliser les muscles puissants des jambes (plus forts que ceux des bras) pour soulever la charge.
- Éviter la torsion (■ PDSB principe de mouvement ■). Les mouvements de torsion peuvent accroître la tension de la colonne et entraîner des blessures graves.
- Contracter les muscles abdominaux et fessiers. Cette contraction favorise l'équilibre nécessaire et protège les muscles du dos.
- Maintenir le tronc droit afin que plusieurs groupes musculaires puissent travailler ensemble de façon coordonnée (■ PDSB principe de positionnement ■).

Pour atteindre un objet au-dessus de sa tête, l'infirmière doit procéder de la façon suivante :

- Utiliser un tabouret ou un escabeau sûr et stable. Éviter de se tenir sur la pointe des pieds, surtout si ceux-ci sont rapprochés ;
- Se tenir le plus près possible de l'étagère ;
- Prendre l'objet sur l'étagère et le tenir au-dessus de la base d'appui.

Exercice

Bien que de nombreux problèmes et affections physiques entraînent l'immobilité ou y contribuent, il est important de se rappeler que l'exercice peut augmenter le sentiment de bien-être,

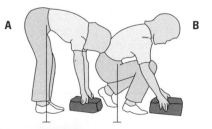

FIGURE 27.13 A. Mauvaise position pour soulever un objet. B. Bonne position pour soulever un objet.

⚠ ALERTE CLINIQUE

Au cours d'une manœuvre de déplacement d'un client (PDSB), il est important que l'infirmière place ses pieds dans le sens du mouvement. Les pieds doivent être orientés vers l'extérieur pour exécuter un transfert de poids latéral, être parallèles, mais l'un devant l'autre pour un mouvement par transfert de poids d'avant en arrière, et demeurer parallèles pour exercer un contrepoids.

27

et améliorer l'endurance, la force et la santé. Les effets bénéfiques de l'exercice sur la réduction des risques liés à de nombreux problèmes de santé, tels que les maladies cardiovasculaires, le diabète et l'ostéoporose, sont reconnus **TABLEAU 27.6**.

Avec le vieillissement, l'altération fonctionnelle par perte de mobilité est une préoccupation importante. L'infirmière contribue à promouvoir la santé chez les clients en les encourageant à faire de l'exercice ou en élaborant des programmes d'exercices. Des recherches ont démontré que les personnes âgées aiment faire des exercices autres que la marche et la natation. Même les clients hospitalisés doivent être encouragés à faire des étirements, des mouvements d'amplitude articulaire et un peu de marche en fonction de leurs limitations **ENCADRÉ 27.6**.

TABLEAU 27.6	Bienfaits de l'exercice sur la prévention primaire et secondaire de certaines pathologies
PATHOLOGIE	**BIENFAITS DE L'EXERCICE**
Coronaropathie	• L'activité et l'exercice jouent un rôle dans la prévention secondaire ou la récidive de coronaropathie. • La réadaptation cardiaque devient une partie intégrante des soins pour le client chez qui l'on a diagnostiqué une coronaropathie. • Les infirmières peuvent aider les clients pour lesquels un programme de réadaptation a été créé selon leurs besoins et leur capacité fonctionnelle, après une évaluation cardiovasculaire par le cardiologue. • L'augmentation de l'activité physique : – semble être bénéfique pour les personnes ayant fait une crise cardiaque, souffrant d'angine de poitrine, ayant présenté une défaillance cardiaque, ou subi un pontage coronarien ou une angioplastie transluminale percutanée ; – réduit le taux de mortalité et de morbidité ; – améliore la qualité de vie, la fonction ventriculaire gauche, la capacité fonctionnelle et le bien-être psychologique (National Institutes of Health, 1996 ; Thompson & Bowman, 1998).
Hypertension	• L'exercice joue un rôle dans la réduction des problèmes de P.A., systolique et diastolique (Kelly & McClellan, 1994). • Les exercices d'aérobie d'intensité faible à modérée (p. ex., la marche rapide et la bicyclette) semblent être les plus efficaces pour abaisser la P.A., alors que les exercices de musculation et d'aérobie de haute intensité semblent avoir des bienfaits mineurs (Huddleston, 2002).
Maladie pulmonaire obstructive chronique (MPOC)	• La réadaptation pulmonaire permet de créer un milieu sûr dans lequel les infirmières et d'autres professionnels de la santé surveillent les progrès du client, et peuvent l'encourager à augmenter son niveau d'activité et d'exercice.
Diabète	• Chez les clients diabétiques, l'exercice est une composante importante des soins, en plus d'un régime alimentaire adapté, du contrôle de la glycémie et de la prise de médicaments. • Les personnes atteintes de diabète sont encouragées à faire de l'exercice pour améliorer leur condition cardiovasculaire et leur bien-être psychologique.

ENCADRÉ 27.6

Lignes directrices pour aider les clients hospitalisés à faire de l'exercice

- Être conscient des problèmes de santé du client (p. ex., un poids excessif, une fracture non traitée ou mal consolidée, une maladie cardiovasculaire).
- Connaître les capacités de mobilité, d'autonomie et d'activité physique du client avant son hospitalisation.
- Bien évaluer les limites du client.
- Enseigner au client les techniques de respiration visant à réduire l'anxiété, à oxygéner pleinement les tissus et à augmenter l'expansion pulmonaire.
- Ne pas forcer un muscle ou une articulation pendant un exercice.
- Laisser chaque client progresser à son propre rythme.
- Maintenir, chez le client, une posture correcte, un bon alignement corporel et une biomécanique harmonieuse pendant l'exercice.
- Surveiller attentivement les signes vitaux avant et après l'exercice.
- Arrêter l'exercice si le client ressent de la douleur, présente de la tachypnée ou un changement de ses signes vitaux.
- S'assurer que le client porte des chaussures et des vêtements confortables.
- Noter les progrès au dossier et faire des commentaires au client au cours des exercices (rétroaction).

Sources : Adapté de Gillespie, H.O. (2006). Exercice. In C.K. Edelman & C.L. Mandle (Eds), *Health promotion throughout the lifespan* (6th ed.). St. Louis, Mo. : Mosby ; Monahan, F., & Phipps, W.J. (2007). *Phipps' medical-surgical nursing: Health and illness perspectives* (8th ed.). St. Louis, Mo. : Mosby.

Soins aigus

Selon l'état des clients hospitalisés, l'infirmière peut les encourager à faire des exercices d'étirement et d'isométrie, et de la marche de faible intensité. L'infirmière, chargée de maintenir les fonctions musculosquelettiques chez les clients incapables de faire seuls des activités physiques, mobilise passivement ceux-ci en respectant leurs amplitudes articulaires.

Les clients en milieu de soins aigus peuvent éprouver certains problèmes associés à l'immobilité prolongée, comme la perturbation de la respiration, l'hypotension orthostatique et la perte d'intégrité de la peau. Dans ces situations, les interventions infirmières doivent être conçues pour réduire les répercussions de l'immobilité sur les systèmes anatomiques touchés. Par exemple, en tenant compte de la condition de madame Mendosa, l'infirmière sera particulièrement attentive aux atteintes tégumentaires, aux complications associées aux systèmes urinaire et digestif, à la fonction circulatoire. D'ailleurs, c'est lors d'un changement de position que l'infirmière a découvert une rougeur à la malléole externe droite et au siège de la cliente.

Système respiratoire

Les interventions infirmières axées sur le système respiratoire visent à favoriser l'amplitude thoracique et la ventilation pulmonaire, à prévenir la **stase** des sécrétions pulmonaires, à garder dégagées les voies respiratoires et à favoriser les échanges gazeux normaux. En effet, des sécrétions stagnantes qui s'accumulent dans les bronches ou dans les poumons favorisent la croissance bactérienne et augmentent les risques de pneumonie.

De ce fait, l'infirmière doit changer le client de position au moins toutes les deux heures pour que les régions pulmonaires puissent se dilater suffisamment, ce qui maintient la propriété d'expansion pulmonaire et libère les zones encombrées de sécrétions. C'est ce qui s'appliquerait à madame Mendosa pour prévenir la stagnation des sécrétions bronchiques.

Aussi, l'infirmière devrait encourager le client à respirer profondément et à tousser toutes les heures, ou plus souvent s'il y a trop d'encombrement bronchique ou de sécrétions. Elle peut enseigner aux clients autonomes à respirer profondément ou à bâiller toutes les heures, ou encore à utiliser un **spiromètre.**

■ **Stase :** Lenteur ou arrêt de la circulation sanguine ou de l'écoulement d'un liquide ou d'une matière organique.

■ **Spiromètre :** Appareil qui permet au client de faire des exercices respiratoires favorisant l'expansion de ses poumons.

27

Le client immobilisé doit prendre, s'il n'y a pas de contre-indication, un minimum de deux litres de liquide chaque jour pour aider à liquéfier les sécrétions et ainsi les expulser plus facilement. Chez celui qui n'a pas d'infection et qui a une bonne hydratation, les sécrétions pulmonaires seront moins épaisses, c'est-à-dire plus aqueuses et claires. Le client peut alors se débarrasser plus facilement des sécrétions en toussant. Sans une hydratation correcte, les sécrétions sont épaisses, tenaces et difficiles à expulser. La prise de liquides favorise aussi l'élimination urinaire et intestinale, et aide à maintenir la **volémie** et l'intégrité de la peau.

La **physiothérapie respiratoire** (percussion et positionnement) est une méthode efficace pour prévenir la stase des sécrétions pulmonaires. Les techniques utilisées aident à drainer les sécrétions à partir de segments précis des bronches et des poumons vers la trachée pour que le client puisse tousser et les expulser ▶ **30**.

Les clients immobilisés et alités sont généralement affaiblis. Le réflexe de toux devient souvent inefficace chez ces personnes. La stase des sécrétions pulmonaires constitue alors un danger d'infection puisqu'une pneumonie orthostatique peut se manifester rapidement. Les symptômes sont la toux grasse accompagnée d'expectorations jaunâtres ou verdâtres, la fièvre, la douleur à la respiration et la dyspnée.

L'obstruction des voies respiratoires est habituellement causée par un bouchon de mucus. Dans le but d'en réduire les risques et de maintenir les voies aériennes dégagées, l'infirmière peut avoir recours à différentes thérapies, comme la physiothérapie respiratoire ou d'autres. Par exemple, les méthodes d'aspiration nasotrachéale ou orotrachéale peuvent être utilisées pour déloger les sécrétions dans les voies respiratoires supérieures d'un client qui ne peut tousser de façon productive ▶ **MS 6.1**.

Système cardiovasculaire

Les répercussions de l'alitement ou de l'immobilité sur le système cardiovasculaire sont entre autres l'hypotension orthostatique, l'augmentation de la charge de travail cardiaque et la formation de thrombus. Les interventions infirmières sont conçues pour réduire ou prévenir ces répercussions.

| **Réduction de l'hypotension orthostatique** | Après avoir été alités pendant un certain temps, les clients présentent habituellement une augmentation de la fréquence cardiaque, une baisse de la pression artérielle et des risques accrus d'évanouissement en se penchant ou en se relevant (Copstead-Kirkhorn & Banasik, 2005). Les interventions doivent donc viser à diminuer ou à éliminer ces inconvénients. L'infirmière doit tenter de faire bouger le client dès que sa condition physique le permet, en commençant par lui faire pendre les jambes sur le bord du lit et en l'aidant ensuite à se déplacer du lit à un fauteuil. Cette activité maintient le tonus musculaire et augmente le retour veineux. Les exercices isométriques, qui nécessitent une tension musculaire sans modification de la longueur du muscle, n'ont aucun effet avantageux dans la prévention de l'hypotension orthostatique. Toutefois, ces exercices peuvent améliorer la tolérance à l'activité physique. À titre de mesure préventive, **PDSB** l'infirmière doit toujours demander l'aide d'une ou de deux collègues pour le premier lever d'un client, et demander à celui-ci de fournir un effort en fonction de son état.

| **Réduction de la charge de travail cardiaque** | L'infirmière doit concevoir des interventions visant à réduire la charge de travail cardiaque, qui est plus élevée en raison de l'immobilité. La première intervention consiste à dissuader le client d'exécuter la **manœuvre de Valsalva**, comme lorsqu'il retient son souffle, pour éviter l'augmentation de la pression intrathoracique, et la diminution du retour veineux et du débit cardiaque. Lorsque le client relâche son souffle, le retour veineux et le débit cardiaque augmentent, tout comme la pression artérielle systolique et la pression différentielle. Ces changements de pression produisent une bradycardie réflexe pouvant entraîner une baisse de la pression artérielle et un arrêt cardiaque spontané chez les clients atteints d'une cardiopathie. L'infirmière doit enseigner au client comment expirer lorsqu'il est mobilisé ou lorsqu'on le remonte tout simplement dans son lit.

| **Prévention de la formation de thrombus** | La thérapie préventive (prophylaxie) représente la façon la plus efficace d'aborder le problème de thrombose veineuse profonde. Le programme débute par la reconnaissance des clients à risque et se poursuit tout au long de la période d'immobilisation et même au-delà. En général, l'infirmière peut facilement déceler les facteurs de risque au cours de la collecte des données initiale effectuée

---

Le client immobilisé doit prendre, s'il n'y a pas de contre-indication, un minimum de deux litres de liquide chaque jour pour aider à liquéfier les sécrétions et ainsi les expulser plus facilement.

■ **Volémie :** Volume total du sang contenu dans l'organisme.

Le chapitre 30, *Promouvoir et maintenir une oxygénation adéquate,* aborde plus en détail les interventions facilitant la respiration.

■ **Manœuvre de Valsalva :** Manœuvre qui consiste à exercer une contraction volontaire des muscles abdominaux pendant l'expiration forcée, en gardant la glotte fermée (en retenant sa respiration et en poussant).

 Vidéo

Méthodes liées à la fonction respiratoire : *Aspiration des sécrétions.*

lors de l'admission. De nombreuses interventions peuvent réduire les risques de thrombus chez le client immobilisé. En premier lieu, l'infirmière doit enseigner au client comment faire des exercices physiques avec ses jambes et comment changer de position fréquemment, de même que l'inciter à bien s'hydrater. En période postopératoire, des jambières à compression séquentielle peuvent être prescrites ▶ **MS 10.3** . La prophylaxie fait partie des activités de l'infirmière, qui est responsable de déterminer à quel moment le client peut se déplacer librement après une intervention chirurgicale et si le risque de thrombose veineuse profonde a diminué.

L'héparine est le médicament le plus utilisé pour le traitement de la thrombose veineuse profonde ; il s'agit d'un anticoagulant qui évite la formation de caillots. En raison de l'action de ce médicament, l'infirmière doit constamment surveiller le client pour déceler tout signe d'hémorragie comme l'apparition de pétéchies, d'ecchymoses, de sang occulte dans les selles ou de saignements des gencives. Bien que la majorité des clients qui reçoivent une faible dose d'héparine ne ressentent aucun effet secondaire, le risque de saignements est toujours présent.

Les bandages ou les bas élastiques de compression aident aussi à maintenir la pression externe sur les muscles des membres inférieurs afin de favoriser le retour veineux ▶ **MS 10.2** .

Combiné avec d'autres traitements tels que les anticoagulants à faible poids moléculaire ou les bas élastiques, un bon positionnement réduit les risques de thrombose. L'infirmière doit faire preuve de vigilance au moment du changement de position du client afin de prévenir toute pression au niveau du creux poplité et des veines profondes des membres inférieurs. De plus, elle doit réitérer certaines mises en garde **ENCADRÉ 27.7**.

Bien que les exercices d'amplitude articulaire soient conçus pour réduire les risques de contractures, ils peuvent aussi aider à prévenir la thrombose. L'activité induit une contraction musculaire qui exerce une pression sur les veines pour favoriser le retour veineux, ce qui a pour effet de réduire la stase veineuse. Certains exercices aident à prévenir la thrombophlébite, comme les « pompes » des chevilles, les rotations des pieds et les flexions des genoux. Les « pompes » des chevilles, aussi appelées « exercices du mollet », impliquent un mouvement alternatif d'extension (flexion plantaire) et de

ENSEIGNEMENT AU CLIENT

ENCADRÉ 27.7 — Mises en garde pour les clients à risque de thrombus

- Éviter de croiser les jambes.
- Ne pas rester assis pendant de longues périodes.
- Ne pas porter de vêtements qui serrent les jambes ou la taille.
- Ne pas mettre d'oreiller trop ferme sous les genoux.
- Éviter le massage des jambes.

flexion (flexion dorsale) des pieds. Les rotations par mouvement giratoire des pieds et l'exercice qui consiste à écrire des lettres de l'alphabet avec ses orteils peuvent être enseignés au client afin de créer un effet de stimulation. Les exercices de flexion du genou peuvent s'accompagner d'un mouvement d'extension et de flexion des pieds. Lorsque ces exercices servent à prévenir l'embolie, ils doivent être exécutés toutes les heures quand le client est réveillé.

Système locomoteur

Le client immobilisé doit faire de l'exercice afin de prévenir une atrophie musculaire et des contractures. S'il est incapable de bouger une partie ou la totalité de son corps, l'infirmière doit effectuer une série de mouvements passifs pour les articulations immobilisées, lorsqu'elle donne le bain au client, par exemple, ou à tout autre moment, au moins deux ou trois fois par jour. Si une extrémité est paralysée, elle peut montrer au client comment travailler l'amplitude de chaque articulation de façon indépendante.

Il est nécessaire d'adresser les clients alités à un physiothérapeute, qui pourra prendre en charge le programme d'exercices nécessaires pour prévenir l'atrophie musculaire **TABLEAU 27.7**.

Certaines affections orthopédiques exigent que des mouvements articulaires passifs (lorsque le physiothérapeute bouge les articulations, car le client est incapable de le faire lui-même) soient fréquemment effectués afin que le client puisse retrouver une fonction articulaire normale après une opération chirurgicale. Alors, il est possible d'utiliser un appareil à mouvements passifs

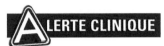

MS 10.3
Méthodes liées aux soins périopératoires : *Mise en place de jambières à compression séquentielle.*

ALERTE CLINIQUE

Étant donné que le port de bas élastiques de compression peuvent nuire à la circulation sanguine, on ne doit jamais les utiliser en présence d'une affection locale à la jambe (p. ex., une lésion cutanée mineure ou une plaie majeure, la gangrène, un ulcère variqueux, une suture récente). Les bas doivent être mis correctement par l'infirmière, enlevés et remis au moins deux fois dans la journée.

MS 10.2
Méthodes liées aux soins périopératoires : *Mise en place de bas antiemboliques.*

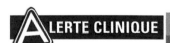

ALERTE CLINIQUE

L'infirmière doit prévenir le médecin immédiatement si elle soupçonne une thrombose veineuse profonde. La jambe du client doit être surélevée, et aucune pression ne doit être appliquée sur la région suspectée. La famille et le personnel soignant doivent immédiatement être avisés de ne pas bouger le client et, surtout, de ne pas masser la région suspectée, afin d'éviter de déloger le thrombus.

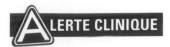
TABLEAU 27.7	Exercices d'isométrie
MUSCLES	**EXERCICE**
Quadriceps	Le client est en position de décubitus dorsal. L'infirmière lui enseigne comment appuyer l'arrière du genou contre le matelas en essayant de lever le talon du lit. La position est maintenue pendant huit secondes, le client se détend ensuite complètement et répète le geste autant de fois qu'il le peut. Cet exercice renforce et maintient les grands muscles de la cuisse (quadriceps), qui permettront par la suite au client de se déplacer et de se lever d'un fauteuil.
Muscles fessiers	Le client est en position de décubitus dorsal. L'infirmière lui enseigne comment serrer les fesses l'une contre l'autre. La position est maintenue pendant huit secondes, le client se détend ensuite complètement et répète le geste autant de fois qu'il le peut. Cet exercice permet d'améliorer l'équilibre lorsque la personne est assise.
Muscles abdominaux	L'infirmière enseigne au client comment contracter les muscles abdominaux. La position est maintenue pendant huit secondes, le client relâche ensuite les muscles progressivement et répète le geste autant de fois qu'il le peut. Cet exercice permet d'améliorer la stabilité du tronc.
Muscles du pied	L'infirmière enseigne au client comment tourner le pied en faisant des cercles (rotation), comment le ramener vers le genou (flexion) et ensuite comment le pointer (extension). Cet exercice permet d'activer les muscles de la jambe tout en améliorant la circulation et le retour veineux vers le cœur.
Muscles de la main	L'infirmière enseigne au client comment saisir un objet sphérique (balle de tennis ou éponge) avec la main et comment le serrer de 5 à 10 fois de suite. Ensuite, elle lui montre comment enfoncer le bout de chaque doigt, l'un après l'autre, dans la balle, de 5 à 10 fois de suite. Cet exercice permet de renforcer la préhension pour tenir des béquilles ou un déambulateur de façon plus efficace.
Biceps	L'infirmière enseigne au client comment lever les bras à la hauteur des épaules et croiser les doigts. Ensuite, elle lui montre comment essayer de séparer les mains en forçant avec les muscles des bras. La position est maintenue pendant huit secondes, ensuite le client relâche la contraction, puis répète l'exercice. Cet exercice permet de renforcer les biceps chez le client qui doit utiliser ensuite un déambulateur.
Triceps	L'infirmière enseigne au client comment lever les bras à la hauteur des épaules et maintenir une main fermée contre la paume de l'autre main. Ensuite, elle lui montre comment appuyer aussi fort que possible le poing contre la paume. La position est maintenue pendant huit secondes, ensuite le client relâche la contraction, puis répète l'exercice. Cet exercice permet de renforcer les triceps, afin de pouvoir effectuer les techniques de transfert, et de faire usage de béquilles ou d'un déambulateur.

continus **FIGURE 27.14**, qui permet de déplacer l'extrémité d'un membre à un angle donné pendant une période prescrite. Cette méthode est très bénéfique lorsque le client doit augmenter progressivement le degré et la durée de la flexion et de l'extension d'un membre.

Les exercices de mouvements articulaires actifs (lorsque le client est capable de bouger lui-même ses articulations) permettent de maintenir la fonction du système locomoteur. Il est important également que l'on vise le retour progressif de la mobilité pour les clients capables de reprendre leurs activités. Il s'agit ainsi de remédier au déconditionnement associé à l'immobilité

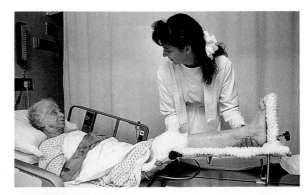

FIGURE 27.14 Appareil à mouvements passifs continus

dans des cas de lésions musculosquelettiques, d'affections neurologiques, de maladies cardio-pulmonaires ou rénales, ou d'autres maladies chroniques.

L'infirmière qui donne des soins aux personnes âgées doit tenir compte des principes de la gérontologie pour adapter les programmes d'exercices et prévenir ainsi les blessures **ENCADRÉ 27.8**.

Il est souvent possible de maintenir les fonctions du système locomoteur pendant les soins de courte durée en encourageant le client à faire des exercices d'étirement et d'isométrie. Avant que celui-ci ne commence à faire des exercices d'isométrie, il convient de savoir s'il y a des contre-indications. Un programme comprenant des exercices d'isométrie (élaboré par le physiothérapeute) pour les biceps et les triceps pourrait servir à préparer le client à marcher avec des béquilles.

Système tégumentaire

Les lésions de pression, occasionnées par la mobilité restreinte, constituent le principal risque

REGARD SUR LA PERSONNE ÂGÉE

ENCADRÉ 27.8

Recommandations pour les déplacements et les exercices

- Encourager la personne âgée à ne pas rester assise trop longtemps (maximum de 90 à 120 minutes); elle doit se lever et s'étirer régulièrement. Les étirements fréquents évitent les contractures.

- S'assurer que le client a le corps bien aligné lorsqu'il s'assoit. Un bon alignement minimise les tensions articulaires et musculaires.

- Enseigner au client comment utiliser les plus grosses articulations ou les muscles plus puissants pour certaines activités telles que manipuler des objets à vaporiser ou soulever des couvercles. Une bonne répartition du poids permet de diminuer la tension et la douleur articulaires.

- Des études ont démontré que les exercices exigeant peu d'effort (amplitude articulaire active) peuvent améliorer la mémoire ancienne et récente (Dawe & Moore-Orr, 1995).

- Il n'est jamais trop tard pour commencer un programme d'exercices (Burbank, Reibe, Padula, & Nigg, 2002 ; Huddleston, 2002). Le client doit toutefois consulter un médecin avant d'entreprendre un programme d'exercices, surtout s'il est atteint d'une maladie cardiaque ou pulmonaire, entre autres.

d'atteinte à l'intégrité de la peau. Les interventions infirmières doivent donc être axées sur la prévention ou le traitement de ces lésions ▶ **37** . La mobilisation, les soins de la peau et l'utilisation d'appareils de réduction de pression constituent des interventions de prévention. La position du client immobilisé doit être modifiée en fonction de son activité, de ses capacités perceptives, des protocoles de traitement et des routines quotidiennes. Même s'il est recommandé de tourner le client toutes les deux heures pour prévenir les lésions, il est possible que l'utilisation d'un appareil de réduction de pression s'avère indispensable. La période de temps pendant laquelle un client peut rester assis sur une chaise sans bouger varie d'une personne à l'autre. Toutefois, on recommande qu'elle ne dépasse pas une heure. Le client doit souvent être réinstallé pour éviter la détérioration des tissus cutanés par la pression. L'infirmière doit enseigner aux clients mobiles et aptes cognitivement à transférer leur poids toutes les 15 minutes.

Systèmes urinaire et digestif

Les interventions infirmières visant à favoriser un bon fonctionnement urinaire consistent à maintenir une bonne hydratation, et à prévenir la stase urinaire, les calculs rénaux et les infections, sans provoquer de **globe vésical.**

Une hydratation suffisante (environ deux litres de liquides par jour) aide à prévenir les calculs rénaux et les infections des voies urinaires. Le client bien hydraté doit éliminer beaucoup d'urine diluée, dont la quantité est comparable à l'apport liquidien. Lorsqu'un client souffre d'incontinence, l'infirmière doit prodiguer des soins d'hygiène pour prévenir une détérioration des tissus cutanés ▶ **MS 2.1** .

L'infirmière doit évaluer la fréquence d'élimination et la quantité d'urine afin de prévenir un globe vésical. Le client qui a une légère perte d'urine involontaire et une vessie distendue risque de souffrir d'incontinence urinaire réflexe. Une rééducation de la vessie peut s'avérer nécessaire si le client immobilisé n'a aucun contrôle sur les mécanismes d'évacuation de sa vessie. Il est possible que l'infirmière doive procéder à un cathétérisme vésical ou installer une sonde à ballonnet (à demeure) si le client présente de la rétention urinaire détectable par un globe vésical ▶ **MS 8.4** .

L'infirmière doit aussi noter la fréquence et la régularité des selles. Un régime alimentaire contenant beaucoup de liquides, de fruits, de légumes et de fibres peut faciliter le péristaltisme normal. Dans les cas où le client est incapable

37

Le soin et la prévention des lésions de pression sont expliqués dans le chapitre 37, *Préserver l'intégrité de la peau et soigner les plaies.*

■ **Globe vésical :**
Gonflement perceptible à la palpation de la région sus-pubienne et occasionné par une distension de la vessie ou une rétention importante d'urine.

27

MS 2.1

Méthodes liées aux soins d'hygiène : *Bain complet ou partiel au lit.*

MS 8.4 Vidéo

Méthodes liées aux fonctions d'élimination : *Cathétérisme vésical et installation d'une sonde vésicale à ballonnet.*

de maintenir une régularité intestinale, le médecin peut prescrire des laxatifs émollients ou
cathartiques, ou encore des lavements.

Changements psychosociaux

L'infirmière doit être en mesure d'anticiper les
changements psychosociaux du client. Elle doit
planifier des moments où il sera possible de
socialiser de façon informelle avec celui-ci.

Les personnes âgées qui ont une santé fragile
ou qui souffrent d'une maladie chronique sont
davantage prédisposées aux risques de troubles
psychosociaux liés à l'immobilité. L'infirmière
peut réduire le risque d'isolement en incitant la
famille et les amis à leur rendre visite. Un calendrier et une horloge munie d'un gros cadran contribuent à maintenir l'orientation dans le temps.

Le client doit être le plus possible encouragé
à participer à ses soins, notamment aux soins
d'hygiène. De plus, l'infirmière doit inciter le
client à porter ses lunettes, ses prothèses dentaires ou auditives, à se raser ou à se maquiller,
le cas échéant. Toutes ces activités servent à
améliorer l'image de soi de la personne.

Méthodes de positionnement

Les clients affaiblis et épuisés qui souffrent d'un
dysfonctionnement du système nerveux, squelettique ou musculaire ont souvent besoin de
l'aide de l'infirmière pour que leur corps soit
bien aligné en position assise ou couchée.
Plusieurs accessoires de positionnement peuvent être utilisés dans le but de maintenir un
bon alignement corporel **TABLEAU 27.8**.

Bien que chaque procédure de positionnement comporte des lignes directrices précises,
l'infirmière doit respecter certaines étapes
générales lorsqu'un client a besoin d'aide
▶ **MS 3.1** . ━ **PDSB** Il est alors crucial de déterminer le degré d'assistance requis : simple
supervision, assistance partielle ou assistance
totale. Dans la mesure du possible, le client sera
encouragé à faire des mouvements par lui-
même, peu importe le déplacement à effectuer,
en privilégiant ceux qui sont naturels. Selon
l'aide apportée pendant un déplacement, il sera
impératif que les deux participants, infirmière et
client, travaillent de façon coordonnée pour une
bonne synchronisation ━. Le respect de ces
consignes permet de réduire le risque de lésions
musculosquelettiques chez l'infirmière et le
client. L'alignement corporel risque d'être altéré
lorsque les articulations ne sont pas soutenues,

MS 3.1

Méthodes liées aux soins
de confort et à la mobilité :
*Positionnement du client
dans le lit.*

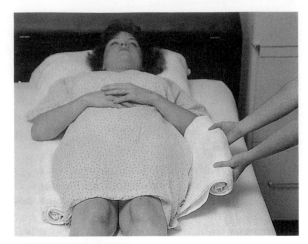

FIGURE 27.15 Utilisation d'un rouleau
trochantérien

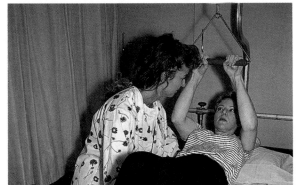

FIGURE 27.16 Utilisation du trapèze de lit pour
se soulever

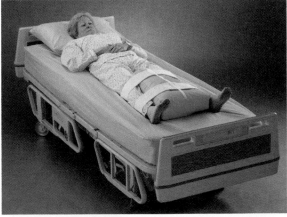

FIGURE 27.17 Coussin d'abduction utilisé
après une arthroplastie totale de la hanche

ACCESSOIRE	DESCRIPTION	BUTS
Oreiller	Accessoire facile à trouver ; sa taille est choisie en fonction de la partie du corps à positionner.	• Soutenir ou élever les parties du corps. • Assurer un appui sur la plaie chirurgicale afin d'éviter la douleur postopératoire pendant l'activité, ou les exercices de toux et de respiration profonde.
Bottes de maintien	En plastique ou en mousse rigide ; l'infirmière doit les enlever deux ou trois fois par jour pour vérifier l'intégrité de la peau et la mobilité articulaire.	• Garder les pieds en flexion dorsale. • Maintenir le pied fléchi dans le bon angle.
Rouleau trochantérien	Obtenu en pliant une serviette de bain ou un drap dans le sens longitudinal pour obtenir une largeur s'étendant du grand trochanter du fémur jusqu'au creux poplité **FIGURE 27.15**. L'infirmière le place sous les fesses et le roule à partir de l'autre extrémité jusqu'à ce que la cuisse soit en position neutre ou en rotation interne, la rotule dirigée vers le haut.	• Aider à prévenir la rotation externe des jambes pour le client en position de décubitus dorsal.
Sac de sable	Sac en plastique rempli de sable, utilisé à la place du rouleau trochantérien ou en complément.	• Fournir du soutien en épousant la forme du membre. • Immobiliser une extrémité. • Maintenir un alignement précis.
Rouleau manuel	Formé avec une débarbouillette enroulée sur elle-même. L'infirmière doit veiller à ce qu'il assure une position fonctionnelle.	• Maintenir le pouce en légère adduction. • Écarter les doigts et les garder légèrement fléchis, en position fonctionnelle.
Attelle de type Dupuytren (main-poignet)	Attelle moulée à la main du client ; elle ne peut être utilisée que par celui pour qui elle a été conçue.	• Maintenir le pouce bien aligné en légère adduction et le poignet en légère extension (dorsiflexion).
Trapèze de lit	Triangle métallique suspendu solidement au-dessus de la tête du lit **FIGURE 27.16**.	• Permettre au client d'utiliser ses bras pour se soulever du lit, y effectuer ses transferts et pratiquer des exercices visant à renforcer ses bras.
Ridelles	Barres transversales placées de chaque côté du lit.	• Assurer la sécurité du client. • Améliorer sa mobilité.
Coussin d'abduction	Oreiller en coin, en forme de triangle, fabriqué en mousse rigide **FIGURE 27.17**.	• Maintenir les jambes en abduction après une arthroplastie totale de la hanche.
Orthèse pédijambière	Faite de métal ou de matière plastique ; elle facilite les déplacements à pied.	• Soutenir les articulations. • Maintenir la flexion dorsale.

27

S'il n'y a pas de contre-indications, dans quelles positions pourrait-on placer madame Mendosa ?

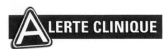

LERTE CLINIQUE

L'infirmière doit reconnaître sa force et ses limites, car déplacer seule un client immobilisé pourrait s'avérer difficile et dangereux. Il est préférable que l'infirmière, avant de transférer ou de déplacer un client pour la première fois, demande de l'aide afin de réduire les risques de blessures pour le client et pour elle-même.

L'objectif des soins de réadaptation consiste à augmenter au maximum la mobilité fonctionnelle et l'autonomie du client ainsi qu'à réduire les déficits fonctionnels résiduels.

et la mobilité sera moindre si les articulations ne sont pas fléchies. Lorsque l'infirmière positionne le client, elle doit aussi vérifier s'il y a des points de pression **TABLEAU 27.9**. Si elle en décèle la présence ou la possibilité, elle devra axer ses interventions sur la diminution de la pression afin de réduire les risques de lésions de pression et de traumatismes musculosquelettiques secondaires chez le client.

Méthodes de transfert

L'infirmière est souvent appelée à donner des soins à des clients immobilisés dont il faut changer la position ou qu'il faut remonter dans le lit, transférer du lit à un fauteuil ou du lit à une civière. ▬ **PDSB** Elle doit se préparer adéquatement avant de déplacer un client et déterminer la manœuvre à effectuer ▬ **ENCADRÉ 27.9**. L'infirmière qui utilise bien la biomécanique peut déplacer, remonter ou transférer le client en toute sécurité.

Soins de réadaptation et soins de longue durée

Les soins de réadaptation et les soins de longue durée touchant l'activité et l'exercice font intervenir des stratégies pour aider le client dans ses AVQ une fois que les besoins de soins aigus ne sont plus nécessaires. L'objectif des soins de réadaptation consiste à augmenter au maximum la mobilité fonctionnelle et l'autonomie du client ainsi qu'à réduire les déficits fonctionnels résiduels (tels qu'une altération de la démarche ou une diminution de l'endurance). La priorité visée est que le client retrouve ses capacités fonctionnelles pour effectuer ses AVQ et ses AVD afin d'améliorer sa qualité de vie. Par conséquent, les soins de réadaptation ne doivent pas être uniquement centrés sur les AVQ relatives aux soins physiques personnels, mais aussi sur les AVD.

La physiothérapie et l'ergothérapie sont des activités thérapeutiques fréquemment utilisées. Il peut arriver qu'un client hospitalisé doive aller en physiothérapie deux ou trois fois par jour. Par exemple, le client ayant fait un AVC est susceptible de recevoir un traitement de physiothérapie pour réapprendre à marcher, et un traitement d'ergothérapie pour réapprendre à préparer ses aliments ou à faire des travaux ménagers. Il pourra aussi nécessiter un traitement d'orthophonie pour la rééducation de la parole.

TABLEAU 27.9	Différentes positions pour un client dans son lit
POSITION	**ILLUSTRATIONS**
Semi-Fowler	45°
Décubitus ventral	
Décubitus dorsal	
Décubitus latéral	
de Sims	

Source : Illustrations de Michel Rouleau.

Il est possible que ces approches ne puissent pas rétablir complètement les fonctions du client, mais elles peuvent l'aider à s'adapter aux limites ou aux difficultés occasionnées par la mobilité restreinte.

La plupart des interventions de réadaptation sont axées sur le rétablissement de la mobilité. Les exercices visent à maintenir la flexibilité du client ou à la lui redonner. Les appareils ou accessoires employés pour l'aider à s'adapter à sa mobilité restreinte sont le déambulateur, la canne, le fauteuil roulant et les accessoires tels que le surélévateur de siège de toilette, les bâtons

- Relever la ridelle du côté opposé à l'infirmière afin d'éviter que le client ne tombe du lit. Le client pourra également la saisir au besoin, s'il en est capable.
- Monter le lit à la bonne hauteur (hauteur de la hanche ou de la ceinture) pour faciliter le transfert du client ; l'infirmière maintient son propre dos droit et non voûté.
- Évaluer la mobilité et la force du client pour déterminer l'aide qu'il peut apporter pendant le transfert et le degré d'assistance requis (supervision, aide partielle ou totale).
- Vérifier les caractéristiques de l'environnement où le déplacement se fera (p. ex., l'espace disponible, la distance à parcourir).
- Déterminer si l'aide d'une autre personne, de matériel ou d'appareillage (p. ex., un drap, un levier hydraulique) est nécessaire (étape préparatoire au déplacement).
- Expliquer la procédure au client et lui décrire ce qu'il doit faire pour établir une communication claire.
- Vérifier si le corps du client est bien aligné et s'il y a présence de points de pression après chaque transfert.

---

télescopiques, les ustensiles spéciaux et les vêtements avec fermetures velcros.

Mobilité articulaire

Les exercices d'amplitude articulaire représentent l'intervention la plus simple pour maintenir ou améliorer la mobilité articulaire chez le client. Les articulations qui ne sont pas mobilisées périodiquement peuvent développer des contractures. Avec le temps, l'articulation peut devenir immobile, et le client en perdra l'usage normal. À moins de contre-indication, le PSTI doit comprendre des exercices qui permettront à l'articulation d'obtenir l'amplitude articulaire la plus complète possible **TABLEAU 27.10**.

Les clients à mobilité restreinte sont susceptibles d'avoir plus de difficulté à pratiquer seuls une partie ou la totalité des exercices d'amplitude articulaire. Afin que ces exercices soient pratiqués régulièrement, le physiothérapeute doit les planifier à des moments précis et même les intégrer à une autre activité telle que les soins d'hygiène, ce qui lui permet d'évaluer et d'améliorer systématiquement l'amplitude articulaire du client.

Les exercices d'amplitude articulaire peuvent être actifs (le client est capable de bouger lui-même toutes les articulations), passifs (l'infirmière bouge chaque articulation, car le client est incapable de le faire lui-même), ou mi-actifs et mi-passifs. Le physiothérapeute doit d'abord évaluer la capacité du client à s'engager dans

des exercices d'amplitude articulaire et l'aide qu'il devra lui apporter. Les exercices passifs d'amplitude articulaire doivent débuter dès que le client perd la capacité de bouger les extrémités ou les articulations. Les directives suivantes s'appliquent à la pratique des exercices d'amplitude articulaire :

- Donner des explications au client afin d'obtenir sa collaboration et son aide.
- Commencer les exercices lentement ; les mouvements doivent être faciles et réguliers.
- La flexion de l'articulation doit se poursuivre jusqu'à ce qu'une légère résistance se fasse sentir, mais non jusqu'au seuil d'atteinte de la douleur ; éviter l'étirement excessif de l'articulation pour ne pas la blesser.
- Commencer par les articulations distales, puis continuer par les articulations proximales, sur un côté du corps à la fois.
- Soutenir l'articulation distale d'une main lorsque l'autre articulation est manipulée.
- Observer attentivement le client pour déceler tout signe de fatigue généralisée.
- Une fois les exercices terminés, s'assurer de bien aligner les articulations.

Pour effectuer les exercices passifs, il faut se tenir à côté du lit, là où se trouve l'articulation à mobiliser. Lorsqu'une extrémité doit être mobilisée ou soulevée, l'infirmière peut placer le creux de sa main sous l'articulation pour la soutenir, soutenir l'articulation en tenant les régions

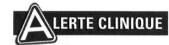

ALERTE CLINIQUE

Tout programme d'exercice d'amplitude articulaire doit être planifié par un physiothérapeute. L'infirmière ne peut procéder à ces exercices qu'à la suite de l'évaluation du spécialiste afin d'éviter d'exposer le client à tout risque de blessure.

27

Jugement clinique

Quelles articulations de madame Mendosa devraient faire l'objet d'exercices passifs ?

TABLEAU 27.10

Exercices d'amplitude articulaire

Partie du corps	Type d'articulation	Types de mouvement	Distance (degrés)	Principaux muscles
Cou, colonne cervicale	Pivot	• *Flexion :* Pencher la tête vers l'avant pour toucher du menton le haut de la poitrine.	45	• Muscle sternocléïdomastoïdien
		• *Extension :* Pencher la tête vers l'arrière en évitant l'hyperextension du cou.	10	• Muscle trapèze
		• *Flexion latérale :* Pencher la tête aussi loin que possible vers chaque épaule.	40-45	• Muscle sternocléïdomastoïdien
		• *Rotation :* Faire des demi-rotations avec la tête en la penchant aussi loin que possible.	180	• Muscles sternocléïdomastoïdien et trapèze
Épaule	Sphéroïde	• *Flexion :* Lever le bras vers l'avant, à partir du côté du corps, jusqu'au-dessus de la tête.	170-180	• Coraco-brachial, deltoïde, grand dorsal, grand rond, deltoïde
		• *Extension :* Amener le bras derrière le corps en gardant l'épaule bien droite.	45-60	
		• <u>Abduction :</u> Lever le bras de côté jusqu'au dessus de la tête en maintenant la paume éloignée de la tête.	170-180	• Deltoïde, supra-épineux, grand pectoral
		• <u>Adduction :</u> Abaisser le bras vers le côté en le ramenant le plus loin possible vers l'autre côté du corps.		

TABLEAU 27.10 Exercices d'amplitude articulaire (*suite*)

PARTIE DU CORPS	TYPE D'ARTICULATION	TYPES DE MOUVEMENT	DISTANCE (DEGRÉS)	PRINCIPAUX MUSCLES
Épaule (*suite*)		• *Rotation interne :* Fléchir le coude, puis ramener la main jusqu'à ce que le pouce soit vers le bas et derrière le dos pour faire pivoter l'épaule.	70-80	• Grand pectoral, grand dorsal, grand rond, subscapulaire
		• *Rotation externe :* Poursuivre le mouvement de rotation vers l'arrière pour faire une demi-rotation et ramener le bras jusqu'à ce que le pouce soit à la hauteur de la tête.	80-90	• Infra-épineux, grand rond
		• *Circumduction :* Faire un grand cercle avec le bras (la circumduction est une combinaison de tous les mouvements de l'articulation sphéroïde).	360	• Deltoïde, coraco-brachial, grand dorsal, grand rond
Coude	Charnière	• *Flexion :* Plier le coude de manière à bouger l'avant-bras vers l'épaule jusqu'à ce que la main soit à la hauteur de l'épaule.	150	• Biceps brachial, brachial, brachio-radial
		• *Extension :* Déplier le coude en abaissant la main.	150	• Triceps brachial
Avant-bras	Pivot	• *Supination :* Tourner l'avant-bras et la main afin que la paume soit vers le haut.	70-90	• Supinateur, biceps brachial
		• *Pronation :* Tourner l'avant-bras afin que la paume de la main soit vers le bas.	70-90	• Rond pronateur, carré pronateur
Poignet	Condylienne	• *Flexion :* Bouger la face paumaire de la main vers l'intérieur de l'avant-bras.	80-90	• Cubital antérieur, grand palmaire
		• *Extension :* Ramener la face dorsale de la main aussi loin que possible vers l'arrière.	80-90	• Court extenseur radial du carpe, long extenseur radial du carpe, extenseur ulnaire du carpe

27

TABLEAU
27.10   Exercices d'amplitude articulaire (*suite*)

PARTIE DU CORPS	TYPE D'ARTICULATION	TYPES DE MOUVEMENT	DISTANCE (DEGRÉS)	PRINCIPAUX MUSCLES
Poignet (*suite*)		• *Abduction (inclinaison radiale)*: Fléchir le poignet en position médiane vers l'auriculaire.	> 30	• Grand palmaire, court extenseur radial du carpe, long extenseur radial du carpe
		• *Adduction (inclinaison cubitale)*: Fléchir le poignet de côté vers le pouce.	30-50	• Cubital antérieur, extenseur ulnaire du carpe
Doigts	Charnière condylienne	• *Flexion*: Refermer la main pour faire un poing.	90	• Interosseux palmaires, interosseux dorsaux
		• *Extension*: Étirer les doigts le plus possible.	30-60	• Extenseur propre de l'auriculaire, extenseur commun des doigts, extenseur propre de l'index
		• *Abduction*: Écarter les doigts.	30	• Interosseux dorsaux
		• *Adduction*: Ramener les doigts ensemble.	30	• Interosseux palmaires
Pouce	Interphalangienne	• *Flexion*: Bouger le pouce vers l'intérieur de la main.		• Court fléchisseur du pouce
		• *Extension*: Étirer le pouce en l'éloignant de la main.		• Long extenseur du pouce, court extenseur du pouce
		• *Abduction*: Étirer le pouce de côté (généralement effectué en plaçant les doigts en abduction et en adduction).	70-80	• Court abducteur du pouce et long abducteur du pouce
		• *Adduction*: Ramener le pouce vers la main.	70-80	• Adducteur oblique du pouce, adducteur transversal du pouce
		• *Opposition*: Toucher chaque doigt de la même main avec le pouce.		• Opposant du pouce, opposant du petit doigt
Hanche	Sphéroïde	• *Flexion*: Lever la jambe en avant.	120-130	• Grand psoas, iliaque, sartorius
		• *Extension*: Ramener la jambe à sa position initiale à côté de l'autre jambe.	120-130	• Grand fessier, semi-tendineux, semi-membraneux

TABLEAU 27.10   **Exercices d'amplitude articulaire (*suite*)**

Partie du corps	Type d'articulation	Types de mouvement	Distance (degrés)	Principaux muscles
Hanche (*suite*)		• *Hyperextension :* Déplacer la jambe vers l'arrière du corps.	10-20	• Grand fessier, semi-tendineux, semi-membraneux
		• *Abduction :* Déplacer la jambe de côté. • *Adduction :* Ramener la jambe à la position médiane et plus loin si possible.	30-50 20-30	• Moyen fessier, petit fessier • Long adducteur, court adducteur, grand adducteur
		• *Rotation interne :* Tourner le pied et la jambe vers l'autre jambe. • *Rotation externe :* Tourner le pied et la jambe du côté opposé à l'autre jambe.	35-40 40-50	• Moyen fessier, petit fessier, tenseur du fascia lata • Obturateur interne, obturateur externe, carré fémoral, piriforme, jumeau supérieur et inférieur, grand fessier
		• *Circumduction :* Faire des cercles avec la jambe.		• Grand psoas, grand fessier, moyen fessier, grand adducteur
Genou	Charnière	• *Flexion :* Amener le talon vers l'arrière de la cuisse. • *Extension :* Ramener le pied au sol.	135-145 0	• Biceps fémoral, semi-tendineux, semi-membraneux, sartorius • Droit fémoral, vaste latéral, vaste médial, vaste intermédiaire

27

TABLEAU 27.10 Exercices d'amplitude articulaire (*suite*)

PARTIE DU CORPS	TYPE D'ARTICULATION	TYPES DE MOUVEMENT	DISTANCE (DEGRÉS)	PRINCIPAUX MUSCLES
Cheville	Charnière	• *Flexion dorsale :* Relever le pied afin que les orteils pointent vers le haut.	20-30	• Tibial antérieur
		• *Flexion plantaire :* Étirer le pied afin que les orteils pointent vers le bas.	45-50	• Jumeaux de la jambe, soléaire
Pied	Glissière	• *Inversion :* Tourner la plante du pied vers l'intérieur.	30-40	• Tibial antérieur, tibial postérieur
		• *Éversion :* Tourner la plante du pied vers l'extérieur.	15-25	• Long péronier, court péronier
Orteils	Condylienne	• *Flexion :* Courber les orteils vers le bas.	30-60	• Fléchisseur des orteils, court fléchisseur du gros orteil
		• *Extension :* Redresser les orteils.	30-60	• Long extenseur des orteils, court extenseur des orteils, long extenseur du gros orteil
		• *Abduction :* Écarter les orteils.	⩽ 15	• Abducteur du gros orteil, interosseux dorsaux
		• *Adduction :* Ramener les orteils ensemble.	⩽ 15	• Adducteur du gros orteil, interosseux plantaires

adjacentes distales et proximales **FIGURE 27.18**, ou encore soutenir l'articulation avec une main et appuyer la partie distale de l'extrémité contre son autre bras **FIGURE 27.19**.

Chez les personnes âgées à mobilité restreinte qui feraient peu d'activités physiques, certaines altérations des articulations peuvent les prédisposer à des troubles de mobilité et limiter la flexibilité articulaire. L'infirmière pourrait donc recommander des méthodes qui permettraient à cette clientèle d'appliquer les règles de la biomécanique tout en prévenant les blessures **ENCADRÉ 27.10**.

Déplacement : aider un client à marcher

Aider un client à marcher demande de la préparation. L'infirmière doit évaluer la tolérance du client à l'activité, sa force, sa coordination et son équilibre afin de déterminer l'aide dont il a besoin. Elle doit également évaluer sa vigilance et déterminer s'il montre des signes de fatigue, afin de s'assurer qu'il est en mesure ou non de marcher.

L'infirmière évalue la sécurité du milieu environnant avant de commencer la marche. Les obstacles doivent donc être enlevés, et le sol doit demeurer propre et sec. Le client portera

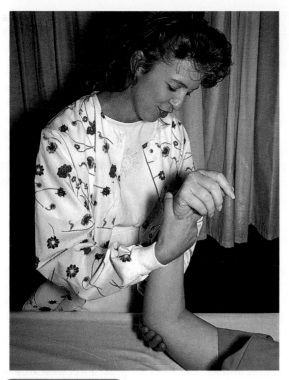

FIGURE 27.18 Façon de soutenir un membre en tenant les régions adjacentes distales et proximales de l'articulation

également des chaussures lui procurant un bon maintien et ayant une semelle antidérapante. L'infirmière doit prévoir des moments de repos au cas où le client se sentirait étourdi ou que sa tolérance à l'activité serait inférieure à l'estimation initiale.

Pour préparer un client au déplacement, l'infirmière l'aide d'abord à s'asseoir sur le bord du lit et lui demande de se reposer pendant une ou deux minutes avant de se lever. Plus la période

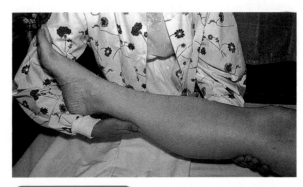

FIGURE 27.19 Façon de soutenir la partie distale d'un membre

REGARD SUR LA PERSONNE ÂGÉE

ENCADRÉ 27.10

Recommandations pour prévenir les blessures chez la clientèle âgée à mobilité restreinte

- Avant de commencer un programme d'exercices, obtenir l'autorisation du médecin et une ordonnance écrite qui précise les exercices contre-indiqués.

- Maintenir une intensité d'exercice adaptée à l'état de santé de la personne, à l'avis médical ou à l'évaluation de sa condition physique.

- Utiliser l'effort perçu par rapport à la fréquence cardiaque pour surveiller l'intensité de l'exercice.

- Effectuer des exercices de réchauffement de façon progressive avant l'activité et terminer par des exercices de récupération afin de diminuer les risques d'hypotension posturale et d'arythmie cardiaque.

- Bien s'hydrater, utiliser les règles de la biomécanique, porter des vêtements et des chaussures de sport qui conviennent à l'exercice.

- Éviter les mouvements rapides de torsion, les mouvements brusques et les transitions rapides d'un mouvement à l'autre.

- Éviter les exercices qui exigent une bonne acuité visuelle et un bon équilibre.

- Éviter de maintenir les contractions isométriques pendant plus de 10 secondes.

- Éviter l'exercice pendant les infections virales aiguës.

- Cesser l'exercice s'il y a présence de douleur rétrosternale, de contractions ventriculaires prématurées ou d'essoufflement excessif.

- Privilégier la marche rapide pendant 10 à 15 minutes pour tonifier les extrémités et les activités d'aérobie pour les personnes âgées (Ebersole & Hess, 1998).

- Les personnes âgées, selon leur condition, peuvent effectuer des activités d'intensité variable. Ces activités peuvent varier du jardinage aux exercices en position assise et au taï chi (Ebersole & Hess, 1998; Schaller, 1996).

d'inactivité ou d'immobilité est longue, plus les changements physiologiques sont grands. Cette situation est particulièrement évidente dans le cas d'altérations de la circulation sanguine. Lorsque le client est couché depuis longtemps, l'hypotension orthostatique peut se produire au moment où il se lève. La procédure suivante permet donc de la prévenir : après s'être levé, le client doit attendre une ou deux minutes avant de se déplacer. S'il se sent étourdi, le lit n'est pas loin, et l'infirmière peut rapidement l'aider à se rasseoir sur le bord du lit.

> *Lorsque le client est couché depuis longtemps, l'hypotension orthostatique peut se produire au moment où il se lève.*

De nombreuses techniques sont utilisées pour aider le client à se déplacer. L'infirmière peut le tenir par la taille afin que le centre de gravité reste sur le plan sagittal médian. Elle peut placer les deux mains autour de la taille du client, ou utiliser une **ceinture de marche ou de mobilisation,** qui lui offre une prise solide **FIGURE 27.20.** Ce type de ceinture en cuir ou en tissu est muni de deux prises pour que l'infirmière puisse soutenir le client au moment où il se déplace. Ce dernier doit éviter de se pencher d'un côté, car cela transfère le centre de gravité à l'extérieur de la ligne médiane, et a pour conséquences de diminuer l'équilibre et d'augmenter les risques de chute.

Le client qui semble instable ou qui éprouve des étourdissements doit être ramené au lit ou au fauteuil le plus proche. S'il s'évanouit ou s'apprête à tomber, l'infirmière doit élargir sa base d'appui en maintenant un pied en avant, pour soutenir le poids du corps du client **FIGURE 27.21.** Elle doit ensuite le déposer doucement sur le sol, en lui protégeant la tête.

L'infirmière qui a le moindre doute à propos de sa force et de sa capacité à faire marcher seule un client devrait demander de l'aide. En travaillant par équipe, deux infirmières se répartissent le poids du client entre elles. Elles se tiennent de chaque côté de lui et le soutiennent par la taille avec leur main adjacente, l'autre main étant utilisée pour soutenir le bras de leur côté.

Déplacement : marcher à l'aide d'accessoires

Les clients qui se remettent d'une longue maladie les ayant tenus alités et dont la mobilité est

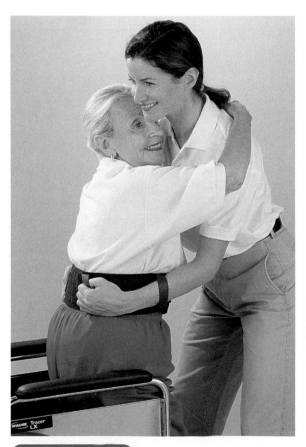

FIGURE 27.20 Ceinture de marche (ou de mobilisation)

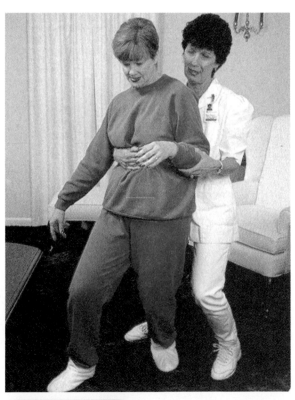

FIGURE 27.21 Lorsqu'il y a risque de chute, laisser glisser tranquillement le client vers le sol en pliant les genoux et en gardant le dos droit.

Source : Tiré de Birchenall, J.M., & Streight, M.E. (1997). *Mosby's textbook for the home care aide.* St. Louis, Mo. : Mosby.

restreinte ont souvent besoin d'accessoires pour les aider à se déplacer. La canne, le déambulateur et les béquilles font partie de ces accessoires, et l'infirmière doit enseigner au client et à sa famille comment les utiliser.

| **Canne** | La canne est un accessoire léger fait de bois ou de métal, facile à déplacer, qui arrive à la hauteur de la hanche. Elle comporte trois parties, soit la crosse, qui sert de poignée, la tige et le sabot. Deux types de cannes sont fréquemment utilisés : la canne droite et la canne quadripode **FIGURES 27.22** et **27.23**. La canne droite, la plus courante, est utilisée pour soutenir et équilibrer le client aux jambes affaiblies. Cette canne doit être tenue du côté sain. Le client doit apprendre que deux points de soutien (un pied et la canne, ou les deux pieds) sont en tout temps nécessaires. Une canne quadripode permet une plus grande stabilité et s'utilise lorsqu'il y a paralysie partielle ou complète de la jambe. La technique pour l'utilisation de la canne quadripode est la même que celle de la canne droite ▶ **MS 3.2**.

| **Déambulateur** | Le déambulateur est un accessoire de déplacement léger, fait de tubes métalliques, qui arrive à la hauteur des hanches de la personne **FIGURE 27.24**. Il possède quatre pattes espacées et solides sur lesquelles sont fixés des embouts de caoutchouc ou des roulettes. Des barres d'appui de chaque côté de la structure servent de poignées ▶ **MS 3.3**.

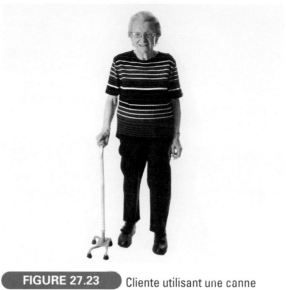

FIGURE 27.23 Cliente utilisant une canne quadripode

| **Béquilles** | Les béquilles sont souvent nécessaires pour favoriser la mobilité. L'infirmière enseigne les principes élémentaires de leur utilisation et donne des directives de sécurité relatives à celle-ci. Le client peut les utiliser temporairement, comme dans le cas d'une lésion au ligament du genou, ou à plus long terme, comme dans le cas d'une amputation de la jambe. Une béquille est faite de bois ou de métal. Il en existe deux types : les béquilles d'avant-bras (de Lofstrand ou canadiennes) **FIGURE 27.25** et les béquilles axillaires. Les béquilles d'avant-bras possèdent une poignée, et une bande de métal dans laquelle appuyer l'avant-bras. La bande de métal et la poignée s'ajustent pour convenir à la taille du client.

Les béquilles axillaires possèdent une partie concave et rembourrée dans le haut afin de pouvoir y appuyer l'aisselle. Toutefois, cette partie de la béquille ne doit pas soutenir le poids du corps, car la pression pourrait comprimer les nerfs sous-jacents et entraîner une paralysie partielle du bras. Une poignée sous forme de barre transversale fixée à la hauteur de la paume de la main sert à soutenir le corps. Il est important que les béquilles soient bien ajustées et que le client soit informé de la manière de les utiliser en toute sécurité pour obtenir une démarche stable, s'asseoir ou se lever d'une chaise, et monter et descendre les escaliers ▶ **MS 3.4**.

Pour marcher avec des béquilles, il faut porter le poids du corps alternativement sur une jambe ou les deux, et sur les béquilles. On choisit la démarche qui convient le mieux au client en évaluant ses capacités physiques et fonctionnelles ainsi que la maladie ou la blessure qui

MS 3.2

Méthodes liées aux soins de confort et à la mobilité : *Utilisation d'une canne pour l'aide à la marche.*

MS 3.3

Méthodes liées aux soins de confort et à la mobilité : *Utilisation d'un déambulateur pour l'aide à la marche.*

27

MS 3.4

Méthodes liées aux soins de confort et à la mobilité : *Utilisation de béquilles pour l'aide à la marche.*

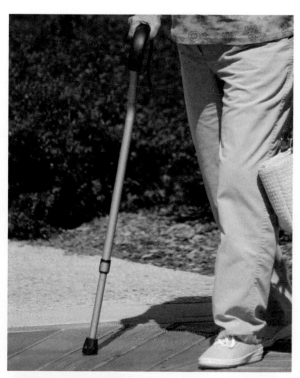

FIGURE 27.22 Cliente utilisant une canne droite

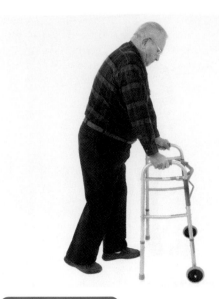

FIGURE 27.24 Client utilisant un déambulateur (marchette)

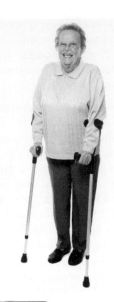

FIGURE 27.25 Cliente utilisant les béquilles d'avant-bras

l'oblige à utiliser des béquilles. La **démarche à trois points** est une démarche utilisée quand un client ne peut faire de transfert de poids sur une jambe (p. ex., dans le cas d'une fracture). La **démarche à quatre points** assure, quant à elle, une plus grande stabilité, mais exige que le poids porte sur les deux jambes. Celles-ci se déplacent en alternance avec la béquille opposée

de manière que trois points d'appui reposent sur le sol à tout moment. Enfin, la **démarche par balancement** est fréquemment utilisée par les paraplégiques qui doivent porter des orthèses. Le poids est réparti sur les deux jambes, et le client avance les béquilles et balance ses jambes en avant en supportant le poids de son corps avec les béquilles. ■

27.3 Mise en œuvre de la démarche de soins
Jugement clinique

Cette section présente la démarche systématique appliquée à la situation de madame Mendosa. Les cinq étapes de la démarche de soins y sont abordées, et permettent de comprendre et d'intégrer les données pertinentes pour assurer un suivi clinique adéquat auprès de cette cliente qui requiert des soins particuliers.

27.3.1 Collecte des données

L'évaluation clinique de madame Mendosa montre plusieurs données dont l'infirmière doit tenir compte pour arriver à mettre en évidence les besoins prioritaires de la cliente. Sur le plan physique, la cliente est alitée parce qu'elle est inconsciente à la suite d'un traumatisme crânien. Elle porte un plâtre à l'avant-bras gauche en raison d'une fracture du cubitus.

L'**ENCADRÉ 27.11** énumère les données subjectives et les données objectives que l'infirmière doit considérer pour déterminer le problème prioritaire de madame Mendosa et établir un plan de soins et de traitements infirmiers (PSTI).

Situation clinique de madame Mendosa

Données subjectives

- Madame Mendosa étant inconsciente, aucune donnée subjective n'est recueillie.

Données objectives

- La cliente est inconsciente.
- Elle réagit à la douleur par des mouvements de retrait
- Elle porte une sonde vésicale, et son urine est jaune clair.
- Il y a présence de suintement anal brunâtre.
- La cliente n'a pas eu de selles depuis cinq jours. Un toucher rectal a confirmé la présence de fécalomes.
- Il y a une rougeur à la malléole externe droite et au siège.
- P.A. : 132/84 mm Hg ; P : 102 batt./min, faible, mais régulier ; R : 28/min, régulière, mais superficielle ; T° R : 37,9 °C ; SpO_2 : 94 %.

27.3.2 Analyse et interprétation des données

La présence de rougeur aux proéminences osseuses laisse suspecter le développement de lésions de pression. Pour s'assurer que ce n'est pas le cas, il sera primordial de vérifier si les rougeurs persistent plus de 30 minutes après un changement de position et si elles ne blanchissent pas à la pression du doigt.

De plus, un toucher rectal a confirmé la présence de fécalomes dans l'ampoule rectale. Il est vrai que la cliente ne mange pas, mais elle peut quand même développer des selles dures.

Elle ne présente pas de difficultés respiratoires actuellement, mais sa respiration est superficielle. Il faudra être vigilant pour prévenir les complications pulmonaires, comme chez tous les clients alités pour une longue période.

Sans être inquiétantes, les fréquences cardiaque et respiratoire sont élevées. La tachycardie et la tachypnée sont explicables par l'effet de l'immobilité de la cliente sur ses fonctions cardiorespiratoires.

L'analyse et l'interprétation des données révèlent que les problèmes ciblés chez madame Mendosa touchent les fonctions intestinale, musculosquelettique et tégumentaire **ENCADRÉ 27.12**.

Énoncé des problèmes prioritaires de madame Mendosa

- Fécalomes
- Risque de contractures aux doigts de la main gauche en raison du plâtre à l'avant-bras
- Risque d'atteinte à l'intégrité de la peau liée à l'immobilité

27.3.3 Planification des soins et établissement des priorités

La planification des soins pour madame Mendosa revêt deux volets. Le volet curatif vise à déterminer des interventions pour régler son problème de fécalomes. Le volet préventif aura comme objectif ultime d'éviter l'apparition d'autres complications, en mettant l'accent sur celles qui sont déjà relevées, sans négliger les complications que tout client immobilisé pour une longue période est susceptible de présenter **TABLEAU 27.11**.

27.3.4 Interventions cliniques

Plusieurs interventions infirmières sont de nature préventive chez tous les clients immobilisés ou dont la mobilité est passablement restreinte, qu'ils soient inconscients ou non. Madame Mendosa n'y fait pas exception puisque sa condition clinique actuelle la prédispose à des complications touchant tous les systèmes biologiques. C'est ce que le PSTI doit souligner. Cependant, les problèmes déjà présents et ceux représentant plus qu'un risque théorique méritent une attention plus grande. Il devient alors crucial pour le suivi clinique de madame Mendosa d'apporter une attention rigoureuse à ces problèmes prioritaires. C'est ce que le PTI doit mettre en évidence.

27

TABLEAU 27.11 Résultats escomptés et interventions prioritaires liés à la situation clinique de madame Mendosa

PLANIFICATION / RÉSULTATS ESCOMPTÉS CHEZ LA CLIENTE

- Élimination des fécalomes et prévention d'une récidive
- Absence de contractures aux doigts gauches
- Maintien de l'intégrité de la peau
- Absence d'autres complications

INTERVENTIONS INFIRMIÈRES	JUSTIFICATIONS
• Enlever les fécalomes manuellement, si cela est autorisé dans le milieu de soins.	• Vider l'ampoule rectale.
• Appliquer un protocole de soulagement de la constipation selon l'état de la cliente.	• Éviter une occlusion mécanique qui obstrue partiellement ou complètement la lumière intestinale, causée par un fécalome non traité.
• Administrer précisément les quantités de soluté I.V.	• Répondre aux besoins métaboliques.
• Faire faire des exercices passifs aux doigts gauches et à tous les membres au moins pendant les changements de position.	• Éviter l'apparition des contractures, maintenir l'amplitude articulaire et le tonus musculaire.
• Garder le bras gauche de la cliente en élévation sur un oreiller.	• Éviter le développement d'œdème aux doigts et favoriser le retour veineux.
• Alterner les positions toutes les deux heures au minimum.	• Éviter les lésions de pression, mobiliser les sécrétions bronchiques et favoriser la ventilation des lobes pulmonaires.
• Ausculter les poumons régulièrement, au moins à chaque quart de travail.	• Vérifier la présence de murmures vésiculaires et détecter les bruits adventices.
• Vérifier la coloration et la quantité de l'urine à chaque quart de travail.	• Détecter les signes précurseurs d'une lithiase ou d'une infection urinaire.

27.3.5 Évaluation des résultats

Un des éléments clés des soins sera d'éviter l'apparition des complications fréquentes chez des clients alités pour une longue période et de traiter celles malheureusement présentes. Pour madame Mendosa, une surveillance clinique vigilante des signes de complications respiratoires, cutanées, musculosquelettiques, urinaires et intestinales est indiquée. Le suivi rigoureux sera fait pour évaluer l'évolution du problème déjà constaté, soit la présence de fécalomes, car il peut dégénérer en complication encore plus grave (iléus paralytique).

27.3.6 Plan thérapeutique infirmier de madame Mendosa

En plus des soins de base à prodiguer à la cliente, certaines interventions décidées par l'infirmière pourraient être appliquées par d'autres intervenants, tels que l'infirmière auxiliaire et le préposé aux bénéficiaires. L'infirmière se

PLAN THÉRAPEUTIQUE INFIRMIER (PTI)

MME LAURA MENDOSA
35 ans

CONSTATS DE L'ÉVALUATION

Date	Heure	N°	Problème ou besoin prioritaire	Initiales	RÉSOLU / SATISFAIT Date	Heure	Initiales	Professionnels / Services concernés
2010-02-10	10:00	1	Fécalomes					
		2	Risque d'atteinte à l'intégrité de la peau liée à l'immobilité					
		3	Risque de contractures et d'œdème aux doigts gauches	M.L.				Physiothérapeute

SUIVI CLINIQUE

Date	Heure	N°	Directive infirmière	Initiales	CESSÉE / RÉALISÉE Date	Heure	Initiales
2010-02-10	10:00	1	Faire un suivi du traumatisme crânien et contusions.				
		1	Enlever fécalomes manuellement.		2010-02-10	11:30	S.T.
			Appliquer protocole de soulagement de la constipation die, étape 1.				
		2	Alterner position q.2 h strict (+ dir. p. trav. PAB).				
			Ne pas laisser en décubitus dorsal sauf pour traitements (+ dir p. trav. PAB).				
		3	Effectuer exercices passifs aux doigts gauches et aux autres membres q.2 h				
			pendant changements de position (+ dir. p. trav. PAB).	M.L.			

Signature de l'infirmière	Initiales	Programme / Service	Signature de l'infirmière	Initiales	Programme / Service
Martina Lipari	M.L.	Unité de neurologie			
Sophie-Lan Truong	S.T.	Unité de neurologie			

© OIIQ

PLAN THÉRAPEUTIQUE INFIRMIER (PTI)

2010-02-10 10:00
Présence de fécalomes.

Rougeur à la malléole externe droite et au siège, blanchissant à la pression du doigt, mais persistant au moins 20 minutes après le changement de position.

Urine jaune clair. Murmures vésiculaires aux deux poumons, respiration superficielle à 28/min.

10:30
Exercices de flexion et d'extension des doigts gauches, pas d'œdème, amplitude articulaire normale. Bras gauche maintenu en élévation sur oreiller, doigts écartés.

11:30
Curage rectal, ampoule rectale vidée.

FIGURE 27.26 Extrait du plan thérapeutique infirmier de madame Mendosa pour le suivi clinique des effets pathologiques associés à son immobilité

réservera toutefois l'évaluation des différentes fonctions de l'organisme qui sont touchées ou susceptibles de l'être.

Le PTI de madame Mendosa met en évidence les priorités établies par l'infirmière pour lesquelles un suivi poussé est requis **FIGURE 27.26**.

Même si les changements de position font l'objet d'une intervention habituelle pour tout client alité, ils revêtent ici une importance spécifique ; l'infirmière insiste pour que ceux-ci soient respectés de façon stricte, comme le précise la directive.

27.3.7 Application de la pensée critique à la situation de madame Mendosa

Pendant que l'infirmière prodigue des soins à madame Mendosa, elle exerce son jugement clinique en utilisant sa pensée critique. Cette approche systématique lui permet d'appliquer une démarche de soins adaptée aux problèmes prioritaires de la cliente. L'infirmière se base sur ses connaissances des complications liées à l'immobilité, et des moyens de les prévenir et d'en détecter l'apparition, ce qui l'aidera à procéder à une évaluation initiale complète. Elle continuera ensuite à suivre de près l'évolution de la situation. Son expérience de soins aux clients immobilisés, peu importe la raison, la guidera également dans les décisions qu'elle prendra et le suivi clinique qu'elle assurera. En ne négligeant pas de rapporter tout signe suspect, elle contribuera à ce que la cliente n'éprouve pas de problèmes majeurs plus difficilement traitables comme une lésion de pression évoluant vers un stade plus avancé, par exemple **FIGURE 27.27**.

Vers un Jugement clinique

Connaissances
- Complications liées à l'immobilité et moyens de les détecter
- Signes d'un début de lésion de pression
- Exercices passifs
- Contre-indications à la mobilisation d'un client ayant un traumatisme crânien
- Complications possibles chez un client porteur d'un plâtre

Expériences
- Soins aux clients ayant un traumatisme crânien
- Soins aux clients immobilisés

ÉVALUATION

- Fonction urinaire : couleur de l'urine, quantité, odeur
- Fonction intestinale : présence ou absence de bruits intestinaux, fréquence et caractéristiques des selles, efficacité de l'application du protocole de soulagement de la constipation
- Fonction respiratoire : bruits normaux et anormaux à l'auscultation, amplitude des mouvements thoraciques, fréquence respiratoire
- Fonction circulatoire : interprétation des valeurs de P.A. et du pouls, vérification de l'œdème et de la température au membre plâtré
- Fonction métabolique : signes de déshydratation
- Fonction tégumentaire : signes précurseurs de lésions de pression
- Fonction musculosquelettique : amplitude et raideur articulaires, alignement corporel au cours des changements de position, atrophie au bras gauche lorsque le plâtre sera enlevé

Normes
- Fréquence des changements de position
- Actes délégués en ce qui a trait à l'extraction manuelle des fécalomes

Attitude
- Ne pas banaliser tout indice significatif de complications

FIGURE 27.27 Application de la pensée critique à la situation clinique de madame Mendosa

■ ■ ■ À retenir

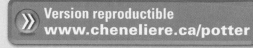
Version reproductible
www.cheneliere.ca/potter

- L'exercice consiste à faire de l'activité physique en vue de conditionner le corps, d'améliorer la santé et de maintenir la forme. Il peut aussi être utilisé comme moyen thérapeutique.

- La tolérance à l'activité dépend du type et de la quantité d'exercices ou de tâches qu'une personne est capable d'effectuer. Les facteurs physiologiques, émotionnels et développementaux exercent une influence sur la tolérance à l'activité.

- Les exercices isotoniques, les exercices isométriques et les exercices isométriques contre résistance sont associés à différents types de contraction musculaire.

- La biomécanique est respectée lorsque la coordination des efforts des systèmes locomoteur et nerveux d'une personne lui permet de se déplacer, de soulever une charge, de se pencher, de se tenir debout, de s'asseoir, de s'allonger et de vaquer à ses activités quotidiennes.

- L'équilibre corporel est obtenu lorsque l'ancrage est large, que le centre de gravité se trouve à l'intérieur de la base d'ancrage, et qu'une ligne verticale peut être tracée entre le centre de gravité et le centre de la base d'ancrage.

- L'alignement corporel dépend des diverses positions du corps, en fonction de l'état des articulations, des tendons, des ligaments et des muscles.

- Les changements développementaux, les aspects comportementaux, le milieu, l'origine culturelle et ethnique, et le soutien familial et social influencent la perception du client, et sa motivation à s'engager dans un programme d'activités et d'exercices physiques.

- Le risque d'altération lié à l'immobilité dépend de la durée de celle-ci ainsi que de l'état du client avant la maladie.

- L'immobilité présente des risques relativement aux aspects physiologiques, psychologiques et développementaux.

Pour en savoir plus

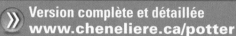
Version complète et détaillée
www.cheneliere.ca/potter

RÉFÉRENCES GÉNÉRALES

Études de cas sur les PDSB
www.pdsb.info

Infiressources > Banques et recherche > Santé > Habitudes de vie > Activité physique
www.infiressources.ca

ORGANISMES ET ASSOCIATIONS

ASSTSAS > Publications > Répertoire des fiches PDSB
Association paritaire pour la santé et la sécurité du travail du secteur affaires sociales
www.asstsas.qc.ca

ICRCP
Institut canadien de la recherche sur la condition physique et le mode de vie
www.cflri.ca

ORGANISMES GOUVERNEMENTAUX

Kino-Québec
www.kino-quebec.qc.ca

Santé Canada > Vie saine > Activité physique
www.hc-sc.gc.ca

Dotte, P. (2009). *Méthode de manutention des malades : ergomotricité dans le domaine du soin.* Paris : Maloine.

Autissier, M. (2008a). *L'ergonomie : manutention des personnes dépendantes. Organisation de leur environnement.* Rueil-Malmaison, FR : Wolters Kluwer.

Autissier, M. (2008b). *Techniques de manutention : adultes et enfants. Module 4. Ergonomie.* Rueil-Malmaison, FR : Lamarre.

Nolin, B., & Hamel, D. (2008). L'activité physique au Québec de 1995 à 2005 : gains pour tous… ou presque. In M. Fahmy (Éd.), *L'état du Québec 2009 : tout ce qu'il faut savoir sur le Québec d'aujourd'hui* (pp. 271-279). Montréal : Fides.

Pierson, F.M. (2008). *Principles and techniques of patient care* (4th ed.). St. Louis, Mo. : Saunders Elsevier.

Cleland, J. (2007). *Examen clinique de l'appareil locomoteur : tests, évaluation et niveaux de preuve.* Issy-les-Moulineaux, FR : Elsevier Masson.

Kendall, E., McCreary, P., Provance, P., Rodgers, M., & Romani, W.-A. (2007). *Les muscles : bilan et études fonctionnels. Anomalies et douleurs posturales* (5e éd.). Rueil-Malmaison, FR : Éditions Pradel.

Piat, A., & Michau, P. (2007). *Personnel de santé et techniques de manutention.* Issy-les-Moulineaux, FR : Elsevier Masson.

Côté, G. (2006). *Guide pratique de l'appareil locomoteur.* Rimouski, Qc : Agence de la santé et des services sociaux du Bas-Saint-Laurent.

Nolin, B., & Hamel, D. (2005). Les Québécois bougent plus mais pas encore assez. In M. Venne & A. Robitaille (Éds), *L'Annuaire du Québec 2006.* Montréal : Fides.

27

CHAPITRE

28

Édition française :
**Louise Francœur,
inf., M. Sc., DESS**

Édition originale :
Eileen Costantinou, RN, MSN, BC

Veiller à la sécurité

Objectifs

Après avoir lu ce chapitre, vous devriez être en mesure :

- d'exposer les principales causes de blessures accidentelles qui menacent la sécurité des personnes, leurs facteurs de risque, de même que les interventions préventives qui y sont associées ;

- de décrire les facteurs de risque intrinsèques liés à la personne, à son comportement ou à son stade de développement

pouvant causer des traumatismes, et les interventions préventives qui y sont associées ;

- de décrire les facteurs extrinsèques de risque de traumatisme liés à l'environnement physique, technologique ou socio-économique, ainsi que les interventions préventives qui y sont associées ;

- d'expliquer la démarche d'évaluation de la sécurité de la personne ;

- de décrire les risques présents dans les établissements de soins et les obligations de l'infirmière quant à la sécurité des clients ;

- d'appliquer la démarche de soins infirmiers à une situation de risque de chute.

 Guide d'études, pages 126 à 130

Mise en **contexte**

Jugement **clinique**

En tant qu'infirmière membre d'une équipe de maintien à domicile, vous vous rendez chez madame Anita Laplante, 78 ans, suivie pour un diabète de type 2. Veuve depuis 10 ans, celle-ci mène toutes ses activités de la vie domestique et quotidienne de façon autonome, mais elle utilise une canne pour marcher sur de longues distances. Elle souffre aussi d'arthrose au genou droit et d'hypertension artérielle. Sa médication est la suivante : glyburide (Diabeta^MD) 2,5 mg die, acétaminophène 500 mg q.i.d., hydrochlorthiazide 12,5 mg die, atorvastatine calcique (Lipitor^MD) 10 mg die, lorazépam (Ativan^MD) 1 mg hs p.r.n. La semaine dernière, madame Laplante a fait une chute

en trébuchant sur une carpette. Il n'y a pas eu de conséquence fâcheuse, sauf une ecchymose à la hanche et au coude droits, mais la cliente craint que cet incident se reproduise. Vous décidez d'évaluer les circonstances de cette chute. La pression artérielle de madame Laplante est de 157/92 mm Hg en position couchée et de 136/86 mm Hg debout. Vous lui faites faire le test « Lever et marcher chronométré » (*Timed Up and Go*), que la cliente réalise en 15 secondes.

> *Quels sont les facteurs de risque de chute que vous relevez dans la situation de madame Laplante ?*

Concepts **clés**

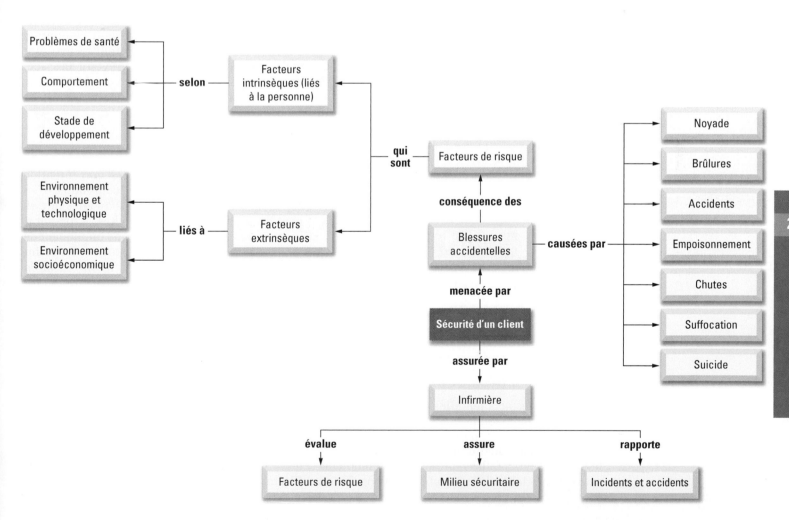

ême si, dans la majorité des cas, les accidents ne provoquent pas de traumatisme, un grand nombre de personnes de tous âges et de tous milieux subissent chaque année des blessures physiques ou psychologiques, dont certaines conduisent à la mort, à la suite d'un accident, d'une erreur d'un professionnel de la santé ou encore de négligence.

La sécurité se traduit comme l'absence d'exposition à un danger physique ou psychologique. Ainsi, c'est par la connaissance de la prévention des traumatismes que l'infirmière assure la sécurité des personnes, des familles ou des collectivités. Elle doit connaître les principales causes des blessures intentionnelles ou non intentionnelles, et les facteurs de risque, qu'ils soient intrinsèques (liés à la personne) ou extrinsèques (liés à l'environnement physique, technologique, socioéconomique), associés aux accidents de toutes sortes pouvant produire des traumatismes ; par exemple, une fracture à l'occasion d'une chute, une épidémie à la suite d'une contamination, l'asphyxie associée à une noyade, ou une brûlure dans le cas d'un incendie. L'infirmière doit exercer son jugement clinique à l'égard de ces risques pour évaluer et prévenir les accidents, ou pour diminuer la gravité du traumatisme qui peut en découler. Elle doit également connaître les interventions infirmières à effectuer en cas de traumatisme et mettre en place les actions pour prévenir les complications. À ce sujet, l'infirmière ne doit pas négliger l'impact psychologique d'un accident, qui peut altérer considérablement la qualité de vie à long terme de la personne et de sa famille.

Plusieurs auteurs se sont penchés sur le sujet de la prévention des traumatismes. William Haddon a développé un modèle théorique et une approche qui peuvent guider l'infirmière dans son analyse de la sécurité d'une situation donnée. Le présent chapitre s'appuie sur les concepts de la matrice de Haddon, utilisée en matière de prévention des traumatismes au Québec, au Canada et dans la plupart des pays occidentaux (Lavoie, Maurice, & Rainville, 2008). En utilisant cette approche, l'infirmière non seulement dispense des soins sûrs, mais participe aussi activement à la promotion de la santé de son client, voire de la communauté.

Les menaces à la sécurité dans les établissements de santé et dans les situations de crise sont aussi des sujets avec lesquels l'infirmière doit se familiariser pour être en mesure d'offrir des soins dans un milieu propice au maintien ou au recouvrement de la santé des clients.

28.1

Connaissances scientifiques de base à propos de la sécurité

28.1.1 Principales causes de blessures accidentelles

Les blessures accidentelles peuvent être non intentionnelles, comme les chutes ou les accidents d'automobile, ou intentionnelles, comme les homicides. Quelle que soit leur nature, les blessures accidentelles représentent la cinquième cause de mortalité de l'ensemble de la population canadienne. Les blessures non intentionnelles sont la première cause de décès chez les personnes âgées de 1 à 34 ans. Les accidents impliquant des véhicules motorisés figurent au premier rang des blessures non intentionnelles ayant causé le décès pour tous les âges, sauf chez les personnes âgées de 80 ans et plus, pour qui ce sont les chutes. La suffocation, les empoisonnements, la noyade et les brûlures font aussi partie des principales causes de décès attribuables aux blessures accidentelles (Agence de la santé publique du Canada [ASPC], 2004a, 2004b).

Au Canada, le suicide est la principale cause de décès due aux blessures intentionnelles et la deuxième cause de décès de façon générale pour les personnes âgées de 15 à 34 ans (ASPC, 2004a, 2004b). L'homicide prend le deuxième rang des causes de blessures intentionnelles. Ce type d'événement peut paraître étranger aux interventions infirmières ; cependant, il faut savoir que l'homicide demeure trop fréquent chez les enfants de moins de un an, et il est le plus souvent associé au syndrome du bébé secoué, pour lequel l'infirmière peut jouer un rôle préventif important (ASPC, 2004a ; Papineau & Duclos, 2008).

Cette section présente les principales causes de blessures accidentelles, mais aussi les facteurs de risque de celles-ci et leur évaluation. L'infirmière doit en outre connaître les interventions à privilégier pour prévenir ces accidents, diminuer leur gravité ou éviter leurs complications.

Chutes

Les chutes représentent la deuxième cause de décès attribuables aux blessures non intentionnelles au Canada, tous âges confondus. C'est cependant après l'âge de 65 ans qu'elles deviennent les plus fréquentes et qu'elles se hissent au premier rang, devant les accidents impliquant des véhicules motorisés (ASPC, 2004b). On estime que 30 % des personnes âgées feront au moins une chute chaque année (O'Loughlin, Robitaille, & Suissa, 1993). Au Québec, pour une population estimée d'environ un million de personnes âgées (en 2004), plus de 300 000 sont tombées au moins une fois au cours de l'année, plus de 12 500 ont été hospitalisées à la suite d'une chute et plus de 600 en sont décédées. Pour plusieurs d'entre elles, une chute entraîne une perte de mobilité et d'autonomie, et elle constitue un événement prédictif de l'hébergement en résidence ou en centre d'hébergement et de soins de longue durée (CHSLD). Ainsi, l'infirmière doit évaluer les facteurs de risque de chute chez ses clients âgés (Bégin, Boudreault, & Sergerie, 2007).

Évaluation du risque de chute

Les chutes sont un phénomène complexe comprenant plusieurs facteurs de risque. Parmi ceux-ci, on reconnaît les facteurs intrinsèques, qui englobent la santé générale et l'autonomie de la personne, les problèmes de santé particuliers, la fonction musculosquelettique – y compris la marche, l'équilibre et la performance physique –, l'état cognitif et psychologique, les déficits visuels et auditifs, et la prise de médicaments. Il faut également tenir compte des facteurs comportementaux, aussi associés à la personne, comme les habitudes de vie et les comportements à risque. Des antécédents de chutes et la peur de tomber font partie de cette catégorie et sont considérés comme des événements prédictifs de chutes. C'est ce qui se manifeste chez madame Laplante, qui exprime sa peur de tomber de nouveau à l'infirmière.

Parmi les facteurs intrinsèques, l'infirmière doit aussi évaluer les capacités motrices de la personne. Outre l'autonomie fonctionnelle concernant les déplacements et les transferts, elle peut faire un dépistage au moyen du test « Lever et marcher chronométré » (*Timed Up and Go*). Ce test, qui évalue la mobilité de base des personnes âgées de 60 à 90 ans, s'effectue en mesurant le temps nécessaire pour que la personne se lève d'une chaise, marche trois mètres, se retourne et revienne s'asseoir sur la chaise. Pour réussir le test, la personne doit le réaliser en moins de 14 secondes ; dans le cas contraire, elle est considérée comme à risque de chute.

La mesure de la pression artérielle (P.A.) en position couchée et debout pour dépister l'**hypotension orthostatique** constitue un autre point important de l'évaluation de l'infirmière ▶ **22** **FIGURE 28.1**.

22

Les notions de base sur la pression artérielle sont abordées dans le chapitre 22, Mesurer et évaluer les signes vitaux.

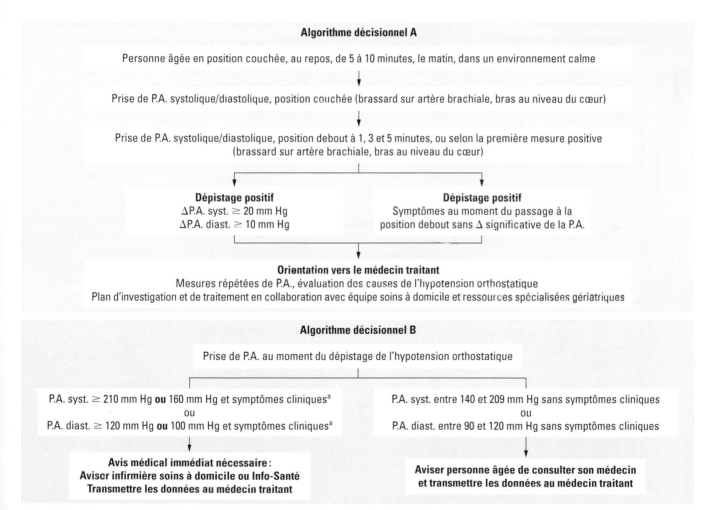

Algorithme décisionnel A

Personne âgée en position couchée, au repos, de 5 à 10 minutes, le matin, dans un environnement calme

↓

Prise de P.A. systolique/diastolique, position couchée (brassard sur artère brachiale, bras au niveau du cœur)

↓

Prise de P.A. systolique/diastolique, position debout à 1, 3 et 5 minutes, ou selon la première mesure positive (brassard sur artère brachiale, bras au niveau du cœur)

Dépistage positif
ΔP.A. syst. ≥ 20 mm Hg
ΔP.A. diast. ≥ 10 mm Hg

Dépistage positif
Symptômes au moment du passage à la position debout sans Δ significative de la P.A.

Orientation vers le médecin traitant
Mesures répétées de P.A., évaluation des causes de l'hypotension orthostatique
Plan d'investigation et de traitement en collaboration avec équipe soins à domicile et ressources spécialisées gériatriques

Algorithme décisionnel B

Prise de P.A. au moment du dépistage de l'hypotension orthostatique

P.A. syst. ≥ 210 mm Hg **ou** 160 mm Hg et symptômes cliniques[a]
ou
P.A. diast. ≥ 120 mm Hg **ou** 100 mm Hg et symptômes cliniques[a]

P.A. syst. entre 140 et 209 mm Hg sans symptômes cliniques
ou
P.A. diast. entre 90 et 120 mm Hg sans symptômes cliniques

Avis médical immédiat nécessaire :
Aviser infirmière soins à domicile ou Info-Santé
Transmettre les données au médecin traitant

Aviser personne âgée de consulter son médecin et transmettre les données au médecin traitant

a. Symptômes cliniques : céphalée intense soudaine ou inhabituelle, irritabilité et confusion, comportement étrange, difficulté à marcher ou à prendre des objets, difficulté à respirer, douleur thoracique, faiblesse, engourdissements, paresthésie, troubles de la vision ou de l'élocution, étourdissements.

FIGURE 28.1 Dépistage de l'hypotension orthostatique – Algorithmes décisionnels

Source : Tiré de Bégin, C., Boudreault, V., & Sergerie, D. (2007). *La prévention des chutes dans un continuum de services pour les aînés vivant à domicile : guide d'implantation – IMP* (2e éd.). Québec, Qc : Institut national de santé publique.

Les facteurs de risque comprennent également des facteurs extrinsèques, comme l'environnement physique et technologique, et l'environnement socioéconomique. Une chute résulte souvent de l'interaction de plusieurs facteurs de risque ; cependant, la gravité de la chute est déterminée davantage par la hauteur de celle-ci et la dureté de la surface de l'impact, et par la vulnérabilité de la personne. Ainsi, la présence de certains facteurs avant la chute détermine le risque de chute, et la présence de certains facteurs pendant et après l'événement contribue au risque de **traumatisme,** à sa gravité, et à la possible aggravation du traumatisme et des séquelles. De ces éléments se dégagent un axe temporel et un axe factoriel, qui composent la matrice de Haddon, utilisée dans l'analyse et le contrôle des traumatismes, et dont l'application convient à la problématique des chutes. Le **TABLEAU 28.1** présente la matrice de Haddon appliquée aux facteurs de risque de chute.

TABLEAU 28.1	Matrice de Haddon appliquée aux facteurs de risque de chute			
	AXE FACTORIEL			
AXE TEMPOREL	**Personne**		**Environnement physique et technologique**	**Environnement socioéconomique**
Avant l'événement : risque de chute	**Facteurs intrinsèques** **Santé générale et autonomie** • Âge • Diminution de l'autonomie fonctionnelle • Antécédents de chutes ou de fractures • Peur de tomber **Problèmes de santé** • Arthrite, séquelles d'accident vasculaire cérébral • Diabète • Maladie de Parkinson • Incontinence urinaire • Déformation des pieds • Hypotension orthostatique, étourdissements • Malnutrition **Problèmes musculosquelettiques et neuromusculaires** • Diminution de la force des genoux, des hanches et des chevilles • Diminution de la force de préhension • Diminution sensorielle aux pieds **Marche, équilibre et performance physique** • Trouble de la marche • Difficultés dans les transferts assis-debout • Trouble de l'équilibre **État cognitif et psychologique** • Troubles cognitifs et démence • Dépression • Déficits visuels et auditifs • Utilisation de quatre médicaments et plus, de médicaments cardiovasculaires ou de psychotropes	**Facteurs comportementaux** **Habitudes de vie** • Inactivité physique (sédentarité) • Consommation excessive d'alcool • Alimentation inadéquate • Consommation de médicaments non prescrits (vente libre) et produits naturels **Comportements à risque** • Geste inadéquat pour l'activité à réaliser (grimper, se hâter, marcher avec la vue obstruée, etc.) • Non-utilisation ou utilisation inadéquate d'aides à la marche, ou d'autres équipements et accessoires de sécurité (p. ex., souliers) • Utilisation d'aides à la marche en mauvais état • Port de souliers avec semelles glissantes ou absence de contrefort **Antécédents de chutes** Événement prédictif • Peur de chuter	**Facteurs extrinsèques** **Domicile** • Éclairage insuffisant • Absence de barres d'appui ou de mains courantes • Planchers glissants, inégaux, avec seuils • Aires de circulation encombrées (fils électriques non fixés, boîtes, meubles, etc.) • Équipements et accessoires non sécuritaires ou en mauvais état (escabeaux, mains courantes, etc.) • Éléments extérieurs du domicile en mauvais état (allées, trottoirs, mobilier, échelles, escabeaux, etc.) **Lieux publics** • Éléments de l'infrastructure et du mobilier urbains en mauvais état (fissures ou trous dans la chaussée, surfaces inégales ou glacées des trottoirs, escaliers, éclairage, aires de repos, etc.)	**Facteurs extrinsèques** • Codes non appliqués ou normes inadéquates en matière de sécurité • Conception ou entretien inadéquat des immeubles • Conditions de vie inadéquates des aînés (revenu, emploi, logement, etc.) • Déficience de l'environnement social (solitude, réseau d'amis, parents, réseau social et d'entraide, etc.) • Facteurs iatrogéniques liés aux ordonnances potentiellement non appropriées • Équipement inadéquat pour la conservation et la préparation des aliments • Offre de services limitée pour le maintien des capacités ou leur optimisation (préventifs, de soutien à domicile, médicaux, communautaires)

| AXE TEMPOREL | AXE FACTORIEL | | |
	Personne	Environnement physique et technologique	Environnement socioéconomique
Pendant l'événement : risque de traumatisme	• Faible densité de la masse osseuse, ostéoporose • Faiblesse du tissu musculaire • Faible indice de la masse corporelle ou perte de poids récente • Inefficacité des réactions de protection (réflexes) pour amoindrir la chute • Non-utilisation de protecteurs de hanches chez les personnes vulnérables	• Matériaux de recouvrement des planchers, d'escaliers, de la chaussée et des trottoirs qui n'absorbent pas les chocs • Mobilier du domicile et des lieux publics potentiellement contondants	
Après l'événement : risque d'aggravation des traumatismes et des séquelles	• Incapacité à se relever après la chute • Non-application des premiers soins (par soi-même ou par les proches) • Développement du syndrome postchute • Mauvais état de santé général (fragilité) • Mauvaise condition physique • Degré de gravité des blessures (transfert d'énergie au cours de l'événement)	• Non-disponibilité du téléphone, ou d'équipements et d'accessoires de sécurité • Non-proximité des services de première ligne (CSSS, cliniques médicales), des services d'ambulance et d'urgence, ou d'un centre de traumatologie	• Soins et services médicaux déficients (urgence, traumatologie, chirurgie, etc.) • Soins et services de réadaptation déficients • Offre de service déficiente (de soutien à domicile, médicaux, hospitaliers, de réadaptation, communautaires)

Source : Tiré de Bégin, C., Boudreault, V., & Sergerie, D. (2007). *La prévention des chutes dans un continuum de services pour les aînés vivant à domicile : guide d'implantation – IMP* (2e éd.). Québec, Qc : Institut national de santé publique.

L'infirmière doit également reconnaître les médicaments qui pourraient représenter un facteur de risque de chute pour tous les clients vivant à domicile **ENCADRÉ 28.1**. Elle s'attardera aux interactions médicamenteuses quand il y a consommation de deux psychotropes, ce qui peut aggraver la sédation et le ralentissement psychomoteur, et dans la prise de certains antihistaminiques qui, combinés à des psychotropes, augmenteront aussi la sédation ou le risque de trouble du rythme cardiaque (Bégin, Boudreault, & Sergerie, 2007). L'infirmière doit aussi prêter attention aux clients qui souffrent de dénutrition ou de déshydratation, car celles-ci augmentent la concentration des médicaments dans le sang et donc accroissent leurs effets indésirables. Il faut se rappeler que les diurétiques peuvent créer une déshydratation, une **hyponatrémie,** une **hypokaliémie** et une intoxication par accumulation.

Tout comme l'hypotension orthostatique, la dénutrition ou la malnutrition, ainsi que les troubles de la vision et la consommation d'alcool

ENCADRÉ
28.1

Facteurs de risque de chute liés à la médication

• Consommation de quatre médicaments et plus
• Prise de médicaments augmentant la possibilité de chute :
  – psychotropes ; antidépresseurs, sédatifs-hypnotiques et tranquillisants
  – certains médicaments cardiovasculaires ; antiarythmiques, dioxines, dérivés nitrés et certains diurétiques
• Indication des doses et adaptation à l'état de santé de l'aîné
• Effets indésirables ressentis ou possibles
• Possibilités d'interactions médicamenteuses

Source : Tiré de Bégin, C., Boudreault, V., & Sergerie, D. (2007). *La prévention des chutes dans un continuum de services pour les aînés vivant à domicile : guide d'implantation – IMP* (2e éd.). Québec, Qc : Institut national de santé publique.

Pour en savoir davantage sur la matrice de Haddon et son approche de prévention des traumatismes, vous pouvez consulter le site www.cheneliere.ca/potter.

28

Parmi les médicaments que prend madame Laplante, lequel constitue le plus grand facteur de risque de chute ?

Pour en savoir davantage sur les facteurs complémentaires de chute qui devraient faire l'objet d'un dépistage, consultez le site www.inspq.qc.ca.

La peur de tomber peut également exister chez des personnes qui n'ont jamais fait de chute.

sont des éléments qui ont été mis en lien avec le risque de chute. Ils sont donc considérés comme des facteurs de risque complémentaires et devraient faire l'objet d'un dépistage.

L'évaluation des facteurs de risque extrinsèques débute par l'inspection du domicile. L'inventaire des risques de l'environnement domiciliaire des aînés (grille IREDA) est l'outil recommandé par l'Institut national de santé publique du Québec (INSPQ) pour effectuer cette évaluation **FIGURE 28.2**. L'évaluation du domicile est fortement recommandée pour tous les aînés et particulièrement ceux à risque de chute. La participation du client est essentielle, car elle permet de le sensibiliser aux risques dans son environnement et à ceux qui sont associés à ses comportements au cours de ses activités de la vie quotidienne (AVQ). Il est d'ailleurs conseillé d'évaluer l'environnement domiciliaire en interaction avec la personne, c'est-à-dire pendant la réalisation de ses activités courantes (hygiène, habillement, préparation de repas, déplacements). Cette démarche participative favorise la négociation et la recherche de solutions personnalisées avec le client (Bégin et al., 2007). L'évaluation des facteurs comportementaux devrait la compléter.

Outre son évaluation des comportements à risque et des habitudes de vie, l'infirmière devrait s'informer des antécédents de chute et vérifier si la personne a peur de tomber. En effet, cette peur est un facteur de risque de chute puisque les personnes qui vivent cette phobie limitent leurs déplacements, s'isolant peu à peu et perdant graduellement leur capacité motrice (Bégin et al., 2007). Il ne faut pas négliger le sentiment qu'éprouve la personne qui se retrouve sur le sol après une chute, lequel peut renforcer une peur de tomber de nouveau. Ainsi, madame Laplante a mentionné sa crainte de tomber une autre fois à l'infirmière. Celle-ci devrait donc prendre le temps de valider cette inquiétude avec la cliente. Cependant, la peur de tomber peut également exister chez des personnes qui n'ont jamais fait de chute (Gagnon & Flint, 2003). Par ailleurs, des questionnaires permettent de préciser davantage les dimensions psychologiques, telles que la confiance en son équilibre et le sentiment d'efficacité relatif à l'évitement d'une chute, et de les comparer avec les capacités motrices réelles de la personne (Gagnon & Flint, 2003 ; Gagnon, Flint, Naglie, & Devins, 2005).

Interventions préventives

Depuis plusieurs années, de nombreuses interventions ont été mises de l'avant pour prévenir les chutes. D'ailleurs, Campbell (2002) estime qu'il serait possible d'éviter le tiers des chutes et les traumatismes qui y sont associés. Cependant, les interventions ne se révèlent pas toutes efficaces. Ainsi, à partir du cadre de référence ministériel québécois sur la prévention des chutes dans un continuum de services pour les aînés vivant à domicile (Ministère de la Santé et des Services sociaux du Québec [MSSS], 2004) et d'un référentiel de bonnes pratiques sur ce thème (Institut national de prévention et d'éducation pour la santé [INPES], 2005), l'INSPQ a réalisé un guide d'implantation, pour l'ensemble du Québec, d'une intervention multifactorielle personnalisée pour la prévention des chutes des aînés. Ce guide comprend des outils d'évaluation et d'interventions basés sur des résultats probants, des plans et des stratégies d'action, des modèles de cheminement, des protocoles de mise en œuvre et des conseils d'utilisation (Bégin et al., 2007).

Par exemple, si l'infirmière observe un cas d'hypotension orthostatique, elle doit fournir certains conseils à la personne pour prévenir les conséquences liées à ce facteur de risque en attendant les recommandations précises du médecin **ENCADRÉ 28.2**.

ENSEIGNEMENT AU CLIENT

ENCADRÉ 28.2 | **Conseils pour prévenir l'hypotension orthostatique**

- S'hydrater adéquatement, boire au moins deux litres de liquide par jour ou plus dans le cas de pertes liquidiennes (p. ex., par temps chaud et humide, ou pendant une séance d'exercices) sauf si le médecin impose une restriction liquidienne.
- Éviter les circonstances suivantes : station debout prolongée, forte chaleur, bains chauds, consommation d'alcool, alitement prolongé.
- Dormir ou se reposer en position semi-assise.
- Se lever du lit ou d'une chaise en faisant une pause sur le bord du lit avant de se lever, et en remuant les jambes et les pieds avant de passer à la position debout.
- Faire des exercices de flexion-extension des chevilles et d'ouverture-fermeture des mains (serrer les poings) en position assise, avant de passer à la position debout.
- Se rasseoir ou se recoucher en cas d'étourdissements durant le passage de la position couchée ou assise à la position debout.
- Éviter de se pencher à la ceinture pour ramasser des objets au sol ; plier plutôt les genoux, en gardant la tête au-dessus du niveau du cœur.

Source : Tiré de Bégin, C., Boudreault, V., & Sergerie, D. (2007). *La prévention des chutes dans un continuum de services pour les aînés vivant à domicile : guide d'implantation – IMP* (2e éd.). Québec, Qc : Institut national de santé publique.

GRILLE IREDA
ENVIRONNEMENT DOMICILIAIRE

Type de domicile : ☐ Maison unifamiliale ☐ 1 étage ☐ 2 étages ☐ Multipaliers
☐ Logement ☐ Résidence privée ☐ Autre : _____

La personne est : ☐ Propriétaire ☐ Locataire

Éléments	Dépistage			Suivi Modification(s)		Commentaires
	Oui	Non	N/A	Oui	Non	
Escaliers extérieurs						
1. Revêtement antidérapant						
2. Mains courantes						
3. Uniformité des marches						
4. Indicateur de localisation de la 1re et dernière marche						
5. Contremarches fermées et de couleur contrastante						
6. Marches dégagées de tout objet						
7. Éclairage adéquat						
8. Boîte aux lettres hors de l'escalier et à bonne hauteur						
9. Autre(s) risque(s) observé(s) lors de l'enseignement des comportements sécuritaires dans les escaliers						
Escaliers intérieurs						
10. Revêtement antidérapant						
11. Mains courantes						
12. Uniformité des marches						
13. Indicateur de localisation de la 1re et dernière marche						
14. Contremarches fermées et de couleur contrastante						
15. Marches dégagées de tout objet						
16. Porte s'ouvrant vers l'intérieur de la pièce						
17. Autre(s) risque(s) observé(s) lors de l'enseignement des comportements sécuritaires dans les escaliers						
Salle de bain						
18. Baignoire d'une hauteur et d'une grandeur standard						
19. Barres d'appui solides et antidérapantes						
20. Tapis antidérapant dans la baignoire						
21. Sortie de bain antidérapante						
22. Douche téléphone accessible						
23. Bouchon de la baignoire facile à utiliser						
24. Lavabo accessible						
25. Toilette sécuritaire						
26. Espace de rangement accessible						
27. Autre(s) risque(s) observé(s) lors de l'enseignement des comportements sécuritaires dans la salle de bain						
Cuisine						
28. Articles fréquemment utilisés accessibles						
29. Armoires accessibles						
30. Espace de travail sur le comptoir disponible						
31. Escabeau stable et antidérapant (si utilisé)						
32. Courte distance entre le réfrigérateur, la cuisinière, l'évier et la table						
33. Prises de courant accessibles						
34. Table et chaises sécuritaires						
35. Autre(s) risque(s) observé(s) lors de l'enseignement des comportements sécuritaires dans la cuisine						

FIGURE 28.2 Grille IREDA – Inventaire des risques de l'environnement domiciliaire des aînés

Éléments	Dépistage			Suivi Modification(s)		Commentaires
	Oui	Non	N/A	Oui	Non	
Salon						
36. Fauteuil sécuritaire						
37. Absence de table basse au milieu du salon						
38. Autre(s) risque(s) observé(s) lors de l'enseignement des comportements sécuritaires dans le salon						
Chambre						
39. Lit de bonne hauteur						
40. Matelas ferme ou orthopédique						
41. Téléphone, lampe, cadre lumineux et lampe de poche sur la table de chevet près du lit						
42. Espace de rangement accessible						
43. Autre(s) risque(s) observé(s) lors de l'enseignement des comportements sécuritaires dans la chambre						
Toutes les pièces						
44. Chaise permettant de s'asseoir pour s'habiller						
45. Seuils de porte adoucis entre les pièces						
46. Plancher exempt de surface(s) glissante(s)						
47. Plancher sans reflet et tapis uni						
48. Égalité du sol et revêtement bien fixé						
49. Fils électriques et du téléphone bien fixés						
50. Aires de déplacement dégagées						
51. Éclairage adéquat						
52. Interrupteurs accessibles à l'entrée de la pièce						
53. Veilleuse						
54. Téléphone accessible						
55. Autre(s) risque(s) observé(s) lors de l'enseignement des comportements sécuritaires dans toutes les pièces						
Autres risques observés : sous-sol, salle de lavage, chaussures à semelles lisses, vêtements trop longs ou amples, présence de petits animaux dans le domicile, etc.						
Quel(s) type(s) de modification(s) dans votre logement serait(ent) nécessaire(s) afin de rendre vos activités de tous les jours plus faciles et plus sécuritaires ?						
Référence à l'ergothérapeute si nécessaire : ☐ Oui ☐ Non						

Total des risques : _____ /55

Signature : _____
Date : _____

Suivi des recommandations sur les risques environnementaux

_____
_____
_____
_____
_____
_____
_____
_____
_____

Signature : _____
Date : _____

FIGURE 28.2 Grille IREDA – Inventaire des risques de l'environnement domiciliaire des aînés (*suite*)

Source : Tiré de Bégin, C., Boudreault, V., & Sergerie, D. (2009). *La prévention des chutes dans un continuum de services pour les aînés vivant à domicile : guide d'implantation – IMP* (2e éd. 2009). Québec, Qc : Institut national de santé publique.

Il existe des appareils de télésurveillance qui permettent de signaler une chute, ou tout autre incident mettant en danger une personne à risque de chute ou qui craint de tomber. Ces appareils comportent un bouton fixé à un bracelet ou à un pendentif, que la personne déclenche au besoin **FIGURE 28.3**. Le signal peut être dirigé vers une centrale téléphonique qui transmet directement le message aux services d'urgence ou à un proche choisi par son utilisateur. Par ailleurs, la personne peut utiliser un téléphone sans fil à l'occasion de ses déplacements à l'intérieur, ou un téléphone cellulaire si elle se trouve à l'extérieur (Institut universitaire de gériatrie de Montréal [IUGM], 2004).

Plusieurs accessoires peuvent aussi faciliter les tâches des personnes âgées et réduire le risque de chute : pince à long manche pour ramasser les objets par terre **FIGURE 28.4** ; desserte à panier à roulettes pour transporter les objets dans la maison ; escabeau solide, stable et antidérapant ; etc. Une attention spéciale doit être portée aux chaussures. En effet, des chaussures inadéquates accroissent le risque de chute. Le talon ne doit pas être trop haut, et il faut en diminuer graduellement la hauteur chez une personne qui a toujours porté des talons hauts. Les semelles doivent être antidérapantes, ni trop molles ni trop épaisses pour ne pas nuire à l'information sensorielle transmise à la plante du pied, nécessaire à la stabilité pendant la marche. Il faut également s'assurer d'un bon renfort du talon qui stabilise la cheville et qui contribue à la **proprioception.** Pour un aîné, porter de bonnes chaussures est d'autant plus important qu'une personne âgée sur trois souffre de problèmes podiatriques (IUGM, 2004).

Aux personnes qui sont à risque de chute, l'infirmière peut suggérer de porter des protecteurs de hanches conçus pour éviter les fractures de hanche au moment d'une chute. Ces protecteurs se présentent sous forme de sous-vêtement ou de ceinture protectrice à la hauteur des hanches et visent à protéger le col du fémur en cas de chute **FIGURE 28.5**. Ces accessoires semblent efficaces, pourvu qu'ils soient placés correctement et que la personne les utilise régulièrement (Currie, 2008 ; Meyer, Warnke, Bender, & Mühlhausser, 2003 ; Warnke, Meyer, Bender, & Mühlhausser, 2004).

Sur le plan de la promotion de la santé pour les personnes âgées qui ne sont pas à risque de chute, le cadre de référence du MSSS prévoit une intervention multifactorielle non personnalisée par l'intermédiaire du Programme intégré d'équilibre dynamique (P.I.É.D.), offert à des groupes dans la communauté. Ce programme vise à améliorer la force des jambes des participants, à habiliter ceux-ci à aménager leur domicile et à adopter des comportements sûrs, à améliorer leur sentiment d'efficacité personnelle à l'égard des chutes, à contribuer à garder leurs

■ **Proprioception :**
Ensemble des récepteurs, des voies et des centres nerveux impliqués dans la perception, consciente ou non, de la position relative des parties du corps.

Pour en savoir davantage sur le P.I.É.D., consultez, sous l'onglet « Espace Professionnel », le site www.santepub-mtl.qc.ca.

Devriez-vous suggérer à madame Laplante de porter un bracelet de télésurveillance ? Justifiez votre réponse.

Jugement clinique

28

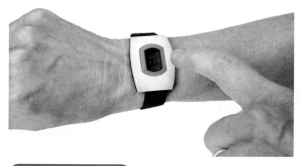

FIGURE 28.3 Bracelet de télésurveillance

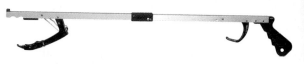

FIGURE 28.4 Pince à long manche

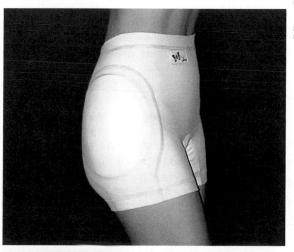

FIGURE 28.5 Protecteur de hanches

os en santé et à favoriser la pratique régulière d'activités physiques. L'infirmière travaillant dans la communauté doit connaître les organismes qui offrent ce programme et le proposer au besoin aux clients âgés qui ne présentent pas de risque de chute connu.

Intervention en cas de chute

Si l'infirmière constate la chute d'une personne, elle doit immédiatement évaluer l'état de celle-ci en cherchant les conséquences de la chute, mais également ses causes potentielles. En effet, une chute peut constituer un événement « sentinelle », c'est-à-dire une alerte indiquant un problème de santé plus sérieux telle une **ischémie cérébrale transitoire.** Ainsi, l'infirmière doit évaluer l'état général de la personne tout en mesurant les conséquences de la chute. Selon son évaluation, l'infirmière orientera la personne vers des services d'urgence ou lui donnera les premiers soins (Francoeur & Bourbonnais, 2002).

Il n'est pas rare de constater qu'une personne qui vient de tomber, même si elle ne présente pas de blessures sérieuses, ne sache plus comment se relever sans aide (Corriveau & Roy, 2007 ; Lebel, Campana, Cartier, Francoeur, & Bourbonnais, 2004). Malheureusement, dans certains cas, ces personnes restent au sol plusieurs heures, voire des jours, en attendant des secours ; elles peuvent alors souffrir de déshydratation ou d'**hypothermie,** sans compter l'anxiété que génère une telle situation. C'est pourquoi il est utile que les infirmières enseignent à la personne à risque la façon de se relever par elle-même à la suite d'une chute. Il s'agit d'une technique où la personne se tourne sur le ventre en pliant la jambe la plus forte et en faisant basculer lentement son corps sur le côté. Ainsi, la personne peut, en s'appuyant sur ses avant-bras, avancer la jambe pliée vers l'avant et se mettre progressivement sur les genoux, puis à quatre pattes. Par la suite, il est conseillé qu'elle tente d'atteindre une chaise ou une rampe, ou tout autre meuble stable, et qu'elle s'y hisse graduellement **FIGURE 28.6**. Cette façon de faire facilite le lever et évite que la personne ne retombe (Corriveau & Roy, 2007 ; Lebel et al., 2004). L'infirmière peut aussi donner des conseils aux proches pouvant être témoins d'une chute, et qui pourraient se blesser ou aggraver une blessure en essayant maladroitement de relever la personne qui est tombée (Lebel et al., 2004).

■ **Ischémie cérébrale transitoire :** Épisode bref de dysfonction vasculaire cérébrale avec rémission, mais qui a tendance à être récurrent. Elle peut être attribuable à un trouble de la perfusion sanguine, à une embolie ou à un spasme artériel. Les déficits durent généralement moins de 24 heures.

L'infirmière devrait rappeler régulièrement aux parents de retirer les petits objets de la portée des jeunes enfants, et de s'assurer de l'efficacité de la mastication avant de leur donner des aliments solides.

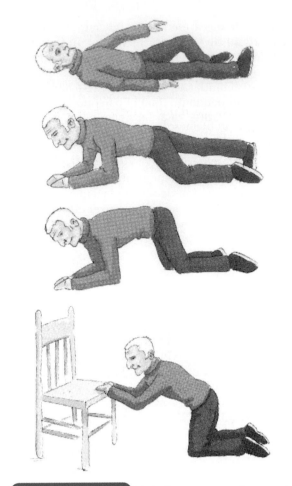

FIGURE 28.6 Technique pour se relever seul à la suite d'une chute

Source : Tiré de Arcand, M., & Hébert, R. (2007). *Précis pratique de gériatrie* (3e éd.). Paris : Maloine.

Suffocation

La suffocation représente la troisième cause de décès par blessures non intentionnelles au Canada. Elle est le plus souvent attribuable à l'aspiration involontaire d'aliments ou d'objets divers qui provoquent une asphyxie. Elle se révèle particulièrement fréquente chez les enfants âgés de moins de 10 ans, chez qui la liste des objets en cause est très diversifiée, allant d'un petit jouet à une pièce de monnaie (Commission de la sécurité des consommateurs [CSC], 2009). L'infirmière devrait rappeler régulièrement aux parents de retirer les petits objets de la portée des jeunes enfants, et de s'assurer de l'efficacité de la mastication avant de leur donner des aliments solides. La suffocation peut également survenir chez un nourrisson lorsqu'il est couché sur le ventre sur une surface molle, et qu'il ne peut dégager son nez ou sa bouche pour respirer. C'est d'ailleurs une des raisons pour lesquelles l'infirmière doit insister pour que les parents couchent leur bébé sur le dos ; elle peut aussi leur suggérer d'utiliser un cale-bébé **FIGURE 28.7**.

Par ailleurs, certaines personnes âgées sont aussi à risque de suffocation, mais, dans ce cas, il s'agit davantage d'une difficulté de déglutition liée à des problèmes de santé. En effet, la **dysphagie** est un symptôme accompagnant plusieurs maladies, tels l'accident vasculaire cérébral (AVC), la maladie de Parkinson et d'autres maladies dégénératives à des stades avancés. L'infirmière devrait connaître la technique de Heimlich à appliquer en cas de suffocation et l'enseigner aux proches de la clientèle à risque **FIGURE 28.8**.

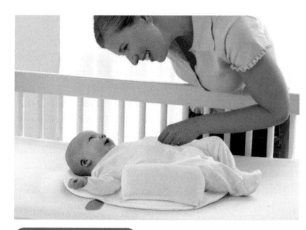

FIGURE 28.7 Le cale-bébé garde l'enfant couché sur le dos.

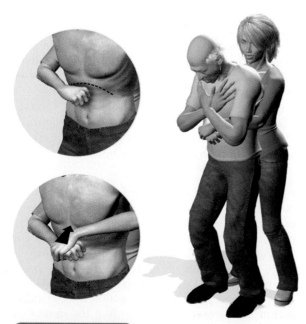

FIGURE 28.8 Technique de Heimlich
Source : Illustrations de Michel Rouleau.

Noyade

Les noyades sont la quatrième cause de décès liés aux blessures non intentionnelles. La prévalence des noyades est similaire pour tous les âges (ASPC, 2004b). Au Québec, entre 2000 et 2006, 536 personnes ont perdu la vie à la suite d'une noyade, soit 76 décès en moyenne par année (INSPQ). Les noyades surviennent le plus souvent au cours d'activités aquatiques ou de navigation, mais également à l'occasion d'autres types d'activités, par exemple au cours d'une randonnée près d'un cours d'eau. Il est important de noter que 7 % des noyades ont lieu au moment d'un bain. L'infirmière doit être particulièrement alerte en ce qui concerne les risques de noyade chez les enfants et conseiller les parents à ce sujet. Comme la noyade est silencieuse et peut se produire en 15 secondes seulement, elle se produit généralement à l'insu des parents (Mercier Brûlotte, 2008).

Brûlures

Le feu, et les substances ou les objets chauds provoquant des brûlures sont la cinquième cause d'hospitalisation occasionnée par des blessures non intentionnelles au Canada (ASPC, 2008b). Au Québec, entre 2003 et 2005, on compte en moyenne 60 décès par année causés par des incendies. Les personnes âgées et les enfants sont plus vulnérables dans ces situations (Ministère de la Sécurité publique du Québec, 2007). Les incendies résidentiels sont les plus fréquents, et ils prennent le plus souvent naissance dans une cheminée ou dans la cuisine. Cependant, la négligence des fumeurs est aussi fréquemment en cause (Ahrens, 2003).

Les détecteurs de fumée et les détecteurs de **monoxyde de carbone** doivent être installés dans des endroits stratégiques de la maison, et les extincteurs doivent, quant à eux, être installés près de la cuisine et de l'atelier.

Empoisonnement

Est un **poison** toute substance qui a un effet délétère sur la santé, ou qui menace la vie lorsqu'il est ingéré, inhalé ou absorbé par le corps. Il existe des antidotes ou des traitements spéciaux pour contrer les effets de certains types de poisons. La capacité des tissus de l'organisme à lutter contre l'effet du poison détermine la réversibilité des dommages. Les poisons peuvent altérer les systèmes respiratoire, circulatoire, nerveux, hépatique, gastro-intestinal et rénal. L'infirmière doit connaître les conduites à adopter si elle suspecte un empoisonnement chez un client **ENCADRÉ 28.3**.

■ **Dysphagie :** Difficulté à avaler, sensation de gêne, manifestation plus ou moins douloureuse se produisant au moment de la déglutition ou du transit œsophagien des aliments.

■ **Monoxyde de carbone :** Gaz très toxique, incolore et inodore, produit par la combustion du carbone ou de carburants organiques. Il se lie plus facilement que l'oxygène à l'hémoglobine, ce qui empêche la formation d'oxyhémoglobine et réduit ainsi la quantité d'oxygène disponible pouvant être absorbée par les tissus.

28

12

Les différents stades de développement, du nourrisson à l'adulte d'âge moyen, sont détaillés dans le chapitre 12, *Décrire le développement de la personne.*

PRATIQUES EXEMPLAIRES

ENCADRÉ 28.3 — **Lignes directrices en cas d'empoisonnement**

- Évaluer les points ABC (*airway patency, breathing, circulation*) : la perméabilité des voies respiratoires, la respiration et la circulation chez tous les clients victimes d'une possible intoxication accidentelle.
- Enlever toute trace visible de substance, par exemple autour des yeux et de la bouche, pour mettre fin à l'exposition.
- Identifier, dans la mesure du possible, le type et la quantité de substance ingérée ; cela aidera à déterminer l'antidote.
- Téléphoner au Centre antipoison du Québec (1 800 463-5060) avant toute tentative d'intervention.
- Administrer, sur demande du médecin, des liquides par voie orale pour aider à faire vomir la personne.
- Conserver, sur demande du médecin, les vomissures à des fins d'analyse en laboratoire, ce qui aidera à préciser le traitement.
- Placer la victime la tête tournée, pour éviter le passage de vomissures dans les voies respiratoires et pour maintenir la perméabilité de celles-ci.
- Ne jamais tenter de faire vomir une personne inconsciente ou en état de convulsions : les vomissures passeraient dans les voies respiratoires.
- Ne jamais faire vomir une personne en cas d'ingestion de l'une ou l'autre des substances suivantes : produits de lessive, produits de nettoyage domestique, produits de soins capillaires, graisse ou produits pétroliers, encaustique (cire) pour meubles. Le vomissement aurait pour effet d'aggraver les brûlures internes.
- Appeler une ambulance en signalant le 911 si le Centre antipoison vous donne l'instruction de conduire la personne au service des urgences. Les secours sont parfois déjà en route.
- Composer également le 911 en cas de convulsions, d'arrêt respiratoire ou d'inconscience.
- Ne pas donner de sirop d'ipéca pour faire vomir ; le produit ne s'est pas montré efficace pour prévenir l'intoxication.

Source : Adapté de American Academy of Pediatrics, Committee on Injury, Violence, and Poison Prevention (2003). Poison Treatment in the Home. *Pediatrics, 112*(5), 1182-1185.

Les jeunes enfants, les enfants d'âge scolaire et les personnes âgées doivent particulièrement être protégés contre les empoisonnements accidentels. Au Québec, en 2006, on a répertorié 18 133 cas d'intoxication accidentelle à domicile chez des enfants âgés de cinq ans ou moins (Dorval, Letarte, Leblanc, & Leduc, 2008). Afin de prévenir l'ingestion accidentelle de matières toxiques se trouvant dans la maison, l'infirmière doit recommander aux parents d'utiliser des fermetures de protection à l'épreuve des enfants, de ranger les médicaments et les agents nettoyants hors de leur portée, de garder dans leur contenant original les matières susceptibles de présenter un danger, et d'éliminer ou de mettre hors d'atteinte des enfants les plantes dont certaines parties peuvent être toxiques.

Le numéro de téléphone du Centre antipoison du Québec doit être bien visible près du téléphone dans les maisons où vivent de jeunes enfants ou des personnes dont le jugement est altéré pour une raison quelconque.

28.1.2 Facteurs intrinsèques de risque de traumatisme

Le stade de développement d'un client peut devenir une menace à sa sécurité en raison de la mobilité de ce dernier, des difficultés sensorielles qu'il peut éprouver et de la prise de conscience de la sécurité inhérente à ce stade **TABLEAU 28.2**. Chaque stade de développement présente des risques qui lui sont caractéristiques ▶ **12**.

Risques selon les divers stades de développement

Nourrisson, trottineur et enfant d'âge préscolaire

Les blessures accidentelles sont rares chez les nourrissons. Il ne faut cependant pas négliger la suffocation, à laquelle les enfants de cet âge sont particulièrement vulnérables, et le syndrome du bébé secoué. Chez les enfants âgés de plus de un an, les blessures accidentelles constituent la principale cause de décès, et elles engendrent plus de décès et d'invalidités que toutes les maladies réunies (ASPC, 2004a ; Hockenberry & Wilson, 2007). Dans ce groupe d'âge, il faut porter une attention particulière aux accidents impliquant des véhicules motorisés et à la noyade.

La nature de la blessure infligée est étroitement liée à la croissance et au développement normal de l'enfant. Par exemple, le taux d'empoisonnement au plomb atteint son apogée vers la fin du stade de nourrisson et pendant le stade de trottineur en raison de l'activité orale prédominante et de la capacité grandissante d'exploration du milieu. Les accidents par suffocation sont aussi fréquents chez les moins de cinq ans ; les aliments et les objets les plus variés sont alors en cause (CSC, 2009). Les accidents impliquant des enfants peuvent souvent être

NOURRISSON, TROTTINEUR ET ENFANT D'ÂGE PRÉSCOLAIRE	ENFANT D'ÂGE SCOLAIRE	ADOLESCENT	ADULTE	PERSONNE ÂGÉE
• Suffocation • Maltraitance ou violence • Noyade • Chute • Empoisonnement • Brûlure • Accident de la route	• Noyade • Activité sportive ou récréative • Brûlure • Empoisonnement • Accident de la route • Maltraitance ou violence	• Accident de la route • Suicide • Noyade • Maltraitance ou violence	• Accident de la route • Suicide • Violence conjugale	• Chute • Accident de la route • Suicide • Empoisonnement • Suffocation • Brûlure • Maltraitance ou violence

évités, mais les parents doivent connaître les dangers particuliers à chaque stade de croissance et de développement. La prévention des accidents nécessite donc l'enseignement aux parents ainsi que l'élimination des dangers lorsque cela est possible **FIGURE 28.9**. Les infirmières qui travaillent dans les milieux prénataux ou postnataux peuvent aborder la question de la sécurité dans le cadre du plan de soins à la famille qui attend un enfant. Les infirmières qui œuvrent en santé communautaire, par exemple pour un Centre de santé et de services sociaux (CSSS), peuvent évaluer le domicile et montrer aux parents comment y favoriser la sécurité. Une attention particulière doit être portée aux produits de consommation utilisés avec les enfants ou en leur présence (appareils, vêtements, produits d'entretien, etc.) (Santé Canada, 2006). Par ailleurs, les enfants d'âge préscolaire et scolaire sont souvent victimes d'empoisonnement.

Enfant d'âge scolaire

Lorsqu'un enfant entre à l'école, son milieu environnant s'élargit, et inclut désormais le transport scolaire, les camarades de classe et les activités parascolaires. Parce que les enfants d'âge scolaire participent à un plus grand nombre d'activités à l'extérieur de la maison et du voisinage, ils courent un risque accru de subir des blessures. En effet, 66 % des enfants âgés de 0 à 14 ans se blessent en jouant. En majorité, les blessures sont des abrasions, des contusions ou des écorchures (52 %), mais il peut aussi s'agir de luxations, d'entorses ou de foulures (13 %) et même de fractures (12 %) (Pless & Millar, 2000). Les parents, les enseignants et les infirmières doivent, en discutant avec l'enfant, appuyer leurs propos d'exemples afin de lui enseigner les pratiques sécuritaires à appliquer à l'école ou au jeu.

À l'occasion d'activités sportives, les parents et les professionnels de la santé peuvent insister pour que les enfants portent l'équipement de protection nécessaire. Ainsi, les écoles fournissent notamment des casques protecteurs pour le baseball et le hockey. Les parents devraient aussi fournir l'équipement approprié à leurs enfants pour qu'ils pratiquent ces sports en toute sécurité dans leur quartier.

Les blessures attribuables au vélo constituent une cause majeure de décès et d'invalidité chez les enfants d'âge scolaire (Pless & Millar, 2000). Le vélo doit être en bon état de fonctionnement et convenir à la taille de l'enfant. On doit enseigner aux enfants les règles de sécurité routière, et les mettre en garde contre les manœuvres et les activités dangereuses à bicyclette. Étant donné que la majorité des décès causés par un accident de vélo sont dus à des traumatismes crâniens, le port d'un casque de sécurité bien

Pour en savoir davantage sur les précautions à prendre quant à la sécurité des produits de consommation concernant les enfants, consultez la section « Votre enfant est-il en sécurité ? » sur le site de Santé Canada, au www.hc-sc.gc.ca.

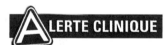

Le coroner Jacques Robinson déconseille, dans un rapport (Robinson, 2009), de laisser un nourrisson dans un siège d'auto pour enfant pendant plus de une heure, particulièrement au cours des premiers mois de vie, puisque cette position peut entraîner une obstruction des voies aériennes. Au cours d'un long voyage, il faut prendre des pauses régulières et changer l'enfant de position. De plus, à la maison, il faut éviter de se servir de ce siège pour la sieste de l'enfant.

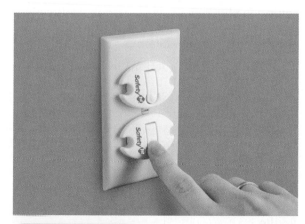

FIGURE 28.9 Bouchons cache-prise prévenant les risques de blessures causées par une décharge électrique

ajusté est recommandé. Le port du casque n'est pas uniquement associé à la pratique du vélo, mais à de plus en plus d'activités sportives ; la planche ou les patins à roulettes, le ski et la planche à neige en sont quelques exemples (Conseil canadien de la sécurité [CCS], 2009c). On utilise aussi le casque dans certains sports d'équipe comme le hockey (casque avec visière pour protéger les yeux), et on l'envisage pour le soccer (casque en cuir épais), compte tenu du grand nombre de traumatismes crâniens qui surviennent dans la pratique de ce sport et du fait que le crâne est moins épais chez les plus jeunes enfants (CCS, 2009b).

Par ailleurs, l'enfant doit savoir comment réagir si un inconnu s'approche de lui. Il faut souvent lui répéter de refuser les friandises, les aliments, les cadeaux ou les promenades en automobile que pourraient lui proposer des inconnus. Bien souvent, des personnes du voisinage sont membres du programme Parents-Secours^{MD} et s'assurent qu'un adulte est à la maison lorsque les enfants se rendent à l'école ou en reviennent. Si jamais un inconnu s'approche d'un enfant, ce dernier sait qu'il peut courir à la maison d'un membre du programme, qui aura placé l'affiche Parents-Secours^{MD} bien en vue, et qu'un adulte le protégera et appellera les autorités appropriées **FIGURE 28.10**.

Selon les circonstances ou les activités des enfants, de nombreux dangers les guettent de nos jours, y compris sur Internet, dans les tours d'habitation, en autobus scolaire, etc. Le Conseil canadien de la sécurité fournit des données sur ces sujets et prodigue des conseils pour prévenir les accidents.

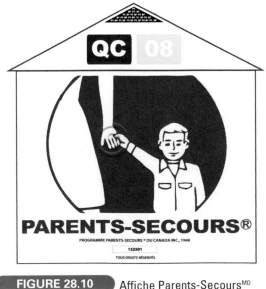

FIGURE 28.10 Affiche Parents-Secours^{MD}

Adolescent

Au début de l'adolescence, les jeunes deviennent de plus en plus indépendants, et commencent à se façonner une identité et à développer leurs valeurs propres. Les pairs exercent une grande influence, et les adolescents s'éloignent petit à petit de leur famille sur le plan émotionnel.

En plus des risques pour la santé que pose la consommation de tabac et de drogues, l'usage de ces substances augmente le nombre d'accidents, tels les noyades et les accidents de la route. Au Canada, 47 % des blessures sont causées par des chutes chez les adolescents de 12 à 19 ans, 16 % des blessés ont été heurtés par un véhicule, et 6 % ont été victimes d'un accident d'automobile (Pless & Millar, 2000).

Lorsque l'adolescent apprend à conduire, son horizon s'élargit, et les risques de blessures augmentent aussi. Il faut enseigner au jeune conducteur à se conformer aux règles portant sur la conduite automobile sécuritaire. Parmi celles-ci figurent le port de la ceinture de sécurité et l'abstinence en matière de consommation d'alcool et de drogues.

La recherche de leur identité chez les adolescents peut se traduire par de la timidité, de la peur et de l'anxiété, qui, à leur tour, sont susceptibles d'entraîner des difficultés à la maison ou à l'école. C'est d'ailleurs à cet âge que le taux de suicide augmente de façon importante pour prendre le deuxième rang des causes de décès au Canada, toutes causes confondues (ASPC, 2004a).

Étant donné que l'adolescence constitue la période du développement des caractéristiques sexuelles, elle s'associe souvent aux premières relations sexuelles. Tôt dans cette période, les adolescents doivent comprendre les conséquences de leurs gestes sur le plan tant psychologique que physique, et ils ont besoin de directives précises sur des pratiques sexuelles sûres ainsi que sur les moyens de contraception.

D'autres dangers guettent les adolescents et particulièrement sur Internet : l'intimidation, le cyberharcèlement, les jeux de hasard (CCS, 2009a). L'infirmière doit encourager les parents à aborder ces sujets avec leurs adolescents et leur fournir de l'information. Enfin, le taxage et l'intimidation sont maintenant des pratiques fréquentes liées à l'environnement socioéconomique qui menacent la sécurité des adolescents.

Adulte

Les risques de blessures accidentelles chez les jeunes adultes et les adultes d'âge moyen sont souvent associés à des facteurs liés au mode de vie tels que l'éducation reçue, un stress important, une alimentation inadéquate, ou la consommation abusive d'alcool ou de drogues.

Il faut rappeler que, pour ce groupe d'âge, les blessures accidentelles non intentionnelles figurent au premier rang des causes de décès, et les suicides prennent le deuxième rang. Dans la société occidentale, les activités se déroulent à un rythme rapide, et il semble aussi y avoir plus de manifestations d'agressivité susceptibles de déclencher des accidents (p. ex., la rage au volant). Les adultes doivent avoir la possibilité de discuter de leurs choix de mode de vie et des types de menaces mettant en péril leur sécurité et leur bien-être. Les stratégies de gestion du stress et certaines activités visant le changement de mode de vie (tabagisme, surpoids, manque d'exercice, problème d'alcool), offertes dans les centres communautaires et par d'autres organismes, constituent des ressources utiles ▶ **21**. La violence conjugale, une source de blessures accidentelles et même d'homicide, représente aussi une menace non négligeable chez les adultes.

Personne âgée

Même si les blessures accidentelles viennent au neuvième rang comme cause de décès chez les personnes âgées de plus de 60 ans, elles prennent le cinquième rang des causes d'hospitalisation. Les changements physiologiques qui se produisent au cours du processus de vieillissement augmentent le risque de chute et d'autres types d'accidents tels que les brûlures et les accidents de la route (National Center for Injury Prevention and Control & Centers for Disease Control and Prevention, 2002) ▶ **13**.

Les accidents impliquant des véhicules motorisés demeurent fréquents chez les personnes âgées. La conduite automobile est une tâche complexe, et plusieurs habiletés qu'elle nécessite sont altérées par le vieillissement ou par certaines pathologies plus fréquentes à cet âge, comme la démence, les séquelles d'un AVC ou la maladie de Parkinson. La diminution de l'acuité visuelle dynamique, soit la capacité de détecter la présence, la vitesse et la direction d'un objet dans l'environnement de même que la perception des profondeurs, est notable. De plus, le vieillissement s'accompagnerait d'une diminution de la capacité d'accommodation de la vision et d'une plus grande sensibilité à l'éblouissement. L'ensemble de ces facteurs explique probablement que les conducteurs âgés de plus de 65 ans affichent un taux d'accident par kilomètre de conduite supérieur à

celui des autres groupes d'âge, à l'exception des moins de 20 ans (Insurance Institute for Highway Safety, 2003).

Cependant, il ne faudrait pas généraliser ces statistiques à toutes les personnes âgées, qui, lorsqu'elles ne présentent pas de difficultés particulières, ne sont pas davantage à risque que leurs cadets. Toutefois, en cas de collision, les personnes âgées sont plus vulnérables. Par ailleurs, l'éventualité de la perte du permis de conduire est une étape difficile chez l'aîné, compte tenu de la perte d'autonomie qu'elle entraînera. Toujours concernant les risques de la route, le bilan est sombre pour les piétons de 75 ans et plus, qui sont surreprésentés dans le tableau des victimes gravement blessées ou décédées. L'infirmière devrait rappeler les règles de sécurité aux personnes âgées piétonnes ; la Société de l'assurance automobile du Québec (SAAQ) fournit plusieurs conseils destinés particulièrement aux aînés à ce sujet (SAAQ, 2006, 2007).

Les personnes âgées peuvent aussi être plus vulnérables aux brûlures lorsqu'elles ont des troubles cognitifs, même mineurs, ou des problèmes visuels parce qu'elles peuvent oublier les casseroles sur le feu et laisser, par exemple, l'eau bouillir trop longtemps ; elles peuvent aussi confondre les fonctions des cadrans d'une cuisinière ou d'un autre appareil de cuisson. Les interventions infirmières visant à réduire les risques associés à une vision réduite ou à des pertes de mémoire contribueront à la prévention des brûlures. Par exemple, l'infirmière peut suggérer l'utilisation d'un code de couleur sur les poignées de robinet ou d'une bouilloire à arrêt automatique. De plus, compte tenu du ralentissement des réflexes observé chez les personnes âgées et des neuropathies plus souvent observées chez cette clientèle, il leur est recommandé de diminuer la température du réservoir d'eau chaude.

Enfin, l'empoisonnement ou l'intoxication constitue un autre risque auquel une personne âgée est exposée. En effet, une vision affaiblie ou une mémoire défaillante peuvent engendrer une ingestion accidentelle de substances toxiques ou une surdose accidentelle de médicaments prescrits. Pour aider les clients à ne pas se tromper dans la prise de leurs médicaments à la maison, l'infirmière peut leur recommander des piluliers (aussi appelés dosettes) qui sont normalement remplis une fois par semaine par le client, par un membre de la famille ou par le pharmacien. La journée et l'heure où la personne doit prendre ses médicaments sont indiquées sur chacun des contenants. Celle-ci peut ainsi savoir précisément à quel moment elle doit

21

Le stress est étudié en profondeur dans le chapitre 21, *Gérer le stress.*

13

La vieillesse et les changements physiologiques qui en découlent sont présentés dans le chapitre 13, *Reconnaître les besoins de la personne âgée.*

28

prendre chaque médicament **FIGURE 28.11**. Cette pratique se révèle particulièrement utile pour les clients qui sont susceptibles d'oublier qu'ils ont déjà pris leurs médicaments.

28.1.3 Facteurs extrinsèques de risque de traumatisme

Dangers liés à l'environnement physique et technologique

Les dangers présents dans l'environnement physique et technologique exposent les clients à des blessures accidentelles et au décès. Ces blessures sont d'ailleurs la principale cause de décès chez les Canadiens âgés de 1 à 44 ans et la cinquième cause de décès chez les Canadiens de tout âge (ASPC, 2006).

L'intérieur et l'extérieur des domiciles comportent de nombreux facteurs de risque, qui peuvent être réduits.

■ **Agent pathogène:** Microorganisme capable de provoquer ou d'entraîner une maladie.

L'intérieur et l'extérieur des domiciles comportent de nombreux facteurs de risque, qui peuvent être réduits grâce aux précautions suivantes: éclairage adéquat, réduction du nombre d'obstacles, prévention des dangers dans la salle de bain et mesures de sécurité. D'autres menaces proviennent d'**agents pathogènes** présents dans l'environnement.

Risques liés au domicile

L'éclairage adéquat des aires de déplacement et de travail du client réduit les dangers physiques. À l'extérieur du domicile, toutes les voies piétonnières, le garage et les entrées doivent être bien éclairés. L'éclairage extérieur aide aussi à protéger la maison et ses habitants contre les actes criminels en décourageant les intrusions ou la dissimulation d'individus dans des lieux sombres.

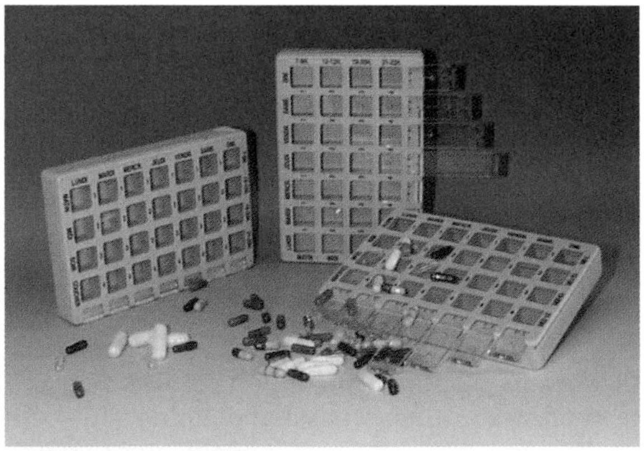

Dans la maison, les entrées, les cages d'escalier et les chambres doivent être munies d'un bon éclairage afin que les personnes puissent vaquer à leurs activités de façon sûre. Les veilleuses installées dans des pièces sombres procurent une sécurité en réduisant le risque de chute. Une veilleuse installée dans la chambre d'amis peut aider un invité à s'orienter dans ses déplacements la nuit. L'éclairage artificiel doit être doux et non éblouissant, car l'éblouissement peut constituer une difficulté majeure pour les personnes âgées (Ebersole, Hess, & Luggen, 2004).

Les individus de tous les groupes d'âge, mais surtout les personnes âgées, sont susceptibles de se blesser en trébuchant sur des obstacles qui représentent des facteurs de risque extrinsèques pouvant être éliminés ou modifiés, notamment les paillassons; les carpettes installées dans les escaliers ou sur le plancher; un plancher mouillé; et des articles placés en désordre sur les tables de nuit, les étagères dans les placards, le dessus du réfrigérateur ou sur d'autres meubles.

Pour réduire les risques de blessures, les entrées et les autres endroits très fréquentés doivent être dégagés. Les objets comme les horloges, les verres, les papiers-mouchoirs ou les médicaments doivent rester sur les tables de chevet à la portée du client, mais hors d'atteinte des enfants. Les meubles d'appui doivent être solides, et munis de bases stables et droites. Afin d'éliminer le désordre, il faut ranger les articles peu utilisés dans les tiroirs. Si des carpettes garnissent le sol, elles doivent être munies de bandes adhésives ou d'un revers antidérapant. Toute carpette posée dans les escaliers doit y être fixée.

Plusieurs accidents, tels que les chutes, les brûlures et les empoisonnements, ont souvent lieu dans la salle de bain. Des barres d'appui sécuritaires et visibles ainsi que des bandes antidérapantes et colorées fixées au fond de la baignoire s'avèrent utiles pour réduire le nombre de chutes. Un siège de toilette surélevé muni d'appui-bras et des bandes antidérapantes fixées au plancher devant la toilette peuvent être recommandés au besoin **FIGURE 28.12**. Dans l'armoire à pharmacie, les médicaments doivent être clairement identifiés et gardés hors de la portée des enfants. Tous les contenants de

FIGURE 28.11 Pilulier hebdomadaire (aussi appelé dosette)

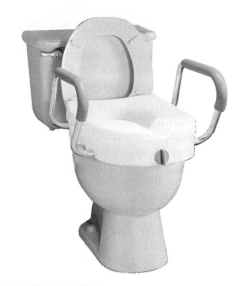

FIGURE 28.12 Barres d'appui et siège de toilette surélevé

médicaments doivent être munis d'un bouchon à l'épreuve des enfants, que ceux-ci habitent la maison ou y viennent en visite. Cependant, si les occupants de la maison souffrent de problèmes ostéoarticulaires, il faut s'assurer qu'ils peuvent ouvrir facilement ces contenants. Les médicaments périmés ou inutilisés doivent être rapportés à la pharmacie.

Le risque d'incendie est aussi à considérer, tout comme les dangers associés à l'électricité. L'équipement électrique doit être maintenu en bon état de fonctionnement et mis à la terre grâce à la troisième broche (la plus longue) de la fiche. Théoriquement, le **contact de mise à la terre** permet de diriger n'importe quel courant vagabond vers la terre, d'où son nom. Les deux autres broches transportent le courant vers l'équipement électrique. Un équipement électrique qui n'est pas mis à la terre adéquatement ou qui ne fonctionne pas bien augmente le risque de blessures causées par les décharges électriques et les incendies **ENCADRÉ 28.4**.

Si un client reçoit une décharge électrique, l'infirmière doit immédiatement vérifier son pouls. En l'absence de pouls, elle doit commencer la réanimation cardiorespiratoire (RCR) et aviser l'équipe d'urgence. Si l'infirmière perçoit un pouls, et que le client est éveillé et orienté, elle doit rapidement prendre les signes vitaux et évaluer l'intégrité de la peau pour détecter toute trace de blessure thermique. Elle doit ensuite informer le médecin du client. Lorsqu'une

ENCADRÉ 28.4 — **Prévention des dangers liés à l'électricité**

Objectif

Le client préviendra les dangers liés à l'électricité dans la maison et les éliminera.

Stratégies d'enseignement et conseils

- Discuter des appareils de mise à la terre et des autres équipements.
- Fournir des exemples de dangers courants : cordon effiloché, équipement endommagé et prise surchargée.
- Discuter des lignes directrices afin d'empêcher les décharges électriques.
- Utiliser des rallonges seulement au besoin et fixer le cordon au plancher avec du ruban isolant de sorte que personne ne marchera dessus.
- Insister sur l'importance de ne pas placer des fils électriques sous le tapis.
- Débrancher l'appareil à partir de la fiche et non du cordon électrique.
- Garder les articles électriques loin de l'eau.
- Ne faire fonctionner que l'équipement dont on connaît le mode d'emploi.
- Débrancher les appareils avant de les nettoyer.

Évaluation

- Demander au client d'énumérer les risques électriques présents dans la maison.
- Passer en revue les mesures que le client prendra pour éliminer ces risques.
- Vérifier la maison une fois que le client a éliminé les risques.

décharge électrique se produit à la maison ou dans une résidence privée, l'infirmière suit la même procédure, mais dirige le client vers un service d'urgence avant d'en aviser son médecin.

Risques liés à l'alimentation

Les aliments qui ne sont pas préparés ou entreposés convenablement, ou qui sont soumis à des conditions insalubres augmentent les risques d'infections ou d'empoisonnements alimentaires ▶ **34**. Les infections alimentaires bactériennes sont contractées à la suite de l'ingestion de microorganismes pathogènes tels que

34

Des mesures préventives afin d'éviter toute contamination ou autre maladie d'origine alimentaire, sont présentées dans le chapitre 34, *Promouvoir une alimentation adéquate.*

28

Pour en savoir plus sur les aliments à éviter pendant la grossesse, sur la bactérie *Listeria* ou tout simplement pour obtenir davantage de conseils sur les aliments et la nutrition, consultez le site de Santé Canada au www.hc-sc.gc.ca.

l'*Escherichia coli* (*E. coli.*), la *Salmonella,* le *Shigella* ou la *Listeria* (responsable de la listériose). L'**empoisonnement alimentaire** est causé par l'ingestion de toxines qui se sont formées dans la nourriture par des bactéries, le plus souvent par des staphylocoques ou des clostridiums. La contamination bactérienne engendre la majorité des maladies d'origine alimentaire ; le début des symptômes est généralement très rapide, ou peut s'étendre sur 7 jours et plus, voire 70 jours dans le cas de la listériose. Celle-ci a causé une vingtaine de décès au Canada en 2008 (ASPC, 2008a). Quoique relativement rare au pays et généralement bénigne, elle est mortelle dans 20 à 30 % des cas d'intoxication d'origine alimentaire chez les personnes à risque. Ces dernières sont les personnes âgées, les femmes enceintes et les jeunes enfants, de même que celles présentant une déficience du système immunitaire. Les symptômes de la listériose sont des nausées et des vomissements, des crampes, de la diarrhée ou de la constipation, de violents maux de tête et de la fièvre persistante. Ces symptômes peuvent être suivis d'une méningo-encéphalite ou d'une septicémie, qui sont souvent mortelles. La *Listeria* nécessite une attention particulière, car contrairement aux autres bactéries, elle peut survivre et même se reproduire à basse température, et n'altère ni l'apparence ni l'odeur de la nourriture (Santé Canada, 2009) **ENCADRÉ 28.5**.

D'autres maladies d'origine alimentaire sont virales. Ainsi, le virus de l'hépatite A se transmet par la contamination fécale des aliments, de l'eau ou du lait (Nix, 2005). Les personnes infectées par l'hépatite A sont plus contagieuses durant les deux semaines précédant le début de la jaunisse (Fiore, 2004).

Dans le but de protéger les consommateurs contre la vente de substances contaminées ou dangereuses, les aliments transformés et emballés commercialement sont soumis à la réglementation de Santé Canada sur la fabrication, la transformation et la distribution des aliments, des médicaments et des produits cosmétiques, plus précisément à celle de l'Agence canadienne d'inspection des aliments, l'organisme fédéral responsable de l'application de cette réglementation. De plus, Santé Canada, l'ASPC et l'INSPQ font le suivi des éclosions de cas de maladies, et informent les services de santé et le public des mesures préventives appropriées.

ENCADRÉ 28.5

Mesures préventives pour éviter la contamination à la *Listeria*

Les mesures suivantes permettent de réduire le risque de contracter la listériose (ou toute autre maladie d'origine alimentaire) :

- lire et suivre les instructions indiquées sur toutes les étiquettes pour la préparation et la conservation des aliments ;
- après avoir manipulé des aliments, en particulier des aliments crus comme la viande et le poisson, bien nettoyer toutes les surfaces utilisées avec un désinfectant pour la cuisine (suivre le mode d'emploi sur le contenant) ou une solution d'eau de Javel (5 ml d'eau de Javel dans 750 ml d'eau), et rincer les surfaces à l'eau ;
- pour éviter la contamination croisée, nettoyer les couteaux, les planches à découper et les ustensiles utilisés pour les aliments crus avant de les utiliser de nouveau ;
- laver soigneusement les fruits et les légumes avant de les manger ;
- réfrigérer ou congeler les denrées périssables, les plats cuisinés et les restes dans les deux heures suivant leur utilisation ;

- décongeler les aliments dans le réfrigérateur, dans l'eau froide ou au four à micro-ondes, mais jamais à la température de la pièce ;
- conserver les restes au plus quatre jours et les réchauffer à une température interne de 74 °C avant de les manger ;
- vérifier la température du réfrigérateur à l'aide d'un thermomètre pour s'assurer qu'elle ne dépasse pas 4 °C. Plus la température de conservation est élevée, plus la bactérie *Listeria* prolifère dans les aliments. Le risque de maladie s'accroît avec le nombre de bactéries présentes dans les aliments ;
- laver et désinfecter régulièrement le réfrigérateur. En augmentant la fréquence de nettoyage, on diminue le risque que la bactérie *Listeria* se propage d'aliments et de surfaces contaminés à des aliments non contaminés.

Source : Tiré de Santé Canada (2009). *Listeria et salubrité des aliments.* [En ligne]. www.hc-sc.gc.ca/hl-vs/iyh-vsv/food-aliment/listeria-fra.php (page consultée le 23 février 2010).

Risques liés à la négligence, à la maltraitance et aux abus

Malheureusement, toute personne peut faire l'objet de sévices, quelle que soit l'étape de son développement. La violence envers les enfants, la violence conjugale, la négligence et les sévices envers les personnes âgées constituent des exemples de menaces importantes pour la sécurité. Si l'infirmière soupçonne qu'un enfant est violenté ou négligé, elle doit le signaler à la Direction de la protection de la jeunesse (DPJ) (Houle et al., 2008). De plus, les infirmières peuvent prévenir des traumatismes liés à la violence. Le projet de prévention des bébés secoués du Centre hospitalier universitaire Sainte-Justine est un bon exemple de programme d'intervention qui a fait ses preuves (Frappier, Fortin, & Goulet, 2007 ; Papineau, 2008).

Les enfants et adolescents peuvent également être victimes d'intimidation, de harcèlement ou de taxage à l'école ou pendant leur transport. L'infirmière scolaire devrait être à l'écoute de ces problèmes potentiels et intervenir conjointement avec les autres intervenants. ■

28.2

Connaissances scientifiques appliquées à la pratique infirmière

28.2.1 Risques dans les établissements de santé

Les questions touchant la sécurité s'appliquent tant aux établissements de santé qu'au domicile et au voisinage des clients. Cependant, il existe certains risques propres aux établissements de santé, souvent attribuables à des erreurs commises par des intervenants de la santé (p. ex., une erreur dans l'administration des médicaments). Ces erreurs sont des événements indésirables, malheureusement trop fréquents, qui menacent la sécurité des clients.

28.2.2 Événements indésirables dans les établissements de santé

En 1999, l'Institute of Medecine (IOM) estimait que de 44 000 à 98 000 personnes par année mouraient des suites d'événements indésirables dans les hôpitaux (ou centres) de soins de courte durée aux États-Unis (IOM, 1999, cité dans Comité ministériel, 2001). Jusque-là, ce phénomène était peu connu. Des recherches ultérieures au Canada (Baker et al., 2004) et au Québec (Blais, Tamblyn, Bartlett, Tré, & St-Germain, 2004) ont estimé que les taux moyens d'événements indésirables étaient de 7,5 % dans les hôpitaux canadiens et de 5,6 % dans les hôpitaux québécois. Les auteurs affirment que, parmi les événements indésirables relevés, 10 % ont causé le décès du client et que de 27 à 37 % d'entre eux étaient évitables.

Les événements indésirables qui menacent la sécurité des clients dans les établissements de santé incluent d'autres procédures de soins et de traitements, mais également les chutes et les accidents associés à l'environnement ou à l'équipement, ou encore les blessures que les clients s'infligent eux-mêmes. Dans tous les cas, les incidents et les accidents doivent être déclarés.

Trois types d'erreurs comptent pour 60 % des événements indésirables rapportés en établissement : les infections suivant une chirurgie, les lésions de pression et les échecs (ou délais) de diagnostic. Les erreurs de médication font aussi partie des événements indésirables en établissement et peuvent survenir à toutes les étapes du processus d'administration des médicaments : au moment de l'ordonnance, de sa retranscription, de la préparation du médicament et de son administration ▶ 25 . La majorité des erreurs surviennent pendant les étapes de l'ordonnance et de l'administration (Agency for Healthcare Research and Quality, 2006). L'Organisation mondiale de la santé (OMS) et The Joint Commission (TJC) travaillent ensemble pour promouvoir la sécurité des clients **ENCADRÉ 28.6**.

Procédures dans le cas d'un incident ou d'un accident

Au Québec, la loi distingue un accident d'un incident. D'après la Loi sur les services de santé et les services sociaux (LSSSS), un accident est une « action ou situation où le risque se réalise et est, ou pourrait être, à l'origine de conséquences sur l'état de santé ou le bien-être de l'usager, du personnel, d'un professionnel concerné ou d'un tiers », alors qu'un incident est « une action ou une situation qui n'entraîne pas de conséquence sur l'état de santé ou le bien-être d'un usager, du personnel, d'un professionnel concerné ou d'un tiers mais dont le résultat est inhabituel et qui, en d'autres occasions, pourrait

Si l'infirmière soupçonne qu'un enfant est violenté ou négligé, elle doit le signaler à la Direction de la protection de la jeunesse.

25

Les mesures pour éviter les erreurs de médication sont présentées dans le chapitre 25, *Administrer les médicaments de manière sécuritaire.*

28

ENCADRÉ 28.6 — Administration des médicaments : neuf mesures de sécurité visant à sauver la vie des clients

- Sachez qu'il y a des médicaments dont le nom ou l'apparence se ressemblent.

  Vérifiez bien les ordonnances de ces médicaments et appliquez les bons principes d'administration des médicaments de base (les « 5 à 7 bons »).

- Établissez l'identité du client.

  Faites une double vérification de l'identité du client, par exemple en examinant le bracelet d'identification et le numéro de dossier médical.

- Parlez avec le client pendant que vous lui remettez le médicament.

  Les renseignements que vous lui fournirez sont très importants : prévoyez du temps pour permettre au personnel soignant de répondre aux questions du client et de résoudre les problèmes, et enseignez au client et à sa famille la bonne manière de prendre le médicament.

- Appliquez la bonne technique au bon endroit.

  Marquez le siège de l'intervention et prenez le temps de vous « arrêter » pour vérifier le nom du client, le siège de l'intervention et l'intervention elle-même avant d'y procéder.

- Vérifiez les solutions électrolytiques concentrées.

  Appliquez les bons principes d'administration des médicaments de base (les « 5 à 7 bons ») et respectez les protocoles des organismes régissant l'administration de ces solutions.

- Vérifiez les médicaments au moment des transitions.

  Faites le rapprochement des médicaments à chaque mutation du client. Comparez tous les médicaments que prend un client avec les ordonnances médicales et la liste la plus complète possible de médicaments qu'il consomme au moment de l'admission, des transferts et du congé.

- Évitez les erreurs de raccordements de cathéter ou de tubulure.

  Vérifiez soigneusement les raccords des cathéters et des tubulures, et assurez-vous qu'il s'agit du bon cathéter et du bon tube de raccordement. Étiquetez les tubulures et les raccords s'il y a plusieurs cathéters.

- Ne réutilisez pas le matériel à injection jetable.

  Ne réemployez jamais les aiguilles, le matériel à injection ou les cathéters à perfusion intraveineuse.

- Améliorez l'hygiène des mains afin de prévenir les infections nosocomiales.

  Nettoyez-vous les mains avant et après chaque rencontre avec les clients ainsi qu'après tout contact avec des objets contaminés (même en cas de port de gants). Incitez les visiteurs et les familles à se nettoyer les mains avant et après chaque visite.

Source : Adapté de WHO Collaborating Centre for Patient Safety Releases (2008). *Nine Patient Safety Solutions*. [En ligne]. www.ccforpatientsafety.org/patient-safety-solutions (page consultée le 23 février 2010).

Jugement clinique

Êtes-vous tenue de remplir un compte rendu d'incident / accident pour déclarer la chute que madame Laplante a faite ? Justifiez votre réponse.

entraîner des conséquences » (LSSSS, L.R.Q., c. S-4.2, art. 8 et 183.2). Tout incident ou accident doit être déclaré au directeur général de l'établissement ou, à défaut, à une personne qu'il désigne (LSSSS, L.R.Q., c. S-4.2, art. 233.1). Dans le réseau de la santé et des services sociaux du Québec, cette déclaration est faite au moyen du formulaire AH-223. De plus, tout accident doit être révélé à la personne victime de cet accident ou à son représentant légal. Depuis avril 2008, un formulaire de divulgation et un formulaire d'analyse complètent la démarche de déclaration en cas d'accident. En plus de remplir un compte rendu d'incident / accident, l'infirmière doit présenter objectivement les suites de l'événement dans ses notes d'évolution consignées au dossier du client **ENCADRÉ 28.7**.

Chutes dans les établissements

Les chutes sont les accidents les plus fréquents inhérents aux clients dans les hôpitaux. Le taux

ENCADRÉ 28.7 — Responsabilité à l'égard des incidents

L'infirmière est engagée dans le processus de gestion des risques. Elle a l'obligation déontologique de dénoncer tout incident ou accident résultant de son intervention ou de son omission. De plus, elle ne doit pas tenter de dissimuler l'incident ou l'accident, et elle doit, sans délai, prendre les moyens nécessaires pour le corriger, l'atténuer ou remédier à ses conséquences (Code de déontologie des infirmières et infirmiers, R.R.Q., 1981, c. I-8, r. 4.1, art. 12). La protection du public exige que l'erreur soit dénoncée immédiatement. L'erreur est humaine, mais le camouflage est délibéré, et il pourrait priver le client des soins nécessaires pour contrer les conséquences d'un incident ou d'un accident (Ordre des infirmières et infirmiers du Québec [OIIQ], 2003b).

de chute déclaré dans les hôpitaux varie de 1,7 à 25 chutes pour 1 000 clients/nombre de jours de présence (le taux de chutes rapporté généralement dans les écrits est calculé ainsi : taux de chute = nombre de chutes déclaré × 1 000/nombre de jours de présence) (Currie, 2008). Dans les hôpitaux où la clientèle est plus âgée et moins mobile, le taux de chute rapporté est de 8,4 et peut atteindre 18 dans des services spécialisés (National Patient Safety Agency [NPSA], 2007). En milieu psychiatrique, les taux rapportés seraient de 13 à 25 (Blair & Gruman, 2005). Enfin, dans les CHSLD, les taux seraient entre 2 et 9 (Heinze, Halfens, & Dassens, 2007).

Prévention des chutes en établissement

Compte tenu du risque élevé de chute en établissement, l'infirmière doit agir de façon préventive **ENCADRÉ 28.8**. La première étape est de dépister les clients à risque de chute et de bien évaluer leurs facteurs de risque. Pour cela, plusieurs instruments ont été développés et validés. Le dépistage doit se faire pour les clients de tout âge, et il doit être répété à intervalles réguliers. Cependant, l'infirmière doit toujours rester alerte, même si le client n'est pas dépisté à risque de

chute, puisque l'état de santé altéré, la médication et la douleur sont des facteurs de risque généralement présents et qui fluctuent souvent au cours de l'hospitalisation.

L'évaluation doit aussi comprendre les risques de blessures et les autres complications possibles à la suite d'une chute. Il faut tenir compte d'un faible indice de masse corporelle, de la fragilité de la personne, de la présence d'ostéoporose, d'un déficit en vitamine D, d'une anticoagulothérapie ou d'un traitement antiplaquettaire. Cependant, aucun instrument n'évalue systématiquement le risque de blessures ou de complications actuellement (Currie, 2008).

Le dépistage et l'évaluation ne constituent pas une fin en soi. L'infirmière doit considérer les facteurs de risque qui peuvent être prévenus ou atténués, et mettre en place un plan d'interventions multifactorielles en collaboration avec les autres professionnels de l'équipe de soins ; ce plan prendra en compte la prévention des chutes et celle des complications à la suite d'une chute (Currie, 2008 ; NPSA, 2007).

L'infirmière doit reconnaître et rapporter rapidement les problèmes de santé qui pourraient

RÉSULTATS PROBANTS

ENCADRÉ 28.8 — Effets des tournées du personnel infirmier sur le client

Résumé de l'étude

Les personnes hospitalisées ont souvent besoin d'aide pour la réalisation d'activités de la vie quotidienne comme manger, aller aux toilettes ou marcher. Les clients communiquent habituellement leurs besoins à l'aide d'un voyant lumineux. Le fait de ne pas répondre aux besoins du client en temps opportun diminue le degré de satisfaction de celui-ci, en plus d'accroître le risque de blessures. Des chercheurs ont voulu déterminer si le fait d'effectuer des tournées horaires ou toutes les deux heures aurait pour effets de diminuer l'utilisation du voyant lumineux, d'augmenter la satisfaction des clients et de réduire le nombre de chutes. Ainsi, durant les tournées, le personnel infirmier a accompli les tâches suivantes pour chacun des clients : s'assurer du soulagement de la douleur, vérifier le besoin d'élimination, changer le client de position et placer de menus articles comme le voyant lumineux, le téléphone, la télécommande du téléviseur, le commutateur de la lampe de chevet, les papiers-mouchoirs et l'eau à portée de la main, et mettre la poubelle près du lit. De plus, la personne soignante demandait aux clients : « Puis-je faire autre chose pour vous avant de sortir ? J'ai le temps pendant que je suis dans la chambre. » Enfin, on disait aux clients qu'on reviendrait les voir dans une

heure ou deux. Une étude quasi expérimentale, d'une durée de 6 semaines, a été menée dans 27 services de soins infirmiers de 14 hôpitaux aux États-Unis. Les chercheurs ont enregistré des données de référence sur la fréquence des appels à l'aide du voyant lumineux au cours des deux premières semaines. Résultats : les tournées du personnel infirmier à intervalles réguliers, y compris pour la prestation de certains soins infirmiers, ont été associées à une diminution significative de l'utilisation du voyant lumineux, à une augmentation du degré de satisfaction des clients et, dans le cas des tournées horaires, à une diminution du nombre de chutes.

Application à la pratique des soins infirmiers

- Les tournées du personnel infirmier à intervalles réguliers ont un effet favorable sur le degré de satisfaction et sur la sécurité des clients, et diminuent, par le fait même, le nombre de distractions du personnel que cause le voyant lumineux.
- La capacité du personnel infirmier à répondre aux besoins des clients influe sur leur perception de la qualité des soins infirmiers.
- Il faut prévoir les besoins des clients et même leur fournir certains soins au moment des tournées horaires.

Source : Adapté de Meade, C.M., et al. (2006). Effects of nursing rounds on patients' call light use, satisfaction and safety. *Am. J. Nurs., 106*(9), 58-70.

Jugement clinique

Étant donné que madame Laplante a fait une chute à domicile, devriez-vous rédiger un plan thérapeutique infirmier ? Justifiez votre réponse.

10

Les règles à suivre pour remplir un compte rendu d'incident/accident (formulaire AH-223) sont énumérées dans le chapitre 10, *Transmettre l'information clinique.*

conduire à une chute (p. ex., une syncope ou un diabète). Elle devrait par exemple mettre en place un programme particulier si l'incontinence du client constitue un facteur de risque. La surveillance des effets secondaires de médicaments est également importante (p. ex., l'hypotension orthostatique). L'infirmière doit aussi vérifier la sécurité de l'environnement du client. L'emplacement de l'équipement ou du mobilier lui fait-il obstacle lorsqu'il essaie de marcher ? La façon dont le lit du client est placé lui permet-elle d'atteindre des articles sur la table de chevet ou sur la table sur roulettes ? De quelle façon les articles de soins personnels sont-ils disposés ? Les barres de maintien installées dans les salles de bain, les dispositifs de blocage fixés aux lits et aux fauteuils roulants **FIGURE 28.13** et les cloches d'appel sont des éléments de sécurité supplémentaires que l'on trouve dans les établissements de santé. Le mobilier et l'équipement inutilisés doivent être rangés, et le client affaibli doit porter des chaussures ou des pantoufles à semelles antidérapantes pour marcher ou participer à son transfert d'unité. De plus, les entrées, les escaliers et les endroits très fréquentés doivent être dégagés. L'utilisation de dispositifs électroniques d'alarme lorsque le client se lève du lit ou du fauteuil peut être envisagée. Enfin, les personnes âgées en hébergement sont encouragées, si elles en ont la capacité, à participer à un programme d'exercices, tel le taï-chi (Currie, 2008).

Pour prévenir le risque de complications en cas de chute, l'infirmière devrait limiter l'utilisation de la contention. Selon son évaluation, elle peut également descendre la hauteur du lit et placer un matelas de chute (comme ceux que l'on trouve dans les gymnases) à côté de celui-ci. L'utilisation de protecteurs de hanches peut aussi être envisagée pour les résidents de CHSLD (Currie, 2008).

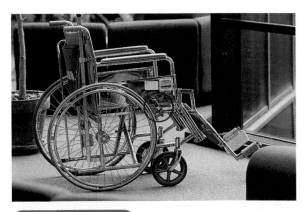

FIGURE 28.13 Blocage de sécurité sur un fauteuil roulant

27

Le chapitre 27, *Encourager l'exercice et réduire les risques liés à la mobilité restreinte,* traite des risques associés à l'immobilité des clients.

Intervention après une chute

Lorsqu'un client fait une chute, l'infirmière joue un rôle essentiel pour éviter des complications et prévenir d'autres chutes. L'évaluation physique du client avant qu'il ne se relève et une mobilisation adéquate évitent certaines complications (p. ex., déplacer une fracture) et permettent de reconnaître une urgence sous-jacente à la chute. Par la suite, l'infirmière doit poursuivre l'évaluation de la personne, et rechercher les causes intrinsèques et extrinsèques de sa chute. Elle doit aussi déclarer l'accident (formulaire AH-223) et consigner son évaluation au dossier (Francœur, 2005) ▶ **10**.

Problèmes liés à la contention

Les infirmières ont de tout temps utilisé les moyens de contention, mais parfois pour des motifs discutables. De nombreux accidents liés à ces moyens et la pression de groupes de clients ont amené les autorités de plusieurs pays à réglementer cette pratique. Ainsi, compte tenu des risques et des complications associés à la contention, plusieurs instances gouvernementales nationales ou provinciales encouragent les établissements à diminuer, voire à éliminer cette pratique. Les infirmières doivent connaître les enjeux cliniques, légaux et éthiques de cette mesure, et utiliser cette intervention de façon judicieuse et sûre.

Le MSSS donne une définition élargie de la **contention,** soit une « mesure de contrôle qui consiste à empêcher ou à limiter la liberté de mouvement d'une personne en utilisant la force humaine, un moyen mécanique ou en la privant d'un moyen qu'elle utilise pour pallier un handicap » (MSSS, 2002).

En effet, les clients ont tendance à essayer de se libérer de la contention physique. Le cas échéant, il n'est pas rare qu'ils se blessent, et des décès ont été rapportés (MSSS, 2002). En cas de nécessité, il faut s'assurer de choisir un moyen de contention physique sûr et de bien l'utiliser afin d'éviter les accidents, notamment la suffocation ou la blessure du client qui cherche à s'en libérer. Plusieurs établissements ont banni l'utilisation de la veste de contention pour cette raison. L'immobilité imposée par la contention physique peut également entraîner des lésions de pression, une bronchoaspiration, de la constipation, de l'incontinence urinaire et fécale ainsi que de la rétention urinaire ▶ **27**. En plus de la perte de l'autonomie fonctionnelle qui découle de la contention, les contractures, les lésions d'un nerf et les troubles circulatoires constituent d'autres dangers potentiels. Il peut en résulter une perte d'estime de soi, de l'humiliation, de la crainte et de la colère chez le client.

En raison des risques de blessures associés à la contention physique et de l'abus constaté dans certains cas, le MSSS a émis des orientations en 2002, guidant les établissements dans l'élaboration de leur protocole d'application de l'utilisation des moyens de contention. En effet, au Québec, tout établissement doit mettre en œuvre un tel protocole et s'assurer de sa diffusion (LSSSS, L.R.Q., c. S-4.2, art. 118.1). Six principes directeurs encadrent l'utilisation des *mesures de contrôle*, expression utilisée par le MSSS dans ses orientations pour désigner la contention, les substances chimiques et l'isolement (MSSS, 2002) **ENCADRÉ 28.9**.

La Loi sur les infirmières et les infirmiers et la Loi modifiant le Code des professions et d'autres dispositions législatives dans le domaine de la santé permettent aux infirmières du Québec, tout comme aux ergothérapeutes, aux physiothérapeutes et aux médecins, de décider de l'utilisation de la contention, en conformité avec le protocole d'application de leur établissement (OIIQ, 2003a). Cette activité réservée s'applique seulement aux moyens de contention ; le recours à des médicaments, ou à des substances contrôlées, et l'isolement demeurent la responsabilité du médecin.

En somme, la décision d'utiliser la contention doit répondre aux principes des orientations ministérielles, exige une évaluation clinique initiale, devrait se baser sur une approche individualisée dans un contexte interdisciplinaire et ne devrait être prise qu'après avoir tenté d'autres interventions (OIIQ, 2003a).

Quel que soit le contexte, la décision d'utiliser la contention ne doit jamais être punitive, mais doit toujours viser un objectif thérapeutique. De plus, elle requiert le consentement libre et éclairé de la personne ou de son représentant légal, sauf en situation d'urgence. La mesure de contrôle choisie doit être optimale sans être excessive, afin d'assurer la sécurité de la personne sans brimer inutilement sa liberté. Sa durée d'application doit se limiter au minimum indispensable, et sa pertinence sera réévaluée de façon continue. Enfin, l'utilisation de la contention exige une surveillance déterminée selon l'état de santé et les comportements de la personne, et selon les

> *Quel que soit le contexte, la décision d'utiliser la contention ne doit jamais être punitive, mais doit toujours viser un objectif thérapeutique.*

PRATIQUES EXEMPLAIRES

ENCADRÉ 28.9

Principes directeurs encadrant l'utilisation des mesures de contrôle

Premier principe

Les substances chimiques, la contention et l'isolement utilisés à titre de mesures de contrôle le sont uniquement comme mesures de sécurité dans un contexte de risque imminent.

Deuxième principe

Les substances chimiques, la contention et l'isolement ne doivent être envisagés à titre de mesures de contrôle qu'en dernier recours.

Troisième principe

Lors de l'utilisation de substances chimiques, de la contention ou de l'isolement à titre de mesures de contrôle, il est nécessaire que la mesure appliquée soit celle qui est la moins contraignante pour la personne.

Quatrième principe

L'application des mesures de contrôle doit se faire dans le respect, la dignité et la sécurité, en assurant le confort de la personne, et doit faire l'objet d'une supervision attentive.

Cinquième principe

L'utilisation des substances chimiques, de la contention et de l'isolement à titre de mesures de contrôle doit, dans chaque établissement, être balisée par des procédures et contrôlée afin d'assurer le respect des protocoles.

Sixième principe

L'utilisation des substances chimiques, de la contention et de l'isolement à titre de mesures de contrôle doit faire l'objet d'une évaluation et d'un suivi de la part du conseil d'administration de chacun des établissements.

Source : Tiré de Ministère de la Santé et des Services sociaux du Québec (2002). *Orientations ministérielles relatives à l'utilisation exceptionnelle des mesures de contrôle : contention, isolement et substances chimiques.* Québec, Qc : Publications du Québec. http://publications.msss.gouv.qc.ca/acrobat/f/documentation/2002/02-812-02.pdf
Reproduction autorisée par les Publications du Québec.

modalités du protocole d'application de l'établissement (OIIQ, 2003a). L'**ENCADRÉ 28.10** présente les interventions que l'infirmière doit réaliser quand elle décide d'utiliser des moyens de contention.

Considérant l'importance des risques associés à l'utilisation de la contention, l'infirmière doit respecter le protocole local d'application d'une telle mesure de protection, et s'assurer qu'il est suivi par les autres membres de l'équipe de soins ▶ **MS 3.6** . L'**ENCADRÉ 28.11** précise les éléments dont il faut tenir compte lorsque le recours à la contention s'avère nécessaire.

L'utilisation de la contention physique nécessite une adaptation psychologique pour le client et sa famille. Si la contention s'avère impérative, l'infirmière doit leur expliquer l'objectif poursuivi et les précautions prises pour prévenir les blessures. Sauf en situation d'urgence, l'infirmière doit obtenir le consentement du client, ou, en cas d'inaptitude, d'un membre de la famille ou du représentant légal.

Compte tenu des tendances actuelles en matière de promotion de la santé, des méthodes d'évaluation et des modifications apportées au milieu sont suggérées comme solutions de rechange aux appareils de contention physique. Ainsi, plusieurs appareils électroniques peuvent être utilisés pour avertir le personnel que le client s'est levé de son fauteuil ou de son lit, ou est en train de le faire. Certains appareils (p. ex., l'appareil Ambularm^MD, une **jarretière de détection de la verticalité**) se portent à la cuisse et émettent un signal lorsque le genou se trouve plus bas que la hanche **FIGURE 28.14**. D'autres sont attachés aux vêtements de la personne ou comportent des détecteurs de pression placés au lit, au fauteuil ou encore au sol, sous forme de tapis. Ces appareils permettent une certaine liberté de mouvement au client, mais une alarme

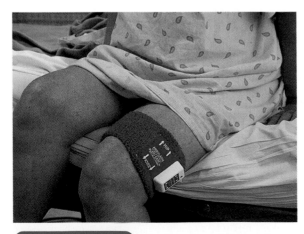

FIGURE 28.14 Cliente portant un appareil Ambularm^MD

MS 3.6

Méthodes liées aux soins de confort et à la mobilité : *Mise en place d'un appareil de contention physique (système Segufix^MD).*

- Procéder à l'évaluation initiale et continue de la situation de santé afin de déterminer la nature du problème, et les besoins biopsychosociaux et environnementaux du client.
- Poser un jugement clinique sur l'état de santé de la personne et la nature du problème.
- Analyser les effets indésirables et les avantages pour la personne et pour autrui des mesures de remplacement et, s'il y a lieu, des moyens de contention envisagés afin de déterminer si leur utilisation est justifiée.
- Obtenir le consentement libre et éclairé de la personne ou de son représentant légal, sauf dans les cas prévus par la loi, en situation d'urgence notamment.
- Déterminer et indiquer dans le plan thérapeutique infirmier toutes les données pertinentes relatives aux mesures de remplacement ou en cas d'échec des moyens de contention.

Source : Tiré de Ordre des infirmières et des infirmiers du Québec (2003a). *Guide d'application de la nouvelle* Loi sur les infirmières et les infirmiers *et de la* Loi modifiant le Code des professions et d'autres dispositions législatives dans le domaine de la santé. [En ligne]. www.oiiq.org/uploads/publications/autres_publications/Guide_application_loi90.pdf (page consultée le 25 novembre 2009).

ENCADRÉ 28.11 Éléments à considérer en cas d'utilisation de la contention

- Aspects de la situation de santé de la personne qui motivent l'utilisation du moyen de contention
- Moyen de contention retenu, taille et endroit où il doit être utilisé
- Durée maximale d'application continue de la mesure retenue et celle de la période de repos sans contention
- Indications d'arrêt et de reprise du moyen de contention
- Durée de validation de la mesure retenue
- Éléments à surveiller et fréquence des visites de surveillance
- Interventions de soutien à la personne et accompagnement requis
- Obtention du consentement de la personne ou de son représentant légal

Source : Tiré de Ordre des infirmières et des infirmiers du Québec (2003a). *Guide d'application de la nouvelle* Loi sur les infirmières et les infirmiers *et de la* Loi modifiant le Code des professions et d'autres dispositions législatives dans le domaine de la santé. [En ligne]. www.oiiq.org/uploads/publications/autres_publications/Guide_application_loi90.pdf (page consultée le 25 novembre 2009).

se déclenche lorsque la zone de sécurité est dépassée. L'alarme peut être conçue pour transmettre un signal au poste des infirmières afin que le personnel soit alerté rapidement lorsqu'un client est debout plutôt que dans son lit.

Les barres transversales, ou ridelles, peuvent aider un client à améliorer sa mobilité ou sa stabilité lorsqu'il est au lit ou lorsqu'il passe du lit au fauteuil. Ces barres permettent aussi de prévenir les chutes depuis le lit ou une civière lorsque le client est inconscient **FIGURE 28.15**.

L'utilisation de barres transversales complètes au lit est considérée comme de la contention si celles-ci empêchent la personne de sortir du lit librement. Pour un client désorienté, la simple utilisation de ces ridelles peut se traduire par une plus grande confusion et un risque accru de blessures. Un client désorienté qui est déterminé à sortir du lit tentera de passer par-dessus la ridelle ou de sortir par le pied du lit, ce qui occasionne souvent des chutes. De plus, les ridelles peuvent être à l'origine de blessures, voire de décès (Agence française de sécurité sanitaire des produits de santé, 2006 ; Healey, Olivier, Milne, & Connely, 2008 ; NPSA, 2007). Elles devraient répondre aux normes fédérales (Santé Canada, 2008). Lorsque le client est désorienté et agité, et qu'il peut se lever du lit, les interventions infirmières devraient avant tout porter sur l'origine de la confusion, qui peut être très variée. Lorsque c'est possible, il faut éliminer la cause de l'agitation (constipation, douleur, peur, etc.). Il arrive souvent que les infirmières interprètent mal le désir du client d'explorer son milieu ou d'aller à la salle de bain, croyant qu'il s'agit de confusion. Voilà pourquoi une évaluation approfondie est essentielle. Dans ces situations, les ridelles ne devraient pas nécessairement être montées, afin de ne pas entraver la sortie du lit, et d'augmenter la hauteur d'une chute potentielle. De plus, l'utilisation d'un lit d'une hauteur ajustable pouvant descendre à 20 ou 30 cm du sol devrait être envisagée pour les clients présentant un risque élevé de chute (Currie, 2008 ; Ramsey, 2008). ∎

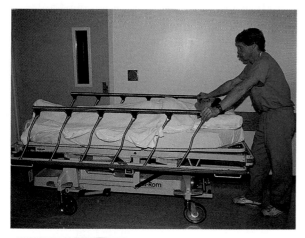

FIGURE 28.15 Ridelles levées sur une civière

Mise en œuvre de la démarche de soins Jugement **clinique**

Cette section présente la démarche de soins visant à enrayer les menaces à la sécurité de madame Laplante, dont la situation a été présentée en ouverture de chapitre. Les sous-sections qui suivent permettent de visualiser, de comprendre et d'intégrer les cinq étapes de la démarche systématique en vue d'assurer la sécurité de madame Laplante, principalement en prévenant d'autres chutes et leurs complications potentielles.

L'application de ce processus permet d'individualiser l'approche infirmière par rapport à cette cliente et de planifier des soins adaptés à cette dernière.

28.3.1 Collecte des données

L'évaluation clinique de la cliente faite par l'infirmière et sa connaissance des facteurs de risque de chute lui ont permis de reconnaître plusieurs facteurs de risque intrinsèques. Le diabète est un facteur de risque puisqu'un état d'hypoglycémie peut provoquer des étourdissements responsables d'une chute. De plus, il faudrait vérifier si madame Laplante souffre de neuropathies, qui accompagnent fréquemment le diabète et qui peuvent altérer la perception sensorielle dans les membres inférieurs, et ainsi contribuer à une chute. L'arthrose représente aussi un facteur de risque. Enfin, la médication constitue un autre facteur de risque intrinsèque puisque madame Laplante prend plus de quatre médicaments et que, parmi ceux-ci, deux sont particulièrement associés à des chutes. Il s'agit du lorazépam (Ativan^MD), faisant partie de la classe des psychotropes, et de l'hydrochlorothiazide, un diurétique.

Pour en savoir davantage sur l'OEMC, consultez le site www.msss.gouv.qc.ca, sous l'onglet « Documentation / Publications ».

Toujours à la recherche de facteurs de risque intrinsèques, l'infirmière doit évaluer la capacité motrice de madame Laplante. L'évaluation concernant les déplacements et les transferts se fait généralement avec le Système de mesure de l'autonomie fonctionnelle (SMAF) de l'Outil d'évaluation multiclientèle (OEMC) du MSSS, un instrument utilisé, entre autres, par les infirmières en maintien à domicile au Québec. En outre, l'infirmière peut procéder à un dépistage du risque de chute au moyen du test « Lever et marcher chronométré » (*Timed Up and Go*). Pour madame Laplante, le résultat de ce test est de 15 secondes.

La pression artérielle de madame Laplante est de 157/92 mm Hg en position couchée et de 136/86 mm Hg en position debout. Il y a donc un écart de 21 mm Hg pour la pression systolique.

Tout comme l'hypotension orthostatique, la dénutrition ou la malnutrition, les troubles de la vision et la consommation d'alcool sont des éléments qui ont été mis en lien avec le risque de chute, mais dont le degré de preuve est actuellement moins élevé. Ils sont donc considérés comme des facteurs complémentaires et devraient faire l'objet d'un dépistage ultérieur chez madame Laplante.

Après avoir passé en revue les facteurs de risque intrinsèques, l'infirmière doit se préoccuper des facteurs extrinsèques associés au cas de madame Laplante. La présence du paillasson, qui aurait été la cause de sa chute, constitue ici un facteur de risque important.

L'**ENCADRÉ 28.12** présente les données subjectives et les données objectives sur lesquelles l'infirmière s'appuiera pour déterminer les problèmes prioritaires de madame Laplante.

28.3.2 Analyse et interprétation des données

L'analyse de la situation de madame Laplante met en évidence plusieurs facteurs de risque, dont les antécédents de chutes, qui constituent un facteur prédictif de chutes. La recherche de certains facteurs de risque a révélé l'hypotension orthostatique et un test « Lever et marcher chronométré » positif. De plus, des éléments de l'environnement de madame Laplante pourraient causer une chute. Une évaluation interdisciplinaire plus poussée est à envisager. En outre, madame Laplante se dit craintive de tomber de nouveau. Cet élément doit aussi être pris en compte et constitue un problème en soi sur lequel l'infirmière devra intervenir.

Les résultats de l'analyse et de l'interprétation des données confirment un risque de chute chez madame Laplante auquel est associée la peur de tomber **ENCADRÉ 28.13**.

28.3.3 Planification des soins et établissement des priorités

L'étape de la planification des soins vise à établir les objectifs prioritaires liés aux problèmes énoncés et à préciser les interventions infirmières permettant d'atteindre les résultats escomptés. Plusieurs objectifs sont envisagés pour régler les problèmes prioritaires relevés. À ces objectifs correspondent des résultats escomptés et des interventions précises **TABLEAU 28.3**.

COLLECTE DES DONNÉES

ENCADRÉ 28.12 Situation clinique de madame Laplante

Données subjectives

- A fait une chute la semaine dernière
- Dit avoir peur de tomber de nouveau

Données objectives

- Ecchymoses noires et jaunâtres sur le coude droit et la hanche droite
- Pression artérielle couchée : 157/92 mm Hg ; debout : 136/86 mm Hg
- Test « Lever et marcher chronométré » : 15 secondes
- Diabète de type 2
- Autonome dans ses AVQ et AVD
- Utilisation d'une canne pour marcher sur de longues distances
- Consommation de médicaments :
  – Glyburide (Diabeta^MD) 2,5 mg die
  – Acétaminophène 500 mg q.i.d.
  – Hydrochlorothyazide 12,5 mg die
  – Atorvastatine calcique (Lipitor^MD) 10 mg dic
  – Lorazépam (Ativan^MD) 1 mg hs p.r.n.
- Plusieurs carpettes instables dans le logement

CONSTAT DE L'ÉVALUATION

ENCADRÉ 28.13 Énoncé des problèmes prioritaires de madame Laplante

- Risque de chute lié à l'hypotension orthostatique, à sa médication et à un environnement non sécuritaire
- Peur de tomber consécutive à une chute récente

TABLEAU 28.3	Résultats escomptés et interventions prioritaires liés à la situation clinique de madame Laplante

PLANIFICATION / RÉSULTATS ESCOMPTÉS CHEZ LA CLIENTE

- Madame Laplante réalisera ses activités sans chuter.
- Elle reconnaîtra les éléments de son domicile et de ses comportements qui sont des facteurs de risque de chute.
- Elle aura aménagé son domicile afin qu'il soit plus sécuritaire.

- Madame Laplante saura comment réagir en cas de chute.
- Elle connaîtra et appliquera les conseils pour prévenir l'hypotension orthostatique.
- Elle se dira confiante de réaliser ses activités à la maison et à l'extérieur.

INTERVENTIONS INFIRMIÈRES	JUSTIFICATIONS
• Informer le médecin et l'équipe interdisciplinaire de maintien à domicile du risque de chute.	• Le problème des chutes est complexe et exige une évaluation interdisciplinaire incluant la participation du médecin, de l'ergothérapeute et du physiothérapeute. Le pharmacien, la nutritionniste, le travailleur social et d'autres professionnels peuvent également apporter d'autre information pertinente et participer au plan d'intervention interdisciplinaire (PII) (Bégin et al., 2007).
• Donner les conseils pour prévenir l'hypotension orthostatique : bouger les membres avant de se lever du lit, se lever lentement en s'assoyant sur le bord du lit en premier, attendre quelques minutes avant de se mettre debout.	• L'hypotension orthostatique constitue un facteur de risque de chute (Bégin et al., 2007).
• Prendre la pression artérielle en position couchée et debout à chaque visite.	• La mesure régulière de la pression artérielle permet d'assurer le suivi de l'ajustement médicamenteux, s'il y a lieu.
• Trouver les éléments ayant provoqué la chute (symptômes avant la chute, activités avant et au moment de la chute, tapis ou autres éléments sur les lieux de la chute) et assurer le suivi, s'il y a lieu.	• Il est important de déterminer les facteurs ayant provoqué la chute pour les éliminer et éviter une nouvelle chute, s'il y a lieu (p. ex., enlever ou fixer une carpette), ou de diagnostiquer un problème de santé qui mériterait un suivi immédiat (p. ex., des signes d'ischémie cérébrale transitoire, des problèmes cardiaques).
• Poursuivre l'évaluation de l'inventaire des risques de l'environnement domiciliaire des aînés (grille IREDA) avec madame Laplante.	• L'évaluation du domicile est essentielle chez les personnes qui présentent des facteurs de risque de chute (Bégin et al., 2007). Cette intervention devrait se faire en partenariat avec l'ergothérapeute.
• Évaluer l'autonomie et les comportements de la cliente, et la sécurité du domicile pendant les activités de la vie quotidienne, puis définir avec madame Laplante les éléments de son environnement et de son comportement qui sont des facteurs de risque de chute et les changements qu'elle compte y apporter.	• Cette façon de faire favorise la participation et la négociation avec la personne, ce qui augmente l'adéquation des interventions mises en place (Bégin et al., 2007).
• Faire verbaliser madame Laplante sur l'expérience qu'elle a vécue lors de sa chute et sur ses craintes de chutes éventuelles.	• L'expression des craintes et des sentiments permet de clarifier les perceptions de la personne, de reconnaître ses difficultés et de diminuer son anxiété (IUGM, 2004).
• Enseigner à madame Laplante la façon de se relever à la suite d'une chute.	• Plusieurs personnes sont incapables de se relever après une chute, même si elles n'ont aucune fracture, et demeurent au sol en attendant les secours. L'impossibilité de se relever peut avoir des conséquences telles la déshydratation ou l'hypothermie, sans compter l'anxiété ressentie (Corriveau & Roy, 2007 ; IUGM, 2004).
• Informer madame Laplante des moyens d'obtenir de l'aide en cas de chute.	• Plusieurs moyens existent pour obtenir de l'aide en cas d'urgence (p. ex., système de télésurveillance, téléphone, appel quotidien des proches) (IUGM, 2004).
• Vérifier avec madame Laplante le soutien qu'elle peut obtenir de sa famille, de ses amis et voisins.	• La famille ou toute personne-ressource peut aider la cliente dans sa recherche de solutions et la rassurer.

28

28.3.4 Interventions cliniques

Les interventions cliniques viseront à résoudre les facteurs de risque de chute, et à éliminer ou à réduire la peur de tomber de madame Laplante. Ainsi, l'infirmière devra assurer un suivi de la pression artérielle et conseiller à madame Laplante les façons de prévenir l'hypotension orthostatique. De plus, l'infirmière doit évaluer rapidement les éléments ayant provoqué la chute, les symptômes survenus avant la chute, et les activités effectuées avant et au moment de la chute. Elle doit aussi vérifier les lieux où la chute s'est produite, observer l'état du plancher, les objets qui pourraient être en cause, tels les tapis et carpettes, et assurer le suivi quant à ces aspects, s'il y a lieu. La poursuite de l'évaluation des facteurs de risque de chute potentielle présents chez madame Laplante doit diriger les interventions de l'infirmière, qui se servira à cette fin de l'inventaire des risques de l'environnement domiciliaire des aînés (grille IREDA). Parallèlement, l'infirmière devra évaluer l'autonomie et les comportements de madame Laplante pendant la réalisation de ses AVQ, reconnaître avec elle les éléments de son environnement et de son comportement qui constituent des facteurs de risque de chute, et déterminer les changements qu'elle compte y apporter. Cette façon de faire favorise la participation et la négociation avec la personne (Bégin et al., 2007).

Concernant la peur de tomber que madame Laplante dit vivre depuis sa chute, l'infirmière devra faire verbaliser la cliente sur les sentiments vécus lors de sa chute et ses craintes quant à des chutes éventuelles. L'expression de ses craintes et sentiments permettra à la cliente de clarifier ses perceptions, de reconnaître ses difficultés et de diminuer son anxiété (IUGM, 2004). De plus, l'infirmière devrait informer madame Laplante des moyens d'obtenir de l'aide en cas de chute. Elle peut suggérer un système de télésurveillance, ou plus simplement l'utilisation d'un téléphone sans fil à son domicile ou d'un téléphone cellulaire lorsqu'elle est à l'extérieur. Elle pourrait aussi proposer à madame Laplante de demander à l'un de ses proches de l'appeler systématiquement chaque jour pour vérifier qu'elle n'a pas été victime d'un accident ou d'un malaise (IUGM, 2004).

Par ailleurs, de nombreuses personnes perdent leurs repères après avoir fait une chute et ne savent plus comment se relever. Ou alors elles se relèvent trop vite, risquant ainsi de retomber et de se blesser davantage. Pour cette raison, l'infirmière doit enseigner à la personne la façon de se relever après une chute.

28.3.5 Évaluation des résultats

L'évaluation des résultats escomptés est une étape essentielle de la démarche de l'infirmière auprès de madame Laplante. Au cours de cette évaluation, l'infirmière doit constamment exercer sa pensée critique et porter des jugements cliniques.

Ainsi, à chacune des visites, l'infirmière doit vérifier si la cliente a fait une chute. Elle devra également prendre sa pression artérielle en position couchée et debout, selon le protocole de recherche d'hypotension orthostatique. Par la même occasion, elle vérifiera si madame Laplante connaît et applique les conseils de prévention de l'hypotension orthostatique.

Après que l'infirmière aura procédé à l'évaluation de la sécurité du domicile avec la cliente, celle-ci reconnaîtra les éléments (environnement et comportements) qui représentent des facteurs de risque de chute. Par la suite, l'infirmière devra encourager madame Laplante à modifier son domicile, pour le rendre plus sécuritaire, de même que ses comportements à risque.

Enfin, l'infirmière devra vérifier si madame Laplante demeure inquiète de tomber de nouveau, et si cette peur limite ses activités physiques ou sociales. Si tel est le cas, elle devra revoir avec elle les moyens qui pourraient l'aider à surmonter sa crainte, la conseiller et la soutenir dans ce sens. Ce problème devrait aussi faire l'objet d'un suivi auprès de l'équipe interdisciplinaire de maintien à domicile.

28.3.6 Plan thérapeutique infirmier de madame Laplante

Afin d'optimiser la prévention des chutes, l'intervention de l'infirmière doit s'effectuer dans une perspective interdisciplinaire. En effet, le problème des chutes est complexe et exige la collaboration de plusieurs professionnels. C'est pourquoi l'infirmière doit communiquer dès que possible avec les autres membres de l'équipe de maintien à domicile et contribuer à la coordination de celle-ci. Dans la situation de madame Laplante, compte tenu de sa chute récente, de la présence d'hypotension orthostatique et de la prise de plusieurs médicaments, le médecin doit être avisé rapidement. En plus d'effectuer ces interventions, l'infirmière doit formuler des

Mme ANITA LAPLANTE
78 ans

PLAN THÉRAPEUTIQUE INFIRMIER (PTI)

CONSTATS DE L'ÉVALUATION

Date	Heure	N°	Problème ou besoin prioritaire	Initiales	RÉSOLU / SATISFAIT Date	Heure	Initiales	Professionnels / Services concernés
2010-05-04	14:45	1	*Risque de chute*					*Médecin et équipe*
								interdisciplinaire de
								maintien à domicile
		2	*Peur de chuter*	*M.L.*				*Ergothérapeute*
								Physiothérapeute

SUIVI CLINIQUE

Date	Heure	N°	Directive infirmière	Initiales	CESSÉE / RÉALISÉE Date	Heure	Initiales
2010-05-04	14:45	1	*Aviser le MD par inf. des valeurs de P.A. couchée et debout.*				
			Prendre P.A. couchée et debout au moment des visites × un mois.				
			Vérifier sa façon de se lever du lit.				
			Poursuivre l'inventaire des risques de l'environnement domiciliaire par inf.				
			(grille IREDA) lors de la prochaine visite.				
		2	*Enseigner les façons de se relever après une chute.*	*M.L.*	*2010-05-04*	*15:00*	*M.L.*

Signature de l'infirmière	Initiales	Programme / Service	Signature de l'infirmière	Initiales	Programme / Service
Mélanie Leblanc	*M.L.*	*Maintien à domicile*			

PLAN THÉRAPEUTIQUE INFIRMIER (PTI)

Extrait des notes d'évolution

- *2010-05-04 14:45*
Dit avoir fait une chute la semaine dernière vers 13 h en tentant de répondre au téléphone. Aurait trébuché sur un paillasson. Dit qu'elle n'a aucune conséquence de cette chute, mais avoue craindre que ça se reproduise.
Ecchymoses noires et jaunâtres de 2 cm X 4 cm sur la hanche droite, et sur le coude droit, sensibles à la pression. P.A.: 157/92 mm Hg (couchée), 134/85 mm Hg (debout après 1 min) et 136/86 mm Hg (debout après 3 min). Test « Lever et marcher chronométré »: 15 sec.
- *Évaluation selon grille IREDA commencée.*
- *Enseignement fait sur la technique pour se relever seule après une chute: se relève selon la technique montrée.*

FIGURE 28.16 Extrait du plan thérapeutique infirmier de madame Laplante pour le suivi clinique visant la prévention d'autres chutes

directives qui guideront ses collègues dans le suivi de la pression artérielle. Ces directives deviennent cruciales pour le suivi clinique de la cliente puisque les problèmes prioritaires identifiés ont une incidence sur la situation de santé de celle-ci. De plus, les directives infirmières lui rappelleront d'effectuer un suivi auprès de l'ergothérapeute et du physiothérapeute selon les difficultés qu'elle rencontrera pendant l'évaluation avec la grille IREDA et selon la capacité de madame Laplante à se relever en cas de chute **FIGURE 28.16**.

28.3.7 Application de la pensée critique à la situation de madame Laplante

Les éléments du modèle de pensée critique guident l'infirmière dans l'évaluation de la cliente par rapport à une récidive possible de chute et aux conséquences fâcheuses qui pour-

raient en résulter. D'ailleurs, les facteurs intrinsèques et extrinsèques de risque de chute pour cette cliente doivent être rigoureusement évalués, non seulement à partir des connaissances de l'infirmière, mais surtout en se basant sur des instruments fidèles comme la grille IREDA. La **FIGURE 28.17** regroupe les caractéristiques de la pensée critique que l'infirmière applique dans sa démarche de soins.

Vers un Jugement clinique

Connaissances

- Principales blessures accidentelles selon les groupes d'âge
- Principales causes de ces blessures
- Influence des facteurs de risque intrinsèques, y compris ceux qui sont liés aux problèmes de santé, aux comportements et aux différents stades de développement
- Influence des facteurs de risque extrinsèques liés à l'environnement physique, technologique et socioéconomique
- Influence de la dimension temporelle, c'est-à-dire avant, pendant et après la chute

Expériences

- Soins aux personnes dont les difficultés de mobilité et de perception sensorielle portent atteinte à leur sécurité
- Expérience dans les soins aux personnes âgées

ÉVALUATION

- Menaces réelles et potentielles à la sécurité de madame Laplante
- Facteurs environnementaux influant sur la sécurité de la cliente
- Dépistage d'hypotension orthostatique
- Connaissance que la cliente a de ses médicaments
- Effets secondaires des médicaments menaçant sa sécurité
- Peur de tomber
- Moyens pris par madame Laplante pour éviter les accidents à la maison

Normes

- Appliquer les normes intellectuelles (p. ex., la clarté, la spécificité, l'exactitude et l'exhaustivité) à la démarche d'évaluation des menaces à la sécurité de la personne
- Utiliser les outils d'évaluation reconnus pour déterminer les risques de chutes (dépistage de l'hypotension orthostatique, test « Lever et marcher chronométré », grille IREDA, etc.)
- Consigner au dossier avec précision et rigueur les risques d'atteinte à la sécurité de madame Laplante

Attitudes

- Faire preuve de persévérance lorsqu'il est nécessaire de déterminer toutes les menaces à la sécurité de madame Laplante
- Faire participer la cliente le plus possible à l'évaluation de sa sécurité
- Ne pas entretenir de préjugés face à la sécurité des personnes âgées

FIGURE 28.17 Application de la pensée critique à la situation clinique de madame Laplante

■ ■ ■ À retenir

» **Version reproductible**
www.cheneliere.ca/potter

- Les principales causes de traumatisme sont les accidents impliquant des véhicules motorisés, les chutes, la suffocation, les empoisonnements, les noyades, et les brûlures.

- L'infirmière doit connaître les facteurs de risque liés à ces traumatismes, et les interventions pour prévenir ces accidents et leurs complications.

- Les problèmes de santé, le comportement et le stade de développement d'une personne font partie des facteurs intrinsèques contribuant aux risques de traumatisme.

- Les dangers liés à l'environnement physique et technologique, tout comme ceux qui sont liés à l'environnement socioéconomique, font partie, quant à eux, des facteurs extrinsèques contribuant aux risques de traumatisme.

- Dans un établissement de soins, un milieu sécuritaire se caractérise par la réduction au minimum des chutes, des accidents liés aux facteurs propres aux clients, et des accidents associés aux procédures de soins et d'interventions ainsi qu'à l'équipement.

- La contention ne doit être utilisée que dans une situation de risque imminent pour le client ou son entourage. Des interventions infirmières sont nécessaires avant, pendant et après l'utilisation de cette mesure.

Pour en savoir plus

» **Version complète et détaillée**
www.cheneliere.ca/potter

ORGANISMES ET ASSOCIATIONS

ASSTSAS > Information et conseil en SST > Dossiers thématiques > Équipements de soutien à domicile
Association paritaire pour la santé et la sécurité du travail du secteur affaires sociales
www.asstsas.qc.ca

AIIC > Pratique infirmière > Les milieux de pratique et la sécurité des patients
Association des infirmières et infirmiers du Canada
www.cna-aiic.ca

CCS > Sécurité publique
Conseil canadien de la sécurité
http://safety-council.org

ICSP
Institut canadien pour la sécurité des patients
www.patientsafetyinstitute.ca

SécuriJeunes Canada
www.safekidscanada.ca

SSPSM
Soins de santé plus sécuritaires maintenant !
www.saferhealthcarenow.ca

ORGANISMES GOUVERNEMENTAUX

INSPQ > Sécurité et traumatismes > Prévention : violence et traumatismes / Promotion de la sécurité
Institut national de santé publique du Québec
www.inspq.qc.ca

ASPC > Prévention des blessures
Agence de la santé publique du Canada
www.phac-aspc.gc.ca

RÉFÉRENCES GÉNÉRALES

Infiressources > Banques et recherche > Gestion des soins > Sécurité du client
www.infiressources.ca

Institut universitaire de gériatrie de Montréal
Les chutes : les prévenir ou s'en relever
www.vieillissement.ca

Bégin, C., Boudreault, V., & Sergerie, D. (2009). *La prévention de chutes dans un continuum de services pour les aînés vivant à domicile : guide d'implantation – IMP* (2e éd. 2009). Montréal : INSPQ.
www.inspq.qc.ca

Roy, O. (2008). *Mesures de remplacement de la contention et de l'isolement. Aide Mémoire.* Québec, Qc : Ministère de la Santé et des Services sociaux du Québec.
www.msss.gouv.qc.ca

Ordre des infirmières et infirmiers de l'Ontario (2006). *Norme d'exercice : La contention.* Toronto : OIIO.
www.cno.org

Tanguay, M. (Éd.). (2006). *Programme de formation – Vers un changement de pratique afin de réduire le recours à la contention et à l'isolement.* Québec : Publications du Québec.
www.msss.gouv.qc.ca

Virani, T. (Éd.). (2005). *Ligne directrice sur les pratiques exemplaires en soins infirmiers : prévention des chutes et des blessures associées chez les personnes âgées.* Toronto : Association des infirmières et infirmiers autorisés de l'Ontario.
www.rnao.org

28

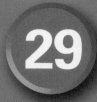

CHAPITRE

29

Édition française :
Johanne Morel, inf., B. Sc.

Édition originale :
Sylvia K. Baird, RN, BSN, MM

Donner les soins d'hygiène

Objectifs

Après avoir lu ce chapitre, vous devriez être en mesure :

- de décrire les facteurs qui influencent les pratiques d'hygiène personnelle ;

- de procéder à une évaluation des besoins d'un client en matière d'hygiène ;

- de reconnaître les facteurs qui prédisposent les clients à une atteinte à l'intégrité de la peau, de la muqueuse buccale, des ongles, des pieds et du cuir chevelu ;

- de discuter des différentes méthodes utilisées pour assurer le confort d'un client pendant les soins d'hygiène ;

- d'effectuer efficacement les soins d'hygiène de la peau, des cheveux, des pieds, des ongles, de la bouche, des yeux, des oreilles et du nez ;

- d'appliquer la démarche de soins infirmiers auprès des clients ayant des besoins particuliers en matière d'hygiène.

 Guide d'études, pages 131 à 133

Monsieur Laurent Bélanger, âgé de 66 ans, est atteint d'un cancer de la cavité buccale. Il est hospitalisé à la suite d'une chirurgie reconstructive du plancher de la bouche et de la langue. C'est un homme fier et perfectionniste. Il est marié et vit avec sa conjointe. Il a perdu 15 kg durant le dernier mois. Monsieur Bélanger était aux soins intensifs depuis trois jours, et il vient d'être transféré à l'unité de chirurgie. Il est porteur d'une trachéotomie temporaire et présente une plaie chirurgicale au cou s'étendant d'un lobe d'oreille à l'autre. Il porte un pansement occlusif à l'avant-bras gauche puisqu'un prélèvement a été fait à cet endroit pour la chirurgie reconstructive. Il a une gastrostomie lui permettant de s'alimenter par gavage intermittent.

Monsieur Bélanger est souriant, mais incapable de parler à cause de la trachéotomie ; il communique donc en écrivant sur un bloc-notes. Il se plaint de douleur cervicale fréquente depuis la chirurgie. Sa chemise d'hôpital est souillée de sécrétions verdâtres provenant de la trachéotomie, et sa barbe n'est pas rasée. Le pansement à l'avant-bras est propre. Par contre, celui de la gastrostomie est souillé de sérosités. Monsieur Bélanger utilise la succion murale pour aspirer ses sécrétions buccales, car il ne peut ni avaler ni cracher.

Quelles sont les données particulières que vous devez prendre en considération pour être en mesure d'offrir des soins individualisés et adaptés à monsieur Bélanger ?

Concepts clés

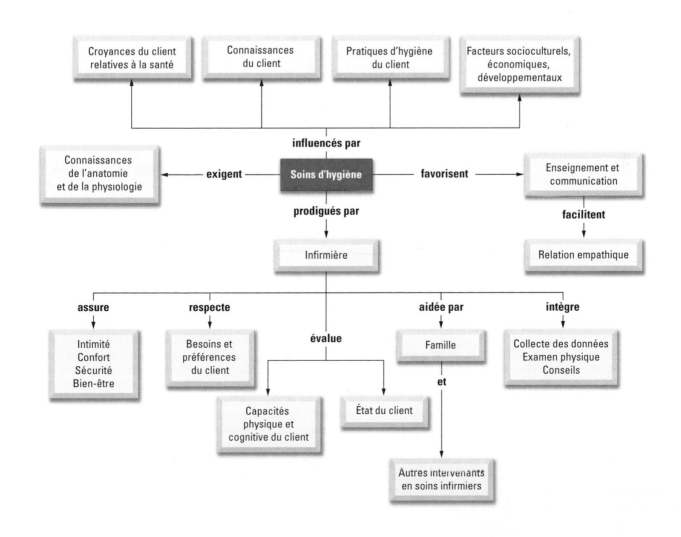

Le maintien de l'hygiène personnelle est essentiel au confort, à la sécurité et au bien-être de chacun. Alors que les personnes en santé peuvent elles-mêmes satisfaire leurs besoins en matière d'hygiène, les personnes malades ou aux prises avec des difficultés physiques nécessitent parfois de l'aide. L'infirmière apprend rapidement que les clients limités physiquement ou intellectuellement n'ont, bien souvent, ni l'énergie ni la dextérité manuelle nécessaires pour procéder à leurs soins d'hygiène. Par exemple, le client en traction porteur d'un plâtre, et relié à une perfusion ou à un autre dispositif thérapeutique aura besoin d'aide pour procéder à ses soins d'hygiène. Les maladies qui entraînent de la douleur peuvent limiter les gestes nécessitant la dextérité et l'amplitude articulaire pour effectuer certaines activités. Le client qui se trouve sous l'effet de sédatifs n'aura pas les idées claires ni la coordination nécessaire pour veiller à ses soins personnels. Les maladies chroniques, telles que les cardiopathies, le cancer, les troubles neurologiques et certains troubles psychiques peuvent épuiser le client ou l'empêcher de s'occuper de ses soins d'hygiène. La personne dont la force de préhension est réduite à cause de l'arthrite, d'un accident vasculaire cérébral (AVC) ou de problèmes musculaires peut éprouver de la difficulté à utiliser une brosse à dents, une débarbouillette ou un peigne. Dans le cas de monsieur Bélanger, les pansements, la trachéotomie, le tube de gastrostomie et la douleur qu'il éprouve actuellement font en sorte qu'il a besoin de plus d'aide pour effectuer ses soins d'hygiène.

Divers facteurs personnels et socioculturels influencent les pratiques d'hygiène. L'infirmière détermine avec le client sa capacité à satisfaire ses soins personnels et évalue la qualité des soins d'hygiène apportés par l'équipe soignante. Dans un contexte de soins à domicile, l'infirmière aide le client et sa famille en adaptant les méthodes d'hygiène.

Elle doit faire preuve de jugement clinique au cours des soins d'hygiène pour recueillir des données lui permettant d'évaluer certains problèmes actuels et potentiels chez le client. L'inspection de la peau et la vérification de l'amplitude articulaire du client constituent de bonnes occasions pour recueillir des données pertinentes. Aussi, étant donné que les soins d'hygiène exigent un contact intime avec le client, l'infirmière doit utiliser ses habiletés de communication afin de favoriser une relation thérapeutique empreinte d'empathie et de profiter du temps qu'elle passe avec le client pour faire de l'enseignement.

L'infirmière est responsable des soins d'hygiène dispensés par l'équipe soignante : elle doit s'assurer que tous préservent l'autonomie du client et son intimité, tout en favorisant son confort physique.

vaisseaux sanguins. Les cellules ont besoin d'une nutrition, d'une hydratation et d'une circulation adéquates pour résister aux lésions et aux maladies. De bonnes habitudes d'hygiène favorisent la fonction normale des tissus et une circulation sanguine efficace.

Outre le fait d'avoir recours à ses notions d'anatomie et de physiologie, l'infirmière doit appliquer ses connaissances en physiopathologie afin de reconnaître les états pathologiques qui provoquent des changements aux téguments, dans la cavité buccale et aux organes sensoriels. Par exemple, le diabète entraîne des changements vasculaires chroniques qui nuisent à la guérison de la peau et des muqueuses. Chez le client atteint du syndrome d'immunodéficience acquise (sida), la présence d'infection fongique dans la cavité buccale est fréquente, surtout au début de la maladie. Après avoir subi un AVC, le client peut présenter une paralysie du nerf trijumeau (nerf crânien V), ce qui cause une incapacité à fermer l'œil et occasionne une sécheresse de la cornée. Chez monsieur Bélanger, le cancer de la cavité buccale et la **trachéotomie** portent forcément atteinte à l'intégrité de sa muqueuse buccale.

L'infirmière peut également aider le client à adopter de nouvelles pratiques d'hygiène lorsque la maladie ou l'état de santé de ce dernier l'exigent. Au client atteint de diabète, l'infirmière devra faire l'enseignement des soins de pieds. Dans le cas de monsieur Bélanger, il faudra lui montrer les précautions à prendre concernant sa trachéotomie et son tube de gastrostomie lorsqu'il fait sa toilette.

L'infirmière doit donc adapter les pratiques d'hygiène au client dans le but d'anticiper les besoins de celui-ci et de réduire autant que possible tout effet indésirable.

29.1

Connaissances scientifiques de base en matière d'hygiène

Des soins d'hygiène adéquats exigent une compréhension de l'anatomie et de la physiologie des **téguments** et des **muqueuses,** comme celles de la cavité buccale, des yeux, des oreilles et du nez. Pendant qu'elle assure les soins d'hygiène, l'infirmière est en mesure d'appliquer ses connaissances en détectant les anomalies et en prenant les mesures appropriées pour empêcher d'autres lésions aux tissus sensibles. La peau et les cellules des muqueuses échangent de l'oxygène, des nutriments et des liquides avec les

29.1.1 Considérations psychosociales

Les croyances, les coutumes et les valeurs des groupes sociaux influencent les préférences et les habitudes en matière d'hygiène, y compris le type de produits utilisés ainsi que la nature et la fréquence des soins d'hygiène. Pendant l'enfance, ce sont les habitudes familiales qui influencent ces soins. Elles comprennent la fréquence des bains ou des douches, le moment de la journée de ceux-ci et le type d'hygiène buccale pratiquée. Au début de l'adolescence, le comportement des pairs influe parfois sur l'hygiène personnelle. Par exemple, les jeunes filles peuvent s'intéresser davantage à leur apparence personnelle et commencer à se maquiller. À l'âge

■ **Tégument :** Tout ce qui sert à couvrir, à envelopper. La peau est le tégument du corps de l'homme et des animaux.

■ **Trachéotomie :** Incision de la paroi de la trachée au niveau de la région antérieure du cou pratiquée pour parer à une asphyxie, pour rétablir la circulation de l'air et, par la suite, introduire une canule à cet effet.

adulte, la présence d'amis et de collègues de travail façonne les attentes des gens à l'égard de leur apparence physique. Les pratiques d'hygiène des personnes âgées peuvent changer en fonction de leurs conditions de vie, de leurs capacités physiques et des ressources dont elles disposent.

Préférences personnelles

Chaque client a ses propres désirs et préférences en ce qui a trait au moment de faire sa toilette (bain ou douche), de se raser et de prendre soin de ses cheveux. Les clients choisissent différents produits en fonction de leurs préférences personnelles, de leurs besoins et de leurs ressources financières. L'infirmière qui connaît ces éléments est en mesure de prodiguer des soins individualisés au client.

Image corporelle

L'image corporelle est l'idée subjective que se fait une personne de son apparence physique. Cette image peut changer et influe sur la façon dont l'hygiène est maintenue. L'apparence générale d'un client peut refléter l'importance que revêt l'hygiène à ses yeux. L'infirmière tient compte des détails de l'apparence dans la planification des soins et consulte le client avant de prendre des décisions sur la façon de lui offrir ces soins ▶ **17** . Il est possible qu'un client qui semble peu soigné ou peu intéressé par l'hygiène doive être sensibilisé à l'importance de cet aspect.

L'image corporelle du client peut changer considérablement après une chirurgie, s'il est atteint d'une maladie ou s'il éprouve des changements sur le plan fonctionnel comme c'est le cas pour monsieur Bélanger. Dans de telles situations, l'infirmière déploiera des efforts supplémentaires pour promouvoir des soins d'hygiène en favorisant le confort et l'apparence du client.

Situation socioéconomique

Les ressources économiques dont dispose une personne influencent le type de pratiques d'hygiène qu'elle adopte. L'infirmière détermine si le client a les moyens de s'offrir les articles nécessaires tels qu'un déodorant, du shampoing, du savon et du dentifrice. Si le client n'a pas les ressources financières pour se procurer ces produits de soins de base, l'infirmière doit s'efforcer de trouver des solutions de rechange. Il est également important de savoir si l'utilisation de ces produits fait partie des habitudes sociales du groupe auquel appartient le client. Ainsi, ce ne sont pas tous les clients qui choisissent d'utiliser un déodorant ou des produits cosmétiques. L'infirmière qui prend soin d'un client doit connaître ses pratiques d'hygiène quotidiennes et savoir si elles sont importantes pour lui. Lorsque le client manque de ressources socioéconomiques, il peut éprouver des difficultés à participer de manière responsable aux activités de promotion de la santé telles que l'hygiène de base.

Connaissances et motivation relatives à la santé

Les connaissances relatives à l'importance de l'hygiène et de ses répercussions sur le bien-être influent sur les pratiques de soins personnels. Cependant, ces connaissances ne suffisent pas à elles seules, car le client doit également être motivé à prendre soin de sa santé. Cette motivation conduit à l'adoption de comportements visant à maintenir ou à améliorer la santé. Par exemple, si l'image corporelle de monsieur Bélanger est grandement altérée en raison de la chirurgie reconstructive qu'il a subie, il peut être plus motivé à effectuer ses soins personnels de façon assidue et rigoureuse. Par contre, s'il éprouve du découragement en raison des nombreuses précautions qui entourent les soins liés à sa trachéotomie, à sa gastrostomie, à la douleur ressentie et à ses pansements, son hygiène corporelle ne sera sans doute pas une priorité pour lui.

L'image corporelle est l'idée subjective que se fait une personne de son apparence physique.

17

Le chapitre 17, *Promouvoir un concept de soi équilibré*, analyse la nature et l'importance du concept de soi ainsi que l'influence des interventions infirmières sur celui-ci.

29.1.2 Considérations anatomiques et physiologiques

L'état de la peau, des cheveux, des yeux, des oreilles, du nez, de la bouche, des mains, des pieds et des ongles peut avoir des répercussions sur la santé physique et requiert une attention particulière dans la prévention des infections. Ainsi, l'hygiène de ces organes tissulaires sensoriels doit s'effectuer de façon à prévenir les maladies, les blessures et l'inconfort du client.

Il faut se rappeler que la peau est un organe actif qui remplit de nombreuses fonctions : assurer la protection, la sensibilité, la régulation de la température, l'excrétion et la sécrétion **TABLEAU 29.1**. La peau est formée de trois couches : l'épiderme, le derme et le tissu sous-cutané. Elle reflète souvent un changement dans l'état physique en présentant des variations de couleur, d'épaisseur, de texture, d'élasticité, de température et d'hydratation. Tant que la peau reste intacte et saine, sa fonction physiologique demeure optimale. ■

Jugement clinique

Nommez les observations que vous jugez importantes pour être en mesure de bien évaluer l'impact de la maladie sur l'image corporelle de monsieur Bélanger.

29

TABLEAU 29.1 Fonctions de la peau et conséquences pour les soins

FONCTION / DESCRIPTION	CONSÉQUENCES POUR LES SOINS
Protection L'épiderme est relativement imperméable afin d'empêcher l'entrée de microorganismes. Bien que ceux-ci résident à la surface de la peau et dans les follicules pileux, la sécheresse relative de la peau peut leur permettre d'entrer. Le sébum élimine les bactéries des follicules pileux, et le pH acide de la peau retarde la prolifération bactérienne.	La diminution du pouvoir protecteur de la peau survient lorsque sa surface est égratignée ou écorchée (p. ex., par l'utilisation de rasoirs, le retrait de ruban adhésif, ou par de mauvaises manœuvres de mobilisation ou de positionnement). Une sécheresse excessive provoque des crevasses et des lésions de la peau et des muqueuses qui laissent pénétrer les bactéries. Les émollients adoucissent la peau et en favorisent l'hydratation ; l'hydratation des muqueuses prévient la sécheresse. Cependant, une exposition prolongée de la peau à l'humidité provoque une macération ou un ramollissement, ce qui atteint l'intégrité de la peau, et favorise la formation d'ulcères et la prolifération bactérienne. Les draps et les vêtements doivent être gardés propres et secs. Une mauvaise utilisation de savon, de détergent, de produits cosmétiques, de déodorants et de crèmes épilatoires peut provoquer une irritation chimique. Les savons alcalins neutralisent la couche protectrice acide de la peau. Le nettoyage de la peau élimine l'excédent de sébum, de sueur, de cellules mortes et de saleté, lesquels favorisent la prolifération bactérienne.
Sensibilité La peau contient des terminaisons nerveuses pour le toucher, la douleur, la chaleur, le froid et la pression.	La friction doit être réduite au minimum pour éviter la perte de la couche superficielle de l'épiderme, ce qui peut entraîner l'apparition de lésions de pression. L'action de tendre les draps élimine les sources d'irritation mécanique causée par la friction de la peau avec les plis du tissu. Le fait que l'infirmière enlève ses bagues permet d'éviter de blesser accidentellement la peau du client. L'eau du bain ne doit être ni trop chaude ni trop froide.
Thermorégulation La température du corps est contrôlée par le rayonnement, l'évaporation, la conduction et la convection.	Les facteurs qui interfèrent avec la perte de chaleur peuvent altérer le contrôle de la température. Une chemise d'hôpital ou des draps de lit mouillés peuvent augmenter la perte de chaleur par rayonnement ou par conduction. Les couvertures favorisent la conservation de la chaleur, mais trop couvrir une personne peut entraver l'élimination de la chaleur par radiation et conduction.
Excrétion et sécrétion La sueur favorise la perte de chaleur par l'évaporation. Le sébum lubrifie la peau et les cheveux.	La transpiration et le sébum peuvent contenir des microorganismes. Le bain permet d'enlever l'excédent de sécrétions corporelles. Cependant, si les bains sont trop fréquents, la peau peut s'assécher.

Jugement clinique

■ **Lésion de pression :** Atteinte à l'intégrité de la peau résultant d'une pression prolongée.

Relevez les facteurs de risque d'atteinte à l'intégrité de la peau de monsieur Bélanger.

29.2

Connaissances scientifiques appliquées à la pratique infirmière

Les soins d'hygiène et de confort du client sont des actes au cœur du rôle de l'infirmière et de l'équipe soignante. Comme l'évaluation clinique est un processus continu qui doit être répété chaque fois que l'infirmière intervient auprès du client, les soins d'hygiène représentent un moment idéal pour évaluer son état physique et mental, favoriser des soins de qualité et assurer son confort. La prestation des soins d'hygiène, quant à elle, constitue une partie fondamentale des soins offerts au client. L'infirmière doit faire preuve d'empathie afin d'atténuer l'anxiété de celui-ci, de favoriser son confort et de faciliter la relaxation au moment de l'application de chaque mesure d'hygiène. Par exemple, l'infirmière s'efforce de mobiliser le client et de le changer délicatement de position pendant qu'elle lui donne son bain et le change de chemise d'hôpital. Lui parler d'une voix douce permet aussi de dissiper toute crainte ou préoccupation. Si le client éprouve de la douleur, l'infirmière peut lui administrer un analgésique de 20 à 30 minutes avant les soins d'hygiène afin de mieux le préparer à les recevoir. Ainsi, lorsque l'infirmière prodigue des soins d'hygiène à monsieur Bélanger, elle en profite pour évaluer la douleur cervicale. Au moment de changer la chemise d'hôpital du client, elle observe aussi les caractéristiques des sécrétions trachéales.

Un autre élément important des soins consiste à aider le client afin qu'il puisse effectuer lui-même ses soins d'hygiène. Cela consiste, notamment, à lui enseigner les méthodes d'hygiène appropriées et à le mettre en contact avec les ressources communautaires qui pourront l'aider dans ses soins personnels.

Lorsque l'infirmière prodigue des soins d'hygiène, il est important qu'elle obtienne l'état de santé actuel du client pour connaître ses besoins en matière d'hygiène **ENCADRÉ 29.1**.

Pendant cette évaluation, l'infirmière exerce son jugement clinique et utilise sa pensée critique.

PISTES D'ÉVALUATION CLINIQUE

Elle se base sur ses connaissances, son expérience, les normes de pratique en fonction des besoins du client et adopte une attitude professionnelle pour créer un climat de confiance entre elle et le client.

29.2.1 Autonomie fonctionnelle

La capacité d'autonomie du client détermine s'il a besoin d'aide pour gérer ses activités de la vie quotidienne, y compris les soins d'hygiène. L'infirmière évalue la capacité physique et cognitive du client à effectuer ceux-ci. L'évaluation doit comprendre la vérification de la force musculaire, de la souplesse et de la dextérité du client, ainsi que son équilibre, sa coordination et sa tolérance à effectuer des activités telles que prendre un bain, se brosser les dents et se pencher pour inspecter ses pieds. Le degré d'aide dont le client a besoin pour ses soins d'hygiène peut également dépendre de sa vue, de sa capacité à s'asseoir sans aide, de l'appareillage thérapeutique en place et dont il a besoin (p. ex., une perfusion intraveineuse), de la préhension et de l'amplitude articulaire des extrémités. Des problèmes particuliers peuvent survenir lorsque le client éprouve de la douleur aux membres supérieurs. L'infirmière peut évaluer la capacité d'autonomie du client en lui demandant d'exécuter des activités comme se brosser les dents ou se peigner les cheveux **FIGURE 29.1**. Elle observe le client

Les soins d'hygiène représentent un moment idéal pour évaluer l'état physique et mental du client.

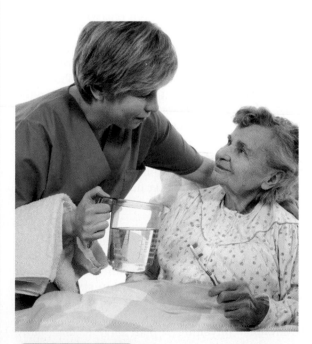

FIGURE 29.1 L'infirmière évalue la capacité d'autonomie du client pendant ses soins personnels.

attentivement, puis note si l'activité est exécutée correctement et avec minutie, et si le client peut l'effectuer au complet.

Lorsque la capacité d'autonomie du client est limitée, une partie de l'évaluation de l'infirmière consiste à déterminer si des membres de la famille peuvent l'aider. Ces derniers sont habituellement en mesure de contribuer aux soins d'hygiène, mais ils peuvent avoir besoin de conseils pour adapter les méthodes en fonction des limites du client. Au moment de l'élaboration du plan de soins et de traitements infirmiers (PSTI) avec les membres de la famille, l'infirmière tente de faire correspondre l'horaire de disponibilité de chacun avec les besoins du client. Il est également important d'assurer la participation d'un membre de la famille avec lequel le client se sent à l'aise.

De plus, l'infirmière doit évaluer le milieu de vie du client et son influence sur ses pratiques d'hygiène. Par exemple, la maison présente-t-elle des obstacles qui pourraient nuire à la capacité d'autonomie du client? Il est possible que les robinets soient trop serrés pour que le client puisse les ouvrir facilement, que la baignoire soit trop haute ou que la salle de bain soit trop petite pour y placer une chaise devant le lavabo.

29.2.2 Pratiques d'hygiène

Au moment de l'analyse des pratiques d'hygiène du client, l'infirmière peut lui demander de décrire ce qu'il fait normalement pour prendre soin de sa peau, de ses dents, de ses cheveux et de ses pieds. L'infirmière observe également l'apparence du client. Par exemple, des cheveux ternes, emmêlés et sales témoignent de soins inadéquats. Des cheveux ébouriffés peuvent résulter d'un manque d'intérêt, d'une dépression, de ressources déficientes pour prendre soin de son apparence ou d'une incapacité physique à entretenir ses cheveux. Lorsque l'apparence d'un client laisse supposer une mauvaise hygiène, l'infirmière doit faire preuve de délicatesse pour en découvrir les causes.

L'infirmière sera en mesure de favoriser un plus grand sentiment d'autonomie au client en lui demandant de l'aider ou de lui montrer comment effectuer ses soins personnels à sa façon.

La collecte des données relatives aux pratiques d'hygiène révèle les préférences du client quant à la façon de faire sa toilette. Ainsi, un client peut opter pour un certain style de coiffure ou choisir de se tailler les ongles d'une certaine façon. Lorsqu'un client présente une déficience physique, il peut s'avérer nécessaire de prendre des précautions particulières pour faire sa toilette sans le blesser.

L'infirmière sera en mesure de favoriser un plus grand sentiment d'autonomie au client en lui demandant de l'aider ou de lui montrer comment effectuer ses soins personnels à sa façon. Cela permet également à l'infirmière d'éviter de lui causer de l'inconfort ou des blessures au moment des soins d'hygiène.

Compte tenu du nombre croissant de personnes âgées et de la clientèle en perte d'autonomie, la prestation de soins dentaires pose de nouveaux défis. L'**ENCADRÉ 29.2** propose quelques questions utiles pour évaluer les pratiques d'hygiène dentaire d'un client.

29.2.3 Facteurs culturels

Le contexte culturel du client est un facteur important lorsqu'il s'agit de définir les besoins en matière d'hygiène **ENCADRÉ 29.3**. Outre le fait de jouer un rôle dans les pratiques d'hygiène et les préférences à ce sujet, la culture intervient également dans le respect de l'espace personnel. Par exemple, certains individus peuvent considérer les tâches associées à la proximité et au toucher comme offensantes ou impolies, tandis que d'autres personnes peuvent se sentir très mal à l'aise au moment d'un massage du dos (Giger & Davidhizar, 2008). Il est possible que le client préfère que l'infirmière lui donne un bain partiel plutôt qu'un bain complet et qu'un membre de la famille complète le bain en lui lavant les parties génitales. Le client peut également remettre à plus tard une partie de ses soins d'hygiène. Si l'infirmière

PISTES D'ÉVALUATION CLINIQUE

ENCADRÉ 29.2

Exemples de questions pour l'évaluation des pratiques d'hygiène dentaire

- À quelle fréquence vous brossez-vous les dents?
- Quel genre de brosse et de dentifrice utilisez-vous?
- Portez-vous des prothèses dentaires complètes ou partielles, fixes ou amovibles?
- Quand et comment les nettoyez-vous?
- Utilisez-vous un rince-bouche ou des préparations à base de citron et de glycérine qui peuvent provoquer un assèchement excessif de la muqueuse?
- Utilisez-vous la soie dentaire? Si oui, à quelle fréquence?
- À quand remonte votre dernière visite chez le dentiste? À quel intervalle ces visites ont-elles lieu? Quels ont été les derniers résultats?
- L'eau que vous buvez est-elle fluorée?

ENCADRÉ 29.3 Habitudes d'hygiène

L'infirmière doit adopter une approche qui répond aux croyances culturelles des clients en matière de soins d'hygiène. Pour certains, la culture influence les habitudes d'hygiène, qui peuvent devenir une source de conflit et de stress lorsqu'ils sont hospitalisés.

Le bain, les soins périnéaux et les soins des cheveux sont des enjeux importants. L'hygiène est une affaire personnelle ; les clients issus d'une culture autre que celle de l'infirmière peuvent avoir des habitudes différentes en matière de soins d'hygiène et entretenir des attentes particulières envers les équipes soignantes.

Dans l'application, il est important de retenir que dans certaines cultures :

- Le toucher est tabou entre les femmes et les hommes qui ne se connaissent pas.
- Les femmes évitent de prendre un bain pendant les 7 à 10 jours qui suivent l'accouchement (p. ex., les Chinoises et les Philippines) (Galanti, 2004).
- On considère que la partie supérieure du corps est plus propre que la partie inférieure (p. ex., les Chinois, les Japonais, les Coréens, les hindous).
- La main gauche sert à se laver tandis que la main droite est utilisée pour manger et prier (p. ex., les hindous et les musulmans).

Il faudra donc :

- Respecter l'intimité de la personne, surtout chez les femmes dont la culture valorise la modestie féminine.
- Fournir du personnel soignant du même sexe que le client lorsque c'est possible.
- Demander l'aide de la famille si un membre du personnel soignant du même sexe n'est pas disponible.
- Ne pas couper ou raser les cheveux d'un client sans son consentement ou celui de la famille (Galanti, 2004), à moins d'une urgence comme dans le cas d'une chirurgie crânienne.

estime que l'hygiène joue un rôle important pour prévenir l'apparition ou l'aggravation de problèmes comme des lésions de la peau, elle doit prendre le temps de comprendre les préoccupations du client, puis fournir à celui-ci une explication qui l'aidera à accepter l'intervention.

29.2.4 Clients susceptibles d'avoir des problèmes d'hygiène

Certains clients présentent des risques qui nécessitent des soins d'hygiène plus attentifs

et plus rigoureux. Ces risques peuvent découler des effets secondaires des médicaments, d'un manque de connaissances, d'une incapacité de procéder à ses soins personnels, ou d'un état physique susceptible de blesser la peau, les téguments ou toute autre structure **TABLEAU 29.2**.

Le client alité qui présente de l'hyperthermie, par exemple, nécessitera des soins d'hygiène plus fréquents afin de réduire le plus possible l'effet de la transpiration sur la peau ; il faudra aussi le mobiliser et le changer de position plus souvent pour réduire le risque de lésions de pression **ENCADRÉ 29.4**.

29.2.5 Évaluation et interventions en matière d'hygiène

Tout en aidant le client à s'occuper de ses soins d'hygiène, l'infirmière inspecte les téguments, les structures de la cavité buccale ainsi que les yeux, les oreilles et le nez de celui-ci. Forte de ses connaissances, et en utilisant ses compétences en matière d'inspection et de palpation, l'infirmière recherche des altérations aux téguments, aux **phanères** et à la fonction tissulaire. Cette inspection révèle également le type et le degré de soins d'hygiène requis. Une attention particulière est portée aux caractéristiques les plus influencées par les mesures d'hygiène. La peau est-elle sèche à cause de bains trop fréquents ? Y a-t-il des callosités sur les pieds qui pourraient requérir un trempage ? La langue présente-t-elle des croûtes ou des dépôts qui exigent une hydratation et un brossage plus fréquents ? Avec le temps, l'évaluation clinique faite par l'infirmière permet de rassembler les données qui serviront à déterminer si les mesures d'hygiène contribuent à maintenir et à améliorer l'état de santé du client.

Jugement clinique

En vous basant sur les notions acquises jusqu'à maintenant et sur ce que vous savez de la situation clinique de monsieur Bélanger à son arrivée à l'unité de chirurgie, déterminez ses problèmes potentiels en ce qui a trait à ses soins d'hygiène et à son confort.

■ **Phanère :** Toute formation épidermique apparente : ongles, poils, plumes.

CONSIDÉRATION LÉGALE

ENCADRÉ 29.4 Plaies et altérations de la peau

Depuis 2002, la Loi sur les infirmières et les infirmiers stipule que l'infirmière a l'obligation de « déterminer le plan de traitement relié aux plaies et aux altérations de la peau et des téguments et prodiguer les soins et les traitements qui s'y rattachent ». (L.R.Q., c. I-8, art. 36, al. 7).

TABLEAU
29.2
Facteurs de risque liés aux problèmes d'hygiène

FACTEURS DE RISQUE	CONSÉQUENCES EN MATIÈRE D'HYGIÈNE
Problèmes buccodentaires	
• Incapacité du client d'utiliser ses membres supérieurs en raison d'une paralysie, d'une faiblesse musculaire ou d'une restriction de mouvement (p. ex., un plâtre ou un pansement)	• Enlève la force et la dextérité nécessaires pour le brossage des dents (Lewis, 2007).
• Déshydratation, incapacité d'absorber des liquides ou des aliments par la bouche : NPO	• Entraîne un assèchement excessif et une fragilité de la muqueuse, ce qui cause l'accumulation de sécrétions ou de débris sur la langue et les gencives.
• Présence d'un tube nasogastrique, d'oxygène ou d'un respirateur	• Provoque un assèchement de la muqueuse nasale ou buccale.
• Chimiothérapie	• Détruit les cellules qui se multiplient rapidement, y compris les cellules normales qui tapissent la cavité buccale. Des ulcères et de l'inflammation peuvent y apparaître.
• Pastilles, sirops antitussifs, antiacides et vitamines à croquer en vente libre	• Augmentent la teneur en sucre ou en acidité dans la bouche à la suite d'un usage répété. Ces médicaments contiennent beaucoup de sucre.
• Radiothérapie de la tête et du cou	• Réduit la quantité de salive et abaisse le pH de celle-ci, ce qui peut entraîner une stomatite et de la carie dentaire (Lewis, 2007).
• Chirurgie buccale, traumatisme à la bouche, mise en place de canules pour ventilation externe (guédelle ou tube endotrachéal)	• Entraînent un traumatisme à la cavité buccale, qui s'accompagne d'œdème, d'ulcérations, d'inflammation et de saignement.
• Immunosuppression, problème de coagulation sanguine	• Prédispose à l'inflammation et au saignement des gencives.
• Diabète	• Entraîne la sécheresse de la bouche, la gingivite et la perte de dents.
• Ventilation mécanique	• Potentialise le risque de pneumonie nosocomiale par inhalation. L'usage de gluconate de chlorhexidine, un agent bactéricide puissant et peu coûteux, peut diminuer les risques, surtout chez les clients qui ont subi des chirurgies coronariennes (Berry , Davidson, Masters, & Rolls, 2007).
Problèmes cutanés	
• Immobilité	• Augmente le risque de lésions de pression. Les parties du corps immobiles sont exposées à la pression des surfaces sous-jacentes.
• Sensibilité réduite en raison d'un AVC, d'une lésion à la moelle épinière, du diabète, d'une lésion d'un nerf	• Entrave la transmission d'influx nerveux lorsque la chaleur, le froid, la pression, la friction ou des irritants chimiques sont en contact avec la peau.
• Apport protéinique et calorique limité, et hydratation réduite (p. ex., à cause de la fièvre, de brûlures, d'altérations gastro-intestinales, de prothèses dentaires mal ajustées)	• Prédispose à une atteinte à l'intégrité de la synthèse tissulaire. La peau devient plus mince, moins élastique et plus lisse, et il y a perte de tissu sous-cutané, d'où une mauvaise cicatrisation des plaies. Une hydratation réduite perturbe l'élasticité de la peau.
• Sécrétions ou excrétions excessives sur la peau causées par la transpiration, l'urine, des selles diarrhéiques ou l'écoulement des plaies	• Servent de véhicule à la prolifération bactérienne et peuvent, en raison de l'humidité excessive, provoquer une irritation cutanée, un ramollissement des cellules épidermiques et une macération de la peau.
• Présence d'un dispositif externe (p. ex., un plâtre, une contention, un bandage, un pansement)	• Peut exercer une pression ou une friction contre la surface de la peau.
• Insuffisance vasculaire	• Cause l'insuffisance des réserves de sang artériel vers les tissus ou perturbe le retour veineux, ce qui entraîne une diminution de la circulation vers les extrémités. Une ischémie ou une lésion des tissus peut se produire. Le risque d'infection est élevé.
Problèmes de soins des pieds	
• Incapacité du client à se pencher ou acuité visuelle réduite	• Empêche l'évaluation correcte de l'état de la peau et des ongles parce que le client ne peut voir complètement la surface de chaque pied.
Problèmes de soins des yeux	
• Dextérité et coordination manuelle réduites	• Empêchent d'insérer et d'enlever les lentilles cornéennes de façon sécuritaire.

Peau

Pendant qu'elle prodigue les soins d'hygiène au client, l'infirmière examine la couleur, la texture, l'épaisseur, l'élasticité, la température et l'hydratation de sa peau. Celle-ci doit être lisse, chaude, souple et afficher une bonne élasticité. L'infirmière prête une attention particulière à la présence et à l'état de toute lésion. Certains problèmes cutanés courants influenceront la façon dont les soins d'hygiène seront prodigués **TABLEAU 29.3**. L'infirmière doit également inspecter les régions cutanées moins visibles ou d'accès difficile, comme la peau sous les seins, celle du scrotum ou les tissus autour du périnée ▶ **23**. L'infirmière qui remarque un problème cutané doit encourager le client à prendre bien soin de sa peau et profiter de l'occasion pour lui enseigner certaines méthodes d'hygiène supplémentaires.

Certaines situations exposent le client à un risque d'atteinte à l'intégrité de la peau ▶ **37**. Par conséquent, l'infirmière doit être particulièrement vigilante lorsqu'elle examine un client souffrant de déficit sensoriel, d'insuffisance vasculaire ou d'altération de la mobilité physique. Elle doit examiner le client en entier, autant de face que de dos ; pour ce faire, elle doit le mobiliser afin de voir toutes les surfaces de la peau.

L'apparition de lésions de pression est une complication courante qui peut prolonger les séjours hospitaliers et menacer le bien-être du client en soins de longue durée. Pour évaluer les personnes à risque de développer des lésions de pression, l'infirmière doit être en mesure de reconnaître les rougeurs causées par une pression excessive sur la peau entravant la circulation sanguine. Chez les clients à la peau plus foncée, il est difficile d'évaluer la cyanose et la coloration anormale.

L'état de la peau de l'adulte dépend des habitudes d'hygiène et de l'exposition aux irritants environnementaux. Elle peut devenir très sèche et squameuse lorsque l'adulte prend des bains fréquents ou s'il est exposé à un milieu où l'humidité est faible. Avec l'âge, la peau perd de son élasticité et de son humidité, et les glandes sébacées et sudoripares deviennent moins actives. L'épithélium s'amincit, et les fibres collagènes élastiques rétrécissent, ce qui rend la peau fragile et sujette aux **ecchymoses** et aux ruptures. Ces changements justifient la prudence de la part du personnel soignant lorsqu'il doit mobiliser un client ou le changer de position. Habituellement, la peau de la personne âgée est sèche et ridée. Des bains quotidiens ou pris dans une eau trop chaude, ou l'utilisation d'un savon desséchant peuvent déshydrater la peau.

Bain et soins de la peau

Le bain et les soins de la peau font partie intégrante de l'ensemble des soins d'hygiène. L'infirmière doit veiller davantage à prodiguer des soins préventifs et complets de la peau lorsqu'un client est physiquement dépendant ou atteint de trouble cognitif ▶ **MS 2.1**.

La **toilette complète au lit** est conçue pour les clients totalement dépendants et alités qui requièrent l'ensemble des soins d'hygiène. Il s'agit d'une activité qui peut être épuisante pour un client. L'infirmière doit prévoir et évaluer si le client est physiquement en mesure de tolérer une toilette complète au lit. Prendre la fréquence cardiaque avant, pendant et après la toilette fournit une mesure de la tolérance physique du client.

Un **bain partiel au lit** peut être donné au client capable de coopérer ou au client alité. Il consiste à laver le visage, les mains, les aisselles, la région du périnée, le dos et les pieds. Afin de maintenir une autonomie fonctionnelle chez le client capable de participer aux soins d'hygiène, le personnel soignant peut compléter le bain en nettoyant le dos et les membres inférieurs. Un bain partiel peut être nécessaire pour que la personne se sente à l'aise et pour prévenir les odeurs corporelles. Ce type de bain peut être donné au lavabo si la personne est en mesure de se lever.

Lorsque l'infirmière détermine les soins d'hygiène requis, il est important qu'elle évalue l'état de la peau du client pour vérifier si le savon est nécessaire et si le client a besoin d'un bain quotidien. Les clients dont la peau est extrêmement sèche sont prédisposés à la dégradation de l'état de celle-ci. L'infirmière peut décider de retarder le bain d'une journée ou de laver seulement les parties du corps qui sont souillées. L'utilisation d'un savon qui contient des émollients constitue une autre possibilité. Le fait d'hydrater la peau à l'aide d'une lotion peut également aider à en réduire la sécheresse.

Le bain donné dans une baignoire ou la douche offre un lavage plus complet qu'une toilette au lit. La sécurité du client constitue la principale préoccupation du personnel soignant puisque la surface d'une baignoire ou d'une douche est glissante. Dans certains établissements, les douches comprennent une chaise à l'intention des clients moins autonomes. Les

MS 2.1

Méthodes liées aux soins d'hygiène : *Bain complet ou partiel au lit.*

23

L'examen physique détaillé de la peau est présenté dans le chapitre 23, *Procéder à l'évaluation de la santé et à l'examen physique.*

37

La démarche de soins auprès des clients qui souffrent d'atteintes à l'intégrité de la peau est abordée dans le chapitre 37, *Préserver l'intégrité de la peau et soigner les plaies.*

29

TABLEAU
29.3   Problèmes cutanés fréquents

PROBLÈME ET CARACTÉRISTIQUES	CONSÉQUENCES	INTERVENTIONS
Peau sèche Texture squameuse et rugueuse des régions à découvert comme les mains, les bras, les jambes ou le visage	La peau peut s'infecter si on laisse la couche épidermique se fissurer.	• Prendre un bain moins souvent et bien rincer le corps de tout résidu de savon puisque celui-ci peut provoquer des irritations et des lésions. • Utiliser un humidificateur pour augmenter le taux d'humidité de l'air. • S'hydrater davantage lorsque la peau est sèche. • Utiliser une crème hydratante pour aider à la guérison (crée une barrière protectrice et contribue à hydrater la peau). • Utiliser des crèmes nettoyantes si la peau est sèche, ou s'il y a allergie aux savons ou aux détergents.
Acné Inflammation et éruption papulopustuleuse qui comporte habituellement une invasion bactérienne du sébum, apparaissant au visage, au cou, aux épaules et au dos	La matière infectée à l'intérieur de la pustule peut se propager si la région est grattée ou compressée. Il peut en résulter une cicatrice permanente.	• Laver les cheveux et la peau avec de l'eau et du savon, chaque jour, pour enlever le sébum. • Utiliser des cosmétiques ou des produits non comédogènes, car les crèmes ou les produits à base d'huile s'accumulent dans les pores et ont tendance à aggraver l'acné. • Utiliser des antibiotiques oraux ou topiques prescrits dans les formes graves d'acné.
Éruption cutanée Éruption de la peau pouvant découler d'une surexposition au soleil ou à l'humidité, ou d'une réaction allergique (p. ex., sous forme de macule ou de papule, localisée ou généralisée, prurigineuse ou non)	Si la peau est constamment grattée, de l'inflammation et de l'infection peuvent apparaître. Les éruptions peuvent causer de l'inconfort.	• Laver la région à grande eau et vaporiser un antiseptique, ou appliquer une lotion antiseptique pour prévenir d'autres démangeaisons et aider au processus de guérison. • Appliquer de la chaleur ou du froid pour soulager l'inflammation, si c'est indiqué.
Dermatite de contact Inflammation de la peau caractérisée par une apparition soudaine d'érythème, de prurit, de douleur, et de lésions écailleuses et suintantes	La dermatite peut être difficile à éliminer parce que la personne est en contact continu avec la substance causant la réaction cutanée, et la substance est souvent difficile à identifier.	• Éviter l'agent causal (p. ex., les produits nettoyants et les savons).
Abrasion Écorchure ou usure par frottement de l'épiderme qui peut entraîner un saignement localisé et, plus tard, un suintement de liquide séreux	Une infection peut se produire facilement en raison de la perte de couche protectrice.	• Veiller à ne pas égratigner le client avec un bijou ou les ongles. • Laver les abrasions avec du savon doux et de l'eau, sécher complètement et en douceur. • Examiner le pansement ou le bandage pour y déceler toute trace d'humidité, car celle-ci pourrait accroître le risque d'infection.

baignoires et les douches doivent être équipées de barres d'appui auxquelles le client peut s'agripper pendant l'entrée, la sortie et les manœuvres ▶ 28 . L'aide requise varie d'un client à l'autre. Quel que soit le type de soins d'hygiène apportés, l'infirmière doit veiller à assurer l'intimité du client et à lui prodiguer ses soins d'hygiène dans une pièce chaude.

Serviettes uniservices

Une méthode innovatrice de toilette au lit a été conçue en réponse à la préoccupation des infirmières à l'égard des clients prédisposés à avoir la peau sèche et à un risque d'infection. Les **serviettes uniservices** sont regroupées dans une trousse spécialement préparée qui contient 10 débarbouillettes préhumectées dans un mélange d'eau et de nettoyant ne nécessitant pas de rinçage. La trousse est chauffée au four à micro-ondes avant usage, puis le personnel soignant utilise une débarbouillette différente pour chaque partie du corps du client. Dans cette technique, la peau sèche à l'air libre, puisque le séchage à la serviette de ratine enlève l'émollient qui reste après évaporation de la solution composée d'eau et de nettoyant. Le personnel ayant utilisé la méthode des serviettes uniservices pour le bain a signalé que la durée de celui-ci était plus courte, et que les clients et les infirmières étaient satisfaits du résultat (Skewes, 1994). Des lotions sans rinçage peuvent également être utilisées.

Soins périnéaux

Les soins périnéaux font habituellement partie intégrante de la toilette au lit ▶ **MS 2.1** . Les clients qui ont davantage besoin de soins périnéaux sont ceux qui courent des risques de contracter une infection, notamment les hommes non circoncis, les personnes porteuses de sondes urinaires à demeure, celles qui se rétablissent d'une chirurgie rectale ou génitale, ou encore les clientes qui sont menstruées ou celles qui récupèrent d'un accouchement. Parfois, l'infirmière peut se sentir embarrassée à l'idée de prodiguer des soins périnéaux, en particulier chez un client du sexe opposé, et le client ressent habituellement cette même gêne. Toutefois, cet embarras ne doit pas inciter l'infirmière à négliger les besoins du client en matière d'hygiène. Il peut s'avérer utile de demander au client s'il désire qu'un membre du personnel infirmier du même sexe que lui procède aux soins périnéaux. Une approche professionnelle, digne et respectueuse peut aider à réduire l'embarras et mettre le client à l'aise.

Dans les situations où le client effectue lui-même ses soins personnels, il peut arriver que certains problèmes, comme l'écoulement vaginal ou urétral, l'irritation de la peau et les odeurs désagréables, passent inaperçus. L'infirmière doit être attentive au client qui dit ressentir des sensations de brûlure au moment de la miction, d'**excoriation** ou de douleur localisée. L'infirmière porte une attention particulière aux draps de lit de la personne, à la recherche de signes d'écoulement. Les clients qui sont davantage prédisposés à une perte de l'intégrité de la peau à la région périnéale sont ceux qui souffrent d'incontinence urinaire ou fécale, ceux qui doivent porter des pansements chirurgicaux rectaux et périnéaux ou une sonde vésicale à ballonnet, et les personnes atteintes d'obésité morbide.

Soins buccaux

À l'occasion des soins de la bouche, l'infirmière en observe toutes les parties pour en vérifier la couleur, l'hydratation et la texture, ainsi que pour détecter la présence de lésions. Le client qui ne se conforme pas à des pratiques d'hygiène buccodentaire régulières peut présenter des symptômes comme la **gingivite,** la carie dentaire, l'accumulation de bactéries sur la langue, des dents décolorées (en particulier le long des marges gingivales) ou manquantes, et de l'**halitose.** La douleur localisée est un symptôme courant de maladie des gencives et de certains problèmes dentaires.

Il est particulièrement important d'examiner la cavité buccale du client qui reçoit des traitements de radiothérapie ou de chimiothérapie. Ces deux traitements peuvent provoquer des changements importants dans la fonction des glandes salivaires et dans l'intégrité de la muqueuse buccale.

Hygiène buccodentaire

L'hygiène buccodentaire permet de maintenir en santé la bouche, les dents, les gencives et les lèvres. Une hygiène déficiente, associée à un état physique diminué et à la prise de médicaments comme les antihypertenseurs, les antidépresseurs, les diurétiques et les antihistaminiques, peut causer de la **xérostomie.** La diminution de la production de salive compromet l'intégrité de la muqueuse buccale, qui, en contrepartie, se défend mal contre les agents pathogènes.

Le brossage des dents déloge les particules d'aliments, la plaque dentaire et les bactéries. Il permet également de masser les gencives et de soulager l'inconfort causé par des odeurs, et des goûts désagréables. L'utilisation de la soie dentaire aide à enlever la plaque et le tartre entre les

28

Les manœuvres sécuritaires sont présentées dans le chapitre 28, *Veiller à la sécurité.*

■ **Excoriation :** Écorchure, perte de la couche superficielle de la peau.

Selon les données connues au sujet de monsieur Bélanger, quel type d'aide lui serait nécessaire pour ses soins d'hygiène ?

Jugement clinique

■ **Halitose :** Mauvaise haleine.

MS 2.1

Méthodes liées aux soins d'hygiène : *Bain complet ou partiel au lit.*

29

■ **Xérostomie :** État de sécheresse de la cavité buccale.

dents pour éviter l'inflammation et l'infection des gencives. L'hygiène buccodentaire complète accroît le bien-être, le confort et stimule l'appétit. L'infirmière aide les clients à maintenir une bonne hygiène buccodentaire en montrant l'importance des méthodes de brossage et d'un horaire quotidien et régulier de soins.

L'Ordre des dentistes du Québec (ODQ) recommande un examen de santé dentaire au moins tous les six mois. L'enseignement sur les problèmes courants des gencives et des dents, et sur les méthodes de prévention peut motiver les clients à se conformer à de bonnes pratiques d'hygiène buccodentaire. L'infirmière offre également des soins d'hygiène buccodentaire aux clients inconscients ou handicapés ▶ **MS 2.2** . Elle doit adapter les méthodes d'hygiène aux variations d'intégrité de la muqueuse buccale afin d'assurer des soins complets et efficaces, particulièrement chez les personnes âgées **ENCADRÉ 29.5**.

Brossage des dents

Un programme d'hygiène buccodentaire efficace inclut absolument le brossage complet au moins quatre fois par jour (après les repas et au coucher). La brosse à dents doit avoir un manche droit et une brosse suffisamment petite pour atteindre toutes les régions de la bouche. Une surface de brossage uniforme et arrondie munie de multiples soies de nylon capitonnées et douces est préférable. Des soies douces et arrondies stimulent les gencives sans causer d'abrasion ni de saignement. Les clients âgés dont la dextérité et la préhension sont réduites peuvent avoir besoin d'un manche plus large (prise plus facile) ou d'une brosse à dents électrique. Un moyen simple de concevoir un manche de brosse plus large consiste à percer une balle de caoutchouc molle et à y enfoncer le manche de la brosse, ou à coller un petit bout de tube de plastique autour du manche. Les clients doivent savoir qu'il leur faut une brosse neuve tous les trois mois, ou après avoir été atteints d'un rhume ou d'une infection streptococcique afin de réduire le plus possible la prolifération de microorganismes sur les surfaces de la brosse.

Toutes les surfaces des dents doivent être brossées à fond avec un dentifrice au fluorure. Les brosses à dents de fabrication commerciale dotées d'une tige en caoutchouc-mousse à une extrémité s'avèrent utiles aux clients dont les gencives sont sensibles. Cependant, leur utilisation ne permet pas de nettoyer suffisamment les dents puisque la plaque s'accumule autour de la base de celles-ci. Les brosses à dents électriques peuvent être utilisées. Il existe différents produits pour contrer la sécheresse de la bouche, notamment la carboxyméthylcellulose sodique (Moi-Stir^MD), offerte en

vaporisateur et en tampons-tiges, et l'anétholtrithione (Sialor^MD) en comprimés à prendre avant les repas. Il est important de rincer les dents à fond, après le brossage, pour enlever les particules d'aliments délogées et l'excédent de dentifrice. Certaines personnes aiment utiliser un rince-bouche pour son goût agréable. Cependant, il assèche la muqueuse buccale à la longue. Il en est de même pour les éponges imbibées de citron et de glycérine, qui, en plus, provoquent l'érosion de l'émail des dents.

Au cours de l'enseignement sur les soins de la bouche, l'infirmière doit recommander au client de ne pas partager sa brosse à dents avec

MS 2.2

Méthodes liées aux soins d'hygiène : *Hygiène buccale.*

REGARD SUR LA PERSONNE ÂGÉE

ENCADRÉ 29.5 **Vieillissement et problèmes buccodentaires**

- Le vieillissement peut entraîner la chute des dents ; plusieurs personnes âgées sont édentées, ou leurs dents restantes sont souvent cariées ou mortes (Meiner & Lueckenotte, 2006).

- L'affaiblissement du ligament parodontal augmentant les risques d'infection, la parodontite prédispose la personne âgée à une infection systémique.

- La présence de maladie chronique (p. ex., le diabète, l'insuffisance rénale, la maladie cardiovasculaire) augmente les risques de développer une maladie parodontale (Bush & Donley, 2002).

- Les prothèses dentaires complètes ou partielles qui sont mal fixées causent de la douleur et de l'inconfort, ce qui nuit à la digestion, au plaisir de manger et à l'état nutritionnel.

- La faiblesse musculaire et la perte osseuse de la bouche entraînent une augmentation de l'effort pour mastiquer, ce qui cause une fatigue accrue lorsque la personne âgée s'alimente (Meiner & Lueckenotte, 2006).

- La diminution de la production de salive causée par l'âge et la prise de certains médicaments (p. ex., les antihypertenseurs, les diurétiques, les anti-inflammatoires, les antidépresseurs et les antihistaminiques) occasionnent la sécheresse de la bouche (Meiner & Lueckenotte, 2006).

- Le déficit nutritionnel chez certaines personnes âgées augmente les risques de problèmes dentaires (p. ex., les caries, la parodontite, la gingivite, la destruction du tissu dentaire) (Hornick, 2002).

- Le manque d'argent et la croyance que les prothèses dentaires éliminent le besoin d'avoir des soins dentaires réguliers font en sorte que les personnes âgées consultent peu pour recevoir ces soins (Meiner & Lueckenotte, 2006).

des membres de la famille ni de prendre du rince-bouche à même la bouteille, car la contamination croisée peut facilement survenir. L'aide requise par le client au moment du brossage des dents peut varier.

Bon nombre de clients peuvent effectuer leurs propres soins buccodentaires et doivent être incités à le faire. L'infirmière doit observer le client pour s'assurer qu'il emploie les bonnes méthodes.

Certains clients peuvent souffrir d'affections qui menaceront l'intégrité de la muqueuse buccale. Par exemple, les changements à la muqueuse associés au vieillissement, la chimiothérapie, la déshydratation ou une chirurgie buccale comme celle que monsieur Bélanger a subie obligent l'infirmière à adapter les façons d'aborder les soins d'hygiène buccodentaire. Des soins plus fréquents de la bouche et l'utilisation plus régulière d'agents anti-infectieux sont au nombre des moyens que l'infirmière peut utiliser pour assurer des soins buccaux adéquats.

Utilisation de la soie dentaire

La soie dentaire enlève la plaque et déloge le tartre accumulé entre les dents. Le mouvement de va-et-vient employé pour tirer la soie dentaire entre les dents enlève la plaque et le tartre de l'émail. Pour prévenir les saignements, les clients qui reçoivent de la chimiothérapie ou de la radiothérapie, ou qui suivent une anticoagulothérapie devraient utiliser un fil de soie dentaire non ciré et éviter l'utilisation vigoureuse de la soie dentaire près de la marge gingivale. Lorsque le dentifrice est appliqué sur les dents avant l'utilisation de la soie dentaire, le fluorure peut entrer en contact directement avec les surfaces des dents et ainsi aider à la prévention de la carie. L'emploi de la soie dentaire une fois par jour est suffisant.

Clients ayant des besoins particuliers

Certains clients nécessitent des méthodes d'hygiène buccodentaire spéciales parce que leurs soins doivent être dispensés par l'infirmière ou en raison de problèmes à la muqueuse buccale. Le client inconscient est prédisposé à un assèchement de la muqueuse buccale parce qu'il est incapable de manger ou de boire, qu'il doit souvent respirer par la bouche et qu'il est fréquemment soumis à une oxygénothérapie. Tout en assurant les soins d'hygiène d'un client inconscient, l'infirmière doit le protéger contre la suffocation et l'aspiration.

La technique la plus sûre consiste à prodiguer les soins avec l'aide d'une autre personne. Pendant qu'une infirmière effectue le nettoyage de la bouche, l'autre enlève les sécrétions à l'aide d'un équipement de succion. Il peut être nécessaire

d'assurer les soins de la bouche au moins tous les quarts de travail. L'infirmière explique les étapes des soins de la bouche au client et les sensations qu'il éprouvera. Elle l'informe également lorsque la procédure est terminée.

Les clients qui reçoivent de la chimiothérapie ou de la radiothérapie, ceux qui doivent porter un tube nasogastrique ou qui ont une infection de la bouche peuvent souffrir de **stomatite.** L'inflammation de la muqueuse buccale peut provoquer des sensations de brûlure, de la douleur et un changement quant à la tolérance aux aliments. Il est important de brosser les dents et de passer la soie dentaire en douceur afin d'éviter le saignement des gencives. On doit conseiller aux clients d'éviter les rince-bouche à base d'alcool et de cesser de fumer. Pour nettoyer la cavité buccale efficacement, un rinçage avec une solution saline (environ 30 ml) peut être effectué le matin au réveil, après chaque repas et au coucher. On peut faire les rinçages toutes les deux heures, au besoin. Le médecin peut prescrire un analgésique oral léger pour soulager la douleur.

Prothèses dentaires

L'infirmière doit encourager les clients à nettoyer régulièrement leurs prothèses dentaires pour éviter l'infection et l'irritation des gencives. Lorsque le client est invalide, l'infirmière ou un proche aidant peut s'occuper de l'entretien des prothèses. Celles-ci doivent être manipulées avec soin, car elles se brisent facilement. Il faut les enlever la nuit pour donner un répit aux gencives et prévenir l'accumulation de bactéries. Pour empêcher leur déformation, elles doivent être conservées dans un contenant et recouvertes d'eau lorsqu'elles ne sont pas portées. Tout contenant qui les reçoit doit être étiqueté et muni d'un couvercle. L'infirmière doit dissuader le client d'enlever ses prothèses et de les déposer sur une serviette ou un papier-mouchoir, car elles pourraient facilement être jetées par erreur.

Pieds et ongles

L'examen des pieds comprend une inspection complète de toutes les surfaces cutanées, y compris les parties entre les orteils et la plante des pieds. Le talon, la plante et le côté des pieds sont sujets à l'irritation causée par des chaussures mal ajustées. De plus, l'infirmière doit inspecter la forme et la taille des orteils ainsi que celle du pied. Les orteils sont habituellement droits et plats. Le pied doit être aligné avec la cheville et le tibia. L'infirmière inspecte les pieds pour voir s'il y a présence de sécheresse, d'inflammation ou de gerçures. La douleur aux pieds ou une diminution de la sensibilité peut causer une boiterie ou une démarche anormale. Il est donc

■ **Stomatite :** Inflammation de la muqueuse buccale.

Jugement clinique

Quels sont les soins buccodentaires à privilégier chez monsieur Bélanger pour lui éviter des complications ?

29

Le tableau 29.1W résume les affections fréquentes aux pieds et aux ongles. Consultez le site www.cheneliere.ca/potter.

Ischémie : Diminution ou arrêt de l'apport de sang dans une partie du corps.

23

L'inspection et la palpation des ongles sont abordées de façon plus détaillée dans le chapitre 23, *Procéder à l'évaluation de la santé et à l'examen physique.*

Lit unguéal : Couche sur laquelle vient reposer la partie la plus apparente de l'ongle.

MS 2.3

Méthodes liées aux soins d'hygiène : *Soins des ongles et des pieds.*

important de demander au client s'il ressent de l'inconfort aux pieds afin de déterminer les facteurs qui aggravent la douleur. Les problèmes aux pieds peuvent être liés aux changements osseux ou musculaires, ou tout simplement résulter du port de chaussures inadéquates.

Les clients atteints de diabète ou d'autres maladies qui altèrent la circulation périphérique doivent faire l'objet d'une inspection pour déterminer si la circulation sanguine vers les pieds est adéquate. Ces clients sont particulièrement prédisposés aux ulcères chroniques aux membres inférieurs. Ces lésions guérissent habituellement très lentement et sont difficiles à soigner une fois présentes. Avec le temps, la circulation peut être suffisamment compromise pour causer une **ischémie,** une desquamation et même une nécrose des tissus.

La présence d'œdème ou de variation dans la coloration, la texture et la température de la peau peut indiquer si le client requiert des soins d'hygiène particuliers. Il est important de vérifier si la personne diabétique souffre de neuropathie, une affection qui endommage les nerfs périphériques causant une perte de sensibilité aux extrémités, d'où la nécessité d'évaluer la réponse sensitive à un toucher, à la douleur ou à la température.

L'infirmière inspecte l'état des ongles des doigts et des orteils pour y détecter des lésions, de la sécheresse, de l'inflammation ou des gerçures ▶ **23** . L'ongle est entouré d'une **cuticule,** un repli cutané qui pousse lentement par-dessus l'ongle et qui doit être repoussé régulièrement. La peau qui entoure les **lits unguéaux** et les cuticules doit être lisse et dépourvue d'inflammation. L'infirmière doit demander aux femmes si elles utilisent souvent du vernis à ongles ou du dissolvant, étant donné que les agents chimiques contenus dans ces produits peuvent provoquer une sécheresse excessive des ongles. La maladie peut altérer la forme et la courbure des ongles. Les lésions inflammatoires ou mycosiques (causées par des champignons) du lit unguéal entraînent parfois l'épaississement ou la rugosité des ongles, ce qui peut causer la séparation du lit unguéal.

Soins des pieds

Les soins des pieds et des ongles doivent être intégrés aux soins d'hygiène courants d'une personne. Les soins habituels comprennent le trempage des pieds pour ramollir les cuticules et les couches de cellules cornées, le nettoyage à fond, le séchage et la coupe appropriée des ongles ▶ **MS 2.3** .

L'infirmière prend le temps d'enseigner au client et à sa famille les méthodes appropriées de nettoyage et de coupe des ongles. Elle devrait insister sur les mesures à prendre pour prévenir l'infection et favoriser une bonne circulation. Les clients apprennent à protéger leurs pieds contre les blessures, à les garder secs et propres, et à porter des chaussures bien ajustées. L'infirmière leur enseigne aussi la façon d'inspecter toutes les surfaces de leurs pieds pour y détecter des lésions, de la sécheresse ou des signes d'infection. Il est important que les clients reconnaissent l'apparition de toute anomalie et l'importance de signaler ces états au personnel soignant.

Cheveux

Avant de procéder aux soins des cheveux, l'infirmière examine leur état et celui du cuir chevelu. Normalement, les cheveux sont brillants, propres et lisses, et le cuir chevelu ne présente pas de lésion. Dans les milieux de soins de santé communautaires et de soins à domicile, il est particulièrement important, au moment de l'inspection des cheveux, de rechercher des poux afin de pouvoir appliquer le traitement d'hygiène adéquat. Si une **pédiculose** du cuir chevelu est soupçonnée, l'infirmière doit se protéger contre l'auto-infestation en se lavant les mains et en portant des gants pour inspecter les cheveux du client. L'**alopécie,** ou perte de cheveux, peut être causée par les médicaments antinéoplasiques et la chimiothérapie, des changements hormonaux ou de mauvaises pratiques de soins des cheveux. Les clients exposés à des problèmes de cuir chevelu sont, entre autres, ceux qui ont subi un traumatisme crânien ou qui ont de mauvaises pratiques d'hygiène.

Soins des cheveux et du cuir chevelu

L'apparence et le sentiment de bien-être d'une personne peuvent dépendre en partie de l'état et de l'entretien de ses cheveux. La maladie ou l'invalidité peut empêcher un client d'entretenir ses cheveux quotidiennement. Les cheveux d'un client immobilisé s'emmêlent rapidement. Les pansements peuvent laisser du sang ou des solutions antiseptiques collantes dans les cheveux. Dans les milieux de soins, les infirmières peuvent traiter des clients aux prises avec des poux de tête. De bons soins des cheveux sont importants pour l'image corporelle du client. Brossage, démêlage au peigne et shampoing constituent des mesures d'hygiène de base pour tous les clients.

Brossage et utilisation du peigne

Le brossage fréquent aide à garder les cheveux propres et répartit l'huile uniformément le long des tiges capillaires. L'utilisation du peigne empêche les cheveux de s'emmêler. On peut tresser les cheveux pour éviter qu'ils s'emmêlent ; toutefois, il faut défaire les tresses périodiquement et peigner les cheveux pour assurer une bonne hygiène. L'infirmière demandera la permission du client avant de lui tresser les cheveux. Elle doit inciter les clients à prendre soin de leurs cheveux régulièrement. Cependant, les personnes à mobilité réduite, celles qui présentent des faiblesses ou qui sont désorientées ont besoin d'aide. Les clients qui se trouvent en centre hospitalier ou dans un centre d'hébergement et de soins de longue durée (CHSLD) aiment se faire brosser et peigner les cheveux avant d'être vus par d'autres personnes.

Pour brosser les cheveux, l'infirmière les sépare d'abord en deux sections, puis sépare de nouveau en deux chacune des sections. Il est plus facile de brosser de petites sections de cheveux. Le brossage du cuir chevelu en débutant par les pointes diminue le tirage de cheveux. Mouiller les cheveux avec un peu d'eau les démêle et les rend plus faciles à peigner. Le personnel soignant doit tenter d'obtenir l'autorisation du client ou de sa famille si une coupe de cheveux est nécessaire. Les clients qui ont des poux de tête exigent des soins particuliers dans la façon de les peigner. Les poux sont petits, environ de la taille d'une graine de sésame. Une lumière brillante ou la lumière du soleil est nécessaire pour voir les poux. Un démêlage en profondeur au peigne fin est recommandé et peut être plus efficace que l'utilisation de shampoings contre les poux de tête, qui sont souvent toxiques et inefficaces contre les poux résistants.

Shampoing

La fréquence des shampoings dépend des occupations journalières d'une personne et de l'état de ses cheveux. L'infirmière doit s'assurer que le personnel auxiliaire tient compte de ce principe ; il doit procéder à des shampoings plus fréquents pour les clients en milieu hospitalier et en CHSLD du fait qu'ils doivent rester au lit, qu'ils peuvent transpirer davantage, ou que les traitements laissent parfois des traces de sang ou de solution dans les cheveux.

Si le client est en mesure de prendre une douche ou un bain, on peut habituellement lui faire un shampoing sans difficulté. On peut utiliser une chaise de douche ou de bain pour le client capable de se déplacer, mais qui pourrait se fatiguer ou s'évanouir. Les pommes de douche à main permettent aux clients de se laver facilement les cheveux dans la baignoire

ou sous la douche. Les clients qui sont autorisés à s'asseoir sur une chaise peuvent choisir de se faire laver les cheveux à l'évier ou au-dessus d'une cuvette. Cependant, la flexion est limitée et contre-indiquée dans certaines conditions (p. ex., une chirurgie oculaire, une blessure au cou, une trachéotomie et une plaie chirurgicale au cou comme dans le cas de monsieur Bélanger). Dans de telles situations, l'infirmière doit enseigner au client jusqu'où il peut se pencher. Si le client ne peut être déplacé, on doit lui laver les cheveux au lit. Après le shampoing, les clients aiment se faire coiffer et sécher les cheveux. La plupart des centres de soins de santé disposent de séchoirs à cheveux portatifs.

Rasage

Le rasage de la barbe peut se faire après le bain ou le shampoing. Si le client est incapable de se raser, le personnel auxiliaire peut effectuer le rasage. Pour éviter tout inconfort ou toute coupure de rasoir, le personnel auxiliaire étire doucement la peau, et déplace brièvement et fermement le rasoir dans le sens de la croissance de la pilosité **FIGURE 29.2**. Les petits mouvements vers le bas sont plus efficaces pour raser

Le tableau 29.2W présente les principaux problèmes capillaires et du cuir chevelu, et leur description. Consultez le site www.cheneliere.ca/potter.

Jugement clinique

Croyez-vous qu'il est essentiel de raser la barbe de monsieur Bélanger ? Justifiez votre réponse.

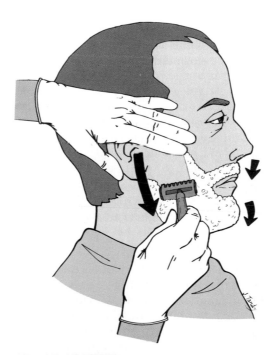

FIGURE 29.2 Raser dans le sens de la croissance du poil. Faire un mouvement plus long avec le rasoir sur les régions les plus larges du visage. Faire de petits mouvements autour du menton et des lèvres.
Source : Tiré de Sorrentino, S.A. (2003). *Assisting with patient care.* St. Louis, Mo. : Mosby.

Canthus : Angle formé par la paupière supérieure avec la paupière inférieure.

MS 5.4

Méthodes liées à l'administration des médicaments : *Administration de médicaments par voie ophtalmique.*

Énucléation : Extirpation de l'œil à travers sa cavité ; se dit aussi de l'extirpation d'une tumeur encapsulée à travers une incision.

la région au-dessus de la lèvre supérieure. En général, le client peut expliquer au personnel auxiliaire la meilleure façon de déplacer le rasoir sur la peau. Lorsque le personnel aide un client, il doit veiller à éviter de le couper avec la lame de rasoir. Les clients prédisposés au saignement (p. ex., ceux qui reçoivent des anti-coagulants ou de fortes doses d'aspirine, ou ceux dont le nombre de plaquettes est bas) devraient utiliser un rasoir électrique. Avant de se servir de celui-ci, il faut vérifier si le cordon est effiloché ou s'il existe d'autres risques électriques. Afin de prévenir les infections, chaque client devrait avoir son propre rasoir électrique, sinon un nettoyage et une désinfection des lames doivent être faits avant de procéder au rasage d'un autre client.

Quant aux femmes, elles préfèrent souvent se raser les jambes ou les aisselles au moment du bain.

Soins de la moustache et de la barbe

Les clients qui portent la moustache ou la barbe ont besoin de soins de toilette quotidiens. Il est important de garder ces régions propres parce que les particules d'aliments et le mucus peuvent s'y accumuler. Si le client n'est pas en mesure de procéder à ses soins personnels, l'infirmière devrait le faire à sa demande. Elle peut laver et peigner la barbe doucement, et tailler une moustache ou une barbe hirsute. Toutefois, elle ne peut raser la moustache ou la barbe d'un client sans avoir obtenu son autorisation au préalable.

Yeux, oreilles et nez

Normalement, les yeux sont exempts de signes d'infection et d'irritation. La sclérotique est la partie blanche et visible de l'œil. La conjonctive (l'intérieur de la paupière) est rosée et exempte d'inflammation. Les paupières sont près de l'œil, et les cils se tournent vers l'extérieur. Le bord des paupières ne présente ni inflammation, ni écoulement, ni lésion. Les sourcils sont normalement symétriques.

L'infirmière inspecte les narines pour y détecter des signes d'inflammation, d'écoulement, de lésion, d'œdème et d'anomalie. Un écoulement clair et aqueux peut être un signe d'allergie. Lorsqu'un client porte un tube nasogastrique ou une lunette nasale, par exemple, l'infirmière doit examiner les surfaces des narines qui entrent en contact avec le tube pour y déceler tout signe d'excoriation, de sensibilité localisée, d'inflammation ou de saignement.

Soins des yeux

L'hygiène des yeux consiste simplement à les laver à l'aide d'une débarbouillette propre mouillée. Le savon peut causer des brûlures et de l'irritation.

Les clients inconscients ont souvent besoin de soins des yeux plus fréquents. Des sécrétions peuvent s'accumuler le long des marges des paupières et du **canthus** interne lorsque le réflexe opticopalpébral est absent ou lorsque l'œil ne ferme pas complètement. Il peut être nécessaire d'appliquer un pansement humecté de solution saline sur l'œil pour prévenir l'assèchement et l'irritation de la cornée. L'infirmière peut instiller des gouttes ophtalmiques lubrifiantes selon l'ordonnance du médecin ▸ **MS 5.4** .

Lentilles cornéennes

Un aspect important de l'examen consiste à déterminer si le client porte des lentilles cornéennes. Celles-ci peuvent provoquer de graves lésions à la cornée si elles sont laissées en place trop longtemps. En effet, lorsqu'elles sont portées, les lentilles cornéennes accumulent des sécrétions et des corps étrangers. Ces matières se détériorent, puis irritent l'œil, ce qui donne une vision déformée et entraîne un risque d'infection. Une fois enlevées, les lentilles cornéennes doivent être bien nettoyées et désinfectées. La plupart du temps, le nettoyage des lentilles est laissé à la discrétion du client. Les clients doivent être mis en garde contre l'utilisation de salive, de solution saline maison ou d'eau du robinet lorsqu'ils nettoient les lentilles puisque ces liquides peuvent contenir des microorganismes susceptibles de provoquer de graves infections.

Prothèse oculaire

Les clients qui portent une prothèse oculaire ont subi une **énucléation** du globe oculaire à la suite d'une tumeur, d'une grave infection ou d'un traumatisme à l'œil. Certaines de ces prothèses sont implantées en permanence. D'autres peuvent être enlevées pour nettoyage. Les clients qui portent ces prothèses préfèrent habituellement en prendre soin eux-mêmes. Par contre, il arrive parfois que des clients aient besoin d'aide pour enlever et nettoyer leur prothèse. L'infirmière rétracte alors la paupière inférieure et exerce une légère pression juste sous l'œil, ce qui permet la sortie de l'orbite parce que la succion qui retenait la prothèse en place a été rompue **FIGURE 29.3.**

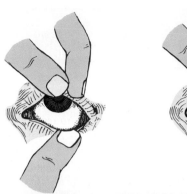

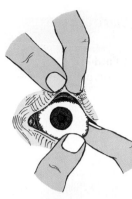

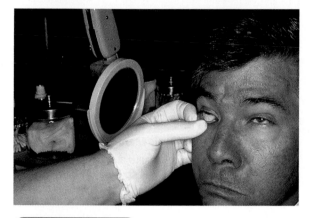

La prothèse oculaire est habituellement fabriquée de verre ou de plastique que l'on nettoie avec du sérum physiologique et une gaze stérile, de même que les bords de l'orbite et les tissus environnants. Les signes d'infection devraient être signalés immédiatement au médecin parce que les bactéries peuvent se propager rapidement soit aux tissus, soit aux sinus sous-jacents. Pour réinsérer la prothèse, l'infirmière rétracte les paupières supérieure et inférieure, et glisse doucement la prothèse dans l'orbite, en l'ajustant sous la paupière supérieure. La prothèse oculaire peut être rangée dans un contenant étiqueté rempli d'eau du robinet ou de sérum physiologique.

Soins des oreilles

Les soins courants des oreilles comprennent leur nettoyage avec le bout d'une débarbouillette mouillée tournée doucement dans le conduit auditif externe. Lorsque le cérumen est visible, on peut le faire décoller et tomber en tirant en douceur le lobe de l'oreille vers le bas, à l'entrée du conduit auditif externe. L'infirmière prévient les clients de ne jamais utiliser d'objets pointus pour

enlever le cérumen, ce qui peut léser le conduit auditif externe et rompre le tympan. On doit également éviter d'utiliser des cotons-tiges parce qu'ils enfoncent le cérumen dans le conduit.

En présence d'un bouchon de cérumen, la méthode consiste à instiller deux gouttes d'huile ou de glycérine au coucher, trois soirs consécutifs, pour ramollir le cérumen avant de procéder au lavage d'oreille. Les soins des oreilles nécessitent une approche adaptée aux besoins particuliers et à l'âge du client **ENCADRÉ 29.6**.

Les soins des oreilles nécessitent une approche adaptée aux besoins particuliers et à l'âge du client.

Prothèses auditives

Les appareils auditifs, constitués de pièces miniatures, fonctionnent comme un amplificateur de son, mais de manière contrôlée **FIGURE 29.4**. L'**ENCADRÉ 29.7** présente les méthodes relatives aux soins et à l'utilisation des prothèses auditives ▶ **38**.

38
Le chapitre 38, *Soigner les altérations sensorielles*, traite de la nécessité et de l'utilisation des prothèses auditives.

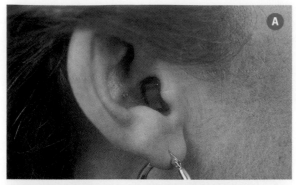

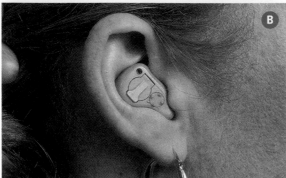

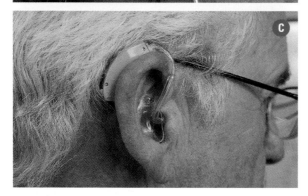

FIGURE 29.4 Trois types courants de prothèses auditives. A. Prothèse intracanal. B. Prothèse intra-auriculaire. C. Prothèse postauriculaire.

Soins du nez

Le client peut habituellement éliminer les sécrétions du nez en se mouchant dans un papier-mouchoir. L'infirmière déconseille au client de se moucher vigoureusement, ce qui crée une pression susceptible de blesser le tympan, la muqueuse nasale et même les structures sensibles de l'œil. Le saignement de nez en est une conséquence.

Si le client est incapable d'enlever les sécrétions nasales, l'infirmière peut l'aider en utilisant une débarbouillette ou un coton-tige mouillés dans l'eau ou une solution saline. Dans le cas du coton-tige, il ne faut jamais aller au-delà de la longueur du bout de coton.

- Au début, le client doit porter la prothèse auditive pendant 15 à 20 minutes, puis augmenter progressivement la durée jusqu'à 10 à 12 heures.
- Une fois la prothèse insérée, le volume peut être augmenté du tiers à la moitié de sa capacité.
- Un sifflement indique une mauvaise insertion de l'embout auriculaire, ou une accumulation de cérumen ou de liquide dans le conduit auditif.
- Régler le volume pour converser, d'un ton adéquat à une distance de un mètre.
- Enlever la prothèse au moment de traitements sous des lampes chauffantes, un séchoir à cheveux, ou par temps très humide ou froid.
- Les piles durent environ une semaine à raison d'un port quotidien de 10 à 12 heures.
- Enlever et débrancher la pile lorsque la prothèse n'est pas utilisée.
- Remplacer les embouts auriculaires tous les deux ou trois ans.
- Vérifier régulièrement le compartiment des piles : est-il propre ? Les piles sont-elles insérées correctement ? Le compartiment est-il complètement fermé ?
- Les boutons sur la prothèse auditive doivent être propres et faciles à tourner, afin de ne pas créer de bruits parasites au moment du réglage.
- Garder la prothèse auditive propre ; habituellement, on la nettoie à l'aide d'un chiffon doux et propre. Consulter les instructions du fabricant, au besoin.
- Éviter l'usage de fixatif à cheveux et de parfum pendant le port de l'appareil, car les résidus de ces produits forment une couche huileuse et grasse sur la prothèse.
- Ne jamais plonger la prothèse dans l'eau.
- Vérifier régulièrement le cordon ou le tube (selon le type de prothèse) pour détecter toute fissure, tout effilochage ou tout mauvais branchement.
- Il est beaucoup plus facile de régler les fréquences sur les appareils auditifs numériques.

Sources : Adapté de Ebersole, P., & Hess, P. (2004). *Toward healthy aging: Human needs and nursing response* (6th ed.). St. Louis, Mo. : Mosby ; Meiner, S. & Lueckenotte, A.G. (2006). *Gerontologic nursing* (3rd ed.). St. Louis, Mo. : Mosby ; National Institute of Deafness and Other Communication Disorders (2001). *Hearing aids* (publication n° 99-4340). Bethesda, Md. : National Institutes of Health. www.nidcd.nih.gov/health/hearing/hearingaid.asp

29.2.6 Préparation du lit et manipulation des draps

Le lit du client doit être gardé propre et confortable. Il est important de s'assurer que les draps

---

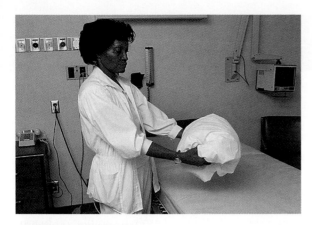

FIGURE 29.5 Tenir les draps loin de son uniforme empêche le contact avec les microorganismes.

Le tableau 29.3W présente et illustre les différentes positions courantes de lit. Consultez le site www.cheneliere.ca/potter.

sont propres, secs et exempts de plis. Lorsque le client transpire beaucoup, qu'il présente une plaie avec écoulement ou qu'il est incontinent, l'infirmière doit vérifier que les draps ne sont pas humides ou souillés. La préparation du lit se fait le matin après le bain ou au moment de celui-ci, ou lorsque le client s'absente pour passer des examens. Tout au long de la journée, l'équipe de soins veille à replacer ou à remplacer, le cas échéant, les draps lâches, plissés ou sales.

Au moment du changement de draps, le personnel de soins doit suivre les pratiques de base en tenant les draps souillés loin de l'uniforme **FIGURE 29.5**. Ceux-ci sont ensuite placés dans des sacs de buanderie. Les draps ne doivent jamais être secoués afin d'éviter toute propagation de microorganismes par les courants d'air. Ils ne doivent pas non plus être placés sur le plancher pour éviter la transmission d'infections. Tout drap propre qui a touché au plancher ne doit pas être utilisé.

Au cours de la préparation du lit, les principes de biomécanique doivent être respectés ▶ **27**. Il faut notamment toujours lever le lit à sa position la plus élevée avant de changer les draps pour ne pas avoir à se pencher. De plus, on doit se déplacer d'un côté à l'autre du lit pour installer les draps propres afin d'éviter tout étirement au-dessus du matelas. La biomécanique devient importante s'il faut mobiliser le client ou le changer de position dans son lit.

Lorsque le client est confiné au lit, l'infirmière organise les activités de préparation du lit de façon à gagner du temps et à ménager son énergie. L'intimité, le confort et la sécurité du client sont alors importants. Utiliser les ridelles, garder la cloche d'appel à la portée de la main du client et mettre le lit dans une position appropriée contribuent à favoriser le confort et la sécurité du client. Après avoir refait le lit, l'infirmière le remet à la position la plus basse pour éviter les chutes accidentelles si le client est autonome.

Dans la mesure du possible, l'équipe de soins devrait préparer le lit pendant qu'il est inoccupé. Le personnel doit également faire preuve de discernement en ce qui a trait au meilleur moment pour faire asseoir un client sur une chaise pendant qu'il prépare son lit.

Un lit inoccupé peut être ouvert ou fermé. Dans un lit ouvert, les couvertures du dessus sont repliées pour qu'un client puisse facilement se mettre au lit. Dans un lit fermé, la couverture du dessus, le drap et le couvre-lit doivent être tirés jusqu'à la tête du matelas et sous les oreillers. Un lit fermé est préparé dans une chambre d'hôpital avant qu'un nouveau client n'y soit admis. Un lit d'opéré est une version modifiée du lit ouvert. Le drap du dessus est disposé de façon à faciliter le transfert du client de la civière au lit. Les draps du dessus sont pliés en accordéon au tiers inférieur du lit.

Draps

Bon nombre d'hôpitaux ont des chariots de rangement soit dans la chambre, soit juste à l'extérieur de celle-ci où un approvisionnement quotidien de draps est rangé. Compte tenu de l'importance de la gestion des coûts dans le système des soins de santé, il est important de ne pas apporter trop de draps dans la chambre d'un client. Une fois que les draps sont transportés dans une chambre, ils doivent être mis au lavage s'ils ne sont pas utilisés, car ils sont considérés comme contaminés, ce qui peut accroître les coûts. De plus, les draps supplémentaires qui traînent dans la chambre créent du désordre et des obstacles aux activités de soins du client.

Avant de refaire le lit, il est important de prendre les draps nécessaires et les objets personnels du client. Ainsi, l'infirmière rassemble tout le matériel dont elle aura besoin pour préparer le lit et la chambre. L'infirmière peut réutiliser les draps et le couvre-lit pour le même client s'ils ne sont pas mouillés ni souillés.

Les politiques d'établissement prévoient des procédures relatives à la façon appropriée de ranger les draps souillés dans les sacs de buanderie et de les transporter. Une fois qu'un client a obtenu son congé, tous les draps de son lit sont envoyés à la buanderie, le matelas et le lit sont nettoyés par le personnel de l'entretien ménager, et un lit fermé est refait. ■

27

Les principes de biomécanique sont abordés dans le chapitre 27, *Encourager l'exercice et réduire les risques liés à la mobilité restreinte.*

29

Cette section présente la démarche systématique appliquée aux soins infirmiers en fonction des problèmes de santé prioritaires éprouvés par monsieur Laurent Bélanger. Les cinq étapes de la démarche de soins y sont abordées, et permettent de visualiser, de comprendre et d'intégrer les données favorables à un suivi clinique adéquat auprès du client. L'application de ce processus permet d'individualiser l'approche infirmière par rapport à ce client et de planifier des soins adaptés à la situation de ce dernier.

29.3.1 Collecte des données

L'évaluation clinique de monsieur Laurent Bélanger faite par l'infirmière révèle plusieurs données que celle-ci doit considérer pour arriver à mettre en évidence les besoins prioritaires du client. Tout d'abord, sur le plan physique, il s'agit d'un client qui présente plusieurs besoins non comblés en ce qui concerne les soins de la peau et des téguments. Monsieur Bélanger est âgé de 66 ans, il souffre d'un cancer et il présente de nombreuses conditions qui augmentent le risque d'atteinte à l'intégrité de la peau. Il vient de subir une intervention chirurgicale majeure impliquant des greffes de peau. Il ressent de la douleur au niveau cervical et doit exprimer ses besoins par écrit sur un bloc-notes.

Sur le plan clinique, après trois jours d'hospitalisation aux soins intensifs, monsieur Bélanger est transféré à l'unité de chirurgie afin de continuer le suivi postopératoire. À l'observation, l'infirmière remarque que monsieur Bélanger présente plusieurs signes de dépendance pour ses soins de la peau et de la cavité buccale. Il est aphone, donc elle doit consulter son bloc-notes pour communiquer avec lui et ainsi favoriser son implication. Les observations initiales doivent orienter les interventions de l'infirmière pour que celle-ci s'assure que monsieur Bélanger présente une peau saine et intacte, qu'il effectue ses soins d'hygiène avec assurance et qu'il apprivoise les changements quant à son image corporelle d'ici à ce qu'il obtienne son congé. De plus, il sera très important que l'infirmière évalue l'impact de la chirurgie sur l'état général de monsieur Bélanger, ainsi que la façon dont il vit la situation, sachant que c'est un homme fier et perfectionniste.

L'**ENCADRÉ 29.8** énumère les données subjectives et les données objectives que l'infirmière doit considérer pour énoncer le problème, et établir un plan de soins et de traitements infirmiers adapté et efficace.

29.3.2 Analyse et interprétation des données

La chirurgie reconstructive de la langue et du plancher buccal qu'a subie le client et les stomies installées pour combler ses besoins de base peuvent faire soupçonner des altérations de la peau et des téguments. Il faut valider les hypothèses en précisant ce qui entretient le besoin à combler ou le problème à régler. Pour ce faire, il faudra préciser le contexte (plaies chirurgicales, greffes, reconstruction de la langue et du plancher buccal, trachéotomie, gastrostomie) et les données cliniques (pâle et faible ; douleur cervicale fréquente ; chemise d'hôpital souillée de sécrétions verdâtres ; pansement souillé au pourtour de la gastrostomie ; incapable d'avaler, de cracher ou de parler).

Le problème actuel est l'atteinte à l'intégrité de la peau et des téguments qui peut être liée à un manque de connaissances et de maîtrise de stratégies d'adaptation. Les impacts sur l'état physique et psychologique du client sont importants et doivent être abordés afin de préparer son retour à domicile. Il est important de maximiser

COLLECTE DES DONNÉES

ENCADRÉ 29.8 — **Situation clinique de monsieur Bélanger**

Données subjectives
- Homme fier et perfectionniste
- Douleur cervicale de 6 ou 7 sur une échelle de 10 depuis la chirurgie, peu soulagée par analgésie
- Faible

Données objectives
- Trachéotomie
- Chemise d'hôpital souillée de sécrétions verdâtres
- Barbe non rasée
- Plaie chirurgicale au cou
- Pansement occlusif à l'avant-bras gauche
- Pansement souillé au pourtour de la gastrostomie
- Incapacité à avaler, à expectorer et à parler
- Pâleur
- Sourire

une autonomie fonctionnelle afin que monsieur Bélanger puisse récupérer et avoir l'énergie pour entreprendre les traitements de radiothérapie à venir. Il est essentiel de répondre à ses besoins d'hygiène pour favoriser une meilleure image de soi et une acceptation de sa situation de santé **ENCADRÉ 29.9**.

29.3.3 Planification des soins et établissement des priorités

La planification des soins dans la situation clinique de monsieur Bélanger comporte plusieurs volets :

- Pour le client : surveillance clinique de l'intégrité de la peau et de la muqueuse buccale, de la perte de poids, application des traitements liés aux plaies et aux altérations de la peau, maintien de la communication malgré la trachéotomie, enseignement pour l'alimentation par gastrostomie, soutien pour améliorer l'image de soi et maintenir l'autonomie fonctionnelle.

- Pour la famille : information sur la situation de soins et enseignement sur les soins de plaies, sur l'alimentation par gastrostomie et sur les conséquences d'une reconstruction de la langue et du plancher buccal telles que le défaut d'élocution et l'hypersalivation.

À cette étape et selon la situation clinique, l'infirmière devra établir les interventions prioritaires suivantes :

- soulager la douleur cervicale ;
- changer la chemise d'hôpital souillée de sécrétions verdâtres ;
- installer la succion murale pour l'aspiration des sécrétions ;
- compléter la collecte des données, prendre les signes vitaux, vérifier l'état des pansements et des plaies, vérifier la greffe de la langue et du plancher buccal, l'état de la trachéotomie et de la gastrostomie, la perception du client (communication par écrit ou avec la famille) ;
- changer les pansements souillés (pourtour de la trachéotomie et pourtour de la gastrostomie) ;
- installer confortablement le client en positionnant le lit à 60° (position Fowler) pour éviter l'étouffement par les sécrétions et pour prévenir la douleur cervicale ;
- prévenir les lésions buccales supplémentaires en assurant des soins buccodentaires adaptés à l'état des muqueuses ;
- aviser l'ergothérapeute pour favoriser une autonomie fonctionnelle.

L'établissement de ces interventions prioritaires vise les objectifs suivants : que monsieur Bélanger ait une peau et des muqueuses saines, et

**ENCADRÉ
29.9** **Énoncé du problème prioritaire de monsieur Bélanger**

Risque d'atteinte à l'intégrité de la peau et des téguments liée à la greffe de la langue et du plancher buccal, et à la présence de stomies et de plaies chirurgicales

qu'il retrouve une autonomie fonctionnelle quant à ses soins d'hygiène personnels. En ce qui concerne les résultats escomptés, l'infirmière doit prévenir les lésions buccales afin d'assurer la guérison de la muqueuse et de permettre la suite des traitements. Elle prépare le retour à domicile du client avec l'enseignement des habiletés nécessaires pour gérer les gavages par gastrostomie. Enfin, elle doit répondre aux besoins de monsieur Bélanger afin de favoriser une meilleure image de soi et une acceptation de sa situation de santé.

29.3.4 Interventions cliniques

Il est important d'assurer un suivi des soins de plaies et des téguments, de maintenir une surveillance étroite quant à l'apparition de signes et de symptômes d'infection et à l'évolution de la guérison, et, finalement, de mesurer l'impact des changements physiques sur le client et la famille. L'autonomie fonctionnelle du client doit être évaluée pour maintenir ou augmenter la prise en charge des soins d'hygiène d'ici son retour à domicile. La communication par écrit est un élément impératif à considérer durant les soins. L'infirmière doit faire l'enseignement pour les soins de la gastrostomie avant le congé, mais il ne s'agit pas d'une priorité puisque le client doit d'abord s'adapter à sa nouvelle situation.

L'image de soi est à considérer puisque la reconstruction de la langue et du plancher buccal entraîne une modification de l'apparence du client et de son élocution. Monsieur Bélanger se heurtera à des limites sur le plan de la communication et de l'alimentation, ce qui peut engendrer une grande tristesse et de l'isolement, un repli sur soi et la dépression. Enfin, un cancer de la cavité buccale a un effet sur plusieurs besoins fondamentaux et exige un suivi pour favoriser une acceptation de l'état de santé **TABLEAU 29.4**.

29.3.5 Évaluation des résultats

Un des éléments clés des soins sera de prodiguer les traitements liés aux soins des plaies, et aux

29

TABLEAU 29.4	Résultats escomptés et interventions prioritaires liés à la situation clinique de monsieur Bélanger

PLANIFICATION / RÉSULTATS ESCOMPTÉS CHEZ LE CLIENT

- Maintenir la perméabilité des voies aériennes.
- S'assurer que monsieur Bélanger est en mesure de communiquer.
- S'assurer qu'il a un apport alimentaire adéquat pour favoriser la guérison.

- Maintenir la peau et les téguments intacts.
- Favoriser l'autonomie fonctionnelle.
- Encourager la collaboration du client.

INTERVENTIONS INFIRMIÈRES	JUSTIFICATIONS
• Observer la muqueuse buccale à chaque quart de travail et au besoin.	• Détecter toute complication.
• Enseigner les principes d'une bonne hygiène buccale.	• Éviter la prolifération bactérienne.
• Mettre du matériel pour les soins de bouche à la disposition du client.	• Maintenir l'intégrité de la muqueuse buccale. • Faciliter la fréquence et la qualité des soins buccaux. • Favoriser la participation du client. • Augmenter l'estime de soi. • Favoriser l'autonomie fonctionnelle.
• Fournir un cathéter d'aspiration buccale et expliquer comment l'utiliser.	• Aspirer les sécrétions de la bouche. • Diminuer les risques d'étouffement.
• Assurer les soins de trachéotomie une fois par jour en donnant au client tous les conseils de soins comme l'examen du pansement pour déceler les écoulements et les sécrétions pouvant créer de l'humidité sur la peau saine. • S'assurer que le client est en mesure de communiquer. • Administrer le gavage selon les recommandations de la nutritionniste. • Enseigner les soins de gastrostomie et encourager la participation du client. • Convenir avec le client du moment opportun pour les soins d'hygiène.	• Maintenir la peau propre et sèche. • Faciliter la compréhension. • Diminuer le stress et l'anxiété. • Atteindre un état nutritionnel optimal. • Faciliter l'adaptation à la nouvelle situation. • Favoriser le maintien d'une peau intacte au pourtour des stomies. • Réduire la fatigue. • Augmenter l'estime de soi. • Favoriser l'autonomie fonctionnelle.

altérations de la peau et des téguments. La priorité va aux soins de la bouche pour éviter la prolifération bactérienne et favoriser la guérison. Le maintien de la perméabilité des voies respiratoires doit être soutenu par les soins de trachéotomie. Il sera important de favoriser une autonomie fonctionnelle pour faciliter le retour à domicile du client. La surveillance de son état psychologique est aussi très importante pour éviter la dépression puisque la reconstruction de la langue et du plancher buccal entraîne des pertes sur le plan de l'image corporelle, de la communication et de l'alimentation.

Pour l'évaluation, on doit noter une peau, des téguments et des muqueuses intacts au pourtour des stomies, à la greffe de la langue et au plancher buccal. Il sera important de s'assurer de l'état général optimal (alimentation, poids, fatigue) de monsieur Bélanger. Les muqueuses de la bouche doivent être rosées et sans rougeur, chaleur ou œdème. Le soin des plaies sera suivi avec rigueur (changement de pansements au besoin, vérification des sutures). Il faudra surveiller l'état psychologique du client puisque les changements physiques et le stress psychologique qu'il a vécus peuvent entraîner une dépression et ralentir le processus de guérison. Il importe de maintenir le lien de confiance et la communication avec monsieur Bélanger pour lui permettre d'exprimer par écrit ses sentiments et ses besoins.

Le client devra recouvrer une autonomie maximale pour pouvoir effectuer ses soins personnels à la maison (gastrostomie) ; l'objectif est d'atteindre un état de santé optimal pour continuer les traitements contre le cancer, soit la radiothérapie.

29.3.6 Plan thérapeutique infirmier de monsieur Bélanger

À la suite de son évaluation initiale, l'infirmière confirme que la surveillance des risques d'atteinte à l'intégrité de la peau, des téguments et des muqueuses liée à la chirurgie de la langue et du plancher buccal, et à la présence de stomies et de plaies chirurgicales doit être appliquée pour monsieur Bélanger. C'est donc un constat prioritaire qu'elle inscrit dans le plan thérapeutique infirmier (PTI) du client. La visite de sa conjointe peut représenter une occasion d'enseignement sur l'hygiène buccale. De manière générale, le moment où les soins d'hygiène sont prodigués, et particulièrement l'exécution des méthodes de soins concernant la trachéotomie, la gastrostomie et les changements de pansements, constitue un moment idéal pour appliquer les directives infirmières indiquées au PTI du client **FIGURE 29.6**.

PLAN THÉRAPEUTIQUE INFIRMIER (PTI)

M. LAURENT BÉLANGER
66 ans

CONSTATS DE L'ÉVALUATION

Date	Heure	N°	Problème ou besoin prioritaire	Initiales	RÉSOLU / SATISFAIT Date	Heure	Initiales	Professionnels / Services concernés
2010-02-13	13:00	1	Chirurgie reconstructive du plancher buccal	Y.M.				
2010-02-15	10:00	2	Risque d'atteinte à l'intégrité de la muqueuse buccale et					
			de la peau autour des stomies					
		3	Incapacité de tousser, d'expectorer et de parler	R.B.				

SUIVI CLINIQUE

Date	Heure	N°	Directive infirmière	Initiales	CESSÉE / RÉALISÉE Date	Heure	Initiales
2010-02-13	13:00	1	Effectuer suivi standard pour chirurgie reconstructive du plancher buccal.	Y.M.			
2010-02-15	10:00	2	Évaluer la muqueuse buccale à chaque quart de travail et p.r.n. par inf.				
			Enseignement par inf. au client et à sa conjointe des soins de la bouche.		2010-02-15	14:00	R.B.
		3	Surveiller risque d'étouffement et signes d'aspiration (+ dir. p. trav. PAB).				
			S'assurer que le client utilise correctement l'appareil à succion à chaque visite.	R.B.			

Signature de l'infirmière	Initiales	Programme / Service	Signature de l'infirmière	Initiales	Programme / Service
Yolande Mercier	Y.M.	Unité de chirurgie			
Rosalie Beauregard	R.B.	Unité de chirurgie			

© OIIQ

PLAN THÉRAPEUTIQUE INFIRMIER (PTI)

Extrait des notes d'évolution

2010-02-15 10:00
Peau rouge autour de la trachéotomie et de la gastrostomie. Pas d'irritation, mais présence de sécrétions séchées autour des deux stomies.

Respiration embarrassée. Essaie de tousser et d'avaler sa salive, mais en est incapable. Écoulement de salive sur les lèvres.

11:00
Vérification de l'utilisation qu'il fait de l'appareil à succion : le fait correctement et réussit à faire comprendre qu'il sait quand l'utiliser.

14:00
Enseignement des soins buccaux au client et à sa conjointe : le client est capable de les faire en respectant les précautions à prendre, et sa conjointe peut les réexpliquer sans commettre d'erreur. Les deux expriment leur insécurité à les effectuer, mais comptent sur leur soutien respectif pour se sentir plus à l'aise.

FIGURE 29.6 Extrait du plan thérapeutique infirmier de monsieur Bélanger pour le suivi clinique visant à préserver l'intégrité de sa peau et de ses muqueuses

29.3.7 Application de la pensée critique à la situation de monsieur Bélanger

En raison de la complexité des soins propres à une reconstruction du plancher buccal, l'évaluation de l'état de santé de monsieur Bélanger est guidée par certains éléments de la pensée critique. Des connaissances solides en chirurgie reconstructive, en soins des différentes stomies et autres méthodes de soins comme l'administration de gavage conduisent l'infirmière sur des pistes précises d'évaluation. Son expérience avec des personnes présentant une atteinte à l'image corporelle lui servira pour adopter une approche respectueuse des besoins du client, non seulement en ce qui concerne les changements physiques imposés par la chirurgie, mais également pour prodiguer des soins d'hygiène attentifs et individualisés. La responsabilité professionnelle quant aux soins personnels est également influencée par les actes que peuvent effectuer d'autres membres de l'équipe soignante, de même que par les politiques et procédures de l'établissement **FIGURE 29.7**.

Vers un Jugement clinique

Connaissances
- Particularités des soins postopératoires pour une reconstruction du plancher buccal et des impacts possibles d'une telle chirurgie
- Caractéristiques d'une peau saine et de téguments intacts
- Soins de plaies
- Méthodes de soins portant sur les pansements, la trachéotomie et l'aspiration des sécrétions trachéales, la gastrostomie et l'administration de gavage
- Signes indiquant une altération de l'image corporelle
- Moyens de communiquer avec une personne ayant une trachéotomie

Expériences
- Soins à des clients présentant une altération sensorielle
- Soins à des clients porteurs de stomie
- Approche aux personnes présentant une atteinte de leur image corporelle
- Expérience d'enseignement à la clientèle
- Délégation d'actes pouvant être effectués par d'autres intervenants de soins et supervision

ÉVALUATION
- Capacité de monsieur Bélanger à effectuer ses soins personnels
- État de la peau péristomiale et de l'incision chirurgicale au cou
- État de la muqueuse buccale et de la langue
- Capacité de déglutition
- Caractéristiques des sécrétions buccales et trachéales
- État des pansements au cou et à l'avant-bras gauche
- Connaissances du client sur les soins propres à sa trachéotomie et à sa gastrostomie
- Habileté du client à utiliser l'appareil à aspiration des sécrétions
- Moyens pris par le client pour communiquer ses besoins malgré sa trachéotomie
- Indices d'atteinte à l'image corporelle et à l'estime de soi
- Attentes de monsieur Bélanger quant à l'évolution de sa condition de santé
- Implication de l'entourage dans les soins personnels du client
- Tolérance du client au gavage

Normes
- Actes délégués à d'autres catégories d'intervenants de soins
- Normes locales minimales quant à la fréquence des soins de stomie
- Politiques et procédures de l'établissement quant aux produits d'hygiène à utiliser et autre matériel servant aux soins personnels

Attitudes
- Respect du rythme d'exécution des soins d'hygiène
- Patience au cours des échanges avec monsieur Bélanger compte tenu de sa trachéotomie
- Absence de dédain à l'égard des modifications de l'image corporelle de monsieur Bélanger

FIGURE 29.7 Application de la pensée critique à la situation clinique de monsieur Bélanger

■ ■ ■ À retenir

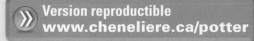
Version reproductible
www.cheneliere.ca/potter

- L'infirmière détermine la capacité du client à effectuer ses soins personnels et prodigue des soins d'hygiène en fonction des besoins et des préférences du client.

- Au moment des soins d'hygiène, l'infirmière intègre d'autres activités comme l'examen physique, le soin des stomies et les exercices d'amplitude articulaire.

- Tout en répondant aux besoins quotidiens d'hygiène, l'infirmière utilise ses compétences en matière d'enseignement et de communication pour établir une relation qui fait preuve d'empathie à l'égard du client.

- Des soins d'hygiène appropriés exigent une compréhension de l'anatomie et de la physiologie.

- Divers facteurs socioculturels, économiques et développementaux influencent les pratiques d'hygiène.

- Les croyances des clients relatives à leur santé prédisent qu'ils adopteront un comportement propice à la promotion de la santé et au maintien d'une bonne hygiène s'ils ont les connaissances requises.

- L'infirmière ne peut inspecter toutes les parties du corps avant d'effectuer des soins d'hygiène; cependant, elle évalue habituelle-

ment l'état du client chaque fois que des soins lui sont prodigués.

- L'infirmière évalue la capacité physique et cognitive du client à effectuer ses propres soins d'hygiène. Elle évalue aussi sa force musculaire, sa souplesse, sa dextérité, son équilibre, sa coordination, ainsi que sa tolérance à l'activité et sa capacité d'effectuer ses soins.

- L'infirmière assure l'intimité, le confort, la sécurité et le bien-être du client lorsqu'elle lui prodigue des soins d'hygiène. La culture joue un rôle dans les pratiques d'hygiène et dans le respect de l'espace personnel du client.

- Pour le client qui éprouve de la douleur ou qui souffre de nausées, l'administration d'une médication appropriée, de 20 à 30 minutes avant les soins d'hygiène, augmentera son confort.

- Les membres de la famille sont habituellement en mesure d'aider aux soins d'hygiène, mais peuvent avoir besoin de conseils pour adapter les méthodes en fonction des limites du client.

- L'évaluation des soins d'hygiène est basée sur le sentiment de confort, de relaxation et de bien-être du client, et sur sa compréhension des méthodes d'hygiène.

Pour en savoir plus

Version complète et détaillée
www.cheneliere.ca/potter

ORGANISMES ET ASSOCIATIONS

AIISPQ
Association des infirmières et infirmiers en soins de pieds du Québec
www.aiispq.org

Diabète Québec > Vivre avec le diabète > Les soins > Se soigner
www.diabete.qc.ca

ADC > Votre santé buccodentaire
Association dentaire canadienne
www.cda-adc.ca

ORGANISMES GOUVERNEMENTAUX

ASPC > Aînés > Le soin des pieds
Agence de la santé publique du Canada
www.phac-aspc.gc.ca

RÉFÉRENCES GÉNÉRALES

IUGM > Documentation > Publications > Outils cliniques
> Ordonnance collective – Lavage de l'œil
> Ordonnance collective – Lavage d'oreilles
> Protocole médical – Écoulements oculaires
Institut universitaire de gériatrie de Montréal
www.iugm.qc.ca

Infirmiers.com > Ressources > Protocoles > Gériatrie > Toilette au lit
www.infirmiers.com

Phaneuf, M. (2007). *Le vieillissement perturbé : la maladie d'Alzheimer* **(2ᵉ éd.). Montréal : Chenelière Éducation.**
Le chapitre 9 traite entre autres des soins liés à la toilette et à l'hygiène.

Delonel, M.-A. (2006). La toilette de la personne âgée, un soin chargé de sens à accompagner : l'altération des cinq sens. *Soins gérontologie, 57,* **19-21.**

29

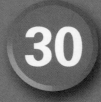

CHAPITRE

30

Édition française :
Vitalie Perreault, inf., M. Sc.

Édition originale :
Anne G. Perry, RN, EdD, FAAN

Promouvoir et maintenir une oxygénation adéquate

Objectifs

Après avoir lu ce chapitre, vous devriez être en mesure :

- de décrire les structures et les fonctions du système respiratoire ;

- de définir les processus physiologiques qui contribuent à la ventilation, à la perfusion et aux échanges gazeux respiratoires ;

- d'expliquer la régulation neurale et la régulation chimique de la respiration ;

- de décrire l'impact de l'état de santé, de l'âge, du mode de vie et de l'environnement du client sur l'oxygénation tissulaire ;

- de déterminer les conséquences cliniques de l'hyperventilation, de l'hypoventilation et de l'hypoxémie ;

- d'appliquer la démarche de soins infirmiers auprès des clients souffrant d'un problème respiratoire.

>> Guide d'études, pages 134 à 138

Monsieur Jean-Claude Gauthier, âgé de 72 ans et atteint de broncho-pneumopathie chronique obstructive, est maintenant hospitalisé à la suite d'une surinfection bronchique. La dernière radiographie pulmonaire a montré une zone de condensation des sécrétions aux lobes inférieurs et au lobe médian droit. Monsieur Gauthier a commencé à fumer dès l'âge de 16 ans, mais a cessé il y a 10 ans. Il dispose d'un concentrateur à la maison, car il a besoin d'oxygène à 2 L/min en permanence. Cette situation a beaucoup diminué ses activités. En effet, monsieur Gauthier est gêné de sortir en public avec sa canule nasale et sa bonbonne d'oxygène, et il dit avoir souvent peur d'étouffer. Sa conjointe vient de quitter l'hôpital pour la soirée, et elle lui a appris que leur fils a perdu son emploi. Monsieur Gauthier se sent impuissant, et cette situation lui cause un grand stress. À votre arrivée dans la chambre, vous observez que le client respire rapidement et bruyamment, qu'il bouge les mains sans arrêt et qu'il a le visage crispé.

Quelles observations objectives indiqueraient que le problème respiratoire de monsieur Gauthier est exacerbé par le cycle anxiété-dyspnée-anxiété ?

■ ■ ■ Concepts **clés**

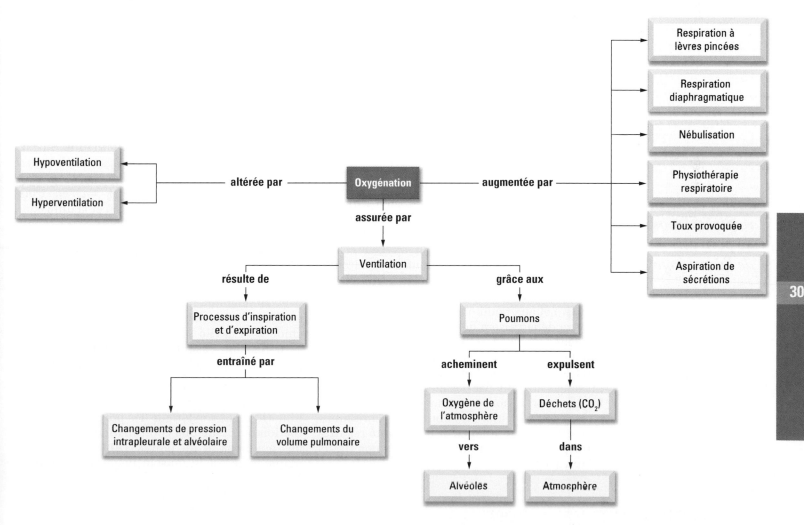

a respiration est la première activité que l'on fait en naissant. On respire de 18 à 20 fois par minute, 24 heures par jour, et l'on n'a pas à y penser. Cependant, pour certaines personnes, respirer peut devenir un effort de tous les instants. Le meilleur exercice pour apprécier la qualité de sa respiration est de respirer à travers une paille. Réussir cet exercice pendant seulement cinq minutes est un test concluant. Vivre implique « respirer », et quand la respiration est menacée, c'est la vie elle-même qui le devient. Le client entre alors en mode « survie ». L'infirmière doit comprendre la difficulté respiratoire afin d'aider le client à surmonter ses craintes par rapport à sa maladie. Elle doit également maîtriser la physiologie et l'anatomie du système respiratoire afin d'établir les liens essentiels entre la pathologie, les signes et symptômes ainsi que la médication du client. L'infirmière se trouve aux premières loges pour dépister les symptômes précoces de complication, les reconnaître et intervenir efficacement. L'infirmière a aussi un rôle de soutien auprès du client et de sa famille. Elle représente la personne-ressource, celle qui permettra aux clients de prendre confiance, de comprendre leur maladie et d'intervenir de manière appropriée. Aider une personne à contrôler sa respiration, à comprendre le fonctionnement de celle-ci et à mieux vivre avec la dyspnée est un travail qui demande des connaissances adéquates, de l'empathie et un jugement clinique pertinent.

30.1

Connaissances scientifiques de base à propos de l'oxygénation

Les systèmes cardiaque et respiratoire ont pour but de pourvoir à la demande de l'organisme en oxygène.

Au www.cheneliere.ca/potter, visionnez les animations montrant le débit sanguin du système circulatoire et la mécanique de la respiration.

L'oxygène est essentiel au maintien de la vie. Les systèmes cardiaque et respiratoire ont pour but de pourvoir à la demande de l'organisme en oxygène. La physiologie cardiorespiratoire est structurée afin de pouvoir, entre autres, transporter du sang ayant une faible teneur en oxygène (sang désoxygéné) provenant de la circulation systémique et l'acheminer au côté droit du cœur ainsi qu'à la circulation pulmonaire et aux poumons. Dans les poumons, ce sang se débarrassera des déchets gazeux et sera oxygéné. Ce sang retournera ensuite au côté gauche du cœur et, de là, sera pompé jusqu'aux différents tissus de l'organisme. L'oxygénation du sang s'effectue par des mécanismes de ventilation, de perfusion et de transport des gaz respiratoires. Les régulateurs neuraux et chimiques gouvernent la fréquence et la capacité respiratoires, et répondent aux demandes des tissus en oxygène.

30.1.1 Physiologie cardiovasculaire

La fonction du système cardiovasculaire est de fournir l'oxygène, les nutriments et les autres substances aux tissus, et d'éliminer les résidus du métabolisme cellulaire par l'action de pompe du cœur, par le système vasculaire et par l'intégration des autres systèmes (p. ex., respiratoire, digestif et rénal) (McCance & Huether, 2005). Le ventricule droit pompe le sang vers la circulation pulmonaire alors que le ventricule gauche pompe le sang vers la circulation systémique **FIGURE 30.1**.

L'effet de pompe du cœur est essentiel au maintien du transport d'oxygène dans le sang et les tissus. Une diminution de l'efficacité du pompage, dans le cas de certaines maladies coronariennes, entraîne une baisse du volume systolique (quantité de sang expulsé des ventricules à chaque contraction), ce qui peut causer une diminution de la quantité des nutriments fournis aux cellules de l'organisme (p. ex., l'oxygène). D'autres problèmes tels que l'hémorragie ou la déshydratation réduisent l'efficacité du débit cardiaque, entraînant ainsi une réduction de la quantité de sang en circulation et, par conséquent, de la quantité de sang expulsé des ventricules.

30.1.2 Physiologie respiratoire

La plupart des cellules de l'organisme tirent leur énergie de réactions chimiques mettant en cause l'apport d'oxygène (O_2) et l'élimination du gaz carbonique (CO_2). L'échange des gaz respiratoires se produit entre l'air environnant et le sang **FIGURE 30.2**. L'oxygénation se fait en trois étapes : la ventilation, la perfusion et la diffusion.

Structure et fonction

Un état physiologique ou un problème de santé modifiant la structure et la fonction respiratoires peuvent altérer la respiration. Les muscles respiratoires, la trachée, les bronches, les bronchioles, la cavité pleurale, les poumons et les alvéoles sont essentiels à la ventilation, à la perfusion et aux échanges gazeux **FIGURE 30.3**.

La ventilation est le processus par lequel les gaz (oxygène et gaz carbonique) se déplacent à l'intérieur et à l'extérieur des poumons. La ventilation nécessite une coordination des muscles des poumons et du thorax **TABLEAU 30.1**. Le diaphragme est le muscle inspiratoire le plus

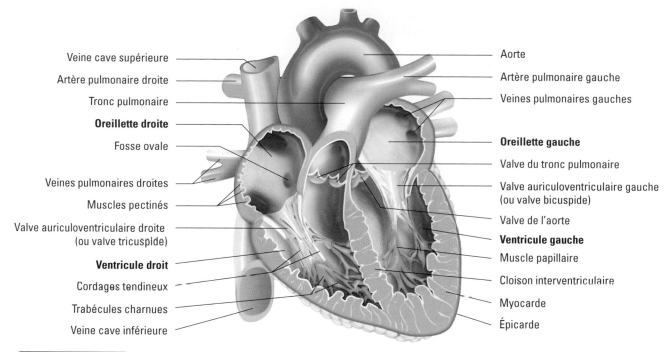

FIGURE 30.1 Circulation pulmonaire et circulation systémique. Les cavités droites du cœur propulsent le sang non oxygéné vers la circulation pulmonaire; les cavités gauches du cœur propulsent le sang oxygéné vers la circulation systémique.

Labels (figure 30.1):
- Veine cave supérieure
- Artère pulmonaire droite
- Tronc pulmonaire
- **Oreillette droite**
- Fosse ovale
- Veines pulmonaires droites
- Muscles pectinés
- Valve auriculoventriculaire droite (ou valve tricuspide)
- **Ventricule droit**
- Cordages tendineux
- Trabécules charnues
- Veine cave inférieure
- Aorte
- Artère pulmonaire gauche
- Veines pulmonaires gauches
- **Oreillette gauche**
- Valve du tronc pulmonaire
- Valve auriculoventriculaire gauche (ou valve bicuspide)
- Valve de l'aorte
- **Ventricule gauche**
- Muscle papillaire
- Cloison interventriculaire
- Myocarde
- Épicarde

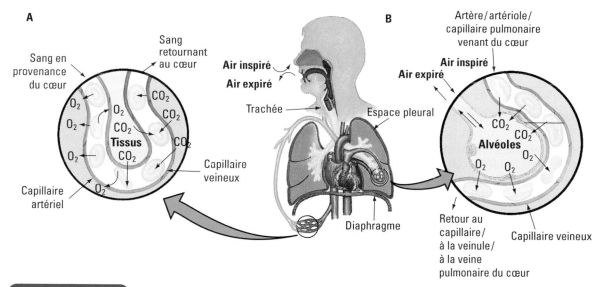

FIGURE 30.2 Structure du système respiratoire. A. Mécanisme de perfusion. B. Mécanisme de diffusion.
Source : Adapté de Thompson, J., Mcfarland, G.E., & Hirsch, J.E. (1993). *Mosby's manual of clinical nursing* (3rd ed.). St. Louis, Mo.: Mosby.

important. La perfusion fait référence à la capacité du système cardiovasculaire à pomper le sang riche en oxygène vers les tissus et à ramener le sang pauvre en oxygène, mais riche en gaz carbonique, vers les poumons. Grâce à la diffusion, le gaz carbonique du sang quitte les capillaires pour aller dans les alvéoles, et l'oxygène présent dans les alvéoles se déplace vers les capillaires.

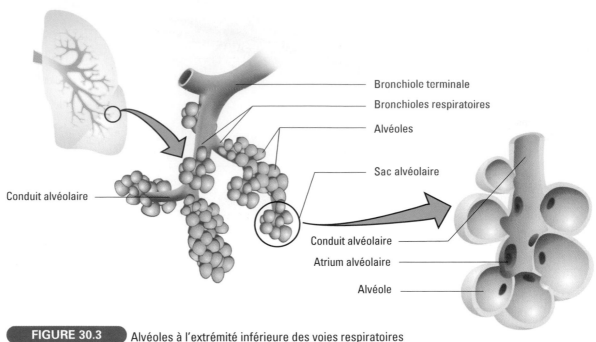

FIGURE 30.3 Alvéoles à l'extrémité inférieure des voies respiratoires

Source : Adapté de Thompson, J., Mcfarland, G.E., & Hirsch, J.E. (1993). *Mosby's manual of clinical nursing* (3rd ed.). St. Louis, Mo. : Mosby.

Labels in figure:
- Bronchiole terminale
- Bronchioles respiratoires
- Alvéoles
- Sac alvéolaire
- Conduit alvéolaire
- Conduit alvéolaire
- Atrium alvéolaire
- Alvéole

■ **Atélectasie :** État caractérisé par un affaissement des alvéoles qui empêche l'échange respiratoire normal d'oxygène et de gaz carbonique. Lorsque les alvéoles s'affaissent, le poumon se ventile moins bien, et l'hypoventilation se produit, ce qui diminue le taux d'oxygène sanguin.

■ **Maladie pulmonaire obstructive chronique (MPOC) :** Terme générique sous lequel on regroupe un ensemble d'affections respiratoires touchant les bronches et les poumons (bronchite chronique, emphysème), pouvant coexister chez un même sujet, qui déterminent chez ce dernier une insuffisance ventilatoire obstructive.

Travail ventilatoire

La respiration est le travail nécessaire afin d'augmenter le volume d'air dans les poumons et de les contracter. L'énergie requise pour respirer dépend de la fréquence et de la profondeur de la respiration, de la facilité avec laquelle les poumons vont prendre de l'expansion et de la résistance des voies aériennes. Chez une personne en bonne santé, respirer demande un effort minimal. Par contre, cela exige beaucoup d'énergie chez monsieur Gauthier.

L'inspiration est un processus actif, stimulé par des récepteurs chimiques situés près de l'aorte. L'expiration est un processus passif qui dépend des propriétés élastiques des poumons, nécessitant peu ou pas de travail musculaire. Le **surfactant** est un mélange chimique produit dans les poumons qui maintient la tension à la surface des alvéoles et les empêche de s'affaisser. Les propriétés élastiques des poumons et du thorax sont altérées chez les personnes atteintes de **maladie pulmonaire obstructive chronique (MPOC).** Par conséquent, la respiration de celles-ci est plus laborieuse, comme cela se produit chez monsieur Gauthier. De plus, une diminu-

tion de la quantité de surfactant peut survenir, favorisant ainsi le développement de l'**atélectasie** chez cette clientèle.

Les muscles accessoires permettent d'accroître la quantité d'air qui entre dans les poumons en augmentant le volume pulmonaire pendant l'inspiration. Une personne en santé n'utilise pas les muscles accessoires pour respirer. Les clients atteints de MPOC utilisent régulièrement ces muscles pour augmenter leur volume pulmonaire. L'utilisation prolongée des muscles accessoires ne permet pas une ventilation efficace et cause de la fatigue.

Une diminution de la **compliance pulmonaire,** une augmentation de la **résistance aérienne** ou l'utilisation des muscles accessoires augmentent l'effort et la quantité d'énergie nécessaires à la respiration. Afin de satisfaire cette dépense, l'organisme doit augmenter son métabolisme basal. Ce faisant, le besoin en oxygène de l'organisme va augmenter, ainsi que la nécessité d'éliminer une plus grande quantité de gaz carbonique **FIGURE 30.4.** Cette explication permet de mieux comprendre le cercle vicieux de la respiration dans lequel se trouve monsieur Gauthier.

Pourquoi monsieur Gauthier doit-il fournir un effort plus grand que la normale pour respirer ?

TABLEAU 30.1

Principales structures anatomiques du thorax et leurs fonctions

COMPOSANTES	RÔLE ET FONCTIONS
Muscles inspiratoires **Diaphragme** **Muscles intercostaux externes** **Muscles accessoires** • Muscles scalènes • Muscles sternocléidomastoïdiens • Muscles trapèzes	• Lorsque le diaphragme se contracte, il s'abaisse. Ce faisant, une pression négative par rapport à la pression atmosphérique est créée à l'intérieur des poumons, augmentant ainsi l'espace interne disponible. Ce phénomène permet à l'air de pénétrer dans les poumons. • Lorsque ces muscles se contractent, l'extrémité antérieure des côtes s'élève. Ce faisant, la cage thoracique augmente de volume, favorisant l'entrée d'air dans les poumons. • Lorsque ces muscles se contractent, les deux premières côtes et le sternum s'élèvent. Ce faisant, le volume de la cage thoracique augmente, favorisant l'entrée d'air dans les poumons.
Muscles expiratoires **Muscles intercostaux internes** **Muscles respiratoires abdominaux** • Muscle droit • Muscle transverse de l'abdomen • Muscle petit oblique de l'abdomen • Muscle grand oblique de l'abdomen	• Lorsque ces muscles se contractent, ils poussent les côtes vers le bas et l'intérieur. Ce faisant, le volume de la cage thoracique diminue, et l'air est poussé hors des poumons. • Lorsque ces muscles se contractent, ils abaissent les côtes inférieures et forcent le diaphragme à s'élever. Ce faisant, la cage thoracique diminue de volume et pousse l'air à l'extérieur des poumons.
Espace pleural	• Cavité virtuelle située entre le feuillet qui tapisse les poumons (plèvre viscérale) et le feuillet qui recouvre la paroi interne de la cavité thoracique (plèvre pariétale). Une mince couche de liquide est présente dans l'espace pleural. Ce liquide pleural permet aux poumons de glisser sans frottement dans la paroi thoracique. Par ailleurs, la pression négative présente dans l'espace pleural permet aux poumons de demeurer accolés à la paroi thoracique. Cette cavité est en circuit fermé, ce qui signifie qu'il n'y a normalement pas d'air dans l'espace pleural.
Poumons **Gauche (constitué de deux lobes) et droit (constitué de trois lobes)** **Alvéoles**	• Les poumons permettent à l'O_2 de l'air atmosphérique d'accéder à la circulation sanguine afin d'oxygéner les tissus. Ils permettent aussi d'éliminer le principal déchet de la circulation sanguine, le CO_2, en l'expulsant dans l'air. • Les alvéoles transportent l'O_2 aux capillaires par la membrane alvéolaire et, par cette même membrane, les alvéoles reçoivent en retour le CO_2 et l'expulsent. Ces petits sacs d'air se dilatent pendant l'inspiration, augmentant de façon importante la surface au-dessus de laquelle se produit l'échange entre l'O_2 et le CO_2.

30

Volume
respiratoire restreint
par la MPOC

Utilisation des
muscles accessoires
pour augmenter le
volume d'air

Augmentation
de la quantité d'O_2
nécessaire et de la
quantité de CO_2
à éliminer

Augmentation de
l'énergie nécessaire
pour respirer

Augmentation
du métabolisme
basal

FIGURE 30.4 Cercle vicieux de la respiration chez une personne atteinte de MPOC

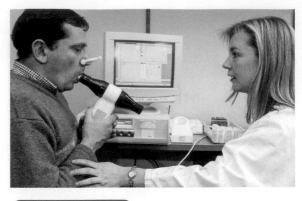

FIGURE 30.5 Test de spirométrie

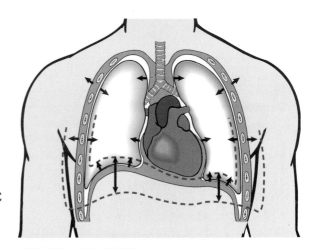

FIGURE 30.6 Section frontale du thorax illustrant le mouvement pulmonaire et celui de la paroi thoracique à l'inspiration et à l'expiration. Pendant l'inspiration, les muscles inspiratoires se contractent, et le thorax augmente de volume. La pression alvéolaire devient inférieure à la pression atmosphérique, et l'air pénètre dans les poumons. Pendant l'expiration, les muscles inspiratoires se détendent. L'affaissement du poumon fait que la pression alvéolaire excède la pression à l'ouverture des voies aériennes et dirige l'air à l'extérieur des poumons et de la paroi thoracique. Les flèches bidirectionnelles montrent le mouvement de la base des poumons.

Source : Tiré de Lewis, S.L., Heitkemper, M.M., Dirksen, S.R., O'Brien, P.G., & Bucher, L. (2007). *Medical-surgical nursing: Assessment management of clinical problems* (7th ed.). St. Louis, Mo. : Mosby.

Volumes et capacités pulmonaires

La spirométrie est utilisée pour mesurer le volume d'air qui pénètre dans les poumons et qui en sort **FIGURE 30.5**. Il s'agit d'un test de la fonction pulmonaire, simple et non douloureux, qui permet d'évaluer le volume d'air expiré au cours d'une respiration normale. On peut aussi mesurer plusieurs des volumes pulmonaires (quantité d'air qui pénètre et sort des poumons), les débits d'air (vitesse à laquelle l'air pénètre et sort des poumons) et différentes capacités pulmonaires (quantité totale d'air mobilisée par les poumons) pendant une respiration à lèvres pincées **FIGURE 30.6** et **ENCADRÉ 30.1**. La spirométrie permet entre autres de dépister précocement une MPOC telle que l'asthme, la bronchite chronique et l'emphysème. Des variations de volumes pulmonaires peuvent être associées à des modifications de l'état de santé comme la grossesse, un changement dans la forme physique, l'obésité, ou un état obstructif et restrictif des poumons.

Circulation pulmonaire

La fonction principale de la circulation pulmonaire est de transporter le sang vers les alvéoles et les capillaires afin de permettre les échanges gazeux d'oxygène et de gaz carbonique. La circulation pulmonaire débute à l'artère pulmonaire, qui reçoit le sang veineux peu oxygéné du ventricule droit. Le débit sanguin de la circulation pulmonaire dépend de la capacité du ventricule droit à expulser le sang. Chez un adulte, ce débit est d'environ 4 à 6 L/min. Le sang circule ensuite de l'artère pulmonaire aux artérioles pulmonaires puis jusqu'aux capillaires pulmonaires,

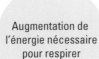

Vous pouvez visionner une animation illustrant la circulation pulmonaire au www.cheneliere.ca/potter.

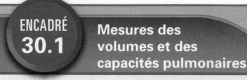

ENCADRÉ 30.1 — Mesures des volumes et des capacités pulmonaires

Volume courant (VC)

Quantité d'air inspirée et expirée à chaque cycle respiratoire (inspiration, expiration) d'une respiration normale.

Volume de réserve inspiratoire (VRI)

Quantité d'air pouvant être inspirée en plus du volume courant au cours d'une inspiration profonde (lente).

Volume de réserve expiratoire (VRE)

Quantité d'air pouvant être expulsée en plus du volume courant au cours d'une expiration profonde (lente).

Volume résiduel (VR)

Quantité d'air qui demeure dans les poumons à la fin d'une expiration forcée (rapide et puissante).

Capacité pulmonaire totale (CPT)

Somme des différents volumes pulmonaires (VC + VRI + VRE + VR) au cours d'une respiration profonde ou forcée.

Capacité vitale (CV)

Quantité d'air totale (VC + VRI + VRE) mobilisée par les poumons au cours d'une respiration profonde non forcée.

Capacité vitale forcée (CVF)

Quantité d'air totale (VC + VRI + VRE) mobilisée par les poumons au cours d'une respiration forcée.

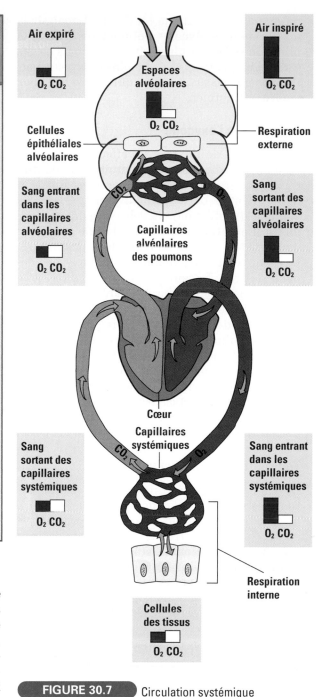

FIGURE 30.7 Circulation systémique

où il entre en contact avec la mince **membrane alvéolocapillaire.** C'est alors que les échanges gazeux entre l'oxygène et le gaz carbonique se produisent. Le sang, dorénavant riche en oxygène, circule ainsi par les veinules et les veines pulmonaires jusqu'à l'oreillette gauche pour parcourir ensuite la circulation systémique et oxygéner tous les tissus. Le gaz carbonique, pour sa part, est expulsé par les voies respiratoires au moment de l'expiration **FIGURE 30.7**.

Échanges gazeux respiratoires

Les échanges gazeux entre l'oxygène et le gaz carbonique s'effectuent par diffusion aux alvéoles, d'une part, et aux capillaires des tissus de l'organisme, d'autre part. Au niveau pulmonaire, l'oxygène est transféré des alvéoles au sang, et le gaz carbonique se dirige du sang vers les alvéoles pour être ensuite expulsé au moment de l'expiration. Dans les tissus, l'oxygène est transféré du sang aux tissus, et le gaz carbonique est transféré des tissus au sang puis retourne aux alvéoles pour être expiré par la suite.

L'épaisseur de la membrane des alvéoles peut modifier la vitesse de diffusion. Généralement, cette membrane est très mince et constituée d'une seule couche de cellules. Cependant, une augmentation de l'épaisseur de la membrane entrave la diffusion, et les gaz prennent alors plus de temps à la traverser. Certaines maladies

■ **Membrane alvéolo-capillaire (barrière alvéolocapillaire) :** Membrane localisée au niveau des alvéoles, composée des parois alvéolaire et capillaire, et qui permet, par diffusion, l'échange d'oxygène et de gaz carbonique entre les espaces aériens des poumons et le sang.

pulmonaires, comme la MPOC, font épaissir la membrane des alvéoles pulmonaires. Ainsi, la diffusion se faisant plus lentement, moins de gaz carbonique sera expulsé et moins d'oxygène parviendra aux tissus. C'est ce qui se produit chez monsieur Gauthier.

Transport de l'oxygène

Le transport de l'oxygène s'effectue grâce aux systèmes cardiaque et respiratoire. La quantité d'oxygène transportée par le sang est fonction de la quantité de ce gaz qui pénètre dans les poumons (ventilation), du débit sanguin aux poumons et aux tissus (perfusion) et de la vitesse de diffusion à la membrane alvéolocapillaire. La capacité du sang de transporter l'oxygène dépend de trois facteurs : la quantité d'oxygène dissoute dans le plasma, la quantité d'hémoglobine (Hb) contenue dans les globules rouges et la facilité de celle-ci à se lier à l'oxygène. L'hémoglobine est responsable de transporter l'oxygène (approximativement 97 %) et le gaz carbonique. La molécule d'hémoglobine se lie à l'oxygène pour former l'**oxyhémoglobine.** La formation de celle-ci est facilement réversible, et permet à l'hémoglobine et à l'oxygène de se dissocier aisément, ce qui facilite l'oxygénation des cellules.

Transport du gaz carbonique

Le gaz carbonique se diffuse dans les globules rouges sous forme d'acide carbonique (H_2CO_3). Celui-ci se dissocie alors en ions hydrogène (H^+) et en ions bicarbonate (HCO_3^-). L'ion hydrogène est capté par l'hémoglobine, et l'acide carbonique se diffuse dans le plasma ▶ **31** . De plus, une partie du gaz carbonique contenu dans les globules rouges réagit avec l'hémoglobine, formant un complexe appelé **carboxyhémoglobine.**

Régulation de la respiration

La régulation de la respiration est nécessaire pour assurer un apport d'oxygène suffisant et pour éliminer le gaz carbonique afin de répondre à la demande de l'organisme (p. ex., pendant des exercices, à la suite d'une infection ou au cours d'une grossesse). Des centres régulateurs nerveux

et chimiques gouvernent le processus de la respiration. La régulation neurale comprend le contrôle de la fréquence, de la capacité et du rythme respiratoires. La régulation chimique comprend l'action des paramètres chimiques tels que les ions carbonate et les ions hydrogène sur la fréquence et la capacité respiratoires.

30.1.3 Facteurs influant sur l'oxygénation

Le bon fonctionnement de la circulation, de la ventilation, de la perfusion et des échanges gazeux respiratoires vers les tissus dépend de quatre groupes de facteurs, liés à la physiologie, au développement, au comportement ou à l'environnement de la personne. Cette section traite uniquement des facteurs physiologiques.

Facteurs physiologiques

Tout état qui influe sur le fonctionnement du cœur ou des poumons a un impact direct sur la capacité de l'organisme à répondre à la demande en oxygène. Différentes pathologies cardiaques peuvent perturber la circulation du sang dans l'organisme et, ainsi, déséquilibrer la circulation des gaz respiratoires. Certains processus physiologiques influencent également l'oxygénation, telle l'altération de la capacité du sang à transporter l'oxygène **TABLEAU 30.2**.

30.1.4 Altérations de la fonction respiratoire

Les maladies et les affections portant atteinte à la ventilation ou au transport d'oxygène entraînent des perturbations de la fonction respiratoire. Les trois principales altérations sont l'hyperventilation, l'hypoventilation et l'hypoxie.

La ventilation vise à maintenir une pression partielle en oxygène (PaO_2 = 95-100 mm Hg) et en gaz carbonique ($PaCO_2$ = 35-45 mm Hg). Le taux d'oxygène dans le sang peut être surveillé à l'aide d'un **saturomètre** (aussi appelé oxymètre de pouls ou sphygmooxymètre). Cet appareil mesure particulièrement la saturation pulsatile en oxygène

Jugement clinique

Comment l'organisme de monsieur Gauthier va-t-il répondre à une demande accrue en oxygène ou à une diminution de la capacité de transport de l'oxygène ?

31

Les ions hydrogène participent à l'équilibre acidobasique abordé dans le chapitre 31, *Contribuer au maintien des équilibres hydroélectrolytique et acidobasique.*

TABLEAU 30.2 Facteurs influant sur l'oxygénation

FACTEUR	DESCRIPTION	IMPACT SUR L'OXYGÉNATION
Anémie	Baisse de la quantité d'Hb dans le sang	Diminue la capacité de transport de l'O_2 du sang.
Inhalation de produits toxiques	Transport, par l'Hb, des gaz toxiques en plus de l'O_2 et du CO_2	Diminue la capacité de transport de l'O_2 du sang.
Inhalation de monoxyde de carbone (CO)	Fixation du CO à l'Hb 200 fois plus facile que pour l'O_2; difficulté pour le CO de se séparer de l'Hb	Diminue de manière importante la capacité de transport de l'O_2 du sang.
Obstruction des voies respiratoires	Diminution de l'espace pour la circulation de l'air	Limite la diffusion aux alvéoles de l'O_2 inspiré.
Haute altitude	Diminution de la quantité d'O_2 dans l'air ambiant	Diminue la concentration de l'O_2 inspiré.
Fièvre	Augmentation de la vitesse du métabolisme	Augmente la demande en O_2 tissulaire.
Augmentation de l'activité métabolique (p. ex., la grossesse, la guérison d'une plaie)	Augmentation du besoin en O_2 pour fabriquer des tissus	Augmente la demande en O_2 tissulaire.
Diminution du mouvement de la cage thoracique (p. ex., la grossesse, l'obésité, l'emphysème, une déficience musculosquelettique)	Entrave à l'abaissement normal du diaphragme et diminution du diamètre du thorax à l'inspiration	Diminue la quantité d'air inspiré.
Atélectasie pulmonaire causée par une diminution des mouvements du thorax (p. ex., une douleur postopératoire)	Dilatation incomplète des alvéoles des lobes inférieurs, gardant prisonnières les sécrétions	Limite la diffusion aux alvéoles de l'O_2 inspiré.
Hypovolémie (perte importante de liquide)	Diminution de la quantité de sang en circulation, donc moins d'Hb disponible pour transporter l'O_2	Diminue la capacité de transport de l'O_2 du sang.

(SpO$_2$) **FIGURE 30.8**. Le résultat normal doit se situer entre 95 et 100 %. Notons que l'hyperventilation et l'hypoventilation s'appliquent à la ventilation alvéolaire et sont caractérisées par une modification de la fréquence et de l'amplitude respiratoire du client.

Hyperventilation

L'**hyperventilation** est un état de ventilation excessif par rapport au besoin requis pour éliminer le gaz carbonique veineux normal produit par le métabolisme cellulaire. L'anxiété, les infections, les drogues ou un déséquilibre acidobasique peuvent déclencher l'hyperventilation. L'anxiété grave peut mener à l'hyperventilation et causer la perte de conscience en raison d'un faible taux sanguin de gaz carbonique. La fièvre peut aussi entraîner une hyperventilation, car chaque élévation de 0,5 °C occasionne une augmentation du taux métabolique de 7 %, qui hausse la production de gaz carbonique. La réaction clinique en réponse à cette augmentation de gaz carbonique est une augmentation de la fréquence et de la capacité respiratoires. L'hyperventilation alvéolaire produit de nombreux signes et symptômes **TABLEAU 30.3**.

Hypoventilation

L'**hypoventilation** se produit lorsque la ventilation alvéolaire ne répond pas adéquatement à la demande en oxygène de l'organisme ou n'élimine pas suffisamment de gaz carbonique. Alors que la ventilation alvéolaire diminue, la pression partielle en gaz carbonique s'élève. Une atélectasie grave peut entraîner une hypoventilation. L'atélectasie est l'une des complications de la MPOC. Par ailleurs, chez les clients atteints de MPOC, l'administration d'une trop grande quantité d'oxygène peut causer une hypoventilation, car ces personnes se sont adaptées à un taux élevé de gaz carbonique, et leurs chimiorécepteurs sensibles à celui-ci ne fonctionnent pas adéquatement. Le stimulus respiratoire chez ces clients est une pression partielle en oxygène diminuée. Par conséquent, si une quantité excessive d'oxygène leur est administrée, la quantité d'oxygène requise est satisfaite, et le stimulus

L'anxiété grave peut mener à l'hyperventilation et causer la perte de conscience en raison d'un faible taux sanguin de gaz carbonique.

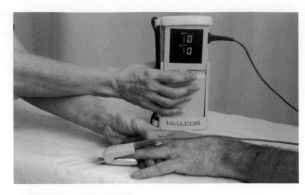

FIGURE 30.8 Saturomètre portatif (aussi appelé oxymètre de pouls ou sphygmooxymètre)

TABLEAU 30.3	Différences entre l'hyperventilation et l'hypoventilation alvéolaires	
	SIGNES ET SYMPTÔMES CLINIQUES	
Système	**Hyperventilation**	**Hypoventilation**
État mental	• Désorientation	• Désorientation
Système cardiovasculaire	• Tachycardie • Douleur thoracique • Souffle court ou dyspnée	• Arythmie • Arrêt cardiaque
Système nerveux	• Vertiges • Étourdissements • Vision trouble • Paresthésie (fourmillement) • Engourdissement péribuccal et aux extrémités • Spasmes aux mains et aux pieds (spasme carpopédal) • Acouphène	• Léthargie • Étourdissements • Céphalées • Difficulté à répondre aux ordres simples • Convulsions • Coma
Autre système	• Déséquilibres acidobasique et électrolytique	• Déséquilibres acidobasique et électrolytique

respiratoire se trouve alors inhibé. Une forte concentration d'oxygène empêche la pression partielle en oxygène de chuter et élimine le stimulus respiratoire, donnant lieu à l'hypoventilation. La rétention excessive de gaz carbonique (hypercapnie) peut mener à l'arrêt respiratoire. Les signes et les symptômes de l'hypoventilation alvéolaire sont décrits dans le **TABLEAU 30.3**.

Ainsi, le traitement de l'hyperventilation et de l'hypoventilation vise à améliorer l'oxygénation tissulaire, à rétablir la fonction ventilatoire, à traiter les causes sous-jacentes et à restaurer l'équilibre acidobasique.

Hypoxie

L'**hypoxie** se traduit par une oxygénation tissulaire inadéquate sur le plan cellulaire. Elle peut être provoquée par une anomalie du transport d'oxygène ou résulter d'une mauvaise utilisation de l'oxygène dans les cellules. L'hypoxie peut être causée par :

- une diminution du taux d'hémoglobine et de la capacité de transport de l'oxygène sanguin ;
- une baisse de la concentration d'oxygène inspiré, qui peut survenir en haute altitude ;
- une incapacité des tissus à extraire l'oxygène du sang, comme dans le cas d'un empoisonnement au cyanure ;
- la réduction de la diffusion d'oxygène des alvéoles vers les capillaires, comme dans le cas d'une pneumonie ;
- la faible perfusion tissulaire avec du sang oxygéné, comme dans le cas d'un choc ;
- une ventilation modifiée, comme dans le cas de fractures multiples des côtes ou de traumatismes thoraciques.

Les signes et les symptômes cliniques de l'hypoxie sont présentés dans l'**ENCADRÉ 30.2**.

La **cyanose,** caractérisée par une coloration bleutée de la peau, du lit unguéal et des muqueuses, est causée par la présence d'hémoglobine désaturée dans les capillaires et constitue un signe tardif d'hypoxie. La présence ou l'absence de cyanose n'est pas un moyen fiable de mesurer l'état d'oxygénation. La cyanose centrale, observée sur la langue, le voile du palais et la conjonctive de l'œil en raison du débit sanguin anormalement élevé, indique l'hypoxémie. La cyanose périphérique, observée aux extrémités, au lit unguéal et aux lobes d'oreilles, est souvent causée par la **vasoconstriction** et un faible débit sanguin. L'hypoxie est une affection constituant un danger de mort. Elle peut être traitée par l'administration d'oxygène et la prise en charge des causes sous-jacentes, telles que l'obstruction des voies respiratoires. ■

ENCADRÉ 30.2 **Signes et symptômes cliniques de l'hypoxie**

- Dyspnée
- Agitation
- Appréhension, anxiété
- Désorientation
- Faible capacité de concentration
- Altération de l'état de conscience
- Grande fatigue
- Étourdissements
- Changements comportementaux
- Augmentation du pouls
- Augmentation de la fréquence et de l'amplitude respiratoires
- Pression artérielle élevée
- Arythmies cardiaques
- Pâleur
- Cyanose
- Hippocratisme digital
- Hypoventilation

30.2

Connaissances scientifiques appliquées à la pratique infirmière

30.2.1 Facteurs développementaux

Le stade de développement du client et le processus de vieillissement normal peuvent influer sur l'oxygénation tissulaire.

Nourrisson et trottineur

Les nourrissons et les trottineurs sont souvent atteints d'infections des voies respiratoires supérieures (IVRS) causées par le contact fréquent avec d'autres enfants (p. ex., en garderie) et l'exposition à la fumée secondaire. De plus, au moment de la poussée dentaire, certains enfants éprouvent une congestion nasale, ce qui favorise la multiplication des bactéries et augmente le risque d'IVRS. En général, les IVRS sont virales, et les nourrissons et les trottineurs en guérissent facilement, sans complications. Par contre, lorsqu'elles sont répétées et non guéries correctement, elles peuvent favoriser

■ **Vasoconstriction :**
Diminution du calibre d'un vaisseau sanguin par contraction de ses fibres musculaires.

l'allergie respiratoire et l'asthme. Cela dit, dans l'asthme infantile, il existe une importante composante génétique et une prédominance chez le sexe masculin (Reddel et al., 2009).

Enfant d'âge scolaire et adolescent

Les enfants d'âge scolaire et les adolescents sont exposés aux infections respiratoires, à la fumée secondaire et au tabagisme. En général, un enfant en santé ne souffre pas de problèmes pulmonaires à long terme ou consécutifs à une infection respiratoire. Cependant, la personne qui commence à fumer à l'adolescence et qui persiste dans cette mauvaise habitude risque davantage d'être atteinte plus tard d'une maladie cardiorespiratoire ou d'un cancer pulmonaire.

Jeune adulte et adulte d'âge moyen

De nombreux facteurs de risque cardiorespiratoires guettent les jeunes adultes et les adultes d'âge moyen, à savoir un régime alimentaire inadéquat, le manque d'exercices, le stress, la consommation de drogues et le tabagisme. La réduction de ces facteurs modifiables peut diminuer le risque d'être atteint de problèmes cardiaques ou respiratoires. Cette étape représente également une période où l'on établit des habitudes et un mode de vie. Des pairs ou des parents qui fument peuvent exercer une influence sur la prise d'habitudes contraires à une bonne hygiène de vie.

Personne âgée

Le système respiratoire subit des changements au cours du processus de vieillissement **ENCADRÉ 30.3**. La **compliance** de la paroi thoracique diminue chez le client âgé en raison de l'ostéoporose et de la calcification des cartilages costaux. Les muscles respiratoires s'affaiblissent, et la circulation vasculaire pulmonaire a une moins grande capacité d'expansion. La trachée et les bronches principales se durcissent à cause de la calcification des voies respiratoires, et les alvéoles se dilatent, réduisant ainsi la surface contribuant aux échanges gazeux. De plus, le nombre de cils vibratiles fonctionnels le long de l'arbre trachéobronchique diminue. L'action ciliaire réduite et l'amoindrissement de l'efficacité du mécanisme de la toux prédisposent davantage la personne âgée aux infections respiratoires (Meiner & Lueckenotte, 2006).

30.2.2 Facteurs comportementaux

Les facteurs comportementaux sont ceux liés aux habitudes de vie. Certains clients éprouvent

■ **Compliance :** Mesure de la souplesse et des possibilités de distension d'un réservoir élastique (p. ex., de la vessie ou des poumons), qui est exprimée par le rapport entre le volume du réservoir et la pression du liquide ou de l'air qu'il contient.

REGARD SUR LA PERSONNE ÂGÉE

ENCADRÉ 30.3 | **Changements dans l'oxygénation de la personne vieillissante**

- Des changements dans l'état mental de la personne âgée constituent souvent le premier indice d'un problème respiratoire. Les plus fréquemment observés sont les oublis et l'irritabilité.

- La personne âgée se plaint rarement de dyspnée. Elle le fera si la dyspnée a un impact notable sur ses activités quotidiennes.

- Les changements physiologiques associés au vieillissement altèrent les mécanismes de toux de la personne âgée. Si cette dernière n'y porte pas attention, les sécrétions vont demeurer dans les poumons, obstruer les voies respiratoires, créer de l'atélectasie et augmenter le risque d'infection respiratoire.

- La diminution du tonus musculaire chez la personne âgée réduit sa capacité de ventilation, favorise l'apparition du ronflement et augmente le risque d'aspiration.

- La fréquence respiratoire chez les personnes âgées se situe habituellement entre 16 et 24 respirations par minute. La position peut grandement influer sur leur mode de respiration étant donné que ces personnes subissent des changements de leur pression intra-abdominale. Il est donc fondamental de placer le client dans une position maximisant la ventilation. Les positions semi-Fowler et Fowler haute procurent une meilleure expansion pulmonaire et, ainsi, favorisent une ventilation accrue. Il faut inciter le client âgé à s'asseoir sur une chaise afin de promouvoir une expansion pulmonaire maximale.

- Manger plus souvent en petites quantités entraîne peu de gonflement ou de gaz, et permet de prévenir la distension abdominale et de réduire la pression sur le diaphragme.

---

de la difficulté à les modifier, car cela nécessite souvent de délaisser des comportements qu'ils jugent agréables, comme le fait de fumer ou de manger certains aliments. Pourtant, il est essentiel de modifier certaines habitudes de vie qui influent sur le fonctionnement respiratoire – l'alimentation, l'exercice, le tabagisme, l'abus d'alcool ou de drogues – ainsi que de gérer le stress et l'anxiété.

Alimentation

L'alimentation peut agir sur la fonction respiratoire de plusieurs façons. L'obésité grave diminue l'expansion pulmonaire, et l'augmentation de la masse corporelle accroît la demande en oxygène afin de répondre aux besoins métaboliques. Le client souffrant de malnutrition peut éprouver une atrophie musculaire respiratoire, ce qui entraîne une diminution de sa force musculaire et de ses mouvements respiratoires. Les régimes alimentaires à forte teneur glucidique peuvent augmenter la charge de gaz carbonique chez les clients souffrant de rétention de ce gaz. À mesure que les glucides se métabolisent, le taux de gaz carbonique augmente, et celui-ci est excrété par les poumons.

Exercice

L'exercice permet d'accroître l'activité métabolique et la demande de l'organisme en oxygène. La fréquence et la capacité respiratoires augmentent, la personne peut ainsi inspirer une plus grande quantité d'oxygène et expirer l'excédent de gaz carbonique. Un programme d'exercices physiques procure de nombreux bienfaits **FIGURE 30.9**. Les personnes qui font de l'exercice pendant 30 à 60 minutes par jour ont un pouls et une pression artérielle (P.A.) moins élevés, un taux de cholestérol inférieur et une circulation sanguine supérieure, et elles bénéficient d'un meilleur apport d'oxygène aux muscles que les personnes sédentaires. Les personnes entraînées peuvent accroître leur consommation d'oxygène de 10 à 20 % grâce à l'augmentation du débit cardiaque et à l'efficacité du muscle cardiaque (Joint National Committee [JNC], 2003).

Tabagisme

Le tabagisme et l'exposition à la fumée secondaire sont associés à de nombreuses maladies, dont les

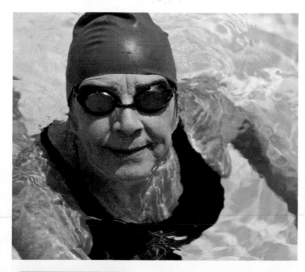

FIGURE 30.9 Une vie active est une source de nombreux bienfaits, peu importe l'âge ou les aptitudes de chaque personne.

maladies pulmonaires obstructives chroniques et le cancer du poumon (JNC, 1997). La nicotine inhalée entraîne la vasoconstriction périphérique et coronarienne, augmentant la pression artérielle et diminuant le débit sanguin vers les vaisseaux périphériques. Les femmes qui prennent des anovulants et qui fument courent un risque plus élevé de souffrir de troubles cardiovasculaires comme la thrombophlébite et l'embolie pulmonaire. Le risque d'être atteint d'un cancer pulmonaire est 10 fois plus élevé chez le fumeur que chez le non-fumeur. Le cancer du poumon est souvent diagnostiqué au stade avancé de la maladie. La douleur, principal symptôme poussant les gens à consulter, n'arrive que tardivement dans les cas de cancer du poumon ; voilà pourquoi le taux de survie est plus faible. En effet, si la tumeur n'atteint pas la plèvre ou l'arbre bronchique, il est possible que le client ne présente pas de symptômes.

Abus d'alcool ou de drogues

L'abus d'alcool ou de drogues peut diminuer l'oxygénation tissulaire de deux façons. Premièrement, la personne qui consomme alcool ou drogues de façon permanente a souvent un apport nutritionnel pauvre et inadéquat, y compris un faible apport en fer, d'où une chute de production d'hémoglobine. Deuxièmement, l'usage excessif d'alcool ou de drogues peut déprimer le centre respiratoire, réduisant la fréquence et la capacité respiratoires et la quantité d'oxygène inhalée. Fumer de la drogue, ou inhaler des vapeurs de peinture ou des tubes de colle peut causer des lésions directes aux tissus pulmonaires et entraîner des dommages aux poumons.

Stress et anxiété

Un stress prolongé ou de l'anxiété intense augmente la vitesse du métabolisme basal et, par conséquent, la demande en oxygène de l'organisme. Celui-ci réagit à l'anxiété et aux autres stress en augmentant la fréquence et l'amplitude respiratoires ▶ **21**. La plupart des personnes s'adaptent à ces situations. Toutefois, l'organisme de certains clients atteints de maladies chroniques ou aiguës n'arrive pas à tolérer l'accroissement de la demande en oxygène associé à l'anxiété. Leur problème respiratoire peut alors être exacerbé par le **cycle anxiété-dyspnée-anxiété,** un cercle vicieux dans lequel la dyspnée crée de l'anxiété, qui fait en sorte que le client respire plus rapidement et devient encore plus dyspnéique. Il faut briser ce cercle vicieux le plus rapidement possible afin de garder le contrôle sur la respiration.

Le tabagisme et l'exposition à la fumée secondaire sont associés à de nombreuses maladies, dont les maladies pulmonaires chroniques et le cancer du poumon.

21

Les réactions physiologiques face au stress sont détaillées dans le chapitre 21, *Gérer le stress.*

30

30.2.3 Facteurs environnementaux

L'environnement peut également modifier l'oxygénation. La fréquence des maladies pulmonaires est plus élevée dans les régions polluées et urbaines que dans les régions rurales. De plus, le lieu de travail du client peut élever le risque qu'il souffre de maladies pulmonaires. Parmi les polluants professionnels, on trouve l'amiante, le talc, la poussière et les fibres atmosphériques. En milieu rural, les travailleurs agricoles peuvent être atteints du « poumon du fermier », une maladie causée par l'inhalation de la poussière contenant de fines particules de moisissure, souvent du foin moisi. L'**amiantose** est une maladie pulmonaire professionnelle causée par une exposition à l'amiante. Les fumeurs qui sont exposés à l'amiante courent un risque plus élevé d'être atteints du cancer du poumon. L'**ENCADRÉ 30.4** présente des moyens de promouvoir la santé respiratoire des clients atteints de MPOC.

30.2.4 Évaluation clinique de la condition respiratoire

L'évaluation clinique doit être axée sur la capacité de la personne à satisfaire ses besoins en oxygénation **ENCADRÉ 30.5**. L'évaluation du

CONSIDÉRATION LÉGALE

ENCADRÉ 30.5 Suivi clinique prioritaire

Depuis l'entrée en vigueur, en janvier 2003, de la Loi modifiant le Code des professions et d'autres dispositions législatives dans le domaine de la santé (L.Q., c. 33), l'infirmière a, entre autres, le devoir d'accorder une priorité de suivi à la clientèle atteinte de maladies chroniques nécessitant des interventions régulières, comme la MPOC. Par exemple, l'infirmière a la responsabilité d'effectuer un examen clinique du client et d'intervenir de manière pertinente selon les résultats obtenus.

fonctionnement respiratoire doit comprendre les données provenant des domaines suivants :

- L'anamnèse pulmonaire actuelle, les altérations antérieures du fonctionnement circulatoire et respiratoire, et les moyens utilisés par le client pour optimiser l'oxygénation ;
- L'examen physique respiratoire, comprenant l'inspection, la palpation, la percussion et l'auscultation ;

PROMOTION ET PRÉVENTION

ENCADRÉ 30.4 Promotion de la santé chez les personnes atteintes de MPOC

- Ne pas fumer.
- Éviter la fumée secondaire et les autres polluants.
- Utiliser un masque-filtre lorsqu'il y a des risques professionnels.
- Maintenir un poids santé.
- Suivre un régime alimentaire faible en gras saturés et en sel.
- Faire de l'exercice régulièrement (au moins 20 minutes, 3 fois/semaine).
- Recevoir le vaccin antigrippal chaque automne.
- Recevoir un vaccin antipneumococcique.
- Recourir à des techniques de relaxation.
- Éviter l'exposition aux infections respiratoires.
- Connaître et utiliser correctement le bronchodilatateur d'urgence de sulfate de salbutamol (p. ex., le Ventolin[MD]).
- Connaître et utiliser les techniques de toux contrôlée.
- Maîtriser les techniques de respiration à lèvres pincées et de respiration profonde.
- Reconnaître rapidement le cycle anxiété-dyspnée-anxiété et arriver à le briser.
- Connaître et déceler les signes et les symptômes d'une infection respiratoire.
- Avoir un plan d'action pour agir rapidement en cas d'infection respiratoire.

- Les résultats des examens de laboratoire et des examens diagnostiques, dont la formule sanguine complète, les tests de fonction pulmonaire, l'analyse d'expectorations et d'oxygénation comme les tests de gaz artériels et la sphygmooxymétrie.

PISTES D'ÉVALUATION CLINIQUE

Origine du problème

- Décrivez votre essoufflement.
- Qu'est-ce qui provoque votre essoufflement ?
- Votre essoufflement apparaît-il à des moments précis dans la journée ou dans la nuit, après un effort, etc. ?

Signes et symptômes

- Comment votre respiration a-t-elle changé ?
- Toussez-vous ? Votre toux actuelle est-elle différente de votre toux habituelle ?
- Avez-vous des expectorations ? Si oui, décrivez-les.
- Vos expectorations actuelles sont-elles différentes de vos expectorations habituelles (quantité et caractéristiques) ?
- Avez-vous de la douleur lorsque vous respirez ? En avez-vous lorsque vous toussez ?

Apparition et durée

- Depuis quand vous sentez-vous plus essoufflé ?
- Depuis quand toussez-vous ?
- Quand avez-vous remarqué un changement dans vos expectorations ?

Gravité

- Sur une échelle de 0 à 10, en supposant que 0 correspond à aucun essoufflement et 10 à un essoufflement maximal, à combien évaluez-vous votre essoufflement en ce moment ? (Se référer à l'échelle de Borg **FIGURE 30.10**.)
- Qu'est-ce qui vous aide à être moins essoufflé ?

Facteurs de risque

- Avez-vous été exposé à une personne qui a le rhume ou la grippe ?
- Prenez-vous vos médicaments comme prescrit ?
- Fumez-vous ? Si oui, combien de cigarettes par jour et depuis combien de temps ?
- Êtes-vous exposé à la fumée secondaire ?
- Avez-vous fait un exercice physique intense ou inhabituel ?

Conséquences des symptômes sur le client

- Quel est l'impact de votre essoufflement sur vos activités quotidiennes (appétit, sommeil, activités, etc.) ?

Histoire de santé

L'évaluation peut commencer par un questionnaire visant à recueillir des données subjectives sur la condition respiratoire du client **ENCADRÉ 30.6**. L'auscultation pulmonaire permettra de collecter des données objectives complémentaires.

Douleur

La douleur thoracique doit être minutieusement évaluée en fonction de sa localisation, de l'irradiation, de sa fréquence et de sa durée.

La douleur pleurale est périphérique et peut irradier jusqu'à la région scapulaire. Cette douleur est amplifiée au moment de mouvements inspiratoires comme la toux, les bâillements et les soupirs. La douleur pleurale, souvent causée par une inflammation ou une infection de la cavité pleurale, est décrite comme une sensation de coup de poignard pouvant durer de une minute à plusieurs heures. Elle est toujours augmentée à l'inspiration.

La douleur musculosquelettique peut se manifester à la suite d'un exercice, d'un traumatisme costal et au cours d'épisodes prolongés de toux. Cette douleur est également amplifiée par les mouvements inspiratoires et peut être facilement confondue avec une douleur pleurale.

Échelle d'intensité de l'effort

0	Rien du tout	
0,3		
0,5	Extrêmement faible	À peine sensible
0,7		
1	Très faible	
1,5		
2	Faible	Légère
2,5		
3	Modérée	
4		
5	Forte	Lourde
6		
7	Très forte	
8		
9		
10	Extrêmement forte	« Maximum »
11		
•	Maximum absolu	La plus forte possible

FIGURE 30.10 Échelle de Borg

Source : Adapté de Borg, G. (1998). *Borg's Perceived Exertion and Pain Scales.* Champaign, Ill. : Human Kinetics.

30

L'infirmière a pris les signes vitaux et la saturométrie de monsieur Gauthier. Identifiez d'autres données pertinentes, reliées à l'état respiratoire, que l'infirmière pourrait recueillir auprès du client afin d'évaluer la situation.

■ **Hématémèse :** Vomissement de sang.

■ **Bronchoscopie :** Examen optique des bronches à l'aide du bronchoscope pour diagnostiquer les obstructions bronchiques et les infections pulmonaires.

Fatigue

La fatigue constitue une sensation subjective dans laquelle le client signale une perte d'endurance. Afin de fournir une mesure plus précise de la fatigue, on peut demander au client de l'évaluer sur une échelle 0 à 10, l'absence de fatigue étant 0, et le degré de fatigue le plus élevé, 10.

Tabagisme

Il est essentiel de déterminer l'exposition du client à la fumée de cigarette. L'infirmière évalue l'histoire tabagique du client en lui demandant le nombre d'années pendant lesquelles il a fumé ainsi que le nombre de paquets de cigarettes par jour qu'il fume ou fumait. Par exemple, si un client a fumé 2 paquets par jour pendant 20 ans, il a une histoire tabagique de 40 paquets-année (nombre de paquets par jour × nombre d'années de tabagisme). Il faut aussi évaluer l'exposition du client à la fumée secondaire, car celle-ci a un impact sur sa santé respiratoire.

Dyspnée

La **dyspnée** est un signe clinique d'hypoxie qui se manifeste par de l'essoufflement. Il s'agit d'une sensation subjective associée à une respiration difficile ou inconfortable. La dyspnée physiologique se caractérise par le souffle court associé à l'exercice ou à l'excitation. La dyspnée pathologique est l'incapacité de retrouver son souffle sans qu'il y ait d'activité ou d'exercice.

La dyspnée peut être liée à des signes cliniques comme l'effort respiratoire exagéré, l'usage des muscles accessoires de la respiration, le battement des ailes du nez, et l'augmentation marquée de la fréquence et de la capacité respiratoires. L'utilisation de l'échelle de Borg peut aider les infirmières et les clients à évaluer l'importance de la dyspnée. L'échelle leur permet aussi de déterminer si des interventions infirmières particulières ont un effet sur la dyspnée du client.

La collecte des données concernant la dyspnée comprend les circonstances dans lesquelles elle se produit (p. ex., à l'effort, ou en présence de stress ou d'une infection des voies respiratoires). L'infirmière détermine également si la perception que le client a de la dyspnée altère sa capacité de se coucher sur le dos. L'**orthopnée** constitue un état anormal dans lequel une personne doit utiliser plusieurs oreillers lorsqu'elle est couchée ou doit s'asseoir en maintenant les bras surélevés pour respirer. Le nombre d'oreillers utilisés pour dormir détermine aussi le degré de dyspnée (p. ex., une orthopnée à deux ou trois oreillers).

Toux

La toux est l'expulsion d'air subite et audible en provenance des poumons. Lorsque la personne inspire, la glotte est partiellement fermée, et les muscles accessoires expiratoires se contractent afin d'expulser l'air de force. La toux est un réflexe protecteur pour dégager la trachée, les bronches et les poumons d'agents irritants et de sécrétions. Il est difficile d'évaluer une toux, car presque tout le monde a des quintes de toux un jour ou l'autre. Il arrive souvent que les clients atteints de toux chronique aient tendance à nier, à sous-estimer ou à minimiser leur toux, car ils y sont tellement habitués qu'ils ne sont pas conscients de sa fréquence.

La toux est classifiée en fonction du moment où elle se manifeste le plus souvent. Une fois que l'infirmière a pris conscience de la toux du client, elle doit déterminer si celle-ci est productive ou improductive, et évaluer sa fréquence. Une toux productive donne lieu à la production d'expectorations en provenance des poumons, lesquelles sont susceptibles d'être avalées ou expectorées. Les expectorations contiennent du mucus, des débris cellulaires, des microorganismes, et parfois du pus ou du sang. L'infirmière doit recueillir des données sur le type et la quantité d'expectorations **ENCADRÉ 30.7**. Pour que cette dernière puisse évaluer les expectorations, le client doit essayer d'en produire, en faisant attention de ne pas simplement dégager sa gorge et ainsi produire un échantillon de salive, car les expectorations ne doivent pas être composées de salive, mais plutôt d'un mucus plus épais. L'infirmière en inspecte alors la couleur, la consistance, l'odeur et la quantité.

Lorsque l'infirmière décèle une **hémoptysie,** c'est-à-dire la présence de sang dans les expectorations, elle doit déterminer si cet état est associé à la toux et au saignement des voies respiratoires supérieures, ou à l'écoulement des sinus ou des voies gastro-intestinales (**hématémèse**). L'infirmière doit aussi décrire l'hémoptysie en fonction de sa quantité, de sa couleur et de sa durée depuis la première observation, et noter si elle est mêlée ou non à des sécrétions. Lorsqu'un client signale des expectorations avec présence de sang, symptôme inquiétant et parfois signe de maladie importante, on doit procéder à des examens diagnostiques (p. ex., un prélèvement d'expectorations, des radiographies du thorax, une **bronchoscopie** et d'autres types d'examens diagnostiques).

Sifflements

Les sifflements, ou *wheezing,* sont des bruits respiratoires relativement aigus ($\geq$ 400 Hz) ayant un caractère sifflant ou strident. Ils sont causés par

Caractéristiques des expectorations

Couleur
- Transparentes
- Blanchâtres
- Jaunâtres
- Verdâtres
- Brunâtres
- Rougeâtres ou striées de sang (hémoptysie)

Modification de la coloration
- Aucun changement de coloration
- Transparentes au moment de la toux
- De plus en plus colorées

Odeur
- Aucune
- Nauséabonde

Quantité
- Même qu'à l'habitude
- Diminution
- Augmentation

Consistance
- Spumeuse (semblable à de l'écume)
- Aqueuse (semblable à de l'eau)
- Muqueuse (semblable à du mucus)
- Collante, visqueuse ou épaisse

Présence de sang
- Occasionnelle
- Tôt le matin
- Rouge clair ou foncé

L'infirmière doit recueillir des données sur les antécédents professionnels du client afin de déterminer s'il a été exposé à des substances comme l'amiante, le charbon, la fibre de coton, la fumée ou des produits chimiques. Ces données sont particulièrement importantes chez les adultes d'âge moyen et les personnes âgées, car ils peuvent avoir travaillé dans des endroits où il n'y avait pas de réglementation pour protéger les travailleurs contre les substances cancérigènes, comme l'amiante.

L'exposition ambiante aux nombreuses substances inhalées est liée de près aux maladies respiratoires.

Infection respiratoire

Les données requises sur les antécédents doivent comprendre l'investigation sur la fréquence et la durée des infections des voies respiratoires du client. Bien que tout le monde puisse souffrir d'un rhume occasionnellement, il peut arriver que cet état engendre une bronchite ou une pneumonie chez certaines personnes. En moyenne, les clients ont quatre rhumes par année. L'infirmière doit demander au client s'il a déjà reçu un vaccin antipneumococcique et antigrippal. Elle doit aussi l'interroger sur toute exposition connue à la tuberculose et sur les résultats du test cutané à la tuberculine.

Allergie

L'infirmière doit s'enquérir auprès du client de son exposition aux allergènes respiratoires comme les poils d'animaux et la poussière. La réponse allergique du client se manifeste habituellement par des yeux larmoyants, une abondance de sécrétions nasales, des éternuements, ou des symptômes respiratoires comme la toux ou les sifflements (sibilance). L'infirmière doit poser des questions précises au sujet du type d'allergène, de la réponse à celui-ci et des moyens utilisés par le client pour remédier au problème.

Facteurs de risque

L'infirmière doit examiner les facteurs de risque associés aux milieux familial et environnemental, comme les antécédents familiaux de cancer pulmonaire ou de maladies pulmonaires. Parmi les autres facteurs de risque familiaux, on compte la présence de maladies infectieuses, notamment la tuberculose. L'infirmière doit savoir quel membre de la famille du client a été infecté ainsi que la nature du traitement reçu.

Médicaments

Le dernier élément de la collecte des données doit comprendre la médication prise par le client, notamment les médicaments prescrits, les médicaments offerts en vente libre, les produits homéopathiques, les remèdes maison, les plantes médicinales ainsi que les drogues et les substances illicites. De tels

---

un mouvement rapide de l'air traversant un passage rétréci. Les sifflements sont associés à l'asthme, à la bronchite ou à la pneumonie. Le *wheezing* peut être présent à l'inspiration, à l'expiration ou aux deux phases. Il est important d'évaluer s'il y a des facteurs précipitant les sifflements, comme une infection respiratoire, des allergènes, l'exercice ou le stress.

Exposition liée à l'environnement

L'exposition ambiante aux nombreuses substances inhalées est liée de près aux maladies respiratoires. L'infirmière doit s'informer auprès du client pour connaître ses risques d'exposition ambiante à la maison et au travail. Les types d'exposition les plus courants à la maison sont celles à la fumée de cigarette, au CO et au radon.

Les normes de sécurité dans la gestion de la pharmaco-thérapie sont abordés dans le chapitre 25, *Administrer les médicaments de manière sécuritaire.*

Les données à recueillir au cours de l'examen du thorax et des poumons sont présen-tées dans le chapitre 23, *Procéder à l'évaluation de la santé et à l'examen physique.*

produits peuvent avoir des effets indésirables en soi ou dans leur interaction avec d'autres substances. Ainsi, la personne qui prend des bronchodilatateurs prescrits peut penser qu'il serait bénéfique d'em-ployer aussi un décongestionnant par inhalation, mais elle s'expose ainsi à une interaction des deux produits. L'interaction avec d'autres médicaments prescrits peut se manifester par une augmentation ou une diminution de l'effet de la médication.

Comme pour tous les médicaments, l'infirmière évalue les connaissances du client ainsi que la capacité de celui-ci à appliquer les bons principes concernant l'administration de produits pharma-cologiques ▶ **25** . L'évaluation infirmière quant à la compréhension du client en ce qui a trait aux effets secondaires potentiels des médicaments est d'une importance fondamentale. Les clients doi-vent être en mesure de reconnaître les effets secon-daires indésirables, et être conscients des dangers de combiner les médicaments prescrits et les médi-caments offerts en vente libre.

Examen physique

L'examen physique réalisé pour mesurer le taux d'oxygénation tissulaire du client comprend l'évaluation complète du système respiratoire **TABLEAUX 30.4** et **30.5** ▶ **23** .

PISTES D'ÉVALUATION CLINIQUE

TABLEAU 30.4	Évaluation générale de l'état respiratoire		
MÉTHODE D'EXAMEN PHYSIQUE	**PARTIE DU CORPS ÉVALUÉE**	**ANOMALIES RECHERCHÉES**	**CAUSES POSSIBLES DE L'ANOMALIE**
Inspection	Yeux	• Conjonctive pâle • Conjonctive cyanotique • Pétéchies sur la conjonctive	• Anémie • Hypoxémie • Embolie graisseuse ou endocardite bactérienne
	Région buccale et lèvres	• Muqueuses cyanotiques • Respiration superficielle	• Diminution de l'O_2 (hypoxie) • Maladie pulmonaire chronique
	Nez	• Battement des ailes du nez	• Dyspnée, détresse respiratoire
	Thorax	• Rétraction • Asymétrie	• Augmentation de l'effort respiratoire, dyspnée • Lésion de la paroi thoracique
	Peau	• Cyanose périphérique • Cyanose centrale • Diminution de la turges-cence cutanée	• Vasoconstriction et diminution du débit sanguin • Hypoxémie • Déshydratation (la turgescence peut être normale chez les per-sonnes âgées en raison d'une perte d'élasticité de la peau)
	Extrémités des doigts et lit unguéal	• Cyanose • Hippocratisme digital	• Diminution du débit cardiaque ou hypoxie • Hypoxémie chronique
Palpation	Trachée	• Déviation	• Présence d'une masse
	Thorax	• Vibrations accentuées • Vibrations absentes • Amplitude thoracique diminuée • Mouvements asymétriques	• Présence d'une masse ou de sécrétions abondantes (pneumonie) • Emphysème • Fibrose pulmonaire • Pleurésie, fracture de côtes, traumatismes de la paroi thoracique
Auscultation	Thorax	• Bruits surajoutés (adventices)	• Toute affection respiratoire
Percussion	Thorax (tissu pulmonaire)	• Présence d'air • Présence de sécrétions • Présence de liquide • Présence d'une masse	• Pneumothorax • Pneumonie, MPOC, bronchite aiguë • Œdème aigu du poumon • Tumeur

TABLEAU 30.5 Types de respirations

Découvrez les différents bruits pulmonaires qui peuvent être entendus au moment de l'auscultation du thorax dans l'animation présentée au www.cheneliere.ca/potter.

Type	Fréquence (respirations par minute)	Significations cliniques
Eupnée	16 - 20	• Normale
Tachypnée	> 20	• Défaillance respiratoire • Réaction à la fièvre • Anxiété • Essoufflement ou dyspnée • Infection respiratoire
Bradypnée	< 12	• Sommeil • Dépression respiratoire • Surdose de drogues • Lésion au système nerveux central (SNC)
Apnée	Périodes d'arrêt respiratoire pouvant durer plus de 15 secondes	• Peut être intermittente, comme dans le cas de l'apnée du sommeil • Arrêt respiratoire
Hyperpnée	> 20	• Peut être causée par l'anxiété ou une réaction à la douleur • Peut être accompagnée d'une augmentation de la fréquence respiratoire • Peut entraîner une alcalose respiratoire, la paresthésie, la tétanie, la confusion
Respiration de Kussmaul	En général > 35, peut être lente ou normale	• Mode de respiration rapide associé à l'acidocétose diabétique, à l'acidose métabolique ou à l'insuffisance rénale
Respiration de Cheyne-Stokes	Variable	• Mode de respiration qui diminue et augmente l'amplitude en raison d'altérations de l'équilibre acidobasique, de troubles métaboliques sous-jacents ou d'une agression neurocérébrale
Respiration de Biot	Variable	• Périodes d'apnée en alternance avec des respirations peu profondes causées par un trouble du SNC, qui sont parfois présentes chez des clients en santé
Respiration apneustique	Augmentation	• Augmentation du temps inspiratoire accompagnée d'un court gémissement expiratoire (râle) ; plutôt observée en présence de lésions du SNC du centre respiratoire

■ **Tachypnée :** Ventilation pulmonaire accélérée.

■ **Bradypnée :** Ventilation ralentie, en dessous de 12 respirations par minute.

■ **Hyperpnée :** Acroissement exagéré de l'amplitude et du rythme des mouvements respiratoires.

30

Source : Adapté de Potter, P.A., & Weilitz, P.B. (2007). *Health Assessment, pocket guide series* (6ᵉ ed.). St. Louis, Mo. : Mosby.

Examens diagnostiques

Il existe plusieurs types d'examens diagnostiques destinés à évaluer l'état de la fonction respiratoire, et cette section en survole les principaux.

Étude de la ventilation et de l'oxygénation

Les tests de fonction respiratoire (débit expiratoire maximal), la mesure des gaz du sang artériel, la sphygmooxymétrie (la saturométrie) et les analyses sanguines sont utilisés pour évaluer si la ventilation et l'oxygénation sont adéquates.

| **Tests de fonction respiratoire (débit expiratoire maximal)** | Les tests de fonction respiratoire déterminent la capacité des poumons d'échanger l'oxygène et le gaz carbonique de façon efficace. Ces tests comportent les volumes pulmonaires, les débits d'air, les capacités pulmonaires, la capacité de diffusion et la compliance pulmonaire. La capacité de diffusion reflète la facilité avec laquelle les échanges gazeux se font dans les alvéoles pulmonaires, et la compliance pulmonaire, celle de la capacité d'expansion des poumons ▶ **MS 4.3**.

| **Mesure des gaz du sang artériel** | La mesure des gaz artériels sanguins (par ponction artérielle, le plus souvent au poignet) se fait conjointement avec les tests de fonction respiratoire afin de déterminer la concentration des ions hydrogène, la pression du gaz carbonique et de l'oxygène ainsi que la saturation d'oxyhémoglobine. Les tests de gaz sanguins artériels fournissent de l'information concernant la diffusion des gaz par la membrane alvéolocapillaire et la capacité de l'oxygénation tissulaire.

| **Saturométrie** | Les mesures continuelles de saturation pulsatile en oxygène (SpO_2) s'obtiennent par la saturométrie. La SpO_2 représente le pourcentage d'hémoglobine saturée avec l'oxygène. Les mesures de la saturométrie transcutanée ont l'avantage d'être faciles à prendre, sont non invasives en plus d'être rapidement accessibles. La forme la plus courante de saturométrie s'effectue avec le saturomètre, qui affiche l'amplitude et la fréquence du pouls avec la lecture de la SpO_2. En général, l'infirmière attache un capteur au doigt, à l'orteil ou à la voûte nasale du client pour évaluer la saturation en oxygène des capillaires ▶ **MS 4.4**. La surveillance continue de la saturation pulsatile en oxygène est utile pour évaluer les troubles du sommeil, la tolérance à l'activité, le sevrage de la ventilation mécanique et la diminution transitoire de la saturation en oxygène.

La précision du test diminue lorsque la pression artérielle systolique est inférieure à 90 mm Hg. Les vérifications ponctuelles de la lecture de sphygmooxymétrie ont peu de valeur clinique. Ce sont plutôt les tendances au cours de l'hospitalisation ou de l'évolution de la maladie dans le temps qui fournissent la meilleure information sur l'oxygénation du client.

| **Analyses sanguines** | Les principales analyses sanguines utilisées pour évaluer l'état de la fonction respiratoire sont la numération globulaire et la formule sanguine complète.

Visualisation des structures du système respiratoire

La radiographie pulmonaire, la bronchoscopie et la **scintigraphie** pulmonaire sont des méthodes employées pour visualiser les structures du système respiratoire.

Détection de cellules anormales ou d'une infection des voies respiratoires

Parmi les tests ayant pour objectif de détecter les cellules anormales ou les infections des voies respiratoires, on trouve les prélèvements de la gorge, les prélèvements d'expectorations, les tests cutanés et la **thoracentèse** ▶ **MS 1.5**.

Attentes du client

L'infirmière doit s'informer auprès du client pour connaître ses attentes en matière de soins, dont celles qui concernent leurs rencontres et qui constituent une priorité pour la gestion de sa santé. Cet aspect comprend également la participation du client au processus de prise de décisions concernant son mode de vie. Ainsi, la planification de la désaccoutumance au tabac ou d'un régime alimentaire visant la perte de poids chez un client non disposé à apporter des changements sera aussi frustrante pour lui que pour l'infirmière. Des objectifs réalistes à court terme doivent être établis en vue d'atteindre l'objectif général. Par exemple, un plan visant à intégrer un programme d'exercices dans le mode de vie du client pourrait débuter par une séance hebdomadaire d'activité physique de 20 minutes.

Il est important de se rappeler que les objectifs et les attentes de l'infirmière ne correspondent pas nécessairement à ceux du client. C'est pourquoi l'infirmière doit connaître les inquiétudes et les attentes de celui-ci afin d'établir une relation qui permettra d'atteindre d'autres objectifs de soins de santé et de parvenir aux résultats escomptés.

■ **Scintigraphie :** Procédé d'investigation reposant sur le phénomène de scintillation, consistant à introduire dans l'organisme une substance radioactive ayant une affinité particulière pour l'organe qu'on veut examiner, puis à repérer, à l'aide d'un appareil, la répartition de la radioactivité dans cet organe afin de voir son état.

MS 4.3

Méthodes liées aux paramètres d'évaluation : *Évaluation des principales fonctions respiratoires.*

■ **Thoracentèse :** Ponction thoracique transpariétale destinée à évacuer un épanchement pleural, ou à pratiquer un prélèvement (biopsie).

MS 1.5

Méthodes liées à l'asepsie, à la prévention et au contrôle des infections : *Prélèvement de liquides ou de matières biologiques.*

MS 4.4

Méthodes liées aux paramètres d'évaluation : *Mesure de la saturation pulsatile en oxygène (SpO_2).*

30.2.5 Planification des interventions

Les clients atteints de problèmes respiratoires requièrent une planification de soins et de traitements infirmiers qui répondra à leurs besoins présents ou futurs en cette matière. Les résultats individuels proviennent des besoins particuliers du client. L'infirmière doit déterminer les objectifs du plan de soins – en fonction des besoins particuliers du client – ainsi que les interventions nécessaires pour les atteindre. Elle doit particulièrement tenir compte des normes professionnelles lorsqu'elle établit un plan de soins et de traitements infirmiers (PSTI), car l'efficacité de certaines interventions découlant de ces normes a été éprouvée scientifiquement.

30.2.6 Promotion, traitement et réadaptation

Le maintien de l'état de santé optimal du client est important pour réduire le nombre et la gravité des symptômes respiratoires. La prévention des problèmes respiratoires s'avère primordiale pour le maintien du meilleur état de santé possible. Les interventions infirmières axées sur l'enseignement au client visent à fournir de l'information sur la santé respiratoire **ENCADRÉ 30.8**. La détermination et l'élimination des facteurs de risque associés aux maladies respiratoires constituent une partie importante de la prévention primaire. La vaccination contre la grippe fait également partie de la prévention primaire.

Vaccins antigrippal et antipneumococcique

Le vaccin antigrippal annuel est recommandé aux personnes âgées et à celles souffrant de maladies chroniques (cardiaques, pulmonaires ou rénales), aux clients diabétiques ou immunodéprimés, ou encore à ceux atteints d'une forme d'anémie grave. On conseille aussi le vaccin aux clients qui sont en contact étroit ou fréquent avec une personne faisant partie des groupes à risque élevé. Chez les jeunes adultes en santé, le vaccin démontre une efficacité de 70 à 90 %. Il est efficace pour réduire la gravité de la maladie, le risque de complications graves et même pour éviter la mort.

Au Canada, la grippe sévit de novembre à avril. Le nombre de cas est généralement peu élevé avant décembre et atteint son point culminant entre janvier et mars. Les vaccins doivent être administrés entre septembre et la mi-novembre. Après la vaccination, il faut une période d'environ une ou deux semaines pour permettre aux anticorps de se développer et d'assurer leur rôle de protection.

ENSEIGNEMENT AU CLIENT

> **ENCADRÉ 30.8** **Apprendre à contrôler sa respiration**

Objectifs

- Le client reconnaîtra les situations qui déclenchent le cycle anxiété-dyspnée-anxiété.
- Le client utilisera les techniques de respiration à lèvres pincées et diaphragmatique afin de contrôler sa respiration.

Stratégies d'enseignement

- Planifier un suivi réaliste avec le client et sa famille.
- S'assurer que le client est en accord avec les objectifs établis.
- S'assurer que la famille comprend l'impact de cet enseignement sur la vie quotidienne du client.
- Discuter des situations habituelles qui déclenchent le cycle anxiété-dyspnée-anxiété.
- Présenter des moyens pour éviter de tomber dans le cycle anxiété-dyspnée-anxiété en fonction des situations particulières du client et discuter de ces moyens.
- Exposer les facteurs de risque habituels qui déclenchent de la dyspnée et en discuter (stress, effort physique, émotion, infection respiratoire, fumée de cigarette, consommation et abus d'alcool, allergènes, exposition à des polluants).
- Présenter des moyens pour éviter ou contrôler l'exposition aux facteurs de risque de dyspnée et en discuter (s'hydrater adéquatement, maintenir un poids santé, se faire vacciner, se couvrir le visage, le cou, la tête et les mains par temps froid – particulièrement pendant la saison de la grippe –, éviter les efforts par temps chaud, cesser de fumer).
- Démontrer et faire pratiquer la technique de respiration avec les lèvres pincées.
- Démontrer et faire pratiquer la technique de respiration diaphragmatique.

Évaluation

- Le client contrôle sa respiration.
- Le client utilise la respiration à lèvres pincées.
- Le client utilise la respiration diaphragmatique.
- Le client ou sa famille reconnaissent les situations pouvant déclencher le cycle anxiété-dyspnée-anxiété.
- Le client ou sa famille évitent ou contrôlent l'exposition aux facteurs de risque de dyspnée.

Jugement clinique

Nommez et expliquez des enseignements que l'infirmière pourrait donner à monsieur Gauthier afin de l'aider à reprendre le contrôle de sa respiration lorsqu'il se trouve pris dans le cycle anxiété-dyspnée-anxiété.

La vaccination est contre-indiquée pour les personnes qui ont une hypersensibilité aux œufs ou aux autres composés du vaccin, et pour celles qui présentent une maladie fébrile aiguë (Protocole d'immunisation du Québec [PIQ], 2000).

Le vaccin antipneumococcique est recommandé aux clients âgés de 2 à 64 ans qui sont atteints de maladies chroniques, de diabète, d'alcoolisme chronique, d'une infection associée à l'immunosuppression ou de l'infection au virus de l'immunodéficience humaine (VIH) symptomatique ou non (PIQ, 2000), ainsi qu'à ceux qui sont susceptibles de présenter une pneumonie et aux gens vivant dans un milieu particulier (p. ex., dans un centre de soins). On le conseille aussi aux clients âgés de 65 ans et plus.

Polluants environnementaux

Prévenir l'exposition à la fumée secondaire est essentiel pour maintenir une fonction respiratoire optimale. L'usage du tabac est maintenant interdit dans les lieux publics. Lorsque le client est exposé à la fumée secondaire dans son milieu familial, des séances de counseling et de soutien peuvent s'avérer nécessaires pour aider le fumeur à cesser de fumer ou à modifier son comportement (p. ex., fumer à l'extérieur).

L'infirmière doit également tenir compte de l'exposition aux produits chimiques et aux polluants dans le milieu de travail. Les clients travaillant dans les domaines de l'agriculture, de la peinture, de la menuiserie ou d'autres industries auraient avantage à utiliser un masque-filtre pour réduire l'inhalation de particules.

Interventions en soins aigus

Les clients souffrant de maladies pulmonaires aiguës nécessitent des interventions infirmières orientées vers l'arrêt du processus pathologique (p. ex., une infection des voies respiratoires), la réduction de la durée et de la gravité de la maladie (p. ex., une hospitalisation par suite d'une pneumonie) et la prévention des complications de la maladie ou du traitement (p. ex., une infection nosocomiale). L'**ENCADRÉ 30.9** présente certains des traitements applicables en soins aigus.

Techniques de toux

La toux est efficace pour dégager les voies respiratoires. Elle permet au client d'éliminer des sécrétions provenant des voies respiratoires supérieures et inférieures. Les étapes normales du mécanisme de la toux sont l'inspiration profonde, la fermeture de la glotte, la contraction active des muscles expiratoires et l'ouverture de la glotte. De profondes inspirations augmentent le volume pulmonaire et le diamètre des voies respiratoires, permettant à l'air de traverser des bouchons muqueux ou d'autres corps étrangers obstruant partiellement les voies respiratoires. La contraction des muscles expiratoires en maintenant la glotte fermée cause une pression intrathoracique élevée. Lorsque la glotte s'ouvre, une importante quantité d'air est expulsée à une vitesse élevée, d'où une impulsion permettant au mucus de monter dans les voies respiratoires supérieures, et d'être expectoré ou avalé.

L'efficacité de la toux est évaluée selon les expectorations, les déclarations du client quant aux expectorations avalées, ou la diminution ou l'absence de bruits adventices à l'auscultation. L'infirmière doit encourager le client souffrant d'une maladie pulmonaire chronique, d'infection des voies respiratoires supérieures ou inférieures à prendre des inspirations profondes et à tousser au moins toutes les deux heures lorsqu'il est éveillé ; s'il a beaucoup de sécrétions, elle doit l'inciter à tousser toutes les heures, lorsqu'il est éveillé, en utilisant une technique de toux efficace.

ENCADRÉ 30.9 — **Traitements en soins aigus**

Prévention secondaire

- Évaluer objectivement la dyspnée et la documenter dans les notes d'évolution.
- Personnaliser les méthodes de traitement en fonction de chaque client.
- Traiter et stabiliser le processus sous-jacent responsable de l'apparition ou de l'aggravation de la dyspnée.
- Assurer un dégagement efficace des voies respiratoires.
- Appliquer une procédure d'urgence en présence d'un corps étranger ou lorsque la langue obstrue les voies respiratoires d'une personne inconsciente.
- Maintenir un apport liquidien de 1 500 à 2 000 ml/jour.
- Humidifier l'air et l'O_2.
- Aider à dégager et à mobiliser les sécrétions pulmonaires par différentes techniques de toux et de physiothérapie respiratoire.
- Procéder à un traitement par nébulisation ▶ **MS 5.7**.
- Améliorer le dégagement des sécrétions pulmonaires en modifiant la posture du client.
- Administrer les médicaments selon l'ordonnance médicale.

Les techniques de toux comprennent la toux contrôlée, ainsi que la toux haletante et saccadée **TABLEAU 30.6**.

Physiothérapie respiratoire

La physiothérapie respiratoire est un ensemble de thérapies utilisées pour mobiliser les sécrétions pulmonaires ; elle comprend la percussion thoracique, la vibration et le drainage postural. Ces thérapies doivent provoquer une toux productive chez le client.

| Percussion thoracique | La **percussion thoracique** consiste à frapper la cage thoracique à l'endroit qui doit être drainé afin de mobiliser les sécrétions. La main est placée de façon que les doigts et le pouce forment une coupe **FIGURE 30.11**. On exécute la percussion thoracique en alternant le mouvement des mains contre la cage thoracique **FIGURE 30.12**, sur une seule couche de vêtements ne comportant ni bouton, ni bouton-pression, ni fermeture éclair à l'endroit où l'on doit frapper. Le vêtement permet de protéger la peau du client. Par contre, si les couches de vêtements sont trop épaisses, les vibrations seront moins efficaces.

| Vibration | La **vibration** est une pression délicate faite à l'aide de secousses appliquées sur la cage thoracique pendant l'expiration. On croit que cette technique augmenterait la vélocité et la turbulence de l'air expiré, facilitant ainsi l'élimination de sécrétions. La vibration permet d'augmenter le volume d'air expiré et, conséquemment, de déloger le mucus, de déclencher la toux et d'expulser des sécrétions.

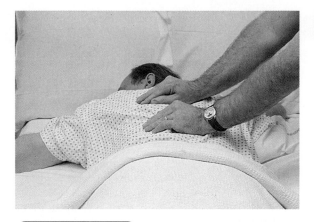

FIGURE 30.11 Position des mains pendant la percussion de la cage thoracique en physiothérapie respiratoire

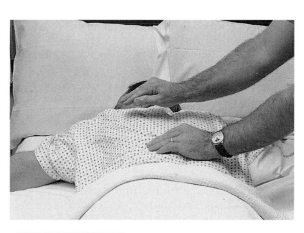

FIGURE 30.12 Percussion de la cage thoracique avec alternance des mains

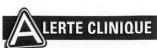

La percussion thoracique est contre-indiquée pour les clients souffrant de saignement, d'ostéoporose ou de fracture de côtes. Des précautions doivent être prises pour percuter les champs pulmonaires et non les régions scapulaires, où un traumatisme à la peau ou aux structures musculosquelettiques sous-jacentes pourrait survenir.

ENSEIGNEMENT AU CLIENT

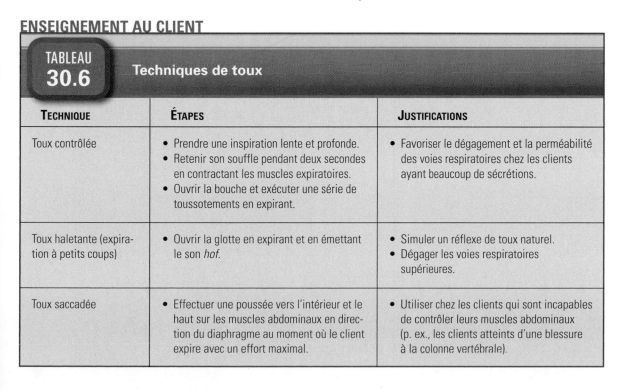

TABLEAU 30.6	Techniques de toux	
TECHNIQUE	**ÉTAPES**	**JUSTIFICATIONS**
Toux contrôlée	• Prendre une inspiration lente et profonde. • Retenir son souffle pendant deux secondes en contractant les muscles expiratoires. • Ouvrir la bouche et exécuter une série de toussotements en expirant.	• Favoriser le dégagement et la perméabilité des voies respiratoires chez les clients ayant beaucoup de sécrétions.
Toux haletante (expiration à petits coups)	• Ouvrir la glotte en expirant et en émettant le son *hof*.	• Simuler un réflexe de toux naturel. • Dégager les voies respiratoires supérieures.
Toux saccadée	• Effectuer une poussée vers l'intérieur et le haut sur les muscles abdominaux en direction du diaphragme au moment où le client expire avec un effort maximal.	• Utiliser chez les clients qui sont incapables de contrôler leurs muscles abdominaux (p. ex., les clients atteints d'une blessure à la colonne vertébrale).

MS 6.1 Vidéo

Méthodes liées à la fonction respiratoire : *Aspiration des sécrétions.*

| Drainage postural | Le **drainage postural** fait appel à des techniques de positionnement qui permettent d'expulser les sécrétions de segments particuliers des poumons et des bronches. Normalement, la toux et l'expectoration éliminent les sécrétions de la trachée. Le drainage postural peut inclure la plupart des segments pulmonaires **TABLEAU 30.7**. Étant donné qu'un drainage postural n'est pas nécessairement requis dans tous les segments des poumons, la méthode est basée sur les observations relevées à l'examen physique.

Aspiration des sécrétions

Lorsqu'un client est incapable de dégager ses voies respiratoires en délogeant les sécrétions par la toux, l'infirmière doit avoir recours aux méthodes d'aspiration. Parmi ces méthodes figurent l'aspiration oropharyngée et l'aspiration nasopharyngée, de même que l'aspiration orotrachéale et l'aspiration nasotrachéale par tube endotrachéal ▶ **MS 6.1** .

Ces méthodes reposent sur des principes communs. La fréquence de l'aspiration est déterminée à la suite de l'examen clinique et des besoins du client. L'aspiration est requise lorsqu'on décèle des sécrétions à l'inspection ou à l'auscultation. Il n'y a donc pas de justifications à procéder à une aspiration systématique chez tous les clients, toutes les heures ou toutes les deux heures. De plus, l'aspiration réduit l'espace mort dans l'oropharynx et la trachée, donnant souvent lieu à une importante baisse de saturation.

L'infirmière doit bien surveiller l'oxygénation du client. Des aspirations trop fréquentes peuvent prédisposer ce dernier à l'hypoxémie, à l'hypotension, à l'arythmie et à des traumatismes possibles à la muqueuse respiratoire.

Maintien et promotion de l'expansion pulmonaire

Les interventions infirmières visant à maintenir et à promouvoir l'expansion pulmonaire comprennent différentes méthodes comme le positionnement ou l'utilisation d'un spiromètre.

Positionnement

Chez une personne en santé et autonome, la ventilation et l'oxygénation adéquates se maintiennent par de fréquents changements de position pendant les activités quotidiennes. Cependant, lorsqu'une personne est atteinte d'une maladie ou d'une lésion qui restreint sa mobilité, elle est prédisposée à des problèmes respiratoires. Les changements de position fréquents sont une méthode simple, économique et efficace pour réduire les risques de stase des sécrétions pulmonaires. Ils facilitent également l'expansion pulmonaire.

Dans le cas du client atteint d'une maladie respiratoire, la position la plus efficace est la position semi-Fowler (position semi-assise à 45°). Celle-ci fait appel à la gravité pour faciliter l'expansion pulmonaire et réduire la pression abdominale sur le diaphragme. Cependant, lorsqu'un client

---

TABLEAU 30.7 **Positions pour le drainage postural**

SEGMENT PULMONAIRE	POSITION DU CLIENT	SEGMENT PULMONAIRE	POSITION DU CLIENT
Adulte Bilatéral Lobes supérieurs antérieurs	Position Fowler 	Lobe moyen droit – segment postérieur	Décubitus ventral, thorax et abdomen surélevés sur des oreillers
Segment apexien Lobe supérieur droit – segment antérieur	Position supinée, avec tête du lit élevée de 15° à 30° 	Deux lobes inférieurs – segments antérieurs	Position supinée en Trendelenburg

TABLEAU 30.7 Positions pour le drainage postural (*suite*)

SEGMENT PULMONAIRE	POSITION DU CLIENT	SEGMENT PULMONAIRE	POSITION DU CLIENT
Lobe supérieur gauche – segment antérieur	Décubitus dorsal, tête élevée	Lobe inférieur gauche – segment latéral	Décubitus latéral droit, en position de Trendelenburg
Lobe supérieur droit – segment postérieur	Étendu en position latérale, côté droit du thorax surélevé sur des oreillers	Lobe inférieur droit – segment latéral	Décubitus latéral gauche, en position de Trendelenburg
Lobe supérieur gauche – segment postérieur	Étendu en position latérale, côté gauche du thorax surélevé sur des oreillers	Lobe inférieur droit – segment postérieur	Étendu en position de Trendelenburg, côté droit du thorax surélevé sur des oreillers
Lobe moyen droit – segment antérieur	Décubitus dorsal aux trois quarts, poumon atteint en position de Trendelenburg	Deux lobes inférieurs – segments postérieurs	Décubitus ventral, en position de Trendelenburg
Enfant Bilatéral – segments apexiens	Assis sur les genoux de l'infirmière, incliné légèrement vers l'avant et appuyé sur l'oreiller	Lobe bilatéral – segments antérieurs	Assis sur les genoux de l'infirmière, appuyé sur elle
Bilatéral – segments antérieurs moyens	Allongé sur les genoux de l'infirmière, le dos soutenu par un oreiller		

adopte cette position, l'infirmière doit s'assurer qu'il ne glisse pas dans le lit, car cela réduirait l'expansion pulmonaire. Si le client souffre d'un abcès pulmonaire ou d'une hémorragie, il doit être couché du côté touché, c'est-à-dire que le poumon atteint doit être positionné vers le bas, pour empêcher l'écoulement des micro-organismes vers le poumon sain.

Utilisation d'un spiromètre

L'administration d'analgésiques avant l'emploi du spiromètre atténue la douleur et la contracture musculaire antalgique, et permet au client de respirer plus profondément ▶ **25** .

Le **spiromètre** est un appareil qui permet au client de faire des exercices respiratoires favorisant l'expansion de ses poumons. Le client peut ajuster le degré de difficulté inspiratoire selon ses capacités. Il est préférable d'effectuer souvent quelques inspirations avec le spiromètre plutôt que d'en faire beaucoup à la fois. Par exemple, il vaut mieux faire 5 répétitions toutes les heures plutôt que 20 répétitions deux fois par jour **FIGURE 30.13**.

Maintien et promotion de l'oxygénation

Certains clients auront également besoin d'oxygénothérapie afin de conserver un taux d'oxygénation tissulaire adéquat.

Objectif de l'oxygénothérapie

L'objectif de l'oxygénothérapie est de prévenir ou de soulager l'hypoxie. Tout client atteint d'une déficience de l'oxygénation tissulaire peut bénéficier d'un programme contrôlé d'administration de l'oxygène. Cette thérapie ne constitue toutefois pas un substitut des autres traitements ; elle doit être utilisée uniquement lorsqu'elle est indiquée et à la suite d'une ordonnance médicale individuelle ou collective ▶ **25** . L'oxygène doit être considéré comme un médicament, car il est coûteux et comporte des effets secondaires dangereux. Comme dans le cas des médicaments, l'infirmière doit vérifier l'ordonnance médicale, surveiller la dose ou la concentration d'oxygène de façon continue, et respecter les bons principes d'administration des médicaments.

L'oxygène doit être considéré comme un médicament, car il est coûteux et comporte des effets secondaires dangereux.

Mesures de sécurité concernant l'oxygénothérapie

L'oxygène est un gaz hautement combustible. Bien qu'il ne puisse pas brûler spontanément ni causer une explosion, il peut facilement être responsable d'un incendie enflammant la chambre d'un client. L'infirmière doit promouvoir la sécurité en recourant aux mesures suivantes :

- Des panneaux interdisant de fumer doivent être placés bien à la vue si l'endroit où se trouve le client est hors d'un lieu public. Le client et son entourage doivent être informés qu'il est interdit de fumer dans les endroits où l'on utilise de l'oxygène.

- L'infirmière doit s'assurer que tout l'équipement électrique fonctionne correctement et est bien sous tension. En présence d'oxygène, une étincelle électrique pourrait entraîner un incendie important.

- L'infirmière ainsi que tous les membres de l'équipe de soins doivent connaître les consignes en cas d'incendie et savoir où se trouve l'extincteur le plus près.

- Avant de déplacer un client ayant besoin d'oxygène de façon continue, l'infirmière doit toujours faire vérifier, par un inhalothérapeute ou le laboratoire, le niveau d'oxygène des réservoirs portatifs pour s'assurer qu'ils en contiennent suffisamment.

Alimentation en oxygène

L'oxygène peut être fourni au client à l'aide d'un réservoir d'oxygène (**concentrateur**) placé à côté du lit ou sur un système mural. Des régulateurs sont utilisés pour contrôler le débit de l'oxygène.

Les réservoirs d'oxygène pour le centre hospitalier ou le domicile sont fournis avec le débitmètre en place **FIGURE 30.14**.

Il est possible d'alimenter le client en oxygène au moyen d'une canule (ou lunette nasale), d'un masque facial (ou Ventimask) ou d'un ventilateur

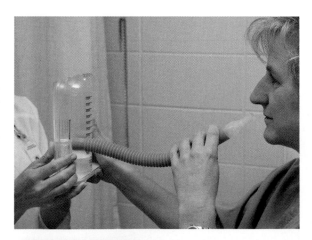

FIGURE 30.13 Exercice de spirométrie

25

Les détails liés à l'administration d'analgésiques et l'ordonnance individuelle ou collective sont présentés dans le chapitre 25, *Administrer les médicaments de manière sécuritaire.*

■ **Concentrateur :** Appareil à usage médical destiné aux personnes souffrant d'insuffisance respiratoire. La concentration de l'oxygène est réalisée par l'élimination de l'azote grâce à un tamis moléculaire constitué de zéolithe, l'azote étant piégée par ce tamis.

mécanique à la suite d'une intubation endo-trachéale ▶ **MS 6.2** .

Oxygénothérapie à domicile

Les indications pour l'oxygénothérapie à domicile comprennent normalement une pression partielle en oxygène de 55 mm Hg ou moins, ou une saturation du sang en oxygène de 90 % ou moins dans l'air ambiant, au repos ou à l'effort.

L'oxygène est généralement diffusé par une canule nasale lorsque le client doit en recevoir à domicile **FIGURE 30.15**. Cependant, un tube en T ou un collet de trachéotomie devra être utilisé si le client a une trachéotomie permanente.

Les clients requérant l'oxygénation à domicile ont besoin d'un enseignement complet afin de pouvoir poursuivre leur traitement de façon efficace et sûre. L'enseignement est normalement fait par l'inhalothérapeute et doit donc aborder les aspects de la sécurité concernant l'oxygène, la régulation de son volume et l'utilisation du système à domicile. L'infirmière de liaison doit coordonner les efforts du client et de sa famille avec ceux de l'équipe interdisciplinaire de l'établissement de référence dans la communauté (infirmière de soins à domicile, inhalothérapeute, fournisseur de matériel dispensateur

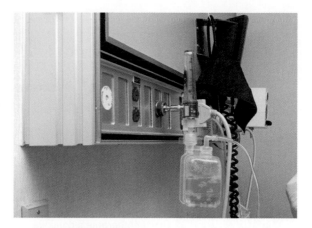

MS 6.2
Méthodes liées à la fonction respiratoire : *Alimentation en oxygène : oxygénothérapie.*

FIGURE 30.14 Alimentation en oxygène à l'hôpital

d'oxygène à domicile). Le travailleur social aide généralement le client à trouver d'autres ressources au besoin. À la suite de l'intervention de l'inhalothérapeute, l'infirmière doit revoir et, au besoin, refaire l'enseignement au client et à sa famille concernant le fonctionnement de l'oxygénothérapie à domicile, en plus de s'assurer de leur capacité à maintenir le bon fonctionnement des appareils d'acheminement de l'oxygène.

ENSEIGNEMENT AU CLIENT

ENCADRÉ 30.10 **Exercices respiratoires : respiration à lèvres pincées**

Technique

- Inspirer lentement par le nez en comptant jusqu'à quatre.
- Pincer les lèvres comme pour siffler.
- Expirer doucement avec les lèvres pincées (l'expiration doit être deux fois plus longue que l'inspiration).
- Laisser l'air s'échapper naturellement, sans forcer l'expiration.
- Poursuivre cette technique de respiration jusqu'à ce que l'essoufflement disparaisse.

Buts

- Prévenir l'affaissement alvéolaire et diminuer l'effort expiratoire fourni par le client.
- Contrôler la phase d'expiration afin qu'elle dure deux fois plus longtemps que la phase d'inspiration en plus de permettre l'expiration d'une plus grande quantité d'air.

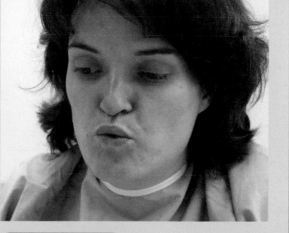

FIGURE 30.16 Respiration à lèvres pincées

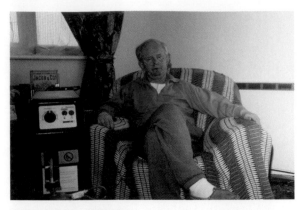

FIGURE 30.15 Oxygénothérapie à domicile

et fidélité thérapeutique. L'inconfort du client causé par la dyspnée, la douleur thoracique, la fatigue et l'intolérance à l'activité devrait diminuer à mesure que le reconditionnement physique s'améliore. Les symptômes comme l'anxiété, la dépression et les préoccupations somatiques ont souvent tendance à diminuer aussi. Le client et l'équipe interdisciplinaire travaillent ensemble à définir des objectifs en matière de réadaptation.

Reconditionnement des muscles respiratoires

Le reconditionnement des muscles respiratoires améliore la force et l'endurance musculaires, et, par ricochet, la tolérance à l'activité. Le reconditionnement peut également prévenir les défaillances respiratoires chez les clients atteints d'une maladie respiratoire chronique.

Exercices respiratoires

Les exercices respiratoires comprennent les méthodes visant à améliorer la ventilation et l'oxygénation. Les trois méthodes de base sont la respiration profonde et les exercices de toux contrôlée, la respiration à lèvres pincées et la respiration diaphragmatique **FIGURES 30.16** et **30.17** et **ENCADRÉS 30.10** et **30.11**. ■

Soins de réadaptation fonctionnelle intensive et de longue durée

La réadaptation cardiorespiratoire permet au client d'atteindre et de maintenir un état de santé optimal de façon active à l'aide de différents moyens : programme d'exercices physiques supervisé, conseils nutritionnels, techniques de relaxation et de gestion du stress, médication prescrite appropriée, administration d'oxygène

ENSEIGNEMENT AU CLIENT

ENCADRÉ 30.11 **Exercices respiratoires : respiration diaphragmatique**

Technique

- Placer une main sur la poitrine et l'autre sur le ventre, juste au-dessus de la taille.
- Inspirer lentement par le nez ; le ventre se gonfle et fait soulever la main du bas. La main sur la poitrine ne devrait pas bouger.
- Expirer lentement par la bouche en pinçant les lèvres ; la main sur le ventre devrait descendre à mesure que l'air sort.

Buts

- Favoriser la relaxation et atténuer la douleur.
- Améliorer l'efficacité de la respiration en diminuant la rétention d'air et en réduisant le travail respiratoire.

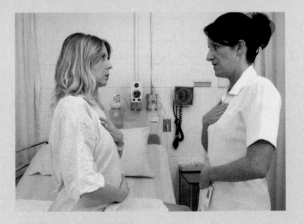

FIGURE 30.17 Respiration diaphragmatique

Cette section présente la démarche systématique appliquée aux soins infirmiers en fonction des problèmes de santé prioritaires qu'éprouve monsieur Gauthier. Les cinq étapes de la démarche de soins y sont abordées, et permettent de visualiser, de comprendre et d'intégrer les données favorables pour individualiser les soins à ce client, et déterminer des interventions adaptées à sa situation particulière.

30.3.1 Collecte des données

Les compétences d'une infirmière reposent sur sa capacité à utiliser son jugement clinique afin d'évaluer une situation de soins et d'intervenir de manière pertinente et appropriée. Dans le cas de monsieur Gauthier, l'infirmière a procédé à une évaluation clinique dont les données lui permettent de mettre en évidence les besoins prioritaires du client. Les données cliniques ne corroborent pas une dyspnée comme celle ressentie par monsieur Gauthier. Par contre, on observe clairement des signes d'anxiété chez lui (il bouge les mains sans arrêt, et son visage est crispé). Il est dyspnéique, il le dit et le ressent, il a une respiration superficielle et rapide malgré qu'il soit oxygéné. L'**ENCADRÉ 30.12** énumère les données subjectives et les données objectives que l'infirmière doit considérer pour énoncer le problème prioritaire du client.

30.3.2 Analyse et interprétation des données

L'essentiel de l'analyse et de l'interprétation repose sur le jugement clinique de l'infirmière, sur sa capacité de faire des liens pertinents et adéquats entre les données cliniques et la théorie. Si l'infirmière analyse et interprète correctement les données, elle déterminera rapidement les problèmes prioritaires et pourra intervenir de manière appropriée en recherchant des solutions avec le client pour qu'il arrive à mieux vivre avec sa condition respiratoire. Les données cliniques concernant monsieur Gauthier permettent à l'infirmière de conclure que le client est en train de tomber dans le cercle vicieux anxiété-dyspnée-anxiété **ENCADRÉ 30.13**.

30.3.3 Planification des soins et établissement des priorités

L'intervention primaire dans le cas de monsieur Gauthier visera à lui faire reprendre le contrôle de sa respiration. Ainsi, l'infirmière, en collaboration avec le client, établit l'objectif de l'amener à maîtriser sa respiration lorsqu'il reconnaît un cycle anxiété-dyspnée-anxiété. Pour y arriver, il faut avoir une attitude rassurante et calme, et éviter d'employer un ton moralisateur ou de formuler des conseils comme « Calmez-vous, Monsieur Gauthier », qui sont beaucoup plus irritants qu'aidants.

COLLECTE DES DONNÉES

ENCADRÉ 30.12 **Situation clinique de monsieur Gauthier**

Données subjectives
- Dit se sentir essoufflé.
- Arrive à quantifier sa dyspnée à 5 sur 10.
- Se sent inconfortable.
- Dit « manquer d'air ».

Données objectives
- Ronchi aux bases
- Radiographie pulmonaire montre une condensation des sécrétions aux lobes inférieurs et au lobe médian droit
- Bouge les mains nerveusement
- Visage crispé
- Respiration à 24/min, régulière, superficielle
- SpO$_2$ à 90 % avec lunette nasale à 2 L/min

CONSTAT DE L'ÉVALUATION

ENCADRÉ 30.13 **Énoncé du problème prioritaire de monsieur Gauthier**

Non-reconnaissance du cycle anxiété-dyspnée-anxiété

L'infirmière va s'asseoir à côté de monsieur Gauthier et lui demander de respirer avec elle. L'intervention consiste à pratiquer la respiration profonde à deux afin que le client puisse comprendre ce qu'on attend de lui. Lentement, monsieur Gauthier va ralentir sa fréquence respiratoire et respirer plus profondément; ce faisant, il va aussi maîtriser son anxiété. Par la suite, il sera important de mener des interventions de prévention par l'enseignement au client et à sa famille concernant la technique de respiration profonde, le cycle anxiété-dyspnée-anxiété et la respiration à deux (l'infirmière respire, et le client tente de suivre sa respiration) **TABLEAU 30.8**.

30.3.4 Interventions cliniques

Globalement, les interventions infirmières visant à promouvoir et à maintenir une oxygénation adéquate sont la mise en œuvre et la surveillance des interventions et des traitements. Elles comprennent les interventions autonomes, comme la promotion de la santé et la prévention des comportements nuisibles pour l'oxygénation, la mobilisation, l'hydratation, et les techniques de respiration et de toux, ainsi que les interventions de collaboration comme l'oxygénothérapie, les techniques de ventilation pulmonaire, la médication et la physiothérapie respiratoire.

30.3.5 Évaluation des résultats

Le contrôle et la supervision des soins assurent un suivi des interventions infirmières et des traitements. Ainsi, l'infirmière peut évaluer les progrès du client par rapport aux objectifs initiaux et les comparer aux résultats escomptés.

Les attentes du client permettent d'évaluer les soins selon son propre point de vue. À cet effet, il

PLANIFICATION ET INTERVENTIONS

TABLEAU 30.8	Résultats escomptés et interventions prioritaires liés à la situation clinique de monsieur Gauthier

PLANIFICATION / RÉSULTATS ESCOMPTÉS CHEZ LE CLIENT

Respiration à 16 à 20/min lorsque le client reconnaît un cycle anxiété-dyspnée-anxiété

INTERVENTIONS INFIRMIÈRES	JUSTIFICATIONS
• Faire verbaliser le client sur les situations qui lui causent de la dyspnée.	• Aider le client à reconnaître les éléments à surveiller avant que la dyspnée ne perturbe sa respiration.
• Enseigner au client les techniques de respiration.	• Donner au client des outils pour contrôler sa respiration.
• Enseigner au client les techniques de toux.	• Permettre au client de maintenir ses voies respiratoires libres de sécrétions.
• Vérifier et compléter les connaissances du client sur sa médication.	• S'assurer que le client utilise la médication adéquate en cas de besoin. Par exemple, le sulfate de salbutamol (Ventolin^MD) en cas d'urgence.
• Vérifier et compléter les connaissances du client au regard des facteurs de risque provoquant la dyspnée.	• Permettre au client d'anticiper certains facteurs de risque de dyspnée avant d'y être exposé.
• Vérifier et compléter les connaissances du client en matière d'anatomie et de physiologie du système respiratoire.	• Amener le client à comprendre le processus physiopathologique de son système respiratoire.
• Expliquer les bienfaits de l'exercice physique et encourager le client à faire au moins 20 minutes de marche ou de vélo stationnaire 3 fois/semaine.	• Permettre au client de saisir l'importance de faire de l'exercice physique pour améliorer sa condition de santé.

PLAN THÉRAPEUTIQUE INFIRMIER (PTI)

M. JEAN-CLAUDE GAUTHIER
72 ans

CONSTATS DE L'ÉVALUATION

Date	Heure	N°	Problème ou besoin prioritaire	Initiales	RÉSOLU / SATISFAIT Date	Heure	Initiales	Professionnels / Services concernés
2010-02-13	13:30	1	Surinfection bronchique suite à une MPOC	F.W.				
2010-02-15	09:30	2	Dégagement inefficace des voies respiratoires	L.A.				Inhalothérapeute
2010-02-16	10:15	3	Dyspnée lorsqu'il est anxieux	L.A.				Inhalothérapeute

SUIVI CLINIQUE

Date	Heure	N°	Directive infirmière	Initiales	CESSÉE / RÉALISÉE Date	Heure	Initiales
2010-02-13	13:30	1	Appliquer plan de cheminement clinique pour MPOC.	F.W.			
2010-02-15	09:30	2	L'aviser d'utiliser la technique de toux contrôlée lorsqu'il sent la présence de				
			sécrétions dans la gorge; lui rappeler occasionnellement.	L.A.			
2010-02-16	10:15	3	L'aviser d'utiliser les techniques de respiration à lèvres pincées et diaphrag-				
			matique lorsqu'il présente des signes comme sensation de nervosité,				
			sensation d'étouffement; lui rappeler occasionnellement.	L.A.			

Signature de l'infirmière	Initiales	Programme / Service	Signature de l'infirmière	Initiales	Programme / Service
Frank Walsh	F.W.	Unité de soins pulmo-	Unité de soins pulmonaires		
Laurence Aubry	L.A.	naires			

© OIIQ

PLAN THÉRAPEUTIQUE INFIRMIER (PTI)

2010-02-15 09:30
Thorax symétrique. Murmures vésiculaires lointains et sifflements expiratoires diffus. Ronchi aux deux bases à l'inspiration. Incapable d'expectorer même s'il exécute correctement les exercices de toux contrôlée.

2010-02-16 10:15
Dit se sentir anxieux et qu'il a de la difficulté à respirer (4 sur 10) depuis qu'il sait que son fils a perdu son emploi. R: 30/min, superficielle et irrégulière. Dit qu'il ne pense pas à respirer par les lèvres pincées ni à utiliser la respiration diaphragmatique quand il se sent nerveux. Quand je le fais avec lui, il exécute correctement les exercices respiratoires enseignés et dit que ça l'apaise. Après 10 minutes, R: 22/min, régulière, d'amplitude normale.

FIGURE 30.18 Extrait du plan thérapeutique infirmier de monsieur Gauthier pour le suivi clinique visant le contrôle de sa respiration

est important que l'infirmière demande au client si ses attentes ont été satisfaites. Par exemple, elle peut demander à monsieur Gauthier : «Vous sentez-vous capable d'utiliser à la maison les techniques de respiration que nous avons pratiquées ?» Si monsieur Gauthier déclare qu'il ne croit pas que cela fonctionnera à la maison, l'infirmière peut en déduire que les attentes du client en matière de gestion des soins n'ont pas été comblées.

L'infirmière doit demander au client s'il a obtenu des réponses à toutes ses questions et vérifier si tous ses besoins de nature respiratoire ont été satisfaits. Dans la négative, elle doit chercher davantage à comprendre ce que le client veut et ce qui comblera ses attentes. En travaillant en étroite collaboration avec lui, l'infirmière sera en mesure de redéfinir les attentes du client qui sont susceptibles d'être comblées de façon réaliste à l'intérieur des limites de son état et du traitement.

30.3.6 Plan thérapeutique infirmier de monsieur Gauthier

En tenant compte des constats de l'évaluation et des attentes de monsieur Gauthier, l'infirmière élabore un plan thérapeutique infirmier (PTI) faisant état des directives essentielles pour le suivi clinique de ses problèmes respiratoires, étant donné qu'il est crucial d'assurer une surveillance étroite de sa condition de santé **FIGURE 30.18**.

Comme monsieur Gauthier n'arrive pas à expectorer ses sécrétions, mais qu'il est en mesure de comprendre les explications qu'on lui donne, l'infirmière vise à l'impliquer le plus possible pour qu'il améliore sa condition respiratoire actuelle. C'est ce qui justifie l'enseignement des techniques respiratoires pour qu'il arrive à éliminer ses sécrétions et à prévenir le cycle anxiété-dyspnée-anxiété.

30.3.7 Application de la pensée critique à la situation de monsieur Gauthier.

L'infirmière soucieuse de prodiguer des soins adaptés à la situation de monsieur Gauthier recourt à sa pensée critique pour évaluer précisément la condition respiratoire du client. Elle s'inspire des connaissances essentielles de la physiologie respiratoire et des manifestations cliniques associées à un cycle anxiété-dyspnée-anxiété, des modes de distribution d'oxygène, et des techniques permettant de contrôler la toux et la respiration. En combinant son expérience en soins respiratoires au respect des normes relatives à la sécurité du client sous oxygénothérapie, elle devrait être en mesure d'arriver à recueillir des données pertinentes. Une attitude calme contribue assurément à intervenir plus efficacement auprès de monsieur Gauthier lorsqu'il présente un épisode de dyspnée **FIGURE 30.19**.

Vers un Jugement clinique

Connaissances
- Physiologie de la respiration
- Normalité des paramètres de la respiration
- Manifestations cliniques de l'anxiété
- Fonctionnement des appareils d'administration d'O_2
- Techniques de respiration contrôlée
- Échelle de Borg

Expériences
- Soins à des clients présentant des problèmes respiratoires
- Surveillance de clients sous oxygénothérapie
- Expérience d'enseignement à la clientèle

ÉVALUATION

- Intensité de la dyspnée de monsieur Gauthier à partir de l'échelle de Borg
- Manifestations d'anxiété présentées par le client
- Éléments déclenchant un cycle anxiété-dyspnée-anxiété
- Paramètres de la respiration au cours d'un cycle anxiété-dyspnée-anxiété
- Connaissances du client sur l'oxygénothérapie
- Impact de l'oxygénothérapie et des techniques de respiration contrôlée sur la dyspnée de monsieur Gauthier
- Caractéristiques des expectorations
- Moyens pris par le client pour mieux respirer

Norme
- Sécurité au moment de l'utilisation d'un appareil d'oxygénothérapie

Attitudes
- Rester calme et demeurer auprès de monsieur Gauthier lorsqu'il est dyspnéique
- Éviter de minimiser les facteurs qui déclenchent un épisode de dyspnée

FIGURE 30.19 Application de la pensée critique à la situation clinique de monsieur Gauthier

▪ ▪ ▪ À retenir

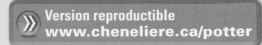
Version reproductible
www.cheneliere.ca/potter

- La fonction des poumons est d'acheminer l'oxygène provenant de l'atmosphère vers les alvéoles et d'expulser les déchets, soit le gaz carbonique, hors de l'organisme.

- La ventilation est le processus qui permet de fournir une oxygénation adéquate à partir des alvéoles vers le sang.

- Le processus d'inspiration (actif) et d'expiration (passif) est le résultat des changements de pression intrapleurale et alvéolaire et du volume pulmonaire.

- Une diminution du taux d'hémoglobine altère la capacité du sang à transporter l'oxygène.

- L'hyperventilation fait référence à la ventilation alvéolaire qui entraîne une fréquence respiratoire plus élevée que la fréquence nécessaire au maintien du taux normal de gaz carbonique.

- L'hypoventilation entraîne une rétention de gaz carbonique.

- L'hypoxie se produit lorsque la quantité d'oxygène transmise aux tissus est trop faible.

- Les techniques de respiration à lèvres pincées et diaphragmatique sont des interventions efficaces pour contrôler la respiration, augmenter l'oxygénation et diminuer la dyspnée chez les personnes atteintes d'une MPOC.

- La nébulisation achemine de fines gouttelettes d'eau ou de particules de médicaments dans les voies respiratoires.

- La physiothérapie respiratoire comprend la percussion thoracique, la vibration et le drainage postural, qui ont pour but de mobiliser les sécrétions pulmonaires.

- Les techniques de toux et d'aspiration sont utilisées pour garder les voies respiratoires libres.

- On emploie l'oxygénothérapie pour améliorer l'oxygénation tissulaire. Cette thérapie peut être appliquée au moyen d'une canule (lunette) nasale ou d'un masque facial.

Pour en savoir plus

Version complète et détaillée
www.cheneliere.ca/potter

ORGANISMES ET ASSOCIATIONS

APQ
Association pulmonaire du Québec
www.pq.poumon.ca

OPIQ
Ordre professionnel des inhalothérapeutes du Québec
www.opiq.qc.ca

APC
Association pulmonaire du Canada
www.poumon.ca

PCSR
Professionnels canadiens en santé respiratoire
www.poumon.ca/crhp-pcsr/home-accueil_f.php

SCT
Société canadienne de thoracologie
www.poumon.ca/cts-sct/home-accueil_f.php

RÉFÉRENCES GÉNÉRALES

Infiressources > Carrefour des rubriques > Carrefour clinique > Soins des maladies respiratoires
Infiressources > Banques et recherche > Pathologies > Pneumologie
www.infiressources.ca

PasseportSanté.net > Troubles et maladies > Index des troubles et maladies
Le site contient des fiches détaillées sur les MPOC et le cancer du poumon.
www.passeportsante.net

EtudiantInfirmier.com > Pneumologie
www.etudiantinfirmier.com

Infirmiers.com > Étudiants en IFSI > Cours > Module pneumologie
www.infirmiers.com

Jarvis, C. (2009). *L'examen clinique et l'évaluation de la santé.* **Montréal : Beauchemin.**
Le chapitre 18 est consacré à l'examen clinique du thorax et des poumons.

Héron, M. (2006). Dossier : broncho-pneumopathie chronique obstructive, du dépistage aux soins. *Soins, 51(710),* **25-55.**

Revue canadienne de pneumologie
Périodique officiel de la SCT.

Association pulmonaire du Canada (2008). *Cadre de travail national sur la santé pulmonaire.* **Ottawa. Ont : APC.**
www.poumon.ca

Agence de la santé publique du Canada (2007). *La vie et le souffle : les maladies respiratoires au Canada.* **Ottawa. Ont : ASPC.**
www.phac-aspc.gc.ca

30

CHAPITRE

31

Édition française :
Danielle Boucher,
IPS, M. Sc., CNéph(C)
Liane Dumais,
IPS, M. Sc., CNéph(C)
Yvon Brassard, Inf., M. Éd., D.E.

Édition originale :
Wendy Ostendorf, BSN, MS, EdD

Contribuer au maintien des équilibres hydroélectrolytique et acidobasique

Objectifs

Après avoir lu ce chapitre, vous devriez être en mesure :

- de décrire la fonction, la distribution, la composition, le mouvement et la régulation des liquides dans l'organisme ;

- de décrire la régulation et le mouvement du sodium, du potassium, du calcium, du magnésium, du chlore, du bicarbonate et du phosphate ;

- d'expliquer le processus associé à l'équilibre acidobasique ;

- de décrire les perturbations des équilibres hydroélectrolytique et acidobasique ;

- d'appliquer la démarche de soins infirmiers auprès des clients atteints de déséquilibres hydroélectrolytique et acidobasique.

 Guide d'études, pages 139 à 142

Madame Évelyne Bélanger, 37 ans, se présente au service des urgences. Elle se sent étourdie et fatiguée depuis deux jours. Atteinte d'un diabète de type 1, elle est traitée à l'insuline depuis 12 ans, et son diabète est bien maîtrisé. Elle mange moins depuis une dizaine de jours en raison de symptômes pseudogrippaux. Afin d'éviter l'hypoglycémie, elle a réduit ses doses d'insuline. Depuis deux jours, elle urine plus souvent et en plus grande quantité. De plus, elle se lève la nuit pour uriner, ce qui est nouveau pour elle. Elle ressent une plus grande soif et boit davantage.

À l'examen physique, ses muqueuses sont sèches, et il y a persistance d'un pli cutané. Sa respiration est profonde et d'une fréquence de 26/min ; sa fréquence cardiaque est à 112 batt./min et le rythme est régulier ; sa pression artérielle est de 90/60 mm Hg ; sa température buccale est de 36,7 °C.

Vous recevez les résultats de laboratoire suivants :

Na^+	126 mmol/L	(normalité : 135-145 mmol/L)
K^+	3,7 mmol/L	(normalité : 3,5-5,0 mmol/L)
Cl^-	90 mmol/L	(normalité : 95-105 mmol/L)
Glucose	13,8 mmol/L	(normalité à jeun : 3,6-6,4 mmol/L)
Urée	12 µmol/L	(normalité : 2-8 mmol/L)
Gaz artériel	pH 7,31	(normalité : 7,35-7,45)
Créatinine	120 µmol/L	(normalité ♀ : 44-88 µmol/L)
$PaCO_2$	30 mm Hg	(normalité : 35-45 mm Hg)
HCO_3^-	18 mmol/L	(normalité : 22-26 mmol/L)

Quel problème plausible pouvez-vous suspecter chez madame Bélanger à partir des renseignements cliniques dont vous disposez ?

■ ■ ■ Concepts **clés**

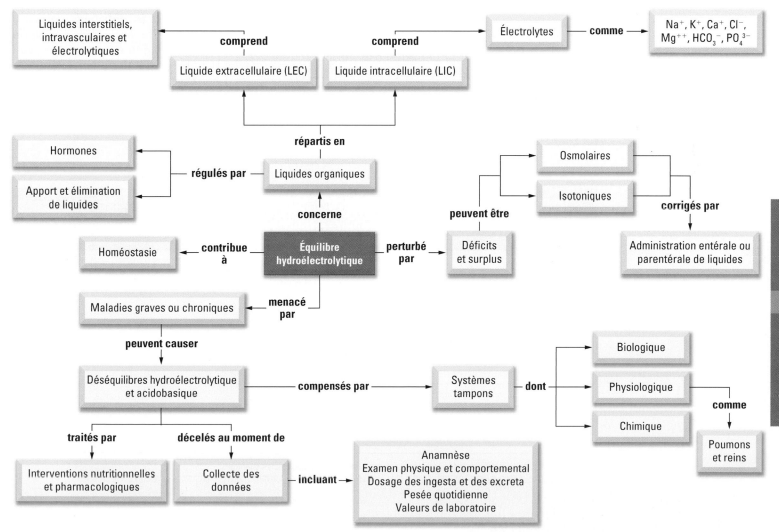

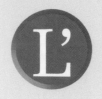

L'équilibre hydroélectrolytique et acidobasique de l'organisme est nécessaire au maintien et au fonctionnement de tous les systèmes et appareils du corps humain. Cet équilibre, appelé homéostasie, est un processus dynamique qui dépend de l'apport et de l'élimination de l'eau et des électrolytes, ainsi que de la distribution des liquides corporels. Les systèmes rénal, pulmonaire, gastro-intestinal et endocrinien contribuent à l'homéostasie en maintenant les constantes du milieu intérieur dans les limites physiologiques normales. La connaissance des mécanismes de l'équilibre hydroélectrolytique et acidobasique est essentielle à la compréhension des situations cliniques courantes.

31.1

Connaissances scientifiques de base à propos des équilibres hydroélectrolytique et acidobasique

L'eau est le constituant principal de l'organisme. Elle est à la base de toutes les réactions biochimiques nécessaires au métabolisme cellulaire. Elle contribue donc au fonctionnement normal des cellules. Elle sert de solvant pour transporter déchets, nutriments, sels corporels et autres substances.

L'eau représente environ 60 % du poids corporel chez l'adulte. Ce pourcentage varie en fonction de la composition de l'organisme en tissu musculaire et en tissu adipeux, puisque la cellule musculaire contient plus d'eau que la cellule adipeuse. Le pourcentage en eau est donc généralement plus élevé chez l'homme et chez la personne mince, et moins élevé chez la femme, la personne âgée et la personne obèse **TABLEAU 31.1**.

31.1.1 Distribution des liquides organiques

Les liquides organiques se répartissent dans deux compartiments : le compartiment intracellulaire et le compartiment extracellulaire **TABLEAU 31.2**. Le **liquide intracellulaire (LIC)** occupe l'intérieur des cellules, et contient les solutés dissous indispensables à l'équilibre hydroélectrolytique et au métabolisme cellulaire. Le LIC représente environ les deux tiers des liquides organiques et 40 % du poids du corps.

Le **liquide extracellulaire (LEC),** quant à lui, représente le tiers des liquides restant dans l'organisme. Il s'agit du liquide présent à l'extérieur des cellules. Il comprend le liquide interstitiel et le liquide intravasculaire. Le **liquide interstitiel** remplit les espaces entre les cellules. Le liquide intravasculaire, appelé également le plasma sanguin, est contenu dans les vaisseaux sanguins. La lymphe et le liquide transcellulaire (p. ex., les liquides céphalorachidien, péricardique, synovial, pleural et intraoculaire) sont aussi des liquides extracellulaires (McCance & Huether, 2002), et ils représentent environ 20 % du poids corporel total.

TABLEAU 31.1	Pourcentage d'eau par rapport au poids (selon l'âge)
ÂGE	**POURCENTAGE EN EAU**[a]
Nouveau-né à terme	De 70 à 80
1 an	Environ 64
Puberté à 39 ans	De 52 à 60
40 à 60 ans	De 47 à 55
Plus de 60 ans	De 46 à 52

a. En général, le pourcentage d'eau des hommes est légèrement plus élevé que celui des femmes.
Source : Adapté de Metheny, N.M. (1996). *Fluid and electrolyte balance: Nursing considerations* (3rd ed.). Philadelphia : Lippincott.

TABLEAU 31.2 Distribution des électrolytes dans le liquide organique

ÉLECTROLYTE	LIQUIDE INTRACELLULAIRE (mEq/L)	LIQUIDE EXTRACELLULAIRE (mEq/L)
Sodium (Na^+)	15-20	135-154
Potassium (K^+)	150-155	3,5-5,0
Calcium (Ca^{++})	1-2	2,4-2,6
Bicarbonate (HCO_3^-)	10-12	22-26 mmol/L (artériel) 24-30 mmol/L (veineux)
Chlorure (Cl^-)	1-4	98-106
Magnésium (Mg^{++})	27-29	1,5-2,5
Phosphate (PO_4^{3-})	100-104	1,7-4,6

31.1.2 Composition des liquides organiques

L'eau en circulation dans l'organisme contient des substances telles que des minéraux ou des sels organiques appelés électrolytes (Christensen & Kockrow, 2003). Les électrolytes sont essentiels à de nombreuses fonctions organiques. Un **électrolyte** est un élément ou un composé qui, lorsqu'il est dissous dans l'eau ou dans un autre solvant, se dissocie en ions et peut être conducteur de courants électriques. Les ions chargés positivement sont appelés **cations,** et les ions chargés négativement sont appelés **anions.** Bien que l'accumulation d'électrolytes soit différente dans le LIC et le LEC, le nombre total d'anions et de cations dans les deux compartiments est identique.

La valeur en millimoles par litre (mmol/L) représente l'équivalent en grammes du poids moléculaire d'un électrolyte spécifique (**soluté**) dissous dans un litre de plasma (**solution**). La solution dans laquelle le soluté est dissous se nomme **solvant** (Chernecky, Macklin, & Murphy-Ende, 2006).

En règle générale, les minéraux ingérés sont désignés par les termes *métal, métalloïde, radical* ou *phosphate,* plutôt que par le nom du composé auquel ils appartiennent. Les minéraux entrent dans la constitution de tous les tissus et liquides organiques, et sont importants pour assurer les processus physiologiques. Ils jouent le rôle de catalyseur dans les réactions nerveuses, les contractions musculaires et le métabolisme des nutriments. De plus, ils régularisent l'équilibre hydroélectrolytique et la production d'hormones, et ils renforcent la structure musculaire. Le fer et le zinc sont des exemples de minéraux.

Les cellules sont les unités fonctionnelles de tous les tissus vivants. Les érythrocytes (globules rouges) et les leucocytes (globules blancs) sont des exemples de cellules faisant partie des liquides organiques.

31.1.3 Mouvement des liquides organiques

Les liquides et les électrolytes circulent de façon continue d'un compartiment à l'autre pour faciliter les processus physiologiques comme l'oxygénation tissulaire, l'équilibre acidobasique et la formation d'urine. Étant donné que les membranes cytoplasmiques qui séparent les compartiments des liquides organiques sont sélectivement perméables, notamment à l'eau, celle-ci peut facilement pénétrer à l'intérieur des cellules. Cependant, pour la majorité des ions et des

■ **Soluté :** Solution obtenue par la dissolution d'une substance solide (p. ex., un médicament) dans un solvant.

■ **Solution :** Masse donnée de substance solide dissoute dans un volume connu de liquide, ou volume donné de liquide mélangé à un volume connu d'un autre liquide.

31

molécules, le passage à l'intérieur de la cellule se fait plus lentement. Les liquides et les solutés traversent ces membranes grâce aux mécanismes d'osmose, de diffusion, de filtration et de transport actif.

Osmose

L'**osmose** constitue le passage d'un solvant pur, comme l'eau, à travers une membrane semi-perméable d'un compartiment où la concentration en solutés est faible à un compartiment où la concentration en solutés est plus importante **FIGURE 31.1**. La membrane laisse passer le solvant, mais empêche la pénétration du soluté. La vitesse des échanges osmotiques dépend de la concentration des solutés dans la solution, de la température de celle-ci, des charges électriques du soluté et des différences entre les pressions osmotiques exercées par les solutions des différents compartiments. De nombreuses molécules participent à la concentration en solutés du LEC et du LIC. Le sodium et les protéines plasmatiques sont des exemples des principaux solutés du LEC. Le potassium, quant à lui, constitue l'un des principaux solutés du LIC. Le glucose et l'urée, en concentration moindre, sont présents dans le LEC et le LIC.

La **pression osmotique** détermine la distribution de l'eau entre les différents compartiments liquidiens du corps. La pression osmotique exercée par une solution est proportionnelle au nombre de particules par unité de volume de solvant. Ainsi, une solution à forte concentration en solutés exerce une grande pression osmotique et attire l'eau. Lorsque la concentration en solutés est plus grande d'un côté de la membrane semi-perméable que de l'autre, l'osmose se fait plus rapidement, et le solvant traverse également la membrane plus rapidement. Ce processus se poursuit jusqu'à l'obtention d'un équilibre de part et d'autre de la membrane semi-perméable. La pression osmotique de la solution est appelée **osmolalité** (ou **osmolarité**) et elle s'exprime en osmoles (Osm) ou en milliosmoles (mOsm) par litre de solution. Une **osmole** représente la quantité d'une substance dans une solution sous forme de molécules ou d'ions ou des deux. L'osmolalité sérique normale est de 280 à 295 mOsm/L. Celle-ci est la mesure utilisée en pratique clinique pour évaluer la tonicité du sérum et de l'urine. Les changements qui se produisent dans l'osmolalité extracellulaire peuvent entraîner des modifications de volume du LEC ou du LIC.

Une solution peut être qualifiée d'isotonique, d'hypertonique ou d'hypotonique. Une solution qui présente la même osmolalité que le plasma sanguin est appelée **solution isotonique.** Une solution isotonique augmente le volume total de liquide organique sans que celui-ci n'ait à circuler d'un compartiment à l'autre. Une **solution hypertonique** (à l'osmolalité supérieure à celle du plasma sanguin) entraîne le liquide hors des cellules dans le LEC. Une **solution hypotonique** (à l'osmolalité inférieure à celle du plasma sanguin) fait passer le liquide dans les cellules, entraînant une hypertrophie cellulaire (augmentation du volume de la cellule) (Heitz & Horne, 2001). Ce processus est qualifié d'osmose.

La pression osmotique du sang est influencée par la concentration des protéines plasmatiques. La pression osmotique exercée par les protéines plasmatiques est appelée **pression oncotique.** L'albumine constitue la principale protéine du plasma sanguin. Elle joue un rôle physiologique essentiel, car elle participe au maintien de la pression osmotique en retenant le liquide dans le compartiment intravasculaire. Il faut se rappeler qu'à l'extrémité veineuse du système capillaire, l'action de la pression oncotique et la diminution de la **pression hydrostatique** laissent passer l'eau et les déchets dans les capillaires pour qu'ils soient filtrés par les reins. À l'extrémité artérielle du système capillaire, la pression hydrostatique est plus élevée que la pression oncotique. Les liquides et les solutés peuvent par conséquent sortir des capillaires et se retrouver dans l'espace interstitiel. Le surplus de liquides et de solutés dans l'espace interstitiel est retourné au compartiment intravasculaire par les canaux lymphatiques.

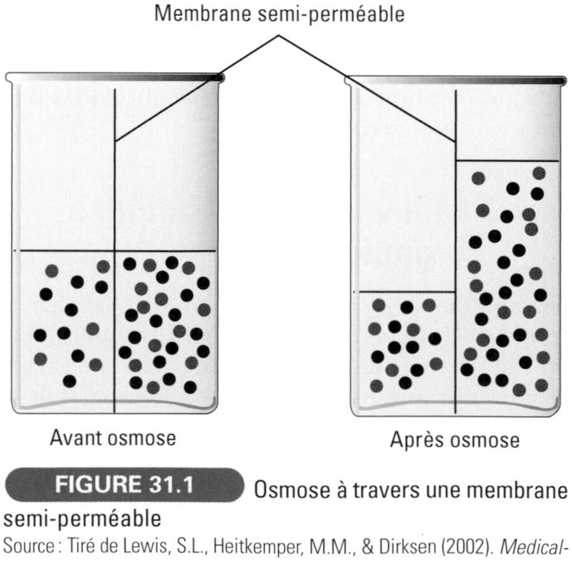

■ **Pression hydrostatique :** Pression exercée par un liquide (p. ex., le plasma) sur les parois d'un conduit (p. ex., un vaisseau sanguin) qui le contiennent.

Membrane semi-perméable

Avant osmose   Après osmose

FIGURE 31.1 Osmose à travers une membrane semi-perméable

Source : Tiré de Lewis, S.L., Heitkemper, M.M., & Dirksen (2002). *Medical-surgical nursing: Assessment and management of clinical problems* (4th ed.). St. Louis, Mo. : Mosby

Diffusion

La **diffusion** est le mouvement des molécules (gazeuses ou solides) dans une solution à travers une membrane semi-perméable, d'un milieu à forte concentration vers un milieu à faible concentration **FIGURE 31.2**. Le résultat entraîne une répartition égale du soluté dans la solution des différents compartiments. La vitesse de la diffusion est influencée par la taille et la masse des molécules, la température de la solution et la concentration de la solution. Ainsi, plus la molécule est petite, et la concentration et la température, élevées, plus rapide sera la diffusion. L'exemple physiologique représentatif du mécanisme de la diffusion est le mouvement de l'oxygène et du gaz carbonique entre les alvéoles et les vaisseaux sanguins des poumons. La différence entre les deux concentrations se nomme **gradient de concentration.**

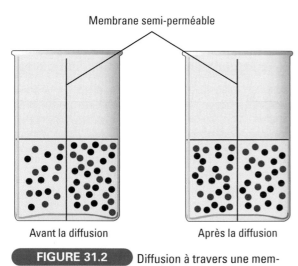

Membrane semi-perméable

Avant la diffusion   Après la diffusion

FIGURE 31.2 Diffusion à travers une membrane semi-perméable

Source : Tiré de Lewis, S.L., Heitkemper, M.M., Dirksen, S.R., O'Brien, P.G., & Bucher, L. (2007). *Medical-surgical nursing: Assessment and management of clinical problems* (7th ed.). St. Louis, Mo. : Mosby.

Filtration

La **filtration** est le processus par lequel l'eau et les solutés se déplacent d'un compartiment à un autre en fonction d'un gradient de pression hydrostatique (du compartiment dans lequel la pression hydrostatique est la plus élevée à celui dans lequel elle est la moins élevée). Encore une fois, la pression hydrostatique est la pression exercée par un liquide sur les parois du conduit qui le contient. Ce processus est actif dans les lits capillaires, où les différences de pression hydrostatique déterminent le mouvement de l'eau **FIGURE 31.3**. Si la pression hydrostatique est plus élevée dans le lit capillaire (espace intravasculaire) que dans l'espace interstitiel, le résultat net du mouvement de l'eau sera une accumulation de liquide dans l'espace interstitiel, appelée **œdème**. À l'inverse, si la pression hydrostatique est plus élevée dans l'espace interstitiel que dans le lit capillaire (espace intravasculaire), il en résultera une augmentation du volume liquidien intravasculaire.

Transport actif

À l'opposé des processus de diffusion, d'osmose et de filtration, le transport actif nécessite une dépense énergétique, car il fait passer des substances à travers la membrane cellulaire en opposition au gradient de concentration ou en l'absence d'un gradient de concentration. Le **transport actif** est associé au mouvement de plusieurs substances dans les deux sens et de façon simultanée, à l'aide de transporteurs moléculaires spécifiques. Ces transporteurs, présents dans chaque cellule, se lient aux différentes molécules à transporter hors de la cellule ou à l'intérieur de la cellule. Le transport actif permet ainsi de faire passer des molécules d'un compartiment à faible concentration à un compartiment à forte concentration, donc dans le sens contraire de la tendance

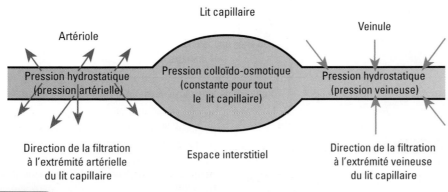

FIGURE 31.3 Exemple de filtration et de pression hydrostatique

naturelle de diffusion **FIGURE 31.4**. L'activité de la pompe Na⁺/K⁺-ATPase est l'exemple le plus connu de transport actif. Cette pompe agit en expulsant trois ions de sodium de la cellule pour y faire entrer deux ions de potassium. Il est ainsi possible de maintenir une concentration élevée de potassium dans le LIC et une concentration élevée de sodium dans le LEC.

31.1.4 Régulation des liquides organiques

Un organisme en santé est en mesure de réagir aux perturbations liquidiennes et électrolytiques pour prévenir ou réparer les déséquilibres.

La composition et le mouvement des liquides organiques sont régulés par les apports liquidiens, certaines hormones et l'élimination des liquides. Cet équilibre physiologique est appelé **homéostasie** (Heitz & Horne, 2001). Un organisme en santé est en mesure de réagir aux perturbations liquidiennes et électrolytiques pour prévenir ou réparer les déséquilibres.

Apport liquidien

L'apport liquidien est principalement régulé par le mécanisme de la soif. La soif se définit comme le désir conscient de boire, et elle est l'un des principaux facteurs qui déterminent les apports liquidiens d'une personne (Chernecky et al., 2006). Le centre de la soif se trouve dans l'hypothalamus. Il s'agit d'une partie du cerveau, située à la base du thalamus, qui contribue à la régulation des mécanismes de la température, de la faim, de la soif et de certaines émotions. La stimulation neurologique de l'hypothalamus entraîne par la suite la stimulation de l'hypophyse, une glande endocrine responsable de la sécrétion de plusieurs hormones, dont l'hormone antidiurétique (ADH). Les récepteurs responsables de la surveillance de la pression osmotique sont appelés **osmorécepteurs,** et ils détectent donc les variations dans la pression osmotique. Les variations à la hausse ou à la baisse de l'osmolalité sérique stimulent l'hypothalamus. Par exemple, lorsqu'une personne mange des croustilles, le sel qu'elles contiennent augmente l'osmolalité des liquides organiques et stimule le mécanisme de la soif (Monahan, Sands, Neighbors, Marek, & Green, 2007). L'augmentation de l'osmolalité plasmatique peut survenir lorsqu'une personne se trouve dans n'importe quel état qui empêche l'ingestion de liquides par voie orale ou en cas d'administration de solutés hypertoniques. L'hypothalamus est également stimulé en présence d'une grande perte de liquide, par exemple, en cas de vomissements ou d'une hémorragie qui entraîne une hypovolémie (diminution du volume sanguin total). D'autres facteurs, comme certaines réactions psychologiques ainsi que la sécheresse des muqueuses buccale et pharyngienne, occasionnée par la prise de certains médicaments, par exemple les diurétiques, provoquent une sensation de soif **FIGURE 31.5**. Ces facteurs seront expliqués plus loin.

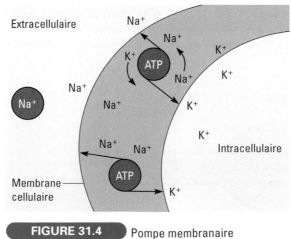

FIGURE 31.4 Pompe membranaire

Source : Tiré de Lewis, S.L., Heitkemper, M.M., Dirksen, S.R., O'Brien, P.G., & Bucher, L. (2007). *Medical-surgical nursing: Assessment and management of clinical problems* (7ᵗʰ ed.). St-Louis, Mo. : Mosby.

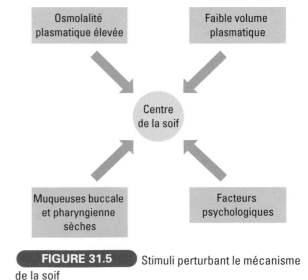

FIGURE 31.5 Stimuli perturbant le mécanisme de la soif

L'apport liquidien moyen chez l'adulte est d'environ 2 200 à 2 700 ml par jour ; l'absorption de liquide par voie orale représente de 1 100 à 1 400 ml, les aliments solides, environ 800 à 1 000 ml, et le métabolisme oxydatif, 300 ml par jour (Heitz & Horne, 2001). L'oxydation de l'eau (le métabolisme oxydatif) est la conséquence du métabolisme cellulaire des aliments solides ingérés. L'apport liquidien est tout particulièrement important pour les nourrissons, les clients qui présentent des troubles neurologiques ou psychologiques, et les personnes incapables de percevoir le besoin de boire ou d'y réagir. Ces clientèles sont susceptibles de souffrir davantage de **déshydratation** (déficit en eau).

Régulation hormonale

De nombreuses hormones participent à la régulation du volume liquidien corporel par l'action de divers mécanismes. Parmi elles se trouve l'**hormone antidiurétique (ADH)**. Elle constitue le principal régulateur physiologique de l'excrétion rénale de l'eau. Ainsi, lorsque les osmorécepteurs, situés dans l'hypothalamus, détectent une augmentation de l'osmolalité sanguine, la partie postérieure de l'hypophyse (la neurohypophyse) est à son tour stimulée et libère l'hormone antidiurétique. Celle-ci agit directement sur les tubules collecteurs rénaux pour les rendre perméables à l'eau, qui est alors réabsorbée et retournée à la circulation systémique. La diurèse s'en trouve conséquemment diminuée. Ainsi, l'urine excrétée présente une osmolalité plus élevée. Le retour à une osmolalité sérique normale est détecté par les osmorécepteurs, et la sécrétion d'ADH cesse alors. Les tubules collecteurs deviennent imperméables à l'eau et le volume urinaire augmente. L'urine ainsi excrétée présente une osmolalité diminuée. Ces mécanismes d'ajustement physiologiques visent à maintenir l'homéostasie.

Le **système rénine-angiotensine-aldostérone (SRAA)** contribue à la régulation de la pression artérielle (P.A.) et à l'équilibre liquidien corporel. Lorsqu'il y a diminution de l'irrigation rénale, soit par une réduction du volume du LEC ou par une baisse de la pression artérielle, l'**appareil juxtaglomérulaire** (dont les cellules de la **macula densa**), situé dans le rein, détecte cette diminution de la filtration glomérulaire et de la quantité de sodium filtré, et sécrète la rénine. La **rénine**, une enzyme protéolytique, déclenche ensuite une cascade d'événements de conversion de l'angiotensinogène en **angiotensine I**, puis en angiotensine II par l'action de l'enzyme de conversion de l'angiotensine (ECA). Dans l'organisme, cette enzyme se retrouve dans la plupart des tissus, mais particulièrement dans les capillaires pulmonaires. L'angiotensine II provoque une vasoconstriction des vaisseaux sanguins par augmentation de la résistance vasculaire. Il en résulte une amélioration de l'irrigation rénale. L'angiotensine II agit également en stimulant la production de l'aldostérone en présence d'une faible concentration de sodium (Speakman & Weldy, 2002).

L'**aldostérone** est une hormone minéralocorticoïde sécrétée par la glande corticosurrénale. Elle contribue à l'équilibre de l'eau et des électrolytes de l'organisme en stimulant la réabsorption du sodium (Na^+), et l'excrétion du potassium (K^+) et de l'hydrogène (H^+). Elle agit sur la partie distale du tubule rénal. L'action de l'aldostérone entraîne une rétention d'eau, et intervient dans la régulation du volume sanguin et de la pression artérielle. Outre l'angiotensine II, une concentration sanguine élevée de potassium stimule également l'aldostérone. À l'inverse, lorsque la concentration sanguine de potassium est basse, la sécrétion d'aldostérone diminue.

Le **peptide auriculaire natriurétique ou atrial (ANP)** joue un rôle primordial dans l'équilibre hydroélectrolytique et dans le maintien du tonus vasculaire. Le peptide auriculaire natriurétique est une hormone sécrétée par les cellules des oreillettes du cœur en réaction à l'étirement de celles-ci et à une augmentation du volume sanguin y circulant. Le ANP a une action diurétique, qui entraîne une perte de sodium, et il inhibe le mécanisme de la soif.

Régulation de l'élimination des liquides

La peau, les poumons, le tractus gastro-intestinal et les reins sont les organes responsables de l'élimination des liquides de l'organisme **TABLEAU 31.3**.

Le **système nerveux sympathique (SNS)** contrôle l'évaporation de l'eau par la peau. Quand il est question des effets de la stimulation sympathique, les réactions de lutte et de fuite viennent souvent à l'esprit. L'un de ces effets est l'activation des glandes sudoripares. La **perte hydrique** qui s'ensuit peut être **sensible** ou **insensible.** La perte moyenne par la peau est de 500 à 600 ml d'eau par jour (Heitz & Horne, 2001). La perte

L'apport liquidien est tout particulièrement important pour les nourrissons, les clients qui présentent des troubles neurologiques ou psychologiques, et les personnes incapables de percevoir le besoin de boire ou d'y réagir.

■ **Angiotensine I :** Décapeptide inactif transformé par l'action de la rénine sur l'angiotensinogène.

TABLEAU 31.3	Apport et élimination quotidiens moyens de liquide chez un adulte		
Apport liquidien	**Quantité (ml)**	**Élimination liquidienne**	**Quantité (ml)**
Liquides par voie orale	1 100-1 400	Reins	1 200-1 500
Aliments solides	800-1 000	Peau	500-600
		Poumons	400
Métabolisme	300	Tractus gastro-intestinal	100-200
Apport total	2 200-2 700	**Élimination totale**	2 200-2 700

hydrique engendrée par la sudation ou par un excès de sudation (diaphorèse) est qualifiée de sensible. Elle peut être perçue par le client, et par l'infirmière à l'examen physique.

Quant à la perte hydrique insensible, elle est continuelle et imperceptible. Elle peut augmenter considérablement en présence de fièvre ou de brûlures (Heitz & Horne, 2001).

Les poumons perdent environ 400 ml d'eau quotidiennement. Cette perte hydrique insensible peut augmenter en réaction aux variations de la fréquence et de la capacité respiratoires.

Madame Bélanger dit qu'elle urine beaucoup depuis deux jours. Que devrait-on faire dans ce cas pour vérifier si la diurèse est normale ?

Le tractus gastro-intestinal joue un rôle essentiel dans la régulation des liquides. Quotidiennement, environ trois à six litres de liquide isotonique transitent par le tractus gastro-intestinal avant de retourner dans le LEC. Dans des conditions normales, le volume d'excrétion fécale chez un adulte est de trois à six litres par jour, dont seulement 100 à 200 ml pour l'excrétion fécale liquide. Cependant, en présence d'un processus anormal comme la diarrhée, une grande quantité de liquide est éliminée par le tractus gastro-intestinal. Cette perte peut avoir une incidence importante sur la régulation normale des liquides.

Les reins sont les principaux organes régulateurs de l'équilibre hydroélectrolytique. Ils filtrent environ 180 L de plasma tous les jours et produisent de 1 200 à 1 500 ml d'urine.

31.1.5 Régulation des électrolytes

Cations

Le sodium (Na^+), le potassium (K^+), le calcium (Ca^{++}) et le magnésium (Mg^{++}) représentent la majorité des cations contenus dans les liquides organiques. Afin d'assurer l'équilibre homéostasique, la neutralité électrique des cellules doit être maintenue par l'échange de cations entre le LIC et le LEC. Ainsi, lorsqu'un cation donné quitte la cellule, il est remplacé par un autre cation.

Régulation du sodium

Le **sodium** (Na^+) est le cation le plus abondant (90 %) du LEC. Il est l'électrolyte principal dans le maintien de l'équilibre hydrique en raison de ses effets sur :

- l'osmolalité sérique ;
- la transmission des impulsions nerveuses ;
- la régulation de l'équilibre acidobasique ;
- la participation aux réactions chimiques cellulaires (McCance & Huether, 2002).

Les apports alimentaires et la sécrétion d'aldostérone sont les principaux facteurs qui contribuent à la régulation du sodium. La concentration normale de sodium dans le LEC est de 135 à 145 mmol/L.

Régulation du potassium

Le **potassium** (K^+) est le principal cation du compartiment intracellulaire. Une faible quantité (environ 2 %) se retrouve dans le LEC (Heitz & Horne, 2001). Le taux de potassium dans le sang est de 3,5 à 5,0 mmol/L. Le potassium régule de nombreuses activités métaboliques ; il contribue à la transmission des impulsions nerveuses, à la conduction cardiaque normale, et à la contraction des muscles lisses et squelettiques (McCance & Huether, 2002).

Régulation du calcium

Le **calcium (Ca^{++})** est emmagasiné dans les os, le plasma et les cellules. Il est réparti dans une proportion de 99 % dans les os et de 1 % seulement dans le LEC. Environ 50 % du calcium plasmatique est lié aux protéines, principalement à l'albumine, et 40 % de celui-ci se retrouve sous forme libre, ionisé. Les 10 % de calcium restant entrent dans la composition d'anions non protéiques comme le phosphate, le citrate et le carbonate (Heitz & Horne, 2001). La quantité normale de calcium plasmatique ionisé est de 1,09 à 1,30 mmol/L. Le calcium sérique est le plus souvent exprimé sous forme non ionisée, et la quantité normale se situe entre 2,15 à 2,60 mmol/L. Le calcium participe à la formation des os et des dents, aux mécanismes de coagulation sanguine et à la sécrétion hormonale. Il participe également au maintien de l'intégrité de la membrane cytoplasmique, à la conduction cardiaque, à la transmission des impulsions nerveuses et à la contraction des muscles. C'est l'action de la **parathormone (PTH)** qui régule le calcium dans l'organisme. La parathormone est sécrétée par les glandes parathyroïdes en réaction à une baisse du calcium sanguin. Les concentrations plasmatiques de calcium et de phosphore sanguin sont étroitement liées l'une et l'autre. Leur concentration sanguine varie de façon inversement proportionnelle. La parathormone agit sur la résorption osseuse, la réabsorption du calcium par les intestins, et la réabsorption du calcium et l'excrétion du phosphore par les tubules rénaux.

Régulation du magnésium

Les os contiennent de 50 à 60 % du magnésium présent dans tout l'organisme, alors que seulement 1 % se trouve dans le LEC. Les cellules emmagasinent le magnésium excédentaire (Monahan et al., 2007). La concentration de magnésium plasmatique varie de 0,65 à 1,05 mmol/L. L'apport alimentaire, l'excrétion rénale et, à un degré moindre, l'action de la parathormone contribuent à l'équilibre du taux de magnésium plasmatique. Le **magnésium (Mg^{++})** est un cation essentiel à l'activité enzymatique et au métabolisme énergétique cellulaire. Il participe directement aux mécanismes de stabilisation de la membrane cellulaire, à la conduction nerveuse, à la stabilité ionique et à l'activité des canaux calciques.

Anions

Les trois principaux anions des liquides organiques sont l'ion chlorure (Cl^-), l'ion bicarbonate (HCO_3^-) et l'ion phosphate (PO_4^{3-}).

Régulation du chlorure

Le **chlorure (Cl^-)** est l'anion principal du LEC. Le transport du chlorure est similaire à celui du sodium. Les concentrations normales varient de 95 à 108 mmol/L. L'apport alimentaire et les reins régulent le taux de chlorure plasmatique. Une personne dont la fonction rénale est normale et qui compte un apport riche en chlorure en sécrétera une plus grande quantité dans ses urines.

Régulation du bicarbonate

Le bicarbonate (HCO_3^-) est présent dans le LEC et le LIC. Le taux normal dans le sang artériel varie de 22 à 26 mmol/L (artériel) et 24 à 30 mmol/L (veineux); le taux dans le sang veineux est mesuré de la même façon que le gaz carbonique, sa concentration normale variant de 24 à 30 mmol/L. Le bicarbonate est un composant essentiel du système tampon bicarbonate-acide carbonique lui-même indispensable à l'équilibre acidobasique. Ce sont les reins qui régulent le taux de bicarbonate.

Régulation du phosphore-phosphate

Les termes **phosphore** et **phosphate** sont souvent utilisés de façon interchangeable, car pratiquement tout le phosphore contenu dans l'organisme s'y retrouve sous forme de phosphate (PO_4^{3-}) (Heitz & Horne, 2001). Le phosphate se retrouve principalement dans le LIC, alors que le LEC n'en contient qu'une faible quantité. Le taux normal de phosphate sérique est de 0,80 à 1,55 mmol/L. Le phosphate est un anion tampon qui participe également à l'équilibre acidobasique. Il contribue, avec le calcium, au développement et au maintien des os et des dents. Il favorise également l'activité neuromusculaire normale et participe au métabolisme des glucides. Il est normalement absorbé par le tractus gastro-intestinal, et son taux est régulé par l'apport alimentaire, l'excrétion rénale, l'absorption intestinale et la glande parathyroïde.

31.1.6 Équilibre acidobasique

Le pH de l'organisme est régulé par le rapport du gaz carbonique (CO_2; un acide) au bicarbonate (HCO_3^-; une base) dans le plasma. Le rein régule l'excrétion ou la réabsorption du HCO_3^-, tandis que les poumons gèrent l'expulsion ou la rétention du CO_2. Le déséquilibre acidobasique survient quand il y a excès d'acide ou excès de base, ou en présence de maladies perturbant la concentration de CO_2 ou de HCO_3^-. Le déséquilibre est évalué à l'aide des **gaz sanguins** artériels. Leur analyse porte sur les six éléments suivants : le pH, la $PaCO_2$ (pression partielle en gaz carbonique), la PaO_2 (pression partielle en oxygène), la SaO_2 (saturation du sang artériel en oxygène), le HCO_3^- et l'acide carbonique (H_2CO_3). Une concentration anormale de l'un de ces éléments indique un déséquilibre acidobasique.

pH

Le **pH** sert à mesurer la concentration d'ions hydrogène (H^+) dans les liquides organiques. Le moindre changement peut mettre en danger la vie du client. Il faut se rappeler qu'une augmentation de la concentration d'ions H^+ rend la solution plus acide alors qu'une diminution la rend plus alcaline.

$PaCO_2$

La **$PaCO_2$** est la pression partielle en gaz carbonique dans le sang artériel. Elle reflète l'amplitude de la ventilation alvéolaire. Elle est normalement de 35 à 45 mm Hg. Une $PaCO_2$ inférieure à 35 mm Hg est un signe d'hyperventilation. Lorsque la fréquence et l'amplitude respiratoires augmentent, la teneur en CO_2 dans le sang artériel diminue, car la quantité de CO_2 expirée est plus élevée. D'ailleurs, madame Bélanger a une fréquence respiratoire de 26/minute, sa respiration est profonde, et sa $PaCO_2$ est de 30 mm Hg. Une $PaCO_2$ supérieure à 45 mm Hg indique une hypoventilation. Si la fréquence et l'amplitude respiratoires diminuent, la teneur en CO_2 dans le sang artériel augmente car la quantité de CO_2 expirée est plus faible.

PaO_2

La **PaO_2** est la pression partielle en oxygène dans le sang artériel. Une PaO_2 normale n'influe pas sur la régulation acidobasique. Par contre, si elle est inférieure à 60 mm Hg, elle peut entraîner un métabolisme anaérobique, et, par conséquent, une production d'acide lactique et une acidose métabolique. Une baisse de la PaO_2 chez les personnes âgées est normale. L'hypoxémie peut également susciter l'hyperventilation, causant ainsi une alcalose respiratoire (Heitz & Horne, 2001). Une PaO_2 normale est habituellement de 80 à 100 mm Hg.

Une baisse de la PaO_2 chez les personnes âgées est normale.

SaO_2

La **SaO_2** est la saturation du sang artériel en oxygène. Elle est exprimée en pourcentage. La SaO_2 est normalement de 95 à 99 %. Un client hypoxique utilise l'oxygène disponible et puise à même sa réserve (oxygène lié à l'hémoglobine) pour oxygéner ses tissus (Ignatavicius & Workman, 2005). Les changements de température, le pH et la $PaCO_2$ influent sur la SaO_2. Une PaO_2 qui chute au-dessous de 60 mm Hg provoque une forte baisse de la SaO_2 (Heitz & Horne, 2001).

Excès de base

L'excès de base consiste en la quantité de substances tampons présentes (hémoglobine et bicarbonate). Une quantité importante indique une alcalose et peut résulter de l'ingestion massive de médicaments contenant du bicarbonate de sodium (p. ex., certains antiacides), d'un excès de citrate découlant d'une transfusion sanguine rapide, ou d'une perfusion intraveineuse (I.V.) de bicarbonate de sodium pour corriger une acidocétose. Une valeur faible indique la présence d'une acidose et est généralement causée par une trop grande élimination d'ions bicarbonate (HCO_3^-). Par exemple, si le client a des selles diarrhéiques, l'augmentation de la motilité intestinale qui accompagne la diarrhée provoque l'élimination des liquides contenant du bicarbonate au lieu de favoriser leur absorption (Ignatavicius & Workman, 2005).

HCO_3^-

Le bicarbonate (HCO_3^-) plasmatique est le principal anion de l'équilibre acidobasique. Il est produit et excrété par les reins pour maintenir un milieu acidobasique normal. Il s'agit du principal tampon du liquide extracellulaire de l'organisme. Une fois le bicarbonate dans le LEC, sa concentration est 20 fois plus élevée que la concentration d'acide carbonique (Ignatavicius & Workman, 2005). Elle varie normalement de 22 à 26 mmol/L. Une concentration inférieure à 22 mmol/L indique généralement la présence d'une acidose métabolique, et une concentration supérieure à 28 mmol/L révèle une alcalose métabolique.

31.1.7 Régulation de l'équilibre acidobasique

Le fonctionnement optimal des cellules de l'organisme nécessite un équilibre entre les acides et les bases. Cet équilibre est exprimé à l'aide d'une mesure indirecte de la concentration en ions hydrogène (H^+) et est appelé le pH. Il s'agit d'une échelle logarithmique mesurant le degré d'acidité ou d'alcalinité d'un liquide. Une **solution neutre** a un pH de 7, alors que le pH d'une **solution acide** est inférieur à 7 et que celui d'une **solution alcaline** est supérieur à 7.

Ainsi, plus la concentration en H^+ est élevée, plus la solution est acide, et plus le pH est bas. À l'inverse, plus la concentration en H^+ est basse, plus la solution est alcaline et plus le pH est élevé. Une concentration normale de H^+ est nécessaire pour préserver l'intégrité de la membrane cytoplasmique et la vitesse de l'activité enzymatique des cellules. L'**équilibre acidobasique** est atteint lorsque le taux net de production des acides et des bases de l'organisme est égal à leur taux d'excrétion. Lorsque la concentration de H^+ dans le LEC augmente, le pH diminue, et cet état physiologique est appelé **acidose.** Lorsque la concentration d'ions hydrogène diminue dans le LEC, le pH augmente, et cet état physiologique est appelé **alcalose.** Le pH reflète également l'équilibre entre le gaz carbonique (CO_2) régulé par les poumons et les ions bicarbonate (HCO_3^-) régulés par les reins (Heitz & Horne, 2001). Les variations acidobasiques sont d'abord corrigées par les systèmes tampons, mais l'action de ces derniers est plutôt limitée. Un **tampon** est une substance ou un ensemble de substances qui peut absorber ou libérer des ions H^+ afin de maintenir l'équilibre acidobasique. D'autres mécanismes physiologiques participent à la correction des déséquilibres acidobasiques et seront expliqués plus loin.

Régulation chimique

Le système tampon bicarbonate-acide carbonique est le tampon le plus important présent dans le LEC **FIGURE 31.6**. Ce système peut être exprimé comme suit :

$$CO_2 + H_2O = H_2CO_3 = H^+ + HCO_3^-$$

$$\text{Gaz carbonique} + \text{Eau} = \text{Acide carbonique}$$

$$= \text{Hydrogène} + \text{Bicarbonate}$$

Le système tampon bicarbonate-acide carbonique (HCO_3^--H_2CO_3) est le premier à réagir au moment d'un changement de pH du LEC, et son action est très rapide. L'équation démontre que les concentrations de H^+ et de CO_2 sont directement liées l'une à l'autre. Une augmentation du CO_2 entraîne une augmentation de la production de H^+, et quand la production de H^+ augmente, cela entraîne une production accrue de CO_2 (Sherwood, 2006). L'excrétion du CO_2 produit est principalement régulée par les poumons, alors que l'excrétion des ions H^+ et des ions bicarbonates (HCO_3^-) est régulée par les reins.

Régulation biologique

L'effet tampon biologique survient lorsque les ions hydrogène (H^+) sont absorbés ou libérés par les cellules. Ce processus peut prendre de deux à quatre heures et se produit à la suite d'un effet tampon chimique. Le H^+, qui possède une charge positive, est alors échangé avec un autre ion chargé positivement, soit le potassium (K^+) dans la plupart des cas. Lorsqu'il y a un excès d'acide, un H^+ pénètre dans la cellule, et un K^+ la quitte pour pénétrer dans le LEC, haussant la concentration de potassium dans le sang. La libération d'acides gras provoquée par une acidocétose diabétique ou par une maladie en phase terminale en est un bon exemple. Un autre système tampon biologique est le système hémoglobine-oxyhémoglobine. Le gaz carbonique (CO_2) se diffuse dans les érythrocytes et produit de l'acide carbonique (H_2CO_3), qui se dissocie en H^+ et en ions bicarbonate (HCO_3^-). Les H^+ se lient à l'hémoglobine, et le HCO_3^- devient alors disponible pour être échangé par effet tampon avec le chlorure extracellulaire (Ganong, 2005).

Un autre effet tampon biologique consiste dans le déplacement de l'ion chlorure dans les érythrocytes. Lorsque le sang est oxygéné par les poumons, le bicarbonate se diffuse dans les érythrocytes, et le chlorure se déplace de l'hémoglobine vers le plasma pour maintenir la neutralité électrique. La situation inverse se produit lorsque le CO_2 passe à l'intérieur des érythrocytes, dans les lits capillaires.

Régulation physiologique

Les deux **tampons physiologiques** de l'organisme sont les poumons et les reins. Les poumons réagissent rapidement (en quelques minutes) à un déséquilibre acidobasique en ramenant le pH au niveau précédant l'action des tampons biologiques. La concentration élevée d'ions hydrogène (H^+) et de gaz carbonique (CO_2) stimule

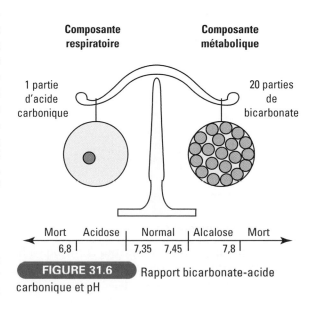

FIGURE 31.6 Rapport bicarbonate-acide carbonique et pH

habituellement la respiration. Lorsque la concentration de H$^+$ change, les poumons corrigent le déséquilibre en modifiant la fréquence et l'amplitude respiratoires. Par exemple, en présence d'acidose métabolique, la fréquence respiratoire augmente, et une grande quantité de CO$_2$ est expulsée, entraînant une diminution de l'acidité. Par contre, en présence d'une alcalose métabolique, les poumons conservent le CO$_2$ en diminuant la fréquence respiratoire ; il se produit alors une augmentation de l'acidité (Monahan et al., 2007).

Les reins peuvent prendre de quelques heures à plusieurs jours pour corriger le déséquilibre acidobasique. Ils réabsorbent le bicarbonate s'il y a un surplus d'acide (acidose) et l'excrètent s'il y a une carence en acide (alcalose). De plus, les reins utilisent un ion phosphate (PO$_4^{3-}$) pour produire l'acide phosphorique (H$_3$PO$_4$), qui permet d'excréter les H$^+$. Une expulsion d'acide sulfurique (H$_2$SO$_4$) est également possible. Enfin, les reins utilisent le mécanisme de formation de l'ammoniac pour rétablir l'équilibre acidobasique. L'action de ce mécanisme entraîne la modification chimique de certains acides aminés dans les tubules urinaires. L'ammoniac (NH$_3$) ainsi formé, lorsqu'il est en présence de H$^+$, forme à son tour l'ammonium (NH$_4$), qui est excrété dans l'urine, ce qui élimine des H$^+$ et réduit l'acidité (Monahan et al., 2007).

Les reins peuvent prendre de quelques heures à plusieurs jours pour corriger le déséquilibre acidobasique.

31.1.8 Perturbations des équilibres hydroélectrolytique et acidobasique

Les perturbations des équilibres hydroélectrolytique et acidobasique, qui surviennent rarement seules, peuvent gêner les processus physiologiques. Par exemple, lorsque le client subit une perte de liquides biologiques à la suite de brûlures, d'une maladie ou d'un traumatisme, il est alors prédisposé aux déséquilibres hydroélectrolytiques. Il semble que ce soit le cas de madame Bélanger, car elle urine plus que d'habitude depuis deux jours. De plus, des troubles acidobasiques peuvent survenir lorsque certains déséquilibres hydroélectrolytiques ne sont pas traités.

Déséquilibres hydroélectrolytiques

Déséquilibres du sodium

Le sodium (Na$^+$) est un soluté qui contribue à la tonicité et induit des mouvements d'eau à travers les membranes cellulaires. La concentration plasmatique de Na$^+$ (natrémie) est le principal déterminant de l'osmolalité plasmatique (OsmP).

L'hyponatrémie est définie par une concentration plasmatique de Na$^+$ inférieure à 135 mmol/L. La natrémie de madame Bélanger est donc anormale. Elle résulte d'une perte de solutés (Na$^+$ ou K$^+$) ou d'une rétention d'eau. L'hyponatrémie reflète, dans la plupart des cas, un état d'hypoosmolalité.

Les signes et les traitements cliniques varient en fonction de la cause de l'hyponatrémie. Celle-ci peut être associée ou non à un déséquilibre du volume extracellulaire, qui peut être normal, élevé ou bas. La cause la plus fréquente d'une diminution de l'osmolalité du LEC est une perte de Na$^+$ sans perte de liquide. L'organisme s'adapte d'abord en réduisant la quantité d'eau excrétée pour diminuer l'excrétion de Na$^+$ et maintenir l'osmolalité sérique à des quantités près de la normale. Lorsque la perte de Na$^+$ se poursuit, l'organisme équilibre la volémie et le volume des tissus interstitiels pour diluer le Na$^+$ dans le LEC.

L'hypernatrémie est définie par une concentration plasmatique de Na$^+$ supérieure à 145 mmol/L. Dans la majorité des cas, elle est associée à une perte excessive d'eau ou à un excès de sodium, et, par conséquent, à une diminution du LEC et du LIC. Une sécrétion élevée d'aldostérone peut être une cause d'hypernatrémie. L'aldostérone entraîne une rétention de Na$^+$ et une excrétion de K$^+$. En présence d'hypernatrémie, l'organisme essaie de retenir le plus d'eau possible par la réabsorption tubulaire d'origine rénale. L'hypernatrémie suppose toujours une hyperosmolalité et est responsable de la déshydratation intracellulaire.

Déséquilibres du potassium

L'hypokaliémie est définie par une concentration plasmatique de potassium (kaliémie) inférieure à 3,5 mmol/L ; la kaliémie de madame Bélanger est donc normale. L'hypokaliémie est un déséquilibre hydroélectrolytique courant **TABLEAU 31.4**. Étant donné la quantité normale de potassium (K$^+$) sérique très faible, l'organisme tolère difficilement les fluctuations de la kaliémie. Une hypokaliémie grave peut nuire à la conduction et à la fonction cardiaques. Elle est causée le plus souvent par la prise de diurétiques tels que les **diurétiques thiazidiques (hydrochlorothiazides)** et les **diurétiques de l'anse (furosémide, acide éthacrinique),** qui augmentent l'excrétion de K$^+$.

TABLEAU 31.4 Déséquilibres potassiques

MÉTABOLISME DU POTASSIUM	DÉSÉQUILIBRES ET CAUSES	SIGNES ET SYMPTÔMES	EXAMENS DE BASE PERTINENTS
• Apports : – Normalité : ingestion et absorption digestive quotidiennes (100 mEq/L) égales à l'excrétion, en majorité rénale. – Le K^+ se retrouve surtout dans les fruits et les légumes. • Bilan interne : – Environ 98 % du K^+ dans le compartiment intracellulaire (cellules musculaires striées, lisses et cardiaques) et 2 % dans le compartiment extracellulaire • Facteurs influençant la distribution du K^+ entre les milieux intracellulaire et extracellulaire : – Facteurs physiologiques : la Na^+/K^+-ATPase stimulée par l'aldostérone ; la sécrétion de catécholamines ; la sécrétion d'insuline ; l'exercice – Facteurs pathologiques : Insuffisance rénale chronique (IRC) ; déséquilibre du pH extracellulaire ; – Hyperosmolalité	**Hypokaliémie** • Apport réduit en K^+ (jeûne total, solutés sans K^+ en période postopératoire) • Excrétion accrue de K^+ – digestive (vomissements, aspiration du liquide gastrique, diarrhée ou abus de laxatifs) – rénale (prise de diurétiques thiazidiques, hyperaldostéronisme, acidocétose diabétique, acidose tubulaire rénale, déplétion du Mg^{++}, prise de médicaments [corticostéroïdes, cisplatine, amphotéricine B]) • Entrée de K^+ dans la cellule : – Alcalose (sortie de H^+ du LIC, qui favorise l'entrée de K^+) – Production d'aldostérone, de catécholamine (situation de stress), prise d'insuline (traitement de l'acidocétose diabétique)	Symptomatique dans les cas graves ; manifestations cliniques peu spécifiques • Muscles squelettiques : Faiblesse musculaire jusqu'à la paralysie flasque (des membres inférieurs et respiratoire ; risque d'augmenter l'hypoventilation et de causer l'arrêt respiratoire). • Muscles cardiaques : – Diminution de la contractilité cardiaque, dépression du segment ST à l'électrocardiogramme (ECG), disparition ou inversion de l'onde T – Potentialisation de l'effet de la digitale – Bloc auriculoventriculaire, arythmies ventriculaires et arrêt cardiaque • Muscles lisses : Dans le tube digestif ; diminution de la motilité, d'où un iléus paralytique	• Examen physique : – P.A., fréquence cardiaque (F.C.) – force musculaire • Examens diagnostiques : – ECG – Tests de laboratoire (kaliémie, magnésémie, chlorémie, digoxinémie, urée, créatininémie)
	Hyperkaliémie • Apport accru en K^+ (bolus de chlorure de potassium) • Excrétion réduite : – Insuffisance rénale – Hypoaldostéronisme – Prises de diurétiques d'épargne potassique – Prise d'autres médicaments (p. ex., inhibiteur de l'enzyme de conversion de l'angiotensine [IECA], héparine, ARA, AINS) • Sortie de K^+ des cellules : – Lyse cellulaire (hémolyse, rhabdomyolyse [par électrocution ou traumatisme]) – Déficience hormonale – Prise de succinylcholine – Acidose métabolique	• Cœur : – Disparition de l'onde P, élargissement du complexe QRS, et onde T à l'ECG pointue et étroite – Diminution de l'effet de la digitale – Bloc auriculo-ventriculaire, arythmies ventriculaires et arrêt cardiaque • Système neuromusculaire : Signes et symptômes rares, car les complications cardiaques sont majoritairement mortelles.	• Examen physique : P.A., F.C. • Examens diagnostiques : – ECG – Tests de laboratoire (dosage des électrolytes)

L'hyperkaliémie est définie par une concentration plasmatique de potassium supérieure à 5,1 mmol/L. Ses principales causes sont un excès d'apport, un transfert de K^+ entre les compartiments intracellulaire et extracellulaire (redistribution) et un défaut d'élimination rénale. La cause la plus probable d'une hyperkaliémie est une insuffisance rénale suffisamment importante

31

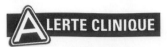
pour entraîner une diminution de l'activité fonctionnelle du rein et perturber sa capacité d'excrétion du K^+. Il faut noter qu'une pseudo-hyperkaliémie peut survenir. Celle-ci est le plus fréquemment attribuable aux conditions de prélèvement de l'échantillon sanguin. Ainsi, lorsque le prélèvement sanguin est effectué en utilisant de façon prolongée un garrot trop serré, il s'ensuit une lyse cellulaire. Cette lyse libère le potassium normalement contenu à l'intérieur de la cellule et augmente faussement la valeur sérique du potassium. Également, un prélèvement effectué du côté où se fait une perfusion intraveineuse de potassium peut être une autre cause de pseudohyperkaliémie. Les symptômes associés à l'hyperkaliémie se résument à des signes neuromusculaires non spécifiques et plutôt tardifs, et à des troubles de la conduction cardiaque.

Déséquilibres du calcium

L'hypocalcémie se définit comme une concentration plasmatique du calcium (calcémie) inférieure à 2,15 mmol/L. L'hypocalcémie survient lorsque la perte nette de calcium du compartiment extracellulaire excède l'apport de calcium en provenance de l'intestin ou de l'os. L'hypocalcémie résulte donc soit d'une diminution des apports de calcium dans la circulation, soit d'une augmentation des pertes d'ions calcium (Ca^{++}) en circulation.

Ce déséquilibre peut résulter de plusieurs affections, dont certaines ont des conséquences directes sur les glandes thyroïde et parathyroïdes. L'hypocalcémie peut également découler d'une insuffisance rénale (l'incapacité des reins à

excréter le phosphore fait augmenter le taux de phosphore et diminuer le taux de calcium dans l'organisme). Ses signes et symptômes peuvent relever des fonctions diminuées des systèmes neuromusculaire, cardiaque et rénal.

Les déterminants principaux de la calcémie sont la concentration plasmatique de phosphate (en situation aiguë), la parathormone (PTH) et la concentration des métabolites actifs de la vitamine D (en situation chronique). Une hypocalcémie chronique ne peut survenir que s'il existe une anomalie de la production ou de l'action cellulaire soit de la PTH, soit de la vitamine D, puisque la quantité de calcium emmagasiné dans l'os est grande et que celui-ci peut être libéré pour maintenir la calcémie.

L'hypercalcémie se définit comme une concentration plasmatique de calcium supérieure à 2,75 mmol/L. Ce déséquilibre est souvent le symptôme d'une maladie sous-jacente, qui provoque une réabsorption osseuse excessive accompagnée d'une libération de calcium **TABLEAU 31.5**.

Déséquilibres du magnésium

Les symptômes sont causés par les changements dans l'excitabilité neuromusculaire. L'hypomagnésémie est définie par une concentration plasmatique du magnésium inférieure à 0,70 mmol/L. L'hypomagnésémie est une situation fréquente. Une **déplétion** du magnésium symptomatique est souvent associée à de nombreuses anomalies biochimiques telles qu'une hypokaliémie, une hypocalcémie ou une alcalose métabolique. Ainsi, il est difficile de faire état de manifestations cliniques spécifiques de l'hypomagnésémie.

■ Déplétion : Diminution du volume des liquides, en particulier du sang, contenus dans l'ensemble du corps ou accumulés dans un organe ou une cavité.

■ Néphropathie : Affection rénale due à un trouble fonctionnel ou à des lésions organiques du rein.

TABLEAU 31.5 Déséquilibres électrolytiques	
DÉSÉQUILIBRE ET CAUSES	**DONNÉES CLINIQUES À ÉVALUER**
Hyponatrémie • Perte de sodium causée par une néphropathie • Insuffisance surrénale • Pertes par voie digestive • Diaphorèse • Prise de diurétiques (combinée principalement à un régime sans sel) • Polydipsie psychogène • Syndrome de sécrétion inappropriée d'hormone antidiurétique (SIHAD)	*Symptômes* Nausées, malaises, crampes musculaires, céphalées *Examen physique* Léthargie, ralentissement psychomoteur, convulsions, coma ; état d'hydratation (évaluation du LEC) ; vomissements, diarrhée, prise de diurétiques *Résultats d'analyses* Osmolalité plasmatique (OsmP), natrémie, kaliémie, chlorémie, ions bicarbonates, urée, glucose, sodium urinaire (U Na) et osmolalité urinaire

TABLEAU 31.5 Déséquilibres électrolytiques (*suite*)

DÉSÉQUILIBRE ET CAUSES	DONNÉES CLINIQUES À ÉVALUER
Hypernatrémie • Ingestion d'une grande quantité de solutions concentrées en sel (rare) • Administration par voie I.V. d'une solution saline hypertonique • Sécrétion excessive d'aldostérone (hyperaldostéronisme) • Diabète insipide • Augmentation de la perte hydrique sensible ou insensible • Déshydratation	*Symptômes* Soif intense, dyspnée, torpeur, insomnie *Examen physique* Pleurs (chez les enfants), peau squameuse, langue et muqueuses sèches et collantes, persistance du pli cutané, faiblesse musculaire, agitation, délire, convulsions, coma, signes d'atteinte neurologique focalisée (hématome sous-dural, hémorragie intracérébrale) *Résultats d'analyses* Natrémie > 145 mmol/L ; osmolalité sérique > 295 mOsm/kg ; densité relative de l'urine > 1,030 (si elle n'est pas liée au diabète insipide)
Hypokaliémie • Prise de diurétiques augmentant l'excrétion du potassium (p. ex., bumétanide [Burinex^{MD}], acide éthacrynique [Edecrin^{MD}]) • Diarrhées, vomissements ou autres pertes par voie digestive • Alcalose • Sécrétion excessive d'aldostérone • Polyurie • Diaphorèse • Usage excessif de solutions sans potassium par voie I.V. • Traitement avec insuline de l'acidocétose diabétique	*Symptômes* Myalgie, fatigue, paresthésie *Examen physique* Faiblesse musculaire, pouls faible et irrégulier *Résultats d'analyses* Kaliémie < 3,5 mmol/L ; anomalies à l'ECG (arythmie ventriculaire) (Heitz & Horne, 2001)
Hyperkaliémie • Insuffisance rénale • Déficit de volume liquidien • Nombreuses lésions cellulaires causées par des brûlures ou un traumatisme • Administration de grandes quantités de potassium par voie I.V. • Insuffisance surrénalienne • Acidose • Administration rapide de culot globulaire (transfusion sanguine) • Prise de diurétiques d'épargne potassique (p. ex., chlorhydrate d'amiloride [Apo-Amiloride^{MD}], spironolactone [Aldactone^{MD}])	*Symptômes* Paresthésies des extrémités et péribuccales, sensation de faiblesse *Examen physique* Pouls irrégulier *Résultats d'analyses* Kaliémie > 5,0 mmol/L ; anomalies de l'ECG
Hypocalcémie • Administration rapide de culot globulaire contenant du citrate • Hypoalbuminémie • Hypoparathyroïdie • Carence en vitamine D • Pancréatite • Alcalose	*Symptômes* Paresthésies distales, crampes musculaires, spasmes laryngés *Examen physique* Signe de Chvostek, signe de Trousseau, crampes musculaires, spasmes laryngés, tétanie, convulsions, hyperréflexie *Résultats d'analyses* Calcémie < 2,15 mmol/L ; anomalies à l'ECG (augmentation de l'intervalle entre l'onde Q et l'onde T sur l'ECG, qui peut progresser jusqu'à la fibrillation ventriculaire ou au bloc auriculoventriculaire)

■ **Signe de Chvostek :** Contraction de la joue et de la partie médiane de la lèvre supérieure, en réponse à la percussion par le marteau à réflexes.

■ **Signe de Trousseau :** Contractions des fléchisseurs du carpe et des phalanges, et du muscle extenseur des doigts faisant suite à la mise en place d'un brassard gonflé au-dessus de la pression systolique afin d'occlure l'artère brachiale.

31

TABLEAU
31.5
Déséquilibres électrolytiques (*suite*)

DÉSÉQUILIBRE ET CAUSES	DONNÉES CLINIQUES À ÉVALUER
Hypercalcémie • Hyperparathyroïdie • Néoplasie maligne • Maladie osseuse de Paget • Ostéoporose • Immobilisation prolongée • Acidose	*Symptômes* Anorexie, constipation, nausées, vomissements, sensation de faiblesse musculaire, lombalgie, manifestations d'anxiété et de dépression
	Examen physique (lié à l'élévation de la concentration sérique de calcium ou à la maladie sous-jacente) Anxiété, anomalie de la fonction cognitive, léthargie, somnolence, arrêt cardiaque
	Résultats d'analyses Calcémie > 2,75 mmol/L ; examen radiologique montrant une ostéoporose généralisée et des calculs urinaires radio-opaques ; urée élevée et créatinémie élevée à cause du déficit de volume liquidien ou d'une lésion rénale provoquée par une lithiase urinaire ; anomalies à l'ECG (raccourcissement de l'intervalle QT)
Hypomagnésémie • Apport alimentaire insuffisant : malnutrition ou alcoolisme • Absorption insuffisante : diarrhées, vomissements, drainage nasogastrique prolongé, fistules ; maladies de l'intestin grêle • Perte excessive causée par un diurétique thiazidique (p. ex., hydrochlorothiazide [Apo-Hydro^{MD}]) • Excès d'aldostérone • Polyurie	*Symptômes* Il y a peu de manifestations cliniques propres à l'hypomagnésémie.
	Examen physique L'hypomagnésémie est souvent associée à d'autres désordres électrolytiques.
	Résultats d'analyses Taux de magnésium sérique < 0,7 mmol/L Hypokaliémie, hypocalcémie ou alcalose métabolique
Hypermagnésémie • Insuffisance rénale • Apport excessif de magnésium par voie orale ou parentérale	*Symptômes* Léthargie, étourdissements
	Examen physique • Diminution des réflexes ostéotendineux lorsque la magnésémie dépasse 2 ou 3 mmol/L • Somnolence, hypotension, bradycardie, modifications à l'ECG pour des concentrations de magnésium entre 3 et 5 mmol/L • Paralysie musculaire, troubles de la conduction cardiaque, bloc auriculoventriculaire et arrêt cardiaque pour des magnésémies supérieures à 5 mmol/L • Observations physiques plus fréquentes lorsque les concentrations de magnésium sont très élevées : réflexes tendineux profonds hypoactifs, faibles capacité et fréquence respiratoires, hypotension et rougeurs
	Résultats d'analyses Concentration de magnésium sérique > 1,30 mmol/L

Jugement clinique

Quels signes et symptômes présents chez madame Bélanger sont en lien avec l'hyponatrémie ?

L'hypermagnésémie se définit comme une concentration plasmatique du magnésium supérieure à 1,30 mmol/L. L'hypermagnésémie est une situation peu fréquente en l'absence de suppléments de magnésium ou d'insuffisance rénale, et habituellement **iatrogène**. La plupart des hypermagnésémies sont asymptomatiques et modérées. Cependant, en cas d'hypermagnésémie grave, soit dépassant 2 mmol/L, des symptômes peuvent se manifester tels qu'une atteinte de l'état de conscience.

Déséquilibres du phosphore

L'hypophosphatémie se définit comme une concentration plasmatique du phosphore inférieure à 0,97 mmol/L. Ses manifestations dépendent en grande partie de la gravité et de la chronicité de la déplétion en phosphore. Les principales situations cliniques associées à une hypophosphatémie symptomatique sont l'alcoolisme chronique, l'alimentation parentérale sans phosphore et l'ingestion chronique d'antiacides. Une hypophosphatémie grave peut également être observée au cours de l'acidocétose diabétique et après une hyperventilation prolongée.

L'hyperphosphatémie se définit comme une concentration plasmatique du phosphore supérieure à 1,44 mmol/L. Les principales causes en sont l'insuffisance rénale chronique, une charge massive en phosphore et une augmentation de la réabsorption rénale proximale de phosphore.

Déséquilibres chlorhydriques

L'hypochlorémie se définit comme une concentration plasmatique de chlore inférieure à 95 mmol/L ; c'est d'ailleurs le cas pour madame Bélanger, puisque sa chlorémie est de 90 mmol/L. L'hypochlorémie est souvent causée par une perte d'acide chlorhydrique résultant de vomissements, d'écoulement de fistules, ou d'un drainage nasogastrique prolongé et excessif. L'usage de diurétiques de l'anse et de diurétiques thiazidiques entraîne également une perte plus importante de chlorure lorsque le sodium est excrété. Une chute du taux de chlore entraîne une alcalose métabolique, à laquelle l'organisme s'adapte en augmentant la réabsorption des ions bicarbonate de façon à maintenir la neutralité électrique.

L'hyperchlorémie se définit comme une concentration plasmatique de chlore supérieure à 108 mmol/L. L'hypochlorémie et l'hyperchlorémie sont rarement un processus morbide unique ; elles sont fréquemment associées à un déséquilibre acidobasique. Ces deux manifestations présentent des symptômes non spécifiques.

Déséquilibres hydriques

Les principaux déséquilibres hydriques sont isotoniques ou osmolaires. Les déficits ou les excès isotoniques surviennent lorsque le liquide et les électrolytes subissent une perte ou une augmentation proportionnelle. À l'opposé, les déséquilibres osmolaires se produisent lorsque la quantité d'eau seule varie, influant ainsi sur la concentration plasmatique (osmolalité). Le **TABLEAU 31.6** énumère les causes et les symptômes des principaux déséquilibres hydriques.

Déséquilibres acidobasiques

Les quatre principaux déséquilibres acidobasiques sont l'acidose respiratoire, l'alcalose respiratoire, l'acidose métabolique et l'alcalose métabolique.

Acidose respiratoire

L'**acidose respiratoire** s'accompagne d'une hausse de la pression partielle en gaz carbonique ($PaCO_2$) dans le sang artériel, d'un excès d'acide carbonique (H_2CO_3) et d'une hausse de la concentration de H^+ et donc d'une diminution du pH sanguin. Lorsqu'il y a acidose respiratoire, le liquide céphalorachidien (LCR) et les cellules du cerveau deviennent acides, entraînant des changements neurologiques. Une hypoxémie se produit à cause d'une dépression respiratoire, ce qui a pour résultats d'autres détériorations neurologiques. Des déséquilibres électrolytiques tels que l'hyperkaliémie et l'hypercalcémie peuvent accompagner l'acidose.

Alcalose respiratoire

L'**alcalose respiratoire** est caractérisée par une baisse de la $PaCO_2$ et une baisse de la concentration de H^+, et donc une élévation du pH sanguin. L'alcalose respiratoire et l'acidose respiratoire peuvent être liées à une affection du système respiratoire (p. ex., en phase initiale d'une crise d'asthme) ou non (p. ex., de l'anxiété accompagnée d'hyperventilation).

Acidose métabolique

L'**acidose métabolique** est le résultat d'un pH sanguin inférieur à 7,35. Elle se caractérise par une concentration plasmatique de bicarbonate inférieure à 22 mmol/L. Afin de déterminer la

■ **Iatrogène :** Se dit des troubles provoqués par un traitement médical ou un médicament.

31

TABLEAU 31.6 — Déséquilibres hydriques

DÉSÉQUILIBRES ET CAUSES	DONNÉES CLINIQUES À ÉVALUER
Pertes digestives • Gastrique : vomissement ou drainage gastrique • Intestinale, pancréatique ou biliaire : diarrhées, fistules, stomie ou drainage par un tube • Hémorragie digestive	Symptômes précoces : lassitude, fatigue, soif, crampes musculaires et étourdissements Si pertes importantes : douleurs abdominales et thoraciques, léthargie, confusion *Examen physique* • Peau et muqueuses Pli cutané (vérifier dans la région présternale ou aux cuisses, car l'élasticité s'y conserve mieux) Peau sèche, muqueuse buccale sèche • P.A. Hypovolémie légère : hypotension orthostatique (P.A. basse en position orthostatique) Hypovolémie grave : hypotension artérielle peu importe la posture • Pression veineuse : jugulaires affaissées

Pertes rénales
• Sel et eau : prise de diurétiques, diurèse osmotique, insuffisance surrénalienne ou maladie tubulaire avec perte de sel
• Eau : diabète insipide central ou néphrogénique
	Résultats d'analyses
	• Concentration urinaire de Na^+ :
	
	   < 10-15 mEq/L > 20 mEq/L
	   Pertes digestives Maladie rénale sous-jacente
	   Pertes cutanées Diurétiques
	  Pertes dans un 3e espace Diurèse osmotique
	      Diurétiques Hypoaldostéronisme

Pertes cutanées ou respiratoires • Pertes insensibles par la peau et les voies respiratoires • Diaphorèse • Brûlures • Autres : lésions cutanées, drainage d'épanchement pleural massif ou bronchorrhée	• Osmolalité urinaire : élevée • Urée et créatinine plasmatique : augmentation Dans la majorité des cas, l'urée sanguine et la créatinémie sont proportionnellement inverses au taux de filtration glomérulaire. • Natrémie : normale, élevée ou basse • Hématocrite et albuminémie : augmentation Il faut se rappeler que les globules rouges (GR) et l'albumine se trouvent en majeure partie dans l'espace vasculaire.
Pertes dans un troisième espace • Lésions musculosquelettiques • Obstruction intestinale ou péritonite • Pancréatite aiguë • Hémorragie • Obstruction d'un système veineux majeur avec œdème localisé important	

TABLEAU 31.7 — Trou anionique

TYPE DE TROU ANIONIQUE	VALEUR	CAUSES
Trou anionique normal	12 (± 2) mEq/L	Diarrhée, acidose tubulaire, fistule pancréatique (perte directe de HCO_3^- ; administration d'acide chlorhydrique)
Trou anionique élevé	> 14 mEq/L	Acidose lactique, urémie, acidocétose diabétique, intoxication au méthanol ou aux salicylates entraînant une accumulation d'acides non volatils ainsi qu'une diminution de l'HCO_3^-)

Source : Adapté de Heitz, U.E., & Horne, M.M. (2001). *Mosby's pocket guide series: Fluid, electrolyte, and acid-base balance* (4th ed.). St. Louis, Mo. : Mosby.

cause de ce désordre métabolique, le calcul du trou anionique est nécessaire **TABLEAU 31.7**. Celui-ci représente la concentration plasmatique des ions sodium (Na^+) (natrémie) moins la somme du taux des ions chlore (Cl^-) et des ions bicarbonate (HCO_3^-). Il s'agit donc de la différence entre les cations et les anions dans le plasma sanguin. Le trou anionique permet ainsi de déterminer la quantité d'anions dans le plasma et de déterminer la cause probable de l'acidose métabolique.

Alcalose métabolique

L'**alcalose métabolique** se reconnaît par un pH sanguin supérieur à 7,45. Elle est le résultat d'une grande perte d'acides du corps ou d'une augmentation des ions bicarbonate (au-dessus de 26 mmol/L). Les causes les plus fréquentes en sont les vomissements et l'aspiration des sécrétions gastriques. Une correction excessive de l'acidose métabolique, une carence en potassium, un hyperaldostéronisme ou la prise de diurétiques thiazidiques, qui entraîne une plus grande excrétion rénale d'acides, en sont d'autres causes possibles (Phipps, Monahan, Sands, Neighbors, & Marek, 2003). ∎

31.2

Connaissances scientifiques appliquées à la pratique infirmière

Peu importe l'âge, l'origine ethnique ou le sexe d'une personne, des déséquilibres hydroélectrolytiques et acidobasiques peuvent la toucher. Le nourrisson, l'adulte gravement malade, le client

désorienté ou alité, et la personne âgée sont davantage à risque en raison de leur incapacité à réagir aux signes avant-coureurs d'un problème imminent. À long terme, les mécanismes compensatoires d'adaptation de l'organisme sont incapables d'assurer adéquatement l'équilibre hydroélectrolytique et acidobasique, et la santé du client est menacée. La capacité de celui-ci à recouvrer un fonctionnement optimal dépend de la gravité et de la durée de ces perturbations. Des problèmes de santé irréversibles peuvent même survenir et modifier le mode de vie du client et de sa famille **ENCADRÉ 31.1**.

31.2.1 Évaluation clinique

L'infirmière comprend l'importance de l'équilibre hydroélectrolytique et acidobasique dans la dynamique de l'homéostasie. Grâce aux données recueillies au moment de son évaluation à l'aide de l'anamnèse et de l'examen physique, elle reconnaît les clients à risque.

Anamnèse

L'évaluation du client débute par une collecte des données qui vise à définir les facteurs de risque et les antécédents pouvant être à l'origine des déséquilibres hydriques, électrolytiques ou acidobasiques, ou y avoir contribué **ENCADRÉ 31.1**.

Âge

L'âge est l'un des premiers éléments importants à considérer dans l'évaluation d'un client. La proportion d'eau totale est plus élevée chez le nourrisson que chez l'enfant et l'adulte. Elle représente chez lui près de 70 à 80 % du poids corporel total. Les nourrissons et les jeunes

Jugement clinique

D'après les valeurs du pH et des bicarbonates de madame Bélanger, diriez-vous que la cliente présente de l'acidose ou de l'alcalose ? Est-elle métabolique ou respiratoire ?

ENCADRÉ 31.1 **Facteurs de risque liés aux déséquilibres hydriques, électrolytiques et acidobasiques**

Âge
- Très jeune
- Très âgé

Maladies chroniques
- Cancer
- Maladies cardiovasculaires
- Maladies endocriniennes
- Malnutrition

- Maladie pulmonaire obstructive chronique (MPOC)
- Néphropathies
- Modification de l'état de conscience

Traumatismes
- Lésion musculaire par écrasement (rhabdomyolyse)
- Traumatisme crânien
- Brûlures

Traitements
- Diurétiques
- Stéroïdes
- Thérapie I.V.
- Alimentation parentérale totale

Pertes par voie digestive
- Gastro-entérite
- Aspiration nasogastrique
- Fistules

31

Jugement clinique

Y aurait-il une situation aiguë qui pourrait expliquer le déséquilibre hydroélectrolytique actuel de madame Bélanger?

enfants ont des besoins en eau plus grands et sont plus vulnérables aux modifications du volume liquidien corporel. Les nourrissons sont mal protégés contre les pertes liquidiennes, parce qu'ils ingèrent et excrètent un plus grand volume d'eau en raison de l'immaturité de leurs reins (Hockenberry & Wilson, 2007). Par conséquent, ils risquent davantage de souffrir de déficit de volume liquidien et de déséquilibres hyperosmolaires, car la perte de liquides organiques est plus élevée en proportion de leur poids.

Les enfants de 2 à 12 ans réagissent différemment des aînés aux déséquilibres et tolèrent plus difficilement les changements importants lorsqu'ils sont malades. Leur fièvre est plus élevée et persiste plus longtemps que chez l'adulte (Hockenberry & Wilson, 2007), et elle peut faire augmenter la perte hydrique insensible. De plus, la température corporelle normale de l'enfant est souvent plus élevée que celle de l'adulte.

Chez l'adolescent, les réactions métaboliques et la production hydrique sont accrues en raison des nombreux changements anatomiques et physiologiques qui surviennent à la puberté. Chez l'adolescente, les changements dans l'équilibre hydrique sont associés à des variations hormonales selon la période du cycle menstruel.

La personne âgée est confrontée à de multiples changements physiologiques liés à l'âge qui modifient son équilibre hydroélectrolytique et acidobasique. La diminution de sa capacité à ressentir la soif diminue ses apports liquidiens (Grandjean, Reimers, & Buyckx, 2003). La diminution du débit de filtration glomérulaire et du nombre de néphrons fonctionnels (Burke & Laramie, 2004) qui surviennent avec le vieillissement influent également sur l'homéostasie. De plus, la diminution de la capacité à excréter les médicaments prédispose la personne âgée à présenter une acidose métabolique ou respiratoire, un déficit de volume liquidien, un déséquilibre hyperosmolaire, une hyponatrémie ou une hypernatrémie (Heitz & Horne, 2001). Les changements liés à la fonction pulmonaire qui accompagnent le vieillissement peuvent entraîner une acidose respiratoire et une incapacité à compenser un état d'acidose métabolique. Par conséquent, toute condition physiologique qui perturbe la fonction rénale, l'équilibre hydroélectrolytique, le volume plasmatique ou l'osmolalité augmente le risque pour la personne âgée de développer de graves problèmes de santé (Monahan et al., 2007).

> *Toute condition physiologique qui perturbe la fonction rénale, l'équilibre hydroélectrolytique, le volume plasmatique ou l'osmolalité augmente le risque pour la personne âgée de développer de graves problèmes de santé.*

Maladie aiguë

Une chirurgie récente, un traumatisme crânien ou abdominal, un choc septique, ou des brûlures de deuxième ou de troisième degré sont des états qui prédisposent aux déséquilibres hydroélectrolytiques et acidobasiques. Pendant la phase aiguë et jusqu'à la résolution du processus sous-jacent, le client demeure à risque. Le stress physiologique causé par une chirurgie, par exemple, peut entraîner des déséquilibres liquidiens jusqu'à cinq jours après la chirurgie. La sécrétion d'aldostérone, de cortisol et d'ADH en grande quantité provoquent une rétention de chlorure de sodium, une excrétion de potassium et une diminution du débit urinaire.

| Chirurgie | Les pertes liquidiennes augmentent lorsqu'une chirurgie se prolonge. Le risque est alors plus grand que le client démontre des signes et symptômes de déséquilibres hydroélectrolytiques et acidobasiques. La douleur au site de l'incision chirurgicale diminue la capacité du client à tousser et à respirer profondément. Il risque de présenter une acidose respiratoire liée à une accumulation de gaz carbonique. L'utilisation d'un appareil d'aspiration gastrique augmente la susceptibilité du client de présenter une alcalose métabolique consécutive à la perte d'acide gastrique, de liquides et d'électrolytes.

| Brûlures | En cas de brûlures, les pertes liquidiennes sont proportionnelles à la surface corporelle brûlée. Les mécanismes de perte liquidienne sont les suivants:

- Le plasma quitte d'abord l'espace intravasculaire, s'accumule dans l'espace interstitiel et forme un œdème. Ce processus est accompagné également d'une perte de protéines sériques;
- Le plasma et le liquide interstitiel accumulés deviennent ensuite des exsudats;
- L'évaporation de l'eau et la perte de la chaleur qui accompagnent le processus morbide sont proportionnels à la surface corporelle brûlée;
- Le sang qui s'échappe des capillaires endommagés augmente la perte de volume intravasculaire;
- Finalement, le sodium et l'eau se déplacent vers les cellules, accentuant ainsi la perte du LEC (Monahan et al., 2007).

| Troubles respiratoires | De nombreuses perturbations de la fonction respiratoire rendent le client vulnérable aux déséquilibres acidobasiques. Par exemple, les changements qui surviennent en cas de pneumonie, de surdose de sédatifs ou de

maladie pulmonaire chronique interfèrent avec l'élimination du gaz carbonique et provoquent une acidose respiratoire. Dans ces cas, les mécanismes compensatoires de l'organisme sont incapables de s'adapter, et, au fur et à mesure que le gaz carbonique s'accumule dans la circulation sanguine, le pH diminue. À l'inverse, un client qui souffre d'hyperventilation, de fièvre ou d'anxiété, et qui présente une augmentation de la fréquence respiratoire, risque d'éprouver une alcalose respiratoire causée par l'élimination d'une plus grande quantité de gaz carbonique.

| Traumatisme crânien | Un traumatisme crânien peut provoquer un œdème cérébral qui, parfois, exerce une pression sur la glande hypophyse et entraîne une modification de la sécrétion de l'ADH. Deux types de perturbations peuvent survenir : l'une qui s'accompagne d'une faible sécrétion d'ADH, le diabète insipide, et l'autre qui s'accompagne d'une sécrétion continue d'ADH, soit le syndrome d'antidiurèse inappropriée. Le diabète insipide s'installe lorsqu'une trop faible quantité d'ADH est sécrétée ; le client élimine alors une grande quantité d'urine très diluée et de faible densité. Quant au syndrome d'antidiurèse inappropriée, il est caractérisé par une sécrétion inadéquate et continue d'ADH. Cette sécrétion cause une intoxication hydrique, qui entraîne une expansion du volume extracellulaire. Il en découle une hyponatrémie, qui, à son tour, occasionne une hypotonicité des liquides. La faible osmolalité sérique qui accompagne cette sécrétion inappropriée d'ADH a pour résultat une forte osmolalité urinaire (OsmU) (Mohahan et al., 2007).

Maladie chronique

Des maladies chroniques, telles une insuffisance cardiaque chronique ou une néphropathie, peuvent entraîner des déséquilibres hydroélectrolytiques et acidobasiques. Une bonne compréhension de ces maladies est nécessaire à la détermination des risques spécifiques de ces déséquilibres. La durée et les traitements utilisés sont également des facteurs à considérer dans l'évaluation. Par exemple, dans le traitement du cancer, les effets secondaires de la chimiothérapie et de la radiothérapie (p. ex., diarrhées, vomissements, anorexie) peuvent provoquer des déséquilibres hydroélectrolytiques et acidobasiques. Les effets anatomiques et fonctionnels de la croissance tumorale peuvent causer des déséquilibres métaboliques et endocriniens, qui contribuent à leur tour à ces déséquilibres.

| Maladie cardiovasculaire | Le client atteint d'une maladie cardiovasculaire peut présenter un faible débit cardiaque (diminution du volume liquide en circulation), qui entraîne une diminution de l'irrigation rénale et, conséquemment, une baisse du débit urinaire. Cette diminution de l'irrigation rénale stimule les reins à retenir davantage de sodium et d'eau afin d'augmenter le volume intravasculaire et d'augmenter ainsi le débit cardiaque.

Les déséquilibres hydroélectrolytiques associés à la maladie cardiaque peuvent être maîtrisés à l'aide de thérapies médicamenteuses et nutritionnelles (contrôle des apports liquidien et sodique).

| Maladie rénale | Les néphropathies modifient l'équilibre hydroélectrolytique et acidobasique, car les reins n'éliminent plus normalement le sodium, le calcium, le phosphore, le potassium et les liquides, ce qui crée des accumulations dans le compartiment extracellulaire. Les déchets provenant du métabolisme des cellules (principalement l'urée et la créatinine) s'accumulent dans le plasma sanguin, car les reins deviennent incapables de les filtrer et de les excréter. Cette accumulation toxique perturbe le métabolisme cellulaire et cause l'urémie. En outre, le rein ne peut plus éliminer les ions hydrogène en surplus, ce qui entraîne une acidose métabolique. En présence d'un trouble rénal, les mécanismes compensatoires habituels, notamment la réabsorption du bicarbonate, ne sont plus fonctionnels. Par conséquent, la capacité de l'organisme à rétablir un équilibre acidobasique normal est limitée (Monahan et al., 2007).

La gravité du déséquilibre hydroélectrolytique est proportionnelle à celle de l'insuffisance rénale. Une insuffisance rénale aiguë induite par un choc ou par une diminution du liquide extracellulaire est le plus souvent réversible. L'insuffisance rénale chronique est progressive et irréversible. Sa vitesse de progression est variable et dépend de la cause de la maladie, de la rapidité d'instauration du traitement et du respect de ce traitement. La progression de l'insuffisance peut être ralentie à l'aide d'un régime alimentaire faible en protéines et en sodium, d'une restriction liquidienne, de l'utilisation de médicaments antihypertenseurs et diurétiques, et de la maîtrise de l'anémie et des perturbations phosphocalciques. Ultimement, le recours à des traitements de suppléance rénale, comme la dialyse ou la greffe, pourront assurer la survie du client.

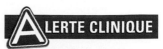

ALERTE CLINIQUE

Paradoxalement, les mécanismes de compensation visant à augmenter le débit cardiaque chez le client atteint de maladie cardiaque deviennent pathologiques. Ils peuvent causer une surcharge circulatoire et prédisposer le client à un œdème pulmonaire. Il faut donc réduire la quantité de liquides ingérés afin de diminuer la charge de travail du ventricule gauche du cœur par la réduction du volume liquidien y circulant.

31

| Troubles gastro-intestinaux | La gastro-entérite et l'aspiration répétée des sécrétions gastriques sont des exemples de situations qui ont pour résultat une perte de liquide, de potassium et d'ions chlorure, qui cause des déséquilibres hydroélectrolytiques. Les troubles gastro-intestinaux s'accompagnent également d'une perte d'ions hydrogène, qui provoque un déséquilibre acidobasique. Le personnel soignant qui s'occupe des nourrissons et des jeunes enfants doit être alerte quant aux risques possibles de déshydratation chez le jeune client qui présente des diarrhées (Hockenbury & Wilson, 2007). Les écoulements des fistules gastro-intestinales contribuent également à une perte potassique, et augmentent le risque d'induction d'une hypokaliémie et d'un déséquilibre acidobasique.

L'évaluation de l'état de santé du client est à la base de toute intervention infirmière. En présence d'un processus morbide, l'infirmière détermine toujours le moment de l'apparition des signes et des symptômes que présente le client, leur durée, leur gravité, leur siège, les symptômes associés et le type de traitement actuellement administré. Elle vérifie aussi la présence de symptômes d'une nouvelle affection aiguë, car tout problème qui entraîne la perte de liquide gastro-intestinal prédispose le client à une déshydratation ou à divers déséquilibres hydroélectrolytiques.

Facteurs liés à l'environnement

L'infirmière intègre également dans son évaluation certains facteurs liés à l'environnement. Les clients qui ont fait des efforts physiques importants ou qui ont été exposés à des températures extrêmes peuvent présenter des signes cliniques de perturbations hydroélectrolytiques. L'exposition à des températures supérieures à 28 °C augmente les pertes hydriques sensibles, par diaphorèse, qui peuvent être accompagnées d'une perte de poids. Une baisse de plus de 7 % du poids corporel diminue considérablement l'efficacité du mécanisme de conservation de l'eau. La perte liquidienne par la transpiration est variable, mais peut atteindre jusqu'à 2 L d'eau à l'heure (Ignatavicius & Workman, 2005). L'incapacité à remplacer les pertes liquidiennes peut être à l'origine d'un déséquilibre liquidien.

Régime alimentaire

L'apport alimentaire en liquides, en sel, en potassium, en calcium et en magnésium, ainsi qu'un apport suffisant de glucides, de lipides et de protéines aident à maintenir l'équilibre hydroélectrolytique et acidobasique. Des fluctuations récentes de l'appétit, ou une difficulté à mastiquer ou à avaler peuvent influer sur l'état nutritionnel ainsi que sur le degré d'hydratation. Lorsque l'apport nutritionnel est insuffisant, l'organisme réagit en protégeant ses réserves de protéines par la décomposition de ses réserves glucidiques et lipidiques. La libération d'acides gras libres excédentaires provoque une acidose métabolique. Le foie transforme alors les acides gras en cétone, un acide puissant. Cependant, lorsque ces ressources sont épuisées, l'organisme utilise ses réserves de protéines. La chute des concentrations de protéines sériques sous la normale entraîne une hypoalbuminémie. L'hypoalbuminémie cause une diminution de la pression oncotique, qui entraîne alors un mouvement de liquide de l'espace intravasculaire vers l'espace interstitiel et la formation d'un œdème. Un régime amaigrissant peut également entraîner une acidose, car une perte rapide d'eau peut occasionner un déséquilibre osmolaire.

Médicaments

L'infirmière dresse la liste des médicaments prescrits et non prescrits que prend le client, ainsi que des produits naturels qu'il consomme. Elle évalue les connaissances du client sur les effets secondaires de ses médicaments et son respect des traitements médicamenteux ▶ **25**. Elle examine avec attention les résultats des tests de laboratoire afin de relever les effets secondaires possibles des médicaments sur l'équilibre hydroélectrolytique et acidobasique **ENCADRÉ 31.2**.

Mesure des ingesta et des excreta

En cas de déséquilibre hydroélectrolytique potentiel ou avéré, la quantité de liquide ingéré (les ingesta) et la quantité de liquide excrété (les excreta) doivent faire partie des données que collecte l'infirmière. Par exemple, lorsque l'apport liquidien d'un client est restreint, l'infirmière détermine le risque potentiel de déséquilibre hydroélectrolytique et l'inscrit dans l'outil de documentation des soins et des traitements infirmiers utilisé **ENCADRÉ 31.3**. Dans le cas de madame Bélanger, la mesure stricte des ingesta et des excreta peut faire l'objet d'une directive infirmière, car la cliente boit et urine plus que d'habitude depuis plusieurs jours.

Les ingesta sont constitués de tous les liquides pris par voie orale. La gélatine, la crème glacée et la soupe sont considérés comme des liquides, tout comme le jus et l'eau. L'apport liquidien comprend également les liquides administrés par différents tubes (p. ex., alimentation nasogastrique ou par jéjunostomie) ou par voie intraveineuse ▶ **34**. Les excreta comprennent l'urine, la diarrhée, les

25

Le concept d'enseignement à la clientèle en lien avec la pharmacothérapie est abordé dans le chapitre 25, *Administrer les médicaments de manière sécuritaire.*

34

Les thérapies nutritionnelles pour les clients hospitalisés sont présentées en détail dans le chapitre 34, *Promouvoir une alimentation adéquate.*

Médicaments entraînant des perturbations hydroélectrolytiques et acidobasiques[a]

- Diurétiques : Alcalose métabolique, hyperkaliémie (diurétiques d'épargne potassique) ou hypokaliémie
- Stéroïdes : Alcalose métabolique
- Suppléments de potassium : Perturbations gastro-intestinales, y compris les ulcères intestinaux et gastriques ainsi que la diarrhée
- Dépresseurs du centre respiratoire tels que les analgésiques opioïdes : Diminution de la fréquence et de l'amplitude respiratoires, et manifestation d'une acidose respiratoire

- Antibiotiques : Chlorhydrate de vancomycine (Vancocin[MD]), méthicilline (Flabelline[MD]), aminosides (p. ex., sulfate de gentamicine : Garamycin[MD]) ; hyperkaliémie ou hypernatrémie (azlocilline [Securopen[MD]], carbénicilline [Pyopen[MD]], pipéracilline sodique, ticarcilline disodique [Timentin[MD]])
- Carbonate de calcium (Tums[MD]) : Alcalose métabolique légère accompagnée de nausées et de vomissements
- Hydroxyde de magnésium (lait de magnésie) : Hypokaliémie

a. Cet encadré ne constitue pas une liste exhaustive. Il faut toujours vérifier l'action du médicament avant de l'administrer.
Source : Adapté de McKenry, L.M., Tessier, E., & Hogan, M.A. (2006). *Mosby's pharmacology in nursing* (22nd ed.). St. Louis, Mo. : Mosby.

vomissements, l'aspiration gastrique, les écoulements qui proviennent des lésions postchirurgicales (p. ex., équipées de drains) ou de tubulures.

Les excreta du client qui peut se déplacer sont consignés après chaque miction ; c'est ce qui devrait être fait pour madame Bélanger. Afin de maintenir l'autonomie du client, et selon la capacité visuelle et motrice de ce dernier, l'infirmière l'incite à noter lui-même la quantité d'urine excrétée.

Afin d'encourager le client et sa famille à collaborer avec l'équipe de soins à l'activité de mesure des ingesta et des excreta, l'infirmière explique le processus et les raisons justifiant sa réalisation.

RÉSULTATS PROBANTS

Détermination de l'apport liquidien suffisant chez les personnes âgées

Résumé de l'étude

Il est essentiel que le personnel soignant prévienne la déshydratation chez les personnes âgées, ainsi que les problèmes qui s'ensuivent comme la confusion, les infections et la mortalité. L'une des façons d'y parvenir est de déterminer l'apport liquidien suffisant et de maintenir l'hydratation. Une étude a eu pour but la validation clinique de différentes interventions visant à assurer une hydratation adéquate chez les personnes âgées. Les chercheurs ont examiné 318 dossiers et appliqué un barème d'évaluation aux résultats cliniques probants. D'après les résultats, la gestion des liquides consiste en une prise en charge ponctuelle et continue de l'apport liquidien par voie orale. Le personnel infirmier peut évaluer la qualité de l'hydratation en surveillant la prise de liquides sur 24 heures, la couleur de l'urine et la densité de celle-ci.

Application à la pratique des soins infirmiers

- La détermination initiale de l'état d'hydratation devrait comprendre différentes évaluations physiologiques, dont celles de la densité de l'urine, de la couleur de l'urine, du bilan liquidien sur 24 heures, des habitudes de prise de liquides, ainsi que des traitements.
- Le risque d'une hydratation insuffisante permet de déterminer le degré d'hydratation potentiel. Il faut évaluer les facteurs de perte hydrique importante comme les vomissements ; les troubles médicaux, par exemple le diabète et la malnutrition ; la prise de médicaments tels que les diurétiques ; un âge supérieur à 85 ans ; de même que les problèmes cognitifs et fonctionnels.
- La prise en charge ponctuelle nécessite une surveillance étroite des clients fortement prédisposés, la mise en œuvre d'un bilan liquidien et un apport accru de liquides.
- La prise en charge continue consiste en la détermination de cibles quotidiennes de prise liquidienne, en la comparaison de la prise courante avec les besoins physiologiques et en l'apport de liquides.
- La participation des clients alertes et orientés à leur propre hydratation rend la consignation des données plus précise.

Source : Adapté de Mentes, J.C. (2004). Hydration management. In M. Titler (Ed.), *Series on evidence-based practice for older adults*. Iowa City, Iowa : University of Iowa Gerontological Nursing Interventions Research Center.

31

Dans les hôpitaux, les feuilles de mesure des ingesta et des excreta se trouvent au chevet du client **FIGURE 31.7**.

Examens diagnostiques

L'infirmière vérifie les résultats des tests de laboratoire afin d'obtenir d'autres données objectives concernant l'équilibre hydroélectrolytique et acidobasique **ENCADRÉ 31.4**.

Hémogramme

L'**hémogramme** (formule sanguine complète ou FSC) consiste à déterminer la quantité des différents éléments, comme les globules rouges, les globules blancs, les plaquettes et l'hémoglobine, par mm^3 de sang. Lorsque le client n'est pas anémique, l'hématocrite (mesure du pourcentage du volume que les cellules occupent dans le sang) peut servir d'indicateur pour connaître l'état d'hydratation du client. L'hématocrite augmente lorsque des liquides sont excrétés, alors qu'il diminue lorsque des liquides sont retenus de manière excessive dans l'espace vasculaire.

Créatininémie

La créatininémie ou créatinine sérique est une mesure de la créatinine contenue dans le sang qui indique la qualité de la fonction rénale. La créatinine est un sous-produit normal du métabolisme musculaire. Ce sont les reins qui l'excrètent, et sa concentration est plutôt constante. L'état d'hydratation du client peut modifier cette concentration. Certains médicaments, comme les antiinflammatoires non stéroïdiens (p. ex., ibuprofène : Advil^{MD}), les inhibiteurs de l'enzyme de conversion de l'angiotensine (IECA [p. ex., quinapril : Accupril^{MD}]), les bloqueurs des récepteurs de l'angiotensine (BRA [p. ex., valsartan : Diovan^{MD}]), la cimétidine (Gen-Cimetidine^{MD}) et certains

PISTES D'ÉVALUATION PARACLINIQUE

ENCADRÉ 31.4 — **Valeurs de laboratoire propres aux déséquilibres hydroélectrolytiques et acidobasiques**

Liquides et électrolytes

- Augmentation de l'hématocrite, de l'urée, de la natrémie et de l'osmolalité sérique (liée à la perte de LEC ou à un gain de solutés)
- Diminution de l'hématocrite, de l'urée, de la natrémie et de l'osmolalité sérique (liée à l'augmentation de LEC ou à la perte de solutés)
- Urine concentrée selon la valeur de la densité relative de l'urine > 1,030
- Urine diluée selon la valeur de la densité relative de l'urine < 1,010

Alcalose métabolique

- pH > 7,45
- PaCO$_2$ normale ou > 45 mm Hg si les poumons effectuent une compensation
- PaO$_2$ normale
- SaO$_2$ normale
- HCO$_3^-$ > 26 mmol/L
- K$^+$ < 3,5 mmol/L ou mEq/L

Acidose métabolique

- pH < 7,35
- PaCO$_2$ normale ou < 35 mm Hg si les poumons effectuent une compensation

- PaO$_2$ normale
- SaO$_2$ normale
- HCO$_3^-$ < 22 mmol/L
- K$^+$ > 5,0 mmol/L

Alcalose respiratoire

- pH > 7,45
- PaCO$_2$ normale ou < 35 mm Hg
- PaO$_2$ normale
- SaO$_2$ normale
- HCO$_3^-$ normal
- K$^+$ < 3,5 mmol/L

Acidose respiratoire

- pH < 7,35
- PaCO$_2$ > 45 mm Hg
- PaO$_2$ normale ou < 80 mm Hg, selon la cause de l'acidose
- SaO$_2$ normale ou < 95 %, selon la cause de l'acidose
- HCO$_3^-$ normal s'il s'agit d'une acidose respiratoire précoce, ou > 26 mmol/L si les reins effectuent une compensation
- K$^+$ > 5,0 mmol/L

MODÈLE DE BILAN LIQUIDIEN

Nom : _____

Date : _____ Chambre : _____

	INGESTA	IRRIGATIONS	EXCRETA

FIGURE 31.7 Exemple de formulaire pour documenter les mesures des ingesta et des excreta

Source : Institut universitaire de cardiologie et de pneumologie de Québec.

antibiotiques, comme les aminosides (p. ex., sulfate de gentamicine) et le sulfaméthoxazole-trimethoprim, peuvent augmenter la créatinine. Une augmentation de sa concentration peut représenter une néphropathie. Un faible taux peut signifier une perte de la masse musculaire tout comme une hausse peut signifier une masse musculaire importante. Le taux normal de créatinine sérique est de 62 à 115 μmol pour un homme et de 44 à 88 μmol pour une femme.

Urée

Le taux d'urée dans le sang peut être influencé par différents facteurs et c'est pourquoi il est un indicateur plus ou moins fiable de la fonction rénale. Par exemple, la destruction rapide des cellules liée à une infection ou à une corticothérapie peut entraîner une augmentation de l'urée, mais n'indiquerait pas nécessairement une détérioration de la fonction rénale. Un faible taux d'urée peut révéler un trouble de malnutrition ou une maladie hépatique. Le taux normal d'urée dans le plasma sanguin est de 1,6 à 8,35 mmol/L.

Le rapport du taux d'urée au taux de créatinine peut être un meilleur indicateur de la fonction rénale, car le rapport normal est de 10 à 1. Lorsque survient un déficit du volume intravasculaire, le taux d'urée augmente plus rapidement que le taux de créatinine. Une hausse simultanée du taux d'urée et du taux de créatinine indique généralement une perturbation de la fonction rénale.

Osmolalité sérique

L'**osmolalité sérique** mesure la concentration en molécules du plasma. L'osmolalité diminue si le client éprouve un déséquilibre liquidien hypo-osmolaire (surplus hydrique) ou une hyponatrémie. Une faible osmolalité sérique entraîne un déplacement de liquide à l'intérieur des cellules (œdème cellulaire) par osmose. L'osmolalité augmente en présence d'un déséquilibre liquidien hyperosmolaire (déficit liquidien), d'une hypernatrémie ou d'autres gains de solutés contenant du glucose. Cette augmentation aura pour résultat un transfert du liquide des cellules vers l'espace interstitiel (rétraction cellulaire). L'œdème cellulaire et la rétraction cellulaire interrompent tous deux les processus cellulaires normaux.

Densité relative de l'urine

Le **test de densité relative de l'urine** sert à mesurer le degré de concentration de l'urine, et à évaluer la capacité des reins à conserver et à éliminer le liquide. La densité relative se situe autour de 1,030.

31.2.2 Interventions infirmières

L'infirmière doit respecter les normes professionnelles au moment d'établir le plan de soins. Ces normes doivent s'inspirer de lignes directrices et de résultats probants afin que l'infirmière puisse sélectionner les interventions adaptées à la condition du client. Les objectifs thérapeutiques doivent être réalistes, et les résultats, mesurables.

L'état clinique du client permet de déterminer le ou les constats d'évaluation prioritaires **ENCADRÉ 31.5**. Ceux qui se rapportent à l'équilibre hydroélectrolytique et acidobasique sont traités en priorité, car leurs conséquences peuvent être importantes, voire mortelles. La planification des interventions nécessite la collaboration de l'infirmière, du client, de la famille, et des autres membres de l'équipe de soins et de l'équipe interdisciplinaire. La famille se révèle une aide précieuse pour déceler les changements subtils qui se produisent dans le comportement du client (p. ex., de l'anxiété, de la confusion, de l'irritabilité). L'infirmière intègre également au plan de soins les préférences et les ressources du client.

Pour les clients présentant des troubles aigus, la planification du congé doit être amorcée tôt. À l'hôpital, l'infirmière anticipe les besoins du client et de sa famille. Elle collabore avec les autres membres de l'équipe soignante pour s'assurer que les soins peuvent être poursuivis à la maison ou dans un milieu de soins de longue durée. Par exemple, si un client reçoit son congé, mais doit poursuivre une thérapie intraveineuse, l'infirmière doit déterminer les connaissances et les compétences du client ou de la personne qui assumera le suivi du traitement à domicile. Elle doit également collaborer étroitement avec les autres membres de l'équipe soignante, comme le médecin, la nutritionniste et le pharmacien. La nutritionniste joue un rôle important en recommandant des aliments qui permettent d'augmenter ou de diminuer l'apport de certains électrolytes. Le pharmacien peut aider l'infirmière et le médecin à reconnaître les médicaments ou les combinaisons de médicaments susceptibles de causer des perturbations hydroélectrolytiques ou acidobasiques. De plus, tout comme l'infirmière, il peut informer le client des effets secondaires des médicaments prescrits. Le médecin est responsable du traitement des perturbations hydroélectrolytiques ou acidobasiques.

Promotion de la santé

La promotion de la santé quant à l'équilibre hydroélectrolytique et acidobasique est principalement

Diagnostics infirmiers déterminés par des altérations hydroélectrolytiques ou acidobasiques, validés par la NANDA-I

- Alimentation déficiente
- Alimentation excessive
- Atteinte à l'intégrité de la muqueuse buccale
- Atteinte à l'intégrité de la peau
- Atteinte à l'intégrité des tissus
- Confusion aiguë
- Déficit de volume liquidien
- Diarrhée
- Échanges gazeux perturbés
- Élimination urinaire altérée
- Excès de volume liquidien
- Irrigation tissulaire inefficace (périphérique)
- Manque de connaissances (préciser)

- Mobilité physique réduite
- Mode de respiration inefficace
- Motivation à améliorer ses connaissances (préciser)
- Motivation à améliorer son alimentation
- Motivation à améliorer son équilibre hydrique
- Nausées
- Non-observance (médication)
- Risque d'atteinte à l'intégrité de la peau
- Risque de déficit de volume liquidien
- Risque de déséquilibre de volume liquidien
- Risque de température corporelle anormale
- Thermorégulation inefficace

Source : Tiré de NANDA International (2008). *Diagnostics infirmiers : définitions et classification, 2007-2008* (9ᵉ éd.). Paris : Masson.

axée sur l'enseignement au client. Les clients et le personnel soignant doivent pouvoir déceler la présence de facteurs de risque de ces déséquilibres et prendre les mesures préventives appropriées. Par exemple, les parents d'un nourrisson doivent comprendre que des pertes gastro-intestinales peuvent rapidement entraîner de graves déséquilibres, et être en mesure, si le bébé vomit ou a la diarrhée, de reconnaître le risque pour l'enfant et de consulter immédiatement un médecin. Un adulte en santé, s'il est exposé à des températures élevées, est à risque de développer un déséquilibre. L'infirmière doit enseigner au client, afin qu'il évite ce problème, à remplacer le liquide perdu par la transpiration par un apport liquidien accru, à maintenir le milieu ambiant bien ventilé et à s'abstenir de faire des efforts physiques intenses.

Les effets des changements liés à l'âge ou aux processus morbides sont parfois difficiles à distinguer. Une personne âgée atteinte d'une maladie chronique qui diminue sa fonction rénale ou respiratoire est susceptible de souffrir de problèmes graves. Tous les clients atteints de troubles chroniques peuvent souffrir d'un déséquilibre hydroélectrolytique ou acidobasique. Ils doivent, par conséquent, être aptes à reconnaître leurs propres facteurs de risque et les moyens d'y résister. Par exemple, le client qui souffre d'une insuffisance rénale doit éviter l'apport excessif de liquides, de sodium, de potassium et de phosphore. Des renseignements appropriés sur l'alimentation permettront au client de connaître les aliments à éviter et la quantité de liquides permise quotidiennement. Le client atteint d'une maladie chronique doit pouvoir reconnaître les premiers signes et symptômes de déséquilibres. L'infirmière informera le client souffrant de cardiopathie qu'il doit se peser tous les jours à la même heure et communiquer avec le médecin si des changements importants surviennent. La prise de poids, la dyspnée, l'orthopnée et l'œdème en position déclive sont des signes et symptômes associés à la surcharge liquidienne.

Pesée quotidienne, et mesure des ingesta et des excreta

Le client souffrant de perturbations hydroélectrolytiques doit être pesé tous les jours, à la même heure et sur le même pèse-personne, car la pesée quotidienne est l'indicateur le plus fiable de l'état d'hydratation d'un client (Heitz & Horne, 2001). Le client doit idéalement porter les mêmes vêtements ou des vêtements qui ont le même poids, et le pèse-personne doit être étalonné à chaque pesée. La pesée doit se faire à jeun. La mesure des ingesta et des excreta indique si l'excès liquidien est excrété sous forme d'urine ou si celui-ci a diminué de façon importante (l'urine étant moins abondante). Cette mesure n'est pas aussi précise que la prise quotidienne du poids pour évaluer l'équilibre liquidien.

La pesée quotidienne est l'indicateur le plus fiable de l'état d'hydratation d'un client.

Remplacement des liquides

Le remplacement des liquides et des électrolytes par voie orale convient aussi longtemps que l'état physiologique du client permet la prise rapide de liquides par voie orale. Ce type de remplacement est contre-indiqué en présence de vomissements, d'obstruction mécanique de l'appareil gastro-intestinal (comme en cas d'iléus paralytique), de risque de broncho-aspiration, ou de dysphagie.

Si l'infirmière doit remplacer les liquides par voie orale chez un client souffrant d'un déficit liquidien, elle devrait choisir des liquides ayant un contenu énergétique et électrolytique suffisant (p. ex., jus de fruits, gélatine, solutions de remplacement comme Pedialyte^MD et Gastrolyte^MD). L'infirmière doit cependant se rappeler que les liquides contenant du lactose ou de la caféine, ou à teneur en sodium réduite peuvent ne pas convenir au client souffrant de diarrhée.

L'alimentation par gavage (par sonde nasogastrique ou nasoduodénale, par gastrostomie ou par jéjunostomie) peut être mise en place si l'appareil gastro-intestinal du client est sain et que ce dernier est incapable d'avaler des liquides (p. ex., après une chirurgie buccale ou en cas de dysphagie) ▶ **MS 7.1** **MS 7.2** **MS 7.4** . Les liquides peuvent également être remplacés par voie intraveineuse.

Restriction liquidienne

L'apport liquidien doit être restreint chez le client souffrant de **surcharge liquidienne.** Cette restriction est parfois très pénible pour le client qui doit prendre des médicaments desséchant la muqueuse buccale, qui respire par la bouche ou qui ressent une sensation de soif continuelle. L'infirmière lui explique les raisons pour lesquelles il doit se soumettre à ces restrictions. Elle informe également le client de la quantité de liquides qu'il peut boire et du fait que la glace concassée, la gélatine et la crème glacée font partie des liquides. Le client aide l'infirmière à déterminer la quantité de liquides qu'il prendra aux repas, entre les repas, avant de se coucher et avec ses médicaments.

Pour assurer le confort du client, l'infirmière lui prodiguera des soins buccaux visant à humidifier ses muqueuses, et à réduire le risque de dessèchement et de fissures ▶ **MS 2.2** .

Remplacement parentéral des liquides et des électrolytes

Les liquides et les électrolytes peuvent être remplacés par perfusion intraveineuse. Le remplacement parentéral comprend l'alimentation parentérale totale, la thérapie intraveineuse par liquides et électrolytes (**thérapie par cristalloïdes**), et la transfusion de sang et de ses divers composants.

Des précautions universelles doivent être utilisées dans la manipulation et l'administration des liquides.

| **Dispositifs d'accès vasculaire** | Les **dispositifs d'accès vasculaire** comprennent les cathéters intraveineux périphériques, les cathéters centraux et les cathéters à accès vasculaire sous-cutané (Port-A-Cath^MD), tous sont conçus pour accéder à la circulation sanguine de façon permanente ou répétitive. Ces dispositifs sont utilisés pour administrer des médicaments ainsi que pour les thérapies intraveineuses. En raison de l'usage de plus en plus fréquent des cathéters veineux centraux et des cathéters à accès vasculaire sous-cutané **FIGURE 31.8**, l'infirmière doit connaître les soins liés à ces dispositifs.

| **Alimentation parentérale totale** | L'**alimentation parentérale totale** comprend un soluté hypertonique contenant du glucose, des nutriments et des électrolytes. Elle est administrée par un cathéter veineux central en cas de malnutrition.

| **Thérapie intraveineuse (thérapie par cristalloïdes)** | L'administration de liquides par voie intraveineuse a pour but de corriger ou de prévenir les troubles hydroélectrolytiques. Elle assure un accès direct à l'appareil vasculaire, permettant ainsi une perfusion continue de liquides au cours d'une période donnée. Les liquides administrés doivent continuellement être modifiés, en raison de changements constants dans les besoins du client. Lorsque l'administration de liquides par voie intraveineuse est requise, l'infirmière doit connaître la solution prescrite, le matériel nécessaire, les étapes à respecter pour

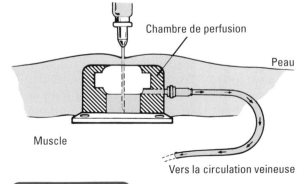

FIGURE 31.8 Cathéter à accès vasculaire sous-cutané

MS 7.1 | Vidéo |

Méthodes liées à la fonction digestive : *Installation d'une sonde nasogastrique ou nasoduodénale.*

MS 7.2

Méthodes liées à la fonction digestive : *Irrigation d'une sonde nasogastrique ou nasoduodénale.*

MS 7.4

Méthodes liées à la fonction digestive : *Administration d'un gavage : alimentation entérale.*

ALERTE CLINIQUE

Le client soumis à une restriction liquidienne peut avaler ses médicaments avec aussi peu que 30 ml de liquide. L'infirmière jugera probablement préférable de donner au client la moitié de tous les liquides auxquels il a droit entre 7 h et 15 h, période au cours de laquelle non seulement il est plus actif, mais où il prend deux repas ainsi que la majorité de ses médicaments par voie orale.

MS 2.2

Méthodes liées aux soins d'hygiène : *Hygiène buccale.*

la perfusion, la façon de régler le débit de perfusion et la façon d'assurer le maintien de la perméabilité du système ▶ **MS 9.1** . Elle doit aussi savoir reconnaître et corriger les problèmes qui peuvent survenir ainsi que la façon d'interrompre la perfusion en cours ▶ **MS 9.2** **MS 9.3** **MS 9.4** **MS 9.5** .

Les solutions intraveineuses sont nombreuses **TABLEAU 31.8**, et comprennent les solutions isotoniques, hypotoniques et hypertoniques.

Les liquides isotoniques sont généralement utilisés pour remplacer le LEC (p. ex., dans le cas d'une diminution de volume liquidien à la suite de vomissements prolongés). La solution hypotonique ou hypertonique choisie dépend du déséquilibre hydroélectrolytique. Par exemple, le client qui présente un déséquilibre liquidien hypertonique recevra habituellement une solution hypotonique par voie intraveineuse pour diluer le LEC et réhydrater les cellules. Toutes les solutions intraveineuses doivent être administrées avec précaution, notamment les solutions hypertoniques, car elles aspirent par osmose le liquide dans l'espace vasculaire, entraînant une augmentation du volume vasculaire et, possiblement, un œdème pulmonaire. L'infirmière porte une attention particulière au client souffrant d'insuffisance cardiaque ou rénale. Il arrive fréquemment que soient ajoutés des adjuvants, généralement des vitamines ou du chlorure de potassium (KCl), aux solutions

MS 9.1 [Vidéo]
Méthodes liées aux thérapies intraveineuses : *Installation d'une perfusion intraveineuse périphérique.*

MS 9.2 [Vidéo]
Méthodes liées aux thérapies intraveineuses : *Réglage du débit d'une perfusion intraveineuse.*

MS 9.3 [Vidéo]
Méthodes liées aux thérapies intraveineuses : *Changement de pansement au site d'insertion d'un cathéter intraveineux périphérique.*

MS 9.4 [Vidéo]
Méthodes liées aux thérapies intraveineuses : *Changement du sac à perfusion et de la tubulure.*

MS 9.5 [Vidéo]
Méthodes liées aux thérapies intraveineuses : *Installation et irrigation d'un bouchon à injections intermittentes.*

⚠ ALERTE CLINIQUE

Le KCl ne doit en aucun cas être administré par bolus intraveineux, car une perfusion directe de cet adjuvant est mortelle.

TABLEAU 31.8	Solutions intraveineuses	
SOLUTIONS	**CONCENTRATIONS**	**AUTRES APPELLATIONS**
Dextrose en solution aqueuse • Dextrose 5 % dans l'eau[a] • Dextrose 10 % dans l'eau	• Isotonique • Hypertonique	• Glucosé 5 %, DW5, D5W • Glucosé 10 %, DW10, D10W
Solutions salines • 0,9 % de chlorure de sodium (NaCl)[b] • 0,45 % de chlorure de sodium • 3 à 5 % de chlorure de sodium	• Isotonique • Hypotonique • Hypertonique	• Salin pleine force, salin normal, NS, sérum physiologique, NaCl 0,9 %, salin 0,9 %, soluté physiologique • Soluté 1/4 salin, salin 1/2 force, demi-salin, salin 0,45 %, NaCl 0,45 % • 3-5 % NS, 3-5 % NaCl
Dextrose en solution saline (mixte) • Dextrose 5 % dans 0,9 % de chlorure de sodium • Dextrose 5 % dans 0,45 % de chlorure de sodium	• Hypertonique • Hypertonique	• Mixte, mixte pleine force, mixte 0,9 %, soluté 5-1, glucosé 5 % avec salin 0,9 % • Mixte 0,45 %, mixte 1/2 force, D5-1/2S, soluté 5-1/2, glucosé 5 % avec salin 0,45 %
Solutions d'électrolytes • Soluté Lactate Ringer[c] • Dextrose 5 % dans un soluté Lactate Ringer	• Isotonique • Hypertonique	• LR, Lactate, Ringer • D5-LR, LR-D5W

a. Le dextrose est métabolisé rapidement, laissant l'eau libre de circuler dans tous les compartiments liquidiens (Heitz & Horne, 2001).
b. Bien que la solution soit isotonique puisque la concentration totale d'électrolytes est égale à la concentration plasmatique, elle contient 154 mmol de sodium et de chlorure, ce qui entraîne une plus grande concentration d'électrolytes que celle qui se retrouve dans le plasma et peut donc causer une surcharge liquidienne (Heitz & Horne, 2001).
c. Ce soluté contient du sodium, du potassium, du calcium, du chlorure et du lactate.

MS 9.6

Méthodes liées aux thérapies intraveineuses : *Ajout de médicaments au sac de perfusion intraveineuse.*

MS 9.7 Vidéo

Méthodes liées aux thérapies intraveineuses : *Administration d'un médicament par voie intraveineuse.*

MS 9.8 Vidéo

Méthodes liées aux thérapies intraveineuses : *Retrait d'une perfusion et du cathéter intraveineux périphérique.*

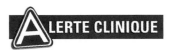

ALERTE CLINIQUE

L'infirmière doit s'assurer que le client a une diurèse normale avant d'administrer une solution intraveineuse contenant du potassium. Une hyperkaliémie pourrait s'installer rapidement si la diurèse est peu élevée.

MS 4.7 Vidéo

Méthodes liées aux paramètres d'évaluation : *Ponction veineuse.*

intraveineuses, qui doivent être correctement identifiées par une étiquette autocollante.

Le potassium doit être ajouté aux solutions intraveineuses du client qui a une fonction rénale normale, mais n'ingère rien par la bouche, car l'organisme est incapable de conserver le potassium, et les reins continuent à l'excréter même lorsque son taux sérique diminue. Une hypokaliémie peut donc se manifester rapidement s'il n'y a aucun apport potassique par voie orale ou parentérale ▶ **MS 9.6** **MS 9.7** **MS 9.8** .

Interventions en cas de déséquilibre acidobasique

Les déséquilibres acidobasiques exigent une attention immédiate. L'infirmière s'assure du fonctionnement constant de l'installation des perfusions intraveineuses et vérifie fréquemment les ordonnances médicales. Les médicaments prescrits tels que l'insuline, le bicarbonate de sodium et les produits de remplacement hydroélectrolytiques doivent être administrés rapidement.

L'infirmière surveille également attentivement les changements à l'équilibre acidobasique. Le client qui éprouve des troubles acidobasiques doit, en règle générale, subir plusieurs analyses des gaz sanguins artériels. Cette procédure consiste à prélever du sang artériel pour en analyser la concentration en ions hydrogène.

Analyse des gaz sanguins artériels

Le médecin doit prélever du sang dans une artère pour évaluer l'état acidobasique du client, et ainsi vérifier la ventilation et l'oxygénation. Le sang artériel est prélevé dans une artère périphérique (le plus souvent l'artère radiale) ou par un cathéter intraartériel inséré par le médecin **FIGURE 31.9**. Au Québec, le prélèvement artériel fait à partir d'un cathéter déjà en place est un acte médical que l'infirmière est autorisée à poser ▶ **MS 4.7** . Une fois le sang prélevé, des précautions sont prises pour éviter que l'air ne pénètre dans la seringue et ne fausse les résultats de l'analyse des gaz sanguins artériels. Afin de réduire le métabolisme cellulaire, la seringue est plongée dans la glace concassée et transportée immédiatement au laboratoire. L'infirmière exerce une pression sur le site d'insertion de l'aiguille pendant au moins cinq minutes pour réduire le risque d'hé-

matome. Elle peut prendre de nouveau le pouls radial après avoir relâché la pression.

Soins de réadaptation

Le client a souvent besoin de soins continus pour prévenir les récidives d'un déséquilibre grave. La personne âgée et le client dont l'état de santé est précaire ont besoin de soins particuliers pour éviter l'apparition de complications.

Thérapie intraveineuse à domicile

Les thérapies intraveineuses se poursuivent souvent à domicile pour le client qui a besoin d'une hydratation prolongée, d'une alimentation parentérale ou d'une administration prolongée de médicaments. Un membre de la famille doit être en mesure d'apporter son aide si le client est incapable de manipuler la perfusion intraveineuse ou si un problème survient. Une infirmière prodiguant des soins à domicile doit travailler en étroite collaboration avec le client pour s'assurer de la stérilité du matériel intraveineux, pour prévenir les complications ou pour les déceler rapidement. L'**ENCADRÉ 31.6** résume les lignes directrices de l'enseignement au client qui doit poursuivre sa thérapie intraveineuse à domicile.

Soutien nutritionnel

La plupart des clients qui ont éprouvé des déséquilibres hydroélectrolytiques ou acidobasiques ont besoin d'un soutien nutritionnel continu. Certains liquides ou aliments peuvent être

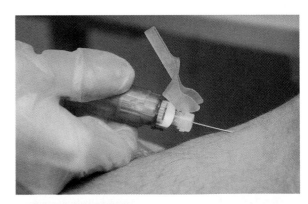

FIGURE 31.9 Le prélèvement de sang à des fins d'analyse est une méthode diagnostique que l'infirmière doit appliquer dans le respect d'une asepsie rigoureuse.

ENCADRÉ 31.6 — Thérapie intraveineuse à domicile

- Expliquer au client et à sa famille l'importance de la thérapie I.V. dans l'hydratation et l'administration des médicaments.
- Insister sur les risques que peut entraîner la contamination d'un cathéter ou d'une tubulure.
- S'assurer que le client ou une personne de son entourage peuvent manipuler le matériel adéquatement.
- Enseigner au client et à une personne de son entourage comment changer une solution, une tubulure ou un pansement intraveineux lorsque ceux-ci sont souillés ou déplacés. (L'infirmière à domicile peut aussi effectuer ces manipulations.)
- Renseigner le client et sa famille sur les signes et les symptômes d'infiltration, de phlébite et d'infection. Insister sur l'importance d'avertir l'infirmière de la présence de tout signe ou symptôme.
- Inviter le client et le proche aidant à avertir immédiatement l'infirmière à domicile si le débit de la perfusion diminue ou cesse, ou s'il y a du sang dans la tubulure.
- Enseigner au client à marcher, à se laver et à participer aux activités de la vie quotidienne sans déplacer ni débrancher le cathéter ou la tubulure. S'assurer de transmettre cette information au proche aidant.

recommandés ou proscrits selon le type de déséquilibre. Un régime alimentaire bien équilibré est essentiel. Si le client est capable de préparer ses repas, il doit regarder la liste des nutriments que contiennent les aliments et lire les étiquettes des aliments préparés.

Innocuité des médicaments

Les effets secondaires de nombreux médicaments ou de certains de leurs composants peuvent altérer l'équilibre hydroélectrolytique. Le client atteint de troubles rénaux ou de troubles hépatiques ainsi que le client souffrant d'une maladie chronique exigeant la prise de nombreux médicaments sont plus susceptibles d'éprouver un déséquilibre. L'innocuité des médicaments est par conséquent très importante. L'enseignement au client et à sa famille est indispensable pour leur faire connaître les composants des médicaments et leurs effets secondaires. L'infirmière doit se pencher sur tous les médicaments avec le client et encourager celui-ci à consulter son pharmacien lorsqu'il essaie un nouveau produit offert en vente libre.

Reconnaissance des signes et des symptômes

L'évaluation de l'état de santé du client est particulièrement importante en présence d'un déséquilibre hydroélectrolytique ou acidobasique. L'infirmière doit être en mesure de reconnaître rapidement les signes et les symptômes de troubles imminents. Par conséquent, cette dernière doit intégrer à l'évaluation ses connaissances sur les modifications de la santé, les effets des médicaments, les différents liquides pouvant être administrés et l'état clinique du client. Elle doit évaluer le client pour déterminer si des changements se sont produits. Par exemple, l'infirmière qui perçoit des signes d'amélioration de l'hypokaliémie au moment de l'évaluation devrait s'attendre à ce que les signes et les symptômes physiques du client commencent à disparaître ou à diminuer en intensité. Le rythme cardiaque du client sera plus régulier, et ses intestins fonctionneront normalement.

Lorsque les modifications sont moins graves, il faut plus de temps pour évaluer l'évolution de la situation. L'évaluation infirmière portera alors plutôt sur les changements comportementaux (p. ex., la capacité du client à observer des restrictions alimentaires et des horaires pour la prise des médicaments). L'aptitude de la famille à anticiper les altérations et à prévenir les récidives des déséquilibres est aussi un élément important de l'évaluation.

L'amélioration de l'état de santé du client détermine si l'infirmière doit poursuivre le plan de soins et de traitements infirmiers (PSTI), ou plutôt en faire l'ajustement. Lorsque les objectifs ne sont pas atteints, cette dernière doit consulter le médecin, et discuter avec lui de nouveaux traitements (p. ex., augmenter les apports liquidiens chez un client déshydraté ou installer une perfusion intraveineuse) ou de l'interruption d'un traitement particulier. Lorsque les résultats sont atteints, l'infirmière peut revoir le constat d'évaluation et mettre l'accent sur d'autres priorités. ■

L'amélioration de l'état de santé du client détermine si l'infirmière doit poursuivre le plan de soins et de traitements infirmiers, ou plutôt en faire l'ajustement.

Cette section illustre la démarche de soins en fonction des problèmes de santé de madame Évelyne Bélanger. Les cinq étapes de la démarche systématique sont présentées en lien avec une application personnalisée à cette cliente. Ce processus permet d'individualiser l'approche infirmière par rapport à cette cliente et de planifier des soins adaptés à la situation de cette dernière.

31.3.1 Collecte des données

L'évaluation initiale de madame Bélanger regroupe les données permettant de prioriser les besoins de la cliente **ENCADRÉ 31.7**. En effet, l'anamnèse permet de recueillir de l'information pertinente selon les renseignements fournis par cette dernière, alors que l'examen physique révèle des observations complémentaires. Les résultats de laboratoire viennent confirmer l'impression diagnostique médicale et préciser les problèmes prioritaires sur lesquels il sera justifié de porter une plus grande attention.

31.3.2 Analyse et interprétation des données

Les données collectées permettent de déterminer le risque potentiel de déséquilibre hydro-électrolytique ou acidobasique.

Même si la diurèse des 24 heures n'est pas connue, étant donné qu'il y a nycturie, il est juste de croire qu'il y a effectivement polyurie. Comme la cliente est diabétique, les symptômes de nycturie et de polyurie peuvent indiquer une diurèse osmotique par glycosurie. En effet, lorsque les valeurs de la glycémie sont élevées, et c'est ce qui s'observe actuellement chez la cliente, le rein ne peut retenir qu'une concentration limitée de glucose, ce qui entraîne une excrétion de glucose dans les urines, la glycosurie. Étant donné que madame Bélanger a diminué ses doses d'insuline, il est normal que sa glycémie augmente, même si la cliente rapporte qu'elle mange moins. De plus, la soif qu'elle ressent indique une déplétion volémique. L'hyperosmolalité qui en découle stimule les osmorécepteurs du centre de la soif.

À l'examen physique, l'infirmière observe un pli cutané persistant et des muqueuses sèches. Ces signes physiques supposent une déplétion du liquide interstitiel et, conséquemment, une contraction du liquide extracellulaire.

COLLECTE DES DONNÉES

ENCADRÉ **31.7**   **Situation clinique de madame Bélanger**

Données subjectives

- Étourdissements et fatigue depuis deux jours
- Diminution de l'alimentation depuis 10 jours en raison de symptômes d'allure grippale
- Décision de la cliente de diminuer ses doses d'insuline
- Polyurie, nycturie et soif depuis deux jours

Données objectives

- Diabète de type 1 traité à l'insuline, habituellement bien maîtrisé
- Persistance du pli cutané
- Muqueuses sèches
- P.A. : 90/60 mm Hg ; F.C. : 112 batt./min, régulier ; R : 26/min, profonde ; T° : 36,7 °C
- Na^+ 126 mmol/L
- K^+ 3,7 mmol/L
- Cl^- 90 mmol/L
- Glucose   12,4 mmol/L
- Urée   12 mmol/L
- Gaz artériel   pH 7,31
- Créatinine   120 µmol/L
- $PaCO_2$ 30 mm Hg
- HCO_3^- 18 mmol/L

La tachycardie et l'hypotension supposent également une déplétion du liquide intravasculaire. Cette déplétion est consécutive à la diurèse osmotique, qui entraîne la perte de sel et d'eau, et elle laisse suspecter un déséquilibre hydroélectrolytique, qui se reconnaît également aux signes de déshydratation. Enfin, la tachypnée profonde est un indicateur de l'hyperventilation, qui entraîne une modification de l'équilibre acidobasique.

Comme madame Bélanger est au service des urgences, l'infirmière n'oriente pas ses interventions sur la vérification de la capacité de la cliente à bien gérer son diabète pour le moment. Non pas que ce point soit négligeable, mais il n'est pas prioritaire. Il fera cependant l'objet d'une attention ultérieure, car il peut avoir eu une incidence sur l'apparition du déséquilibre hydroélectrolytique décelé. L'**ENCADRÉ 31.8** met en lumière le problème prioritaire de la cliente.

31.3.3 Planification des soins et établissement des priorités

Dans la planification des interventions auprès de madame Bélanger, il sera pertinent, entre autres, d'assurer un suivi de sa condition en vérifiant les électrolytes sériques, en administrant avec précision les solutés prescrits, en informant le médecin de toute modification dans les gaz artériels ou les valeurs de Na^+, de Cl^-, de HCO_3^-, d'urée ou de créatinine, car ceux-ci sont actuellement anormaux.

La natrémie exige une surveillance particulière, car la cliente présente des signes d'hyponatrémie.

CONSTAT DE L'ÉVALUATION

ENCADRÉ 31.8 Énoncé du problème prioritaire de madame Bélanger

Déficit de volume liquidien et déséquilibre électrolytique

De plus, même si la cliente dit que son diabète est maîtrisé, cette condition doit également être surveillée de près, car madame Bélanger présente des signes d'hyperglycémie (glycémie à 12,4 mmol/L, polyurie et polydipsie).

Prioritairement, les besoins hydriques doivent être comblés, puisque des signes de déshydratation sont observés ; il relève toutefois du médecin d'établir la prescription à cet effet. Par contre, l'infirmière assure l'évaluation continue de l'état clinique général.

Étant donné que la cliente a diminué ses doses d'insuline, l'infirmière devra ultérieurement réviser avec elle ses connaissances sur la gestion du diabète pour s'assurer qu'elle respecte le traitement médical de ce problème de santé.

31.3.4 Interventions cliniques

À cette étape-ci de la démarche de soins, l'exécution des interventions planifiées s'oriente vers la recherche de renseignements supplémentaires. En effet, alors que les données initiales mettent l'infirmière sur la piste de problèmes touchant l'équilibre hydroélectrolytique, les interventions énumérées dans le **TABLEAU 31.9** permettent principalement de compléter l'évaluation faite initialement. Une évaluation en cours d'évolution contribuerait vraisemblablement à choisir un traitement adéquat et d'autres interventions infirmières susceptibles de pallier les manifestations cliniques d'un déséquilibre hydrique, électrolytique ou acidobasique.

31.3.5 Évaluation des résultats

Si les interventions infirmières et le traitement médical sont efficaces, l'évaluation des résultats escomptés devrait confirmer un retour à des valeurs normales pour les électrolytes, particulièrement le Na^+, le Cl^- et le HCO_3^-, puisque le K^+ est normal. De même, l'acidose métabolique devrait être corrigée, et le pH sanguin se situer entre 7,35 et 7,45. L'infirmière observerait une élasticité normale de la peau, car le test du pli cutané serait négatif. La peau et les muqueuses seraient alors bien hydratées.

TABLEAU 31.9 — Résultats escomptés et interventions prioritaires liés à la situation clinique de madame Bélanger

PLANIFICATION / RÉSULTATS ESCOMPTÉS CHEZ LA CLIENTE

- Maintenir une diurèse à 1 500 ml/24 heures.
- Retrouver des valeurs normales d'électrolytes sériques.
- Avoir des signes vitaux stables.
- Retrouver un volume liquidien acceptable.

INTERVENTIONS INFIRMIÈRES	JUSTIFICATIONS
• Faire la mesure des ingesta et des excreta.	• Évaluer l'équilibre hydrique. • Suivre l'évolution de la diurèse.
• Noter la densité relative de l'urine.	• Évaluer le degré de déshydratation et en suivre l'évolution.
• Peser quotidiennement la cliente à jeun.	• Évaluer encore plus précisément l'équilibre hydrique.
• Vérifier les signes vitaux.	• Détecter les signes d'hypovolémie (tachycardie, hypotension artérielle) et signes d'hyperthermie.
• Vérifier l'élasticité de la peau (sécheresse ou turgescence).	• Évaluer le degré de déshydratation.
• Examiner la muqueuse buccale.	• Détecter la sécheresse, autre indicateur de déshydratation.
• Observer et noter les pertes anormales de liquides.	• Déterminer les causes possibles du déficit liquidien.
• Augmenter la consommation de liquides jusqu'à 2 à 3 L par jour.	• Compenser les pertes.
• Vérifier les valeurs des électrolytes sériques.	• Suivre l'évolution du traitement du déséquilibre hydroélectrolytique. • Déterminer l'état d'hydratation.
• Vérifier les valeurs des gaz artériels.	• Suivre l'évolution du déséquilibre acidobasique.
• Vérifier les valeurs de glycémie.	• Déceler l'acidocétose et l'hyperglycémie osmolaire.
• Vérifier l'état de conscience.	• Détecter les signes d'hyperglycémie et de déshydratation.

31.3.6 Plan thérapeutique infirmier de madame Bélanger

À la suite de son évaluation initiale, l'infirmière confirme que la surveillance des signes et les symptômes de déshydratation et de déséquilibres hydroélectrolytiques doit être appliquée pour madame Bélanger. C'est donc le premier constat qu'elle inscrit dans le plan thérapeutique infirmier (PTI) de la cliente. De plus, même si la cliente se trouve au service des urgences, des éléments primordiaux de sa condition de santé (entre autres, son diabète) méritent un suivi adéquat en raison de l'incidence qu'ils peuvent avoir sur

Mme ÉVELYNE BÉLANGER
37 ans

PLAN THÉRAPEUTIQUE INFIRMIER (PTI)

CONSTATS DE L'ÉVALUATION

Date	Heure	N°	Problème ou besoin prioritaire	Initiales	RÉSOLU / SATISFAIT			Professionnels / Services concernés
					Date	Heure	Initiales	
2010-03-10	10:30	1	Déficit de volume liquidien					
		2	Hyponatrémie					
		3	Acidose métabolique	A.D.				

SUIVI CLINIQUE

Date	Heure	N°	Directive infirmière	Initiales	CESSÉE / RÉALISÉE		
					Date	Heure	Initiales
2010-03-10	10:30	1	Faire le dosage des I/E pendant 24 heures (+ dir. p. trav. PAB et dir. verb. cliente).				
			Se peser quotidiennement à jeun × 3 jours (+ dir. p. trav. et dir. verb. cliente).				
		1-2	Aviser MD par inf. si aggravation des signes de déshydratation.				
2010-03-10	11:30	2-3	Aviser MD par inf. des valeurs des électrolytes sériques et des gaz artériels.	A.D.	2010-03-10	11:30	A.D.

Signature de l'infirmière	Initiales	Programme / Service	Signature de l'infirmière	Initiales	Programme / Service
Alexandra Dubreuil	A.D.	Urgence			

PLAN THÉRAPEUTIQUE INFIRMIER (PTI)

Extrait des notes d'évolution

2010-03-10 10:30
Peau et muqueuse buccale sèches, persistance du pli cutané. M'informe qu'elle urine beaucoup plus que d'habitude et qu'elle se lève même la nuit pour uriner.

2010-03-10 11:30
Dr Vigneault avisé de la natrémie à 126 mmol/L, de la chlorémie à 90 mmol/L, des bicarbonates à 18 mmol/L.

FIGURE 31.10 Extrait du plan thérapeutique infirmier de madame Bélanger pour le suivi clinique de son déficit liquidien et du déséquilibre électrolytique

l'amélioration ou la détérioration de son état. D'autres constats nécessitant un suivi clinique particulier sont faits, et pour lesquels des directives sont communiquées verbalement à son équipe et inscrites au PTI **FIGURE 31.10**.

À ce stade-ci de la situation, l'équipe soignante n'a pas encore déterminé si madame Bélanger sera hospitalisée, d'où la nécessité de la faire participer directement à l'application de certaines directives.

31.3.7 Application de la pensée critique à la situation de madame Bélanger

L'évaluation de la situation clinique de madame Bélanger nécessite que l'infirmière fasse appel à ses habiletés de pensée critique. Ses connaissances précises des déséquilibres hydroélectrolytique et acidobasique, ainsi qu'une expérience solide dans l'administration des solutés et des électrolytes intraveineux, et dans les soins aux personnes diabétiques l'aideront indubitablement à procéder à une évaluation pertinente de la condition de la cliente. De plus, le respect de certaines normes, particulièrement en ce qui concerne la transmission d'information, permettra de suivre de près l'évolution clinique des problèmes prioritaires détectés **FIGURE 31.11**.

Vers un Jugement clinique

Connaissances
- Régulation des électrolytes et de l'équilibre acidobasique
- Facteurs perturbant l'équilibre hydrique et acidobasique
- Besoin en eau de l'organisme
- Signes de déshydratation
- Valeurs normales des électrolytes et des gaz artériels
- Diabète, hypoglycémie et hyperglycémie
- Médicaments causant une perte d'électrolytes
- Types de solutés administrés pour pallier le déséquilibre hydroélectrolytique
- Signes et symptômes d'anormalité des électrolytes

Expériences
- Surveillance des solutés I.V.
- Soins aux personnes diabétiques

ÉVALUATION

- Signes de déshydratation chez madame Bélanger : peau et muqueuses sèches, persistance du pli cutané, soif, sensation de faiblesse
- Observance du traitement de son diabète
- Résultats de laboratoire (électrolytes sériques et gaz artériels)
- Mesure des ingesta et des excreta
- Pesée quotidienne
- Signes et symptômes d'hyponatrémie (hypotension, tachycardie) et d'acidose métabolique (tachypnée profonde)
- Signes vitaux, surtout la pression artérielle, le pouls et la respiration

Normes
- Normes de transmission de l'information clinique : consignation au dossier et renseignements fournis par téléphone
- Politiques locales concernant les ordonnances téléphoniques
- Principes inhérents aux méthodes de soins (prélèvements sanguins, administration de solutés)

Attitude
- Écoute attentive des renseignements initiaux fournis par la cliente

FIGURE 31.11 Application de la pensée critique à la situation clinique de madame Bélanger

■■■ À retenir

>> **Version reproductible**
www.cheneliere.ca/potter

- Les liquides organiques sont composés d'électrolytes, de minéraux, de cellules et d'eau, et ils sont répartis dans deux compartiments : le liquide extracellulaire (LEC) et le liquide intracellulaire (LIC). Ils sont régulés par l'apport et l'élimination de liquides de même que par les hormones.

- Les perturbations liquidiennes comprennent les déficits et les surplus isotoniques et osmolaires.

- Des systèmes tampons chimique, biologique et physiologique compensent les déséquilibres acido-basiques. Les poumons et les reins en sont les principaux responsables.

- Le système tampon chimique de l'organisme est le premier à réagir aux déséquilibres acidobasiques.

- Les maladies graves ou chroniques augmentent le risque de déséquilibre hydroélectrolytique ou acidobasique.

- Les clients très jeunes ou très âgés sont davantage prédisposés à ces déséquilibres.

- L'évaluation clinique visant à déceler un déséquilibre hydro-électrolytique ou acidobasique doit comprendre les antécédents cliniques du client, l'examen physique et comportemental, la mesure des ingesta et des excreta, la pesée quotidienne et les valeurs de laboratoire spécifiques.

- Les déséquilibres osmolaires et les déficits du volume liquidien peuvent être corrigés par l'administration entérale ou parentérale de liquides.

- Le traitement pour les déséquilibres hydroélectrolytiques comprend les interventions nutritionnelles et pharmacologiques.

Pour en savoir plus

>> **Version complète et détaillée**
www.cheneliere.ca/potter

RÉFÉRENCES GÉNÉRALES

PasseportSanté.net > Nutrition > Régimes > Équilibre acidobasique
www.passeportsante.net

Nephrohus Learning > Acide-base et potassium
Nephrohus Learning > Eau et sodium
www.nephrohus.org

Halperin, M.L., Goldstein, M.B., & Kamel, K.S. (2010). *Fluid, electrolyte and acid-base physiology: A problem-based approach* (4th ed.). St. Louis, Mo. : Saunders.

Falardeau, P., & Latour, J. (2007). Problèmes rénaux et troubles de l'homéostase. In M. Arcand & R. Hébert (Éds), *Précis pratique de gériatrie* (3e éd., pp. 439-461). Acton Vale, Qc : Edisem ; Paris : Maloine.

Fulcher, E., & Frazier, M. (2007). *Introduction to intravenous therapy for health professionals.* St. Louis, Mo. : Saunders.

Chernecky, C., Macklin, D., & Murphy-Ende, K. (2006). *Saunders' nursing survival guide: Fluid and electrolytes* (2nd ed.). Philadelphia : Saunders.

Heitz, U.E., & Horne, M.M. (2005). *Pocket guide to fluid, electrolyte, and acid-base balance* (5th ed.). St. Louis, Mo. : Mosby.

Springhouse (Ed.) (2005). *Nurse's quick check: Fluids & electrolytes.* Ambler, Pa. : Lippincott Williams & Wilkins.

Méthodes de soins filmées et présentées sur
www.cheneliere.ca/potter
Méthodes liées aux paramètres d'évaluation, aux fonctions digestives et aux thérapies intraveineuses :
- *Ponction veineuse* (MS 4.7) ;
- *Installation d'une sonde nasogastrique ou nasoduodénale* (MS 7.1) ;
- *Installation d'une perfusion intraveineuse périphérique* (MS 9.1) ;
- *Réglage du débit d'une perfusion intraveineuse* (MS 9.2) ;
- *Changement de pansement au site d'insertion d'un cathéter intraveineux périphérique* (MS 9.3) ;
- *Changement du sac à perfusion et de la tubulure* (MS 9.4) ;
- *Installation et irrigation d'un bouchon à injections intermittentes* (MS 9.5) ;
- *Administration d'un médicament par voie intraveineuse* (MS 9.7) ;
- *Retrait d'une perfusion et du cathéter intraveineux périphérique* (MS 9.8).

31

Édition française :
Johanne Morel, inf., B. Sc.

Édition originale :
Patricia A. Stockert,
RN, BSN, MS, PhD

Favoriser le repos et le sommeil

Objectifs

Après avoir lu ce chapitre, vous devriez être en mesure :

- d'expliquer les fonctions et la physiologie du sommeil ;

- de décrire les effets du cycle sommeil-éveil sur la fonction biologique ;

- d'expliquer les besoins normaux de sommeil ;

- de reconnaître les caractéristiques des troubles du sommeil les plus fréquents ;

- d'énumérer les facteurs favorisant et perturbant le sommeil ;

- d'appliquer la démarche de soins infirmiers auprès des clients atteints de troubles du sommeil.

>> **Guide d'études, pages 143 à 146**

Julie Arnold, avocate de 42 ans, est la première cliente de la matinée à la clinique. Lorsque vous vous informez de sa santé, elle répond qu'elle a du mal à dormir. Elle vous explique qu'elle souffre de ce problème depuis qu'elle travaille à un important dossier qui engendre de la tension. Vous la questionnez et apprenez qu'elle se couche deux heures plus tard qu'avant et qu'il lui faut maintenant près d'une heure pour s'endormir. Madame Arnold dormait habituellement sept heures par nuit. Elle boit deux ou trois tasses de café après le souper pour demeurer éveillée, car elle doit travailler à son dossier en soirée. De plus, elle prend à présent un verre de vin avant de se coucher pour l'aider à se détendre.

Madame Arnold déclare également qu'elle se réveille au moins une fois par nuit. Elle ajoute qu'elle se sent fatiguée au réveil, qu'elle a parfois du mal à se concentrer l'après-midi et qu'elle n'a plus le temps de faire sa promenade de 1,5 km par jour. Vous remarquez qu'elle a des cernes sous les yeux, qu'elle change souvent de position et qu'elle bâille fréquemment. Elle vous fait part également de son impression d'avoir moins de patience à la maison avec ses enfants.

Quels seraient les moyens et les interventions qui permettraient à madame Arnold de retrouver un sommeil normal ?

Concepts **clés**

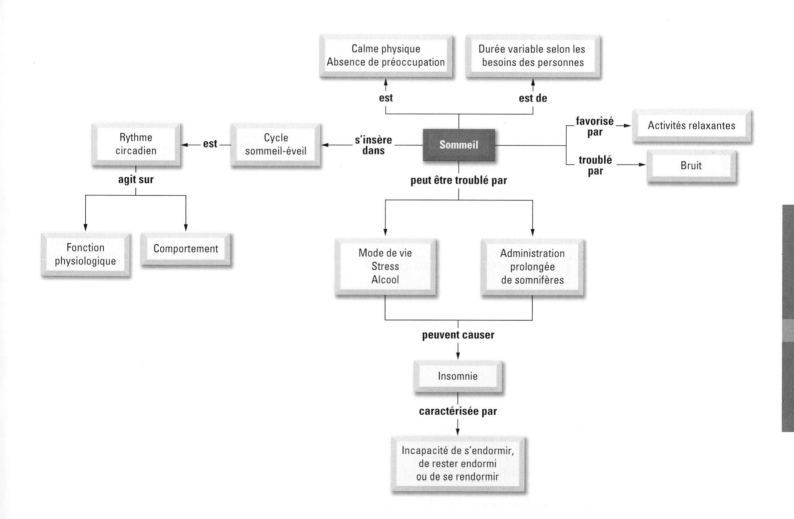

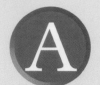

u Canada, les troubles du sommeil constituent une des raisons de consultation les plus fréquentes. Pour être en bonne santé, une personne doit avoir une alimentation saine, faire de l'exercice, se reposer et dormir suffisamment. Les besoins de sommeil et de repos sont différents pour chaque personne. La santé physique et émotionnelle dépend de la manière dont ces besoins fondamentaux sont satisfaits. Sans le repos et le sommeil dont elle a besoin, une personne éprouve de la difficulté à se concentrer, à exercer son jugement et à participer aux activités de la vie quotidienne ; elle devient alors plus irritable.

Les connaissances de l'infirmière sur la nature, les facteurs et les habitudes influençant le sommeil sont essentielles. En effet, elles lui permettent d'adopter une approche personnalisée à l'égard du client et de choisir les interventions qui contribuent à résoudre les troubles du sommeil à court et à long terme. Il est important que l'infirmière connaisse la nature du sommeil ainsi que les facteurs et les habitudes qui l'influencent, car elle s'appuiera sur ce savoir pour détecter et traiter les troubles du sommeil.

Selon une des nombreuses théories, le sommeil correspondrait à un ressourcement et à un rétablissement (McCance & Huether, 2006). L'infirmière s'occupe souvent de clients qui souffrent déjà de troubles du sommeil, ou dont les troubles se manifestent à la suite de la maladie ou de l'hospitalisation. Les clients cherchent parfois à se faire soigner pour un problème de sommeil qui dure depuis plusieurs années. Le client malade a souvent un plus grand besoin de sommeil et de repos que la personne en bonne santé. La maladie empêche parfois le client de bénéficier de repos et de sommeil. De plus, le client en établissement de soins éprouve parfois de la difficulté à trouver le sommeil en raison de l'environnement souvent bruyant et des activités du personnel soignant.

psychiques varient selon les phases du cycle circadien. Les fluctuations et la prévisibilité de la température corporelle, de la fréquence cardiaque, de la pression artérielle, de la sécrétion hormonale, de l'acuité sensorielle et de l'humeur dépendent du maintien des rythmes circadiens (Izac, 2006). Le cycle sommeil-éveil, pour sa part, est influencé par la lumière, la température et des facteurs externes tels que les activités sociales et les horaires de travail.

Chaque personne a une **horloge biologique** qui synchronise ses cycles de sommeil. Certains s'endorment à 20 h, alors que d'autres se couchent vers minuit ou au petit matin. Les individus connaissent tous des périodes de la journée où ils fonctionnent mieux.

En général, dans les hôpitaux ou les établissements de soins prolongés, les soins ne sont pas adaptés au cycle sommeil-éveil de chaque client. Les activités courantes obligent à interrompre le sommeil ou empêchent le client de s'endormir à son heure habituelle. Or, si le cycle sommeil-éveil est perturbé, le sommeil risque d'être non réparateur. Une inversion du cycle sommeil-éveil, par exemple lorsque la personne s'endort le jour (ou la nuit, pour le travailleur de nuit) peut indiquer une maladie ou un manque de sommeil. L'anxiété, l'agitation, l'irritabilité et une baisse du jugement sont des symptômes courants de perturbation du cycle du sommeil.

Le rythme biologique du sommeil se synchronise fréquemment à d'autres fonctions organiques. Par exemple, les variations de température corporelle sont liées au cycle du sommeil. Habituellement, la température corporelle atteint une valeur maximale vers la fin de l'après-midi jusqu'en début de soirée, puis diminue progressivement pour chuter brusquement entre 4 h et 6 h. Lorsque le cycle sommeil-éveil est perturbé (p. ex., par le travail de nuit, le décalage horaire ou les troubles du sommeil), d'autres fonctions biologiques risquent également d'être modifiées. La personne peut présenter une perte ou un gain de poids et d'appétit, et si elle ne parvient pas à maintenir un cycle régulier de sommeil-éveil, son état de santé risque de se détériorer.

32.1

Connaissances scientifiques de base à propos du repos et du sommeil

32.1.1 Physiologie du sommeil

Le **sommeil** est un processus physiologique de repos qui a lieu en alternance avec de longues périodes de veille. Le cycle sommeil-éveil influence et régularise les fonctions physiologiques et les réactions comportementales (Izac, 2006).

Rythme circadien

La vie quotidienne de toutes les personnes est régie par des rythmes cycliques dont le plus connu est le cycle de 24 heures qui porte le nom de **rythme circadien** (des mots latins *circa,* qui veut dire « environ », et *diem,* qui veut dire « jour »). Les principales fonctions biologiques et

Régulation du sommeil

Le sommeil fait intervenir une succession d'états physiologiques commandés par une activation du système nerveux central (SNC), qui comprend des variations dans le fonctionnement des systèmes nerveux périphérique, endocrinien, cardiovasculaire, respiratoire et musculaire (Fauci, 2008 ; McCance & Huether, 2006).

Chaque séquence est caractérisée par des réactions physiologiques particulières et par certains modes d'activité cérébrale. Des instruments comme l'électroencéphalogramme (EEG), qui mesure l'activité électrique dans le cortex cérébral, l'électromyogramme (EMG), qui mesure la tonicité musculaire, et l'électro-oculogramme (EOG), qui mesure les mouvements des yeux, donnent des renseignements sur certains aspects liés à la physiologique du sommeil.

La régulation du sommeil dépend de la relation intermittente entre deux mécanismes cérébraux, l'un qui actionne les centres cérébraux supérieurs, l'autre qui interrompt leur fonctionnement, produisant ainsi l'état de veille ou le sommeil.

Le premier, le **système réticulé activateur (SRA),** est situé dans le tronc cérébral supérieur et contiendrait des cellules spéciales entretenant la vigilance et l'état de veille. Le SRA reçoit les stimuli visuels, auditifs, tactiles et de la douleur, et il est aussi excité par l'activité du cortex cérébral (p. ex., les émotions ou les mécanismes de réflexion). L'état de veille découle de l'activité des neurones du SRA, qui libèrent des **catécholamines,** comme la norépinéphrine (Izac, 2006).

Le sommeil découlerait de la sécrétion de sérotonine, le second mécanisme, par des cellules spécialisées situées dans les **noyaux du raphé** du **pont de Varole** et du bulbe rachidien. Cette partie du cerveau est aussi qualifiée de zone bulbaire de synchronisation. L'alternance de l'état de veille et de sommeil dépend de l'équilibre entre les impulsions provenant des centres supérieurs (p. ex., la pensée), des récepteurs sensoriels périphériques (p. ex., la lumière ou le son) et du système limbique (p. ex., les émotions) **FIGURE 32.1**. Lorsqu'une personne tente de s'endormir, elle ferme les yeux et adopte une position détendue. Les stimuli vers le SRA diminuent, et, si la pièce est sombre et calme, l'activité du SRA baisse jusqu'à ce que la zone bulbaire de synchronisation prenne le relais et que le sujet s'endorme.

Phases du sommeil

Les signaux électriques des EEG, EMG et EOG montrent qu'aux différentes parties du cerveau, des muscles et des yeux correspondent différentes phases du sommeil (Izac, 2006). Le sommeil normal fait intervenir deux phases : le **sommeil lent,** ou phase des mouvements oculaires non rapides (MONR), et le **sommeil paradoxal,** ou phase des mouvements oculaires rapides (MOR) **ENCADRÉ 32.1**. Pendant un cycle de 90 minutes où le sommeil devient de plus en plus profond, le dormeur traverse quatre stades de sommeil lent. Le sommeil est plus léger durant les deux premiers stades. Le sujet peut alors être facilement réveillé. Les stades 3 et 4 correspondent à un sommeil plus profond, appelé « à ondes lentes », durant lesquels le sujet se réveille plus difficilement. La phase de sommeil paradoxal se situe à la fin de chaque cycle de 90 minutes. Cette phase contribue à la consolidation de la mémoire et à la restauration psychologique de la personne (Izac, 2006). Divers facteurs peuvent favoriser ou compromettre les différents stades

■ **Catécholamine :** Médiateur chimique élaboré dans les terminaisons synaptiques du système nerveux végétatif et dans certains groupes de neurones du système nerveux central, et qui véhicule le message nerveux jusqu'aux récepteurs postsynaptiques spécifiques.

■ **Noyau du raphé :** Ensemble de structures sous-corticales du cerveau, présentes au niveau du bulbe rachidien, du pont et du mésencéphale, responsables du système sérotoninergique (lié à la sérotonine).

■ **Pont de Varole :** Partie centrale et renflée du tronc cérébral située entre le mésencéphale et le myélencéphale.

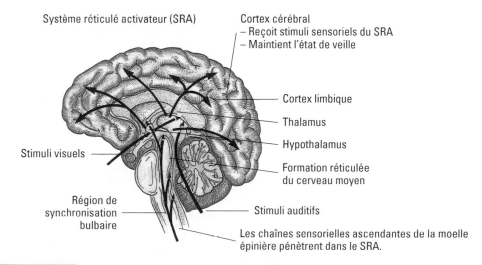

Système réticulé activateur (SRA)

Cortex cérébral
– Reçoit stimuli sensoriels du SRA
– Maintient l'état de veille

Cortex limbique

Thalamus

Hypothalamus

Formation réticulée du cerveau moyen

Stimuli visuels

Région de synchronisation bulbaire

Stimuli auditifs

Les chaînes sensorielles ascendantes de la moelle épinière pénètrent dans le SRA.

FIGURE 32.1 Signaux sensoriels de régulation du SRA et de la zone bulbaire de synchronisation qui activent et suppriment en alternance le fonctionnement des centres cérébraux supérieurs pour commander le sommeil et la veille.

Sommeil lent léger : stade 1

Comprend les niveaux de sommeil les plus légers ; phase des mouvements oculaires non rapides (MONR).

- Le sujet est facilement réveillé par des stimuli sensoriels comme le bruit.
- Lorsqu'il s'éveille, le sujet a l'impression d'avoir rêvé tout éveillé.
- Le stade a une durée de quelques minutes.
- La baisse d'activités physiologiques commence par une diminution graduelle des signes vitaux et du métabolisme.

Sommeil lent léger : stade 2

Période de sommeil légèrement plus profond ; phase des mouvements oculaires non rapides (MONR).

- Le sujet est encore relativement facile à réveiller.
- La relaxation se poursuit.
- Le stade a une durée de 10 à 20 minutes.
- Les fonctions organiques continuent de ralentir.

Sommeil lent profond : stade 3

Correspond au premier stade de sommeil profond ; phase des mouvements oculaires non rapides (MONR).

- Le sujet est plus difficile à réveiller et bouge rarement.
- Les muscles sont complètement détendus.
- Le stade a une durée de 15 à 30 minutes.
- Les signes vitaux baissent, mais demeurent réguliers.

Sommeil lent profond : stade 4

Stade de sommeil le plus profond ; phase des mouvements oculaires non rapides (MONR).

- Le dormeur est difficile à réveiller.
- Si le dormeur manque de sommeil, ce stade occupera une grande partie de la nuit.
- Le stade a une durée de 15 à 30 minutes environ.
- Les signes vitaux sont plus bas qu'au cours des heures de veille.
- Le somnambulisme et l'énurésie peuvent se produire au cours de ce stade.

Sommeil paradoxal

- Le sommeil paradoxal se caractérise par des mouvements oculaires rapides (MOR), des fluctuations des rythmes cardiaque et respiratoire ainsi que par une possibilité d'augmentation ou de fluctuation de la pression artérielle.
- Le dormeur est très difficile à réveiller.
- Des rêves en couleur d'apparence réelle sont possibles.
- En règle générale, le stade débute 90 minutes après le début du sommeil.
- La durée du sommeil paradoxal augmente avec chaque cycle, pour une moyenne de 20 minutes.
- Une perte de tonicité des muscles squelettiques peut se produire.
- Les sécrétions gastriques augmentent.

du cycle de sommeil. L'infirmière choisit des interventions thérapeutiques qui favorisent le sommeil ou tente d'éliminer les facteurs susceptibles de lui nuire.

Cycle de sommeil

Chez l'adulte, la structure de sommeil débute habituellement par une période de présommeil au cours de laquelle la somnolence s'intensifie progressivement. Cette période dure normalement de 10 à 30 minutes, mais peut atteindre une heure ou plus chez un sujet qui éprouve de la difficulté à s'endormir. Elle correspond aux stades 1 et 2 du cycle de sommeil.

Une fois endormi, le sujet traverse quatre à cinq cycles complets de sommeil par nuit, chacun de ces cycles comportant les quatre stades de sommeil lent et une période de sommeil paradoxal (McCance & Huether, 2006). Un cycle progresse habituellement du stade 1 jusqu'au stade 4 du sommeil lent, puis est suivi d'un cycle inversé passant du stade 4 au 3 puis au 2 et se terminant par un stade de sommeil paradoxal **FIGURE 32.2**. Le sujet atteint normalement le sommeil paradoxal environ 90 minutes après le

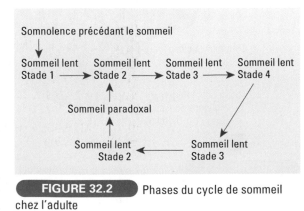

FIGURE 32.2 Phases du cycle de sommeil chez l'adulte

début du cycle de sommeil. Soixante-quinze pour cent de la durée du sommeil se déroule dans le sommeil lent.

Au cours des cycles successifs, les stades 3 et 4 raccourcissent, et la période de sommeil paradoxal s'allonge. Le sommeil paradoxal peut durer jusqu'à 60 minutes au cours du dernier cycle de sommeil. Les stades du sommeil ne se déroulent pas de la même façon chez toutes les personnes. Par exemple, le sommeil d'un dormeur peut fluctuer pendant de courts intervalles entre les stades 2, 3 et 4 de sommeil lent avant d'atteindre le stade de sommeil paradoxal. La durée de chaque stade varie également avec l'âge. En outre, les passages d'un stade à un autre s'accompagnent souvent de mouvements du corps. Les passages au sommeil léger se produisent rapidement alors que les passages au sommeil profond ont tendance à être graduels (Izac, 2006). Le nombre de cycles de sommeil dépend du nombre d'heures de sommeil.

Besoin normal de sommeil

Nourrisson

Jusqu'à l'âge de trois mois, le nouveau-né dort en moyenne 16 heures par jour ▶ 12 . Son cycle de sommeil est en général de 40 à 50 minutes, et il s'éveille après un ou deux cycles de sommeil. Près de la moitié de ce sommeil est un sommeil paradoxal, qui stimule les centres du cerveau supérieur. Ce sommeil serait, semble-t-il, un facteur essentiel au développement, car le nouveau-né n'est pas éveillé suffisamment longtemps pour être soumis à une forte stimulation externe.

La structure de sommeil du nourrisson commence le plus souvent à prendre forme vers l'âge de trois mois. Il fait parfois plusieurs siestes au cours de la journée et dort de 8 à 10 heures par nuit en moyenne. Sa durée totale de sommeil est de 15 heures par jour, dont environ 30 % relèvent du sommeil paradoxal. Il se réveille généralement tôt le matin, mais il est assez fréquent qu'un nourrisson se réveille la nuit ainsi que ses parents.

Trottineur

Vers deux ans, l'enfant dort généralement toute la nuit et fait des siestes le jour. La durée totale de sommeil est en moyenne de 12 heures par jour. Au-delà de trois ans, de nombreux enfants cessent de faire la sieste (Hockenberry & Wilson, 2007). Le trottineur se réveille couramment en pleine nuit, et le pourcentage de sommeil paradoxal continue de diminuer. Au cours de cette période, l'enfant refuse parfois d'aller se coucher le soir par besoin d'autonomie ou parce qu'il craint d'être séparé de ses parents.

Enfant d'âge préscolaire

L'enfant d'âge préscolaire dort en moyenne 12 heures par nuit (dont 20 % sont consacrées au sommeil paradoxal). Vers l'âge de cinq ans, rares sont les enfants qui font encore la sieste (Hockenberry & Wilson, 2007). L'enfant d'âge préscolaire éprouve de la difficulté à se détendre ou à se calmer après une longue journée d'activités. Un enfant de cet âge fait également l'expérience des peurs nocturnes ou des cauchemars qui le réveillent en pleine nuit. Les parents rencontrent moins de résistance de la part de l'enfant et favorisent un sommeil plus serein s'ils instaurent un rituel d'activités calmes avant l'heure du coucher. Au cours de la nuit, l'enfant se réveille parfois partiellement pour se rendormir normalement (Hockenberry & Wilson, 2007). Pendant le laps de temps où il est éveillé, il peut lui arriver de pleurer brièvement, de déambuler, de parler de manière inintelligible, ou d'être somnambule ou incontinent.

Les stades du sommeil ne se déroulent pas de la même façon chez toutes les personnes.

Enfant d'âge scolaire

La durée de sommeil nécessaire à l'enfant d'âge scolaire diffère d'un enfant à l'autre selon ses activités et son état de santé. En règle générale, l'enfant d'âge scolaire n'a pas besoin de sieste pendant le jour (Hockenberry & Wilson, 2007). Un enfant de 6 ans dort en moyenne de 11 à 12 heures par nuit, alors qu'un enfant de 11 ans dort de 9 à 10 heures (Wong, 2003). Un enfant de 6 ou 7 ans accepte habituellement d'aller se coucher s'il y est encouragé ou après une période d'activités calmes. L'enfant plus âgé résiste plus fréquemment parce qu'il ne se rend pas compte qu'il est fatigué ou parce qu'il a besoin d'affirmer son indépendance.

Adolescent

L'adolescent (12-18 ans) dort naturellement environ sept heures et demie par nuit. Cependant, on constate chez les adolescents une réduction de ce temps de sommeil. Plusieurs raisons expliquent ce phénomène : les parents n'interviennent plus pour fixer l'heure du coucher ; les adolescents s'investissent dans plusieurs activités qui les occupent beaucoup, telles que les études, les activités sociales parascolaires et les emplois à temps partiel (National Sleep Foundation, 2006). À cause des exigences liées à leur mode de vie et compte tenu de leurs besoins physiologiques, les adolescents souffrent souvent d'une somnolence diurne excessive. Vers le milieu de l'adolescence, l'état de santé est en rapport direct avec les troubles du sommeil ou l'efficacité du sommeil.

12
Les comportements et les habitudes de vie favorables pour le nourrisson sont présentés dans le chapitre 12, *Décrire le développement de la personne.*

32

La somnolence diurne excessive due à un sommeil insuffisant risque de nuire aux résultats scolaires, d'accroître les risques d'accident, et d'entraîner des problèmes d'humeur et de comportement (Walsh, Dement, & Dinges, 2005).

Jeune adulte

La plupart des jeunes adultes (18-40 ans) dorment en moyenne de six à huit heures et demie par nuit. Un jeune adulte fait rarement la sieste. Environ 20 % du temps de sommeil correspond au sommeil paradoxal, et ce pourcentage demeure constant tout au long de la vie **FIGURE 32.3**. Le jeune adulte en bonne santé a besoin d'un sommeil suffisant pour participer aux nombreuses activités de sa journée, mais il est fréquent que les exigences de son mode de vie perturbent la structure normale du sommeil. Le stress causé par le travail, les relations familiales ou les activités sociales peut causer de l'insomnie (difficulté à s'endormir et à demeurer endormi) et amener le jeune adulte à prendre des somnifères. Leur consommation prolongée risque de perturber la structure de sommeil et d'aggraver le problème. Dans ce groupe d'âge, la somnolence diurne contribue à un nombre accru d'accidents, à une chute de la productivité et à des problèmes interpersonnels. Pendant la grossesse, le besoin de repos et de sommeil augmente, alors que l'insomnie devient un problème courant au cours des derniers mois (Wolfson & Lee, 2005).

Adulte d'âge moyen

À l'âge moyen (40-65 ans), la durée totale de sommeil commence à diminuer. Le sommeil de stade 4 dure moins longtemps, et cette baisse se poursuit à mesure que l'adulte vieillit. Des troubles du sommeil sont souvent diagnostiqués pour la première fois à cet âge, même si les symptômes étaient présents depuis plusieurs années. L'insomnie est un trouble particulièrement courant, et probablement causée par les changements et le stress de l'âge moyen. Les troubles du sommeil peuvent être occasionnés par l'anxiété, la dépression ou certaines maladies physiques comme la grippe. Chez la femme, les symptômes de la ménopause s'accompagnent parfois d'insomnie. Les personnes de ce groupe d'âge ont tendance à prendre davantage de somnifères pour dormir.

Personne âgée

La durée totale de sommeil ne change plus avec l'âge, mais sa qualité semble se dégrader chez de nombreuses personnes âgées (plus de 65 ans), qui ont l'impression de ne pas être reposées au réveil

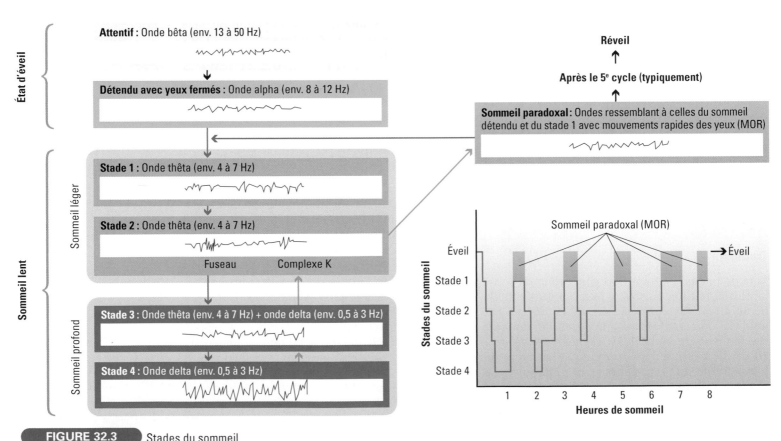

FIGURE 32.3　Stades du sommeil

Source : Tiré de Parent, G., & Cloutier, P. (2009). *Initiation à la psychologie*. Montréal : Beauchemin.

(Hoffman, 2003). La durée du sommeil paradoxal tend à diminuer. De plus, on observe une diminution progressive du sommeil lent des stades 3 et 4 ; pour certaines personnes âgées, le sommeil de stade 4, c'est-à-dire le sommeil le plus profond, disparaît presque totalement. La personne âgée met plus de temps à s'endormir que l'adulte plus jeune et se réveille plus souvent la nuit. Néanmoins, si elle réussit à s'adapter aux changements physiologiques et psychosociaux liés au vieillissement, elle peut mieux préserver la continuité de son cycle de sommeil et son sommeil paradoxal ▶ **13**. La personne âgée se plaint souvent d'une difficulté à dormir, qui est en général liée à une maladie chronique. Par exemple, un client âgé arthritique risque d'avoir du mal à dormir à cause de douleurs articulaires. La tendance à faire la sieste semble augmenter avec l'âge, peut-être en raison des réveils fréquents au cours de la nuit. Les modifications de la structure de sommeil chez une personne âgée peuvent découler de changements du SNC, qui agissent sur la régulation du sommeil. Les déficiences sensorielles, courantes chez la personne âgée, risquent de réduire la sensibilité aux signaux synchroniseurs qui maintiennent les rythmes circadiens **ENCADRÉ 32.2**. En somme, les comportements liés au sommeil varient beaucoup dans ce groupe d'âge.

32.1.2 Fonctions du sommeil

Le but du sommeil n'est pas clairement établi. Le sommeil contribuerait vraisemblablement à la récupération physique et psychologique. Selon une des théories avancées, le sommeil serait une période de récupération et de préparation à la prochaine période de veille. Durant le sommeil lent, les fonctions biologiques sont ralenties. Durant la journée, la fréquence cardiaque normale d'un adulte en bonne santé est en moyenne de 70 à 80 battements par minute (batt./min) ; au cours du sommeil, elle est inférieure à 60 batt./min. Le cœur effectue par conséquent de 10 à 20 battements de moins par minute, c'est-à-dire de 600 à 1 200 battements de moins par heure. Le sommeil a donc un effet bénéfique sur la fonction cardiaque. On croit aussi que le sommeil lent contribue à la restauration tissulaire (McCance & Huether, 2006). Les autres fonctions biologiques qui sont altérées durant le sommeil sont la respiration, la pression artérielle et le tonus musculaire (McCance & Huether, 2006).

Durant le sommeil profond à ondes lentes (stades 3 et 4 du sommeil lent), l'organisme libère une hormone de croissance qui sert à réparer et à renouveler les **cellules épithéliales** et les cellules spécialisées, comme celles du cerveau (Jones,

13
Les changements physiologiques et psychosociaux liés au processus de vieillissement normal sont expliqués dans le chapitre 13, *Reconnaître les besoins de la personne âgée*.

■ **Cellule épithéliale :**
Cellule des tissus qui recouvre les surfaces de l'organisme vers l'extérieur (peau, muqueuses des orifices naturels) ou vers l'intérieur (cavités du cœur, du tube digestif, etc.), ou qui constitue des glandes.

REGARD SUR LA PERSONNE ÂGÉE

ENCADRÉ 32.2

Recommandations utiles pour la clientèle âgée ayant des troubles du sommeil

Promotion du sommeil

Structure du cycle sommeil-éveil

- Maintenir un horaire fixe au coucher et au réveil (National Guideline Clearinghouse, 2006).
- Supprimer les siestes, sauf si elles font habituellement partie de l'horaire ; les limiter alors à 20 minutes ou moins, deux fois par jour.
- Se coucher lorsque l'on a sommeil.
- Prendre des bains chauds (Meiner & Lueckenotte, 2000) et pratiquer les techniques de relaxation.
- Se lever au bout de 15 à 30 minutes si le sommeil ne vient pas.

Environnement

- Dormir à l'endroit où l'on est le plus confortable.
- Réduire le bruit au minimum. Si nécessaire, écouter de la musique douce pour masquer le bruit.
- Allumer une veilleuse.
- Enlever les obstacles entre la chambre et la salle de bains.
- Régler la température ambiante en fonction de ses préférences ; porter des chaussettes pour conserver la chaleur.
- Écouter une musique de relaxation (Hoffman, 2003).

Médicaments

- Ne prendre des somnifères qu'en dernier recours et uniquement à court terme (Meiner & Lueckenotte, 2000).
- Vérifier les interactions médicamenteuses susceptibles de produire de l'insomnie ou une somnolence diurne excessive.

Régime alimentaire

- Réduire la consommation d'alcool, de caféine et de nicotine en fin d'après-midi et en soirée (Lueckenotte, 2000 ; National Guideline Clearinghouse, 2006).
- Prendre une collation contenant des hydrates de carbones (glucides) ou du lait avant le coucher (Meiner & Lueckenotte, 2000).
- Diminuer la consommation de liquides au cours des deux à quatre heures avant le coucher (Meiner & Lueckenotte, 2000).

Facteurs physiologiques ou liés à la maladie

- Relever la tête du lit et utiliser des oreillers supplémentaires au besoin.
- Prendre des analgésiques 30 minutes avant le coucher pour soulager la douleur (Foreman & Wykle, 1995).
- Prendre les médicaments nécessaires au soulagement des symptômes de maladie chronique (Maur, 2005).

2005). La synthèse des protéines et la division cellulaire nécessaire au renouvellement des tissus tels que la peau, la moelle osseuse, la muqueuse gastrique ou le cerveau ont lieu durant le repos et le sommeil. Le sommeil lent est particulièrement important chez l'enfant qui passe plus de temps en sommeil de stade 4.

Selon une autre théorie sur les fonctions du sommeil, l'organisme conserverait l'énergie durant le sommeil. Les muscles squelettiques se détendraient peu à peu, et l'absence de contraction musculaire préserverait l'énergie pour les processus cellulaires. Le ralentissement du métabolisme de base permettrait de conserver les réserves énergétiques de l'organisme (Izac, 2006).

Les rêves joueraient un rôle important dans la consolidation de la mémoire à long terme, dans l'apprentissage et dans l'adaptation au stress.

De plus, le sommeil paradoxal serait important au rétablissement des fonctions cognitives (Buysse, 2005a). Le sommeil paradoxal correspond à des variations de la circulation du sang dans le cerveau, à une activité accrue du cortex, à une plus forte consommation d'oxygène et à une libération d'épinéphrine. Tous ces phénomènes peuvent favoriser la mémorisation et l'apprentissage. De plus, pendant le sommeil, le cerveau emmagasine l'information sur les activités de la journée.

Les bienfaits du sommeil sur le comportement passent souvent inaperçus jusqu'à ce que des problèmes apparaissent à la suite d'une privation de sommeil. Une perte de sommeil paradoxal peut entraîner des sentiments de confusion et de suspicion. Plusieurs fonctions organiques (p. ex., l'humeur, la motricité, la mémoire et l'équilibre) risquent d'être perturbées en cas de privation prolongée de sommeil (National Sleep Foundation, 2002a). Selon la personne, une privation de sommeil modérée ou importante risque aussi d'altérer la fonction immunitaire cellulaire naturelle (Buysse, 2005a). Quelques accidents industriels, comme celui de Tchernobyl, ont été attribués à des erreurs humaines dues à un manque de sommeil. Les accidents de la circulation et les accidents de travail liés au manque de sommeil coûteraient des milliards de dollars par an aux contribuables (Mahowald, 2000 ; National Sleep Foundation, 2002a).

Rêves

Les rêves ont lieu à la fois durant le sommeil lent et durant le sommeil paradoxal, mais les rêves

TABLEAU 32.1	Maladies physiques et symptômes associés à la qualité du sommeil	
MALADIES ET SYMPTÔMES	**CARACTÉRISTIQUES**
Maladies respiratoires : • Maladies pulmonaires chroniques • Asthme, bronchite, rhinite allergique • Rhume, congestion nasale, écoulement des sinus, irritation de la gorge	• Dyspnée, inconfort de la posture • Modification de la fréquence respiratoire, perturbation du sommeil • Dyspnée, nervosité
Coronaropathie	Douleurs thoraciques, irrégularité du rythme cardiaque, interruption et perturbation du sommeil, suppression du sommeil paradoxal
Hypertension	Abrégement du sommeil, fatigue
Hyperthyroïdisme	Difficulté à trouver le sommeil, anxiété
Nycturie, diabète, urétrite, maladie de la prostate	Perturbation du sommeil
Syndrome des jambes sans repos (irritations nerveuses [impatiences dans les jambes] ou fourmillements), crampes aux jambes	Difficulté à trouver le sommeil
Ulcère gastroduodénal	Interruption du sommeil
Membre inférieur ou supérieur en traction	Incapacité à s'installer confortablement

■ **Nycturie :** Mictions fréquentes pendant la nuit.

sont plus élaborés et réels pendant le sommeil paradoxal. Les rêves joueraient un rôle important dans la consolidation de la mémoire à long terme, dans l'apprentissage et dans l'adaptation au stress (Stickgold, 2005). Leur contenu peut évoluer au cours de la nuit, et passer d'événements de la vie quotidienne à des émotions faisant intervenir l'enfance ou le passé. La personnalité et l'état d'esprit peuvent avoir une influence sur la qualité des rêves. Par exemple, une personne créative peut avoir des rêves inventifs, et une personne déprimée, des rêves teintés d'impuissance.

La plupart des gens rêvent de leurs préoccupations immédiates. L'individu n'a pas toujours conscience des craintes que représentent certains rêves bizarres, mais les personnes qui ont une formation en psychologie peuvent analyser le caractère symbolique des rêves. La capacité de décrire un rêve et d'interpréter sa signification peut contribuer à résoudre les inquiétudes ou les craintes personnelles.

Selon une autre théorie, le rêve effacerait des fantasmes ou des souvenirs dénués de sens. La plupart des rêves étant oubliés, de nombreuses personnes en ont peu de souvenirs ou croient qu'elles ne rêvent pas. Pour se rappeler d'un rêve, il faut en faire l'effort conscient au réveil. Une personne qui se souvient bien de ses rêves se réveille en général immédiatement après une période de sommeil paradoxal.

32.1.3 Facteurs agissant sur le sommeil

Des facteurs physiologiques, psychologiques et environnementaux peuvent agir sur la qualité et la durée du sommeil.

Maladie physique

Toute maladie qui engendre de la douleur, une gêne physique ou des problèmes d'humeur peut entraîner des troubles du sommeil **TABLEAU 32.1** et **ENCADRÉ 32.3**.

Médicaments et drogues

La somnolence, l'insomnie et la fatigue sont des effets secondaires de médicaments couramment prescrits **ENCADRÉ 32.4**. Ces médicaments perturbent le sommeil et réduisent la vigilance diurne, entraînant d'autres problèmes (Schweitzer, 2005). Les médicaments prescrits pour induire le sommeil, quant à eux, apportent souvent plus de problèmes que de bienfaits. La personne âgée prend souvent divers médicaments pour soulager ou traiter des maladies chroniques, et les effets combinés de ces médicaments peuvent sérieusement perturber le sommeil. À l'opposé, le L-tryptophane est une protéine naturelle présente dans certains aliments comme le lait, le fromage et les viandes qui possède la propriété d'induire le sommeil.

Jugement clinique

En considérant les symptômes de madame Arnold, déterminez les fonctions du sommeil qui sont altérées.

RÉSULTATS PROBANTS

ENCADRÉ 32.3 **Troubles du sommeil chez les clients atteints d'une coronaropathie**

Résumé de l'étude

D'après la recherche antérieure, il y a un lien entre les maladies du cœur et les troubles du sommeil. Ceux-ci sont plus fréquents chez les femmes que chez les hommes et ils sont souvent associés aux cardiopathies. Des chercheurs voulaient savoir s'il y avait une différence entre les femmes et les hommes atteints d'une coronaropathie stationnaire par rapport à la perception de la qualité du sommeil, à l'évolution de l'insomnie, à la dépression et aux effets de la perte de sommeil. Ils ont recueilli des données auprès de 47 femmes et de 88 hommes, à partir d'entrevues et de questionnaires. L'étude a révélé que plus de femmes que d'hommes manquent de sommeil et ont une qualité plutôt mauvaise de sommeil. Les chercheurs ont également conclu que les femmes ont plus de difficulté à s'endormir, ont une heure plus tardive de réveil définitif le matin et font un plus grand usage d'hypnotiques que les hommes.

Application à la pratique des soins infirmiers

- Savoir qu'il y a des différences entre les femmes et les hommes atteints d'une coronaropathie en ce qui concerne les troubles du sommeil.
- Poser des questions sur la qualité du sommeil et la structure de sommeil dans l'évaluation des problèmes de santé.
- Procéder à une évaluation clinique approfondie du sommeil si un client se plaint de troubles du sommeil.
- Insister sur les bonnes habitudes d'hygiène du sommeil.
- Inciter les clients à informer leur centre de santé et de services sociaux (CSSS) ou leur médecin s'ils commencent à avoir des troubles du sommeil.

Source: Adapté de Edell-Gustafsson, U., Svanborg, E., & Swahn, E.A. (2006). A gender perspective on sleeplessness behavior, effects of sleep loss, and coping resources in patients with stable coronary artery disease, *Heart Lung, 35*(2), 75-89.

Hypnotiques

- Empêchent d'atteindre les stades de sommeil profond.
- Permettent une augmentation temporaire (une semaine) de la durée de sommeil.
- Suscitent le syndrome d'intoxication résiduelle (gueule de bois) durant le jour : somnolence excessive, confusion, baisse d'énergie.
- Peuvent aggraver l'apnée du sommeil chez la personne âgée.

Diurétiques

- Provoquent la nycturie.

Antidépresseurs et stimulants

- Suppriment le sommeil paradoxal.
- Diminuent la durée totale de sommeil.

Alcool

- Accélère l'endormissement.
- Perturbe le sommeil paradoxal.
- Provoque des réveils au cours de la nuit et empêche de se rendormir facilement.

Caféine

- Empêche la personne de s'endormir.
- Provoque des réveils au cours de la nuit.
- Stimule le système nerveux autonome (effet adrénergique).

Agents bêtabloquants

- Occasionnent des cauchemars.
- Causent de l'insomnie.
- Provoquent des réveils au cours de la nuit.

Benzodiazépines

- Augmentent la durée du sommeil.
- Accroissent la somnolence diurne.

Analgésiques opioïdes

- Suppriment le sommeil paradoxal.
- Augmentent la somnolence diurne.

Anticonvulsivants

- Diminuent la durée du sommeil paradoxal.
- Peuvent causer de la somnolence diurne.

Mode de vie

L'emploi du temps quotidien d'une personne peut agir sur sa structure de sommeil. Une personne dont le travail comporte des horaires irréguliers (p. ex., deux semaines de travail de jour suivies d'une semaine de travail de nuit) a souvent du mal à s'adapter au changement d'horaire de sommeil. Elle risque de ne pouvoir dormir que trois ou quatre heures, parce que son horloge biologique lui indique qu'elle doit être éveillée et active. La difficulté à demeurer alerte durant les heures de travail risque de diminuer son rendement et d'augmenter les risques d'accident. Après plusieurs semaines de travail de nuit, l'horloge biologique permet à certaines personnes de s'adapter. Par contre, de nombreuses autres n'y arrivent jamais. La structure de sommeil peut par ailleurs être perturbée par des modifications dans l'emploi du temps, par la surcharge de travail, par une vie sociale nocturne ou par un changement dans l'heure du repas du soir **FIGURE 32.4**.

Les gens qui souffrent occasionnellement d'un manque de sommeil causé par une soirée prolongée ou un horaire de travail chargé souffrent généralement de somnolence le lendemain, mais peuvent surmonter celle-ci, même s'ils éprouvent des difficultés à accomplir leurs tâches et à demeurer attentifs. Le manque chronique de sommeil est beaucoup plus grave qu'un manque temporaire de sommeil et peut sérieusement compromettre la capacité d'effectuer les tâches quotidiennes.

Stress émotionnel

Des soucis ou des problèmes personnels peuvent perturber le sommeil. Le stress émotionnel crée une tension qui mène souvent à la frustration lorsque le sommeil ne vient pas. À cause du stress, un client fait parfois trop d'efforts pour

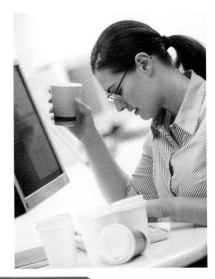

FIGURE 32.4 Le manque de sommeil alourdit les tâches durant la journée.

s'endormir, s'éveille souvent pendant le cycle de sommeil ou dort trop longtemps. Un stress prolongé risque d'engendrer de mauvaises habitudes de sommeil.

Réduction du stress

L'insomnie causée par un stress émotionnel peut également rendre une personne irritable et tendue. Si le client a du mal à s'endormir, il est préférable qu'il ne demeure pas au lit, mais se lève et s'adonne plutôt à une activité relaxante comme la lecture.

Le client subissant des examens diagnostics éprouve parfois de la difficulté à se reposer ou à dormir à cause de l'incertitude occasionnée par son état de santé. L'incertitude et l'anxiété du client peuvent être atténuées si celui-ci a le sentiment d'avoir la maîtrise de sa santé. Il suffit parfois de lui fournir de l'information sur le but des procédures et de répondre à ses questions pour assurer la tranquillité d'esprit nécessaire à son repos et à son sommeil. Un massage au dos peut également aider le client à se détendre.

Environnement

L'environnement influe grandement sur la capacité à s'endormir et à demeurer endormi. Une bonne ventilation est essentielle au sommeil réparateur. La taille, la fermeté et la position du lit peuvent aussi agir sur la qualité du sommeil. Un lit d'hôpital est souvent plus petit et plus dur que le lit qu'a le client à domicile. De plus, un client qui a l'habitude de dormir avec quelqu'un peut éprouver de la difficulté à s'endormir seul. Par contre, un partenaire de chambre agité ou qui ronfle peut aussi perturber le sommeil.

Exercice et fatigue

Une personne modérément fatiguée parvient souvent à dormir d'un sommeil réparateur si la fatigue est le résultat d'un travail ou d'un exercice agréable. La pratique d'un exercice physique deux heures ou plus avant le coucher permet à l'organisme de se détendre et maintient un état de fatigue qui favorise la relaxation. Cependant, en présence d'une fatigue excessive résultant d'un travail stressant ou épuisant, une personne a parfois du mal à s'endormir.

Alimentation et apport énergétique

Étant donné la relation entre le sommeil et la santé, de bonnes habitudes alimentaires sont importantes. Un repas du soir copieux, lourd ou épicé risque d'allonger le temps de digestion et de nuire au sommeil. La consommation de caféine et

d'alcool en soirée peut causer de l'insomnie. Pour améliorer le sommeil, la personne doit par conséquent éviter ou réduire fortement la consommation de ces produits. Des aliments auxquels le client est intolérant peuvent également causer de l'insomnie. Les pertes ou gains de poids influent sur la structure de sommeil. Un gain de poids important peut causer une augmentation des tissus mous aux voies respiratoires supérieures, provoquant une apnée obstructive du sommeil (Schwab, Kuna, & Remmers, 2005). Une personne qui prend du poids voit ses périodes de sommeil s'allonger et ses interruptions de sommeil diminuer. En cas de perte de poids, par contre, les périodes de sommeil tendent à raccourcir et à se fragmenter (Benca & Schenck, 2005). Certains troubles du sommeil sont parfois dus aux régimes draconiens que s'imposent plusieurs personnes soucieuses de leur apparence.

Certaines personnes aiment prendre une collation immédiatement avant le coucher, alors que d'autres sont incapables de dormir après avoir mangé. L'infirmière encourage le client à ne pas boire de boissons alcoolisées ou de café, et à ne pas manger d'aliments contenant de la caféine avant de se coucher. Le café, le thé, le coca-cola et le chocolat sont des stimulants qui risquent de garder le client éveillé toute la nuit, alors que l'alcool risque d'interrompre les cycles de sommeil et de réduire la durée du sommeil profond. De plus, toutes ces boissons ont des propriétés diurétiques : le client risque de s'éveiller plusieurs fois pour uriner.

32.1.4 Troubles du sommeil

Les perturbations du sommeil nocturne, en l'absence de traitement, entraînent l'une des affections suivantes : l'insomnie ou l'**hypersomnolence** (Malow, 2005) **FIGURE 32.5**. De nombreux adultes

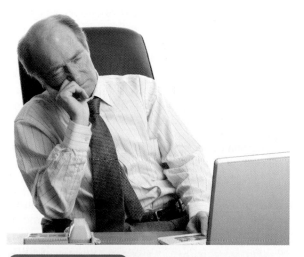

FIGURE 32.5 L'hypersomnolence peut provoquer des périodes d'assoupissement même au travail.

Quels sont les facteurs influant sur le sommeil de madame Arnold ?

Jugement clinique

■ **Hypersomnolence :** Impossibilité de rester éveillé et vigilant pendant la journée, par suite d'épisodes d'endormissement ou d'assoupissement presque quotidiens depuis au moins trois mois. Le syndrome d'apnée du sommeil est souvent responsable de l'hypersomnolence.

32

souffrent quotidiennement d'hypersomnolence parce qu'ils ont accumulé un déficit de sommeil considérable, leur sommeil nocturne étant insuffisant en qualité et en durée (National Sleep Foundation, 2002a).

Les troubles du sommeil se classent en plusieurs catégories **ENCADRÉ 32.5**.

Les insomnies, troubles primaires qui proviennent de divers systèmes organiques, se divisent en trois sous-catégories : les troubles intrinsèques, qui comprennent les troubles d'initiation et de maintien du sommeil ; les troubles extrinsèques, qui sont dus à des facteurs externes et qui disparaissent dès que la cause est supprimée ; et les

---

ENCADRÉ 32.5 — **Classification des troubles du sommeil**

Insomnies
- Insomnie d'ajustement (insomnie aiguë transitoire)
- Insomnie psychophysiologique
- Insomnie paradoxale (insomnie chronique)
- Insomnie idiopathique
- Insomnie secondaire à une maladie mentale
- Insomnie par mauvaise hygiène du sommeil
- Insomnie secondaire à une drogue ou à une substance
- Insomnie secondaire à une cause médicale

Troubles respiratoires associés au sommeil
Syndromes d'apnée centrale du sommeil
- Syndrome d'apnée centrale essentiel
- Syndrome d'apnée centrale dû à une drogue ou à une substance
- Syndrome d'apnée centrale lié à un problème médical
- Syndrome d'apnée obstructive du sommeil
- Syndrome d'hypoventilation / hypoxie du sommeil causée par une pathologie neuromusculaire ou thoracique
- Syndrome de mort subite du nourrisson

Hypersomnies d'origine centrale (non liées à un trouble du rythme circadien, respiratoire ou à une autre cause de trouble du sommeil nocturne)
- Narcolepsie (4 types)
- Hypersomnie récurrente (hypersomnie périodique menstruelle)
- Hypersomnie idiopathique avec allongement du temps total de sommeil
- Syndrome d'insuffisance de sommeil comportemental
- Hypersomnie en relation avec un trouble médical

Parasomnies
Parasomnies par trouble de l'éveil en sommeil MONR (à mouvements oculaires non rapides)
- Éveil confusionnel
- Somnambulisme
- Terreur nocturne

Parasomnies habituellement associées au sommeil MOR (à mouvements oculaires rapides)
- Troubles du comportement en sommeil paradoxal
- Paralysies du sommeil isolées ou récurrentes
- Cauchemars

Autres parasomnies
- Énurésie
- Catathrénie (gémissements, grognements ou autres vocalisations nocturnes)
- Hallucinations liées au sommeil
- Troubles du comportement alimentaire liés au sommeil

Troubles du rythme circadien du sommeil
- Syndrome de retard de phase
- Syndrome d'avance de phase
- Syndrome de changement de fuseau horaire
- Horaire irrégulier de travail
- Syndrome de décalage de la phase du sommeil

Mouvements en relation avec le sommeil
- Syndrome des jambes sans repos
- Syndrome des mouvements périodiques du sommeil
- Crampes musculaires liées au sommeil
- Bruxisme du sommeil

Symptômes isolés (normaux ou non expliqués)
- Sommeil long
- Sommeil court
- Ronflements
- Somniloquie
- Myoclonies bénignes de l'enfant

Autres troubles du sommeil
- Troubles du sommeil physiologiques (organiques)
- Autres troubles du sommeil non dus à une substance ou à un état physiologique
- Troubles du sommeil environnementaux

Source : Adapté de American Sleep Disorders Association, Diagnostic Classification Steering Committee (2005). *International classification of sleep disorders: Diagnostic and coding manual, ICSD-R.* Westchester, Ill. : American Academy of Sleep Medicine.

■ **Bruxisme :** Mouvements répétés et inconscients de friction des dents.

■ **Somniloquie :** Émission de sons plus ou moins bien articulés pendant le sommeil.

■ **Myoclonie :** Contraction musculaire brutale et involontaire due à la décharge pathologique d'un groupe de cellules nerveuses.

troubles du sommeil liés aux rythmes circadiens, qui proviennent d'un décalage entre les heures de sommeil du client et les attentes de ce dernier. Les **parasomnies** sont des comportements indésirables qui surviennent surtout durant le sommeil, tels que les rêves, les cauchemars et le somnambulisme. Certains troubles du sommeil découlent de problèmes psychiatriques ou neurologiques, ou d'autres problèmes médicaux. Étant donné que la description de l'ensemble de ces troubles est récente, peu d'information permet de prouver leur existence.

Pour établir un diagnostic de trouble du sommeil, le professionnel de la santé a souvent recours à des études de laboratoire effectuées à partir du **polysomnogramme nocturne** et du test multiple de latence du sommeil (Buysse, 2005b). Un polysomnogramme fait intervenir l'utilisation des EEG, EMG et EOG pour surveiller les phases de sommeil et de veille durant le sommeil nocturne. Le test multiple de latence du sommeil fournit, quant à lui, des renseignements objectifs sur la somnolence et sur certains aspects de la structure de sommeil. Il mesure la vitesse à laquelle une personne s'endort pendant au moins quatre siestes réparties au cours d'une journée. Les épisodes de sommeil paradoxal qui surviennent en début de sommeil sont également notés, car cette anomalie est associée à plusieurs troubles.

Insomnie

L'insomnie est le symptôme que présente le client qui éprouve une difficulté chronique à s'endormir, qui se réveille souvent pendant son sommeil, ou dont le sommeil est trop court ou non récupérateur (Edinger & Means, 2005). L'insomniaque se plaint de somnolence excessive en journée, et d'un sommeil insuffisant en qualité et en durée, mais, souvent, il dort plus longtemps qu'il le croit. L'insomnie est parfois le signe d'un trouble physique ou psychologique sous-jacent et se rencontre plus souvent chez la femme (National Sleep Foundation, 2001).

Une insomnie passagère peut être provoquée par certaines situations stressantes, telles que les problèmes en rapport avec la famille, le travail ou l'école, le décalage horaire, la maladie ou la perte d'un être cher. L'insomnie peut revenir de façon périodique, mais le client est capable de bien dormir entre les épisodes. Néanmoins, une insomnie temporaire due à une situation stressante peut entraîner une difficulté chronique à dormir suffisamment, causée possiblement par l'anxiété liée à la crainte de ne pas assez dormir.

L'insomnie est souvent associée à des habitudes ou à des pratiques du client avant le coucher. Si elle persiste, la crainte d'être incapable de dormir suffit parfois à garder le client éveillé. Au cours de la journée, la personne atteinte d'insomnie chronique peut se sentir somnolente, fatiguée, déprimée et anxieuse.

Comme les causes de l'insomnie sont nombreuses, le traitement fait intervenir plusieurs approches différentes (Billiard & Dauvilliers, 2006). Le traitement des problèmes psychologiques ou médicaux susceptibles de gêner le sommeil nocturne est très important. Il peut consister à améliorer les mesures d'hygiène du sommeil, ou à faire appel à la rétroaction biologique, aux méthodes cognitives ou aux techniques de relaxation. Lorsque l'insomnie apparaît à la suite de comportements inadéquats, le traitement vise à modifier ces comportements. Les thérapies cognitives et comportementales d'une durée de six mois comportent peu d'effets secondaires et sont efficaces dans l'amélioration du sommeil (Morin, Jarvis, & Lynch, 2007). Par exemple, dans le cas de madame Arnold, son rituel du soir ne favorise pas son sommeil : il faudrait donc qu'elle change certaines de ses habitudes pour vaincre l'insomnie.

Apnée du sommeil

L'**apnée du sommeil** est un trouble caractérisé par l'interruption de la respiration pendant des périodes de 10 secondes ou plus durant le sommeil. Il existe trois types d'apnée du sommeil : centrale, obstructive et mixte, c'est-à-dire à la fois centrale et obstructive.

La forme la plus commune est l'apnée obstructive, qui se produit lorsque les muscles ou les structures de la cavité buccale ou de la gorge se détendent durant le sommeil. Les voies aériennes supérieures deviennent partiellement ou complètement obstruées, et le débit aérien nasal est diminué (hypopnée) ou totalement interrompu (apnée) pendant un intervalle qui peut durer jusqu'à 30 secondes (Basin & Guilleminault, 2000 ; Dobbin & Strollo, 2002 ; Guilleminault & Bassiri, 2005). Le sujet tente quand même de respirer, parce que les mouvements thoraciques et abdominaux continuent, entraînant souvent un ronflement et des bruits de reniflement. Lorsque la respiration diminue partiellement ou totalement, les mouvements successifs du diaphragme deviennent de plus en plus accentués jusqu'à ce que l'obstruction cesse. Certaines anomalies structurelles comme une déviation du **septum nasal,** des polypes

Jugement clinique

Quel type d'insomnie présente madame Arnold ? Justifiez votre réponse.

L'insomnie est souvent associée à des habitudes ou à des pratiques du client avant le coucher.

■ **Septum nasal :** Cloison médiane séparant les cavités nasales (narines).

32

nasaux, certaines configurations de la mâchoire ou de grosses amygdales prédisposent un client à l'apnée obstructive. L'effort qu'il fait pour respirer durant le sommeil le prive souvent d'un sommeil profond. Dans les cas les plus graves, une période d'une heure peut compter des centaines d'épisodes d'hypopnée et d'apnée, gênant considérablement le sommeil profond.

La **somnolence diurne excessive** est le symptôme dont se plaint le plus le client atteint d'apnée obstructive du sommeil. Étant donné que cette personne souffre souvent d'un manque considérable de sommeil profond, elle doit parfois faire une sieste pendant la journée et souffre d'une somnolence qui perturbe ses activités quotidiennes (National Sleep Foundation, 2002a). En plus de somnolence diurne excessive, elle se plaint souvent de fatigue, de céphalées matinales et d'une baisse de libido (White, 2000). L'apnée obstructive entraîne une forte diminution de la concentration d'oxygène dans les artères ; le client risque alors de souffrir d'arythmie cardiaque, d'insuffisance cardiaque, d'hypertension pulmonaire, de crises d'angine, d'accident vasculaire cérébral (AVC) et d'hypertension. Les hommes d'âge moyen sont les plus touchés, en particulier s'ils sont obèses (Groth, 2005). Cependant, des études de plus en plus nombreuses indiquent que les femmes sont fréquemment atteintes d'apnée obstructive du sommeil liée à l'hypertension après la ménopause (Mendez & Olson, 2006a). Certains chercheurs pensent que les apnées du sommeil sont à l'origine de nombreux décès naturels ou inexpliqués qui surviennent entre une heure et six heures du matin (Agence de la santé publique du Canada, 2007).

La somnolence diurne excessive est le symptôme dont se plaint le plus le client atteint d'apnée obstructive du sommeil.

L'apnée centrale du sommeil fait intervenir un dysfonctionnement dans le centre respiratoire du cerveau. L'impulsion qui commande la respiration disparaît momentanément, et le flux aérien nasal ainsi que le mouvement de la cage thoracique cessent. La saturation en oxygène du sang baisse. Ce trouble se rencontre chez le client atteint de lésions du tronc cérébral, de dystrophie musculaire ou d'encéphalite, et chez le client dont la respiration est normale durant la journée. Moins de 10 % des cas d'apnée du sommeil sont d'origine centrale. La personne atteinte d'apnée centrale a tendance à se réveiller, et donc à se plaindre d'insomnie et de somnolence diurne excessive. Le trouble s'accompagne de ronflements légers et intermittents.

La prise en charge de l'apnée du sommeil consiste à traiter les complications cardiaques ou respiratoires sous-jacentes, et les problèmes émotionnels engendrés par les symptômes. Une amélioration de l'hygiène du sommeil et un programme de perte de poids peuvent être bénéfiques. L'un des traitements les plus efficaces consiste à utiliser pendant la nuit un dispositif de ventilation nasale en pression positive continue, qui oblige le client à porter un masque sur le nez. L'air ambiant arrivant sous pression après avoir traversé le masque empêche les voies aériennes de se refermer. Ce dispositif portatif est particulièrement efficace pour l'apnée obstructive. Si l'apnée est prononcée, les amygdales, le voile du palais ou des parties du palais mou peuvent faire l'objet d'une ablation chirurgicale. Ces opérations donnent des résultats variables.

Narcolepsie

La **narcolepsie** est un dysfonctionnement des mécanismes régulateurs des états de sommeil et de veille. La somnolence diurne excessive est le symptôme le plus fréquent dont se plaint le client atteint de narcolepsie. Durant la journée, celui-ci ressent parfois un état insurmontable de somnolence et s'endort ; le sommeil paradoxal survient dès 15 minutes plus tard. La **cataplexie,** un autre symptôme de la narcolepsie, se caractérise par une soudaine faiblesse musculaire qui survient à n'importe quelle heure de la journée, en cas d'émotions intenses, de colère, de tristesse ou de joie. Si la crise cataplectique est grave, le client peut perdre la maîtrise de ses muscles et tomber par terre. Le client atteint de narcolepsie a parfois des rêves qui semblent réels au moment où il s'endort et parvient difficilement à les distinguer de la réalité (hallucinations hypnagogiques). La paralysie du sommeil est un autre symptôme, où le client a l'impression d'être incapable de bouger ou de parler immédiatement avant de s'endormir ou de se réveiller (Guilleminault & Fromberz, 2005). Certaines études attribuent une origine génétique à la narcolepsie (Mignot, 2005).

Le client souffrant de narcolepsie s'endort de façon incontrôlée à des moments inopportuns. Une crise de sommeil est souvent confondue avec de la paresse, un manque d'intérêt ou un état d'ébriété. En règle générale, les symptômes apparaissent à l'adolescence et risquent donc d'être confondus avec la somnolence diurne, courante chez les adolescents. La narcolepsie se traite par l'administration de stimulants qui augmentent partiellement l'état de veille, réduisant ainsi les crises de sommeil. Le médecin peut aussi prescrire des antidépresseurs qui suppriment la cataplexie et les autres symptômes liés au sommeil paradoxal. De courtes siestes de

20 minutes ou moins pendant la journée peuvent contribuer à atténuer l'impression subjective de somnolence. Faire régulièrement de l'exercice, prendre des repas légers à haute teneur en protéines, respirer profondément, mâcher de la gomme et prendre des vitamines sont d'autres interventions qui donnent des résultats positifs (Guilleminault & Fromberz, 2005). Les facteurs qui augmentent la somnolence (p. ex., l'alcool, les repas lourds, les activités épuisantes, la conduite automobile sur de longues distances, la position assise prolongée, les pièces surchauffées) sont à éviter pour les gens souffrant de narcolepsie.

Privation de sommeil

La privation de sommeil est un problème fréquent. Elle peut être causée par la maladie (p. ex., la fièvre, les difficultés respiratoires ou la douleur), le stress émotionnel, les médicaments, les perturbations liées à l'environnement (p. ex., les soins infirmiers fréquents), et les changements d'horaire de sommeil dus au travail ou à la venue d'un nouveau-né. Les médecins et les infirmières ont particulièrement tendance à être privés de sommeil en raison des heures de travail prolongées et de la rotation des quarts de travail. En ce qui concerne le client, l'hospitalisation, en particulier dans les services de soins intensifs, le rend vulnérable aux troubles du sommeil extrinsèques et aux troubles du rythme sommeil-éveil (Honkus, 2003). Cette privation correspond à une baisse de la qualité et de la durée associée à un manque de régularité de l'horaire de sommeil. Les interruptions et la fragmentation du sommeil modifient l'ordre normal des cycles de sommeil, entraînant ainsi un manque cumulatif de sommeil (Allard, Michaud, & Paquin, 2007). Les réactions physiologiques et psychologiques au manque de sommeil sont très variables, et leur gravité est souvent liée à la durée de la privation de sommeil **ENCADRÉ 32.6**. Le traitement le plus efficace pour le manque de sommeil consiste à éliminer ou à corriger les facteurs qui perturbent la structure de sommeil.

Parasomnie

Les parasomnies sont des troubles du sommeil plus fréquents chez l'enfant que chez l'adulte. Le syndrome de mort subite du nourrisson (SMSN) semblerait lié à l'apnée, à l'**hypoxie** et à des arythmies cardiaques causées par des anomalies du système nerveux autonome qui se manifestent pendant le sommeil (Verrier & Josephson, 2005). La Société canadienne de pédiatrie recommande de coucher le nourrisson sur le dos, car il existe un lien entre la position ventrale et la fréquence du SMSN (Ministère de la Santé

ENCADRÉ 32.6 Symptômes causés par un manque de sommeil

Symptômes physiologiques
- Ptose oculaire (paupières tombantes), vision trouble
- Diminution de la motricité fine
- Ralentissement des réflexes
- Baisse du raisonnement et du jugement
- Diminution de la vigilance auditive et visuelle
- Arythmie cardiaque

Symptômes psychologiques
- Confusion et désorientation
- Sensibilité accrue à la douleur
- Irritation, repli sur soi, apathie
- Somnolence excessive
- Agitation
- Hyperactivité
- Diminution de la motivation

---

et des Services sociaux, 2000). Les parasomnies qui se manifestent chez l'enfant plus âgé comprennent le somnambulisme, les terreurs nocturnes (grande peur éprouvée en état de veille durant la nuit), les cauchemars, l'énurésie (incontinence urinaire nocturne alors qu'il y a maîtrise de la vessie le jour) et les grincements des dents (bruxisme) (Wong, 2003). Les parasomnies chez l'adulte sont parfois le signe de troubles plus graves. Quoique les traitements de ces troubles donnent des résultats variables, l'infirmière doit apporter un soutien au client et assurer sa sécurité. Par exemple, le somnambule n'a pas conscience de l'endroit où il se trouve et réagit lentement ; les risques d'accidents sont alors élevés. Il doit être réveillé doucement et reconduit à son lit ; le réveil brusque peut provoquer de l'irritabilité et même de l'agressivité. ■

32.2

Connaissances scientifiques appliquées à la pratique infirmière

32.2.1 Repos

Même si l'état de **repos** est un état de relaxation mentale et de calme physique sans anxiété, il ne

Jugement clinique

Énumérez les symptômes liés au manque de sommeil ressentis par madame Arnold.

■ **Hypoxie :** Diminution de l'apport d'oxygène aux cellules et aux tissus.

suppose pas nécessairement l'inactivité. La personne qui est au repos se trouve dans un état d'activité mentale, physique et spirituelle qui lui permet de se ressourcer pour reprendre ses activités quotidiennes. Une personne peut trouver le repos en lisant un livre, en faisant un exercice de relaxation, en écoutant de la musique, ou en faisant une longue promenade, comme madame Arnold avait l'habitude de le faire. La maladie et l'hospitalisation peuvent nuire au repos et au sommeil de certaines personnes. Dans divers milieux de soins, l'infirmière a souvent l'occasion de s'occuper de clients surmenés, dont le traitement consiste à favoriser l'alitement et le repos pour réduire les demandes physiologiques et psychologiques imposées à l'organisme. Cependant, le client surmené qui est traité ne ressent pas toujours le repos si de vives inquiétudes l'empêchent de se détendre complètement. La crainte d'être limité physiquement ou d'être incapable de reprendre son mode de vie est parfois une source de stress qui empêche le client de se relaxer.

32.2.2 Évaluation et interventions en cas de trouble du sommeil

Pour aider le client à bénéficier d'un sommeil adéquat, l'infirmière détermine sa structure de sommeil à l'aide de la collecte des données. Elle recueille des renseignements sur les facteurs qui agissent habituellement sur le sommeil. Si le client trouve que la durée de son sommeil est suffisante, la collecte des données peut être brève.

Le sommeil est une expérience subjective. Seul le client peut dire si son sommeil est suffisant et réparateur. Par contre, dans le cas où un client admet un problème de sommeil ou si une infirmière soupçonne l'existence d'un tel problème, une collecte des données plus approfondie s'impose.

La plupart des clients sont capables de fournir une estimation assez exacte de leur structure de sommeil, surtout si celle-ci a subi des modifications. L'évaluation des données vise à comprendre les caractéristiques de tout problème de sommeil ainsi que les habitudes de repos du client. Les soins infirmiers doivent inclure des moyens visant à favoriser le repos et le sommeil.

Seul le client peut dire si son sommeil est suffisant et réparateur.

Sources des données

Pour connaître la structure et les troubles du sommeil d'un enfant, l'infirmière doit se renseigner auprès de ses parents. Certains parents ignorent que la structure de sommeil des nourrissons est très variable. L'infirmière devra parfois les rassurer sur la bonne santé et le développement normal de leur enfant qui dort moins longtemps que d'autres nourrissons.

Les rapports subjectifs sur le sommeil constituent des mesures fiables et valides (Lashley, 2004). Plusieurs outils permettent d'évaluer le sommeil. Une méthode rapide et efficace pour évaluer la qualité du sommeil consiste à utiliser une échelle analogique visuelle (Lashley, 2004). L'infirmière trace une ligne horizontale de 10 cm de longueur et y inscrit des énoncés opposés tels que « meilleure nuit de sommeil » et « pire nuit de sommeil » aux deux extrémités du segment. Elle demande ensuite au client de tracer un point sur la droite à l'endroit qui correspond à la perception qu'il a de son sommeil de la nuit précédente. Les distances sur le segment ne sont pas numérotées pour ne pas influencer la réponse du client et pour éviter ainsi d'orienter les résultats. L'évaluation avec échelle peut être utilisée à plusieurs reprises pour vérifier les variations du sommeil du client.

Une autre méthode subjective d'analyse du sommeil consiste à utiliser une échelle d'évaluation de 0 à 10, comparable à l'échelle de la douleur (Richards, 1996). Le client doit évaluer séparément sur l'échelle la qualité et la durée de son sommeil en indiquant par un chiffre de 0 à 10 la qualité, puis la durée de son sommeil, 0 signifiant nul et 10, excellent.

Antécédents relatifs au sommeil

Si le client affirme jouir d'un sommeil suffisant, l'analyse des antécédents relatifs au sommeil sera brève. Pour planifier des soins favorisant le sommeil du client, l'infirmière doit connaître ses heures habituelles de coucher et de lever ainsi que ses rituels à l'heure du coucher. Si elle soupçonne un problème de sommeil, l'infirmière analysera de manière plus approfondie la qualité et les caractéristiques du sommeil.

Description des problèmes de sommeil

Pour aider le client à décrire le problème dans sa totalité, l'infirmière doit lui poser des questions ouvertes. Une description générale du problème suivie de questions plus précises révèle le plus souvent des caractéristiques utiles à la planification du traitement. Le **TABLEAU 32.2** présente des exemples de questions appropriées à poser au client soupçonné de présenter des troubles du sommeil particuliers.

L'infirmière peut demander au client et à son conjoint de tenir un journal où seront notées les périodes de sommeil et de veille pendant un intervalle de une à quatre semaines (Lashley, 2004). Ce journal fournira des renseignements sur les variations quotidiennes de la structure de sommeil pendant de longues périodes. Le journal contiendra des renseignements sur les comportements de veille et de sommeil, les activités physiques, l'heure des repas, le type et la quantité des substances absorbées (p. ex., l'alcool et la caféine), l'heure et la durée des siestes au cours de la journée, l'heure à laquelle le client tente de s'endormir, l'heure des réveils nocturnes et celle du lever. Le partenaire peut apporter son aide en mentionnant l'heure approximative à laquelle le client s'endort ou se réveille. Le journal est un outil utile, qui nécessite la participation active du client. L'infirmière ne l'utilise pas en règle générale pour le client atteint d'une maladie aiguë qui fait un bref séjour à l'hôpital.

Habitudes de sommeil

Le sommeil normal est difficile à définir, parce que chaque personne a sa propre conception du sommeil qui lui convient en qualité et en durée. L'infirmière doit néanmoins demander au client de décrire ses habitudes de sommeil pour déterminer l'importance des problèmes causés par un trouble du sommeil et ainsi essayer de reproduire les conditions favorisant le repos qui règnent à son domicile.

Jugement clinique

À la lumière des connaissances acquises jusqu'à maintenant, quels outils pourriez-vous utiliser pour bien comprendre la situation de santé de madame Arnold, qui vit des troubles du sommeil?

PISTES D'ÉVALUATION CLINIQUE

TABLEAU 32.2   **Collecte des données sur le sommeil**

QUESTIONS	JUSTIFICATIONS
Habitudes de sommeil • Quelle est votre heure habituelle de coucher? • À quelle heure vous endormez-vous? Recourez-vous à des méthodes ou à des médicaments propres à stimuler le sommeil? Si oui, lesquels? • Combien de fois vous réveillez-vous au cours de la nuit? Pourquoi? • À quelle heure vous réveillez-vous le plus souvent le matin? • À quelle heure vous levez-vous une fois réveillé? • En moyenne, combien d'heures dormez-vous la nuit?	• Déterminer les habitudes de sommeil.
Insomnie • Avez-vous de la facilité à vous endormir? • Une fois endormi, avez-vous tendance à vous réveiller? Combien de fois vous réveillez-vous au cours d'une nuit? • Vous réveillez-vous tôt? • À quelle heure vous réveillez-vous le matin? Y a-t-il une ou plusieurs raisons qui justifient l'heure du réveil? • Quels sont les rituels qui vous préparent au sommeil? • Que faites-vous pour améliorer votre sommeil? • À quoi pensez-vous lorsque vous essayez de vous endormir? • Combien de fois par semaine éprouvez-vous des problèmes de sommeil?	• Déterminer la nature de l'insomnie. • Aider le client à choisir le traitement approprié.
Apnée du sommeil • Ronflez-vous bruyamment? • Vous a-t-on déjà dit que vous arrêtiez de respirer pendant de courts intervalles lorsque vous dormiez? (Cette information peut être fournie par le conjoint ou le compagnon de chambre.) • Avez-vous des céphalées au réveil? • Éprouvez-vous de la difficulté à demeurer éveillé durant la journée? • Est-ce qu'un autre membre de votre famille ronfle bruyamment ou arrête de respirer pendant son sommeil?	• Révéler la présence d'apnée du sommeil et la gravité du problème.
Narcolepsie • Ressentez-vous de la fatigue durant la journée? • Vous endormez-vous à des moments inopportuns? (Ces renseignements peuvent être fournis par des amis ou par la famille.) • Vous arrive-t-il de perdre la maîtrise de vos muscles et de tomber par terre? • Avez-vous déjà éprouvé la sensation d'être incapable de bouger ou de parler avant de vous endormir?	• Aider à reconnaître un problème de narcolepsie ainsi que son influence sur les activités quotidiennes.

32

L'infirmière compare ces renseignements à ceux le plus fréquemment observés chez les clients du même âge. Cette comparaison peut servir de base à l'évaluation de l'insomnie.

Certains clients souffrent de changements importants dans leur structure de sommeil lorsqu'ils sont atteints de troubles du sommeil, alors que les changements sont relativement mineurs pour d'autres clients. Souvent, les clients hospitalisés ressentent un plus grand besoin de dormir, mais certains dorment moins parce qu'ils sont moins actifs.

État physiologique et psychologique

L'existence de problèmes psychiatriques peut aussi avoir un rôle important à jouer sur le sommeil. Par exemple, un client maniacodépressif dort davantage lorsqu'il est déprimé qu'au cours d'une phase maniaque. Le sommeil d'un client déprimé est souvent fragmenté et insuffisant. La maladie, ou la perte d'un être cher ou d'un d'emploi peuvent engendrer un stress émotionnel qui agit sur le sommeil. Les clients dans de telles situations ont parfois besoin d'un léger sédatif pour trouver le repos.

Certaines maladies chroniques comme la maladie pulmonaire obstructive chronique (MPOC) et certains troubles douloureux comme l'arthrite perturbent le sommeil. L'infirmière note les médicaments sur ordonnance et en vente libre utilisés par le client, qui peuvent avoir un impact sur le sommeil et, enfin, elle détermine la consommation quotidienne de caféine du client.

La douleur ressentie par un client qui vient de subir une opération chirurgicale influence la qualité et la durée de son sommeil. Il devra parfois attendre plusieurs jours pour retrouver un sommeil normal.

En cas de maladie physique, l'infirmière peut soulager les symptômes qui empêchent le client de dormir. Par exemple, un client qui souffre d'**orthopnée** doit dormir avec deux oreillers ou dans une position semi-assise pour respirer plus facilement. Pour éviter l'obstruction des voies aériennes, le client devrait prendre les bronchodilatateurs prescrits avant de se mettre au lit. De la même façon, un client souffrant d'une hernie **hiatale** nécessite des soins spéciaux, car il risque d'éprouver une sensation de brûlure après les repas causée par le reflux gastrique. Pour éviter les perturbations du sommeil, ce client doit prendre un repas léger quelques heures avant le coucher et dormir dans une position semi-assise. En cas de douleurs, de nausées ou d'autres symptômes récurrents, le client doit recevoir en temps opportun un médicament qui soulage les symptômes et qui agisse à l'heure du coucher.

Événements actuels de la vie

L'activité professionnelle du client peut aussi fournir des indices sur la nature du problème de sommeil. La mise en contexte révèle que madame Arnold vit actuellement plus de pression professionnelle en raison du dossier important qu'elle doit traiter en priorité. Pour analyser les événements ou changements marquants, l'infirmière interroge le client sur ses activités sociales, les voyages qu'il a effectués récemment et l'horaire de ses repas.

Approches pharmacologiques

L'utilisation de médicaments est un phénomène fort répandu dans la société nord-américaine. Or, certains médicaments d'utilisation courante peuvent parfois causer de l'insomnie. Les stimulants du système nerveux central tels que les amphétamines, la caféine, la nicotine, le sulfate de terbutaline (Bricanyl^MD) et la théophylline doivent être administrés sous surveillance médicale (McKenry & Salerno, 2003). En outre, le sevrage des dépresseurs du SNC tels que les barbituriques et les antidépresseurs tricycliques (amitriptyline ou chlorhydrate d'imipramine [Tofranil^MD]) peut provoquer de l'insomnie. Ils doivent être administrés avec prudence. L'alcool contribue également à l'insomnie.

Les **somnifères** sont des médicaments qui provoquent le sommeil, alors que les **sédatifs** ont pour effet de calmer ou de soulager l'anxiété. Administrés de façon appropriée, ces deux types de médicaments peuvent contribuer à résoudre les problèmes de sommeil. Le client qui prend des médicaments doit en connaître la posologie, ainsi que les risques et les effets secondaires éventuels. L'administration prolongée de médicaments **anxiolytiques,** de sédatifs ou de somnifères risque de perturber le sommeil et d'entraîner des problèmes plus graves. Les benzodiazépines font partie d'un groupe de médicaments dont l'innocuité est assurée. Ceux-ci ont un effet tranquillisant, anxiolytique et somnifère, car ils facilitent l'action des neurones du SNC qui suppriment la réactivité à la stimulation et diminuent par conséquent le niveau d'activation (Mendelson, 2005). Ces médicaments ne causent pas de dépression générale du SNC comme les sédatifs ou les somnifères, et les médecins les prescrivent parce qu'ils ont des effets anxiolytiques à doses inoffensives et non toxiques. La femme enceinte doit

■ **Hiatal :** Qui concerne un hiatus anatomique (tout orifice anatomique de forme étroite et allongée).

■ **Anxiolytique :** Se dit d'une substance psychotrope agissant essentiellement sur l'anxiété et ses composantes somatiques.

cependant les éviter, à cause des risques de malformations congénitales, ainsi que la mère qui allaite, parce qu'ils sont excrétés dans le lait maternel. Pour la personne âgée, les médecins recommandent l'emploi de benzodiazépines à action brève plutôt que de médicaments à action prolongée comme l'oxazépam (Sérax^{MD}) ou le lorazépam (Ativan^{MD}). Le traitement doit débuter par de faibles doses et augmenter progressivement en fonction de la réaction du client. Le médicament ne devrait pas être utilisé pour plus de 10 jours consécutifs par période de 30 jours. Si un client âgé capable de se déplacer, continent et à l'esprit habituellement alerte présente des symptômes comme une diminution des facultés motrices, de l'incontinence ou de la confusion, les benzodiazépines doivent être envisagées comme cause possible.

L'administration régulière de n'importe quel médicament somnifère peut entraîner des effets de tolérance, puis de sevrage au moment de l'arrêt du traitement. L'administration systématique de somnifères à un client hospitalisé se plaignant de difficulté à dormir peut s'avérer dommageable. D'autres approches doivent par conséquent être étudiées pour favoriser le sommeil du client. L'infirmière doit également surveiller régulièrement les réactions du client aux médicaments administrés pour dormir.

Rituel du coucher

L'infirmière s'informe auprès du client de ses habitudes avant le coucher. Il peut, par exemple, boire un verre de lait, prendre un somnifère ou une collation, ou encore regarder la télévision. L'infirmière détermine les habitudes propices au sommeil et les compare à celles qui semblent nuire au client. Elle peut faire remarquer à un client qu'une habitude donnée l'empêche probablement de dormir, comme c'est le cas pour madame Arnold, qui boit du café pour se tenir éveillée plus longtemps, afin de travailler sur son important dossier. Le client éprouvera peut-être le besoin de changer ou de perdre ses habitudes nuisibles au sommeil.

Le rituel du soir permet au client de relaxer et de s'endormir (Dochterman & Bulechek, 2004). Ce dernier doit toujours se coucher lorsqu'il se sent fatigué ou somnolent, et non lorsqu'il est bien éveillé, ou assailli de pensées qui peuvent causer de l'insomnie et annuler l'effet de son rituel du soir.

Un rituel du soir qui comprend, par exemple, une heure de coucher fixe, une collation ou une activité calme à laquelle les parents ont systéma-

tiquement recours aide le jeune enfant à ne pas retarder l'heure du coucher. Les trottineurs et les enfants d'âge préscolaire sont parfois trop agités ou ont un trop-plein d'énergie à l'heure du coucher. Les parents doivent insister sur les préparatifs du coucher en lisant une histoire ou en laissant l'enfant s'asseoir sur leurs genoux tout en écoutant de la musique. Les activités calmes telles que le coloriage ou la lecture donnent de bons résultats avec les enfants d'âge scolaire.

Les adultes, quant à eux, doivent éviter une stimulation mentale excessive immédiatement avant le coucher, ce qui n'est visiblement pas le cas de madame Arnold actuellement, car elle a de grandes préoccupations professionnelles. Pour se détendre, les adultes peuvent lire un roman, regarder la télévision ou écouter de la musique. Les exercices de relaxation peuvent également être utiles au coucher. La respiration lente et profonde pendant une ou deux minutes produit un effet calmant. L'alternance de la contraction et de la relaxation des muscles atténue la tension et prépare le corps au repos (Elliott, 2001). La visualisation et la prière peuvent également favoriser le sommeil ▶ 26 .

Les gens tendent à s'endormir lorsqu'ils se sentent à l'aise et détendus (Dochterman & Bulechek, 2004). Certains irritants mineurs peuvent toutefois tenir le client éveillé. L'infirmière doit conseiller à celui-ci de porter des vêtements de nuit amples. De plus, une couverture supplémentaire pour ne pas avoir froid et pour s'endormir confortablement est parfois suffisante.

Comportements liés au manque de sommeil

L'infirmière observe le client pour déceler des signes d'irritabilité ou de désorientation, des bâillements fréquents ou des troubles d'élocution. Si le client manque de sommeil depuis longtemps, il peut présenter un comportement psychotique accompagné de délire ou de paranoïa. Par exemple, le client peut affirmer voir des objets ou des couleurs étranges dans la chambre, ou sembler effrayé lorsque l'infirmière entre dans la chambre. Quand à madame Arnold, elle avoue se sentir plus impatiente avec ses enfants depuis quelque temps.

Environnement du client

Les interventions infirmières visant à améliorer la qualité du repos et du sommeil sont en grande partie axées sur la promotion de la santé ▶ 2 . Le client a besoin de suffisamment de repos et de sommeil pour mener une vie active et productive. En cas de maladie, le repos et le sommeil

Pour en connaître davantage sur les somnifères, consultez le tableau 32.1W, *Pharmacologie des agents somnifères,* au www.cheneliere.ca/potter.

26

Les approches alternatives pouvant s'appliquer à la prestation des soins aux clients sont décrites dans le chapitre 26, *Considérer les approches complémentaires et parallèles en santé.*

32

2

Le concept de promotion de la santé est traité dans le chapitre 2, *Promouvoir la santé et le bien-être.*

contribuent considérablement au rétablissement. Les soins infirmiers prodigués dans un établissement de soins de courte ou de longue durée, ou de réadaptation fonctionnelle diffèrent de ceux qui sont prodigués à domicile. Les différences principales résident dans la capacité de l'infirmière à favoriser des habitudes normales de repos et de sommeil en fonction de l'environnement particulier. L'âge du client influe également sur les traitements les plus efficaces à lui prescrire.

En soins de courte durée, le client voit son horaire de sommeil et de repos perturbé dans les établissements de soins de courte durée. Dans ce contexte, les interventions infirmières visent surtout à agir sur l'environnement qui bouleverse le sommeil. Elles consistent à atténuer les perturbations physiologiques et psychologiques du sommeil, et à offrir au client des périodes de repos et de sommeil ininterrompues. L'infirmière doit fermer les rideaux dans les chambres semi-privées, tamiser les lumières et réduire le bruit au minimum. Les rapports interservices et les conversations doivent se faire dans un endroit privé qui se trouve à l'écart des chambres, surtout la nuit (Cmiel, Karr, Gasser, Oliphant, & Neveau, 2004). Des moyens permettant d'atténuer le bruit dans les établissements de soins sont énumérés à l'**ENCADRÉ 32.7**.

ENCADRÉ 32.8 — Conditions favorisant le repos

Confort physique
- Supprimer les sources d'irritation physique.
- Maîtriser la douleur.
- Maintenir une température ambiante agréable.
- Garder un bon alignement corporel.
- Éliminer les distractions environnantes.
- Assurer une ventilation suffisante.

Élimination des soucis
- Disposer des connaissances nécessaires pour comprendre les problèmes de santé et leurs conséquences.
- Prendre ses propres décisions.
- Participer à ses soins.
- Pratiquer régulièrement des activités reposantes.
- S'assurer de la sécurité du milieu environnant.

Sommeil suffisant
- Dormir suffisamment pour récupérer.
- Acquérir de bonnes habitudes de sommeil.

ENCADRÉ 32.7 — Interventions visant à limiter le bruit ambiant dans les centres hospitaliers

- Si possible, fermer la porte de chambre du client.
- Garder fermées les portes des aires de travail du service.
- Diminuer le volume des téléphones et des dispositifs antifuite (bracelets munis d'une alarme portés par les personnes confuses pouvant se déplacer).
- Porter des chaussures à semelles en caoutchouc. Éviter les talons ou les souliers qui font du bruit.
- Éteindre les appareils situés au chevet du client lorsqu'ils ne sont pas utilisés.
- Diminuer le volume des alarmes et des signaux sonores des appareils situés au chevet du client.
- Éteindre le téléviseur et la radio à moins que le client veuille écouter de la musique douce.
- Éviter les bruits soudains et forts (p. ex., causés par le déplacement d'un lit).
- Converser et discuter dans un endroit privé, à l'écart des chambres des clients.
- Parler à voix basse, surtout la nuit.

L'infirmière peut recommander au personnel auxiliaire de coordonner les soins du client de manière à le déranger le moins possible. Par exemple, si les pansements du client doivent être changés régulièrement, s'il doit recevoir un traitement intraveineux ou s'il porte des tubes de drainage à plusieurs endroits, l'infirmière doit éviter de traiter chaque situation à des moments différents : elle doit planifier et effectuer ses interventions au cours d'une seule visite. Il est essentiel de favoriser de deux à trois heures de sommeil ininterrompu durant la nuit (Cmiel et al., 2004).

De nombreux facteurs agissent sur le repos et le sommeil. Dans le contexte des soins communautaires ou à domicile, l'infirmière aide le client à adopter des comportements favorables au repos et à la relaxation, notamment en suggérant certaines modifications au milieu environnant ou aux habitudes de vie. Pour adopter de bonnes habitudes de sommeil à domicile, le client (et son partenaire, s'il y a lieu) doivent connaître les techniques qui favorisent le sommeil et les conditions susceptibles de le perturber (Zarcone, 2000).

L'infirmière encouragera le client, une fois à domicile, à demeurer physiquement actif au cours de la journée pour mieux dormir la nuit. Plus ses activités sont nombreuses, moins le client éprouve de difficulté à s'endormir. Les exercices rigoureux doivent cependant être pratiqués plusieurs heures avant le coucher. L'**ENCADRÉ 32.8** présente les conditions nécessaires pour favoriser le repos.

À domicile, le client doit éviter de terminer son travail de bureau ou de résoudre des problèmes familiaux avant de se coucher. La chambre ne doit pas servir de pièce de travail et doit toujours être associée au sommeil. S'endormir et se réveiller à la même heure contribue à une saine habitude de sommeil.

Attentes du client

Enfin, une mauvaise nuit marque parfois le début d'un cercle vicieux d'anxiété liée à la crainte de passer une nouvelle nuit sans dormir (Attarian, 2000). L'infirmière doit connaître les attentes du client en ce qui concerne son sommeil. Un client qui souffre d'un trouble du sommeil et qui demande de l'aide à l'infirmière s'attend en règle générale à ce qu'elle intervienne rapidement pour l'aider à dormir mieux, et davantage. ■

32.3 Mise en œuvre de la démarche de soins — Jugement clinique

Cette section présente la démarche systématique appliquée aux soins infirmiers en fonction des problèmes de santé prioritaires de madame Julie Arnold. Les cinq étapes de la démarche y sont abordées, et permettent de visualiser, de comprendre et d'intégrer les données favorables à un suivi clinique adéquat de la cliente.

L'application de ce processus permet d'individualiser l'approche infirmière par rapport à madame Arnold et de planifier des soins adaptés à sa situation.

COLLECTE DES DONNÉES

ENCADRÉ 32.9

Situation clinique de madame Arnold

Données subjectives
- A du mal à dormir
- Vit de la tension au travail
- Se couche 2 heures plus tard qu'à l'habitude
- Prend 1 heure à s'endormir
- Prend 1 verre de vin avant de se coucher
- Prend 2 ou 3 tasses de café après le souper
- Doit travailler à son dossier avant de se coucher
- Se réveille une fois par nuit
- Se sent fatiguée au réveil

Données objectives
- A des cernes sous les yeux
- Change souvent de position
- Bâille fréquemment

32.3.1 Collecte des données

L'évaluation clinique de madame Julie Arnold faite par l'infirmière révèle plusieurs données à considérer pour arriver à mettre en évidence les besoins prioritaires de la cliente. Tout d'abord, sur le plan physique, il s'agit d'une cliente qui présente plusieurs symptômes d'un trouble du sommeil. Elle raconte qu'elle a du mal à dormir, qu'elle vit de la tension au travail, qu'elle dort moins et difficilement, et qu'elle se sent fatiguée et irritable.

Sur le plan clinique, elle présente des cernes sous les yeux, change souvent de position et bâille fréquemment. Ces signes doivent aider l'infirmière à déterminer le type de trouble du sommeil dont souffre la cliente pour être en mesure d'orienter le plan de soins et de traitement infirmier et de permettre à madame Arnold de reprendre des habitudes de sommeil plus normales.

L'**ENCADRÉ 32.9** énumère les données subjectives et objectives que l'infirmière doit considérer pour énoncer le problème et déterminer les besoins de la cliente pour lesquels une surveillance particulière sera nécessaire.

32.3.2 Analyse et interprétation des données

La tension au travail et la perturbation des rituels de sommeil sont les causes établies ayant mené à l'apparition des troubles du sommeil. L'infirmière peut donc émettre l'hypothèse que la cliente souffre de perturbation des habitudes de sommeil liée à certains facteurs extrinsèques. Il est important de valider cette hypothèse en précisant le contexte (tension au travail) et les données cliniques (cernes sous les yeux, incapacité de rester en place, bâillements fréquents, fatigue, irritabilité et capacité de concentration diminuée). Il sera nécessaire d'évaluer l'impact des symptômes sur l'état général de madame Arnold, ainsi que la façon dont elle vit la situation.

L'impact immédiat et à long terme des interventions doit être évalué pour éviter que la situation de madame Arnold s'aggrave et mène à une complication comme la dépression **ENCADRÉ 32.10**.

32.3.3 Planification des soins et établissement des priorités

La planification des soins dans la situation clinique de madame Arnold comporte l'amélioration de la qualité et de la durée du sommeil, et l'application de stratégies réalistes à l'égard des changements aux heures de sommeil et au rituel du coucher.

ENCADRÉ 32.10

Énoncé du problème prioritaire de madame Arnold

Perturbation des habitudes de sommeil liée à un stress psychologique causé par la tension au travail

Les interventions ont comme objectif d'aider madame Arnold à retrouver une qualité et une durée de sommeil lui permettant de recouvrer sa concentration et son calme. En ce qui concerne les résultats escomptés, l'infirmière vise à ce que la cliente respecte un horaire de sommeil régulier, qu'elle se réveille moins souvent et, enfin, qu'elle puisse dormir sept heures par nuit **TABLEAU 32.3**.

PLANIFICATION ET INTERVENTIONS

TABLEAU 32.3

Résultats escomptés et interventions prioritaires liés à la situation clinique de madame Arnold

PLANIFICATION / RÉSULTATS ESCOMPTÉS CHEZ LA CLIENTE	
• Respect d'un horaire de sommeil régulier • Réveils moins fréquents pendant la nuit	• Amélioration de la qualité et de la durée du sommeil d'ici deux semaines

INTERVENTIONS INFIRMIÈRES	JUSTIFICATIONS
• Encourager la cliente à établir un horaire de sommeil régulier et des habitudes de sommeil plus saines.	• Le maintien d'un horaire fixe contribue à favoriser le sommeil (Schneider, 2002).
• Conseiller à la cliente de limiter sa consommation de caféine et d'alcool avant le coucher.	• La caféine est un stimulant. L'alcool fragmente le sommeil et donne un sommeil plus superficiel (Kwentus, 2000).
• Aider la cliente à trouver des moyens d'éliminer les préoccupations stressantes liées au travail avant de se coucher (p. ex., lire un roman avant de s'endormir).	• Un excès de préoccupations et d'activités intenses avant le coucher risque de stimuler la cliente et de l'empêcher de dormir (Elliott, 2001).
• Encourager la cliente à faire de l'activité physique en reprenant ses promenades habituelles.	• L'exercice accroît l'activité physique effectuée et le besoin de sommeil.
• Lui conseiller d'éviter les activités physiques au cours des deux à trois heures avant le coucher.	• L'exercice pratiqué immédiatement avant le coucher est un stimulant qui empêche de dormir (Elliott, 2001).
• Conseiller à la cliente de faire de la relaxation musculaire avant de se coucher.	• La relaxation peut contribuer à réduire l'anxiété qui gêne le sommeil (Elliott, 2001).

32.3.4 Interventions cliniques

En plus d'effectuer une collecte des données auprès de la cliente et d'adapter un plan de soins et de traitements infirmiers, il est important d'assurer le suivi de l'évolution du trouble du sommeil et, le cas échéant, de son amélioration. La majorité du temps, le trouble du sommeil lié à des facteurs extrinsèques se résorbe sans complications. Toutefois, dans certains cas, le trouble du sommeil peut entraîner des complications comme la dépression ou d'autres problèmes de santé mentale.

32.3.5 Évaluation des résultats

Un des éléments clés du suivi est le respect d'un horaire de sommeil régulier pour reprendre des habitudes de sommeil normales en durée et en qualité. Il est important d'appliquer le plan de soins

---

PLAN THÉRAPEUTIQUE INFIRMIER (PTI)

Mᴹᴱ JULIE ARNOLD
42 ans

CONSTATS DE L'ÉVALUATION

Date	Heure	N°	Problème ou besoin prioritaire	Initiales	RÉSOLU / SATISFAIT Date	Heure	Initiales	Professionnels / Services concernés
2010-02-15	10:00	1	Perturbation des habitudes de sommeil liée à de la tension au travail	M.L.	2010-03-01	10:00	M.L.	

SUIVI CLINIQUE

Date	Heure	N°	Directive infirmière	Initiales	CESSÉ / RÉALISÉE Date	Heure	Initiales
2010-02-15	10:00	1	Dir. verb. cliente :				
			• éviter la consommation de café et d'alcool après le souper ;		2010-03-01	10:00	M.L.
			• cesser tout travail professionnel 2 h avant de se coucher ;		2010-03-01	10:00	M.L.
			• pratiquer des exercices de relaxation musculaire avant de se coucher				
			(contraction et décontraction des muscles de tout le corps).	M.L.	2010-03-01	10:00	M.L.

Signature de l'infirmière	Initiales	Programme / Service	Signature de l'infirmière	Initiales	Programme / Service
Myriam Langevin	M.L.	Clinique Santé			

© OIIQ

PLAN THÉRAPEUTIQUE INFIRMIER (PTI)

Extrait des notes d'évolution

2010-03-01 10:00
Se présente pour suivi, souriante, dit avoir réussi à retrouver le sommeil depuis environ une semaine. Tente d'appliquer technique de relaxation enseignée pour améliorer gestion du stress. Se dit reposée et plus concentrée.

FIGURE 32.6 Extrait du plan thérapeutique infirmier de madame Arnold pour le suivi clinique visant l'amélioration de son sommeil

pour une durée de deux semaines afin de s'assurer que madame Arnold récupère et arrive à dormir sept heures par nuit comme elle le faisait avant.

32.3.6 Plan thérapeutique infirmier de madame Arnold

Les directives infirmières émises pour traiter le problème de sommeil de madame Arnold visent à favoriser son repos en lui fournissant des moyens réalistes pour induire un sommeil récupérateur. L'information à la cliente peut se faire verbalement et rapidement, dès que le constat d'évaluation est dressé. Certaines de ces directives seront évidemment adoptées de concert avec la cliente, entre autres pour ce qui est du type d'exercice de relaxation. Pour assurer la continuité des soins, l'infirmière doit absolument les consigner au plan thérapeutique infirmier (PTI) **FIGURE 32.6**.

32.3.7 Application de la pensée critique à la situation de madame Arnold

Pour être en mesure de donner des soins de qualité à la cliente, l'infirmière doit posséder des connaissances en soins infirmiers, en pharmacologie et en psychologie. Ses expériences personnelles et professionnelles de troubles du sommeil guideront ses interventions. Elle devra adopter des attitudes telles que la persévérance, la confiance et la discipline pour être en mesure d'effectuer entièrement son évaluation et d'instaurer un plan de soins infirmier adapté à la cliente. Le respect des normes de pratique orientera l'évaluation et balisera les interventions auprès de la clientèle aux prises avec des problèmes de sommeil et de repos **FIGURE 32.7**.

Vers un Jugement clinique

Connaissances
- Physiologie du sommeil
- Physiopathologie et symptômes des différents troubles du sommeil
- Facteurs influençant le sommeil et le repos
- Effets des médicaments sur la qualité du sommeil
- Structure et besoins normaux de sommeil

Expériences
- Expériences professionnelles antérieures avec une clientèle présentant des troubles du sommeil
- Expériences de soins actuelles avec une clientèle présentant des troubles du sommeil en milieu clinique
- Expériences personnelles avec des troubles du sommeil passagers ou chroniques

ÉVALUATION
- Habitudes de sommeil de la cliente
- Facteurs influençant le sommeil
- Moyens pris par madame Arnold pour pallier son problème de sommeil
- Répercussions du manque de sommeil
- Signes cliniques du manque de sommeil chez madame Arnold

Norme
- Critères de clarté, de justesse et de précision en ce qui concerne les antécédents médicaux

Attitudes
- S'abstenir de juger le fait que la cliente consacre beaucoup de temps à son travail en dehors des heures régulières
- Éviter de commenter la priorité que madame Arnold accorde à son travail actuellement
- Faire participer la cliente dans la recherche de moyens réalistes pour elle de retrouver le sommeil

FIGURE 32.7 Application de la pensée critique à la situation clinique de madame Arnold

■ ■ ■ À retenir

>> **Version reproductible**
www.cheneliere.ca/potter

- Le repos ne consiste pas à être inactif, mais en un sentiment de calme physique et d'absence de préoccupations.

- Le sommeil aurait une fonction de récupération physiologique et psychologique.

- Le cycle sommeil-éveil est un rythme circadien qui agit sur la fonction physiologique et le comportement.

- Le nombre d'heures de sommeil dont a besoin chaque personne pour se sentir reposée est variable.

- L'insomnie est le trouble du sommeil le plus courant ; elle se caractérise par l'incapacité de s'endormir, de rester endormi durant la nuit ou de se rendormir après s'être réveillé trop tôt.

- Le mode de vie, le stress émotionnel et psychologique ainsi que l'ingestion d'alcool peuvent perturber le sommeil.

- Seul le client peut évaluer la qualité du repos que son sommeil lui procure.

- Des activités relaxantes au coucher préparent physiquement et mentalement le client au sommeil.

- Le bruit est l'une des causes les plus fréquentes de troubles du sommeil chez le client hospitalisé. L'infirmière doit effectuer des interventions visant à réduire le bruit pour promouvoir le sommeil.

- L'administration prolongée de somnifères risque d'entraîner des difficultés à trouver le sommeil ou à demeurer endormi.

Pour en savoir plus

>> **Version complète et détaillée**
www.cheneliere.ca/potter

ORGANISMES ET ASSOCIATIONS

Fondation Sommeil
http://fondationsommeil.com

APC > Maladies pulmonaires > Apnée du sommeil
Association pulmonaire du Canada
www.poumon.ca

SCS
Société canadienne du sommeil
www.css.to

AASM
American Academy of Sleep Medicine
www.aasmnet.org

NSF
National Sleep Foundation
www.sleepfoundation.org

SleepEducation.com
www.sleepeducation.com

SRS
Sleep Research Society
www.sleepresearchsociety.org

RÉFÉRENCES GÉNÉRALES

Encyclopédie sur le développement des jeunes enfants > Liste des thèmes > Sommeil
www.enfant-encyclopedie.com

Infiressources > Banques et recherche > Santé > Habitudes de vie > Sommeil
www.infiressources.ca

Le cerveau à tous les niveaux ! > Dormir, rêver…
http://lecerveau.mcgill.ca

PasseportSanté.net > Troubles et maladies > Index des troubles et maladies
Le site contient des fiches détaillées sur l'apnée du sommeil et l'insomnie.
www.passeportsante.net

Lorrain, D., & Boivin, D.-B. (2007). **Troubles du sommeil.** In M. Arcand & R. Hébert (Éds), *Précis pratique de gériatrie* (3ᵉ éd., pp. 377-399). Acton Vale, Qc : Edisem.

Martello, E. (2007). *Enfin je dors… et mes parents aussi.* Montréal : Éditions du CHU Sainte-Justine.

Miller, C.A. (2007). *L'essentiel en soins infirmiers gérontologiques.* Montréal : Beauchemin.
Le chapitre 12 est consacré au sommeil et au repos chez les personnes âgées.

Billiard, M., & Dauvilliers Y. (2006). *Les troubles du sommeil.* Paris : Masson.

Journal of Clinical Sleep Medicine
Publication officielle de la American Academy of Sleep Medicine
www.aasmnet.org/jcsm

Journal of Sleep Research
Publication officielle de la European Sleep and Research Society
www.esrs.eu/cms

Sommeil et vigilance
Publication officielle de la Société française de recherche et médecine du sommeil
www.sfrms.org

32

Édition française :
Sylvie Le May, inf., Ph. D.
Patricia Bourgault, inf., Ph. D.

Édition originale :
Joan Wentz, RN, MSN

Soulager la douleur

Objectifs

Après avoir lu ce chapitre, vous devriez être en mesure :

- de décrire le processus physiologique de la douleur ;

- de décrire les types de douleur ;

- de reconnaître les composantes de la douleur et les facteurs qui l'influencent ;

- de justifier les directives propres au choix et à la personnalisation des interventions pour soulager la douleur ;

- d'expliquer les différentes approches pharmacologiques et non pharmacologiques du traitement de la douleur ;

- de décrire les applications des approches pharmacologiques et non pharmacologiques du traitement de la douleur ;

- de discuter des implications infirmières quant à l'administration d'analgésiques ;

- de déterminer les éléments de surveillance en lien avec les analgésiques opioïdes ;

- d'appliquer la démarche de soins infirmiers auprès de clients qui éprouvent de la douleur.

>> Guide d'études, pages 147 à 152

Mise en contexte

Jugement clinique

Madame Louise Aubertin, 41 ans, a subi hier une mastectomie totale gauche, une intervention nécessaire pour son cancer du sein. Elle est séparée et mère de trois enfants âgés de 5 à 12 ans. Elle a subi deux autres chirurgies dans les cinq dernières années, soit une cholécystectomie et une césarienne. Sa mère et l'une de ses sœurs sont décédées d'un cancer du sein. Au sortir de la chirurgie, voici ce que le médecin lui a prescrit : un soluté D5%NS à 100 ml/h ; de la morphine avec pompe ACP à cesser après 48 heures ; du Neurontin^MD 300 mg P.O. b.i.d., du Tramacet^MD (325 mg d'acétaminophène et 37,5 mg de chlorhydrate de tramadol) 2 co. P.O. q.4 h et du Gravol^MD 100 mg I.V. dilué dans 1 000 ml. Madame Aubertin se plaint d'une douleur sous forme de brûlure lancinante qui irradie vers son bras gauche ; elle porte sa main droite vers le site de son opération. Ses signes vitaux sont : P : 85 batt./min ; P.A. (à droite) : 110/70 mm Hg (normale de la cliente : 125/75 mm Hg) ; R : 16/min. Elle évalue la douleur ressentie à 5 sur 10 au repos et à 7 sur 10 à la mobilisation.

Considérant les éléments de la situation de madame Aubertin, quelles sont les données qui vous apparaissent prépondérantes pour préciser son besoin prioritaire ?

Concepts clés

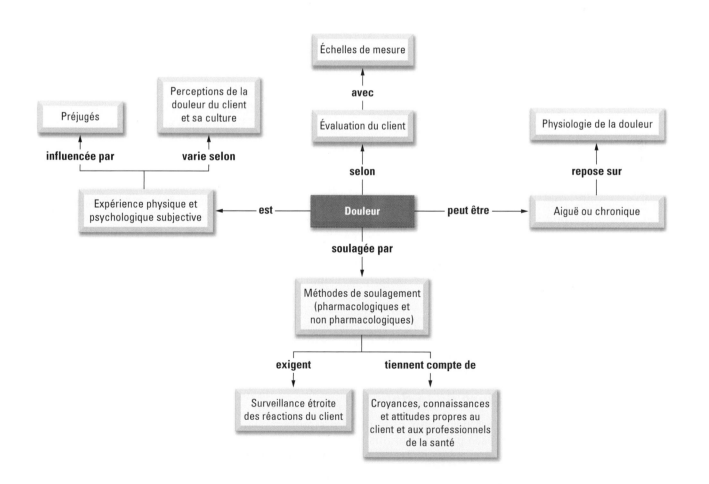

L a douleur est définie par l'International Association for the Study of Pain, Subcommittee on Taxonomy (1979) comme étant une expérience subjective à la fois sensorielle et émotionnelle désagréable associée à une lésion tissulaire réelle ou potentielle, ou décrite ainsi. L'absence de dommage tissulaire ne signifie pas qu'il n'y a pas de douleur. La douleur est donc ce que la personne dit ressentir. Chacun l'associe à sa perception de l'événement qui la génère et à ses expériences passées (Marchand, 2009). Ainsi, dans la situation clinique de madame Aubertin, la douleur est ce qu'elle affirme à son sujet, et la perception que celle-ci en a demeure influencée à la fois par le fait que sa mère et sa sœur ont souffert d'un cancer similaire et par ses chirurgies antérieures. La cliente expérimente cette douleur de façon sensorielle (intensité de la douleur) et émotionnelle (anxiété, inquiétude).

Quoique la douleur fasse partie intégrante de l'univers des soignants, elle n'est pas toujours très bien comprise. Une personne qui éprouve de la douleur vit un état de détresse et cherche à obtenir un soulagement. L'infirmière doit utiliser diverses interventions pour soulager le client et pour rétablir son confort. Elle ne peut cependant ni voir ni ressentir la douleur du client ; celle-ci est subjective, et personne ne la subit de la même façon. Des événements douloureux n'entraînent pas de réactions ou ne produisent pas de sensations identiques chez des personnes différentes.

L'infirmière montre du respect lorsqu'elle croit le client qui lui fait part de sa douleur. Enfin, une gestion efficace de la douleur, y compris son évaluation et son soulagement, améliore la qualité de vie de la personne, diminue son inconfort physique, favorise sa guérison, sa réadaptation et son retour au travail. Elle contribue à réduire la durée des séjours hospitaliers et les coûts des soins de santé. Une communication efficace entre les professionnels de la santé, les clients et leur famille est essentielle pour une gestion optimale de la douleur (Kimberlin, Brushwood, Allen, Radson, & Wilson, 2004 ; Manias, Bucknall, & Botti, 2005).

logique ou les deux. La douleur épuise et draine l'énergie vitale. Elle peut nuire aux relations interpersonnelles et même influencer le désir de vivre d'une personne. La douleur est subjective. Seul le client est l'expert de l'évaluation de sa douleur.

Bien qu'apparaissent des signes et des symptômes prévisibles de la douleur, l'infirmière ne peut l'évaluer qu'en se fiant à la description qu'en fait le client ou, dans des situations particulières, au comportement du client. Lui seul peut expliquer ce qu'il ressent et décrire sa douleur. Le client n'est pas tenu de prouver qu'il souffre, mais l'infirmière, elle, a le devoir de le croire (American Pain Society, 2003). Elle doit aussi travailler à son soulagement. La Société canadienne de la douleur (2005) reconnaît même que le soulagement de la douleur est un droit du client.

La douleur représente avant tout un signal d'alarme et un mécanisme physiologique de protection. Elle influe sur le comportement d'une personne. Un client ayant des antécédents de douleur thoracique apprend à cesser toute activité dès qu'il ressent de la douleur (alarme). Un client souffrant d'une entorse à la cheville, quant à lui, évitera de mettre tout son poids sur le pied touché pour ne pas aggraver sa blessure (protection). Dans la situation clinique de madame Aubertin, celle-ci porte la main au site de sa plaie pour la protéger.

Certains clients ayant subi une lésion à la moelle épinière sont incapables de percevoir les sensations douloureuses causées par une blessure. Confrontée à cette situation, l'infirmière doit anticiper les sources de douleur du client et observer ses comportements, notamment son faciès (p. ex., grimace, larmes, sudation). Étant donné la longévité accrue, davantage de personnes sont atteintes de maladies chroniques où la douleur est omniprésente. Parfois, la douleur peut elle-même devenir chronique et ainsi se transformer en une maladie en tant que telle. En outre, la douleur constitue une cause importante d'incapacité.

Les infirmières doivent soigner quotidiennement des clients qui éprouvent de la douleur, qu'elle soit aiguë (p. ex., consécutivement à une chirurgie), chronique (p. ex., symptomatique de la lombalgie) ou les deux à la fois (p. ex., chez un client ayant une lombalgie chronique et qui vient de subir une chirurgie cardiaque). Par conséquent, la quantification et la qualification de la douleur doivent être considérées comme

33.1

Connaissances scientifiques de base à propos de la douleur

L'histoire a montré que la douleur est une composante de la vie humaine. En la considérant comme une punition pour des fautes commises, une affliction ou un avertissement de maladies physiques, les humains ont toujours cherché à l'expliquer. Depuis la fin du XXᵉ siècle, l'intérêt pour la recherche sur la douleur a connu une ascension marquée, autant dans le domaine de la recherche fondamentale que dans celui de la recherche clinique.

La douleur est subjective. Seul le client est l'expert de l'évaluation de sa douleur.

33.1.1 Nature de la douleur

La douleur est beaucoup plus qu'une simple sensation causée par un stimulus précis. Le stimulus de la douleur peut être physique, psychodes éléments importants de la collecte des données. D'autre part, pour évaluer et soulager adéquatement la douleur, il est essentiel de bien en comprendre la neurophysiologie.

33.1.2 Neurophysiologie de la douleur

La douleur peut être classifiée en fonction de sa durée ou de son origine (physiopathologie). Selon la durée, on dira qu'elle est aiguë ou chronique (McCaffery & Pasero, 1999). La physiopathologie de la douleur permet, quant à elle, de la classifier comme nociceptive (somatique ou viscérale) ou neurogène **TABLEAU 33.1**. La douleur cancéreuse demeure particulière puisqu'elle est multiple, étant souvent à la fois aiguë et chronique en même temps que nociceptive et neurogène.

La transduction, la transmission, la perception et la modulation sont les processus liés à la neurophysiologie de la douleur (LeBars, 2004 ; Marchand, 2009 ; McCaffery & Pasero, 1999). Un client qui souffre ne peut distinguer ces processus. La compréhension de chaque processus aide cependant l'infirmière à reconnaître les facteurs qui peuvent causer la douleur et les symptômes qui l'accompagnent. Cette compréhension permet également de mieux évaluer la douleur, et d'adapter les

TABLEAU 33.1 Classification de la douleur d'après son origine	
DOULEUR NOCICEPTIVE	**DOULEUR NEUROGÈNE**
Douleur qui doit son nom au fait qu'elle a son origine dans la stimulation d'un récepteur (nocicepteur) qui, par une série d'événements chimiques et nerveux, transmet au cerveau des messages qui sont intégrés (décodés) comme étant une douleur. • Douleur somatique : Douleur qui prend naissance dans l'os, l'articulation, le muscle, la peau ou le tissu conjonctif. Elle est habituellement lancinante et localisée. • Douleur viscérale : Douleur qui prend naissance dans les viscères tels que le tractus gastro-intestinal, le foie et le pancréas. Elle peut être subdivisée selon son origine : – Présence d'une tumeur à la capsule de l'organe entraînant une douleur assez bien localisée ; – Obstruction des viscères entraînant des crampes intermittentes et une douleur diffuse ou différée (projetée).	Douleur déclenchée ou causée par une lésion, une dysfonction ou une perturbation de la transmission des afférences sensorielles par le système nerveux central ou périphérique. Son traitement comprend habituellement des coanalgésiques. • Douleur d'origine centrale – Douleur de désafférentation : Douleur causée par une lésion au système nerveux périphérique ou au système nerveux central. Par exemple, la douleur fantôme à la suite d'une amputation peut refléter une lésion au système nerveux périphérique ou une réinterprétation corticale. • Douleur d'origine périphérique – Neuropathies périphériques douloureuses : Affection dans laquelle la douleur est ressentie le long de nombreux nerfs périphériques. Par exemple, les neuropathies diabétiques, alcooliques, nutritionnelles ou postchimiothérapie, ou celles qui sont associées au syndrome de Guillain-Barré. – Mononeuropathies douloureuses : Affection habituellement associée à une blessure nerveuse périphérique connue ; la douleur est ressentie au moins partiellement le long du nerf atteint. Par exemple, une compression de la racine nerveuse (hernie), une compression chronique (sciatalgie), la névralgie faciale (névralgie du trijumeau).

■ **Nocicepteur :** Récepteur nerveux préférentiellement sensible aux stimulations nociceptives.

Sources : Adapté de Max, M.B., & Portenoy, R.K. (1993). Methodological challenges for clinical trials of cancer pain treatments. In C.R. Chapman & K.M. Foley (Eds), *Cancer Pain: Treatments Guidelines for Patients. National Comprehensive Cancer Network, Version II.* New York : Raven Press ; McCaffery, M., & Pasero, C. (1999). *Pain: Clinical manual* (2nd ed.). St. Louis, Mo. : Mosby ; Portenoy, R.K. (1996). Neuropathic pain. In R.K. Portenoy & R.M. Kenner (Eds), *Pain management: Theory and practice.* Philadelphia : F.A. Davis. www.iasp-pain.org/AM/Template.cfm?Section=Pain_Definitions &Template=/CM/HTMLDisplay.cfm&ContentID=1728#Neurogenic.

interventions infirmières et les traitements de la douleur du client **FIGURE 33.1**.

La **transduction** débute en périphérie lorsqu'un stimulus provoque la stimulation des fibres nociceptives. Celles-ci sont de deux types : les fibres myélinisées A-delta, rapides, et les fibres amyéliniques C, très petites et très lentes. Les fibres A-delta transmettent des sensations fortes, localisées et distinctes qui repèrent la source de la douleur et détectent son intensité. Les fibres C retransmettent les impulsions mal localisées, vives et persistantes (Wall & Melzack, 2002). Par exemple, une personne qui a marché sur un clou ressent tout d'abord une douleur aiguë et

localisée résultant d'une transmission de fibres A-delta. En quelques secondes, la douleur se diffuse et irradie dans le pied entier par l'innervation des fibres C. Ainsi, les fibres A-delta sont responsables de la première sensation de douleur (première douleur) alors que les fibres C sont responsables de la persistance de la sensation douloureuse (seconde douleur). Ces deux types de fibres transmettent l'information nociceptive jusqu'à la moelle épinière par la corne dorsale ; il est alors question du « premier neurone ».

Parallèlement, toutes les lésions cellulaires causées par des stimuli thermiques, mécaniques ou chimiques entraînent la libération de substances

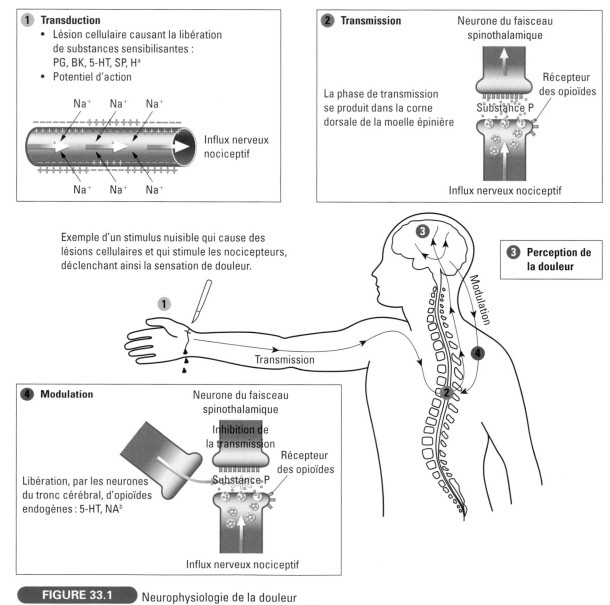

FIGURE 33.1 Neurophysiologie de la douleur

a. PG : prostaglandine ; BK : Bradykinine ; 5-HT : Sérotonine ; SP : Substance P (P pour *pain*) ; H : Histamine
b. 5-HT : Sérotonine ; NA : Noradrénaline.
Source : Adapté de McCaffery, M., & Pasero, C. (1999). *Pain: Clinical Manual* (2nd ed.). St. Louis, Mo. : Mosby.

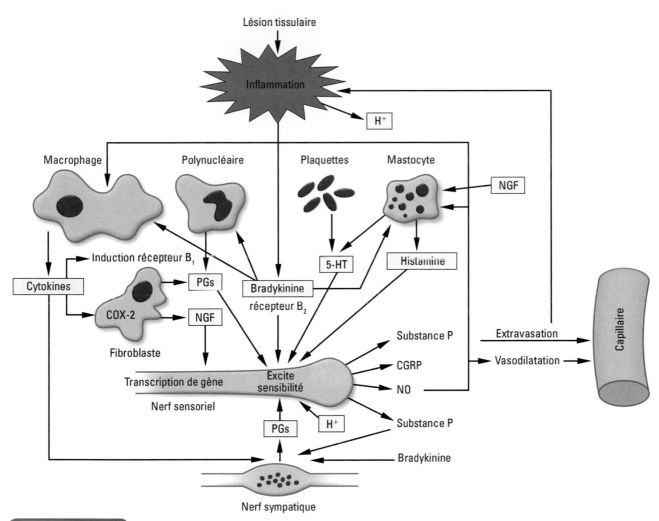

FIGURE 33.2 Neurotransmetteurs et cellules impliqués lors d'une lésion tissulaire inflammatoire

5-HT : Sérotonine ; PGs : Prostaglandine ; COX-2 : Cyclo-oxygénase-2 ; NGF : Facteur de croissance neuronal ; CGRP : Peptide lié au gène de la calcitonine ; NO : Monoxyde d'azote ; H⁺ : Ions hydrogène.

qui participent au mécanisme de la douleur **FIGURE 33.2**. Au moment d'une exposition à la chaleur, au froid, à la pression ou à la friction, des **neurotransmetteurs** sont libérés. Ceux-ci comprennent notamment la bradykinine, le potassium, la sérotonine, l'histamine et la **substance P.** Ces substances viennent stimuler les fibres nerveuses situées dans la peau, les organes, les muscles et les tendons ; il en résulte une diffusion du message nociceptif et l'apparition d'une réaction inflammatoire. Les fibres C demeurent exposées aux substances chimiques libérées lorsque les cellules sont lésées, et elles continuent de transmettre l'information nociceptive. Elles sont responsables de la sensation lancinante, pulsatile à la suite d'une lésion des tissus.

Un réflexe automatique de protection se produit au moment de la réception de la douleur. Les fibres A-delta transmettent des impulsions sensorielles à la moelle épinière, qui entrent en contact avec les neurones moteurs spinaux. Les impulsions motrices retournent par l'arc réflexe situé le long des fibres nerveuses efférentes (motrices) vers

un muscle périphérique, près du foyer de stimulation. La contraction du muscle suscite un retrait protecteur de la source de douleur. Ainsi, une personne qui touche accidentellement un fer à repasser ressent une sensation de brûlure, retire instinctivement sa main de la surface du fer et s'éloigne de la source de la douleur, car les récepteurs sensoriels propres aux sensations thermiques (thermorécepteurs) et douloureuses (terminaisons nerveuses libres) ont été stimulées **FIGURE 33.3**. La réception de la douleur requiert toutefois que le système nerveux périphérique et la moelle épinière soient intacts, d'où l'attention particulière à accorder aux personnes ayant une neuropathie diabétique ou une paraplégie.

Quand l'influx nerveux nociceptif parvient à la corne dorsale, le premier neurone établit une **synapse** avec un second neurone. Mais avant d'être acheminé au thalamus, ce qui constituera la transmission, le message nociceptif peut être inhibé ou exacerbé. Ce système d'inhibition, qui implique un interneurone, se nomme théorie du portillon. Une fois la synapse effectuée, l'information

■ **Neurotransmetteur :** Substance chimique libérée à la suite d'une stimulation des fibres nociceptives (fibres A-delta et C) et qui sert à relayer l'influx nerveux nociceptif.

■ **Substance P :** Neuropeptide qui, entre autres fonctions possibles, semble constituer un transmetteur spécialisé dans l'acheminement de l'information nociceptive, à partir des nerfs périphériques jusqu'au système nerveux central.

■ **Synapse :** Région de contact de deux neurones. Site de transfert d'information entre deux neurones (cellules nerveuses).

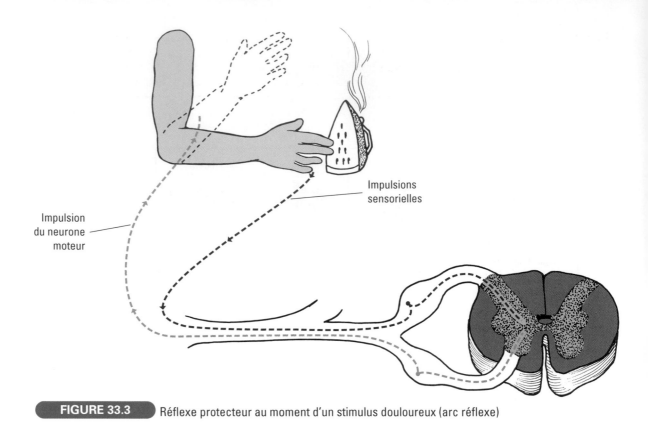

Impulsions sensorielles

Impulsion du neurone moteur

FIGURE 33.3 Réflexe protecteur au moment d'un stimulus douloureux (arc réflexe)

nociceptive passe sous le canal de l'épendyme puis immédiatement dans la moelle, et se rend au cortex par différentes voies afférentes. Les plus connues sont la voie spinothalamique latérale et la voie spinoréticulaire (ou spinothalamique médiane). La première est responsable de l'aspect sensoriel de la douleur (localisation, intensité), alors que la seconde est responsable de l'aspect émotionnel de la douleur (désagrément, peur, anxiété). L'information nociceptive (ou influx nerveux nociceptif) est transmise, par ces voies, de la moelle au thalamus, où se feront son intégration et la synapse avec un troisième neurone. Il s'ensuit la troisième étape, soit la **perception.** Ce n'est qu'à ce moment que le terme *douleur* peut être utilisé. Une personne n'est donc consciente de la douleur qu'à l'étape de la perception ; avant cela, il s'agit de nociception.

Pour qu'une personne perçoive la douleur, différentes structures corticales sont mises à contribution. À partir du thalamus, les fibres transmettent le message de douleur à différentes zones du cerveau, dont le cortex somatosensoriel et le cortex associatif (tous deux situés dans le lobe pariétal), le lobe frontal et le système limbique. Le cortex somatosensoriel reconnaît la localisation et l'intensité de la douleur, alors que le cortex associatif en détermine l'aspect émotionnel. Des cellules à l'intérieur du système limbique permettraient de régulariser certaines émotions,

■ **Prostaglandine :** Substance libérée lorsque des cellules locales sont lésées.

notamment l'anxiété. Par conséquent, le système limbique peut jouer un rôle actif dans le traitement des réactions émotionnelles liées à la douleur, ce qui explique, par exemple, que l'anxiété augmente la perception de l'intensité de la douleur. À mesure qu'une personne devient consciente de la douleur, une réaction complexe se déroule. Les facteurs psychologiques et cognitifs interagissent avec les facteurs neurophysiologiques dans la perception de la douleur, ce qui permet de prendre conscience de celle-ci et de lui donner une signification. Cette réponse à la douleur est constituée de réactions physiologiques et comportementales qui se produisent après la perception de la douleur.

Les fibres C demeurent exposées aux substances chimiques libérées lorsque les cellules sont lésées. Lorsque les fibres A-delta et C transmettent des impulsions à partir des fibres nerveuses périphériques, des médiateurs biochimiques qui activent ou sensibilisent la réaction à la douleur sont libérés. Par exemple, le potassium et les **prostaglandines** sont libérés s'il y a lésion de cellules locales. La transmission du stimulus douloureux continue le long des fibres nerveuses afférentes jusqu'à la corne dorsale de la moelle épinière. Des neurotransmetteurs comme la substance P sont libérés à l'intérieur de la corne dorsale, produisant ainsi une neurotransmission à partir du nerf périphérique afférent (sensitif) jusqu'aux nerfs du faisceau spinothalamique (Paice, 1991) **FIGURE 33.4**. Le processus permet à l'impulsion douloureuse d'être transmise plus loin, à l'intérieur du système nerveux central (SNC). Les stimuli douloureux continuent à voyager à travers les fibres nerveuses par les faisceaux spinothalamiques qui parcourent la moelle épinière. Les impulsions douloureuses montent ensuite dans la moelle épinière.

La **FIGURE 33.5** montre le chemin normal de réception de la douleur. Lorsque l'impulsion douloureuse monte le long de la moelle épinière, l'information est transmise rapidement dans les centres supérieurs du cerveau tels que la formation réticulée, le système limbique, le thalamus, et le cortex somatosensoriel et associatif.

Neurorégulateurs

Les **neurorégulateurs,** des substances qui modifient la transmission des stimuli nerveux, jouent un rôle important dans l'expérience de la douleur. Ces substances se trouvent au foyer d'un nocicepteur, aux terminaisons nerveuses à l'intérieur de la corne dorsale de la moelle épinière et aux foyers récepteurs à l'intérieur du faisceau spinothalamique. Les neurorégulateurs sont divisés en deux groupes : les neurotransmetteurs et les neuromodulateurs. Les neurotransmetteurs, tels que la substance P, envoient des im-

pulsions à travers la fente synaptique, entre deux fibres nerveuses ; ils sont excitateurs ou inhibiteurs. Les **neuromodulateurs,** quant à eux, modifient l'activité des neurones, et ajustent ou changent la transmission des stimuli douloureux, sans toutefois transférer directement un signal nerveux à travers une synapse. Les neuromodulateurs, tels que les endorphines, semblent agir indirectement en augmentant ou en diminuant les effets de neurotransmetteurs particuliers. La pharmacothérapie, dont le but est de lutter contre la douleur, est en grande partie

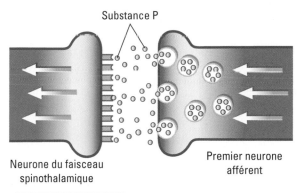

FIGURE 33.4 Substance P et autres neurotransmetteurs libérés à partir des premières fibres nerveuses afférentes dans la corne dorsale de la moelle épinière

Source : Adapté de Paice, J.A. (1991). Unraveling the mystery of pain. *Oncol. Nurs. Forum, 18*(5), 843-849.

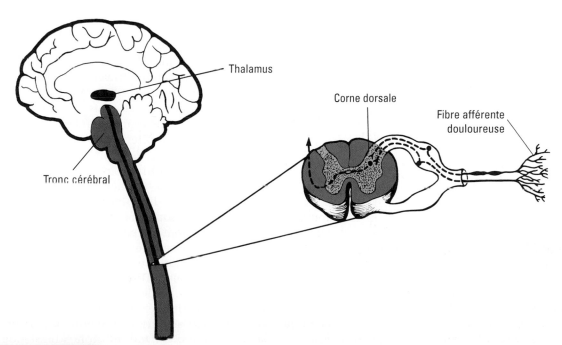

FIGURE 33.5 Chemin de réception de la douleur. La douleur est transmise à partir des premières fibres afférentes à la corne dorsale de la moelle épinière. Les fibres font synapse avec les neurones du faisceau spinothalamique qui traversent la moelle épinière, puis l'impulsion monte jusqu'au thalamus.

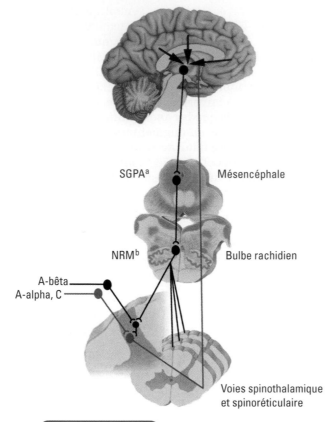

SGPAᵃ   Mésencéphale

NRMᵇ   Bulbe rachidien

A-bêta
A-alpha, C

Voies spinothalamique
et spinoréticulaire

FIGURE 33.6 Sites des contrôles endogènes de la douleur

a. SGPA : Substance grise péri-aqueducale
b. NRM : Noyau du raphé magnus
Source : Tiré de Marchand, S. (2009). *Le phénomène de la douleur* (2ᵉ éd.). Montréal : Chenelière Éducation.

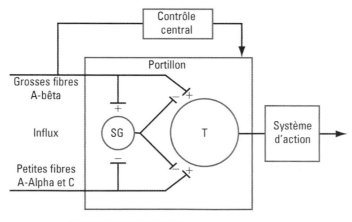

Contrôle
central

Portillon

Grosses fibres
A-bêta

Influx   SG   T   Système
d'action

Petites fibres
A-Alpha et C

FIGURE 33.7 Représentation schématique de la théorie du portillon de Melzack et Wall. Selon cette théorie, il y a dans la substance gélatineuse (SG) de la moelle des interneurones qui inhibent les signaux vers les cellules responsables de la transmission (T) de l'information douloureuse. Ces cellules inhibitrices sont recrutées par la stimulation sélective des afférences non nociceptives (A-bêta) et inhibées par le recrutement des afférences nociceptives (A-alpha et C).

fondée sur l'influence de certains médicaments sur les neurorégulateurs.

Comme pour la transmission des stimuli douloureux, l'organisme est capable d'ajuster ou de modifier la perception de la douleur. Le processus d'inhibition ou de modification des impulsions douloureuses, nommé **modulation,** représente la dernière étape du processus de la nociception. Il peut se produire à plusieurs endroits du système nerveux et grâce à différents mécanismes : la théorie du portillon, les contrôles inhibiteurs diffus nociceptifs (CIDN) et le contrôle supraspinal **FIGURE 33.6**.

Théorie du portillon

L'un des mécanismes de modulation les plus connus se produit dans la moelle épinière et porte le nom de « théorie du portillon », avancée par Melzack et Wall (1965). Cette théorie soutient que les impulsions douloureuses peuvent être modulées et même bloquées par un mécanisme de portillons **FIGURE 33.7**.

Elle laisse supposer que les impulsions douloureuses peuvent passer du premier au second neurone lorsque le portillon est ouvert, mais sont bloquées lorsqu'il est fermé. La fermeture du portillon constitue la base de certaines interventions non pharmacologiques pour le soulagement de la douleur telles que le massage ou la neurostimulation transcutanée (*transcutaneous electrical nerves stimulation, TENS*).

Plus précisément, un équilibre entre les activités provenant des neurones sensoriels et les fibres inhibitrices de contrôle du cerveau permet de régulariser ce processus. Les fibres A-delta et C libèrent la substance P, qui permet la transmission de l'influx nociceptif à travers le mécanisme du portillon. De plus, des fibres A-alpha et A-bêta (mécanorécepteurs), de plus grands calibres, myélinisées et plus rapides, libèrent des neurotransmetteurs inhibiteurs des impulsions douloureuses. Si l'entrée se fait à partir des fibres A-delta et C, le portillon s'ouvre, et le client perçoit la douleur. Si, au même moment, le client reçoit des fibres A-bêta (tel un massage), le mécanisme du portillon se ferme aux stimuli douloureux. Ce phénomène peut s'observer lorsqu'une infirmière masse doucement le dos du client ; le massage stimule les mécanorécepteurs (fibres A-alpha et A-bêta). D'autres méthodes non pharmacologiques telles la neurostimulation transcutanée peuvent stimuler ce système. Le soulagement de la douleur associé à la théorie du portillon se limite toutefois à l'endroit où la stimulation est effectuée et peut produire une analgésie d'une durée d'environ 24 heures.

Contrôles inhibiteurs diffus nociceptifs

D'autres mécanismes peuvent moduler la douleur. L'un d'eux se produit dans le tronc cérébral; il porte le nom de contrôles inhibiteurs diffus nociceptifs. Ce mécanisme implique que les voies nerveuses descendantes libèrent des **opioïdes** endogènes (endorphines) qui annihilent la douleur de l'organisme de façon naturelle. Plus précisément, des fibres nerveuses situées dans le faisceau spinothalamique se terminent dans le mésencéphale et stimulent les zones de transmission des stimuli à la corne dorsale de la moelle épinière (LeBars, 2004). Ces fibres composent le système inhibiteur de la douleur; celui-ci agit en libérant les neurotransmetteurs qui paralysent la transmission des stimuli douloureux. Les principaux neurotransmetteurs impliqués dans ce système sont la sérotonine et la noradrénaline, qui, à leur tour, stimuleront la libération d'opioïdes endogènes pour empêcher la transmission de la douleur et favoriser la production d'un effet analgésique. Des méthodes non pharmacologiques comme l'acupuncture, les points de pression ou le massage profond stimulent ce système. À l'opposé de la théorie du portillon, qui offre une analgésie localisée, les contrôles inhibiteurs diffus nociceptifs provoquent une **hypoalgésie** diffuse ressentie dans tout le corps. L'analgésie n'est pas complète; la personne peut quand même ressentir la douleur, mais moins intensément.

Contrôle supraspinal

Le dernier mécanisme de modulation de la douleur, le contrôle supraspinal, se trouve au niveau cortical. Il réfère à toutes les méthodes impliquant les structures cérébrales qui visent à orienter l'attention de la personne sur d'autres stimuli que celui de la douleur. Par exemple, en portant son attention sur une activité plaisante, le client pourrait ressentir de façon moins intense une douleur postopératoire. De la même façon, la relaxation ou la visualisation, en diminuant l'anxiété, peuvent contribuer à réduire la perception de la douleur puisque celle-ci et l'anxiété sont traitées par le système limbique. Comme les différentes parties du cerveau sont reliées, l'action sur l'une d'elles a un effet sur d'autres. Ainsi, la compréhension par le client de l'origine de sa douleur permet, en diminuant son anxiété, de réduire la perception de la douleur, ce qui peut se traduire dans son comportement. Les thérapies cognitivocomportementales se basent sur ce principe. Enfin, l'exercice physique, qui favorise la libération d'endorphines et détourne aussi l'attention de la sensation douloureuse, constitue une autre stratégie à adopter pour diminuer la douleur.

Composantes de la douleur

Le modèle circulaire de la douleur (Marchand, 2009) démontre que la douleur comporte quatre composantes: la composante nociceptive, qui correspond à la physiologie du processus nociceptif; la composante sensoridiscriminative, qui réfère à la localisation et à l'intensité de la douleur; la composante motivo-affective, qui traduit le ressenti à l'égard de la douleur; et la composante cognitivocomportementale, qui illustre la compréhension de la douleur et les comportements qui en découlent. Ces composantes peuvent être isolées, mais, de façon générale, elles sont interreliées et s'influencent. Elles peuvent expliquer les variations qui sont constatées d'une personne à l'autre. Aussi, certaines réactions se manifestent, la plupart du temps, sur le plan autant physiologique que comportemental. Dans la situation de madame Aubertin, la chirurgie correspond à la composante nociceptive puisque les nocicepteurs ont été stimulés, et le processus de nociception a été enclenché. La composante sensoridiscriminative s'observe lorsque la cliente mentionne qu'elle ressent de la douleur à sa plaie et qu'elle l'évalue à 5 sur 10. La composante motivo-affective apparaît lorsque la cliente exprime son anxiété devant cette douleur. Enfin, la composante cognitivocomportementale se manifeste lorsque madame Aubertin s'interroge sur son avenir à la lumière de ce que sa mère et sa sœur ont vécu (cognitif) et lorsqu'elle porte la main à sa plaie (comportemental). Cette situation démontre bien le lien entre les composantes; par exemple, si une infection survient à la plaie, cela aura des conséquences sur les autres composantes en augmentant la douleur, l'anxiété, les craintes et les comportements douloureux. À l'opposé, un bon soulagement de la douleur, en diminuant la nociception (composante nociceptive), favorisera la mobilisation (composante cognitivocomportementale), ce qui réduira l'intensité (composante sensoridiscriminative) et l'anxiété (composante motivo-affective) de la cliente.

Aspect physiologique

Au moment où les impulsions douloureuses sont transmises dans la moelle épinière vers le tronc cérébral et le thalamus, le système nerveux autonome, composante de la réaction au stress, s'active. La douleur, d'intensité faible à modérée, provoque la réaction de lutte ou de fuite associée au syndrome général d'adaptation ▶ **21** . La stimulation de la branche sympathique du système

Opioïde: Substance opiacée de synthèse ou peptidique dont les effets sont similaires à ceux de l'opium sans y être chimiquement apparentés.

Hypoalgésie: Diminution de la sensibilité à la douleur.

21

Le syndrome général d'adaptation est une réaction physiologique de tout l'organisme au stress et est expliqué dans le chapitre 21, *Gérer le stress*.

33

nerveux autonome provoque des réactions physiologiques **TABLEAU 33.2**. Si la douleur est continue, intense ou profonde, et qu'elle intervient dans les viscères (p. ex., dans le cas d'un infarctus du myocarde, d'une colique hépatique ou d'une colique néphrétique), le système parasympathique entre en action. Les réactions physiologiques à la douleur prolongée peuvent avoir des conséquences importantes. Sauf pour des douleurs traumatiques intenses entraînant un état de choc, la plupart des gens atteignent un seuil d'adaptation acceptable. Par conséquent, un client qui souffre de douleur chronique ne montrera pas nécessairement de signes physiques et physiologiques tels que la sudation, la tachycardie ou l'hypertension.

L'absence d'expression de douleur chez un client ne signifie pas nécessairement que celui-ci ne souffre pas.

Aspect comportemental

Des comportements tels que serrer les dents, soutenir la partie douloureuse comme le fait madame Aubertin, se courber et grimacer constituent des gestes corporels et des expressions faciales typiques de la douleur. Un client peut pleurer ou gémir, être agité ou solliciter fréquemment l'infirmière. Celle-ci apprend très tôt à reconnaître les types de comportement qui reflètent la douleur **FIGURE 33.8**. Cependant, l'absence d'expression de douleur chez un client (p. ex., dans le cas d'un déficit cognitif ou de douleur chronique) ne signifie pas nécessairement que celui-ci ne souffre pas (McCaffery & Pasero, 1999). L'infirmière doit aider le client à communiquer efficacement sa réaction à la douleur et évaluer celle-ci à l'aide d'une échelle appropriée.

Le stress, l'exercice excessif, les taux d'hormones et d'autres facteurs augmentent la libération d'endorphines et haussent ainsi le seuil de douleur d'une personne. Étant donné que les substances en circulation varient d'une personne à l'autre, la réaction à la douleur est différente. Par exemple, une personne impliquée dans un

Jugement clinique

Nommez quatre manifestations de la douleur que vous pourriez facilement vérifier au moment où madame Aubertin vous décrit ce qu'elle ressent.

TABLEAU 33.2	Réactions physiologiques à la douleur aiguë
RÉACTIONS	**CAUSES OU EFFETS**
Stimulation sympathique[a]	
• Dilatation des tubes bronchiques et augmentation de la fréquence respiratoire	• Accroît l'apport d'oxygène.
• Augmentation de la fréquence cardiaque	• Favorise l'acheminement de l'oxygène.
• Vasoconstriction périphérique (pâleur, élévation de la pression artérielle [P.A.])	• Élève la P.A. ; le sang est acheminé aux muscles squelettiques et au cerveau plutôt qu'aux tissus périphériques et aux viscères.
• Élévation de la glycémie	• Fournit de l'énergie supplémentaire.
• Diaphorèse	• Régularise la température corporelle pendant le stress.
• Élévation de la tension musculaire	• Prépare les muscles à l'action.
• Dilatation des pupilles	• Améliore la vision.
• Diminution de la motilité gastro-intestinale	• Libère de l'énergie pour une activité immédiate.
Stimulation parasympathique[b]	
• Pâleur	• Est causée par le fait que le sang ne peut atteindre les tissus périphériques.
• Tension musculaire	• Découle de la fatigue.
• Diminution de la fréquence cardiaque et de la P.A.	• Résulte de la stimulation vagale.
• Respiration rapide et irrégulière	• Affaiblit les mécanismes de défense de l'organisme en raison du stress prolongé lié à la douleur.
• Nausées et vomissements	• Occasionne un retour de la fonction gastro-intestinale.
• Faiblesse ou épuisement	• Résulte de la dépense énergétique physique.

a. Stimulation enclenchée en cas de douleur de faible à moyenne intensité et de douleur superficielle.
b. Réaction à une douleur intense ou profonde.

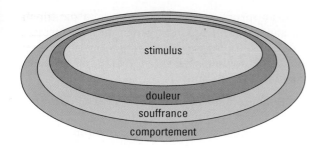

FIGURE 33.8 Quatre composantes de la douleur

Source : Tiré de Ministère de la Santé nationale et du Bien-être social (1984). *Douleurs cancéreuses : une monographie sur la conduite à tenir vis-à-vis des douleurs cancéreuses, Rapport du comité consultatif d'experts pour le traitement des algies chroniques intenses chez les cancéreux.* Ottawa, Ont. : Ministère de la Santé nationale et du Bien-être social du Canada.

accident d'automobile peut secourir les passagers et les mettre en sécurité avant de se rendre compte qu'elle a une fracture à l'avant-bras. Ainsi, dans certaines situations, bien qu'une personne puisse ressentir de la douleur, les comportements typiques qui y sont associés peuvent être momentanément absents.

La douleur menace à la fois le bien-être physique et psychologique d'une personne. Les clients peuvent choisir de ne pas exprimer leur douleur s'ils croient qu'une telle action pourrait indisposer leur entourage ou indiquer une perte de maîtrise de soi. Certains clients peuvent endurer une douleur intense sans recevoir d'assistance. L'infirmière doit encourager ces clients à accepter des mesures qui soulageront la douleur pour que leurs activités ou leur alimentation ne soient pas perturbées. Par contre, d'autres clients cherchent le soulagement avant que la douleur ne s'installe. Un client peut, par exemple, demander un analgésique parce qu'il anticipe une migraine. La capacité du client à tolérer la douleur influence les perceptions de l'infirmière quant au degré d'inconfort. En règle générale, l'infirmière est davantage disposée à aider le client dont l'adaptation à la douleur semble élevée. Lorsque la douleur perdure, un cycle de manifestations s'amorce, pouvant altérer considérablement la qualité de vie d'une personne si ces manifestations ne sont pas traitées ou soulagées. La douleur peut avoir une nature dominante qui interfère avec la capacité d'introspection et l'initiative personnelle en matière de soins. Le client se trouve alors pris dans un cercle vicieux où la douleur engendre des comportements qui, à leur tour, entraînent une exacerbation de la douleur. Il est donc crucial de veiller au soulagement de la douleur afin d'éviter la formation de tels cercles vicieux.

33.1.3 Types de douleur

La douleur peut être classée selon sa durée (aiguë ou chronique) ou selon la condition pathologique qui la génère (p. ex., une chirurgie, un cancer ou une neuropathie).

Douleur aiguë

La douleur aiguë a une action de protection et provient d'une cause identifiable. Souvent de courte durée, elle génère peu de lésions tissulaires et une réaction émotionnelle limitée. La fin prévisible de la douleur aiguë (la guérison) et sa cause reconnue entraînent habituellement une volonté de la part des membres de l'équipe soignante de la traiter d'une façon dynamique. Cependant, il est important de réaliser qu'une gestion inadéquate de la douleur aiguë peut engendrer de la douleur chronique à moyen ou à long terme (Cousins & Power, 2003 ; Kehlet, Jensen, & Woolf, 2006). La douleur aiguë menace gravement la guérison et le rétablissement, et doit être l'une des priorités des soins prodigués au client. Par exemple, si elle n'est pas soulagée, la douleur postopératoire aiguë qu'éprouve madame Aubertin peut entraver sa capacité à poursuivre ses activités, augmenter les risques de complications liées à l'immobilité, retarder sa réadaptation et prolonger son hospitalisation ▶ **27** . Les progrès physiques ou psychologiques demeurent impossibles lorsque la douleur aiguë persiste, étant donné les préoccupations incessantes du client quant à son soulagement. Dans ce cas, les efforts de l'infirmière visant à enseigner les autosoins au client et à le motiver restent souvent inutiles. Une fois la douleur soulagée, l'équipe soignante et le client sont alors en mesure d'orienter leurs efforts vers le rétablissement de celui-ci.

Douleur chronique

Une douleur qui se prolonge, qui varie en intensité et dont la durée excède de un mois la période normale de guérison est qualifiée de douleur chronique. Ainsi, une zone lésée peut être guérie depuis longtemps alors que le client ressent toujours de la douleur et que son traitement demeure inefficace. La neuropathie postherpétique consécutive à un zona en est un exemple, puisque la douleur perdure, bien que la peau soit guérie. La douleur chronique peut aussi être associée à diverses maladies ou à certains syndromes comme l'arthralgie, la lombalgie, la douleur myofasciale, la céphalée, le syndrome du côlon irritable, la fibromyalgie, et la neuropathie périphérique diabétique ou postchimiothérapie.

27

Les effets systémiques d'une mobilité altérée sont expliqués dans le chapitre 27, *Encourager l'exercice et réduire les risques liés à la mobilité restreinte.*

33

Ces douleurs ne relèvent pas de maladies mortelles, et leurs causes sont parfois inconnues. Fréquentes, elles touchent près de 29 % des Canadiens (Moulin, Clark, Speechley, & Morley-Forster, 2002a). Il faut savoir que certaines maladies chroniques génèrent de la douleur, parfois intense, mais que celle-ci passe inaperçue, par exemple dans le cas du sida, des maladies obstructives chroniques ou de la sclérose en plaques (Fakata, Miaskowski, & Lipman, 2004). La douleur chronique place souvent les personnes souffrantes dans une position où elles doivent prouver leur douleur, ce qui a pour effet de mettre l'accent sur cette dernière. L'infirmière a donc le devoir de croire ces personnes lorsqu'elles disent éprouver de la douleur, même si son origine ne peut pas toujours être identifiée, et de les accompagner dans la gestion de leur douleur.

Les professionnels de la santé sont, à tort, souvent moins enclins à traiter la douleur chronique aussi vigoureusement que la douleur aiguë.

Les professionnels de la santé sont, à tort, souvent moins enclins à traiter la douleur chronique aussi vigoureusement que la douleur aiguë. Le caractère imprévisible de la douleur chronique frustre le client, le conduisant souvent vers la dépression. La douleur chronique est une cause majeure d'incapacité physique et psychologique, et peut avoir comme conséquences la perte d'emploi, l'incapacité à accomplir ses activités de la vie quotidienne (AVQ), la dysfonction sexuelle, l'isolement social et même le suicide.

La personne atteinte de douleur chronique ne montre pas toujours de symptômes évidents, mais elle ne s'adapte pas à la douleur ; elle semble plutôt souffrir de plus en plus à cause de l'épuisement physique et mental. Ce type de douleur engendre un sentiment d'insécurité lié à l'apparition aléatoire de la douleur. Ces symptômes comprennent la fatigue, l'insomnie, l'anorexie, la perte de poids, la dépression, le sentiment d'impuissance et la colère.

Une personne qui souffre de douleur chronique peut avoir une vie tragique ; elle consulte souvent de nombreux médecins et essaie divers médicaments. La prise de plusieurs médicaments peut toutefois entraîner des effets secondaires indésirables. Les médecins et les autres membres du personnel soignant des cliniques antidouleur offrent des interventions, parallèlement au traitement pharmacologique. Ces interventions sont majoritairement basées sur la thérapie cognitivocomportementale, la prise en charge de sa santé par l'autogestion de ses symptômes et les approches complémentaires et parallèles en santé, qu'elles soient physiques (p. ex., des exercices, un massage, la rétroaction biologique) ou psychologiques (p. ex., la relaxation, l'imagerie mentale, l'hypnose).

S'occuper de clients qui souffrent de douleur bénigne chronique (en opposition à la douleur maligne qu'est la douleur cancéreuse) peut représenter un problème important. Il ne faut pas que l'infirmière éprouve de frustrations lorsque les mesures de soulagement échouent, mais elle ne doit pas non plus encourager de faux espoirs de guérison. L'objectif au regard de la douleur chronique n'est pas de la soulager complètement, mais plutôt d'apprendre au client à la gérer (Faymonville, 2004).

Douleur induite par un processus pathologique

Déterminer l'origine de la douleur constitue la première étape d'un traitement. La douleur nociceptive comprend la douleur somatique (musculosquelettique) et viscérale (organes internes). La douleur neurogène est générée par une lésion nerveuse. Chacun de ces processus pathologiques présente des caractéristiques précises quant à l'expression physique et physiologique de la douleur.

Douleur liée au cancer

La **douleur liée au cancer** peut être causée par l'évolution d'une tumeur et par sa pathologie, par des procédures agressives, par les toxicités d'un traitement, par l'infection et par les limites physiques. Les clients atteints du cancer ne souffrent pas tous, mais il est fréquent que la douleur survienne à mesure que la maladie progresse. La douleur liée au cancer peut être aiguë ou chronique, ou les deux. Elle peut aussi être nociceptive ou neurogène, ou les deux. Ces multiples types de douleur en compliquent le soulagement. Elle peut se situer au foyer réel de la tumeur ou à une certaine distance de celui-ci (douleur irradiée ou référée). Un nouveau signalement de douleur de la part du client souffrant d'une douleur existante doit être examiné. Bien que la gestion de la douleur cancéreuse se soit améliorée avec le temps, elle n'est pas encore optimale. En effet, une étude menée par Maxwell et ses collègues (2005) révèle que de 70 à 90 % des clients atteints de cancer à un stade avancé souffrent de douleurs. Près de 60 % de ces clients rapportent souffrir de douleurs modérées à intenses (qu'ils évaluent à 4 sur 10 ou plus). ■

Connaissances scientifiques appliquées à la pratique infirmière

La douleur est un concept présent dans l'ensemble des situations de soins. Son omniprésence rend incontournable l'apprentissage des notions qui y sont associées. Afin de soigner adéquatement les clients placés sous leur responsabilité, les infirmières, en raison de leur éthique professionnelle, se doivent de posséder un bagage de connaissances de base en évaluation et en gestion de la douleur et de maintenir à jour ces connaissances, non seulement au cours de leur formation initiale, mais également tout au long de leur carrière. Ce savoir leur permet d'assumer leur rôle au regard de l'évaluation physique et psychologique, et du suivi de la condition des personnes dont elles assurent les soins.

33.2.1 Connaissances, attitudes et croyances

Le personnel soignant adopte diverses attitudes envers les clients souffrants **ENCADRÉ 33.1**. À moins qu'un client ne présente des signes objectifs de douleur, une infirmière peut parfois nier son malaise. Ces attitudes quant à la douleur

REGARD SUR LA PERSONNE ÂGÉE

ENCADRÉ 33.1 **Douleur et clientèle âgée**

Savoie et Le May (2005) ont étudié les croyances, les valeurs et les besoins d'apprentissage d'infirmières travaillant en soins prolongés relativement à la gestion de la douleur des personnes âgées. Les résultats montrent que les infirmières éprouvent encore de la difficulté à croire leurs clients lorsque ceux-ci disent ressentir beaucoup de douleur. De même, elles sont réticentes à administrer des opioïdes chez les clients âgés souffrants. Par ailleurs, les infirmières ont indiqué que leurs principaux besoins d'apprentissage concernaient la pharmacologie de la douleur et l'évaluation de la douleur, particulièrement chez les personnes âgées souffrant de déficits cognitifs.

découlent en partie du paradigme médical traditionnel de la maladie. Celui-ci suppose que les troubles physiques ont des causes physiques. Par conséquent, la douleur est considérée comme une réaction physique à un dysfonctionnement organique. Si aucune source de douleur évidente ne peut être trouvée (p. ex., chez un client souffrant de lombalgie, du syndrome du côlon irritable, de la fibromyalgie ou de neuropathies chroniques), les infirmières et les médecins peuvent considérer les personnes qui souffrent comme des clients qui aiment se plaindre (clients difficiles) ou comme des clients toxicomanes à la recherche de sensations d'euphorie produites par l'effet de certains **analgésiques opioïdes.** Or, ces derniers entraînent un soulagement inadéquat de la douleur et laissent ces personnes souffrantes.

Les gens sont malheureusement tous influencés par des préjugés fondés sur leur culture, leur éducation et leurs expériences. Les infirmières se laissent souvent guider par des idées préconçues sur la douleur qui influencent leurs interventions **ENCADRÉ 33.2**. Selon Wilson et McSherry (2006), les infirmières praticiennes spécialisées ont eu tendance à attribuer des scores de douleur

ENCADRÉ 33.2 **Préjugés courants à propos de la douleur**

Les énoncés suivants sont faux.

- Les toxicomanes et les alcooliques réagissent de manière exagérée aux malaises.
- Les clients souffrant de maladies bénignes éprouvent moins de douleur que les clients atteints d'altérations physiques graves.
- L'administration régulière d'analgésiques mène à la pharmacodépendance.
- La quantité de lésions tissulaires d'une blessure peut indiquer précisément l'intensité de la douleur.
- Le personnel soignant fait autorité quant à la nature de la douleur du client.
- La douleur psychogène n'est pas réelle.
- La douleur chronique est psychologique.
- Les clients qui séjournent à l'hôpital doivent s'attendre à éprouver de la douleur.
- Les clients incapables de parler ne sont pas souffrants.
- Les enfants et les personnes âgées ressentent moins la douleur.

■ **Analgésique opioïde :** Médicament qui inhibe partiellement ou totalement l'intégration corticale de la douleur et qui se lie aux récepteurs des endomorphines ; il provoque une tolérance et une dépendance physique, une dépression respiratoire, et des troubles psychiques et neurovégétatifs.

■ **Analgésique :** Médicament destiné à soulager la douleur. C'est la méthode la plus fréquemment employée pour le soulagement de la douleur.

33

Diriez-vous que madame Aubertin présente actuellement de la dépendance physique, de la tolérance ou de l'accoutumance à la médication opioïde qu'elle reçoit?

La douleur est épuisante et exige de l'énergie de la personne qui souffre.

inférieurs à ceux des infirmières cliniciennes lors de l'étude de situations fictives portant sur des cas de clients souffrant de douleurs. Les infirmières tendent aussi à sous-estimer la douleur de leurs clients en période postopératoire si l'on compare leurs évaluations notées au dossier avec celles inscrites dans un journal de la douleur tenu par le client (Bergeron, Bourgault, Leduc, & Marchand, 2008). Cette sous-évaluation peut avoir un impact sur l'analgésie offerte et laisser le client souffrant, d'où l'importance de bien mesurer la douleur auprès du client lui-même.

Pour procurer du bien-être et du soulagement au client, l'infirmière doit se mettre à sa place en faisant preuve d'empathie. La douleur est épuisante et exige de l'énergie de la personne qui souffre. Elle nuit aux relations et à la capacité de la personne à effectuer ses activités de la vie quotidienne. La reconnaissance de ses préjugés permet à l'infirmière d'aborder le problème du client avec professionnalisme. Cette dernière devient alors une observatrice active et compétente auprès d'un client qui souffre et sera en mesure de faire une analyse objective de la douleur de celui-ci, indépendamment de ses propres valeurs ou de sa culture.

Les obstacles au soulagement efficace de la douleur peuvent être complexes. L'une des peurs profondément enracinée et souvent non fondée chez le personnel soignant et les clients est celle de la toxicomanie liée à la consommation d'opioïdes à court, moyen ou long terme ; la dépendance, la tolérance et l'accoutumance diffèrent, et ces termes doivent être explicités pour en distinguer les nuances. Éprouver une dépendance physique ne signifie pas nécessairement une accoutumance, et la tolérance seule ne constitue pas une accoutumance **ENCADRÉ 33.3**.

Les croyances erronées entravant la gestion optimale de la douleur ne sont pas seulement l'apanage des professionnels de la santé, mais sont souvent émises par le client lui-même ou par sa famille. Il importe ainsi de discuter de la gestion de la douleur avec le client et avec les membres de sa famille qui l'accompagnent (Société canadienne de la douleur, 2005). En effet, plusieurs clients et leur famille sont réticents à ce que leur douleur soit bien soulagée par crainte de toxicomanie ou tout simplement selon la socialisation acquise relativement à l'expression de la douleur. Par exemple, certaines personnes âgées vont préférer souffrir « pour gagner leur ciel » plutôt que d'obtenir un soulagement approprié de leur douleur.

ENCADRÉ 33.3 — **Définitions liées à l'utilisation d'opioïdes**

Le Committee on Pain de l'American Society of Addiction Medicine reconnaît les définitions suivantes comme pertinentes et cliniquement utiles, et recommande leur emploi pendant l'évaluation de l'usage d'opioïdes dans le contexte de traitement de la douleur.

Dépendance physique

- La dépendance physique à un opioïde est un état physiologique où l'arrêt brusque de son utilisation ou l'administration de son antagoniste provoque un syndrome de sevrage. La dépendance physique aux opioïdes est un phénomène qui guette toute personne qui en fait un usage continu à des fins thérapeutiques ou non thérapeutiques. Elle n'entraîne pas l'accoutumance en soi.

Tolérance

- La tolérance est une forme de neuroadaptation aux effets des opioïdes (ou d'autres médicaments) administrés de façon chronique qui se traduit par le besoin d'augmenter les doses de médicament ou d'en diminuer l'intervalle pour obtenir les effets initiaux du médicament. La tolérance peut se produire à la fois aux effets analgésiques des opioïdes et aux effets secondaires indésirables tels que la dépression respiratoire, la sédation ou la nausée. Le phénomène de la tolérance est variable, mais il n'entraîne pas l'accoutumance en soi.

Accoutumance ou dépendance psychologique

- L'accoutumance aux opioïdes dans le contexte du traitement de la douleur se caractérise par un usage inadéquat pouvant entraîner des conséquences indésirables :
  - perte de contrôle quant à l'usage des opioïdes ;
  - préoccupation d'obtenir des opioïdes malgré la présence d'une analgésie adéquate.

Source : Adapté de Mee-Lee, D., Shulman, G.D., Gastfriend, D.R., & Griffith, J.H. (2001). *ASAM: Patient placement criteria for the treatment of substance-related disorders* (2nd ed.). Chevy Chase, Md. : American Society of Addiction Medicine.

L'**ENCADRÉ 33.4** présente d'autres barrières à une gestion efficace de la douleur, et des croyances erronées associées au client, aux professionnels de la santé et au système de soins de santé.

33.2.2 Facteurs influant sur la perception de la douleur

Étant donné la complexité du phénomène de la douleur, de nombreux éléments peuvent influer

Obstacles attribuables au client

- Crainte de la dépendance aux médicaments
- Inquiétude concernant les effets secondaires des médicaments
- Crainte de la tolérance (« Ça ne fera pas effet quand j'en aurai besoin. »)
- Trop grande consommation actuelle de médicaments
- Peur des injections
- Crainte de ne pas être un « bon » client
- Souci d'inquiéter sa famille et ses amis
- Crainte de devoir subir plus de tests
- Conception selon laquelle la guérison passe par la souffrance
- Croyance que la douleur est une conséquence des fautes commises dans le passé
- Manque d'instruction
- Réticence à parler de sa douleur
- Conception selon laquelle la douleur est inévitable
- Conception selon laquelle la douleur vient avec la vieillesse
- Crainte d'une progression de la maladie
- Oubli de prendre les analgésiques
- Peur que la prise de médicaments détourne l'attention des professionnels de la santé de l'objectif principal, soit de traiter la maladie
- Conception selon laquelle les professionnels de la santé ont des clients plus importants ou plus malades à voir
- Conception selon laquelle il est noble de souffrir en silence, qu'il s'agit du comportement attendu

Obstacles attribuables aux professionnels de la santé

- Évaluation inadéquate de la douleur
- Inquiétudes concernant la dépendance aux médicaments
- Opiophobie (crainte des opioïdes)
- Craintes relatives aux poursuites judiciaires
- Absence de cause visible de la douleur
- Conception selon laquelle les clients doivent apprendre à endurer la douleur
- Réticence à prendre en charge les effets secondaires ressentis par le client qui prend des analgésiques
- Incrédulité quant à la douleur décrite par le client
- Crainte d'administrer une dose létale au client
- Contraintes de temps
- Croyance que les opioïdes « masquent » les symptômes
- Croyance que la douleur fait partie du vieillissement
- Surestimation du risque de dépression respiratoire

Obstacles attribuables au système de soins de santé

- Crainte de créer une dépendance aux médicaments chez les clients
- Difficulté à exécuter une ordonnance
- Restrictions relatives à la somme remboursée pour les ordonnances
- Manque d'efficacité dans l'utilisation des ressources
- Documentation détaillée exigée
- Politiques et interventions insuffisantes en matière de prise en charge de la douleur
- Manque de fonds
- Accessibilité restreinte aux cliniques de la douleur
- Compréhension insuffisante des conséquences économiques de la douleur

---

sur celle-ci. L'infirmière doit tous les considérer afin d'assurer une approche holistique auprès d'un client qui souffre.

Âge

L'âge est une variable importante qui influe sur la douleur, particulièrement chez l'enfant et la personne âgée. Il existe certains points similaires entre ces deux clientèles relativement à l'évaluation et à la gestion de la douleur. Par exemple, l'enfant peut avoir de la difficulté à évaluer sa douleur, selon l'échelle que l'infirmière utilise. Il en sera de même chez la personne âgée atteinte d'un déficit cognitif.

Le jeune enfant éprouve de la difficulté à comprendre la douleur et les interventions douloureuses de l'infirmière. Celui dont le vocabulaire est limité peine aussi à décrire et à exprimer verbalement sa douleur à ses parents ou au personnel soignant. D'un point de vue cognitif, le trottineur et l'enfant d'âge préscolaire sont incapables de se rappeler les explications portant sur la douleur ; ils associent la douleur avec des expériences pouvant se produire dans différentes situations. En considérant ces facteurs de développement, l'infirmière doit adapter ses questions et ses interventions pour évaluer la douleur d'un enfant. Elle peut, par exemple, le préparer à une procédure médicale douloureuse par le jeu (Hockenberry & Wilson, 2007). Le **TABLEAU 33.3** présente quelques idées erronées relatives à la douleur chez les nourrissons et leurs rectifications scientifiques.

À cause d'une longévité accrue, la personne âgée risque davantage de développer un état pathologique pouvant s'accompagner de douleur (Herr, 2002b ; Kelly, 2003). De façon générale, le **seuil de douleur** est plus élevé chez les clients âgés, et le **seuil de tolérance** est plus bas (Marchand, 2009). La douleur n'est toutefois pas une composante inévitable du vieillissement. Lorsqu'un client âgé éprouve de la douleur, ses capacités fonctionnelles peuvent se détériorer gravement. La mobilité, les activités de la vie quotidienne, les occupations en général et la tolérance à l'activité peuvent toutes être réduites. La présence de douleur chez la personne âgée requiert une évaluation, la détermination du problème et de ses conséquences, ainsi qu'un soulagement dynamique, comme c'est le cas pour toute personne souffrante **FIGURE 33.9**. Trop souvent, le personnel soignant observe la douleur chez les personnes âgées, mais peu d'interventions pour la calmer sont entreprises ou celles-ci n'atteignent pas l'objectif de soulagement recherché **ENCADRÉ 33.5**.

La capacité d'un client âgé à interpréter la douleur peut être compliquée par la présence de multiples maladies accompagnées de symptômes vagues qui peuvent toucher des parties similaires de l'organisme. Lorsque le client âgé présente plus d'une source de douleur, l'infirmière doit procéder à une collecte des données approfondie. Les manifestations de différentes maladies peuvent entraîner une présentation atypique des états pathologiques douloureux. En d'autres termes, différentes maladies peuvent avoir des symptômes semblables. Par exemple, la douleur thoracique n'indique pas toujours de l'angine ; elle peut être un symptôme d'arthrite à la colonne vertébrale ou d'un problème digestif. Une personne âgée désorientée peut éprouver de la difficulté à se souvenir du type, de l'intensité et de la localisation de la douleur, et à fournir des explications détaillées. Il faut se rappeler la persistance de fausses idées au sujet de la gestion de la douleur chez la personne âgée. Ces préjugés, mais surtout leurs rectifications, sont importants à considérer avant d'être capable d'intervenir adéquatement auprès de cette clientèle **TABLEAU 33.4**.

Sexe

En contexte expérimental, les femmes présentent un seuil de douleur et un seuil de tolérance à la douleur inférieurs à celui des hommes (Harkins, Price, Bush, & Small, 2002 ; Marchand, 2009).

> ■ **Seuil de douleur :** La plus faible intensité de stimulation que produit une douleur.
>
> ■ **Seuil de tolérance :** La plus importante intensité de stimulation douloureuse que le client est prêt à tolérer.

REGARD SUR LA PERSONNE ÂGÉE

ENCADRÉ 33.5 **Effets du vieillissement sur la médication**

- Avec l'âge, le pourcentage d'eau dans le corps diminue tout comme la masse musculaire, tandis que la masse adipeuse augmente. Cela a pour conséquence d'augmenter la concentration sanguine des médicaments hydrosolubles, comme la morphine, ainsi que le volume de distribution des médicaments liposolubles, comme le citrate de fentanyl (Lehne, 2005).

- Souvent, les personnes âgées s'alimentent mal. Par conséquent, le taux de sérum-albumine dans leur sang est faible. De nombreux médicaments agissent en se liant aux protéines. Or, lorsque le taux de sérum-albumine est faible, une plus grande quantité de médicament (forme active) agit, ce qui a pour conséquence d'accroître le risque d'effets indésirables ou toxiques (Lehne, 2005).

- Le vieillissement entraîne une altération des fonctions hépatiques et rénales, ce qui ralentit le métabolisme et l'excrétion des médicaments. Pour cette raison, on observe un effet maximal plus important et une durée d'action plus longue des analgésiques lorsqu'ils sont administrés aux personnes âgées (Kelly, 2003).

- Les changements de la peau engendrés par le vieillissement, comme l'amincissement et la perte d'élasticité, ont une incidence sur la vitesse d'absorption des analgésiques topiques (p. ex., timbres).

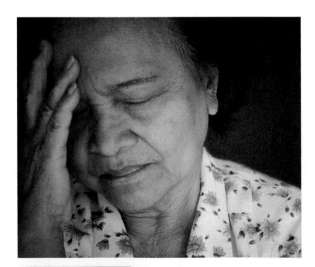

FIGURE 33.9 La douleur n'est pas une conséquence naturelle du vieillissement.

TABLEAU
33.3   Préjugés au sujet de la douleur chez les nourrissons

IDÉE ERRONÉE	RECTIFICATION SCIENTIFIQUE
Les nourrissons ne ressentent pas la douleur, car leur système nerveux n'est pas mature.	Les fœtus atteignent la maturité fonctionnelle et anatomique nécessaire pour ressentir la douleur vers le milieu ou la fin de la gestation. Ils peuvent donc ressentir la douleur. Toutefois, leurs mécanismes de modulation de la douleur ne sont pas matures. À la naissance, les nourrissons sont donc physiologiquement incapables de moduler leur douleur et ainsi peuvent la ressentir davantage (Goffaux, Lafrenaye, Morin, Patural, Demers, & Marchand, 2008). Une attention particulière doit donc être portée aux nouveau-nés prématurés qui subissent de multiples procédures douloureuses.
Les nourrissons sont moins sensibles à la douleur que les enfants et les adultes.	Les nouveau-nés à terme ont la même sensibilité à la douleur que les enfants. Les prématurés ont une plus grande sensibilité à la douleur que les nouveau-nés à terme et les enfants, car leur capacité à moduler la douleur est encore immature.
Les nourrissons ne peuvent exprimer leur douleur.	Quoique les nourrissons ne parlent pas, certaines manifestations comportementales et physiologiques indiquent qu'ils ressentent de la douleur.
Pour apprendre ce qu'est la douleur, les nourrissons doivent en faire l'expérience.	Il n'est pas nécessaire de faire l'apprentissage de la douleur pour l'éprouver ; en d'autres termes, les nourrissons n'ont pas à se fonder sur des expériences douloureuses passées afin de ressentir de la douleur. Ils l'éprouvent dès la première occasion.
Il est impossible d'évaluer avec précision la douleur que ressentent les nourrissons.	Les manifestations comportementales (p. ex., des expressions faciales, des pleurs, des mouvements) ou physiologiques de la douleur – considérées séparément ou conjointement – permettent d'évaluer de façon fiable et pertinente la douleur ressentie par les nourrissons. La méthode la plus efficace consiste à observer leurs expressions faciales (Craig, 1998). Par ailleurs, l'infirmière peut avoir recours à des échelles multidimensionnelles d'évaluation de la douleur (Stevens, 1998).
Les nourrissons n'ont pas de mémoire de la douleur.	L'exposition précoce à des stimuli douloureux a parfois une incidence sur les réactions ultérieures du nourrisson à des événements douloureux (Grunau, Whitfield, Petrie, & Fryer, 1994 ; Taddio, Katz, Ilersich, & Koren, 1997). Le fonctionnement des mécanismes de modulation de la douleur peut même être perturbé de façon permanente (Goffaux et al., 2000).
L'administration d'analgésiques et d'anesthésiques à des nourrissons et à des nouveau-nés n'est pas sûre en raison de leur incapacité à métaboliser et à éliminer ces médicaments, et de leur vulnérabilité aux dépressions respiratoires induites par les opioïdes.	Les nourrissons âgés de plus d'un mois métabolisent les médicaments de la même manière que les enfants plus vieux. Il existe plusieurs façons de réduire les effets indésirables des opioïdes et des non-opioïdes utilisés pour soulager la douleur des nourrissons : la sélection attentive de l'agent, de la posologie ainsi que de la voie et du moment d'administration ; une observation fréquente du nourrisson afin de déceler les effets recherchés et indésirables des médicaments ; la titration de la douleur et le sevrage.

Source : Adapté de McCaffery, M, & Pasero, C. (1999). *Pain: Clinical manual* (2nd ed.). St. Louis, Mo. : Mosby.

■ **Titration :** Fait, chez un client algique (dont la douleur est sévère à 7 ou plus sur 10), de soulager rapidement et en sécurité la douleur par l'administration répétée et graduée de doses fixes de morphine à action rapide.

Malgré ces généralités, la réponse à la douleur demeure individuelle, et il est risqué de prédire que toute femme aura plus de douleur qu'un homme, car le contraire peut se produire. La sensibilité à la douleur propre aux femmes se traduit tout de même en clinique où, de façon générale, les femmes perçoivent la douleur clinique plus intensément que les hommes. De

TABLEAU 33.4	Préjugés associés à la gestion de la douleur chez la personne âgée

PRÉJUGÉ	RECTIFICATION
La douleur est une conséquence naturelle du vieillissement.	La personne âgée risque deux fois plus que le jeune adulte de développer des états pathologiques douloureux ; la douleur n'est cependant pas une conséquence inévitable du vieillissement.
La perception de la douleur, ou sensibilité, diminue avec l'âge.	Bien qu'il y ait des démonstrations que la souffrance émotionnelle, particulièrement liée à la douleur, du client âgé puisse être moindre que celle d'une personne plus jeune, il n'existe pas de données scientifiques qui soutiennent l'hypothèse selon laquelle une diminution de la perception de la douleur se produit avec l'âge ou que l'âge atténue la sensibilité à la douleur. L'évaluation de la douleur et les interventions pour la soulager chez la personne âgée doivent commencer par l'hypothèse selon laquelle tous les processus neurophysiologiques touchant la nociception ne sont pas altérés par l'âge.
Un client âgé qui ne signale pas sa douleur ne souffre pas.	Le client âgé ne signale pas toujours sa douleur pour différentes raisons : il s'attend à ressentir de la douleur en vieillissant, il ne veut pas alarmer les êtres chers, il craint de perdre son autonomie, il ne veut pas déranger le personnel soignant ou le mettre en colère, il croit que le personnel soignant est au courant de sa douleur et que toutes les mesures sont prises pour la soulager. Le non-signalement de la douleur ne signifie pas l'absence de douleur.
Un client âgé qui semble occupé, endormi ou distrait ne souffre pas.	Le client âgé croit souvent qu'il est inacceptable de montrer sa douleur, et il a appris différentes façons d'y faire face (de nombreux clients arrivent à se distraire pendant de courtes périodes). Le sommeil peut être utilisé comme stratégie d'adaptation ou pour signaler de l'épuisement, et non pas pour soulager la douleur. Les hypothèses émises sur la présence ou l'absence de douleur ne peuvent être fondées uniquement sur le comportement du client.
Les effets secondaires potentiels des opioïdes rendent ceux-ci trop dangereux pour les utiliser dans le soulagement de la douleur chez la personne âgée.	Les opioïdes peuvent être utilisés d'une façon sûre chez le client âgé. Bien que la personne âgée qui n'a jamais pris d'opioïdes y soit plus sensible, le refus de lui en administrer pour soulager sa douleur est inacceptable. La meilleure façon de prescrire des opioïdes à la personne âgée est de commencer par de faibles doses puis de les augmenter progressivement jusqu'à l'atteinte du soulagement souhaité. Les effets secondaires potentiellement dangereux des opioïdes peuvent être prévenus par une surveillance de la réaction du client et par l'ajustement de la posologie lorsqu'ils se manifestent. Si une dépression respiratoire cliniquement importante se produit, elle peut être renversée par un médicament antagoniste des opioïdes.
Le client atteint de la maladie d'Alzheimer ou de déficience cognitive ne ressent pas la douleur ou la signale de façon erronée.	Rien ne prouve que la personne âgée atteinte de déficience cognitive éprouve moins de douleur ou que ses signalements de douleur soient moins valides que ceux d'une personne dont la fonction cognitive est intacte. Le client atteint de démence, de déficits de cognition progressifs, d'apraxies et d'agnosie, particulièrement celui résidant dans un établissement de soins de longue durée, peut souffrir de douleur et de malaises importants non soulagés. L'évaluation de la douleur chez ce type de clients est difficile, mais possible. La meilleure approche consiste à accepter le signalement de douleur du client et de traiter celle-ci comme la douleur d'une personne dont la fonction cognitive est intacte.
Le client âgé signale davantage de douleur en vieillissant.	Le client âgé présente plus souvent des états pathologiques douloureux tels que l'arthrite, l'ostéoporose et le cancer que l'adulte plus jeune. Des études ont par contre démontré que les clients âgés ont tendance à moins signaler leur douleur.

Sources : Adapté de American Geriatrics Society (2002). The management of persistent pain in older persons. *J. Am. Geriatr. Soc., 50* (suppl. 6), S205-S224 ; Butler, R.N., & Gastel, B. (1980). Care of the aged: Perspectives on pain and discomfort. In L.K. Ng & J. Bonika (Eds), *Pain, discomfort and humanitarian care.* New York : Elsevier ; Harkins, S.W., & Price, D.D. (1993). Are there special needs for pain assessment in elderly? *APS Bull., 3,* 4-6 ; Harkins, S.W., Price, D.D., Bush, F.M., & Small, R.E. (2002). Geriatric Pain. In P. Wall & R. Melzack (Eds), *Textbook of pain.* New York : Churchill Livingstone ; McCaffery, M., & Pasero, C. (1999). *Pain: Clinical manual.* St. Louis, Mo. : Mosby ; Royal College of Physicians (2007). *The assessment of pain in older people: National guidelines* (Concise guidance to good practice series, N° 8) London : Royal College of Physicians.

plus, la prévalence de la douleur chronique est plus élevée chez les femmes que chez les hommes (Meana, Cho, & DesMeules, 2004). Outre ces différences physiologiques et épidémiologiques, le sexe influence l'expression de la douleur : traditionnellement, il est plus acceptable qu'une petite fille exprime sa douleur par des pleurs, alors qu'un petit garçon doit être courageux et réprimer ses émotions. Il a été clairement démontré (Vallerand, 1995) que le personnel soignant est influencé par le sexe du client lorsqu'il s'agit du choix de médicaments analgésiques. Pour cette raison, l'infirmière doit être consciente de ses propres préjugés lorsqu'elle est appelée à soulager la douleur de ses clients.

Hérédité

Certains auteurs mentionnent que l'hérédité aurait un rôle à jouer dans la sensibilité à la douleur et le seuil de tolérance à la douleur d'une personne ; elle interviendrait même dans le développement de la douleur chronique (Katz & Seltzer, 2009).

Fonction neurologique

L'état de la fonction neurologique d'un client aura un impact sur son expérience de la douleur. Une atteinte neurologique (p. ex., une lésion de la moelle épinière, une neuropathie périphérique liée au diabète) influe sur la transmission et la perception de la douleur. Comme la douleur est un signal d'alarme, il est primordial d'observer attentivement les clients qui ont une perte de sensation afin de déceler chez eux toute blessure possible, puisqu'ils ne peuvent la ressentir.

Culture

Les croyances et les valeurs culturelles influent sur la façon dont les individus font face à la douleur. Le personnel soignant suppose souvent que ces coutumes et ces croyances sont les mêmes pour tous et essaie, par conséquent, de présumer des réactions des clients devant la douleur. Les divers groupes culturels donnent des significations différentes à la douleur et démontrent des attitudes différentes. La compréhension de la signification culturelle de la douleur pour le client aide l'infirmière à lui prodiguer des soins personnalisés. L'expression de la douleur constitue un autre trait culturel. Certaines cultures sont plus extraverties que d'autres quant à la démonstration de la douleur.

Afin de tenir compte de l'aspect culturel de la douleur, il est primordial d'effectuer une évaluation précise de celle-ci, et de ne pas s'en tenir à des *a priori* pouvant camoufler ou exacerber l'impression de douleur.

La reconnaissance des différences culturelles ne suffit pas pour le traitement de la douleur. L'infirmière doit explorer les conséquences de ces différences et inclure les croyances culturelles dans le plan de soins **ENCADRÉ 33.6**. Une étroite coopération entre l'infirmière, le client et sa famille facilite la communication quant à l'évaluation et au soulagement de la douleur. Instaurer une méthode d'évaluation et la communiquer aux autres membres du personnel soignant est impératif (Davidhizar & Giger, 2004 ; Lasch, 2002).

Signification de la douleur

La signification de la douleur agit sur la façon de s'y adapter, car la douleur peut être intimement liée au milieu socioculturel et aux événements. Une personne percevra la douleur différemment si celle-ci représente une menace, une perte ou une punition. Par exemple, une femme qui accouche percevra la douleur différemment d'une femme souffrant de cancer. Pour sa part, madame Aubertin croit peut-être que sa douleur indique que l'opération n'a pas réussi, que son cancer ne guérira pas ou qu'elle vivra avec des limites fonctionnelles du côté opéré. Le degré et la qualité de la douleur perçus par un client sont liés à la signification qu'il lui donne. L'infirmière peut faciliter le vécu avec la douleur en invitant le client à réfléchir sur le sens de sa douleur et à en discuter. Par exemple, la douleur physique peut provenir d'un surmenage. Cette prise de conscience peut aider la personne à mieux comprendre l'origine de sa douleur, et à prendre les moyens pour travailler à la fois sur sa cause et sur son soulagement. L'infirmière doit toujours se rappeler que « la souffrance est beaucoup plus facilement supportable si elle a un sens que si elle en est dépourvue » (Watzlawick, 1991).

Il est primordial d'observer attentivement les clients qui ont une perte de sensation afin de déceler chez eux toute blessure possible, puisqu'ils ne peuvent la ressentir.

Attention

Le degré de concentration du client sur sa douleur peut agir sur sa perception de celle-ci. Une attention accrue est associée à une douleur qui s'intensifie alors que la distraction est

ENCADRÉ 33.6 Évaluation de la douleur chez les clientèles issues de diverses communautés culturelles

La douleur constitue un phénomène biopsychologique. La culture a donc une incidence sur la façon dont une personne aborde la douleur, l'exprime et y réagit. La culture a également une influence sur l'utilisation de remèdes naturels, sur l'attitude quant à la demande d'aide et de soutien ainsi que sur la réceptivité au traitement médical. Des recherches révèlent que, dans certains cas, les clients issus des minorités culturelles reçoivent des soins insuffisants parce que le personnel soignant n'a pas une juste perception de l'intensité de leur douleur, ce comportement étant possiblement imputable à l'origine ethnique du soignant. Il est important de noter qu'il existe des différences parmi les membres des groupes culturels et ethniques ainsi qu'entre les groupes eux-mêmes. De plus en plus, le personnel infirmier est appelé à traiter des clientèles issues de cultures diverses, mais il se compose aussi de professionnels de cultures différentes. Par conséquent, il est important qu'il acquière des stratégies afin d'évaluer et de prendre en charge la douleur de ces clients en se basant sur des résultats probants.

Adaptation de la pratique

- Utiliser des outils d'évaluation de la douleur adaptés à la culture du client, par exemple des documents écrits dans sa langue.
- Reconnaître les différentes réactions affectives à la douleur. Certains clients sont peu expressifs ou restent stoïques devant la douleur, tandis que d'autres se montrent plus émotifs et plus enclins à la verbaliser.
- Être attentif aux différents styles de communication. Dans certaines cultures, le non-verbal suffit pour exprimer sa

douleur. Dans d'autres cultures, les individus tiennent pour acquis que c'est au personnel infirmier de juger de la pertinence d'administrer des analgésiques ; dans leur conception, il n'est pas approprié d'en faire la demande.

- Comprendre que, dans certaines cultures, il est inacceptable d'exprimer sa douleur. Pour certaines personnes, demander de l'aide constitue un manque de respect. D'autres considèrent l'expression de la douleur comme un signe de faiblesse.
- Comprendre que le sens de la douleur varie selon les cultures. La douleur constitue une expérience personnelle souvent liée à des croyances religieuses. Ainsi, certaines cultures considèrent que la souffrance fait partie de la vie et qu'il faut l'endurer afin d'accéder à l'au-delà.
- Faire appel à ses connaissances sur les variations biologiques de la douleur. Le métabolisme, la posologie et les effets indésirables des médicaments ainsi que la réponse thérapeutique à ceux-ci varient de façon importante selon les groupes raciaux et ethniques. Se rappeler toutefois que les personnes issues d'un même groupe culturel peuvent avoir un éventail de réactions différentes et qu'il est important d'évaluer chaque client individuellement.
- Prendre conscience de la manière dont les valeurs et les croyances teintent la réaction d'une personne à la douleur.
- Inciter les clients à parler de leur douleur (p. ex., récits thérapeutiques, activités visant à susciter la compassion, activités de sensibilisation et réflexion sur le sens de la douleur).

Sources : Adapté de Davidhizar, R., & Giger, J. (2004). A review of the literature on care of clients in pain who are culturally diverse. *Int. Nurs. Rev.*, *51*(1), 47-55 ; Lasch, K.E. (2002). *Culture and pain. Pain: Clinical updates.* [En ligne]. www.iasp-pain.org/AM/AMTemplate.cfm?Section=Home&CONTENTID=7578&TEMPLATE=/CM/ContentDisplay.cfm (page consultée le 14 janvier 2010).

liée à une perception diminuée de la douleur (Carroll & Seers, 1998). L'infirmière utilise ce concept au cours de différentes interventions telles que la relaxation, l'imagerie mentale et le massage. En concentrant l'attention d'un client sur d'autres stimuli, l'infirmière relègue sa douleur au second plan. Au même titre, les attentes peuvent influencer la perception de la douleur. Ainsi, un client qui appréhende la douleur peut la ressentir plus intensément. À l'opposé, un client qui ne s'attend pas à ressentir de la douleur peut y réagir moins intensément. L'infirmière joue ainsi un rôle essentiel quant aux attentes du client, par exemple en le rassu-

L'anxiété augmente souvent la perception de la douleur.

rant sur la douleur que peut causer un examen diagnostique.

Anxiété

La relation entre la douleur et l'anxiété est complexe ; l'anxiété augmente souvent la perception de la douleur. Wall et Melzack (2002) ont rapporté que les stimuli douloureux activent la partie du système limbique possiblement responsable de la stimulation des émotions, tout particulièrement de l'anxiété. Le système limbique peut traiter la réaction émotionnelle à la douleur, l'aggraver ou la soulager. Les clients gravement malades ou grièvement blessés, qui perçoivent souvent un manque de maîtrise sur leur milieu environnant et sur leurs soins, peuvent éprouver de l'anxiété à des degrés élevés. L'infirmière devrait viser le soulagement de la douleur chez un client anxieux, peu importe le milieu (soins de longue durée, soins de courte durée ou soins à domicile). Bien que les traitements pharmacologiques et non pharmacologiques pour le soulagement de l'anxiété soient efficaces, les anxiolytiques ne doivent pas être substitués aux analgésiques, mais doivent parfois être utilisés de façon concomitante. Comme les analgésiques et les anxiolytiques agissent sur le système nerveux central, cette combinaison demande une grande surveillance de la part de l'infirmière.

Fatigue

La fatigue augmente la perception de la douleur, et la sensation d'épuisement intensifie la douleur et diminue la capacité d'adaptation. Ce problème peut être fréquent chez toute personne atteinte d'une maladie chronique. Si la fatigue s'accompagne d'insomnie, la perception de la douleur peut être accentuée. La douleur est souvent moins importante après un sommeil réparateur qu'à la fin d'une longue journée. Une hygiène du sommeil constitue une part importante de la gestion de la douleur chronique, mais elle est aussi essentielle dans les situations de douleur aiguë.

Expériences antérieures

Chaque personne apprend de ses expériences douloureuses. Si un client a connu des épisodes fréquents de douleur sans soulagement, l'anxiété ou même la peur peuvent s'installer. Par contre, si une personne a vécu des expériences répétées du même type de douleur, suivies d'un soulagement efficace, son interprétation de la sensation de douleur sera facilitée. Comme madame Aubertin a déjà subi deux chirurgies abdominales en cinq ans, ces expériences lui servent probablement de comparaison avec la douleur qu'elle ressent cette fois-ci. Dans ce genre de situation, le client est mieux préparé à intervenir pour soulager sa douleur.

Lorsqu'un client n'a pas connu d'expérience de douleur, la première perception peut affaiblir sa capacité d'adaptation. Par exemple, après une chirurgie abdominale, il est fréquent qu'un client éprouve une douleur intense au site opératoire pendant plusieurs jours. Il peut alors demeurer allongé et immobile, et maintenir une respiration superficielle plutôt que de participer activement aux exercices de respiration. L'infirmière doit donc le préparer au type de douleur qu'il pourra

ressentir et lui enseigner comment changer de position pour l'atténuer ▶ **39**. Il importe également de fixer des objectifs de soulagement, préférablement en période préopératoire, et d'insister sur l'importance de bien soulager la douleur dans le processus de rétablissement.

Type d'adaptation

L'expérience de la douleur peut être vécue en solitaire, mais la solitude devient parfois insupportable lorsque le client est souffrant. La capacité d'adaptation au stress a un effet sur celle de supporter la douleur.

Le client capable de s'administrer de petites doses d'analgésiques par voie intraveineuse pendant un épisode aigu réussit à soulager sa douleur plus rapidement que celui qui compte sur l'infirmière pour les lui administrer. Comme la douleur peut causer une incapacité partielle ou totale, le client trouve souvent différentes façons de s'adapter aux effets physiques et psychologiques de la douleur. L'infirmière doit comprendre les ressources d'adaptation du client pendant une expérience douloureuse et encourager celui-ci à y recourir. L'implication de la famille dans l'application de stratégies de soulagement est souvent favorable. Par exemple, la famille peut participer au soulagement de la douleur en distrayant le client, en l'aidant à se détendre ou même en lui faisant des massages.

Famille et réseau social

La présence et l'attitude des proches sont d'autres facteurs qui peuvent modifier considérablement la réaction à la douleur. Le client qui souffre dépend souvent des membres de sa famille ou de son réseau de soutien. Bien que la douleur soit toujours présente, avoir un être cher à ses côtés peut réduire la solitude et atténuer la peur. L'absence de famille ou d'amis rend souvent l'expérience de la douleur plus stressante. La présence des parents est particulièrement importante pour l'enfant qui souffre.

Facteurs spirituels

La spiritualité englobe à la fois la religion et la quête d'une signification associée à un événement vécu par une personne. Les clients se questionnent sur divers aspects de cet événement : Pourquoi cela m'arrive-t-il ? Pourquoi ai-je tant de souffrance ? Pourquoi Dieu me fait-il souffrir ? Cette souffrance doit-elle m'enseigner quelque chose ? D'autres questionnements

39

Les facteurs postopératoires pouvant influencer l'enseignement préopératoire sont présentés dans le chapitre 39, *Prodiguer des soins périopératoires.*

La famille peut participer au soulagement de la douleur en distrayant le client, en l'aidant à se détendre ou même en lui faisant des massages.

Jugement clinique

Nommez un facteur qui peut influencer la perception que la cliente a de sa douleur postopératoire, autre que ceux déjà connus.

33

19

Le chapitre 19, *Favoriser le bien-être spirituel,* explique l'importance d'appliquer la démarche de soins auprès de clients ayant besoin de soutien spirituel.

de nature spirituelle peuvent concerner la perte d'indépendance de la personne et la crainte de devenir un fardeau pour sa famille (Otis-Green, Sherman, Perez, & Baird, 2002). L'infirmière doit garder en tête que l'expérience de la douleur a des répercussions physiques et émotionnelles sur les personnes souffrantes, particulièrement sur celles aux prises avec des douleurs chroniques, et elle doit adapter ses soins en conséquence ▶ **19** .

33.2.3 Mesure et évaluation de la douleur

Évaluation de la douleur

L'évaluation de la douleur est une des nombreuses responsabilités de l'infirmière. Les réactions comportementales du client aux interventions

de soulagement ne sont pas toujours évidentes ; l'infirmière doit être une observatrice attentive, et faire appel à son jugement clinique et à ses connaissances pour pouvoir évaluer adéquatement la douleur d'un client **ENCADRÉ 33.7**.

Une approche différente s'avérera sans doute nécessaire si l'évaluation infirmière démontre que le client continue à éprouver de la douleur après une intervention. Par exemple, si l'analgésique ne procure qu'un soulagement partiel à madame Aubertin, l'infirmière peut ajouter des exercices de relaxation ou d'imagerie mentale. Elle peut également consulter le médecin pour augmenter la posologie, diminuer l'intervalle entre les doses ou essayer un analgésique différent.

L'infirmière évalue également les perceptions du client quant à l'efficacité des interventions. Celui-ci peut aider l'infirmière à trouver les moments les plus adéquats pour

PISTES D'ÉVALUATION CLINIQUE

ENCADRÉ 33.7 | **Exemples de questions pour l'évaluation de la douleur à l'aide de la méthode PQRSTU**[a]

P (provoquée ou palliée)
- Provoquer :
  - Qu'est-ce qui a provoqué votre douleur ?
  - Qu'est-ce qui aggrave votre douleur ?
- Pallier :
  - Qu'est-ce qui aide à soulager ou à diminuer votre douleur ?

Q (qualité et quantité)
- Qualité :
  - Comment décririez-vous votre douleur ?
- Quantité :
  - Sur une échelle de 0 à 10, à combien évaluez-vous votre douleur actuellement ?
  - Quelle est la pire douleur que vous ayez ressentie au cours des 24 dernières heures ?
  - Sur une échelle de 0 à 10, quelle intensité de douleur avez-vous ressentie, en moyenne, au cours des 24 dernières heures ?

R (région et irradiation)
- Région :
  - À quel endroit ressentez-vous de la douleur ?
- Irradiation :
  - Ressentez-vous une douleur ailleurs ? Cette douleur s'étend-elle à d'autres régions ?

S (symptômes et signes associés)
- Quels sont les symptômes associés à votre douleur ?
- Ressentez-vous d'autres malaises en plus de cette douleur ?

T (temps ou durée)
- Apparition :
  - Comment votre douleur est-elle apparue : subitement, graduellement ?
- Durée :
  - Depuis combien de temps souffrez-vous de cette douleur ?
  - Votre douleur est-elle constante, intermittente ou les deux ?
  - À quel moment de la journée survient-elle ?
  - Comment votre douleur évolue-t-elle ?

U (*understanding* : compréhension et signification pour le client)
- Que comprenez-vous de votre douleur ?
- De quel problème croyez-vous qu'il s'agit ?
- Quel sens pouvez-vous donner à votre douleur ?

Autres questions pertinentes
- Effets de la douleur sur votre qualité de vie : votre douleur vous empêche-t-elle de faire des activités que vous aimez ou de vaquer à vos occupations quotidiennes ?
- Quels médicaments prenez-vous actuellement, y compris les produits naturels ?
- Avez-vous des allergies ?
- Jusqu'ici, qu'avez-vous fait pour soulager votre douleur ?
- Lorsque vous avez ressenti de la douleur par le passé, quels médicaments vous ont soulagé ?
- Avez-vous déjà fait usage de drogues ou d'alcool afin de soulager la douleur ?
- Avez-vous déjà reçu un diagnostic de saignement gastro-intestinal, ou de maladie du rein ou du foie ?
- Suivez-vous actuellement des traitements pour d'autres problèmes de santé ?
- Vivez-vous avec d'autres personnes ? Si oui, comment ces dernières vous aident-elles lorsque vous ressentez de la douleur ?
- Quels sont vos objectifs de soulagement ?

a. Cette méthode s'applique à l'évaluation d'autres symptômes telles la fatigue ou la nausée.
Source : Adapté de Jarvis, C. (2009). *L'examen clinique et l'évaluation de la santé.* Montréal : Beauchemin.

essayer un traitement puisqu'il est le meilleur juge de son efficacité.

L'infirmière doit aussi évaluer la tolérance au traitement et le soulagement dans sa totalité. Si elle administre un analgésique, elle doit ensuite évaluer les effets secondaires du médicament et le soulagement de la douleur décrit par le client. De plus, peu après avoir aidé le client à changer de position, elle doit retourner auprès de lui pour s'assurer qu'il tolère la nouvelle position et que la douleur a diminué. Lorsqu'elle se rend compte qu'une intervention augmente l'inconfort du client, elle doit y mettre fin immédiatement et chercher des solutions de rechange. Le temps et la patience sont nécessaires pour maximiser l'efficacité du soulagement de la douleur. L'infirmière doit évaluer l'expérience entière de la douleur pour déterminer les interventions qui s'avèrent les plus efficaces et les moments propices à leur application. Elle doit également être consciente des erreurs possiblement commises lors de l'évaluation qu'elle a faite de la douleur **ENCADRÉ 33.8**.

Expression de la douleur

De nombreux clients ne se plaignent pas d'inconfort même s'ils sont souffrants, alors que l'infirmière croit qu'ils le feront s'ils en éprouvent. Si le client perçoit des doutes chez l'infirmière à propos de l'existence de sa douleur, il partagera peu d'information sur son expérience de la douleur ou il minimisera son impact. Il est impératif que l'infirmière soit disposée à établir une relation incitant la communication ouverte sur la douleur. Des mesures simples telles que s'asseoir auprès du client lorsqu'elle parle de la douleur permet à celui-ci d'apprécier la disponibilité de l'infirmière et son intérêt pour la douleur qu'il éprouve. Le simple fait de dire au client : « Dès que vous ressentez de la douleur, appelez-moi » peut suffire à le rassurer et à moduler ses attentes.

L'infirmière doit surveiller les attitudes verbales et non verbales par lesquelles le client exprime son inconfort. Grimacer, serrer une partie du corps ou prendre une posture inhabituelle constituent des exemples d'expression de la douleur. Le client incapable de communiquer efficacement sa douleur requiert souvent une attention spéciale au cours de la collecte des données. Les enfants, les personnes accusant un retard de développement, les psychotiques, les clients en phase terminale, atteints de démence ou qui parlent une autre langue nécessitent tous différentes approches. L'évaluation de l'intensité de la douleur chez les enfants demande une attention particulière (Hockenberry & Wilson, 2007). Les énoncés verbaux de l'enfant sont très importants. Les très jeunes enfants ne connaissent pas nécessairement la signification du terme *douleur,* d'où l'importance pour l'infirmière d'adapter son vocabulaire en utilisant des expressions appropriées au stade de développement de l'enfant telles que *bobo, fait mal, ouch.* Il existe des échelles appropriées pour l'évaluation de la douleur chez les enfants telles que l'échelle des visages de Bieri (échelle FPS-R). Cette échelle est composée de six visages présentés à l'horizontale et illustrant différentes intensités de douleur, allant d'un visage neutre (absence de douleur) à un visage crispé et semblant exprimer un cri (pire douleur ressentie). Dès l'âge de quatre ans, les enfants sont aptes à utiliser une telle échelle. Quant au client ayant une déficience cognitive, l'évaluation de sa douleur peut nécessiter une collecte des données simple et une observation attentive de ses changements de comportement.

La mention de la présence de la douleur est le seul indicateur fiable de l'existence, de l'intensité de la douleur et de tout inconfort apparenté (Association des infirmières et infirmiers autorisés de l'Ontario, 2002).

ENCADRÉ 33.8 Sources d'erreurs possibles à l'évaluation de la douleur

- Préjugés pouvant entraîner l'infirmière à surestimer ou à sous-estimer la douleur du client.
- Questions vagues ou inappropriées qui entraînent des réponses peu fiables.
- Utilisation d'outils d'évaluation de la douleur dont la fiabilité et la validité n'ont pas été démontrées chez des clients éprouvant les mêmes douleurs (un outil fiable est axé uniquement sur les signaux de douleur qui donnent une mesure fiable des changements cliniques pertinents).
- Renseignements de la part du client qui ne sont pas toujours complets, pertinents ou adéquats au sujet de sa douleur.
- Incapacité d'utiliser des échelles de douleur en raison d'une déficience cognitive.
- Incompréhension au sujet de la fréquence des questions et refus d'y répondre.
- Tendance à sous-évaluer l'intensité de sa douleur pour ne pas recevoir d'injections douloureuses.

Intensité de la douleur

La caractéristique la plus subjective et la plus utile pour exprimer la douleur est son intensité. Il existe une variété d'échelles pour la mesurer **TABLEAU 33.5**. L'échelle verbale descriptive (EVD), l'échelle numérique (EN) et l'échelle visuelle analogue (EVA) en sont des exemples. En utilisant une échelle numérique, il faut se rappeler qu'un résultat se situant entre 0 et 3 indique une douleur légère, entre 4 et 6, une douleur modérée et entre 7 et 10, une douleur intense nécessitant une intervention immédiate (Miaskowski, 2005). Il est recommandé d'utiliser une échelle d'évaluation de la douleur avant et après une intervention considérée comme étant douloureuse. De plus, il importe de toujours avoir recours à la même échelle avec un même client. En outre, les infirmières doivent absolument utiliser les mêmes barèmes, préférablement de 0 à 10, où 0 représente l'absence de douleur et où 10 correspond à la pire douleur imaginable.

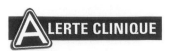

ALERTE CLINIQUE

Une douleur évaluée à 7 ou plus sur 10 demande une intervention immédiate.

TABLEAU 33.5	Échelles mesurant l'intensité de la douleur	
NOM DE L'ÉCHELLE	**DESCRIPTION**	**REPRÉSENTATION VISUELLE**
Descriptive	• Descripteurs allant de *Aucune douleur* à *Douleur insoutenable* • Le client décrit l'intensité actuelle de sa douleur. L'infirmière demande l'évaluation de la douleur lorsque celle-ci est à son point culminant.	Descriptive Aucune douleur — Douleur légère — Douleur modérée — Douleur intense — Douleur insoutenable
Numérique	• Échelle de 0 à 10 • Cette échelle fournit des renseignements plus précis lorsque l'intensité de la douleur est évaluée avant et après les interventions thérapeutiques.	Numérique 0 1 2 3 4 5 6 7 8 9 10 Aucune douleur — Douleur insoutenable
Échelle visuelle analogue (EVA)	• Trait d'intensité de jaune à rouge foncé présentant des descripteurs verbaux à chaque extrémité et surmonté d'un curseur permettant au client d'indiquer l'intensité de sa douleur selon celle de la couleur. Au verso, on trouve une échelle numérique qui permet à l'intervenant d'évaluer précisément l'intensité de la douleur du client. • Cette échelle permet au client de décrire l'intensité de la douleur.	recto Absence de douleur — Douleur maximale imaginable verso 0 1 2 3 4 5 6 7 8 9 10
FPS-R (*Faces Pain Scale – Revised*) Échelle de Bieri, Reeve, Champion, Addicoat & Ziegler (1990), révisée par Hicks, Von Baeyer, Spafford, Van Korlaar & Goodenough (2001).	• Utilisation chez les enfants âgés de plus de quatre ans. L'infirmière leur dit : « Ces visages montrent combien on peut avoir mal. Ce visage [elle pointe celui de gauche] montre quelqu'un qui n'a pas mal [ou de bobo] du tout. Ces visages [elle les pointe un à un de gauche à droite] montrent quelqu'un qui a de plus en plus mal [ou de bobo], jusqu'à celui-ci [elle pointe celui de droite], qui montre quelqu'un qui a très, très mal. Indique-moi le visage qui montre combien tu as mal en ce moment. » • Les scores vont de gauche à droite : 0, 2, 4, 6, 8, 10. Le score 0 correspond donc à « pas mal du tout » et le score 10 correspond à « très, très mal ». Il faut exprimer clairement les limites extrêmes : « pas mal du tout » et « très, très mal », en n'ayant pas recours aux mots « triste » ou « heureux ». Il faut bien préciser qu'il s'agit de la sensation intérieure, pas de l'aspect affiché sur le visage du client.	

Sources : Adapté de Bieri, D., Reeve, R., Champion, G.D., Addicoat, L., & Ziegler, J. (1990). The Faces Pain Scale for the self-assessment of the severity of pain experienced by children: Development, initial validation and preliminary investigation for ratio scale properties. *Pain, 41,* 139-150 ; Hicks, C.L., Von Baeyer, C.L., Spafford, P., Van Korlaar, I., & Goodenough, B. (2001). The Faces Pain Scale – Revised: Toward a common metric in pediatric pain measurement. *Pain, 93,* 173-183.

Classification de la douleur

Bien que la douleur puisse être classée selon son type (aiguë ou chronique), il est également nécessaire d'en préciser la localisation, ce qui permet parfois d'en comprendre l'origine **FIGURE 33.10**. Le **TABLEAU 33.6** présente différentes classes de douleur selon le type et la localisation de celle-ci.

Symptômes concomitants

Les signes et les symptômes concomitants sont ceux qui accompagnent souvent la douleur (p. ex., des nausées, des céphalées, des étourdissements, un urgent besoin d'uriner, de la constipation et de la nervosité). Certains types de douleur sont accompagnés de symptômes prévisibles. Par exemple, la constipation cause souvent une douleur rectale intense alors qu'une cholécystite ou une colique néphrétique provoque souvent des nausées et des vomissements. Les symptômes concomitants peuvent

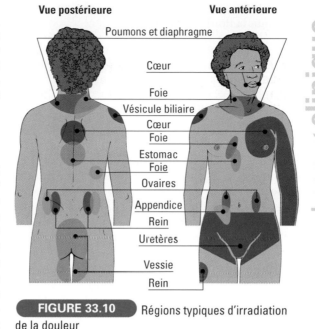

Vue postérieure　　**Vue antérieure**

Poumons et diaphragme
Cœur
Foie
Vésicule biliaire
Cœur
Foie
Estomac
Foie
Ovaires
Appendice
Rein
Uretères
Vessie
Rein

FIGURE 33.10 Régions typiques d'irradiation de la douleur

Jugement clinique

En vous rappelant la méthode mnémotechnique PQRSTU, indiquez les données manquantes dans l'évaluation de la douleur de madame Aubertin.

TABLEAU 33.6 — **Classification de la douleur selon sa localisation**

Type et localisation	Caractéristiques	Exemples de causes
Douleur superficielle ou douleur cutanée Douleur causée par la stimulation de la peau	La douleur est de courte durée, localisée et habituellement intense.	Lésion accidentelle par une aiguille; petite coupure ou lacération
Douleur viscérale profonde Douleur causée par la stimulation des organes internes	La douleur est diffuse et peut irradier vers plusieurs dermatomes loin du point d'origine de la douleur. Quoique sa durée puisse varier, elle est habituellement ressentie plus longtemps que la douleur superficielle. La douleur peut être vive, sourde ou particulière à l'organe touché.	Angine de poitrine (sensation d'écrasement); ulcère gastrique (sensation de brûlure)
Douleur projetée Phénomène souvent associé à la douleur viscérale puisque de nombreux organes ont peu de nocicepteurs; l'entrée des afférences sensorielles de l'organe atteint se trouve dans le même segment de la moelle épinière que les afférences des zones où la douleur est ressentie; perception de la douleur dans les régions non atteintes.	La douleur est ressentie dans une partie du corps autre que l'endroit où se trouve le siège de la douleur et peut présenter diverses caractéristiques.	Infarctus du myocarde pouvant entraîner de la douleur projetée à la mâchoire, au bras gauche et à l'épaule gauche; douleurs rénales ressenties jusqu'à l'aine
Douleur irradiante Sensation de douleur à partir de l'origine de la lésion jusqu'à une autre partie du corps	La douleur est ressentie le long de toutes les parties du corps; elle peut être intermittente ou constante.	Lombalgie provoquée par une rupture des disques intervertébraux et accompagnée de douleur s'étendant jusqu'au bas de la jambe à cause de l'irritation du nerf sciatique

33

constituer une priorité de traitement au même titre que la douleur elle-même.

33.2.4 Impact de la douleur

Effets de la douleur

La douleur est stressante ; elle peut changer le mode de vie d'une personne et altérer son bien-être psychologique. La douleur liée au cancer et la douleur bénigne chronique peuvent engendrer de la souffrance, une perte de maîtrise de soi et une qualité de vie diminuée. En reconnaissant les effets de la douleur sur le client, l'infirmière est davantage en mesure d'identifier la nature de la douleur et d'en reconnaître la présence. Pour évaluer un client atteint de douleur aiguë, l'infirmière doit prendre les signes vitaux de celui-ci et observer l'activation du système nerveux autonome. Les signes physiologiques peuvent révéler un client qui tente de ne pas se plaindre, mais ils ne doivent pas être utilisés comme seules manifestations pour interpréter la douleur. Dans certaines situations (p. ex., en contexte ambulatoire), l'infirmière peut procéder à un examen clinique sommaire à l'aide de la méthode mnémonique PQRSTU. Il est important de se rappeler que des valeurs normales des signes vitaux ne devraient pas être interprétées comme une absence de douleur.

Il est important de se rappeler que des valeurs normales des signes vitaux ne devraient pas être interprétées comme étant une absence de douleur.

Dès l'apparition d'une douleur aiguë chez un client, l'infirmière remarque une augmentation des fréquences cardiaque et respiratoire ainsi que de la pression artérielle. L'infirmière compare alors les signes vitaux aux données déjà recueillies. Quand il y a changement des signes vitaux, l'infirmière doit considérer tous les signes et tous les symptômes pour déterminer si la douleur est la cause du changement. Elle ne doit pas confondre les signes et les symptômes de la douleur avec d'autres changements pathologiques. Par exemple, un client très anxieux présente des fréquences cardiaque et respiratoire élevées. L'infirmière doit se rappeler que la douleur, même aiguë, est possible en présence de signes vitaux normaux. Les valeurs des signes vitaux d'un client souffrant de douleur chronique peuvent être normales, malgré un score moyen de douleur de 7 sur 10 ou plus. Il est donc important que l'infirmière puisse procéder de façon systématique à l'évaluation de la douleur du client (méthode PQRSTU), sans se fier uniquement aux paramètres des signes vitaux. Elle effectue un examen physique et neurologique reposant sur les antécédents de douleur du client si le contexte le permet. La zone douloureuse doit être examinée pour déterminer si la palpation ou la manipulation de la région augmentent la douleur (Jacox et al., 1994).

Effets comportementaux

En présence d'un client qui ressent de la douleur, l'infirmière évalue ses expressions, ses mouvements corporels, son visage et son interaction sociale **ENCADRÉ 33.9**. Une indication verbale de douleur est un élément essentiel de la collecte des données. De nombreux clients ne peuvent verbaliser l'inconfort qu'ils éprouvent en raison de leur incapacité à communiquer. Un nourrisson ou un client inconscient, désorienté, troublé, aphasique ou qui ne parle qu'une langue étrangère est incapable d'expliquer

PISTES D'ÉVALUATION CLINIQUE

ENCADRÉ 33.9 — Indicateurs comportementaux de la douleur

Vocalisations
- Gémissements
- Cris
- Halètements
- Grognements

Expressions faciales
- Grimaces
- Serrements de dents
- Rides sur le front
- Yeux fermés ou grands ouverts, ou bouche crispée ou grande ouverte
- Morsure des lèvres
- Larmes

Mouvements corporels
- Léthargie
- Immobilisation
- Tension musculaire
- Augmentation des mouvements de la main et des doigts
- Activités rythmées
- Mouvements de friction ou rythmiques
- Comportements de protection des parties du corps

Interaction sociale
- Évite la conversation
- Ne se concentre que sur les activités de soulagement de la douleur
- Évite les contacts sociaux
- Ne peut maintenir son attention

l'expérience de la douleur. Dans ces situations, il est particulièrement important que l'infirmière soit à l'affût des comportements susceptibles de signifier de la douleur.

Le client exprime sa douleur par diverses vocalisations telles que les gémissements, les grognements et les cris. Certaines vocalisations peuvent être involontaires et se produire à l'improviste lorsque la douleur aiguë survient. Dans certaines cultures, les vocalisations sont des moyens habituels de communication, et n'indiquent pas nécessairement une intensité accrue de la douleur ou une tolérance réduite. L'infirmière remarquera que les expressions faciales ou les mouvements corporels subtils sont souvent plus révélateurs de la nature de la douleur que des réponses à des questions précises. Par exemple, le client peut grimacer ou changer de position fréquemment ou à des intervalles réguliers.

Certaines expressions non verbales caractérisent les sources de douleur. Le client souffrant de douleur thoracique, par exemple, se serre ou se tient la poitrine, alors qu'un enfant ou un adulte souffrant d'une douleur abdominale intense adopte souvent une position fœtale. L'expression non verbale peut soutenir ou contredire d'autres renseignements sur la douleur. Ainsi, le signalement de la douleur est confirmé lorsqu'une femme en processus d'accouchement mentionne que les contractions se produisent plus souvent et qu'elle commence à se masser l'abdomen plus fréquemment. Par exemple, si madame Aubertin se frottait souvent le bras gauche, l'infirmière serait portée à croire que la cliente ressent de la douleur à cet endroit.

La nature de la douleur entraîne une personne à vouloir la traiter, la combattre ou à s'y abandonner en se retirant socialement. L'interaction du client avec son environnement peut renseigner l'infirmière sur l'intensité ou la nature de la douleur qu'il ressent. La douleur intense et la douleur chronique peuvent d'ailleurs entraver sérieusement le mode de vie d'une personne.

Influence sur les activités quotidiennes

Le client qui vit quotidiennement avec une douleur est moins apte à participer à des activités régulières. L'analyse de ses comportements révèle son degré d'incapacité et les ajustements requis pour les autosoins.

L'infirmière doit demander au client si sa douleur perturbe son sommeil. La douleur peut le réveiller pendant la nuit et causer de l'insomnie ▶ **32** . La prise de somnifères ou d'autres médicaments peut être nécessaire pour faciliter le repos du client.

Selon le siège de la douleur, le client peut éprouver de la difficulté à pratiquer ses soins d'hygiène. L'infirmière doit, par conséquent, déterminer s'il est en mesure de faire sa toilette et de se vêtir par lui-même. La douleur peut restreindre sa mobilité jusqu'à l'empêcher de se laver dans une baignoire. Il peut également éprouver de la difficulté à accomplir d'autres activités quotidiennes. Madame Aubertin aura sans doute de la difficulté à se vêtir si, en raison de sa mastectomie, elle ressent de la douleur au site opératoire, ce qui limitera la mobilité de son bras gauche.

La douleur peut diminuer la capacité de maintenir des relations sexuelles normales. Une personne atteinte d'arthrite, d'arthrose aux hanches ou de lombalgies chroniques peut trouver difficile d'adopter les positions habituelles au cours de rapports sexuels. La prise prolongée d'opioïdes détériore la fonction sexuelle et abaisse la libido des hommes et des femmes (Jacox et al., 1994).

La capacité à travailler peut également être gravement menacée. Plus l'activité physique dans l'exercice d'un emploi est intense, plus grand devient le risque de malaise lorsque la douleur est associée aux troubles musculosquelettiques et à certaines altérations viscérales. La douleur liée au stress émotionnel augmente généralement chez les personnes dont le travail nécessite la prise de décisions.

L'infirmière doit également reconnaître l'importance de l'impact de la douleur sur les activités sociales du client. La douleur affaiblit parfois les clients au point qu'ils deviennent trop épuisés pour socialiser.

Certains agents pharmacologiques agissent sur la perception de la douleur et sur la réaction à celle-ci. Les analgésiques, les sédatifs et les anesthésiques réduisent les fonctions du système nerveux central. L'infirmière doit donc procéder à un examen neurologique du client susceptible d'être insensible à la douleur et lui procurer des soins infirmiers préventifs, car il pourrait facilement subir des blessures ▶ **23** .

33.2.5 Interventions pour le soulagement de la douleur

Méthodes non pharmacologiques

De nombreuses interventions non pharmacologiques peuvent être faites dans tous les contextes de soins ; ces interventions comprennent les approches cognitivocomportementales et les approches physiques **TABLEAU 33.7**. Elles peuvent également être combinées avec des mesures pharmacologiques.

Pour en savoir davantage sur l'évaluation et la prise en charge de la douleur, vous pouvez consulter les lignes directrices émises par l'Association des infirmières et infirmiers autorisés de l'Ontario au www.rnao.org.

23

Les notions liées au processus de l'examen de la fonction neurologique sont présentées dans le chapitre 23, *Procéder à l'évaluation de la santé et à l'examen physique*

32

Le chapitre 32, *Favoriser le repos et le sommeil*, démontre comment la douleur est étroitement liée aux troubles du sommeil.

Quels moyens non phar-
macologiques pourriez-
vous envisager de façon
réaliste pour tenter
de soulager la douleur de
madame Aubertin ?

TABLEAU 33.7

Méthodes non pharmacologiques pour soulager la douleur

MÉTHODE	CARACTÉRISTIQUES	BÉNÉFICES POUR LE CLIENT
Approches cognitivo-comportementales Relaxation	• Stimulation des fibres mécanorécep-trices (fibres A-bêta) entraînant une libération physique et mentale de la tension ou du stress	• Amélioration de la maîtrise de soi devant l'inconfort ou la douleur • Sensation de soulagement de tout inconfort et de stress
Imagerie mentale	• Représentation mentale d'une image sur laquelle le client se concentre	• Détachement lent de la douleur • Détente par la sensation de relaxation
Distraction	• Incitation du client à ignorer la douleur ou à ne pas être conscient de celle-ci • Incitation du client à porter son attention vers un but précis	• Inhibition des stimuli douloureux par les contrôles inhibiteurs diffus nociceptifs • Libération d'endorphines par les stimuli agréables • Réduction de la conscience de la douleur ou augmentation de la tolérance à celle-ci
Musique	• Entraînement à un état de conscience altéré par les sons, le silence, l'espace et le temps (durée d'écoute d'au moins 15 minutes)	• Diminution de la douleur physique, du stress et de l'anxiété • Détournement du client de sa douleur • Réponse de détente
Rétroaction biologique	• Traitement comportemental visant à ren-seigner le client sur ses réactions physio-logiques (p. ex., les variations de sa pression artérielle) et sur les façons d'exercer un contrôle sur ces dernières	• Atteinte d'une relaxation profonde • Efficacité particulière pour la tension mus-culaire et les migraines • Disparition des céphalées et action préventive
Autohypnose	• Approche de santé holistique faisant appel à l'autosuggestion, et aux images de relaxation et de paix	• Modification de la perception de la douleur par l'influence de la suggestion positive • Réduction de l'appréhension de la douleur et du stress
Approches physiques Digitopuncture (ou acupression)	• Ouverture des canaux d'énergie conges-tionnés par l'application de pression digitale à des endroits précis du corps, permettant de favoriser un état plus sain	• Soulagement de l'inconfort

Stimulation cutanée	• Libération des endorphines bloquant la transmission des stimuli par stimulation de la peau :
	  – massage
	  – bain chaud
	  – sac de glace
	• Neurostimulation transcutanée (*TENS*)
		• Réduction de la perception de la douleur
		• Soulagement de la douleur (particulière-ment d'origine musculosquelettique)
		• Gestion de la douleur postopératoire

Mesures de gestion des stimuli douloureux dans l'environnement du client

- Tendre et défroisser les draps.
- Repositionner l'oreiller.
- Desserrer les bandages gênants (à moins qu'ils ne soient appliqués comme pansement compressif).
- Changer les pansements et les draps mouillés.
- Positionner le client de façon que son corps soit bien aligné.
- Vérifier la température des applications chaudes ou froides, y compris l'eau du bain.

- Soulever le client alité, sans le tirer.
- Installer le bassin hygiénique correctement sous le client.
- Éviter d'exposer la peau ou les muqueuses aux irritants (p. ex., l'urine, les selles, l'écoulement de plaies).
- Empêcher la rétention d'urine en maintenant la sonde à ballonnet perméable et en permettant un écoulement libre.
- Prévenir la constipation en invitant le client à boire des liquides, à manger sainement et à faire de l'exercice, si possible.

Les objectifs des interventions cognitivocomportementales sont de changer les perceptions de la douleur, de modifier les comportements de douleur et de procurer au client une sensation de maîtrise accrue ; la relaxation et l'imagerie mentale sont des exemples de ces interventions. Les approches physiques ont pour but de procurer du confort au client, de corriger ses dysfonctionnements physiques, de modifier ses réactions physiologiques et de diminuer ses craintes associées à l'immobilité liée à la douleur **ENCADRÉ 33.10**.

Méthodes pharmacologiques

De nombreux agents pharmacologiques soulagent la douleur, mais ils doivent être prescrits par un médecin. L'infirmière doit faire preuve d'éthique lorsqu'elle administre ces médicaments pour assurer le meilleur soulagement possible **ENCADRÉ 33.11**.

Soulagement de la douleur aiguë

L'infirmière doit prodiguer des soins au client souffrant de douleur aiguë causée par des procédures invasives (p. ex., chirurgie, endoscopie, examen en imagerie médicale) ou par un traumatisme. L'évaluation continue des interventions est la clé du succès : Le soulagement est-il atteint ? Les analgésiques causent-ils des effets secondaires inacceptables ? Les membres de l'équipe soignante doivent travailler de concert avec le client pour trouver la combinaison de traitements qui lui conviendra le mieux.

| **Analgésiques** | L'administration d'analgésiques est la méthode la plus fréquemment employée pour le soulagement de la douleur ▶ **25** . Par crainte de toxicomanie, les médecins ont encore tendance à ne pas prescrire suffisamment

d'analgésiques aux clients, et les infirmières à ne pas les administrer. Il faut rappeler que les analgésiques se divisent en trois catégories :

- les non-opioïdes ou analgésiques non opioïdes, incluant les **anti-inflammatoires non stéroïdiens (AINS)** ;
- les analgésiques opioïdes ;
- les médicaments adjuvants contre la douleur ou coanalgésiques.

DÉONTOLOGIE

Obligation morale de l'infirmière et soulagement de la douleur

L'infirmière a l'obligation morale de contribuer au soulagement de la douleur ; cette responsabilité éthique fait intervenir les notions de bienfaisance et de non-malfaisance (St-Arnaud, 2005). Soulager la douleur est donc un acte de bienfaisance qui doit être accompli dans une visée de non-malfaisance en surveillant, notamment, la réaction aux mesures de soulagement. Ainsi, au moment de l'administration d'analgésiques opioïdes, l'infirmière doit s'assurer de surveiller étroitement la réponse du client à la médication. Une surveillance clinique adéquate des signes vitaux et de l'état de conscience permettra d'éviter des conséquences négatives associées à l'utilisation de cette classe d'analgésiques (Ordre des infirmières et infirmiers du Québec [OIIQ], 2009). Cette forme de contrôle ne devrait pas nuire à une administration appropriée des analgésiques opioïdes au client souffrant. Une mauvaise administration d'analgésiques serait considérée comme un acte allant à l'encontre du droit des clients de voir leur douleur reconnue par les infirmières et gérée efficacement par celles-ci (Société canadienne de la douleur, 2005).

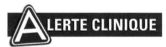

ALERTE CLINIQUE

Une douleur mal soulagée peut entraîner un prolongement de la convalescence du client en retardant sa guérison et sa réadaptation. De plus, ce défaut de soulagement peut provoquer le développement de douleurs chroniques à moyen et long terme.

33

25

Le chapitre 25, *Administrer les médicaments de manière sécuritaire*, présente de l'information plus détaillée sur les analgésiques.

L'analgésique efficace devrait présenter les caractéristiques suivantes :

- une action rapide ;
- un soulagement prolongé ;
- une efficacité pour tous les groupes d'âge ;
- une utilisation par voie orale et parentérale ;
- l'absence d'effets secondaires graves ;
- l'absence de dépendance ;
- un coût peu élevé ;
- l'atteinte de l'objectif de soulagement.

Les opioïdes constituent un traitement efficace de la douleur chez la population âgée. Leur emploi demeure controversé pour le traitement de la douleur bénigne chronique. L'American Geriatrics Society (AGS, 2002) estime que les opioïdes sont probablement sous-utilisés chez les personnes âgées et propose d'entreprendre le traitement par une faible dose qui sera augmentée progressivement jusqu'à l'atteinte de l'objectif de soulagement.

L'usage adéquat des analgésiques requiert une évaluation minutieuse **TABLEAU 33.8**, l'application de principes pharmacologiques **TABLEAU 33.9** et le jugement clinique **ENCADRÉ 33.12**, afin d'éviter des erreurs médicamenteuses et d'entraîner une dépression respiratoire particulièrement

PISTES D'ÉVALUATION CLINIQUE

TABLEAU 33.8	Paramètres à évaluer avec l'usage d'analgésiques
PARAMÈTRE À ÉVALUER	**CONSIDÉRATIONS CLINIQUES**
Intensité de la douleur	• Il est important d'utiliser une échelle reconnue et validée (p. ex. : échelle verbale numérique entre 0 et 10, échelle de Gélinas [Gélinas, 2004]). • Il est également crucial d'utiliser la même échelle pour le même client durant tout le continuum de soins afin d'assurer la fiabilité de l'évaluation.
Degré de sédation : • S : Sommeil normal, éveil facile. • 1 : Éveillé et alerte. • 2 : Parfois somnolent, éveil facile. • 3 : Somnolent, s'éveille, mais s'endort durant la conversation. • 4 : Endormi profondément, s'éveille difficilement ou pas du tout à la stimulation.	• Il est important d'utiliser une échelle reconnue (p. ex. : échelle de Pasero [Pasero, Manwarren, & McCaffery, 2007]). • Il est également crucial de reconnaître les divers degrés de sédation et de pouvoir les différencier afin d'être en mesure de percevoir rapidement le moindre changement. • L'augmentation du degré de sédation est un meilleur indicateur de la dépression du SNC que la diminution de la fréquence respiratoire (ANZCA, 2005).
État respiratoire : • Fréquence • Rythme • Amplitude • Ronflements • Saturation pulsatile en oxygène	• Il faut craindre la dépression respiratoire consécutive à la dépression du SNC, car elle peut être mortelle. • Bien qu'il soit utile, la fiabilité du saturomètre chute lorsqu'il y a un apport en O_2 (Weinger, 2006). C'est pourquoi son utilisation est fiable seulement pour les clients qui ne sont pas sous O_2. De plus, cet appareil ne détecte pas l'altération de l'état respiratoire (p. ex. : changement de la fréquence respiratoire, pauses respiratoires), mais seulement ses conséquences tardives. Il ne détecte pas non plus l'accumulation de CO_2 dans le sang (Hutchison et Rodriguez, 2008 ; Weinger, 2006).

Source : Tiré de Ordre des infirmières et infirmiers du Québec (2009). *Surveillance clinique des clients qui reçoivent des médicaments ayant un effet dépressif sur le système nerveux central* (2e éd.). [En ligne]. www.oiiq.org/uploads/publications/autres_publications/client_opacie.pdf (page consultée le 28 février 2010).

	DEGRÉ DE SÉDATION	DESCRIPTION	INTERVENTIONS
Acceptable	S	Sommeil normal, éveil facile.	• Administrer l'opiacé[a], au besoin.
	1	Éveillé et alerte.	• Administrer l'opiacé, au besoin.
	2	Parfois somnolent, éveil facile.	• Administrer l'opiacé, au besoin.
Inacceptable	3	Somnolent, s'éveille, mais s'endort durant la conversation	• Ne pas administrer l'opiacé. • Aviser le médecin qui décidera de la conduite à tenir. • Administrer de l'O_2 p.r.n. • Demander au client de prendre de grandes respirations toutes les 15 minutes. • Élever la tête du lit à 30°. • S'il vomit, l'installer en position latérale. • Assurer la surveillance de l'état respiratoire et du degré de sédation aussi longtemps que ce dernier est évalué à 3 et jusqu'à ce que l'état respiratoire soit satisfaisant. • Recommander l'administration, au besoin, d'un analgésique autre qu'un opiacé tel que les salicylates ou un anti-inflammatoire non stéroïdien (AINS). • Selon les directives du médecin : poursuivre l'administration de l'opiacé en diminuant de 50 % la dose initiale.
	4	Endormi profondément, s'éveille difficilement ou pas du tout à la stimulation	• Cesser l'administration de l'opiacé. • Envisager l'administration de Naloxone[MD]. • Le Naloxone[MD] fait effet entre 20 et 60 minutes. • La dépression du SNC peut réapparaître par la suite. • Aviser le médecin et l'équipe de réanimation, le cas échéant, qui décideront de la conduite à tenir. • Administrer de l'O_2 p.r.n. • Toutes les 15 minutes, inciter le client à prendre de grandes respirations. • Élever la tête du lit à 30°. • S'il vomit, l'installer en position latérale. • Assurer la surveillance de l'état respiratoire et du degré de sédation aussi longtemps que ce dernier est évalué à 3 et jusqu'à ce que l'état respiratoire soit satisfaisant. • Recommander l'administration, au besoin, d'un analgésique autre qu'un opiacé tel que les salicylates ou un anti-inflammatoire non stéroïdien (AINS). • Selon les directives du médecin : poursuivre l'administration de l'opiacé en diminuant de 50 % la dose initiale.

TABLEAU 33.9 — Interventions cliniques recommandées selon le degré de sédation du client

a. Dans ce manuel, les auteurs ont privilégié le terme « opioïde » plutôt que « opiacé ».

Sources : Adapté de Ordre des infirmières et infirmiers du Québec (2009). *Surveillance clinique des clients qui reçoivent des médicaments ayant un effet dépressif sur le système nerveux central* (2e éd.). [En ligne]. www.oiiq.org/uploads/publications/autres_publications/client_opacie.pdf (page consultée le 28 février 2010); Pasero, C., Manwarren, R.C., & McCaffery, M. (2007). Pain control : IV opioid range orders for acute pain management. *Am. J. Nurs., 107*(2), 52-59.

ENCADRÉ 33.12

Principes des soins infirmiers concernant l'administration des analgésiques opioïdes

Connaître les réactions antérieures du client aux analgésiques

- Déterminer si le soulagement a été atteint.
- Vérifier l'efficacité d'un médicament non opioïde versus celle d'un médicament opioïde.
- Déterminer les doses et les voies d'administration utilisées pour éviter les erreurs.
- Déterminer les allergies du client, s'il y a lieu.

Choisir l'analgésique approprié lorsque plus d'un médicament est prescrit

- Utiliser des analgésiques non opioïdes ou opioïdes de faible puissance pour soulager la douleur de légère à modérée. L'administration combinée de ces deux classes d'analgésiques peut souvent être plus efficace pour soulager la douleur que l'administration d'un seul de ces médicaments. La synergie entre les deux médicaments peut contribuer à réduire la douleur tout en nécessitant un dosage plus faible de chacun des médicaments pour un même résultat thérapeutique. Une telle combinaison soulage la douleur en périphérie et la douleur centrale.
- Savoir que les médicaments non opioïdes peuvent être pris en alternance avec des opioïdes.
- Éviter la combinaison d'opioïdes chez la personne âgée.
- Se souvenir que le sulfate de morphine et le chlorhydrate d'hydromorphone (Dilaudid^MD) sont des opioïdes de choix pour le soulagement de la douleur intense, même à long terme.

- Savoir que les médicaments injectables agissent plus rapidement, et peuvent soulager la douleur intense et aiguë en une heure. Les médicaments administrés par voie orale peuvent prendre jusqu'à deux heures avant de calmer la douleur.
- Dans le cas de douleur chronique, administrer un médicament par voie orale pour obtenir un soulagement prolongé.

Connaître la posologie exacte

- Se rappeler que les doses moyennes les plus élevées sont généralement requises pour soulager une douleur intense.
- Ajuster les doses pour les enfants et les clients âgés, s'il y a lieu.

Évaluer le moment opportun pour l'administration des médicaments et l'intervalle approprié

- Administrer les analgésiques dès que la douleur est présente et avant qu'elle ne s'intensifie.
- Administrer des analgésiques avant les procédures ou les activités qui causent de la douleur.
- Connaître le pic d'action d'un médicament et son temps d'administration de sorte que l'effet maximal du médicament se produise alors que la douleur est la plus intense.
- Adapter la surveillance en fonction de la médication, notamment dans le cas d'opioïdes ou de médicaments ayant un effet sur le système nerveux central.

Jugement clinique

Selon les analgésiques administrés à madame Aubertin, y aurait-il lieu de surveiller étroitement sa réaction aux opioïdes ? Justifiez votre réponse.

à la suite de l'administration d'analgésiques opioïdes. L'infirmière a la responsabilité de s'assurer du respect de ces normes. Pour certains clients, un anti-inflammatoire non stéroïdien peut être aussi efficace qu'un opioïde, et un analgésique administré par voie orale peut apporter le même soulagement qu'un analgésique sous forme injectable. Le **TABLEAU 33.10** propose une synthèse des principales catégories d'analgésiques, de leurs indications d'utilisation ainsi que de leurs caractéristiques et mécanismes d'action. L'infirmière doit connaître les doses équivalentes des différents analgésiques (équianalgésie) **TABLEAU 33.11**. De plus, elle doit être au courant de la voie d'administration la plus efficace pour procurer un soulagement prolongé.

Un même médicament peut être prescrit à un client sous plusieurs formes. De même, il est important lorsqu'on change de classe de médicament vers un médicament de puissance plus forte (p. ex : de la codéine à la morphine), d'administrer la nouvelle dose à une concentration équivalant à 50 % de la dose prescrite afin que le client s'habitue graduellement à un médicament plus puissant et, surtout, pour éviter l'apparition de dépression respiratoire. Lorsque des infirmières de différents quarts de travail choisissent des voies d'administration différentes pour la même dose, l'analgésie et le soulagement de la douleur seront plus faibles. Des tableaux d'équivalences où des doses d'analgésiques recommandées aux adultes sont converties en doses pour enfants sont à la disposition des infirmières dans les établissements de santé. Ces tableaux respectent l'âge et le poids des clients, car différents types de clients exigent des considérations spéciales **ENCADRÉ 33.13**.

TABLEAU
33.10   Principaux analgésiques et indications des traitements

CATÉGORIES DE MÉDICAMENTS	INDICATIONS	CARACTÉRISTIQUES / ACTIONS

Non-opioïdes ou analgésiques non opioïdes
• Acétaminophène (Tylenol^MD)
• Acide acétylsalicylique (Aspirin^MD)
 	
AINS
• Ibuprofène (Motrin^MD, Advil^MD)
• Naproxène (Naprosyn^MD)
• Indométhacine
• Tolmétine sodique
• Piroxicam
• Kétrolac trométhamine (Toradol^MD)
	• Douleur postopératoire de légère à modérée
	• Fièvre
	• Douleur musculosquelettique de légère à modérée chez les personnes âgées et se soulageant efficacement par l'administration d'acétaminophène (AGS, 2002)
	
	• Douleur de légère à modérée associée à :
	  – polyarthrite rhumatoïde
	  – chirurgies mineures
	  – chirurgies dentaires
	  – épisiotomies et troubles lombaires
	• Lésion des tissus mous
	• Goutte
	• Douleur intense causée par un traumatisme
		• Analgésie par inhibition de la synthèse des prostaglandines en périphérie ; antipyrétique par inhibition du centre thermorégulateur hypothalamique du SNC ; pas d'effet anti-inflammatoire
		• Arrêt des influx douloureux dans le SNC, inhibition de la synthèse des prostaglandines ; antipyrétique par la vasodilatation des vaisseaux périphériques ; diminution de l'agrégation plaquettaire ; effet anti-inflammatoire
		
		• Le mécanisme exact de leur action est toujours inconnu, mais il semblerait que les AINS agissent en inhibant la synthèse des prostaglandines et les réactions cellulaires pendant l'inflammation (Paice, 1994).
		• Les AINS :
		  – agissent sur les récepteurs des nerfs périphériques pour réduire la transmission et la réception des stimuli douloureux ;
		  – n'entraînent pas d'effet sédatif ni de dépression respiratoire ;
		  – ne perturbent pas la fonction intestinale ou vésicale (Jacox et al., 1994);
		  – sont associés à une augmentation d'effets indésirables dans le cas d'une utilisation prolongée chez les personnes âgées et doivent donc être évités.

Analgésiques opioïdes
• Chlorhydrate de mépéridine (Demerol^MD)
• Phosphate de codéine
• Sulphate de morphine
• Citrate de fentanyl (Fentanyl^MD)
• Tartrate de butorphanol
• Chlorhydrate d'hydromorphone (Dilaudid^MD)
• Chlorhydrate de tramadol (Tramacet^MD)
	• Douleur de modérément intense à intense :
	  – douleur liée au cancer
	  – infarctus du myocarde
	  – douleur postopératoire
		• Agissent sur le système nerveux central pour produire une combinaison d'effets dépresseurs et stimulants.
		• S'administrent par voie orale ou par injection, agissent dans les centres supérieurs du cerveau et de la moelle épinière en se liant aux récepteurs opioïdes.
		• Modifient la perception de la douleur et la réaction du client à la douleur.
		• Peuvent causer une dépression respiratoire en déprimant le centre respiratoire situé à l'intérieur du tronc cérébral.
		• Présentent des effets secondaires tels que nausées, vomissements, constipation et altération de l'état mental.
		• Soulagent davantage la douleur tout en diminuant les effets de toxicité du médicament par une administration régulière pendant 24 heures plutôt qu'au besoin (p.r.n.).

Médicaments adjuvants contre la douleur ou coanalgésiques
• Chlorhydrate d'amitriptyline, gabapentine (Neurontin^MD) et prégabaline (Lyrica^MD)
• Chlorhydrate d'hydroxyzine (Hydroxyzine^MD)
• Chlorhydrate de chlorpromazine
• Diazépam (Valium^MD)
• Tétrahydrocannabinol / cannabidiol (Sativex^MD)
	• Nausée
	• Anxiété
	• Vomissements
		• Les sédatifs, les agents anxiolytiques et les relaxants musculaires :
		  – augmentent la gestion de la douleur ou le soulagement de divers symptômes liés à la douleur ;
		  – peuvent être administrés seuls ou être combinés avec des analgésiques ;
		  – sont souvent prescrits au client qui souffre de douleur chronique ;
		  – peuvent causer de la somnolence, et diminuer la coordination, le jugement et la vigilance ;
		  – provoquent des comportements invalidants en cas d'abus.

33

TABLEAU
33.11   Équivalences entre différents analgésiques opioïdes

Analgésique	Voie sous-cutanée (S.C.) (en mg)	Voie orale (P.O.) (en mg)
Sulfate de morphine	10	20
Chlorhydrate d'hydromorphone	2	4
Phosphate de codéine	120	200
Chlorhydrate d'oxycodone	–	10-15
Chlorhydrate de mépéridine	75	300
Citrate de fentanyl	0,02	–

| **Analgésie contrôlée par le patient** | Le client qui ressent de la douleur demande de recevoir des médicaments, mais souvent l'analgésie ne fait effet qu'après 60 minutes, et la douleur n'est parfois soulagée que pour une période de 30 minutes. Le client recommence alors à ressentir de l'inconfort, et les interventions se répètent.

Les injections intermittentes sont avantageusement remplacées par l'**analgésie contrôlée par le patient (ACP).** Cette procédure, utilisée pour le soulagement de la douleur postopératoire, traumatique et liée au cancer, permet au client de s'autoadministrer les médicaments contre la douleur, sans risque de surdose. Comme l'objectif est de maintenir une concentration plasmatique constante d'analgésiques, les problèmes liés à l'administration au besoin (p.r.n.) sont évités.

L'analgésie à la demande s'effectue par voie intraveineuse, mais peut également être administrée par voie sous-cutanée. La procédure s'effectue à l'aide d'une pompe à perfusion électronique, constituée d'une enceinte pour une seringue ou d'un sac qui délivre une petite dose programmée du médicament **FIGURE 33.11**. Le client n'a qu'à appuyer sur un bouton relié à l'appareil pour recevoir une dose d'analgésie. L'appareil est conçu pour administrer un nombre précis de doses chaque heure ou toutes les quatre heures (selon le réglage). Une prescription d'analgésie contrôlée par le patient repose

Jugement clinique

Madame Aubertin fait-elle partie des clientèles à risque de développer une dépression respiratoire ? Justifiez votre réponse.

ENCADRÉ
33.13   Clientèles à risque de développer une dépression respiratoire

Certaines clientèles sont plus à risque de développer des complications respiratoires à la suite de l'administration d'opioïdes. L'OIIQ, dans sa mise à jour de la surveillance propre à cette classe de médicament, a précisé les clientèles suivantes :

- bébé de moins de 6 mois ;
- personne âgée de plus de 70 ans ;
- personne naïve à un opioïde (prise d'un nouvel opioïde débutée depuis moins d'une semaine) ;
- personne souffrant de maladie pulmonaire obstructive chronique (MPOC) ;
- personne souffrant d'apnée du sommeil ;
- personne souffrant d'insuffisance rénale ou hépatique ;
- personne éprouvant une douleur intense qui cesse subitement ;
- personne ayant subi un traumatisme crânien ;
- personne souffrant d'obésité (indice de masse corporelle [IMC] > 35) ;
- personne qui prend d'autres médicaments ayant un effet dépressif sur le SNC.

Source : Tiré de Ordre des infirmières et infirmiers du Québec (2009). *Surveillance clinique des clients qui reçoivent des médicaments ayant un effet dépressif sur le système nerveux central* (2e éd.). [En ligne]. www.oiiq.org/uploads/publications/autres_publications/client_opacie.pdf (page consultée le 28 février 2010).

sur une série de doses « de remplissage » (p. ex., de 3 à 5 mg de morphine), renouvelées toutes les cinq minutes, jusqu'à ce que la douleur postopératoire initiale diminue. Une perfusion de faible dose (taux de base) de 0,5 mg/h à 1 mg/h peut être programmée pour délivrer une dose régulière et continue de médicament. Les doses à la demande ajoutent 1 mg de morphine toutes les dix minutes, la limite totale étant de 6 mg/h (Jacox et al., 1994 ; McCaffery & Pasero, 1999). La plupart des pompes sont munies de dispositifs de sécurité verrouillés qui empêchent les manipulations par le client ou les membres de sa famille, et elles ne présentent généralement aucun danger pour l'utilisation à domicile.

L'utilisation de l'analgésie contrôlée par le patient comporte plusieurs avantages. Le client obtient un soulagement de sa douleur sans dépendre de la disponibilité de l'infirmière. De plus, comme il peut recourir à la médication quand il en a besoin, son anxiété diminue, tout comme, dans bien des cas, l'usage de médicaments. Il jouit également d'un soulagement prolongé puisque les concentrations sériques de médicaments sont stabilisées grâce aux doses délivrées à de brefs intervalles. La préparation du client et l'enseignement sont des éléments cruciaux pour l'utilisation sûre et efficace d'un appareil d'analgésie contrôlée par le patient **ENCADRÉ 33.14**. Le client doit en effet comprendre le fonctionnement de l'appareil, et être physiquement capable de localiser le bouton

déclencheur et d'appuyer sur celui-ci pour s'auto-administrer la dose. Les clients désorientés, insensibles à la douleur, atteints d'affection neurologique, ou qui souffrent de perturbations des fonctions rénales ou pulmonaires ne peuvent bénéficier de ce type d'analgésie.

Soulagement de la douleur chronique

La gestion de la douleur chronique est beaucoup plus complexe que celle liée à la douleur aiguë. Elle nécessite idéalement l'apport de divers intervenants tels que les médecins généralistes et spécialistes, notamment les anesthésistes, les infirmières, les infirmières cliniciennes, les infirmières praticiennes en soins de première ligne, les psychologues, les physiothérapeutes, les ergothérapeutes, de même que les travailleurs sociaux.

ENSEIGNEMENT AU CLIENT

ENCADRÉ 33.14 Préparation à l'analgésie contrôlée par le patient

Objectifs
- Le client sera capable d'expliquer le but et le fonctionnement de l'appareil d'ACP pour soulager la douleur.
- Le client utilisera l'appareil d'ACP correctement.
- Le client parviendra à gérer sa douleur.

Stratégies d'enseignement
- Enseigner l'utilisation de l'ACP avant toute procédure pour que le client puisse comprendre la façon de s'en servir au retour d'une chirurgie ou après une procédure douloureuse.
- Renforcer les explications au besoin.
- Enseigner l'objectif de l'ACP en insistant sur le contrôle du client sur l'administration des médicaments.
- Expliquer au client le mécanisme de la pompe, qui empêche les surdoses.
- Informer les membres de la famille ou les amis qu'ils ne doivent pas activer l'appareil d'ACP pour le client.
- Inviter le client à démontrer l'utilisation du bouton de l'ACP.

Évaluation
- Demander au client de décrire l'objectif de l'utilisation de l'ACP.
- Observer le client s'administrer une dose.
- Évaluer l'intensité de la douleur du client de 15 à 20 minutes après l'utilisation de l'ACP.

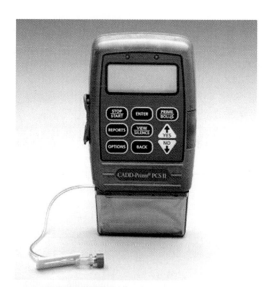

FIGURE 33.11 Pompe de perfusion d'analgésie contrôlée par le patient

Les clients aux prises avec des douleurs chroniques prennent souvent de fortes doses d'analgésiques combinées à des coanalgésiques tels les antidépresseurs et les anticonvulsivants. Une attention particulière doit être portée à ces clients lorsqu'ils subissent une intervention chirurgicale, par exemple, ou lorsque de nouvelles douleurs apparaissent. Il faut tenir compte de leur analgésie habituelle afin d'atteindre le degré de soulagement recherché.

Techniques anesthésiques pour le soulagement de la douleur

| **Anesthésies locale et régionale** | L'anesthésie locale est la perte de sensation dans une partie précise du corps. Les médicaments produisent une perte de sensation momentanée en inhibant la conduction nerveuse ; ils bloquent aussi les fonctions motrice et autonome quand ils sont administrés pour une anesthésie par blocage nerveux. L'anesthésique local bloque la fonction des neurones sensoriels, moteurs et autonomes qui alimentent la zone visée. Ainsi, lorsque le client perd momentanément la sensation dans une partie du corps, il y a également perte des fonctions motrices et autonomes. Les petits nerfs sensitifs sont plus sensibles à l'anesthésique local que les grosses fibres motrices. Par conséquent, le client perd la sensation avant de perdre la fonction motrice et, inversement, l'activité motrice revient avant la sensation.

L'anesthésique local peut entraîner des effets secondaires selon son absorption dans la circulation. Du prurit (démangeaisons), des brûlures cutanées et une éruption cutanée localisée sont fréquents après une application topique. L'application sur les muqueuses vasculaires augmente les risques d'effets systémiques tels qu'un changement de fréquence cardiaque. L'injection d'anesthésique accroît également les risques d'effets secondaires systémiques, selon la dose de médicament utilisée et le site d'injection.

Le **TABLEAU 33.12** résume les types d'anesthésie locale par injection. Ceux-ci produisent

TABLEAU 33.12	Techniques d'anesthésie locale par injection		
TECHNIQUE	**POINTS D'INJECTION**	**ZONES ANESTHÉSIÉES**	**INDICATIONS**
Infiltration	Dans les zones superficielles situées sous la peau ou les muqueuses	Petits nerfs périphériques de la zone infiltrée	Petites incisions cutanées, sutures pour refermer des coupures ou des plaies, petites réparations dentaires
Blocage nerveux périphérique	Dans les zones entourant le gros nerf périphérique au-dessus de la bifurcation du nerf	Zones plus larges que pour l'infiltration, anesthésiant toute la partie du corps (p. ex., la main, les gencives postérieures, le pied)	Réparations dentaires importantes, manipulation ou réduction de fractures aux extrémités, petite chirurgie de la main et du pied
Anesthésie péridurale (ou épidurale)	Dans la région lombosacrée de la colonne vertébrale, dans l'espace péridural, entre les vertèbres et la dure-mère	Partie inférieure du tronc et membres inférieurs	Accouchement, chirurgie à la partie inférieure de l'abdomen et aux membres inférieurs (p. ex., hémorroïdectomie, appendicectomie, prostatectomie radicale, réparation vasculaire)
Anesthésie rachidienne	Dans l'espace sous-arachnoïdien de la moelle épinière, autour de la grosse racine nerveuse	Partie inférieure du tronc et membres inférieurs	Chirurgie importante à la partie inférieure de l'abdomen et aux membres inférieurs ; clients à risque sous anesthésie générale
Anesthésie locale	Directement sur la peau ou les muqueuses, ou injecté pour anesthésier une partie du corps	Perte de sensation dans une partie précise du corps	Sutures de plaie, accouchement et petites chirurgies

un degré différent d'anesthésie selon la dose utilisée et l'endroit visé.

L'infirmière doit procurer un soutien émotionnel au client qui reçoit une anesthésie locale en lui expliquant les points d'insertion et en le prévenant de la perte momentanée de la sensibilité. La peur de la paralysie est fréquente chez les clients, car les injections par voie péridurale et rachidienne se font près de la moelle épinière. La fonction autonome (le contrôle des intestins et de la vessie) peut être momentanément interrompue. Pour rassurer le client, l'infirmière explique l'application de l'anesthésique et les sensations qui en découlent. L'injection peut être douloureuse si le médecin n'a pas anesthésié au préalable le point d'injection; l'infirmière doit, par conséquent, préparer le client à cet inconfort. Elle doit également vérifier la présence d'allergies avant qu'il ne reçoive un anesthésique. Elle surveille les effets systémiques en prenant la pression artérielle et le pouls. L'anesthésie rachidienne peut aussi entraîner des altérations de la respiration.

| **Analgésie péridurale continue** | L'analgésie péridurale soulage ou réduit la douleur intense sans présenter les effets sédatifs plus importants des analgésiques opioïdes administrés par voie parentérale ou orale. Cette forme d'anesthésie peut être administrée à court terme ou à long terme selon l'état de santé du client et son espérance de vie. Le traitement à court terme est employé contre la douleur, à la suite d'une chirurgie abdominale basse et orthopédique. Le traitement à long terme est utilisé pour soulager une douleur constante dans la partie inférieure de l'organisme, particulièrement lorsque celle-ci est bilatérale (DuPen & Williams, 1992). McNair (1990) a dressé une liste de plusieurs avantages de l'analgésie péridurale :

- elle produit une excellente analgésie ;
- elle permet une sédation minimale ;
- elle possède une action de longue durée ;
- elle facilite l'ambulation précoce ;
- elle évite les injections répétées ;
- elle n'a pas d'effets importants sur la sensation ;
- elle a peu d'effet sur la pression artérielle et la fréquence cardiaque.

L'anesthésiste insère une aiguille à extrémité mousse au niveau de l'espace intervertébral situé le plus près de la région qui requiert une analgésie. Des solutions peuvent être injectées librement, et de petits cathéters peuvent être insérés lorsque l'aiguille atteint l'espace péridural. Une fois le cathéter inséré dans l'espace péridural **FIGURE 33.12**, une tubulure spéciale est reliée au cathéter et fixée dans le dos du client par un pansement **FIGURE 33.13**.

La tubulure est reliée à une pompe de perfusion pour anesthésie péridurale continue. Pour réduire le risque d'injection péridurale accidentelle de médicaments intraveineux, la pompe doit être clairement étiquetée. Pour assurer un contrôle adéquat, les perfusions continues doivent être

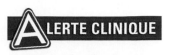
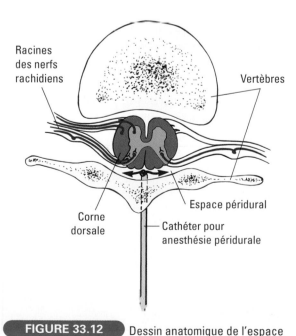

FIGURE 33.12 Dessin anatomique de l'espace péridural

Racines des nerfs rachidiens

Vertèbres

Corne dorsale

Espace péridural

Cathéter pour anesthésie péridurale

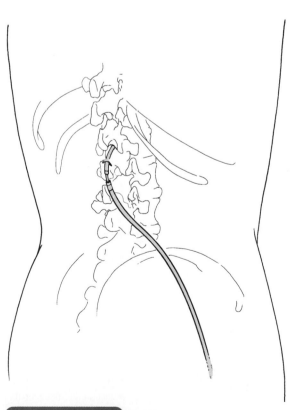

FIGURE 33.13 Cathéter pour anesthésie péridurale

administrées par des appareils électroniques. En raison de l'emplacement de la sonde, une asepsie chirurgicale rigoureuse est nécessaire pour prévenir une infection grave et potentiellement mortelle. L'anesthésiste doit être prévenu immédiatement de tout signe ou de tout symptôme d'infection ou de douleur au point d'insertion.

Les infirmières reçoivent une formation spéciale sur l'administration de l'analgésie péridurale. Les opioïdes fréquemment employés comprennent le sulfate de morphine sans agent de conservation, le citrate de fentanyl et le chlorhydrate d'hydromorphone. Ces médicaments agissent comme les neurotransmetteurs d'encéphaline, une endorphine qui bloque la transmission des stimuli douloureux dans la moelle épinière (McNair, 1990).

Chez un client qui reçoit une analgésie péridurale, la surveillance de base s'effectue toutes les 15 minutes.

L'anesthésique bloque la conduction de la douleur dans les fibres nerveuses périphériques locales, autour du point d'insertion. L'administration de ce type de médicament bloque également le système nerveux sympathique, entraînant des effets secondaires tels que l'hypotension, la diminution du péristaltisme intestinal et le dysfonctionnement vésical.

Les conséquences de la gestion de l'analgésie péridurale sur la pratique des soins infirmiers sont nombreuses **TABLEAU 33.13**. La surveillance des effets secondaires des médicaments diffère en fonction de l'administration intermittente ou continue des perfusions. Les complications associées aux opioïdes comprennent la nausée et les vomissements, la rétention urinaire, la constipation, la dépression respiratoire et le prurit. Chez un client qui reçoit une analgésie péridurale, la surveillance de base s'effectue toutes les 15 minutes, y compris l'évaluation de la fréquence respiratoire, de l'effort respiratoire et de la coloration de la peau. Une fois le client stabilisé, la surveillance peut se faire toutes les heures ou selon la politique de l'établissement.

Le client doit être bien renseigné sur l'analgésie péridurale, sur son action, ses avantages et ses inconvénients, et, au besoin, sur la procédure d'administration des perfusions à la maison si une sonde permanente est insérée en vue d'une prescription à long terme. Il doit aussi connaître les effets secondaires et être incité à les signaler au personnel soignant. ■

TABLEAU 33.13	Interventions infirmières pour les clients ayant des perfusions péridurales
OBJECTIF	**ACTIONS**
Empêcher le déplacement du cathéter	• Fixer le cathéter soigneusement contre la peau.
Maintenir la fonction du cathéter	• Rechercher la rougeur, la chaleur et l'écoulement (une perte de liquide céphalorachidien pourrait être observée) au site d'insertion du cathéter péridural. • Utiliser un pansement transparent et adhésif pour faciliter l'inspection.
Prévenir l'infection	• Utiliser une technique aseptique rigoureuse au moment du nettoyage du cathéter ▶ **24**. • Ne pas changer régulièrement le pansement sur le site d'insertion. • Changer la tubulure selon les directives de l'établissement.
Surveiller les signes d'une dépression respiratoire	• Mesurer les signes vitaux, particulièrement la respiration, selon le protocole de l'établissement. • Utiliser la saturométrie et le monitorage de la fréquence respiratoire.
Prévenir les complications indésirables	• Vérifier le prurit, les nausées et les vomissements. • Administrer des antiémétiques selon leur prescription.
Maintenir les fonctions urinaire et intestinale	• Surveiller les ingesta et les excreta. • Rechercher un globe vésical. • Évaluer la fréquence de l'élimination et l'inconfort.

24

Les directives d'utilisation de mesures stériles sont énoncées dans le chapitre 24, *Agir pour la prévention et le contrôle des infections.*

Cette section présente la démarche systématique visant à résoudre le problème de soins de madame Aubertin. Les sous-sections qui suivent permettront de visualiser, de comprendre et d'intégrer l'application des cinq étapes de la démarche de soins en vue de soulager la douleur de la cliente et d'assurer son confort. L'application de ce processus permet d'individualiser l'approche infirmière par rapport à cette cliente et de planifier des soins adaptés à la situation de cette dernière.

33.3.1 Collecte des données

Dans la situation de madame Aubertin, l'infirmière doit principalement recueillir des données sur la douleur que ressent la cliente. Par la suite, l'évaluation peut se poursuivre sur des éléments pertinents de la situation de celle-ci qui aideront à mieux planifier ses soins. Il est primordial de toujours considérer l'ensemble des données selon une perspective holiste, car même si certains éléments n'ont pas de liens directs et apparents avec la douleur de madame Aubertin, d'autres peuvent toutefois l'influencer indirectement et même contribuer à l'augmenter.

Plusieurs données sont à considérer pour arriver à préciser le problème prioritaire de madame Aubertin. D'abord, sur le plan physique, au-delà de la mastectomie que la cliente vient de subir, la collecte des données révèle qu'elle a subi deux chirurgies importantes dans un intervalle de cinq années : une cholécystectomie et une césarienne. De plus, la mère et l'une des sœurs de la cliente sont décédées du cancer du sein. Cette donnée est importante à considérer compte tenu du caractère génétique lié au cancer ; elle peut également avoir une influence sur la dimension psychologique de la cliente. Enfin, sur le plan social et familial, madame Aubertin est une femme de 41 ans, séparée et mère de trois enfants âgés de 5 à 12 ans.

Au point de vue clinique, à la suite de sa mastectomie totale gauche, madame Aubertin signale qu'elle éprouve de la douleur d'intensité modérée au repos (5 sur 10) et intense à la mobilisation (7 sur 10). Cette douleur se situe au site opératoire, et elle irradie vers le bras gauche. La cliente décrit sa douleur comme étant lancinante (qui élance ou tiraille, comme si des coups de lance étaient ressentis) et semblable à la sensation de brûlure. La méthode utilisée pour soulager la douleur est d'ordre pharmacologique, impli-

quant l'autoadministration de morphine (un opioïde) avec une pompe ACP pour une période de 48 heures suivant l'intervention chirurgicale ; la prescription est encore valide pour 12 heures. L'**ENCADRÉ 33.15** dresse la liste des données recueillies au cours de l'évaluation clinique.

33.3.2 Analyse et interprétation des données

L'analyse des données montre que la douleur de madame Aubertin n'est pas soulagée efficacement, bien que cette dernière reçoive de la morphine par sa pompe et qu'elle en comprenne le fonctionnement. La mastectomie totale engendre des douleurs intenses puisque la chirurgie a nécessité l'incision de tissus cutanés, de muscles et de tissus nerveux. De plus, cette cliente a subi deux chirurgies au cours des cinq dernières années. La gestion de la douleur lors de ces chirurgies n'a peut-être pas été optimale ; il se peut qu'un phénomène de neuroplasticité (mémoire de la douleur) soit réactivé à l'occasion de chirurgies subséquentes. De plus, le stress que vit la cliente quant à sa chirurgie, et au

COLLECTE DES DONNÉES

ENCADRÉ 33.15 Situation clinique de madame Aubertin

Données subjectives

- Douleur au site opératoire à 5 sur 10 au repos et à 7 sur 10 à la mobilisation
- Douleur qui irradie vers le bras gauche
- Douleur lancinante sous forme de brûlure
- Antécédents familiaux de cancer du sein
- Deux chirurgies précédentes, dans un intervalle de cinq ans

Données objectives

- Cancer du sein gauche traité par une mastectomie totale il y a 18 heures
- Morphine avec pompe ACP pour 48 heures
- Tendance à porter la main à sa plaie opératoire
- Valeurs des signes vitaux : P : 85 batt./min ; P.A. (à droite) : 110/70 mm Hg (normale de la cliente : 125/75 mm Hg) ; R : 16/min

fait que d'autres membres de sa famille sont décédés du même type de cancer et qu'elle ait trois enfants à la maison peut augmenter son degré d'anxiété et produire un impact sur sa perception de la douleur. Madame Aubertin est aux prises avec des douleurs de type aigu, de nature nociceptive d'origine somatique. Il s'agit d'un type de douleur courant à la suite d'une chirurgie, car elle prend naissance dans l'os, l'articulation, le muscle, la peau ou le tissu conjonctif. De façon générale, elle est qualifiée de lancinante et localisée. C'est donc un type de douleur qui est documenté dans les suites d'une mastectomie totale. Il faut noter que la sensation de brûlure pourrait signifier une atteinte à un nerf traduisant une douleur neurogène, d'où l'intérêt de prescrire un coanalgésique tel que le Neurontin^MD, qui lui sera administré au moment du retour du péristaltisme intestinal afin qu'elle ne vomisse pas le médicament et que l'absorption de celui-ci n'en soit pas diminuée.

La douleur aiguë de nature nociceptive d'origine somatique réagit bien aux traitements pharmacologiques qui font appel à des analgésiques opioïdes, notamment la morphine. Puisque les évaluations de sa douleur sont élevées et qu'elle est traitée seulement pour l'aspect physiologique de sa douleur, il y a lieu de penser que madame Aubertin n'est pas suffisamment soulagée par le moyen de traitement utilisé.

L'**ENCADRÉ 33.16** révèle le problème prioritaire de madame Aubertin à la suite de l'évaluation clinique de sa situation.

33.3.3 Planification des soins et établissement des priorités

Dans la situation de madame Aubertin, les étapes précédentes de la démarche systématique ont permis de déterminer le problème de douleur aiguë de modérée à intense que ressent la cliente.

CONSTAT DE L'ÉVALUATION

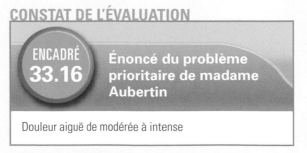

ENCADRÉ **33.16** Énoncé du problème prioritaire de madame Aubertin

Douleur aiguë de modérée à intense

Devant un tel problème, l'objectif sera de réduire la douleur de madame Aubertin sous le niveau d'intensité 4 sur 10, au repos ainsi qu'à la mobilisation. Pour atteindre ce résultat, l'infirmière mettra en place diverses interventions **TABLEAU 33.14**. Elle s'assurera en priorité que la cliente comprend bien la méthode de soulagement utilisée, soit la pompe d'analgésie contrôlée par le patient. Si la méthode est bien comprise et appliquée, mais que la douleur persiste, elle avisera le médecin de la non-réponse de la cliente à la médication. Compte tenu de la médication opioïde, l'infirmière assurera une surveillance attentive des signes de dépression respiratoire. Parallèlement, elle prêtera attention aux éléments pouvant engendrer de la douleur, notamment sur le plan neurovasculaire, et à une possible compression du bras gauche de la cliente. La mobilisation du bras de madame Aubertin doit être encouragée, mais en tenant compte des limitations propres à une mastectomie totale et du programme préconisé par l'équipe de réadaptation.

33.3.4 Interventions cliniques

Pour madame Aubertin, les interventions infirmières doivent être instaurées afin de gérer sa douleur aiguë, et le résultat escompté est d'en réduire l'intensité sous le seuil de 4 sur 10.

Les paragraphes qui suivent analysent les principales interventions infirmières qui s'imposent pour assurer ce soulagement de la douleur chez madame Aubertin. Les interventions décrites sont justifiées pour en faciliter la compréhension et l'intégration. De plus, une attention particulière est accordée à l'ordre de priorité des interventions. Dans le cas de la situation clinique de madame Aubertin, trois interventions prioritaires ont été retenues et justifiées.

La première intervention concerne la gestion de la douleur par un traitement pharmacologique permettant de réduire l'intensité de douleur sous le seuil de 4 sur 10 par rapport aux scores de 5 sur 10 et de 7 sur 10 indiqués dans la mise en contexte. Si l'expression de la douleur par madame Aubertin égale ou excède 4 sur 10, il y aurait lieu d'informer le médecin traitant (chirurgien) de l'intensité de sa douleur malgré l'analgésie actuelle. Il est possible que la posologie de la morphine administrée par la pompe ACP soit augmentée ou que le médecin prescrive des entre-doses de morphine pour optimiser le soulagement. Madame Aubertin recevra une médication adjuvante, soit le Neurontin^MD, environ 48 heures après sa chirurgie (au retour du péristaltisme). Au regard d'un traitement analgésique opioïde, il est nécessaire d'assurer une surveillance des effets de cette médication

TABLEAU 33.14 — Résultats escomptés et interventions prioritaires liés à la situation clinique de madame Aubertin

PLANIFICATION / RÉSULTATS ESCOMPTÉS CHEZ LA CLIENTE

Madame Aubertin évaluera sa douleur à moins de 4 sur 10, au repos et à la mobilisation

INTERVENTIONS INFIRMIÈRES	JUSTIFICATIONS
• Procurer de l'assistance pour l'utilisation de la pompe ACP.	• Vérifier que la cliente comprend bien le fonctionnement de sa pompe ACP, c'est-à-dire qu'elle sait qu'elle doit appuyer sur le bouton dès qu'elle ressent une douleur et qu'elle ne doit pas attendre que la douleur soit installée. • Vérifier que la cliente comprend bien que la pompe est programmée pour donner des doses prédéterminées, qu'elle est sûre (ne peut donner plus que la dose qui est programmée) et qu'elle favorise un soulagement optimal de la douleur.
• Surveiller la réaction à l'administration d'analgésiques opioïdes (état de conscience, fréquence et profondeur de la respiration, SpO$_2$, ronflements).	• S'assurer que la cliente ne développe pas une dépression respiratoire en évaluant l'état de conscience et l'état respiratoire.
• Informer le médecin traitant (chirurgien) de l'intensité de la douleur malgré la morphine administrée par pompe ACP.	• Éviter que la cliente souffre indûment : lorsque la médication analgésique prescrite ne permet plus de soulager efficacement la douleur, il est important d'en informer rapidement le médecin traitant.
• Proposer des méthodes non pharmacologiques de gestion de la douleur	• Optimiser le soulagement de la douleur par l'utilisation de méthodes non pharmacologiques combinées à la médication. Il faut les proposer à la cliente, respecter ses préférences et impliquer la famille dans leur application. Expliquer à la cliente que ces méthodes ont des effets physiologiques réels et qu'elles doivent être utilisées.
• Vérifier les signes neurovasculaires et l'absence de compression au bras gauche q.2-4 h.	• Détecter l'apparition d'un syndrome du compartiment pouvant être lié à l'œdème produit par la chirurgie, ce qui exacerberait la douleur aiguë. La compression du bras opéré par la mesure de la pression artérielle ou par toute autre intervention, comme un prélèvement sanguin, peut engendrer de la douleur et un risque de lymphœdème.
• S'assurer que la plaie n'est pas infectée.	• Écarter la possibilité qu'une infection ou une accumulation de liquide exacerbe la douleur.
• Offrir un soutien psychologique (relation d'aide et écoute active) à la cliente.	• Permettre à la cliente de ventiler ses émotions relativement à l'impact émotionnel de sa chirurgie et contribuer à diminuer l'intensité de sa douleur.

33

notamment l'intensité de la douleur, l'état de conscience (degré de sédation), la respiration et les ronflements. Des méthodes non pharmacologiques peuvent aussi être proposées à madame Aubertin, telles la relaxation, l'écoute de musique et la distraction. Il est possible d'impliquer la famille dans l'application de ces méthodes, mais en respectant toujours les préférences de la cliente.

La deuxième intervention dans l'ordre des priorités concerne la surveillance liée à la chirurgie. Elle inclut l'évaluation des signes neurovasculaires. En situation postopératoire, il est incontournable d'assurer un suivi des signes neurovasculaires, et ce, à des intervalles réguliers, soit toutes les deux ou quatre heures. Après une chirurgie aussi importante qu'une mastectomie totale, où les tissus mous, musculaires et nerveux ont été lésés, il faut prévenir l'apparition d'un syndrome du compartiment, qui peut exacerber la douleur aiguë, notamment au membre supérieur du côté de la chirurgie.

Dans le cas de madame Aubertin, il importe aussi de vérifier l'état de la plaie en s'assurant de l'absence d'infection et de la perméabilité des drains (pectoral et axillaire). En effet, s'il y a présence d'infection ou si les drains (drain de Penrose) n'assurent pas l'écoulement des exsudats (processus inflammatoire, plasma, sang), l'accumulation de liquides sérosanguinolents issus de la plaie peut créer une pression sur les cicatrices et engendrer de la douleur.

Le fait de vérifier l'absence de compression au bras gauche constitue une autre intervention prioritaire. La compression du bras gauche occasionnée par la mesure de la pression artérielle, par un mauvais positionnement au lit ou par toute autre intervention de nature compressive peut engendrer un lymphœdème et provoquer une augmentation de la douleur chez madame Aubertin.

Enfin, la mastectomie totale est une chirurgie mutilante qui frappe de plein fouet l'image corporelle et l'estime de soi d'une femme. Les impacts psychologiques d'une telle chirurgie sont foudroyants et, en fin de compte, toujours présents. Ainsi, la dernière intervention prioritaire vise à offrir à madame Aubertin un soutien d'ordre psychologique au moyen de l'écoute active et de la relation d'aide. L'écoute active permet à la cliente de ventiler ses émotions relativement à l'impact émotionnel de sa chirurgie et, par conséquent, de contribuer à diminuer l'intensité de sa douleur. Cela lui permet aussi de s'exprimer sur son vécu et ses inquiétudes, notamment quant à son cancer et à ses enfants.

33.3.5 Évaluation des résultats

Le soulagement de la douleur chez madame Aubertin et le recouvrement de la santé à la suite d'une chirurgie correspondent à un processus évolutif à l'intérieur duquel certains paramètres ou certaines variables peuvent évoluer

rapidement dans une perspective positive, alors que d'autres peuvent être plus lents à s'enclencher et donc être source de douleur. Le contrôle et la supervision des soins sont des activités infirmières complexes qui commandent le développement de compétences intimement liées à l'évaluation clinique, et qui font appel aux habiletés de pensée critique et à l'exercice du jugement clinique. Il est important de vérifier si l'objectif de réduction de la douleur est atteint. Si l'évaluation de la douleur que fait madame Aubertin atteint ou excède toujours 4 sur 10, il y a incontestablement lieu de revoir l'ensemble des interventions infirmières planifiées afin d'en redéfinir certaines, pour ultimement viser le soulagement optimal de la douleur.

33.3.6 Plan thérapeutique infirmier de madame Aubertin

L'histoire de madame Aubertin se situe en période postopératoire immédiate puisqu'elle a été opérée il y a 18 heures. Même si l'infirmière a en tête les éléments de surveillance standards après une mastectomie totale, l'évaluation qu'elle fait de la condition actuelle de la cliente met en évidence un problème de douleur suffisamment important pour qu'il soit crucial de le traiter en priorité. Des directives particulières viennent donc s'ajouter aux interventions habituellement déployées pour le suivi clinique du soulagement de la douleur **FIGURE 33.14**.

Par ailleurs, la surveillance relative aux effets néfastes des opioïdes revêt un caractère particulier pour madame Aubertin, même si l'évaluation du client qui reçoit un tel traitement relève d'une préoccupation continue pour les soins infirmiers. En effet, outre la possibilité d'une dépression respiratoire, l'observation de l'inefficacité de cette mesure antalgique permettra d'ajuster le plan thérapeutique infirmier (PTI) pour émettre d'autres directives visant le soulagement de la douleur de la cliente.

33.3.7 Application de la pensée critique à la situation de madame Aubertin

Tout au long de la démarche de soins réalisée pour madame Aubertin, l'infirmière a utilisé sa pensée critique et a exercé son jugement clinique. Elle a d'abord activé ses connaissances sur la douleur afin de constater que sa cliente présentait une douleur d'une intensité inacceptable. Elle a ensuite cherché les facteurs qui pouvaient

PLAN THÉRAPEUTIQUE INFIRMIER (PTI)

Mᵐᵉ LOUISE AUBERTIN
41 ans

CONSTATS DE L'ÉVALUATION

Date	Heure	N°	Problème ou besoin prioritaire	Initiales	RÉSOLU / SATISFAIT			Professionnels / Services concernés
					Date	Heure	Initiales	
2010-05-02	15:00	1	Mastectomie totale gauche	K.N.				
2010-05-03	09:00	2	Douleur aiguë de modérée à intense	J.B.				

SUIVI CLINIQUE

Date	Heure	N°	Directive infirmière	Initiales	CESSÉE / RÉALISÉE		
					Date	Heure	Initiales
2010-05-02	15:00	1	Appliquer plan de cheminement clinique mastectomie totale.	K.N.			
2010-05-03	09:00	2	Assurer la surveillance relative aux opioïdes (douleur, degré de sédation, état de conscience, respiration, ronflements).				
			Aviser MD par inf. si douleur à 4 sur 10 ou plus malgré l'usage de morphine.	J.B.			

Signature de l'infirmière	Initiales	Programme / Service	Signature de l'infirmière	Initiales	Programme / Service
Kim Nguyen	K.N.	Unité de chirurgie			
Josée Beaulieu	J.B.	Unité de chirurgie			

© OIIQ

PLAN THÉRAPEUTIQUE INFIRMIER (PTI)

2010-05-03 09:00 Accuse douleur lancinante sous forme de brûlure au site opératoire à 5 sur 10 au repos et à 7 sur 10 à la mobilisation. La douleur irradie dans le bras gauche, et la cliente hésite à bouger son bras, craignant d'augmenter sa douleur. Elle croit que son opération n'a pas réussi et que c'est pour cette raison qu'elle souffre autant.

09:00 Utilise adéquatement la pompe ACP. Répond correctement aux questions; alerte et orientée. R : 18/min. Dit qu'elle arrive à s'endormir quand la douleur est moins forte.

FIGURE 33.14 Extrait du plan thérapeutique infirmier de madame Aubertin pour la gestion de sa douleur postopératoire

expliquer cette situation tout en tenant compte de la chirurgie, de l'aspect psychologique entourant une telle chirurgie et de la médication. Cette analyse lui a permis d'associer la chirurgie, la médication et l'état psychologique de la cliente, et de reconnaître ces éléments comme des raisons pouvant expliquer la douleur intense. Évidemment, son expérience en chirurgie l'a souvent placée devant ce genre de problème et lui a donné une base pour effectuer son évaluation. Ainsi, lors de l'évaluation initiale, elle a su mesurer adéquatement la douleur à l'aide de la méthode PQRSTU, ce qui lui a permis de déterminer le problème. Elle a, de plus, procédé à un examen physique (signes neurovasculaires, compression, aspect de la plaie) afin de confirmer les données subjectives obtenues auprès de la cliente. Elle peut maintenant envisager une intervention afin de régler ce problème qui retarde le rétablissement de madame Aubertin et qui peut en engendrer d'autres. Quand elle a interrogé la cliente, l'infirmière connaissait les questions à poser afin d'obtenir un portrait global de la situation, et elle savait que ses interventions seraient basées sur des pratiques exemplaires. Durant tout ce processus, elle a fait preuve d'une attitude de relation d'aide et d'écoute active autant auprès de la cliente que de ses collègues de travail qui l'aideront à appliquer son plan de soins **FIGURE 33.15**.

Vers un Jugement clinique

Connaissances
- Caractéristiques de la douleur aiguë versus celles de la douleur chronique
- Méthode PQRSTU
- Soulagement pharmacologique et non pharmacologique de la douleur
- Perception de la douleur par la cliente et par l'infirmière
- Soins spécifiques après une mastectomie
- Répercussions psychologiques d'une mastectomie totale
- Soins postopératoires généraux
- Fonctionnement de la pompe ACP

Expériences
- Expérience en soins chirurgicaux postopératoires
- Expérience auprès des clients présentant de la douleur aiguë
- Surveillance des clients recevant des opioïdes
- Expérience auprès des clientes ayant subi une mastectomie

ÉVALUATION

- Évaluation des caractéristiques de la douleur ressentie par madame Aubertin : type, localisation, intensité, signes et symptômes concomitants, moments d'apparition et d'exacerbation
- Mesure des signes vitaux
- Vérification de la compréhension et de la capacité de la cliente par rapport à l'utilisation de la pompe ACP
- Réactions de la cliente aux opioïdes
- Efficacité des mesures antalgiques
- Retour du péristaltisme intestinal
- Présence ou absence de nausées
- État du pansement opératoire
- Caractéristiques de la plaie opératoire : aspect, présence ou absence d'exsudat, etc.
- Mobilité du bras gauche de madame Aubertin

Normes
- Évaluation de la douleur selon la méthode PQRSTU
- Utilisation d'une échelle de mesure commune pour l'évaluation de l'intensité de la douleur
- Normes relatives à la surveillance d'un client recevant des opioïdes

Attitudes
- Croire madame Aubertin quant à la description de sa douleur
- Éviter de transférer sa crainte personnelle de l'accoutumance aux opioïdes
- Reconnaître l'importance de soulager la douleur de la cliente en administrant les analgésiques tel que prescrit

FIGURE 33.15 Application de la pensée critique à la situation clinique de madame Aubertin

■ ■ ■ À retenir

» **Version reproductible**
www.cheneliere.ca/potter

- La douleur est une expérience physique et psychologique subjective.

- Les préjugés sur la douleur soulèvent fréquemment des doutes quant au degré de souffrance du client.

- La culture d'une personne a une influence sur la signification qu'elle donne à la douleur et sur la façon dont elle l'exprime.

- Il arrive souvent que les personnes âgées ne mentionnent pas leur douleur ; l'évaluation n'en est que plus importante.

- Les échelles de mesure de la douleur permettent d'évaluer l'intensité de la douleur et l'efficacité des interventions faites pour la soulager.

- Il est important d'utiliser une échelle de mesure de la douleur appropriée au stade du développement d'un enfant au moment de l'évaluation de la douleur de ce dernier.

- La douleur aiguë se distingue de la douleur chronique par le fait qu'elle a un rôle de protection et d'alarme, alors que la douleur chronique persiste au-delà de la période normale de guérison de l'événement déclencheur.

- L'administration adéquate d'analgésiques exige que l'infirmière connaisse la réaction du client aux médicaments, administre une dose précise du bon médicament au moment opportun, et assure un suivi après son administration.

- L'utilisation d'une posologie régulière pour l'administration d'analgésiques est plus efficace pour soulager la douleur qu'une administration irrégulière, au besoin (p.r.n.).

- La sédation est un effet secondaire des opioïdes qui précède habituellement la dépression respiratoire,

d'où l'importance d'évaluer l'état de conscience, la fréquence respiratoire, la saturation du sang en oxygène et la présence de ronflements chez le client.

- La pompe d'analgésie contrôlée par le patient est un appareil qui permet de procurer un soulagement de la douleur sans risque de surdose.

- L'objectif du traitement de la douleur est aussi de l'anticiper et de la prévenir à l'aide des méthodes appropriées.

Pour en **savoir** plus

» **Version complète et détaillée**
www.cheneliere.ca/potter

ORGANISMES ET ASSOCIATIONS

AQDC
Association québécoise de la douleur chronique
www.douleurchronique.org

SQD
Société québécoise de la douleur
www.sqd.ca

CCD
Coalition canadienne contre la douleur
www.canadianpaincoalition.ca

SCD
Société canadienne de la douleur
www.canadianpainsociety.ca

ASPMN
American Society for Pain Management Nursing
www.aspmn.org

ATDE - Pédiadol
Association pour la diffusion des données sur le traitement de la douleur de l'enfant
www.pediadol.org

IASP
International Association for the Study of Pain®
www.iasp-pain.org

RÉFÉRENCES GÉNÉRALES

Infiressources > Banques et recherche > Traitements > Pharmacologie > Contrôle de la douleur
Infiressources > Carrefour des rubriques > Carrefour clinique > Soins infirmiers et douleur
www.infiressources.ca

PasseportSanté.net > Actualités > Dossiers > Quand on a mal tout le temps…
www.passeportsante.net

laDouleur.ca
www.paincare.ca

Marchand, S. (2009). *Le phénomène de la douleur* (2e éd.). Montréal : Chenelière Éducation.

Chauffour-Ader, C., & Daydé, M.-C. (2008). *Comprendre et soulager la douleur.* Paris : Lamarre.

Muller, A., Metzger, C., Schwetta, M., & Walter, C. (2007). *Soins infirmiers et douleur* (3e éd.). Paris : Masson.

Douleur et Analgésie
Revue internationale éditée en France consacrée à la douleur

Douleurs
Revue scientifique française qui s'adresse aux spécialistes, soignants et acteurs de la santé concernés par la douleur aiguë ou chronique

Pain Management Nursing
Revue scientifique publiée par l'ASPMN axée sur le domaine de la gestion de la douleur, et comment elle s'applique aux soins infirmiers
www.painmanagementnursing.org

Dobkin, P., & Boothroyd, L. (2006). Prise en charge de la douleur chronique (non cancéreuse) : organisation des services de santé. *ETMIS, 2*(4). Montréal : Agence d'évaluation des technologies et des modes d'intervention en santé.
www.aetmis.gouv.qc.ca

Édition française :
Mireille Dubost, Dt.P., M. Sc.
France Nolin, Dt.P., M. Sc.
Yvon Brassard, inf., M. Éd. D.E.

Édition originale :
Patricia A. Stockert,
RN, BSN, MS, PhD

Promouvoir une alimentation adéquate

Objectifs

Après avoir lu ce chapitre, vous devriez être en mesure :

- d'énumérer les différents éléments nutritifs qui composent les aliments ;

- de discuter du rôle des éléments nutritifs dans le maintien d'une bonne santé ;

- de démontrer l'importance de maintenir un équilibre entre l'apport énergétique et les dépenses énergétiques ;

- de détailler les renseignements nutritionnels contenus dans le *Guide alimentaire canadien* ;

- d'expliquer les variations des besoins nutritionnels aux différents âges de la vie ;

- de décrire les principales méthodes d'évaluation nutritionnelle ;

- d'appliquer la démarche de soins infirmiers auprès de clients présentant des troubles alimentaires.

>> **Guide d'études, pages 153 à 157**

Mise en contexte

Jugement clinique

Monsieur Habib Samer, 49 ans, vient d'être diagnostiqué diabétique de type 2. Il mesure 1,67 m et pèse 88 kg. Au cours des 10 dernières années, il a pris 20 kg. Musulman, il respecte le jeûne du ramadan. Il adore les aliments frits et les desserts, ne mange presque pas de viande ni aucun poisson, et il boit moins de un litre de liquide par jour. Depuis quelque temps, il a soif plus souvent et boit plus qu'à l'habitude, mais il ne s'en soucie pas, car il urine beaucoup. Il se montre aussi plus irritable. Il dit être plutôt inactif et effectue tous ses déplacements en voiture. À cause de son travail de représentant, il mange à des heures irrégulières, sans égard à la qualité et à la quantité des aliments consommés. « Pourquoi faire attention à mon alimentation ? », dit-il. Depuis 25 ans, il fume environ 40 cigarettes par jour. En tant qu'infirmière en soins à domicile, vous le rencontrez chez lui pour lui montrer comment changer un pansement simple pour une plaie de 2 cm de diamètre au talon droit. Cette plaie de stade 2 persiste depuis plus de trois semaines et ne guérit pas. Le client a consulté son médecin, et des tests sanguins ont confirmé le diagnostic de diabète. Monsieur Samer a la peau sèche et les ongles cassants. La dernière glycémie à jeun est de 14 mmol/L (valeurs normales : de 3,6 à 6,4 mmol/L), et elle est instable malgré la médication antidiabétique. Monsieur Samer croit qu'il peut guérir de son diabète.

Selon vous, qu'est-ce qui expliquerait les variations de glycémie de monsieur Samer ?

Concepts clés

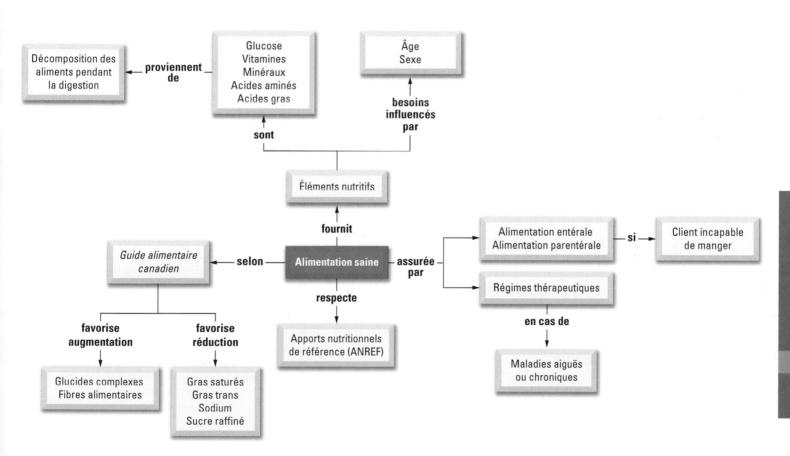

es aliments permettent à l'être humain de subsister. Mais l'acte de manger comprend également une dimension symbolique. En effet, la prise de nourriture accompagne les cérémonies, les réunions sociales, les traditions des fêtes, la religion, les célébrations d'anniversaires et de funérailles. On associe aux aliments des images et des significations propres à sa culture, et à son histoire familiale et personnelle. Les appréhensions vécues par le client malade et sa famille, au moment de la décision de modifier l'alimentation ou de recourir au soutien nutritionnel, sont donc grandes, et elles le sont encore plus lorsque les nutriments sont administrés différemment.

Florence Nightingale, dans les années 1850, a compris l'importance de l'alimentation dans le soin des malades et a souligné la contribution de l'infirmière dans ce domaine (Dossey, 1999). Depuis ce temps, le rôle que joue celle-ci comme intervenante de première ligne dans le champ de la nutrition a évolué, notamment quant au dépistage des problèmes nutritionnels. La thérapie nutritionnelle est maintenant reconnue comme une modalité de traitement lorsqu'un client court un risque de malnutrition (American Dietetic Association, 2006). De plus, cette thérapie peut s'avérer le meilleur traitement pour lutter contre plusieurs maladies, comme le diabète ou l'hypertension (Canadian Diabetes Association Clinical Practice Guidelines Expert Committee, 2008; Canadian Hypertension Education Program, 2008). Certaines conditions, par exemple une maladie intestinale inflammatoire, peuvent même nécessiter un soutien nutritionnel spécialisé comme l'alimentation entérale ou encore parentérale. Dans le cadre de ces traitements, l'infirmière travaille en étroite collaboration avec la nutritionniste, en lien avec le travail d'interdisciplinarité dans les équipes de soins et au moyen d'une approche de partenariat avec le client.

En santé publique, favoriser la saine alimentation est une mesure fondamentale de promotion de bonnes habitudes de vie et constitue, à ce titre, l'un des principaux axes d'intervention visant à améliorer la santé et le bien-être d'une population, comme en témoigne le plan d'action proposé à cet effet par le gouvernement du Québec en 2006 (Ministère de la Santé et des Services sociaux, 2006). Les infirmières, comme bien d'autres professionnels de la santé, sont interpellées dans ces initiatives.

La kilocalorie est l'unité la plus souvent utilisée.

La quantité d'énergie dont l'organisme a besoin résulte de trois composantes: le métabolisme basal, l'activité physique et l'effet thermique des aliments. La somme de ces trois composantes représente la **dépense énergétique totale (DET)**. Le **métabolisme basal (MB)** correspond à la dépense énergétique requise par l'organisme pour maintenir ses activités fondamentales (respiration, circulation, travail cardiaque, maintien de la température, etc.) lorsqu'il est à jeun et au repos. De façon générale, la dépense énergétique au repos représente de 60 à 75 % des besoins quotidiens d'une personne (près de 90 % si elle est alitée). La stature et la constitution de celle-ci sont les principaux déterminants de son métabolisme basal. Les facteurs comme l'âge, la maladie, les blessures, l'activité physique ou la fonction thyroïdienne influent aussi sur la dépense énergétique au repos.

La dépense énergétique liée à l'**activité physique (AP)** est très variable d'une personne à l'autre, et d'une journée à l'autre pour une même personne. Pour un client alité, cette composante représente une faible proportion (moins de 15 %) de la dépense énergétique totale, alors que pour un athlète olympique, la proportion peut excéder 50 %. Enfin, le coût énergétique lié à la consommation des aliments (digestion, absorption, transport, etc.) constitue la dernière composante de la DET. Appelé **effet thermique des aliments (ETA)**, ce coût équivaut à environ 10 % de la teneur énergétique des aliments. L'énergie ainsi dépensée n'est pas disponible pour les besoins de l'organisme.

Lorsque la somme de ces dépenses correspond à l'apport en énergie de l'alimentation, le poids demeure généralement stable. Chez un adulte de poids normal, les besoins énergétiques

34.1

Connaissances scientifiques de base à propos de l'alimentation

34.1.1 Énergie et nutriments

Énergie

Le corps humain a besoin d'énergie pour le fonctionnement de son métabolisme et de la régénération cellulaire, pour assurer sa croissance, et pour se mouvoir. Deux unités sont employées pour mesurer l'énergie que l'organisme utilise: la kilocalorie (kcal) et le kilojoule (kJ) **ENCADRÉ 34.1**.

ENCADRÉ 34.1 Facteurs de conversion

La kilocalorie (kcal), le kilojoule (kJ) et le mégajoule (MJ) mesurent la quantité d'énergie d'un aliment ou l'énergie dépensée par l'organisme. Les facteurs de conversion de ces unités de mesure sont les suivants:

1 kcal = 4,184 kJ

1 kJ = 0,239 kcal

1 000 kJ = 1 MJ

peuvent donc être estimés à partir de la dépense énergétique totale, selon l'équation suivante :

$$\frac{\text{dépense énergétique totale (MB + AP + ETA)}}{} = \frac{\text{besoins énergétiques totaux}}{}$$

Lorsque la dépense énergétique totale ne correspond pas à l'apport énergétique de l'alimentation, le poids fluctue ; il augmente lorsque la dépense est inférieure à l'apport, et il diminue lorsque la dépense excède l'apport. Par conséquent, pour déterminer les besoins énergétiques d'une personne dont le poids doit être modifié, il faut ajuster l'estimation de la dépense énergétique totale à la hausse ou à la baisse, selon l'objectif établi.

Pour estimer la dépense énergétique totale d'une personne, on augmente la valeur du métabolisme de base pour prendre en compte le degré d'activité physique et l'effet thermique de l'alimentation. La valeur obtenue est une fois de plus ajustée à la hausse lorsqu'un stress physiologique accroît le métabolisme (p. ex., chez les grands brûlés). Pour estimer la dépense énergétique totale d'une personne en santé, il n'est toutefois pas nécessaire de considérer séparément ses différentes composantes ; on peut utiliser une équation qui intègre à la fois l'âge, le poids, la grandeur et le degré d'activité physique (Institute of Medicine of the National Academies, Otten, Pitzy Hellwig, & Meyers, 2006).

Nutriments

Un grand nombre de **nutriments** sont essentiels au bon fonctionnement de l'organisme humain, et les quantités qui sont fournies à celui-ci doivent être adaptées à ses besoins. Pour cette raison, les déséquilibres nutritionnels peuvent être la cause de nombreux problèmes de santé. Ces dernières années, le Canada et les États-Unis ont uni leurs efforts pour formuler leurs plus récentes recommandations en matière de nutrition. Élaborées à l'intention des personnes en bonne santé, les valeurs proposées sont regroupées sous l'appellation **apports nutritionnels de référence (ANREF)**. Elles portent sur les trois catégories de nutriments qui fournissent de l'énergie : les glucides (incluant les fibres alimentaires), les protéines (incluant les acides aminés indispensables) et les lipides (incluant les acides gras essentiels) **FIGURE 34.1**, ainsi que sur les vitamines, les minéraux et l'eau. Les apports nutritionnels de référence ne sont ni des minimums ni des maximums à atteindre. Puisqu'ils comportent une marge de sécurité, le fait de ne pas les atteindre ne signifie pas nécessairement que la consommation est insuffisante ; toutefois, plus celle-ci demeure faible par rapport

à la valeur recommandée, plus le risque d'insuffisance nutritionnelle augmente. Par ailleurs, une consommation qui excède l'apport nutritionnel de référence est sans danger pour autant qu'elle reste en deçà de l'**apport maximal tolérable (AMT)**, soit la quantité la plus élevée d'un nutriment qu'une personne peut consommer quotidiennement sans risque d'effets indésirables (Institute of Medicine of the National Academies et al., 2006).

Glucides

Les **glucides** constituent la principale source d'énergie du régime alimentaire (de 45 à 65 % de l'énergie consommée) et un combustible de choix (sous forme de glucose) pour un grand nombre de cellules, en particulier les globules rouges et les cellules qui forment le système nerveux central. Chaque gramme de glucides métabolisé dans l'organisme produit 4 kcal (17 kJ). La valeur nutritive de divers aliments, dont leur teneur en glucides, est indiquée dans le **TABLEAU 34.1**. Selon les recommandations actuelles, la quantité de glucides contenue dans l'alimentation devrait représenter environ la moitié (ou même un peu plus) de l'apport énergétique total (Institute of Medicine of the National Academies et al., 2006). Ainsi, les ANREF recommandent une consommation quotidienne de glucides variant entre 225 et 325 g quand la valeur énergétique de l'alimentation est de 2 000 kcal (8 368 kJ) par jour, et entre 300 et 440 g pour une valeur de 2 700 kcal (11 296 kJ) par jour. Ces glucides devraient provenir principalement d'aliments peu transformés et riches en éléments nutritifs.

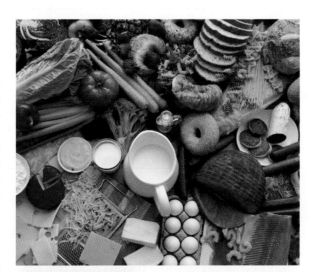

FIGURE 34.1 Trois catégories de nutriments fournissent de l'énergie : les glucides, les protéines et les lipides.

Quelles données connues de l'activité physique de monsieur Samer devriez-vous considérer dans l'évaluation de sa dépense énergétique ?

Jugement clinique

■ **Glucides :** Classe de molécules organiques principalement synthétisées dans le règne végétal, constituées de carbone, d'hydrogène et d'oxygène, jouant dans l'organisme un rôle énergétique.

■ **Nutriment :** Substance alimentaire pouvant être directement et entièrement assimilée sans avoir à subir les modifications de la digestion (p. ex., le glucose, les acides aminés).

34

TABLEAU
34.1
Valeur nutritive de divers aliments

PORTION D'ALIMENT	GLUCIDES TOTAUX (g)[b]	SUCRES (g)	FIBRES (g)	PROTÉINES (g)	LIPIDES TOTAUX (g)	CHOLESTÉROL (mg)
Légumes et fruits 125 ml de brocoli surgelé, cuit	5	1,5	2,5	3	0	0
1 grosse carotte crue	7	3,5	2	0,5	0	0
1 pomme de terre cuite au four (avec pelure)	37	2	4	4,5	0	0
1 petite portion de pommes de terre frites[a]	34	0,5	3	3,5	16	0
250 ml de laitue romaine	2	1	1	0,5	0	0
125 ml d'abricots en conserve (sirop léger)	22	20	2	0,5	0	0
125 ml de jus de pomme 100 % pur	15	14	0	0	0	0
1 orange fraîche	15	12	2,5	1	0	0
3 pruneaux séchés	16	9,5	2	0,5	0	0
Produits céréaliers 1 tranche de pain blanc	18	1,5	1	2,5	1	0
1/2 pita (moyen) de blé entier	18	0,5	2,5	3	1	0
125 ml de riz blanc à l'étuvée, cuit	23	0	0,5	2	0	0
125 ml de millet, cuit	22	0	2,5	3	1	0
125 ml de macaroni de blé entier, cuit	20	0,5	2	4	0,5	0
125 ml de céréale d'avoine (gruau), cuite	20	0,5	3	4	2	0
30 g de flocons multigrains	24	3,5	3	3	0,5	0
30 g de flocons givrés[a]	27	14	0,5	1,5	0	0
30 g de céréales de son (type All Bran[MC])	23	5,5	10	3,5	1	0
1 beigne au miel[a]	27	14	0,5	4	14	4
Lait et substituts 250 ml de lait, 2 % m.g.	12	12	0	8,5	5	21
250 ml de boisson de soya enrichie	12	1,5	1,5	12	5	0

TABLEAU 34.1

Valeur nutritive de divers aliments (*suite*)

Portion d'aliment	Glucides totaux (g)[b]	Sucres (g)	Fibres (g)	Protéines (g)	Lipides totaux (g)	Cholestérol (mg)
50 g de fromage suisse	2,5	0,5	0	14	14	46
50 g de mozzarella partiellement écrémée	1,5	0,5	0	13	8	29
175 g de yogourt nature, 2 % m.g.	12	12	0	9	2,5	11
175 g de yogourt aux fruits, écrémé[a]	33	33	0	7,5	0,5	4
125 ml de pouding au chocolat[a]	29	22	1	3,5	5	4
Viandes et substituts 100 g de saumon de l'Atlantique grillé	0	0	0	22	12	63
100 g de poitrine de poulet rôtie (sans la peau)	0	0	0	30	2	75
100 g de poulet pané et frit[a]	3	0	0	29	15	90
100 g de foie de veau sauté	4,5	0	0	27	6,5	485
2 œufs durs	1	1	0	13	11	431
175 ml de lentilles bouillies	30	2,5	6	13	0,5	0
150 g de tofu ferme	5,5	1,5	2	17	7	0
60 ml de noix mélangées rôties à sec	9	1,5	3	6	18	0
30 ml de beurre d'arachide ordinaire	6,5	3	2	8	16	0
Autres aliments 15 ml de sucre blanc[a]	13	13	0	0	0	0
15 ml d'huile végétale[a]	0	0	0	0	14	0
15 ml de mayonnaise[a]	0,5	0	0	0	11	5
250 ml de boisson gazeuse (cola)[a]	28	23	0	0	0	0
250 ml de boisson à saveur d'orange[a]	34	29	0	0	0	0
150 ml de vin rouge	2,5	1	0	0	0	0

a. Choix riche en sucres ou matières grasses ajoutés.

b. Les glucides totaux comprennent les sucres, les fibres alimentaires et l'amidon (valeur non indiquée).

Source : Tiré de Santé Canada (2007b) *Fichier canadien sur les éléments nutritifs* (version 2007b). [En ligne]. www.santecanada.gc.ca/fcen (page consultée le 16 février 2010).

Les glucides proviennent principalement des végétaux, à l'exception du lactose (le sucre du lait). Ils regroupent plusieurs composés, appelés **saccharides,** qui sont classés en fonction du nombre d'unités de base qu'ils renferment. Pendant la digestion, les monosaccharides comme le glucose (dextrose), le galactose ou le fructose ne peuvent être séparés en éléments glucidiques plus petits ; ils constituent la seule forme de glucides qui soit assimilable par l'organisme. Pour être absorbés, les disaccharides comme le saccharose (sucrose), le lactose et le maltose, qui sont formés de deux monosaccharides, doivent d'abord être digérés (scindés en deux) grâce à l'action de certaines **enzymes** ; une insuffisance d'enzymes telle la lactase, qui digère le lactose, peut occasionner des troubles intestinaux. Les monosaccharides et les disaccharides sont classés parmi les **glucides simples** et sont communément appelés des sucres. Ceux-ci sont naturellement présents dans les fruits, le lait, certains légumes, le miel, la sève d'érable ainsi que dans la canne à sucre, la betterave à sucre et le maïs, dont ils sont extraits pour ensuite être ajoutés dans de nombreux aliments préparés (p. ex., boissons sucrées, pâtisseries, friandises, céréales à déjeuner sucrées).

Les polysaccharides comme l'amidon et les fibres alimentaires sont constitués d'un grand nombre de monosaccharides. Souvent appelés **glucides complexes,** ils sont insolubles dans l'eau et assimilés à différents degrés dans l'organisme. L'**amidon,** présent dans les produits céréaliers (comme le riz et les pâtes alimentaires), les légumineuses et les tubercules (comme la pomme de terre), est généralement bien assimilé. Toutefois, l'humain ne possède pas les enzymes nécessaires à la digestion des **fibres alimentaires.**

| **Fibres alimentaires** | Présentes dans les légumineuses, les produits céréaliers à grains entiers ou à base de son, les noix et les graines, les fruits et les légumes, les fibres exercent un rôle important dans la prévention des maladies, notamment en raison de leur action bénéfique sur la fonction intestinale et sur la flore qui habite le côlon. Les fibres sont souvent divisées en deux catégories selon leur capacité à se dissoudre ou non dans l'eau : les fibres solubles (p. ex., la pectine) et les fibres insolubles (p. ex., la cellulose). Selon les recommandations actuelles, l'apport quotidien en fibres devrait se situer à environ 25 g chez la femme et à environ 38 g chez l'homme (Institute of Medicine of the National Academies et al., 2006). Le **TABLEAU 34.1** présente la teneur en fibres alimentaires de divers aliments.

Protéines

Bien que les protéines soient une source d'énergie pour l'organisme, chaque gramme métabolisé lui fournissant 4 kcal (17 kJ), elles sont surtout essentielles à la synthèse (fabrication) cellulaire au cours de la croissance, au maintien des tissus et à leur réparation. Le collagène, les muscles, certaines hormones, les enzymes, les cellules immunitaires, l'ADN et l'ARN sont tous composés de protéines ou de molécules s'apparentant aux protéines. De plus, les protéines sont nécessaires à la coagulation sanguine, à la régulation des liquides et à l'équilibre acidobasique. Les nutriments et plusieurs substances pharmacologiques sont transportés par des protéines dans le sang.

L'unité de base des protéines est l'**acide aminé.** Vingt acides aminés différents entrent dans la composition des protéines. Neuf d'entre eux sont des **acides aminés essentiels.** Parce que l'organisme ne peut les synthétiser, il est nécessaire de les retrouver dans le régime alimentaire **ENCADRÉ 34.2.** Les autres acides aminés (p. ex., l'alanine, l'asparagine et l'acide glutamique) peuvent être synthétisés par l'organisme et sont classés comme des **acides aminés non essentiels.** Les acides aminés se lient entre eux pour former des protéines plus ou moins volumineuses.

La digestion permet de briser les liens à l'intérieur des protéines alimentaires et de libérer les acides aminés, qui sont ensuite absorbés dans l'organisme. Les mélanges d'acides aminés ainsi absorbés ne sont pas tous utilisés de

---

ENCADRÉ 34.2 **Acides aminés essentiels**

- Histidine (bananes, raisins, viande, volaille, produits laitiers)
- Isoleucine (œufs, poulet, porc, légumineuses, lait)
- Leucine (produits laitiers, œufs, porc, bœuf, poulet, légumineuses, soya, légumes feuillus)
- Lysine (légumes feuillus, légumineuses, viande, volaille, produits laitiers, fruits mûrs)
- Méthionine (grains entiers, viande, volaille, produits laitiers, légumes feuillus, pêches, raisins)
- Phénylalanine (fromage blanc, légumineuses, volaille, arachides, pistaches, amandes, légumes feuillus, grains entiers)
- Thréonine (volaille, porc, légumes feuillus, grains entiers, pommes, pêches, figues)
- Tryptophane (graines, orge, millet, patates douces, mangues, papayes, lait)
- Valine (légumes feuillus, millet, riz, légumineuses, pistaches, pêches, volaille, lait)

la même façon ; selon leur composition, ils répondent aux besoins de synthèse protéique de l'organisme à des degrés divers. Une protéine alimentaire est complète lorsqu'elle fournit à l'organisme une proportion adéquate des neuf acides aminés essentiels. Les **protéines complètes** se trouvent en bonne quantité dans les aliments issus du règne animal – viande, poissons, mollusques et crustacés, volaille, abats, œufs et produits laitiers – ainsi que dans le soya (une légumineuse) **TABLEAU 34.1**. Les aliments du règne végétal, tels que les légumineuses (à l'exception du soya), les céréales, les graines, les noix et les légumes renferment des quantités variables, mais souvent moindres de protéines, généralement incomplètes parce qu'elles sont pauvres en l'un ou plusieurs des acides aminés essentiels. Toutefois, une personne puise rarement ses protéines dans un seul aliment. La qualité protéique d'une alimentation variée est donc rarement préoccupante, sauf pour un végétarien strict (ou un végétalien, soit une personne qui ne s'alimente qu'à partir du règne végétal). Dans ce cas, la combinaison adéquate de **protéines incomplètes** permet d'assurer la complémentarité des protéines, c'est-à-dire que la pauvreté relative d'un acide aminé essentiel dans un aliment est compensée par un autre aliment contenant cet acide aminé. Une alimentation végétalienne variée assure une complémentarité adéquate par les combinaisons suivantes :

$$\text{légumineuses + céréales} = \text{protéines complètes}$$

$$\text{légumineuses} + \text{noix et graines} = \text{protéines complètes}$$

Chez l'adulte en santé, l'apport recommandé en protéines est exprimé selon le poids, soit 0,8 g de protéines par kilogramme de poids (p. ex., dans le cas de monsieur Samer, cela représente un apport de 70 g de protéines par jour) (Institute of Medicine of the National Academies et al., 2006). Bien que l'ingestion de protéines ne soit pas de première importance pour satisfaire les besoins énergétiques, elle est fondamentale pour maintenir un bilan azoté adéquat. Les protéines constituent la principale source d'azote pour l'organisme. Le bilan azoté est en équilibre lorsque l'apport en azote alimentaire est égal aux pertes (urinaires, cutanées, etc.), comme c'est souvent le cas chez un adulte en santé. Il est positif lorsque l'apport d'azote est supérieur aux pertes, une condition nécessaire à l'acquisition de nouveaux tissus (pendant la croissance, la grossesse, l'allaitement, le gain de masse musculaire et la cicatrisation). Un bilan azoté négatif survient lorsque l'organisme excrète plus d'azote qu'il en ingère, par exemple dans le cas d'infections, de brûlures, de fièvre, de malnutrition, de traumatismes ou d'interventions chirurgicales. La perte accrue d'azote s'explique par la destruction

des tissus ou la perte de liquides organiques contenant de l'azote. Au cours de telles affections, il faut viser à faire retrouver l'équilibre alimentaire au client. Une consommation suffisante et équilibrée d'aliments s'avère particulièrement importante, car elle permet de réduire l'utilisation des protéines corporelles comme source d'énergie.

Lipides

Les **lipides** constituent la source d'énergie la plus concentrée puisque chaque gramme métabolisé fournit 9 kcal (38 kJ). Les quantités que renferment les aliments varient beaucoup. La plupart des lipides contenus dans l'alimentation sont sous forme de triglycérides, lesquels sont constitués en bonne partie d'**acides gras**, qui sont l'unité de base des lipides. Les acides gras sont des chaînes plus ou moins longues d'atomes de carbone et d'hydrogène ayant une fonction acide à une extrémité. Ils peuvent être **saturés**, ce qui signifie que chaque atome de carbone dans la chaîne est lié à deux atomes d'hydrogène, ou **insaturés**, lorsqu'il manque un atome d'hydrogène à au moins deux atomes de carbone, qui sont alors liés par une liaison double. Les **acides gras mono-insaturés** ont une seule liaison double, tandis que les **acides gras polyinsaturés** contiennent au moins deux liaisons carboniques doubles.

La plupart des matières grasses d'origine animale (à l'exception de celles contenues dans les poissons) fournissent principalement des acides gras saturés et mono-insaturés. C'est aussi le cas de certaines huiles tropicales (p. ex., l'huile de palme), mais la plupart des matières grasses d'origine végétale ont de plus grandes quantités d'acides gras mono-insaturés et polyinsaturés **FIGURE 34.2**. Les graisses végétales qui sont durcies par hydrogénation renferment des quantités variables d'acides gras particuliers appelés acides gras trans. Les acides gras trans ainsi que certains acides gras saturés ont des effets nuisibles sur la santé cardiovasculaire, alors que les acides gras mono-insaturés et polyinsaturés ont un effet protecteur.

L'être humain a absolument besoin de trouver certains acides gras dans son alimentation parce qu'il ne peut pas les synthétiser ou alors il le fait difficilement. Ces acides gras polyinsaturés essentiels appartiennent à deux familles distinctes : celle des oméga-6 et celle des oméga-3. La famille des **oméga-6** est représentée par l'**acide linoléique**, abondant dans plusieurs huiles végétales (tournesol, soya, maïs, carthame). La famille des **oméga-3** est moins répandue ; ces acides se retrouvent principalement dans les poissons comme le saumon, le flétan et le

L'être humain a absolument besoin de trouver certains acides gras dans son alimentation parce qu'il ne peut pas les synthétiser ou alors il le fait difficilement.

■ **Protéine incomplète :**
Protéine alimentaire qui fournit à l'organisme une proportion insuffisante de un ou plusieurs des neuf acides aminés essentiels. Synonyme : protéine de faible valeur biologique.

■ **Acide linoléique :**
Acide gras polyinsaturé oméga-6 présent sous forme de glycéride dans les aliments.

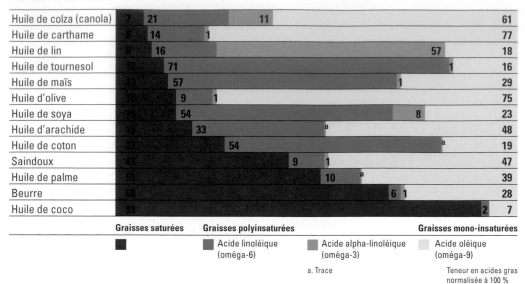

Graisses alimentaires

	Graisses saturées	Graisses polyinsaturées	Graisses mono-insaturées
Huile de colza (canola)	7	21 — 11	61
Huile de carthame	8	14 — 1	77
Huile de lin	9	16 — 57	18
Huile de tournesol	12	71 — 1	16
Huile de maïs	13	57 — 1	29
Huile d'olive	15	9 — 1	75
Huile de soya	15	54 — 8	23
Huile d'arachide	19	33 — a	48
Huile de coton	27	54 — a	19
Saindoux	43	9 — 1	47
Huile de palme	51	10 — a	39
Beurre	68	6 — 1	28
Huile de coco	91	2 —	7

Légende : ■ Graisses saturées — Acide linoléique (oméga-6) — Acide alpha-linoléique (oméga-3) — Acide oléique (oméga-9)

a. Trace — Teneur en acides gras normalisée à 100 %

FIGURE 34.2 Comparaison de diverses huiles et graisses selon leur composition en acides gras

Source : Adapté de Canola Council of Canada (2009). *Canola Oil: Properties and Uses.* [En ligne]. www.canolacouncil.org/canola_oil_properties_and_uses.aspx (page consultée le 8 janvier 2010).

Cholestérol : Substance grasse de la classe des stérols, pouvant se présenter sous forme de cristaux blancs nacrés, contenue dans les membranes des cellules, les graisses et les liquides de l'organisme, et dont la présence en excès dans le sang provoque des troubles (cardiovasculaires entre autres).

hareng, dans les graines et l'huile de lin, et, en plus faible concentration, dans les huiles de canola et de soya, le germe de blé et les noix de Grenoble.

Selon les recommandations actuelles, de 20 à 35 % de l'énergie que fournit l'alimentation devrait être sous forme de lipides (Institute of Medicine of the National Academies et al., 2006). Par exemple, une alimentation fournissant 2 000 kcal (8 368 kJ) par jour devrait contenir entre 45 et 75 g de lipides, alors qu'une alimentation qui fournit 2 700 kcal (11 296 kJ) devrait en renfermer entre 60 et 105 g. Enfin, il faut souligner que le **cholestérol** fait également partie des lipides. Seuls les aliments d'origine animale (viande, volaille, abats, poisson, œufs, produits laitiers non écrémés) renferment du cholestérol **TABLEAU 34.1**.

Eau

L'eau est essentielle à la vie. Le poids total du corps est constitué de 50 à 70 % d'eau. Ce pourcentage est plus élevé chez les nourrissons, et il tend à diminuer avec l'âge. Il est également plus élevé chez les personnes minces, car les muscles contiennent plus d'eau que tout autre tissu, à l'exception du sang. Une personne privée d'eau ne pourra survivre que pendant quelques jours.

Chacun répond à ses besoins en eau en ingérant des boissons et des aliments solides à haute teneur en eau, comme les fruits et les légumes frais. L'organisme produit également de l'eau au cours de l'oxydation des aliments. Chez une personne en santé, l'apport liquidien total est égal aux pertes entraînées par l'élimination urinaire, la respiration et la transpiration. Dans des conditions normales, une femme devrait consommer l'équivalent d'environ 2,2 L d'eau par jour et un homme, l'équivalent d'environ 3 L d'eau quotidiennement, cette eau pouvant provenir de boissons telles que l'eau de consommation, le lait, le thé, le café, les jus, etc. (Institute of Medicine of the National Academies et al., 2006). Une personne malade peut voir son besoin liquidien augmenter (p. ex., si elle est fiévreuse ou si elle a des pertes gastro-intestinales). Par contre, un client qui éprouve des problèmes de santé peut aussi avoir de la difficulté à excréter les liquides (p. ex., dans les cas de maladies rénales ou cardiorespiratoires), ce qui nécessite parfois une réduction de l'apport liquidien.

Vitamines

Les **vitamines** sont des substances organiques présentes en petite quantité dans les aliments et essentielles au fonctionnement de l'organisme. Celui-ci est incapable de synthétiser la plupart des vitamines et, quand il y parvient (p. ex., dans le cas de la vitamine D), c'est souvent en quantité insuffisante. L'apport en vitamines dépend donc de l'alimentation. La préparation et l'entreposage des aliments modifient leur teneur vitaminique. Les aliments frais qui sont consommés rapidement sans avoir été exposés à la chaleur, à l'air ou à l'eau de cuisson ont un contenu vitaminique habituellement plus élevé que les autres. Le **TABLEAU 34.2** indique les principales sources alimentaires de

TABLEAU
34.2

Recommandations d'apports et sources alimentaires de vitamines

VITAMINE	ANREF CHEZ L'ADULTE[a]	PRINCIPALES SOURCES ALIMENTAIRES
Vitamines liposolubles Vitamine A (rétinol + bêta-carotène)	700 à 900 ÉAR/jour (AMT = 3 000 µg de rétinol)	Foie, produits laitiers, œufs ; légumes et fruits jaunes, orange et vert foncé (bêta-carotène seulement)
Vitamine D	5 µg/jour[b] (AMT = 50)	Peu de sources naturelles, hormis le poisson et les œufs ; aliments enrichis : lait, margarine, yogourt et boisson de soya
Vitamine E	15 mg/jour (AMT = 1 000)	Germe de blé, noix, graines et huiles végétales tirées de ces aliments ; produits alimentaires fabriqués à partir d'huiles végétales (margarine, vinaigrettes, mayonnaise, etc.) ; certains légumes verts
Vitamine K	90 à 120 µg/jour (AMT = ND)	Légumes vert foncé, certaines légumineuses, huiles de canola et de soya, et produits renfermant ces huiles
Vitamines hydrosolubles Thiamine (B$_1$)	1,1 à 1,2 mg/jour (AMT = ND)	Produits céréaliers à grains entiers ou enrichis, porc, germe de blé, légumineuses, foie, noix et graines, petits pois
Riboflavine (B$_2$)	1,1 à 1,3 mg/jour (AMT = ND)	Produits laitiers, produits de boulangerie fabriqués avec une farine enrichie, pâtes alimentaires enrichies, foie, rognons, œufs, mollusques, noix et graines, certains légumes
Niacine (B$_3$)	14 à 16 ÉN/jour (AMT = 35)	Viande, volaille, poisson, foie, produits céréaliers à grains entiers ou enrichis, noix et graines, légumineuses
Acide pantothénique (B$_5$)	5 mg/jour (AMT = ND)	Très répandu dans les aliments. Viandes et substituts (y compris les abats), produits céréaliers à grains entiers ou enrichis, légumes (p. ex., avocat, brocoli, champignons), produits laitiers
Vitamine B$_6$	1,3 mg/jour (AMT = 100)	Viande, volaille, poisson, foie, légumineuses, noix et graines, plusieurs légumes (dont la pomme de terre), certains fruits (p. ex., avocat, banane), produits céréaliers à grains entiers et enrichis, germe de blé
Biotine (B$_8$)	30 µg/jour (AMT = ND)	Foie, œuf, légumineuses, noix et graines (incluant les arachides), viande, poisson, certains légumes et fruits
Folate (acide folique) (B$_9$)	400 µg ÉFA/jour (AMT = 1 000 µg)	Plusieurs légumes (dont les légumes verts feuillus) et fruits, abats, germe de blé, produits céréaliers à grains entiers ou enrichis (pâtes alimentaires et produits fabriqués avec une farine blanche en particulier), légumineuses, noix et graines

34

Jugement clinique

Quel devrait être l'apport en vitamine C pour monsieur Samer ?

TABLEAU 34.2

Recommandations d'apports et sources alimentaires de vitamines (suite)

VITAMINE	ANREF CHEZ L'ADULTE[a]	PRINCIPALES SOURCES ALIMENTAIRES
Vitamine B_{12}	2,4 µg/jour (AMT = ND)	Seulement d'origine animale : abats, viande, volaille, poisson, œufs, produits laitiers ; aliments enrichis : boisson de soya, succédanés de la viande
Vitamine C	75 à 90 mg/jour[c] (AMT = 2 000)	Légumes et fruits (p. ex., poivrons rouge et vert, brocoli, choux de Bruxelles, chou-fleur, pois mange-tout, agrumes, kiwis, fraises, papaye, melon)

a. Les valeurs des ANREF présentées dans ce tableau correspondent aux besoins typiques d'adultes en santé âgés de 19 à 50 ans.
b. Apport en vitamine D recommandé en l'absence d'exposition suffisante au soleil. 1 µg = 40 UI de vitamine D.
c. Les fumeurs doivent augmenter leur apport en vitamine C de 35 mg par jour.
AMT : Apport maximal tolérable qui s'applique aux aliments et aux suppléments, sauf en ce qui concerne la vitamine E, la niacine et le folate, pour lesquels il s'applique uniquement aux formes synthétiques fournies par les suppléments ou les aliments enrichis.
ÉAR : Équivalent d'activité du rétinol (unité de mesure de la teneur en vitamine A).
ÉFA : Équivalent de folates alimentaires (unité de mesure du folate).
ÉN : Équivalent de niacine (unité de mesure de la niacine).
ND : Non déterminé.
Source : Adapté de Institute of Medicine of the National Academies, Otten, J.J., Pitzy Hellwig, J., & Meyers, L.D. (Eds). (2006). *Les apports nutritionnels de référence : le guide essentiel des besoins en nutriments.* Washington, D.C. : National Academy Press.

même que l'apport nutritionnel de référence chez l'adulte pour chaque vitamine.

Les vitamines peuvent être liposolubles ou hydrosolubles. Les vitamines liposolubles (A, D, E et K) sont plus facilement mises en réserve par l'organisme que les vitamines hydrosolubles, qui comprennent la vitamine C, et les vitamines du groupe B, au nombre de huit. Tous ces composés sont utilisés comme catalyseurs dans les réactions biochimiques. Certaines vitamines exercent un rôle d'antioxydants, permettant de neutraliser les radicaux libres générés au cours de réactions d'oxydation. Il s'agit des vitamines C et E, et du bêta-carotène (une forme de vitamine A) (Nix, 2005). Les vitamines peuvent être toxiques pour l'organisme lorsqu'elles s'y accumulent en trop grande quantité. L'hypervitaminose survient le plus souvent lorsqu'une personne ingère des doses excessives (intentionnelles ou non) de suppléments vitaminés.

Minéraux

Contrairement aux autres nutriments, les **minéraux** ne sont pas des molécules, mais plutôt des éléments chimiques simples essentiels à l'organisme, car ils agissent comme catalyseurs des réactions biochimiques. Le **TABLEAU 34.3** indique les principales sources alimentaires de minéraux de même que l'apport nutritionnel de référence chez l'adulte pour chaque minéral jugé essentiel à l'organisme.

Les minéraux essentiels se divisent en deux groupes : les macroéléments et les oligoéléments. Les **macroéléments** sont les minéraux dont le besoin quotidien est supérieur à 100 mg ; ce sont le calcium, le phosphore, le magnésium, le sodium, le potassium et le chlore. Quand le besoin quotidien est inférieur à 100 mg, on parle d'**oligoélément** (ou d'élément trace). Le fer, le zinc, le manganèse et le sélénium (un minéral ayant des propriétés antioxydantes) sont des exemples d'oligoéléments. Il est possible que le silicium, le vanadium, le nickel, l'étain, le cadmium, l'arsenic, l'aluminium et le bore, qui se trouvent à l'état de traces dans l'alimentation, jouent un rôle qui n'a pas encore été défini. Toutefois, certains effets toxiques de l'arsenic, de l'aluminium et du cadmium sont d'ores et déjà connus.

Autres composés alimentaires

Outre les macronutriments et les micronutriments essentiels, les aliments renferment de

TABLEAU 34.3	Recommandations d'apports et sources alimentaires de minéraux	
MINÉRAL	**ANREF** CHEZ L'ADULTE[a]	**PRINCIPALES SOURCES ALIMENTAIRES**
Macroéléments Calcium	1 000 mg/jour (AMT = 2 500)	Produits laitiers (à l'exclusion du beurre et de certains fromages frais), boisson de soya enrichie, jus d'orange enrichi, saumon et sardines en conserve (avec les arêtes), certains légumes verts, légumineuses (y compris le tofu), amandes, noix du Brésil, graines de sésame non décortiquées, mélasse noire
Phosphore	700 mg/jour (AMT = 4 000)	Produits laitiers (à l'exclusion du beurre), viande et substituts, produits céréaliers à grains entiers, levure
Magnésium	310 à 420 mg/jour (AMT = 350)	Produits céréaliers à grains entiers, légumineuses, noix et graines, certains légumes et fruits, cacao
Sodium[b]	1 500 mg/jour (AMT = 2 300)	Sel de table, condiments, charcuteries, grignotines, aliments pré-emballés, eaux minérales
Potassium	4 700 mg/jour (AMT = ND)	Légumes et fruits, produits laitiers (sauf le beurre), viande et substituts, son de blé, mélasse noire
Oligoéléments Fer	8 à 18 mg/jour (AMT = 45)	Foie, viande rouge, mollusques, produits céréaliers à grains entiers ou enrichis, légumineuses, légumes vert foncé, fruits séchés, noix et graines, mélasse noire (les abats, la viande, la volaille et le poisson sont une source de fer hémique)
Zinc	8 à 11 mg/jour (AMT = 40)	Huîtres, foie, viande, légumineuses, noix et graines, germe de blé, céréales à déjeuner enrichies
Cuivre	0,9 mg/jour (AMT = 10)	Mollusques, foie, noix et graines, produits céréaliers à grains entiers, légumineuses, certains légumes et fruits, cacao
Manganèse	1,8 à 2,3 mg/jour (AMT = 11)	Produits céréaliers à grains entiers, noix et graines, légumineuses, poisson, certains légumes et fruits, thé, vin, cacao
Sélénium	55 µg/jour (AMT = 400)	Abats, fruits de mer, viande, volaille, œufs, produits céréaliers (quantités variables)
Iode	150 µg/jour (AMT = 1 100)	Produits de la mer (incluant les algues), sel iodé, produits laitiers, aliments contenant des additifs à base d'iode
Chrome	25 à 35 µg/jour (AMT = ND)	Plusieurs aliments transformés, céréales de son, cacao
Fluor	3 à 4 mg/jour (AMT = 10)	Eau fluorée, thé, poisson consommé avec les arêtes

MINÉRAL	ANREF CHEZ L'ADULTE[a]	PRINCIPALES SOURCES ALIMENTAIRES
Molybdène	45 µg/jour (AMT = 2 000)	Produits laitiers, abats, légumineuses, produits céréaliers

a. Les valeurs des ANREF présentées dans ce tableau correspondent aux besoins typiques d'adultes en santé âgés de 19 à 50 ans.

b. Dans les aliments, le sodium est souvent présent en même temps que le chlore. Les aliments riches en sodium sont donc généralement riches en chlore.

AMT : Apport maximal tolérable qui s'applique aux aliments, à l'eau et aux suppléments, sauf en ce qui concerne le magnésium, pour lequel il s'applique uniquement aux suppléments.

ND : Non déterminé.

Source : Adapté de Institute of Medicine of the National Academies, Otten, J.J., Pitzy Hellwig, J., & Meyers, L.D. (Eds). (2006). *Les apports nutritionnels de référence : le guide essentiel des besoins en nutriments.* Washington, D.C. : National Academy Press.

petites quantités de divers composés organiques qui ont des actions variées à l'intérieur de l'organisme. Ces composés incluent la **caféine,** qui a un effet stimulant sur le système nerveux central, l'**éthanol** (alcool), une petite molécule riche en énergie (7 kcal ou 29 kJ/g) pouvant entraîner divers problèmes de santé, et les édulcorants non nutritifs comme le sucralose et l'aspartame, qui, malgré leur goût sucré très prononcé, n'ont aucun effet sur le taux de sucre sanguin. Ils incluent également une multitude de composés phytochimiques (synthétisés dans les plantes) possédant de grands pouvoirs antioxydants, tels les **polyphénols** (présents dans le cacao, le vin rouge, le thé, les bleuets, les canneberges, etc.) et les **caroténoïdes** (responsables de la couleur orangée de divers légumes et fruits). S'ajoutent à tous ces composés les **probiotiques,** des micro-organismes vivants qui sont incorporés dans certains aliments, comme le yogourt, et qui contribuent à la santé de la flore intestinale lorsqu'ils sont ingérés en quantité adéquate (Reid, Anukam, & Koyama, 2008).

34.1.2 Notions d'anatomie et de physiologie digestives

Digestion

Le système digestif est constitué de tissus et d'organes qui fonctionnent de manière ordonnée. Dans un premier temps, ces tissus et organes décomposent les aliments en les soumettant à un ensemble complexe de processus mécaniques et chimiques ; c'est ce qu'on appelle la digestion des aliments. Chaque segment du tube digestif a une structure anatomique particulière qui le rend apte à s'acquitter d'opérations précises **FIGURE 34.3**. Grâce aux canaux qui les relient au tube digestif, les glandes salivaires, le pancréas et le foie y sécrètent des substances qui participent à la digestion des aliments. Les sécrétions produites par les différents tissus et organes du système digestif sont souvent composées d'enzymes, des substances de nature protéique qui agissent comme catalyseurs pour accélérer les réactions de décomposition. La bile, sécrétée par le foie, en est toutefois exempte ; elle renferme plutôt des substances qui émulsionnent les graisses, les rendant ainsi plus disponibles à l'action enzymatique. Des facteurs physiques, chimiques et hormonaux (comme la **gastrine** et la **cholécystokinine**) régulent les activités digestives, qui sont également sous le contrôle du système nerveux parasympathique.

Absorption

La digestion des aliments libère des particules suffisamment petites pour être assimilées à l'intérieur de l'organisme. S'ensuit alors l'absorption des nutriments, que le système circulatoire se charge de distribuer dans tout l'organisme. L'intestin grêle est le site par excellence de la digestion et de l'absorption. Sa paroi interne présente de larges plis couverts de millions de petites papilles, nommées villosités, qui augmentent grandement sa surface d'absorption. Cette paroi n'est toutefois pas complètement perméable. Les besoins de l'organisme déterminent en partie les quantités de nutriments qui la traversent. Les produits issus de la digestion des glucides et des protéines, certains acides gras, les minéraux et les vitamines hydrosolubles traversent la paroi de l'intestin grêle et sont déversés dans le sang, puis la veine porte les achemine jusqu'au foie. La majeure partie des produits issus de la digestion des lipides et les vitamines liposolubles traversent eux aussi

■ **Gastrine :** Hormone peptidique sécrétée principalement par les cellules endocrines de l'antre gastrique (partie inférieure de l'estomac) et favorisant les processus de digestion.

■ **Cholécystokinine :** Hormone sécrétée par l'intestin grêle favorisant les processus de digestion.

Des animations expliquant les mécanismes d'élimination ainsi que les différents organes impliqués sont présentées au www.cheneliere.ca/potter.

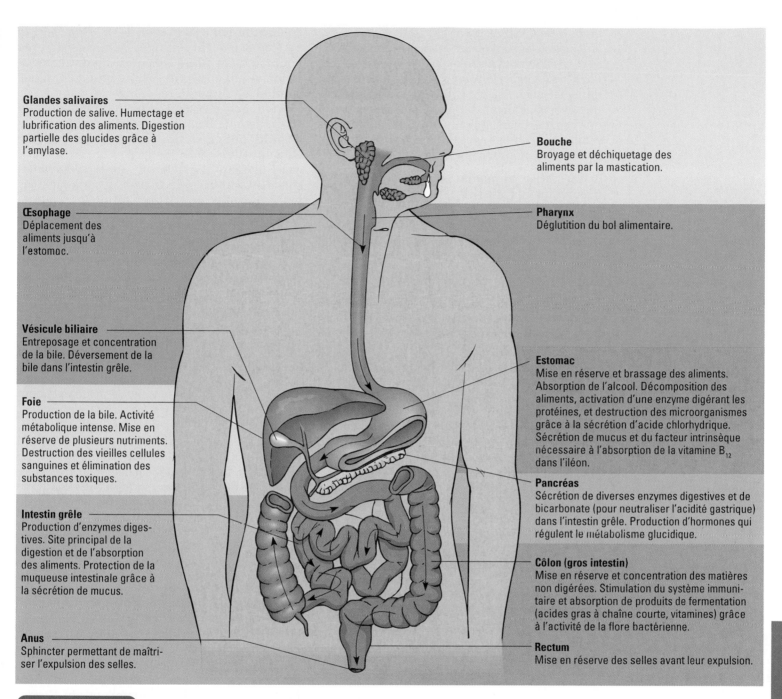

Glandes salivaires
Production de salive. Humectage et lubrification des aliments. Digestion partielle des glucides grâce à l'amylase.

Bouche
Broyage et déchiquetage des aliments par la mastication.

Œsophage
Déplacement des aliments jusqu'à l'estomac.

Pharynx
Déglutition du bol alimentaire.

Vésicule biliaire
Entreposage et concentration de la bile. Déversement de la bile dans l'intestin grêle.

Estomac
Mise en réserve et brassage des aliments. Absorption de l'alcool. Décomposition des aliments, activation d'une enzyme digérant les protéines, et destruction des microorganismes grâce à la sécrétion d'acide chlorhydrique. Sécrétion de mucus et du facteur intrinsèque nécessaire à l'absorption de la vitamine B_{12} dans l'iléon.

Foie
Production de la bile. Activité métabolique intense. Mise en réserve de plusieurs nutriments. Destruction des vieilles cellules sanguines et élimination des substances toxiques.

Pancréas
Sécrétion de diverses enzymes digestives et de bicarbonate (pour neutraliser l'acidité gastrique) dans l'intestin grêle. Production d'hormones qui régulent le métabolisme glucidique.

Intestin grêle
Production d'enzymes digestives. Site principal de la digestion et de l'absorption des aliments. Protection de la muqueuse intestinale grâce à la sécrétion de mucus.

Côlon (gros intestin)
Mise en réserve et concentration des matières non digérées. Stimulation du système immunitaire et absorption de produits de fermentation (acides gras à chaîne courte, vitamines) grâce à l'activité de la flore bactérienne.

Anus
Sphincter permettant de maîtriser l'expulsion des selles.

Rectum
Mise en réserve des selles avant leur expulsion.

FIGURE 34.3 Anatomie et sommaire des différentes fonctions du système digestif

Source : Rolin Graphics.

la paroi de l'intestin grêle, mais sont d'abord déversés dans la circulation lymphatique, avant de rejoindre la circulation sanguine.

Métabolisme et mise en réserve des nutriments

Le métabolisme est l'ensemble des réactions biochimiques qui se déroulent dans les cellules de l'organisme. Ces réactions s'enchaînent à l'intérieur des processus de dégradation (catabolisme) ou de synthèse (anabolisme). Une fois absorbés dans l'organisme, les nutriments qui proviennent de la digestion des aliments subissent diverses transformations métaboliques. Ceux issus de la digestion des glucides, des lipides et des protéines peuvent être incorporés dans de nouvelles molécules ou être dégradés pour fournir de l'énergie chimique, qui est convertie en d'autres formes d'énergie dans les différents tissus : en énergie mécanique pour le travail musculaire, en énergie électrique pour la transmission nerveuse et en énergie thermique pour le maintien de la température corporelle. Il se peut aussi que ces nutriments soient entreposés dans différents tissus en attendant d'être utilisés comme source d'énergie au moment opportun.

La graisse corporelle emmagasinée dans le tissu adipeux constitue la principale forme de réserve d'énergie. Le glycogène, une molécule formée de glucose entreposée en petite quantité dans le foie et dans les muscles, constitue une forme de réserve d'énergie rapidement mobilisable pendant de brèves périodes de jeûne (p. ex., durant le sommeil). L'insuffisance de glucides alimentaires conduit à un épuisement rapide des réserves de glycogène (par glycogénolyse). Lorsqu'elle se prolonge, l'insuffisance de glucides alimentaires entraîne une utilisation accrue des lipides comme source d'énergie et l'accumulation dans l'organisme de déchets métaboliques nommés corps cétoniques. Elle accélère aussi la dégradation des protéines, qui sont utilisées pour fabriquer du glucose. Quand l'apport d'énergie alimentaire est insuffisant, ce sont les lipides et les protéines corporels qui sont ainsi utilisés.

Élimination

Les matières non digérées à l'intérieur de l'intestin grêle aboutissent dans le côlon par la valvule iléo-cæcale. L'eau continue d'être absorbée pendant le passage des matières fécales à travers le côlon. Un passage prolongé entraîne la formation de selles dures, qui peuvent être difficiles à expulser. L'activité physique, une alimentation riche en fibres et une consommation suffisante de liquides stimulent le péristaltisme intestinal, et réduisent le risque de constipation ▶ **36** .

34.1.3 Outils d'éducation nutritionnelle

Guide alimentaire canadien

Au Canada, le ministère de la Santé conçoit plusieurs des politiques nutritionnelles et lignes directrices qui orientent les actions en matière d'alimentation (Santé Canada, 2007c). C'est le cas du document intitulé *Bien manger avec le Guide alimentaire canadien*, un outil d'éducation visant à encourager l'adoption de saines habitudes alimentaires dans la population (Santé Canada, 2007a). Il s'agit d'un feuillet de six pages que complètent des renseignements détaillés présentés sur le site Internet de Santé Canada. Illustrée au moyen d'un arc-en-ciel, cette dernière version du *Guide alimentaire canadien* s'appuie principalement sur les normes nutritionnelles et sur les résultats probants entourant la relation entre les aliments et les maladies chroniques. Elle propose des profils d'alimentation qui comblent généralement bien les besoins en nutriments, favorisent la santé et contribuent à réduire le risque de maladies chroniques (Katamay et al., 2007).

Les aliments de base qui contribuent à la **valeur nutritive** du régime alimentaire canadien sont divisés en quatre groupes **TABLEAU 34.4**. Il s'agit d'une classification traditionnelle des aliments, qui se fonde d'abord sur leur origine agricole ; ainsi, un aliment composé principalement de farine de céréales (p. ex., le pain d'avoine) appartient nécessairement au groupe « Produits céréaliers ». La classification du *Guide* prend également en compte la valeur nutritive des aliments et la façon dont les gens les utilisent, un facteur expliquant par exemple que les boissons de soya enrichies soient incluses dans le groupe « Lait et substituts » ou que les légumineuses soient classées dans le groupe « Viandes et substituts ».

La classification du *Guide alimentaire canadien* fait en sorte que chaque groupe d'aliments fournit un éventail de nutriments qui lui sont propres. Pour cette raison, les quatre groupes de base ne sont pas interchangeables. Ils sont toutefois complémentaires, chaque groupe constituant une composante essentielle d'un régime alimentaire équilibré. La variété demeure un principe fondamental du *Guide* ; elle permet de profiter de la valeur nutritive d'un large choix d'aliments à l'intérieur de chaque groupe.

Le nombre de portions d'aliments recommandé dans le *Guide* varie en fonction de l'étape de développement de la personne et de son sexe. Des exemples de quantités d'aliments équivalant à une portion y sont illustrés **FIGURE 34.4**. Ces

■ **Valeur nutritive :**
Proportion de nutriments que contient une portion définie d'un aliment.

36
Les facteurs physiologiques et psychologiques influant sur le processus d'élimination intestinale sont abordés dans le chapitre 36, *Favoriser une bonne élimination intestinale.*

Jugement clinique

Deux facteurs présents chez monsieur Samer contribuent à ralentir son péristaltisme intestinal. Lesquels ?

quantités se rapprochent souvent de celles que les gens consomment en une occasion, bien que ce ne soit pas toujours le cas.

Le *Guide* livre de nombreux messages concernant les aliments et les boissons à privilégier, et ceux dont il est préférable de limiter la consommation. Y sont également indiqués la quantité et les types d'huiles ou d'autres matières grasses insaturées (de bonne qualité) qui devraient être ajoutées aux aliments de base. Des conseils particuliers sont adressés aux enfants, aux femmes pouvant devenir enceintes ou qui le sont déjà, à celles qui allaitent, et aux personnes âgées de 50 ans et plus. Enfin, le *Guide* encourage la pratique quotidienne de l'activité physique.

Les profils d'alimentation proposés dans le *Guide alimentaire canadien* pourraient se révéler inadéquats pour les personnes de petite ou de grande taille, ou pour celles qui sont plus actives, car dans chaque groupe d'âge et de sexe, la quantité totale d'énergie a été déterminée pour combler les besoins moyens de personnes sédentaires. Il faut cependant savoir qu'à l'exception de la quantité de matières grasses insaturées recommandée, ces profils excluent les aliments et les boissons riches en lipides, en sucre et en sel, des aliments composant près du quart de la valeur énergétique du régime alimentaire canadien moyen. Chez les personnes de grande taille ou n'étant pas sédentaires, la

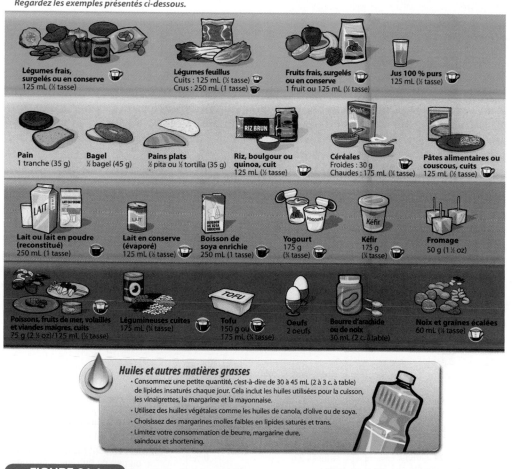

FIGURE 34.4 Extrait du document *Bien manger avec le Guide alimentaire canadien*

Source : Santé Canada (2007a). *Bien manger avec le Guide alimentaire canadien*. [En ligne]. www.hc-sc.gc.ca/fn-an/food-guide-aliment/index_fra.php (page consultée le 16 février 2010).

© Sa Majesté la Reine du Chef du Canada, représentée par le ministre de Santé Canada, 2007.

Jugement clinique

En tenant compte de l'âge de monsieur Samer, combien de portions de légumes et de fruits devrait-il consommer par jour en moyenne ?

34

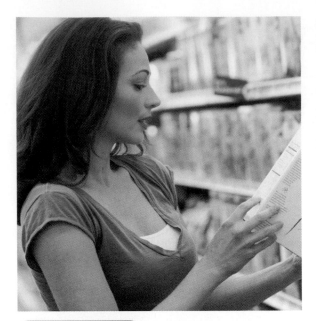

consommation de ces aliments s'avère probablement suffisante pour combler le manque d'énergie ; toutefois, privilégier la consommation accrue des aliments de base devrait permettre un meilleur équilibre nutritionnel. Les personnes de petite taille, pour leur part, devraient consommer le moins possible d'aliments et de boissons non compris dans les groupes alimentaires de base, et porter une attention particulière aux choix d'aliments.

Enfin, le *Guide* a été conçu pour répondre aux besoins nutritionnels des personnes en santé âgées de deux ans et plus. Il doit donc être adapté aux clients dont les besoins nutritionnels sont modifiés par la maladie ou la prise de certains médicaments **TABLEAU 34.4**.

Étiquetage nutritionnel

L'étiquette des aliments emballés constitue une importante source de renseignements nutritionnels **FIGURE 34.5**. De façon générale, il s'agit d'une source d'information fiable, car le système d'étiquetage en vigueur au Canada est normalisé. À quelques exceptions près, tous les aliments emballés vendus sur le marché canadien doivent comporter une liste des ingrédients qu'ils renferment, une information précieuse pour les personnes devant respecter certaines restrictions alimentaires (p. ex., en raison d'allergies). De plus, au Canada, l'information concernant la valeur nutritive est obligatoire pour la plupart des aliments préemballés. L'information concerne le produit comme il est vendu. La valeur nutritive de l'aliment apparaît sous la forme d'un tableau qui doit respecter certaines exigences de présentation, incluant la terminologie et les unités utilisées **FIGURE 34.6**. L'information obligatoire concerne la teneur de l'aliment en énergie et en 13 éléments nutritifs ; si le fabricant le désire, ce tableau peut être plus détaillé.

Les données nutritionnelles correspondent à une portion d'aliment dont la grosseur doit être clairement indiquée. Certaines quantités sont exprimées en valeurs absolues, d'autres en pourcentages de la valeur quotidienne ; celle-ci correspond à la quantité d'un nutriment qu'une personne ayant des besoins énergétiques modérés devrait consommer quotidiennement, sans égard au sexe ou à l'âge (sauf pour les enfants âgés de moins de deux ans). ■

Toute l'information présentée dans le tableau de la valeur nutritive correspond à une quantité spécifique d'aliment.

La valeur calorique de l'aliment et sa teneur en 13 nutriments se retrouve dans le tableau de la valeur nutritive.

Le pourcentage de la valeur quotidienne met cette quantité de nutriment en contexte. Il permet de vérifier d'un coup d'œil si la quantité spécifiée de l'aliment renferme beaucoup ou peu du nutriment en question.

La quantité indiquée représente la teneur en nutriment de la portion déclarée de l'aliment (même lorsque cette quantité est égale à zéro).

Valeur nutritive
par 125 ml (87 g)

Teneur		% valeur quotidienne
Calories 80		
Lipides 0,5 g		1 %
saturés 0 g		0 %
+ trans		
Cholestérol 0 mg		
Sodium 0 mg		0 %
Glucides 18 g		6 %
Fibres 2 g		8 %
Sucres 2 g		
Protéines 3 g		
Vitamine A 2 %	Vitamine C	10 %
Calcium 0 %	Fer	2 %

FIGURE 34.6 Exemple de tableau de la valeur nutritive : renseignements obligatoires

Source : Tiré de Dubost, M. (2006). *La nutrition*. Montréal : Chenelière Éducation.

	LÉGUMES ET FRUITS (LF)	PRODUITS CÉRÉALIERS (PC)	LAIT ET SUBSTITUTS (LS)	VIANDES ET SUBSTITUTS (VS)	HUILES ET AUTRES MATIÈRES GRASSES

Recommandations de portions :
• Enfants :
  de 2 à 3 ans
  de 4 à 8 ans
  de 9 à 13 ans
• Adolescents :
  de 14 à 18 ans
• Adultes :
  de 19 à 50 ans
  51 ans et +
	
	4
	5
	6
	
	7 (f) ; 8 (G)
	
	7-8 (F) ; 8-10 (H)
	7
		
		3
		4
		6
		
		6 (f) ; 7 (G)
		
		6-7 (F) ; 8 (H)
		6 (F) ; 7 (II)
			
			2
			2
			3-4
			
			3-4
			
			2
			3
				
				1
				1
				1-2
				
				2 (f) ; 3 (G)
				
				2 (F) ; 3 (H)
				2 (F) ; 3 (H)
					
					30 ml
					30 ml
					30 ml
					
					30 ml (f) ; 45 ml (G)
					
					30 ml (F) ; 45 ml (H)
					30 ml (F) ; 45 ml (H)

Exemples d'aliments	• 1 légume ou 1 fruit (grosseur moyenne) • 250 ml de légumes feuillus crus • 125 ml de LF frais ou cuits (incluant surgelés et en conserve) ou de jus de LF 100 % purs	• 1 tranche de pain (35 g) • 1/2 bagel, pita ou tortilla moyen • 125 ml de riz, boulgour ou quinoa, cuit • 30 g de céréales froides • 175 ml de céréales chaudes • 125 ml de pâtes alimentaires ou de couscous, cuits	• 250 ml de lait frais, de lait en poudre reconstitué ou de boisson de soya enrichie • 125 ml de lait évaporé • 175 g (175 ml) de yogourt ou de kéfir • 50 g de fromage	• 75 g ou 125 ml de poissons, fruits de mer, volailles ou viandes maigres, cuits • 175 ml de légumineuses cuites • 150 g ou 175 ml de tofu • 2 œufs • 30 ml de beurre d'arachide • 60 ml de noix et de graines écalées	• Huiles végétales (p. ex., de canola, d'olive, de soya) • Vinaigrettes à base d'huile végétale • Mayonnaise ordinaire • Margarines molles faibles en gras saturés et trans
Conseils particuliers	• Au moins un légume vert foncé et un légume orangé chaque jour • LF préparés avec peu ou pas de matières grasses, sucre ou sel • LF de préférence aux jus	• Au moins la moitié des portions sous forme de grains entiers • PC faibles en lipides, sucre ou sel	• 500 ml de lait ou de boisson de soya enrichie chaque jour • LS faibles en matières grasses	• Privilégier les substituts de la viande comme les légumineuses et le tofu • Au moins deux portions de poisson chaque semaine • VS préparés avec peu ou pas de matières grasses ou de sel	• Limiter le beurre, la margarine dure, le saindoux et le shortening
Principaux éléments nutritifs	• Glucides • Fibres • Vitamines : A, C, B_6, K, folate • Minéraux : K, Mg • Composés phytochimiques	• Glucides • Fibres (grains entiers) • Vitamines : B_1, B_2, B_3, folate • Minéraux : Fe, Zn, Mg, K, P • Composés phytochimiques	• Protéines • Lipides • Glucides • Vitamines : A, D, B_2, B_{12} • Minéraux : Ca, P, K, Zn, Mg	• Protéines • Lipides • Fibres (sources végétales) • Vitamines : B_1, B_2, B_3, B_6, B_{12} (sources animales), D (poisson) • Minéraux : Zn, Fe, K, Mg, P • Composés phytochimiques (sources végétales)	• Lipides • Acides gras essentiels • Vitamines : E, K

f : fille ; G : garçon ; F : femme ; H : homme

Source : Adapté de Development of the Food Intake Pattern (2007). Eating Well with Canada's Food Guide to Healthy Eating. *Nutrition Reviews*, 65(4), 155-166.

34

Connaissances scientifiques appliquées à la pratique infirmière

34.2.1 Nutrition au cours de la croissance et du développement

Nourrisson

Le développement du nourrisson est marqué par une forte croissance, et par des besoins en énergie et en éléments nutritifs qui semblent très grands quand ils sont exprimés par unité de poids corporel. De façon générale, le nourrisson de quatre ou cinq mois aura doublé le poids qu'il avait à la naissance **FIGURE 34.7**, et il l'aura triplé vers l'âge de un an. Un bébé né à terme est capable de digérer et d'assimiler des glucides simples et des protéines, de même qu'une quantité modérée de gras émulsionnés. Les recommandations qui suivent s'inspirent entre autres d'un énoncé sur la nutrition du nourrisson en santé né à terme – de la naissance à 24 mois – élaboré conjointement par le Comité de nutrition de la Société canadienne de pédiatrie, Les diététistes du Canada et Santé Canada (2005, 2007).

L'allaitement est le meilleur mode d'alimentation du nourrisson.

Allaitement maternel

L'allaitement est le meilleur mode d'alimentation du nourrisson. Pour cette raison, plusieurs organismes (en plus de ceux cités ci-dessus) recommandent le recours exclusif à l'allaitement maternel jusqu'à l'âge de six mois, stade à partir duquel les aliments complémentaires peuvent être graduellement introduits dans l'alimentation du nourrisson (American Academy of Pediatrics, 2005 ; Ministère de la Santé et des Services sociaux, 2008 ; Ordre professionnel des diététistes du Québec, 2002). L'allaitement peut continuer jusqu'à l'âge de deux ans et même plus. En plus de renforcer le lien mère-enfant, l'allaitement comporte de nombreux avantages quand on compare la santé des nourrissons allaités avec celle des bébés nourris avec des formules lactées commerciales. Ces avantages, qui sont souvent liés à la durée et à l'exclusivité de l'allaitement, incluent une réduction de la fréquence des infections, la prévention de la mort subite du nourrisson, la prévention des allergies chez les nourrissons qui y sont prédisposés (Greer, Sicherer, Wesley Burks, & The Committee on Nutrition and Section on Allergy and Immunology, 2008), et l'amélioration du développement cognitif, particulièrement chez les bébés prématurés et de faible poids à la naissance. Sur le plan pratique, l'allaitement a l'avantage de fournir un lait qui est économique, toujours à la bonne température, disponible immédiatement et partout (Williams & Schlenker, 2003). Les bébés nourris au sein ont toutefois besoin de recevoir un supplément de 10 µg (400 UI) de vitamine D par jour.

Selon des données recueillies par l'Institut de la statistique du Québec (2006b), 85 % des bébés québécois reçoivent du lait maternel au moins une fois pendant leur séjour en centre hospitalier ou dans une maison de naissance, et près de un bébé sur deux (47 %) est encore allaité à l'âge de six mois. Il y aurait toutefois des différences notables entre les régions, les taux les plus faibles étant observés dans les régions éloignées des grands centres (p. ex., la Côte-Nord). De plus, le taux d'allaitement exclusif demeure faible, passant de 52 % au cours du séjour au centre hospitalier ou à la maison de naissance à 28 % lorsque le bébé atteint l'âge de trois mois, et à 3 % à l'âge de six mois.

Formules lactées pour nourrissons

Les formules lactées commerciales enrichies de fer constituent la meilleure solution de remplacement au lait maternel. Au Canada, la composition, la préparation, l'emballage et l'étiquetage des formules lactées pour nourrissons sont régis par le Règlement sur les aliments et drogues, qui relève de Santé Canada (2005). Il est recommandé d'utiliser les formules régulières fabriquées à partir

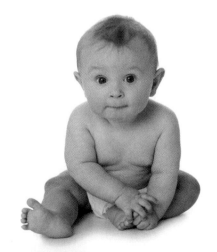

FIGURE 34.7 Vers l'âge de quatre ou cinq mois, le nourrisson aura doublé le poids qu'il avait à la naissance.

de lait de vache. Les formules à base de soya ne devraient être utilisées que pour les nourrissons qui ne peuvent consommer de produits laitiers (p. ex., les bébés souffrant de **galactosémie** ou vivant dans une famille au régime végétalien) et qui sont exempts d'allergie (en raison du risque d'allergie croisée lié à ces formules). Quant aux formules spéciales, elles devraient être réservées aux nourrissons qui ont une pathologie diagnostiquée ou présumée (p. ex., une allergie).

Lait de vache

Durant les premiers mois de vie, la composition du lait de vache est mal adaptée à la fonction rénale du nourrisson. De plus, introduit prématurément dans l'alimentation de celui-ci, le lait de vache augmente les risques d'anémie ferriprive en raison de sa faible teneur en fer et du faible taux d'absorption du fer qu'il renferme ; en outre, il favorise la perte de sang occulte dans les selles (Williams & Schlenker, 2003). Le lait de vache devrait être administré seulement à partir de l'âge de 9 à 12 mois. Afin d'assurer l'apport suffisant d'acides gras nécessaires au développement cérébral et neurologique, les parents devraient opter pour le lait entier (3,25 % m.g.) pasteurisé jusqu'à ce que leur enfant ait deux ans.

Introduction des aliments solides

Le lait maternel ou les formules lactées de remplacement fournissent une alimentation suffisante pendant les six premiers mois de vie. Par la suite, la motricité fine se développe en parallèle avec l'intérêt croissant du bébé pour les aliments et pour se nourrir seul. Il est alors recommandé d'introduire dans l'alimentation du bébé des aliments complémentaires riches en éléments nutritifs, particulièrement en fer (p. ex., des céréales pour bébés enrichies en fer). L'introduction des aliments complémentaires s'appuie à la fois sur les besoins nutritionnels, et sur le degré de maturité physiologique (p. ex., la capacité de mastication) et de développement du nourrisson.

Il est recommandé d'introduire les nouveaux aliments un à la fois et à intervalles de trois à sept jours, pour être en mesure de déceler plus facilement les réactions allergiques, si possible en début de repas, avant que la satiété ne s'installe (Hockenberry & Wilson, 2007). Le miel ne devrait pas être utilisé dans l'alimentation du nourrisson avant l'âge de un an pour prévenir le **botulisme infantile**. Cette recommandation s'applique aussi au blanc d'œuf (riche en protéines), pour diminuer les risques d'allergie alimentaire. À un an, l'alimentation du nourrisson devrait comprendre une variété d'aliments des différents groupes du *Guide alimentaire canadien*.

Trottineur et enfant d'âge préscolaire

La vitesse de croissance ralentit entre l'âge de un an et de trois ans. Il est possible que l'appétit de l'enfant diminue, car ses besoins en énergie et en protéines sont moindres par unité de poids (kcal ou g/kg de poids). Les préférences alimentaires commencent à se dessiner, et l'enfant peut devenir difficile. Il est possible d'améliorer son apport nutritionnel en lui donnant fréquemment de petits repas (p. ex., le déjeuner, le dîner, le souper et trois collations) à haute valeur nutritive (Hockenberry & Wilson, 2007). L'enfant accepte plus facilement un aliment qui lui est familier ; selon certaines études, il peut être nécessaire de présenter un aliment nouveau à plusieurs reprises (de 8 à 10 fois) avant qu'il ne soit accepté (Stang, 2006). Le calcium, la vitamine D et le phosphore sont indispensables à la saine croissance des os. Toutefois, les trottineurs qui consomment plus de 750 ml de lait quotidiennement ont une alimentation généralement peu variée et présentent un risque accru de développer une anémie par déficience en fer. Chez les trottineurs en santé, une alimentation équilibrée et variée fournit tous les éléments nutritifs nécessaires à la croissance. Dans ces conditions, il n'est donc pas nécessaire d'avoir recours aux suppléments de vitamines et minéraux, lesquels comportent des risques d'excès nutritionnels (en vitamine A et en zinc notamment) (Briefel, Hanson, Fox, Novak, & Ziegler, 2006). Enfin, il est recommandé de ne pas donner des aliments solides durs, petits et ronds (p. ex., des raisins entiers), lisses et collants aux jeunes enfants, car ils peuvent causer l'aspiration et l'étouffement.

Les besoins alimentaires de l'enfant d'âge préscolaire (de trois à cinq ans) sont semblables à ceux du trottineur, bien qu'un peu plus élevés. Une attention particulière doit être apportée à la consommation de boissons sucrées. Selon les données d'une étude longitudinale effectuée auprès d'enfants québécois d'âge préscolaire, la consommation régulière de ce type de boissons (boissons à arôme de fruits et boissons gazeuses, principalement) fait plus que doubler le risque de présenter un excès de poids (Dubois, Farmer, Girard, & Peterson, 2007).

Enfant d'âge scolaire

Les enfants d'âge scolaire (de 6 à 12 ans) grandissent lentement et régulièrement. Leurs besoins

■ **Galactosémie :** Déficit héréditaire en transférase, enzyme participant aux transformations du galactose dans l'organisme.

Il est recommandé de ne pas donner des aliments solides durs, petits et ronds (p. ex., des raisins entiers), lisses et collants aux jeunes enfants, car ils peuvent causer l'aspiration et l'étouffement.

34

■ **Botulisme infantile :** Infection rare affectant les jeunes enfants, causée par l'ingestion de spores de *Clostridium botulinum*.

énergétiques diminuent par unité de poids corporel comparativement aux groupes d'âge précédents. L'enfant d'âge scolaire prend de 3 à 5 kg et grandit de 6 cm par année jusqu'à la puberté. Même si son appétit est bon et que l'apport alimentaire semble varié, il est important de s'assurer que l'alimentation à cet âge est conforme au *Guide alimentaire canadien*. Souvent, l'enfant d'âge scolaire ne mange pas suffisamment au déjeuner, et il est difficile de vérifier tout ce qu'il mange à l'école. Une alimentation riche en gras, en sucre et en sel est souvent trop concentrée en énergie, surtout si le degré d'activité physique est faible (Edwards, 2005). Des données canadiennes indiquent que la prévalence de l'embonpoint et de l'obésité a doublé chez les enfants âgés de 6 à 11 ans entre 1978-1979 et 2004, passant de 13 à 26 % (Shields, 2006). Cette situation, qui peut entraîner des dérèglements des systèmes cardiovasculaire et endocrinien, et perturber la santé mentale, nécessite davantage d'interventions de la part des infirmières en milieu scolaire (American Academy of Pediatrics, 2003). Puisque l'excès pondéral durant l'enfance prédispose à l'obésité à l'âge adulte, il importe d'axer les interventions vers la prévention en favorisant des choix alimentaires sains, et en incitant les enfants à bouger et à écouter leurs signaux de faim et de satiété.

L'excès pondéral durant l'enfance prédispose à l'obésité à l'âge adulte.

Adolescent

Au cours de l'adolescence, il est préférable de se référer à l'âge physiologique (qui prend notamment en compte le stade de la croissance et l'apparition des règles chez la fille) plutôt qu'à l'âge chronologique pour établir les besoins nutritionnels. Les besoins énergétiques et protéiques augmentent afin de satisfaire un métabolisme en hausse en raison de la croissance. À l'adolescence, le calcium et la vitamine D sont essentiels à la croissance rapide des os, et les filles ont besoin d'un apport continu en fer afin de remplacer la spoliation (perte) sanguine qui accompagne la menstruation. Les garçons doivent aussi consommer suffisamment de fer pour le développement des muscles. L'iode permet de soutenir l'activation thyroïdienne, et les vitamines du groupe B sont nécessaires à l'activité métabolique élevée.

De nombreux facteurs qui ne sont pas associés aux besoins nutritionnels influent sur l'alimentation des adolescents. Ces facteurs comprennent les préoccupations à propos de l'image corporelle et de l'apparence (même quand le poids est normal ou même insuffisant), le désir de faire preuve d'autonomie, la pression des pairs et les régimes à la mode. Les carences nutritionnelles peuvent se produire chez les adolescentes en raison de régimes amaigrissants. Chez les garçons comme chez les filles, il est possible que le régime alimentaire ne fournisse pas une quantité adéquate d'énergie, de protéines, de fer, de folate, de vitamines B et d'iode. Environ le quart de l'apport nutritionnel des adolescents provient des collations. Les repas minute, riches en énergie, en gras et en sel, sont courants. Le fait de sauter des repas ou de mal s'alimenter contribue aux carences alimentaires et favorise l'obésité (Hockenberry & Wilson, 2007). Comme chez les enfants, la prévalence de l'embonpoint et de l'obésité a doublé chez les adolescents canadiens âgés de 12 à 17 ans entre 1978-1979 et 2004, passant de 14 à 29 % (Shields, 2006).

Les collations composées de produits laitiers et de fruits et légumes sont des choix judicieux. Afin de prévenir l'obésité, il est plus important d'augmenter l'activité physique que d'imposer des règles alimentaires strictes. Chez les adolescentes, les troubles alimentaires traduisant une préoccupation excessive à l'égard du poids sont répandus **FIGURE 34.8**.

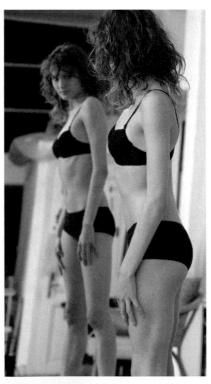

FIGURE 34.8 Les adolescentes ont souvent une préoccupation excessive à l'égard de leur poids.

Dans certains cas, ces troubles évoluent vers l'**anorexie mentale** et la **boulimie,** des conditions qu'il est primordial de déceler précocement afin de pouvoir intervenir le plus tôt possible **ENCADRÉ 34.3.** Comme mesure préventive, il est recommandé d'inclure dans les projets éducatifs en milieu scolaire des activités visant à transformer les attitudes et les comportements quant à l'image corporelle.

Les adolescents qui pratiquent des sports et qui font de l'exercice physique régulièrement, de façon modérée ou intense, doivent satisfaire un accroissement des besoins énergétiques, protéiques et hydriques. Afin de prévenir la déshydratation, il est essentiel de boire de l'eau avant, pendant et après l'activité physique, notamment dans les milieux chauds et humides. Les suppléments de vitamines et de minéraux ne sont pas essentiels, mais l'apport d'aliments riches en fer est important pour prévenir l'anémie.

Les parents ont souvent plus d'influence sur l'alimentation des adolescents qu'ils ne le croient.

Limiter le choix d'aliments non nutritifs, optimiser l'apparence et le goût des aliments sains, et les rendre facilement disponibles, limiter la restauration rapide, de même que décourager la consommation d'aliments devant le téléviseur sont des stratégies efficaces pour favoriser l'adoption de saines habitudes alimentaires chez les adolescents (Befort et al., 2006 ; Story, Neumark-Sztainer, & French, 2002).

Jeune adulte et adulte d'âge moyen

Les exigences en nutriments diminuent chez le jeune adulte une fois la croissance terminée. Cependant, l'organisme de l'adulte a toujours besoin de nutriments pour combler ses besoins énergétiques, de maintien et de réparation. En vieillissant, les besoins énergétiques diminuent. Un déséquilibre entre le niveau d'activité physique et les habitudes alimentaires conduit souvent à l'excès de poids (embonpoint ou obésité), un problème qui touche 6 Canadiens adultes sur 10 (Tjepkema, 2006). La

■ **Boulimie :** Maladie biopsychosociale caractérisée par des frénésies alimentaires suivies de comportements visant à empêcher la prise de poids (p. ex., se faire vomir).

ENCADRÉ 34.3   **Manifestations liées aux troubles alimentaires**

Anorexie mentale

- Refus de maintenir le poids corporel au niveau ou au-dessus d'un poids minimum normal pour l'âge et pour la taille (p. ex., une perte de poids conduisant au maintien du poids à moins de 85 % de celui attendu ou incapacité à prendre du poids pendant la période de croissance conduisant à un poids inférieur à 85 % du poids attendu).
- Peur intense de prendre du poids ou de devenir gros, alors que le poids est inférieur à la normale.
- Altération de la perception du poids ou de la forme de son propre corps, influence excessive du poids ou de la forme corporelle sur l'estime de soi, ou déni de la gravité de la maigreur actuelle.
- Aménorrhée, c'est-à-dire absence d'au moins trois cycles menstruels consécutifs chez les femmes postpubères. (Une femme est considérée comme aménorrhéique si les règles ne surviennent qu'après l'administration d'hormones, comme des œstrogènes.)

Boulimie

- Survenue récurrente de crises de boulimie (*binge eating*). Une crise de boulimie répond aux deux caractéristiques suivantes :
  - absorption, en une période de temps limitée (p. ex., moins de deux heures), d'une quantité de nourriture largement supérieure à ce que la plupart des gens absorberaient en une période de temps similaire et dans les mêmes circonstances ;
  - sentiment d'une perte de maîtrise du comportement alimentaire pendant la crise (p. ex., le sentiment de ne pas pouvoir s'arrêter de manger, ou de ne pas pouvoir contrôler ce que l'on mange ou la quantité que l'on mange).
- Comportements compensatoires inappropriés et récurrents visant à prévenir la prise de poids, tels que : vomissements provoqués ; emploi abusif de laxatifs, diurétiques, lavements ou autres médicaments ; jeûne ; exercice physique excessif.
- Survenue conjointe des crises de boulimie et des comportements compensatoires inappropriés en moyenne au moins deux fois par semaine pendant trois mois.
- Influence excessive du poids et de la forme corporelle sur l'estime de soi.
- Manifestation du trouble qui n'est pas exclusive aux épisodes d'anorexie mentale.

Source : Tiré de American Psychiatric Association (2003). *DSM-IV-TR Manuel diagnostique et statistique des troubles mentaux* (2ᵉ éd., traduction française de Guielfi, J.D., et al). Paris : Masson.

prise de certains médicaments qui influent sur l'appétit (tels les antidépresseurs) peut également être en cause **TABLEAU 34.5**.

À l'âge adulte, l'apport en fer et en calcium demeure toujours très important. Il en va de même de l'apport en vitamine D, dont le taux sérique serait insuffisant chez un grand nombre de Canadiens (Vieth et al., 2007). Maintenir une bonne hygiène buccodentaire est également essentiel.

Consultez le *Guide des interactions médicaments, nutriments et produits naturels* (Locong, 2003) pour une liste exhaustive des interactions entre les médicaments et les nutriments.

TABLEAU 34.5	Interactions médicaments-nutriments[a]
MÉDICAMENTS	**EFFETS**
Analgésique et analgésique opioïde • Acétaminophène • Opioïdes (morphine, codéine)	• Diminution de l'absorption d'acide folique, des vitamines C et K, et du fer • Réduction du péristaltisme ; constipation
Antiacide • Bicarbonate de sodium • Hydroxyde d'aluminium	• Diminution de l'absorption d'acide folique • Diminution de l'absorption des phosphates
Antiarythmique • Digitale	• Anorexie ; diminution de la clairance rénale chez les personnes âgées
Antiarthritique • Méthotrexate[MD]	• Diminution de l'absorption du médicament avec des aliments ; réduction de l'absorption d'acide folique
Anti-infectieux • Amoxicilline • Ampicilline • Céfazoline (Kefzol[MD]), céfuroxime (Ceftin[MD]) • Sulfate de gentamicine • Rifampicine • Tétracycline	• Possibilité de diarrhée • Altération du goût • Réduction de l'absorption de la vitamine K • Anorexie ; diminution de la filtration rénale chez les personnes âgées • Réduction de l'absorption de la vitamine B_6, de la niacine (B_3) et de la vitamine D • Diminution de l'absorption du médicament avec du lait et des antiacides ; diminution de l'absorption du calcium, de la riboflavine et de la vitamine C causée par la liaison • Augmentation de l'excrétion urinaire du potassium
Anticoagulant • Warfarine sodique (Coumadin[MD])	• Action antagoniste de la vitamine K
Anticonvulsivant • Phénytoïne (Dilantin[MD])	• Diminution de l'absorption de calcium ; réduction de l'absorption des vitamines D et K, et d'acide folique ; altération du goût
Antidépresseur • Chlorhydrate d'amitriptyline (Amitriptyline[MD]) • Chlorhydrate de fluoxétine (Prozac[MD]) (inhibiteurs sélectifs du recaptage de la sérotonine)	• Stimulation de l'appétit • Altération du goût ; anorexie • Augmentation du cholestérol

TABLEAU 34.5

Interactions médicaments-nutriments[a] (*suite*)

MÉDICAMENTS	EFFETS
Antifongique • Griséofulvine	• Augmentation du potassium sérique • Meilleure absorption avec des aliments
Antigoutteux • Allopurinol (Zyloprim[MD]) • Colchicine	• Nausées, vomissements • Altération du goût • Réduction de l'absorption de la vitamine B_{12}, de la vitamine A (carotène), du sodium et du potassium
Antihistaminique • Chlorhydrate de cyproheptadine	• Xérostomie • Augmentation de l'appétit
Antihypertenseur • Captopril • Chlorhydrate d'hydralazine (Apresoline[MD])	• Altération du goût ; anorexie • Réduction de l'absorption de la vitamine B_6 et du zinc
Anti-inflammatoire • Indométhacine sodique (Indocid[MD]) • Tous les stéroïdes	• Augmentation de la rétention de sodium • Diminution de l'absorption du fer • Augmentation de l'appétit et prise de poids ; réduction de l'absorption du calcium (ostéoporose causée par l'utilisation à long terme) ; facilitateur de la gluconéogenèse • Diminution du potassium sérique • Augmentation du catabolisme protéique
Antimaniaque • Carbonate de lithium	• Augmentation de la soif • Nausées ; vomissements ; diarrhée • Augmentation du poids
Antiparkinsonien • Lévodopa	• Altération du goût ; diminution de l'absorption de la vitamine B_6 et du médicament avec le fer • Compétition avec certains acides aminés pour le transport à travers la barrière encéphalique
Bronchodilatateur • Théophylline	• Anorexie • Interférence avec la vitamine B_6 • Augmentation possible de la glycémie
Diurétique • Furosémide (Lasix[MD]) • Hydrochlorothiazide (HydroDiuril[MD])	• Augmentation de l'excrétion urinaire du magnésium, du zinc, du potassium et du calcium

■ **Xérostomie :** État de sécheresse de la cavité buccale.

TABLEAU 34.5	**Interactions médicaments-nutriments[a] (*suite*)**

MÉDICAMENTS	**EFFETS**
Hypocholestérolémiant (résine) • Cholestyramine	• Réduction de l'absorption des vitamines liposolubles (A, D, E, K), de la vitamine B_{12} et du fer
Laxatif (lubrifiant) • Huile minérale	• Diminution de l'absorption des vitamines liposolubles (A, D, E, K) et du carotène
Œstrogènes / Progestatif • Contraceptifs oraux	• Réduction de l'absorption des vitamines B_6, B_{12}, d'acide folique, du zinc ; augmentation de la transferrine
Suppléments potassiques • Chlorure de potassium	• Réduction de l'absorption de la vitamine B_{12}
Anxiolytique sédatif • Benzodiazépines (Valium[MD], Rivotril[MD], Ativan[MD])	• Xérostomie • Augmentation de l'appétit • Douleurs gastro-intestinales

a. Le présent tableau ne constitue pas une liste exhaustive. Il faut toujours vérifier l'action pharmacologique du médicament avant de l'administrer.

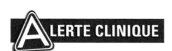

ALERTE CLINIQUE

Il importe que l'infirmière informe et sensibilise le client, surtout lorsqu'il est hospitalisé, quant à l'importance de maintenir son hygiène buccale. Lorsque le client n'est pas autonome, l'infirmière doit aussi faire régulièrement une évaluation de la bouche.

Une alimentation inadéquate pendant la grossesse augmente les risques d'insuffisance de poids chez le bébé et de mortalité néonatale.

Une hygiène inadéquate et les affections parodontales augmentent les risques de bactériémie, d'endocardite, de maladies cardiopulmonaires, et de complications liées au diabète de type 1 (insulinodépendant ou sucré) et à la grossesse (Hornick, 2002). Enfin, la prise de médicaments peut modifier les besoins nutritionnels, comme c'est le cas chez les femmes qui prennent des contraceptifs oraux.

Grossesse

Une alimentation inadéquate pendant la grossesse augmente les risques d'insuffisance de poids chez le bébé (moins de 2 500 g à la naissance) et de mortalité néonatale. Les besoins du fœtus sont souvent comblés aux dépens de ceux de la mère, mais la malnutrition peut les toucher tous les deux. L'état nutritionnel de la mère au moment de la conception est important, car certains aspects essentiels de la croissance et du développement du fœtus se produisent souvent avant même qu'une grossesse ne soit soupçonnée.

Les besoins énergétiques de la femme augmentent à partir du deuxième trimestre de la grossesse (Institute of Medicine of the National Academies et al., 2006). Une femme enceinte devrait prendre en moyenne de 11,5 à 16,0 kg pendant la gestation, mais ce gain devrait être ajusté selon le poids initial de la femme (Santé Canada, 2009e). Selon Santé Canada, les femmes enceintes devraient consommer deux ou trois portions en plus de celles indiquées dans le *Guide alimentaire canadien* (p. ex., un fruit et un yogourt à la collation) pour combler leurs besoins accrus en énergie et en nutriments (Santé Canada, 2009d).

L'apport en calcium est important tout au long de la grossesse, particulièrement au cours du dernier trimestre, lorsque les os du fœtus se minéralisent. Toutefois, puisque l'assimilation du calcium alimentaire s'accroît pendant la grossesse, les femmes enceintes peuvent combler leur besoin en consommant la quantité de lait et substituts recommandée dans le *Guide alimentaire canadien* aux femmes de 19 à 50 ans **TABLEAU 34.4**. Un autre nutriment important est le folate, une vitamine essentielle à la formation du matériel génétique et des globules rouges. Pour réduire les risques d'anomalies du tube neural (comme le spina-bifida et l'anencéphalie) chez le fœtus, Santé Canada recommande aux femmes enceintes de prendre chaque jour un supplément de vitamines et minéraux renfermant 400 µg (0,4 mg) d'acide folique (une forme de folate qui s'assimile bien), si possible en commençant au moins trois mois avant la conception (Santé Canada, 2009b). Ce supplément devrait aussi renfermer entre 16 et 20 mg de fer. En effet, l'apport recommandé en fer pour la femme enceinte est particulièrement élevé afin de favoriser l'augmentation de sa masse de globules rouges, de fournir des réserves de fer au fœtus, et de permettre de contrer l'effet des pertes sanguines qui surviennent au moment de l'accouchomont. Un apport insuffisant en fer peut mener à l'anémie ferriprive, la déficience nutritionnelle observée le plus couramment pendant la grossesse (Santé Canada, 2009a).

Toutefois, la prise d'un supplément de vitamines et minéraux ne comble qu'en partie les besoins nutritionnels de la femme enceinte. Une alimentation fondée sur le *Guide alimentaire canadien* demeure primordiale. La recommandation de consommer au moins 150 g (deux portions) de poisson cuit par semaine est importante pour assurer un apport adéquat d'oméga-3 (Santé Canada, 2009c). La femme enceinte devrait boire l'équivalent d'au moins huit verres d'eau par jour. Elle devrait éviter les édulcorants de synthèse, l'alcool, la caféine en grande quantité et tout médicament qui ne lui est pas expressément prescrit. Un apport suffisant de liquides et de fibres, combiné à de l'activité physique modérée, aide à prévenir la constipation couramment associée à la grossesse (Santé Canada, 1999).

Allaitement

La production de lait augmente les besoins énergétiques habituels de la femme de 350 à 400 kcal (1 464 à 1 674 kJ) par jour en moyenne, quand on prend en compte les réserves corporelles accumulées durant la grossesse (Institute of Medicine of the National Academies et al., 2006). Comme pour les femmes enceintes, il est recommandé à celles qui allaitent de consommer chaque jour deux ou trois portions de plus que ce qui est suggéré dans le *Guide alimentaire canadien* pour combler leurs besoins accrus en énergie et en nutriments (Santé Canada, 2009d). L'apport quotidien de vitamines hydrosolubles (B et C) est indispensable pour que les quantités présentes dans le lait maternel soient adéquates. L'apport liquidien doit être suffisant. Étant donné que la caféine, l'alcool et certains médicaments se retrouvent dans le lait maternel, il faut les éviter. L'usage du tabac peut diminuer la production de lait (Santé Canada, 1999).

Personne âgée

En 2008, les personnes âgées de 65 ans et plus représentaient près de 15 % de la population québécoise, et l'on prévoit que cette proportion passera à 27 % en 2031 (Girard, Létourneau, & Thibault, 2004 ; Institut de la statistique du Québec, 2009). Cette tranche de la population mérite une plus grande attention sur le plan nutritionnel. Les besoins énergétiques des personnes âgées diminuent en raison d'un ralentissement du métabolisme. Cependant, les besoins en vitamines et minéraux demeurent comparables à ceux des adultes d'âge moyen et peuvent même s'accroître, comme dans le cas du calcium et de la vitamine D (Institute of Medicine of the National Academies et al., 2006).

De nombreux facteurs peuvent avoir une incidence sur l'état nutritionnel des personnes âgées **ENCADRÉ 34.4**. La prise de médicaments, fréquente dans ce groupe d'âge, peut perturber l'état nutritionnel en modifiant l'appétit, ou en raison d'interactions médicamenteuses et nutritionnelles **TABLEAU 34.5**. La sensation de soif peut être réduite, ce qui entraîne un apport liquidien insuffisant et mène parfois à la déshydratation.

Le régime alimentaire des personnes âgées doit contenir des aliments provenant des quatre groupes du *Guide alimentaire canadien*. Il peut arriver que les personnes âgées consomment moins de viandes en raison de leur coût ou parce qu'elles sont difficiles à mastiquer. Les potages au lait et les soupes aux légumes faites avec de la viande, de la volaille ou du poisson représentent des sources de protéines riches en éléments nutritifs. Le fromage, les œufs et le beurre d'arachide constituent d'autres sources de protéines. La consommation de lait ou de ses substituts contribue à combler les besoins en calcium et en vitamine D, et à réduire les risques d'**ostéoporose** (faible masse osseuse), une pathologie qui frappe aussi bien les hommes que les femmes après l'âge de 70 ans (Williams & Schlenker, 2003). Puisque les besoins en vitamine D augmentent avec l'âge, le *Guide alimentaire canadien* recommande aux personnes de plus de 50 ans de prendre un supplément de 10 µg (400 UI) de vitamine D quotidiennement (Santé Canada, 2007a). Une attention particulière doit aussi être apportée à la vitamine B_{12}, car de 10 à 30 % des personnes âgées absorbent difficilement la forme de cette vitamine naturellement présente dans les aliments. Pour cette raison, on recommande aux personnes de plus de 50 ans de consommer des aliments enrichis en vitamine B_{12} (p. ex., des boissons de soya enrichies, des suppléments

Le régime alimentaire des personnes âgées doit contenir des aliments provenant des quatre groupes du Guide alimentaire canadien.

ENCADRÉ 34.4 Facteurs modifiant l'état nutritionnel

- Les changements gastro-intestinaux liés au vieillissement, qui influent sur la digestion des aliments et le maintien de la nutrition, comprennent les affections dentaires et l'altération des gencives, une diminution de la production de salive, l'atrophie des cellules épithéliales muqueuses de la bouche, une augmentation du seuil de gustation, une diminution de la sensation de soif, une diminution du réflexe nauséeux, et un ralentissement du péristaltisme de l'œsophage et du côlon (Linton & Lach, 2006).
- La présence de maladies chroniques (p. ex., le diabète de type 1, la néphropathie terminale, le cancer) se répercute souvent sur l'apport alimentaire (Furman, 2006).
- La malnutrition chez les personnes âgées dépend de nombreux facteurs : un faible revenu, un faible niveau de scolarité, un degré de capacités physiques ne permettant pas la réalisation d'activités de la vie quotidienne, la perte d'un proche, la dépendance, la solitude et les difficultés de transport (DiMaria-Ghalili & Amella, 2005).
- Certains médicaments causent des effets indésirables comme l'anorexie, la xérostomie, une sensation précoce de satiété, et une altération du goût ou de l'odorat (Linton & Lach, 2006).
- Des changements dans le métabolisme osseux affectent les besoins en calcium et en vitamine D ; une diminution de l'absorption de vitamine B_{12} dans l'iléon terminal en raison d'un niveau réduit d'acidité gastrique ou d'une insuffisance du facteur intrinsèque est possible ; il y a réduction de la masse musculaire ; la dépense énergétique de base diminue (Meiner & Lueckenotte, 2006).
- Les troubles cognitifs comme le délirium, la démence et la dépression ont une incidence sur la capacité de la personne à se procurer, à préparer et à consommer des aliments sains (Linton & Lach, 2006).

ENCADRÉ 34.5 Collecte des données en matière de nutrition

En matière de nutrition, la collecte des données doit être axée sur cinq éléments principaux :
- les mesures anthropométriques ;
- les examens de biochimie et les tests de laboratoire ;
- le bilan alimentaire ;
- les observations cliniques ;
- les attentes du client.

34.2.2 Dépistage nutritionnel

Le dépistage nutritionnel est une composante essentielle de l'évaluation initiale faite par l'infirmière, car il s'avère une méthode rapide de reconnaissance de la malnutrition ou du risque de la développer (American Society for Parenteral and Enteral Nutrition, 2002) **ENCADRÉ 34.5**. Les outils de dépistage nutritionnel visent une collecte des données basée sur quatre grands principes : la condition médicale actuelle, la stabilité ou non de la condition médicale, le risque de détérioration de la condition médicale et la possibilité que la condition médicale accélère la détérioration de l'état nutritionnel (Kondrup, Allison, Elia, Vellas, & Plauth, 2003). Ces outils de dépistage incluent des données objectives comme la taille, le poids corporel et les variations de poids du client, les diagnostics des pathologies principales et autres comorbidités (American Society for Parenteral and Enteral Nutrition, 2002).

Le dépistage précoce des clients atteints de malnutrition ou à risque d'en développer a un effet positif considérable sur les résultats à court et à long terme de morbidité et de mortalité (American Society for Parenteral and Enteral Nutrition, 2002). Des études ont démontré que de 40 à 55 % des clients adultes hospitalisés sont soit dénutris, soit à risque élevé de malnutrition (Mason, 2006). Les clients qui présentent des signes de malnutrition à l'admission courent un plus grand risque de développer des complications graves durant leur hospitalisation comme l'arythmie, la septicémie ou une hémorragie (Covinsky, 2002).

L'utilisation d'une mesure objective unique s'avère inefficace pour prédire le risque de problèmes nutritionnels (Sarhill et al., 2003). Il est recommandé de combiner plusieurs mesures objectives avec des données subjectives pour réaliser un dépistage adéquat. Déceler les facteurs de risque comme une perte de poids non volontaire, la présence de restrictions thérapeutiques ou de

nutritifs) ou de prendre un supplément de vitamine B_{12} (Ferland, 2007 ; Institute of Medicine of the National Academies et al., 2006).

Un grand nombre de personnes âgées peuvent profiter de repas livrés à la maison ou de services de repas collectifs. La convivialité ayant un effet bénéfique sur l'appétit, on doit encourager les aînés à prendre leur repas en compagnie de leurs proches ou en groupe le plus souvent possible (Ferland, 2007). Il faut être particulièrement attentif aux personnes âgées confinées à la maison, souffrant de maladies chroniques, et ayant peu de ressources financières ou sociales.

symptômes pouvant altérer l'état nutritionnel (nausées, vomissements, diarrhée ou constipation) exigera une intervention nutritionnelle plus poussée par une consultation avec une nutritionniste. De même, une chirurgie nécessitant une résection intestinale, une maladie chronique ou des besoins métaboliques plus élevés constituent des facteurs de risque de développer des problèmes nutritionnels. Les jeunes enfants et les personnes âgées sont particulièrement à risque dans ces conditions.

Des grilles standardisées de dépistage nutritionnel existent pour des clients non hospitalisés. L'Évaluation nutritionnelle subjective globale (ESG) – en anglais Subjective Global Assessment (SGA) – est un outil clinique validé qui considère l'histoire de santé du client, ses antécédents, son poids et les observations cliniques pour évaluer l'état nutritionnel. C'est une méthode simple et peu coûteuse qui permet de prédire les risques de complications liées à l'état nutritionnel (National Guideline Clearinghouse, 2006).

Le Mini Nutritional Assessment (MNA) a été développé pour permettre un dépistage chez des personnes âgées hospitalisées, ou vivant en résidence ou en centre d'hébergement. Cet outil comporte 18 éléments divisés en deux catégories, soit « Dépistage » et « Évaluation ». Si le client obtient un score de 11 ou moins dans la catégorie « Dépistage », l'intervenant doit compléter la catégorie « Évaluation » (Kondrup et al., 2003). Un score total inférieur à 17 indique la présence de malnutrition protéino-énergétique (Guigoz & Vellas, 1999 ; Guigoz, Vellas, & Garry, 1996).

Il existe également un outil de dépistage nutritionnel conçu pour une clientèle âgée, le Dépistage nutritionnel des aînés (DNA), créé par l'Institut universitaire de gériatrie de Sherbrooke (IUGS), qui peut être utilisé par les intervenants en soins à domicile au moyen d'une entrevue avec le client ou les aidants. Le DNA a été élaboré « pour identifier les personnes âgées qui requièrent de l'aide pour améliorer leur alimentation et combler leurs besoins nutritionnels » (Payette, 2003).

34.2.3 Mesures anthropométriques

L'**anthropométrie** est la science des mensurations de l'anatomie humaine. Au moment de l'admission d'un client en centre hospitalier ou lorsqu'il se présente pour une consultation dans un milieu de santé, l'infirmière doit mesurer la taille et prendre le poids de celui-ci **FIGURE 34.9**. Autant que possible, la pesée s'effectue toujours dans les mêmes conditions (à la même heure, sur le même pèse-personne et avec les mêmes vêtements).

Parmi les mesures pour évaluer le poids d'une personne et les risques liés au surpoids, la mesure du tour de taille constitue un facteur important pour déterminer la présence d'adiposité abdominale. Cette mesure devrait être incorporée dans l'évaluation initiale des mesures anthropométriques de base au même titre que la taille et le poids. Les critères pour le tour de taille varient selon le sexe et l'ethnie (Lau et al., 2007). Les seuils de 102 cm chez l'homme et de 88 cm chez la femme représentent habituellement un risque accru de développer des problèmes de santé.

Une série de mesures du poids sur une période de temps donnée constitue une information beaucoup plus utile comparativement à une seule mesure isolée. L'évolution pondérale du client doit être documentée ainsi que les variations récentes du poids. Une prise de poids rapide témoigne habituellement de transferts liquidiens (500 ml de liquide équivaut à environ 0,5 kg). Par exemple, un client qui souffre d'insuffisance rénale ou d'insuffisance cardiaque, et qui présente un gain de poids de 1 kg en 24 heures demande une évaluation immédiate, car cela indique habituellement une rétention liquidienne de 1 000 ml.

Indice de masse corporelle

L'**indice de masse corporelle (IMC)** est une mesure qui met en relation le poids avec la taille d'une personne. Cet indice représente une méthode de rechange aux normes staturopondérales traditionnelles (Santé Canada, 2003). L'indice vise les adultes âgés de 18 à 65 ans. Il ne s'applique pas aux femmes qui sont enceintes ou qui allaitent, mais il peut cependant être utilisé pour évaluer la masse corporelle de la femme avant la grossesse. L'interprétation de l'indice de masse corporelle

Pour évaluer l'état nutritionnel des personnes âgées, le MNA se révèle un outil approprié et simple à utiliser. Vous pouvez consulter cet outil d'évaluation à la figure 34.1W sur le site www.cheneliere.ca/potter.

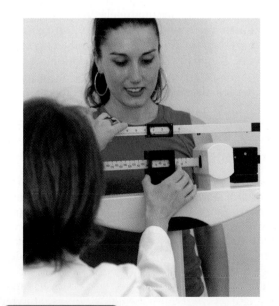

FIGURE 34.9 L'infirmière pèse la cliente.

varie également pour certains individus, comme les adultes qui ont une musculature très développée ou une forte ossature, et certains groupes d'âge comme les enfants et les personnes âgées de plus de 65 ans (Lau et al., 2007).

La formule suivante permet de calculer l'indice de masse corporelle :

$$IMC = poids \ (kg) \div taille \ (m)^2$$

Par exemple, un poids de 55 kg et une taille de 165 cm donnent un IMC d'environ 20,2 ($55 \div (1,65)^2 = 55 \div 2,72 = 20,2 \ kg/m^2$).

L'infirmière peut aussi se servir d'un graphique comme celui de la **FIGURE 34.10** pour déterminer l'indice de masse corporelle. Un indice qui se situe entre 18,5 et 24,9 correspond au **poids normal** pour la plupart des adultes âgés de 18 à 65 ans (Santé Canada, 2003). Un indice de 25,0 à 29,9 correspond à de l'embonpoint. Une personne dont l'indice de masse corporelle est égal ou supérieur à 30,0 souffre d'obésité, qui l'expose à un risque plus grand de développer des maladies cardiovasculaires, du diabète, de l'hypertension et certaines formes de cancer. D'autres facteurs peuvent également contribuer au développement de ces problèmes de santé et sont à considérer, comme un manque de ressources donnant accès à des soins de santé adéquats et à une alimentation équilibrée (Williams & Schlenker, 2003). À l'inverse, un poids insuffisant ($IMC < 18,5 \ kg/m^2$) peut être un signe de troubles alimentaires ou d'une autre maladie sous-jacente.

L'**impédance bioélectrique** est une méthode non invasive de plus en plus utilisée pour évaluer l'indice de masse corporelle. Il s'agit d'estimer la masse maigre à partir de la mesure de l'eau corporelle. Un courant électrique inoffensif est transmis à partir d'une des quatre électrodes fixées aux extrémités de chaque membre. La vitesse du courant varie selon que les tissus sont maigres ou adipeux. L'analyse de l'impédance bioélectrique est considérée comme une mesure de la masse maigre plus directe que les autres.

34.2.4 Examens diagnostiques

Aucun examen biochimique ne peut directement servir à diagnostiquer la malnutrition. Les facteurs pouvant modifier les résultats de ces examens comprennent l'équilibre hydrique, la fonction hépatique, la fonction rénale et la présence d'une maladie. Les tests de laboratoire courants utilisés pour étudier l'état nutritionnel sont les mesures des protéines sériques, en particulier le taux d'albumine sérique et de **transthyrétine**. À la suite d'une réalimentation, le temps de réponse pour amorcer un changement dans les taux de protéines sériques varie de quelques heures à quelques semaines.

Pour une évaluation plus poussée du statut protéique, on peut déterminer le bilan azoté. L'apport en azote est calculé en divisant par 6,25 le total en grammes de protéines absorbées en une journée (24 heures). L'excrétion azotée est quant à elle établie en procédant à une analyse de laboratoire de l'azote uréique dans l'urine recueillie pendant 24 heures. Un bilan azoté positif de 2 à 3 g est nécessaire pour permettre un anabolisme. Par opposition, un bilan azoté négatif est associé avec un état catabolique.

34.2.5 Bilan de l'alimentation

L'infirmière recueille des données sur les habitudes alimentaires dans le but d'évaluer les besoins immédiats et futurs du client. La collecte porte sur l'apport nutritionnel et liquidien du client, son appétit, ses préférences alimentaires, ses allergies, et sur d'autres renseignements utiles comme le budget dont il dispose et sa capacité à cuisiner ou à se déplacer pour obtenir de la nourriture. L'infirmière rassemble les renseignements portant sur la maladie du client ou sur son degré d'activité afin de déterminer ses besoins énergétiques. Elle évalue plus particulièrement l'état de santé, les restrictions alimentaires liées à la culture et à la religion, le statut socioéconomique, les goûts personnels, certains facteurs psychologiques, l'usage d'alcool ou de drogues illégales, les suppléments de vitamines, de minéraux ou les suppléments à base d'herbes médicinales, les médicaments prescrits ou offerts en vente libre, et les connaissances du client en matière de nutrition (Evans-Stoner, 1997 ; Williams & Schlenker, 2003). Il faut noter que plusieurs médicaments interfèrent avec certains aliments ou nutriments ; le jus de pamplemousse, entre autres, est à éviter avec bon nombre de médicaments prescrits (Santé Canada, 2006). L'**ENCADRÉ 34.6** dresse la liste des exemples de questions que l'infirmière pose au client pendant son entrevue avec celui-ci.

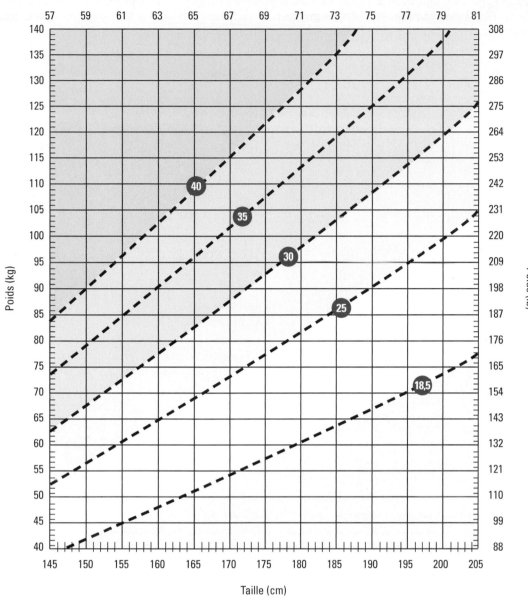

Comment interprétez-vous l'indice de masse corporelle de monsieur Samer?

Jugement clinique

Pour calculer rapidement l'IMC (kg/m^2), utiliser une règle pour trouver le point où le poids (lb ou kg) et la taille (po ou cm) se croisent sur le nomogramme. Trouvez ensuite le chiffre situé le plus près sur la ligne pointillée. Par exemple, une personne qui pèse 69 kg et mesure 173 cm a un IMC d'environ 23.

L'IMC peut aussi être calculée à l'aide de la formule suivante :
IMC = poids en kg ÷ (taille en m)^2

Note : 1 pouce = 2,54 centimètres ; 1 livre = 0,45 kilogramme

FIGURE 34.10 Nomogramme de l'indice de masse corporelle

N.B. Un IMC inférieur à 18,5 correspond à un poids insuffisant, alors qu'un excès de poids correspond à un IMC entre 25,0 et 29,9, et l'obésité, à un IMC de 30,0 et plus ; un IMC situé entre 18,5 et 24,9 représente donc un poids normal.
Source :© Sa Majesté la Reine du Chef du Canada, représentée par le ministre de Santé Canada, 2003.

En tenant compte des éléments connus de la situation de monsieur Samer, et en consultant l'encadré ci-contre, relevez les questions que vous pourriez lui poser pendant votre collecte des données.

Jugement clinique

ENCADRÉ 34.6 Exemples de questions pour l'évaluation de l'alimentation

Apport et préférences alimentaires

- Quel type d'aliments aimez-vous ?
- Combien de repas par jour prenez-vous ?
- À quelle heure prenez-vous habituellement vos repas et vos collations ?
- Quelle est la grosseur des portions que vous prenez à chaque repas ?
- Suivez-vous un régime particulier à cause de problèmes médicaux ?
- Avez-vous des restrictions alimentaires liées à votre religion ou à votre culture ?
- Qui prépare vos repas et fait les provisions ?
- Comment cuisez-vous les aliments (p. ex., frits, rôtis, au four, grillés) ?

Symptômes désagréables

- Quels aliments vous causent des indigestions, des gaz ou des brûlures d'estomac ?
- Cela se produit-il chaque fois que vous consommez ces aliments ?
- Comment soulagez-vous ces symptômes ?

Allergies

- Êtes-vous allergique à certains aliments ?
- Si oui, quelles sont les manifestations de vos allergies ?
- Comment traitez-vous ces allergies alimentaires (p. ex., EpiPen^MD, antihistaminiques oraux, régime particulier) ?

Goût, mastication et déglutition

- Avez-vous remarqué un changement de goût de vos aliments ?
- Le changement se produit-il avec la prise d'un médicament ou à la suite d'une maladie ?
- Portez-vous un dentier ? Si oui, vous sentez-vous à l'aise avec ce dentier ?
- Avez-vous mal à la bouche (p. ex., présence d'un feu sauvage ou d'un ulcère dans la bouche)?
- Avez-vous de la difficulté à avaler ?
- Toussez-vous ou avez-vous des nausées lorsque vous avalez ?

Appétit et poids

- Votre appétit a-t-il changé ?
- Avez-vous remarqué un changement de votre poids ? Si oui, ce changement de poids était-il volontaire (p. ex., un régime amaigrissant) ?

Médicaments

- Quels médicaments prenez-vous ?
- Prenez-vous des médicaments offerts en vente libre et que votre médecin ne vous a pas prescrits ?
- Prenez-vous des suppléments alimentaires ou à base de plantes médicinales ?

Le chapitre 11 de *L'examen clinique et l'évaluation de la santé* (Jarvis, 2009) présente en détails les signes cliniques de l'état nutritionnel.

L'infirmière peut demander au client en consultation de tenir un journal alimentaire pendant trois à sept jours afin qu'il note les aliments ingérés. Cette méthode permet à l'infirmière de calculer l'apport nutritionnel et de le comparer avec les normes reconnues pour vérifier si les habitudes alimentaires du client sont adéquates (Santé Canada, 2007a). Une évaluation plus détaillée et un bilan alimentaire complet relèvent toutefois de la responsabilité de la nutritionniste, qui validera également l'alimentation habituelle avec des questionnaires de fréquence.

34.2.6 Observations cliniques

Les observations cliniques constituent un aspect important de l'évaluation nutritionnelle ; elles permettent de déceler tout signe d'altération nutritionnelle. L'infirmière observe les signes cliniques de l'état nutritionnel du client au moment de l'examen physique **TABLEAU 34.6**.

Les clients comptent sur les professionnels de la santé pour déceler les troubles dont ils ne sont pas nécessairement conscients. La plupart des troubles alimentaires n'apparaissent pas spontanément, mais ils s'installent plutôt sur une période de plusieurs semaines ou plusieurs mois.

34.2.7 Autres modes d'alimentation

Bien avant qu'on établisse des recommandations en matière d'alimentation et de nutrition, de nombreuses personnes suivaient déjà des régimes particuliers basés sur des principes religieux,

PISTES D'ÉVALUATION CLINIQUE

TABLEAU 34.6 — Évaluation physique de l'état nutritionnel

ÉLÉMENTS ÉVALUÉS	SIGNES D'UNE BONNE ALIMENTATION	SIGNES D'UNE MAUVAISE ALIMENTATION
Aspect général	Alerte, réagit rapidement	Manque d'énergie, apathique, cachectique
Vitalité générale	Endurance ; énergie ; bonnes habitudes de sommeil ; vigueur	Épuisement rapide ; manque d'énergie ; sommeil ; apparence fatiguée et apathique
Masse	IMC adéquat	Obésité ou maigreur (préoccupation particulière s'il y a insuffisance pondérale)
Posture	Posture droite ; jambes et bras droits	Épaules voûtées ; poitrine creuse et dos rond
Muscles	Bien développés et fermes, bon tonus ; un peu de tissu adipeux sous-cutané	Flasques, tonus faible ; sous-développés ; sensibles ; œdémateux, atrophiés ; difficulté à la marche
Contrôle du système nerveux	Bonne concentration ; peu d'irritabilité et pas d'agitation ; réflexes normaux ; stabilité psychologique	Inattention ; irritabilité ; désorientation ; sensations de chaleur et d'engourdissement aux mains et aux pieds (paresthésie) ; perte du sens de l'équilibre et de sensibilité vibratoire ; faiblesse et sensibilité musculaires (pouvant entraîner l'incapacité de marcher) ; diminution ou perte des réflexes rotulien et achilléen
Fonction gastro-intestinale	Bon appétit et bonne digestion ; élimination régulière normale ; aucune masse palpable	Anorexie ; indigestion ; constipation ou diarrhée ; hépatomégalie ou splénomégalie
Fonction cardiovasculaire	Fréquence et rythme cardiaques normaux ; pas de souffle cardiaque ; pression artérielle normale selon l'âge	Tachycardie ; hypertrophie du cœur ; rythme anormal ; hypertension artérielle
Cheveux	Brillants, d'apparence lustrée ; résistants ; ne se cassent pas facilement ; cuir chevelu sain	Raides, cassants, secs, fins, clairsemés et dépigmentés ; mèches facilement arrachables
Peau (aspect général)	Douce et légèrement hydratée, coloration normale	Rude, sèche, squameuse, pâle, pigmentée, irritée ; présence de contusions et de pétéchies ; perte de tissus adipeux sous-cutanés
Visage et cou	Peau douce, rosée, d'apparence saine ; pas d'œdème	Peau huileuse, dyschromies, œdème ; peau sombre sur les joues et sous les yeux ; peau enflée ou flasque autour du nez et de la bouche
Lèvres	Douces ; belle couleur ; d'apparence hydratée (pas de gerçure ni d'enflure)	Sèches, squameuses, œdémateuses, rougeur et tuméfaction (chéilite), lésions aux coins externes, plaies
Muqueuses buccales	Muqueuses de la cavité buccale rosées	Muqueuse buccale œdémateuse

Jugement clinique

Quatre données de la mise en contexte laissent suspecter que monsieur Samer n'a pas une alimentation adéquate. Lesquelles ?

■ **Hépatomégalie :** Augmentation du volume du foie.

■ **Splénomégalie :** Hypertrophie de la rate.

■ **Dyschromie :** Coloration anormale de l'épiderme.

TABLEAU 34.6	Évaluation physique de l'état nutritionnel (*suite*)

ÉLÉMENTS ÉVALUÉS	SIGNES D'UNE BONNE ALIMENTATION	SIGNES D'UNE MAUVAISE ALIMENTATION
Gencives	Coloration rosée : saines ; pas d'œdème ni de saignement	Gencives spongieuses saignant facilement ; rougeur, inflammation ; déchaussement des dents
Langue	Coloration rosée ou rouge foncé ; pas d'œdème ; présence de papilles gustatives ; aucune lésion	Œdémateuse, apparence rougeâtre et à vif ; couleur magenta, glossite ; papilles hypertrophiées et hyperhémiées, ou atrophiées
Dents	Pas de carie et aucune douleur ; blanches, d'apparence propre sans décoloration ; mâchoires bien formées	Caries non traitées ; dents manquantes ; surfaces usées ; marbrures (fluorose) ; mauvaise position des dents
Yeux	Brillants, clairs ; aucune douleur aux commissures ; paupières humides et coloration rosée ; aucun cerne de fatigue sous les yeux	Conjonctives pâles ; rougeur conjonctivale ; sécheresse oculaire ; signes d'infection, tache de Bitot ; blépharite ; xérosis conjonctival ; kératomalacie
Cou (thyroïde)	Aucune hypertrophie	Hypertrophie de la glande thyroïde
Ongles	Fermes et rosés	En forme de cuillère (koïlonychie) ; cassants, striés
Jambes, pieds	Pas de sensibilité, de faiblesse ni d'œdème ; coloration normale	Œdème ; mollets sensibles ; picotements ; faiblesse
Squelette	Aucune malformation	Jambes arquées ; genoux cagneux ; déformation du thorax au niveau du diaphragme ; omoplates et côtes proéminentes

Sources : Adapté de Nix, S. (2005). *Williams' basic nutrition and diet therapy* (12th ed.). St. Louis, Mo. : Mosby ; Williams, S.R. (1997). *Nutrition and diet therapy* (8th ed.). St. Louis, Mo. : Mosby.

■ **Glossite :** Inflammation de la langue.

■ **Tache de Bitot :** Tache apparaissant au cours d'une affection oculaire : la kératomalacie.

■ **Blépharite :** Inflammation du bord libre des paupières.

■ **Xérosis conjonctival :** Transformation de la couche superficielle de la conjonctive oculaire et de la cornée qui, progressivement, s'assèchent et s'atrophient. La cornée s'opacifie avec perte de la vision.

■ **Kératomalacie :** Affection de la cornée liée à une carence majeure en vitamine A et qui est une cause fréquente de cécité dans les pays où sévit la malnutrition.

Le document du SCC fournissant une description détaillée des prescriptions alimentaires de diverses religions peut être consulté dans le tableau 34.1W sur le site www.cheneliere.ca/potter.

culturels, éthiques ou sur des croyances en matière de santé **TABLEAU 34.7**. Ainsi, l'islam prescrit le jeûne du lever du soleil à son coucher pendant le ramadan, qui dure un mois. Parmi les obligations de la religion judaïque, on compte l'interdiction de consommation de lait ou de produits laitiers avec les repas de viande ; les méthodes de préparation des aliments cachers ; la consommation de pain sans levain pendant le Pessah (la Pâque juive, qui dure huit jours) ; le jeûne de 24 heures le jour du Yom Kippour, un jour de pardon ; et l'interdiction de cuisiner le jour du sabbat (samedi). Le Service correctionnel du Canada (SCC) a préparé un document fournissant une description détaillée des prescriptions alimentaires de diverses religions.

Parmi les modes d'alimentation qui se démarquent, on compte le **végétarisme,** qui constitue un régime principalement composé d'aliments de source végétale. Il existe différents types de végétarisme. Le plus répandu est le régime lacto-ovo-végétarien. Il exclut la viande, la volaille et le poisson, mais comprend les œufs et les produits laitiers ainsi que les légumineuses, les noix, les graines, les fruits, les légumes et les produits céréaliers. Les lacto-végétariens ont un régime semblable à celui des lacto-ovo-végétariens, mais ils ne mangent pas d'œufs. Les végétaliens ne consomment que des aliments du règne végétal. Ce dernier type d'alimentation peut être équilibré sur le plan nutritionnel, mais les risques d'insuffisances,

ISLAM	CHRISTIANISME	HINDOUISME	JUDAÏSME	ÉGLISE DE JÉSUS-CHRIST DES SAINTS DES DERNIERS JOURS (MORMONS)	ÉGLISE ADVENTISTE DU SEPTIÈME JOUR
• Pas de porc • Pas d'alcool • Jeûne du mois du ramadan, du lever au coucher du soleil • Respect du rituel d'abattage des animaux pour la consommation de viande	• Peu ou pas d'alcool • Observance des jours fériés : restriction possible de la consommation de viande	• Pas de viande • Pas d'alcool	• Pas de porc • Pas d'oiseaux de proie • Pas de mollusques et crustacés (poissons à écailles seulement) • Pas de viande saignante • Pas de sang (p. ex., le boudin) • Mélange de lait ou de produits laitiers avec des plats de viande • Respect des règles de préparation des aliments cashers • Jeûne de 24 heures du Yom Kippour, jour d'expiation • Pas de pain au levain durant la Pâque juive (huit jours) • Pas de cuisine durant le sabbat (samedi)	• Pas d'alcool • Pas de tabac • Pas de caféine • Consommation restreinte de viande	• Pas de porc • Pas de mollusques et crustacés • Pas d'alcool • Pas de café, thé • Régime végétarien ou lacto-ovo-végétarien favorisé

notamment en protéines, en vitamines B_{12} et D, en calcium, en fer et en zinc sont accrus. Il est alors important que l'infirmière dirige le client vers une nutritionniste.

34.2.8 Thérapie nutritionnelle et régime thérapeutique

Un bon état nutritionnel et une alimentation optimale sont indispensables à toute personne, qu'elle soit malade ou en santé. Aussi, lorsque le client est atteint d'une maladie particulière, aiguë ou chronique, l'alimentation peut nécessiter des modifications. Un traitement nutritionnel consiste à faire appel à des interventions diététiques précises dans le but de traiter une maladie, une lésion ou une condition particulière, comme c'est le cas pour le traitement du diabète de monsieur Samer, entre autres. Une alimentation adaptée à la situation de santé du client peut aider son organisme à assimiler certains nutriments, rectifier des carences nutritionnelles liées à la maladie, ou limiter la consommation d'aliments susceptibles d'aggraver ses symptômes.

À leur sortie de l'hôpital, les clients qui nécessitent un régime thérapeutique particulier ont souvent besoin d'enseignement pour planifier leurs repas. Les régimes thérapeutiques permettent de modifier la teneur en certains nutriments ou la combinaison des aliments, leur texture ou leur digestibilité afin de répondre aux besoins particuliers du client (Mahan, 2008).

Les clients hospitalisés qui ne peuvent ingérer d'aliments et qui ne reçoivent que des perfusions intraveineuses de soluté avec dextrose 5 ou 10 % courent des risques de souffrir de malnutrition si cette méthode d'alimentation excède quatre à sept jours (Mahan, 2008). En outre, les problèmes nutritionnels surviennent souvent en présence de cancer, de **malabsorption,** de maladies gastro-intestinales, et d'affections aiguës.

Malabsorption : Absorption inadéquate des nutriments dans l'intestin grêle.

Alimentation entérale

L'**alimentation entérale** consiste en l'administration de nutriments par la voie gastro-intestinale. Ce type d'alimentation est la méthode privilégiée pour répondre aux besoins nutritionnels des clients qui ne peuvent ingérer, mastiquer ou avaler suffisamment d'aliments pour répondre à leurs besoins, mais dont le tractus gastro-intestinal est intact. L'utilisation de la voie gastro-intestinale procure un support nutritionnel physiologique plus sûr et économique. La nutritionniste possède une expertise concernant le choix de la voie d'administration qui sera fait en fonction de différents critères incluant la durée prévue de l'alimentation entérale, l'accessibilité du tube digestif et le risque d'aspiration. La composition et la valeur nutritive des différentes préparations d'alimentation entérale varient selon leur indication propre à certaines conditions médicales.

Les gavages sont administrés soit par sonde nasogastrique, nasoduodénale ou nasojéjunale, soit par gastrostomie ou jéjunostomie, soit par une gastrostomie percutanée endoscopique qui peut comprendre dans certains cas une sonde d'extension jéjunale. Le gavage par sonde nasogastrique peut être administré aux clients qui courent peu de risques de bronchoaspiration. Toutefois, l'alimentation par la sonde nasojéjunale est privilégiée s'il y a des risques de reflux qui peuvent causer une bronchoaspiration. Le gavage peut être facilement administré à domicile par l'infirmière ou par un membre de la famille. Les principes prescrits en ce qui concerne l'alimentation entérale doivent être appliqués, quel que soit le milieu de soins ▶ **MS 7.1** **MS 7.2** **MS 7.4** **MS 7.5** **MS 7.6** .

Alimentation parentérale

L'**alimentation parentérale** est une forme de support nutritionnel où les nutriments sont administrés par voie intraveineuse. L'alimentation parentérale est indiquée pour les clients qui sont incapables de digérer ou d'assimiler les nutriments par la voie gastro-intestinale (entérale). Les clients atteints de stress physiologique élevé, comme dans les cas de septicémie, de traumatisme crânien ou de brûlures, sont des candidats pour ce type de support nutritionnel.

L'alimentation parentérale peut être administrée dans différents milieux, y compris au domicile du client. L'infirmière doit gérer les perfusions et observer les principes d'asepsie, quel que soit le milieu de soins, afin d'assurer un support nutritionnel sûr.

Une équipe interdisciplinaire doit procéder à une surveillance clinique et à des tests de laboratoire tout au long du traitement. Le besoin de poursuivre cette forme d'alimentation doit être constamment réévalué, car on devrait toujours chercher à réintégrer l'utilisation de la voie gastro-intestinale pour l'alimentation (American Society for Parenteral and Enteral Nutrition, 2002).

Alimentation en période périopératoire

L'apport d'aliments est souvent perturbé au cours de la période périopératoire. Une assistance nutritionnelle préopératoire doit être administrée aux clients atteints de malnutrition. La reprise de l'apport alimentaire postopératoire dépend du retour du péristaltisme, du type d'intervention chirurgicale, et de la présence ou non de complications. Les clients qui ont subi une opération à la bouche ou à la gorge doivent mastiquer et avaler la nourriture malgré la présence d'incisions, de sutures ou de tissus œdémateux. Étant donné que l'ingestion d'aliments entraîne de l'inconfort, les clients sont généralement peu enthousiastes à l'idée de boire ou de manger. L'eau et les liquides clairs sont souvent les premiers aliments qu'on leur offre. L'utilisation d'une paille peut aider la personne dans certaines situations, mais elle est particulièrement contre-indiquée dans les cas d'extraction de dents, de chirurgie buccale ou de réparation de la fente palatine puisque l'aspiration crée une pression sur la plaie. Les aliments mous sont parfois plus faciles à avaler que les liquides. On doit éviter de donner des liquides chauds, des jus acidulés et des aliments à mastiquer après une opération à la bouche ou à la gorge. Il est possible qu'une alimentation entérale soit requise.

Le drainage gastrique est souvent nécessaire après une intervention chirurgicale gastro-intestinale pour prévenir la distension et la pression au siège de l'intervention. Lorsque l'alimentation par voie orale est limitée, on administre généralement des perfusions intraveineuses, qui sont toutefois pauvres en nutriments. Une solution de dextrose 5 % contient uniquement 170 Kcal/L (711 kJ/L). Certaines interventions chirurgicales gastriques ou intestinales peuvent nécessiter un support nutritionnel parentéral. Une intervention chirurgicale intestinale peut gêner l'absorption des nutriments et entraîner un syndrome de malabsorption. Le client qui a subi une **résection** de l'**iléon** n'assimilera

MS 7.1 Vidéo

Méthodes liées à la fonction digestive : *Installation d'une sonde nasogastrique ou nasoduodénale.*

MS 7.2

Méthodes liées à la fonction digestive : *Irrigation d'une sonde nasogastrique ou nasoduodénale.*

MS 7.4

Méthodes liées à la fonction digestive : *Gavage : alimentation entérale.*

MS 7.5

Méthodes liées à la fonction digestive : *Test de résidu gastrique.*

MS 7.6

Méthodes liées à la fonction digestive : *Retrait d'une sonde nasogastrique ou nasoduodénale.*

- **Résection :** Ablation, en totalité ou en partie, d'un organe ou d'un tissu malade en conservant ou en rétablissant la fonction de l'appareil dont il fait partie.
- **Iléon :** Partie terminale de l'intestin grêle.

plus la vitamine B$_{12}$, puisque l'iléon est nécessaire à son absorption. Elle lui sera donc donnée par injection.

Diabète

Le diabète de type 1 requiert des injections d'insuline et une alimentation contrôlée en glucides pour un traitement optimal de la maladie, et ce, dès le diagnostic (American Diabetes Association, 2006 ; Association canadienne du diabète, 2008). Le diabète de type 2 se traite habituellement avec une activité physique régulière et une alimentation bien gérée en glucides ; c'est ce régime thérapeutique qui s'applique à monsieur Samer. Si le contrôle glycémique n'est pas optimal avec ces mesures initiales, il faut considérer l'ajout de médicaments antidiabétiques ou d'insuline. Il est primordial d'individualiser la thérapie nutritionnelle selon l'âge du client, son poids, son horaire de travail et son activité physique. La régularité et la stabilité de l'apport total en glucides sont importantes d'un repas à l'autre et également d'une journée à l'autre de façon à synchroniser l'alimentation avec la médication.

Il est recommandé aux diabétiques d'adopter une alimentation variée incluant des glucides provenant des produits céréaliers à grains entiers, des fruits et légumes, des produits laitiers réduits en matières grasses, de façon à fournir de 45 à 65 % de l'apport énergétique sous forme de glucides (Association canadienne du diabète, 2008). L'apport en lipides devrait se limiter à un maximum de 35 % de l'apport énergétique total en privilégiant les gras mono-insaturés et oméga-3, et en évitant le plus possible les gras saturés et trans. Lorsque le contrôle glycémique et le bilan lipidique du client sont acceptables, celui-ci peut consommer à l'occasion des aliments contenant du sucrose en considérant leur teneur souvent plus élevée en glucides et en matières grasses. La consommation d'aliments riches en fibres et à indice glycémique faible est encouragée (Association canadienne du diabète, 2008). Le but de la thérapie nutritionnelle est d'atteindre et de maintenir des glycémies se rapprochant le plus près possible des valeurs normales, et d'obtenir un bilan lipidique satisfaisant et un contrôle de la pression artérielle, de façon à réduire les risques de complications liées au diabète `MS 4.6` .

Maladies cardiovasculaires

La thérapie nutritionnelle pour réduire le risque de maladies cardiovasculaires requiert une alimentation équilibrée et une activité physique régulière pour que le client maintienne un poids normal. On encourage la consommation d'aliments riches en fibres, de fruits et légumes, de produits laitiers allégés, et de poissons riches en acides gras oméga-3. On évite la consommation d'aliments à teneur élevée en matières grasses (gras saturés et trans), et l'apport en sodium devrait se limiter à moins de 2 300 mg par jour (Canadian Hypertension Education Program, 2008).

Cancer et traitement

La plupart des cancers causent des problèmes nutritionnels et se traduisent souvent par une augmentation des besoins métaboliques. La maladie s'accompagne fréquemment de symptômes comme l'anorexie, des nausées et des vomissements, et des altérations du goût qui perturbent les apports alimentaires (Mahan, 2008). La malnutrition attribuable au cancer est associée à une morbidité et une mortalité accrues ; une amélioration de l'état nutritionnel entraîne souvent une meilleure qualité de vie.

La malnutrition attribuable au cancer est associée à une morbidité et une mortalité accrues.

La radiothérapie a pour but de détruire la mitose rapide des cellules malignes. Cependant, il est fréquent que des cellules normales, comme celles du revêtement épithélial du tube digestif, soient touchées au cours du processus. Les symptômes associés à la radiothérapie sont l'anorexie, la stomatite, la diarrhée grave et la douleur. La radiothérapie du cou et de la tête peut causer des troubles de l'odorat et du goût, de la dysphagie et une diminution de la salivation. La thérapie nutritionnelle doit viser la maximisation de l'apport en nutriments et en liquides selon les besoins du client, sa condition médicale et ses préférences. On encourage la prise de petits repas équilibrés et plus fréquents incluant des aliments faciles à digérer selon la tolérance du client.

Maladies gastro-intestinales

La présence d'ulcères gastriques est habituellement bien maîtrisée avec la prise de repas réguliers et une médication qui bloque la production d'acide chlorhydrique, comme les antagonistes des récepteurs d'histamine. La bactérie *Helicobacter pilori*, qui fut découverte en 1984, peut causer des ulcères gastriques, et sa présence se confirme par des tests de laboratoire. L'infection bactérienne est traitée avec des antibiotiques. Le stress et une production élevée d'acide chlorhydrique par l'estomac contribuent

`MS 4.6`

Méthodes liées aux paramètres d'évaluation : *Mesure de la glycémie capillaire.*

34

au développement des ulcères gastriques. On encourage le client à consommer avec modération les aliments qui peuvent exacerber la douleur et l'inconfort comme le café, le thé, le chocolat, le cacao, le cola et les épices. Il est également recommandé d'éviter le tabac, l'alcool, l'aspirine et les médicaments anti-inflammatoires non stéroïdiens (AINS). Souvent, le client tolère mieux la prise de petits repas réguliers, et doit éviter de manger une grande quantité d'aliments avant le coucher (Mahan, 2008).

Les maladies inflammatoires de l'intestin, incluant la maladie de Crohn et la colite ulcéreuse, sont habituellement traitées durant la phase aiguë avec des préparations d'alimentation entérale ou parfois même avec de l'alimentation parentérale dans les cas de diarrhée graves et de perte de poids importante. Dans la phase chronique de la maladie, une alimentation riche en énergie et en protéines est souvent nécessaire avec la prise de suppléments vitaminiques et de minéraux. Les aliments contenant du lactose ou à teneur élevée en fibres sont consommés selon la tolérance du client.

La maladie cœliaque nécessite une alimentation sans gluten, une matière protidique qui se retrouve toutefois dans plusieurs aliments contenant du blé, du seigle, de l'orge, de l'avoine et du triticale. Le syndrome de l'intestin court survient à la suite d'une résection intestinale et cette réduction de la surface d'absorption intestinale se solde par une malabsorption. Le client a souvent besoin d'une assistance nutritionnelle à long terme par voie entérale ou parentérale.

La diverticulite est une condition fréquente caractérisée par l'inflammation des diverticules. En phase aiguë, cette affection se traite avec des antibiotiques, et un régime restreint en fibres et en résidus jusqu'à ce que l'infection se résorbe. Par mesure de prévention, on recommande un régime riche en fibres par la suite.

L'une des fonctions de l'infirmière est de renseigner les clients au sujet d'habitudes alimentaires qui peuvent prévenir l'apparition de nombreuses maladies.

34.2.9 Promotion de la santé

L'une des fonctions de l'infirmière est de renseigner les clients au sujet d'habitudes alimentaires qui peuvent prévenir l'apparition de nombreuses maladies. Les centres de santé et de services sociaux (CSSS) et les cliniques sont d'ailleurs souvent les meilleurs endroits pour procéder à l'évaluation des habitudes alimentaires et de l'état nutritionnel. Le client peut solliciter des conseils pour la planification de ses repas. Les aliments sélectionnés doivent correspondre aux exigences de son régime thérapeutique et du *Guide alimentaire canadien*. La reconnaissance précoce des clients ayant des troubles nutritionnels ou à risque d'en développer demeure la meilleure façon d'éviter des problèmes de santé plus sérieux dans le futur. Le rôle de l'infirmière comme éducatrice consiste à procurer au client et à sa famille de l'enseignement quant à l'alimentation et de l'information sur les ressources disponibles dans la communauté, incluant les coordonnées de la nutritionniste pour un suivi au besoin.

La méthode de préparation des repas peut être modifiée lorsque certains nutriments doivent être restreints. Par exemple, monsieur Samer peut réduire l'apport en gras en utilisant la cuisson au four au lieu de la friture, et ajouter du citron ou des épices qui relèvent la saveur des aliments dans les régimes hyposodés. La planification des menus une semaine à l'avance comporte aussi plusieurs avantages. Elle permet, par exemple, d'assurer une alimentation équilibrée ou d'observer un régime particulier tout en respectant le budget alloué à la nourriture. L'infirmière ou la nutritionniste peuvent vérifier les menus. Certaines suggestions pratiques s'avèrent très utiles pour la planification des repas, comme celle de ne pas faire l'épicerie l'estomac vide, car cela entraîne l'achat impulsif d'aliments plus coûteux ou ayant moins de valeur nutritive que ceux qui sont indiqués dans les repas planifiés. La salubrité alimentaire constitue également un dossier important sur le plan de l'enseignement au client et sur celui de la santé publique afin de prévenir les intoxications alimentaires **TABLEAU 34.8** et **ENCADRÉ 34.7**.

34.2.10 Dysphagie

La **dysphagie** est un trouble de la déglutition, une difficulté à avaler. Les causes de la dysphagie peuvent être de nature neurologique ou myogénique, ou elle peut être liée à une obstruction **ENCADRÉ 34.8**. Les complications peuvent varier, et elles incluent la pneumonie d'aspiration, la déshydratation, la malnutrition et une perte de poids. La dysphagie entraîne une diminution de l'autonomie fonctionnelle, une durée d'hospitalisation plus longue, une probabilité accrue de soins en centre d'hébergement et une augmentation de la mortalité (Ashley, Duggan, & Sutcliffe, 2006).

TABLEAU 34.8 — Intoxications alimentaires

NOM	MICROORGANISMES	SOURCES ALIMENTAIRES POSSIBLES	SYMPTÔMES[a]
Botulisme	Clostridium botulinum	Aliments mis en conserve à la maison de façon inadéquate ; poisson, jambon, saucisse, mollusques et crustacés fumés et salés	Les symptômes peuvent varier d'un simple malaise au décès en 24 heures ; ils débutent par des nausées, des étourdissements et progressent jusqu'à la paralysie motrice (respiratoire).
Colite hémorragique	Escherichia coli	Viande insuffisamment cuite (bœuf haché), lait ou jus de pomme non pasteurisé, germes de luzerne, légumes crus cultivés avec du fumier, eau non chlorée	Crampes douloureuses, nausées, vomissements, diarrhée (peut contenir du sang), insuffisance rénale. Les symptômes apparaissent de un à huit jours après l'ingestion.
Listériose	Listeria Listeria monocytogenes	Fromage à pâte molle, pâtés, charcuteries, lait non pasteurisé ; viande, volaille, poisson et fruits de mer crus ou insuffisamment cuits	Diarrhée grave, fièvre, céphalée, pneumonie, méningite, endocardite. Les symptômes apparaissent de 3 à 21 jours après l'ingestion.
Entérite à Clostridium perfringens	Clostridium Clostridium perfringens	Viandes cuites, laissées à la température ambiante	Diarrhée et vomissements légers. Les symptômes surviennent de 8 à 24 heures après l'ingestion et durent de 1 à 2 jours.
Salmonellose	Salmonella Salmonella typhi Salmonella paratyphus	Lait non pasteurisé, crème pâtissière, mets contenant des œufs crus, sauce à salade, mayonnaise ; volaille, mollusques et crustacés crus ou insuffisamment cuits ; eau non chlorée, germes de luzerne, melon coupé	Diarrhée, crampes et vomissements d'intensité légère à grave. Les symptômes apparaissent de 12 à 24 heures après l'ingestion et durent de 1 à 7 jours.
Shigellose	Shigella Shigella dysenteriæ	Lait, produits laitiers, fruits de mer et salades ; aliments contaminés ou manipulés par des mains souillées	De la diarrhée légère à la dysenterie mortelle. Les symptômes apparaissent de 7 à 36 heures après l'ingestion et durent de 3 à 14 jours.
Intoxication staphylococcique	Staphylococcus aureus	Crème pâtissière, garnitures à la crème, viandes transformées, jambon, fromage, crème glacée, salade de pommes de terre, sauces, plats en casserole	Crampes abdominales graves, douleur, vomissements, diarrhée, transpiration, céphalée, fièvre, prostration. Les symptômes surviennent de 1 à 6 heures après l'ingestion et durent au plus 48 heures.

a. Les symptômes sont habituellement plus graves chez les enfants et les personnes âgées.
Source : Adapté de Williams, S.R. (2001). *Basic nutrition and diet therapy* (11th ed.). St. Louis, Mo. : Mosby.

ENCADRÉ 34.7 Salubrité alimentaire

Objectifs

- Le client pourra décrire les mesures visant à se protéger des intoxications alimentaires.
- Le client comprendra les principaux types de maladies ainsi que leur mode de transmission.
- Le client ne souffrira pas d'intoxication alimentaire.

Stratégies d'enseignement

- Expliquer que la salubrité alimentaire est un aspect important de la santé publique. Les personnes étant prédisposées aux risques en cause sont les enfants, les personnes âgées et les personnes immunodéprimées.
- Transmettre les instructions suivantes :
  - Se laver les mains à l'eau chaude avec du savon avant de manipuler des aliments ou d'en manger.
  - Cuire suffisamment la viande, la volaille, le poisson et les œufs.
  - Bien laver les fruits et les légumes, et les brosser en cas de nécessité.
  - Ne pas manger de viande crue ni boire de lait non pasteurisé.
  - Ne pas manger ni acheter d'aliments dont la date de péremption est dépassée.
  - Réfrigérer les aliments à 4 °C ou les congeler à −18 °C.
  - Laver la vaisselle et les planches à découper avec de l'eau chaude et du savon.
  - Ne pas conserver un reste de table pendant plus de deux jours au réfrigérateur.
  - Laver les linges à vaisselle, les serviettes et les éponges régulièrement, ou utiliser des essuie-tout.
  - Nettoyer l'intérieur du réfrigérateur et du four à micro-ondes et le barbecue régulièrement afin de prévenir la croissance bactérienne.

Évaluation

- Demander au client de nommer les mesures préventives de l'intoxication alimentaire.

ENCADRÉ 34.8 Causes de dysphagie

Causes neurogènes

- Accident vasculaire cérébral
- Paralysie cérébrale
- Syndrome de Guillain-Barré
- Sclérose en plaques
- Sclérose latérale amyotrophique (maladie de Lou-Gehrig)
- Neuropathie diabétique
- Maladie de Parkinson

Causes myogènes

- Myasthénie grave
- Vieillissement
- Dystrophie musculaire
- Polymyosite

Causes obstructives

- Sténose peptique bénigne
- Anneau de l'œsophage inférieur
- Candidose
- Cancer de la tête et du cou
- Masses inflammatoires
- Résection traumatique ou chirurgicale
- Masses dans le médiastin antérieur
- Spondylose cervicale

Autres causes

- Anxiété sévère
- Résection gastro-intestinale ou œsophagienne
- Troubles rhumatismaux
- Troubles du tissu conjonctif
- Vagotomie

L'infirmière doit être à l'affût des signes de la dysphagie **ENCADRÉ 34.9**. Il arrive souvent que le client qui en souffre ne tousse pas lorsque de la nourriture pénètre dans ses voies aériennes. Une aspiration silencieuse peut survenir chez des clients ayant une atteinte neurologique lorsque se produit une aspiration en l'absence de toux (Nowlin, 2006). Les aspirations silencieuses comptent pour 40 à 70 % des aspirations chez les clients aux prises avec une dysphagie à la suite d'un accident vasculaire cérébral (AVC) (Kwon, Jeong, & Yoon, 2006). L'infirmière doit reconnaître les clients à risque d'aspiration parmi ceux ayant des troubles

ENCADRÉ
34.9

Signes de dysphagie

- Toux en mangeant
- Changement dans la voix durant la déglutition
- Mouvements anormaux de la bouche, de la langue ou des lèvres
- Langage imprécis, lent et faible, sans coordination
- Déglutition ralentie
- Réflexe de vomissement anormal
- Régurgitations

cognitifs, des réflexes diminués ou qui ont de la difficulté à maîtriser leur salive.

Un dépistage précoce de la dysphagie peut révéler des troubles de la déglutition et aider l'infirmière à formuler des demandes de consultation pour une évaluation plus approfondie. Il existe plusieurs outils de dépistage, dont le Registered Dietitian Dysphagia Screening Tool, qui inclut les éléments suivants : une revue du dossier médical, une observation au repas pour vérifier le ton de voix, la posture et le contrôle de la tête, la durée du repas et la quantité d'aliments consommés, une fuite d'aliments ou de liquides de la bouche, la présence de toux ou de sécrétions (Brody, Touger-Decker, VonHagen, & Maillet, 2000). Une équipe interdisciplinaire formée d'infirmières, de nutritionnistes, de médecins, d'ergothérapeutes et d'orthophonistes peut intervenir (Daniels, Ballo, Mahoney, & Foundas, 2000 ; Perry & Love, 2001) **ENCADRÉ 34.10**. La dysphagie entraîne très souvent une diminution des apports alimentaires, qui peut causer la malnutrition. Les clients souffrant de dysphagie auront besoin de plus d'assistance et de supervision au moment des repas. La position du client pendant qu'il mange est importante, de même que le choix de la texture appropriée. Les propriétés physiques des aliments peuvent parfois être modifiées afin d'adapter l'alimentation aux besoins particuliers du client. Il existe une classification des liquides selon leur consistance (miel ou nectar) et, pour les aliments, selon leur texture, allant de la purée à une texture molle ou tendre (American Dietetic Association, 2006).

34.2.11 Répercussion de la condition clinique sur l'alimentation

Les clients malades ou faibles souffrent souvent d'un manque d'appétit (**inappétence**). La **cétose** qui accompagne la malnutrition est anorexigène. La douleur accompagnant les interventions chirurgicales et les traumatismes ainsi que les carences en certaines vitamines et en minéraux peuvent aussi causer l'inappétence. Au cours d'une hospitalisation, les examens diagnostiques perturbent souvent les heures de repas ou nécessitent une période de jeûne. Le stress physiologique lié à la maladie et le stress psychologique ont une influence sur l'apport alimentaire. Les médicaments peuvent altérer le goût des

■ **Cétose :** État pathologique causé par l'accumulation dans l'organisme de corps cétoniques, substances résultant de la dégradation incomplète des graisses.

ENCADRÉ
34.10

Mise en commun d'un plan d'intervention

- Un plan d'intervention efficace exige une approche en interdisciplinarité par l'échange et la mise en commun de données précises entre les membres de l'équipe de soins.
- L'infirmière surveille les paramètres de l'état nutritionnel du client et sa consommation d'aliments en effectuant les bilans alimentaires de façon précise.
- La nutritionniste possède une expertise pour la thérapie nutritionnelle, les régimes thérapeutiques, le traitement de la dysphagie, et le soutien nutritionnel entéral et parentéral.
- Le pharmacien détient des connaissances sur le plan des interactions des médicaments avec les aliments et nutriments, de même que sur les solutions d'alimentation parentérale.
- Les orthophonistes assistent le client au moyen de techniques et d'exercices de déglutition pour réduire le risque d'aspiration, et ils collaborent également à l'approche en dysphagie.
- Les ergothérapeutes travaillent avec le client et la famille pour maximiser les capacités fonctionnelles de celui-ci en proposant, par exemple, des accessoires qui peuvent l'aider à manger ou des réaménagements dans sa cuisine.

34

aliments, en empêcher l'absorption, entraîner des nausées ou influer sur le métabolisme.

L'infirmière pourra aider le client à comprendre les causes de son manque d'appétit et faire preuve d'imagination pour le stimuler, par exemple, en limitant les odeurs dans l'environnement, en aidant aux soins d'hygiène buccodentaire, en repositionnant le client avant les repas, et en choisissant les aliments préférés de celui-ci lorsque cela est possible.

L'infirmière contribue à déterminer l'existence de problèmes nutritionnels réels et possibles **ENCADRÉ 34.11**. Un problème nutritionnel peut survenir lorsque l'apport énergétique augmente ou diminue considérablement, ou lorsqu'un ou plusieurs nutriments ne peuvent être ingérés ou assimilés complètement. L'infirmière doit connaître les paramètres nutritionnels normaux, l'anatomie et la physiologie de l'appareil digestif, de même que les recommandations nutritionnelles selon l'âge, le sexe et la condition générale du client. ■

ENCADRÉ 34.11 | Diagnostics infirmiers relatifs à la nutrition, validés par la NANDA-I

- Alimentation déficiente
- Alimentation excessive
- Allaitement maternel efficace
- Allaitement maternel inefficace
- Allaitement maternel interrompu
- Atteinte à l'intégrité de la peau
- Constipation
- Déficit de volume liquidien
- Diarrhée
- Diminution chronique de l'estime de soi
- Excès de volume liquidien
- Incapacité (partielle ou totale) de s'alimenter

- Maintien inefficace de l'état de santé
- Manque de connaissances (nutrition)
- Mode d'alimentation inefficace chez le nouveau-né ou le nourrisson
- Motivation à améliorer le concept de soi
- Motivation à améliorer ses connaissances (nutrition)
- Nausées
- Prise en charge inefficace du programme thérapeutique par la personne
- Recherche d'un meilleur état de santé (nutrition)
- Risque d'atteinte à l'intégrité de la peau
- Risque d'infection
- Risque de fausse route (aspiration)

Source : Tiré de NANDA International (2008). *Diagnostics infirmiers : définitions et classification, 2007-2008* (9ᵉ éd.). Paris : Elsevier Masson.

34.3 Mise en œuvre de la démarche de soins | Jugement clinique

Cette section présente la démarche systématique appliquée aux soins infirmiers lorsque le traitement d'un problème de santé nécessite une intervention sur le plan nutritionnel. Les différentes étapes de la démarche de soins reprennent les éléments de la situation de monsieur Samer dans une perspective de résolution de problèmes visant à établir le plan de soins et de traitements infirmiers (PSTI).

L'application de ce processus permet d'individualiser l'approche infirmière par rapport à ce client et de planifier des soins adaptés à la situation de ce dernier.

34.3.1 Collecte des données

Pour bien cerner la situation de monsieur Samer, la collecte des données initiale repose sur plusieurs éléments : le dépistage des troubles nutritionnels, les mesures anthropométriques, les tests de laboratoire, l'évaluation de l'apport alimentaire, les observations cliniques et les attentes du client.

L'**ENCADRÉ 34.12** présente les données subjectives et objectives connues pour monsieur Samer ; elles aideront l'infirmière à déterminer les besoins du client pour lesquels une surveillance particulière sera nécessaire.

34.3.2 Analyse et interprétation des données

Dans le cas de monsieur Samer, l'analyse des données initiales laisse croire qu'il ne respecte

ENCADRÉ 34.12 — Situation clinique de monsieur Samer

Données subjectives

- Suit les préceptes musulmans : l'alcool et le porc sont interdits
- Respecte le ramadan
- Aime les aliments frits et les desserts
- Habituellement, boit moins de un litre d'eau par jour
- Récemment, boit des quantités élevées d'eau
- Ne mange pas de poisson et peu de viande
- Se déplace toujours en voiture, plutôt inactif
- Mange à des heures irrégulières
- Ne se soucie pas de la quantité et de la qualité des aliments
- Dit ne pas comprendre l'importance de son régime alimentaire
- Dit être plus irritable qu'auparavant
- S'attend à guérir du diabète
- Fume 40 cigarettes par jour depuis 25 ans
- A vu son poids augmenter de 20 kg depuis 10 ans

Données objectives

- Diabète de type 2 nouvellement diagnostiqué
- Peau sèche et ongles cassants
- Glycémie à jeun à 14 mmol/L
- Glycémie variable
- Plaie au talon droit de 2 cm de diamètre
- Poids : 88 kg ; taille : 1,67 m
- IMC : 31,5

ENCADRÉ 34.13 — Énoncé des problèmes prioritaires de monsieur Samer

- Non-observance du traitement nutritionnel de son diabète
- Excès nutritionnel
- Plaie de 2 cm au talon droit

pas le régime alimentaire prescrit pour équilibrer son diabète. Il dit d'ailleurs qu'il ne comprend pas l'importance de surveiller son alimentation. Il s'attend par ailleurs à guérir de son diabète, attente irréaliste puisque cette maladie est incurable. Cette attitude confirme donc qu'il ne se soumet pas au traitement recommandé. Conséquemment, on remarque que les valeurs de sa glycémie sont variables, la dernière étant plus élevée que normalement.

Les données de l'évaluation nutritionnelle montrent un indice de masse corporelle de 31,5, valeur associée à de l'obésité. Un surplus de poids est évident chez ce client. Il mange à des heures irrégulières, sans se soucier de la quantité et de la qualité des aliments, étant plutôt porté à privilégier des aliments à densité énergétique élevée (desserts).

En plus, monsieur Samer a une plaie au talon droit de 2 cm de diamètre. Selon lui, elle est présente depuis plus de trois semaines et tarde à guérir. Comme le client mange très peu de viande et encore moins de poisson, la quantité de protéines qu'il devrait prendre n'est pas respectée **ENCADRÉ 34.13**.

34.3.3 Planification des soins et établissement des priorités

La planification des interventions visant à maintenir un état nutritionnel optimal requiert des soins qui ne consistent pas uniquement à corriger les problèmes nutritionnels. Une fois l'analyse des données complétée, l'infirmière doit synthétiser les divers éléments d'information obtenus pour établir un plan de soins infirmiers personnalisé axé sur la prévention et le traitement des problèmes nutritionnels du client. Il est très fréquent de rencontrer des personnes aux prises avec de multiples pathologies. Les objectifs de soins prioritaires doivent alors refléter les besoins physiologiques et thérapeutiques, ainsi que les préférences et les attentes du client. L'enseignement sera centré sur un objectif de prévention et de promotion de la santé. Comme monsieur Samer a besoin d'un régime thérapeutique, il doit en comprendre les implications, et savoir comment cela peut contribuer au contrôle de son diabète. Il sera alors plus susceptible de se conformer au traitement, ce qui n'est vraisemblablement pas son cas actuellement puisqu'il dit ne pas comprendre l'importance des particularités de son alimentation en lien avec son diabète. De plus, il se soucie peu de la quantité et de la qualité de ce qu'il mange. Des objectifs planifiés et établis de concert avec monsieur Samer, la nutritionniste et l'infirmière assureront probablement le succès du plan de soins.

À cette étape-ci de la démarche de soins, les résultats que l'infirmière doit planifier avec le client découleront des problèmes prioritaires déterminés. Il en sera de même pour les interventions personnalisées, qui viseront l'atteinte de ces résultats **TABLEAU 34.9**.

PLANIFICATION ET INTERVENTIONS

TABLEAU 34.9	Résultats escomptés et interventions prioritaires liés à la situation clinique de monsieur Samer

PLANIFICATION / RÉSULTATS ESCOMPTÉS CHEZ LE CLIENT

- Bonne connaissance du problème de santé
- Compréhension adéquate de la thérapeutique
- Respect du traitement nutritionnel
- Atteinte de la masse corporelle désirée (IMC visé entre 22 et 25)
- Changements dans les comportements alimentaires
- Guérison de la plaie au talon droit

INTERVENTIONS INFIRMIÈRES	JUSTIFICATIONS
• Vérifier les connaissances de monsieur Samer à propos de son diabète.	• Soulever précisément les points qui ne sont pas compris.
• Vérifier ce qui fait obstacle à une compréhension complète de son diabète (explications difficiles à comprendre, barrière linguistique, motivation à prendre en charge son diabète).	• Orienter les interventions en fonction de ce qui nuit à une bonne compréhension chez monsieur Samer.
• Fournir plus d'information au client et à une personne clé de son entourage selon le manque de connaissances décelé.	• Compléter les connaissances manquantes ou déficientes, et impliquer l'entourage.
• Mettre le client en contact avec des personnes ayant des problèmes semblables.	• Renforcer le soutien psychologique.
• Aborder les points qui sont susceptibles d'être les plus anxiogènes pour le client (impact sur les habitudes de vie et de travail, sur la pratique religieuse).	• Désamorcer l'anxiété.
• Relever les comportements alimentaires qui sont néfastes pour le contrôle du diabète.	• Orienter les interventions vers les priorités de traitement.
• Rechercher les bénéfices secondaires que monsieur Samer peut retirer de sa situation.	• Évaluer la signification psychologique de sa conduite.
• Impliquer monsieur Samer et une personne significative de son entourage dans l'établissement des priorités et des objectifs à atteindre.	• Favoriser une meilleure collaboration et une plus grande implication du client dans le respect de son traitement nutritionnel. • Contribuer à fixer des attentes réalistes pour le client.

TABLEAU 34.9	Résultats escomptés et interventions prioritaires liés à la situation clinique de monsieur Samer (*suite*)

INTERVENTIONS INFIRMIÈRES	JUSTIFICATIONS
• Expliquer les conséquences des choix et des comportements du client sur le contrôle de son diabète.	• Favoriser une prise de conscience de ses choix et respecter son autodétermination.
• Faire revoir le client par la nutritionniste.	• S'assurer d'un plus grand respect du régime thérapeutique alimentaire, et démontrer l'intérêt et l'implication des différents intervenants professionnels.
• Souligner les bons comportements alimentaires du client.	• Maintenir l'implication du client dans la prise en charge de son traitement nutritionnel.
• Inciter monsieur Samer à manger une plus grande variété d'aliments.	• Éviter la monotonie.
• Recommander au client de s'accorder de temps à autre des « douceurs » qu'il aura planifiées dans son régime.	• Éviter le sentiment de privation issu d'une application draconienne du traitement nutritionnel.
• Interroger monsieur Samer sur sa perception de la nourriture et sur le sens donné à l'acte de manger.	• Évaluer les facteurs favorisant un excès nutritionnel.
• Rechercher avec monsieur Samer les facteurs réalistes de motivation à perdre du poids.	• Établir un programme de réduction du poids acceptable pour le client.
• Fixer, avec le client, des objectifs réalistes de perte pondérale hebdomadaire.	• Établir un programme de réduction du poids acceptable pour le client.
• Souligner l'importance d'un apport liquidien adéquat (de 2 à 3 L/jour).	• Répondre aux besoins en eau de l'organisme.
• Trouver des activités physiques adaptées aux goûts du client.	• Favoriser la motivation à être plus actif.
• Peser le client une fois par semaine, à la même heure, alors qu'il porte les mêmes vêtements, sur le même pèse-personne.	• Suivre précisément l'évolution de la perte de poids.
• Suggérer des aliments riches en protéines, en tenant compte des goûts du client.	• Assurer une alimentation qui contribue à la reconstruction des tissus.
• Appliquer les soins de plaie de stade 2.	• Favoriser la guérison de la plaie au talon droit.

34

34.3.4 Interventions cliniques

Dans le plan de soins de monsieur Samer, certaines interventions s'appliquent rapidement, d'autres à plus ou moins long terme. Par exemple, à l'occasion d'une visite à domicile, il est facile de rechercher la perception que le client a de la nourriture ; il en est de même pour l'enseignement des impacts de son alimentation sur la maîtrise de sa glycémie. Par contre, il faut envisager plus de temps pour qu'un programme réaliste de réduction de poids, agréé par monsieur Samer, soit efficace. L'infirmière devra donc déterminer le plus précisément possible les délais de réalisation des résultats escomptés.

34.3.5 Évaluation des résultats

L'infirmière doit évaluer les résultats des interventions, et être attentive aux signes montrant que monsieur Samer s'implique plus dans son traitement nutritionnel. Il faut prendre suffisamment de temps pour tester chaque intervention infirmière quant aux résultats escomptés. Tout changement dans la condition médicale du client peut indiquer un besoin de modifier le traitement nutritionnel.

Lorsque les objectifs ne sont pas atteints, l'infirmière doit réviser le plan de soins en considérant les besoins et les préférences de monsieur Samer, et en lui posant des questions telles que : Avez-vous changé certaines de vos habitudes alimentaires ? Quel poids idéal visez-vous ? Faites-vous plus d'activité physique ? Trouvez-vous très difficile de respecter les particularités de votre régime alimentaire ? Qu'est-ce qui vous semble le plus facile à respecter dans votre régime ?

34.3.6 Plan thérapeutique infirmier de monsieur Samer

Les directives infirmières émises dans le (plan thérapeutique infirmer [PTI]) de monsieur Samer s'appliquent aux problèmes prioritaires déterminés au cours de l'évaluation clinique. Elles

2010-05-28 09:30

Dit ne pas comprendre l'importance de suivre sa diète, et ne pas se soucier de la quantité et de la qualité de ce qu'il mange. S'attend à guérir de son diabète. Vérification des connaissances sur le diabète et son régime alimentaire : explique que son pancréas ne produit pas assez d'insuline et que c'est pour cette raison que son taux de sucre est anormal. Ajoute que c'est une maladie compliquée, que la nutritionniste lui a bien expliqué sa diète, mais qu'il n'est pas prêt à sacrifier ses plaisirs alimentaires. Invité à contacter Diabète Québec s'il désire rencontrer d'autres diabétiques ; dit qu'il va y penser. Ajoute qu'il pourra faire plus attention à son alimentation s'il peut parfois continuer à manger ce qu'il aime.

Avisé de boire ad. 2 L/jour, de calculer ce qu'il boit et de faire une marche de 30 min/jour au moins.

doivent être personnalisées et précises afin d'assurer une surveillance particulière des priorités cliniques ayant une incidence sur l'évolution de la condition de santé du client. L'ajustement du PTI sera donc tributaire de l'évolution constatée **FIGURE 34.11**. Par exemple, l'infirmière pourrait accorder une priorité égale aux autres constats si monsieur Samer présentait de la constipation récurrente en raison d'une faible ingestion de liquide et de son inactivité physique.

34.3.7 Application de la pensée critique à la situation de monsieur Samer

À chaque visite au domicile du client, l'infirmière fait preuve de jugement clinique en considérant

PLAN THÉRAPEUTIQUE INFIRMIER (PTI)

CONSTATS DE L'ÉVALUATION

Date	Heure	N°	Problème ou besoin prioritaire	Initiales	RÉSOLU / SATISFAIT			Professionnels / Services concernés
					Date	Heure	Initiales	
2010-05-28	09:30	1	Non-observance du traitement nutritionnel					Nutritionniste
		2	Excès nutritionnel					Nutritionniste
		3	Plaie de stade 2 au talon de 2 cm de diamètre	G.B.				

SUIVI CLINIQUE

Date	Heure	N°	Directive infirmière	Initiales	CESSÉE / RÉALISÉE		
					Date	Heure	Initiales
2010-05-28	09:30	1	Assurer le suivi du diabète de type 2.				
		1-2	Rappeler l'importance de manger à des heures régulières.				
		1	Inviter le client à contacter Diabète Québec.		2010-05-28	09:30	G.B.
		2	Vérifier le poids à jeun q. mercredi, à la même heure.				
			Aviser le client de boire au moins 2 L de liq./j. et de calculer les quantités bues.				
			Lui rappeler de faire au moins 30 min de marche die.		2010-05-28	09:30	G.B.
		3	Appliquer plan de traitement des plaies de stade 2.	G.B.			

Signature de l'infirmière	Initiales	Programme / Service	Signature de l'infirmière	Initiales	Programme / Service
Gabrielle Bénard	G.B.	CSSS, soins à domicile			

© OIIQ

PLAN THÉRAPEUTIQUE INFIRMIER (PTI)

Extrait des notes d'évolution

2010-06-02 08:30
Poids : 88 kg.

Dit qu'il a bu ± 1 400 ml de liquide hier et a pris trois repas complets.

Ajoute qu'il essaie de marcher plus, mais que c'est difficile pour lui, car il se sent toujours pressé par son travail.

FIGURE 34.11 Extrait du plan thérapeutique infirmier de monsieur Samer pour le suivi clinique du traitement nutritionnel de son diabète et de sa plaie au talon droit

34

les changements qu'elle observe, même si ceux-ci semblent minimes : peu ou pas de perte de poids, « rechute » vers les mauvaises habitudes alimentaires, repas parfois pris plus régulièrement, découragement possible quant aux restrictions alimentaires, etc. L'application du modèle de la pensée critique l'aide à accompagner monsieur Samer dans sa recherche de mieux-être, particulièrement en ce qui concerne le respect du traitement nutritionnel de son diabète **FIGURE 34.12**.

Vers un Jugement clinique

Connaissances
- Signes et symptômes du diabète
- Traitement nutritionnel du diabète
- *Guide alimentaire canadien*
- Nutriments essentiels et leurs rôles
- Restrictions alimentaires imposées par les croyances religieuses
- IMC / poids santé

Expériences
- Soins aux clients diabétiques
- Soins à des clients de confessions différentes
- Soins à des clients réfractaires au traitement de leur problème de santé

ÉVALUATION

- Motivation de monsieur Samer à respecter son régime alimentaire
- Compréhension de sa condition de diabétique
- Répercussion de son régime alimentaire sur sa pratique religieuse
- Impacts du non-respect du traitement nutritionnel sur la glycémie
- Prise du poids chaque semaine
- Caractéristiques de la plaie au talon droit : dimensions, aspect, présence ou non d'écoulement et caractéristiques de celui-ci, autres signes et symptômes (état du pourtour de la plaie, sensibilité au toucher)
- Activité physique (type, fréquence, tolérance)
- Modification des habitudes alimentaires néfastes pour son diabète

Normes
- Portions recommandées des groupes alimentaires, selon le *Guide alimentaire canadien*
- Poids santé pour monsieur Samer selon le nomogramme d'IMC

Attitudes
- Comprendre les obstacles à la non-observance du traitement nutritionnel
- Faire preuve d'ouverture d'esprit quant aux facteurs influant sur la motivation de monsieur Samer
- S'abstenir de juger les considérations religieuses
- Souligner les changements positifs, mêmes anodins, dans les comportements alimentaires
- Éviter les remontrances même si les résultats escomptés de perte pondérale et de respect du traitement nutritionnel ne sont pas atteints

FIGURE 34.12 Application de la pensée critique à la situation clinique de monsieur Samer

■ ■ ■ À **retenir**

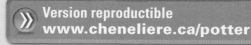

Version reproductible
www.cheneliere.ca/potter

- Les vitamines, les minéraux, les acides aminés essentiels et les acides gras essentiels doivent provenir de l'alimentation puisque l'organisme ne peut les synthétiser à partir d'autres substances.

- Au cours de la digestion, les aliments sont principalement décomposés sous forme d'acides aminés, d'acides gras et de monosaccharides.

- Les apports nutritionnels de référence (ANREF) fournissent une gamme de valeurs qui reflètent les plus récentes recommandations concernant les besoins en éléments nutritifs.

- Les recommandations nutritionnelles préconisent la réduction de la quantité de matières grasses, principalement des gras saturés et trans, de sodium, de sucre raffiné, et l'augmentation de l'apport en glucides complexes et en fibres alimentaires.

- L'âge a une influence sur les besoins en nutriments essentiels. Les périodes de croissance rapide haussent les besoins en énergie, en protéines, en vitamines et en minéraux.

- La collaboration de l'équipe interdisciplinaire est indispensable pour aider un client à atteindre un état nutritionnel optimal.

- L'infirmière peut améliorer l'apport alimentaire du client en prenant soin de l'installer confortablement avant les repas et de bien organiser son environnement.

- L'alimentation entérale peut être utilisée lorsque le client est incapable d'ingérer suffisamment d'aliments, mais qu'il peut les digérer et les absorber.

- L'alimentation entérale peut protéger la structure et la fonction intestinales, et améliorer l'immunité.

Pour en **savoir** plus

Version complète et détaillée
www.cheneliere.ca/potter

RÉFÉRENCES GÉNÉRALES

Infiressources > Banques et recherche > Santé > Habitudes de vie > Nutrition
www.infiressources.ca

PasseportSanté.net > Nutrition
www.passeportsante.net

ORGANISMES ET ASSOCIATIONS

Diabète Québec > Alimentation
www.diabete.qc.ca

Extenso
www.extenso.org

Les diététistes du Canada
www.dietitians.ca

ORGANISMES GOUVERNEMENTAUX

INSPQ > Habitudes de vie, maladies chroniques > Nutrition, activité physique et problèmes reliés au poids
Institut national de santé publique du Québec
www.inspq.qc.ca

MSSS > Santé publique > Nutrition et alimentation
Ministère de la Santé et des Services sociaux
www.msss.gouv.qc.ca

Santé Canada > Aliments et nutrition
www.hc-sc.gc.ca

Peckenpaugh, N.J. (2010). *Nutrition Essentials and Diet Therapy* (11th ed.). St. Louis, Mo. : Saunders.

Nix, S. (2009). *Williams' Basic Nutrition & Diet Therapy* (13th ed.). St. Louis, Mo. : Mosby.

Ferland, G. (2007). *Alimentation et vieillissement* (2e éd.). Montréal : Presses de l'Université de Montréal.

Dubost, M. (2006). *La nutrition* (3e éd.). Montréal : Chenelière Éducation.

Béliveau, R., & Gingras, D. (2005). *Les aliments contre le cancer : la prévention et le traitement du cancer par l'alimentation.* Outremont, Qc : Trécarré.

Locong, A., & Ruel, D. (2003). *Guide des interactions médicaments, nutriments et produits naturels.* Québec, Qc : Presses de l'Université Laval.

Nutrition : science en évolution
Publication officielle de l'Ordre professionnel des diététistes du Québec

Revue canadienne de la pratique et de la recherche en diététique
Publication officielle des Diététistes du Canada

Pageau, M. (Éd.) (2009). *Miser sur une saine alimentation : une question de qualité. Cadre de référence à l'intention des établissements du réseau de la santé et des services sociaux pour l'élaboration de politiques alimentaires adaptées.* Québec, Qc : Ministère de la Santé et des Services sociaux.
www.msss.gouv.qc.ca

Méthodes de soins filmées et présentées sur
www.cheneliere.ca/potter
Méthodes liées à la fonction digestive : *Installation d'une sonde nasogastrique ou nasoduodénale* (MS 7.1)

34

CHAPITRE

35

Édition française :
Lyne Fecteau, inf., M. Sc.

Édition originale :
**Judith Ann Kilpatrick,
RN, MSN, DNSc**

Traiter les problèmes d'élimination urinaire

Objectifs

Après avoir lu ce chapitre, vous devriez être en mesure :

- d'expliquer les caractéristiques essentielles au maintien d'une fonction urinaire normale ;

- de reconnaître les facteurs qui ont une incidence sur l'élimination urinaire ;

- de décrire les éléments essentiels permettant d'évaluer la fonction urinaire ;

- de reconnaître les mesures nécessaires permettant de réduire les infections urinaires ;

- de différencier les problèmes courants de l'élimination urinaire ;

- d'appliquer la démarche de soins infirmiers auprès des clients qui présentent une altération de la fonction urinaire.

>> Guide d'études, pages 158 à 163

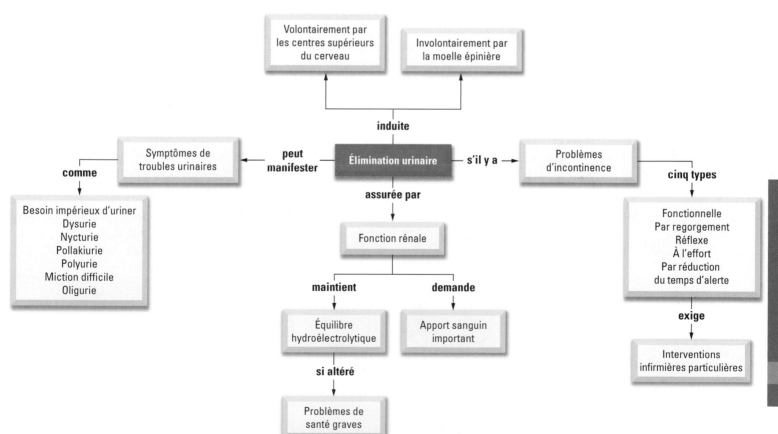

Mise en contexte

Jugement clinique

Vous vous rendez au domicile de madame Alice Grenier, 54 ans. Depuis trois ans, celle-ci a consulté plusieurs fois au sujet de problèmes d'élimination urinaire. La cliente a été traitée pour une infection urinaire il y a six mois, et ce problème est maintenant résolu. Toutefois, elle a toujours des fuites d'urine, qui sont de plus en plus fréquentes, lorsqu'elle rit, tousse ou éternue, ce qui l'empêche même de faire des activités avec son mari et ses trois adolescents. En outre, elle refuse d'aller danser avec son conjoint et même d'aller au cinéma, prétextant qu'elle est plus à l'aise à la maison. Madame Grenier occupe un emploi de secrétaire et dit être très embarrassée au travail lorsque ses collègues se trouvent à proximité, car elle craint de dégager une odeur d'urine perceptible. Elle semble triste et vous confie qu'elle doit maintenant porter en tout temps un protège-dessous. Elle a gardé un surplus de poids depuis ses grossesses et dit avoir encore pris quelques kilos dernièrement, étant donné qu'elle fait moins d'activités et qu'elle a tendance à grignoter, car elle reste plus souvent à la maison.

Quelles données liées au problème urinaire de madame Grenier devriez-vous investiguer?

Concepts clés

Élimination urinaire

induite
- Volontairement par les centres supérieurs du cerveau
- Involontairement par la moelle épinière

peut manifester → Symptômes de troubles urinaires
comme
Besoin impérieux d'uriner
Dysurie
Nycturie
Pollakiurie
Polyurie
Miction difficile
Oligurie

assurée par → Fonction rénale
maintient → Équilibre hydroélectrolytique
si altéré → Problèmes de santé graves
demande → Apport sanguin important

s'il y a → Problèmes d'incontinence
cinq types
Fonctionnelle
Par regorgement
Réflexe
À l'effort
Par réduction du temps d'alerte

exige → Interventions infirmières particulières

a fonction rénale décline graduellement dès la trentaine, ce qui provoque une diminution importante des néphrons fonctionnels, et peut même conduire à la mort. L'élimination urinaire est une fonction essentielle au bon fonctionnement de l'organisme. Sa défaillance entraîne des complications qui perturbent presque tous les autres systèmes de l'organisme. L'inverse est tout aussi vrai : un état de choc, une infection ou un infarctus peuvent causer une défaillance rénale irréversible.

L'infirmière doit dépister rapidement les problèmes d'élimination urinaire afin de prévenir les complications et reconnaître les facteurs associés, dans le but de trouver les solutions appropriées aux besoins et au problème du client.

35.1

Connaissances scientifiques de base à propos de l'élimination urinaire

L'élimination urinaire dépend du fonctionnement des reins, des uretères, de la vessie et de l'urètre. Les reins assurent la production de l'urine, laquelle est transportée par les uretères à la vessie. Celle-ci conserve l'urine jusqu'à ce que l'envie d'uriner se fasse sentir. Le contenu vésical est évacué par l'urètre. Tous les organes de l'appareil urinaire doivent être intacts et fonctionnels pour assurer une élimination urinaire adéquate **FIGURE 35.1**.

35.1.1 Reins

Les reins, organes principaux de la fonction urinaire, se présentent en forme de haricot, de chaque

■ **Créatine :** Dérivé d'acide aminé naturel présent principalement dans les fibres musculaires et le cerveau. Elle joue un rôle dans l'apport d'énergie aux cellules musculaires et dans la contraction musculaire.

■ **Liquide extracellulaire (LEC) :** Liquide présent à l'extérieur d'une cellule et comprenant le liquide interstitiel et le liquide intravasculaire.

côté de la colonne vertébrale. Ils sont situés derrière le péritoine (position **rétropéritonéale**) et accolés aux muscles du dos, entre la douzième vertèbre thoracique et la troisième vertèbre lombaire. Le rein gauche se trouve normalement plus haut que le droit en raison de la position anatomique du foie.

Les fonctions rénales sont nombreuses **ENCADRÉ 35.1**. Les reins filtrent le sang et le libèrent des déchets métaboliques. Le sang se rend aux reins par les artères rénales, issues de la division de l'aorte abdominale, et celles-ci pénètrent le rein au niveau du **hile rénal**. Environ 20 à 25 % du débit cardiaque traverse les reins chaque minute. L'unité fonctionnelle du rein est le **néphron,** responsable de la formation de l'urine **FIGURE 35.2**.

Le sang se rend au néphron par l'artériole afférente ; celle-ci se divise en un réseau de capillaires qui forment le glomérule, entouré de la capsule de Bowman. Le glomérule est le point de départ de la filtration du sang et le commencement de la formation de l'urine. Les capillaires glomérulaires sont poreux, ce qui leur permet de filtrer l'eau et les substances telles que le glucose, les acides aminés, l'urée, la **créatine** et les principaux électrolytes dans la capsule de Bowman. Normalement, les grosses protéines et les constituants sanguins ne sont pas filtrés par le glomérule. La présence de grosses protéines dans l'urine (**protéinurie**) indique une atteinte des glomérules, donc un problème rénal important. Le glomérule filtre environ 125 ml de filtrat par minute.

Le filtrat glomérulaire n'est pas excrété complètement dans l'urine. Environ 99 % du filtrat est réabsorbé dans le plasma, et seulement 1 % est excrété dans l'urine (Copstead & Banasik, 2005). Ainsi, les reins jouent un rôle clé dans l'**équilibre hydrique** et dans l'**équilibre hydroélectrolytique** (sodium, potassium, calcium).

FIGURE 35.1 Anatomie de l'appareil urinaire

ENCADRÉ **35.1** **Fonctions des reins**

- Équilibrer le volume et la composition du liquide extra-cellulaire (LEC).
- Maintenir les équilibres hydroélectrolytique et acidobasique.
- Contrôler la pression artérielle.
- Produire la rénine.
- Produire l'érythropoïétine.
- Transformer la vitamine D en sa forme active.

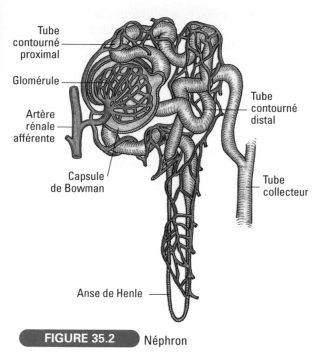

Tube
contourné
proximal

Glomérule

Artère
rénale
afférente

Capsule
de Bowman

Tube
contourné
distal

Tube
collecteur

Anse de Henle

FIGURE 35.2 Néphron

revenir à la normale, et ainsi de maintenir le débit sanguin rénal (Tortora, 2007).

Les reins ont aussi un rôle à jouer dans la régulation du calcium et du phosphate. Ils doivent produire la substance qui transforme la vitamine D en sa forme active, permettant ainsi l'absorption du calcium par les intestins. C'est pourquoi les clients atteints de troubles chroniques de la fonction rénale sont exposés à la déminéralisation osseuse par manque de calcium.

35.1.2 Uretères

L'urine entre dans le bassinet du rein par les tubes collecteurs. Chaque bassinet est relié à la vessie par un uretère. Les uretères sont des tubes qui mesurent de 25 à 30 cm de long et 1,25 cm de diamètre chez l'adulte. L'urine qui circule des uretères à la vessie est stérile.

Les reins produisent différentes hormones essentielles à la production des globules rouges, à la régulation de la pression artérielle (P.A.) et à la minéralisation osseuse. Par la production d'**érythropoïétine,** les reins peuvent maintenir le volume de globules rouges à la normale. L'érythropoïétine est une hormone qui agit à l'intérieur de la moelle osseuse, et qui stimule la production et la maturation des **hématies.** Elle permet aussi de prolonger la durée de vie des globules rouges matures. Les clients atteints de troubles rénaux chroniques ne sont pas en mesure de produire une quantité suffisante d'érythropoïétine : ils sont donc sujets à l'anémie.

La **rénine** est une autre hormone (une enzyme protéolytique) produite par les reins. Son rôle principal est la régulation du débit sanguin – et en conséquence de la pression artérielle – en présence d'une diminution du volume sanguin, comme dans les cas de déshydratation ou d'hémorragie (Tortora, 2007) **FIGURE 35.3**.

La rénine transforme l'angiotensinogène (une protéine plasmatique produite par le foie) en angiotensine I. Dans les poumons, l'angiotensine I est convertie en angiotensine II par l'enzyme de conversion de l'angiotensine (ACE). L'angiotensine II provoque une **vasoconstriction** et stimule la sécrétion de l'aldostérone par le **cortex surrénal.** L'aldostérone entraîne la réabsorption d'eau par les reins et augmente ainsi le volume sanguin. Ce processus rénine-angiotensine-aldostérone augmente le volume sanguin et permet à la pression artérielle de

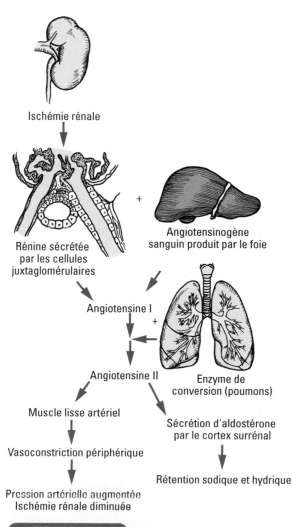

Ischémie rénale

Rénine sécrétée
par les cellules
juxtaglomérulaires

+

Angiotensinogène
sanguin produit par le foie

Angiotensine I

+

Angiotensine II

Enzyme de
conversion (poumons)

Muscle lisse artériel

Sécrétion d'aldostérone
par le cortex surrénal

Vasoconstriction périphérique

Rétention sodique et hydrique

Pression artérielle augmentée
Ischémie rénale diminuée

FIGURE 35.3 Effets physiologiques du processus rénine-angiotensine

■ **Hématie :** Cellule sanguine transportant l'oxygène des poumons vers les tissus (synonymes : érythrocyte, globule rouge).

■ **Vasoconstriction :** Diminution du calibre d'un vaisseau sanguin par contraction de ses fibres musculaires.

■ **Cortex surrénal :** Couche superficielle ou périphérique du tissu organique des glandes surrénales.

35

Vous pouvez visionner le débit urinaire dans l'animation *Anatomie et physiologie de l'abdomen* présentée au www.cheneliere.ca/potter.

■ **Symphyse pubienne**: Articulation qui unit les deux lames du pubis, c'est-à-dire les deux extrémités situées en avant des deux os iliaques (les os principaux du bassin).

■ **Miction**: Action d'expulser l'urine de la vessie. Évacuation de l'urine induite volontairement par les centres du cerveau et involontairement par la moelle épinière.

Les ondes péristaltiques font entrer l'urine dans la vessie par jets plutôt que par un flux continu. Les uretères traversent, en position oblique, la paroi arrière de la vessie. Cette disposition prévient le reflux de l'urine de la vessie aux uretères. Par exemple, si un uretère est obstrué par un calcul rénal, les ondes péristaltiques s'accentuent afin de tenter de pousser l'obstacle (le calcul) dans la vessie. Ces fortes ondes occasionnent des douleurs aiguës dans la région lombaire appelées **coliques néphrétiques.**

35.1.3 Vessie

La vessie est un organe musculaire creux qui peut se distendre. Elle sert à la fois de réservoir pour emmagasiner l'urine et d'organe d'excrétion. Lorsqu'elle est vide, la vessie loge derrière la **symphyse pubienne,** dans la cavité abdominale.

La vessie se distend à mesure qu'elle se remplit d'urine. La pression à l'intérieur de la vessie demeure habituellement faible, même lorsque celle-ci est presque pleine. La capacité de la vessie est de 600 à 1 000 ml d'urine (Lewis, Dirksen, & Heitkemper, 2003), bien qu'une **miction** normale soit d'environ 300 à 400 ml. Lorsque la vessie est pleine, elle devient palpable au-dessus de la symphyse pubienne.

La vessie est constituée de couches musculaires et d'une multitude de fibres dont l'ensemble forme le **détrusor.** Ce sont les fibres nerveuses parasympathiques qui stimulent le détrusor au cours de la miction. Le **sphincter urétral interne,** composé d'une bande de muscles, est situé à la base de la vessie, d'où l'urètre prend son origine, et empêche l'urine de s'échapper de la vessie. Ce sphincter n'est pas sous maîtrise volontaire (Waugh & Grant, 2007).

35.1.4 Urètre

L'urine passe de la vessie à l'urètre et quitte l'organisme par le **méat urinaire.** Normalement, le flot d'urine dans l'urètre libère celui-ci des bactéries qui s'y trouvent. Les glandes urétrales sécrètent un mucus qui recouvre la paroi urétrale. On estime que ce mucus est bactériostatique et qu'il forme un bouchon pour empêcher les bactéries de pénétrer dans l'organisme. L'urètre est entouré de couches épaisses de muscles lisses. Il descend derrière la symphyse pubienne à travers une couche de muscles squelettiques appelés muscles périnéaux. La contraction de ces muscles empêche l'urine de couler par l'urètre.

Chez la femme, l'urètre mesure de 4,0 à 6,5 cm de long environ. Le **sphincter urétral externe** est situé à peu près à mi-chemin de l'urètre. Ce sphincter est sous contrôle volontaire et permet de commander le débit de l'urine. Comme leur urètre est court, les femmes sont sujettes à l'infection, puisque les bactéries peuvent facilement pénétrer dans l'urètre à partir de la région périnéale. Chez l'homme, l'urètre, qui sert à la fois de canal urinaire et de passage aux sécrétions des organes reproducteurs, mesure 20 cm de long. L'urètre de l'homme se divise en trois parties : l'urètre prostatique, l'urètre membraneux et l'urètre caverneux (ou pénien).

Chez la femme, le méat urinaire se trouve entre les petites lèvres, en dessous du clitoris et au-dessus du vagin. Chez l'homme, il est situé à l'extrémité du pénis.

35.1.5 Miction

Plusieurs parties du cerveau agissent sur le fonctionnement de la vessie, dont le cortex cérébral, le thalamus, l'hypothalamus et le tronc cérébral. Ensemble, ils répriment la contraction du détrusor vésical jusqu'à ce que l'envie d'uriner ou d'évacuer soit ressentie. Lorsque la vessie commence à se vider, ses muscles se contractent et ceux du périnée se détendent de façon coordonnée.

L'envie d'uriner peut se faire sentir bien avant que la vessie soit pleine (de 150 à 200 ml chez l'adulte ou de 50 à 200 ml chez l'enfant). À mesure que le volume d'urine augmente, les parois de la vessie s'étirent, envoyant ainsi de l'information par voies sensitives au centre de miction situé dans la moelle épinière sacrée. Le détrusor se contracte de façon rythmique grâce aux influx parasympathiques qui proviennent du centre de miction. Le sphincter urétral interne se relâche, ce qui permet à l'urine d'entrer dans l'urètre, bien que la miction n'ait pas encore lieu. Lorsque la vessie se contracte, des influx nerveux montent dans la moelle épinière pour atteindre le cortex cérébral. C'est alors que l'on prend conscience du besoin d'uriner. Les enfants continents et les adultes peuvent soulager cette envie ou feindre de l'ignorer; l'acte de miction est donc soumis à une maîtrise volontaire. Si l'on choisit de ne pas uriner immédiatement, le sphincter urinaire externe reste contracté, et le réflexe urinaire est inhibé. Toutefois, lorsqu'on est prêt à uriner, le sphincter externe se détend, le réflexe urinaire stimule la contraction du détrusor, et la miction se fait avec efficacité.

Si l'envie d'uriner est constamment réprimée, la vessie peut atteindre sa capacité maximale, créant une pression sur le sphincter, et ainsi rendre la maîtrise volontaire impossible à maintenir et entraîner de l'incontinence.

Facteurs influant sur la miction

De nombreux facteurs ont une incidence sur la miction, sur la quantité et la qualité d'urine produite, ainsi que sur l'aptitude du client à uriner. Les facteurs de croissance et de développement déterminent l'aptitude de la personne à maîtriser l'acte de miction. Divers facteurs biopsychosociaux, comme l'hydratation, les activités, le stress, l'exercice physique, et particulièrement le besoin d'intimité et d'accessibilité à un endroit convenable, peuvent avoir un impact sur l'élimination urinaire d'une personne.

Certains problèmes d'ordre cognitif, fonctionnel ou physique peuvent entraîner des altérations de la fonction urinaire comme de l'incontinence ou de la rétention urinaire, et même provoquer des états pathologiques telle une infection urinaire, comme dans la situation de madame Grenier. Plusieurs états pathologiques, différentes interventions chirurgicales, certains examens et médicaments peuvent grandement influer sur la miction et sur l'équilibre hydroélectrolytique. Par exemple, une modification des concentrations plasmatiques du sodium et du potassium représente un désordre électrolytique dangereux et fréquent, surtout chez les personnes traitées et hospitalisées. Ces désordres doivent être corrigés rapidement, car ils pourraient menacer la vie du client (Gougoux, 2006). Il est donc impératif, au cours de sa collecte des données, que l'infirmière observe tous les facteurs pouvant influencer, altérer ou modifier la miction afin de bien évaluer la situation du client.

Croissance et développement

Chez le nourrisson, la miction est un réflexe automatique provoqué par le remplissage et la distension de la vessie. Un enfant ne peut pas maîtriser volontairement sa miction avant l'âge de 18 à 24 mois, selon le développement de son système neurologique. L'enfant âgé de deux ou trois ans est en mesure de faire le lien entre les sensations attribuables à une vessie qui se remplit et la miction. Il doit apprendre à reconnaître la sensation de vessie pleine et à communiquer une envie pressante à un adulte. À cet âge, un grand nombre d'enfants sont aptes à commander le sphincter externe. Toutefois, des mictions accidentelles peuvent survenir. L'enfant réussit normalement à maîtriser sa miction plus rapidement pendant le jour que pendant la nuit. Généralement, la maîtrise de la miction diurne a lieu vers l'âge de deux ans, et celle de la miction nocturne un peu plus tard, vers trois ans. Il arrive qu'un enfant ne soit pas totalement continent avant l'âge de quatre ou cinq ans.

L'**énurésie** peut se produire jusqu'à l'âge de cinq ans ▶ 12 .

Les nourrissons et les jeunes enfants ne sont pas en mesure de produire une urine concentrée, ce qui explique son apparence jaune pâle ou claire, et ils évacuent une grande quantité d'urine pour leur taille. Par exemple, un nourrisson de six mois qui pèse entre 6 et 8 kg excrète de 400 à 500 ml d'urine par jour.

Chez l'adulte, l'urine est concentrée, ce qui lui donne sa couleur jaune ou ambre normale. La concentration de l'urine et la diminution de la circulation sanguine rénale pendant le sommeil expliquent l'absence de l'envie d'uriner chez le dormeur.

Chez la femme, la grossesse et les transformations hormonales attribuables à la ménopause peuvent provoquer des changements qui mènent à des troubles urinaires. Il est normal que la fréquence urinaire augmente en début et en fin de grossesse en fonction de la position de l'utérus. Toutefois, un suivi est indiqué, car les différents changements hormonaux et la compression pelvienne prédisposent la femme enceinte aux infections urinaires. Par exemple, une **bactériurie** non traitée induit un risque de **pyélonéphrite** dans 20 à 50 % des cas (Hermieu, 2007). Ces infections peuvent être responsables de complications pendant la grossesse et mener à un accouchement prématuré.

Pendant et après la ménopause, les modifications que subit la muqueuse urétrale en raison de la perte d'œstrogène augmentent les risques d'infection des voies urinaires. De plus, les changements temporaires ou permanents que causent les accouchements répétés ou les transformations hormonales, comme c'est le cas pour madame Grenier, peuvent entraîner une diminution du tonus des muscles périnéaux, et, par le fait même, mener à une incontinence urinaire par réduction du temps d'alerte ou à une incontinence à l'effort.

Chez l'homme, l'hypertrophie de la prostate peut débuter dans la quarantaine et se poursuivre tout au long de la vie, ce qui a comme effet d'augmenter la fréquence urinaire et, dans certains cas, de causer une rétention urinaire.

Tout comme les autres fonctions de l'organisme, le système urinaire n'échappe pas au vieillissement. Celui-ci produit différents changements physiologiques qui peuvent entraîner des problèmes d'élimination urinaire ou des conditions pathologiques. L'incontinence, la rétention, les infections urinaires et les affections prostatiques sont des problèmes fréquents chez les personnes âgées.

■ **Énurésie :** Incontinence d'urine, le plus souvent nocturne, se produisant sans qu'il y ait lésion organique.

 12

Les principales caractéristiques du développement et les étapes de croissance de la période du nourrisson à celle de l'adulte d'âge moyen sont décrites dans le chapitre 12, *Décrire le développement de la personne.*

■ **Bactériurie :** Présence de bactéries dans l'urine.

■ **Pyélonéphrite :** Infection des voies urinaires supérieures.

Jugement clinique

Quel serait le principal facteur susceptible d'avoir un impact sur la capacité d'uriner de madame Grenier ?

35

Facteurs psychosociaux

Les habitudes d'élimination sont influencées par le choix du moment, du lieu et du mode d'élimination. Le degré d'intimité requis varie en fonction des normes culturelles et des habitudes de la personne.

L'anxiété et le stress peuvent provoquer une impression d'envie pressante et augmenter la fréquence urinaire. Une personne anxieuse peut éprouver une forte envie d'uriner, même si elle vient de le faire, et une incapacité d'évacuer complètement l'urine. En présence de stress et d'émotion, le relâchement des muscles abdominaux et périnéaux est plus difficile. Lorsque le sphincter urétral externe n'est pas tout à fait relâché, l'évacuation reste incomplète, et une certaine quantité d'urine demeure dans la vessie. L'utilisation des toilettes publiques peut provoquer une incapacité temporaire d'uriner chez certaines personnes.

Tonus musculaire

Des muscles abdominaux et périnéaux faibles empêchent la vessie et le sphincter urétral externe de se contracter efficacement. Cette faible maîtrise urinaire peut être causée par une perte musculaire attribuable, par exemple, à une immobilité prolongée, à un déconditionnement physique, à l'étirement des muscles pendant l'accouchement (madame Grenier a eu trois enfants), à l'**amyotrophie ménopausique** ou à des lésions musculaires consécutives à un traumatisme. Une sonde vésicale en drainage continu peut provoquer une perte du tonus vésical et des lésions aux sphincters urétraux. Lorsque la sonde vésicale est retirée, le client peut éprouver de la difficulté à reprendre la maîtrise de la miction.

Équilibre hydrique

Les reins permettent de maintenir un équilibre entre la rétention et l'excrétion des liquides ▶ **31** . Si les liquides, et la concentration des électrolytes et des solutés sont stables, une augmentation de l'apport liquidien provoquera une augmentation de la production d'urine. Les liquides ingérés font augmenter le plasma circulant dans l'organisme, et, par le fait même, haussent le volume de filtrat glomérulaire et d'urine excrétée.

Le volume d'urine formé au cours de la nuit correspond à environ la moitié de celui qui est produit pendant la journée en raison de la réduction de l'apport hydrique et de la baisse du métabolisme. La **nycturie,** ou mictions fréquentes pendant la nuit, peut être un indice d'altération rénale.

Chez la personne en bonne santé, l'apport hydrique par les aliments et les boissons compense l'élimination hydrique par l'urine, par les selles et par les pertes insensibles causées par la transpiration et la respiration. L'élimination excessive d'urine porte le nom de **polyurie.** La consommation de certaines boissons a un effet direct sur la production et l'excrétion d'urine. Le café, le thé, le chocolat et les boissons qui contiennent de la caféine augmentent la **diurèse.** L'alcool inhibe la libération de l'hormone antidiurétique (ADH) produite par l'hypophyse, ce qui augmente la diurèse. Les aliments constitués d'une grande proportion de liquide, comme les fruits et les légumes, peuvent aussi accroître la production d'urine. Au-delà de l'apport liquidien, la polyurie peut être associée à des affections comme le diabète ou une maladie rénale.

Une diminution de la diurèse, en dépit d'une prise normale de liquide, se nomme **oligurie.** Cette dernière survient lorsque la quantité d'urine excrétée par heure est inférieure à 30 ml ou est de moins de 500 ml par 24 heures. L'oligurie apparaît dans des conditions où les pertes de liquide sont augmentées, comme dans les états de choc, la **diaphorèse,** en présence de maladies fébriles (fièvre), de diarrhée ou de vomissement. Le volume d'urine sera réduit et très concentré. L'oligurie se manifeste aussi dans le cas d'une affection rénale, tout comme l'**anurie** (absence de production d'urine).

Interventions chirurgicales

Le client qui doit subir une opération se trouve souvent en état de déséquilibre hydrique avant l'intervention, en raison du processus de la maladie ou du jeûne préopératoire, un état qui réduit considérablement la diurèse. Le stress qu'engendre une intervention chirurgicale stimule le syndrome général d'adaptation. La réaction de stress provoque une libération accrue d'ADH et une élévation de la concentration d'aldostérone, qui favorisent la réabsorption et entraînent ainsi une diminution de la diurèse par l'organisme, lequel cherche à maintenir le volume sanguin ▶ **21** .

Les anesthésiques et les analgésiques opioïdes peuvent aussi diminuer le taux de **filtration glomérulaire** et, de ce fait, réduire la diurèse. Ces médicaments affaiblissent les impulsions sensorielles et motrices. Le client qui revient d'une anesthésie ou d'une analgésie profonde est souvent inapte à sentir une vessie pleine, et à amorcer la miction ou à la réprimer. Les anesthésiques rachidiens, notamment, engendrent un risque de rétention urinaire, car ils inhibent la sensation d'envie d'uriner et peuvent empêcher

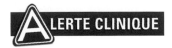

ALERTE CLINIQUE

L'oligurie est souvent le reflet d'une condition inquiétante de l'état du client (p. ex., une insuffisance rénale, un état de choc) et nécessite donc une surveillance étroite.

31

La régulation des liquides organiques est présentée dans le chapitre 31, *Contribuer au maintien des équilibres hydroélectrolytique et acidobasique.*

21

La réaction de stress et le syndrome général d'adaptation sur le plan physiologique sont détaillés dans le chapitre 21, *Gérer le stress.*

 Filtration glomérulaire: Première étape de la formation de l'urine. Le plasma est filtré par le corpuscule rénal et s'écoule dans les tubules.

les muscles de la vessie et les sphincters de se contracter.

Les interventions chirurgicales au bas de l'abdomen et au pelvis altèrent parfois la miction en raison de l'œdème et de l'inflammation causés aux tissus voisins des voies urinaires.

Médicaments

Les diurétiques empêchent la réabsorption de l'eau et de certains électrolytes, et augmentent ainsi la diurèse. L'utilisation de médicaments anticholinergiques (p. ex., l'atropine), antihistaminiques (p. ex., la diphenhydramine), antihypertenseurs (p. ex., le méthyldopa) ou inhibiteurs des récepteurs bêta-adrénergiques (p. ex., le propranolol) peut causer une rétention urinaire. Certains médicaments peuvent changer la coloration de l'urine. L'amitriptyline donne une coloration verte ou bleue, tandis que la lévodopa (Sinemet^MD) et les préparations ferrugineuses peuvent colorer l'urine en brun foncé ou en noir. Les agents de chimiothérapie peuvent également teinter l'urine, et sont parfois toxiques pour les reins et la vessie. Il est donc nécessaire d'ajuster la posologie de certains médicaments qui sont excrétés principalement par les reins, chez les personnes âgées et chez les clients présentant une altération de la fonction urinaire ou une maladie rénale.

Examens diagnostiques

Les examens nécessitant une période de jeûne perturbent la diurèse. Les examens diagnostiques, comme une **cystoscopie** (examen qui consiste à observer directement les structures urinaires), peuvent provoquer un œdème localisé à la voie urétrale et des spasmes du sphincter. Après un tel examen, il est fréquent que le client souffre de rétention urinaire ou d'une **hématurie** consécutive à une lésion de la muqueuse urétrale ou vésicale.

35.1.6 Conditions pathologiques

Les processus pathologiques qui ont un effet sur la fonction rénale sont nombreux et généralement classés selon leur origine : prérénale, rénale ou postrénale **ENCADRÉ 35.2**. Les infections des voies urinaires sont classées en deux catégories : les infections des voies urinaires inférieures (p. ex., la cystite) et les infections des voies urinaires supérieures (p. ex., la pyélonéphrite). La terminologie détermine le siège de l'infection.

Les affections prérénales ne perturbent pas le fonctionnement des reins, mais elles réduisent la quantité de sang qui leur est acheminée, et provoquent ainsi une diminution de la perfusion rénale et de la filtration glomérulaire. Cette baisse d'irrigation rénale peut provoquer une oligurie ou, quoique moins fréquemment, une anurie.

Les affections rénales sont causées par des facteurs qui touchent directement les tissus rénaux (reins ou parenchyme rénal) ; elles provoquent un mauvais fonctionnement des néphrons et entravent ainsi les fonctions normales de filtration, de réabsorption et de sécrétion des reins, pouvant mener à l'**insuffisance rénale.** Celle-ci peut être aiguë et réversible, ou chronique et permanente (Gougoux, 2006).

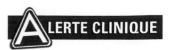

ALERTE CLINIQUE

Durant une intervention chirurgicale, la surveillance des ingesta et des excreta (I/E) est essentielle pour dépister les complications, tant pour la fonction rénale que pour la fonction circulatoire.

Jugement clinique

Relevez les facteurs qui pourraient être à l'origine de la condition urinaire de madame Grenier.

ENCADRÉ 35.2	Agents perturbateurs de la fonction rénale

Affections prérénales

- Diminution du volume intravasculaire : déshydratation, hémorragie, brûlure, choc
- Affaiblissement de la résistance vasculaire périphérique : septicémie, réactions anaphylactiques
- Troubles cardiaques : insuffisance cardiaque congestive, infarctus du myocarde, cardiopathie hypertensive, valvulopathie, tamponnade péricardique

Affections rénales

- Réactions aux agents néphrotoxiques (p. ex., la gentamicine)
- Réactions aux transfusions
- Atteintes des glomérules (p. ex., la glomérulonéphrite)
- Néoplasmes rénaux
- Maladies systémiques (p. ex., le diabète)
- Maladies héréditaires (p. ex., la maladie polykystique du rein)
- Infections

Affections postrénales

- Occlusion des uretères, de la vessie ou de l'urètre : lithiases, caillots sanguins, tumeurs, sténose
- Hypertrophie ou tumeur de la prostate
- Vessie neurogène
- Tumeurs du bassin

- **Septicémie :** Propagation de microorganismes pathogènes dans la circulation sanguine et les reins.

- **Lithiase :** Formation de calculs à un niveau quelconque du tractus urinaire (calculs urinaires), ou à l'intérieur d'un appareil contenant des glandes, ou dans un réservoir tel que la vessie ou la vésicule biliaire, et qui sont la cause fréquente de douleur, d'obstruction et d'infection secondaire.

- **Sténose :** Rétrécissement de la lumière d'un canal ou d'un orifice.

35

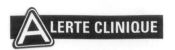

La présence de bactéries dans l'urine (bactériurie) peut provoquer la propagation de microorganismes dans la circulation sanguine et les reins, occasionnant une septicémie. La plupart du temps, les microorganismes se propagent aux voies urinaires par voie ascendante.

La cause première d'infection est l'insertion d'instruments et de sondes dans les voies urinaires.

Les affections postrénales découlent de l'obstruction du débit urinaire. Il y a production d'urine, mais la personne ne peut l'éliminer normalement.

Les affections qui causent des dommages permanents aux glomérules ou aux tubes modifient de façon définitive la fonction rénale et entraînent une insuffisance rénale. Les clients atteints présentent de nombreux troubles métaboliques qu'il faut traiter pour les maintenir en vie. Le **syndrome urémique,** caractérisé entre autres par une augmentation des déchets azotés dans le sang et des troubles des fonctions régulatrices (qui entraînent des déséquilibres hydroélectrolytiques marqués), est responsable des symptômes secondaires qu'éprouvent ces clients. Le traitement peut d'abord combiner des médicaments, et des régimes alimentaire et hydrique restrictifs. Lorsque les symptômes urémiques s'aggravent, il faut envisager une méthode de remplacement de la fonction rénale comme la dialyse péritonéale, l'hémodialyse ou la transplantation rénale.

La **dialyse péritonéale** est une méthode indirecte d'épuration du sang par l'utilisation des procédés de l'osmose et de la diffusion.

Quant à l'**hémodialyse,** elle nécessite l'utilisation d'un appareil équipé d'un filtre semi-perméable (rein artificiel) qui enlève les déchets accumulés dans le sang. Ces deux méthodes de dialyse peuvent être employées pendant une courte ou une longue durée ; elles nécessitent un matériel spécialisé et l'intervention d'infirmières formées à cette fin.

La **transplantation rénale** consiste à remplacer le rein malade par un rein sain prélevé sur un donneur vivant ou décédé dont le sang et le type de tissus sont compatibles. Après l'implantation chirurgicale, des médicaments immunodépresseurs sont administrés au client, qu'il devra prendre jusqu'à la fin de sa vie pour empêcher le rejet du rein greffé. Contrairement aux autres traitements, une greffe d'organe réussie offre au client la possibilité de retrouver une fonction rénale normale.

Plusieurs maladies peuvent gêner la miction. Toute lésion de l'innervation de la vessie entraîne une perte de tonus vésical, une diminution de la sensation de vessie pleine et une difficulté à maîtriser la miction. Par exemple, le diabète et la sclérose en plaques peuvent causer des **neuropathies** qui perturbent la fonction vésicale. Les personnes présentant des déficits cognitifs, comme la maladie d'Alzheimer, perdent la capacité de sensation d'une vessie pleine ou sont simplement incapables de se rappeler la façon de maîtriser la

miction ou d'utiliser les toilettes. Les hommes plus âgés souffrant d'une hypertrophie bénigne de la prostate peuvent présenter différents troubles de miction comme de l'incontinence. L'affaiblissement des muscles pelviens ou périnéaux peut également nuire à l'élimination urinaire. Les maladies comme la polyarthrite rhumatoïde et la maladie de Parkinson, qui altèrent les capacités physiques, peuvent influencer grandement l'élimination urinaire en relation avec l'incapacité d'utiliser les cabinets de toilette.

Infection des voies urinaires inférieures

Les personnes souffrant de différents problèmes ou d'altérations de la fonction urinaire sont plus à risque de développer une infection urinaire, un problème de santé très fréquent. Les infections urinaires sont celles le plus souvent contractées dans un centre hospitalier (on parle alors d'**infections nosocomiales**). De nombreux cas découlent d'un cathétérisme vésical ou de la manipulation chirurgicale. La cause première d'infection est l'insertion d'instruments et de sondes dans les voies urinaires.

Les clients atteints d'infection des voies urinaires inférieures ressentent de la douleur ou une brûlure pendant la miction (**dysurie**), au moment où l'urine s'écoule sur les tissus irrités. De la fièvre, des frissons, des nausées, des vomissements ou un malaise peuvent survenir lorsque l'infection s'aggrave. Une vessie irritée provoque une sensation fréquente et urgente du besoin d'uriner. Cette irritation ou celle de la muqueuse urétrale entraîne une hématurie. L'urine a un aspect concentré et trouble en raison de la présence de globules blancs ou de bactéries. Dans le cas d'une infection des voies urinaires supérieures, comme la pyélonéphrite, le client éprouve souvent de la fatigue, une douleur au flanc, des frissons, des malaises, des vomissements et de la fièvre (Lewis et al., 2003).

Chez la femme, les bactéries sont présentes à l'extrémité de l'urètre, dans les organes génitaux externes et dans le vagin. Ces microorganismes pénètrent facilement par le méat urinaire et se propagent jusqu'à la vessie. Les femmes sont particulièrement sujettes aux infections urinaires en raison de la proximité de l'anus et du méat urinaire, et à cause de leur urètre court. Une mauvaise hygiène périnéale est souvent la cause d'infection des voies urinaires chez la femme. Celles qui ne se lavent pas correctement les mains, ne s'essuient pas de l'avant vers l'arrière après avoir uriné ou déféqué, ou qui ont des relations sexuelles fréquentes sont prédisposées à l'infection urinaire.

Les personnes âgées, les clients atteints de maladies évolutives ou ayant un système immunitaire affaibli sont aussi très exposés aux infections. Chez les hommes, les sécrétions prostatiques, qui contiennent une substance antibactérienne, ainsi que la longueur de l'urètre, réduisent les risques d'infection des voies urinaires. On évalue que de 40 à 50 % des personnes âgées hospitalisées souffrent de bactériurie grave.

La personne en bonne santé éliminera les bactéries par la miction. Toutefois, lorsque la vessie est distendue, le flux sanguin aux muqueuses et aux sous-muqueuses diminue, et les tissus risquent d'être infectés. En outre, l'alcalinité du **résidu post-mictionnel** (quantité d'urine qui demeure dans la vessie après la miction) constitue un facteur idéal pour la croissance de microorganismes.

Tout ce qui empêche l'urine de s'écouler librement peut provoquer une infection. Une sonde vésicale coudée ou obstruée, et toute affection qui a pour conséquence une rétention urinaire augmentent les risques d'infection vésicale. Une irritation localisée à l'urètre ou à la vessie accroît aussi les risques d'invasion bactérienne dans les tissus. ■

35.2

Connaissances scientifiques appliquées à la pratique infirmière

Pour être en mesure de donner les soins appropriés, l'infirmière doit posséder des connaissances qui vont au-delà de l'anatomie et de la physiologie de l'appareil urinaire. Elle doit considérer les différents facteurs ayant une incidence sur l'élimination urinaire et bien comprendre la situation du client. Elle procédera donc à l'examen clinique et à l'évaluation adéquate de la condition de santé du client.

Dans ce contexte de soins où les infections sont un problème fréquent, l'infirmière doit d'abord prêter une attention particulière à la lutte contre les infections. Toute intervention invasive des voies urinaires, comme le cathétérisme, nécessite une technique aseptique. Les infections nosocomiales des voies urinaires sont souvent liées à une mauvaise hygiène des mains, à la contamination au moment de l'installation d'une sonde vésicale ou à un mauvais entretien de celle-ci.

L'infirmière doit connaître les mesures d'hygiène, et appliquer les principes d'asepsie et de contrôle des infections en vigueur dans les

établissements afin de prévenir l'infection urinaire ou d'empêcher sa propagation ▶ **24** .

35.2.1 Histoire de santé

L'infirmière doit se renseigner auprès du client et évaluer les habitudes mictionnelles quotidiennes de celui-ci. Elle notera la fréquence des mictions, les moments de la journée où elles surviennent, la quantité habituelle d'urine excrétée à chaque miction, ainsi que tout changement récent. La fréquence des mictions varie selon la personne, et est fonction de l'apport hydrique et des types de pertes liquidiennes. Les moments habituels de miction sont au réveil, après les repas et avant le coucher. L'information recueillie sur les données habituelles du client concernant l'élimination et l'hydratation pourra servir à des fins de comparaison pour détecter les altérations de l'élimination. La plupart des gens urinent en moyenne cinq fois ou plus par jour et n'urinent pas la nuit. De fréquentes mictions la nuit sont souvent associées à la présence de problèmes rénaux, d'hypertrophie de la prostate ou de problèmes cardiaques (Lewis et al., 2003).

35.2.2 Altérations de l'élimination urinaire

Les clients qui souffrent de troubles urinaires éprouvent très souvent des problèmes pendant la miction. Il peut s'agir d'une incapacité de retenir l'urine ou de l'évacuer. Ces troubles résultent d'un affaiblissement de la fonction vésicale, d'une obstruction du débit urinaire ou d'une incapacité de maîtriser volontairement la miction **TABLEAU 35.1**.

Certains symptômes propres aux altérations de l'élimination urinaire peuvent être associés à différents problèmes de santé. Au cours de la collecte des données, l'infirmière demande au client s'il a remarqué certains symptômes, et s'il a noté des facteurs pouvant les précipiter ou les aggraver **ENCADRÉ 35.3**.

Rétention urinaire

La **rétention urinaire** est une accumulation importante d'urine résultant d'une incapacité à vider adéquatement la vessie. L'urine continue de s'accumuler dans la vessie ; son contenu en étire les parois et provoque une sensation de pression, de malaise et d'inconfort, de la douleur au-dessus de la symphyse pubienne, de l'agitation et de la diaphorèse.

Normalement, la vessie se remplit lentement d'urine, et l'activation de la tension musculaire

24

La chaîne de l'infection est expliquée dans le chapitre 24, *Agir pour la prévention et le contrôle des infections.*

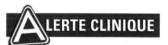

ALERTE CLINIQUE

Bien que l'élimination dépende de l'apport liquidien, l'élimination normale d'urine pour un adulte sur une période de 24 heures se situe à peu près entre 1 500 et 1 600 ml. Une élimination de moins de 30 ml par heure peut indiquer une altération de la fonction rénale ou cardiaque.

35

Jugement clinique

Quels signes d'altération
de l'élimination urinaire
reconnaît-on chez
madame Grenier ?

TABLEAU 35.1

Signes et symptômes fréquents d'altération de la fonction urinaire

SIGNE OU SYMPTÔME	DESCRIPTION	CAUSES ET FACTEURS ASSOCIÉS
Anurie	Absence complète de production d'urine ou diminution de la quantité des urines (< 100 ml/24 h)	Déshydratation, hypotension, état de choc, insuffisance rénale, insuffisance cardiaque
Besoin impérieux d'uriner	Sensation du besoin d'uriner immédiatement, de façon pressante	Vessie pleine ; vessie irritée ou enflammée en raison d'une infection ; inefficacité du sphincter urétral ; anxiété ; ingestion de café, de thé, d'alcool ou d'une importante quantité d'eau
Dysurie	Miction douloureuse ou difficile	Inflammation de la vessie, traumatisme ou inflammation du sphincter urétral
Énurésie	Miction incontrôlée, surtout nocturne, survenant chez les enfants à un âge où la maîtrise volontaire est habituellement acquise	Hyperactivité ou immaturité vésicale chez l'enfant de plus de cinq ans
Fuite mictionnelle	Écoulement d'urine malgré la maîtrise volontaire de la miction	Incontinence à l'effort, écoulement causé par la rétention urinaire
Hématurie	Présence de sang dans l'urine	Néoplasmes aux reins ou à la vessie, affection glomérulaire, infection rénale ou vésicale, traumatisme des voies urinaires, lithiases, troubles de coagulation
Incontinence urinaire	Émission involontaire d'urine en assez grande quantité pour présenter un problème	Instabilité urétrale, perte du tonus musculaire pelvien, déplétion (diminution) de l'œstrogène, fécalome, trouble neurologique
Nycturie	Mictions fréquentes pendant la nuit	Consommation excessive de boissons avant le coucher (particulièrement de café ou d'alcool), affection rénale, vieillissement, hypertrophie de la prostate
Oligurie	Diminution de la quantité des urines associée à un trouble urinaire (< 30 ml/h ou < 500 ml/24 h)	Déshydratation, état de choc, insuffisance rénale, infection des voies urinaires, sécrétion accrue de vasopressine, insuffisance cardiaque congestive
Pollakiurie	Fréquence exagérée des mictions (< 2 h entre les mictions)	Inflammation de la vessie, pression accrue sur la vessie (grossesse, stress psychologique)
Polyurie	Élimination d'urine en quantité abondante	Consommation excessive de liquides, diabète, prise de diurétiques

Quelles sont les questions les plus pertinentes que l'infirmière devrait poser à madame Grenier afin d'évaluer sa condition urinaire ?

Jugement clinique

TABLEAU 35.1

Signes et symptômes fréquents d'altération de la fonction urinaire (*suite*)

SIGNE OU SYMPTÔME	DESCRIPTION	CAUSES ET FACTEURS ASSOCIÉS
Résidu postmictionnel	Volume élevé d'urine qui reste dans la vessie après la miction (> 100 ml)	Inflammation ou irritation de la muqueuse vésicale attribuable à une infection, vessie neurogène, hypertrophie de la prostate, traumatisme ou inflammation de l'urètre
Retard à la miction	Difficulté à déclencher la miction	Hypertrophie de la prostate, anxiété, œdème urétral
Rétention urinaire	Accumulation d'urine dans la vessie et incapacité de la vessie de se vider complètement	Occlusion urétrale, inflammation vésicale, déficit sensoriel, vessie neurogène, hypertrophie de la prostate, effets postanesthésie, effets indésirables de médicaments (p. ex., les anticholinergiques, les antidépresseurs ou les analgésiques)

PISTES D'ÉVALUATION CLINIQUE

ENCADRÉ 35.3

Exemples de questions pour l'évaluation de l'altération urinaire

Nature du problème

- Quel type de problème urinaire avez-vous actuellement ?
- Décrivez comment ce problème s'est manifesté ces derniers jours, pendant la journée et pendant la nuit.
- Vos symptômes sont-ils différents d'une journée à l'autre ?

Signes et symptômes

- Éprouvez-vous l'urgence de vider immédiatement votre vessie lorsque vous avez envie d'uriner ?
- Avez-vous des fuites d'urine accidentelles quand vous forcez, toussez ou éternuez ?
- Ces fuites se produisent-elles à d'autres moments ?
- Pouvez-vous décrire vos urines (couleur, odeur, quantité) ?
- Ressentez-vous de la douleur lorsque vous urinez (p. ex., une sensation de brûlure) ?

Début et durée

- Depuis quand avez-vous constaté ce problème ?
- Ce problème est-il arrivé progressivement ?

Intensité

- Combien de fois urinez-vous pendant la journée et pendant la nuit ?

- Combien de fuites accidentelles avez-vous entre ces mictions ?
- En quoi cela est-il différent de vos habitudes de miction antérieures ?
- Que faites-vous lorsque ces symptômes apparaissent ?

Facteurs prédisposants

- Pour une cliente : Combien avez-vous eu d'accouchements ? Pouvez-vous les décrire brièvement (vaginal, difficile, poids du bébé) ?
- Avez-vous remarqué ce que vous faites au moment où ce problème se produit ?
- Avez-vous noté une augmentation des symptômes lorsque vous avez mangé ou bu des produits contenant de la caféine ou de l'alcool ?
- Prenez-vous des médicaments régulièrement ? Avez-vous consommé de nouveaux médicaments dernièrement ?
- Votre condition de santé a-t-elle changé récemment ?
- Avez-vous déjà souffert de maladies du système urinaire (p. ex., une infection, des calculs) ou avez-vous subi une quelconque intervention chirurgicale ?

Effets sur le client

- Comment ce problème perturbe-t-il votre vie au quotidien ?
- Ce problème vous oblige-t-il à modifier vos activités habituelles ?
- Avez-vous cherché des ressources ou trouvé des moyens pour résoudre ce problème ?

Jugement clinique

Selon les données de la mise en contexte, diriez-vous que madame Grenier présente de la rétention urinaire ? Justifiez votre réponse.

37

Les facteurs de risque qui contribuent à la formation de lésions de pression sont abordés dans le chapitre 37, *Préserver l'intégrité de la peau et soigner les plaies.*

ne se produit que lorsque l'organe est étiré à un certain degré. Le réflexe mictionnel se déclenche alors, et la vessie se vide. En cas de rétention urinaire, la vessie ne parvient plus à réagir au réflexe de la miction et, donc, à se vider.

Si la rétention devient importante, elle peut être accompagnée d'écoulements. La pression exercée sur la vessie augmente à un point tel que le sphincter urétral externe n'arrive plus à retenir l'urine. Le sphincter s'ouvre momentanément pour permettre à une petite quantité d'urine (de 20 à 30 ml) de s'échapper. Cette quantité est assez importante pour faire diminuer la pression sur la vessie, et permettre au sphincter de reprendre le dessus et de se refermer. Ces pertes de petites quantités d'urine se produisent deux ou trois fois par heure sans vraiment entraîner de soulagement pour le client. Pour déceler cette affection, l'infirmière vérifie le volume et la fréquence des mictions. Elle recherche la présence d'un **globe vésical** (masse suggérant une rétention aiguë d'urine), parfois perceptible à la palpation de l'abdomen comme un gonflement au-dessus de la symphyse pubienne. Le client peut ressentir des spasmes vésicaux occasionnant de la douleur.

La présence d'un globe vésical et l'impossibilité d'uriner pendant plusieurs heures sont des signes associés à une rétention aiguë. Le client qui se trouve sous l'effet d'anesthésiques ou d'analgésiques peut ressentir seulement une faible pression, mais le client conscient perçoit une douleur aiguë lorsque la vessie s'étire au-delà de sa capacité normale. Dans le cas d'une rétention urinaire grave, la vessie peut contenir de 2 000 à 3 000 ml d'urine. La rétention peut être causée par une obstruction urétrale, par un traumatisme chirurgical ou obstétrical (survenu pendant un accouchement), par un trouble neurologique moteur ou sensoriel de la vessie, par les effets secondaires de médicaments ou par l'anxiété.

Incontinence urinaire

L'**incontinence urinaire** est une perte involontaire d'urine en assez grande quantité pour présenter un problème. Il peut s'agir d'un trouble temporaire ou permanent. Le client n'est alors plus en mesure de maîtriser sa miction. L'écoulement de l'urine peut se faire de façon continue ou intermittente. On distingue cinq types d'incontinence urinaire : l'incontinence fonctionnelle, l'incontinence par regorgement, l'incontinence réflexe, l'incontinence à l'effort, et l'incontinence par réduction du temps d'alerte ou par besoin impérieux **TABLEAU 35.2**.

L'incontinence ne doit pas être associée uniquement aux personnes âgées.

L'incontinence ne doit pas être associée uniquement aux personnes âgées. Bien qu'elle soit fréquente dans ce groupe, elle peut toucher les personnes de tous les âges. Selon des évaluations, 12 % des personnes âgées qui vivent à domicile et jusqu'à 50 % de celles qui vivent dans un établissement souffrent d'incontinence à divers degrés. Ce trouble peut modifier l'image corporelle et entraîner différents problèmes comme une atteinte à l'intégrité de la peau, et de l'isolement. Les vêtements peuvent être mouillés par l'urine, et l'odeur qui accompagne les fuites augmente l'embarras de la personne. Par conséquent, le client qui est atteint d'incontinence a tendance à éviter les activités sociales ; c'est d'ailleurs ce qu'on observe chez madame Grenier puisqu'elle refuse les sorties de loisirs.

Les personnes âgées dont la mobilité est réduite courent un plus grand risque d'incontinence que les autres en raison de leur incapacité à se rendre aux toilettes à temps. Lorsqu'une personne présente des troubles cognitifs (p. ex., la maladie d'Alzheimer), son aptitude à maîtriser la miction est impossible à prévoir. Elle peut être incapable de sentir une vessie pleine ou ne plus se rappeler comment faire pour uriner. Des épisodes continus d'incontinence risquent d'entraîner une détérioration des tissus cutanés. Le caractère acide de l'urine est un irritant pour la peau. Le client immobilisé qui souffre d'incontinence est particulièrement prédisposé à la formation de **lésions de pression** ▶ 37 .

La personne âgée est souvent atteinte de nycturie. La perte de tonus musculaire et une perturbation de la capacité rénale de concentrer l'urine peuvent causer de la pollakiurie. Étant donné que les contractions vésicales ne sont pas aussi efficaces qu'auparavant, une certaine quantité d'urine demeure dans la vessie après la miction (résidu postmictionnel). Un homme âgé peut souffrir d'hypertrophie de la prostate, ce qui le rend sujet à la rétention ou à l'incontinence urinaire. Ces altérations favorisent le développement de bactéries et l'infection urinaire. La constipation et la plénitude intestinale peuvent aussi exercer une pression sur la vessie, laquelle diminue la capacité vésicale, et provoque une augmentation de la fréquence urinaire ou même l'incontinence.

Chez les aînés de plus de 65 ans, l'incontinence touche de 10 à 39 % des clients autonomes et plus de 50 % des personnes vivant en établissement. Elle est souvent responsable de lésions cutanées, d'infections urinaires, et parfois de chutes et de fractures. Les répercussions psychosociales sont nombreuses : perte d'estime de soi, isolement, dépression, anxiété et hébergement en établissement. L'incontinence peut toutefois se corriger, même chez les personnes âgées (Arcand & Hébert, 2007) **ENCADRÉ 35.4**.

TABLEAU 35.2	Types d'incontinence urinaire		
TYPE D'INCONTINENCE	**DESCRIPTION**	**SYMPTÔMES**	**CAUSES**
Fonctionnelle	Écoulement involontaire et imprévisible d'urine chez un client dont le système urinaire et le système nerveux sont intacts	Perte d'urine avant d'atteindre les toilettes attribuable à un besoin impérieux d'uriner. Le client dont la fonction cognitive est perturbée peut avoir oublié comment uriner	Changement de milieu, instabilité sensorielle, déficit cognitif ou perte de mobilité
Par regorgement	Perte volontaire ou involontaire d'une petite quantité d'urine (de 20 à 30 ml) causée par une vessie hyperdistendue	Écoulement de quelques gouttes à une perte importante d'urine	Détrusor hypotonique ou inhibé à cause des facteurs suivants : médicaments, fécalome, diabète, atteinte de la moelle épinière, hypertrophie de la prostate, prolapsus utérin grave
Réflexe	Perte involontaire d'urine qui survient à des intervalles relativement prévisibles ; volume important ou faible	Absence de perceptions sensorielles et de maîtrise motrice volontaire des mictions	Lésions de la moelle épinière (rupture entre les centres corticaux ou déficience de l'arc réflexe)
À l'effort	Écoulement de petites quantités d'urine attribuable à l'incompétence du sphincter urétral externe au moment d'une augmentation soudaine de la pression intra-abdominale	Perte d'urine lorsque la pression intra-abdominale augmente	Toux, rire, éternuement ou soulèvement d'une charge lorsque la vessie est pleine, obésité, grossesse au troisième trimestre, insuffisance sphinctérienne, insuffisance du tonus pelvien
Par réduction du temps d'alerte ou par besoin impérieux	Écoulement involontaire d'urine à la suite d'un besoin impérieux d'uriner	Besoin impérieux et très fréquent (plus souvent qu'à toutes les deux heures) d'uriner, spasme ou contraction de la vessie, mictions faibles (< 100 ml) ou importantes (> 500 ml)	Capacité vésicale diminuée, irritation de la vessie, ingestion d'alcool ou de caféine, consommation accrue de liquides, infection

Source : Adapté de Kim, M.J., McFarland, G.K., & McLane, A.M. (1997). *Pocket guide to nursing diagnoses* (7th ed.). St. Louis, Mo. : Mosby.

REGARD SUR LA PERSONNE ÂGÉE

ENCADRÉ 35.4	Incontinence : prévention et soins

- La restriction de l'apport hydrique ne diminue pas pour autant la gravité ou la fréquence de l'incontinence urinaire. Cependant, le fait de limiter la prise de liquides deux heures avant le coucher et de pouvoir aller aux toilettes la nuit en diminue la gravité (Gray & Krissovich, 2003).
- Il faut éviter d'installer, de façon courante, des sondes à ballonnet chez les personnes âgées. Si cela s'avère indispensable, ne pas laisser la sonde en place plus longtemps que nécessaire. Le risque d'infection augmente considérablement chez les personnes porteuses d'une sonde urinaire (Fernandez & Griffiths, 2006).
- L'incontinence n'est pas un signe normal de vieillissement ; il faut prendre le temps d'évaluer l'incontinence et adopter des mesures pour favoriser le retour à la continence de la personne âgée (Specht, 2005).

35.2.3 Évaluation de la fonction urinaire

L'infirmière fait un résumé des facteurs présents ayant une incidence sur l'élimination urinaire du client. La personne âgée demande une évaluation attentive, car certains changements liés à l'âge peuvent la prédisposer à des problèmes urinaires. L'infirmière doit aussi tenir compte des habitudes d'élimination intestinale et se rappeler que la constipation peut gêner l'élimination urinaire normale. Elle doit noter le nom, la quantité et la fréquence de prise des médicaments prescrits, ainsi que les renseignements concernant la consommation de médicaments offerts en vente libre, le contact avec des solvants de nettoyage, des pesticides ou d'autres agents néphrotoxiques, comme la gentamicine. Les obstacles relatifs au milieu (domicile du client ou établissement) doivent aussi être analysés en fonction des limites physiques du client. Ce dernier peut avoir besoin d'un siège de toilette élevé, de barres d'appui ou d'une chaise d'aisance **FIGURE 35.4**. L'infirmière est attentive aux limites sensorielles du client et à la qualité de sa coordination.

La consultation du dossier antérieur du client permet de vérifier si celui-ci a déjà souffert d'une affection comme une infection des voies urinaires ou s'il a déjà subi une intervention chirurgicale des voies urinaires. D'autre part, la présence d'une sonde à ballonnet ou d'une **dérivation urinaire** augmente les risques d'infection ou d'obstruction, et nécessite des soins particuliers de la peau. Si le client porte un sac pour une dérivation urinaire, l'infirmière note le type de dispositif, d'adhésif, la méthode utilisée pour réduire l'irritation de la peau, la fréquence de changement du dispositif et le type de système de drainage pour la nuit. Il est aussi important de mesurer les ingesta et les excreta régulièrement afin de dépister les altérations de la fonction urinaire, de s'assurer du bon fonctionnement du dispositif et d'évaluer l'équilibre hydrique.

23

Le chapitre 23, *Procéder à l'évaluation de la santé et à l'examen physique*, décrit les procédés pour examiner les parties anatomiques en lien avec la fonction urinaire.

■ **Dérivation urinaire :** Dispositif qui permet de détourner l'urine de la vessie et de l'urètre.

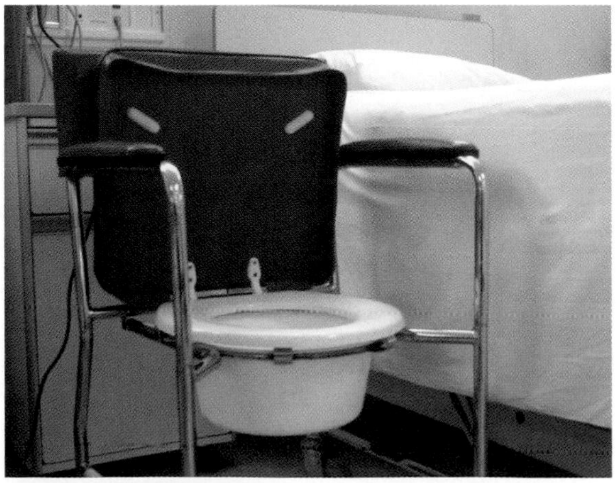

FIGURE 35.4 Chaise d'aisance

Examen physique

Les premières structures que l'infirmière doit examiner sont la peau, les muqueuses, les reins, la vessie et le méat urinaire ▶ **23**.

Peau et muqueuses

L'infirmière évalue l'état de la peau et des muqueuses, et en note les altérations comme l'irritation ou la rougeur. L'incontinence urinaire augmente les risques de détérioration des tissus cutanés.

Reins

Une infection ou une inflammation aux reins est normalement accompagnée d'une douleur au flanc (région lombaire).

Vessie

Une vessie en partie remplie est souple et ronde au toucher. Lorsqu'elle se distend, la vessie s'élève au-dessus de la symphyse pubienne. Une légère pression exercée sur cette région peut provoquer de la sensibilité ou de la douleur. Même si la vessie n'est pas perceptible, sa palpation peut provoquer une envie d'uriner. Lorsqu'une vessie pleine est percutée, elle produit un son sourd.

Méat urinaire

L'infirmière examine le méat urinaire pour s'assurer qu'il ne présente pas d'écoulement, de signes d'inflammation ou de lésion. La position gynécologique, pour la femme, permet de voir les organes génitaux au complet. L'infirmière, munie de gants non stériles, écarte les lèvres de la vulve pour visualiser le méat urinaire. Ce dernier est généralement rose, et il ne présente aucun écoulement. Dans le cas contraire, l'infirmière doit prélever un échantillon avant la miction.

Les femmes atteintes d'une infection vaginale sont prédisposées aux infections des voies urinaires. Il n'est pas rare que les femmes âgées souffrent de vaginite en raison de carences hormonales. L'infirmière inspecte minutieusement l'orifice vaginal et décrit en détail tout écoulement. Une muqueuse vaginale rouge suggère aussi une infection.

Chez l'homme non circoncis, il faut rétracter le prépuce pour visualiser le méat, et noter la présence d'écoulement, de lésions ou de signes d'inflammation.

Évaluation de l'urine

L'évaluation de l'urine consiste à faire le dosage des **ingesta** et des **excreta,** et à noter les caractéristiques des urines.

Dosage des ingesta et des excreta

L'infirmière analyse l'apport hydrique quotidien moyen du client. Pour obtenir un résultat précis de l'apport hydrique d'un client à la maison, l'infirmière lui demande d'indiquer un verre ou une tasse qu'il utilise normalement et fait l'estimation de l'apport à partir du récipient en question.

L'infirmière mesure les ingesta lorsque le médecin le prescrit ou lorsqu'elle juge nécessaire de préciser certains résultats. Elle considère toutes les sources d'apport : ingestion par voie orale (P.O.) supérieure à 30 ml, perfusions intraveineuses, alimentation parentérale, et instillation de liquides par sonde nasogastrique ou alimentation entérale.

Étant donné qu'il est souvent difficile pour le client d'évaluer le volume de sa miction, c'est à l'infirmière de prendre les mesures pour le faire. Un changement de la quantité d'urine est un indice significatif d'altération hydrique ou de maladie rénale. L'infirmière évalue le volume d'urine de ses clients en mesurant l'urine de chaque miction à l'aide d'un contenant gradué. Pour les porteurs d'une sonde urinaire, un contenant spécial (uromètre), qui permet de mesurer efficacement et précisément le volume d'urine, est fixé au sac collecteur. L'uromètre peut contenir de 100 à 200 ml d'urine. Une fois que la quantité d'urine dans l'uromètre est relevée, le contenu du cylindre peut être versé dans le sac collecteur ou jeté. Il est recommandé d'utiliser un uromètre lorsqu'on doit faire un dosage horaire **FIGURE 35.5.**

Pour mesurer l'urine recueillie dans le sac de drainage, il est préférable d'utiliser un contenant gradué **FIGURE 35.6.** L'échelle sur le sac ne permet qu'une approximation du volume d'urine. Chaque client doit avoir un contenant gradué réservé à son usage propre, ce qui permet de prévenir les risques de contamination croisée.

Toute augmentation ou diminution importante du volume d'urine doit être mentionnée. Il est légitime de s'inquiéter si la diurèse horaire est de moins de 30 ml pendant plus de deux heures. De même, un volume d'urine constamment élevé (polyurie), c'est-à-dire de plus de 2 000 à 2 500 ml par jour, doit être mentionné au médecin.

Caractéristiques de l'urine

L'infirmière observe la couleur, l'aspect et l'odeur de l'urine.

| Couleur | L'urine normale varie d'une couleur paille pâle (urine diluée) à ambrée (urine concentrée). La concentration de l'urine est normalement élevée le matin ou lorsque le volume de liquide est faible. Plus on boit de liquide, moins l'urine est concentrée.

Un saignement des reins ou des uretères rend l'urine rouge foncé, tandis qu'un saignement de la vessie ou de l'urètre la rend rouge clair. Une urine ambre foncé peut résulter de fortes concentrations sanguines en **bilirubine.** L'infirmière décrit en détail et rapporte au médecin toute couleur ou tout dépôt anormal, si la cause en est inconnue. Il est toutefois important de noter que plusieurs médicaments et vitamines

- **Ingesta :** Matières (aliments, liquides, médicaments, etc.) introduites dans l'organisme.
- **Excreta :** Substances rejetées hors de l'organisme, consistant principalement en des déchets de la nutrition et du métabolisme (fèces, urines, sueur, matière sébacée, gaz carbonique, etc.).

- **Bilirubine :** Pigment jaune, dont l'accumulation anormale dans le sang et les tissus conduit à un ictère (ou « jaunisse »).

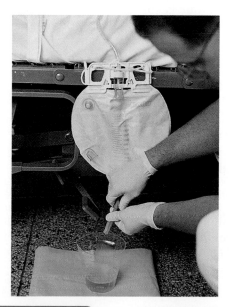

FIGURE 35.5 ▶ Uromètre

FIGURE 35.6 ▶ Sac de drainage urinaire

ainsi que certains colorants injectés par voie intraveineuse (I.V.) pour des examens diagnostiques changent la coloration de l'urine. Certains aliments peuvent aussi colorer les urines : les betteraves, la rhubarbe ou les mûres peuvent rendre l'urine rougeâtre.

| **Transparence** | L'urine normale est claire au moment de la miction. Si on la laisse plusieurs minutes dans un contenant, elle devient trouble. L'urine que vient tout juste d'excréter le client atteint d'une maladie rénale peut avoir un aspect trouble ou écumeux en raison d'une forte concentration en protéines. La présence de bactéries peut aussi la faire paraître moins fluide et trouble.

| **Odeur** | L'urine possède une odeur caractéristique. Plus elle est concentrée, plus son odeur est forte. L'urine stagnante sent l'ammoniac, une odeur courante chez les clients atteints d'incontinence. On remarque aussi une odeur sucrée ou fruitée d'acétone ou d'acide acétylacétique (produits dérivés d'un métabolisme incomplet des graisses) chez les clients atteints de diabète ou de malnutrition.

Examens diagnostiques

Les tests urinaires comprennent l'analyse d'urine, la densité urinaire et la culture des urines.

Analyse d'urine

Les valeurs normales obtenues par l'analyse d'urine de pratique courante sont indiquées au **TABLEAU 35.3**. L'échantillon doit être analysé le plus rapidement possible, de préférence dans les deux heures qui suivent son prélèvement. Pour s'assurer que la concentration des composantes est uniforme, il faut prélever la première miction de la journée. Si des résultats rapides sont nécessaires, l'infirmière peut effectuer certaines analyses d'urine à l'aide de bandelettes réactives. Ce procédé consiste à tremper la bandelette dans l'urine, puis à interpréter le changement de couleur après avoir attendu le temps indiqué sur l'emballage **FIGURE 35.7**.

Densité urinaire

La **densité** est le rapport entre la masse volumique ou le degré de concentration d'une substance et un volume égal d'eau. La concentration des substances dissoutes dans l'urine permet de déterminer l'équilibre hydrique du client. Une analyse

d'urine complète doit toujours comprendre cette mesure. Dans certaines unités spécialisées, l'infirmière peut mesurer périodiquement la densité urinaire.

La densité de l'urine prélevée le matin chez un client à jeun indique la capacité maximale de concentration des reins. Une densité inférieure à 1,005 signale l'incapacité des reins à concentrer l'urine ou une sécrétion insuffisante d'hormone antidiurétique. Une densité élevée peut être un indice de déshydratation. Les substances de contraste ou celles qui possèdent une lourde masse moléculaire (p. ex., les protéines ou le glucose) peuvent donner un résultat trop élevé.

Culture d'urine

Une culture d'urine nécessite un échantillon d'urine stérile ou prélevé par la méthode du mi-jet ▶ **MS 8.2** . Il faut attendre environ 48 heures avant d'obtenir les résultats. Parfois, un antibiotique à large spectre sera prescrit en attente des résultats d'un **antibiogramme**. Ce dernier permettra de déterminer l'antibiotique le plus efficace en fonction du type d'infection, ce qui pourrait entraîner un changement d'antibiotique. Toutefois, l'utilisation des bandelettes réactives est de plus en plus fréquente et a l'avantage de diminuer de 4 % l'utilisation d'antibiotiques souvent prescrits en attente des résultats de culture. Une dysurie avec **pyurie** ou nitrite est prédictive à 70 % d'une culture positive chez les clients symptomatiques (Carignan, 2009).

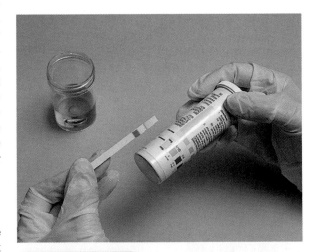

FIGURE 35.7 Interprétation rapide des résultats fournis par une bandelette réactive trempée dans l'urine

MS 8.2

Méthodes liées aux fonctions d'élimination : *Prélèvement d'un échantillon d'urine.*

■ **Antibiogramme :** Technique de laboratoire visant à tester la sensibilité d'une souche bactérienne vis-à-vis d'un ou de plusieurs antibiotiques supposés ou connus.

■ **Pyurie :** Présence de pus et de leucocytes altérés dans l'urine.

TABLEAU 35.3	Analyses courantes d'urine

PARAMÈTRES (VALEURS NORMALES)	INTERPRÉTATION DES DONNÉES
pH (de 4,6 à 8,0 ; moyenne de 6,0)	• Le pH permet de déterminer l'équilibre acidobasique. L'urine qui stagne pendant plusieurs heures devient alcaline. Un pH acide protège l'organisme contre la prolifération bactérienne.
Protéines (absence)	• L'urine ne contient normalement pas de protéines. Leur présence est l'indice d'une maladie rénale, car une atteinte des glomérules ou des tubules permet aux protéines d'infiltrer l'urine.
Glucose (absence)	• Le glucose est présent dans l'urine des clients diabétiques en raison de l'incapacité des tubules d'en réabsorber de fortes concentrations. Chez les personnes en bonne santé, l'ingestion de fortes concentrations de glucose peut entraîner une glycosurie.
Cétones (absence)	• Les cétones sont les produits finis du métabolisme des graisses. Chez les personnes atteintes de diabète mal équilibré, le catabolisme des acides gras est exagéré. Le client déshydraté, affamé ou qui fait un trop grand usage d'aspirine peut aussi être atteint de cétonurie.
Sang (jusqu'à 2 globules rouges par champ)	• Les globules rouges peuvent s'introduire dans l'urine lorsque les glomérules ou les tubules présentent une atteinte ou une déficience. La présence de sang dans les urines peut aussi être causée par un traumatisme, une affection des voies urinaires inférieures, une infection urinaire ou une intervention chirurgicale. Chez la femme, le sang qui se trouve dans un échantillon d'urine courant peut provenir du liquide menstruel.
Densité (de 1,005 à 1,030)	• La densité relative mesure la concentration des particules dans l'urine. Une densité élevée indique que l'urine est concentrée, alors qu'une faible densité indique sa dilution. Une densité relative élevée peut être attribuable à la déshydratation, à un débit sanguin rénal diminué ou à une sécrétion accrue d'ADH. Une surhydratation, une insuffisance rénale ou une diminution d'ADH ont pour effet de diminuer la densité de l'urine.
Examens microscopiques • Hématies (1 ou 2 globules rouges par champ) • Leucocytes (de 0 à 4 par champ de faible puissance)	• Un nombre accru d'hématies ou de leucocytes peut révéler une infection urinaire.
• Bactéries (absence)	• La présence de bactéries indique une infection urinaire (le client peut en présenter ou non les symptômes).
• Cylindres (absence)	• Les différents types de cylindres — ces particules de forme cylindrique qui prennent l'aspect des corps se trouvant à l'intérieur des tubules rénaux — sont les hyalins, les leucocytes, les érythrocytes, et ceux qui sont constitués de cellules granulaires ou de cellules épithéliales. Leur présence est toujours anormale et indique des troubles rénaux.
• Cristaux (absence)	• Des cristaux, résultant du métabolisme des aliments, observés au microscope dans un sédiment urinaire, indiquent la formation imminente d'un calcul.

Source : Adapté de Pagana, K.D., & Pagana, T.J. (2007). *Mosby's diagnostic and laboratory test reference* (8th ed.). St. Louis, Mo. : Mosby.

■ **Hyalin :** Aspect caractéristique, transparent comme du verre, que peuvent prendre certains composants de l'organisme (artérioles, tissus, cellules).

■ **Érythrocyte :** Globule rouge (ou hématie), dont le but principal est le transport d'oxygène.

35

Examens diagnostiques radiologiques

Plusieurs techniques radiologiques permettent d'étudier la fonction urinaire avec précision **TABLEAU 35.4**. Les méthodes qui offrent la possibilité de visualiser les structures urinaires peuvent être simples ou complexes. Elles sont subdivisées en méthodes invasives (qui nécessitent une lésion des tissus) ou non invasives, et exigent souvent une préparation et des soins infirmiers particuliers, avant et après l'intervention, selon la méthode utilisée **ENCADRÉ 35.5**. Toutefois, certaines procédures sont communes à tous ces examens.

35.2.4 Problèmes liés à l'élimination urinaire

Une évaluation approfondie et précise de la fonction urinaire permet à l'infirmière de discerner le problème actuel ou potentiel du client et ses besoins prioritaires. L'infirmière fait preuve de jugement clinique lorsqu'elle revoit les connaissances acquises auprès de clients antérieurs et qu'elle réfléchit aux éléments propres aux altérations de l'élimination urinaire. Elle doit considérer tous les facteurs influant sur l'élimination urinaire tout en ayant un regard sur les divers aspects du concept de soi et de la sexualité. Elle doit faire des liens, analyser le contexte et préciser la situation dans son ensemble afin de cerner le problème à résoudre et les besoins du client. Elle peut se référer à différentes classifications de problèmes infirmiers ou de diagnostics infirmiers **ENCADRÉ 35.6**.

Le problème peut porter sur une altération précise de l'élimination urinaire ou sur une complication associée comme l'atteinte à l'intégrité de la peau liée à de l'incontinence urinaire. L'infirmière qui distingue les caractéristiques essentielles et secondaires peut établir le problème ou le besoin prioritaire selon la situation de santé du client. La reconnaissance des facteurs associés à chaque constat permet de personnaliser les interventions (Ackley & Ladwig, 2002). Dans le cas d'un problème d'incontinence à l'effort, les résultats escomptés sont à plus ou moins long terme, car le renforcement des muscles périnéaux exige du temps. Par contre, un problème de rétention urinaire nécessitera des interventions immédiates. Par exemple, dans le cas d'un client atteint de troubles neurologiques permanents comme la sclérose en plaques, l'infirmière doit prévoir la mise en place d'une sonde à ballonnet, alors que, pour un client opéré atteint de rétention urinaire accompagnée d'incontinence urinaire par besoin impérieux, un simple cathétérisme suffira. L'analyse de la situation est donc essentielle afin de déterminer le problème et de planifier les interventions appropriées à la situation du client.

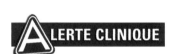

ALERTE CLINIQUE

Les clients atteints d'insuffisance rénale et les personnes âgées sont prédisposés aux effets néphrotoxiques de la substance de contraste. Il est de la plus haute importance que l'infirmière évalue le volume hydrique et le maintienne à niveau avant l'examen.

Jugement clinique

Quelle hypothèse pouvez-vous émettre quant au problème prioritaire de madame Grenier? Justifiez-la à partir des données de la mise en contexte.

ENCADRÉ 35.5 Interventions infirmières avant et après la scintigraphie rénale

Avant l'examen, l'infirmière doit :

- obtenir le consentement du client (selon la politique de l'établissement), lui expliquer l'intervention et s'assurer de l'enseignement reçu et de sa compréhension ;
- revoir les antécédents du client en matière d'allergies aux fruits de mer (à l'iode), ce qui permet de supposer qu'il est aussi allergique à la substance de contraste utilisée pour certains examens (p. ex., l'urographie intraveineuse, la pyélographie, la scintigraphie) ;
- administrer un laxatif (selon les procédures et la politique de l'établissement) ;
- s'assurer que le client respecte les restrictions alimentaires imposées (p. ex., des liquides clairs seulement ou aucune ingestion par la bouche).

Après l'examen, l'infirmière doit :

- évaluer les ingesta et excreta ;
- observer les caractéristiques de l'urine (couleur, odeur, aspect, présence de sang) ;
- encourager la prise de liquides pour favoriser l'élimination de la substance de contraste, s'il y a lieu.

ENCADRÉ 35.6 Diagnostics infirmiers validés par la NANDA-I

Client présentant une altération de la fonction urinaire

- Atteinte à l'intégrité de la peau
- Douleur aiguë ou chronique
- Élimination urinaire altérée
- Image corporelle perturbée
- Incontinence urinaire (différents types)
- Mobilité physique réduite
- Rétention urinaire
- Risque d'infection

Source : Tiré de NANDA International (2008). *Diagnostics infirmiers : définitions et classification, 2007-2008* (9ᵉ éd.). Paris : Masson.

Le client atteint de troubles liés à la fonction urinaire s'attend à ce que l'infirmière respecte son intimité, et soit attentive aux conséquences des affections urinaires sur sa sexualité et sur son concept de soi. L'incontinence urinaire devient souvent une source d'embarras et de gêne. Ainsi, madame Grenier dit se sentir mal à l'aise quand des collègues de travail s'approchent d'elle, car elle craint que ses fuites urinaires dégagent une odeur désagréable.

TABLEAU 35.4 — Examens diagnostiques radiologiques

EXAMEN	DESCRIPTION ET BUTS	RESPONSABILITÉS DE L'INFIRMIÈRE : PRÉPARATION ET SOINS PARTICULIERS
Méthodes non invasives Radiographie simple de l'abdomen	Cet examen sert à examiner les structures des voies urinaires (masse, obstruction ou calcul urinaire).	Cet examen ne nécessite aucune préparation particulière, à moins que le médecin n'en décide autrement.
Scintigraphie rénale (imagerie isotopique rénale)	Cet examen radio-isotopique permet d'observer les structures des voies urinaires, la perfusion sanguine et la filtration glomérulaire après l'injection d'un radio-isotope par voie I.V.	Cet examen ne requiert aucune préparation particulière.
Urographie intra-veineuse (UIV)	Cet examen renseigne sur le débit sanguin rénal, les structures anatomiques et la fonction excré-toire après l'injection d'un produit de contraste par voie I.V.	• Un jeûne peut être requis (huit heures avant l'examen). • Après l'examen, surveiller le dosage des I/E, rapporter rapidement tout changement au médecin et surveiller les réactions aller-giques à retardement.
Échographie rénale	Cet examen consiste à projeter sur les structures tissulaires des ondes sonores à haute fréquence qui reviennent sous forme d'échos. Il permet de situer les structures macroscopiques des reins, et de repérer les anomalies dans les reins ou les voies urinaires inférieures telles que les tumeurs ou les kystes.	Le client doit boire avant l'examen (minimum de 500 ml), sauf s'il y a des restrictions médi-cales, car une vessie pleine favorise une meilleure visualisation.
Tomodensitométrie (TDM, TACO, *CT scan*) de l'abdomen	Cet examen avec rayons X permet d'obtenir des images numérisées en coupes axiales des organes internes. Il est possible de repérer les tumeurs, les obstructions, les kystes, les masses et les adénopa-thies de la région abdominale et rétropéritonéale. Dans certains cas, l'injection d'une substance de contraste par voie P.O. ou I.V. est nécessaire.	Un jeûne peut être requis (quatre heures avant l'examen).
Méthodes invasives Endoscopie (cystoscopie)	Cet examen consiste à observer directement la vessie à l'aide d'un instrument à fibres optiques (cystoscope). L'intervention peut être faite sous anesthésie locale ou générale. Des prélèvements d'urine et de tissus (biopsie) peuvent être faits au cours de l'examen.	Avant l'examen : • Augmenter l'ingestion des liquides quelques heures avant l'examen en vue d'un prélève-ment des urines et en prévention de l'infection. • Administrer un sédatif ou un analgésique au client suivant l'ordonnance du médecin. Après l'examen : • Aviser le client de demeurer couché selon l'ordonnance du médecin. • Surveiller les signes de rétention urinaire. • Surveiller le moment de la première miction. • Surveiller tout signe de fièvre, de dysurie ou de modification de la P.A. • Administrer les médicaments soulageant les spasmes vésicaux ou la douleur à la région lombaire.

■ **Adénopathie :** Inflamma-tion d'un ou de plusieurs ganglions lymphatiques, quelle qu'en soit la cause.

35

MS 2.1

Méthodes liées aux soins d'hygiène: *Bain complet ou partiel au lit,* étape 21.

Les exercices de Kegel en relation avec l'incontinence urinaire sont présentés au www.cfpc.ca dans la section « Pour les patients ».

■ **Exercice de Kegel:**
Exercice qui consiste à effectuer des contractions répétées de groupes musculaires périnéaux dans le but de renforcer ces muscles et d'éviter l'incontinence.

L'infirmière planifie des soins personnalisés pour chaque diagnostic en collaboration avec le client, lorsque cela est possible, afin de fixer des objectifs réalistes, individualisés et que les deux jugent acceptables. Les objectifs peuvent être à court terme ou à long terme selon la situation. Par exemple, dans une situation postopératoire, uriner dans un délai de huit heures est un objectif à court terme, alors que, dans une situation d'incontinence à l'effort, le délai pour l'atteinte de l'objectif sera de plusieurs semaines, donc beaucoup plus long. La planification intègre des interventions préventives si le client présente des risques de problèmes d'élimination urinaire et prévoit des interventions thérapeutiques s'il en est atteint. Il importe, dans ce processus de planification, de tenir compte du milieu dans lequel vit le client et de ses habitudes normales de miction ainsi que de l'avis d'autres professionnels de la santé. L'infirmière doit aussi tenir compte des pratiques culturelles et des préférences personnelles du client.

Par exemple, l'infirmière et le client pourraient établir les objectifs suivants, selon la situation de celui-ci :

- comprendre quelques notions d'anatomie et de physiologie ;
- déterminer les moyens de prévenir l'infection ;
- établir les moyens de préserver l'intégrité de la peau ;
- utiliser des mesures permettant de vider complètement la vessie afin d'en arriver à une miction normale et un sentiment de bien-être.

Les problèmes associés aux altérations de l'élimination urinaire tels que l'anxiété peuvent aussi nécessiter des interventions. Ces problèmes sont souvent étroitement liés et complexes. L'infirmière doit aussi prévoir les complications que peut entraîner le traitement. Par exemple, il convient d'établir un diagnostic de risque d'infection lorsque le client porte une sonde à ballonnet.

Si le client est hospitalisé, son plan de soins doit inclure la planification du retour à la maison. L'infirmière détermine les appareils dont il aura besoin, les renseignements à lui fournir, et elle enseigne certaines méthodes d'autosoins. Par exemple, le client qui retourne chez lui avec une sonde à ballonnet doit être en mesure de nettoyer la sonde, de vider sans risque le sac de drainage, de mesurer les urines avec précision, et de reconnaître les signes et les symptômes d'infection urinaire. Il faut aussi évaluer les besoins du client en services à domicile pour assurer la continuité de ses soins.

35.2.5 Interventions infirmières

La réussite des traitements qui visent à supprimer les problèmes d'élimination urinaire ou à les réduire au minimum dépend en partie de la qualité de l'enseignement donné au client et des stratégies utilisées en fonction des besoins d'apprentissage de celui-ci. Dans certains cas, il sera utile d'expliquer tous les aspects de l'élimination urinaire, ainsi que les facteurs qui favorisent une miction normale. Le client qui a une mauvaise hygiène périnéale doit comprendre les risques d'infection et connaître les mesures préventives applicables. Toutefois, les renseignements que fournit l'infirmière doivent être propres au problème du client. L'**ENCADRÉ 35.7** donne un exemple d'enseignement fourni par l'infirmière à un client qui présente un problème particulier d'élimination urinaire.

L'infirmière peut facilement donner cet enseignement tout en prodiguant les soins. Si elle veut renseigner le client sur l'hygiène périnéale, il lui sera facile de le faire au moment des soins d'hygiène ou des soins d'entretien de la sonde ▶ MS 2.1 .

Stimulation à une miction normale

Le maintien d'une élimination urinaire normale permet de prévenir de nombreux problèmes de miction. Un grand nombre de mesures visent à encourager une miction normale chez le client prédisposé à des problèmes urinaires ou chez celui qui présente des problèmes réels, comme dans le cas de madame Grenier.

ENSEIGNEMENT AU CLIENT

ENCADRÉ 35.7 **Renforcement des muscles périnéaux**

Objectif
- Retour à la continence grâce à une maîtrise sphinctérienne accrue.

Stratégies d'enseignement
- Demander au client d'essayer de se retenir pendant la miction, puis de relâcher son urine. Les muscles qu'il sent alors travailler sont ceux qui doivent être renforcés.
- Enseigner les exercices de renforcement périnéal (exercices de Kegel).
- Donner des instructions écrites au client.
- Préciser d'exécuter les exercices debout ou assis, et sans contracter les muscles des jambes, des fesses ou du ventre.
- Indiquer de faire contracter et décontracter les muscles périvaginaux et les sphincters urétral et anal pendant trois ou quatre secondes, de façon répétitive et rapide.
- Faire répéter 10 fois cette séquence, 3 fois par jour pendant six mois.
- Recommander de prendre en note l'heure des mictions.

Stimulation du réflexe urinaire

La capacité du client à uriner dépend du fait qu'il en ressente l'envie, qu'il soit en mesure de maîtriser son sphincter urétral externe et qu'il soit détendu pendant la miction. Les femmes ont plus de facilité à uriner, car elles le font en position accroupie ou assise, ce qui favorise la contraction des muscles pelviens et intra-abdominaux, lesquels permettent la maîtrise du sphincter et la contraction de la vessie. Les hommes urinent plus facilement debout. Un homme qui n'est pas en mesure de se rendre aux toilettes peut se lever près du lit et uriner dans un urinal.

La stimulation sensorielle aide aussi le client à se détendre, ce qui a pour effet de favoriser la miction **ENCADRÉ 35.8**.

Incitation à une évacuation complète

Une petite quantité d'urine reste dans la vessie après la miction. La pression des sphincters est plus grande que celle de la vessie. C'est pourquoi, normalement, les personnes sont continentes et restent au sec. Une trop grande pression dans la vessie ou des sphincters trop faibles provoquent l'incontinence urinaire ou, inversement, un sphincter puissant ou contracté, ou un détrusor faible qui empêche la vessie de se vider normalement causent la rétention urinaire.

Les interventions favorisant la miction peuvent aider le client atteint d'incontinence ou de rétention urinaire. D'autres interventions sont aussi utilisées pour favoriser et maîtriser l'évacuation de l'urine contenue dans la vessie, et ainsi permettre au client de sentir qu'il maîtrise bien sa miction, comme le renforcement des muscles périnéaux **TABLEAU 35.5**.

ENCADRÉ 35.8 — **Stimulations sensorielles favorisant la miction**

La miction est stimulée par :

- le pouvoir suggestif du bruit de l'eau qui coule ;
- le massage de l'intérieur de la cuisse, qui a pour effet de stimuler les nerfs sensoriels ;
- le fait de placer les doigts dans un bassin d'eau tiède ;
- le fait de s'asseoir sur un bassin déjà chaud ;
- le fait de verser de l'eau tiède sur le périnée (toutefois, si elle doit faire un dosage des urines, l'infirmière devra d'abord mesurer la quantité d'eau qu'elle versera sur la région périnéale) ;
- le fait de boire de 2 000 à 2 500 ml de liquide par jour (à condition que la fonction rénale soit normale, de ne pas souffrir de maladie cardiaque ni de troubles nécessitant une restriction hydrique).

TABLEAU 35.5 — **Traitements de l'incontinence urinaire**

TRAITEMENTS INITIAUX	TRAITEMENTS PARTICULIERS	AUTRES TRAITEMENTS OU INTERVENTIONS
Entraînement en vue d'acquérir des habitudes d'élimination urinaire	**Incontinence par regorgement** • Cathétérisme vésical intermittent • Intervention chirurgicale	• Sonde urinaire ou collecteur urinaire externe
Autres traitements ou interventions : • Aménagement du milieu ambiant • Horaire mictionnel • Soins périnéaux et cutanés • Habillement, sous-vêtements protecteurs • Dispositif collecteur externe	**Incontinence réflexe** • Anticholinergiques (p. ex., l'atropine, la scopolamine) • Intervention chirurgicale • Cathétérisme vésical intermittent	• Sonde urinaire ou collecteur urinaire externe • Œstrogénothérapie
	Incontinence à l'effort • Exercices de renforcement des muscles périnéaux (exercices de Kegel) • Intervention chirurgicale	• Sphincter artificiel • Rétroaction biologique
	Incontinence par besoin impérieux • Anticholinergiques • Rééducation vésicale • Traitement des infections des voies urinaires ou des vaginites associées	• Rétroaction biologique

Source : Adapté de Urinary Incontinence Guideline Panel (1996). *Urinary incontinence in adults: Clinical practice guideline* (2nd ed.). Rockville, Md. : Agency for Health Care Policy and Research.

35

Prévention de l'infection

Une des préoccupations les plus importantes pour un client dont la fonction urinaire est perturbée est de prévenir l'infection de l'appareil urinaire. Une bonne hygiène de la région périnéale est essentielle. Un apport quotidien de 2 000 à 2 500 ml de liquide dilue l'urine et favorise une miction régulière, débarrassant du même coup l'urètre des microorganismes.

Normalement, l'urine est acide, ce qui inhibe la croissance des bactéries. La viande, les œufs, le pain de blé entier, les canneberges, les pruneaux et les prunes augmentent l'acidité de l'urine. De nombreuses études démontrent l'effet bénéfique des canneberges sur la prévention des infections urinaires et particulièrement sur son activité antiadhérence des souches d'*Escherichia coli* (Lavigne, Bourg, Botto, & Sotto, 2007). De plus, il est démontré que le jus de canneberge diminue le pH de l'urine, et on recommande de le prendre en soirée, car, durant la nuit, le produit demeure dans la vessie et peut produire davantage d'effet. De fortes doses d'acide ascorbique peuvent aussi diminuer le pH de l'urine en rendant celle-ci plus acide.

Maintien des habitudes de miction

Il est important de maintenir les habitudes de miction chez les clients hospitalisés. Le client a normalement besoin de temps et d'intimité pour uriner. Si l'infirmière lui demande de le faire rapidement pour l'amener à la radiographie ou pour prélever un échantillon d'urine le plus vite possible, elle ne l'aide pas à se détendre et cela perturbe ses habitudes de miction. Au moins 30 minutes devraient être allouées au client pour faire le prélèvement. Il est aussi important de réagir dès que le client manifeste l'envie d'uriner. Si l'infirmière attend avant de l'aider à se rendre aux toilettes, cela risque de perturber sa miction normale et de provoquer l'incontinence.

L'intimité favorise aussi la miction. Certains clients sont gênés par le bruit de l'urine qui coule. On peut dissimuler ce bruit en faisant couler l'eau du robinet ou en tirant la chasse d'eau. La lecture ou la musique peuvent aider le client à se détendre et à uriner. L'infirmière peut aussi stimuler la miction du client en lui donnant une boisson.

Pharmacothérapie

La pharmacothérapie peut aider à traiter les problèmes d'incontinence et de rétention. Trois types de médicaments sont généralement prescrits, selon le type d'incontinence à traiter.

L'incontinence causée par l'irritation vésicale peut être traitée par des médicaments anticholinergiques qui réduisent l'acétylcholine, une substance qui transmet l'influx nerveux stimulant la vessie. La vessie est en effet innervée par le système nerveux parasympathique. Des irritations locales causées par des calculs ou une infection peuvent provoquer des contractions vésicales incontrôlées. Parmi ces anticholinergiques se trouve le chlorure d'oxybutynine (Ditropan^MD). Malgré l'efficacité de la pharmacothérapie, il est nécessaire de traiter initialement cette incontinence par des exercices et un entraînement vésical, qui, selon les études, réduisent les épisodes d'incontinence de 40 à 80 % (Hage & Tu, 2007).

Le chlorure de béthanéchol (Duvoid^MD) stimule les nerfs parasympathiques afin d'augmenter la contraction de la paroi vésicale et de décontracter le sphincter. Lorsque la vessie se vide, le détrusor se contracte en réaction à une stimulation parasympathique. Une mauvaise innervation ou un détrusor trop faible empêchent la vessie de se vider complètement, ce qui provoque la rétention et, parfois, l'incontinence par regorgement. Les médicaments cholinergiques amplifient les contractions de la vessie. On peut administrer le chlorure de béthanéchol par voie sous-cutanée ou orale. Un des effets secondaires des cholinergiques est la diarrhée.

Enfin, l'incontinence par regorgement peut être traitée par un adrénolytique à action périphérique comme le chlorhydrate de térazosine (Hytrin^MD). Ce médicament s'administre oralement et permet de décontracter le muscle prostatique lisse, ce qui soulage les symptômes de l'obstruction. Il peut toutefois provoquer de l'hypotension ; il est d'ailleurs utilisé dans le traitement de l'hypertension.

Cathétérisme vésical

Le **cathétérisme vésical** consiste à insérer un tube dans l'urètre pour atteindre la vessie ▶ **MS 8.4**. La sonde à ballonnet assure un drainage constant au client inapte à maîtriser sa miction ou dont les voies urinaires sont obstruées. Elle permet aussi d'évaluer toutes les heures le débit urinaire du client dont l'état est instable sur le plan hémodynamique. Étant donné que le cathétérisme vésical comporte des risques d'infection des voies urinaires et de traumatisme pour l'urètre, il est préférable d'avoir recours à

ALERTE CLINIQUE

Les anticholinergiques peuvent provoquer l'arythmie cardiaque et devraient être utilisés avec prudence chez les clients atteints de troubles cardiaques. Ces médicaments peuvent aussi occasionner de la constipation et assécher la bouche (Lehne, 2007).

Jugement clinique

Précisez les principaux éléments d'enseignement à donner à madame Grenier.

MS 8.4 Vidéo

Méthodes liées aux fonctions d'élimination : *Cathétérisme vésical et installation d'une sonde vésicale à ballonnet.*

d'autres méthodes pour prélever un échantillon d'urine ou pour traiter l'incontinence.

Soins à un client porteur d'une sonde vésicale

Les interventions infirmières visent principalement à prévenir l'infection et à assurer la perméabilité de la sonde.

Hygiène périnéale

L'accumulation de sécrétions ou de croûtes au point d'insertion de la sonde peut provoquer de l'irritation et, par la suite, de l'infection. L'infirmière doit donner les soins périnéaux au moins deux fois par jour, de même qu'après une défécation ou une incontinence fécale. Chez une femme, l'infirmière nettoie alternativement chaque côté des petites lèvres et le pourtour du méat urétral avec une débarbouillette propre, de l'eau et du savon, d'un mouvement allant du pubis vers l'anus ; elle utilise un côté propre de la débarbouillette à chaque passage et termine la procédure en nettoyant la peau autour de l'anus.

Chez un homme, l'infirmière, en élargissant le méat urétral, commence par nettoyer autour de la sonde, puis, par un mouvement circulaire, nettoie, avec un côté propre de la débarbouillette, le pourtour du méat et le gland.

Au moment de la toilette, l'infirmière doit faire attention de ne pas enfoncer la sonde plus profondément dans la vessie, car elle risque ainsi d'y introduire des bactéries.

Apport liquidien

À moins de contre-indications, tout client porteur d'une sonde devrait consommer entre 2 000 et 2 500 ml de liquide par jour, ce qui permet de libérer la vessie et la sonde de leurs dépôts par un flot urinaire plus important.

Prévention de l'infection

L'infection peut se contracter de différentes façons chez le client porteur d'une sonde. Un bris dans le système permet aux microorganismes de pénétrer dans le circuit. Les endroits qui présentent le plus grand risque d'infection sont le point d'insertion de la sonde, le sac collecteur, le robinet de vidange et les jonctions de raccordement **FIGURE 35.8**.

Le sac de drainage présente un excellent milieu pour la croissance des microorganismes dans

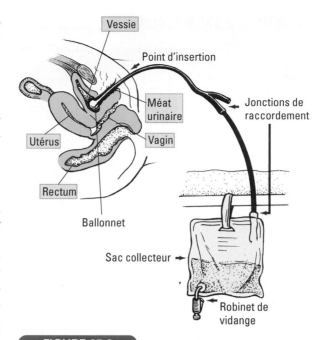

FIGURE 35.8 Lieux possibles d'introduction des microorganismes par une sonde vésicale à ballonnet (flèches rouges)

l'urine. Les bactéries peuvent monter dans le tube de drainage et se propager. Si l'urine reflue dans la vessie, il y a de fortes chances qu'une infection apparaisse (Buscheller & Bernstein, 1997). L'**ENCADRÉ 35.9** donne des conseils sur les façons d'éviter l'infection chez les clients porteurs d'une sonde.

Irrigation et instillation vésicales

Afin de conserver la perméabilité de la sonde à ballonnet, il est parfois nécessaire de l'irriguer. Il arrive que des caillots de sang, du pus ou des dépôts s'amassent à l'intérieur de la sonde, ce qui bloque le drainage de l'urine, et provoque un globe vésical ou l'accumulation d'urine stagnante. L'instillation d'une solution antiseptique prescrite par le médecin nettoie le tube des matières accumulées. Si le client est atteint d'une infection vésicale, le médecin peut prescrire d'irriguer la vessie par l'instillation de solutions antiseptiques ou antibiotiques qui permettent de nettoyer complètement la vessie ou de traiter localement une infection. L'irrigation vésicale et l'instillation d'une solution obligent l'utilisation d'une méthode d'asepsie stricte ▶ **MS 8.5** .

Retrait de la sonde vésicale

L'infirmière favorise le fonctionnement normal de la vessie et prend des mesures pour éviter les traumatismes à l'urètre lorsqu'elle retire la sonde à ballonnet ▶ **MS 8.6** .

MS 8.5

Méthodes liées aux fonctions d'élimination : *Irrigation vésicale continue ou intermittente en circuit fermé et en circuit ouvert.*

35

MS 8.6

Méthodes liées aux fonctions d'élimination : *Retrait d'une sonde vésicale.*

ENCADRÉ 35.9 — Conseils pour prévenir l'infection chez le client porteur d'une sonde

- Se laver les mains avant et après une manipulation du matériel (sonde, tubulure et sac collecteur).
- Éviter que le robinet de vidange touche une surface contaminée.
- Éviter de débrancher la sonde de la tubulure de drainage pour prélever un échantillon d'urine ou pour transporter un client.
- Si le tube de drainage se détache, désinfecter le bout de la sonde et de la tubulure avec une solution antiseptique avant de faire le raccordement.
- S'assurer que chaque client possède, si possible, son propre contenant de mesure de l'urine afin de prévenir la contamination croisée et bien le rincer après l'utilisation.
- Prévenir l'accumulation d'urine dans la tubulure.
- Éviter de monter le sac de drainage plus haut que la vessie pour empêcher le reflux d'urine dans la vessie.
- S'il est nécessaire de surélever le sac pendant le transfert du client à un lit ou à une civière, clamper temporairement la tubulure ou vider le sac de drainage.
- Éviter que de grandes boucles de tubulure demeurent sur le lit, pour empêcher la stagnation de l'urine.
- Placer la tubulure de manière que le drainage de l'urine soit continu.
- Avant un exercice physique ou une marche, faire couler toute l'urine qui se trouve dans la tubulure dans le sac de drainage.
- Éviter de plier ou de clamper la tubulure pendant une longue période.
- Vider le sac de drainage au moins toutes les huit heures. Si le débit est important, le vider plus fréquemment.
- Retirer la sonde dès que les signes cliniques le permettent.
- Remplacer le dispositif de drainage lorsqu'il est souillé ou endommagé, ou selon la politique de l'établissement.
- Fixer la sonde à la cuisse pour éviter d'exercer une traction sur le cathéter.
- Procéder aux soins périnéaux courants suivant la politique de l'établissement, ainsi qu'après une défécation ou un épisode d'incontinence anale.

MS 8.3

Méthodes liées aux fonctions d'élimination : *Installation d'un condom urinaire.*

Solutions de remplacement au cathétérisme vésical

Il existe deux solutions de remplacement au cathétérisme vésical.

Cathétérisme par sonde sus-pubienne

Le cathétérisme par sonde sus-pubienne nécessite une intervention chirurgicale visant à placer la sonde directement dans la vessie en la faisant passer par la paroi abdominale au-dessus de la symphyse pubienne. Cette intervention requiert une anesthésie locale ou générale. La sonde peut être maintenue en place par des sutures ou un adhésif, ou par les deux à la fois. L'urine est drainée dans un sac. La sonde sus-pubienne n'occasionne relativement pas de douleur et diminue la fréquence des infections que causent normalement les sondes à ballonnet. L'insertion d'une sonde sus-pubienne peut aussi soulager temporairement les femmes qui viennent de subir une hystérectomie.

À la longue, la sonde sus-pubienne peut être obstruée par des dépôts ou par des caillots, ou être coincée par la paroi abdominale. L'infirmière doit surveiller de près le dosage des ingesta et des excreta, être attentive aux signes d'infection rénale (p. ex., une douleur au flanc, des frissons ou de la fièvre) et observer l'aspect des urines. Un bon apport liquidien permet de réduire les risques d'obstruction par les dépôts ou d'infection que cause la stase urinaire. La sonde sus-pubienne doit être perméable en tout temps. L'infirmière désinfecte la peau autour du point d'insertion.

Collecteur urinaire externe (condom urinaire)

La seconde solution de remplacement est le collecteur urinaire externe, ou condom urinaire pour homme ▶ **MS 8.3** . Ce système collecteur est destiné aux hommes comateux ou incontinents. Le collecteur externe est fait de plastique flexible et se glisse sur le pénis. Il peut être porté uniquement la nuit ou tout le temps, selon les besoins du client. Il existe aussi des modèles de collecteurs urinaires externes qui sont autoadhésifs.

Le collecteur s'ajuste à un tube de drainage en plastique. Le sac de drainage peut être accroché sur le cadre du lit ou attaché à la jambe du client. Ce collecteur comporte peu de risques d'infection.

L'infirmière doit retirer le collecteur chaque jour, sauf pour les modèles transparents, afin de vérifier l'état de la peau. Un coude à la jonction du tube de drainage peut irriter la peau et bloquer le débit urinaire. On doit donc s'assurer régulièrement que le tube de drainage est dégagé.

Lorsque le pénis du client est rétracté, le collecteur urinaire tient difficilement. Il existe des appareils spéciaux qui permettent de pallier ce problème **FIGURE 35.9** Les directives fournies par le fabricant en facilitent l'installation.

Il n'existe pas d'appareil collecteur efficace pour la femme. Ainsi, les seuls moyens sont souvent les protège-dessous absorbants ou les vêtements protecteurs. Afin de préserver la dignité de

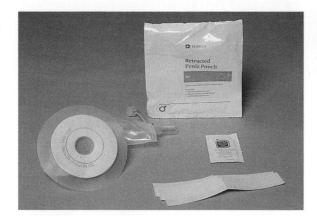

Collecteur urinaire externe pour pénis rétracté

la cliente, ces protections ne doivent pas être appelées des couches pour adultes, mais plutôt des culottes protectrices. Ces moyens doivent servir temporairement, en attendant la mise en place de méthodes de traitement visant à réduire ou à prévenir les épisodes d'incontinence. La cliente doit être suivie de près et recevoir les soins qui éviteront l'odeur d'urine et qui empêcheront l'irritation de la peau causée par l'urine.

Soins de réadaptation

Le client peut retrouver une miction normale à l'aide de méthodes particulières comme la rééducation vésicale ou l'acquisition d'habitudes **ENCADRÉ 35.10**. Si ces deux méthodes ne peuvent être mises en œuvre, il est possible de suggérer l'autocathétérisme, qui redonnera au client une maîtrise de sa fonction vésicale.

Renforcement des muscles périnéaux

Les exercices de renforcement des muscles périnéaux (exercices de Kegel) offrent d'excellents résultats pour le client qui éprouve de la difficulté à amorcer ou à interrompre sa miction. Ils consistent à contracter ces groupes musculaires de façon répétée. Le client commence par apprendre la technique en s'exerçant au moment de la miction. Puis, il peut effectuer les exercices à d'autres moments. Habituellement, les progrès sont graduels et continus si le client effectue régulièrement les exercices **ENCADRÉ 35.7**.

Autocathétérisme

Certains clients qui souffrent de troubles chroniques, comme une atteinte à la moelle épinière, et qui sont capables de manipuler le matériel et de prendre la position qui convient, doivent apprendre à effectuer l'autocathétérisme **ENCADRÉ 35.11**.

ENCADRÉ 35.10 Programme de rééducation vésicale

Le programme comporte les mesures suivantes :

- Apprendre les exercices de renforcement des muscles périnéaux.
- Commencer à respecter un horaire de miction : au lever, au moins toutes les deux heures pendant la journée et la soirée, avant le coucher et toutes les quatre heures pendant la nuit (les intervalles sont modifiés en fonction du client).
- Utiliser les moyens de stimulation sensorielle de la miction.
- Utiliser les techniques qui favorisent la détente et la vidange complète de la vessie.
- Toujours tenir compte du besoin d'uriner, sauf si le problème consiste en des mictions espacées qui mènent à la rétention.
- Réduire la consommation d'alcool, de thé, de café ou d'autres boissons contenant de la caféine.
- Allonger ou écourter progressivement les intervalles intermictionnels dans le but de supprimer la cause propre à l'incontinence.
- Offrir au client des sous-vêtements protecteurs (éviter les culottes d'incontinence).
- Suivre un régime amaigrissant si l'obésité fait partie des problèmes.
- Donner du renforcement positif lorsque le client reste continent.

Ces lignes de conduite permettent au client de prendre de bonnes habitudes mictionnelles et de supprimer les facteurs qui peuvent faire augmenter le nombre d'épisodes d'incontinence.

ENSEIGNEMENT AU CLIENT

ENCADRÉ 35.11 Éléments importants pour l'enseignement de l'autocathétérisme

- Enseigner au client les structures des voies urinaires.
- Expliquer la différence entre la propreté et l'asepsie.
- Indiquer l'importance d'un bon apport liquidien.
- Préciser la fréquence à laquelle le cathétérisme doit être effectué (toutes les six à huit heures) ; toutefois, l'horaire doit être personnalisé.

Maintien de l'intégrité de la peau

L'acidité de l'urine est un irritant pour la peau. En contact avec celle-ci, l'urine devient alcaline, et entraîne l'accumulation de croûtes ou de précipités. La meilleure façon de nettoyer la peau est d'employer un savon doux et de l'eau chaude. Les laits pour le corps gardent la peau hydratée, et les onguents à base de pétrole la protègent contre l'urine. Lorsque la peau est irritée, le médecin peut prescrire une crème ou un vaporisateur à base de stéroïdes pour diminuer l'inflammation, ou un médicament à la nystatine pour contrer la croissance fongique.

Dans le cas d'un client chez qui a été pratiquée une dérivation urinaire, il est important d'ajuster le sac correctement et de bien le faire tenir sur la peau, près de la stomie, afin d'éviter le contact continu de l'urine avec la peau. Lorsqu'il y a altération de la peau, le sac ne colle plus aux tissus mis à vif, et les fuites deviennent un problème important. Étant donné que la production d'urine est continue, il peut être nécessaire de vider fréquemment le sac au cours de la journée.

Augmentation du confort

La pollakiurie, les fuites, la dysurie ou la distension douloureuse de la vessie sont des sources d'inconfort.

Les vêtements mouillés collent à la peau, ce qui peut provoquer de l'irritation. Des vêtements propres et secs, ainsi qu'un protège-dessous favorisent le confort. La dysurie peut être soulagée par des analgésiques urinaires, qui ont un effet sur les muqueuses de l'urètre et de la vessie. Ces produits peuvent aussi être associés à des anti-infectieux sulfamidés comme le sulfaméthoxazole-triméthoprime (Sulfatrim^MD, Nu-Cotrimox^MD, Novo-Trimel^MD, Novo-Trimel DS^MD). Le client doit consommer de grandes quantités de liquide afin d'éviter l'intoxication aux sulfamidés.

Si le client éprouve un malaise localisé à l'urètre causé par une inflammation, un bain de siège peut aider à le soulager. L'eau chaude a un effet vasodilatateur, apaisant ainsi les tissus enflammés près du méat urinaire. Souvent, après un bain de siège, le client est détendu et urine sans difficulté. La douleur provoquée par la distension ne peut être soulagée que si le client parvient à vider sa vessie ou s'il a recours à un cathétérisme intermittent.

35.2.6 Évaluation des résultats

Le client est la meilleure source d'information concernant l'évaluation des résultats. Bien que la plupart des clients soient en mesure de déterminer eux-mêmes s'ils ont atteint leurs objectifs, l'infirmière évalue tout de même l'efficacité de ses interventions en comparant les résultats obtenus avec les résultats escomptés. Une évaluation continue permet à l'infirmière de déterminer la nécessité d'ajouter ou de modifier un traitement, ou de poser un nouveau diagnostic infirmier.

L'évaluation comporte également les mesures suivantes :

- Réévaluer les habitudes mictionnelles du client, de même que les signes et les symptômes de perturbation de l'élimination urinaire.
- Observer les caractéristiques de l'urine du client.
- Demander au client et à sa famille de faire la démonstration de n'importe quelle technique d'autogestion des soins.
- Demander au client ce qu'il ressent par rapport à tout changement permanent concernant sa miction.
- Demander au client si les résultats obtenus correspondent à ses attentes. ■

35.3 Mise en œuvre de la démarche de soins — Jugement clinique

Cette section présente la démarche systématique appliquée aux soins infirmiers en fonction des problèmes prioritaires de santé de madame Grenier. Les cinq étapes de la démarche de soins y sont abordées et permettent de distinguer les éléments essentiels associés à chaque étape afin de visualiser le suivi clinique nécessaire à la situation de cette cliente.

L'application de ce processus permet d'individualiser l'approche infirmière par rapport à

madame Grenier et de planifier des soins adaptés à sa situation.

35.3.1 Collecte des données

L'évaluation de la situation clinique de madame Grenier par l'infirmière permet de cibler les données pertinentes et de mettre en évidence le problème prioritaire ainsi que les attentes de cette cliente. Plusieurs facteurs ont contribué à son état, et certains facteurs de risque sont encore présents et pourraient compliquer sa situation. Il est important de comprendre l'état actuel de la cliente et de préciser avec elle la situation souhaitée. Madame Grenier se trouve à un stade de sa vie (période de ménopause) où surviennent de nombreux changements; certains provoquent des malaises qui entraînent des problèmes de santé. À cette étape, la reconnaissance des forces de la cliente et des ressources disponibles s'avère nécessaire et permet d'élaborer des stratégies adaptées à sa situation **ENCADRÉ 35.12**.

35.3.2 Analyse et interprétation des données

L'analyse de la situation de madame Grenier est assez simple (type d'incontinence, causes et risques associés), mais, dans ce contexte, il faut cerner clairement les facteurs qui maintiennent ce problème ainsi que les risques de complication. La cliente a des fuites d'urine lorsqu'elle fait un effort aussi simple que tousser, et cela dure depuis un an. Comme elle a eu trois accouchements par voie vaginale, la cliente a peut-être une faiblesse musculaire du périnée. Elle a déjà fait une infection urinaire et a consulté trois fois pour un problème d'élimination urinaire.

ENCADRÉ 35.12 — Situation clinique de madame Grenier

Données subjectives
- Fuites d'urine lorsqu'elle rit et tousse, et pendant certaines activités
- Problème qui persiste depuis un an
- Embarras et gêne au travail
- Évitement des contacts avec les autres
- Nécessité de porter un protège-dessous en tout temps
- Exprime sa tristesse face à son problème urinaire

Données objectives
- Cliente de 54 ans, postménopausée, trois accouchements par voie vaginale
- Surplus de poids à la suite de ses trois grossesses
- Mariée; trois adolescents à la maison
- Emploi de secrétaire
- Antécédents d'infection urinaire dans la dernière année

De plus, l'impact d'un tel problème sur la vie quotidienne engendre souvent des troubles d'un autre ordre, comme l'insomnie et la dépression (Hage & Tu, 2007), qui se révèlent parfois plus difficiles à détecter et à traiter. D'ailleurs, la cliente a diminué ses activités sociales et récréatives, et elle est gênée à l'idée que des odeurs d'urine soient perçues par ses collègues de travail. Il est alors fort probable qu'elle continue à réduire ses activités extérieures. Pour pallier le malaise causé par l'écoulement d'urine, elle porte un protège-dessous en tout temps.

Ainsi, après avoir validé et regroupé les données, et les avoir mis en relation entre elles, l'infirmière pourra identifier le problème prioritaire et les besoins particuliers de madame Grenier **ENCADRÉ 35.13**. Selon les attentes de la cliente, ceux-ci devront être pris en considération pour la détermination du plan thérapeutique infirmier (PTI).

35.3.3 Planification des soins et établissements des priorités

La planification des soins en ce qui concerne la situation clinique de madame Grenier est principalement centrée sur l'enseignement et les stratégies pour maintenir sa motivation à mettre en application les exercices proposés. Une surveillance clinique et un suivi sont aussi appropriés afin de déceler rapidement les signes d'infection et de contribuer à une rééducation rapide. Les interventions visent aussi à résoudre des problèmes connexes à cette situation, voire à éviter une intervention chirurgicale. Toutefois, à cette étape, il est impératif de déterminer les interventions prioritaires, et d'élaborer les moyens les plus pertinents pour motiver madame Grenier à y participer et pour évaluer l'évolution de sa condition à domicile.

ENCADRÉ 35.13 — Énoncé du problème prioritaire de madame Grenier

Incontinence urinaire à l'effort

35

35.3.4 Interventions cliniques

Le choix des interventions doit être fait selon les besoins et les attentes de la cliente. Cela inclut les actions, les ressources et les moyens qui seront mis en place en fonction des objectifs établis pour résoudre le problème. Les interventions doivent être précises, concises et simples, et favoriser la participation de la personne et de sa famille. Dans le cas de madame Grenier, elles concernent autant la promotion et la prévention, que le réta-blissement de l'élimination urinaire de la cliente, sa rééducation et l'enseignement qui lui est fourni **TABLEAU 35.6**.

35.3.5 Évaluation des résultats et suivi clinique

Après avoir établi un problème d'élimination urinaire, l'infirmière se sert de ses connaissances et de son expérience pour assurer un

PLANIFICATION ET INTERVENTIONS

TABLEAU 35.6	Résultats escomptés et interventions prioritaires liés à la situation clinique de madame Grenier

PLANIFICATION / RÉSULTATS ESCOMPTÉS CHEZ LA CLIENTE

- Réduction des épisodes d'incontinence
- Confirmation de la cliente qu'elle comprend les causes de son incontinence et qu'elle accepte de collaborer au plan de traitement
- Prévention des risques d'infection urinaire

INTERVENTIONS INFIRMIÈRES	JUSTIFICATIONS
• Conserver un relevé précis de la continence durant cinq jours afin d'établir le rythme de la miction.	• Le relevé des mictions permet de vérifier de façon objective les habitudes d'élimination urinaire et d'écoulement d'urine, et fournit une base de référence pour évaluer l'efficacité du plan de soins.
• Établir un horaire de passage aux toilettes en se basant sur le rythme et les habitudes de la cliente.	• L'horaire mictionnel (acquisition d'habitudes) permet de vider la vessie avant l'apparition de fuites.
• Évaluer l'hydratation de la cliente et lui suggérer d'éviter de boire avant une activité importante ou une sortie, et deux heures avant le coucher.	• La surveillance de l'hydratation permet d'éviter la déshydratation et de favoriser un horaire mictionnel en fonction des activités de la vie quotidienne.
• Enseigner la pratique d'exercices musculaires pour renforcer les muscles pelviens ou périnéaux (exercices de Kegel) 10 répétitions, 3 fois par jour, pendant six mois.	• Les exercices permettent de renforcer la musculature et ainsi d'améliorer la continence.
• Exécuter l'arrêt du jet urinaire et recommencer sans fuite entre les deux jets, chaque fois que la cliente va aux toilettes.	• Cet exercice permet aussi de renforcer la musculature et ainsi d'améliorer la continence.
• Enseigner comment vider complètement sa vessie.	• Cette pratique permet d'éviter l'apparition de fuites et de résidus postmictionnels pouvant favoriser les infections urinaires.
• Enseigner les mesures d'hygiène et de prévention des infections.	• Ces mesures permettent d'éviter des complications si l'incontinence n'est pas corrigée (p. ex., une infection urinaire, des altérations de la peau, l'isolement social).

suivi de la situation clinique de madame Grenier. Son évaluation en cours d'évolution devrait être dirigée vers les changements dans la condition urinaire et psychosociale de la cliente. Il lui faudra vérifier si madame Grenier présente encore des fuites urinaires et, dans l'affirmative, trouver les activités qui entretiennent ce problème. L'infirmière verra également si la cliente présente effectivement des signes d'infection urinaire et réévaluera les répercussions de sa condition urinaire sur ses activités sociales.

PLAN THÉRAPEUTIQUE INFIRMIER (PTI)

Mme ALICE GRENIER
54 ans

CONSTATS DE L'ÉVALUATION

Date	Heure	N°	Problème ou besoin prioritaire	Initiales	RÉSOLU / SATISFAIT			Professionnels / Services concernés
					Date	Heure	Initiales	
2010 05 15	11:00	1	Incontinence urinaire à l'effort					
		2	Risque d'infection urinaire					
		3	Risque d'isolement social	J.F.				

SUIVI CLINIQUE

Date	Heure	N°	Directive infirmière	Initiales	CESSÉE / RÉALISÉE		
					Date	Heure	Initiales
2010-05-15	11:00	1	Demander à la cliente de tenir un journal des mictions et des incontinences pendant cinq jours.				
		2	S'assurer qu'elle pratique les exercices de Kegel t.i.d. à chaque visite.				
			Aviser MD par inf. si T° > 38,5 °C et brûlure à la miction.				
			Mesurer les I/E pour trois jours.				
		3	Inciter la cliente à maintenir les activités qu'elle juge moins embarrassantes à chaque visite.	J.F.			

Signature de l'infirmière	Initiales	Programme / Service	Signature de l'infirmière	Initiales	Programme / Service
Jeanne Fortier	J.F.	Soins à domicile			

© OIIQ

PLAN THÉRAPEUTIQUE INFIRMIER (PTI)

Extrait des notes d'évolution

2010-05-15 11:00
A présenté deux épisodes d'incontinence en fin de journée hier vers 15 et 16 h, lors de sa promenade.

D'après ses explications, elle exécute les exercices de Kegel t.i.d. comme ils lui ont été enseignés.

Dit comprendre l'importance des exercices et la nécessité de tenir un carnet d'observations. Dit qu'elle a fait quatre mictions aujourd'hui sans présenter de fuites urinaires. T° buccale: 37 °C; P.A.: 120/72 mm Hg; P: 88 batt./min; R: 24/min.

2010-05-16 10:45
I: 1900 ml et E: 1000 ml pour la journée d'hier.

FIGURE 35.10 Extrait du plan thérapeutique infirmier de madame Grenier pour le suivi clinique visant, entre autres, la maîtrise de ses mictions

35.3.6 Plan thérapeutique infirmier de madame Grenier

Dans le PTI de madame Grenier, les directives émises par l'infirmière viseront d'abord à régler le problème prioritaire d'incontinence urinaire à l'effort. Cependant, un risque d'infection peut être suspecté en raison d'un traitement récent pour un tel processus infectieux. Étant donné que la cliente vit déjà un malaise à l'idée que des odeurs d'urine pourraient être perceptibles, ses activités sociales et professionnelles sont perturbées au point où elle évite les sorties. Pour cette raison, l'infirmière juge pertinent d'émettre également des directives préventives précises pour éviter la concrétisation d'un risque réel d'isolement social **FIGURE 35.10**.

35.3.7 Application de la pensée critique à la situation de madame Grenier

Tout au long de la démarche de soins, l'infirmière recourt à la pensée critique à chacune de ses étapes **FIGURE 35.11**.

Compte tenu des répercussions psychologiques et sociales que le problème d'incontinence peut engendrer chez madame Grenier, l'attitude à adopter dans les contacts avec la cliente devra être empreinte d'empathie et de respect. De plus, les perspectives envisagées dans l'approche professionnelle tiendront compte, entre autres, de la qualité de vie affectée par un problème d'incontinence et de l'implication de la cliente dans son programme de rééducation urinaire.

Vers un Jugement clinique

Connaissances
- Caractéristiques normales de l'urine
- Facteurs de risque d'infection urinaire et d'incontinence
- Signes d'infection urinaire
- Types d'incontinence
- Exercices de Kegel

Expériences
- Enseignement à la clientèle
- Soins aux clients incontinents

ÉVALUATION

- Fréquence et moments d'apparition des fuites urinaires de madame Grenier
- Attentes de la cliente quant à l'évolution de son problème d'incontinence
- Motivation de la cliente à s'impliquer dans le traitement de son problème urinaire
- Signes et symptômes d'infection urinaire
- Moyens pris par madame Grenier pour diminuer les fuites urinaires et contrer les odeurs d'urine
- Répercussions de l'incontinence sur son mode de vie
- Activités sociales qu'elle fait, celles qu'elle a cessées et celles qu'elle désire maintenir
- Soutien de l'entourage

Norme
- Considération des aspects de la pratique infirmière relatifs à la relation de partenariat infirmière-client, à la promotion de la santé, à la prévention de la maladie, au processus thérapeutique et à la qualité de vie

Attitudes
- Compréhension du malaise ressenti par madame Grenier quant aux odeurs d'urine
- Empathie
- Langage non infantilisant quant au fait que la cliente porte un protège-dessous

FIGURE 35.11 Application de la pensée critique à la situation clinique de madame Grenier

■ ■ ■ À retenir

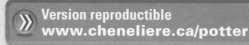 **Version reproductible**
www.cheneliere.ca/potter

- La miction (ou l'évacuation de l'urine) est induite volontairement par les centres supérieurs du cerveau et involontairement par la moelle épinière.

- Une des principales fonctions du système rénal est de maintenir l'équilibre hydroélectrolytique.

- L'apport sanguin aux reins est indispensable à la compétence rénale.

- Les symptômes souvent associés aux troubles urinaires sont, entre autres, le besoin impérieux d'uriner, la dysurie, la nycturie, la pollakiurie, la polyurie, l'oligurie et la difficulté à amorcer la miction.

- Les altérations de la fonction rénale peuvent entraîner des problèmes de santé graves et parfois irréversibles.

- Le client comprend mieux l'importance des soins d'hygiène périnéaux en sachant que les voies urinaires sont normalement stériles.

- Les méthodes de stimulation sensorielle favorisent le réflexe urinaire, aident le client à ressentir l'envie d'uriner et à maîtriser la détente de son sphincter urétral externe.

- Il existe cinq types d'incontinence urinaire : fonctionnelle, par regorgement, réflexe, à l'effort, par réduction du temps d'alerte (ou par besoin impérieux). Chacun nécessite des interventions infirmières particulières.

- Un apport liquidien accru entraîne une augmentation de la production d'urine, ce qui permet d'éliminer les particules présentes dans l'appareil urinaire.

- Le système de drainage d'une sonde à ballonnet doit drainer la vessie librement par gravité, et certaines parties de ce dispositif sont propices à l'introduction de microorganismes.

Pour en **savoir** plus

 Version complète et détaillée
www.cheneliere.ca/potter

 RÉFÉRENCES GÉNÉRALES

Infiressources > Banques et recherche > Pathologies > Urologie
Infiressources > Carrefour des rubriques > Carrefour clinique > Soins en urologie
www.infiressources.ca

PasseportSanté.net > Troubles et maladies > Index des troubles et maladies
Le site contient des fiches détaillées sur l'incontinence urinaire et l'infection urinaire.
www.passeportsante.net

EtudiantInfirmier.com > Urologie
www.etudiantinfirmier.com

ORGANISMES ET ASSOCIATIONS

AUQ
Association des urologues du Québec
www.auq.org

CNCA
Canadian Nurse Continence Advisors
www.cnca.ca

FAPI > Professionnels soins de la santé
Fondation d'aide aux personnes incontinentes (Canada)
www.continence-fdn.ca

UNC
Urology Nurses of Canada
www.unc.org

AFU
Association Française d'Urologie
www.urofrance.org

ICS
International Continence Society
www.icsoffice.org

 Gray, M., & Moore, K. (2009). *Urologic Disorders: Adult and Pediatric Care*. St. Louis, Mo. : Mosby.

Getliffe, K., & Dolman, M. (2008). *Promoting Continence: A Clinical and Research Resource* (3rd ed.). Edinburgh, GB / Toronto : Bailliere Tindall Elsevier.

Haslam, J., & Laycock, J. (2008). *Therapeutic Management of Incontinence and Pelvic Pain: Pelvic Organ Disorders* (2nd ed.). New York : Springer.

Prudhomme, C., Jeanmougin, C., & Geldreich, M.A. (2007). *Urologie Néphrologie : soins infirmiers dans les maladies du rein et de l'appareil urinaire*. Paris : Maloine.

 Association des infirmières et infirmiers autorisés de l'Ontario (2005). *Ligne directrice sur les pratiques exemplaires en soins infirmiers : favoriser la continence par le déclenchement de la miction*. Toronto : RNAO.
www.rnao.org

Méthodes de soins filmées et présentées sur
www.cheneliere.ca/potter
Méthodes liées aux fonctions d'élimination : *Cathétérisme vésical et installation d'une sonde vésicale à ballonnet* (MS 8.4)

Tannembaum, C., Dumoulin, C., & Dorais, J. (2008). *Gymnastique du plancher pelvien : exercices et conseils* [DVD]. Montréal : Institut universitaire de gériatrie de Montréal.

35

CHAPITRE

36

Édition française :
Patricia Bourgault, inf., Ph. D.

Édition originale :
Lori Klingman, RN, MSN

Favoriser une bonne élimination intestinale

Objectifs

Après avoir lu ce chapitre, vous devriez être en mesure :

■ d'expliquer le rôle des organes du tractus gastro-intestinal dans la digestion et l'élimination intestinale ;

■ de décrire les facteurs psychologiques et physiologiques qui influencent le processus d'élimination ;

■ d'expliquer les problèmes les plus courants de l'élimination intestinale ;

■ de recueillir des données pertinentes concernant les habitudes d'élimination intestinale du client ;

■ de décrire les examens de laboratoire et de diagnostic les plus utilisés pour l'investigation du tractus gastro-intestinal et les soins infirmiers qui leur sont associés ;

■ d'appliquer la démarche de soins infirmiers auprès des clients qui présentent des problèmes particuliers d'élimination intestinale.

 Guide d'études, pages 164 à 168

Jugement clinique

Vous prenez soin de madame Jeanne Trottier, 65 ans, qui s'est fracturé la hanche droite et a dû subir une arthroplastie sous anesthésie générale. Madame Trottier est une dame active, retraitée depuis peu. À votre arrivée dans la chambre à la quatrième journée postopératoire, vous la trouvez très souffrante. En la questionnant, vous apprenez qu'elle préfère ne pas prendre ses analgésiques en raison de la constipation qu'ils occasionnent. Elle dit qu'elle a l'impression d'avoir des boules dans l'intestin et être incapable de les évacuer. Ce problème la préoccupe beaucoup. De plus, elle est très réticente à se déplacer parce qu'elle craint de souffrir davantage. Votre évaluation indique qu'elle n'est pas allée à la selle depuis six jours. En temps normal, ses habitudes intestinales sont assez régulières (une selle aux trois jours). Elle décrit ses selles comme étant brunes et moulées. Elle boit beaucoup d'eau (deux litres par jour), et son régime alimentaire normal est très riche en fibres, mais il a été modifié depuis son arrivée à l'hôpital. Vous procédez à un examen physique sommaire qui démontre que son abdomen est distendu et douloureux à la palpation.

> *Quelles données supplémentaires devez-vous obtenir pour intervenir le plus efficacement possible concernant le problème intestinal de madame Trottier ?*

Concepts **clés**

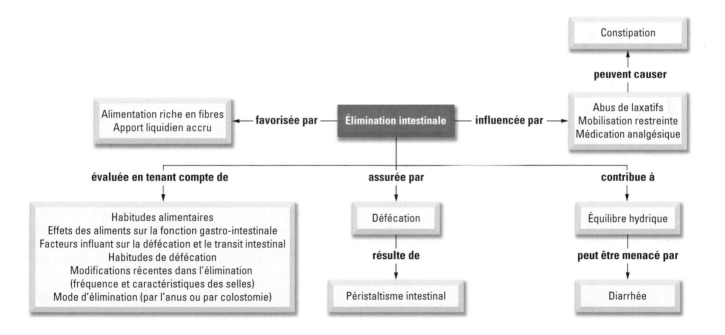

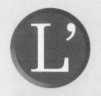**L'**élimination régulière des selles est essentielle pour que l'organisme fonctionne normalement. Les perturbations de l'élimination intestinale sont souvent des signes ou des symptômes de problèmes de l'appareil gastro-intestinal ou d'autres systèmes de l'organisme. Comme la fonction intestinale dépend de l'équilibre de plusieurs facteurs, les modes et les habitudes de défécation varient d'une personne à l'autre.

Pour traiter les problèmes intestinaux des clients, l'infirmière doit connaître les caractéristiques de l'élimination intestinale normale, et les facteurs qui peuvent favoriser, gêner ou perturber celle-ci. Lorsqu'elle prodigue des soins, l'infirmière doit respecter l'intimité du client et ses besoins émotionnels. Les moyens mis en œuvre pour favoriser l'élimination doivent aussi viser à diminuer l'inconfort et la douleur.

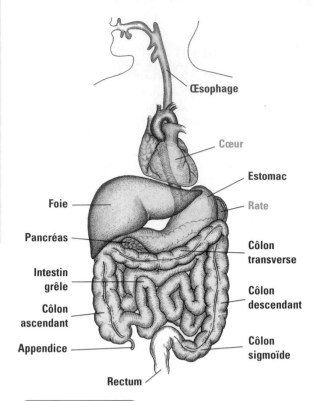

FIGURE 36.1 Organes du tractus gastro-intestinal (avec le cœur comme point de référence)

36.1

Connaissances scientifiques de base à propos de l'élimination intestinale

Le tractus gastro-intestinal est un ensemble d'organes musculaires revêtus d'une muqueuse. Ces organes ont pour fonction d'absorber les liquides et les éléments nutritifs, de préparer les aliments à être absorbés et utilisés par les cellules de l'organisme, et, finalement, d'entreposer temporairement les selles **FIGURE 36.1**. Le volume des liquides absorbés par le tractus gastro-intestinal étant élevé, l'équilibre hydrique est une fonction clé de ce système. En plus des liquides et des aliments ingérés, le tractus gastro-intestinal reçoit également des sécrétions d'enzymes nécessaires à la digestion et provenant d'organes comme l'estomac ou le pancréas.

36.1.1 Bouche

La digestion commence dans la bouche, où les aliments subissent une décomposition mécanique et chimique, et se termine dans l'intestin grêle. Les dents mastiquent les aliments pour leur donner une taille facile à avaler. Les sécrétions salivaires contiennent des enzymes, notamment de la ptyaline, qui provoquent la digestion d'éléments alimentaires comme certains glucides (amidon). La salive dilue et attendrit le **bol alimentaire,** c'est-à-dire la portion d'aliments défaits dans la bouche, pour qu'il soit plus facile à avaler.

36.1.2 Œsophage

En arrivant dans l'œsophage supérieur, les aliments traversent le sphincter œsophagien supérieur ; il s'agit d'un muscle circulaire qui empêche l'air de pénétrer dans l'œsophage et les aliments de refluer, c'est-à-dire de remonter dans la gorge vers la bouche. Le bol alimentaire descend à peu près de 25 cm (10 po) dans l'œsophage. Les aliments sont poussés par de lents **mouvements péristaltiques** produits par des contractions et des relâchements involontaires des muscles lisses. Pendant qu'une partie de l'œsophage se contracte au-dessus du bol alimentaire, les muscles circulaires situés en dessous des aliments se relâchent. Cette alternance de contraction et de relâchement des muscles lisses pousse les aliments vers l'ondulation suivante.

En 15 secondes, le bol alimentaire descend dans l'œsophage et atteint le sphincter œsophagien inférieur (cardia), situé entre l'œsophage et l'estomac, qui empêche le **reflux** des liquides de l'estomac dans l'œsophage.

36.1.3 Estomac

L'estomac joue trois rôles : il conserve provisoirement les aliments, il mélange les liquides et les solides aux enzymes digestives, et il déverse ce contenu dans l'intestin grêle. Pour ce faire, les aliments subissent une désintégration mécanique et chimique pour être digérés et absorbés. L'estomac sécrète de l'acide chlorhydrique (HCl), du mucus, de la pepsine enzymatique et un facteur intrinsèque. Le HCl agit sur l'acidité gastrique et sur l'équilibre acidobasique de l'organisme, et aide à mélanger les aliments ainsi qu'à les décomposer. Les prostaglandines contribuent à la formation du mucus qui protège les muqueuses gastriques contre l'acidité et l'activité enzymatique. La pepsine digère les protéines, bien qu'une faible partie de la digestion ait lieu dans l'estomac. Le facteur intrinsèque est l'élément essentiel nécessaire pour l'absorption de la vitamine B_{12} dans l'intestin et pour la formation de globules rouges par la suite. Avant de quitter l'estomac vers l'intestin grêle, les aliments sont ainsi transformés en une substance semi-liquide que l'on appelle **chyme,** plus facile à digérer et à absorber que les aliments solides.

36.1.4 Intestin grêle

L'intestin grêle mesure environ 2,5 cm de diamètre et peut mesurer jusqu'à 7 m de long. Il comprend trois parties : le duodénum (environ 25 cm), le jéjunum (environ 2,5 m) et l'iléon (environ 3,5 m). Pendant la traversée de l'intestin grêle, le chyme se mélange aux enzymes digestives (p. ex., l'amylase). La segmentation mélange le chyme pour continuer de décomposer les aliments en vue de la digestion **FIGURE 36.2**. Ces contractions alternées se produisent environ 12 fois par minute. À mesure que le chyme se mélange, les mouvements péristaltiques vers l'avant cessent provisoirement pour permettre l'absorption des éléments nutritifs.

Les glucides et les protéines sont absorbés dans le jéjunum alors que l'eau, les graisses, le fer, certaines vitamines et les sels biliaires sont absorbés dans l'iléon. Le liquide lymphatique et les vaisseaux sanguins situés dans la paroi de la muqueuse intestinale servent de voies de passage pour l'absorption de tous ces nutriments. Les aliments ne pouvant être digérés, telles les fibres, se retrouvent dans le cæcum. Si sa fonction est modifiée, le processus digestif se trouve fortement perturbé. Par exemple, une inflammation, une résection chirurgicale ou une obstruction risquent de perturber le **péristaltisme,** de réduire la surface d'absorption ou de bloquer le passage du chyme.

36.1.5 Côlon

Le tractus gastro-intestinal inférieur est appelé gros intestin parce qu'il a un plus gros diamètre que celui de l'intestin grêle. Par contre, il est beaucoup moins long (de 1,5 à 1,8 m). Le gros intestin comprend le cæcum, le côlon et le rectum **FIGURE 36.3**. Le gros intestin absorbe l'eau au cours de l'élimination intestinale.

Le chyme non absorbé pénètre dans le gros intestin et le cæcum en passant par la valvule iléo-cæcale. Il s'agit d'une couche musculaire circulaire qui empêche le contenu du côlon de retourner dans l'intestin grêle. À l'extrémité du cæcum se trouve l'appendice.

■ **Péristaltisme :**
Contractions normales de l'intestin grêle et du côlon, faisant progresser le chyme vers le côlon descendant et l'anus.

Segmentation

Péristaltisme

FIGURE 36.2 Ondulations segmentaires et péristaltiques

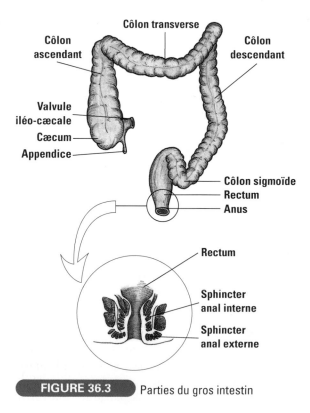

FIGURE 36.3 Parties du gros intestin

Le côlon se compose du côlon ascendant, du côlon transverse, du côlon descendant et du côlon sigmoïde. Il est composé de tissus musculaires qui lui permettent de traiter et donc d'éliminer de grandes quantités de résidus et de gaz (flatulences).

Le côlon a trois fonctions interreliées : l'absorption, la sécrétion et la défécation. Il absorbe chaque jour un grand volume d'eau, et des quantités considérables de sodium et de chlorure provenant du chyme, cette masse molle et formée qui pénètre dans le côlon et dont la teneur en eau diminue à mesure qu'elle progresse. Le côlon peut absorber jusqu'à 2,5 L d'eau, 55 mmol de sodium et 23 mmol d'ions de chlorure toutes les quatre heures. La quantité d'eau absorbée provenant du chyme dépend de la vitesse à laquelle celui-ci progresse dans le côlon.

Le passage des aliments dans le côlon provoque des contractions segmentaires de l'intestin grêle, dont la durée peut atteindre cinq minutes. Ces contractions produisent de grandes dépressions dans la paroi interne du côlon et donnent ainsi une plus grande surface d'absorption. Si les contractions péristaltiques sont rapides, l'eau a moins de temps pour être absorbée, et les selles deviennent alors aqueuses. Si les contractions péristaltiques ralentissent, l'absorption continue, et les selles forment une masse dure provoquant une constipation.

La fonction de sécrétion du côlon contribue à l'équilibre électrolytique. Du bicarbonate est sécrété en échange du chlorure. Jusqu'à 4 à 9 mEq de potassium peuvent être éliminés quotidiennement. De graves altérations de la fonction colique (p. ex., une diarrhée importante) sont susceptibles de provoquer un déséquilibre électrolytique par perte de potassium et de chlorure. Le côlon se protège en libérant un mucus dont l'aspect est de transparent à opaque et qui a une consistance fibreuse. Le mucus a un rôle de lubrifiant, et il empêche les lésions aux parois internes du côlon. Cette lubrification est particulièrement importante près de l'extrémité distale du côlon, où le contenu devient plus sec et plus dur.

Les contractions péristaltiques lentes font avancer le contenu intestinal dans le côlon. Ce contenu est le principal facteur stimulant les contractions, les gaz et les résidus exerçant une pression contre les parois du côlon. La couche musculaire s'étire et stimule le réflexe qui provoque la défécation. Les mouvements péristaltiques de masse poussent les aliments non digérés vers le rectum. Ces mouvements n'ont lieu que trois ou quatre fois par jour, contraire-ment aux ondulations péristaltiques fréquentes dans l'intestin grêle (que l'on entend normalement à l'auscultation).

Finalement, le côlon élimine les selles et les gaz. La flatulence résulte de l'air avalé, de la diffusion des gaz du sang dans l'intestin et de l'action bactérienne des glucides non absorbables. La fermentation des glucides, tels ceux qui sont contenus dans les choux et les oignons, produit des gaz intestinaux qui peuvent stimuler le péristaltisme.

Pendant ces mouvements péristaltiques de masse, le réflexe de défécation entraîne la contraction de grands segments du côlon. Ces réflexes ont lieu lorsque l'estomac ou le duodénum sont remplis d'aliments. Le remplissage déclenche les impulsions nerveuses qui stimulent les parois musculaires du côlon. C'est pourquoi le péristaltisme est plus intense pendant l'heure qui suit les repas et notamment après le déjeuner puisque la caféine et les aliments gras stimulent la réponse colique (Wright, Snape, Battle, Cohen, & London, 1980).

Les résidus qui atteignent la partie sigmoïde du côlon sont appelés selles, **fèces (ou matières fécales).** Les selles demeurent dans cette région durant toute la période qui précède la défécation. Le rectum est la dernière partie du tractus gastro-intestinal. La contraction et la relaxation du rectum dépendent du système nerveux sympathique et parasympathique, qui permet le contrôle de la défécation. Normalement, le rectum est vide jusqu'à la défécation. Il contient des replis tissulaires verticaux et transversaux. Chaque repli vertical est sillonné d'une artère et de veines. Des hémorroïdes peuvent se former si les veines deviennent distendues à cause de la pression durant l'effort, et la défécation peut alors devenir douloureuse. Les selles sont expulsées par le canal anal et l'anus. Le canal anal est doté de nerfs sensoriels qui permettent la continence.

36.1.6 Défécation

La défécation nécessite un fonctionnement normal du tractus gastro-intestinal, une sensibilité rectale à la distension, une maîtrise volontaire du sphincter et une capacité rectale adéquate (Doughty, 2006). Lorsque les selles ou les gaz arrivent dans le rectum pour détendre ses parois, la défécation commence. Quand le rectum se distend, les nerfs sensoriels sont stimulés et acheminent des impulsions qui relaxent le sphincter interne pour laisser davantage de matières fécales pénétrer dans le rectum. En même temps, les impulsions sont transmises au cerveau pour

n **Fèces (ou matières fécales) :** Résidus de la digestion des aliments qui atteignent la partie sigmoïde du côlon.

Une animation montrant le processus d'évacuation intestinale est présentée dans le site www.cheneliere.ca/potter.

signaler le besoin d'éliminer les selles. Lorsque le sphincter interne se détend, le sphincter externe fait de même. On peut exercer une pression abdominale pour expulser les fèces par augmentation de la pression intra-abdominale ou par la **manœuvre de Valsalva.** Celle-ci consiste à exercer une contraction volontaire des muscles abdominaux pendant l'expiration forcée, en gardant la glotte fermée (en retenant sa respiration et en poussant). Comme cette manœuvre peut faire varier la fréquence et le rythme cardiaques, elle est contre-indiquée chez certains clients, notamment chez ceux qui présentent des problèmes cardiaques, un glaucome, une augmentation de la pression intracrânienne, une récente plaie chirurgicale, ou chez les personnes sujettes à de l'incontinence. ■

36.2

Connaissances scientifiques appliquées à la pratique infirmière

36.2.1 Facteurs influant sur l'élimination intestinale

De nombreux facteurs agissent sur le processus d'élimination intestinale, entre autres, l'âge, les habitudes alimentaires, l'activité physique, la douleur, la prise de médicaments et les émotions. La connaissance de ces facteurs permet à l'infirmière de prévoir les mesures requises pour que ses clients maintiennent un mode d'élimination efficace.

Âge

Les changements liés au développement de la personne ont un effet sur l'élimination intestinale et se produisent tout au long de la vie. Le nourrisson a un petit estomac qui sécrète moins d'enzymes digestives que celui des enfants d'âge scolaire ou des adultes. En raison d'un péristaltisme accéléré, les aliments passent rapidement dans le tractus gastro-intestinal du nourrisson. Celui-ci est incapable de contrôler la défécation, car son développement neuromusculaire n'est pas complété. Ce développement s'achève généralement entre l'âge de deux à trois ans.

Chez les personnes âgées, ce sont davantage des modifications des systèmes cardiovasculaire

et neurologique que des changements du tractus gastro-intestinal qui perturbent la digestion et la défécation. Par exemple, l'artériosclérose entraîne une diminution de la vascularisation mésentérique, ce qui nuit à l'absorption des nutriments dans l'intestin grêle (Meiner & Lueckenotte, 2006). De plus, le péristaltisme ralentit avec l'âge, et l'estomac se vide plus lentement. L'appareil digestif des personnes âgées subit ainsi des changements qui sont résumés au **TABLEAU 36.1**.

La tonicité musculaire de la région périnéale et du sphincter anal diminue aussi avec l'âge. Même si l'intégrité du sphincter externe est préservée, les personnes âgées éprouvent parfois des difficultés à maîtriser l'élimination intestinale. Comme les impulsions nerveuses provenant de la région anale sont acheminées plus lentement, certaines personnes sont moins conscientes du besoin de déféquer, ce qui peut induire de la constipation, surtout en situation de soins de longue durée (Bosshard, Dreher, Schnegg, & Büla, 2004).

Habitudes alimentaires

La consommation régulière d'aliments maintient un péristaltisme normal. Le type d'aliments consommés a un effet sur l'élimination intestinale ▶ **34** . Les aliments riches en résidus appelés **fibres**, tels les céréales à grains entiers, les fruits et les légumes, permettent une élimination optimale des graisses et autres déchets du corps humain tout en donnant du volume aux selles. Celui-ci favorise l'étirement des parois intestinales, ce qui stimule le péristaltisme et provoque le réflexe de défécation. En stimulant le péristaltisme, les aliments riches en fibres traversent rapidement les intestins et gardent les selles molles puisque l'eau n'est pas complètement réabsorbée. Une alimentation qui accorde une large place aux fibres augmente ainsi la probabilité d'une élimination efficace à condition que d'autres facteurs ne viennent pas entraver ce processus. Cela prévient également la formation de **polypes** (Miskovitz & Betancourt, 2005).

Les aliments produisant des gaz, comme les oignons, le chou-fleur et les haricots, stimulent aussi le péristaltisme. Les gaz formés distendent les parois intestinales et augmentent le péristaltisme du côlon. Certains aliments épicés peuvent accroître le péristaltisme, mais ils risquent aussi de provoquer de l'indigestion et des selles liquides.

34

Les recommandations nutritionnelles sont présentées dans le chapitre 34, *Promouvoir une alimentation adéquate.*

De nombreux facteurs agissent sur l'élimination intestinale, entre autres, l'âge, les habitudes alimentaires, l'activité physique, la douleur, la prise de médicaments et les émotions.

■ **Polype :** Excroissance de tissus anormaux. Généralement, il s'agit de tumeurs bénignes.

36

TABLEAU 36.1	Changements normaux du tractus gastro-intestinal liés au vieillissement	
PARTIE DE L'APPAREIL DIGESTIF	**CHANGEMENTS**	**CAUSES**
Bouche	• Diminution de la mastication et de la salivation, avec sécheresse de la bouche	• Dégénérescence cellulaire, médicaments
Œsophage	• Diminution de la motilité, en particulier du tiers inférieur	• Dégénérescence des cellules nerveuses
Estomac	• Diminution : – des sécrétions gastriques – de l'activité motrice – de l'épaisseur des muqueuses	• Dégénérescence de la muqueuse gastrique • Contribution du milieu gastrique alcalin à la mauvaise absorption du fer • Diminution du nombre d'enzymes digestives, mais sans nuire à la digestion • Retard de la vidange gastrique et nombre inférieur de contractions causées par la faim • Perte des cellules pariétales causant aussi une perte du facteur intrinsèque, nécessaire à l'absorption de la vitamine B_{12}
Intestin grêle	• Diminution de l'absorption des nutriments	• Diminution des cellules liées à l'absorption
Gros intestin	• Augmentation du nombre de petites poches dans la muqueuse intestinale, ce qui crée des diverticules • Constipation • Absence de détection du signal de défécation • Augmentation du risque d'incontinence fécale	• Faiblesse musculaire • Diminution du péristaltisme • Innervation atténuée • Perte de tonus des sphincters anaux
Foie	• Diminution de taille	• Réduction de la capacité de stockage et de synthèse des protéines et du métabolisme des médicaments

Source : Adapté de Meiner, S., & Lueckenotte, A.G. (2006). *Gerontologic nursing* (3rd ed.). St. Louis, Mo. : Mosby.

■ **Motilité :** Faculté de se mouvoir que possède un corps ou une partie du corps.

Selon les estimations actuelles, les allergies alimentaires toucheraient jusqu'à 6 % des jeunes enfants et de 3 à 4 % des adultes. Ces allergies peuvent être provoquées par une petite quantité d'un aliment, tandis qu'une portion de taille normale est généralement requise pour entraîner les symptômes de l'intolérance alimentaire. Visitez le site de Santé Canada pour obtenir plus d'information à ce sujet au www. hc-sc.gc.ca.

■ **Intolérance alimentaire :** Sensibilité alimentaire qui n'entraîne pas de réaction immunitaire chez l'individu.

■ **Allergie alimentaire :** Sensibilité provoquée par une réaction du système immunitaire à une protéine particulière se trouvant dans un aliment.

Des signes d'**intolérance alimentaire** peuvent aussi se manifester sous forme de désordres gastro-intestinaux dans les heures qui suivent l'absorption de certains aliments (diarrhée, crampes, flatulence). Les intolérances ne sont pas des **allergies alimentaires**. Elles sont habituellement causées par une incapacité de digérer ou d'absorber certains aliments ou certains composants de ceux-ci. Ainsi, les personnes présentant ces symptômes après avoir bu du lait ne sont pas allergiques aux produits laitiers. Leur organisme est plutôt incapable de digérer le lactose (sucre du lait). On les dit alors intolérantes au lactose (Miskovitz & Betancourt, 2005) **FIGURE 36.4**.

FIGURE 36.4 Le lait est un des allergènes alimentaires les plus courants.

Apport liquidien

Un apport liquidien insuffisant ou des problèmes entraînant une perte liquidienne (p. ex., des vomissements) agissent sur la consistance des selles. Les liquides ramollissent le contenu intestinal et facilitent sa transition dans le côlon. Une diminution de l'apport liquidien ralentit le passage des aliments dans l'intestin et peut provoquer un durcissement des selles. En l'absence de contre-indication médicale, un adulte doit boire de six à huit verres (1 500 à 2 000 ml) de liquide (sans caféine) par jour. Une hausse de l'apport liquidien, notamment la consommation de jus de fruits, augmente le péristaltisme et amollit les selles. À l'opposé, une consommation insuffisante de liquide diminue la réabsorption possible de fluide par le côlon, ce qui produit des selles dures (Wilson, 2005).

Activité physique

L'activité physique stimule le péristaltisme alors que l'immobilité le diminue. Il est conseillé de favoriser le mouvement assez tôt au début de la convalescence d'un client ou dès que possible après une intervention chirurgicale pour favoriser le maintien du péristaltisme et ainsi d'une bonne élimination intestinale. Par exemple, dans le cas de madame Trottier qui a subi une arthroplastie, elle est beaucoup moins active qu'auparavant, et elle peut être réticente à se déplacer, craignant d'être plus souffrante. Il est important de préserver la tonicité des muscles squelettiques utilisés durant la défécation. Si les muscles abdominaux et périnéaux sont affaiblis, cela compromet l'efficacité de la pression intra-abdominale et du contrôle du sphincter anal externe. La tonicité musculaire peut être amoindrie ou perdue à la suite d'une longue maladie ou d'une maladie neurologique (gênant la transmission des influx nerveux), ce qui provoque une constipation.

Facteurs psychologiques

Un stress émotionnel prolongé peut compromettre la fonction de la quasi-totalité des organes. Si la personne est anxieuse, craintive ou en colère, la réaction de stress se déclenche et prépare l'organisme à se défendre ▶ **21**. Le processus digestif s'accélère, et le péristaltisme augmente pour fournir les éléments nutritifs nécessaires à la défense, ce qui entraîne de la diarrhée et de la distension abdominale (gaz). Un certain nombre de maladies du tractus gastro-intestinal peuvent être exacerbées par le stress, notamment le syndrome du côlon irritable, la colite ulcéreuse, la dyspepsie non ulcéreuse et la maladie de Crohn. En période de dépression, le système nerveux autonome est freiné, ce qui réduit le péristaltisme et engendre de la constipation.

Habitudes d'élimination intestinale

Les habitudes personnelles d'élimination agissent sur la fonction intestinale. Le plus souvent, les gens préfèrent utiliser leur propre toilette au moment le plus opportun. Les conditions de travail (p. ex., l'horaire, une surcharge, le lieu) empêchent parfois l'individu de satisfaire l'envie d'aller à la selle, et risquent de perturber ses habitudes personnelles et ainsi d'engendrer des problèmes telle la constipation. Chacun doit donc trouver le moment qui lui convient le mieux pour satisfaire ce besoin.

Au cours d'une hospitalisation, l'intimité est rarement préservée durant la défécation (p. ex., le partage de la salle de toilette, une personne inconnue dans la chambre, l'utilisation d'une chaise d'aisance ou d'un bassin de lit), ce qui cause de l'embarras (p. ex., quant au bruit et à l'odeur). Cette gêne pousse la personne hospitalisée à ne pas tenir compte de son besoin de déféquer, et engendre un cercle vicieux d'inconfort et de constipation.

Positions favorisant la défécation

La position accroupie est la plus recommandée durant la défécation. Les toilettes modernes sont conçues pour faciliter cette posture et permettent à la personne de se pencher vers l'avant, d'exercer une pression intra-abdominale et de contracter les muscles de ses cuisses. Afin que la position soit encore plus favorable, il est conseillé de mettre ses pieds sur un petit banc placé devant la toilette (Thompson, 2000). Pour la personne immobilisée au lit, la défécation devient souvent difficile puisqu'en décubitus dorsal, il est impossible de contracter les muscles utilisés pour la défécation. Si l'état de la personne le permet, l'infirmière peut soulever la tête du lit pour créer une position assise plus normale et ainsi faciliter la défécation.

Douleur

Normalement, la défécation est indolore, mais un certain nombre de problèmes, notamment les hémorroïdes, des fissures anales, une intervention chirurgicale au rectum, des **fistules** rectales, de l'**anisme,** un syndrome du côlon irritable ou des chirurgies abdominales peuvent la rendre désagréable. Dans ce cas, il arrive souvent que le client néglige son besoin de déféquer pour éviter la douleur, ce qui provoque ou exacerbe la constipation et la sensation douloureuse.

Grossesse

À mesure que le fœtus prend de l'expansion au cours de la grossesse, il exerce une pression sur le rectum. Une obstruction temporaire créée par le fœtus gêne alors le passage des selles. Le

21

Le chapitre 21, *Gérer le stress*, présente les différentes réactions liées au stress.

■ **Fistule :** Canal étroit d'origine congénitale ou accidentelle (traumatique, pathologique ou chirurgicale) donnant passage de façon continue à un produit physiologique (urine, matière fécale, bile, etc.) ou purulent qui s'écoule à la surface du corps (fistule externe) ou dans une cavité interne (fistule interne).

■ **Anisme :** Contraction paradoxale de l'anus pendant la défécation. L'excès du tonus sphinctérien, dont la décontraction n'est pas obtenue au cours de la défécation, empêche l'évacuation des selles.

36

ralentissement du péristaltisme durant le troisième trimestre entraîne souvent de la constipation. Les efforts fréquents exercés par la femme enceinte durant la défécation ou l'accouchement peuvent provoquer la formation d'hémorroïdes temporaires ou permanentes.

Chirurgie et anesthésie

Au cours d'une chirurgie, les agents anesthésiants entraînent une interruption temporaire du péristaltisme. Les anesthésiques inhalés bloquent les impulsions parasympathiques transmises aux muscles intestinaux. Ainsi, de manière générale, l'anesthésie ralentit les ondulations péristaltiques ou les arrête. Le risque de problèmes d'élimination est moins grand dans le cas d'une anesthésie locale ou régionale, car l'activité intestinale n'est que peu ou pas touchée.

Les interventions chirurgicales qui nécessitent une manipulation directe des intestins provoquent l'arrêt provisoire du péristaltisme. Il s'agit de l'**iléus paralytique,** qui dure de 24 à 48 heures environ. Advenant l'impossibilité pour la personne de s'alimenter ou de bouger après l'intervention, le retour de sa fonction intestinale se trouve retardé.

Médicaments

Certains médicaments favorisent ou contraignent l'élimination intestinale tels les laxatifs et les antidiarrhéiques. Les effets de ces médicaments seront expliqués de façon plus détaillée dans la section 36.2.7. Toutefois, d'autres médicaments consommés pour traiter des conditions aiguës ou chroniques ont comme effet indésirable la constipation ou la diarrhée **TABLEAU 36.2**.

TABLEAU 36.2	Médicaments en interaction avec le tractus gastro-intestinal
MÉDICAMENT	**ACTIONS**
Chlorhydrate de dicyclomine (Bentylol[MD])	Suppression du péristaltisme et diminution de la vidange gastrique.
Analgésiques opioïdes (morphine, codéine)	Ralentissement du péristaltisme et des contractions segmentaires, ce qui entraîne souvent la constipation (McKenry, Tessier, & Hogan, 2006).
Anticholinergiques (atropine ou glycopyrrolate)	Inhibition des sécrétions d'acide gastrique et diminution de la motilité gastro-intestinale (McKenry, Tessier, & Hogan, 2006). Malgré leur utilité dans le traitement de l'hyperactivité intestinale, les anticholinergiques peuvent provoquer la constipation.
Antibiotiques	Perturbation de la flore bactérienne intestinale entraînant de la diarrhée. L'augmentation de l'utilisation de fluoroquinolones (antibiotiques) a provoqué des épisodes de *Clostridium difficile* (Todd, 2006).
Anti-inflammatoires non stéroïdiens (AINS)	Irritation de la muqueuse gastro-intestinale qui augmente les risques de saignements et de graves conséquences chez les clients âgés (McKenry et al., 2006).
Acide acétylsalicylique (Aspirin[MD])	Inhibition de la prostaglandine, ce qui nuit à la formation et à la production de mucus protecteur et peut ainsi entraîner un saignement gastrique (McKenry et al., 2006).
Inhibiteurs des récepteurs H_2 de l'histamine	Suppression de la sécrétion d'acide chlorhydrique et interférence avec la digestion de certains aliments.
Antagonistes histamine$_2$ (H_2) Fer	Décoloration des selles (noires), nausées, vomissements, constipation (rarement de la diarrhée) et crampes abdominales (McKenry et al., 2006).

Examens diagnostiques

Les examens diagnostiques qui exigent de visualiser les structures gastro-intestinales nécessitent que la personne prenne une préparation à base de médication laxative ou qu'elle subisse des **lavements** afin qu'une partie de ses intestins soit vide. La personne ne doit alors ni boire ni manger après minuit la veille d'un examen comme un transit digestif ou une **endoscopie** (**coloscopie** ou œsophago-gastroscopie). Dans le cas d'une évaluation à l'aide d'un lavement baryté ou d'une endoscopie, le client reçoit en général un laxatif ou un lavement jusqu'à ce que le contenu expulsé des intestins soit clair. Cette préparation des intestins perturbe parfois l'élimination (p. ex., de la flatulence et des selles liquides) jusqu'à ce que l'alimentation redevienne normale. Ces examens peuvent être particulièrement éprouvants chez des personnes souffrant déjà d'un trouble digestif, tel le syndrome du côlon irritable, ou d'une maladie inflammatoire intestinale (Bourgault, Devroede, St-Cyr-Tribble, Marchand, & De Sousa, 2008a ; 2008b). Il faut porter une attention particulière à ces personnes en les informant des effets possibles de l'examen et en assurant un suivi plus étroit.

36.2.2 Problèmes courants d'élimination intestinale

L'infirmière doit parfois prodiguer des soins à des personnes qui ont ou qui risquent d'avoir des problèmes d'élimination intestinale. Les raisons de ces difficultés sont nombreuses, dont la présence d'un stress émotionnel (anxiété ou dépression) et de changements physiologiques dans le tractus gastro-intestinal. Ces changements surviennent dans le cas d'une chirurgie intestinale, d'une maladie inflammatoire, de la prise d'une médication ou de problèmes perturbant la défécation.

Constipation

La **constipation** est un symptôme et non une maladie. Dans un sondage réalisé auprès de la population canadienne âgée de plus de 18 ans, 27 % des répondants ont affirmé souffrir de constipation (Paré, Ferrazzi, Thompson, Irvine, & Rance, 2001). Toutefois, ce que l'on reconnaît médicalement comme une véritable constipation touche une moins grande proportion d'individus. Des habitudes alimentaires inadéquates (alimentation pauvre en fibres ou hyporésiduelle), l'ingestion d'une quantité insuffisante de liquide, le manque d'exercice physique et certains médicaments sont les principaux responsables de la constipation **ENCADRÉ 36.1**. Les signes de constipation

---

> ### ENCADRÉ 36.1 Causes courantes de constipation
>
> **Habitudes**
> - Habitudes intestinales irrégulières.
> - Régime à faible teneur en fibres et riche en graisses animales (p. ex., les viandes, les produits laitiers, les œufs) et en sucres raffinés (p. ex., les desserts).
> - Faible apport liquidien.
> - Manque d'exercice régulier.
> - Négligence du besoin de déféquer causée par une dépression, la démence, le syndrome de retenue chez les enfants, des toilettes inaccessibles ou un moment inopportun.
>
> **Médication**
> - Usage abondant de laxatifs.
> - Anticholinergiques, antispasmodiques, anticonvulsivants, antidépresseurs, antihistaminiques, antihypertenseurs, antiparkinsoniens, séquestrants ou chélateurs des acides biliaires, diurétiques, antiacides, suppléments de fer ou de calcium, opioïdes.
>
> **Problèmes de santé**
> - Alitement prolongé lié à un problème de santé.
> - Maladies chroniques : Parkinson, sclérose en plaques, arthrite rhumatoïde, maladies intestinales chroniques, dépression, neuropathie diabétique et désordres alimentaires.
> - Anomalies du tractus gastro-intestinal (p. ex., une obstruction intestinale, un iléus paralytique ou la diverticulite).
> - Désordres neurologiques qui gênent la transmission des signaux nerveux au côlon (p. ex., une lésion de la moelle épinière, une tumeur).
> - Maladies organiques (p. ex., l'hypothyroïdie, l'hypocalcémie ou l'hypokaliémie).
> - Maladie fonctionnelle (p. ex., le syndrome du côlon irritable ou la constipation chronique).
> - Diminution de la pression abdominale en raison de la posture ou d'une dyssynergie du plancher pelvien (anisme).
> - Douleur anorectale associée à des hémorroïdes ou à des fissures.
> - Anxiété.
>
> **Autres**
> - Âge : chez les personnes âgées, ralentissement du péristaltisme, diminution de l'élasticité des muscles abdominaux, diminution de la sécrétion de mucus intestinal combiné à une alimentation pauvre en fibres.
> - Sexe : femmes plus à risque que les hommes.
>
> Sources : Adapté de Eberhardie, 2003 ; Powel & Rigby, 2003 ; Richmond, 2003 ; Rogers, 1997 ; Stanley, Blair, & Gauntlett Beare, 2005 ; Stressman, 2003.

- **Lavement :** Instillation d'une solution dans le rectum et le côlon sigmoïde. Sa première fonction est de provoquer la défécation en stimulant le péristaltisme.

- **Endoscopie :** Examen qui consiste à observer un organe corporel creux à l'aide d'un instrument à fibres optiques.

- **Coloscopie :** Examen du côlon à l'aide d'un endoscope.

Jugement clinique

Relevez trois facteurs qui contribuent à l'apparition du problème de constipation de madame Trottier.

36

comprennent une diminution de la fréquence d'élimination (minimalement aux trois jours), de la difficulté à faire passer les selles, de grands efforts pour les évacuer, une incapacité à déféquer et la présence de selles dures (Eberhardie, 2003). La forme de celles-ci permet d'expliquer l'origine de la constipation et de déterminer l'éventuel traitement (Thompson, 2000) **FIGURE 36.5**.

Lorsque la motilité intestinale ralentit, la masse fécale reste plus longtemps en contact avec les parois intestinales, et la plus grande partie de l'eau qu'elle contient est absorbée. Le peu d'eau qui reste ne suffit pas toujours pour amollir et lubrifier les selles. Il en résulte des selles moulées et craquelées (type 3 selon l'échelle de Bristol), des selles moulées faites de grumeaux apparents (type 2 selon l'échelle de Bristol) ou encore des boules dures séparées (type 1 selon l'échelle de Bristol). Le passage de selles dures et sèches devient ainsi plus difficile et cause parfois des douleurs rectales (Stressman, 2003).

Le mode de défécation est différent pour chaque personne. De plus, la définition de la constipation varie d'un individu à l'autre, d'où l'importance d'une collecte des données précise (Thompson, 2000). Il est important de savoir que tous les adultes n'ont pas une élimination intestinale quotidienne (Ebersole & Hess, 1998). Une élimination intestinale tous les deux ou trois jours, sans difficulté, ni douleur, ni saignements est parfois normale. Si les habitudes d'élimination intestinale d'une personne se modifient, il y a lieu d'évaluer ce changement.

La constipation représente une menace pour la santé. Les efforts de défécation peuvent être problématiques chez ceux qui viennent de subir une intervention chirurgicale abdominale, gynécologique ou rectale. L'effort pour évacuer les selles peut exercer une pression sur les sutures, qui risquent de se rompre, laissant la plaie béante.

Fécalome

Le **fécalome** est le résultat d'une constipation non traitée. Il correspond à une accumulation de selles durcies coincées dans le rectum et impossibles à expulser. Dans les cas graves, le fécalome peut remonter jusqu'au côlon sigmoïde. Le risque de fécalome est plus élevé chez les personnes affaiblies, désorientées ou inconscientes parce qu'elles sont trop faibles, qu'elles n'ont pas conscience du besoin de déféquer ou qu'elles sont déshydratées. Les selles prennent la forme de boules et deviennent alors trop dures et trop sèches pour être éliminées.

L'impossibilité de produire une selle pendant plusieurs jours malgré un besoin répété de déféquer est un signe évident de fécalome. En cas de suintement continu de selles liquides, il faut aussi soupçonner un fécalome. La partie liquide des fèces situées plus haut dans le côlon suinte alors autour du fécalome. Il peut s'accompagner d'anorexie, de distension et de crampes abdominales, ainsi que de douleurs rectales. Un toucher rectal effectué délicatement permet de détecter le fécalome.

Diarrhée

La **diarrhée** est une augmentation du nombre de selles avec évacuation de matières fécales liquides et d'aliments non digérés. C'est un symptôme des problèmes de digestion, d'absorption ou de sécrétion dans le tractus gastro-intestinal. Le contenu des intestins passe trop rapidement par l'intestin grêle et le gros intestin pour que l'absorption des liquides et des éléments nutritifs s'effectue normalement. L'irritation du côlon peut entraîner une augmentation des sécrétions de mucus. Les fèces deviennent alors liquides, et le client ne peut plus maîtriser l'envie de déféquer.

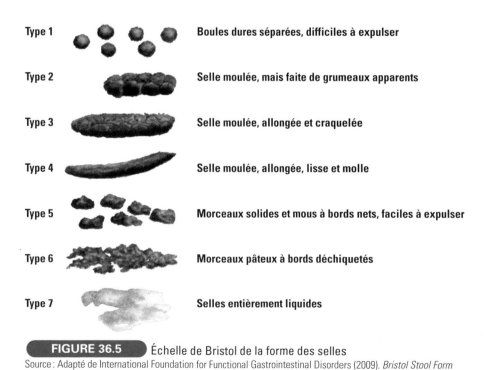

Type 1	Boules dures séparées, difficiles à expulser
Type 2	Selle moulée, mais faite de grumeaux apparents
Type 3	Selle moulée, allongée et craquelée
Type 4	Selle moulée, allongée, lisse et molle
Type 5	Morceaux solides et mous à bords nets, faciles à expulser
Type 6	Morceaux pâteux à bords déchiquetés
Type 7	Selles entièrement liquides

FIGURE 36.5 Échelle de Bristol de la forme des selles

Source : Adapté de International Foundation for Functional Gastrointestinal Disorders (2009). *Bristol Stool Form Scale*. [En ligne]. http://aboutconstipation.org/site/about-constipation/treatment/stool-form-guide (page consultée le 5 octobre 2009).

La perte excessive des liquides du côlon peut entraîner de graves déséquilibres hydriques, électrolytiques ou acidobasiques. Les nourrissons et les personnes âgées sont particulièrement prédisposés à ce genre de complications. Comme le passage répété de selles diarrhéiques met en contact la peau du périnée et des fesses avec le contenu intestinal irritant, il est nécessaire de préserver l'intégrité de la peau.

De nombreux problèmes causent la diarrhée **TABLEAU 36.3**. Parmi les causes de la diarrhée aiguë, la principale demeure l'infection. De façon générale, les antibiotiques, peu importe la voie d'administration, altèrent la flore gastro-intestinale résidente (Bartlett, 2002). Une autre cause commune de la diarrhée est la bactérie *C. difficile,* qui provoque des symptômes allant de la diarrhée à la colique grave. Cette infection peut être contractée de deux façons. D'une part, la prise d'antibiotiques – les céphalosporines, l'ampicilline, l'amoxicilline et la clindamycine (Harris, 2006) –, la chimiothérapie et des procédures invasives intestinales telles la chirurgie ou la coloscopie détruisent la flore intestinale et permettent la prolifération de la bactérie *C. difficile.* D'autre part, celle-ci peut

Le lavage inadéquat des mains et des pratiques d'hygiène déficientes mènent à la transmission du C. difficile.

TABLEAU 36.3	Causes et effets physiologiques de la diarrhée
CAUSES	**EFFETS PHYSIOLOGIQUES**
• Stress émotionnel (anxiété)	• Motilité intestinale accrue et sécrétion de mucus
• Infection intestinale (entérite streptococcique ou staphylococcique)	• Inflammation de la muqueuse intestinale, sécrétion accrue de mucus dans le côlon
• Allergie alimentaire	• Digestion réduite des aliments
• Intolérance alimentaire (aliments gras, café, alcool, produits laitiers, gluten, aliments épicés, etc.)	• Motilité intestinale accrue, augmentation de la sécrétion de mucus dans le côlon
• Alimentation par gavage (solutions entérales)	• Attirance des liquides dans le tractus gastro-intestinal par le liquide hyperosmolaire

• Médicaments et suppléments
  – Fer
  – Antibiotiques
	• Irritation de la muqueuse intestinale
	• Surinfection permettant une prolifération excessive de la flore résidente, avec inflammation et irritation de la muqueuse

• Laxatifs (à court terme)	• Motilité intestinale accrue
• Maladie intestinale (colite, maladie de Crohn) • Maladie fonctionnelle (syndrome du côlon irritable, diarrhée chronique)	• Inflammation et ulcération des parois intestinales, absorption réduite des liquides, motilité intestinale accrue • Hypersensibilité intestinale

• Résections chirurgicales
  – Gastrectomie
 	
  – Résection du côlon
	• Perte de la fonction de réservoir de l'estomac, mauvaise absorption attribuable au fait que les aliments arrivent trop rapidement dans le duodénum
	• Diminution de la taille du côlon, réduction de la surface d'absorption

24

Les lignes directrices relatives à la prévention de la transmission des infections sont présentées dans le chapitre 24, *Agir pour la prévention et le contrôle des infections.*

17

L'image corporelle est l'une des quatre composantes du concept de soi. Ce thème est abordé dans le chapitre 17, *Promouvoir un concept de soi équilibré.*

être transmise par les mains contaminées des professionnels de la santé ou par le contact direct avec des surfaces contaminées par cette bactérie. Ainsi, le lavage inadéquat des mains et des pratiques d'hygiène déficientes mènent à la transmission du *C. difficile* (Todd, 2006) ▶ **24** .

Les allergies et les intolérances alimentaires augmentent le péristaltisme et causent de la diarrhée **ENCADRÉ 36.2**. Les clients recevant une alimentation entérale sont également à risque d'en souffrir. Pour prévenir la diarrhée, il est recommandé d'administrer des suppléments nutritifs à température ambiante. Il faut respecter les mesures d'asepsie au moment de la préparation des suppléments, augmenter graduellement la vitesse d'administration et donner une quantité tolérable pour le client (Tabloski, 2006).

Incontinence fécale

L'**incontinence fécale** est l'incapacité de maîtriser le passage des selles et des gaz par l'anus. Elle toucherait environ 1 % de la population adulte, mais ce pourcentage est probablement plus élevé dans la réalité, car l'embarras et la stigmatisation sociale peuvent inhiber la recherche d'aide (Powell & Rigby, 2000). L'incontinence risque de nuire à l'image corporelle du client ▶ **17** . Très souvent, celui-ci est mentalement alerte, mais physiquement incapable d'éviter la défécation. La gêne et la crainte de souiller ses vêtements amènent la personne à s'isoler. Les causes de l'incontinence sont nombreuses. Elle peut être attribuable à une faiblesse ou à un dommage du sphincter anal (à la suite d'un accouchement ou en présence d'hémorroïdes), à une diarrhée importante (causée par une infec-

tion, un médicament, un problème colorectal), à un fécalome, à une maladie du système neurologique (p. ex., une section de la moelle épinière, la sclérose en plaques, le spina bifida), à une altération de la fonction cognitive (démence) ou à une incapacité physique (impossibilité de se rendre à la toilette ou de s'y rendre à temps) (Pellatt, 2007).

Flatulence

À mesure que les gaz s'accumulent dans la lumière des intestins, les parois s'étirent et se distendent (**flatulence**). La flatulence est une cause fréquente de lourdeurs, de douleurs et de crampes abdominales. Habituellement, les gaz s'échappent soit par la bouche (éructation), soit par l'anus (flatulence). Toutefois, ces gaz peuvent être difficilement évacués en cas de réduction de la motilité intestinale à la suite de la consommation d'analgésiques opioïdes, d'une anesthésie générale, d'une opération à l'abdomen, d'une immobilisation ou dans le cas du syndrome du côlon irritable.

Hémorroïdes

Les **hémorroïdes** sont des veines dilatées et engorgées dans la paroi interne du rectum et de l'anus. Elles peuvent être internes ou externes. Les hémorroïdes externes sont des protubérances cutanées nettement visibles **FIGURE 36.6**. Il peut y avoir coloration violacée (thrombose) si la veine sous-jacente est durcie, ce qui accentue la douleur et nécessite parfois une excision. Les hémorroïdes internes sont recouvertes d'une membrane muqueuse extérieure. L'augmentation de pression sur les veines causée par l'effort exercé pendant la défécation, pendant la grossesse, en

PISTES D'ÉVALUATION CLINIQUE

> **ENCADRÉ 36.2** **Diarrhée liée à une intolérance alimentaire**
>
> | **Activités d'évaluation** | **Exemples de données recueillies** |
> |---|---|
> | • Demander au client de décrire les aliments qu'il a ingérés récemment. | • Au cours d'une enquête nutritionnelle portant sur 24 heures, le client mentionne qu'il a consommé de nombreux produits laitiers : du lait à 2 % de matières grasses, du *pudding* et de la crème glacée. |
> | • Ausculter les intestins. | • Les bruits des intestins montrent une hyperactivité et sont audibles sans stéthoscope. |
> | • Évaluer la fréquence et la consistance des selles. | • Le client mentionne huit selles liquides au cours des dernières 24 heures. |
> | • Demander au client de décrire la douleur, les crampes ou tout facteur associé à la diarrhée. | • Le client a des coliques et des spasmes, et ressent une envie urgente de déféquer à chaque selle. |

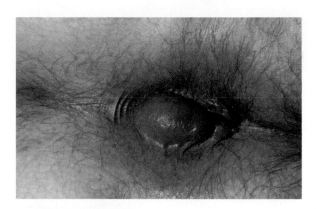

FIGURE 36.6 Hémorroïde externe

cas d'insuffisance cardiaque ou de **cirrhose** du foie peut causer des hémorroïdes.

36.2.3 Dérivation intestinale

Certaines maladies empêchent le passage des selles par le rectum (p. ex., le cancer colorectal); dans d'autres cas, les parois intestinales sont trop endommagées pour que les selles puissent y passer (p. ex., la colite ou la maladie de Crohn). Dans ces situations, il faut pratiquer une ouverture artificielle temporaire ou permanente appelée **stomie** dans la paroi abdominale **ENCADRÉ 36.3**. Pour créer la stomie, on fait sortir une anse intestinale par une ouverture chirurgicale pratiquée dans la paroi abdominale au niveau de l'iléon (iléostomie) ou du côlon (colostomie). Selon le type de procédure chirurgicale, le client pourra

(dérivation continente) ou ne pourra pas (stomie) contrôler le passage des matières fécales. Dans ce dernier cas, la stomie est recouverte d'un sac pour recueillir les matières fécales. L'emplacement de la stomie détermine la consistance des selles **TABLEAU 36.4**. Dans le cas d'une colostomie, son emplacement dépend du problème de santé sous-jacent et de l'état de santé général du client.

ENCADRÉ 36.3 **Considérations psychologiques de la stomie**

Une stomie peut causer des changements importants de l'image corporelle, surtout si elle est permanente. Elle exige aussi de nombreux apprentissages, dont les connaissances relatives à son entretien, et peut entraîner une altération de l'image et de l'estime de soi. Cette chirurgie demande une intervention pré et postopératoire (Barr, 2004). Les clients perçoivent souvent la stomie comme une forme de mutilation. Même si elle est masquée par les vêtements, le client se sent différent (Banks & Razor, 2003). De nombreux clients ayant subi une stomie ont du mal à avoir des relations sexuelles. La nature des sécrétions fécales et la possibilité de les maîtriser sont des facteurs importants dont dépendent les réactions du client. Les odeurs nauséabondes, les éclaboussures accidentelles ou les fuites de selles liquides ainsi que l'impossibilité de maîtriser l'élimination intestinale entraînent une perte de l'estime de soi. Le recours à un groupe de soutien ou à une association figure parmi les stratégies pouvant aider les stomisés.

■ **Cirrhose :** Maladie chronique au cours de laquelle le foie se couvre de tissu fibreux, ce qui provoque la décomposition progressive du tissu hépatique, qui se remplit de tissu graisseux.

La stomie étant une procédure chirurgicale, le détail des considérations et des interventions pour ce type de chirurgie est davantage élaboré dans l'ouvrage *Soins infirmiers : médecine-chirurgie* (Lewis, Heitkemper, & Dirksen, 2003).

TABLEAU 36.4 **Consistance des selles selon le type de stomie**

ILLUSTRATION (Les zones colorées indiquent les tissus amputés.)	TYPE DE STOMIE	CARACTÉRISTIQUES	CONSISTANCE DES SELLES
	Iléostomie	Stomie pratiquée dans l'iléon. La totalité du gros intestin est réséquée.	Liquides et fréquentes
	Colostomie du côlon transverse	Stomie pratiquée dans le côlon tranverse (entre le côlon ascendant et descendant).	Plus fermes et plus formées
	Colostomie sigmoïdienne	Stomie pratiquée dans le côlon sigmoïde (à partir du côlon descendant).	Presque normales

En considérant qu'une discussion sur les habitudes intestinales peut être embarrassante pour madame Trottier, quel moment devriez-vous privilégier pour discuter de ce sujet avec elle ?

Le tableau 36.1W dressant la liste des facteurs associant le profil du client à ses habitudes d'élimination intestinale est présenté au www.cheneliere.ca/potter.

36.2.4 Évaluation de la fonction intestinale

L'évaluation des habitudes d'élimination normales ou altérées inclut le profil du client, l'examen physique de l'abdomen, l'inspection des caractéristiques des selles et une révision des résultats des examens diagnostiques pertinents. L'infirmière doit également recueillir de l'information sur les aliments et liquides ingérés, la capacité de mastication, la médication, et les maladies ou stress récents. Discuter de ses habitudes intestinales peut être embarrassant pour certaines personnes ; l'infirmière doit donc être attentive à cette gêne en créant un climat de confiance et de respect afin d'obtenir les renseignements requis.

Profil du client

Le profil du client donne un portrait de ses habitudes d'élimination. Ce que le client considère comme des conditions normales ou anormales est parfois différent des facteurs ou des conditions qui ont tendance à favoriser la défécation. En cernant les habitudes du client et sa perception de la normalité, l'infirmière peut déterminer les problèmes de ce dernier. Afin de recueillir le plus de renseignements pertinents, l'infirmière doit inclure plusieurs éléments dans sa collecte des données **ENCADRÉ 36.4**. Elle peut prendre comme point de départ les facteurs qui influent sur l'élimination afin d'établir le profil du client (Jarvis, 2004).

Examen physique

L'infirmière complète la collecte des données par l'examen physique des systèmes et des fonctions organiques susceptibles d'être influencés par la présence de problèmes d'élimination intestinale, soit l'examen de la bouche, de l'abdomen et du rectum ▶ 23 .

PISTES D'ÉVALUATION CLINIQUE

ENCADRÉ 36.4

Exemples de questions pour l'évaluation des habitudes intestinales

Signes et symptômes

Nausées ou vomissements (début, durée, symptômes associés, caractéristiques, exposition)
- Quand les nausées ou les vomissements ont-ils commencé ?
- Sont-ils stimulés par un facteur particulier (odeurs, ingestion d'un aliment particulier) ?
- Quelle est l'apparence du vomissement (apparence muqueuse, sanguinolente ou marc de café ; couleur ; présence d'aliments non digérés) ?
- Avez-vous d'autres symptômes tels que des étourdissements, des maux de tête, des douleurs abdominales ou une perte de poids ?
- D'autres membres de votre famille présentent-ils les mêmes symptômes ?

Indigestion (début, caractéristiques, lieu, symptômes associés, facteurs de soulagement)
- L'indigestion est-elle liée aux repas, au type ou à la quantité d'aliments consommés, ou à l'heure du jour ou de la nuit ?
- Le malaise de l'indigestion se répand-il aux épaules ou aux bras ?
- Vous sentez-vous ballonné après avoir mangé ?
- Avez-vous d'autres symptômes (vomissements, maux de tête, diarrhée, éructation, flatulence, brûlures d'estomac ou douleur) ?
- L'indigestion se résorbe-t-elle grâce aux antiacides ou à d'autres soins autoadministrés ?

Diarrhée (début, durée, caractéristiques, symptômes associés, facteurs de soulagement, exposition)
- Quand la diarrhée a-t-elle commencé ? A-t-elle été graduelle ou soudaine ?
- Combien de fois allez-vous à la selle chaque jour ? Quelle est la couleur et la consistance des selles ?
- Avez-vous eu de la fièvre, des frissons ou des douleurs abdominales, ou avez-vous perdu du poids ?

- Avez-vous pris des antibiotiques récemment ?
- Avez-vous subi un stress excessif ?
- Qu'avez-vous fait pour soulager la diarrhée ? Cela a-t-il fonctionné ?
- Êtes-vous allé à l'extérieur du pays récemment ?

Constipation (début, caractéristiques, symptômes, facteurs de soulagement)
- Quand êtes-vous allé à la selle la dernière fois ? Combien de fois par semaine y allez-vous ?
- Votre constipation est-elle récente ou dure-t-elle depuis longtemps ?
- Décrivez la forme de vos selles.
- Devez-vous forcer pour expulser les matières fécales ?
- Avez-vous des douleurs abdominales ou rectales quand vous déféquez ?
- Sentez-vous que votre défécation est incomplète ?
- Avez-vous modifié votre alimentation ou votre ingestion de liquide récemment ?
- Utilisez-vous des émollients fécaux, des laxatifs ou recevez-vous des lavements ?
- Devez-vous retirer manuellement vos selles ?

Antécédents médicaux
- Avez-vous déjà souffert de troubles gastro-intestinaux ? Dans l'affirmative, expliquez vos problèmes.
- Avez-vous déjà subi une chirurgie ou un trauma à l'abdomen ?
- Avez-vous déjà eu des maladies graves telles que le cancer, l'arthrite, une maladie respiratoire (utilisation de stéroïdes), une maladie rénale ou une maladie cardiaque ?

Effets sur le client
- Comment ces symptômes vous ont-ils affecté ?
- Avez-vous manqué des jours de travail ou des rendez-vous en raison de ces symptômes ?

Examens diagnostiques

Les résultats de tests de laboratoire et les examens paracliniques donnent des renseignements essentiels à l'évaluation des problèmes liés à l'élimination **ENCADRÉ 36.5**.

Un client peut passer un examen diagnostique en consultation externe ou pendant son hospitalisation. La visualisation des structures gastro-intestinales peut être directe ou indirecte. De nombreux établissements ont recours à une sédation consciente durant l'endoscopie, à l'aide de benzodiazépines ou d'opioïdes. Il est essentiel que l'infirmière connaisse les précautions de sécurité correspondant à cette forme d'anesthésie, et de nombreux établissements exigent une formation spéciale pour travailler en endoscopie.

23

Le chapitre 23, *Procéder à l'évaluation de la santé et à l'examen physique*, détaille les techniques d'inspection, de palpation, de percussion et d'auscultation de l'abdomen, ainsi que les éléments à considérer au cours de l'examen de la bouche ou du rectum.

PISTES D'ÉVALUATION PARACLINIQUE

> **ENCADRÉ 36.5** **Examens diagnostiques**
>
> **Examens de laboratoire**
>
> - Bilirubine totale : de 3,4 à 22,0 mu
>   Accrue dans le cas de maladies hépatobiliaires, de l'obstruction du canal cholédoque, de certaines anémies et après des réactions à une transfusion.
> - Phosphatase alcaline : de 30 à 120 U/L
>   Élevée dans le cas de maladies hépatobiliaires obstructives, de carcinomes hépatobiliaires, de tumeurs osseuses et de fractures en voie de guérison.
> - Amylase : de 0 à 130 U/L
>   Élevée dans le cas d'anomalies du pancréas, telles qu'une inflammation ou des tumeurs, de cholécystite, de nécrose des intestins et d'acidocétose diabétique.
> - Antigène carcinoembryonnaire (ACE) : < 5 ng/ml
>   Élevé en présence d'un cancer ou d'une inflammation des voies gastro-intestinales ou des organes hépatobiliaires.
>
> **Radiographie sans préparation de l'abdomen – reins, uretère et vessie**
>
> Simple radiographie de l'abdomen qui ne requiert aucune préparation.
>
> **Radiographie des voies gastro-intestinales supérieures – déglutition barytée**
>
> Radiographie faite en utilisant un moyen de contraste opaque (baryum) afin d'examiner la structure et la motilité des voies gastro-intestinales supérieures, y compris le pharynx, l'œsophage et l'estomac.
>
> - Le client ne doit rien ingérer après minuit la veille de l'examen.
> - Le client doit enlever tout bijou ou autre objet métallique.
> - Après l'examen, le client doit ingérer beaucoup de liquide pour faciliter le passage du baryum.
>
> **Endoscopie supérieure**
>
> Examen endoscopique des voies gastro-intestinales supérieures qui permet une observation plus directe grâce à un tube de fibres optiques contenant une lentille, des pinces et des brosses à biopsie.
>
> - La préparation pour l'endoscopie est la même que pour la radiographie des voies gastro-intestinales supérieures.
> - Une sédation légère est nécessaire.
>
> **Lavement au baryum**
>
> Radiographie faite avec un moyen de contraste opaque pour examiner les voies gastro-intestinales inférieures.
>
> - Pour la préparation, le client ne doit rien ingérer après minuit. Les intestins doivent être vidés avec un produit tel que du citrate de magnésium. Dans certains cas, un lavement est nécessaire pour évacuer toute selle restante.
>
> **Ultrason**
>
> Technique utilisant des ondes sonores à haute fréquence qui se réfléchissent sur les organes et créent une image.
>
> - La préparation dépend de l'organe à observer. Le client ne doit rien ingérer, aucune préparation n'est nécessaire.
>
> **Coloscopie**
>
> Examen endoscopique du côlon au cours duquel un coloscope est inséré dans le rectum.
>
> - La préparation est la même que pour un lavement baryté : ingestion de liquides clairs le jour précédent, puis d'un produit de nettoyage des intestins tel que GoLytely^MD. On peut aussi faire des lavements jusqu'à ce que l'on ait un retour d'eau claire ou presque. Une sédation légère est nécessaire.
>
> **Sigmoïdoscopie**
>
> Examen de l'intérieur du côlon sigmoïde à l'aide d'un tube lumineux flexible ou rigide.
>
> - La préparation est la même que pour un lavement baryté ou une coloscopie.
> - Une légère sédation est nécessaire.
>
> **Tomodensitométrie**
>
> Examen radiographique du corps fait sous plusieurs angles à l'aide d'un dispositif de balayage et analysé par ordinateur.
>
> - La préparation consiste généralement à ne rien ingérer à partir de minuit.
> - Le client doit rester complètement immobile. S'il est claustrophobe, il faut lui administrer un sédatif léger.
>
> **Imagerie par résonance magnétique**
>
> Examen non invasif qui utilise un aimant et des ondes radio pour produire une image de l'intérieur du corps.
>
> - Le client ne doit rien ingérer de quatre à six heures avant l'examen.
> - Aucun objet métallique n'est autorisé dans la salle, y compris ceux qui se trouvent sur les vêtements.
>
> **Entéroclyse**
>
> Technique qui consiste à introduire un produit de contraste dans le jéjunum afin d'examiner l'intestin grêle.
>
> - La préparation comprend une diète liquide pendant 24 heures et le nettoyage du côlon à l'aide de produits tels que GoLytely^MD ou de lavements, jusqu'à l'obtention d'un retour d'eau claire, si possible.

Consultez une synthèse de l'information portant sur le dépistage du cancer colorectal dans l'encadré 36.1W au www.cheneliere.ca/potter.

MS 1.5

Méthodes liées à l'asepsie, à la prévention et au contrôle des infections : *Prélèvement de liquides ou de matières biologiques.*

Un chariot d'urgence doit se trouver près du lit du client, et ce dernier doit être sous surveillance constante par saturométrie ; ses signes vitaux doivent être pris toutes les 15 minutes durant toute la procédure et l'heure qui suit celle-ci. L'infirmière doit également être consciente des attentes du client et en mesure de répondre à ses questions **ENCADRÉ 36.6**.

Analyse des selles

L'analyse en laboratoire du contenu fécal permet parfois de déceler des états pathologiques comme des tumeurs, des hémorragies ou une infection. L'infirmière a la responsabilité de veiller à ce que les spécimens soient obtenus correctement, placés dans des récipients bien étiquetés et transportés à temps au laboratoire ▶ **MS 1.5**. Si on lui montre la façon de procéder, le client peut participer à la collecte en prélevant lui-même l'échantillon.

Avec la prévalence du cancer colorectal, le **test au gaïac,** qui permet le dépistage de quantités microscopiques de sang dans les fèces, est courant et peut se faire à domicile ou au chevet du client. Certaines personnes sont plus à risque de développer un cancer colorectal, et le dépistage est recommandé chez celles-ci.

Caractéristiques des selles

L'inspection des caractéristiques fécales donne des renseignements sur la nature des problèmes d'élimination **TABLEAU 36.5**. Chaque caractéristique peut dépendre de plusieurs facteurs. Un élément clé de l'analyse consiste à savoir si des changements récents sont survenus ; le client est le mieux placé pour fournir cette information.

36.2.5 Analyse et interprétation des données

L'analyse, par l'infirmière, de la fonction intestinale du client met en évidence des données susceptibles d'indiquer un problème de défécation réel ou potentiel, ou un problème résultant de l'altération de l'élimination intestinale. Les problèmes comme la perturbation de l'image corporelle ou la rupture de l'épiderme nécessitent des interventions autonomes de la part de l'infirmière. Dans certains cas, elle doit accorder autant d'attention à ces problèmes qu'à celui de l'élimination intestinale. L'infirmière doit faire une analyse approfondie des données, et reconnaître les facteurs qui perturbent l'élimination intestinale et les manifestations de cette perturbation. Elle détermine le risque du client et instaure des mesures pour assurer le maintien de la fonction intestinale de celui-ci.

36.2.6 Planification des soins

Durant la planification des soins, l'infirmière fait la synthèse des renseignements provenant de plusieurs sources.

Les objectifs de soins et les résultats attendus sont élaborés par l'infirmière et le client. Ils tiennent compte des habitudes de défécation du client, dans la mesure du possible. Si ces habitudes sont à l'origine du problème d'élimination intestinale, l'infirmière soutient le client pour l'aider à faire des changements. Dans l'élaboration de ces objectifs, il faut prendre en considération les autres problèmes de santé du client.

ENCADRÉ 36.6 — **Attentes du client ayant des problèmes d'élimination**

- Le client s'attend à ce que l'infirmière réponde à ses questions relatives aux examens diagnostiques et à leur préparation.

- Le client craint souvent de ressentir de l'inconfort et d'être obligé d'exposer ses parties intimes. Il a surtout peur de perdre la maîtrise de l'élimination intestinale. Il a donc besoin d'être rassuré, de savoir que l'on répondra à ses besoins et qu'il peut compter sur le soutien de l'infirmière. Néanmoins, les problèmes intestinaux sont souvent pénibles pour le client et sa famille. L'incontinence fécale chez la personne âgée, occasionnée en majeure partie par des pertes de selles liquides ayant contourné un fécalome, est souvent un élément déclencheur pour entraîner l'entrée de la personne en résidence (Wilson, 2005).

- Dans le cas de certains clients âgés qui n'ont pas toujours conscience de leurs besoins de défécation, l'infirmière doit surveiller leurs habitudes d'élimination pour éviter les accidents désagréables. Elle ne doit jamais oublier que chaque client a sa propre perception d'une situation donnée et de ce qui lui convient.

- Le client s'attend à ce que l'infirmière soit bien informée et soit capable de lui enseigner des moyens de favoriser et de maintenir un mode de défécation efficace.

TABLEAU 36.5 Caractéristiques des selles

Quel constat pouvez-vous faire relativement aux habitudes intestinales de madame Trottier?

Jugement clinique

CARACTÉRISTIQUE	NORMALES	ANORMALES	CAUSES (ANOMALIES)
Couleur	• Nourrisson : jaune • Adulte : brune	• Blanche ou crème • Noire ou goudron (méléna) • Rouge • Verte ou orangée • Pâle avec graisse • Mucus translucide • Mucus sanglant	• Absence de pigments biliaires • Ingestion de fer ou saignement de la partie supérieure du tractus gastro-intestinal • Saignement de la partie inférieure du tractus gastro-intestinal, hémorroïdes • Présence d'infection • Mauvaise absorption des lipides • Constipation, colites, effort de défécation excessif • Sang dans les fèces, inflammation, infection
Odeur	• Forte ; dépend du type d'aliments consommés et de la flore bactérienne	• Nauséabonde, traduisant la présence d'un agent pathogène ou infectieux	• Sang dans les fèces ou infection
Consistance	• Pâteuse, formée (75 % d'eau et 25 % de résidus)	• Liquide (jusqu'à 95 % d'eau) • Dure	• Diarrhée, absorption réduite • Constipation et déshydratation
Fréquence	• Variable : – pour le nourrisson, quatre à six fois par jour (si nourri au sein) ou une à trois fois (si nourri au biberon) ; – pour l'adulte, chaque jour, ou deux ou trois fois par semaine	• Nourrisson : plus de six fois par jour, ou moins de une fois tous les jours ou tous les deux jours • Adulte : plus de trois fois par jour ou moins de une fois par semaine	
Quantité	• Environ 150 g par jour (adulte)		• Hypomotilité ou hypermotilité
Forme	• Ressemble au diamètre du rectum	• Étroite en forme de crayon	• Obstruction, péristaltisme rapide
Composition	• Aliments non digérés, bactéries mortes, graisses, pigment biliaire, cellules revêtant la muqueuse intestinale, eau	• Sang • Pus • Vers (parasites) • Corps étrangers • Mucus • Excès de graisses	• Saignement interne • Infection • Objets avalés • Irritation, inflammation, maladie • Malabsorption pancréatique, résection intestinale

36

La stomothérapie est une spécialité en soins infirmiers qui exige du leadership dans les rôles de consultante aux soins du client, de chercheuse et d'éducatrice dans les hôpitaux, la communauté ou en pratique indépendante. Visitez le site de l'Association canadienne des stomothérapeutes, au www.caet.ca, pour obtenir plus de détails sur cette spécialité.

Par exemple, en cas d'insuffisance cardiaque, les résultats attendus doivent être individualisés. Il ne faudrait pas que l'augmentation de la consommation de liquide aggrave l'insuffisance cardiaque. En outre, cette augmentation de l'apport hydrique doit être introduite de façon sécuritaire.

De façon générale, voici les résultats attendus en lien avec un retour à des habitudes intestinales normales :

- Le client adopte des habitudes intestinales régulières ;
- Le client peut nommer la quantité de liquide et les aliments favorisant l'élimination intestinale ;
- Le client intègre l'activité physique à ses habitudes de vie de façon régulière ;
- Le client rapporte le passage de selles formées, brunes et régulières ;
- Le client ne rapporte ni inconfort ni douleur associés à la défécation.

En vue de prodiguer des soins de façon optimale, l'infirmière inclura la famille du client, les membres de l'équipe de soins et ceux de l'équipe interdisciplinaire dans le plan de soins **ENCADRÉ 36.7**.

36.2.7 Interventions infirmières

L'efficacité des interventions de l'infirmière dépend de sa capacité à favoriser, chez le client et sa famille, la compréhension de l'importance de l'élimination intestinale. Que ce soit à domicile, en centre hospitalier ou dans un établissement de soins de longue durée, il est possible d'enseigner des habitudes efficaces de défécation aux clients en mesure de comprendre les interventions proposées.

La prévention de l'apparition de la diarrhée ou de la constipation demeure prioritaire, car il est plus facile de prévenir ces problèmes que de les traiter. L'infirmière doit donc enseigner au client et à sa famille ce qu'est un régime alimentaire équilibré et un apport liquidien suffisant, et elle doit leur indiquer les facteurs qui stimulent ou ralentissent le péristaltisme. Le client doit également apprendre qu'il est important d'adopter des habitudes régulières de défécation, de faire de l'exercice avec constance et de prendre les mesures qui s'imposent lorsque des problèmes d'élimination intestinale surviennent.

Moyens pour favoriser la défécation

Certaines interventions peuvent aider le client à éliminer normalement et sans douleur. Elles ont pour but de stimuler le réflexe de défécation, de

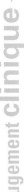

Jugement clinique

À partir du constat de l'évaluation de la situation de madame Trottier et de la fréquence de ses habitudes intestinales, sur quels aspects devriez-vous établir les priorités de soins et de suivi clinique ?

modifier les caractéristiques des fèces ou de stimuler le péristaltisme.

Position accroupie

L'infirmière doit parfois aider les clients qui éprouvent des difficultés à s'accroupir à cause d'une faiblesse musculaire ou de problèmes de motricité. Les toilettes ordinaires sont souvent trop basses pour les clients qui ne peuvent pas s'installer en position accroupie parce qu'ils souffrent d'une maladie articulaire ou musculaire. À domicile, les clients peuvent acheter des sièges de toilette surélevés, qui demandent moins d'effort pour s'asseoir ou se relever. Ces sièges existent également dans les milieux de soins. Dans la situation de madame Trottier, une attention particulière doit être portée à cet élément en raison de la chirurgie à sa hanche. L'infirmière doit trouver avec elle la position la plus acceptable pour favoriser la défécation sans engendrer trop de douleur à la hanche.

Position sur le bassin de lit

L'infirmière offre régulièrement le bassin de lit au client, car si celui-ci est obligé d'attendre, il risque de souiller accidentellement ses vêtements. De nombreux clients essaient d'éviter d'utiliser un bassin de lit parce qu'ils le trouvent inconfortable et embarrassant, et ils essaient parfois de se rendre jusqu'aux toilettes même si leur état leur interdit de marcher. L'infirmière doit avertir les clients qu'ils risquent de tomber et de se blesser. Un positionnement adéquat du bassin de lit et un environnement intime peuvent faciliter l'élimination intestinale ▶ **MS 8.1** .

Cathartiques et laxatifs

Les **cathartiques** et les **laxatifs** ont un effet à court terme, et leur rôle est de vider les intestins. Bien que ces deux appellations soient interchangeables, les cathartiques ont une action plus marquée sur les intestins. Ces agents sont utilisés chez les clients qui ne peuvent aller à la selle normalement à cause de la douleur, de la constipation ou d'un fécalome, ou chez un client qui doit subir des examens de l'appareil gastro-intestinal ou une intervention chirurgicale. Utilisés modérément, les laxatifs et les cathartiques permettent de maintenir sans danger des modes d'élimination normaux. Cependant, l'utilisation continue de cathartiques diminue la tonicité musculaire du côlon, qui répond alors moins à la stimulation provoquée par le recours à d'autres types de laxatifs. De plus, l'usage excessif des laxatifs peut également provoquer une diarrhée intense avec déshydratation et baisse des électrolytes. L'huile minérale est un laxatif couramment utilisé, mais elle diminue l'absorption des vitamines liposolubles. Les laxatifs peuvent agir sur l'efficacité des autres médicaments en modifiant le **temps de transit** de ceux-ci, c'est-à-dire le temps de leur séjour dans le tractus gastro-intestinal, ce qui entraîne une diminution de l'absorption de l'agent thérapeutique.

Les laxatifs sont présentés sous forme liquide, en comprimés et en suppositoires. Bien que la voie orale soit la plus couramment utilisée, les laxatifs préparés sous forme de suppositoires sont plus efficaces à cause de leur effet stimulant sur la muqueuse rectale. Les suppositoires laxatifs comme le bisacodyl (Dulcolax^MD) peuvent agir en 30 minutes ou moins. Chez les personnes âgées, cet agent provoque une envie intense et urgente d'aller à la selle.

Antidiarrhéiques

En cas de diarrhée, le passage fréquent de selles liquides devient un problème. Offert en vente libre, le chlorhydrate de lopéramide (Imodium^MD) est le plus utilisé des antidiarrhéiques. Toutefois, le plus efficace demeure le diphénoxylate (Lomotil^MD). Les antidiarrhéiques diminuent la tonicité musculaire pour ralentir le passage des fèces. Ils inhibent les ondulations péristaltiques qui font avancer les matières fécales, mais accentuent

aussi les contractions segmentales qui mélangent le contenu des intestins ; par conséquent, les parois intestinales absorbent une plus grande quantité d'eau **ENCADRÉ 36.8**.

Lavement

Un lavement est l'instillation d'une solution dans le rectum et le côlon sigmoïde. Sa fonction première est de provoquer la défécation en stimulant le péristaltisme. Le volume de liquide instillé désagrège la masse fécale, étire les parois intestinales et provoque le réflexe de défécation. Les lavements médicamenteux peuvent être souhaitables parce qu'ils exercent un effet local sur

---

ENCADRÉ 36.8 **Responsabilités de l'infirmière dans la prise en charge de la diarrhée**

- Reconnaître les personnes à risque en fonction de maladies et du traitement.
- Procéder à l'évaluation de l'histoire de la diarrhée du client (relation entre l'apparition de la diarrhée et l'alimentation ou la médication) et effectuer un examen physique.
- Consulter les nutritionnistes et les pharmaciens au sujet des interactions entre les médicaments et les aliments, et les autres régimes possibles.
- Participer à la recherche de la cause au moyen des résultats de tests de laboratoire et des examens diagnostiques.
- Insister sur les mesures de prévention telles que le lavage de mains entre les clients, le port de gants et les procédures en lien avec l'isolement.
- Évaluer approximativement la quantité de selles liquides afin d'estimer les pertes hydriques du client.
- Prévoir des mesures pour maintenir l'état hydrique et l'équilibre électrolytique du client.
- Observer les manifestations générales, notamment la présence de sang dans les selles, les paramètres hémodynamiques, la perte de poids malgré la réhydratation, la fièvre, la leucocytose, le déficit de volume liquidien, l'hypokaliémie et les signes d'acidose métabolique chez le client.
- Administrer la médication antidiarrhéique si elle a été prescrite ou une autre médication concomitante (p. ex., un antiémétique).
- Décrire le résultat des traitements, notamment la consistance des selles du client (échelle de Bristol).
- Maintenir l'intégrité de la peau de la région périanale du client.

Source : Adapté de Sabol, V.K., & Carlson, K.K. (2007). Diarrhea: Applying Research to Bedside Practice. *AACN Advanced Critical Care, 18*(1), 32-44.

MS 8.1

Méthodes liées aux fonctions d'élimination : *Installation du bassin de lit.*

■ **Cathartique :** Laxatif d'action brutale, dont les indications sont limitées (p. ex., préparation à un examen radiologique ou endoscopique du côlon), et dont l'emploi prolongé expose à l'accoutumance et à des désordres hydroélectrolytiques parfois graves.

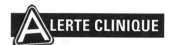

ALERTE CLINIQUE

Le recours excessif aux laxatifs, aux lavements ou aux agents mucilagineux augmente le risque de diarrhée et d'élimination anormale de selle. Ces produits inhibent le réflexe normal de défécation du client. De plus, ils modifient l'absorption de nutriments et causent un déséquilibre des liquides et des électrolytes ainsi qu'une faiblesse généralisée. Les clients âgés ou souffrant d'une maladie chronique qui sont faibles et qui ont souvent besoin d'aller aux toilettes sont plus susceptibles de tomber et de se blesser.

Consultez le tableau 36.2W présentant les cinq types courants de laxatifs au www.cheneliere.ca/potter.

36

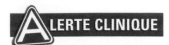
ALERTE CLINIQUE

Il faut avertir le médecin si la solution émise n'est pas claire après trois lavements ou si le client semble mal tolérer les lavements répétés.

Jugement clinique

Quelles interventions seraient les plus appropriées pour madame Trottier quant à son problème de constipation ?

la muqueuse rectale. La méthode la plus courante de soulagement temporaire de la constipation est le lavement ▶ MS 8.7 . Il est aussi indiqué pour éliminer les fécalomes, pour vider les intestins avant les examens diagnostiques ou une intervention chirurgicale, et comme initiation à un programme de rééducation intestinale.

Le médecin peut prescrire deux types de lavements. Le plus souvent, un « lavement jusqu'à retour d'eau claire » est prescrit. Cela signifie qu'il faut répéter le lavement jusqu'à ce que le liquide évacué soit transparent et ne contienne pas de matières fécales. Il est parfois nécessaire d'administrer jusqu'à trois lavements, mais l'infirmière doit avertir le client qu'il est déconseillé d'en administrer plus de trois.

D'autres lavements ne servent qu'à vider le rectum et le côlon sigmoïde. L'administration d'un lavement à un client incapable de contracter le sphincter externe peut poser des difficultés. L'infirmière doit alors administrer le lavement pendant que le client est sur le bassin de lit. Il est dangereux de donner un lavement lorsque le client est assis sur le siège de toilette parce que le tube rectal incurvé risque de frotter contre la paroi rectale.

Curage rectal

En présence de fécalome (p. ex., chez une personne paralysée), la masse fécale risque d'être trop grosse pour être évacuée. Si le lavement ne donne pas de résultat, l'infirmière doit défaire la masse fécale avec les doigts et l'extraire morceau par morceau. Il s'agit de l'extraction des selles avec les doigts gantés. La procédure risque d'être très inconfortable pour le client, car la manipulation excessive du rectum peut causer une irritation de la muqueuse, des saignements et une stimulation du nerf vague qui entraîne un ralentissement réflexe de la fréquence cardiaque. Étant donné les complications possibles de la procédure, il est souvent préférable qu'elle soit effectuée par une infirmière expérimentée, un médecin ou un résident.

Rééducation intestinale

Le client incontinent est incapable de maîtriser ses intestins. Un **programme de rééducation intestinale** peut aider certains clients à retrouver une défécation normale, en particulier s'ils ont gardé une certaine maîtrise neuromusculaire.

Le programme de rééducation intestinale consiste à établir un horaire quotidien. En essayant d'aller à la selle chaque jour à la même heure et en prenant des mesures qui favorisent la défécation, le client acquiert la maîtrise du réflexe de défécation. Le programme demande du temps, de la patience et de la constance. Le médecin détermine si le client est physiquement prêt et si le programme a des chances de lui être bénéfique. Un tel programme peut être amorcé par l'infirmière. Pour être efficace, ce programme doit respecter certaines tâches ou attitudes qui consistent à :

- évaluer les habitudes de défécation du client et relever les heures où il est incontinent ;
- choisir une heure qui conviendrait le mieux au client et à laquelle on peut commencer les mesures de maîtrise de la défécation ;
- administrer chaque jour des émollients par voie orale ou un suppositoire laxatif au moins une demi-heure avant l'heure choisie pour la défécation ;
- offrir une boisson chaude (thé chaud) ou un jus de fruits (jus de pruneau) (ou n'importe quel liquide stimulant d'habitude le péristaltisme chez le client) avant l'heure de la défécation ;
- aider le client à se rendre aux toilettes à l'heure désignée ;
- administrer en concomitance un opioïde avec un laxatif, car tous les opioïdes entraînent de la constipation. C'est leur effet secondaire principal (il ne faut pas priver le client de recevoir une analgésie appropriée pour éviter la constipation, il faut plutôt prévenir le problème) ;
- préserver l'intimité du client et fixer une durée limite pour la défécation (de 15 à 20 minutes) ;
- conseiller au client de se pencher en avant à partir des hanches lorsqu'il est assis sur la toilette, d'exercer une pression avec les mains sur l'abdomen et de pousser vers le bas sans forcer pour stimuler la vidange du côlon ;
- ne pas exprimer de critiques si le client ne parvient pas à déféquer ;
- s'assurer que les repas sont servis à des heures régulières et qu'ils incluent un apport suffisant en liquides et en fibres ;
- maintenir un régime d'exercices en fonction des capacités physiques du client ;
- tenir compte des particularités des clients âgés **ENCADRÉ 36.9.**

Maintien d'un apport liquidien et alimentaire suffisant

Lorsqu'elle choisit un régime alimentaire destiné à favoriser la défécation chez un client, l'infirmière doit tenir compte de la fréquence de celle-ci, des caractéristiques des fèces et des types d'aliments qui favorisent ou gênent la

ENCADRÉ 36.9 — Rééducation intestinale

- Les clients âgés se plaignent souvent de constipation. Parmi les clients de plus de 65 ans, la constipation touche jusqu'à 30 % des malades externes, 41 % des malades hospitalisés et 80 % de ceux qui résident dans des centres de soins infirmiers (Fletcher, 2005).
- Le son concassé est plus efficace que les fibres raffinées pour augmenter la masse des selles (Fletcher, 2005).
- Une quantité minimale de 1 500 ml de liquide par jour réduit le risque de constipation. Le besoin en liquides augmente l'été, et chez les personnes qui prennent des diurétiques et qui présentent un état cardiovasculaire stable (Fletcher, 2005).
- Si le client a de la difficulté à tenir un verre, on peut utiliser des verres en plastique plus légers qu'on remplit à moitié et plus fréquemment (Wilson, 2005).
- Les jus de fruits avec pulpe augmentent l'ingestion de fibres (Wilson, 2005).
- Il faut encourager le client à faire régulièrement de l'exercice. Le maintien d'un client non mobile dans une posture droite réduit aussi le risque de constipation (Fletcher, 2005).
- Le client doit se sentir à l'aise quand il défèque. Le manque d'intimité peut l'inciter à ne pas tenir compte d'un besoin d'aller à la selle.
- Si possible, il faut revoir tous les médicaments que prend la personne avec le médecin afin de prescrire des médicaments substituts qui sont moins susceptibles de causer la constipation (Bosshard et al., 2004). Toutefois, il faut faire attention à la substitution des opioïdes avec des analgésiques de faible puissance, car la douleur ne serait pas bien soulagée.
- Des interventions comportementales telles que la formation de l'habitude soulagent la constipation. Il faut faire asseoir le client sur les toilettes environ 30 minutes après un repas, qu'il sente ou non le besoin d'aller à la selle (Wilson, 2005).

ENCADRÉ 36.10 — Aliments riches en fibres

Pains et féculents
- Pain de céréales entières ou pain de seigle
- Bagel complet ou pain pita
- Muffin de son d'avoine
- Craquelins de blé entier
- Pâtes de blé entier, maïs ou pois
- Maïs éclaté
- Germe de blé

Céréales
- Céréales complètes ou de son, froides
- Avoine, son d'avoine ou gruau de maïs

Légumes
- Cuits : asperges, haricots verts, brocoli, chou, carottes, chou-fleur, légumes verts, oignons, pois mange-tout, épinards, courges, tomates en conserve et pommes de terre avec pelure
- Crus : brocoli, chou, carottes, chou-fleur, tomates, céleri, poivrons verts et courgettes

Fruits
- Pomme, nectarine, orange, pêche, banane, pamplemousse, poire, baies

Légumineuses
- Pois chiches, haricots, lentilles, haricots de Lima, pois cassés, haricots pinto

Noix et graines
- Amandes, noix, beurre d'arachide, arachides, graines de sésame, graines de tournesol

Source : Adapté de Hinrichs, M., & Huseboe, J. (2001). Management of constipation evidence-based protocol. In M.G. Titler (Series Ed.), *Series on Evidence-Based Practice for Older Adults*. Iowa City, Iowa : The University of Iowa College of Nursing Gerontological Nursing Interventions Research Center, Research Translation and Dissemination Core.

défécation. En cas de constipation ou de fécalomes à répétition, le client a besoin d'un apport accru de liquides et d'aliments riches en fibres **ENCADRÉ 36.10**. Mais le client doit savoir que le régime alimentaire procurera un soulagement à long terme des problèmes d'élimination intestinale et qu'il risque de ne pas régler immédiatement certains problèmes comme la constipation.

En cas de diarrhée, l'infirmière peut recommander des aliments pauvres en fibres, et déconseiller les aliments qui causent généralement des problèmes gastriques ou des crampes abdominales.

La diarrhée causée par la maladie est parfois débilitante. Si le client ne peut tolérer aucune nourriture ou aucun liquide par voie orale, il est nécessaire de lui administrer une thérapie intraveineuse (avec supplément potassique). Le client revient peu à peu à l'alimentation normale, en commençant souvent par des liquides. Les liquides excessivement chauds ou froids stimulent le péristaltisme, causent des crampes abdominales et aggravent la diarrhée. À mesure que s'améliore la tolérance aux liquides, on peut prescrire des aliments solides au client.

Activité physique régulière

Un programme d'exercices quotidiens aide à prévenir les problèmes d'élimination intestinale (DeSchryver et al., 2005). La marche, la bicyclette stationnaire ou la natation stimulent le péristaltisme **FIGURE 36.7**. Les clients qui effectuent un travail sédentaire sont ceux qui ont le plus besoin d'exercices réguliers.

Après une chirurgie, l'infirmière doit essayer de faire marcher le client dès que possible. Elle aide le client en phase postopératoire à marcher jusqu'à son fauteuil le soir même de l'intervention si son état le permet. Le client doit ensuite marcher chaque jour davantage.

Certains clients ont de la difficulté à déféquer parce que leurs muscles pelviens ou abdominaux sont trop faibles. Les exercices aident les clients alités à utiliser le bassin de lit **ENCADRÉ 36.11**.

Moyens pour favoriser le bien-être

De nombreux clients ressentent de la douleur en raison de problèmes d'élimination. Les hémorroïdes ou les fissures anales provoquent parfois des douleurs lorsque les tissus sont directement irrités. La flatulence peut aussi créer de l'inconfort, en particulier s'il y a distension des parois intestinales.

Pour le client qui présente des hémorroïdes ou des fissures anales, le premier objectif est d'avoir des selles molles et indolores. Si les hémorroïdes sont œdémateuses, l'application locale de chaleur peut apporter un soulagement provisoire. Le moyen le plus efficace d'appliquer de la chaleur dans ce cas consiste à prendre un bain de siège, mais à l'eau tiède pour éviter les brûlures. Pour les fissures, il importe de prévenir l'infection en gardant la région anale propre et en suivant le traitement médical recommandé, souvent à base de crème antibiotique et analgésique.

Pour soulager les désagréments de la flatulence, l'infirmière suggère au client des mesures qui réduisent les gaz ou qui les aident à s'échapper. Or, les gaz augmentent lorsqu'on avale de l'air. Pour diminuer la quantité d'air avalée, le client doit éviter de consommer des boissons gazeuses, de boire avec une paille, de mâcher de la gomme ou des bonbons durs. Si la flatulence cause des crampes abdominales, la marche favorise l'élimination des gaz. Il suffit parfois de faire déambuler le client dans le corridor pour stimuler le péristaltisme et soulager les gaz intestinaux. Lorsque ces mesures classiques ne donnent pas de résultat, on peut soulager la flatulence par l'insertion d'un tube rectal. Les médicaments en

Jugement clinique

Quelles mesures devez-vous entreprendre afin de favoriser l'élimination intestinale de madame Trottier tout en optimisant la gestion de sa douleur ?

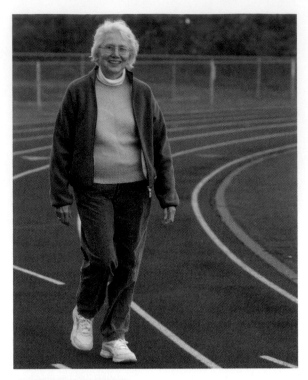

FIGURE 36.7 L'exercice physique est un facteur favorisant l'élimination intestinale.

ENSEIGNEMENT AU CLIENT

ENCADRÉ 36.11 Exercices favorisant l'élimination intestinale pour un client alité

- En position couchée sur le dos, contracter les muscles abdominaux comme pour les pousser vers le plancher et les garder contractés en comptant jusqu'à trois. Répéter de 5 à 10 fois en fonction du degré de tolérance.
- Fléchir la jambe puis contracter les muscles fessiers en levant un genou lentement vers la poitrine. Répéter pour chaque jambe au moins cinq fois et augmenter la fréquence en fonction du degré de tolérance.

vente libre visant à diminuer les gaz n'ont pas démontré leur efficacité.

Maintien de l'intégrité de la peau

En cas de diarrhée ou d'incontinence fécale, il y a risque de rupture de l'épiderme causée par le contact des selles avec la peau. Le même problème existe pour le client ayant une stomie d'où s'écoulent des selles liquides, car celles-ci sont souvent acides et contiennent des enzymes digestives. La rupture de l'épiderme est aggravée par l'irritation que cause l'essuyage fréquent avec du papier hygiénique. Un bain de siège pour nettoyer la peau peut aider, mais risque parfois d'aggraver l'irritation si la peau n'est pas parfaitement séchée.

Lorsqu'elle s'occupe de clients affaiblis et incontinents qui ne sont pas en mesure de demander de l'aide, l'infirmière doit vérifier régulièrement s'il y a eu défécation. La région anale peut être protégée à l'aide de vaseline, d'oxyde de zinc ou d'une autre pommade conservant l'humidité dans la peau, et l'empêchant de se dessécher et de se craqueler. Cependant, des infections à levures se développent facilement. Plusieurs agents antifongiques en poudre sont efficaces contre les levures. Il ne faut pas utiliser de talc ni d'amidon de maïs : ils n'ont pas de propriétés médicinales et sont difficiles à enlever, car ils forment des croûtes sur la peau.

Amélioration de l'image de soi

Lorsqu'un client a des problèmes d'élimination intestinale, son image de soi risque d'être menacée **FIGURE 36.8**. Les interventions suivantes peuvent aider l'infirmière à jouer un rôle important pour restaurer une image de soi positive :

- Donner au client la possibilité d'exprimer ses préoccupations ou ses craintes relatives aux problèmes d'élimination en lui montrant de la sollicitude et de la compréhension ;
- Fournir de l'information au client et à sa famille pour leur permettre de comprendre et de gérer les problèmes d'élimination ;

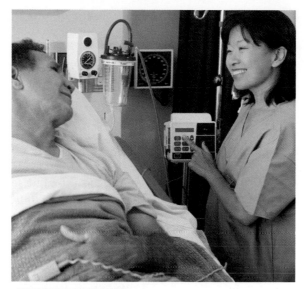

FIGURE 36.8 L'infirmière discute avec le client afin de comprendre ses craintes relatives au problème d'élimination et l'aider à améliorer son estime de soi.

- Formuler des remarques positives lorsque le client tente de prendre des mesures pour se charger de ses soins personnels ;
- Aider le client à s'adapter à sa situation en respectant son rythme ;
- Respecter l'intimité du client pendant les soins ;
- Pendant les soins de stomie, ne pas oublier que le client observe l'infirmière durant le changement de sac et qu'il détecte la moindre expression faciale ou le moindre signe non verbal. ■

36.3 Mise en œuvre de la démarche de soins — Jugement clinique

Cette section présente la démarche systématique relative aux soins infirmiers visant à résoudre le problème et les besoins prioritaires de madame Jeanne Trottier présentés en ouverture de chapitre.

L'application de ce processus permet d'individualiser l'approche infirmière par rapport à cette cliente et de planifier des soins adaptés à la situation de cette dernière.

36.3.1 Collecte des données

Comme la discussion sur les habitudes intestinales peut être embarrassante pour madame Trottier, l'infirmière profite de l'absence de visiteurs pour discuter de ce sujet avec elle. Elle apprend que les habitudes intestinales normales de la cliente sont les suivantes : elle va à la selle tous les deux ou trois jours sans médication laxative, ses selles sont formées, brunes, sans présence de sang et elle ne fait pas d'effort pendant la défécation. Habituellement, elle va à la selle après le déjeuner. Elle affirme que les liquides chauds provoquent l'envie de déféquer. L'infirmière note que le régime alimentaire de la cliente est modifié depuis sa chirurgie ; madame Trottier mange peu de fibres et limite la quantité d'eau qu'elle boit, car les mouvements au moment de l'installation du bassin de lit ou pour se déplacer à la salle de toilette lui causent de la douleur. L'infirmière observe des signes de douleur et d'anxiété chez la cliente, et qu'elle bouge le moins possible. L'examen physique démontre que l'abdomen de la cliente est distendu et douloureux à la palpation surtout dans le quadrant inférieur gauche. Les bruits intestinaux sont diminués dans les quatre quadrants. L'infirmière vérifie les attentes de la cliente en lien avec l'élimination intestinale. Madame Trottier affirme souhaiter aller à la selle pour se sentir plus à l'aise tout en ayant moins de douleur **ENCADRÉ 36.12**.

36.3.2 Analyse et interprétation des données

À partir de l'information recueillie auprès de la cliente, l'infirmière prend en considération l'âge de celle-ci (65 ans), l'anesthésie, qui peut avoir un impact sur le péristaltisme, et le type de chirurgie (orthopédique), qui peut limiter la capacité de la cliente de s'installer confortablement pour déféquer. En tenant compte des attentes de la cliente, l'infirmière détermine que le principal problème relevé porte sur la constipation post-

opératoire engendrée par l'âge de la cliente, l'anesthésie, la médication opioïde, la présence de douleur, la modification de l'alimentation et la diminution de la mobilité **ENCADRÉ 36.13**.

Étant donné qu'une des causes probables du problème intestinal de la cliente concerne sa réticence à recourir aux analgésiques en raison de leur effet secondaire sur l'intestin, il sera primordial de l'inciter à accepter de les prendre pour soulager sa douleur. Cette réticence à recourir aux analgésiques représente un autre problème qui nécessite une attention particulière de la part de l'infirmière et qui doit être traité de façon concomitante avec le problème de constipation.

36.3.3 Planification des soins et établissement des priorités

Dans la planification des soins, l'infirmière doit prendre en considération la fréquence de défécation normale de la cliente afin de viser un résultat atteignable. Ainsi, puisque madame Trottier va à la selle tous les deux ou trois jours habituellement, fixer un objectif à une selle quotidienne serait irréaliste. Une fois ce contexte pris en compte, l'infirmière planifie des soins qui seront prodigués par elle-même, par d'autres professionnels et aussi par la cliente. La priorité des soins est planifiée de la façon suivante : le soulagement de la douleur, l'alimentation et le mouvement. Le soulagement de la douleur arrive en tête de liste, car si la cliente est souffrante, elle ne bougera pas et s'alimentera peu. Ainsi, une fois la douleur bien gérée, il sera possible de proposer une diète favorisant un retour à des habitudes intestinales normales et de faire bouger la cliente. Il faut noter que dans cette situation, les soins se feront de façon relativement simultanée, car la douleur peut rapidement être soulagée en même temps que la cliente reprend son alimentation normale et recommence à se déplacer **TABLEAU 36.6**.

COLLECTE DES DONNÉES

> **ENCADRÉ 36.12** Situation clinique de madame Trottier
>
> **Données subjectives**
> - Habitudes intestinales normales (q.2 ou 3 jours)
> - Selles habituellement brunes et moulées. Impression d'avoir des boules dans l'intestin, mais incapacité à les évacuer.
> - Régime alimentaire normal de la cliente riche en fibres
> - Anxiété par rapport à la constipation
> - Douleur à la hanche opérée et peur de souffrir davantage si elle bouge
> - Attentes de la cliente (ne veut pas être constipée)
>
> **Données objectives**
> - Régime alimentaire actuel de la cliente
> - Examen physique : abdomen tendu, douloureux à la palpation, diminution des bruits intestinaux
> - Six jours sans aller à la selle
> - Réticence à recourir aux analgésiques pour soulager ses douleurs postopératoires

CONSTAT DE L'ÉVALUATION

> **ENCADRÉ 36.13** Énoncé des problèmes prioritaires de madame Trottier
>
> - Douleur postopératoire liée à la réticence à prendre des analgésiques
> - Constipation postopératoire

TABLEAU 36.6 Résultats escomptés et interventions prioritaires liés à la situation clinique de madame Trottier

PLANIFICATION / RÉSULTATS ESCOMPTÉS CHEZ LA CLIENTE

Retour à des habitudes normales de défécation, soit tous les deux ou trois jours pour cette cliente.

INTERVENTIONS INFIRMIÈRES	JUSTIFICATIONS
• Soulager la douleur avec des approches pharmacologiques et non pharmacologiques (relaxation, écoute de musique et massage).	• Permettre à la cliente de bouger.
• Préconiser une analgésie qui entraîne moins d'effets secondaires, qu'elle soit pharmacologique ou non pharmacologique.	• Limiter les effets de l'analgésie, telle la constipation.
• Encourager la consommation de liquides (1 500 ml à 2 000 ml).	• Ramollir les selles.
• Offrir des boissons chaudes à la fin du repas.	• Stimuler le péristaltisme.
• S'assurer que l'alimentation est riche en fibres.	• Donner du volume aux selles et stimuler le péristaltisme.
• Discuter avec l'équipe de physiothérapie relativement aux mouvements (transferts pour se rendre à la salle de toilette et s'asseoir sur la toilette).	• Optimiser le mouvement chez la cliente en tenant compte de la chirurgie et de la présence de douleur.
• Mener la cliente à la salle de toilette après chaque repas.	• Profiter du moment où le péristaltisme est stimulé après l'ingestion d'aliments.

36.3.4 Interventions cliniques

L'infirmière assure une surveillance clinique constante de tous les paramètres à observer en soins postopératoires, et elle-même ou son équipe prodiguent les soins de base requis tout en portant une attention particulière au problème de constipation cerné. Elle effectue les soins en fonction de la priorité qu'elle a établie et s'assure d'un suivi afin d'atteindre le résultat escompté, soit le soulagement de la douleur et la résolution de la constipation. Au besoin, elle revoit la planification des soins si les données cliniques indiquent qu'ils n'ont pas produit l'effet attendu. Pendant qu'elle effectue sa surveillance clinique, l'infirmière demeure à l'affût de toute information traduisant une détérioration de l'état de la cliente et pouvant retarder son rétablissement.

36.3.5 Évaluation des résultats

Une évaluation de l'efficacité des mesures entreprises pour favoriser la défécation est effectuée à chaque quart de travail. L'infirmière peut ainsi noter que les stratégies non pharmacologiques de soulagement de la douleur, combinées à la médication analgésique, ont permis à la cliente de se déplacer beaucoup plus facilement. Également, la modification apportée à son régime pour qu'il ressemble à l'alimentation habituelle incluant des fibres, de l'eau en grande quantité (environ deux litres par jour) et des boissons chaudes a été bien suivie. Un laxatif a été offert et pris pendant deux jours, selon le protocole d'élimination intestinale. Ces changements ont eu l'effet escompté, et madame Trottier a réussi à aller à la selle après le déjeuner le surlendemain de l'introduction de ces

36

PLAN THÉRAPEUTIQUE INFIRMIER (PTI)

MME JEANNE TROTTIER
65 ans

CONSTATS DE L'ÉVALUATION

Date	Heure	N°	Problème ou besoin prioritaire	Initiales	RÉSOLU / SATISFAIT Date	Heure	Initiales	Professionnels / Services concernés
2010-02-08	14:15	1	Arthroplastie de la hanche droite	K.S.				
2010-02-12	09:00	2	Douleur postopératoire liée à la réticence à prendre					
			des analgésiques	I.B.	2010-02-14	10:00	T.M.	Physiothérapeute
	10:00	3	Constipation postopératoire	I.B.	2010-02-14	09:00	T.M.	Nutritionniste

SUIVI CLINIQUE

Date	Heure	N°	Directive infirmière	Initiales	CESSÉE / RÉALISÉE Date	Heure	Initiales
2010-02-08	14:15	1	Assurer suivi systématique pour arthroplastie de la hanche.	K.S.			
2010-02-12	09:00	2	Inciter à prendre les analgésiques prescrits.	I.B.	2010-02-14	10:00	T.M.
	10:00	3	Amener à la salle de toilette après le repas (+ dir. p. trav. PAB).		2010-02-14	10:00	T.M.
			Appliquer protocole de constipation pour 2 jours.		2010-02-14	10:00	T.M.
			Augmenter apport en liquide ad. 2 litres/24 h et fibres (+ dir. p. trav. PAB).	I.B.	2010-02-14	10:00	T.M.

Signature de l'infirmière	Initiales	Programme / Service	Signature de l'infirmière	Initiales	Programme / Service
Karl Saindon	K.S.	Unité de chirurgie			
Isabelle Beaulieu	I.B.	Unité de chirurgie			
Thomas Morin	T.M.	Unité de chirurgie			

© OIIQ

PLAN THÉRAPEUTIQUE INFIRMIER (PTI)

FIGURE 36.9 Extrait du plan thérapeutique infirmier de madame Trottier pour le suivi clinique de sa constipation

2010-02-12

09:00 Dit ressentir de la douleur à la hanche droite sous forme d'élancements. Elle évalue cette douleur à 6 sur10 en mouvement et à 4 sur 10 au repos.

10:00 Se dit anxieuse. Se plaint de constipation. Aucune selle depuis six jours.

10:30 Refuse médication opioïde, car affirme qu'elle augmente sa constipation.

10:45 Examen de l'abdomen: distendu et douloureux à la palpation surtout dans le quadrant inférieur gauche. Bruits intestinaux diminués dans les quatre quadrants.

11:30 Douleur lancinante à la hanche droite à 5 sur 10. Analgésique donné. Enseignement sur l'importance de bien soulager la douleur pour mieux bouger.

11:45 Protocole de constipation appliqué.

12:00 Boit 300 ml et mange des aliments riches en fibres au dîner.

12:45 Douleur à la hanche droite à 2 sur 10. Conduite à la salle de toilette avec aide.

13:30 Alerte et éveillée. Douleur lancinante à la hanche droite à 4 sur 10. Aucune selle.

20:00 Conduite à la salle de toilette avec aide. Selle dure, brune, Ø sang.

2010-02-14

09:00 Dit être allée à la selle vers 8 h 15 et se sentir mieux

09:30 Se dit moins souffrante, douleur à la hanche droite évaluée à 1 sur 10.

10:00 Commence à marcher dans la chambre avec aide en suivant instructions du physiothérapeute.

mesures. Afin que les habitudes intestinales de la cliente demeurent les plus normales possible, c'est-à-dire une selle tous les deux ou trois jours, l'infirmière encourage la poursuite de ces mesures durant l'hospitalisation. Au cours d'une discussion avec l'infirmière, madame Trottier confirme qu'elle se sent beaucoup mieux, n'a plus de douleur abdominale, bouge de plus en plus et apprécie la diète actuelle. Elle envisage maintenant avec optimisme son retour à la maison.

36.3.6 Plan thérapeutique infirmier de madame Trottier

À la suite de l'évaluation faite initialement, l'infirmière confirme qu'un suivi systématique d'arthroplastie doit être appliqué pour madame Trottier. C'est donc le premier constat qu'elle inscrit au plan thérapeutique infirmier (PTI) de la cliente. La condition de cette dernière changeant au fil des jours, deux autres constats nécessitant un suivi clinique particulier sont faits, pour lesquels des directives précises sont émises.

Afin que les soins soient adéquatement prodigués, l'infirmière en informe verbalement son équipe, mais elle doit impérativement inscrire les directives au PTI. Elle s'assure que les directives sont appliquées, car dans le cas contraire, le rétablissement de la cliente est compromis. La condition de madame Trottier devant être réévaluée, il sera impératif d'ajuster le PTI en conséquence **FIGURE 36.9**. La directive précisant un temps donné (appliquer protocole de constipation pour 2 jours) pourra alors être cessée ou reconduite selon l'évaluation faite en cours d'évolution.

36.3.7 Application de la pensée critique à la situation de madame Trottier

Dans la démarche de soins réalisée pour madame Trottier, l'infirmière a utilisé sa pensée critique et exercé son jugement clinique. Elle a d'abord activé ses connaissances au regard de l'élimination normale pour constater que sa cliente souffrait de constipation. Elle a ensuite cherché les facteurs qui pouvaient expliquer cette situation tout en tenant compte de l'âge de la cliente. Cela lui a permis d'associer la chirurgie, le changement de l'alimentation, y compris la diminution de l'apport hydrique, l'immobilité et la présence de douleur comme raisons pouvant causer la constipation. Évidemment, son expérience en chirurgie l'a souvent placée devant ce genre de problème et lui a donné une base pour effectuer son évaluation. Justement, lors de l'évaluation initiale, elle a su, de façon respectueuse, recueillir l'information lui permettant de reconnaître le problème. Elle a, de plus, procédé à un examen physique afin de confirmer les données subjectives obtenues auprès de

la cliente. Ensuite, l'infirmière a envisagé une intervention afin de pallier ce problème de constipation, qui est très incommodant et qui peut en engendrer d'autres. Lorsqu'elle a interrogé la cliente, elle avait en tête les questions standards à poser afin d'obtenir un portrait global de la situation et elle savait que ses interventions seraient basées sur des pratiques exemplaires. Durant tout ce processus, elle a fait preuve d'une attitude d'ouverture et de respect autant à l'égard de la cliente que de ses collègues de travail qui l'aideront à appliquer son plan de soins **FIGURE 36.10**.

Vers un Jugement clinique

Connaissances

- Association de la chirurgie, du changement de l'alimentation, y compris la diminution de l'apport hydrique, de l'immobilité et de la présence de douleur comme raisons pouvant causer la constipation

Expériences

- Problème fréquent en chirurgie qui donne à l'infirmière une base pour effectuer son évaluation
- Expérience avec les personnes âgées
- Expérience dans l'enseignement à la clientèle

ÉVALUATION

- Habitudes d'élimination de la cliente, caractéristiques des selles, efforts de défécation, facteurs qui nuisent à l'élimination intestinale de la cliente
- Capacité à se déplacer pour se rendre à la toilette
- Efficacité des mesures analgésiques
- Dosage des ingesta, respect de la diète riche en fibres
- Efficacité du protocole d'élimination intestinale

Normes

- Délégation d'actes et coordination du personnel auxiliaire
- Examen physique afin de confirmer les données subjectives obtenues auprès de la cliente

Attitudes

- Ouverture et respect à l'égard de la cliente
- Respect de l'inconfort psychologique causé par un problème d'élimination intestinale, aucune démonstration de dégoût en raison du sujet du problème (selles)
- Respect du rythme de la cliente (elle se déplace lentement à cause de sa chirurgie)
- Respect de l'intimité

FIGURE 36.10 Application de la pensée critique à la situation clinique de madame Trottier

■ ■ ■ À retenir

» Version reproductible
www.cheneliere.ca/potter

- L'équilibre hydrique est une fonction principale du processus d'élimination intestinale.

- La décomposition mécanique des aliments, la motilité intestinale et l'absorption ainsi que la sécrétion sélective de substances par le gros intestin agissent sur les caractéristiques des selles.

- Une alimentation à haute teneur en fibres et un apport liquidien accru permettent de garder les selles molles.

- L'administration constante de laxatifs pour faciliter l'élimination risque de mener à la constipation.

- Le plus grand danger associé à la diarrhée est le déséquilibre hydrique et électrolytique.

- Dans le cas d'une stomie, la consistance des selles dépendra du type de stomie.

- L'analyse des habitudes d'élimination doit mettre l'accent sur les problèmes du transit intestinal, les facteurs qui influencent normalement la défécation, les modifications récentes du mode d'élimination et l'examen physique.

- Les intestins doivent être vidés avant la visualisation directe ou indirecte du tractus gastro-intestinal inférieur.

- Lorsqu'elle choisit un régime alimentaire favorisant la défécation pour un client, l'infirmière doit tenir compte de la fréquence de défécation, des caractéristiques des selles et de l'effet des aliments sur la fonction gastro-intestinale.

- L'exposition répétée à des selles liquides risque de provoquer une rupture de l'épiderme de la région périanale.

Pour en savoir plus

» Version complète et détaillée
www.cheneliere.ca/potter

ORGANISMES ET ASSOCIATIONS

AICM
Association d'iléostomie et de colostomie de Montréal
www.aicm-montreal.org

AGEQ
Association des gastro-entérologues du Québec
www.ageq.qc.ca

AMGIF
Association des maladies gastro-intestinales fonctionnelles
http://amgif.qc.ca

ACCC
Association canadienne du cancer colorectal
www.colorectal-cancer.ca

ACS
Association canadienne des stomothérapeutes
www.caet.ca

FCMII
Fondation canadienne des maladies inflammatoires de l'intestin
www.fcmii.ca

SNFGE
Société Nationale Française de Gastro-Entérologie
www.snfge.asso.fr

IFFGD
International Foundation for Functional Gastrointestinal Disorders
www.iffgd.org

RÉFÉRENCES GÉNÉRALES

Infiressources > Banques et recherche > Pathologies > Gastro-entérologie
www.infiressources.ca

PasseportSanté.net > Troubles et maladies > Index des troubles et maladies
Le site contient des fiches détaillées sur la constipation, la diarrhée, la maladie de Crohn et les hémorroïdes.
www.passeportsante.net

ORGANISMES GOUVERNEMENTAUX

ASPC > Maladies chroniques > Cancer > Cancer colorectal
Agence de la santé publique du Canada
www.phac-aspc.gc.ca

Jarvis, C. (2009). *L'examen clinique et l'évaluation de la santé.* **Montréal : Beauchemin.**
Le chapitre 25 est consacré à l'examen clinique de l'anus, du rectum et de la prostate.

Bonin, M. (Éd.). (2008). Dossier : l'intestin dans tous ses états. *Le médecin du Québec, 43*(10), 25-70.
www.fmoq.org

Miller, A., Candas, B., Berthelot, J.M., Elwood, M., Jobin, G., Labrecque, M., et al. (2009). *Pertinence et faisabilité d'un programme de dépistage du cancer colorectal au Québec : rapport du comité scientifique constitué par l'Institut national de santé publique du Québec.* **Montréal : Institut national de santé publique du Québec.**
www.inspq.qc.ca

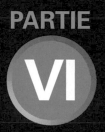

PARTIE

VI

Les besoins particuliers

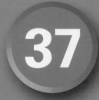

CHAPITRE

37

Édition française :
Virginie Bissonnette, inf., B. Sc.

Édition originale :
Janice C. Colwell,
RN, MS, CWOCN, FAAN

Préserver l'intégrité de la peau et soigner les plaies

Objectifs

Après avoir lu ce chapitre, vous devriez être en mesure :

- de déterminer les facteurs de risque qui contribuent à la formation de lésions de pression ;

- de décrire les six stades de formation d'une lésion de pression ;

- de décrire les processus de cicatrisation des plaies ;

- d'expliquer les facteurs qui favorisent la cicatrisation des plaies ou qui y nuisent, et le moment habituel où ils se manifestent ;

- de distinguer les soins prodigués pour des plaies aiguës des soins effectués pour des plaies chroniques ;

- d'appliquer la démarche de soins infirmiers auprès des clients qui souffrent d'atteintes à l'intégrité de la peau.

 Guide d'études, pages 169 à 174

Monsieur Jean-Paul Roux, âgé de 69 ans et marié depuis 42 ans, est diabétique de type 2 depuis plus de 15 ans. Son diabète est mal géré malgré la prise d'antidiabétiques oraux. Le client est incapable de suivre son régime diabétique ; il pèse 81 kg et mesure 1,64 m. Son indice de masse corporelle est de 31,2. Depuis l'an dernier, monsieur Roux éprouve une perte de sensation aux pieds. Il y a deux jours, il a subi une résection partielle du côlon descendant par voie abdominale à la suite de diverticulites récidivantes. Il dit avoir moins d'énergie et demeure en position Fowler pendant plusieurs heures. Lorsqu'il est alité, vous l'aidez à changer de position régulièrement, mais il revient constamment sur le dos. Il se lève de son lit pour aller s'asseoir dans le fauteuil pendant quelques minutes une fois dans la journée, car il dit ressentir de la douleur lorsqu'il bouge. Vous constatez la présence d'une plaie de stade 2 au talon gauche. Le dossier du client indique que celui-ci a subi des examens vasculaires le mois dernier et que son indice tibiobrachial est à 0,92. Depuis sa chirurgie, monsieur Roux tousse beaucoup, ce qu'il explique par l'anesthésie générale puisqu'il ne fume pas. Il dit aussi avoir de la difficulté à faire ses exercices respiratoires. Aujourd'hui, vous notez que sa température buccale est de 38,4 °C.

> *Mis à part le diabète, quel est le facteur qui rend monsieur Roux à risque de développer une lésion de pression ?*

■ ■ ■ **Concepts clés**

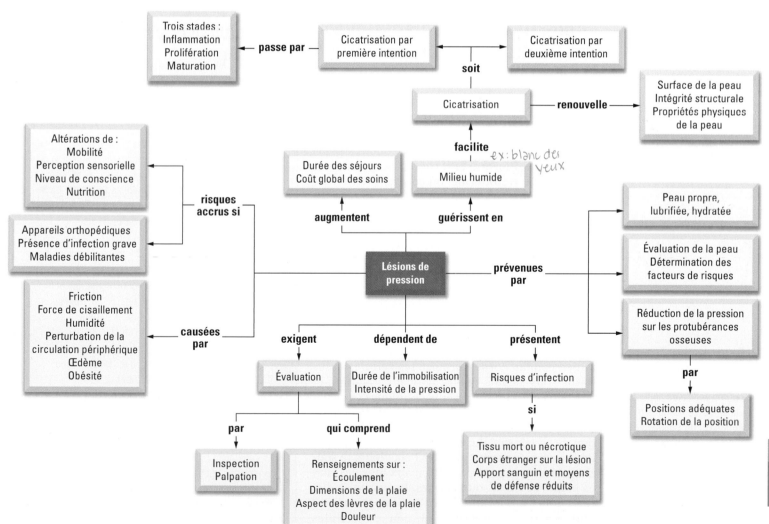

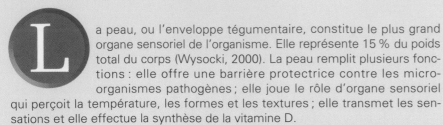

L a peau, ou l'enveloppe tégumentaire, constitue le plus grand organe sensoriel de l'organisme. Elle représente 15 % du poids total du corps (Wysocki, 2000). La peau remplit plusieurs fonctions : elle offre une barrière protectrice contre les microorganismes pathogènes ; elle joue le rôle d'organe sensoriel qui perçoit la température, les formes et les textures ; elle transmet les sensations et elle effectue la synthèse de la vitamine D.

Toute lésion cutanée présente des risques pour la santé et déclenche une réaction de cicatrisation complexe. Le fait de connaître le processus de cicatrisation normal permet à l'infirmière de déceler toute altération qui pourrait requérir une intervention. Parmi les actes décrivant l'exercice infirmier, la Loi sur les infirmières et les infirmiers désigne comme activité réservée à l'infirmière le fait de « déterminer le plan de traitement relié aux plaies et aux altérations de la peau et des téguments, et [de] prodiguer les soins et les traitements qui s'y rattachent » (Loi sur les infirmières et les infirmiers, L.R.Q., c. I-8, art. 36, al. 7). Il est important que l'infirmière prenne connaissance des recommandations liées à l'application de cet acte. Il faut savoir qu'il existe plusieurs types de plaies, toutes aussi complexes à traiter les unes que les autres. Ce chapitre constitue une introduction aux soins de lésions chirurgicales et de pression.

cutanées. Il est constitué de **collagène** (protéine résistante et fibreuse), de vaisseaux sanguins et de nerfs. Les **fibroblastes,** les cellules responsables de la formation du collagène, sont propres au derme. L'**hypoderme,** plus profond, se compose principalement de cellules sensorielles, de tissu adipeux et de tissu conjonctif. Il joue un rôle de protection contre le froid, la pression et les agressions.

La tendance des cellules mortes à remonter à la surface permet à l'épiderme de rétablir la barrière contre les organismes envahisseurs. Le derme réagit pour rétablir l'intégrité structurale (grâce au collagène) et les propriétés physiques de la peau. Bien qu'une plaie puisse se fermer dans la couche supérieure de l'épiderme, le client court tout de même un risque d'infection, de trouble circulatoire et de détérioration des tissus cutanés si le derme sous-jacent ne se cicatrise pas.

Le vieillissement altère les caractéristiques de la peau et peut porter atteinte à son intégrité. L'**ENCADRÉ 37.1** résume ces principaux changements.

37.1

Connaissances scientifiques de base à propos de l'intégrité de la peau

37.1.1 Caractéristiques de la peau

La peau est constituée de trois couches principales : l'épiderme, le derme et l'hypoderme **FIGURE 37.1**. L'**épiderme** (ou couche externe) est lui-même constitué de plusieurs couches. La couche mince qui se trouve à la surface de l'épiderme est la couche cornée. Elle est formée de cellules aplaties, mortes et kératinisées qui proviennent de la couche basale. Les cellules de la couche basale se divisent, prolifèrent et migrent vers la surface de l'épiderme. Une fois qu'elles ont atteint la couche cornée, les cellules s'aplatissent et meurent. Ce mouvement continuel assure le remplacement des cellules de surface éliminées pendant la **desquamation** normale. La mince couche cornée protège les cellules et les tissus sous-jacents contre la déshydratation, et elle empêche certains agents chimiques de pénétrer à travers l'épiderme. Cependant, la couche cornée permet l'évaporation de l'eau et l'absorption de certains médicaments topiques. Situé sous l'épiderme, le **derme** procure l'élasticité, le soutien mécanique et la protection aux muscles, aux os et aux organes sous-jacents. Le derme se distingue de l'épiderme du fait qu'il contient surtout du tissu conjonctif et peu de cellules

■ **Desquamation :** Perte des couches superficielles de l'épiderme sous la forme de petites pellicules appelées *squames.* Le terme *exfoliation* est un synonyme.

■ **Épithélialisation :** Formation des cellules épithéliales au site d'une plaie.

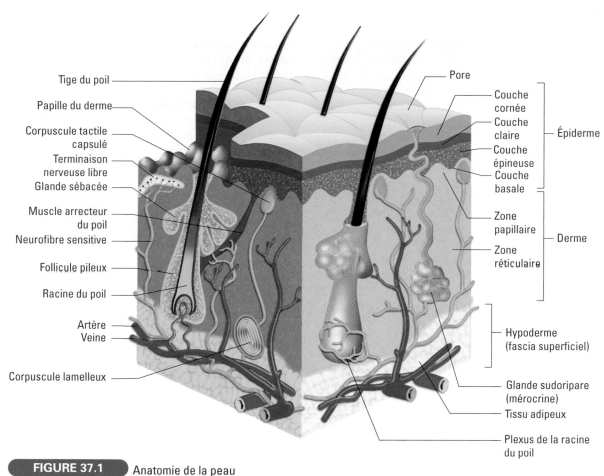

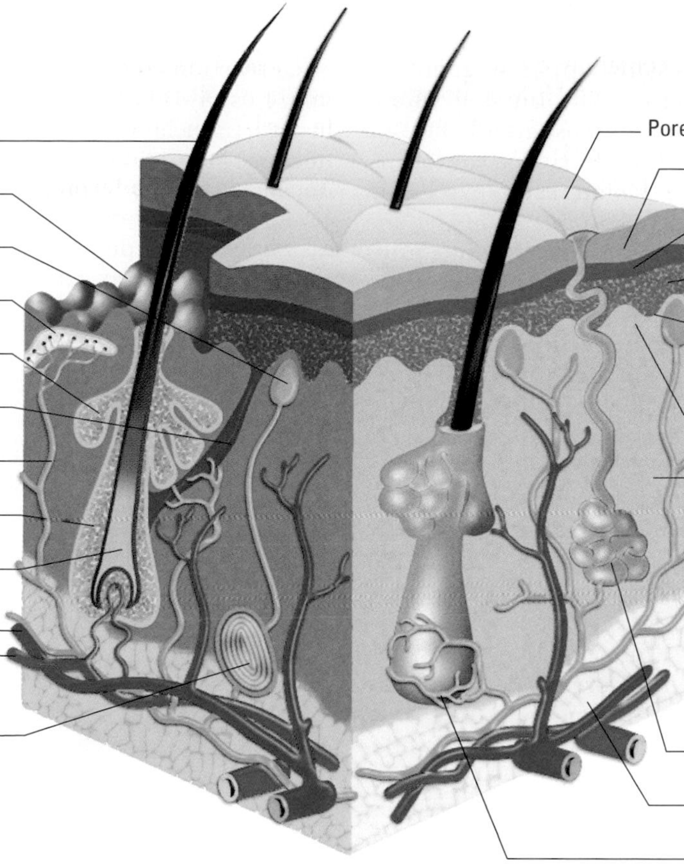
Tige du poil
Papille du derme
Corpuscule tactile capsulé
Terminaison nerveuse libre
Glande sébacée
Muscle arrecteur du poil
Neurofibre sensitive
Follicule pileux
Racine du poil
Artère
Veine
Corpuscule lamelleux
Pore
Couche cornée
Couche claire
Couche épineuse
Couche basale
Épiderme
Zone papillaire
Zone réticulaire
Derme
Hypoderme (fascia superficiel)
Glande sudoripare (mérocrine)
Tissu adipeux
Plexus de la racine du poil

FIGURE 37.1 Anatomie de la peau

Source : Tiré de Jarvis, C. (2009). *L'examen clinique et l'évaluation de la santé*. Montréal : Beauchemin.

37.1.2 Lésions de pression

Les expressions *lésion de pression, ulcère de pression, plaie de pression, escarre de décubitus, ulcère de décubitus* et *plaie de lit* sont utilisées pour décrire une atteinte à l'intégrité de la peau résultant d'une pression prolongée sur celle-ci **FIGURE 37.2**. Le terme *lésion de pression* est celui qui a été retenu dans ce manuel puisqu'il correspond à l'appellation liée aux recommandations des pratiques exemplaires de l'Association des infirmières et infirmiers autorisés de l'Ontario (AIIAO, 2005). Une **lésion de pression** est une lésion localisée de la peau et des tissus sous-jacents, habituellement située sur les proéminences osseuses. Elle résulte d'une pression prolongée combinée ou non à une friction ou à un cisaillement. Tout client dont la mobilité est réduite ou dont le fonctionnement neurologique s'est détérioré, qui éprouve une diminution des perceptions sensorielles ou une diminution de la circulation est prédisposé à la formation d'une lésion de pression.

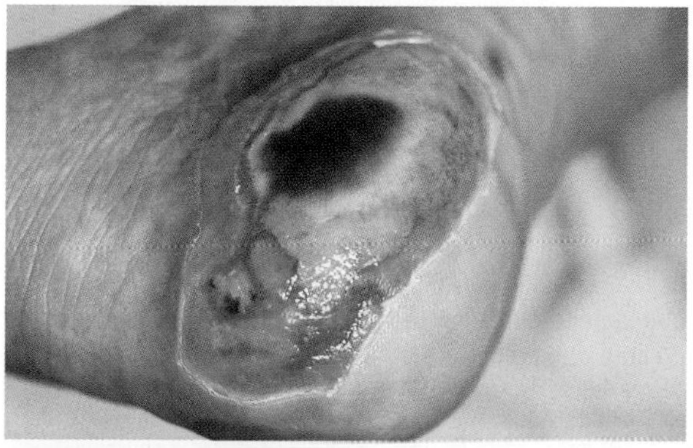

FIGURE 37.2 Lésion de pression accompagnée de nécrose tissulaire

Tout client dont la mobilité est réduite ou dont le fonctionnement neurologique s'est détérioré, qui éprouve une diminution des perceptions sensorielles ou une diminution de la circulation est prédisposé à la formation d'une lésion de pression.

Pathogenèse des lésions de pression

Trois éléments contribuent à la formation des lésions de pression :

- l'intensité de la pression et la **pression de fermeture des capillaires** ;
- la durée et le maintien de la pression ;
- la tolérance tissulaire (Bryant & Nix, 2007).

■ **Pression de fermeture des capillaires :** Pression nécessaire pour comprimer les capillaires.

37

Plus la pression est grande et plus elle dure longtemps, plus le risque de formation d'une lésion est élevé.

■ **Lésion ischémique :** Lésion causée par une diminution ou un arrêt de l'approvisionnement en sang des muscles, souvent entraînée par un spasme.

■ **Hyperémie réactionnelle normale :** Effet visible (rougeur) de la vasodilatation locale.

■ **Hyperémie réactionnelle anormale :** Excès de vasodilatation et d'induration en réaction à l'inflammation locale (p. ex. application d'eau chaude).

Une lésion de pression apparaît quand le produit *temps* × *pression* atteint une valeur déterminée. Plus la pression est grande et plus elle dure longtemps, plus le risque de formation d'une lésion est élevé. Bien que la peau et le tissu sous-cutané puissent tolérer une certaine pression, le fait d'appliquer une pression externe plus grande que celle existant dans le lit capillaire réduit ou bloque le débit sanguin vers les tissus adjacents. Ces tissus deviennent hypoxiques, ce qui entraîne une **lésion ischémique**. Si cette pression excède 32 mm Hg et qu'elle est maintenue, les vaisseaux s'affaissent, et une **thrombose** (formation d'un caillot) apparaît ; l'**hypoxie** s'ensuit (Maklebust & Sieggreen, 1996). Par contre, lorsque la pression est relâchée avant le point critique, la circulation vers les tissus touchés est rétablie par l'intermédiaire du mécanisme physiologique d'**hyperémie réactionnelle normale FIGURE 37.3** et **anormale FIGURE 37.4**. Étant donné que la peau a une plus grande tolérance à l'ischémie que le muscle, les lésions de pression commencent aux protubérances osseuses, et l'ischémie musculaire liée à la pression se manifeste par la suite sur l'épiderme (Maklebust, 1995). Le tissu endommagé visible d'une lésion de pression ne représente souvent que la « pointe de l'iceberg » (Pieper, 2007).

La réaction compensatoire des tissus à l'ischémie, c'est-à-dire l'hyperémie réactionnelle, permet au tissu ischémique d'être inondé de sang lorsque la pression est relâchée. L'augmentation du débit sanguin accroît l'apport d'oxygène et

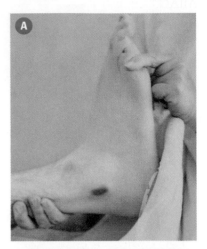

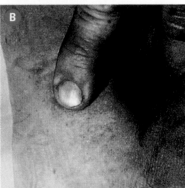

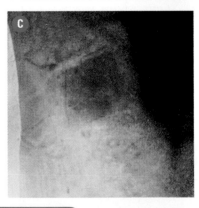

FIGURE 37.4 A. Hyperémie réactionnelle anormale. B. et C. Lorsqu'il y a hyperémie réactionnelle anormale, la région est beaucoup plus sombre que la peau avoisinante et ne pâlit pas à la pression du bout des doigts.
Source : Tiré de Pires, M., & Muller, A. (1991). Detection and management of early tissue pressure indicators: A pictorial essay. *Progressions, 3*(3) : 3-11.

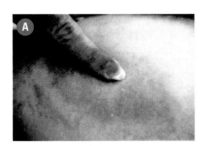

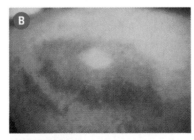

FIGURE 37.3 A. Hyperémie réactionnelle normale. B. Hyperémie réactionnelle normale avec pâleur provoquée par la pression du bout des doigts.
Source : Tiré de Pires, M., & Muller, A. (1991). Detection and management of early tissue pressure indicators: A pictorial essay. *Progressions, 3*(3), 3-11.

d'éléments nutritifs vers le tissu. Un équilibre sain est alors rétabli, ce qui évite la nécrose du tissu comprimé (Pires & Muller, 1991). L'hyperémie réactionnelle n'est efficace que si la pression est relâchée avant que ne survienne une lésion irréversible. L'intervalle de temps avant qu'une lésion ne survienne est estimé à deux heures (AIIAO, 2005).

Les tissus reçoivent de l'oxygène et des éléments nutritifs, et ils éliminent les déchets métaboliques par le transport du sang. Tout facteur nuisant à ce processus perturbe le métabolisme cellulaire ainsi que la fonction ou la vie des cellules. Une pression prolongée sur la peau nuit au métabolisme cellulaire en réduisant ou on supprimant la circulation à l'intérieur des tissus, ce qui entraîne une ischémie tissulaire. L'**ischémie tissulaire** est l'absence localisée de sang ou une réduction importante du débit sanguin résultant d'une obstruction mécanique (Pires & Muller, 1991). Cette diminution de l'apport sanguin entraîne la **pâleur** de la peau, normalement de teinte rosée, du client à la peau pâle (de race blanche). La pâleur ne se produit pas chez les clients dont la peau a une pigmentation foncée. La **peau de pigmentation foncée** a été définie comme une peau qui reste inchangée (ne pâlit pas) lorsqu'on applique une pression sur une protubérance osseuse, sans égard à la race ni à l'ethnie du client (Bennett, 1995). Certaines particularités de la peau foncée requièrent l'attention de l'infirmière quant au risque possible de lésion de pression **ENCADRÉ 37.2**.

Facteurs de risque de formation d'une lésion de pression

La pression est la cause principale de lésions et, par conséquent, d'atteinte à l'intégrité de la peau. Cependant, d'autres facteurs peuvent aussi accroître le risque de formation de lésions de pression. Ces facteurs comprennent les forces de cisaillement et de frottement (friction), l'humidité, une baisse du niveau de conscience ou de la perception des stimuli sensoriels à la suite d'un accident vasculaire cérébral (AVC), par exemple. Les conséquences d'un traumatisme, telle la présence d'un plâtre, peuvent également constituer un facteur de risque.

> *La pression est la cause principale de lésions et, par conséquent, d'atteinte à l'intégrité de la peau.*

Cisaillement

Le **cisaillement** est la force exercée parallèlement à la peau causée par la force gravitationnelle descendante et la résistance (friction) entre le client et une surface (Pieper, 2007). Par exemple, la **force de cisaillement** se produit quand la tête du lit est élevée et que le squelette glisse, mais que la peau reste fixe en raison de la

---

ENCADRÉ 37.2 — **Caractéristiques d'une peau de pigmentation foncée à risque de lésion de pression**

Évaluation
- La lumière naturelle ou halogène est idéale pour examiner la peau.
- La lumière fluorescente doit être évitée parce qu'elle émet une couleur bleutée, ce qui nuit à l'évaluation de la peau.

Couleur
- La peau du site de la lésion semble plus foncée que la peau environnante.
- Le site de la lésion a une teinte violacée ou bleutée.

Température
- La peau du site de la lésion est d'abord plus chaude que la peau environnante.
- Une froideur de la peau se manifeste ultérieurement quand le tissu est dévitalisé.

Toucher
- La peau est indurée, œdémateuse, douce ou râpeuse.

Apparence
- La peau du site de la lésion paraît tendue, brillante et écailleuse.

Source : Adapté de Bennett, M.A. (1995). Report of the Task Force on the Implications for Darkly Pigmented Intact Skin in the Prediction and Prevention of Pressure Ulcers. *Adv. Wound Care, 8*(6), 34-35.

friction avec le lit **FIGURE 37.5**. La force de cisaillement se produit également lorsqu'un client est transféré de son lit à une civière et que sa peau reste collée au lit : la peau et les couches sous-cutanées adhèrent à la surface du lit, alors que les couches de muscles et les os glissent dans la direction du mouvement du corps. Les capillaires des tissus sous-jacents sont étirés et lésés par la force de cisaillement. Par conséquent, les couches de tissus profonds subissent une nécrose et sont endommagées, ce qui cause la résorption du derme.

Neuropathie : Ensemble des affections nerveuses. Concerne essentiellement les maladies du système nerveux périphérique, c'est-à-dire les neuropathies périphériques.

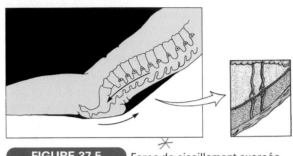

FIGURE 37.5 Force de cisaillement exercée contre la région sacro-iliaque. Par exemple, lorsque la tête de lit est relevée, le squelette glisse vers le bas tandis que la peau reste fixe, causant un effet de cisaillement.

Friction

La force mécanique exercée lorsque deux surfaces se déplacent l'une par rapport à l'autre, par exemple la force exercée quand la peau est tirée sur une surface rugueuse telle qu'un drap, est appelée la **friction** (Wound, Ostomy and Continence Nurses Society, 2003). Contrairement aux lésions de cisaillement, les lésions de friction altèrent l'épiderme ou la couche supérieure de la peau. La peau dénudée est rouge et endolorie. Les lésions de friction touchent les clients agités, ceux qui font des mouvements non maîtrisables, qui sont, par exemple, causés par des troubles spastiques, et ceux dont la peau est tirée plutôt que soulevée de la surface du lit pendant les changements de position.

Tubérosité : Protubérance osseuse souvent palpable sous la peau.

Humidité

La présence d'humidité sur la peau et la période de temps pendant laquelle celle-ci reste humide augmentent le risque de formation de lésions. L'humidité réduit la résistance de la peau à d'autres facteurs physiques tels que la pression ou la force de cisaillement. L'humidité prolongée ramollit la peau, ce qui la rend plus vulnérable aux blessures. Les clients immobilisés, qui sont incapables d'effectuer eux-mêmes leurs soins d'hygiène, dépendent de l'infirmière pour garder leur peau sèche et intacte. L'humidité de la peau provient de l'écoulement des plaies, d'une transpiration excessive, ou de l'**incontinence fécale** ou **urinaire.**

Perturbation des stimuli sensoriels

Les clients qui perçoivent mal la douleur et la pression tactile sont prédisposés à une atteinte à l'intégrité de la peau. Chez la personne diabétique, comme monsieur Roux, la perte de perception de la douleur en raison de **neuropathie** contribue au développement de plaies comme celle qu'il présente au talon gauche.

Perturbation de la fonction motrice

Même si les clients peuvent percevoir la pression, ils sont parfois incapables de changer seuls de position pour la réduire, ce qui accroît le risque de formation d'une lésion de pression. De plus, chez les clients qui souffrent de lésion médullaire, les fonctions sensorimotrices sont perturbées.

Altérations du niveau de conscience

Les clients désorientés ou inconscients ne sont pas en mesure de se protéger contre les lésions de pression. Ils peuvent ressentir la pression, mais ils sont incapables de comprendre comment la soulager. Les clients comateux peuvent ne pas percevoir la pression et sont incapables de bouger pour adopter une position de prévention.

Endroits les plus sujets aux lésions de pression

Les endroits où apparaissent le plus fréquemment les lésions de pression sont le sacrum, les talons, les coudes, les malléoles externes, les trochanters supérieurs et les **tubérosités** ischiatiques (Barczak, Barnett, Childs, & Bosley, 1997) **FIGURE 37.6.**

Appareils orthopédiques

Un client qui porte un plâtre est prédisposé à la formation de lésion de pression en raison de la force externe de friction exercée par le plâtre

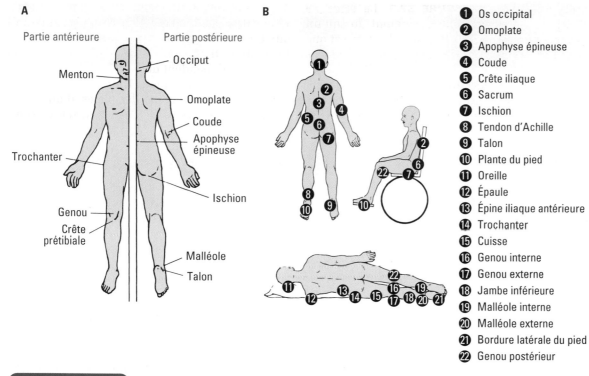

A

Partie antérieure | Partie postérieure

- Menton
- Occiput
- Omoplate
- Coude
- Apophyse épineuse
- Trochanter
- Ischion
- Genou
- Crête prétibiale
- Malléole
- Talon

B

① Os occipital
② Omoplate
③ Apophyse épineuse
④ Coude
⑤ Crête iliaque
⑥ Sacrum
⑦ Ischion
⑧ Tendon d'Achille
⑨ Talon
⑩ Plante du pied
⑪ Oreille
⑫ Épaule
⑬ Épine iliaque antérieure
⑭ Trochanter
⑮ Cuisse
⑯ Genou interne
⑰ Genou externe
⑱ Jambe inférieure
⑲ Malléole interne
⑳ Malléole externe
㉑ Bordure latérale du pied
㉒ Genou postérieur

FIGURE 37.6 A. Saillies osseuses les plus sujettes à une lésion de pression. B. Sites de lésions de pression.
Source: Adapté de Trelease, C.C. (1988). Developing standards for wound care. *Ostomy Wound Manage, 20,* 46.

contre la peau ou lorsque l'extrémité du membre blessé présente de l'œdème. Les appareils orthopédiques, tels que le collet cervical utilisé pour une fracture de la colonne cervicale, peuvent contribuer aux lésions de pression.

Il en va de même pour les tubes à oxygène, les tubes nasogastriques ou les sondes urinaires. Les infirmières doivent donc être conscientes du risque de détérioration des tissus cutanés quand elles utilisent ce type de matériel. Elles doivent examiner fréquemment la peau du client pour y déceler tout signe suspect.

37.1.3 Classification des lésions de pression par stades

L'un des premiers moyens utilisés pour classifier les lésions de pression a été la classification par stades, fondée sur la description de la profondeur du tissu détruit. Les pratiques exemplaires recommandent d'utiliser la classification du National Pressure Ulcer Advisory Panel (NPUAP) pour en faire l'évaluation (AIIAO, 2005) **TABLEAU 37.1**.

37.1.4 Classification des plaies

Une **plaie** (ou lésion) est une perturbation de la structure anatomique normale et de sa fonction résultant de processus pathologiques ou d'interventions (p. ex., une chirurgie) amorcés à l'intérieur ou à l'extérieur de l'organe touché (Lazarus et al., 1994). Comprendre ce qui est à l'origine de la formation d'une plaie s'avère important, car le traitement varie selon le processus en cause.

La classification des plaies permet à l'infirmière de comprendre les risques associés à une plaie et de prodiguer les soins appropriés. Une plaie ouverte, comme celle que monsieur Roux présente au talon gauche, ou une plaie

> *Comprendre ce qui est à l'origine de la formation d'une plaie s'avère important, car le traitement varie selon le processus en cause.*

37

TABLEAU
37.1

Stades de développement d'une lésion de pression

■ **Phlyctène :** Ampoule vésiculeuse remplie de sérosité, généralement transparente, qui s'amasse sous l'épiderme (à la suite d'une brûlure, d'une contusion ou avec certaines affections cutanées).

■ **Macération :** Gonflement et altération de tissus à la suite d'un séjour prolongé dans un liquide ou à l'humidité.

STADE	DESCRIPTION CLINIQUE	
Lésion des tissus profonds suspectée (LTPS)	Peau sans bris (intacte) qui présente une zone bien définie de décoloration violacée ou marron, ou une phlyctène sanguine causée par des dommages aux tissus mous sous-jacents provoqués par la pression et le cisaillement. Cette lésion avoisine une région tissulaire douloureuse, ferme, de consistance gélatineuse, œdémateuse, plus chaude ou plus froide que les tissus adjacents. Une telle lésion peut être difficile à déceler chez les personnes à la peau de pigmentation foncée. L'apparition d'une phlyctène mince sur une zone foncée du lit de la plaie signale que la lésion progresse ; celle-ci peut aussi se détériorer par la suite en se couvrant d'une mince escarre. Son évolution peut être rapide et toucher des couches tissulaires additionnelles malgré un traitement optimal.	
1	Peau sans bris (intacte) qui présente une zone bien définie d'érythème qui ne blanchit pas à la pression du doigt, habituellement située sur une proéminence osseuse. Chez les personnes à la peau de pigmentation foncée, il est parfois impossible de vérifier si la zone touchée blanchit ou non à la pression ; sa coloration peut être différente de celle de la peau environnante. Comparée aux tissus adjacents, cette région peut être douloureuse, ferme ou molle, plus chaude ou plus froide. Une telle lésion peut être difficile à déceler chez les personnes à la peau de pigmentation foncée. Elle peut également signaler qu'il s'agit d'une personne à risque de lésions de pression.	
2	Perte tissulaire partielle du derme qui a l'aspect d'un ulcère superficiel, dont le lit de la plaie est rouge rosé sans tissu nécrotique humide. La lésion peut également avoir l'aspect d'une phlyctène séreuse intacte, ou ouverte et fissurée. Cette plaie peut aussi avoir l'aspect d'un ulcère superficiel sec ou luisant, mais sans tissus nécrotiques humides ni ecchymose[a]. Ce stade ne devrait pas être utilisé pour décrire des déchirures cutanées, des brûlures de ruban adhésif, des dermatites périnéales, de la macération ou des excoriations.	

TABLEAU 37.1	Stades de développement d'une lésion de pression (*suite*)

STADE	DESCRIPTION CLINIQUE	
3	Perte tissulaire complète. Le tissu sous-cutané peut être visible, mais non les os, les tendons et les muscles. Des tissus nécrotiques humides peuvent être présents, sans empêcher l'évaluation de la profondeur de la perte tissulaire. Cette plaie peut comporter des sinus ou des espaces sous-jacents. La profondeur de cette plaie varie selon la région anatomique. La cloison nasale, les oreilles, l'occiput et les malléoles ne comportent pas de tissus sous-cutanés ; les plaies de stade 3 situées dans ces régions peuvent être superficielles. Par contre, dans les régions où la couche de tissus adipeux est très importante, ces plaies peuvent être extrêmement profondes. Les os et les tendons ne sont pas visibles ni directement palpables.	
4	Perte tissulaire complète qui expose les os, les tendons ou les muscles. Des tissus nécrotiques humides ou des escarres peuvent être présents dans certaines parties du lit de la plaie. Ces ulcères comportent souvent des sinus ou des espaces sous-jacents. La profondeur de cette plaie varie selon la région anatomique. La cloison nasale, les oreilles, l'occiput et les malléoles ne comportent pas de tissus sous-cutanés ; les plaies de stade 4 situées dans ces régions peuvent être superficielles. Ces plaies peuvent atteindre les muscles et les structures profondes (p. ex., le fascia, les tendons ou les capsules articulaires) et causer une ostéomyélite. Les os et les tendons sont visibles ou directement palpables.	
Indéterminé[b]	Perte tissulaire complète dont la base est recouverte de tissus nécrotiques humides (jaunes, beiges, gris, verts ou bruns) ou d'une escarre (beige, brune ou noire) dans le lit de la plaie. La vraie profondeur de la plaie, donc le stade, ne peut être déterminée tant que les tissus nécrotiques humides ou l'escarre ne sont pas suffisamment débridés pour permettre de visualiser la base de la plaie. Une escarre stable sur les talons (sèche, adhérente, intacte sans érythème ni fluctuation liquidienne) constitue une couche de protection naturelle (biologique) et ne devrait pas être enlevée.	

a. Une zone d'ecchymose laisse suspecter une lésion des tissus profonds.
b. L'appellation *stade X* est couramment utilisée dans les milieux cliniques pour nommer le stade indéterminé.

Sources : Adapté de National Pressure Ulcer Advisory Panel (2007b). *Terms and definitions related to support surfaces.* [En ligne]. www.npuap.org/pdf/NPUAP_S3I_TD.pdf (page consultée le 23 octobre 2009); Ordre des infirmières et infirmiers du Québec (2007). *Les soins de plaies au cœur du savoir infirmier : de l'évaluation à l'intervention pour mieux prévenir et traiter.* Montréal : Ordre des infirmières et infirmiers du Québec.

profonde présente un plus grand risque d'infection qu'une plaie fermée ou qu'une **abrasion.** Il est important que l'infirmière comprenne la différence entre une plaie aiguë (ou vive) et une plaie chronique **TABLEAU 37.2**. Les plaies aiguës suivent un processus de cicatrisation normal, de façon ordonnée et dans un délai précis (Kane, 2001). Les plaies chroniques prennent beaucoup plus de temps à se cicatriser et peuvent représenter un défi pour les soins infirmiers.

Phases de cicatrisation

Le processus de cicatrisation se déroule en trois phases, soit la phase d'inflammation, la phase de prolifération (ou de régénération) et la phase de maturation (ou de remodelage).

Phase d'inflammation

La phase inflammatoire est la réaction de l'organisme à une plaie. Elle commence dans les minutes qui suivent la lésion et dure environ trois jours. Pendant l'**hémostase,** la constriction vasculaire se produit, et des plaquettes sanguines adhèrent entre elles au site de la lésion pour arrêter le saignement. Les caillots forment un réseau de **fibrine** afin de fournir une structure pour la migration cellulaire. Les tissus et les **mastocytes** lésés sécrètent de l'**histamine,** ce qui entraîne une vasodilatation des capillaires environnants, l'exsudation de sérum et la **diapédèse** des globules blancs dans les tissus lésés. Ces deux derniers phénomènes provoquent par la suite une rougeur localisée, de l'œdème, de la chaleur et de la douleur sous forme d'élancement.

TABLEAU 37.2	**Classification des plaies**	
DESCRIPTION	**CAUSES**	**INCIDENCE SUR LA CICATRISATION**
Début et durée **Plaie aiguë (vive)** Plaie qui suit le processus normal de cicatrisation, et qui permet le rétablissement permanent de l'intégrité anatomique et fonctionnelle	Trauma, incision chirurgicale	Plaies qui, en général, se nettoient et se réparent facilement ; lèvres nettes et intactes
Plaie chronique Plaie qui ne suit pas le processus normal de cicatrisation et qui ne permet pas le rétablissement permanent de l'intégrité anatomique et fonctionnelle	Atteinte vasculaire, inflammation chronique ou agressions répétées sur les tissus (Doughty & Sparks-Defriese, 2007)	Exposition continue aux agressions qui entrave le processus de cicatrisation
Types de cicatrisation **Première intention** Plaie fermée	Incision chirurgicale, plaie suturée ou agrafée	Cicatrisation par épithélialisation ; cicatrisation rapide et formation d'une petite cicatrice
Deuxième intention Lèvres de la plaie non rapprochées	Escarres, plaies opératoires avec perte de substance	Cicatrisation par formation de tissu de granulation, rétraction de la plaie et épithélialisation
Troisième intention Plaie laissée béante durant plusieurs jours et affrontement des lèvres	Plaie contaminée	Report de la fermeture de la plaie jusqu'à la levée du risque d'infection (Doughty & Sparks-Defriese, 2007)

Les **leucocytes** (globules blancs) atteignent la plaie en quelques heures ; ils participent alors aux défenses immunitaires contre l'infection. Les **neutrophiles** représentent le premier type de leucocytes qui commencent à ingérer les bactéries et les petits débris. Le deuxième type de leucocytes en importance est le monocyte, qui se transforme en macrophages. Les **macrophages** sont des cellules qui délogent les bactéries, les cellules mortes et les débris d'une plaie par **phagocytose.** Les macrophages poursuivent le processus de délogement des débris, attirent d'autres macrophages et stimulent la formation de fibroblastes, les cellules qui synthétisent le collagène. Le collagène est le principal élément du tissu cicatriciel qui peut être formé dès le deuxième jour après l'apparition de la plaie.

Les plaquettes, les neutrophiles, les macrophages et les lymphocytes T sont parmi les composants sanguins qui libèrent des hormones de croissance, ce qui favorise la cicatrisation des plaies. Il existe de plus en plus de preuves que ces facteurs ont un effet bénéfique sur le processus de guérison. Si l'inflammation qui se produit est insuffisante, comme dans le cas d'une maladie débilitante ou après l'administration de stéroïdes, la phase inflammatoire se trouve rallongée, et les processus de réparation se déroulent plus lentement.

Phase de prolifération ou de régénération

À mesure que la reconstruction progresse, avec l'apparition de nouveaux vaisseaux sanguins, la phase de prolifération, qui peut durer de 3 à 24 jours, prend de l'ampleur. Les principales activités au cours de cette phase sont le remplissage de la plaie avec un nouveau tissu conjonctif ou de granulation, et la fermeture du haut de la plaie par épithélialisation. Les cellules qui permettent de synthétiser le collagène pour fermer la plaie sont les fibroblastes. Le collagène procure la résistance et l'intégrité structurale à une plaie. Pendant cette période, la plaie commence à se fermer à l'aide du nouveau tissu.

Le collagène se joint au tissu de granulation pour former une matrice qui sert de support à la réépithélialisation. Le collagène fournit à la plaie résistance et intégrité structurale. Durant cette phase, la plaie se rétracte, ce qui a pour effet de diminuer la surface à cicatriser. Enfin, les cellules épithéliales migrent des lèvres de la plaie à la surface. Dans une plaie nette, la phase de prolifération se déroule comme suit : rétablissement du lit vasculaire (tissu de granulation), comblement de la surface par du tissu de remplacement

(collagène, rétraction et tissu de granulation) et réparation de la surface (épithélialisation).

Les facteurs généraux qui peuvent perturber la cicatrisation dans cette phase sont l'âge, l'**anémie,** l'**hypoprotéinémie,** la carence en zinc et en vitamines.

Phase de maturation ou de remodelage

La phase de maturation représente la dernière étape de la cicatrisation. Selon la profondeur et l'étendue de la plaie, elle peut durer plus de un an. Le collagène cicatriciel continue de se restructurer et de prendre des forces pendant plusieurs mois. Toutefois, une plaie cicatrisée ne possède habituellement pas la résistance du tissu qu'elle remplace (résistance à la traction). Les fibres de collagène subissent un remodelage ou une restructuration avant d'adopter leur apparence définitive. Normalement, le tissu cicatriciel contient moins de cellules pigmentées (mélanocytes) et est plus pâle que la peau originale.

Types de cicatrisation

Il existe trois types de cicatrisation. Les couches de tissus impliqués et leur capacité à se régénérer déterminent le type de cicatrisation en cours : par première intention, par deuxième intention ou par troisième intention (Doughty & Sparks-Defriese, 2007) **FIGURE 37.7**. De même, il existe deux types de plaies : celles qui présentent une perte tissulaire importante et celles qui présentent peu de perte tissulaire.

Cicatrisation par première intention

Une incision chirurgicale nette cause une plaie où il y a peu de perte tissulaire. La plaie chirurgicale est donc un exemple de **cicatrisation par première intention.** Les bords de la peau se rapprochent ou se referment, et le risque d'infection est faible. La cicatrisation se fait rapidement, avec un minimum de formation de tissu cicatriciel, à condition de prévenir l'infection et les ruptures de ce tissu (Doughty & Sparks-Defriese, 2007) **TABLEAU 37.3**.

Cicatrisation par deuxième intention

Une plaie qui comporte une perte tissulaire, par exemple une brûlure, une lésion de pression profonde ou une **lacération** grave infectée, se cicatrise par une **cicatrisation par deuxième intention.** La plaie demeure ouverte jusqu'à ce qu'elle soit comblée par un tissu cicatriciel. Lorsque la perte tissulaire d'une plaie est importante, la cicatrisation se

- **Neutrophile :** Leucocyte polynucléaire du sang, à noyau irrégulier, qui présente des granulations neutrophiles. Chez l'homme, les neutrophiles représentent 70 % des globules blancs.

- **Phagocytose :** Processus d'englobement et de digestion par une cellule de particules solides ou d'autres cellules qu'elle trouve dans son milieu.

- **Anémie :** Diminution du taux d'hémoglobine (pigment des globules rouges assurant le transport de l'oxygène des poumons aux tissus) dans le sang.

- **Hypoprotéinémie :** Diminution anormale de la protéinémie (taux de protéines dans le sang) au-dessous de 60 g/L.

- **Lacération :** Déchirure de la peau susceptible de saigner abondamment, selon la profondeur et l'emplacement de la plaie.

37

A
Première intention

Sutures — Petite cicatrice

Épiderme
Derme
Tissu sous-cutané

B
Deuxième intention

Cellules épithéliales et tissu cicatriciel — Cicatrice

C
Troisième intention (première intention retardée)

Suture — Cicatrice

Jugement clinique

Monsieur Roux présente deux plaies ; laquelle se cicatrise par première intention ?

fait plus lentement puisque chacune des phases de cicatrisation est prolongée. Étant donné que la plaie est plus grande, la quantité de tissu conjonctif qui doit se cicatriser est plus importante. Dans la cicatrisation par deuxième intention, la **contraction** de la plaie est un processus beaucoup plus important puisque son rôle est de diminuer la taille de la plaie et ainsi de réduire la quantité de tissu de granulation nécessaire à sa fermeture (Doughty & Sparks-Defriese, 2007). Le **myofibroblaste,** qui contient entre autres des protéines de muscles lisses, est la cellule responsable de la contraction (Doughty & Sparks-Defriese, 2007). La contraction de la plaie commence vers le quatrième jour et se produit en même temps que l'épithélialisation. Étant donné qu'une plaie par

deuxième intention prend plus de temps à se cicatriser, le risque d'infection augmente. Il peut même y avoir une perte permanente de fonction du tissu lorsque la cicatrisation de la plaie est de deuxième intention.

Cicatrisation par troisième intention

La **cicatrisation par troisième intention** est aussi appelée cicatrisation par première intention retardée. Elle survient souvent lorsqu'une infection empêche la cicatrisation normale par première intention d'une plaie chirurgicale (Ordre des infirmières et infimiers du Québec [OIIQ], 2007). La plaie reste ouverte pendant plusieurs jours. Une fois l'infection maîtrisée, le fond de la plaie guérit

■ **Exsudat :** Accumulation de cellules mortes et de globules blancs qui suinte d'un foyer d'inflammation. Il peut être séreux, (jaune clair, transparent comme du plasma), sanguinolent (contenant des globules rouges) ou purulent (contenant des globules blancs et des bactéries).

■ **Tunnellisation :** Création d'un conduit artificiel au sein d'un tissu.

TABLEAU 37.3 **Caractéristiques de la cicatrisation anormale des plaies par première et deuxième intention**

CICATRISATION ANORMALE PAR PREMIÈRE INTENTION	CICATRISATION ANORMALE PAR DEUXIÈME INTENTION
Lèvres de la plaie mal rapprochées	Tissu de granulation pâle et fragile ; possibilité de sécheresse ou d'humidité extrême du lit du tissu de granulation
Écoulement présent plus de trois jours après la fermeture	Présence d'exsudat
Diminution de l'inflammation dans les trois à cinq premiers jours suivant la plaie	Présence de tissu nécrotique ou desquamé
Aucune épithélialisation des lèvres de la plaie au quatrième jour	Épithélialisation non continue
Aucune crête de cicatrisation au neuvième jour	Présence d'une odeur fruitée, terreuse ou putride ; présence de fistules et de tunnellisation

par deuxième intention, et les bords de la plaie sont rapprochés par une méthode externe, telle que les **points de suture** (Doughty & Sparks-Defriese, 2007).

Facteurs perturbant la cicatrisation des plaies

Lorsqu'un client présente une lésion de pression, comme celle de monsieur Roux au talon, il est important de trouver les facteurs de risque en cause et de les éliminer. En reconnaissant les facteurs perturbant la cicatrisation, l'infirmière peut prodiguer les soins préventifs et thérapeutiques adéquats **TABLEAU 37.4**.

Nutrition

Pour les clients affaiblis ou handicapés par une maladie, la thérapie nutritionnelle est particulièrement importante. Un client qui a subi une chirurgie et qui s'alimente bien a tout de

■ **Point de suture :** Fils dont on se sert pour réunir les tissus. La soie, le coton, le lin, le métal et le nylon sont les divers matériaux utilisés pour effectuer les points de suture.

TABLEAU 37.4 **Facteurs perturbant la cicatrisation des plaies**

FACTEUR	CONSÉQUENCES
Âge	• Le vieillissement altère toutes les phases de cicatrisation des plaies. • Les changements vasculaires perturbent la circulation vers le foyer de la plaie. • La réduction de la fonction hépatique altère la synthèse des facteurs de coagulation. • La réaction inflammatoire est ralentie. • La formation d'anticorps et de lymphocytes est réduite. • Le tissu collagène est moins souple. • Le tissu cicatriciel est moins élastique.
Malnutrition	• Toutes les phases de cicatrisation des plaies sont perturbées, entre autres à cause du déficit protéique, car les protéines sont essentielles au processus de cicatrisation. • Le stress métabolique provoqué par les brûlures ou par un grave traumatisme accroît les besoins en matière de nutrition en raison de la perte importante de tissus et à cause du déficit liquidien qui s'ensuit.
Obésité	• Le tissu adipeux manque d'apport sanguin pour combattre l'infection bactérienne, et acheminer les éléments nutritifs et cellulaires nécessaires à la cicatrisation. • La fonction cardiaque est souvent compromise, ce qui diminue la perfusion des tissus.
Altération de l'oxygénation	• La réduction de l'oxygène artériel altère la synthèse du collagène et la formation des cellules épithéliales. • Les tissus ne reçoivent pas l'oxygène dont ils ont besoin si le débit sanguin de la circulation locale est faible. • La diminution d'hémoglobine dans le sang (anémie) réduit le taux d'oxygène artériel dans les capillaires et nuit à la réparation des tissus.
Tabagisme	• Le tabagisme réduit la quantité d'hémoglobine fonctionnelle dans le sang, ce qui a pour effet de diminuer l'oxygénation des tissus. • Le tabagisme peut accroître l'agrégation plaquettaire et causer une hypercoagulation. • Le tabagisme perturbe les mécanismes cellulaires normaux qui favorisent l'acheminement de l'oxygène vers les tissus.

Jugement clinique

Deux observations indiquent que la cicatrisation de la plaie chirurgicale de monsieur Roux ne se fait pas normalement. Lesquelles ?

37

TABLEAU
37.4

Facteurs perturbant la cicatrisation des plaies (*suite*)

FACTEUR	CONSÉQUENCES
Médicaments	• Les stéroïdes réduisent la réaction inflammatoire et ralentissent la synthèse du collagène. • Les anti-inflammatoires suppriment la synthèse des protéines, la contraction de la plaie, l'épithélialisation et l'inflammation. • L'utilisation prolongée d'antibiotiques peut accroître le risque de résistance aux bactéries. • La chimiothérapie peut déprimer la fonction de la moelle osseuse, abaisser le nombre de leucocytes et perturber la réaction inflammatoire.
Diabète	• Le diabète cause une altération de la perfusion des tissus puisqu'il entraîne souvent des problèmes vasculaires tant pour la microcirculation que pour la macrocirculation. • L'hyperglycémie altère la capacité des leucocytes à réaliser la phagocytose, et favorise l'envahissement de l'infection fongique et de l'infection à levures.
Radiothérapie	• La fibrose et la cicatrisation vasculaire se développent à la longue dans les couches de peau irradiées. • Les tissus deviennent fragiles et mal oxygénés.
Tension des plaies	• Le vomissement, la distension abdominale et l'effort respiratoire peuvent exercer une tension sur les points de suture et perturber les tissus de la plaie. • Une tension soudaine et inattendue sur l'incision bloque la formation de cellules endothéliales et du réseau de collagène.

Jugement clinique

D'après les données de la mise en contexte, quels sont les trois principaux facteurs qui perturbent la cicatrisation des plaies de monsieur Roux ?

34

Les principales méthodes d'évaluation nutrionnelle sont décrites dans le chapitre 34, *Promouvoir une alimentation adéquate.*

même besoin de consommer quotidiennement au moins 35 à 40 kilocalories par kilogramme de son poids (Stotts, 2007a). Les solutions de rechange telles que l'alimentation entérale et l'alimentation parentérale sont offertes aux clients incapables de maintenir un apport alimentaire normal. Les personnes qui courent un risque de malnutrition, y compris celles qui sont incapables de s'alimenter par voie orale ou qui ont subi une perte de poids involontaire, devraient faire l'objet d'une évaluation nutritionnelle abrégée tous les trois mois ▶ 34 . Depuis plusieurs années, les paramètres relatifs à une malnutrition importante sur le plan clinique ont été définis par l'Agency for Health Care Policy and Research, Panel for Treatment of Pressure Ulcers in Adults (1994). Un apport liquidien supplémentaire est également nécessaire lorsqu'un client présente une plaie et que celle-ci draine des écoulements abondants (OIIQ, 2007). La variation pondérale doit éga-

lement faire l'objet d'une évaluation (Ayello, Thomas & Litchford, 1999).

La cicatrisation normale d'une plaie requiert une alimentation adéquate **TABLEAU 37.5**. Une déficience en un ou plusieurs nutriments entraîne des problèmes ou des retards de cicatrisation (Stotts, 2007a). L'infirmière doit être vigilante à ce sujet et toujours tenir compte de l'état nutritionnel de son client lorsque celui-ci présente un indice de masse corporelle (IMC), soit la relation entre son poids et sa taille, égal ou supérieur au poids santé. Monsieur Roux a un IMC de 31,2, ce qui le rend encore plus à risque de présenter un problème de cicatrisation.

Bien que les taux d'albumine sérique soient lents à refléter les changements dans les protéines viscérales, ils constituent de bons indices de malnutrition chez tous les groupes d'âge (Hanan & Scheele, 1991). La meilleure mesure de l'état nutritionnel est la préalbumine, parce

TABLEAU 37.5	**Éléments nutritionnels jouant un rôle dans la cicatrisation des plaies**		
ÉLÉMENT	**RÔLES**	**RECOMMANDATIONS**	**SOURCES**
Kilocalories	Carburant qui fournit l'énergie aux cellules ; « protection protéinique »	• De 35 à 40 kcal/kg/jour ou assez pour maintenir un bilan azoté positif	Tout aliment
Protéines	Composantes de base des cellules et des tissus	• De 1,25 à 2 g/kg/jour ou assez pour maintenir un bilan azoté positif	Viandes, volailles, poissons, œufs, produits laitiers, substituts
Vitamine C (acide ascorbique)	Hydroxylation de la proline et de la lysine dans la synthèse du collagène.	• Apport nutritionnel recommandé (ANR) de 40 mg • Supplément s'il y a une carence • Faible toxicité	Agrumes, tomates, pommes de terre, jus de fruit enrichis
Vitamine A	Aide à l'épithélialisation, à la synthèse du collagène et à la liaison longue ; inversion des effets des stéroïdes et du retard de cicatrisation	• ANREF de 800 à 1 000 EAR • Supplément s'il y a une carence	Légumes verts à feuilles (épinards), brocoli, carottes, patates douces, foie
Zinc	Mitose et prolifération des cellules.	• ANREF de 9 à 12 mg • Supplément s'il y a une carence • Aucune amélioration dans la cicatrisation des plaies avec suppléments, à moins d'une carence en zinc • Prudence (des doses fortes peuvent être toxiques) • Possible blocage du métabolisme du cuivre ; nuisance à la fonction immunitaire	Poisson, huîtres, foie, viande brune, viande rouge, œufs, légumes
Liquides	Milieu liquidien essentiel à toutes les fonctions cellulaires	• Consommer de 30 à 35 ml/kg/jour • Accroître de 10 à 15 ml/kg supplémentaires si le client est couché sur un lit à matelas d'air. • Éviter la caféine, l'alcool et le sucre. • Favoriser l'ingestion d'eau (de 1,5 à 2 L/jour)	

Source : Adapté de Ayello, E.A., Thomas, D.R., & Litchford, M.A. (1999). Nutritional aspects of wound healing. *Home Healthcare Nurse, 17*(11), 719-729.

qu'elle reflète non seulement ce que le client a ingéré, mais également ce que le corps a absorbé, digéré et métabolisé (Stotts, 2007a). Les signes cliniques de malnutrition importante sont présentés dans l'**ENCADRÉ 37.3**.

Les clients qui souffrent d'anémie sont prédisposés à la formation de lésions de pression. Les faibles taux d'hémoglobine diminuent les capacités de transport et de fixation d'oxygène du sang aux tissus. Dans la mesure du possible,

> **ENCADRÉ 37.3** **Signes de malnutrition importante sur le plan clinique**
>
> - Le taux d'albumine sérique est inférieur à 35 g/L.
> - La numération lymphocytaire totale est de moins de 1 500/mm^3.
> - Le poids corporel a diminué de plus de 10 % dans les trois derniers mois.

Source : Adapté de Stotts, N.A. (2007a). Nutritional assessment and support. In R.A. Bryant & D.P. Nix (Eds), *Acute and chronic wounds: Current management concepts* (3rd ed.). St. Louis, Mo. : Mosby.

l'hémoglobine doit être maintenue à 120 g/L. L'anémie altère également le métabolisme cellulaire et nuit à la cicatrisation des plaies.

La **cachexie** est généralement associée à des maladies graves comme le cancer et les cardiopathies en phase terminale. Le client qui souffre de cachexie est davantage prédisposé aux lésions de pression, car il n'a presque plus de tissu adipeux pour amortir la pression que les protubérances osseuses exercent contre sa peau.

Hémorragie

L'**hémorragie,** ou le saignement à partir de la plaie, est normale pendant et immédiatement après le traumatisme initial. L'hémostase se produit dans les minutes qui suivent, à moins que de gros vaisseaux sanguins ne soient mis en cause ou que le client ait un problème de coagulation. L'hémorragie qui survient après l'hémostase peut indiquer qu'un point de suture chirurgical a cédé, qu'un caillot s'est délogé, qu'il y a une infection ou qu'il y a érosion d'un vaisseau sanguin par un corps étranger (p. ex., un drain). Une hémorragie peut être externe ou interne.

L'infirmière peut détecter une hémorragie interne si elle constate une dilatation dans la région touchée, un changement dans le type et la quantité des liquides qui s'écoulent du drain chirurgical, ou si elle relève des signes de **choc hypovolémique ENCADRÉ 37.4**. Un **hématome** est une accumulation de sang localisée dans un organe, une cavité ou un tissu. Il se présente sous la forme d'un gonflement ou d'une masse qui prend une coloration bleuâtre. Un hématome localisé près d'une artère ou d'une veine principale représente une situation critique, parce que la pression qu'exerce l'hématome peut obstruer la circulation sanguine.

Une hémorragie externe est visible. L'infirmière doit examiner attentivement les plaies, notamment les plaies chirurgicales postopératoires, car le risque d'hémorragie est élevé pendant les 24 à 48 premières heures suivant une chirurgie. Comme monsieur Roux a été opéré il y a quatre jours, le risque d'hémorragie de la plaie chirurgicale est faible.

Infection

L'infection d'une plaie prolonge la phase inflammatoire, retarde la synthèse du collagène, empêche l'épithélialisation et augmente la production des cytokines pro-inflammatoires, lesquelles causent des dommages supplémentaires aux tissus (Stotts, 2007b).

L'infection de plaie est la deuxième infection nosocomiale en fréquence ▶ **24**. Une plaie est infectée lorsqu'il y a écoulement d'une matière purulente, même si aucun prélèvement de culture n'a été effectué ou que les résultats sont négatifs **TABLEAU 37.6**. Il est possible qu'un échantillon d'écoulement provenant d'une plaie infectée ne révèle pas de présence de bactéries en raison d'une mauvaise technique de culture, de la prise d'antibiotiques ou parce que la plaie est infectée par d'autres microorganismes pathogènes que des bactéries, par exemple des levures, des champignons ou un virus. Par ailleurs, des résultats de

Cachexie : État de maigreur extrême accompagnée d'un affaiblissement général et d'émaciation qui se manifeste chez les personnes sous-alimentées ou en phase terminale d'une maladie.

24

Le chapitre 24, *Agir pour la prévention et le contrôle des infections,* présente les différentes causes et les divers foyers des infections nosocomiales.

Choc hypovolémique : Diminution de la masse sanguine circulante dont la conséquence principale est une baisse du retour veineux et du débit cardiaque.

> **ENCADRÉ 37.4** **Signes de choc hypovolémique**
>
> - Soif
> - Agitation
> - Pâleur extrême
> - Diminution de la pression artérielle
> - Tachycardie
> - Diminution de l'état de conscience

TABLEAU 37.6 — Gradation des plaies selon la prolifération microbienne

CLASSE DE PROLIFÉRATION	DÉFINITION	SIGNES CLINIQUES
Contamination	Présence de microorganismes pathogènes à la surface de la plaie qui ne se multiplient pas et ne nuisent pas à l'hôte	Aucun signe d'infection
Colonisation	Présence de microorganismes pathogènes en reproduction qui s'aggripent au lit de la plaie, mais qui ne causent pas de dommages à l'hôte	Aucun signe d'infection
Colonisation critique	Présence de microorganismes pathogènes qui retardent ou arrêtent la guérison de la plaie sans la présence des signes classiques d'infection	Douleur et sensibilité, exsudat séreux élevé, odeur nauséabonde, tissu de granulation rouge brillant et friable, absence de guérison
Infection	Impossibilité pour le système immunitaire de l'hôte de combattre la trop grande quantité de microorganismes pathogènes présents	Odeur nauséabonde, pus, érythème autour de la plaie, température élevée, douleur et œdème

Source : Adapté de Sibbald, R.G., Orsted, H.L., Coutts, P.M., & Keast, D.H. (2006). Recommandations des pratiques exemplaires pour la préparation du lit de la plaie : mise à jour 2006. *Wound Care Canada, 4*(1), 13-86.

culture positifs ne signifient pas nécessairement qu'il y a une infection, puisque de nombreuses plaies contiennent des colonies de bactéries saprophytes non infectieuses. En réalité, toutes les plaies dermiques chroniques sont considérées comme contaminées par des bactéries. Ce qui distingue les plaies contaminées des plaies infectées est la quantité de bactéries présentes. Une plaie comportant plus de 100 000 (10^5) microorganismes pathogènes par millilitre est considérée infectée (Stotts, 2007b). Les risques d'infection d'une plaie sont plus grands lorsque celle-ci contient du tissu mort ou nécrosé, lorsqu'il y a des corps étrangers dans la plaie ou à proximité, et lorsque l'apport sanguin et les défenses locales sont réduits. La cicatrisation des plaies est inhibée quand des bactéries causent l'infection.

Une plaie contaminée ou traumatique peut montrer des signes précoces d'infection dans un délai de deux ou trois jours. L'infection d'une plaie chirurgicale n'apparaît habituellement pas avant le quatrième ou le cinquième jour suivant l'opération. Le client est fiévreux, il ressent de la sensibilité au toucher et une douleur dans la région de la plaie, et sa numération leucocytaire est élevée. Les lèvres de la plaie peuvent sembler irritées. Lorsqu'il y a présence d'écoulement, celui-ci dégage une mauvaise odeur et est **purulent,** c'est-à-dire qu'il contient du pus, et qu'il présente une couleur jaune, verte ou brune, selon le microorganisme responsable **TABLEAU 37.7**.

Biofilm

Les **biofilms** représentent un nouveau défi pour les intervenants. Un biofilm est une communauté de microorganismes (bactéries, champignons, algues ou protozoaires), adhérant entre eux et à une surface, et marquée par la sécrétion d'une matrice adhésive et protectrice. Cette matrice crée une protection sous forme de barrière physique pour les bactéries contre les autres organismes, les cellules phagocytaires et les antibiotiques (Edwards & Harding, 2004). Le biofilm est un système dynamique en constante évolution dans lequel le milieu de vie circule avec difficulté (Réseau National Biofilms, 2009), ce qui fait en sorte que le processus de cicatrisation normal est retardé par sa présence (Schultz, Barillo, Mozingo & Chin, 2004). Une plaie peut donc être infectée par un biofilm et ne présenter aucun signe d'infection.

Déhiscence

Lorsqu'une plaie ne se cicatrise pas bien, il est possible que les couches de peau et le tissu se

37

■ **Éviscération :**
Protubérance des organes abdominaux ou viscéraux à travers l'ouverture d'une plaie ; elle peut survenir lorsqu'il y a séparation totale des couches de la plaie.

séparent. Ce problème se pose plus fréquemment lorsqu'il y a absence de formation du collagène (de 3 à 11 jours après la lésion). La **déhiscence** est la séparation partielle ou totale des couches de la plaie, donc l'ouverture de la ligne de suture de celle-ci. Un client prédisposé

TABLEAU 37.7	Types d'écoulement de plaie	
TYPE	**APPARENCE**	
Séreux	Transparent ; plutôt jaunâtre et aqueux	
Purulent	Épais ; jaune, vert, ocre ou brun	
Sanguinolent ou sérosanguin	Pâle, rougeâtre ou rosé ; aqueux : mélange d'écoulement séreux et sanguin	
Sanguin	Rouge vif : indique un saignement actif	

à une mauvaise cicatrisation (p. ex., en raison d'un mauvais état nutritionnel, d'une immunosuppression, d'une infection ou de diabète) est exposé à la déhiscence. De plus, les clients obèses courent un plus grand risque en raison de la pression du poids des tissus exercée sur les bords de la plaie et de la mauvaise qualité de la cicatrisation des tissus adipeux (Camden, 2007). La déhiscence concerne souvent les plaies chirurgicales, et elle peut survenir après un effort brusque, comme après avoir toussé ou vomi, ou après s'être assis dans le lit. L'infirmière doit prêter attention à tout risque de déhiscence lorsqu'il y a une augmentation d'écoulement sanguinolent provenant d'une plaie **ENCADRÉ 37.5**.

Éviscération

L'**éviscération** peut survenir lorsqu'il y a séparation totale des couches d'une plaie. Cet état constitue une urgence médicale nécessitant une intervention chirurgicale. Lorsqu'une éviscération se produit, l'infirmière place des serviettes stériles imbibées de solution saline stérile sur les tissus exposés afin de réduire les risques de pénétration de bactéries et d'assèchement. Lorsqu'un organe fait saillie à travers la plaie, l'apport sanguin vers les tissus est compromis. L'infirmière ne doit alors rien donner par voie orale au client. Elle doit surveiller tout signe ou symptôme d'état de choc tel que la chute de pression artérielle, la tachycardie, la pâleur des téguments et la diminution de l'état de

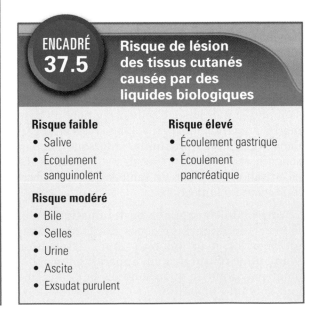

ENCADRÉ 37.5	Risque de lésion des tissus cutanés causée par des liquides biologiques

Risque faible
- Salive
- Écoulement sanguinolent

Risque modéré
- Bile
- Selles
- Urine
- Ascite
- Exsudat purulent

Risque élevé
- Écoulement gastrique
- Écoulement pancréatique

conscience. Elle doit préparer le client en vue d'une chirurgie d'urgence.

Fistule

Une **fistule** est une communication anormale entre deux organes, ou entre un organe et l'extérieur du corps. La plupart des fistules se forment à la suite de la mauvaise cicatrisation d'une plaie ou d'une complication de maladie, telle que la maladie de Crohn, ou entérite régionale. Un traumatisme, une infection, une radioexposition et des maladies telles que le cancer peuvent en être à l'origine. ■

37.2

Connaissances scientifiques appliquées à la pratique infirmière

37.2.1 Prévention et évaluation des lésions de pression

Prévention

La prévention des lésions de pression constitue une priorité dans les soins prodigués aux clients. Elle ne se limite pas aux personnes à mobilité restreinte. La prévalence d'une lésion de pression est définie comme le nombre de clients qui présentent au moins une lésion de pression, dans une population définie de clients, à un moment donné dans le temps (Wound, Ostomy and Continence Nurses Society, 2004). Au Canada, la prévalence dans les établissements de santé est de 26 % (Woodbury & Houghton, 2004). Il est possible de réduire la prévalence et les coûts associés aux lésions de pression en appliquant des mesures de prévention **ENCADRÉ 37.6**.

Des interventions cohérentes et planifiées sont donc indispensables pour assurer la qualité des soins de la peau. L'infirmière doit examiner fréquemment les clients de la tête aux pieds pour déceler toute atteinte à l'intégrité de la peau et porter une attention particulière aux protubérances osseuses (AIIAO, 2007). Cet examen doit être effectué pour tous les clients au moment de l'admission, au cours des transferts ou des changements de position, et chaque fois que l'infirmière note des modifications dans l'état de santé de la personne (AIIAO, 2007) ▶ **MS 11.1** .

Évaluation des risques

Plusieurs outils permettent de détecter les clients fortement prédisposés à la formation d'une lésion de pression. La capacité de détecter les clients à risque permet de diminuer les coûts liés aux soins de santé (Gosnell, 1973 ; Norton, McLaren, & Exon-Smith, 1962). Grâce aux différentes échelles d'évaluation des risques (Bergstrom, Demuth & Braden, 1987 ; Gosnell, 1973 ; Norton et al, 1962) mises au point par des infirmières, le personnel infirmier est en mesure d'évaluer systématiquement les clients. Chaque échelle présente un nombre différent de facteurs de risque auxquels on attribue une valeur numérique. L'évaluation du risque que représente chaque client est obtenue en additionnant les valeurs numériques accordées à chaque facteur de risque. L'interprétation des valeurs numériques varie d'une échelle à l'autre. Les lignes directrices de l'Association des infirmières et infirmiers autorisés de l'Ontario (2005) sur l'évaluation des risques et la prévention des lésions de pression recommandent le recours à l'échelle de Braden. Cette échelle devrait être utilisée dès l'admission du client (Keast, Parslow, Houghton, Norton & Fraser, 2006). La fréquence des évaluations subséquentes dépendra du contexte de soins. Évidemment, plus celui-ci entraîne un risque élevé, plus les évaluations à l'aide de cette échelle devront être rapprochées.

Échelle de Braden

L'échelle de Braden a été développée par Barbara Braden et Nancy Bergstrom en 1988. Elle utilise six critères d'évaluation **TABLEAU 37.8**. Le score total varie entre 6 et 23. Plus le score est faible, plus le risque qu'une lésion de pression se produise est élevé (Braden & Bergstrom, 1989). Avec l'échelle de Braden, le score qui correspond au seuil critique varie en fonction des clients. Les adultes hospitalisés qui obtiennent un score inférieur à 16 et les clients âgés qui obtiennent un score de 17 ou 18 sont considérés comme étant à risque (Braden & Bergstrom, 1994 ; Bryant, 1992). Pour les clients noirs et latino-américains à la peau de pigmentation foncée, le seuil critique est établi à 17 ou 18 (Lyder et al., 2001).

MS 11.1

Méthodes liées aux soins de plaies: *Évaluation et prévention des risques de formation de lésions de pression.*

La prévention des lésions de pression constitue une priorité dans les soins prodigués aux clients.

Pour évaluer les risques de lésions de pression et d'atteintes à l'intégrité de la peau, les échelles de Norton et de Gosnell peuvent également être utilisées. Consultez les tableaux 37.1W et 37.2W au www.cheneliere.ca/potter.

37

TABLEAU
37.8

Échelle de Braden : évaluation des risques de lésions de pression

Nom du client : _____ Nom de l'évaluateur : _____ Date de l'évaluation : _____

Perception senso-rielle Capacité de répondre d'une manière significative à l'inconfort causé par la pression	**1. Complètement limitée** Absence de réaction (ne gémit pas, ne sursaute pas, n'a pas de réflexe de préhension) aux stimuli dou-loureux, causée par une diminution du niveau de conscience ou par la séda-tion. ou A une capacité limitée de ressentir la douleur ou l'inconfort sur la majeure partie de son corps.	**2. Très limitée** Répond seulement aux sti-muli douloureux. Ne peut communiquer l'inconfort que par des gémissements ou de l'agitation. ou A une altération sensorielle qui limite la capacité de res-sentir la douleur ou l'incon-fort sur la moitié de son corps.	**3. Légèrement limitée** Répond aux ordres verbaux, mais ne peut pas toujours communiquer l'inconfort ou le besoin d'être tourné. ou A une certaine altération sensorielle qui limite sa capacité de ressentir la douleur ou l'inconfort dans un ou deux de ses membres.	**4. Aucune atteinte** Répond aux ordres verbaux. N'a aucun déficit sensoriel qui pourrait limiter sa ca-pacité de ressentir ou d'exprimer la douleur ou l'inconfort.	
Humidité Degré d'humidité auquel la peau est exposée	**1. Constamment humide** La peau est presque cons-tamment humide à cause de la transpiration, de l'urine, etc. La moiteur est notée chaque fois que la personne est changée de position.	**2. Très humide** La peau est souvent, mais pas toujours humide. La li-terie doit être changée au moins une fois par quart de travail.	**3. Occasionnellement humide** La peau est occasionnelle-ment humide, ce qui néces-site un changement de literie additionnel environ une fois par jour.	**4. Rarement humide** La peau est habituellement sèche. La literie est changée à la fréquence habituelle.	
Activité Degré d'activité physique	**1. Alité** Confinement au lit.	**2. Confinement au fauteuil** La capacité de marcher est très limitée ou inexistante. Ne peut supporter son propre poids ou a besoin d'aide pour s'asseoir dans le fauteuil ou dans le fau-teuil roulant.	**3. Marche à l'occasion** Marche occasionnellement pendant la journée, mais sur de très courtes dis-tances, avec ou sans aide. Passe la plupart de chaque quart de travail au lit ou dans le fauteuil.	**4. Marche fréquemment** Marche hors de la chambre au moins deux fois par jour et dans la chambre au moins une fois toutes les deux heures en dehors des heures de sommeil.	
Mobilité Capacité de changer et de maîtriser la position de son corps	**1. Complètement immobile** Incapable de faire le moindre changement de position de son corps ou de ses membres sans assistance.	**2. Très limitée** Fait occasionnellement de légers changements de po-sition de son corps ou de ses membres, mais est incapable de faire des changements fréquents ou importants de façon indépendante.	**3. Légèrement limitée** Fait de fréquents, mais légers changements de position de son corps ou de ses membres de façon indépendante.	**4. Non limitée** Fait des changements de position importants et fré-quents sans aide.	

Nutrition Profil de l'alimentation habituelle	1. Très pauvre Ne mange jamais un repas complet. Mange rarement plus du tiers de tout aliment offert. Mange deux portions ou moins de protéines (viandes ou produits laitiers) par jour. Boit peu de liquides. Ne prend pas de supplément nutritionnel liquide. ou Ne prend rien par la bouche, ou reçoit une diète liquide ou une perfusion intraveineuse pendant plus de cinq jours.	2. Probablement inadéquate Mange rarement un repas complet et ne mange généralement que la moitié de tout aliment offert. L'apport en protéines comporte trois portions de viandes ou de produits laitiers par jour. Prend occasionnellement un supplément nutritionnel. ou Reçoit une quantité insuffisante de liquide ou de gavage.	3. Adéquate Mange plus de la moitié de la plupart des repas. Mange un total de quatre portions de protéines (viandes, produits laitiers) chaque jour. Peut refuser à l'occasion un repas, mais prend habituellement un supplément nutritionnel s'il est offert. ou Est alimenté par gavage ou par alimentation parentérale totale qui répond probablement à la plupart des besoins nutritionnels.	4. Excellente Mange presque entièrement chaque repas. Ne refuse jamais un repas. Mange habituellement un total de quatre portions ou plus de viandes et de produits laitiers. Mange occasionnellement entre les repas. Un supplément nutritionnel n'est pas nécessaire.	
Friction et cisaillement	1. Problème Le client a besoin d'une aide de modérée à maximale pour bouger. Il est impossible de le soulever complètement sans que sa peau frotte sur les draps. Il glisse fréquemment dans le lit ou dans le fauteuil, ce qui requiert d'être positionné fréquemment avec une aide maximale. La spasticité, les contractures ou l'agitation entraînent une friction presque constante.	2. Problème potentiel Le client bouge faiblement ou requiert une aide minimale. Pendant un changement de position, la peau frotte probablement jusqu'à un certain degré contre les draps, le fauteuil, les appareils de contention ou autres appareils. Il maintient la plupart du temps une assez bonne position au fauteuil ou au lit, mais il glisse à l'occasion.	3. Aucun problème apparent Le client bouge de façon indépendante au lit ou au fauteuil, et a suffisamment de force musculaire pour se soulever complètement pendant un changement de position. Il maintient en tout temps une bonne position dans le lit et dans le fauteuil.		
				Pointage total	

Source : Copyright Barbara Braden ; Nancy Bergstrom, © 1988 Braden Scale for Predicting Pressure Sore Risk. Version française approuvée par les auteures. Traduction et validation : Diane St-Cyr ; Nicole Denis © 2004.

37.2.2 Évaluation de la plaie

En tout premier lieu, l'infirmière se doit de faire une évaluation complète de l'histoire de la plaie, incluant l'**étiologie** de celle-ci. Stotts et Cavanaugh (1999) proposent ainsi d'inclure cinq aspects dans la collecte des données se rapportant à une plaie **ENCADRÉ 37.7**.

L'inspection visuelle et la palpation sont nécessaires sur les surfaces du corps où repose la plus grande partie du poids ou de la pression, car ces régions sont les plus prédisposées à la formation de lésions de pression **FIGURE 37.8**. C'est ce qui permet à l'infirmière de découvrir la plaie au talon de monsieur Roux **FIGURE 37.9**. L'inspection est également essentielle pour

■ **Étiologie :** Étude des causes des maladies ; ces causes elles-mêmes.

ENCADRÉ 37.6 — Mesures de prévention des lésions de pression

Évaluation des risques

- Considérer comme étant à risque de développer ou de présenter des lésions de pression toutes les personnes alitées ou confinées à une chaise, ou celles dont la mobilité est réduite.
- Choisir et utiliser une grille d'évaluation des risques, telle que l'échelle de Braden, qui assure une évaluation systématique des facteurs de risque individuels.
- Évaluer tous les clients prédisposés aux lésions de pression au moment de leur admission dans l'établissement de santé et à des intervalles réguliers par la suite.
- Déterminer tous les facteurs de risque individuels (p. ex., altération de l'état mental, présence d'humidité, incontinence, alimentation déficiente) pour orienter les traitements préventifs pertinents. Modifier les soins en fonction des facteurs de risque individuels.

Soins de la peau

- Inspecter la peau au moins une fois par jour et noter les résultats de l'évaluation.
- Personnaliser la fréquence des bains. Utiliser un agent nettoyant doux. Éviter l'eau chaude et le frottement excessif.
- Évaluer et traiter l'incontinence. Lorsque celle-ci ne peut être maîtrisée, nettoyer la peau après l'élimination, utiliser une barrière topique contre l'humidité et choisir des sous-vêtements absorbants qui offrent une surface d'assèchement rapide pour la peau.
- Utiliser des produits hydratants pour la peau sèche. Minimiser les facteurs environnementaux qui entraînent la sécheresse de la peau, tels qu'un faible taux d'humidité et l'air froid.
- Ne pas masser la peau rougie sur les protubérances osseuses afin de ne pas léser les tissus déjà affaiblis par la pression subie.
- Utiliser des techniques adéquates de changement de position, de transfert et de mobilisation pour minimiser les plaies causées par le frottement et les forces de cisaillement.
- Utiliser des lubrifiants secs (amidon de maïs) ou des protecteurs cutanés pour réduire les blessures causées par le frottement.
- Détecter et corriger les facteurs qui compromettent l'apport protéique et énergétique, et envisager des suppléments nutritifs pour les personnes qui souffrent de carences ou qui sont à risque d'en souffrir.
- Instituer un programme de réadaptation pour maintenir ou améliorer la mobilité et l'activité.
- Gérer et documenter les interventions et les résultats.

Surfaces de répartition du poids et de soutien mécanique

- Repositionner les personnes alitées au moins toutes les deux heures et les personnes confinées à une chaise toutes les heures.
- Utiliser un horaire de changement de position écrit.
- Placer les personnes à risque sur un matelas réducteur de pression ou sur un coussin de chaise. Ne pas utiliser de dispositifs en forme de beigne, car ils créent une pression élevée et localisée à l'endroit du contact avec la peau.
- Considérer l'alignement corporel, la répartition du poids, l'équilibre et la stabilité ainsi que la réduction de pression au moment du positionnement d'une personne sur une chaise ou dans un fauteuil roulant.
- Montrer aux personnes confinées à un fauteuil et qui peuvent transférer leur poids à le faire toutes les 15 minutes.
- Utiliser un dispositif de soulèvement (p. ex., un trapèze ou un drap de lit) pour déplacer les personnes pendant le transfert et les changements de position plutôt que de les tirer.
- Utiliser des oreillers ou des coussins pour empêcher les protubérances osseuses, telles que les genoux et les chevilles, de se toucher directement.
- Utiliser des dispositifs qui diminuent totalement la pression exercée sur les talons (p. ex., en plaçant des oreillers sous les mollets pour relever les talons).
- Éviter le positionnement direct sur le trochanter lorsque le client est en décubitus latéral (utiliser la position inclinée latérale de 30°).
- Élever la tête du lit brièvement d'un angle maximal de 30°.

Enseignement

- Appliquer des plans d'enseignement sur la prévention des lésions de pression qui sont structurés, organisés, complets et destinés à tous les clients à risque.
- Inclure des renseignements sur les sujets suivants :
  - l'étiologie et les facteurs de risque des lésions de pression ;
  - les outils d'évaluation des risques et leur application ;
  - l'évaluation de la peau ;
  - les stades des lésions de pression ;
  - le choix et l'utilisation des surfaces de soutien ;
  - l'élaboration et l'application de programmes personnalisés de soins de la peau ;
  - la démonstration du positionnement qui permet de réduire le risque de rupture du tissu ;
  - la documentation au dossier des données pertinentes.

Source : Adapté de Association des infirmières et infirmiers autorisés de l'Ontario (2005). *Lignes directrices sur les pratiques exemplaires en soins infirmiers : évaluation du risque et prévention des lésions de pression*. Toronto : Association des infirmières et infirmiers autorisés de l'Ontario.

toutes les plaies, chirurgicales ou autres. Dès qu'un changement est noté, il faut réévaluer la situation de façon régulière afin de prévenir la détérioration de la situation.

Aspect de la plaie

Les plaies chirurgicales sont fermées à l'aide d'agrafes, de points de suture ou de bandes adhésives stériles. L'agrafe d'acier inoxydable est l'accessoire le plus couramment utilisé pour les fermetures de plaies **FIGURE 37.10**. Ce type d'agrafes offre une plus grande résistance que les sutures de nylon ou de soie, et il a tendance à moins irriter la peau. L'infirmière doit vérifier s'il y a des signes d'irritation autour des agrafes ou des points de suture, et observer si les lèvres de la plaie sont bien accolées. La peau autour

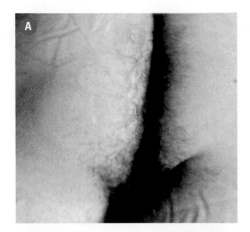

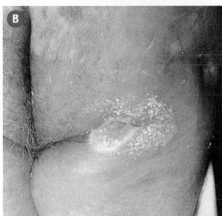

FIGURE 37.8 A. Hyperémie sur les tubérosités ischiatiques. B. Ulcère.

Source : Tiré de Pires, M., & Muller, A. (1991). Detection and management of early tissue pressure indicators: A pictorial essay. *Progressions, 3*(3), 3-11.

des points de suture ou des agrafes est normalement œdémateuse pendant les deux ou trois premiers jours après la chirurgie. Un œdème persistant peut indiquer que les sutures sont trop serrées. Un ajustement trop serré des sutures peut couper la peau, entraîner une séparation des lèvres de la plaie, ce qui constitue une cause fréquente de déhiscence de la plaie. D'ailleurs, la plaie chirurgicale de monsieur Roux est fermée par des agrafes, et l'infirmière constate que les bords ne sont pas accolés, et qu'ils sont rouges et œdémateux. Le retrait précoce des points de suture ou des agrafes permet de réduire la formation d'anomalies le long de la ligne d'incision et de minimiser les risques de formation de cicatrices peu esthétiques ▶ **MS 11.5**. Une plaie qui

MS 11.5

Méthodes liées aux soins de plaies : *Retrait des points de suture ou des agrafes et installation d'un diachylon de rapprochement.*

ENCADRÉ 37.7 **Évaluation de la plaie**

- Qu'est-ce qui a causé la plaie ?
- Quand la plaie est-elle apparue ? Où est-elle et quelle était sa taille initiale ?
- Qu'est-il arrivé à la plaie depuis son apparition ? Quels ont été les changements observés et qu'est-ce qui les a provoqués ?
- Quels traitements, quelles activités ou quels soins ont ralenti le processus de cicatrisation de la plaie ou l'ont favorisé ? Y a-t-il des soins particuliers à apporter à cette plaie pour qu'elle se cicatrise ?
- La plaie est-elle accompagnée de symptômes tels que de la douleur ou du prurit ? Comment ces symptômes sont-ils traités ? Les traitements sont-ils efficaces ?

Source : Adapté de Stotts, N.A., & Cavanaugh, C.E. (1999). Assessing the patient with a wound. *Home Healthcare Nurse, 17*(1), 27-35.

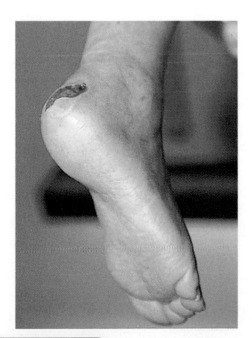

FIGURE 37.9 Formation d'une lésion de pression sur le talon résultant d'une pression externe exercée par le matelas du lit

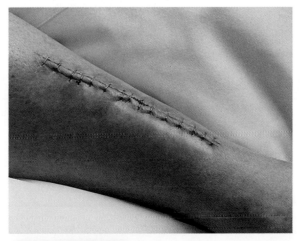

FIGURE 37.10 Sutures faites à l'aide d'agrafes métalliques

37

se cicatrise normalement se remplit de collagène synthétisé par les fibroblastes, et les lèvres se referment en l'espace de 7 à 10 jours.

L'infirmière doit décrire l'aspect de la plaie en fonction des caractéristiques observées. Les données à recueillir pour l'évaluation de toute plaie sont présentées dans l'**ENCADRÉ 37.8**.

L'infirmière se doit de faire une évaluation du tissu au lit de la plaie, car cette information sera nécessaire pour planifier le traitement approprié. L'évaluation du type de tissu comprend la quantité (pourcentage) et l'apparence (couleur) du tissu sain et dévitalisé. Le tissu de granulation (tissu sain) **FIGURE 37.11A** est un tissu rouge et à l'apparence humide. Il est composé de nouveaux vaisseaux sanguins et représente la progression vers la guérison. La fibrine est un tissu dévitalisé, fibreux, jaune pâle ou blanc, qui doit être retiré pour que la plaie puisse guérir **FIGURE 37.11B**. La **nécrose** est le tissu nécrotique noir ou brun **FIGURE 37.11C**. Celui-ci représente un tissu dévitalisé et doit également être éliminé pour permettre la guérison de la plaie. Les plaies peuvent aussi présenter un mélange de couleurs **FIGURE 37.11D**.

PISTES D'ÉVALUATION CLINIQUE

ENCADRÉ 37.8 Données à recueillir pour l'évaluation d'une plaie

Écoulement
- Noter la quantité, la couleur et la nature de l'exsudat sur le pansement. L'écoulement de la plaie doit être contenu pour protéger la peau avoisinante.

Voisinage (peau avoisinante)
- Évaluer la peau en fonction de la macération si celle-ci est présente. Protéger la peau avoisinante contre toute plaie causée par l'humidité.
- Noter la présence d'induration, d'inflammation, de rougeur ou d'irritation.

Allure (taille, forme, stade, lèvres)
- Déterminer à quel stade de développement en est la plaie permettra de choisir les traitements de cicatrisation et le pansement appropriés. Les guides de mesure peuvent aider à évaluer les dimensions de la plaie. L'infirmière utilise un écouvillon stérile pour mesurer la profondeur de la plaie. Déterminer l'état des lèvres de la plaie, et noter si elles sont rapprochées.

Localisation (emplacement anatomique, âge de la plaie)
- Les plaies chroniques cicatrisent plus lentement.
- Localiser les plaies près de l'anus car elles nécessitent une observation plus fréquente des pansements à cause du risque de contamination par la présence de selles.

Ulcération (érythème, épithélialisation, tissu dévitalisé)
- Évaluer le lit tissulaire et les changements (p. ex., l'érythème, l'épithélialisation, le tissu dévitalisé) qui témoignent de la cicatrisation de la plaie.
- Chez les clients à la peau de pigmentation foncée, il est préférable d'évaluer les changements sous un bon éclairage.

Algie (sensibilité à la pression, tension de la plaie)
- Documenter la douleur. Administrer un analgésique au besoin.

Tunnellisation, voie sinusale
- Utiliser un écouvillon stérile pour localiser et mesurer doucement toute voie sinusale.
- Utiliser un cadran d'horloge comme référence pour décrire l'emplacement et la direction de la tunnellisation.

Infection
- Toutes les lésions de pression sont considérées comme contaminées. Les plaies qui ont une numération bactérienne supérieure à 105 mm sont infectées. Observer les plaies pour y détecter des signes d'infection locale : exsudat purulent, odeur, érythème, chaleur, sensibilité à la pression, œdème, douleur, fièvre et augmentation des globules blancs. Il est recommandé de procéder au prélèvement de culture de la plaie lorsque ces signes et ces symptômes sont présents.
- L'infection telle que l'ostéomyélite doit être soignée.

Odeur (nécrotique, fétide)
- S'il y a présence d'une odeur, il peut être nécessaire de procéder à un nettoyage plus fréquent de la plaie et peut-être à un débridement. Le tissu nécrotique doit être enlevé pour favoriser la cicatrisation de la plaie.
- Noter les observations recueillies.
- Compléter les notes ou les fiches d'évaluation au moment de l'examen et des soins de la plaie.

Source : Adapté de Ayello, E.A. (1992). Teaching the assessment of patients with pressure ulcers. *Decubitus, 5*(4), 53-54.

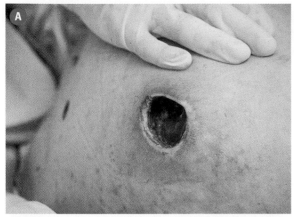
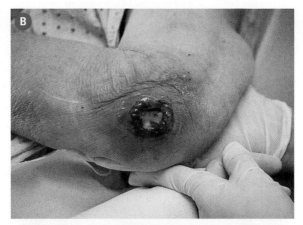
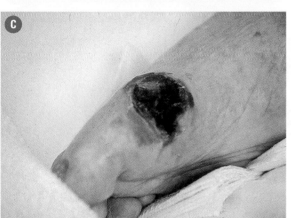
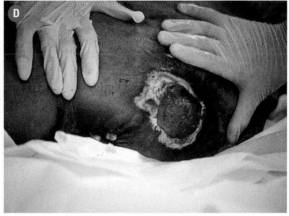

FIGURE 37.11 Plaies classées selon l'évaluation de la couleur. A. Tissu de granulation ou tissu sain (plaie rouge). B. Fibrine (plaie jaune). C. Nécrose (plaie noire). D. Plaie de plusieurs couleurs.

Il existe plusieurs outils qui permettent d'évaluer la cicatrisation d'une lésion de pression, tels que ceux proposés par Ayello et Braden (2002), et par l'Association québécoise d'établissements de santé et de services sociaux (AQESSS). L'outil suggéré par l'AQESSS permet un suivi serré et détaillé de l'évolution de la plaie, et devrait être rempli à chaque changement de pansement ou minimalement une ou deux fois par semaine.

Certains outils peuvent fournir un moyen utile d'évaluation et de réévaluation systématiques des lésions de pression. La fiche d'évaluation des lésions de pression de l'AQESSS et la collecte des données d'Ayello (1992, 1996) sont des exemples d'outils utiles.

Drain

Le médecin insère un drain à l'intérieur ou près de la plaie chirurgicale pour permettre le drainage en profondeur de celle-ci ou pour maintenir les lèvres de la plaie fermées. Certains drains sont suturés en place. Afin d'éviter de retirer un drain accidentellement, l'infirmière doit faire preuve de prudence pendant la réfection du pansement. Par exemple, un drain de Penrose peut se trouver sous un pansement, passer à travers un pansement, ou être relié à un sac de drainage ou à un appareil d'aspiration **FIGURE 37.12**. Souvent, le médecin place une épingle ou une pince à travers le tube d'écoulement pour l'empêcher de glisser plus loin à l'intérieur de la

Vous pouvez consulter la fiche d'évaluation proposée par l'AQESSS présentée dans le tableau 37.3W au www.cheneliere.ca/potter.

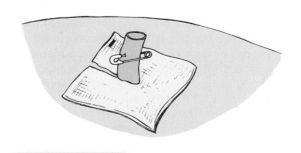

FIGURE 37.12 Drain de Penrose

37

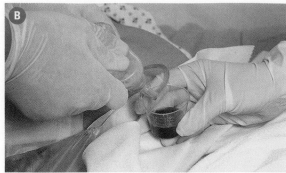

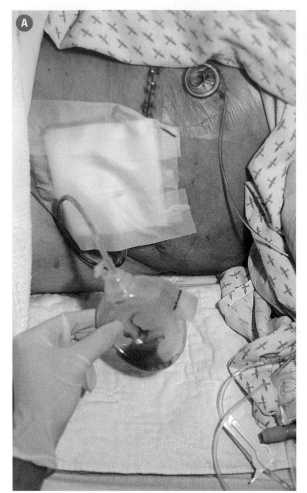

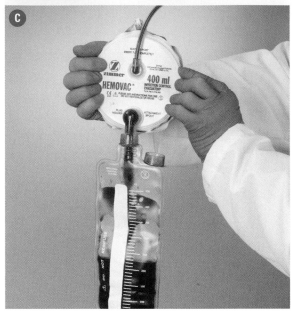

FIGURE 37.13 Appareil de drainage. A. Tubes et réservoir d'écoulement (drain Jackson-Pratt^{MD}). B. Vidange du réservoir d'écoulement. C. Drain Hemovac^{MD}.

MS 11.2 Vidéo

Méthodes liées aux soins de plaies : *Réfection d'un pansement sec ou humide stérile.*

MS 11.3

Méthodes liées aux soins de plaies : *Retrait d'un drain Jackson-Pratt^{MD} ou Hemovac^{MD}.*

plaie ▶ **MS 11.2** **MS 11.3**. L'infirmière doit vérifier le nombre de tubes de drainage, leur emplacement, la nature de l'écoulement et l'état de l'appareil de drainage. Un **appareil de drainage** est un dispositif que l'on raccorde au drain tubulaire se trouvant à l'intérieur du lit de la plaie et qui exerce, de façon sûre, un vide continu à basse pression pour aspirer et recueillir l'écoulement. S'il y a un appareil de drainage, l'infirmière mesure le volume de l'écoulement. Étant donné que le système de drainage doit être perméable, l'infirmière doit en vérifier le débit à travers le tube et autour de celui-ci. Une diminution soudaine du débit peut indiquer que le tube est bloqué. Les drains Hemovac^{MD} ou Jackson-Pratt^{MD} permettent d'exercer une faible pression constante tant que l'appareil d'aspiration (la poire ou le sac) est pleinement comprimé **FIGURES 37.13** et **37.14**.

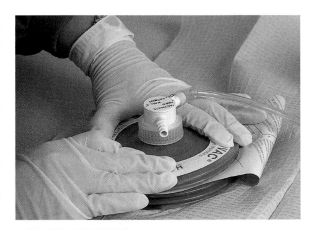

FIGURE 37.14 Réglage de la succion sur un appareil de drainage portatif. L'infirmière enlève d'abord le bouchon pour que le diaphragme se soulève. Elle comprime ensuite le diaphragme pour rétablir la pression négative.

Si le liquide s'accumule à l'intérieur des tissus, la cicatrisation de la plaie sera retardée, ce qui accroîtra le risque d'infection.

Culture de la plaie

Le prélèvement d'échantillons de culture sous prescription peut s'avérer nécessaire lorsque l'infirmière détecte des signes d'infection. La culture permettra de trouver les microorganismes à l'origine de l'infection et de traiter celle-ci de façon adéquate ▶ **MS 1.5** . Il y a de plus en plus de preuves que les résultats obtenus au moyen

de cultures par écouvillon sont semblables aux résultats qui découlent d'une biopsie des tissus (Edwards & Harding, 2004) **ENCADRÉ 37.9**.

37.2.3 Traitement des lésions de pression

Outre l'infirmière, les professionnels de la santé tels que le médecin, le physiothérapeute, l'ergothérapeute, la nutritionniste et le pharmacien sont impliqués dans les traitements destinés aux clients atteints de lésions de pression (AIIAO, 2007). Le traitement des lésions de pression comprend le soin local de la plaie et les mesures de soutien, telles que l'apport suffisant d'éléments nutritifs, la réduction de la pression et le soulagement de la douleur.

Afin de planifier le traitement d'une lésion de pression et d'en étudier les effets, l'infirmière doit réévaluer la plaie selon les éléments suivants : le stade / la profondeur, l'emplacement, la taille (mm, cm), l'odeur, les fistules / l'envahissement / la propagation, l'exsudat, l'apparence du lit de la plaie, l'état de la peau entourant la plaie (périphérie de la plaie) et des bordures de la plaie. Les lésions de pression doivent être réévaluées au moins une fois par semaine (AIIAO, 2005). En principe, une lésion de pression propre doit montrer des signes de cicatrisation dans un délai de deux à quatre semaines (Agency for Health Care Policy and Research, Panel for the Treatment of Pressure Ulcers in Adults, 1994).

MS 1.5

Méthodes liées à l'asepsie, à la prévention et au contrôle des infections : *Prélèvement de liquides ou de matières biologiques,* étape 10.

Le traitement des lésions de pression comprend le soin local de la plaie et les mesures de soutien, telles que l'apport suffisant d'éléments nutritifs, la réduction de la pression et le soulagement de la douleur.

ENCADRÉ 37.9

Recommandations concernant les techniques standardisées de cultures de plaies[a]

Méthode d'aspiration à l'aiguille

- Nettoyer la peau intacte avec une solution désinfectante. Laisser sécher au moins 30 secondes.
- Utiliser une seringue jetable de 10 ml avec une aiguille de calibre 22 et tirer 0,5 ml d'air dans la seringue.
- Insérer l'aiguille dans la peau intacte près de la plaie et aspirer jusqu'à la marque de 10 ml.
- Déplacer l'aiguille vers l'avant et l'arrière à différents angles pour obtenir de deux à quatre explorations.
- Retirer l'aiguille, expulser l'air en excès, mettre le capuchon et préparer la seringue pour le laboratoire.

Prélèvement par écouvillonnage quantitatif

- Nettoyer la surface de la plaie avec une solution non antiseptique.
- Utiliser l'écouvillon et le tube stériles d'une culturette **FIGURE 37.15**.
- Mouiller l'écouvillon avec une solution physiologique salée.
- Faire tourner l'écouvillon dans 1 cm² de tissu propre dans la plaie ouverte. Peser sur l'écouvillon pour extraire du liquide tissulaire. Insérer le bout de l'écouvillon dans le contenant stérile approprié, l'étiqueter et l'acheminer au laboratoire.

a. Vérifier la politique de l'établissement pour déterminer s'il est nécessaire d'obtenir une ordonnance du médecin.
Source : Adapté de Stotts, N.A. (2007b). Wound infection: Diagnosis and management. In R.A. Bryant & D.P. Nix (Eds), *Acute and chronic wounds: Current management concepts* (3rd ed.). St. Louis, Mo. : Mosby.

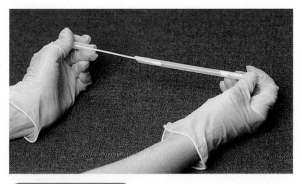

FIGURE 37.15 Écouvillon et tube pour culture d'écoulement de plaie

Importance de la préparation du lit de la plaie

La préparation du lit de la plaie est une étape primordiale. Pour réussir un traitement de plaie chronique, il est essentiel d'avoir une approche interdisciplinaire et de soins holistiques (Sibbald, Orsted, Coutts, & Keast, 2006). La **FIGURE 37.16** présente les facteurs pouvant retarder la guérison ainsi que les paradigmes en lien avec la préparation du lit de la plaie afin d'en promouvoir la fermeture. Les soins liés à la préparation du lit de la plaie se résument au **débridement**, à la maîtrise de l'inflammation ou de l'infection, et à l'équilibre de l'humidité.

L'**escarre**, ou l'escarre en voie de formation, doit être débridée. Le retrait du tissu dévitalisé est nécessaire pour débarrasser la plaie d'une source d'infection, pour visualiser le lit de la plaie afin de déterminer avec précision le stade de la lésion et pour fournir une base propre nécessaire à la cicatrisation. La méthode de débridement utilisée dépend de l'état du client et des objectifs de soins. Les méthodes de débridement comprennent le débridement chirurgical, le débridement mécanique, le débridement chimique ou enzymatique, ainsi que le débridement autolytique **TABLEAU 37.9**.

Équilibre de l'humidité

Depuis longtemps, il a été démontré que le processus de cicatrisation des plaies a davantage besoin d'un milieu humide que d'un milieu sec (Sibbald et al., 2000 ; Winter, 1963). Un **milieu humide** fournit la condition optimale pour une cicatrisation rapide, car il influence à la fois la vitesse d'épithélialisation et la quantité de tissus de granulation. L'application d'une barrière, telle qu'un pansement sur la plaie (soit semi-occlusif ou occlusif) permet aux cellules épidermiques de migrer plus facilement et plus rapidement, car la surface de la plaie demeure imbibée de liquide. La cicatrisation des plaies en milieu humide peut être favorisée en utilisant des pansements appropriés.

Maîtrise de l'inflammation ou de l'infection

Le processus inflammatoire chronique ou infectieux causé par la présence de bactéries entraîne une augmentation des cytokines inflammatoires et des protéases, et diminue l'activité des facteurs de croissance, ce qui empêche le processus

---

■ **Débridement :** Retrait du tissu nécrotique de façon à permettre la régénération du tissu sain.

■ **Escarre :** Nécrose de tissu à l'apparence sèche et souvent noirâtre, qui découle de la mort de la peau et des structures sous-jacentes de cette région.

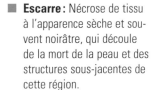

Il faut évaluer les plaies quotidiennement pour assurer une surveillance des complications des lésions de pression qui nécessiteraient un débridement (AIIAO, 2007).

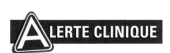

La plaie de monsieur Roux au talon gauche pourrait-elle être débridée si cela s'avérait nécessaire ? Justifiez votre réponse.

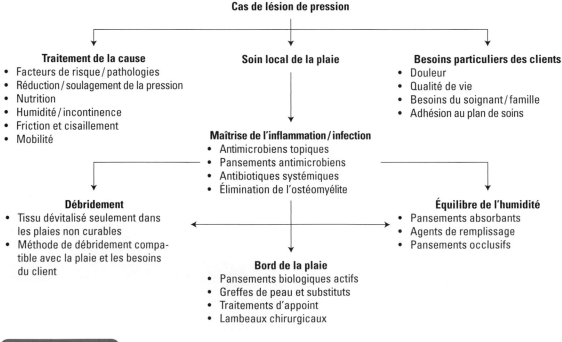

FIGURE 37.16 Cheminement de l'évaluation et de la prise en charge des lésions de pression

Sources : Adapté de Keast, D., Parslow, N., Houghton, P.E., Norton, L., & Fraser, C. (2006). Recommandations des pratiques exemplaires pour la prévention et la prise en charge des ulcères de pression : mise à jour 2006. *Wound Care Canada 4*(1), 87-98 ; Sibbald, R.G., Orsted, H.L., Schultz, G.S., Coutts, P., & Keast, D. (2003). Preparing the wound bed. *Ostomy Wound Manage., 49*(11), 24-51.

TABLEAU 37.9 Types de débridement

TYPE	MÉTHODE	AVANTAGES	INCONVÉNIENTS	INTERVENTIONS INFIRMIÈRES
Débridement chirurgical traditionnel	Un médecin ou l'infirmière spécialisée en soins de plaies utilise un instrument tranchant pour exciser le tissu nécrotique. (Peut exiger une anesthésie.)	• Constitue la méthode la plus rapide et la plus sûre. • Diminue le risque d'infection.	• Peut être douloureux. • Ne convient pas à tous les clients. • Peut provoquer le saignement de la plaie.	La plaie doit être tenue humide après le traitement afin d'empêcher l'escarre de se reformer. L'alginate peut réprimer le saignement.
Débridement mécanique	Le soignant procède à une irrigation en appliquant un jet de solution saline ou d'eau stérile. Les traitements au bain tourbillon constituent également une méthode efficace.	• Représente une méthode peu coûteuse. • Minimise le risque d'infection. • Peut être pratiqué à domicile.	• Est plus lent que le débridement chirurgical. • Si l'irrigation utilisée est plus grande que 15 psi, les bactéries peuvent se diriger vers les tissus sains.	Il faut s'assurer de bien assécher la peau environnante après le débridement.
Débridement enzymatique (chimique) Santyl^{MD}	Le médecin ou l'infirmière applique des onguents enzymatiques pour ramollir et dégrader le tissu nécrotique. Celui-ci doit être entaillé pour laisser pénétrer les enzymes.	• Est généralement indolore. • Peut être pratiqué à domicile. • Le Santyl^{MD} élimine le tissu nécrotique en douceur sans abîmer le tissu de granulation du lit de la plaie.	• Augmente le risque d'infection, car le tissu nécrotique, en se dégradant, libère des bactéries.	Pour que les enzymes soient efficaces, l'humidité doit être maintenue. L'élimination du tissu nécrotique peut demander de nombreuses applications. L'infection doit être traitée promptement. Le pourtour de la plaie doit être protégé (p. ex., avec un écran protecteur, une pâte).
Débridement autolytique Pansements d'hydrocolloïdes, pansements transparents, gels, pansements humides	Ce processus naturel débarrasse la plaie du tissu nécrotique. Les macrophages libèrent des enzymes qui liquéfient graduellement le tissu dévitalisé. Le lit de la plaie doit être tenu humide afin de faciliter l'autolyse.	• N'abîme pas les tissus en voie de régénération. • Est généralement indolore. • Peut être pratiqué à domicile. • Élimine le recours à la chirurgie.	• Est une méthode plus lente. • Augmente le risque d'infection en raison des bactéries libérées par le tissu nécrotique. • Dégrade le tissu nécrotique, ce qui rend l'écoulement malodorant.	La peau environnante doit être protégée contre l'écoulement de la plaie et la macération. L'infection doit être traitée promptement. La phase où l'exsudat est abondant et malodorant peut exiger des changements plus fréquents du pansement.

Source : Adapté de Barton, P., & Parslow, N. (1996). *Soins des plaies : un guide détaillé à l'intention des infirmiers et infirmières en soins communautaires.* Don Mills, Ont. : Saint Elizabeth Health Care. Reproduction autorisée par les auteures.

normal de la guérison (Sibbald et al., 2006 ; Stotts, 2007b). Les microorganismes pathogènes prolifèrent dans un environnement riche en tissus dévitalisés (Stotts, 2007b), d'où l'importance de débrider la plaie. Certains traitements antimicrobiens topiques et systémiques peuvent enrayer la présence de bactéries **TABLEAU 37.10**. Il est important de faire la distinction entre les produits **bactéricides** et les produits **bactériostatiques**. Pour être bactéricide, un pansement doit réduire la quantité de bactéries de 3-log (Warriner & Burrell, 2005). Des études ont démontré que

TABLEAU 37.10   Classes modernes de pansements

CATÉGORIES GÉNÉRIQUES		SOIN LOCAL DE LA PLAIE			CONSIDÉRATIONS DES SOINS
Classe	Description	Débridement tissulaire	Infection	Équilibre de l'humidité	Indications / contre-indications
Pellicules / membranes	Feuille adhésive semi-perméable. Imperméable aux molécules d'eau et aux bactéries.	+	−	−	Le taux de transmission de la vapeur d'eau varie d'une pellicule à l'autre. Ne pas utiliser sur des plaies en drainage ou infectées[a]. Créent une barrière occlusive contre l'infection.
Non adhérents	Feuilles de faible adhérence au tissu. Tulles non médicamentés.	−	−	−	Permettent à l'exsudat de traverser les pores jusqu'à un pansement secondaire. Facilite l'application d'agents topiques.
Hydrogels	Polymères avec teneur en H_2O. Offerts en gels, feuilles solides ou gaze imprégnée.	+ +	−	+	Ne pas utiliser sur des plaies exsudatives. Ne pas utiliser de feuilles solides sur des plaies infectées.
Hydrocolloïdes	Peut contenir gélatine, carboxyméthylcellulose, polysaccharides ou pectine. Les pansements en feuilles sont occlusifs ; ils ont une couche externe de pellicule de polyuréthane.	+ + +	+/−	+ +	Utiliser avec prudence sur une peau fragile. Ne pas utiliser sur des plaies en drainage abondant ou infectées[a]. Créent une barrière occlusive pour protéger la plaie contre la contamination extérieure. Une odeur caractéristique peut accompagner le changement de pansement et ne devrait pas être prise pour une infection.
Alginates de calcium	Feuilles ou cordes fibreuses d'alginate de calcium sodium (dérivés d'algues). Ont un pouvoir hémostatique.	+ +	+	+ + +	Ne pas utiliser sur des plaies sèches. Faible résistance à la traction ; éviter de compacter dans les sinus profonds étroits. Bioréabsorbables.
Pansements combinés	Pansements combinés multicouches pour augmenter l'absorbance et l'autolyse.	+	−	+ + +	Utiliser sur des plaies où le pansement peut rester pendant des jours[a].
Mousses	Mousses de polyuréthane adhésives ou non. Peuvent avoir un recouvrement occlusif. Feuilles ou bourrage de cavité. Certaines bloquent les fluides.	−	−	+ + +	Utiliser sur des plaies fortement exsudatives. Ne pas utiliser les mousses occlusives sur des plaies en drainage abondant ou infectées[a].
Charbon	Contient du charbon absorbant les odeurs.	−	−	+	Certains produits au charbon sont inactivés par l'humidité. S'assurer que les bords du pansement sont scellés.
Hypertonique	Feuille, ruban ou gel imprégné de concentré de sodium.	+	+	+ +	Ne pas utiliser de ruban de gaze sur des plaies sèches. Peut être douloureux sur un tissu sensible. Le gel peut être utilisé sur des plaies sèches.

TABLEAU 37.10   Classes modernes de pansements (*suite*)

CATÉGORIES GÉNÉRIQUES		SOIN LOCAL DE LA PLAIE			CONSIDÉRATIONS DES SOINS
Classe	**Description**	**Débridement tissulaire**	**Infection**	**Équilibre de l'humidité**	**Indications / Contre-indications**
Fibres hydrophiles	Feuille ou bande de remplissage de carboxyméthylcellulose. Se convertit en un gel solide lorsqu'il est activé par l'humidité (bloque-fluide).	+	−	+++	Meilleur pour une quantité modérée d'exsudat. Ne pas utiliser sur des plaies sèches. Faible résistance à la traction ; éviter de bourrer dans les sinus profonds étroits.
Antimicrobiens	Argent ou cadexomère d'iode avec excipient pour acheminement. Feuilles, gels, alginates, mousses ou pâtes.	+	+++	+	Large spectre contre les bactéries. Ne pas utiliser chez des clients ayant une hypersensibilité connue à une composante quelconque du produit.
Autres dispositifs	Le traitement de la plaie par pression négative applique une pression négative localisée à la surface et aux bords de la plaie. Les pansements consistent en matériaux de polyuréthane ou d'alcool de polyvinyle.	−	+	+++	Ce pansement à distribution de la pression enlève activement le liquide de la plaie et favorise le rapprochement des bords de la plaie. Compétence avancée requise pour la sélection des clients pour ce traitement.
Agents biologiques	Fibroblastes humains vivants contenus dans des treillis à température ambiante ou surgelés. Matrice extra-cellulaire. Préparations contenant du collagène. Acide hyaluronique. Facteur de croissance d'origine plaquettaire.	−	−	−	Ne pas utiliser sur des plaies en présence d'infection, de tractus sinusiens, d'exsudat excessif ou chez des clients ayant une hypersensibilité connue à une composante quelconque du produit. Problèmes culturels liés à la source. Compétence avancée requise pour la sélection des clients pour ce traitement.

a. Utiliser avec prudence en cas de colonisation critique soupçonnée.

− = non efficace ; +/− = plus ou moins efficace ; + = faible efficacité ; ++ = efficacité modérée ; +++ = efficacité accrue

Note : Le système de notation indiqué est subjectif et donc influencé par l'interprétation de l'infirmière.

Source : Tiré de Sibbald, R.G., Orsted, H.L., Coutts, P.M., & Keast, D.H. (2006). Recommandations des pratiques exemplaires pour la préparation du lit de la plaie : mise à jour 2006. *Wound Care Canada, 4*(1), 73-86.

certains des pansements à l'argent contenant plus de 36 mg/L de concentration de particules d'argent (Ag^+) sont bactéricides (Warriner & Burrell, 2005). Le nettoyage de la plaie constitue également une étape importante dans la maîtrise de l'infection.

Nettoyage de la plaie

Les plaies doivent être nettoyées à chaque changement de pansement avec une solution saline normale ou avec des nettoyants de plaie commerciaux non **cytotoxiques**, c'est-à-dire qui n'endommageront pas et ne tueront pas les cellules comme les fibroblastes ou le tissu de cicatrisation (AIIAO, 2007) ▶ **MS 11.4**. Il ne faut pas confondre les nettoyants pour la peau et les nettoyants pour les plaies.

Selon les lignes directrices de l'Association des infirmières et infirmiers autorisés de l'Ontario (2002), une solution saline normale constitue l'agent nettoyant privilégié. Le Lactate Ringer^MD, l'eau stérile ou d'autres produits non cytotoxiques pour le nettoyage des plaies sont également des solutions appropriées, car elles n'endommagent pas les tissus. La solution utilisée pour le nettoyage doit être réchauffée au moins à la température de la pièce (AIIAO, 2002), car l'hypothermie locale, causée par les solutions froides, affaiblit la fonction des cellules nécessaires au processus normal de cicatrisation et diminue la réponse immunitaire (Rolstad & Ovington, 2007).

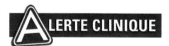
ALERTE CLINIQUE

Certains produits cytotoxiques souvent utilisés, comme la solution de Dakin (solution d'hypochlorite de sodium), l'acide acétique, l'onguent de povidone iodée, le peroxyde d'hydrogène et certains nettoyants de plaies commerciaux, sont déconseillés pour nettoyer les plaies comportant des tissus de granulation (AIIAO, 2000).

MS 11.4

Méthodes liées aux soins de plaies : *Nettoyage d'une plaie.*

37

En plus d'utiliser le bon type de produit, il est important d'appliquer une pression d'irrigation suffisante pour nettoyer la lésion sans causer de traumatisme au lit de la plaie (AIIAO, 2002 ; Barr, 1995 ; Rodeheaver, 1999) **TABLEAU 37.11**. Les lignes directrices de l'Association des infirmières et infirmiers autorisés de l'Ontario (2007) stipulent que de 4 à 15 psi (pression en livres par pouce carré) constituent une pression sûre et efficace pour nettoyer une lésion de pression granulante. Une aiguille ou un angiocathéter de calibre 19 et une seringue de 35 ml de solution saline peuvent irriguer une lésion à une pression de 8 psi.

L'irrigation constitue une façon spéciale de nettoyer les plaies, permettant de déloger l'exsudat et les débris de la plaie. Elle est particulièrement utile dans les cas de plaies ouvertes et profondes qui touchent une partie difficilement accessible du corps.

Pansement

> ■ **Ulcère :** Perte de substance d'une muqueuse ou de la peau, dont la tendance à la cicatrisation est généralement faible, et l'évolution, chronique.

Une fois qu'une plaie est nettoyée, il faut appliquer un pansement. Celui-ci protège l'**ulcère,** maintient l'humidité nécessaire à la cicatrisation de la plaie et prévient la macération autour de la peau avoisinante. Le plan de traitement changera à mesure que la plaie se cicatrisera.

Il n'existe pas de recette magique pour déterminer un pansement correspondant à un type particulier de plaie. On trouve une quantité importante de produits sur le marché. Le choix du pansement se fera en considérant les caractéristiques de la plaie à traiter. Il est également important de tenir compte des recommandations de l'Association des infirmières et infirmiers autorisés de l'Ontario (2007) et de respecter les consignes quant à l'importance de la préparation du lit de la plaie **ENCADRÉ 37.10**.

Buts des pansements

Un pansement peut servir à plusieurs fins, dont les suivantes :

- protéger une plaie contre la contamination par des microorganismes pathogènes ;
- favoriser l'hémostase ;
- favoriser la cicatrisation en absorbant l'écoulement et en débridant une plaie ;
- soutenir ou immobiliser la région de la plaie ;
- empêcher le client de voir la plaie (si elle est perçue comme désagréable) ;
- favoriser l'isolation thermique de la surface de la plaie ;
- assurer le maintien d'une humidité élevée entre la plaie et le pansement.

TABLEAU 37.11 Pressions d'irrigation		
MATÉRIEL UTILISÉ	**PRESSION D'IMPACT DE L'IRRIGATION (PSI)**	**PRESSION D'IMPACT DE L'IRRIGATION (VALEUR MÉTRIQUE)**
Seringue 35 ml + aiguille ou cathéter périphérique de calibre 25	4 lb/po^2	0,28 kg/cm^2
Seringue 35 ml + aiguille ou cathéter périphérique de calibre 21	6 lb/po^2	0,42 kg/cm^2
Seringue 35 ml + aiguille ou cathéter périphérique de calibre 19 ou Seringue 30 ml + aiguille ou cathéter périphérique de calibre 20	8 lb/po^2	0,56 kg/cm^2
Seringue 12 ml + aiguille ou cathéter périphérique de calibre 22	13 lb/po^2	0,91 kg/cm^2

Source : Tiré de Ordre des infirmières et infirmiers du Québec (2007). *Les soins de plaies au cœur du savoir infirmier : de l'évaluation à l'intervention pour mieux prévenir et traiter.* Montréal : Ordre des infirmières et infirmiers du Québec.

ENCADRÉ 37.10 Recommandations concernant les pansements

Utiliser les pansements absorbants pour optimiser l'environnement local de la plaie et promouvoir la guérison.

- Tenir compte des critères suivants au moment du choix d'un pansement :
  - il maintient un environnement humide ;
  - il absorbe l'exsudat de la plaie, maintenant la plaie humide et la peau intacte en périphérie sèche ;
  - il crée une barrière thermique et assure la stabilité de la température de la plaie ;
  - il protège la plaie de la contamination par des micro-organismes pathogènes externes ;
  - il conserve son intégrité et ne laisse pas de fibres ni de corps étrangers dans la plaie ;
  - il ne cause pas de traumatisme à la plaie au moment de son retrait ;
  - il est approprié aux préférences du client ;
  - il est facile à manipuler, économique et efficace.
- Tenir compte du temps dont l'infirmière dispose au moment de choisir un pansement.
- Tenir compte des éléments suivants :
  - l'étiologie de la plaie ;
  - l'état de santé général du client, ses préférences, les objectifs de soins et l'environnement ;
  - le style de vie du client ;
  - la qualité de vie du client ;
  - l'emplacement de la plaie ;
  - la taille de la plaie, y compris sa profondeur et son envahissement ;
  - la douleur ;
  - la taille du pansement (qui remplira la cavité de la plaie sans la comprimer) ;
  - l'exsudat : type et quantité ;
  - le risque d'infection ;
  - le risque de récurrence ;
  - le type de tissus touchés ;
  - le stade du processus de guérison de la plaie ;
  - la fréquence de changement du pansement ;
  - le confort du client et l'apparence que donne le pansement ;
  - l'endroit où se fera le changement de pansement ;
  - l'expertise de la personne responsable du changement de pansement ;
  - la disponibilité des pansements.

Source : Tiré de Association des infirmières et infirmiers autorisés de l'Ontario (2007). *Évaluation et traitement des lésions de pression de stades 1 à 4.* Toronto : Association des infirmières et infirmiers autorisés de l'Ontario. Coll. Nursing best practice guideline.

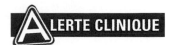

ALERTE CLINIQUE

Les pansements dotés de compresses humides sont à proscrire, car ils ne protègent pas la plaie contre l'infection et ne constituent pas une pratique exemplaire. Cette technique, également appelée le *wet-to-dry*, n'est pas recommandée par l'Association des infirmières et infirmiers autorisés de l'Ontario, car, en plus d'assécher le lit de la plaie, elle crée des dommages à celui-ci et cause de la douleur au client au moment du retrait du pansement. De plus, une étude a démontré que les bactéries peuvent pénétrer plus de 64 épaisseurs de compresses (Lawrence, 1994).

Pansements compressifs

Les pansements compressifs favorisent l'hémostase. Un pansement compressif entouré d'un bandage élastique permet d'exercer une pression localisée sur la région de l'hémorragie réelle ou potentielle ▶ **MS 3.5**. L'infirmière doit vérifier le pansement pour s'assurer qu'il n'obstrue pas la circulation sanguine vers une partie du corps. Elle examine la couleur de la peau, prend le pouls aux extrémités distales, vérifie si le client est à l'aise et s'il a remarqué des changements dans la région de la plaie. En général, les pansements compressifs n'ont pas besoin d'être changés régulièrement. L'humidité qui se forme entre le pansement et la surface de la peau du client favorise la croissance de cellules épithéliales normales.

Fixation des pansements

L'infirmière utilise du ruban adhésif, des attaches, ou un pansement complémentaire et des bandages de tissu pour fixer les pansements sur les plaies. Le choix du type de fixation dépend du siège et de l'étendue de la plaie, de la présence ou non de drainage, de la fréquence de réfection des pansements et du degré d'activité du client.

Les bandes de ruban suffisent généralement à fixer les pansements si le client n'est pas allergique au ruban. Les rubans de papier ou de plastique non allergènes atténuent les réactions cutanées. Les rubans adhésifs ordinaires collent à la peau, tandis que les rubans adhésifs élastiques exercent une pression autour des bandages compressifs et permettent une plus grande liberté de mouvement que les pansements ordinaires. La peau sensible aux rubans adhésifs devient très enflammée et à vif ; elle peut même peler dans certains cas au retrait des pansements. Il est important d'évaluer l'état de la peau sous les rubans à chaque réfection de pansement.

Les rubans sont offerts en différentes largeurs (1,3 ; 2,5 ; 5,1 et 7,6 cm). L'infirmière choisit une taille de ruban appropriée à la grosseur du

MS 3.5

Méthodes liées aux soins de confort et à la mobilité : *Mise en place d'un bandage élastique en spirale.*

L'humidité qui se forme entre le pansement et la surface de la peau du client favorise la croissance de cellules épithéliales normales.

37

pansement. Par exemple, un gros pansement abdominal doit rester en place, sur une grande surface, malgré les sollicitations fréquentes causées par les mouvements, les efforts respiratoires et parfois la distension abdominale. Les bandes adhésives larges de 7,6 cm retiennent mieux les gros pansements que les petites bandes et évitent qu'ils se déplacent continuellement. Lorsque l'infirmière pose un ruban, elle veille à ce qu'il adhère à la peau sur plusieurs centimètres, des deux côtés du pansement, et qu'il passe par le milieu de celui-ci. Pour fixer le pansement, il faut appuyer délicatement sur le ruban en exerçant une pression en direction opposée à la plaie. Il se produit, de cette façon, une tension centrifuge bidirectionnelle, ce qui a pour effet de diminuer la distorsion de la peau et l'irritation. Il ne faut jamais poser de ruban sur une peau irritée ou écorchée. Certaines infirmières appliquent un enduit pour protéger la peau sous le ruban.

Traitement par pression négative

Une des techniques du soin des plaies est le traitement par pression négative (TPN) ou cicatrisation assistée par le vide. Par exemple, la pompe **Vacuum Assisted Closure (V.A.C.ᴹᴰ)** est un dispositif qui accélère la fermeture des plaies en exerçant une pression négative locale afin d'en rapprocher les lèvres **FIGURE 37.17**. Le traitement par pression négative facilite la cicatrisation en évacuant les exsudats, en stimulant la formation de tissu de granulation, en diminuant la charge bactérienne et en gardant un milieu lésionnel humide (Frantz, Broussard, Mendez-Eastman & Cordrey, 2007) **FIGURE 37.18**. Des modifications récentes ont été apportées au dispositif. Ainsi, le dispositif Vacuum Assisted Closure Instillᴹᴰ permet l'instillation intermittente de liquides dans les plaies, notamment dans celles qui se montrent réfractaires au traitement par pression négative classique (Jerome, 2007).

Le traitement par pression négative convient autant aux plaies vives qu'aux plaies chroniques. La fréquence de réfection des pansements avec ce traitement varie selon le type de plaie et la

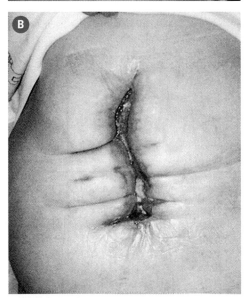

FIGURE 37.17 A. Désunion des sutures d'une plaie avant le traitement par Vacuum Assisted Closureᴹᴰ. B. Réunion des sutures d'une plaie après le traitement par Vacuum Assisted Closureᴹᴰ.

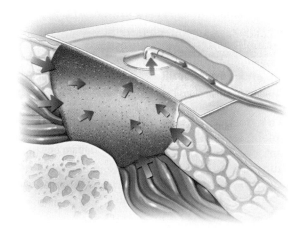

FIGURE 37.18 Dispositif Vacuum Assisted Closureᴹᴰ à pression négative : il absorbe les liquides périlésionnels, diminue l'œdème et améliore la circulation vers la zone lésée.

quantité d'exsudat. Le port du pansement peut durer de 24 heures à 5 jours (Frantz et al., 2007). À mesure que progresse la cicatrisation, le tissu de granulation formé dans le lit de la plaie recouvre la surface de la lésion. La plaie a alors une apparence ponctuée ou granuleuse. Parfois, la surface de la plaie augmente ou diminue selon le siège de la lésion et la quantité de liquide absorbé par le dispositif. Le traitement par pression négative est également utilisé dans les greffes de peau partielle pour en améliorer la prise. Le dispositif est posé sur la greffe en cours d'intervention, ce qui diminue le risque de déplacement du greffon et facilite l'évacuation du liquide accumulé sous la plaie (Frantz et al., 2007).

Traitements alternatifs

Outre le traitement local des plaies, d'autres méthodes peuvent être utilisées pour favoriser la cicatrisation. Les lignes directrices de l'Association des infirmières et infirmiers de l'Ontario (2007) recommandent d'envisager une électrothérapie, pour les plaies de pression de stades 3 et 4 qui ne réagissent pas aux traitements classiques. La bande de substitut cutané vivant dermoépidermique, la cicatrisation assistée par dépression, le réchauffement du milieu de la plaie, les ultrasons thérapeutiques, les ultraviolets, les champs électromagnétiques soufflés et les facteurs de croissance constituent d'autres modalités de traitement.

37.2.4 Soins d'hygiène et soins de la peau

L'infirmière doit examiner régulièrement la peau du client, et la garder propre et sèche. Elle doit utiliser des produits au pH le plus près possible de celui de la peau, c'est-à-dire autour de 5,5 (Wysocki, 2000). Une fois que la peau est propre et complètement asséchée, l'infirmière doit appliquer une lotion hydratante afin de maintenir l'épiderme bien lubrifié, tout en évitant d'en faire un usage excessif.

Incontinence

Des efforts doivent être déployés pour enrayer, maîtriser ou corriger l'incontinence, la transpiration ou l'écoulement de plaie. Les clients qui souffrent d'incontinence fécale et qui sont alimentés par sonde entérale représentent un défi supplémentaire pour l'infirmière. Lorsqu'un client souffre d'incontinence, les régions anale et périnéale doivent être nettoyées, et une crème dermoprotectrice doit être appliquée afin de protéger la peau contre l'humidité, l'urée, et les

enzymes excessives de l'urine ou des selles. La peau humide et macérée est davantage à risque de formation de lésions de pression. En présence de clients à risque, il est préférable de faire appel aux connaissances d'une infirmière expérimentée en stomothérapie, en soins des plaies ou dans les traitements de l'incontinence.

Positionnement

Les changements de position visent à réduire la pression et la force de cisaillement exercées sur la peau. Le fait de maintenir la tête du lit à un angle de 30° ou moins réduira le risque de formation de lésions de pression causées par les forces de cisaillement (AIIAO, 2005). La position du client immobilisé doit être changée en fonction de son degré d'activité, de sa capacité de perception et de ses habitudes quotidiennes (Braden, 2001) ▶ **27** . Par conséquent, il est possible qu'un intervalle de deux heures entre les changements de position ne puisse prévenir la formation d'ulcères chez certains clients. Il faut alors prévoir une surface adaptée aux besoins particuliers du client **FIGURE 37.19**. Les lignes directrices de l'Association des infirmières et infirmiers autorisés de l'Ontario (2005) recommandent le recours à un horaire écrit de changement de position. Les clients doivent être repositionnés au moins toutes les deux heures. Il faut utiliser des dispositifs de positionnement pour protéger les protubérances osseuses lorsque l'équipe soignante procède à des changements complets de position (AIIAO, 2005). Les lignes directrices préconisent aussi une position latérale de 30° **FIGURE 37.20**. Par ailleurs, dans le but de prévenir les plaies causées par le frottement, l'infirmière ne doit pas tirer le client lorsqu'elle le change de position ▶ **MS 3.1** .

En position assise, la pression exercée sur l'ischion est supérieure à celle exercée en position de décubitus dorsal. De plus, l'infirmière doit enseigner au client prédisposé aux lésions, une personne atteinte d'un traumatisme médullaire par exemple, comment s'asseoir dans une chaise, ou elle doit l'aider à transférer son poids toutes les 15 minutes (AIIAO, 2005 ; Ratliff & Bryant, 2003). Le transfert de poids procure un soulagement à court terme sur les tubérosités (proéminences osseuses). Un client devrait également s'asseoir sur un coussin de mousse, de gel ou d'air afin de répartir le poids de façon qu'il ne porte pas entièrement sur l'ischion. Par contre, les coussins rigides ou en forme de beigne sont contre-indiqués parce qu'ils réduisent la circulation sanguine vers la région et peuvent entraîner de plus grandes zones d'ischémie (AIIAO, 2005).

Le site de l'Association des infirmières et infirmiers autorisés de l'Ontario présente des lignes directrices concernant l'incontinence, l'évaluation du risque associé et la prévention des lésions de pression. Consultez le site www.rnao.org.

27

Les différentes positions ainsi que les méthodes de transfert du client sont présentées dans le chapitre 27, *Encourager l'exercice et réduire les risques liés à la mobilité restreinte.*

MS 3.1

Méthodes liées aux soins de confort et à la mobilité : *Positionnement du client dans le lit.*

Jugement clinique

Qu'est-ce qui provoque une force de cisaillement chez monsieur Roux ?

37

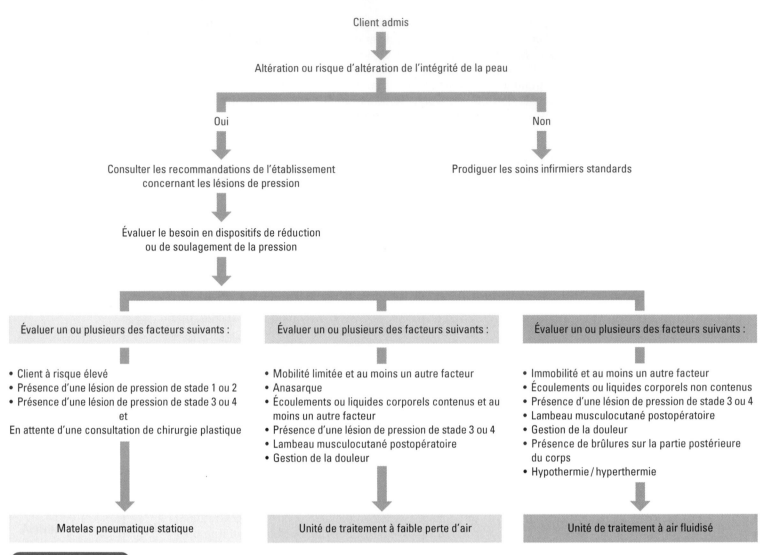

FIGURE 37.19 Organigramme décisionnel de commande de lits pour des besoins particuliers

Source : Adapté de Thomas, C. (1989). Specialty beds: Decision-making made easy. *Ostomy Wound Manage.*, *23*(51), 57-59.

Une fois que le client est repositionné, l'infirmière réexamine sa peau. Chez les clients à la peau de pigmentation pâle, l'infirmière examine celle-ci pour détecter une hyperémie normale et une pâleur. Elle évite le massage des régions qui présentent des protubérances osseuses, car cela augmente les ruptures dans les capillaires des tissus sous-jacents et accroît le risque de formation de lésions de pression (AIIAO, 2005). Les caractéristiques d'une peau de pigmentation foncée susceptibles d'indiquer des signes précoces d'ischémie tissulaire sont présentées dans l'**ENCADRÉ 37.2**.

Surfaces de soutien (lits et matelas thérapeutiques)

Diverses surfaces de soutien, y compris les lits et les matelas spéciaux, ont été conçues afin de réduire les risques d'atteinte à la peau et à l'appareil locomoteur associés à l'immobilité. Cependant, il ne faut pas négliger les soins infirmiers lorsque le client bénéficie d'une de ces surfaces, car aucun dispositif ne supprime à lui seul les effets de la pression sur la peau.

Il est important de comprendre la différence entre un dispositif de réduction de la pression et un dispositif d'élimination de la pression. Un **appareil d'élimination de la pression** réduit la pression de l'interface (la pression entre le corps et la surface de soutien) en dessous de 25 à 32 mm Hg (pression de fermeture des capillaires). L'**appareil de réduction de la pression** réduit uniformément la pression de l'interface, mais pas nécessairement en dessous de la pression de fermeture des capillaires. L'infirmière doit évaluer minutieusement les besoins du client avant de choisir le lit spécial qui lui conviendra **TABLEAU 37.12**. L'**ENCADRÉ 37.11** présente un résumé des recommandations de

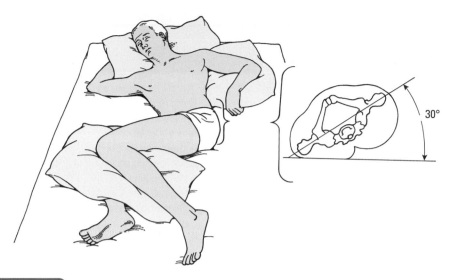

FIGURE 37.20 Position en décubitus latéral de 30° pour éviter les points de pression

Source : Tiré de Pieper, B. (2007). Mechanical forces: Pressure, shear and friction. In R.A. Bryant & D.P. Nix (Eds), *Acute and chronic wounds: Current management concepts* (3rd ed.). St. Louis, Mo. : Mosby.

TABLEAU 37.12 Surfaces de soutien

CATÉGORIE ET DÉFINITION	MÉCANISMES D'ACTION	INDICATIONS	EXEMPLES DE FABRICANTS ET NOMS DE PRODUITS
À faible perte d'air Matelas qui est placé directement sur le cadre du lit existant ou revêtement qui est déposé sur une surface existante.	• Redistribue la pression. • Crée une circulation d'air qui aide à réguler la chaleur et l'humidité de la peau.	• Prévention ou traitement de la détérioration de la peau	• Hill-Rom / Flexair^MD • KCI / First Step Select^MD • Crown Therapeutics / Select Air Mattress^MD
Non motorisée Toute surface de soutien dont le fonctionnement ne nécessite pas ou n'utilise pas de sources externes d'énergie (p. ex., mousse, alvéoles d'air interreliées).	• Redistribue la pression. • L'air se déplace vers les alvéoles et à partir de celles-ci quand la position du corps change.	• Prévention ou traitement de la détérioration de la peau	• Crown Therapeutics / RoHo Dry Flotation Mattress^MD • Gaymar Industries / Sof-Care^MD
Lit à air fluidisé Surface qui modifie les propriétés de la distribution de la charge quand elle est mise en marche et quand le client est en contact avec la surface.	• Redistribue la pression grâce à une substance semblable à un fluide créée en faisant circuler de l'air à travers des billes, comme dans le cas de l'immersion et de l'enveloppement.	• Prévention ou traitement de la détérioration de la peau • Utilisation pour protéger une plaie opératoire récente et pour les clients souffrant d'un excès d'humidité	• KCI / FluidAir^MD • Hill-Rom / Clinitron^MD
Accessoire de rotation latérale Accessoire permettant le mouvement passif pour favoriser la mobilisation des sécrétions respiratoires et le traitement à faible perte d'air.	• Accessoire d'une surface de soutien qui permet la rotation sur un axe longitudinal selon le degré de rotation du client, la durée et la fréquence de rotation.	• Traitement et prévention des complications pulmonaires liées à l'immobilité	• Hill-Rom / Total Care Sport^MU • KCI / TriaDyne^MD

37

ENCADRÉ 37.11 — **Recommandations concernant les surfaces de soutien**

- Évaluer tout client qui souffre de lésions de pression à l'aide de l'échelle de Braden afin de déterminer le risque de voir apparaître d'autres lésions. Utiliser une surface de décompression si le client présente toujours des risques.
- Utiliser une surface de soutien statique si un client peut adopter diverses positions sans faire porter son poids sur une lésion de pression et sans s'affaisser.
- Utiliser une surface de soutien dynamique si le client ne peut adopter diverses positions sans faire porter son poids sur une lésion de pression, si le client comprime

complètement la surface de soutien statique ou si la lésion de pression ne montre aucun signe de cicatrisation.
- Si un client présente de grandes lésions de pression de stade 3 ou de stade 4 sur de multiples surfaces de retournement, un matelas à gonflement alternatif ou un lit à air fluidisé peut être recommandé.
- Lorsque l'humidité excédentaire sur la peau intacte constitue une source potentielle de macération et de rupture de l'épiderme, une surface de soutien qui fournit une circulation d'air peut être pertinente pour faire sécher la peau et empêcher l'apparition d'autres lésions de pression.

Sources : Adapté de Association des infirmières et infirmiers autorisés de l'Ontario (2005). *Évaluation du risque et prévention des lésions de pression.* Toronto : Association des infirmières et infirmiers autorisés de l'Ontario ; Association des infirmières et infirmiers autorisés de l'Ontario (2007). *Lignes directrices sur les pratiques exemplaires en soins infirmiers : évaluation et traitement des lésions de pression de stades 1 à 4.* Toronto : Association des infirmières et infirmiers autorisés de l'Ontario.

l'Association des infirmières et infirmiers autorisés de l'Ontario (2005 ; 2007) au sujet de l'utilisation de surfaces de soutien.

37.2.5 Enseignement

L'enseignement au client et aux proches aidants est une part importante des soins infirmiers (Rolstad & Ovington, 2007) **ENCADRÉ 37.12**. L'infirmière peut faire appel à divers outils pédagogiques, y compris les DVD et la documentation écrite, pour enseigner au client et au proche aidant comment prévenir et soigner les lésions de pression. Il existe de nombreux documents portant sur les changements de pansements et sur d'autres sujets pertinents, de même que des guides pour mesurer les plaies et des diagrammes pour montrer la façon de positionner les clients. Il est important que l'infirmière personnalise l'enseignement en fonction de chaque client, en particulier avec les personnes âgées. La compréhension et l'évaluation de l'expérience du client et du proche aidant sont également des aspects importants à considérer dans le traitement des clients aux prises avec des lésions de pression (Wound, Ostomy and Continence Nurses Society, 2003) **ENCADRÉ 37.13**. Les interventions doivent être planifiées afin de répondre aux besoins psychosociaux des clients et des personnes soignantes.

ENCADRÉ 37.12 — **Atteinte à l'intégrité de la peau**

Objectif

Le client maintiendra l'intégrité de sa peau.

Stratégies d'enseignement

- Démontrer les mesures utilisées pour réduire la pression, l'humidité et le frottement sur la peau.
- Expliquer la façon d'évaluer et de choisir les outils adéquats de régulation de l'incontinence.
- Fournir des documents écrits qui expliquent les procédures de soins de la peau dans un langage clair, facile à comprendre et non technique.
- Informer le client des ressources disponibles en cas d'atteinte à l'intégrité de la peau.

Évaluation

- Observer le client pendant qu'il effectue ses changements de position et qu'il applique les mesures adéquates de soins de la peau.
- Examiner la peau pour y détecter des lésions.
- Vérifier avec le client quel moyen il a utilisé pour régulariser l'incontinence.
- Demander au client les mesures qu'il prendra si une rupture de la peau se manifeste.

ENCADRÉ 37.13 Réfection de pansements

Objectif

Le client (ou un proche aidant) démontrera une technique adéquate de réfection de pansements.

Stratégies d'enseignement

- Discuter avec le client et le proche aidant de l'importance de la prévention des infections.
- Démontrer au client et au proche aidant une technique adéquate de réfection de pansements.
- Discuter des symptômes d'infection de plaie.

Évaluation

- Observer le client ou le proche aidant pendant qu'il change le pansement.
- Demander au client et au proche aidant d'énoncer les symptômes d'infection de plaie.

37.2.6 Incidence psychosociale des plaies

L'impact psychosocial de la présence de plaies peut exercer une influence sur le processus physiologique de la cicatrisation et retarder celle-ci. Les changements de l'image corporelle liés à la présence d'une plaie peuvent perturber le client au point de compromettre sa réadaptation. Entre autres, le stress influe sur la fonction immunitaire par la libération de cortisol. Celui-ci agit sur le système nerveux sympathique et provoque une vasoconstriction périphérique, ce qui nuit à la perfusion adéquate des tissus (OIIQ, 2007). De plus, le cortisol altère la formation du collagène (Pieper, 2007).

La réaction psychologique du client à toute plaie fait partie intégrante de la collecte des données de l'infirmière. En outre, les changements de l'image corporelle peuvent altérer le concept de soi et la vie sexuelle. Les ressources personnelles et sociales du client, qui lui permettent de s'adapter, doivent également être prises en considération au moment de la collecte des données. Parmi les facteurs qui peuvent influer sur la perception du client de son image corporelle se trouvent la présence de cicatrices, de drains (ceux-ci peuvent être nécessaires pendant des semaines ou même des mois après certaines interventions), d'odeurs dégagées par l'écoulement et le port de prothèses temporaires ou permanentes.

Douleur

Évaluer et gérer la douleur fait partie des recommandations quant à la prévention et à la prise en charge des lésions de pression de l'Association des infirmières et infirmiers autorisés de l'Ontario (2007). Les lignes directrices 2007 de l'Association sur l'évaluation et la prise en charge de la douleur recommandent aux infirmières d'anticiper la douleur qui peut survenir au cours des changements de pansement. Elles recommandent également de combiner des moyens pharmacologiques et non pharmacologiques pour prévenir et gérer cette douleur ▶ **33** . ■

Saviez-vous qu'il existe différents outils d'évaluation de la douleur pouvant être utilisés auprès de clients souffrant d'une atteinte à l'intégrité de la peau ? Consultez la publication *Les soins de plaies au cœur du savoir infirmier : de l'évaluation à l'intervention pour mieux prévenir et traiter* (OIIQ, 2007) pour les découvrir.

33

Le chapitre 33, *Soulager la douleur*, présente les directives propres au choix et à la personnalisation des interventions pour soulager la douleur, et explique les différentes méthodes pharmacologiques et non pharmacologiques du traitement de la douleur.

37.3 Mise en œuvre de la démarche de soins — Jugement clinique

Cette portion du chapitre présente la démarche systématique de réflexion et d'interventions liées aux soins infirmiers en fonction des problèmes de santé prioritaires de monsieur Jean-Paul Roux. L'exercice permet la compréhension et l'intégration des données en lien avec un suivi clinique adéquat auprès d'une clientèle présentant des plaies chirurgicales ou des lésions de pression. L'application de ce processus permet aussi d'individualiser l'approche infirmière par rapport à monsieur Roux et de planifier des soins adaptés à la situation de ce dernier.

37.3.1 Collecte des données

L'évaluation clinique de la situation de monsieur Roux révèle plusieurs données menant à l'établissement de besoins prioritaires en lien avec des soins de plaies. Sur le plan physique, monsieur Roux présente certains facteurs de

37

risque de développer une lésion de pression et certains facteurs nuisant également à la cicatrisation de ses plaies. Le client est relativement âgé, diabétique et obèse. Monsieur Roux reste plusieurs heures dans la même position. De plus, à la suite de la chirurgie qu'il a subie, il ressent de la douleur à la mobilisation.

Sur le plan clinique, 48 heures après sa chirurgie, monsieur Roux a développé une pneumonie. Il dit avoir peu d'énergie, et sa mobilisation est limitée. Il mentionne avoir de la difficulté à faire ses exercices respiratoires. L'infirmière a noté une plaie de stade 2 au talon gauche. De plus, au quatrième jour postopératoire, les bords de la plaie chirurgicale sont rouges et œdémateux, et un écoulement jaune et purulent est présent.

L'**ENCADRÉ 37.14** présente une liste des données objectives et subjectives qui doivent être prises en considération afin d'établir les besoins prioritaires et de concevoir un plan de traitement adapté à la situation de monsieur Roux.

37.3.2 Analyse et interprétation des données

Après une chirurgie importante telle une résection partielle du côlon, il est peu étonnant que le client ressente une certaine douleur. Le soulagement de celle-ci est important, car elle peut miner l'énergie du client et limiter ses déplacements. La pression, la friction ainsi que la diminution des sensations aux pieds ont contribué au développement d'une lésion de pression de stade 2 au talon gauche. Il est important d'intervenir dès le départ pour éviter la détérioration de cette plaie et pour prévenir l'apparition d'autres lésions de pression.

De plus, monsieur Roux présente des signes d'infection évidents au site de la plaie chirurgicale. Il convient donc de faire une culture de l'écoulement (ou exsudat) de plaie selon une ordonnance médicale ou un protocole local. Avant même d'obtenir les résultats des tests de laboratoire, il sera approprié de traiter le problème selon l'avis médical et celui de l'infirmière spécialisée en soins de plaies **ENCADRÉ 37.15**.

37.3.3 Planification des soins et établissement des priorités

La planification des interventions dans la situation de monsieur Roux comporte plus d'un volet **TABLEAU 37.13**. En effet, le client présente deux types de plaies : une plaie chirurgicale infectée et une lésion de pression.

COLLECTE DES DONNÉES

ENCADRÉ 37.14 **Situation clinique de monsieur Roux**

Données subjectives
- Éprouve de la douleur à la mobilisation
- Dit avoir de la difficulté à faire ses exercices respiratoires
- Mentionne avoir moins d'énergie
- Manifeste une diminution des sensations aux pieds

Données objectives
- 69 ans
- Diabète mal contrôlé
- Obésité (IMC : 31,2)
- Toux
- Température buccale : 38,4 °C
- Mobilité réduite : reste dans la même position plusieurs heures et ne se lève pour aller s'asseoir dans le fauteuil qu'une seule fois par jour
- Plaie de stade 2 au talon gauche
- ITB : 0,92
- Plaie chirurgicale : rougeur, et écoulement jaunâtre et épais

CONSTAT DE L'ÉVALUATION

ENCADRÉ 37.15 **Énoncé des problèmes prioritaires de monsieur Roux**

- Lésion de pression de stade 2 au talon gauche
- Infection de la plaie chirurgicale

TABLEAU 37.13	Résultats escomptés et interventions prioritaires liés à la situation clinique de monsieur Roux

PLANIFICATION / RÉSULTATS ESCOMPTÉS CHEZ LE CLIENT

- Mise en œuvre de moyens pour éviter un choc septique
- Cicatrisation de la lésion de pression
- Cicatrisation de la plaie chirurgicale

- Compréhension et acceptation de la part du client des raisons de la mobilisation
- Collaboration du client à la mobilisation

INTERVENTIONS INFIRMIÈRES	JUSTIFICATIONS
• Surveiller étroitement les paramètres vitaux et les signes d'infection systémique.	• Prévenir un choc septique causé par la diffusion majeure d'agents infectieux dans tout l'organisme.
• Gérer la douleur.	• Assurer le confort et favoriser la mobilisation.
• Assurer la mobilisation aux deux heures au lit et faire lever monsieur Roux plusieurs fois par jour.	• Favoriser la circulation sanguine et éliminer la pression prolongée aux mêmes endroits.
• Mettre en place un plan de traitement local de la lésion de pression et évaluer la plaie périodiquement.	• Éviter les altérations cutanées liées à l'humidité excessive et à la macération des tissus.
• Maintenir une hygiène corporelle stricte et utiliser une technique stérile pour le changement de pansement.	• Éviter une surinfection de la plaie opératoire au cours des manipulations.
• Fournir un matelas adéquat en fonction des risques de lésions de pression.	• Éliminer l'intensité de la pression.
• Noter les résultats des tests de laboratoire.	• Identifier les microorganismes pathogènes en cause dans l'infection de la plaie chirurgicale.
• Mettre en place un plan de traitement local pour la plaie chirurgicale et faire l'évaluation à chaque changement de pansement.	• Optimiser la cicatrisation de la plaie.
• Maîtriser la glycémie et évaluer l'état nutritionnel.	• Favoriser la cicatrisation de la plaie. Une glycémie élevée augmente le temps de cicatrisation.

37.3.4 Interventions cliniques

Comme monsieur Roux a subi une chirurgie abdominale majeure, il est important d'effectuer une surveillance clinique de tout signe d'infection, de l'évolution de la lésion de pression et de la plaie chirurgicale, et de la réaction du client à l'égard de ses traitements.

Les plaies chirurgicales infectées doivent faire l'objet d'un traitement anti-infectieux. Selon une ordonnance, une culture de la plaie chirurgicale doit être faite afin de connaître le microorganisme pathogène en cause. L'infirmière doit s'assurer d'obtenir un avis médical rapide si les signes vitaux sont anormaux et entreprendre aussitôt un traitement local. Elle doit suivre l'évolution

37

de la plaie, et des signes et symptômes d'infection, autant locaux que systémiques.

L'infirmière doit éliminer la pression sur la peau au moyen d'une surface de soutien préventive ou thérapeutique, selon l'évaluation préalable des risques pour le client, qu'elle a faite avec l'échelle de Braden. Par contre, il ne faut pas oublier le soin de base, qui demeure la mobilisation du client. Si celui-ci en est capable, l'infirmière lui donne les instructions afin qu'il puisse éviter la friction et le cisaillement, et elle lui fournit les outils nécessaires pour se soulever dans son lit (p. ex., un triangle au-dessus du lit). Lorsque les mesures de prévention sont mises en place, et que le traitement est précoce et approprié, une lésion de pression de stade 2, comme celle de monsieur Roux, se résorbe relativement bien. Par contre, il est possible que l'ulcère se détériore vers un stade plus profond et compliqué. Les ulcères profonds et chroniques sont très complexes à traiter, et leurs conséquences peuvent être désastreuses. Voilà pourquoi il est recommandé d'aviser l'infirmière spécialisée en soins des plaies ou la stomothérapeute de l'établissement si l'infirmière doit faire face à une situation de lésion de pression de stade 3, 4, X ou LTPS.

L'alimentation de monsieur Roux sera également suivie de façon rigoureuse. L'infirmière doit s'assurer de la maîtrise de la glycémie. En collaboration avec la nutritionniste, elle pourra faire l'évaluation de l'alimentation de monsieur Roux, donner de l'enseignement sur un régime alimentaire approprié et en valider la compréhension avant le départ du client pour la maison. Elle s'assurera également de la collaboration des préposés afin de valider la qualité du bilan des ingesta.

37.3.5 Évaluation des résultats

Il sera important de maintenir les mesures de prévention en matière de soins de lésion de pression selon les recommandations des pratiques exemplaires (AIIAO, 2007). Ces mesures comprennent d'abord et avant tout l'évaluation des risques de développer une lésion de pression, qui permettra d'éviter l'apparition d'une nouvelle plaie. Dans la situation de monsieur Roux, l'infirmière doit appliquer les plans de traitement précis, mais également faire l'évaluation des plaies en utilisant les fiches appropriées de l'établissement de façon régulière. L'infirmière évalue et reconnaît les signes de détérioration en plus d'appliquer le plan de traitement, qui comporte deux volets :

Pour la lésion au talon gauche :

- Nettoyer la lésion avec une solution physiologique ;
- S'assurer de bien assécher le pourtour de la lésion ;
- Appliquer un pansement hydrocolloïde.

Pour la plaie chirurgicale :

- Nettoyer la plaie avec de l'eau stérile réchauffée ;
- Appliquer un pansement d'argent nanocristallin humidifié avec l'eau stérile (laisser tremper le pansement d'argent pendant deux minutes dans l'eau stérile et éliminer le surplus d'eau dans le pansement en le laissant reposer sur une compresse stérile) ;
- Recouvrir la plaie d'un pansement secondaire semi-occlusif.

37.3.6 Plan thérapeutique infirmier de monsieur Roux

Dans le plan thérapeutique infirmier (PTI) de monsieur Roux, les directives émises par l'infirmière visent avant tout à traiter les plaies existantes et à éviter qu'elles se dégradent. L'évaluation en cours d'évolution justifiera fort probablement un ajustement de ces directives jusqu'à la guérison complète de la plaie au talon gauche et à la disparition des signes d'infection de la plaie chirurgicale. L'infirmière suit l'évolution de la guérison des plaies et ajuste le PTI en conséquence **FIGURE 37.21**. Elle doit travailler en équipe et impliquer le personnel auxiliaire dans la démarche de prévention par la mobilisation du client, et le respect des horaires de positionnement et de mobilisation.

PLAN THÉRAPEUTIQUE INFIRMIER (PTI)

M. JEAN-PAUL ROUX
69 ans

CONSTATS DE L'ÉVALUATION

Date	Heure	N°	Problème ou besoin prioritaire	Initiales	RÉSOLU / SATISFAIT Date	Heure	Initiales	Professionnels / Services concernés
2010-02-13	08:00	1	Colectomie partielle	M.L.				
2010-02-15	08:45	2	Plaie de stade 2 au talon gauche	M.L.				Médecin
								Infirmière en soins
								de plaies
2010-02-17	09:00	3	Infection de la plaie chirurgicale	M.L.				Nutritionniste
								Médecin
								Infirmière en soins
								de plaies

SUIVI CLINIQUE

Date	Heure	N°	Directive infirmière	Initiales	CESSÉE / RÉALISÉE Date	Heure	Initiales
2010-02-13	08:00	1	Appliquer plan de cheminement clinique colectomie partielle.	M.L.			
2010-02-15	08:45	2	Lever et faire marcher au moins 3 fois/jour à 10 h, 15 h et 19 h (+ dir. p. trav. PAB).				
			Appliquer plan de traitement de la plaie n° 1 q.5 jours.				
			Aviser MD et inf. en soins de plaies par inf. si signes de détérioration de la plaie				
			(écoulement purulent plus abondant, rougeur plus prononcée).	M.L.			
2010-02-17	09:00	3	Aviser MD par inf. si signes et symptômes systémiques d'infection :				
			T° > de 38,5 °C, G.B. en hausse.				
			Appliquer plan de traitement de la plaie n° 2 q.2 jours.	M.L.			

Signature de l'infirmière	Initiales	Programme / Service	Signature de l'infirmière	Initiales	Programme / Service
Marjorie Lenard	M.L.	Unité de chirurgie			

© OIIQ

PLAN THÉRAPEUTIQUE INFIRMIER (PTI)

Extrait des notes d'évolution

2010-02-15 08:45
Plaie au talon gauche de 2 cm de diamètre avec exsudat séreux. Pourtour rosé, mais tiède.

09:50 et 15:10
Accepte de se lever du lit. Marche sur une distance de ± 5 m. Grimace en marchant, dit qu'il a de la douleur au talon s'il met le poids sur tout le pied gauche.

2010-02-17 09:00
Pansement à l'abdomen changé. L'incision abdominale mesure 5 cm de longueur d'un côté à l'autre du QIG ; les lèvres ne sont pas accolées sur la moitié inférieure. Les bords de la plaie sont rouges et indurés. Pansement non adhérent de 5 × 10 cm souillé à 25 % d'écoulement purulent et jaunâtre.

Plan de traitement de la plaie n° 2 appliqué.

FIGURE 37.21 Extrait du plan thérapeutique infirmier de monsieur Roux pour le suivi clinique du maintien de l'intégrité de sa peau

37.3.7 Application de la pensée critique à la situation de monsieur Roux

Dans le suivi qu'elle assure de la condition clinique de monsieur Roux, l'infirmière fait preuve de jugement clinique en recourant à sa pensée critique. En effet, le respect des normes relatives aux soins de plaies, de même que des connaissances solides sur le développement des lésions de pression et des complications possibles des plaies chirurgicales, l'aideront à évaluer avec justesse l'intégrité de la peau du client **FIGURE 37.22**.

Vers un Jugement clinique

Connaissances
- Stades des lésions de pression
- Facteurs causant des lésions de pression
- Caractéristiques de la cicatrisation normale
- Facteurs aidant et nuisant à la cicatrisation des plaies
- Rôle des surfaces de soutien et du traitement des plaies pour favoriser l'intégrité de la peau
- Protocoles de traitement des plaies
- Matériel utilisé dans le traitement des plaies
- Signes et symptômes d'infection d'une plaie
- Complications d'une plaie chirurgicale (déhiscence, éviscération)

Expériences
- Soins à des clients présentant des plaies chirurgicales et des lésions de pression
- Expérience dans la réfection des pansements

ÉVALUATION
- Dimensions de la plaie au talon gauche de monsieur Roux
- Caractéristiques de l'exsudat
- Caractéristiques du pansement opératoire à l'abdomen
- Caractéristiques de la plaie chirurgicale au moment du changement de pansement (accolement des lèvres, présence d'œdème, de rougeur, de douleur, écoulement)
- Température du client
- Signes de déhiscence
- Motivation du client à bouger au lit, à se lever et à marcher
- Facteurs de risque du client à développer des lésions de pression

Normes
- Évaluation des plaies en utilisant des échelles approuvées (échelle de Braden)
- Normes de l'OIIQ et de l'AIIAO quant aux soins des plaies
- Activité réservée à l'infirmière : déterminer le plan de traitement relié aux plaies et aux altérations de la peau et des téguments, et prodiguer les soins et les traitements qui s'y rattachent

Attitudes
- Ne pas culpabiliser monsieur Roux parce qu'il reste en position Fowler pendant de longues heures
- Être honnête quant aux renseignements à donner au client sur l'évolution de ses plaies
- Souligner les interventions que monsieur Roux applique et qui contribuent à la guérison de ses plaies, de même que celles qui les aggravent

FIGURE 37.22 Application de la pensée critique à la situation clinique de monsieur Roux

■ ■ ■ À retenir

》》Version reproductible
www.cheneliere.ca/potter

- Les lésions de pression augmentent la durée des séjours dans les hôpitaux et les établissements de soins prolongés, ainsi que le coût global des soins infirmiers nécessaires pour traiter les plaies.

- Les altérations de la mobilité, de la perception sensorielle, du niveau de conscience et de la nutrition, l'utilisation d'appareils orthopédiques, tels que des plâtres, et la présence d'infection grave ou d'autres maladies débilitantes accroissent le risque de formation de lésions de pression.

- Le risque d'atteinte à l'intégrité de la peau liée à l'immobilisation dépend de la durée de cette immobilisation et de l'intensité de la pression.

- La friction, la force de cisaillement, l'humidité, la perturbation de la circulation périphérique, l'œdème et l'obésité sont également des facteurs qui contribuent à la formation de lésions de pression.

- Les interventions relatives à la nutrition visent à améliorer la cicatrisation des plaies en augmentant les taux de protéines et d'hémoglobine, et les kilocalories.

- L'évaluation des plaies nécessite la description de l'aspect de la plaie et la palpation de la région, ainsi que des renseignements sur le caractère de l'écoulement, des drains, des fermetures de plaie et de la douleur.

- La cicatrisation par première intention passe par trois stades : l'inflammation, la prolifération et la maturation.

- Les risques d'infection de plaie sont plus grands lorsque la lésion contient du tissu mort ou nécrotique, lorsque des corps étrangers se trouvent sur la lésion ou à proximité de celle-ci, ou lorsque l'apport sanguin et les moyens de défense des tissus sont réduits.

- Les plaies guérissent mieux dans un milieu humide.

Pour en savoir plus

》》Version complète et détaillée
www.cheneliere.ca/potter

ORGANISMES ET ASSOCIATIONS

ACSP
Association canadienne du soin des plaies
www.cawc.net

NPUAP
National Pressure Ulcer Advisory Panel
www.npuap.org

escarre.fr
www.escarre.fr

SFFPC
Société française et francophone des plaies et cicatrisations
www.sffpc.org

EPUAP
European Pressure Ulcer Advisory Panel
www.epuap.org

RÉFÉRENCES GÉNÉRALES

Infiressources > Carrefour des rubriques > Carrefour clinique > Soins des plaies et escarres
Infiressources > Banques et recherche > Pathologies > Dermatologie > Plaie
www.infiressources.ca

Brown, P. (2007). *Quick Reference to Wound Care* (3rd ed.). Sudbury, Mass. : Jones and Bartlett Publishers.

Bryant, R., & Nix, D. (Eds) (1992). *Acute and Chronic Wounds* (2nd ed.). St. Louis, Mo. : Mosby.

Krasner, D.L., Rodeheaver, G.T., & Sibbald, R.G. (Eds). (2007). *Chronic wound care: A clinical source book for healthcare professionals* (4th ed.). Malvern, Pa. : HMP Communications.

Ordre des infirmières et infirmiers du Québec (2007). *Les soins de plaies au cœur du savoir infirmier : de l'évaluation à l'intervention pour mieux prévenir et traiter.* Montréal : OIIQ.

Roy, P.-M. (2007). *Plaies chroniques.* In M. Arcand & R. Hébert (Éds), *Précis pratique de gériatrie* (3e éd.) (pp. 493-510). Acton Vale, Qc : Edisem ; Paris : Maloine.

Chaîné, L. (2006). *Oser une nouvelle vision des soins de plaies : à l'intention des professionnels de la santé.* Montréal : Association québécoise d'établissements de santé et de services sociaux.

Advances in Skin & Wound Care
Revue scientifique américaine qui s'adresse aux professionnels de la santé qui s'intéressent aux soins de plaies

International Wound Journal
Revue scientifique internationale qui s'adresse aux professionnels de la santé qui s'intéressent à la prévention et aux soins de plaies

Wound Care Canada
Publication officielle de l'Association canadienne du soin des plaies

Association des infirmières et infirmiers autorisés de l'Ontario (2008). *Lignes directrices sur les pratiques exemplaires en soins infirmiers : évaluation du risque et prévention des lésions de pression.* Toronto : AIIAO.
www.rnao.org

Méthodes de soins filmées et présentées sur
www.cheneliere.ca/potter
Méthodes liées aux soins de plaies :
Réfection d'un pansement sec ou humide stérile (MS 11.2)

Mosby (2010). *Mosby's Nursing Assistant Video Skills - Skin & Wound Care DVD 3.0* (3rd ed.). St. Louis, Mo. : Mosby.

37

CHAPITRE

38

Édition française :
Caroline Gravel, inf., M. Sc.

Édition originale :
Jill Weberski,
RN, MSN, PCCN, CNS

Soigner les altérations sensorielles

Objectifs

Après avoir lu ce chapitre, vous devriez être en mesure :

- de faire la distinction entre le processus de la réception des stimuli sensoriels, celui de leur perception et celui de la réaction à ces stimuli ;

- de discuter de la relation qui existe entre la fonction sensorielle et le niveau de bien-être d'une personne ;

- d'énoncer les causes et les manifestations des altérations sensorielles ;

- de décrire les changements sensoriels courants qui accompagnent générale-ment le vieillissement ;

- de reconnaître les facteurs visant à évaluer l'état sensoriel du client ;

- d'appliquer la démarche de soins infir-miers auprès des clients qui souffrent d'altérations sensorielles.

>> **Guide d'études, pages 175 à 178**

Mise en contexte

Jugement clinique

Vous visitez Marcel Gagnon, 65 ans, pour faire le suivi à domicile de son emphysème. Nouveau retraité ayant toujours travaillé dans le domaine de la métallurgie, il vit avec sa femme depuis 42 ans et reçoit les visites régulières de ses deux filles. Il ne conduit plus, car la lumière vive l'éblouit, et cette condition le frustre puisqu'il dépend maintenant de sa conjointe pour se déplacer. Sa vision floue l'empêche également de lire son journal et de profiter de son passe-temps favori, l'assemblage de voitures miniatures. Monsieur Gagnon a d'ailleurs fait une chute hier en trébuchant sur une carpette qu'il n'avait pas vue. Il n'accuse aucune douleur aux yeux, ses problèmes visuels touchent uniquement son œil droit et semblent s'accentuer progressivement.

La conjointe de monsieur Gagnon souligne que celui-ci éprouve davantage de difficultés à suivre une conversation et qu'il ne répond plus au téléphone, ce qu'il nie catégoriquement.

Quel est, selon vous, le besoin prioritaire de monsieur Gagnon ?

Concepts clés

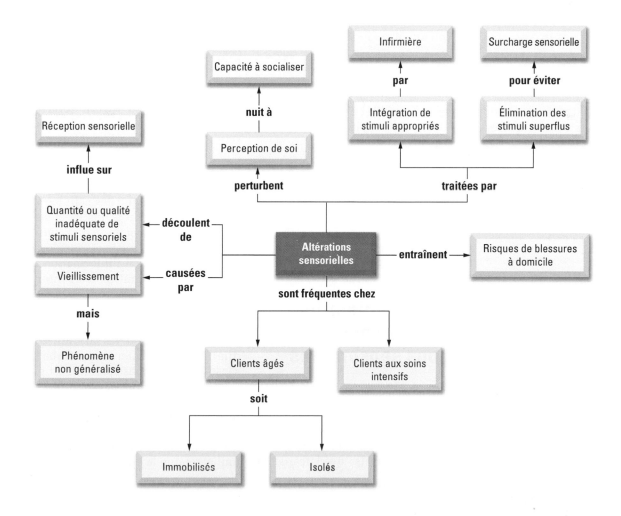

On peut difficilement imaginer le monde sans la vue, l'ouïe, ou la capacité de déguster les bons plats, de sentir les arômes ou de toucher les objets. L'être humain compte sur divers stimuli sensoriels pour donner un sens et un ordre aux événements qui ont lieu dans son environnement. Les sens sont étroitement entremêlés dans le but de l'informer des stimuli perceptifs de son monde (Ebersole et al., 2005). La stimulation provient de nombreuses sources à l'intérieur et à l'extérieur du corps, notamment par l'intermédiaire des sens de la vue (visuel), de l'ouïe (auditif), du toucher (tactile), de l'odorat (olfactif) et du goût (gustatif). L'humain possède également un sens kinesthésique, qui lui permet d'être conscient de sa position et des mouvements des parties de son corps sans les voir. La stéréognosie est le sens qui permet à une personne de reconnaître la taille, la forme et la texture d'un objet. Par ailleurs, bien que la capacité de parler ne soit pas considérée comme un sens, une altération du langage risque d'entraîner une incapacité d'interagir efficacement avec les autres. Les stimuli essentiels permettent à une personne de connaître son environnement, et sont indispensables à son fonctionnement et à son développement normal. Lorsque les fonctions sensorielles sont altérées, la capacité de la personne atteinte à communiquer avec les autres et à fonctionner dans son milieu de vie change radicalement.

Les altérations sensorielles peuvent déjà être présentes chez le client qui consulte un médecin ou elles apparaissent à la suite de soins médicaux (p. ex., une déficience auditive après avoir pris un antibiotique, tel que la tobramycine ou la gentamicine). Le milieu environnant d'un établissement de soins de santé, comme une unité de soins intensifs bruyante, peut causer des altérations sensorielles. Le client souffrant d'une perte partielle ou complète d'un sens développe des solutions de rechange pour fonctionner en toute sécurité dans son milieu environnant. Un établissement de soins de santé est un milieu qui offre des images, des sons, des odeurs inconnues ainsi qu'un contact minimal avec la famille et les amis. Par conséquent, il est possible que des altérations sensorielles graves se manifestent lorsqu'un client se retrouve dans cet environnement qui n'est pas le sien, et qu'il ne reçoit pas les stimuli appropriés.

L'infirmière doit être en mesure de comprendre le client qui souffre d'altérations sensorielles et de l'aider à satisfaire ses besoins. Elle doit aussi pouvoir reconnaître les personnes susceptibles d'en souffrir. Elle doit aider le client à apprendre comment interagir, et à évoluer de façon sûre et efficace dans son milieu.

38.1

Connaissances scientifiques de base à propos des altérations sensorielles

38.1.1 Sensation normale

Normalement, le système nerveux reçoit sans cesse des milliers de renseignements en provenance des organes sensoriels, qu'il transmet ensuite par les canaux appropriés et qu'il intègre dans une réaction concrète. Les stimuli sensoriels atteignent les organes sensoriels et peuvent soit provoquer une réaction immédiate, soit fournir des renseignements au cerveau, qui les conserve pour un usage ultérieur. Le système nerveux doit être intact afin que les stimuli sensoriels atteignent les centres cérébraux appropriés et que la personne perçoive la sensation. Lorsqu'elle a interprété la signification de la sensation, la personne peut alors réagir au stimulus. Le **TABLEAU 38.1** résume la fonction normale de l'ouïe et de la vue.

La réception, la perception et la réaction sont les trois composantes de toute expérience sensorielle.

La réception se fait par la stimulation d'une cellule nerveuse appelée récepteur, généralement destinée à un seul type de stimuli, comme la lumière ou le son.

Les récepteurs d'un sens particulier sont étroitement liés les uns aux autres, ou situés dans des organes spécialisés tels que les papilles gustatives de la langue ou la rétine de l'œil (McCance & Huether, 2002).

Lorsqu'une impulsion nerveuse est créée, elle est transmise le long des voies de la moelle épinière ou directement au cerveau. Par exemple, les ondes sonores stimulent des cellules réceptrices ciliées dans l'organe de Corti, qui transmettent les impulsions le long du huitième nerf crânien jusqu'à la région acoustique du lobe temporal. Les voies des nerfs sensoriels se croisent généralement pour envoyer les stimuli aux côtés opposés du cerveau. La perception réelle ou la conscience de sensations uniques dépend de la région réceptrice du cortex cérébral. C'est dans cette région que des cellules spécialisées du cerveau interprètent la qualité et la nature des stimuli sensoriels reçus. Ainsi, la perception est accomplie lorsqu'une personne devient consciente des stimuli et reçoit l'information. La perception comprend l'intégration et l'interprétation des stimuli ; ces actions sont basées sur les expériences personnelles. Le niveau de conscience de l'individu a une influence sur la façon dont il perçoit et interprète les stimuli. Tout facteur qui diminue la conscience perturbe la perception sensorielle. Par conséquent, il est possible qu'une réaction soit inadéquate au stimulus sensoriel si la sensation est mal interprétée (comme c'est le cas pour monsieur Gagnon avec sa vision embrouillée) ou si les expériences antérieures s'avèrent insuffisantes pour comprendre un stimulus tel que la douleur.

Il est impossible de réagir à tous les stimuli qui envahissent le système nerveux, car ils sont trop nombreux. Le cerveau évite donc ce bombardement sensoriel en rejetant ou en emmagasinant ce type d'information. En général, une personne réagira aux stimuli les plus appropriés ou importants à un moment précis. Cependant, la réception continue d'un même stimulus fait en sorte que la personne qui le reçoit cesse d'y réagir, et l'expérience sensorielle finit par passer inaperçue. Par exemple, il est possible qu'une personne plongée dans la lecture d'un bon livre ne soit pas consciente de la musique de fond qui joue dans la pièce. Ce phénomène d'adaptation se produit avec la plupart des stimuli, à l'exception de ceux qui sont engendrés par la douleur.

L'équilibre entre les stimuli sensoriels qui accèdent au cerveau et ceux qui atteignent réellement la conscience éveillée permet de maintenir le bien-être. Des altérations sensorielles se produiront inévitablement si une personne tente de réagir à chaque stimulus présent dans son milieu environnant, ou si la diversité et la qualité des stimuli sont insuffisantes.

Vous pouvez voir et entendre les explications sur les mécanismes d'impulsion nerveuse et de l'audition dans des animation présentées au www.cheneliere.ca/potter.

TABLEAU 38.1	Fonction normale de l'ouïe et de la vue
ORGANE ET FONCTION	**ANATOMIE ET PHYSIOLOGIE**
Oreille Transmet au cerveau un schéma précis de tous les sons reçus du milieu environnant, de l'intensité relative de ces sons et de l'endroit d'où ils proviennent.	• Deux oreilles procurent une ouïe stéréophonique, qui permet de juger de l'endroit de provenance du son. Le conduit auditif externe abrite le tympan, et maintient une température et une humidité relativement constantes de façon à en préserver l'élasticité. • L'oreille moyenne est un espace renfermant de l'air entre le tympan et la fenêtre ovale. Elle contient trois petits os (osselets). • Le tympan et les osselets transfèrent le son à l'oreille interne, remplie de liquide. • Le mouvement de l'osselet étrier dans la fenêtre ovale crée des vibrations du liquide dans lequel baigne le labyrinthe membraneux. Les structures responsables de l'ouïe et de l'équilibre se trouvent dans l'oreille. • L'union des portions vestibulaire (équilibre) et cochléaire (ouïe) du labyrinthe explique la combinaison des symptômes relatifs à l'audition et à l'équilibre chez un client souffrant d'un problème de l'oreille interne. • La vibration du tympan est transmise par les osselets. Les vibrations à la fenêtre ovale sont transmises à la périlymphe dans l'oreille interne pour stimuler les cellules capillaires, qui envoient des impulsions le long du huitième nerf crânien jusqu'au cerveau.
Œil Transmet au cerveau un schéma précis de lumière réfléchie d'objets solides dans l'espace, transformés en couleurs et en teintes.	• Les rayons de lumière pénètrent dans la cornée convexe et commencent à converger. • De fines modifications de rayons lumineux se produisent en passant par la pupille et le cristallin. • Un changement dans la forme du cristallin oriente la lumière sur la rétine. • La rétine possède une couche de cellules pigmentées, qui améliorent l'acuité visuelle. • La rétine sensorielle comprend les bâtonnets et les cônes. Ces derniers sont des cellules photoréceptrices sensibles à la stimulation de la lumière. • Les cellules photoréceptrices transmettent des potentiels électriques au cerveau par l'intermédiaire du nerf optique.

38

38.1.2 Altérations sensorielles

De nombreux facteurs sont responsables du changement de la capacité à recevoir et à percevoir les sensations tels que l'âge **ENCADRÉ 38.1**, l'environnement et le tabagisme **ENCADRÉ 38.2**. Ces facteurs entraînent des altérations sensorielles. Parmi elles, les plus couramment décelées par l'infirmière sont le déficit sensoriel, la privation sensorielle et la surcharge sensorielle. Lorsque le client éprouve plus d'une altération sensorielle, sa capacité à fonctionner et à communiquer efficacement dans le milieu environnant est considérablement perturbée.

ENCADRÉ 38.1 Altérations sensorielles chez les personnes âgées

Tous les sens perdent graduellement leur acuité avec l'âge. Bien que ces changements n'entraînent pas une perte sensorielle brusque, le cumul des atrophies des récepteurs sensoriels des yeux, des oreilles, du nez, de la cavité buccale et des nerfs afférents périphériques réduit de façon substantielle l'intensité de la perception de l'environnement entourant la personne âgée (Ebersole et al., 2008).

ENCADRÉ 38.2 Facteurs influençant la fonction sensorielle

Âge

- Le nourrisson est incapable de discerner les stimuli sensoriels. Ses voies nerveuses sont immatures.
- La presbytie (incapacité de focaliser sur une image rapprochée) est une modification de la vision associée à l'âge adulte. Elle nécessite l'emploi de verres correcteurs pour lire, vers l'âge de 40 à 50 ans.
- Une diminution de l'acuité auditive, de la clarté du discours, du discernement du ton et du seuil d'audibilité se manifeste vers l'âge de 30 ans. La personne âgée entend mieux les sons de basse tonalité. Elle a de la difficulté à suivre une conversation lorsqu'il y a des bruits ambiants.
- La personne âgée a un champ de vision réduit. Elle est plus sensible à la luminosité, sa vision nocturne est diminuée, l'accommodation à la profondeur et aux couleurs ainsi que la perception qu'elle en a sont réduites.
- La personne âgée a de la difficulté à différencier les consonnes et les sons du type *f*, *s*, *ch*, *j*, *z* et *t*. Les sons qu'elle émet lorsqu'elle parle sont parfois indistincts, sa réception des discours ainsi que sa réaction à ceux-ci peuvent être retardées.
- Parmi les changements gustatifs et olfactifs liés au vieillissement figurent une réduction du nombre de papilles gustatives et une réduction des fibres nerveuses olfactives. Il peut y avoir une diminution du discernement des saveurs et une intolérance à certaines odeurs.
- Des changements proprioceptifs surviennent passé l'âge de 60 ans. On peut noter une difficulté à garder son équilibre. De même, l'orientation spatiale ainsi que la coordination sont parfois réduites.
- Les malaises causés par la douleur, la pression atmosphérique et la température sont fréquents.

Médicaments

- Certains antibiotiques (p. ex., la streptomycine, la gentamicine) sont ototoxiques et peuvent causer des lésions permanentes au nerf auditif ; le chloramphénicol (Pentamycetin^MD) risque d'irriter le nerf optique. Quelques médicaments peuvent également entraîner l'apparition d'un acouphène (p. ex., la streptomycine, le furosémide, la quinine et l'aspirine). La médication analgésique, sédative et antidépressive peut altérer la perception des stimuli.

Environnement

- Les stimuli environnementaux excessifs (p. ex., le bruit de l'équipement et les conversations dans une unité de soins intensifs) mènent parfois à une surcharge sensorielle marquée par la confusion, la désorientation et l'incapacité de prendre seul des décisions. Des stimulations extérieures restreintes (p. ex., un isolement de protection) causent parfois la privation sensorielle. Des stimuli environnementaux de mauvaise qualité (p. ex., un éclairage réduit, des passages étroits, un bruit ambiant) risquent d'amplifier les perturbations sensorielles.

Bien-être

- La douleur et la fatigue altèrent la façon dont une personne perçoit les stimuli et y réagit.

Maladie préexistante

- La maladie vasculaire périphérique peut causer une réduction de la sensation aux extrémités et un déficit cognitif. À long terme, le diabète risque d'entraîner une vision réduite, la cécité ou la neuropathie périphérique. Les accidents vasculaires cérébraux entraînent souvent une perte de l'usage de la parole. Certains problèmes neurologiques perturbent la fonction motrice et la réception sensorielle.

Tabagisme

- L'usage chronique du tabac risque de causer une atrophie des papilles gustatives, entraînant une diminution de la perception des saveurs.

Niveau de bruit

- Une exposition constante à des bruits de haute intensité (p. ex., sur un chantier) peut causer une déficience auditive.

Intubation endotrachéale

- L'insertion d'un tube endotrachéal par la bouche ou le nez entraîne une perte temporaire de la parole.

Déficit sensoriel

Un déficit de la fonction normale de la réception et de la perception sensorielles est un **déficit sensoriel**. Un client peut être incapable de recevoir certains stimuli (p. ex., un client aveugle ou sourd), ou les stimuli qu'il reçoit peuvent être déformés (p. ex., un client qui a un problème de vision causé par une **cataracte** et qui, comme monsieur Gagnon, ne peut conduire sa voiture parce que la lumière vive l'éblouit). La perte subite de l'utilisation d'un sens risque d'entraîner la peur, la colère, un sentiment d'impuissance et une diminution de l'estime de soi. Lorsqu'un déficit apparaît graduellement, la personne apprend à compter sur d'autres sens non touchés. Certains sens peuvent même se perfectionner pour pallier cette altération. Par exemple, un client aveugle notera souvent que son sens de l'ouïe s'aiguise.

L'adaptation du client souffrant de déficits sensoriels se fait selon les stratégies qu'il utilise.

Par exemple, un client souffrant d'un déficit auditif tournera l'oreille non touchée vers l'émetteur pour mieux l'entendre. Un autre client atteint du même type de déficit évitera plutôt les contacts avec les autres parce qu'il aura honte de ne pas pouvoir les entendre ou, comme monsieur Gagnon, il préférera nier qu'il a un tel problème. L'**ENCADRÉ 38.3** résume les déficits sensoriels courants ainsi que leurs conséquences.

Privation sensorielle

La **substance réticulée activatrice (SRA),** aussi appelée **formation réticulée,** est située dans le tronc cérébral et sert à la transmission de tous les stimuli sensoriels se dirigeant vers le cortex cérébral. Ce système permet au client de recevoir des stimuli même lorsqu'il dort profondément. La qualité et la quantité de la stimulation sensorielle doivent être suffisantes pour maintenir le niveau de conscience normal d'une personne. Dans les milieux de soins, particulièrement

Jugement clinique

Selon l'information que vous avez obtenue de la situation de monsieur Gagnon, quel type d'altération sensorielle présente-t-il ?

ENCADRÉ 38.3 Déficits sensoriels courants

Déficits visuels

- Presbytie : déclin graduel de la capacité du cristallin à faire le foyer sur les objets rapprochés. La personne est incapable de voir clairement ces objets.

- Cataracte : région opaque dans une partie ou dans la totalité du cristallin, qui interfère avec le passage de la lumière dans le cristallin, causant de l'éblouissement ou une vision floue. Habituellement, les cataractes se développent graduellement sans douleur, rougeur ou larmoiement.

- Sécheresse oculaire : problème causé par une production insuffisante de larmes par les glandes lacrymales, ce qui entraîne des démangeaisons, une sensation de brûlure et même une diminution de la vision.

- Glaucome : hausse progressive et lente de la pression intraoculaire provoquant une pression graduelle sur le nerf optique, et occasionnant une perte de la vision périphérique, une diminution de l'acuité visuelle accompagnée d'une difficulté à s'adapter à la noirceur et un effet de halo autour des sources lumineuses s'il n'est pas traité.

- Rétinopathie diabétique : changements pathologiques des vaisseaux sanguins de la rétine causant une diminution de la vision ou une perte de celle-ci liée à une hémorragie et à un œdème maculaire.

- Dégénérescence maculaire : condition touchant la macula lutea (tache jaune, portion spécialisée de la rétine responsable de la vision centrale) qui perd son habileté à fonctionner efficacement. Les premiers signes incluent une impression de vision floue pendant la lecture, une distorsion ou une perte de la vision centrale, et une distorsion des lignes verticales.

Déficits auditifs

- Presbyacousie : perte progressive de l'audition, bilatérale et symétrique, surtout dans les fréquences élevées ; phénomène plus ou moins marqué selon les personnes et qui résulte du vieillissement.

- Bouchon de cérumen : accumulation de sécrétions grasses dans le conduit auditif externe. L'évacuation naturelle du cérumen se fait mal : celui-ci durcit et s'accumule dans le conduit, causant une surdité de transmission.

Déficit de l'équilibre

- Étourdissements et déséquilibre : affection courante chez les personnes âgées, généralement entraînée par une dysfonction vestibulaire. Il est fréquent qu'un épisode de vertige ou de déséquilibre soit précipité par un changement de position de la tête.

Déficit gustatif

- Xérostomie : diminution de sécrétions salivaires menant à un épaississement du mucus et à l'assèchement buccal. Cela peut gêner la capacité de manger, et mener à des problèmes d'appétit et de nutrition.

Déficits neurologiques

- Neuropathie périphérique : problème du système nerveux périphérique. Les principales causes chez les personnes âgées sont le diabète, le syndrome de Guillain-Barré et les tumeurs (Ebersole & Hess, 2001). Parmi les symptômes figurent l'engourdissement, le picotement et une démarche titubante.

- Accident vasculaire cérébral : problème causé par un thrombus, une hémorragie ou une embolie touchant un vaisseau sanguin conduisant au cerveau ou dans cette région. Il crée une altération de la proprioception, causant un manque de coordination et un déséquilibre. Il produit également une perte de sensation et de la fonction motrice des extrémités qui sont contrôlées par la région touchée du cerveau.

dans un contexte de soins de longue durée, les occasions de recevoir un toucher réconfortant sont souvent limitées, l'environnement est peu stimulant sur le plan intellectuel et sensoriel, les repas sont plus ou moins appétissants, et les soins d'hygiène représentent pour plusieurs une expérience stressante et désagréable (MacDonald, 2002). Par conséquent, la **privation sensorielle** survient lorsque la qualité ou la quantité des stimulations que reçoit une personne est insuffisante (p. ex., des stimuli monotones). Il existe trois types de privations sensorielles pouvant entraîner la monotonie et l'ennui :

- la diminution des stimuli sensoriels (déficit sensoriel provenant d'une perte de la vue ou de l'audition);
- l'élimination de l'ordre ou de la signification des stimuli (p. ex., une exposition à un milieu étranger);
- une restriction du milieu environnant (p. ex., un repos au lit ou peu de diversité dans le milieu) (Ebersole et al., 2005).

Les personnes prédisposées à une privation sensorielle sont généralement celles résidant dans un établissement de soins de longue durée. Même si la plupart des centres offrent beaucoup de stimulations au moyen d'activités de groupe, d'aménagement du milieu de vie et de rassemblements à l'heure des repas, ces stimulations ne suffisent pas à certaines personnes. Par exemple, une personne âgée qui n'entend pas, qui est confinée à un fauteuil roulant, qui a de la difficulté à voir, qui a peu d'énergie et qui évite le contact avec les autres court un risque élevé de souffrir de privation sensorielle **FIGURE 38.1**. La privation sensorielle a un impact sur le plan cognitif et affectif, et sur celui de la perception **ENCADRÉ 38.4**.

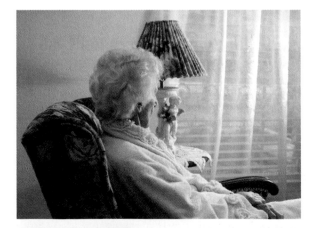

FIGURE 38.1 L'isolement contribue à la privation sensorielle.

Surcharge sensorielle

La **surcharge sensorielle** survient lorsqu'une personne reçoit de nombreux stimuli sensoriels, et qu'elle est incapable d'ignorer la perception de certains stimuli ou de les isoler. Une stimulation sensorielle excessive empêche le cerveau de bien réagir à certains stimuli ou de les ignorer. Ainsi, en raison du nombre excessif de stimuli, la personne est incapable de percevoir son environnement de façon sensée. La surcharge empêche le cerveau de réagir favorablement : les pensées défilent à toute allure, l'attention est dirigée dans tous les sens, et c'est à ce moment qu'apparaissent l'anxiété et l'agitation. La surcharge produit un état semblable à celui qui est causé par la privation sensorielle. Toutefois, contrairement à la privation, la surcharge est propre à chaque personne, car la quantité de stimuli nécessaires à une fonction sensorielle saine varie de l'une à l'autre. Une personne peut être sujette à une surcharge sensorielle à un moment bien précis, et celle-ci peut varier selon son degré de fatigue, son attitude, et son bien-être physique et émotionnel.

ENCADRÉ 38.4 **Effets de la privation sensorielle**

Sur le plan cognitif
- Diminution de la capacité d'apprentissage
- Incapacité de penser ou de résoudre un problème
- Mauvaise exécution des tâches
- Désorientation
- Mécanismes d'attention altérés, besoin de socialisation augmenté

Sur le plan affectif
- Ennui
- Agitation, accroissement de l'anxiété
- Instabilité affective
- Panique
- Accroissement du besoin de stimulation physique

Sur le plan de la perception
- Coordination visuelle et motrice réduite
- Perception de la couleur, et capacité de percevoir la taille et la forme diminuées
- Précision tactile amoindrie
- Jugement spatial et temporel altéré

Source : Adapté de Ebersole, P., Hess, P., & Schmidt Luggen, A. (2004). *Toward healthy aging: Human needs and nursing response* (6th ed.). St. Louis, Mo. : Mosby.

Le client gravement malade risque de souffrir d'une surcharge sensorielle. En effet, la douleur constante causée par la maladie, la surveillance fréquente des signes vitaux par l'infirmière et l'irritation causée par les tubes de drainage contribuent à provoquer une surcharge sensorielle. Il est possible qu'un client ait de la difficulté à bénéficier des paroles réconfortantes de l'infirmière ou d'un léger massage au dos si son attention et son énergie sont centrées sur des stimuli plus stressants. Un autre exemple de surcharge sensorielle est celui d'un client hospitalisé dans une unité de soins intensifs où l'activité est constante et où les lumières demeurent toujours allumées. Dans cette unité, les clients peuvent entendre les sons et les alarmes des équipements, ainsi que les conversations et les activités du personnel dans la pièce à toute heure du jour et de la nuit.

Les modifications du comportement associées à la surcharge sensorielle sont facilement confondues avec des sautes d'humeur ou une simple désorientation. L'infirmière doit donc tenter de déceler, chez le client, les symptômes comme les pensées qui défilent, l'attention dispersée, l'agitation et l'anxiété. De plus, dans une unité de soins intensifs, il arrive parfois que le client souffrant de surcharge sensorielle manipule continuellement ses pansements ou les tubes auxquels il est branché. La réorientation continuelle et la surveillance des stimuli excessifs deviennent donc une partie importante des soins prodigués au client. ∎

38.2

Connaissances scientifiques appliquées à la pratique infirmière

38.2.1 Facteurs influant sur la fonction sensorielle

De nombreux facteurs peuvent avoir un impact sur le fonctionnement sensoriel d'une personne. Ces facteurs, liés à la qualité et à la quantité des stimuli sensoriels reçus, sont souvent associés à la famille, ainsi qu'aux milieux environnant et culturel.

Âge

Les bébés et les enfants sont exposés aux déficiences visuelles et auditives en raison de diverses maladies génétiques, prénatales et postnatales.

Une des préoccupations concernant les nouveau-nés prématurés est que les stimulations visuelles et auditives précoces et intenses pourraient avoir des effets négatifs sur les voies visuelles et auditives, et modifier le développement d'autres organes sensoriels (Hockenberry & Wilson, 2007).

Parmi les changements visuels à l'âge adulte, on compte la **presbytie,** qui requiert le port de lunettes de lecture. Ces changements se produisent généralement entre les âges de 40 et de 50 ans. De plus, la cornée, qui contribue à la réfraction de la lumière vers la rétine, s'aplatit et s'épaissit. Ces altérations causées par le vieillissement entraînent l'**astigmatisme.** L'iris perd des pigments, et les fibres de collagène s'accumulent dans la chambre antérieure de l'œil, ce qui augmente le risque de **glaucome** en raison de la réabsorption réduite du liquide intraoculaire. L'augmentation de la sensibilité à l'éblouissement et la diminution du champ visuel, de la vision nocturne, de la perception des profondeurs et de la distinction des couleurs sont d'autres changements visuels normaux liés au vieillissement.

Les changements auditifs commencent à se manifester à l'âge de 30 ans. La diminution de l'acuité auditive, l'intelligibilité réduite des conversations et la distinction altérée des hauteurs tonales sont des changements auditifs liés au vieillissement. Les sons graves sont plus faciles à entendre, mais il devient plus difficile pour la personne de suivre une conversation quand il y a un bruit de fond. Elle distingue moins facilement les consonnes (z, t, f, g) et les sons aigus (s, ch, ph, k). Les voyelles graves sont plus faciles à entendre. Les sons de la parole deviennent déformés, et il y a un délai entre la réception du discours et la réaction à celui-ci. Le diagnostic parfois erroné de démence chez les gens âgés souffrant d'un déficit sensoriel constitue l'une des préoccupations relatives aux changements sensoriels normaux liés à l'âge (Ebersole et al., 2005). On confond aussi couramment les changements anormaux causés par des maladies des yeux et des oreilles, et les changements sensoriels normaux associés au vieillissement (Crews & Campbell, 2004).

Les changements gustatifs et olfactifs apparaissent vers l'âge de 50 ans. Ils comprennent une diminution du nombre de papilles gustatives et de cellules sensorielles de la muqueuse nasale. La perception des saveurs acide, amère et salée est principalement touchée, contrairement à la perception du sucré (Miller, 2007).

La douleur constante causée par la maladie, la surveillance fréquente des signes vitaux par l'infirmière et l'irritation causée par les tubes de drainage contribuent à provoquer une surcharge sensorielle.

■ **Astigmatisme :** Défaut des systèmes optiques qui ne donnent pas d'un point une image ponctuelle, mais une image étalée dans le sens antéro-postérieur.

Jugement clinique

Le fait que monsieur Gagnon suive difficilement une conversation représente-t-il un changement auditif normal ou constitue-t-il un début de déficit cognitif chez lui ?

38

Proprioception:
Ensemble des récepteurs, des voies et des centres nerveux impliqués dans la perception, consciente ou non, de la position relative des parties du corps.

Les changements relatifs à la **proprioception** courants après l'âge de 60 ans incluent des troubles accrus d'équilibre, d'orientation spatiale et de coordination. Les personnes âgées ne peuvent éviter des obstacles aussi rapidement que dans le passé, et leur réaction automatique pour se protéger ou se soutenir au moment d'une chute est plus lente. Elles peuvent subir des changements tactiles, entre autres une diminution de la sensibilité à la douleur, à la pression et à la température consécutive à une maladie vasculaire périphérique et à des neuropathies **ENCADRÉ 38.5**.

Stimuli appropriés

Les stimuli appropriés réduisent la fréquence de la privation sensorielle. À la maison, les stimuli appropriés proviennent d'un animal domestique, de la radio ou du téléviseur, des photos de la famille, du calendrier ainsi que de l'horloge. C'est pour cette raison que ces types de stimuli doivent être présents dans un centre de soins de longue durée. En milieu hospitalier, l'infirmière doit noter si le client partage sa chambre ou s'il a des visiteurs, car la présence d'autres personnes peut constituer une stimulation positive. Toutefois, un compagnon de chambre qui regarde constamment la télévision, parle sans arrêt ou garde toujours les lumières allumées risque de contribuer à une surcharge sensorielle. La présence ou l'absence de stimuli appropriés influence la vivacité d'esprit du client et sa capacité à participer à ses soins.

Quantité de stimuli

La fréquence des observations et des procédures effectuées dans une unité de soins de courte durée peut être stressante. L'hyperstimulation peut devenir problématique si le client éprouve de la douleur, a de nombreux tubes, porte des pansements, ou si un plâtre ou une traction limite ses mouvements. Lorsque la chambre d'un client se trouve près d'une source de bruits forts ou répétitifs, cela contribue à lui causer une surcharge sensorielle.

Interactions sociales

La quantité et la qualité des rapports avec le réseau de soutien peuvent influencer le degré d'isolement ressenti par le client. L'absence de visiteurs pendant un séjour dans un centre hospitalier peut avoir un effet sur l'état sensoriel. Pour la plupart des personnes, la possibilité de discuter de leurs peurs et de leurs inquiétudes avec des proches est un mécanisme d'adaptation important. Par

Jugement clinique

Selon les données de la mise en contexte, quels facteurs risquent d'influer sur la fonction sensorielle de monsieur Gagnon ?

REGARD SUR LA PERSONNE ÂGÉE

ENCADRÉ 38.5 **Prévalence des déficiences auditives et visuelles chez les personnes âgées**

Dans la population québécoise, 9,8 % et 6,9 % des adultes âgés de plus de 65 ans présentent respectivement des incapacités auditives ou visuelles comparativement à 1,6 % et 1,3 % chez les personnes de 15 à 64 ans (Berthelot, Camirand, & Tremblay, 2006). En outre, en 2003, 20 % de la population canadienne âgée de 65 ans et plus souffrait de cataracte (Millar, 2004). Ces chiffres démontrent une augmentation progressive des incapacités sensorielles avec l'âge.

conséquent, l'absence de conversations normales peut entraîner un sentiment d'isolement, de solitude, d'anxiété et de dépression chez le client. Il est possible que l'infirmière ne s'en rende pas compte avant que n'apparaissent des modifications dans le comportement de celui-ci.

Facteurs liés à l'environnement

Il est possible que le travail ou les activités récréatives d'une personne la prédisposent à des risques d'altérations visuelles (p. ex., la soudure, le squash), auditives (p. ex., chez un travailleur dans une usine, un musicien) ou nerveuses (p. ex., le travail dans une chaîne d'assemblage, en menuiserie). Les personnes qui travaillent dans un milieu très bruyant, ou qui occupent des fonctions les exposant à des produits chimiques ou à des produits volatils doivent se protéger contre les sources de danger auditif et visuel. Ainsi, le client qui manipule des objets de façon répétitive peut développer un syndrome du canal carpien (SCC) en raison d'une compression du nerf médian. Les tâches qui exigent des mouvements continus du poignet risquent de provoquer de l'œdème ou de l'inflammation, puis une pression sur le nerf qui passe dans le canal carpien du poignet. Il est alors possible que la personne éprouve des engourdissements, des picotements, de la douleur et un manque de force lorsqu'elle effectue des tâches manuelles demandant de la précision (Ruda, 2000).

Le client isolé en milieu hospitalier ou à la maison court également ce risque d'altérations. Par exemple, un client placé en isolement en raison de la tuberculose se voit confiné à sa chambre et ne peut bénéficier d'interactions avec les visiteurs. Par ailleurs, le milieu hospitalier peut comporter une foule de stimuli sensoriels. Contrairement au client hospitalisé, une personne en santé a la possibilité de modifier son milieu, ou d'en chercher un qui soit différent et qui offre des stimuli variés.

Au cours d'une hospitalisation, le client se voit souvent limité à un milieu qui lui est étranger et indifférent. Toutefois, cela ne signifie pas que tous les clients hospitalisés éprouvent des altérations sensorielles. L'infirmière doit donc évaluer plus attentivement les sujets qui sont soumis à une stimulation sensorielle continue (p. ex., au service des soins intensifs, au cours d'une hospitalisation de longue durée, au service des urgences, dans le cas de traitements multiples). Le milieu environnant peut minimiser ou augmenter les altérations sensorielles. Dans certains cas, le milieu constitue même la cause du problème. L'infirmière doit donc évaluer l'environnement du client en tentant d'établir les facteurs de risque ou ceux qui doivent être adaptés afin d'assurer la sécurité de celui-ci et d'accroître sa stimulation, si nécessaire.

Facteurs culturels

Certaines modifications sensorielles sont plus courantes dans des groupes ethniques en particulier. L'analyse des données d'une étude a montré que les Aléoutes, les Inuits et les Amérindiens souffrent trois fois plus de déficiences auditives et visuelles simultanées que les Américains originaires des îles de l'Asie et du Pacifique. Les chercheurs ne s'expliquent pas la cause de ces taux significativement plus élevés de déficiences, mais on pense qu'ils pourraient être associés à l'accès limité aux soins de santé, aux risques accrus de troubles auditifs et à un type de glaucome dit à angle fermé (Caban et al., 2005). L'**ENCADRÉ 38.6** résume les autres modifications sensorielles liées au patrimoine culturel d'un client.

38.2.2 Identification et évaluation des altérations sensorielles

Au cours de la collecte des données auprès d'un client souffrant d'altérations sensorielles ou courant ce risque, l'infirmière doit considérer toutes les physiopathologies existantes, de même que tous les facteurs ayant un impact sur la fonction sensorielle. Par exemple, si le client présente une déficience auditive, l'infirmière adaptera son style de communication et orientera son entrevue vers les renseignements se rapportant au déficit auditif ▶ **11**. Elle doit recueillir des données qui permettent aussi d'analyser l'état sensoriel du client, l'importance des effets de son déficit sur son mode de vie, son adaptation psychosociale, son stade de développement, l'autogestion de ses soins personnels et sa sécurité. La collecte des données doit également être centrée sur la qualité et la quantité des stimuli liés à l'environnement.

Personnes à risque

Les personnes âgées sont considérées comme un groupe à risque d'altérations sensorielles en raison des changements physiologiques normaux touchant leurs organes sensoriels. D'ailleurs, elles omettent souvent de rapporter les changements sensoriels éprouvés, croyant qu'ils sont une conséquence normale du vieillissement (Halle, 2002). L'infirmière doit faire preuve de prudence afin de ne pas associer automatiquement un problème sensoriel à l'avancée en âge. Par exemple, la surdité chez l'adulte peut être causée par des lésions métaboliques, vasculaires ou systémiques. De plus, il est parfois difficile d'évaluer une déficience auditive liée à l'âge, car certaines personnes touchées ne sont pas conscientes de leur déficit, ce qui semble être le cas de monsieur Gagnon (Tolson, 1997). L'infirmière peut diriger le client vers un audiologiste ou un otorhinolaryngologiste si l'examen clinique révèle des problèmes sérieux.

SOINS INFIRMIERS INTERCULTURELS

ENCADRÉ 38.6 Modifications sensorielles associées au groupe culturel

- Le nombre de cas de déficiences auditives est plus élevé parmi les personnes de race blanche que chez les Afro-Américains ou les Américains d'origine asiatique (Smith & Wilbur, 2004).
- Le taux d'otite moyenne est disproportionnellement plus élevé chez les enfants amérindiens que chez ceux de tout autre groupe ethnique (National Institute on Deafness and Other Communication Disorders, 2005).
- Le glaucome est presque trois fois plus courant parmi les Afro-Américains que parmi les Américains de race blanche (National Eye Institute, 2004).
- Une fréquence accrue des cas de rétinopathie diabétique touche les Hispano-Américains (Smith & Wilbur, 2004).
- Le nombre de cas de dégénérescence maculaire est plus élevée parmi les personnes de race blanche que chez les Latino-Américains, les Afro-Américains et les Américains d'origine asiatique (Smith & Wilbur, 2004).

Jugement clinique

Quel facteur environnemental pourrait avoir eu un impact sur l'acuité auditive de monsieur Gagnon ?

11

Les différentes approches de communication sont expliquées dans le chapitre 11, *Communiquer.*

38

Le questionnaire de dépistage de déficience auditive pour personnes âgées mis au point par Ventry et Weinstein (1982) est reconnu pour son efficacité à déterminer si le client a besoin d'une intervention audiologique. Il comprend 10 questions auxquelles la personne doit répondre en cinq minutes, et a été conçu pour évaluer la façon dont le client perçoit les effets émotionnels et sociaux liés à la déficience auditive (Weinstein, 1994). Vous pouvez consulter ce questionnaire de dépistage à la figure 38.1W sur le site www.cheneliere.ca/potter.

Anamnèse des altérations sensorielles

L'anamnèse permet d'analyser la nature et les caractéristiques des altérations sensorielles ou de tout problème lié à celles-ci **ENCADRÉ 38.7**. Il est important de se rappeler que de nombreuses personnes âgées n'aiment pas admettre une perte de leurs fonctions sensorielles et peuvent être hésitantes à partager des renseignements à ce sujet (Ebersole & Hess, 1998).

L'autoévaluation par un client de son déficit peut également être d'une grande aide. Dans ce cas, l'infirmière lui demande simplement d'évaluer la qualité de sa perception auditive : est-elle excellente, bonne, assez bonne, plutôt mauvaise ou mauvaise ? En se basant sur cette autoévaluation, l'infirmière peut analyser en profondeur la perception qu'a le client de sa perte sensorielle, ce qui lui fournit un tableau plus détaillé de la façon dont la qualité de vie de celui-ci a été influencée.

La collecte de données faite par l'infirmière permet aussi de révéler les changements récents dans le comportement du client. La famille et les amis sont souvent les meilleures ressources pour obtenir ces renseignements puisque le client n'est souvent pas conscient de ces changements. L'infirmière peut donc poser les questions suivantes à la famille :

- Le client a-t-il manifesté des changements d'humeur récemment (p. ex., des crises de colère, de la nervosité, de la peur ou de l'irritabilité ?)
- Avez-vous observé une tendance chez le client à éviter les activités sociales ?

État mental

L'évaluation de l'état mental est une composante importante de tout examen de la fonction sensorielle, notamment lorsque l'infirmière soupçonne une privation ou une surcharge sensorielles

PISTES D'ÉVALUATION CLINIQUE

ENCADRÉ 38.7

Exemples de questions pour l'évaluation du risque d'altération sensorielle

Nature du problème

- Quel type de problèmes avez-vous avec votre vue/ouïe ?
- Qu'avez-vous fait pour tenter de corriger cette difficulté avec votre vue/ouïe ?
- Utilisez-vous une aide technique pour améliorer votre vue/ouïe ?

Signes et symptômes

- Demander à un client présentant une altération de la vue :
  - Devez-vous utiliser un livre comportant de gros caractères ?
  - Êtes-vous en mesure de préparer un repas ou de libeller un chèque ?
- Demander à un client présentant une altération de l'ouïe :
  - Quel type de son ou de tonalité avez-vous de la difficulté à entendre (les sons aigus ou graves) ?
  - Les mots ou sons entendus vous semblent-ils bredouillés ou déformés ?
  - Des gens vous ont-ils déjà dit qu'ils devaient crier lorsqu'ils s'adressent à vous pour que vous les entendiez ?
  - Entendez-vous un tintement, un crépitement ou un bourdonnement dans vos oreilles ?
- Avez-vous de la douleur ?
- Avez-vous remarqué la présence d'une rougeur, d'une enflure ou d'un écoulement ? Avez-vous noté des signes d'infection (p. ex., un écoulement de pus, de la fièvre) ?

Apparition et durée

- Quand avez-vous observé ce problème ?
- De quelle façon s'est-il manifesté ?
- À quelle fréquence se présente-t-il ?
- Est-il intermittent ou constant ?

Facteurs prédisposants

- Comment procédez-vous à l'hygiène de vos yeux/oreilles ?
- Est-ce que vous travaillez ou participez à des activités pouvant nuire à votre vue/ouïe ? Si oui, comment protégez-vous vos yeux/oreilles pendant ces activités ?
- Avez-vous des antécédents familiaux de cataractes, de glaucome, de dégénérescence maculaire entraînant une perte de la vision centrale ou de perte d'audition ?
- Quelle est la date de votre dernier examen de la vue/de l'ouïe ?

Effets sur le client

- Quel impact votre problème de vision/d'audition a-t-il sur votre travail, votre famille ou votre vie sociale ?
- Les changements de votre vue/ouïe ont-ils eu un impact sur votre sentiment d'indépendance ou d'autonomie ?
- Comment vos problèmes de vue/d'audition influent-ils sur votre perception de vous-même ?
- Avez-vous des difficultés à effectuer l'entretien quotidien de vos lunettes, verres de contact ou appareils auditifs ?

ENCADRÉ 38.8. L'infirmière observe le client au moment de procéder à l'anamnèse, à l'examen physique et lorsqu'elle lui prodigue des soins. Cette observation lui permet de recueillir des données précieuses qui révèlent les comportements clés du client et qui peuvent servir de base au cours de l'évaluation de son état mental. L'infirmière doit observer l'apparence physique et le comportement du client, mesurer ses capacités cognitives et évaluer son état émotionnel. Elle peut aussi évaluer un des aspects des fonctions cognitives, soit l'orientation dans les trois sphères (personne, temps et lieu). Pour ce faire, elle questionne le client sur l'endroit où il se trouve, lui demande de préciser la date du jour, et de décliner son nom ou celui des personnes qui l'entourent ▶ **23**. Un client souffrant d'une privation sensorielle grave peut être incapable de poursuivre une conversation, de rester attentif, ou de faire appel à des souvenirs récents ou anciens.

Capacité à effectuer ses soins personnels

L'infirmière analyse les capacités fonctionnelles du client lorsqu'il se nourrit, lorsqu'il s'habille et lorsqu'il effectue ses soins d'hygiène personnels dans son milieu de vie ou à l'hôpital. Par exemple, l'infirmière vérifie si le client souffrant de déficience visuelle peut trouver les ustensiles et les aliments sur son plateau, et s'il est capable de lire les instructions d'une ordonnance. Elle détermine également la capacité du client à effectuer ses activités de la vie domestique (AVD), telles que lire les factures, faire un chèque, effectuer les emplettes et accomplir les tâches ménagères. Un client qui semble souffrir de privation sensorielle s'occupe-t-il de son habillement et de son apparence? La perte d'équilibre d'un client l'empêche-t-elle de se lever du siège de toilette en toute sécurité? Tout dysfonctionnement dans la capacité du client à effectuer ses soins personnels a des conséquences sur la planification de son congé de l'hôpital et sur ses besoins en ressources à domicile.

Sources de danger dans l'environnement

Les clients présentant des altérations sensorielles sont à risque de se blesser si leur environnement immédiat n'est pas sûr ▶ **28**. Ainsi, un client ayant un déficit visuel ne peut pas voir clairement les sources de danger potentiel. C'est d'ailleurs ce qui est arrivé à monsieur Gagnon lorsqu'il a fait une chute. Un client aux prises avec des problèmes de proprioception peut perdre l'équilibre facilement. La condition du domicile, des chambres, et des entrées et sorties peut se révéler problématique pour les clients présentant des altérations sensorielles. L'évaluation du domicile du client doit entre autres porter sur les risques suivants:

- les passages et les corridors irréguliers ou fissurés, ou les carpettes sans antidérapant;
- les câbles électriques et les fils de téléphone disposés dans les aires de circulation;
- les salles de bain sans douche ou non munies de barres d'appui;
- l'absence de détecteur de fumée, ou de rampe dans les escaliers.

Dans le milieu hospitalier, les soignants oublient souvent de replacer l'ameublement et l'équipement dans le but de permettre une libre circulation entre le lit ou le fauteuil, ou vers la salle de bain et l'entrée de la chambre. Le fait de marcher dans la chambre et de rechercher les sources de danger constitue un exercice utile:

- La cloche d'appel est-elle facilement atteignable?
- Les tiges à soluté sont-elles stables et faciles à manipuler?
- Y a-t-il des équipements qui bloquent le déplacement du client?

Jugement clinique

Deux éléments de la mise en contexte pourraient vous inciter à évaluer plus en profondeur l'état mental de monsieur Gagnon. Quels sont-ils?

23

Pour en apprendre davantage sur les techniques d'évaluation de l'état mental, consultez le chapitre 23, *Procéder à l'évaluation de la santé et à l'examen physique.*

28

Les facteurs de risque qui menacent la sécurité des personnes, de même que les interventions préventives qui y sont associées, sont présentés dans le chapitre 28, *Veiller à la sécurité.*

PISTES D'ÉVALUATION CLINIQUE

ENCADRÉ 38.8 Évaluation de l'état mental

Apparence physique et comportement
- Activité motrice
- Posture
- Expression faciale
- Hygiène

Capacité cognitive
- Niveau de conscience, attention
- Raisonnement abstrait
- Calcul
- Jugement
- Capacité d'entretenir une conversation
- Capacité de lire, d'écrire et de se représenter une image
- Mémoire récente et à long terme

Stabilité émotionnelle
- Agitation, euphorie, irritabilité, désespoir et sautes d'humeur importantes
- Hallucinations auditives, visuelles et tactiles
- Illusions
- Délire

38

L'incapacité à lire les étiquettes apposées sur l'emballage de la médication et les chiffres sur les seringues représente un problème additionnel pour les clients atteints d'un déficit visuel. L'infirmière peut demander au client de déchiffrer l'étiquette d'un contenant de médicament et ainsi déterminer s'il est en mesure d'en lire le dosage et la fréquence d'administration. Si le client a un déficit auditif, l'infirmière doit évaluer s'il peut distinguer les sons provenant de la sonnette de porte, du téléphone, du détecteur de fumée et du réveil.

Mode de communication

Le client souffrant d'une déficience sensorielle arrive souvent à trouver des solutions de rechange pour communiquer. Par conséquent, afin de pouvoir interagir avec le client et promouvoir l'interaction de celui-ci avec les autres personnes, l'infirmière doit comprendre le mode de communication du client **FIGURE 38.2**. Un client souffrant d'une déficience auditive lit sur les lèvres, utilise le langage gestuel, se sert d'une prothèse auditive, lit et écrit des notes. Chez ce client, la vue devient le sens le plus important.

L'infirmière doit évaluer les modes de communication pouvant être utilisés par le client et vérifier s'ils lui causent de l'anxiété.

Le client souffrant d'une déficience visuelle est incapable d'observer les expressions faciales et les comportements non verbaux servant à clarifier le contenu des conversations. Il se fie plutôt aux inflexions et aux variations de la voix pour détecter le ton affectif de la communication. Il arrive souvent que ces clients apprennent le braille.

Le client souffrant d'**aphasie** peut être incapable de s'exprimer ou de comprendre le langage. L'**aphasie motrice** est une perte de l'expression motrice du langage. Le client est alors incapable de nommer des objets communs ou d'exprimer des idées simples, verbalement ou par écrit. Par exemple, un client peut comprendre une question, mais être incapable d'exprimer une réponse. L'**aphasie sensorielle**, ou **aphasie de réception**, est l'incapacité de comprendre le langage écrit ou parlé. Le client peut être capable d'exprimer des mots, mais ne peut comprendre les questions ou les commentaires des autres. L'**aphasie globale** est l'incapacité de comprendre le langage et de pouvoir s'exprimer. La perte temporaire ou permanente de l'expression orale est une expérience très traumatisante. L'infirmière doit évaluer les modes de communication pouvant être utilisés par le client et vérifier s'ils lui causent de l'anxiété. Un client qui a subi une laryngectomie a souvent recours à l'écriture, à un tableau de communication, à un dispositif de vibration mécanique ou à la parole œsophagienne pour communiquer. Le client qui a un tube endotrachéal ou une trachéotomie risque de souffrir d'une perte temporaire de la parole. La plupart de ces clients se servent de bloc-notes pour formuler leurs questions et exprimer leurs besoins. Toutefois, il est aussi possible que le client soit physiquement inapte et incapable d'écrire des messages. L'infirmière doit donc savoir si le client a élaboré un langage gestuel ou un système de symboles pour communiquer ses besoins.

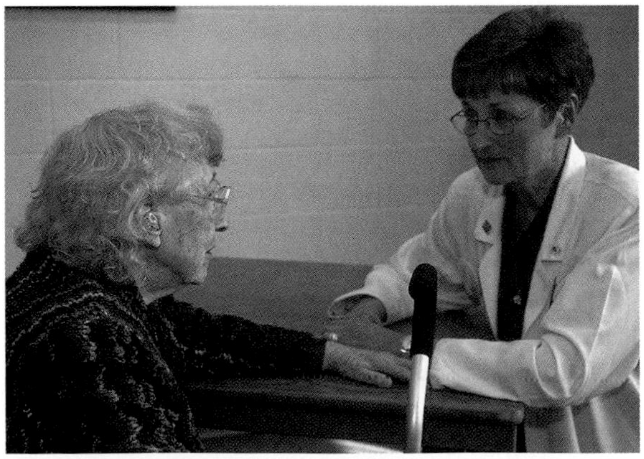

Afin de comprendre la nature d'un problème de communication, l'infirmière doit savoir si le client a de la difficulté à parler, à comprendre, à nommer les choses, à lire ou à écrire. Selon la nature du problème, elle choisit la meilleure façon d'interagir avec lui.

Réseau de soutien

L'infirmière doit évaluer si le client vit seul et, si c'est le cas, la fréquence des visites qu'il reçoit de la part de sa famille et de ses amis. Il est important d'évaluer les habiletés sociales du client et son degré de satisfaction au regard du soutien que lui apporte son entourage. Les effets à long terme des altérations sensorielles influencent la dynamique familiale et la propension du client à demeurer actif dans la société.

Utilisation d'aides fonctionnelles

Il faut évaluer l'utilisation d'aides fonctionnelles (p. ex., une prothèse auditive ou des lunettes) et leurs effets sensoriels sur le client. Cela comprend la fréquence d'utilisation quotidienne des aides, la méthode de nettoyage utilisée par le client ou le membre soignant de la famille ainsi que les connaissances du client sur ce qu'il faut faire en cas de problème. Il est important de se

FIGURE 38.2 L'infirmière se place à la hauteur des yeux de la cliente atteinte d'une déficience auditive afin de pouvoir communiquer avec elle.

rappeler que le fait que le client ait recours à une aide fonctionnelle ne signifie pas que celle-ci est en état de marche, ou que le client l'utilise ou en tire des bienfaits (McConnell, 2002).

Autres facteurs nuisant à la perception

L'infirmière ne doit pas oublier que des facteurs autres que la privation ou la surcharge sensorielles peuvent causer des problèmes de perception (p. ex., les médicaments et la douleur). Elle doit évaluer les antécédents pharmacologiques, tant en ce qui concerne les médicaments prescrits que ceux qui sont obtenus en vente libre, sans oublier les produits naturels. Ces antécédents fournissent des données qui révèlent la fréquence à laquelle les médicaments étaient pris, leur dose, leur mode d'administration et la date à laquelle ils ont été pris pour la dernière fois. Certains antibiotiques (p. ex., la streptomycine, la gentamicine et la tobramycine) sont ototoxiques et peuvent endommager le nerf auditif de façon permanente. Les analgésiques opioïdes, les sédatifs et les antidépresseurs peuvent altérer la perception des stimuli. L'infirmière doit aussi procéder à une évaluation complète de la douleur lorsqu'elle suspecte que celle-ci engendre des problèmes perceptuels.

38.2.3 Interventions infirmières

Le client et sa famille participent aux interventions infirmières de sorte qu'un environnement sensoriel sûr, agréable et stimulant est maintenu. Les interventions les plus appropriées permettent au client souffrant d'altérations sensorielles de fonctionner en toute sécurité malgré ses déficits. En général, le client est capable de poursuivre une vie normale. Au moment de l'apparition du problème, une personne peut se retirer en évitant toute communication ou socialisation, et il devient difficile pour elle d'interagir de façon sûre avec son milieu environnant tant qu'elle n'a pas acquis de nouvelles habiletés. Cette nécessité de s'adapter à un déficit sensoriel peut survenir à tout âge. Des mesures doivent être entreprises pour maintenir la fonction sensorielle de la personne au plus haut niveau. Les interventions infirmières assurent un environnement stimulant pour le client tout en améliorant son état de santé.

Promotion de la santé

Un bon fonctionnement sensoriel commence par la prévention. Presque toutes les personnes sont exposées à des éléments présents dans leur environnement qui risquent de leur causer des altérations sensorielles. Lorsqu'un client se présente dans un établissement de santé, l'infirmière peut profiter de l'occasion pour faire de la prévention à ce sujet.

Dépistage

La prévention contre les déficiences visuelles chez l'enfant exige un dépistage adéquat (Hockenberry et al., 2003). Il existe cinq interventions de dépistage recommandées :

- le dépistage prénatal pour les femmes enceintes à risque, comme celles présentant la rubéole ou la syphilis, et celles ayant des antécédents familiaux de maladies génétiques associées à un déficit visuel ;
- les soins prénataux et périnataux adéquats afin de prévenir une naissance prématurée et les conséquences iatrogéniques résultant d'une administration excessive d'oxygène ;
- le dépistage périodique chez tous les enfants (particulièrement de la naissance à l'âge préscolaire) de la cécité congénitale, des anomalies visuelles causées par des erreurs de réfraction ou le **strabisme** ;
- la vaccination de tous les enfants contre la rubéole ;
- les conseils de sécurité au regard des causes les plus fréquentes de traumatismes oculaires.

Chez l'enfant, les problèmes de la vue sont courants, et le plus fréquent est une **erreur de réfraction** telle la **myopie**. Les parents devraient connaître les signes indicateurs d'un problème de la vue (p. ex., l'absence de réaction à la lumière ou un contact visuel réduit du nourrisson) et les signaler immédiatement au médecin. Les examens de la vue chez l'enfant d'âge scolaire et chez l'adolescent permettent de détecter rapidement ces problèmes. L'Association des optométristes du Québec recommande pour l'enfant un examen de la vue à 6 mois, à 3 ans, puis avant l'entrée à l'école, et finalement tous les ans (ou tous les deux ans) entre 6 et 18 ans.

Un des facteurs prédisposant les enfants à présenter une déficience auditive est l'existence d'antécédents familiaux de déficits auditifs. D'autres facteurs ont aussi été établis tels que les otites chroniques, une infection périnatale (rubéole, herpès, cytomégalovirus), un faible poids à la naissance ainsi que le syndrome de Down. L'infirmière doit informer la femme enceinte de l'importance des soins prénataux précoces. Il faut lui suggérer d'éviter les substances ototoxiques (p. ex., certains antibiotiques et les antiacnéiques), et lui conseiller de subir des examens pour le dépistage de la syphilis et de la rubéole.

L'enfant souffrant d'otites moyennes à répétition doit subir des tests auditifs périodiquement. L'infirmière doit expliquer les risques potentiels aux parents et leur suggérer de consulter un médecin lorsque l'enfant souffre de maux d'oreilles ou manifeste des symptômes d'infection respiratoire (Hockenberry et al., 2003).

Consultez le tableau 38.1W, au www.cheneliere.ca/potter, pour en apprendre plus sur les conseils visant à prévenir les blessures à l'œil chez les enfants.

- **Strabisme :** Déficience visuelle résultant d'un mauvais parallélisme des axes optiques, le client ne regardant qu'avec un seul œil, presque toujours le même.
- **Erreur de réfraction :** Situation où l'image de l'objet visualisé ne se trouve pas entièrement là où elle le devrait, c'est-à-dire sur la rétine. La vision est donc floue. Cette anomalie se corrige habituellement par le port de lunettes ou de verres de contact.
- **Myopie :** Anomalie de la vision due à un défaut de convergence des rayons lumineux et dans laquelle l'image d'un objet éloigné se forme en avant de la rétine.

38

Selon vous, quelles interventions devraient être mises en place dans le cas de monsieur Gagnon pour répondre à son besoin prioritaire ?

Chaque personne doit s'adapter à des changements sensoriels en vieillissant et prendre les mesures nécessaires pour maintenir une fonction sensorielle maximale.

La Société canadienne d'ophtalmologie (2007) recommande aux adultes en bonne santé de consulter un spécialiste des yeux tous les 10 ans s'ils sont âgés de 19 à 40 ans ; tous les 5 ans s'ils ont de 41 à 55 ans ; tous les 3 ans s'ils ont de 56 à 65 ans ; tous les 2 ans s'ils ont plus de 65 ans. Cependant, les personnes présentant un risque accru de souffrir de problèmes oculaires (p. ex., le diabète, une histoire familiale) devraient consulter un spécialiste tous les 3 ans s'ils sont âgés de plus de 40 ans ; tous les 2 ans s'ils ont plus de 50 ans ; annuellement s'ils ont plus de 60 ans.

Autrefois, on considérait que la perte d'audition causée par le bruit concernait principalement les personnes âgées. Toutefois, ce phénomène s'observe maintenant chez les jeunes adultes de 20 à 30 ans. Cette déficience est attribuée à une exposition prolongée à des bruits assourdissants provenant d'appareils de musique portatifs ou de radios d'automobiles, pendant des concerts ou des séances de danse aérobique. L'infirmière en milieu scolaire peut renseigner les jeunes et les enseignants en leur offrant de l'information sur la façon de préserver leur audition (Lusk, 2002 ; McCullagh, 2002).

Les lignes directrices pour le dépistage auditif chez l'adulte sont moins normatives. En raison de l'aspect dégénératif associé au vieillissement des structures de l'oreille, il est recommandé aux clients âgés de plus de 40 ans de subir une évaluation de l'audition dans le cadre de leur examen clinique annuel (Barnett, 2007). De plus, un dépistage de routine est conseillé si le client travaille ou vit dans un milieu où le niveau de bruit est élevé. L'infirmière travaillant dans le milieu industriel peut analyser les symptômes d'acouphène et diriger promptement le client vers un spécialiste. Ainsi, le dépistage précoce aide à prévenir les déficiences auditives chez des milliers de personnes (Griest & Bishop, 1998 ; Lusk, 2002). Il est extrêmement important de comprendre que personne ne doit systématiquement accepter la déficience auditive comme un élément lié essentiellement au vieillissement. L'infirmière doit encourager les personnes âgées à se conformer à ces recommandations.

Utilisation d'aides fonctionnelles

| Vue | La capacité de la pupille à s'adapter à la lumière diminue en raison des changements normaux qui surviennent au cours du vieillissement. Par conséquent, les personnes âgées peuvent être très sensibles à la luminosité. Dans ce cas, l'infirmière peut proposer au client des façons de minimiser la luminosité en optant pour un fini satiné ou mat des murs et des plans de travail de la maison, et en choisissant des rideaux fins, des fenêtres teintées ou des stores vénitiens pour réduire la lumière provenant de l'extérieur. Le port de verres fumés à l'extérieur réduit l'éblouissement du soleil direct.

Le client doit avoir la possibilité de porter ses verres aussi souvent que possible (p. ex., au cours des soins et des traitements et de l'enseignement au client), car cela lui permet de rester concentré, de garder son calme et de conserver sa dignité (Larsen, Hazen, & Hootmartin, 1997). Un client dont l'acuité visuelle est réduite risque d'avoir besoin d'accessoires autres que ses verres correcteurs. Par exemple, une loupe de poche facilite la lecture de la plupart des documents imprimés, et les verres télescopiques sont peu encombrants, aident à focaliser et ont une grande portée **FIGURE 38.3**. Le fait d'apprendre à s'adapter à une déficience sensorielle peut se faire en bas âge. Toutefois, chaque personne doit s'adapter à des changements sensoriels en vieillissant et prendre les mesures nécessaires pour maintenir une fonction sensorielle maximale, et ce, dans un environnement stimulant. Il existe sur le marché une multitude d'objets qui facilitent l'adaptation de ceux qui souffrent d'une déficience visuelle : des livres et des revues imprimés en gros caractères, des photocopieurs qui augmentent la taille des documents et un type de télévision à circuit fermé qui grossit les lettres jusqu'à 45 fois (Ebersole & Hess, 2004).

En vieillissant, les personnes éprouvent des changements dans la perception des couleurs comme le bleu, le violet et le vert, qui semblent s'atténuer. Les couleurs plus vives telles que le

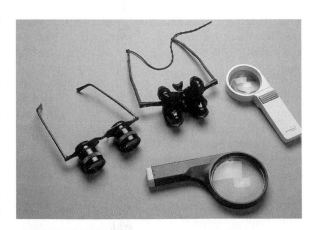

FIGURE 38.3 Il existe diverses loupes et lentilles télescopiques sur le marché pour aider les personnes ayant des problèmes visuels.

rouge, l'orangé et le jaune sont plus faciles à voir. L'infirmière peut donc proposer au client diverses façons de décorer une pièce, et de peindre le passage ou l'escalier afin de pouvoir faire la distinction entre les surfaces et les objets dans la pièce.

| Ouïe | Une façon de venir en aide à une personne âgée atteinte d'une déficience auditive consiste à vérifier s'il s'agit d'une **surdité de transmission** causée par une accumulation de **cérumen**; dans ce cas, une irrigation du conduit avec de l'eau tiède dans une seringue de 60 ml permettra de déloger le bouchon formé. Cette intervention a des chances d'améliorer grandement la capacité auditive du client ▶ **MS 5.2** . Lewis-Cullinan et Janken (1990) ont mené une étude auprès de 226 personnes âgées et ont constaté une amélioration dans les résultats des tests d'audition chez 75 % des sujets une fois que le cérumen avait été délogé.

Les personnes âgées peuvent se montrer réticentes à utiliser des appareils auditifs. Les principales raisons sont le coût, l'apparence, le manque de connaissances quant à ces prothèses, l'amplification des sons environnants qu'elles procurent et les attentes irréalistes des clients. Pour les personnes âgées, les changements neuromusculaires tels que la rigidité des doigts, les jointures élargies et la diminution des perceptions sensorielles rendent difficiles la manipulation et l'entretien des appareils auditifs. Heureusement, les personnes qui portent une prothèse auditive de nos jours ne sont plus marginalisées, car il existe un grand nombre d'appareils qui, en plus d'améliorer l'audition, sont esthétiques et faciles à manipuler **FIGURE 38.4**.

Smith et Wilbur (2000) ont cerné des facteurs susceptibles de favoriser le port d'une prothèse auditive : le besoin perçu d'améliorer son audition, l'attitude envers la déficience auditive et la motivation à chercher des solutions de rechange. Pour une personne, reconnaître le besoin

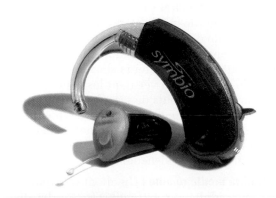

FIGURE 38.4 Modèle de prothèse auditive

d'améliorer son audition va souvent influencer le port des appareils auditifs (Sommer & Sommer, 2002). L'infirmière peut donner de l'information utile au client sur les bienfaits de porter une prothèse auditive. Il est également essentiel d'avoir l'aide d'un proche pour faciliter l'adaptation du client à l'appareil. Une prothèse auditive ne peut être portée dans le cas des affections auditives suivantes :

- malformation congénitale visible de l'oreille ou causée par un traumatisme ;
- écoulement actif de l'oreille au cours des trois derniers mois ;
- déficience auditive spontanée ou progressive depuis les trois derniers mois ;
- étourdissements aigus ou chroniques ;
- déficience auditive spontanée unilatérale depuis les trois derniers mois ;
- accumulation visible de cérumen ou présence d'un corps étranger dans le conduit auditif ;
- douleur ou malaise à l'audiométrie ;
- écart aérien osseux supérieur à 15 dB.

Dans l'éventualité où l'infirmière détecte l'une de ces huit affections au cours de l'examen clinique, elle doit diriger le client vers un **otorhinolaryngologiste** pour un examen approfondi (Ebersole et al., 2004).

L'infirmière peut également proposer des façons de modifier le milieu environnant du client dans le but de maximiser la fonction auditive résiduelle. Par exemple, il est possible d'amplifier le volume du téléphone et du téléviseur. Cette possibilité serait sans doute envisageable si monsieur Gagnon présentait vraiment une diminution de l'audition. Un réveil qui fait vibrer le lit ou qui active une lumière scintillante constitue aussi un accessoire fonctionnel utile. Une façon novatrice d'enrichir la vie des personnes souffrant de déficiences auditives est la musique enregistrée. En effet, un client atteint d'une déficience auditive grave peut entendre la musique enregistrée au moyen d'une fréquence sonore basse.

| Goût et odorat | L'infirmière peut facilement promouvoir le sens du goût grâce à des mesures visant à accroître la perception existante de ce sens. Une bonne hygiène buccale permet de maintenir les papilles gustatives bien hydratées. Il est possible d'amplifier la perception du goût en assaisonnant bien les aliments, en modifiant leur texture ou en les mangeant séparément. Par exemple, le vinaigre et le jus de citron donnent un goût acide aux aliments. L'infirmière doit toujours demander

■ **Cérumen :** Substance cireuse et jaune qui s'accumule dans le conduit auditif externe.

MS 5.2
Méthodes liées à l'administration des médicaments : *Administration de médicaments par voie auriculaire,* étape 7.

■ **Otorhinolaryngologiste :** Spécialiste de la branche de la médecine ayant pour objet l'étude de l'anatomie, de la physiologie et de la pathologie de l'oreille, du nez, de la gorge et de la région cervicofaciale dans son ensemble.

38

au client quels sont les aliments qui ont plus de goût pour lui. En rehaussant le goût des aliments, l'apport alimentaire et l'appétit ont de fortes chances de s'améliorer.

Une stimulation du sens de l'odorat avec des épices et des arômes tels que le café frais ou le pain au four peut amplifier le goût. Le client doit éviter de mélanger les aliments afin de pouvoir distinguer les saveurs. Les personnes âgées doivent bien mastiquer les aliments pour qu'ils puissent toucher les papilles gustatives résiduelles.

L'odorat est amplifié lorsqu'on le renforce d'une stimulation olfactive plaisante. Des odeurs agréables comme celle de l'eau de Cologne, des déodorants doux, des fleurs et des sachets délicatement parfumés peuvent rendre le milieu ambiant plus accueillant. L'infirmière encourage également le client à sentir les aliments avant de les manger. À l'hôpital, elle peut nommer les aliments en aidant le client à manger ou en lui préparant son plateau afin qu'il imagine les arômes. De plus, il est important de valider les goûts alimentaires du client lorsque cela est possible dans le but de stimuler son appétit.

L'élimination des mauvaises odeurs améliore la qualité du milieu environnant d'une personne. L'infirmière doit garder la chambre du client propre, vider les bassins de lit ou urinaux, enlever et jeter les pansements souillés, et garder la porte de la salle des toilettes fermée.

| **Toucher** | En général, le client souffrant de sensibilité tactile réduite éprouve peu de sensations uniquement sur une partie de son corps. L'infirmière peut donc stimuler la fonction existante à l'aide du massage thérapeutique. Si le client accepte d'être touché, elle peut utiliser des méthodes favorisant la sensibilité tactile en lui brossant ou en lui peignant les cheveux, en lui frictionnant le dos, ou en lui effleurant les bras ou les épaules. Si le client souffre de sensation réduite, il est possible que l'infirmière doive exercer une pression ferme pour qu'il sente sa main. Tourner ou changer le client de position peut également améliorer la qualité de sa sensibilité tactile. Lorsqu'on doit procéder à des interventions invasives, il est important d'utiliser le toucher, de tenir les mains du client et de les garder au chaud.

Lorsqu'on doit procéder à des interventions invasives, il est important d'utiliser le toucher, de tenir les mains du client et de les garder au chaud.

Lorsqu'un client est excessivement sensible aux stimuli tactiles (**hyperesthésie**), l'infirmière doit réduire au minimum les stimuli irritants. Elle peut utiliser un cerceau afin de minimiser le contact direct de la literie sur la peau du client

si celui-ci éprouve des engourdissements, des picotements ou de la douleur aux mains.

Adaptation à la suite d'une altération sensorielle

| **Perte de la vue** | Peu importe que la déficience visuelle soit causée par une blessure, une maladie oculaire ou le vieillissement, la sécurité devient un facteur important lorsque l'acuité visuelle, la vision périphérique, l'adaptation à la noirceur et la perception de la profondeur sont réduites de façon permanente. La personne âgée qui souffre d'adaptation réduite au cours du passage de la clarté à l'obscurité a besoin de trois fois plus de lumière pour bien voir les objets.

En raison d'une perception de la profondeur réduite, une personne âgée n'arrive pas à voir à quelle distance sont situés les objets, et peut donc trébucher sur les carpettes ou le bord des marches d'escalier. La conduite peut s'avérer particulièrement dangereuse pour les personnes âgées. Les changements du cristallin rendent ces personnes hautement sensibles à la luminosité pendant la conduite de nuit, et une vision périphérique réduite risque d'empêcher un conducteur âgé de voir une voiture dans une voie adjacente. La diminution du temps de réaction, la déficience auditive, et la faiblesse des jambes et des bras sont tous des facteurs pouvant réduire la capacité de conduite de la personne âgée.

L'incapacité à voir les contrastes visuels peut constituer une difficulté pour les aînés. L'administration de gouttes ou d'onguents ophtalmiques est à considérer chez le client souffrant d'une déficience visuelle. La personne âgée risque d'éprouver de la difficulté à manipuler un compte-gouttes pour les yeux.

| **Perte de l'ouïe** | Pour le client atteint d'une perte temporaire de l'ouïe, les sons de l'environnement seront mieux entendus (la sonnette et le réveil) s'ils sont amplifiés, ou modifiés en un ton plus bas rappelant une vibration.

| **Diminution de l'odorat** | Une sensibilité réduite aux odeurs signifie que le client risque de ne pas sentir une fuite d'essence, une cigarette qui brûle, un feu ou encore des aliments avariés. Il doit donc installer des détecteurs de fumée et faire preuve de vigilance en vérifiant les cendriers ou en immergeant les bouts de cigarettes dans l'eau, par exemple. Un client peut apprendre à vérifier les dates de péremption des aliments ainsi que leur couleur et leur texture. Les veilleuses à gaz doivent être vérifiées visuellement.

| **Sensibilité tactile réduite** | Un client souffrant de sensibilité réduite aux extrémités (p. ex., les diabétiques) peut subir des blessures au cours d'une exposition à des températures extrêmes. L'infirmière doit mettre le client en garde quant à l'usage

de bouillottes ou de coussins chauffants. Si un client souffre également d'une déficience visuelle, il est important de s'assurer que les robinets d'eau chaude et d'eau froide sont clairement identifiés, ou possèdent un code de couleurs. Toujours par mesure de précaution, il est aussi suggéré de baisser la température du chauffe-eau.

Aide à la communication

Un déficit sensoriel peut entraîner un sentiment d'isolement pour une personne en raison de son incapacité à communiquer avec les autres. Cette difficulté peut d'ailleurs compliquer la tâche de l'infirmière lorsqu'elle désire faire de l'enseignement et montrer des techniques au client. La nature de la perte sensorielle influence les stratégies et les styles de communication que l'infirmière utilisera **ENCADRÉ 38.9**.

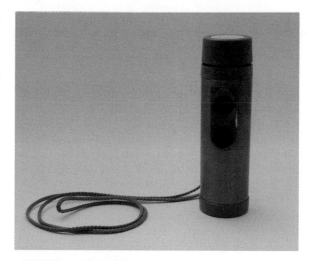

FIGURE 38.5 Électrolarynx pour client trachéo-tomisé ou laryngectomisé

ENCADRÉ 38.9 Stratégies de communication

Client atteint d'aphasie

- Écouter le client et attendre qu'il communique.
- Ne pas crier ou parler fort (la déficience auditive n'est pas le problème).
- Si le client éprouve des difficultés de compréhension, poser des questions simples et courtes en se servant de l'expression faciale et du langage des mains pour donner des indices supplémentaires. Par exemple: «Voulez-vous aller à la toilette?» (en la désignant de la main) ou «Avez-vous faim?» (en faisant le geste de manger).
- Parler de choses qui sont familières au client et qui l'intéressent.
- Si le client éprouve des difficultés à parler, poser des questions qui ne demandent qu'un simple oui, non ou un clignement de paupières en guise de réponse. Mettre une image ou un tableau de communication à la disposition du client de façon qu'il puisse désigner un objet ou un mot du doigt.
- Laisser le temps au client de comprendre; faire preuve de calme et de patience.
- Ne pas exercer de pression ou fatiguer le client.
- Éviter le ton condescendant et le langage enfantin.

Client portant une trachéotomie

- Utiliser des images, des objets ou des cartes de mots de manière que le client puisse désigner du doigt ce qu'il veut dire.
- Mettre à la disposition du client un bloc-notes et un crayon ou une ardoise magique pour qu'il puisse écrire ses messages, et lui laisser le temps d'écrire.
- Ne pas crier ou parler fort (la déficience auditive n'est pas le problème).
- Procurer un électrolarynx (larynx électronique) au client ayant subi une laryngectomie afin qu'il puisse communiquer **FIGURE 38.5**.

Client atteint d'une déficience auditive

- Obtenir l'attention du client. Ne pas le faire sursauter en entrant dans sa chambre et ne pas l'approcher par-derrière. S'assurer que le client sait que l'infirmière désire lui parler.
- Faire face au client, au même niveau que lui. S'assurer que le visage et les lèvres de l'infirmière sont éclairés pour favoriser la lecture labiale. Tenir les mains loin de la bouche.

- Si le client porte des lunettes, s'assurer qu'elles sont propres pour qu'il puisse voir les gestes et le visage de l'infirmière.
- Si le client porte une prothèse auditive, s'assurer qu'elle est en place et qu'elle fonctionne.
- Parler lentement et bien articuler. La personne âgée peut prendre plus de temps pour traiter les messages verbaux.
- Utiliser un ton de voix naturel et des variations de discours normales. S'abstenir de parler avec quelque chose dans la bouche.
- Si l'infirmière n'arrive pas à se faire comprendre, tourner la phrase autrement plutôt que de répéter le même propos. Par exemple: «Je vais laver votre dentier» à la place de «Donnez-moi votre prothèse dentaire pour que je la nettoie».
- Utiliser des expressions claires. Parler avec les mains, le visage et les yeux.
- Ne pas crier. Les sons forts ont généralement une tonalité plus élevée et peuvent entraver l'ouïe en accentuant les voyelles et en dissimulant les consonnes. S'il s'avère nécessaire d'élever la voix, baisser la tonalité.
- Parler dans la direction de l'oreille fonctionnelle du client.
- Appuyer la communication verbale avec des renseignements écrits.
- Ne pas immobiliser les mains d'un client sourd. Ne jamais installer de perfusion intraveineuse sur les deux bras si le mode de communication du client est le langage gestuel.
- Fournir de l'information écrite et du matériel pédagogique visuel.
- Effectuer des démonstrations.

Client atteint d'une déficience visuelle

- Utiliser des guides d'information à gros caractères.
- Fournir des descriptions verbales détaillées, surtout s'il n'existe pas de guides didactiques en braille.
- Renseigner le client en lui faisant écouter des cassettes ou la partie sonore d'une séance d'enseignement télévisée.

Le client qui a une déficience auditive est généralement capable de parler normalement. Pour communiquer plus facilement avec lui, sa famille et ses amis doivent s'éloigner des bruits de fond, et se montrer positifs et patients. En groupe, il est préférable de former un demi-cercle autour du client pour qu'il puisse voir la personne qui parle. Cela favorise la participation collective. Cependant, certains clients sourds présentent des modifications graves de la parole. Plusieurs utilisent le langage des signes ou la lecture sur les lèvres, portent des prothèses auditives spéciales, écrivent des notes ou utilisent un ordinateur pour communiquer. Des tableaux de communication adaptés qui présentent des termes courants (p. ex., douleur, toilettes, étourdissement ou marche) utilisés en soins infirmiers aident les clients à exprimer leurs besoins.

La famille du client représente souvent un atout majeur pour faciliter la communication en agissant à titre d'interprète.

Orientation dans l'environnement

Le client victime d'une déficience sensorielle récente a besoin d'une orientation complète dans son environnement immédiat. Dans le milieu hospitalier, il est possible de réorienter le client en s'assurant que le badge sur les uniformes est visible, en appelant le client par son nom, en lui expliquant où il se trouve (surtout lorsqu'il doit être transporté dans divers endroits pour y subir des traitements), et en utilisant des indices ayant trait au temps ou à l'emplacement. Un client atteint d'une déficience visuelle grave doit être en mesure de connaître les limites du milieu environnant immédiat et de s'y sentir à l'aise. En général, les limites physiques peuvent être perçues à l'intérieur d'une pièce. L'aveugle et le client souffrant d'une déficience visuelle grave doivent pouvoir toucher ces limites et les objets pour percevoir leur milieu immédiat. Le client doit marcher dans la pièce en sentant les murs pour établir son sens d'orientation. L'infirmière peut l'aider en lui décrivant les objets qui se trouvent dans la pièce, comme les meubles ou l'équipement. Le client a besoin de temps pour assimiler l'aménagement d'une pièce. Il se peut qu'il doive se réorienter lorsque l'infirmière décrit l'emplacement des éléments clés (p. ex., la cloche d'appel, le téléphone, le fauteuil). Il est également préférable de toujours approcher un client aveugle par-devant afin de ne pas le faire sursauter.

Il est important de maintenir tous les objets dans la même position et au même endroit. Un objet qui a été légèrement déplacé n'existe plus pour la personne aveugle. Le simple fait de déplacer une chaise peut entraîner un risque d'accident. L'infirmière doit demander au client s'il désire apporter des modifications à l'aménagement de façon à éliminer les obstacles lorsqu'il marche.

Le client alité court des risques de privation sensorielle. Le mouvement procure une conscience de soi par la stimulation vestibulaire et tactile. La perception sensorielle d'une personne est influencée par les schémas moteurs. Étant donné que le client alité bouge peu, cela modifie sa perception du milieu environnant. Les lieux lui paraissent différents, et les objets semblent prendre une forme différente de la normale. Une personne alitée a besoin d'une stimulation quotidienne au moyen d'exercices d'amplitude articulaire, de changements de position et de participation aux activités de soins personnels, comme il convient ▶ **27** . Les mesures qui favorisent le bien-être, comme laver le visage et les mains, et frictionner le dos, aident à améliorer la qualité des stimulations et à diminuer les possibilités de privation sensorielle.

Surveillance des stimuli sensoriels

L'infirmière doit surveiller les clients prédisposés à une surcharge sensorielle afin qu'ils ne soient pas soumis à des stimuli excessifs. Ces clients ont besoin de périodes de repos afin de réduire le stress causé par les vérifications et les tests fréquents. L'infirmière peut réduire la surcharge sensorielle en structurant le plan de soins et de traitements infirmiers (PSTI) en conséquence. Par exemple, elle peut combiner plusieurs interventions au cours d'une seule visite, comme changer les vêtements, donner le bain et prendre les signes vitaux, pour éviter que le client ne se fatigue trop si on le dérange plusieurs fois. Le client a également besoin de périodes régulières pour se reposer et se calmer. La planification des périodes de repos exige souvent la collaboration des membres de la famille, des visiteurs et de tous les membres de l'équipe soignante. La coordination des examens avec les services de laboratoire et de radiologie contribue à minimiser le nombre d'interventions que le client aura à subir.

Une solution originale pour réduire les stimuli excessifs de l'environnement qui empêchent le sommeil paisible et réparateur consiste à établir une période « calme » dans le service de soins intensifs. L'intensité lumineuse est alors réduite, et les rideaux et les portes sont fermés. On replace le client, on lui masse le dos et on lui offre des bouchons d'oreilles. Les données recueillies dans un hôpital où l'on a instauré une période « calme » dans le service de soins intensifs indiquent que cela a eu un effet positif

27

Les exercices d'amplitude articulaire sont détaillés dans le chapitre 27, *Encourager l'exercice et réduire les risques liés à la mobilité restreinte.*

L'infirmière doit encourager les proches d'un client désorienté à lui décrire l'endroit où il se trouve, à donner leur identité et à préciser le moment de la journée tout en évitant de contredire le client.

sur la qualité des soins, la satisfaction des gens (clients, familles et personnel) ainsi que sur le coût des soins (Ruggierro & Dziedzic, 2004).

Le comportement d'un client qui éprouve une surcharge ou une privation sensorielle peut être difficile à accepter pour la famille et les amis. L'infirmière doit encourager les proches d'un client désorienté à lui décrire l'endroit où il se trouve, à donner leur identité et à préciser le moment de la journée tout en évitant de contredire le client. De plus, discuter avec lui de sujets familiers facilite la réorientation. Finalement, le fait de prévoir les besoins du client, comme l'élimination, permet de diminuer les stimuli inconfortables.

L'infirmière doit aussi tenter de réduire les bruits parasites dans la chambre du client et à l'extérieur. Il sera donc peut-être nécessaire de demander à un compagnon de chambre de baisser le volume de la télévision ou de déplacer le client dans une autre chambre. Le bruit de l'équipement doit être maintenu au minimum. Ainsi, l'équipement de chevet qui n'est pas en usage, comme l'appareil à oxygène ou à aspiration, doit être débranché. Le personnel doit également réduire les conversations et les rires au poste des infirmières. Celles-ci doivent permettre au client de fermer la porte de sa chambre s'il le désire.

Une fois qu'un client obtient son congé du milieu de soins de courte durée, l'infirmière doit communiquer avec ses collègues en soins à domicile du centre de santé et de services sociaux (CSSS) pour leur faire part des interventions qui ont aidé le client à s'adapter aux problèmes sensoriels. Elle leur signalera aussi les déficits sensoriels existants du client.

Mesures de sécurité

Le client souffrant d'une déficience visuelle récente a souvent besoin d'aide pour marcher. La présence d'un pansement oculaire, l'instillation fréquente de gouttes pour les yeux ou l'œdème de la paupière après une chirurgie sont des exemples de facteurs qui font en sorte que le client nécessite plus d'aide qu'à l'habitude ▶ **MS 5.4**. Un guide pour non-voyants peut donner confiance au client et assurer sa mobilité en toute sécurité. Trois étapes précèdent le recours à un guide pour la personne atteinte d'une déficience visuelle (Ebersole et al., 2005):

- Demander au client malvoyant s'il désire un guide pour personne présentant une déficience visuelle; si le client accepte, lui offrir le coude ou le bras. Lui faire comprendre de saisir le bras juste au-dessus du coude. Si nécessaire, prendre la main du client et la poser sur le bras ou le coude.

- Marcher aux côtés du client malvoyant en le devançant d'un demi-pas. Son épaule doit être derrière celle de l'infirmière. Si la personne est frêle, placer sa main sur l'avant-bras de l'infirmière.

- Marcher d'un pas détendu et régulier. Avertir le client à l'approche d'un seuil de porte ou d'espaces étroits **FIGURE 38.6**.

En faisant marcher le client, l'infirmière doit décrire la séquence des mouvements tout en s'assurant que les obstacles ont été enlevés. Un client souffrant d'une déficience visuelle ne doit jamais être laissé seul dans un endroit qui lui est étranger. Il importe d'enseigner à un membre de la famille les techniques d'aide à la marche si le client a subi une chirurgie oculaire.

Un client souffrant d'une déficience visuelle ne doit jamais être laissé seul dans un endroit qui lui est étranger.

Il arrive parfois que l'infirmière demande au client hospitalisé de signaler tout son inhabituel, comme celui d'un appareil d'aspiration qui fonctionne mal ou d'une alarme de pompe volumétrique. Toutefois, le client souffrant d'une déficience auditive est incapable d'entendre de tels sons; il a donc besoin d'être visité plus fréquemment et devrait s'habituer à reconnaître visuellement les sources de danger. Indiquer la condition du client sourd ou aveugle sur le bouton de l'interphone et sur sa fiche est une sage idée. ∎

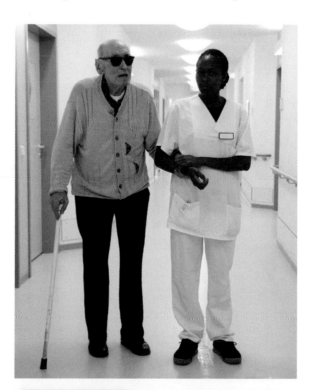

MS 5.4

Méthodes liées à l'administration des médicaments : *Administration de médicaments par voie ophtalmique,* étape 10.

FIGURE 38.6 L'infirmière qui accompagne un client malvoyant s'assure de lui fournir des indications sur leur déplacement afin de favoriser sa réorientation dans son environnement immédiat.

38

Cette section présente la démarche systématique appliquée aux soins infirmiers en fonction des problèmes de santé prioritaires éprouvés par monsieur Gagnon. Les prochaines sous-sections reprennent chacune des étapes associées à la démarche infirmière relative à une situation clinique touchant les déficits sensoriels. L'application de ce processus permet d'individualiser l'approche infirmière par rapport à ce client et de planifier des soins adaptés à la situation de ce dernier.

38.3.1 Collecte des données

La première rencontre avec monsieur Gagnon a permis de rassembler plusieurs éléments d'information pertinents, comme le montre l'**ENCADRÉ 38.10**, qui présente les données subjectives et les données objectives recueillies auprès du client.

Les données subjectives relatives à la dimension biophysique sont constituées de la description faite par monsieur Gagnon des symptômes touchant son œil droit : éblouissement, vision floue, absence de douleur. La conjointe du client a aussi fourni des renseignements sur la difficulté que celui-ci éprouve à suivre une conversation et sur le fait qu'il ne répond plus au téléphone. Par ailleurs, deux catégories de données objectives ont été recueillies, soit les diagnostics d'emphysème et de cataracte à l'œil droit ainsi que les observations découlant de l'examen physique fait par l'infirmière (absence de rougeur et de signe d'infection, et réaction de la pupille à la lumière).

Sur le plan psychologique et émotionnel, monsieur Gagnon verbalise sa frustration quant à sa dépendance envers sa conjointe et à sa perte d'autonomie depuis qu'il ne conduit plus son véhicule.

Finalement, d'un point de vue social, le client semble bénéficier d'un excellent réseau de soutien grâce à sa conjointe et à ses deux filles, qui le visitent régulièrement.

38.3.2 Analyse et interprétation des données

L'analyse des données démontre que monsieur Gagnon présente une altération sensorielle de la

COLLECTE DES DONNÉES

> **ENCADRÉ 38.10**   **Situation clinique de monsieur Gagnon**
>
> **Données subjectives**
> - Éblouissement par les phares des voitures lorsqu'il conduisait le soir
> - Incapacité de lire son journal et de se consacrer à son passe-temps en raison d'une vision floue
> - Absence de douleur
> - Problèmes ne touchant que son œil droit
> - Frustration d'être dépendant de sa conjointe pour ses déplacements
> - Chute hier parce qu'il n'avait pas vu une carpette
> - Difficulté à suivre une conversation, ne répond plus au téléphone
> - Travail dans le domaine de la métallurgie toute sa vie
>
> **Données objectives**
> - Bronchopneumopathie chronique obstructive : emphysème contrôlé
> - Examen physique : aucune rougeur aux yeux, aucun signe d'infection, pupilles réactives et symétriques
> - Cataracte à l'œil droit diagnostiquée par un ophtalmologiste

vision et possiblement de l'audition. De plus, le client entre dans la tranche d'âge la plus touchée par les altérations sensorielles.

Les symptômes que décrit monsieur Gagnon suggèrent la présence d'une cataracte à l'œil droit, ce qui a été confirmé à la suite d'un examen effectué par un ophtalmologiste. Ce trouble visuel peut avoir un impact sur la sécurité et l'autonomie de monsieur Gagnon. En effet, la vision perturbée du client entraîne un risque de chute puisqu'il ne voit pas nécessairement les obstacles présents dans son environnement **ENCADRÉ 38.11**. Heureusement, monsieur Gagnon a déjà décidé de cesser de conduire son véhicule, car il a pris conscience qu'il était dangereux pour lui de se trouver au volant lorsqu'il était ébloui par la lumière vive du soleil ou par les phares des autres voitures. De plus, il est important de considérer l'impact de ce trouble visuel sur l'autonomie, l'estime de soi, et l'interaction qu'a monsieur Gagnon avec son environnement physique et social. Les déficits sensoriels peuvent brimer l'indépendance d'un client et ainsi nuire à sa perception de soi ; c'est ce que mentionne monsieur Gagnon, qui n'est plus en mesure d'effectuer des activités auparavant significatives pour lui. Le soutien social dont bénéficie le client est crucial pour favoriser son adaptation à un déficit sensoriel.

Un problème de santé potentiel en lien avec un déficit auditif mériterait une investigation plus poussée chez ce client présentant d'importants facteurs de risque, à savoir son âge et le fait d'avoir travaillé dans un milieu bruyant. Monsieur Gagnon semble d'ailleurs nier ce problème malgré les constats faits par sa femme. L'infirmière devra tout de même tenir compte de ces renseignements dans la suite de son intervention dans le but d'observer des comportements démontrant la présence d'un déficit auditif et ainsi adapter son mode de communication avec le client.

38.3.3 Planification des soins et établissement des priorités

La priorité dans le cas de monsieur Gagnon est d'assurer sa sécurité en raison de son déficit visuel. Le client a déjà pris l'initiative de cesser de conduire sa voiture. Cependant, le domicile peut représenter une source importante de dangers potentiels qui doivent être évalués attentivement. Le **TABLEAU 38.2** présente un résumé des résultats escomptés et des interventions infirmières planifiées pour assurer la sécurité et l'autonomie de monsieur Gagnon en lien avec la déficience visuelle qu'il éprouve.

Par la suite, l'infirmière pourra évaluer et valider auprès de monsieur Gagnon la présence d'un déficit auditif rapporté par sa conjointe. Elle devra cependant respecter le rythme du client dans l'acceptation de cette déficience sensorielle. L'infirmière pourra le rassurer quant à la prévalence de cette problématique, surtout chez les travailleurs ayant été exposés à des bruits d'intensité élevée, et elle pourra lui présenter les différents types d'appareils auditifs en précisant les avantages associés à leur usage.

38.3.4 Interventions cliniques

L'infirmière peut élaborer plusieurs interventions en collaboration avec la famille Gagnon. Elle ne peut pas agir directement sur le problème de cataracte dont souffre monsieur Gagnon, mais elle est en mesure de diminuer les conséquences et l'impact associés à cette condition. De plus, l'infirmière peut explorer la perte auditive potentielle que semble présenter son client. La qualité de vie de monsieur Gagnon s'en trouvera ainsi améliorée.

Il ne faut surtout pas négliger le soutien émotionnel offert au client éprouvant une altération sensorielle. La famille Gagnon doit donc recevoir toute l'information requise pour comprendre la situation vécue par son proche et ainsi être en mesure de lui apporter son soutien.

38.3.5 Évaluation des résultats

Au cours de ses prochaines rencontres, l'infirmière devra évaluer les changements que la famille Gagnon a apportés à son environnement immédiat. Elle pourra offrir à ses membres du soutien et leur suggérer des ressources au besoin pour compléter l'adaptation de leur domicile. Un suivi pourra aussi être fait quant aux sentiments de frustration et de perte d'autonomie exprimés par monsieur Gagnon.

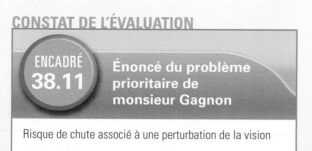

CONSTAT DE L'ÉVALUATION

ENCADRÉ 38.11 Énoncé du problème prioritaire de monsieur Gagnon

Risque de chute associé à une perturbation de la vision

38

TABLEAU 38.2	Résultats escomptés et interventions prioritaires liés à la situation clinique de monsieur Gagnon

PLANIFICATION/RÉSULTATS ESCOMPTÉS CHEZ LE CLIENT

- Favoriser et conserver l'autonomie de monsieur Gagnon.
- Créer un environnement résidentiel sûr.
- Favoriser une communication efficace avec le client.

INTERVENTIONS INFIRMIÈRES	JUSTIFICATIONS
• Évaluer les dangers présents au domicile du client.	• Plusieurs éléments de l'environnement peuvent constituer des sources de dangers pour la personne présentant une déficience visuelle tels que les fils des appareils électriques et les carpettes.
• Suggérer à la famille Gagnon des changements pouvant améliorer la sécurité au domicile.	• Une diminution de l'acuité visuelle et de la perception des profondeurs rend le client à risque de tomber en présence d'obstacles dans son environnement (Ebersole et al., 2004).
• Suggérer à monsieur Gagnon de lire avec un éclairage constant au-dessus de l'épaule.	• Les personnes souffrant de cataractes voient mieux lorsque la luminosité est diffuse (Ebersole et al., 2004).
• Encourager monsieur Gagnon à exprimer ses sentiments en ce qui a trait à la perte de la vue et aux modifications de son mode de vie.	• Une déficience visuelle entraîne souvent des incapacités fonctionnelles ayant un impact négatif sur la qualité de vie de la personne (Houde & Huff, 2003).
• Impliquer la famille de monsieur Gagnon dans la gestion des pertes sensorielles lorsque cela s'avère possible.	• La famille demeure une source de soutien essentielle pour le client qui doit apprendre à vivre avec un déficit sensoriel.
• Enseigner aux membres de la famille Gagnon les stratégies pouvant être utilisées pour favoriser l'autonomie de monsieur Gagnon et pour maintenir une communication efficace avec lui.	• Les pertes sensorielles peuvent avoir un impact sur la capacité de communiquer d'un client. L'utilisation de méthodes simples permet de faciliter la communication avec un client présentant des altérations sensorielles.

38.3.6 Plan thérapeutique infirmier de monsieur Gagnon

L'infirmière élabore un plan thérapeutique infirmier (PTI) pour monsieur Gagnon parce qu'elle identifie que la sécurité de celui-ci est menacée en raison de ses atteintes sensorielles. Elle considère alors qu'il est crucial pour le suivi clinique de ce besoin prioritaire d'émettre des directives visant à éviter les chutes. Comme cela s'est déjà produit, elle est soucieuse d'y apporter une attention plus marquée afin de prévenir une récidive **FIGURE 38.7**.

PLAN THÉRAPEUTIQUE INFIRMIER (PTI)

M. MARCEL GAGNON
65 ans

CONSTATS DE L'ÉVALUATION

Date	Heure	N°	Problème ou besoin prioritaire	Initiales	RÉSOLU / SATISFAIT Date	Heure	Initiales	Professionnels / Services concernés
2010-02-15	10:30	1	Risque de chute associée à une perturbation de la vision					Ergothérapeute
		2	Risque potentiel de déficit auditif	L.D.				Audiologiste

SUIVI CLINIQUE

Date	Heure	N°	Directive infirmière	Initiales	CESSÉE / RÉALISÉE Date	Heure	Initiales
2010-02-15	10:30	1	Expliquer les changements à apporter à l'environnement.				
		2	Orienter le client vers un médecin ou un audiologiste pour une évaluation de la fonction auditive.	L.D.			

Signature de l'infirmière	Initiales	Programme / Service	Signature de l'infirmière	Initiales	Programme / Service
Louisie Dorcélus	L.D.	CSSS-Soins à domicile			

© OIIQ

PLAN THÉRAPEUTIQUE INFIRMIER (PTI)

2010-02-15 10:30
Dit qu'il ne conduit plus sa voiture parce que la lumière l'éblouit et qu'il ne peut plus lire son journal. Ne se plaint pas de douleur à l'œil droit, mais ajoute que sa vision est floue. Aurait fait une chute hier parce qu'il n'a pas vu la carpette.

Enseignement fait sur les moyens de prévenir les chutes à la maison et sur le réaménagement possible des pièces où il circule souvent. Le client et sa conjointe disent comprendre l'importance de prévenir les chutes et sont prêts à apporter les changements nécessaires.

FIGURE 38.7 Extrait de plan thérapeutique infirmier de monsieur Gagnon pour le suivi clinique des risques liés à un déficit sensoriel

38

38.3.8 Application de la pensée critique à la situation de monsieur Gagnon

Pour évaluer adéquatement la situation de monsieur Gagnon, l'infirmière utilise sa pensée critique. Elle exerce son jugement clinique en se basant sur ses connaissances en matière de sécurité physique et tient compte des facteurs intrinsèques et extrinsèques qui peuvent y porter atteinte. Dans le cas de monsieur, elle doit s'abstenir de juger les réactions qu'il peut présenter face à la diminution de son autonomie et à la dépendance qu'il peut éprouver vis-à-vis son épouse **FIGURE 38.8**.

Vers un Jugement clinique

Connaissances

- Physiopathologie d'une déficience sensorielle liée à la vision et à l'audition
- Facteurs pouvant modifier les fonctions sensorielles
- Effets d'un déficit sensoriel sur le client
- Principes de communication utilisés pour interagir avec les clients qui présentent des déficits sensoriels

Expériences

- Soins de clients qui ont subi des modifications sensorielles soudaines et à long terme
- Habiletés à procéder à un examen physique sommaire des yeux et des oreilles
- Enseignement au client et à sa famille des techniques et des mesures pour pallier les déficits sensoriels visuels et auditifs du client, et pour assurer sa sécurité

ÉVALUATION

- Pratiques de promotion de la santé du client (examens visuels, auditifs, etc.)
- Revue des facteurs qui peuvent influer sur les fonctions sensorielles du client
- Caractéristiques des atteintes sensorielles visuelles et auditives
- Détermination des attentes du client relatives aux modifications sensorielles
- Compréhension par le client et sa famille des mesures pour assurer sa sécurité

Norme

- Normes de soins de la Société canadienne d'ophtalmologie, et de l'American Speech-Language-Hearing Association ou de l'Association canadienne des orthophonistes et audiologistes au regard des examens visuels et auditifs préventifs

Attitude

- Ouverte et exempte de préjugé

FIGURE 38.8   Application de la pensée critique à la situation clinique de monsieur Gagnon

■ ■ ■ À retenir

》 **Version reproductible**
www.cheneliere.ca/potter

- La réception sensorielle implique la stimulation des fibres nerveuses sensorielles et la transmission des impulsions vers les centres supérieurs du cerveau.

- Dans le cas d'une altération de la fonction sensorielle, la perception de soi est perturbée, et cela nuit à la capacité à socialiser de la personne atteinte.

- La privation sensorielle découle d'une qualité ou d'une quantité inadéquate de stimuli sensoriels.

- Le vieillissement entraîne un déclin graduel de l'acuité de tous les sens. Son effet ne peut cependant être généralisé à toutes les personnes âgées.

- Les clients âgés, immobilisés ou isolés sont prédisposés aux altérations sensorielles, de même que les clients hospitalisés dans une unité de soins intensifs.

- Il est fréquent qu'une personne âgée n'admette pas une perte sensorielle.

- Une évaluation des dangers potentiels au domicile du client exige que l'infirmière vérifie toutes les pièces afin de pouvoir y déceler la présence de tout risque de blessures (p. ex., le risque de chute).

- Les clients souffrant d'un déficit sensoriel trouvent des solutions de rechange pour communiquer en faisant appel à d'autres sens.

- Les soins prodigués aux clients susceptibles de connaître une privation sensorielle comprennent l'intégration de stimuli appropriés et agréables pour tous les sens.

- Afin de prévenir la surcharge sensorielle, l'infirmière doit éliminer les stimuli superflus et orienter le client dans le milieu environnant.

Pour en savoir plus

》 **Version complète et détaillée**
www.cheneliere.ca/potter

ORGANISMES ET ASSOCIATIONS

AMOQ > Informations médicales
Association des médecins ophtalmologistes du Québec
www.amoq.org

AOQ > Grand public & médias
Association des optométristes du Québec
www.aoqnet.qc.ca

CCA > Liens
Surdite.org – Centre de communication adaptée
www.surdite.org

Institut Nazareth & Louis-Braille
www.inlb.qc.ca

OOAQ > Troubles de communication
Ordre des orthophonistes et audiologistes du Québec
www.ooaq.qc.ca

ACA > Consommateurs
Académie canadienne d'audiologie
www.canadianaudiology.ca

ACOA > Ressources
Association canadienne des orthophonistes et audiologistes
www.caslpa.ca

INCA
Institut national canadien pour les aveugles
www.inca.ca

SCO > Information publique
Le service d'information de la Société canadienne d'ophtalmologie
www.eyesite.ca

Association d'oto-rhino-laryngologie et de chirurgie cervico-faciale du Québec
www.orlquebec.org

RÉFÉRENCES GÉNÉRALES

Infiressources > Banques et recherche > Pathologies > Ophtalmologie
Infiressources > Banques et recherche > Pathologies > ORL
www.infiressources.ca

ORGANISMES GOUVERNEMENTAUX

INSPQ > Habitudes de vie, maladies chroniques > Bruit et audition
Institut national de santé publique du Québec
www.inspq.qc.ca

Jarvis, C. (2009). *L'examen clinique et l'évaluation de la santé.* Montréal : Beauchemin.
Les chapitres 14, 15 et 16 traitent respectivement de l'examen clinique des yeux ; des oreilles ; du nez, de la bouche et de la gorge.

Arcand, M., & Hébert, R. (2007). *Précis pratique de gériatrie* (3e éd.). Acton Vale, Qc : Edisem ; Paris : Maloine.
Les chapitres 30 et 31 sont consacrés aux troubles de la vision et de l'audition.

Miller, C.A. (2007). *L'essentiel en soins infirmiers gérontologiques.* Montréal : Beauchemin.
Les chapitres 3 et 4 traitent de l'appareil auditif et de l'appareil visuel.

Agence de la santé publique du Canada (2006). *Les pertes auditives. Info-aînés.* Ottawa, Ont. : Ministère des Travaux publics et Services gouvernementaux Canada.
www.phac-aspc.gc.ca

Agence de la santé publique du Canada (2006). *Soins de la vue. Info-aînés.* Ottawa, Ont. : Ministère des Travaux publics et Services gouvernementaux Canada.
www.phac-aspc.gc.ca

38

CHAPITRE

39

Édition française :
Géraldine Martorella, inf., Ph. D. (c)

Édition originale :
Lynn Schallom, MSN, CCRN, CCNS

Prodiguer des soins périopératoires

Objectifs

Après avoir lu ce chapitre, vous devriez être en mesure :

- d'expliquer le concept de soins infirmiers périopératoires ;

- de distinguer les différents types d'intervention chirurgicale et d'anesthésie ;

- d'établir un plan d'enseignement préopératoire ;

- de préparer un client à sa chirurgie ;

- de justifier les interventions infirmières postopératoires préventives ;

- d'expliquer les différences et les similitudes entre les soins offerts à la clientèle ambulatoire et les soins prodigués à la clientèle hospitalisée ;

- d'appliquer la démarche de soins infirmiers auprès des clients qui nécessitent des soins périopératoires.

 Guide d'études, pages 179 à 187

Mise en
contexte

Jugement clinique

Madame Hortensia de la Huerta a 80 ans. Elle est d'origine latino-américaine et habite seule au deuxième étage d'un duplex. Elle sera admise à l'hôpital dans cinq jours pour une résection élective des intestins (colectomie droite). Son principal antécédent est un diagnostic d'insuffisance cardiaque gauche. Elle prend donc un antihypertenseur, un diurétique et de l'Aspirine^MD. Vous êtes l'infirmière responsable des admissions et devez la préparer pour sa chirurgie. À la première rencontre, vous constatez que madame de la Huerta est alerte et orientée, qu'elle a des problèmes de vision, mais qu'elle entend clairement. La dame confie être allergique aux poils d'animaux. Il y a plus de 20 ans, elle a eu une thoracotomie consécutive à une tumeur au poumon. Elle vous dit: «Je m'attends à rester longtemps à l'hôpital pour une grosse chirurgie comme celle-là… en plus, avec mon cœur, c'est plus compliqué…» Vous lui précisez que les choses ont changé et que les personnes opérées ne sont plus hospitalisées si longtemps.

Quel problème pouvez-vous anticiper pour madame de la Huerta ? Justifiez votre réponse.

Concepts **clés**

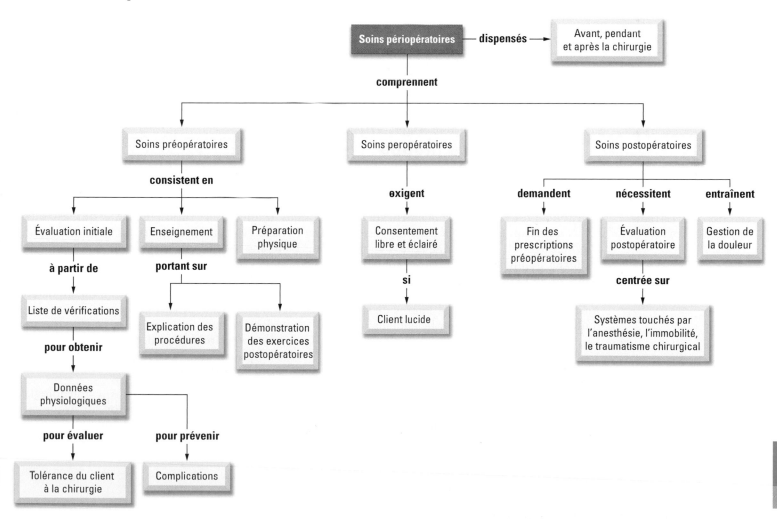

es **soins infirmiers périopératoires** sont les soins infirmiers prodigués avant (préopératoires), pendant (peropératoires) et après (postopératoires) une chirurgie. Ces soins peuvent être administrés à l'hôpital ou dans un centre de chirurgie privé. Les soins infirmiers périopératoires sont un domaine qui évolue à un rythme effréné et où le travail est stimulant. Ces soins se basent sur la compréhension de plusieurs principes par l'infirmière : des soins de haute qualité et centrés sur la sécurité du client ; un travail d'équipe interdisciplinaire ; une communication et une collaboration thérapeutiques efficaces avec le client, la famille et l'équipe de soins chirurgicaux ; une évaluation et des interventions efficaces et efficientes dans toutes les phases de la chirurgie ; la défense des droits du client et de sa famille ; la considération des restrictions liées aux coûts des soins de santé. Les standards actuels de soins infirmiers périopératoires incluent la pratique administrative, la pratique clinique, la performance professionnelle, l'amélioration de la qualité et les résultats visés chez les clients (Association of periOperative Registered Nurses [AORN], 2006).

Étant donné que les soins chirurgicaux sont passés d'un mode de **convalescence** à l'hôpital à un mode de convalescence à la maison, la plupart des responsabilités sont maintenant transférées au client et à sa famille. Ainsi, plus la durée d'hospitalisation est courte, plus les besoins d'information du client augmentent. Il arrive que ce dernier réintègre son domicile alors qu'il est aux prises avec des états pathologiques ou chirurgicaux complexes qui exigent à la fois de l'enseignement et du suivi. Le client a impérativement besoin d'un enseignement approprié pour obtenir de bons résultats thérapeutiques.

un rôle actif dans son rétablissement. Ce type de chirurgie contribue à diminuer les dépenses hospitalières en éliminant les frais d'hôtellerie et en réduisant le risque de contracter des infections nosocomiales. En effet, pendant l'hospitalisation, le risque que la flore cutanée normale du client change et devienne rapidement colonisée par des microorganismes pathogènes présents dans le milieu hospitalier est élevé.

Les interventions comme la biopsie tumorale et l'exérèse de la vésicule biliaire (cholécystectomie) peuvent maintenant être effectuées au moyen du laser. Par exemple, une cholécystectomie par **laparoscopie,** ou laser, nécessite un séjour hospitalier de moins de 24 heures et une période de rétablissement d'une semaine. Par contre, une cholécystectomie traditionnelle nécessite une hospitalisation de trois à cinq jours et une période de rétablissement d'au moins quatre semaines. Par conséquent, de nombreux chirurgiens procèdent à des interventions au laser plutôt qu'à des interventions chirurgicales traditionnelles, ce qui leur permet de réduire la durée de la chirurgie et de l'hospitalisation ainsi que les coûts qui s'y rattachent.

39.1.1 Classification des chirurgies

Les types d'interventions chirurgicales sont classés selon la gravité, l'urgence et l'objectif de celles-ci. Une intervention peut être classée dans plus d'une catégorie. Par exemple, l'élimination d'une cicatrice apparente est mineure quant à la gravité, élective en termes d'urgence et réparatrice au regard d'un objectif. De même, les classes se chevauchent souvent, comme dans le cas d'une intervention urgente qui est aussi considérée comme majeure en terme de gravité. La même opération peut être effectuée pour différentes raisons selon les clients. Par exemple, une gastrectomie peut se révéler une intervention urgente servant à réséquer un ulcère hémorragique ou une intervention nécessaire pour extraire une tumeur cancéreuse. La classification des interventions fournit des indices à l'infirmière quant aux soins que le client peut nécessiter **TABLEAU 39.1**.

L'American Society of Anesthesiologists (ASA) détermine la classification du risque opératoire selon l'état physiologique d'un client sans tenir compte de l'intervention chirurgicale.

39.1

Connaissances scientifiques de base à propos des chirurgies

■ **Laparoscopie :** Examen endoscopique de la cavité abdominale et de son contenu.

L'un des changements récents dans le milieu chirurgical est l'arrivée de la **chirurgie ambulatoire,** aussi appelée chirurgie d'un jour ou chirurgie de court séjour. Ce type de chirurgie gagne en popularité. Le client peut être admis et recevoir son congé le jour même de l'intervention, ou être gardé en observation pendant la nuit suivante (moins de 24 heures de séjour) et quitter le milieu hospitalier le lendemain.

Le client qui subit ce type de chirurgie bénéficie de nombreux avantages. En effet, les anesthésiques sont choisis en fonction de leur métabolisme rapide par le client, leur dosage est sûr, et ils provoquent peu d'effets indésirables, ce qui permet au chirurgien d'opérer en moins de temps. L'infirmière encourage le client à jouer

TABLEAU 39.1

Classification des interventions chirurgicales

TYPE	DESCRIPTION	EXEMPLES
Selon la gravité		
• Majeure	• Intervention qui nécessite une reconstruction ou une altération importante de certaines parties du corps ; présente des risques importants pour la santé.	• Pontages aortocoronariens, résection du côlon, ablation du larynx, résection d'un lobe pulmonaire
• Mineure	• Intervention qui nécessite une altération minimale de certaines parties du corps ; souvent réalisée pour corriger des déformations ; présente peu de risques comparativement aux interventions majeures.	• Extraction d'une cataracte, chirurgie plastique faciale, greffe de peau, extraction d'une dent
Selon l'urgence		
• Élective	• Intervention effectuée à la demande du client ; elle n'est pas essentielle et peut ne pas être nécessaire pour la santé.	• Chirurgie plastique faciale, reconstruction mammaire
• Nécessaire	• Intervention nécessaire pour la santé du client ; elle peut prévenir l'apparition d'autres problèmes (p. ex., une destruction tissulaire ou une altération des fonctions des organes) ; n'est pas nécessairement urgente.	• Excision d'une tumeur cancéreuse, ablation de la vésicule biliaire en raison de lithiases, réparation vasculaire en raison d'une artère obstruée (p. ex., des pontages aortocoronariens multiples)
• Urgente	• Intervention devant être faite immédiatement afin de sauver la vie du client ou de préserver une fonction de l'organisme.	• Réparation d'un appendice perforé, réparation d'une amputation traumatique, arrêt de l'hémorragie interne
Selon l'objectif		
• Diagnostic	• Exploration chirurgicale permettant au médecin de confirmer le diagnostic ; peut nécessiter un prélèvement de tissus pour des examens diagnostiques ultérieurs.	• Laparotomie exploratrice (incision dans la cavité péritonéale afin d'inspecter les organes abdominaux), biopsie d'une masse au sein
• Ablation	• Excision ou ablation d'une partie du corps non saine.	• Amputation, appendicectomie, cholécystectomie
• Palliatif	• Soulagement ou réduction de l'intensité des symptômes de la maladie ; n'entraîne pas la guérison.	• Colostomie, débridement des tissus nécrotiques, résection d'une racine nerveuse
• Réparation / restauration	• Restauration de la fonction ou de l'apparence des tissus lésés ou défaillants.	• Fixation interne de fractures, restauration cicatricielle
• Don d'organes	• Ablation des organes ou des tissus d'une personne en état de mort cérébrale ou d'un donneur vivant afin de les transplanter chez une autre personne.	• Greffe de rein, de la cornée ou du foie
• Reconstitution	• Reconstitution de la fonction perdue ou réduite en raison d'anomalies congénitales.	• Réparation de la fissure palatine, fermeture de la communication interauriculaire du cœur
• Esthétique	• Intervention effectuée pour améliorer l'apparence personnelle.	• Blépharoplastie pour corriger la déformation des paupières, rhinoplastie pour remodeler le nez

L'anesthésie n'est pas totalement sans danger, même chez les clients sains, et certains clients sont plus à risque, tels que les personnes souffrant d'**hypovolémie** ou ayant une fonction cardiaque affaiblie (Rothrock, 2007). La classe PS1, la classe PS2 ainsi que la classe PS3, caractérisées par un état physique stable, sont maintenant acceptées en chirurgie ambulatoire, alors que les classes PS4, PS5 et PS6 sont admises en milieu hospitalier **TABLEAU 39.2**.

39.1.2 Facteurs de risque liés aux complications peropératoires et postopératoires

Divers états et facteurs augmentent le risque que court une personne pendant une chirurgie.

■ **Hypovolémie :** Diminution du volume sanguin total.

L'infirmière qui connaît ces facteurs est donc en mesure de prendre les précautions nécessaires pour planifier les soins. Le client peut subir des examens afin de confirmer ou d'infirmer la présence de pathologies qui nécessitent une chirurgie. La majorité des examens sont effectués avant la journée de la chirurgie. Les clients qui doivent subir une chirurgie élective passeront ces examens plusieurs jours avant l'intervention. Les examens qui ont lieu le jour même de la chirurgie sont souvent limités.

Âge

Les clients très jeunes et les clients âgés, comme madame de la Huerta, sont prédisposés à des complications pendant la chirurgie en raison de leur état physiologique, qui est immature dans

TABLEAU 39.2	Classification du risque opératoire selon l'état physiologique du client d'après l'American Society of Anesthesiologists	
CLASSE	**DESCRIPTION**	**CARACTÉRISTIQUES OU EXEMPLES**
PS1	Client normal en santé	Aucune perturbation physiologique, biologique, organique
PS2	Client souffrant d'une maladie systémique mineure	Maladie cardiovasculaire avec peu de restrictions en matière d'activité
PS3	Client souffrant d'une maladie systémique importante qui limite ses activités, sans l'invalider	Hypertension artérielle, obésité, diabète
PS4	Client souffrant d'une maladie systémique importante qui constitue un danger de mort constant	Maladie cardiovasculaire ou pulmonaire qui limite les activités, diabète grave avec des complications systémiques, antécédents d'infarctus du myocarde, angine de poitrine ou mauvaise régulation de l'hypertension artérielle
PS5	Client moribond à qui il reste, selon le pronostic, moins de 24 heures à vivre, avec ou sans chirurgie	Dysfonctionnement cardiaque, pulmonaire, rénal, hépatique ou endocrinien majeur
PS6	Client en état de mort cérébrale dont les organes sont prélevés pour le don d'organes	Chirurgie effectuée en dernier recours comme tentative de réanimation, nombreux systèmes touchés ou traumatisme cérébral majeur, rupture d'anévrisme ou embolie pulmonaire importante

■ **Moribond :** Qui est près de mourir.

PS : *Physical status*
Source : Adapté de American Society of Anesthesiologists (2008). *ASA Physical Status Classification System.* [En ligne]. www.asahq.org/clinical/physicalstatus.htm (page consultée le 30 janvier 2010).

le premier cas ou qui se détériore (présence de comorbidité) dans le deuxième. Comparativement aux autres groupes d'âge, le taux de mortalité peropératoire et postopératoire est beaucoup plus élevé chez les très jeunes enfants et chez les personnes très âgées. Pendant une chirurgie, l'infirmière et le médecin se préoccupent surtout de maintenir la température corporelle du nourrisson à un degré normal, car son système thermorégulateur n'est pas entièrement développé, ce qui entraîne parfois de grandes variations de température. L'anesthésie accroît aussi le risque de complication puisque les agents anesthésiques peuvent entraîner une vasodilatation et une perte de chaleur.

Le nourrisson éprouve également, au cours d'une chirurgie, de la difficulté à maintenir un volume sanguin normal puisque celui-ci est beaucoup moins élevé que celui de l'enfant plus âgé ou de l'adulte ; la moindre perte de sang peut être fatale. Lorsque le volume sanguin est réduit, le nourrisson éprouve de la difficulté à réagir à l'accroissement du besoin en oxygène (O_2) que provoque la chirurgie. Il court aussi un risque élevé de déshydratation. Toutefois, si le sang et les liquides sont remplacés trop rapidement, il risque de subir une surcharge liquidienne. Chez l'enfant ayant à subir une chirurgie, les soins à prodiguer sont l'assistance respiratoire, le maintien des liquides, le traitement des convulsions, la correction des modifications de la température corporelle, la détection et le traitement d'un début de délire, et le soulagement de la douleur et de l'agitation.

En vieillissant, la capacité physique du client à s'adapter au stress lié à la chirurgie est plus limitée en raison de la détérioration de certaines fonctions du corps. Malgré ce risque, la majorité des clients qui subissent une chirurgie sont des personnes âgées. Le **TABLEAU 39.3** résume les facteurs physiologiques pouvant prédisposer les personnes âgées à des risques au cours d'une chirurgie.

Nutrition

La réparation normale des tissus et la résistance à l'infection dépendent de la quantité et de la qualité des nutriments absorbés, et la chirurgie augmente ces besoins en nutriments. Après une intervention chirurgicale, un client a besoin d'ingérer au moins 1 500 kilocalories (6 276 kilojoules) par jour pour maintenir ses réserves d'énergie. Un apport élevé en protéines, en vitamines A et C, et en zinc facilite la cicatrisation des plaies. Un client qui souffre de malnutrition a tendance à mal tolérer l'anesthésie, à présenter un bilan azoté négatif, à avoir un mécanisme de coagulation sanguine anormal et à subir des infections. La peau de ce client se cicatrise lentement, et il est possible qu'il souffre de dysfonctionnements organiques. Un nombre important de clients hospitalisés montrent un certain degré de malnutrition. Lorsqu'un tel client doit subir une chirurgie élective, il faut tenter de remédier au déséquilibre nutritionnel avant la chirurgie. Par contre, lorsqu'un client doit subir une intervention urgente, l'équipe soignante devra rétablir cet équilibre après la chirurgie.

Obésité

L'obésité augmente le risque chirurgical en diminuant la fonction respiratoire et cardiaque. Les cas d'apnée du sommeil, d'hypertension, de coronaropathie, de diabète et d'insuffisance cardiaque sont fréquents parmi la population obèse. De plus, les personnes subissant une **chirurgie bariatrique** éprouvent souvent des complications postopératoires à cause de la difficulté à reprendre des activités physiques normales après la chirurgie. L'**embolie**, l'**atélectasie** et la **pneumonie** figurent parmi ces complications fréquentes. De plus, les plaies du client obèse risquent de mal cicatriser et s'infectent facilement à cause de l'importance du tissu adipeux, qui est mal vascularisé. Cela ralentit en effet l'apport de nutriments essentiels, d'anticorps et d'enzymes nécessaires à la cicatrisation. Aussi, suturer la plaie chirurgicale d'un client obèse s'avère souvent difficile en raison de l'épaisse couche de tissu adipeux. Le client court ainsi un risque de déhiscence (ouverture de la ligne de suture de la plaie) et d'éviscération (sortie du contenu abdominal par l'incision chirurgicale).

Apnée du sommeil

L'**apnée du sommeil** est un syndrome d'obstruction périodique, partielle ou complète, des voies respiratoires supérieures pendant le sommeil. Elle se solde souvent par

■ **Chirurgie bariatrique :** Spécialité s'intéressant à la prévention et aux traitements chirurgicaux de l'obésité.

■ **Atélectasie :** État caractérisé par un affaissement des alvéoles qui empêche l'échange respiratoire normal d'oxygène et de gaz carbonique. Lorsque les alvéoles s'affaissent, le poumon se ventile moins bien, et l'hypoventilation se produit, ce qui diminue le taux d'oxygène sanguin.

TABLEAU 39.3 Facteurs physiologiques prédisposant la clientèle âgée à des complications au cours d'une chirurgie

ALTÉRATIONS PAR SYSTÈME	CONSÉQUENCES
Système cardiovasculaire • Changement dégénératif du myocarde et des valvules • Rigidité des parois artérielles, et réduction de l'innervation sympathique et parasympathique du cœur • Augmentation de dépôt de calcium et de cholestérol dans les petites artères ; épaississement des parois artérielles	• Le changement réduit la réserve cardiaque et perturbe la fonction cardiaque. • Les altérations prédisposent le client à l'hémorragie postopératoire et augmentent la pression artérielle (P.A.) systolique et diastolique. • Ces changements prédisposent le client à la formation de caillots dans les membres inférieurs.
Système tégumentaire • Diminution des tissus sous-cutanés (diminution du collagène) et augmentation de la fragilité de la peau	• Le client est prédisposé aux lésions de pression et aux lacérations cutanées.
Système pulmonaire • Cage thoracique rigide et de taille réduite • Réduction du mouvement diaphragmatique • Tissu pulmonaire plus rigide et alvéoles plus distendues	• La complication réduit la capacité vitale. • Ce facteur entraîne une augmentation de la capacité résiduelle ; le volume d'air reste dans les poumons après une accélération de la respiration normale, réduisant ainsi le renouvellement de l'air dans les poumons à chaque inspiration. • L'altération réduit l'oxygénation du sang.
Système rénal • Ralentissement du débit sanguin rénal • Diminution du taux de filtration glomérulaire et du temps d'excrétion • Diminution de la capacité vésicale	• Une diminution du débit augmente les risques de choc lorsqu'il y a une perte de sang. • Cette diminution limite la capacité à éliminer les médicaments et les substances toxiques. • La fréquence urinaire et le résidu postmictionnel augmentent. Le besoin d'uriner peut ne pas se faire sentir avant que la vessie ne soit pleine.
Système neurologique • Pertes sensorielles, comprenant la diminution de la sensation tactile et l'augmentation du seuil de tolérance à la douleur • Ralentissement du temps de réaction	• La réaction du client aux signes avant-coureurs de complications chirurgicales diminue. • Le client devient facilement désorienté après l'anesthésie.
Système métabolique • Diminution du métabolisme de base • Diminution du nombre de globules rouges et du taux d'hémoglobine • Changement dans les quantités totales de volume d'eau et de taux de potassium dans l'organisme • Perturbation des mécanismes thermorégulateurs	• Un métabolisme diminué réduit la consommation totale d'O_2. • La capacité de transporter une quantité adéquate d'O_2 dans les tissus est réduite. • Le risque de déséquilibre hydroélectrolytique s'accroît. • Plusieurs facteurs peuvent contribuer à l'hypothermie du client : la température basse de la salle d'opération, l'exposition du corps pendant la procédure, l'injection de solutés intraveineux et de certains médicaments (p. ex., barbituriques). Certains anesthésiques peuvent, eux, provoquer de l'hyperthermie.

une désaturation en oxygène associée au sommeil . L'apnée du sommeil augmente les risques de complications périopératoires. Il est important de déceler des antécédents de ce type d'apnée chez la personne et de savoir si elle a recours à un dispositif de ventilation en pression positive continue (communément appelé CPAP de son nom anglais *continuous positive airway pressure*), à un dispositif de ventilation non invasive en pression positive (NIPPV: *noninvasive positive pressure ventilation*) ou à un moniteur d'apnée. Si c'est le cas, le client devra apporter son appareil à l'hôpital ou au centre ambulatoire. Cependant, beaucoup de personnes souffrant d'apnée du sommeil l'ignorent et ne sont donc pas diagnostiquées. Ainsi, l'infirmière devra poser davantage de questions ciblées au client et à sa famille à propos du sommeil: présence de ronflements, de réveils fréquents, de migraines matinales, de somnolence durant la journée et de fatigue chronique (ASA, 2006; Blouin & Magro, 2005).

Immunosuppression

Pour le client atteint de cancer, des modifications de la moelle osseuse peuvent survenir et augmenter le risque d'infection. La radiothérapie sert souvent à réduire la tumeur cancéreuse afin qu'elle puisse être enlevée par chirurgie. La radiothérapie provoque aussi certains effets indésirables sur les tissus normaux: un amincissement important des couches cutanées, la destruction du collagène ainsi qu'une perturbation de la vascularisation des tissus. Le chirurgien attend idéalement de quatre à six semaines après la fin des traitements de radiothérapie pour effectuer la chirurgie. Autrement, le processus de cicatrisation se trouve retardé. Également, les agents de chimiothérapie utilisés dans le traitement du cancer, les médicaments immunosuppresseurs qui servent à prévenir le rejet d'un organe greffé et les stéroïdes associés au traitement de diverses maladies inflammatoires augmentent le risque d'infection.

Équilibre hydroélectrolytique

Le corps réagit à la chirurgie comme s'il s'agissait d'un traumatisme. Une **protéolyse** grave peut survenir et engendrer un bilan azoté négatif et une élévation de la glycémie. Ces deux effets inhibent la cicatrisation des tissus et augmentent le risque d'infection. En raison de ce stress **corticosurrénal**, les réactions hormonales provoquent la rétention du sodium et de l'eau ainsi qu'une perte de potassium dans les deux à cinq jours suivant l'intervention. La gravité de la réaction au stress influence le degré de déséquilibre hydroélectrolytique qui va s'ensuivre. Plus la chirurgie est majeure, plus le stress est important. Un client qui souffre d'hypovolémie ou qui éprouve d'importants déséquilibres électrolytiques en période préopératoire est prédisposé à des complications en période postopératoire. Par exemple, un excès ou une carence de potassium augmente les risques de souffrir d'arythmies pendant ou après la chirurgie. De plus, si le client souffre de diabète, de **néphropathie,** ou de maladies gastro-intestinales ou cardiovasculaires, le risque de déséquilibres hydroélectrolytiques est encore plus important ▶ **31**. Madame de la Huerta souffre d'insuffisance cardiaque gauche, un problème qui rend le travail du ventricule gauche moins efficace.

Grossesse

Le plan de soins périopératoires doit tenir compte à la fois de la mère et du fœtus qui se développe. Une chirurgie n'est effectuée sur une cliente enceinte que s'il s'agit d'une extrême urgence. La grossesse a un effet sur tous les principaux systèmes de la mère, ce qui augmente les risques de complications chirurgicales. Par exemple, le débit cardiaque et le volume respiratoire augmentent de façon importante afin de s'adapter à la vitesse accrue du métabolisme. La motilité gastro-intestinale diminue, la concentration d'hormones augmente et le niveau d'énergie chute. Pendant cette période, les résultats des tests de laboratoire et des examens hémodynamiques changent. Étant donné que le taux de **fibrinogène** augmente, les femmes enceintes sont prédisposées à souffrir de thrombose veineuse profonde en raison d'une augmentation de la coagulabilité de leur sang. Les taux d'hémoglobine (Hb) et d'hématocrite (Ht) diminuent, notamment en raison des effets de l'hémodilution (accroissement du volume circulatoire). Les taux d'azote uréique du sang (BUN) et d'albumine diminuent aussi. Une leucocytose élevée (augmentation des globules blancs) est généralement observable lorsque la grossesse est presque à terme. L'anesthésie générale est administrée avec précaution en raison d'un accroissement du risque de mort fœtale et d'accouchement prématuré.

32

Les troubles respiratoires associés au sommeil sont présentées dans le chapitre 32, *Favoriser le repos et le sommeil.*

31

Les perturbations liées à l'équilibre électrolytique sont abordées dans le chapitre 31, *Contribuer au maintien des équilibres hydroélectrolytique et acidobasique.*

■ **Fibrinogène:** Protéine soluble du plasma sanguin, élaborée par les cellules hépatiques, qui produit la fibrine sous l'action de la thrombine.

■ **Protéolyse:** Dégradation des protéines sous l'effet d'enzymes au cours du métabolisme.

Examens diagnostiques

Avant qu'un client ne subisse une chirurgie, il est possible que le chirurgien prescrive des examens ou des tests dans le but de dépister des anomalies préexistantes. Ceux-ci sont réalisés en fonction de l'état de santé du client et de son examen physique. Le **TABLEAU 39.4** décrit des tests de laboratoire courants effectués avant l'opération selon l'état du client. Les tests sont aussi déterminés par la chirurgie proprement dite. Lorsque les résultats révèlent des anomalies graves, le chirurgien peut annuler la chirurgie et la reporter à une date ultérieure, au moment où l'état de santé du client se sera stabilisé. Certaines chirurgies engendrent une perte sanguine plus ou moins importante ; ainsi, des tests de groupe sanguin et un examen de compatibilité sanguine sont recommandés avant l'opération.

La transfusion autologue constitue une solution pour certains clients qui choisissent de recevoir leur propre sang, afin de réduire les risques d'infections et de réactions liés aux transfusions. Le don autologue doit avoir lieu plusieurs semaines avant la chirurgie. Le client qui a recours à cette approche pourrait avoir des taux d'hémoglobine ou d'hématocrite plus bas le jour de la chirurgie.

Il est possible que le médecin prescrive une radiographie thoracique ou un électrocardiogramme (ECG) lorsqu'un client est âgé de plus de 40 ans ou qu'il souffre de cardiopathie. La radiographie thoracique permet l'examen de la condition du cœur et des poumons. L'électrocardiogramme permet de mesurer l'activité électrique du cœur afin de déterminer si la fréquence et le rythme cardiaques ainsi que d'autres paramètres sont normaux.

Selon le type de chirurgie pratiquée, il existe des examens diagnostiques axés sur des structures anatomiques et des fonctions physiologiques précises. Ainsi, l'analyse des gaz artériels est effectuée chez les clients qui souffrent d'une maladie pulmonaire. Dans le cas de clients diabétiques, l'infirmière mesure le taux de glycémie avant la chirurgie, et continue de le surveiller étroitement après la chirurgie. ■

Jugement clinique

Quels sont les facteurs physiologiques et médicaux qui peuvent présenter un risque lié à la chirurgie de madame de la Huerta ?

TABLEAU 39.4	Tests sanguins courants de dépistage préopératoire
MESURE	**INTERPRÉTATION**
Formule sanguine complète (FSC)	Peut révéler une infection, une hypovolémie et une possibilité de problèmes d'oxygénation. Le chirurgien pourrait demander une transfusion.
Électrolytes	Peut révéler un déséquilibre hydrique et électrolytique préopératoire. Une attention particulière est portée aux taux de sodium (Na^+), de potassium (K^+) et de chlorure (C^-). Un apport liquidien intraveineux pourrait être indiqué en période préopératoire.
Coagulogramme	Peut révéler des troubles de coagulation, et un risque d'hémorragie ou de thrombose.
Créatinine	Peut indiquer une insuffisance rénale.
Azote uréique (BUN)	Peut révéler une déshydratation, et l'apport liquidien intraveineux est souvent nécessaire.
Glycémie	Peut nécessiter un traitement de l'hypoglycémie ou de l'hyperglycémie en période préopératoire et postopératoire (fréquent).

Source : Adapté de Pagana, K.D., & Pagana, T.J. (2007). *Mosby's diagnostic and laboratory test reference* (8th ed.). St. Louis, Mo. : Mosby.

39.2

Connaissances scientifiques appliquées à la pratique infirmière

39.2.1 Phase préopératoire

Évaluation biopsychosociale

Les clients admis pour une chirurgie dans un établissement de soins présentent différents états de santé. De plus, l'infirmière dispose de peu de temps. Il est fréquent qu'un client soit admis le jour de sa chirurgie, même s'il s'agit d'une intervention majeure telle qu'une chirurgie cardiaque ou une **craniotomie**. L'infirmière doit donc établir un lien de confiance rapidement avec le client, tout en faisant preuve d'efficacité ▶ **11**.

Avant son opération, le client rencontre souvent de nombreux professionnels de la santé, notamment le chirurgien, l'inhalothérapeute, l'anesthésiste et l'infirmière. Tous ces professionnels jouent un rôle dans les soins qui lui sont prodigués et dans son rétablissement. L'infirmière doit recueillir des données en tenant compte du risque chirurgical, coordonner les examens, formuler les priorités de soins en collaboration avec le client et sa famille, et communiquer le plan de soins et de traitement infirmiers (PSTI).

L'objectif de l'évaluation auprès du client devant subir une chirurgie est de déterminer l'état préopératoire de celui-ci pour aider l'infirmière à reconnaître et à prévenir les complications postopératoires possibles. Les membres de la famille peuvent être une bonne source d'information.

Afin d'éviter une perte de temps en dupliquant de l'information, l'infirmière doit prendre connaissance des données déjà recueillies (anamnèse, examen physique), et des résultats des tests et examens. Elle doit s'attarder aux éléments essentiels des systèmes, et s'assurer qu'aucun problème apparent n'a été négligé et que le client comprend les renseignements qui lui ont été transmis.

Histoire de santé

L'infirmière revoit les antécédents médicaux du client. Le dossier de celui-ci constitue une excellente source de renseignements. Il en est de même des dossiers médicaux d'hospitalisations antérieures.

Les pathologies sous-jacentes peuvent influencer le choix d'anesthésiques ainsi que la capacité du client à tolérer la chirurgie et à se rétablir complètement **TABLEAU 39.5**. Les clients qui subissent une chirurgie doivent être soumis à un dépistage afin de détecter les états pathologiques qui pourraient augmenter le risque de complications. Madame de la Huerta, qui a une histoire d'insuffisance cardiaque congestive (ICC), pourrait éprouver une diminution de la fonction cardiaque pendant et après la chirurgie. Si un client a déjà subi une chirurgie, cela peut avoir une incidence sur les soins physiques dont il aura besoin après l'intervention chirurgicale. Madame de la Huerta ayant déjà subi une thoracotomie en raison d'une résection du lobe d'un poumon, elle est prédisposée à des risques de complications pulmonaires en période postopératoire.

Perceptions et compréhension de la chirurgie

Comme il a été mentionné, l'expérience chirurgicale antérieure d'un client peut avoir une influence sur ses réactions physiques et psychologiques à l'occasion d'une nouvelle chirurgie. L'infirmière doit donc lui demander d'évoquer des facteurs comme le type de chirurgies qu'il a subi, à quel point il était incommodé, l'ampleur de son incapacité physique et les soins qu'il a obtenus. L'infirmière évalue les complications vécues par le client. Il est également important d'évaluer si le client a tendance à être nauséeux ou s'il a eu des problèmes de vomissement lors de chirurgies antérieures (Gan, 2002 ; Tramer, 2001). Ces deux facteurs augmentent les risques d'aspiration. Le dossier antérieur d'anesthésie peut aussi se révéler utile. Tous ces renseignements permettent à l'infirmière d'anticiper les besoins préopératoires et postopératoires du client, et servent de base à l'enseignement et à la clarification des préoccupations. Toutes ces interventions permettent de diminuer l'anxiété du client.

L'expérience chirurgicale concerne non seulement le client, mais aussi l'ensemble de sa famille ; c'est pour cette raison que l'infirmière doit préparer la cellule familiale dans son ensemble à cet événement. L'établissement des connaissances, des attentes et des perceptions du client et de sa famille permet à l'infirmière de planifier des interventions individualisées d'enseignement et de soutien émotionnel.

■ **Craniotomie :** Acte de neurochirurgie qui consiste à sectionner un ou plusieurs os du crâne. Elle se pratique dans la voûte du crâne pour créer un volet crânien, et permet ainsi d'exposer la partie du cerveau qui devra être opérée.

11

Les attitudes essentielles à une bonne communication thérapeutique dans la relation infirmière-client sont abordées dans le chapitre 11, *Communiquer.*

Affection	Complications
Troubles hémostatiques (thrombocytopénie, hémophilie)	Ces troubles augmentent les risques d'hémorragie pendant et après la chirurgie.
Diabète	Le diabète prédispose le client aux infections et peut nuire à la cicatrisation des plaies en raison de l'altération de la glycémie et des troubles circulatoires afférents. La fluctuation du taux sanguin peut entraver le bon fonctionnement du système nerveux central pendant l'anesthésie. Le stress de la chirurgie peut faire augmenter le taux de glycémie.
Cardiopathies (infarctus du myocarde récent, arythmies, insuffisance cardiaque)	Le stress de la chirurgie entraîne une augmentation de l'effort du myocarde pour maintenir le débit cardiaque. Les anesthésiques réduisent la fonction cardiaque.
Apnée du sommeil	L'administration d'opioïdes augmente les risques d'obstruction des voies respiratoires en période postopératoire. Le client aura une diminution de la saturation du sang pulsatile (SpO_2), ce qui sera démontré par la saturométrie.
Infection des voies respiratoires supérieures	L'infection augmente le risque de complications respiratoires pendant l'anesthésie (p. ex., une pneumonie et des spasmes laryngés).
Maladie hépatique	Une telle maladie altère le métabolisme et l'élimination des médicaments administrés pendant la chirurgie, et nuit à la cicatrisation des plaies. Le temps de coagulation peut être modifié par des altérations dans le métabolisme protéinique.
Hyperthermie	Elle prédispose le client aux déséquilibres hydroélectrolytiques et peut indiquer une infection sous-jacente.
Maladie pulmonaire obstructive chronique (MPOC) (emphysème, bronchite chronique) et asthme	Ces affections diminuent les facultés du client à compenser les déséquilibres acidobasiques. Les anesthésiques réduisent la fonction respiratoire, ce qui a pour effet d'augmenter le risque d'hypoventilation grave.
Troubles immunologiques (leucémie, sida, aplasie médullaire et administration de produits de chimiothérapie)	Ces troubles augmentent le risque d'infection et retardent la cicatrisation des plaies après la chirurgie.
Abus de drogues illicites	Les personnes qui abusent de drogues peuvent être atteintes d'une maladie sous-jacente (p. ex., le virus de l'immunodéficience humaine [VIH] ou l'hépatite), ce qui nuit à la cicatrisation et risque d'altérer leur bien-être.
Douleur chronique	La prise régulière d'analgésiques opioïdes peut augmenter la tolérance à ceux-ci. De plus grandes doses d'analgésiques peuvent alors s'avérer nécessaires pour parvenir à soulager la douleur postopératoire.

Chaque client entretient des craintes concernant le milieu chirurgical. Ces craintes proviennent parfois d'expériences antérieures en milieu hospitalier, ou d'histoires racontées par des amis, ou elles découlent d'un manque de connaissances. L'infirmière fait face à un problème éthique lorsqu'un client est mal informé ou qu'il ne connaît pas la nature de sa chirurgie. Elle doit d'abord demander au client de décrire ce qu'il comprend de la chirurgie qu'il doit subir et de ses conséquences. Elle peut poser des questions comme : « Que croyez-vous qu'il arrivera au cours de la chirurgie ? » ou encore « Que savez-vous de la chirurgie que vous devez subir ? » Si madame de la Huerta a une perception inexacte ou une mauvaise connaissance de l'intervention chirurgicale (p. ex., si elle croit que le chirurgien va lui enlever le petit et le gros intestins), l'infirmière sera en mesure de clarifier la situation ou pourra en discuter avec le médecin avant l'opération. L'infirmière vérifie aussi si le chirurgien a expliqué les procédures préopératoires et postopératoires. Lorsqu'un client est bien préparé à son intervention et qu'il sait à quoi s'attendre, l'infirmière n'a qu'à renforcer ses connaissances en confirmant l'exactitude et la pertinence des renseignements dont il lui fait part.

Consommation médicamenteuse

Lorsqu'un client prend régulièrement des médicaments prescrits ou offerts en vente libre, il est possible que le chirurgien ou l'anesthésiste suspende temporairement la prise de ces médicaments avant la chirurgie ou qu'il en modifie la posologie. Certains médicaments peuvent avoir des conséquences particulières sur le client et entraîner de plus grands risques de complications **TABLEAU 39.6**. Il est important de préciser au client qu'il demande à l'équipe soignante s'il doit prendre sa médication habituelle le jour de la chirurgie. Le client doit aussi être invité à préciser s'il prend des produits homéopathiques ou des produits dits « naturels », car de nombreuses personnes ne perçoivent pas ces produits comme étant des médicaments et peuvent omettre de les mentionner. Il existe des plantes qui nuisent à l'action de certains médicaments ; dans le cas d'un client qui consomme des produits naturels, l'infirmière devra consulter le pharmacien. Par exemple, les suppléments de coenzyme Q10 pourraient avoir un effet bénéfique sur les clients souffrant d'insuffisance cardiaque, comme madame de la Huerta. Cependant, cette molécule semble diminuer l'effet de certains agents antinéoplasiques utilisés en chimiothérapie ou encore, puisqu'elle agit sur la pression artérielle en la diminuant, son action s'ajoute à celle d'autres antihypertenseurs. Pour

Jugement clinique

Quels médicaments pris par madame de la Huerta pourraient avoir des répercussions circulatoires au moment de la chirurgie si leur administration n'est pas suspendue en période préopératoire ?

TABLEAU 39.6 Médicaments ayant des effets particuliers chez le client opéré

CLASSE DE MÉDICAMENTS	EFFETS PENDANT LA CHIRURGIE
Antiarythmiques	Les antiarythmiques peuvent réduire la contractilité cardiaque et perturber la conduction cardiaque pendant l'anesthésie.
Antibiotiques	Les antibiotiques amplifient l'action des anesthésiques. S'ils sont pris moins de deux semaines avant la chirurgie, les aminoglycosides (gentamicine, tobramycine, néomycine) peuvent provoquer une dépression respiratoire légère en raison d'un ralentissement du potentiel d'action (influx nerveux) au niveau de la jonction neuromusculaire.
Anticoagulants	Les anticoagulants modifient les facteurs de coagulation et augmentent ainsi le risque d'hémorragie. Par conséquent, il faut en cesser l'usage au moins 48 heures avant la chirurgie. L'Aspirine^MD est un antiplaquettaire utilisé couramment qui peut modifier le mécanisme de coagulation.
Anticonvulsivants	L'usage à long terme de certains anticonvulsivants (p. ex., la phénytoïne [Dilantin^MD]) peut modifier le métabolisme des anesthésiques.
Antihypertenseurs	Les antihypertenseurs interagissent avec les anesthésiques. Ils peuvent provoquer de la bradycardie, de l'hypotension et des problèmes circulatoires. Ils empêchent la synthèse et le stockage de la norépinéphrine dans les extrémités des nerfs sympathiques.
Anti-inflammatoires non stéroïdiens (AINS)	Les AINS inhibent l'agrégation plaquettaire. Ils peuvent aussi prolonger le temps de saignement, ce qui augmente la vulnérabilité du client à l'hémorragie postopératoire.
Corticostéroïdes	Dans le cas d'un usage prolongé, les corticostéroïdes provoquent de l'atrophie surrénale, ce qui réduit la capacité de l'organisme à supporter le stress. Les doses peuvent être temporairement augmentées avant et pendant la chirurgie.
Diurétiques	Les diurétiques amplifient les déséquilibres électrolytiques (particulièrement en potassium) à la suite de la chirurgie.
Insuline	Les besoins d'insuline du client changent après la chirurgie. La réaction au stress et l'administration par voies I.V. de solutés glucosés augmentent souvent la dose nécessaire d'insuline, alors que la diminution de l'apport nutritionnel la diminue.
Phytothérapie (gingembre, gingko biloba, ginseng, échinacée)	Ces produits naturels à base de plantes peuvent perturber l'activité plaquettaire et augmenter les risques de saignement postopératoire. Le ginseng est aussi reconnu pour augmenter l'hypoglycémie chez les personnes insulinodépendantes.

les clients hospitalisés, les médicaments prescrits avant l'opération sont automatiquement interrompus après l'intervention, sauf si le médecin les prescrit de nouveau.

Allergies

L'infirmière doit surveiller les allergies aux médicaments, qui peuvent se manifester pendant l'intervention chirurgicale. Elle doit également vérifier auprès du client s'il a des allergies au latex, à des aliments ou à des produits de contact (p. ex., au ruban adhésif, à un onguent ou au soluté). Un client peut être trop jeune et ne pas savoir qu'il a déjà été exposé à certains médicaments auxquels il est allergique ; un client qui souffre déjà d'allergies risque d'être allergique à d'autres types de médicaments. Il est également important pour l'infirmière de connaître le type de réactions allergiques que le client éprouve, car les allergies ne doivent pas être confondues avec les effets secondaires indésirables de médicaments. Par exemple, le client peut dire que la codéine lui cause des nausées (un effet secondaire), ou encore de l'urticaire (signe d'une allergie).

Pour éviter toute méprise, l'infirmière peut demander au client s'il a déjà eu des problèmes avec un médicament ou une autre substance. Elle s'assure de dresser une liste facilement repérable des allergies du client dans son dossier ou dans le système informatisé de l'hôpital, ainsi que dans tous les autres documents désignés par la politique de l'établissement, tel un bracelet d'allergie.

Tabagisme

Le client qui fume est prédisposé à des complications pulmonaires parce qu'il a déjà beaucoup de sécrétions muqueuses épaisses dans les poumons. L'anesthésie générale augmente l'irritation des voies respiratoires et stimule les sécrétions pulmonaires, lesquelles sont retenues en raison de la diminution de l'activité ciliaire pendant l'anesthésie. Après la chirurgie, le fumeur éprouve des difficultés à dégager ses voies respiratoires des sécrétions muqueuses. C'est la raison pour laquelle l'infirmière doit insister sur l'importance de respirer profondément et de tousser en phase postopératoire ainsi que de pratiquer les exercices de spirométrie ▶ 30 .

Alcool et drogues

Le client qui consomme régulièrement de l'alcool est prédisposé à des réactions indésirables aux anesthésiques. Il peut aussi éprouver une tolérance croisée aux anesthésiques, ce qui nécessitera des doses supérieures à celles utilisées habituellement pour soulager adéquatement sa douleur. L'ingestion excessive d'alcool peut aussi entraîner de la malnutrition, et, par conséquent, contribuer à retarder la cicatrisation des plaies et à favoriser les maladies du foie. L'**hypertension portale** et les varices œsophagiennes prédisposent le client à des troubles hémostatiques. Le client alcoolique qui doit rester à l'hôpital plus de 24 heures court aussi un risque de sevrage brusque, dont la forme la plus grave est le *delirium tremens*.

Sources de soutien

Il est important que l'infirmière détermine dans quelle mesure le client reçoit du soutien des membres de sa famille et de ses amis. La chirurgie entraîne souvent une incapacité temporaire ou permanente qui engendre le besoin d'une aide supplémentaire pendant la convalescence. Il sera donc primordial que l'infirmière vérifie si madame de la Huerta pourra compter sur quelqu'un en cas de besoin après sa chirurgie. Souvent, le client ne peut pas faire les mêmes activités physiques, et il doit parfois regagner son domicile en ayant des pansements à changer quotidiennement ou des exercices à effectuer. Dans le cas d'une chirurgie d'un jour, le client et sa famille assument la responsabilité des soins postopératoires. La famille constitue une importante ressource pour le client aux prises avec des contraintes physiques, et elle fournit le soutien émotionnel nécessaire pour motiver la personne soignée à retrouver son état de santé. Il est aussi fort possible que les proches du client se souviennent mieux de l'enseignement reçu que le client lui-même.

Activités quotidiennes

La chirurgie peut se traduire par des altérations physiques qui nuisent à la personne ou qui l'empêchent de retourner au travail. Idéalement, l'infirmière doit évaluer l'activité professionnelle du client afin d'anticiper les effets possibles de la chirurgie sur sa convalescence et son éventuel rendement au travail. Cette procédure permet à l'infirmière et au médecin d'expliquer toutes les restrictions (p. ex., soulever des objets, monter des escaliers) qui s'appliquent au retour au travail du client. Comme madame de la Huerta habite seule, il sera impératif de lui montrer comment s'y prendre pour effectuer ses activités de la vie quotidienne (AVQ) et domestique (AVD) de manière sûre. Si la personne ne peut retourner au travail, la diriger vers un autre professionnel (p. ex., un travailleur social, un ergothérapeute) peut être nécessaire pour que celui-ci établisse un programme de rééducation lui permettant de reprendre ses activités, pour réaménager son environnement ou encore pour obtenir une assistance financière, s'il y a lieu.

Évaluation de la douleur préopératoire

La manipulation chirurgicale des tissus, les traitements ainsi que la position sur la table d'opération peuvent se traduire par de la douleur en période postopératoire chez le client. La douleur est une expérience très subjective qui nécessite des soins personnalisés. Avant l'opération, l'infirmière doit procéder à une évaluation précise de la douleur, ce qui inclut les attentes du client en matière de soulagement de la douleur postopératoire. Le client peut être amené à décrire des expériences douloureuses antérieures et les moyens entrepris pour y faire face. D'ailleurs, madame de la Huerta ayant déjà subi une chirurgie il y a plus de 20 ans, des données recueillies sur son expérience postopératoire relativement à la douleur serviront de comparaison avec celle qu'elle éprouvera cette fois-ci, en plus de contribuer à diminuer ses appréhensions quant au soulagement. L'éducation du client sur la douleur et son soulagement doit débuter le plus tôt possible (Barnes, 2001). Le client peut croire, à tort, que l'infirmière détectera sa douleur ou que les analgésiques prescrits seront administrés à des heures fixes. Il est aussi important de renseigner le client au sujet de l'utilisation d'une échelle de douleur afin de détecter sa présence, d'évaluer sa gravité et de vérifier l'efficacité des mesures analgésiques prescrites ▶ **33**.

Évaluation sommaire de la santé émotionnelle

La chirurgie est stressante sur le plan psychologique. En effet, le client peut la craindre et redouter ses répercussions. Souvent, les clients se sentent impuissants dans cette situation, et il est possible que les membres de la famille perçoivent cette chirurgie comme un élément qui perturbe leur mode de vie. L'hospitalisation et la convalescence peuvent être longues, et le retour du client à une vie normale et productive préoccupe souvent la famille. De plus, lorsque le client est atteint d'une maladie chronique, la famille peut craindre que la chirurgie engendre une invalidité plus importante ou espérer qu'elle améliore leur mode de vie. Dans le but de comprendre les répercussions de la chirurgie sur la santé émotionnelle du client et de sa famille, l'infirmière doit évaluer les sentiments de la personne soignée à l'égard de la chirurgie, de son estime de soi, de son image corporelle et de ses ressources d'adaptation.

Costa (2001) a observé que chez les clients devant subir une chirurgie ambulatoire, les trois principales sources d'anxiété sont : la peur de l'inconnu, le besoin d'information et la présence d'un proche. La capacité du client à partager ses sentiments dépend de la volonté de l'infirmière à l'écouter, à le soutenir et à clarifier ses pensées.

Lorsqu'un client éprouve un sentiment d'impuissance, l'infirmière doit en déterminer la raison. Il est possible que le diagnostic médical entraîne de l'appréhension à l'égard d'une dépendance et d'une perte de ses fonctions physiques ou cognitives. L'idée d'être « endormi » sous anesthésie peut également engendrer des préoccupations liées à la perte de maîtrise de la situation. L'infirmière doit rassurer les clients en leur disant qu'ils ont le droit de poser des questions et de demander des renseignements.

Dans certains cas, le client est mécontent à l'idée de devoir subir une chirurgie. Par exemple, une jeune personne peut avoir le sentiment qu'il est injuste d'être atteint d'une maladie qui touche généralement les personnes âgées. Il est également possible que la chirurgie ait lieu à un moment inopportun pour le client ou qu'elle perturbe ses activités. Parfois, le client exprime verbalement sa colère, et la tourne contre l'infirmière ou le médecin. Le fait d'argumenter, de refuser de coopérer et de critiquer les efforts de l'infirmière lorsqu'elle prodigue des soins constitue des manifestations de colère et d'anxiété.

Image corporelle

L'ablation d'un organe ou de tissus atteints entraîne souvent un dommage esthétique permanent, une altération des fonctions corporelle ou sexuelle, ou des inquiétudes liées à la mutilation. La perte de certaines fonctions corporelles (entraînée, p. ex., par une colostomie, une urétérostomie ou une amputation) amplifie les craintes du client. L'infirmière doit donc évaluer la perception qu'il a des altérations de son image corporelle causées par la chirurgie. Les personnes réagiront différemment selon leur estime de soi, l'image qu'elles ont d'elles-mêmes, leur âge ou encore leur culture ▶ **17**. Il est souhaitable que les discussions portant sur la sexualité se tiennent avec le partenaire afin qu'ils puissent tous les deux comprendre comment faire face aux restrictions de la fonction sexuelle ▶ **18**.

Chez les clients devant subir une chirurgie ambulatoire, les trois principales sources d'anxiété sont : la peur de l'inconnu, le besoin d'information et la présence d'un proche.

33

Le tableau 33.5 du chapitre 33, *Soulager la douleur,* suggère quelques échelles mesurant l'intensité de la douleur.

17

Les comportements indiquant une perturbation de l'image corporelle et un manque d'estime de soi sont expliqués dans le chapitre 17, *Promouvoir un concept de soi équilibré.*

18

Le chapitre 18, *Améliorer la santé sexuelle,* traite des préoccupations d'ordre sexuel liées à l'état de santé du client et de l'attitude professionnelle à adopter par l'infirmière.

39

14

L'influence de la culture sur la santé, la maladie et les soins est exposée dans le chapitre 14, *S'adapter à la culture et à l'ethnicité.*

Jugement clinique

Nommez trois priorités psychosociales à évaluer chez madame de la Huerta.

Culture

Les milieux culturels influencent la façon dont chaque client perçoit l'expérience d'une chirurgie et y réagit. Ainsi, il est possible que les résultats thérapeutiques escomptés ne puissent être atteints si les différences culturelles, ethniques et religieuses ne sont pas prises en considération dans la planification des soins et des traitements ▶ **14** . L'acquisition de connaissances relatives aux groupes culturels et ethniques, et l'utilisation de stratégies (interprète, pictogrammes, échelle de douleur) permettront donc à l'infirmière de prodiguer des soins personnalisés (DeRuiter & Larsen, 2002). Il est important de reconnaître que les soins peuvent être planifiés en fonction des différences culturelles. L'infirmière peut, par exemple, demander au client s'il ressent un malaise à être soigné par quelqu'un de sexe opposé (DeRuiter & Larsen, 2002).

Attentes du client

Les clients s'en remettent souvent à l'équipe de soins lorsqu'ils sont hospitalisés. Il est alors indispensable que l'infirmière clarifie les attentes du client : désire-t-il qu'on soulage complètement sa douleur ou qu'on la réduise simplement ? S'attend-il à être autonome immédiatement après la chirurgie, ou à être entièrement dépendant de l'infirmière ou de sa famille ? Madame de la Huerta anticipe déjà que son hospitalisation sera longue, comme ce fut le cas il y a plusieurs années. Cette attitude peut lui nuire, car la cliente ne sera pas préparée à la convalescence « accélérée » qui l'attend. Ainsi, certaines attentes peuvent nuire au rétablissement de la personne (p. ex., le refus de soulager la douleur, le refus de se déplacer), surtout dans un contexte où l'organisation des soins a beaucoup évolué et que le client est maintenant vu comme un partenaire actif de son rétablissement.

Examen physique

L'infirmière effectue un examen physique partiel ou complet selon le temps dont elle dispose, l'état de santé préopératoire du client et le type de chirurgie. L'examen doit être axé sur les antécédents médicaux du client ainsi que sur les systèmes susceptibles d'être touchés par la chirurgie **TABLEAU 39.7**. L'évaluation de l'infirmière vient compléter celle du chirurgien et de l'anesthésiste (Barnes, 2002).

PISTES D'ÉVALUATION CLINIQUE

TABLEAU 39.7 — **Examen physique préopératoire**

SYSTÈME OU PARTIE DU CORPS	EXAMEN PHYSIQUE	SIGNES ET SYMPTÔMES
Apparence générale	Gestes, mouvements corporels, taille, poids, signes vitaux	Dénutrition, faiblesse, infection
Tête et cou	État de la muqueuse buccale, écoulement au voile du palais, état des dents, distension des veines jugulaires	Déshydratation, infection des voies respiratoires, risques liés aux manœuvres en salle d'opération, insuffisance cardiaque
Téguments	État de la peau, protubérances osseuses	Déshydratation, risques liés à la position sur la table d'opération surtout chez les personnes âgées
Thorax	Mode respiratoire, mouvements thoraciques, auscultation	Force de toux postopératoire diminuée, congestion pulmonaire, risques liés aux anesthésiques (rétrécissement des voies respiratoires), atélectasie, sécrétions
Cœur	Pouls à l'apex, bruits cardiaques, pouls périphériques (doppler possible), remplissage capillaire (moins de 2 sec.), coloration et température des extrémités	Risques liés aux chirurgies vasculaires (pansement compressif) ou orthopédiques (plâtre)
Abdomen	Taille, forme, symétrie, distension, bruits intestinaux, fréquence et consistance des selles	Risques liés aux chirurgies abdominales, occlusion intestinale, diarrhée (infection, maladie intestinale)
État neurologique	Orientation, vigilance, humeur, mémoire, fonction motrice, force	Risques liés à l'anesthésie générale et à l'anesthésie rachidienne

Interventions préopératoires

Consentement libre et éclairé

Sur le plan juridique et éthique, une chirurgie ne peut être pratiquée tant que le client n'a pas complètement saisi la raison pour laquelle il a besoin d'une intervention, les étapes par lesquelles il doit passer, les risques associés à l'intervention, les résultats escomptés et les **traitements de deuxième intention.** Ces derniers sont les approches de rechange utilisées dans le cas où la première option thérapeutique échouerait.

Il est de la responsabilité du chirurgien d'expliquer la procédure de l'intervention et d'obtenir un **consentement libre et éclairé** du client. Une fois que ce dernier a signé le formulaire de consentement, le document doit être placé dans le dossier médical ▶ **8** . Ce dossier accompagne le client en salle d'opération.

Enseignement préopératoire

Les infirmières ont démontré que la préparation et l'enseignement préopératoires peuvent promouvoir des résultats positifs chez les clients ayant subi une chirurgie (Johansson et al., 2004 ; Oshodi, 2007a, 2007b) ▶ **16** . Un enseignement préopératoire de qualité facilite l'implication active du client dans ses soins (Walker, 2007) **ENCADRÉ 39.1.** Un enseignement préopératoire structuré selon les standards de l'Association of periOperative Registered Nurses (2002c) et une démonstration des exercices postopératoires (Lewis, Heitkemper, Dirksen, O'Brien, & Bucher, 2007) a déjà amélioré des indicateurs, tels que l'intensité de la douleur, la fonction pulmonaire, la durée de séjour et le degré d'anxiété du client.

L'enseignement préopératoire au client vise :

- à obtenir un comportement postopératoire de promotion de la santé (exercices respiratoires, exercices des membres inférieurs, lever précoce) ;
- à rassurer la personne en lui permettant de se préparer (information, écoute) à l'intervention.

Les infirmières chargées de l'admission peuvent téléphoner aux clients une semaine avant la chirurgie dans le but de répondre à leurs questions et de renforcer les explications. Pour madame de la Huerta, l'enseignement est renforcé

> **16**
> Les pratiques liées à l'enseignement sont expliquées dans le chapitre 16, *Enseigner à la clientèle.*

> **8**
> Le chapitre 8, *Connaître les aspects juridiques de la pratique infirmière,* fournit un exemple d'un formulaire de consentement.

ENSEIGNEMENT AU CLIENT

ENCADRÉ 39.1   Plan d'enseignement préopératoire pour madame de la Huerta

Évaluation de l'infirmière

- Explorer ce que la cliente sait déjà de la chirurgie et ses préoccupations (madame de la Huerta a eu une expérience antérieure de chirurgie il y a plus de 20 ans).
- Évaluer le réseau de soutien (la cliente vit seule au deuxième étage d'un duplex).
- Évaluer la compréhension de la personne (madame de la Huerta est alerte et orientée).

Objectifs visés chez la cliente

- La cliente participera activement aux activités de rétablissement postopératoires le lendemain de la chirurgie.
- La cliente sera en mesure de réexpliquer correctement les soins postopératoires courants la veille de la chirurgie.
- La cliente fera une démonstration adéquate des exercices respiratoires.
- La cliente expliquera l'importance de ces exercices.

Stratégies d'enseignement

- Faire une démonstration des exercices postopératoires et du lever :
  - respiration diaphragmatique, spirométrie, exercices de toux à faire pendant cinq minutes toutes les deux heures ;
  - exercices de contraction musculaire isométrique des jambes, à faire toutes les deux heures, port de bas élastiques, utilisation de jambières pneumatiques (au besoin).

- Expliquer les soins habituels préopératoires et postopératoires, et les sensations pouvant être ressenties après l'opération (douleur à l'incision, cathéter vésical, tube nasogastrique, pansement).
- Recadrer certaines attentes irréalistes à l'égard de la chirurgie, des soins postopératoires et de l'équipe de soins (madame de la Huerta croit que son hospitalisation sera longue).
- Rassurer la cliente et diminuer son anxiété, s'il y a lieu. Même si la cliente ne présente pas de manifestations d'anxiété, elle aura probablement besoin d'être rassurée parce qu'elle dit que sa chirurgie sera sans doute plus compliquée à cause de son cœur.

Évaluation

- La cliente énonce les raisons qui justifient les exercices.
- La cliente dit où elle sera transférée après la chirurgie.
- La cliente énonce les éléments de surveillance et de traitements postopératoires.
- La cliente explique la reprise de ses activités quotidiennes.
- La cliente énonce les mesures de soulagement de la douleur et leur importance pour son rétablissement.
- La cliente exprime ses sentiments quant à la chirurgie.

39

à l'occasion d'une rencontre préopératoire. En fait, la meilleure façon de procéder est d'essayer de donner un enseignement avant l'admission, pendant le séjour à l'hôpital et après le congé.

Préparation physique

L'ampleur de la préparation physique préopératoire dépend de l'état de santé du client, de la chirurgie qui sera effectuée et des préférences du chirurgien.

| Maintien de l'équilibre hydroélectrolytique normal | Le client est vulnérable aux déséquilibres hydroélectrolytiques en raison d'un apport préopératoire inadéquat ou d'un déficit liquidien pendant la chirurgie. Généralement, un client ne doit rien ingérer après minuit **Nil per os (N.P.O.)** lorsqu'il doit subir une chirurgie sous anesthésie générale ou rachidienne le lendemain. L'absence de nourriture et de liquides dans l'estomac réduit les risques de vomissement ou d'aspiration de vomissures au cours de la chirurgie. Les recommandations du jeûne préopératoire ont été révisées par l'American Society of Anesthesiologists (1999). Avant les procédures électives nécessitant une **anesthésie générale,** une **anesthésie locale** ou une sédation, le jeûne de six heures et plus est recommandé après l'ingestion d'un repas léger ou de lait d'origine animale. Un jeûne de quatre heures ou plus est indiqué après l'ingestion de lait maternel. Enfin, un jeûne de deux ou trois heures est recommandé après l'ingestion de liquides clairs.

L'infirmière peut autoriser le client à se rincer la bouche avec de l'eau ou du rince-bouche et à se brosser les dents immédiatement avant la chirurgie tout en lui précisant de ne pas avaler d'eau. La prise de certains médicaments peut être indiquée avec une gorgée d'eau. Si le client a mangé ou bu pendant la période prévue de jeûne, l'infirmière doit en aviser le chirurgien.

Pendant la chirurgie, les mécanismes normaux qui régularisent l'équilibre hydroélectrolytique, la respiration, la digestion, la circulation ainsi que l'élimination sont perturbés. Dans certains cas, l'intervention chirurgicale peut entraîner une importante perte de sang et de liquides organiques. La réaction au stress chirurgical aggrave tout déséquilibre hydroélectrolytique. L'alimentation préopératoire du client doit contenir des aliments à teneur élevée en protéines, et suffisamment de glucides, de lipides et de vitamines. Lorsqu'un client est incapable de manger en raison d'altérations gastro-intestinales ou de perturbations de l'état de conscience, le

remplacement liquidien se fait par voie intraveineuse. Le médecin se fie aux taux d'**électrolytes sériques** pour déterminer le type de liquides intraveineux et d'adjuvants électrolytiques à administrer. Les clients atteints de graves déséquilibres nutritionnels peuvent avoir besoin de suppléments de protéines et de glucose concentrés.

| Réduction du risque d'infection des plaies chirurgicales | Le risque de voir apparaître une infection de plaie chirurgicale est déterminé par la quantité et le type de microorganismes pathogènes qui contaminent la plaie, par la sensibilité de l'hôte aux infections et par l'état de la plaie à la fin de l'opération (qui dépend en grande partie de la méthode chirurgicale employée). Ces trois facteurs peuvent interagir les uns avec les autres pour provoquer une infection. Un antibiotique pourrait être administré en période préopératoire pour prévenir le risque d'infection du site d'incision (Polk & Christmas, 2000).

La peau est un endroit propice à la prolifération des microorganismes pathogènes. Ainsi, sans une préparation adéquate de la peau, le risque d'infection de la plaie postopératoire est élevé. De nombreux chirurgiens demandent à leurs clients de prendre un bain ou une douche la veille ou le matin de la chirurgie. Certains demandent aux clients de prendre plusieurs douches ou bains consécutifs, alors que d'autres indiquent de porter une attention particulière au nettoyage de la région opérée à l'aide d'un savon antibactérien. Le client peut aussi devoir se laver les cheveux avec du shampoing lorsque l'intervention chirurgicale touche la tête, le cou ou la partie supérieure du thorax. Il peut aussi s'avérer nécessaire de nettoyer et de couper les ongles des doigts et des orteils, ainsi que de nettoyer l'ombilic. Ce dernier point sera particulièrement important dans le cas de madame de la Huerta.

Le rasage dépend de la quantité de poils, du site de l'incision et du type de chirurgie (AORN, 2002c). Le rasage peut léser et érafler la peau du client, ce qui ouvre la porte aux microorganismes pathogènes. Des lésions, à la suite d'un rasage, qui surviennent moins de 30 minutes avant l'intervention chirurgicale sont considérées comme une plaie propre. Ainsi, la procédure de rasage doit se faire le plus près possible de l'heure de la chirurgie. Les rasoirs électriques sont souvent utilisés parce qu'ils rasent la peau de près, sans risquer de la couper. Certaines interventions chirurgicales exigent encore que le client soit rasé. Souvent, cette tâche est exécutée par un préposé aux bénéficiaires.

■ **Anesthésie générale :** Type d'anesthésie qui amène une perte de conscience et de sensibilité. Le client est alors immobile, calme et n'a pas conscience de l'intervention chirurgicale, et ne s'en souvient pas ensuite.

■ **Anesthésie locale :** Type d'anesthésie qui se traduit par une perte de sensation à un site bien précis du corps.

Jugement clinique

Madame de la Huerta devant être opérée sous anesthésie générale, devriez-vous lui donner ses médicaments le matin de sa chirurgie ?

Les séjours de courte durée à l'hôpital sont reconnus pour réduire le risque d'**infection nosocomiale** (infection contractée à l'hôpital). La chirurgie d'un jour présente donc un avantage marqué.

Prévention de l'incontinence intestinale Il est possible que le client ne reçoive pas de laxatif en période préopératoire, sauf si la chirurgie concerne l'appareil gastro-intestinal (manipulation du segment gastro-intestinal), comme c'est le cas pour madame de la Huerta, ou si la chirurgie dure plus de 2 heures, car l'anesthésie entraîne un arrêt du péristaltisme et son absence pendant 24 heures ou plus après la chirurgie ▶ **36**. Par conséquent, les lavements servent à nettoyer le tractus intestinal dans le but de prévenir l'incontinence peropératoire et la constipation postopératoire. Un intestin vide réduit le risque de lésion intestinale et prévient la contamination des plaies opératoires dans le cas où une portion de l'intestin serait incisée ou ouverte accidentellement, ou si une colostomie est prévue. L'ordonnance du chirurgien peut indiquer d'effectuer des lavements « jusqu'à retour d'eau claire ». Cela signifie que l'infirmière doit administrer des lavements jusqu'à ce que l'évacuation ne contienne aucune matière fécale solide ▶ **MS 8.7**. Cependant, de graves déséquilibres hydroélectrolytiques peuvent se produire si un trop grand nombre de lavements sont administrés dans un délai très court. La plupart des établissements recommandent un nombre maximal de trois lavements consécutifs.

Promotion du repos et du confort Le repos est essentiel pour une cicatrisation normale. L'anxiété liée à la chirurgie peut facilement nuire à la capacité de se détendre et de dormir du client.

L'infirmière doit tenter de rendre le milieu environnant du client apaisant et confortable. Le médecin peut prescrire un sédatif hypnotique non barbiturique ou un anxiolytique la veille de la chirurgie, mais cette pratique est de moins en moins courante. L'organisation des soins ne laissant parfois plus le temps pour une rencontre préopératoire avec l'anesthésiste, la prémédication n'est pas donnée pour ainsi permettre une évaluation du client à son arrivée dans la salle d'opération. Les sédatifs hypnotiques non barbituriques (p. ex., le témazépam) agissent sur le sommeil alors que les anxiolytiques (p. ex., l'alprazolam [Xanax^MD], le midazolam, le diazépam [Valium^MD] et le lorazépam [Ativan^MD]) agissent sur le cortex cérébral et le système limbique. Ils sont utilisés pour combattre l'angoisse et l'anxiété. Des études menées auprès de clients ayant subi des chirurgies diverses, qui visaient à évaluer le lien entre des facteurs psychosociaux préopératoires et une douleur de modérée à intense en période postopératoire, ont démontré que l'anxiété préopératoire influence la douleur postopératoire (Caumo et al., 2002 ; Kalkman et al., 2003). Vaughn, Wichowski et Bosworth (2007) ont d'ailleurs publié, dans le journal de l'Association of periOperative Registered Nurses, une revue systématique mettant aussi en relief la relation entre l'anxiété préopératoire et la douleur postopératoire. Ce thème constitue donc un enjeu pour la pratique infirmière périopératoire.

L'un des avantages de la chirurgie d'un jour est que le client dort à son domicile la veille de la chirurgie et qu'il est plus susceptible de se reposer dans un milieu familier. Il peut aussi prendre des médicaments prescrits par son médecin s'il appréhende la chirurgie.

Préparation le jour de la chirurgie

Le matin de la chirurgie, l'infirmière doit procéder à plusieurs vérifications avant que le client quitte sa chambre pour le bloc opératoire **TABLEAU 39.8**. Aussi, elle doit se rappeler que la personne peut être de plus en plus anxieuse à l'approche du moment de la chirurgie. Gilmartin et Wright (2008) ont observé, dans leur étude qualitative, que la plupart des clients de chirurgie d'un jour se sentaient abandonnés dans la période préopératoire. Les auteurs précisent qu'il est nécessaire de donner de l'information exacte sur les délais et la synchronisation des procédures pendant cette période ainsi que de réconforter le client.

Transport vers la salle d'opération

Le personnel de la salle d'opération avise l'unité de soins lorsqu'il est prêt pour l'intervention chirurgicale. Dans de nombreux hôpitaux, c'est un brancardier qui apporte la civière pour transporter le client. L'infirmière doit vérifier si le nom qui apparaît sur le bracelet d'identification du client correspond au nom indiqué dans son dossier et demander au client de décliner son identité, selon l'état de conscience de celui-ci ; elle doit aussi consulter le dossier pour vérifier si le client a reçu ou non une prémédication. S'il en a reçu une, il sera difficile pour l'infirmière de déterminer si le client s'identifie correctement. En effet, il est primordial de s'assurer que la bonne personne est amenée à la salle d'opération. L'infirmière et le brancardier aident le client à passer du lit à la civière, car le client peut être sous l'effet de la prémédication, et le risque de chute devient alors élevé.

Des études ont démontré que l'anxiété préopératoire influence la douleur postopératoire.

36
Le péristaltisme et le tractus gastro-intestinal sont abordés dans le chapitre 36, *Favoriser une bonne élimination intestinale.*

MS 8.7
Méthodes liées à la fonction d'élimination : *Administration d'un lavement évacuant.*

Jugement clinique
Avant d'aider la cliente à se placer sur la civière, l'infirmière de l'unité de soins constate que le nom inscrit sur le bracelet d'identification est « Hortensia de la Horta ». Que devrait-elle faire ?

Pour plus d'information concernant le protocole à suivre en cas d'allergie au latex, consultez la section « Resources » du site de l'American Association of Nurse Anesthetists au www.aana.com.

TABLEAU 39.8 Vérifications préopératoires

VÉRIFICATIONS	JUSTIFICATIONS
Vérifier et compléter le dossier du client (la plupart des établissements ont une liste de vérifications) : • derniers résultats de tests de laboratoire ; • dernières notes d'évolution au dossier ; • consentement opératoire ; • bracelets d'allergie ; dans le cas d'une allergie au latex, vérifier la procédure de l'établissement.	Selon l'état de santé du client, il pourrait y avoir un changement dans sa condition la veille ou le jour de la chirurgie. Dans le cas d'une allergie au latex, il est recommandé que le client soit l'un des premiers opérés.
Vérifier les signes vitaux.	Dans le cas d'un changement ou d'une instabilité de l'état du client, la chirurgie pourrait devoir être reportée. Les valeurs préopératoires des signes vitaux peuvent servir de comparaison avec les valeurs peropératoires et postopératoires.
Donner les soins d'hygiène ; ne pas permettre à la personne de boire si elle se brosse les dents.	Certaines personnes peuvent avoir une mobilité restreinte et avoir besoin d'aide ; la personne doit être à jeun.
Vérifier l'utilisation de cosmétiques et les cheveux (les attacher au besoin).	Le maquillage et le vernis à ongles empêchent de vérifier si le client a une oxygénation adéquate (couleur de la peau, évaluation de la SpO_2 avec le saturomètre). Les cheveux seront recouverts d'un bonnet pendant la chirurgie.
Vérifier le retrait des prothèses (conformément à la politique de l'établissement) ; si le client porte une orthèse ou une attelle, consulter le médecin.	Le client qui est opéré sous anesthésie générale sera intubé. Celui qui aura une anesthésie rachidienne peut l'être également au besoin. Si le client porte un appareil auditif, il sera important de le mentionner aux infirmières de la salle d'opération afin que son appareil soit remis en place ou en fonction à la suite de la chirurgie.
Protéger les objets de valeur du client (conformément à la politique de l'établissement).	Il est important de rappeler au client les risques liés aux objets de valeur à l'hôpital et de lui proposer de les déposer selon les normes de l'établissement. Il est libre de refuser. Dans tous les cas, il faudra consigner ces renseignements au dossier.
Faire uriner le client.	Une vessie vide permet d'éviter que le client soit incontinent pendant la chirurgie et facilite l'accès aux organes abdominaux. La vessie vide prévient aussi la rétention postopératoire.
Effectuer les interventions spéciales et consulter l'ordonnance médicale (p. ex., administration de médicaments, installation d'une perfusion).	Des prescriptions spéciales peuvent devoir être appliquées avant le départ pour la salle d'opération.
Administrer la prémédication, s'il y a lieu ; s'assurer d'avoir complété toute la préparation au préalable, puis assurer la sécurité du client (p. ex., remonter les ridelles).	Cette pratique est de moins en moins courante, mais elle permet de diminuer l'anxiété du client.

Lorsque le client a quitté l'unité de soins, l'infirmière prépare le lit et la chambre pour son retour. Ainsi, elle sera prête à prodiguer les soins postopératoires au client à son retour dans la chambre. Elle doit préparer le matériel suivant :

- un sphygmomanomètre, un stéthoscope, un saturomètre, un thermomètre, la feuille de mesure des signes vitaux, la feuille de bilan des ingesta et des excreta (I/E) ;
- un bassin réniforme ;
- une chemise d'hôpital propre ;
- une débarbouillette, une serviette et des papiers-mouchoirs ;
- une tige à soluté, une pompe volumétrique (si nécessaire) ;
- un appareil d'aspiration (si nécessaire) ;
- une trousse d'oxygénothérapie (si nécessaire) ;
- des oreillers supplémentaires dans le but de bien positionner le client et de faire en sorte qu'il se sente bien ;
- des alèses afin de protéger les draps de lit des liquides de drainage ;
- le lit relevé à la hauteur de la civière, les draps repoussés au pied du lit et les meubles déplacés afin de laisser de la place à la civière et à l'équipement (comme les solutés intraveineux).

39.2.2 Phase chirurgicale peropératoire

Plusieurs fonctions attendent les infirmières en salle d'opération **TABLEAU 39.9**. Les soins prodigués au client pendant la chirurgie exigent une préparation minutieuse et la connaissance des procédures de l'intervention chirurgicale. Dans le contexte de la salle d'opération, le savoir infirmier a contribué à améliorer la qualité des soins et, de façon ultime, les résultats thérapeutiques obtenus, ainsi que les standards de contrôle des infections et de sécurité des clients. Par exemple, à la suite de l'implantation de mesures découlant de résultats probants, les infirmières peuvent procéder au lavage chirurgical des mains sans utiliser de brosses, mais simplement à l'aide de solutions antiseptiques alcoolisées (Hobson, Woller, Anderson, & Guthery, 1998).

Salle d'attente préopératoire

Dans la plupart des hôpitaux, le client entre d'abord dans une salle d'attente située à l'exté-rieur de la salle d'opération. C'est à cet endroit que l'infirmière explique les mesures qui doivent être prises pour préparer le client à sa chirurgie (p. ex., l'asepsie de la peau, la position sur la table d'opération). Les infirmières qui se trouvent dans la salle d'attente font souvent partie du personnel de la salle d'opération, et portent une tenue chirurgicale, un bonnet et des chaussures conformément aux politiques de lutte contre l'infection.

Il est possible que l'infirmière ou l'anesthésiste insère un cathéter intraveineux dans le bras du client afin de pouvoir procéder au remplacement liquidien et à l'administration de médicaments intraveineux ▶ **MS 9.7** . Un cathéter intraveineux de gros calibre (calibre 18 à 20) est utilisé pour faciliter la perfusion de liquides et de produits sanguins, s'il y a lieu **FIGURE 39.1**. L'infirmière applique aussi un brassard pour prendre la pression artérielle. Le brassard restera en place pendant toute la durée de la chirurgie afin que l'anesthésiste puisse procéder à la lecture de la pression artérielle. L'infirmière passe généralement en revue la liste des vérifications préopératoires avant que l'anesthésiste examine le client.

Le client peut commencer à se sentir somnolent s'il a reçu une prémédication. Étant donné que la température de la salle d'attente et des salles adjacentes à la salle d'opération est souvent fraîche, l'infirmière peut demander au client s'il a besoin d'une couverture supplémentaire. Ensuite, la sédation consciente (**narcose**) peut être administrée.

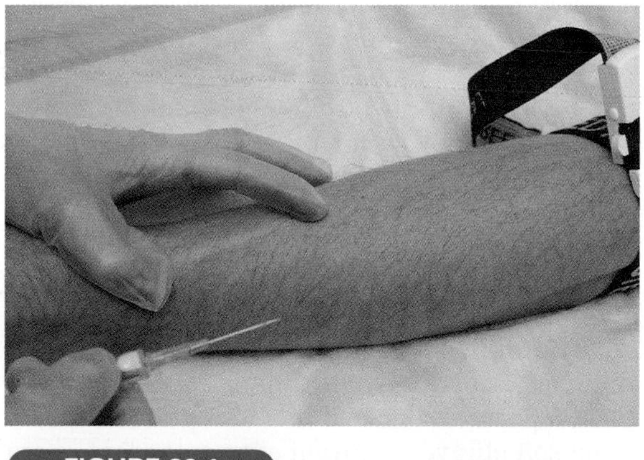

MS 9.7 **Vidéo**

Méthodes liées aux thérapies intraveineuses: *Administration d'un médicament par voie intraveineuse.*

FIGURE 39.1 Avant de perforer la peau avec l'aiguille du cathéter, il faut stabiliser la veine en exerçant une pression avec le pouce et l'index de la main non dominante.

TABLEAU 39.9 Fonctions infirmières en salle d'opération

SERVICE	FONCTIONS INFIRMIÈRES
Service interne (à l'intérieur de la zone stérile)	• Créer et maintenir la zone stérile. • Présenter efficacement le matériel. • Réaliser des activités d'aide technique au chirurgien distinctes de celles de la première assistante. • Participer aux comptes chirurgicaux (décompte du matériel utilisé pour l'intervention chirurgicale, p. ex. : instruments, compresses, aiguilles).
Service externe	Fonction multidimensionnelle et globale : • Évaluer et surveiller la condition de santé du client en collaboration avec l'anesthésiste. • Planifier, organiser, coordonner des activités dans la salle d'opération, de l'arrivée du client à son transfert à la salle de réveil. • Assurer la surveillance directe du client dans le cas d'une anesthésie locale.
Assistance chirurgicale (formation et certification spéciales en accord avec le Collège des médecins du Québec)	• Prendre une part active à l'intervention chirurgicale, en collaboration avec le chirurgien et sous sa supervision. • Se limiter à l'assistance chirurgicale et ne jamais assurer en même temps des fonctions liées au service interne.
Service en salle de réveil (phase postopératoire immédiate)	• Effectuer des activités complexes d'évaluation, de surveillance clinique et de soins. • Adapter la durée et la nature du service, qui varient en fonction de facteurs liés à l'intervention chirurgicale, au type d'anesthésie et à la condition du client.

Source : Adapté de Ordre des infirmières et infirmiers du Québec (2008). *Le domaine des soins infirmiers périopératoires : continuum de soins et fonctions infirmières.* Montréal : Ordre des infirmières et infirmiers du Québec.

Admission dans la salle d'opération

Le client est transporté par un membre de l'équipe de soins vers la salle d'opération sur une civière. Le client est alors encore éveillé, et remarquera que les infirmières et les médecins portent un masque chirurgical, une blouse et des lunettes de protection. Le personnel installe soigneusement le client sur la table d'opération en s'assurant que la civière et la table sont verrouillées. Une fois que le client est allongé sur la table, l'infirmière attache une sangle de sécurité autour de lui. L'infirmière peut apporter un soutien au client en lui expliquant les interventions et en l'encourageant à poser des questions. Il est possible que le client soit effrayé en voyant et en entendant ce qui se passe dans la salle d'opération.

Phase d'induction à l'anesthésie

L'anesthésiste procède à l'un des quatre types d'anesthésie suivants : l'anesthésie générale, l'anesthésie régionale, l'anesthésie locale ou la narcose **TABLEAU 39.10**.

Position du client pour la chirurgie

Il est fréquent que le personnel infirmier et le chirurgien ne placent pas le client en position pour sa chirurgie tant qu'il n'est pas complètement détendu. La position adoptée dépend de la méthode chirurgicale utilisée et du type de chirurgie à pratiquer **FIGURE 39.2**. Madame de la Huerta, pour la résection intestinale, sera placée en position de décubitus dorsal.

TABLEAU 39.10   Types d'anesthésie

TYPE D'ANESTHÉSIE	CARACTÉRISTIQUES	PROCÉDURES	RISQUES ASSOCIÉS

Générale	*Quand*
	• Interventions majeures qui nécessitent d'importantes manipulations tissulaires ou une immobilisation du client
	
	Effets
	• Perte de conscience
	• Client immobile, calme et sans souvenir de l'intervention chirurgicale
		• Initiation par voie I.V. ou par inhalation
		
		Phase d'induction
		• Administration d'anesthésiques par inhalation et de médicaments par voie intraveineuse (dont les barbituriques) entraînant :
		  – sédation
		  – amnésie
		  – hypnose
		  – soulagement de la douleur et détente des muscles (combiné à d'autres analgésiques) (Atkinson & Fortunato, 1996)
		• Intubation endotrachéale. Le client perd conscience de 10 à 20 secondes après l'injection de la dose ou l'inhalation de l'anesthésique.
		
		Phase de maintien
		• Positionnement du client
		• Préparation de la peau pour l'incision
		• Intervention chirurgicale proprement dite. Maintien de l'anesthésie par voie I.V. ou inhalation. Le client reçoit aussi en permanence de l'oxygène et des médicaments d'appoint comme des analgésiques opioïdes et des relaxants musculaires.
		
		Phase de réveil
		• L'intervention est alors terminée ; des agents antagonistes sont donnés, et l'administration d'anesthésiques est diminuée. En raison de la courte demi-vie des médicaments actuels, le réveil a souvent lieu dans la salle d'opération. L'extubation est souvent effectuée avant que le client ne soit transféré à la salle de réveil.
			• Si stimulation auditive ou physique : hausse indésirable de la fréquence cardiaque et de la P.A. causée par la libération de catécholamines.
			
			• Danger d'aspiration bronchique ou de toute autre complication respiratoire. Pour prévenir : l'anesthésiste insère un tube endotrachéal dans les voies respiratoires du client.
			
			• Effets secondaires des anesthésiques :
			  – dépression cardiovasculaire
			  – irritabilité
			  – dépression respiratoire
			  – lésions hépatiques
			  – lésions rénales
			
			• Risque d'aspiration de sécrétions et de spasmes laryngés après l'extubation. Pour diminuer le risque, l'oropharynx est aspiré.

TABLEAU 39.10 Types d'anesthésie (*suite*)

Type d'anesthésie	Caractéristiques	Procédures	Risques associés
Régionale	• Perte de sensation dans une partie du corps • Pas de perte de conscience, mais le client est souvent sous sédation	• Administration par infiltration et par application locale.	• Risques pour la respiration, notamment dans le cas d'une anesthésie rachidienne où la force de l'anesthésie peut s'intensifier. La migration de l'anesthésique dépend du type de médicaments, de la quantité administrée ainsi que de la position adoptée par le client. • Risques de chute de la P.A. du client en raison d'une vasodilatation générale causée par le blocage anesthésique des nerfs vasomoteurs sympathiques, de la douleur et de l'action des nerfs moteurs. Lorsque le niveau d'anesthésie s'élève, le client est prédisposé à un arrêt respiratoire. L'anesthésiste doit être prêt à procéder à la réanimation. • Risque de paralysie respiratoire prévenue par l'élévation de la partie supérieure du corps. Le client doit être surveillé attentivement pendant et immédiatement après la chirurgie.
• Anesthésie par blocage nerveux		• Injection dans un nerf (p. ex., le plexus brachial) afin de bloquer l'influx nerveux vers le champ opératoire.	
• Anesthésie rachidienne	*Quand* • Chirurgies liées à la partie inférieure de l'abdomen, au pelvis, aux membres inférieurs • Interventions urologiques • Chirurgies obstétricales	• Ponction lombaire et introduction d'un anesthésique local dans le liquide céphalorachidien situé dans l'espace sous-arachnoïdien • Influence de la position du client sur le déplacement de l'anesthésique, soit vers le haut ou le bas de la moelle épinière ; l'anesthésie peut s'étendre de la partie supérieure de l'appendice xiphoïde jusqu'aux pieds.	
• Anesthésie péridurale	*Quand* • Interventions obstétricales *Effet* • Perte de sensation efficace des régions vaginale et périnéale	• Cathéter péridural qui peut être laissé en place afin de pouvoir administrer au client des médicaments par perfusion péridurale continue après la chirurgie **FIGURE 39.3**.	• Intervention plus sûre que l'anesthésie rachidienne, car l'anesthésique est injecté dans l'espace épidural à l'extérieur de la dure-mère. Effets moindres que ceux de l'anesthésie rachidienne.
• Anesthésie endoveineuse (bloc veineux)		• Injection par voie I.V. dans un membre sous le niveau du garrot lorsque la circulation a été interrompue. Ainsi, le médicament peut uniquement s'infiltrer dans les tissus situés dans la région du champ opératoire. Le client ne ressent aucune douleur au membre lorsque le garrot est en place. Les effets de ce type d'anesthésie se manifestent rapidement, et le temps de récupération est bref.	• Risques de lésions tissulaires si le garrot est laissé en place plus de deux heures.

TABLEAU 39.10 Types d'anesthésie (*suite*)

TYPE D'ANESTHÉSIE	CARACTÉRISTIQUES	PROCÉDURES	RISQUES ASSOCIÉS
Locale	*Quand* • Interventions mineures effectuées en chirurgie ambulatoire *Effets* • Perte de sensation de la douleur et du toucher à un site bien précis (p. ex., une verrue plantaire ou une tumeur bénigne sur l'épiderme) • Perte d'activités motrices et automatiques (p. ex., l'évacuation de la vessie)	• Administration par application topique (crème) ou par injection • Blocage de la conduction nerveuse par l'anesthésique (p. ex., la lidocaïne) jusqu'à ce que le médicament se diffuse dans la circulation.	• Risques d'allergie et de choc vagal
Narcose (sédation consciente)	*Quand* • Interventions qui nécessitent une diminution du niveau de conscience sans exiger une anesthésie complète (p. ex., des changements de pansements d'un brûlé, une chirurgie esthétique, une biopsie pulmonaire) (Litwack, 1999) *Effets* • Sédation adéquate • Réduction des craintes et de l'anxiété avec peu de risques d'amnésie • Soulagement de la douleur et des stimuli indésirables *Avantages* • Peu de perturbation de l'humeur • Plus grand seuil de tolérance à la douleur • Stabilité des signes vitaux • Rétablissement plus rapide	• Administration de sédatifs et d'un analgésique (p. ex., Fentanyl^MD)	• Il est indispensable que l'infirmière ait des connaissances en matière d'anatomie, de physiologie, d'arythmies cardiaques, de complications de procédure et de principes pharmacologiques liés à l'administration de ce type de substances. Ces risques sont généralement liés aux effets secondaires des médicaments utilisés et à des complications cardiorespiratoires. • L'infirmière doit également être en mesure d'évaluer et de diagnostiquer les effets secondaires indésirables et d'intervenir dans l'éventualité de leur manifestation. • Elle doit avoir des compétences en matière d'assistance respiratoire et d'oxygénothérapie. • L'équipement de réanimation doit être facilement accessible lorsqu'un client est sous sédation consciente (Litwack, 1999).

Bien que la position doive idéalement offrir un accès facile au champ opératoire tout en maintenant une bonne fonction circulatoire et respiratoire, elle ne doit pas nuire aux structures neuromusculaires. Le confort et la sécurité du client doivent être pris en considération.

L'amplitude des mouvements articulaires est maintenue chez une personne éveillée par des récepteurs de douleur et de pression. Par exemple, lorsqu'un membre se trouve en trop grande extension, le stimulus de la douleur signale que la tension musculaire et articulaire est trop grande. Par contre, chez un client anesthésié, le mécanisme de défense normal ne peut pas le prémunir contre une lésion articulaire, un étirement musculaire ou une entorse.

Les muscles sont détendus à un point tel qu'il est relativement facile de placer le client dans une position qu'il serait incapable de tolérer s'il était éveillé. De plus, il doit souvent rester dans la même position pendant plusieurs heures. Même s'il s'avère parfois nécessaire de placer le client dans une position inhabituelle, l'infirmière doit tenter de maintenir son bon alignement corporel, et de le protéger contre toute pression, abrasion ou autre lésion. Les sangles grâce auxquelles le client est immobilisé sur la table d'opération sont rembourrées pour protéger les protubérances osseuses des extrémités. La position ne doit pas empêcher le mouvement normal du diaphragme ni perturber la circulation sanguine.

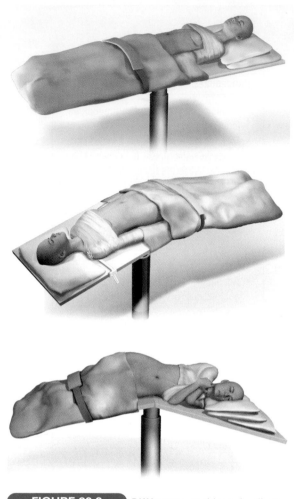

Moelle épinière — Dure-mère

L1
L2
L3
L4
L5
S1

A.
B.
C.

Coupe sagittale

FIGURE 39.3 Vue latérale de la colonne vertébrale avec l'emplacement des aiguilles de l'anesthésie rachidienne et épidurale. A. Cathéter péridural. B. Injection péridurale simple. C. Anesthésie rachidienne. (Les sites d'insertion les plus souvent utilisés sont L4-5, L3-4 et L2-3.) Source : Adapté de Meeker, M.H., & Rothrock, J.C. (1999). *Alexander's care of the patient in surgery* (11th ed.). St. Louis, Mo. : Mosby.

FIGURE 39.2 Différentes positions du client selon le type de chirurgie effectuée

▪ **Soins ambulatoires :** Soins offerts à une personne ne nécessitant pas d'hospitalisation mais un séjour d'une courte durée variant de quelques heures à un jour.

▪ **Infirmière en service externe :** Assistante de l'infirmière en service interne et du chirurgien.

Documentation des soins au cours de la période peropératoire

Pendant l'intervention chirurgicale, l'infirmière note des renseignements précis portant sur les activités et les interventions effectuées par le personnel de la salle d'opération **FIGURE 39.4**. Les renseignements obtenus sur les soins que le client a reçus au cours de la période peropératoire s'avèrent très utiles pour l'infirmière qui sera chargée des soins postopératoires. Au même titre que l'anesthésiste, l'**infirmière en service externe** peut accompagner le client à la salle de réveil et faire un rapport à l'infirmière qui prendra la relève en vue d'assurer un suivi des soins.

39.2.3 Phase postopératoire

La phase postopératoire comporte deux étapes : la période de rétablissement immédiat (en salle de réveil) et la convalescence postopératoire (à

l'unité de chirurgie). Dans le cas d'un client des **soins ambulatoires,** le rétablissement prend de une à deux heures, et la convalescence s'effectue à domicile. Dans le cas d'un client hospitalisé, le rétablissement peut prendre de une à deux heures, et la convalescence s'échelonnera sur un à plusieurs jours en fonction de l'importance de la chirurgie et de la réaction du client.

Réveil immédiat

Avant que le client n'arrive à la salle de réveil, l'infirmière obtient des renseignements de l'équipe chirurgicale concernant l'état général de celui-ci, l'emploi du matériel ou la nécessité d'effectuer des soins particuliers. Des précautions courantes sont prises pour tous les clients.

Il incombe au chirurgien de décrire l'état du client aux membres de sa famille, les résultats de la chirurgie et, éventuellement, les complications survenues. À l'arrivée du client dans la

**Centre de santé et de services sociaux
du Sud-Ouest–Verdun**

Hôpital de Verdun

SOINS INFIRMIERS – SALLE DE RÉVEIL
Date _____
Anesthésiste _____ Chirurgien _____
Intervention exécutée _____
Arrivée à : _____ H _____ M   Conscient :   Oui ❒   Non ❒   Anesthésie : Gén. ❒   Rachi ❒   Épidurale ❒   Bloc ❒   Locale ❒
Réveil à : _____ H _____ M   État général :   Bon ❒   Satisfaisant ❒   Locale neurol. ❒   Bloc veineux ❒   Surveillance ❒

OXYGÉNATION	POSITION	MONITORING	Ordonnances post-anesthésiques : SALLE DE RÉVEIL
❒ Intubé	❒ Fowler	❒ Cardioscope	
❒ Humidité	❒ Horizontale	❒ Saturomètre	
❒ Canule oro-phar.	❒ Lat. droit	❒ T.A.	
❒ Canule naso-phar.	❒ Lat. gauche	❒ Canule artérielle	
❒ Ventimasque	❒ Semi-assise	❒ T.V.C.	
❒ Tente faciale	❒ Tête levée	❒ Swan Ganz	
❒ Lunette O$_2$	❒ Trendelenburg	❒ Glycémie	
❒ Masque laryngé	❒ Décubitus dorsal	❒ T°	
❒ Tube en T		❒ Couverture chauffante	
❒ O$_2$ _____			Anesthésiste :

Respirateur ❒   Paramètres :   Mode _____   VC _____   Fr _____   FIO$_2$ _____   % Peep _____

HRE	15	30	45		15	30	45		15	30	45		15	30	45

TA ∨∧ : 240 230 220 210 200
Pls • : 190 180 170 160
Resp. ▯ : 150 140 130 120
PAP ▽△ : 110 100
TVC ≣ : 90 80 70 60
Can. ▲ / Art. ▼ : 50 40 30 20 10

SpO$_2$
Diurèse

Sonde urinaire ❒ _____
Irrigation : interm. ❒
           continue ❒
Tube naso-gastrique ❒
Succion _____
Drain thoracique ❒ _____
Succion _____

Jackson-Pratt^{MD} ❒
Hemovac^{MD} ❒
Tube en T ❒
DPCA ❒
Autre : _____
Irrigation : continue ❒
Succion _____

PANSEMENT À L'ARRIVÉE
Site : _____
Propre ❒   Souillé ❒   Renforci ❒

PANSEMENT AVANT LE DÉPART
Propre ❒   Souillé ❒   Renforci ❒

FIGURE 39.4 Exemple de formulaire pour la documentation des soins en salle d'opération

NOTES CLINIQUES

Heure	Traitements & Médications	Observations	

Hre	Solution-Voie d'entrée	Arrivée	Départ	A reçu	A. Gén. ❑ Sédation ❑			Échelle de récupération		
					Conscience	Pts	ADM	15 m.	30 m.	DÉP
					• Réveillé	2				
					• Réveillable	1				
					• Aucune réponse	0				
					Coloration					
					• Rose/chaud	2				
					• Gris/marbré	1				
					• Cyanose	0				
					Ventilation					
					• Resp. spon. N	2				
					• Dyspn./stimul.	1				
					• Apnée/osbtruct.	0				
					Mouvements					
					• Sur commande	2				
					• Désord./agité	1				
	Ingestas Salle de Réveil				• Aucun	0				
	Ingestas Salle d'op.				Circulation					
	Ingestas Total				• T.A. ≢ 20 pré-op	2				
	Drainage urinaire				• T.A. ≢ 20-50	1				
	Hemovac				• T.A. > ≢ 50 pré-op	0				
	Autres									
	Excretas Salle d'op.				TOTAL	10				
	Excretas Total				B. Régionale Récup. motrice Oui ❑ Non ❑					
	Dosage Total				Rachi Récup. sensitive Oui ❑ Non ❑					

Départ Particularités :		Oxygénothérapie :	Congé à : _____ Hre :
Transfert : Unité	Hre :	Accompagné de :	
Anesthésiste :		Infirmière :	

FIGURE 39.4 Exemple de formulaire pour la documentation des soins en salle d'opération (*suite*)

Source : Centre de santé et de services sociaux du Sud-Ouest-Verdun, Hôpital de Verdun.

salle de réveil **FIGURE 39.5**, l'infirmière peut devoir lui installer un sphygmomanomètre, un moniteur cardiaque et un saturomètre pour surveiller ses signes vitaux, ainsi que de l'oxygène **FIGURE 39.6**. L'infirmière et les membres de l'équipe chirurgicale s'entretiennent sur l'état du client :

- Ils font une révision des anesthésiques qui ont été administrés afin que l'infirmière de la salle de réveil puisse anticiper la vitesse à laquelle le client doit reprendre conscience et ses besoins en analgésiques ;

- Ils dressent un rapport indiquant les solutions intraveineuses ou les produits sanguins administrés pendant la chirurgie afin d'informer l'infirmière sur l'équilibre hydroélectrolytique du client ;

- Ils discutent de certaines préoccupations particulières du chirurgien (p. ex., si le client est

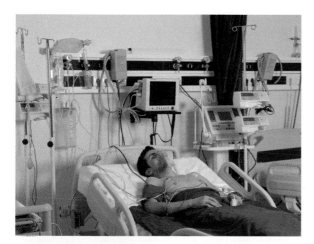

FIGURE 39.5 Client en salle de réveil

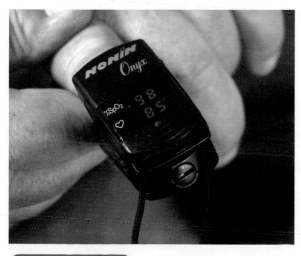

FIGURE 39.6 Saturomètre (aussi appelé oxymètre de pouls ou sphygmooxymètre)

susceptible de faire une hémorragie ou une infection). L'infirmière de la salle d'opération ou l'anesthésiste peuvent aussi informer l'infirmière de la salle de réveil si des complications sont survenues au cours de la chirurgie, telles une hémorragie ou des arythmies cardiaques.

Après avoir passé en revue les activités de la salle d'opération, l'infirmière de la salle de réveil procède à une évaluation complète de l'état du client. Cette évaluation doit se faire rapidement et en profondeur, et elle doit être centrée sur les besoins du client après l'intervention chirurgicale. L'American Society of PeriAnesthesia Nurses (ASPAN, 2002) a émis des lignes directrices sur cette évaluation d'admission en salle de réveil.

Congé de la salle de réveil

L'infirmière évalue si le client est prêt à recevoir son congé de la salle de réveil en se basant sur la stabilité de ses signes vitaux et en les comparant aux données préopératoires. D'autres résultats peuvent comprendre l'orientation dans les trois sphères de la relation à l'environnement (sphères personnelle, temporelle et spatiale), l'absence de complications, l'intensité de la douleur, l'absence de nausées, la régulation du drainage de la plaie et l'élimination urinaire adéquate. En général, les clients qui ont dû être anesthésiés plus longtemps en raison d'une chirurgie majeure mettent plus de temps à se réveiller. Bon nombre d'infirmières travaillant dans une salle de réveil ont recours à un système de pointage objectif qui leur permet de déterminer avec précision le moment où les clients peuvent recevoir leur congé. L'indice d'Aldrete ou **indice de réveil postanesthésique (IRPA)** est une valeur obtenue à partir d'un système de pointage (échelle) qui est souvent utilisée **TABLEAU 39.11**. Le client doit, généralement, se voir attribuer un score de 9 ou 10 (sur un total possible de 10) avant d'obtenir son congé de la salle de réveil. Avec un score de 8, une observation plus longue est nécessaire (Aldrete, 1998). Si l'état du client ne s'est toujours pas amélioré après deux ou trois heures, le séjour sera encore plus long. Avec un score de 7 ou moins, le chirurgien peut décider de transférer le client dans une unité de soins intensifs (Aldrete, 1998).

Lorsque le client est prêt à recevoir son congé de la salle de réveil, l'infirmière communique avec l'unité de soins pour faire un compte rendu des signes vitaux, du type de chirurgie et d'anesthésie, des pertes sanguines, du niveau de conscience, de l'état physique général, et de la présence

TABLEAU
39.11

Évaluation du rétablissement postanesthésique

| INDICE | TÂCHES | POINTAGE | ADMISSION | INDICE DE RÉVEIL POSTANESTHÉSIQUE (IRPA) | | | | | CONGÉ |
				5 min	15 min	30 min	45 min	60 min	
Activité	Bouge les quatre membres spontanément ou sur demande	2							
	Bouge deux membres spontanément ou sur demande	1							
	Incapable de bouger les membres spontané- ment ni sur demande	0							
Respiration	Respire profondément et tousse librement	2							
	Dyspnée ou respiration superficielle	1							
	Apnée	0							
Circulation	P.A. ± 20 % de la valeur préopératoire	2							
	P.A. ± 21-49 % de la valeur préopératoire	1							
	P.A. ± 50 % de la valeur préopératoire	0							
État de conscience	Parfaitement éveillé	2							
	Se réveille à la demande	1							
	Ne réagit pas	0							
SpO_2	Peut maintenir une $SpO_2 > 92\%$ à l'air ambiant	2							
	Inhalation de l'O_2 nécessaire pour maintenir une $SpO_2 > 90\%$	1							
	$SpO_2 < 90\%$ même avec un supplément d'O_2	0							
Total									

Sources : Adapté de Aldrete, J.A., & Kroulik, D. (1970). A Post-anesthetic recovery score. *Anesth. Analg.*, *49*, 924-934 ; Aldrete, J.A. (1998). Modifications to the post anesthesia score for use in ambula-tory surgery. *J. PeriAnesth. Nurs.*, *13*(3), 148-155 ; Saar, L.M. (2001). Use of a modified Postanesthesia Recovery Score in phase II perianesthesia period of ambulatory surgery patients. *J. PeriAnesth. Nurs.*, *16*(2), 82-89.

de perfusions intraveineuses ou de drains. Le rapport de l'infirmière de la salle de réveil per-met à celle qui s'occupe des soins postopé-ratoires d'anticiper les besoins spéciaux du client et de préparer le matériel nécessaire.

Le préposé aux bénéficiaires est chargé d'amener le client dans sa chambre sur une civière, et il doit aider l'infirmière à le transférer de la civière au lit.

L'infirmière de la salle de réveil indique égale-ment les ordonnances du médecin qui nécessitent une attention particulière. L'infirmière chargée des soins du client doit prendre les signes vitaux de celui-ci pour les comparer aux résultats obtenus dans la salle de réveil. De légères variations sur-viennent généralement après que le client a été transporté à sa chambre.

Réveil dans une unité de soins ambulatoires

En soins ambulatoires, la rigueur et l'étendue de l'évaluation postopératoire dépendent de l'état du client, du type de chirurgie qu'il a subie et de l'anesthésie utilisée. Dans certains cas, les clients ambulatoires auront le même séjour en salle de réveil que les autres clients chirurgicaux, ce qui signifie aussi que l'évaluation est identique à celle effectuée chez les clients hospitalisés. Aldrete (1998) a ajouté cinq autres critères d'évaluation pour les clients des soins ambulatoires **TABLEAU 39.12**. Il a ainsi créé l'**indice de réveil postanesthésique pour la chirurgie ambulatoire (IRPACA)**, un système

de pointage objectif qui permet de déterminer avec précision le moment où les clients des soins ambulatoires peuvent recevoir leur congé. Le client ambulatoire obtient son congé après la vérification de certains critères et l'obtention d'un score de 18 ou plus (sur un total possible de 20). Le client doit être capable d'uriner, de marcher (à l'exception du client présentant une incapacité physique en phase préopératoire), être conscient et vif d'esprit, avoir peu ou pas de nausées ou de vomissements, ne pas avoir reçu d'analgésique depuis une heure, ressentir peu de douleur postopératoire, ne pas avoir de saignement ni d'écoulement excessif. Les clients présentant des risques liés à la fonction respiratoire

	TABLEAU 39.12	Évaluation du rétablissement postanesthésique pour le client des soins ambulatoires								
					INDICE DE RÉVEIL POSTANESTHÉSIQUE POUR LA CHIRURGIE AMBULATOIRE (IRPACA)					
INDICE	**TÂCHES**	**POINTAGE**	**ADMISSION**	**5 min**	**15 min**	**30 min**	**45 min**	**60 min**	**CONGÉ**
Activité	Bouge les quatre membres spontanément ou sur demande	2							
	Bouge deux membres spontanément ou sur demande	1							
	Incapable de bouger les membres spontanément ni sur demande	0							
Respiration	Respire profondément et tousse librement	2							
	Dyspnée, respiration superficielle ou tachypnée	1							
	Apnée ou sous ventilateur mécanique	0							
Circulation	P.A. ± 20 % de la valeur préopératoire	2							
	P.A. ± 21-49 % de la valeur préopératoire	1							
	P.A. ± 50 % de la valeur préopératoire	0							
État de conscience	Parfaitement éveillé	2							
	Se réveille à la demande	1							
	Ne réagit pas	0							

39

INDICE	TÂCHES	POINTAGE	ADMISSION	INDICE DE RÉVEIL POSTANESTHÉSIQUE POUR LA CHIRURGIE AMBULATOIRE (IRPACA)					CONGÉ
				5 min	15 min	30 min	45 min	60 min	
SpO$_2$	Peut maintenir une SpO$_2$ > 92 % de l'air ambiant	2							
	Inhalation de O$_2$ nécessaire pour maintenir une SpO$_2$ > 90 %	1							
	SpO$_2$ < 90 % même avec un supplément d'O$_2$	0							
État du pansement	Sec et propre	2							
	Souillé, mais sans progression de la région souillée	1							
	Les régions souillées s'élargissent	0							
Douleur	Aucune douleur	2							
	Douleur légère à modérée soulagée par des médicaments administrés par voie orale	1							
	Douleur importante nécessitant des médicaments par voie parentérale	0							
Mobilisation	Se tient debout et marche droit[a]	2							
	Vertige en position debout	1							
	Étourdissements en position de décubitus dorsal	0							
Jeûne et alimentation	Mange et boit	2							
	Nausées	1							
	Nausées et vomissements	0							
Diurèse	A uriné	2							
	Incapable d'uriner, mais ne ressent aucun malaise	1							
	Incapable d'uriner et ressent un malaise	0							
Total									

a. La capacité de mobilisation maximale peut être corroborée par l'épreuve de Romberg ou par le test qui consiste à ramasser 12 agrafes d'une seule main.

Sources : Adapté de Aldrete, J.A., & Kroulik, D. (1970). A post-anesthetic recovery score. *Anesth. Analg., 49,* 924-934 ; Aldrete, J.A. (1998). Modifications to the post anesthesia score for use in ambulatory surgery. *J. PeriAnesth. Nurs., 13*(3), 148-155.

> **ENCADRÉ 39.2**
>
> **Enseignement postopératoire pour le client admis dans une unité de soins ambulatoires**
>
> **Objectifs**
>
> - Le client décrira les signes et les symptômes des complications postopératoires.
> - Le client énumérera le nom des médicaments à prendre, leurs indications ainsi que leur dose.
> - Le client sera en mesure de nommer les personnes ou les services (p. ex., les centres de santé et de services sociaux [CSSS]) avec lesquels il communiquera pour obtenir de l'aide, s'il y a lieu.
>
> **Stratégies d'enseignement**
>
> - Remettre les consignes écrites ainsi que le numéro de téléphone du médecin, le numéro de téléphone de l'unité de soins ainsi que la date et l'heure des visites de suivi. Permettre au client et à la famille de poser des questions.
> - Expliquer aux membres de la famille les signes et les symptômes de l'infection qui sont à surveiller.
>
> - Nommer les médicaments que le client doit prendre, et en expliquer la dose, la posologie et l'usage. Donner des dépliants d'information sur les médicaments.
> - Expliquer les limites d'activité, la progression du régime alimentaire et les soins particuliers liés à la chirurgie. Fournir une feuille de consignes avec des explications claires et précises.
>
> **Évaluation**
>
> - Le client est en mesure d'expliquer à quel moment il doit appeler le médecin s'il éprouve des problèmes.
> - Le client est en mesure de dire à quelle date a lieu sa visite de suivi.
> - Le client et les membres de la famille décrivent les signes et les symptômes de l'infection.
> - Le client connaît le nom et la dose de ses médicaments, et sait à quel moment il doit les prendre.
> - Le client exécute ses exercices, et lui-même ou un proche exécute les soins de la plaie.

pourraient rester plus longtemps pour écarter tout risque de détresse (p. ex., l'apnée du sommeil) (ASA, 2006).

Lorsque le client est stable et qu'il n'a plus besoin de surveillance étroite (phases I et II de la salle de réveil complétées), l'infirmière peut le transférer à l'unité de soins (Aldrete, 1998). Un client qui a subi une chirurgie mineure, pour sa part, peut y être directement transféré (après la phase I). Cette prise en charge accélérée est appelée *fast-track* dans le jargon médical. Avant le transfert, l'infirmière incite graduellement le client à s'asseoir sur la civière ou sur le lit. La fréquence de la surveillance diminue rapidement en fonction de l'évolution du client et l'enseignement peut également être débuté **ENCADRÉ 39.2**.

Les nausées et les vomissements postopératoires peuvent survenir une fois que le client se trouve à domicile, même s'il était asymptomatique avant son départ. La personne repart souvent avec une ordonnance d'**antiémétiques**, selon le type d'anesthésie et de chirurgie qu'elle a subies. Il est important que l'infirmière revoie l'ensemble des instructions et des prescriptions avec le client et qu'elle s'assure de sa compréhension. Il est préférable, parfois même obligatoire, que la personne quitte l'établissement accompagnée d'un adulte.

Priorité en salle de réveil

La priorité des soins infirmiers en salle de réveil consiste à surveiller et à maintenir l'état respiratoire, circulatoire, hydroélectrolytique et neurologique du client, ainsi qu'à soulager sa douleur. Les autres facteurs importants à évaluer comprennent la régulation de la température, l'état de la peau et de la plaie opératoire, ainsi que le rétablissement des fonctions génito-urinaire et gastro-intestinale. Ces facteurs ne sont toutefois pas exclusifs à la salle de réveil, car l'infirmière en soins chirurgicaux devra surveiller ces mêmes points.

Surveillance postopératoire (dès la salle de réveil)

Après avoir effectué l'évaluation initiale à l'arrivée du client dans la salle de réveil, l'infirmière évalue de nouveau toutes les 15 minutes ou moins les signes vitaux ainsi que les autres observations clés en fonction de l'état de la personne soignée. Cette évaluation se poursuit jusqu'à ce que le client obtienne son congé de la salle de réveil. Les signes vitaux doivent être pris toutes les 30 minutes pendant les 2 heures suivantes, toutes les heures pendant 4 heures, puis toutes les 4 heures. Lorsque l'état du client se stabilise, la fréquence de la prise de ses

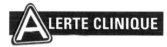

ALERTE CLINIQUE

Il est conseillé d'éviter les mouvements brusques en phase postopératoire pour prévenir les nausées. Des combinaisons d'antiémétiques peuvent être données en prévention dans certains cas particuliers (p. ex, une chirurgie oculaire) (Gan, 2002 ; Tramer, 2001).

■ **Antiémétique:**
Médicament utilisé dans la prévention et le traitement des nausées et des vomissements.

39

signes vitaux diminue à une seule fois par quart de travail. La fréquence des évaluations doit toujours se mesurer en fonction de l'état du client. Une infirmière ne doit jamais présumer que ces évaluations sont inutiles, même si l'état du client semble stable. L'état du client peut changer rapidement, en particulier au cours de la phase postopératoire.

Une infirmière ne doit jamais présumer que ces évaluations sont inutiles, même si l'état du client semble stable.

L'infirmière surveille rigoureusement les signes vitaux, le niveau de conscience, l'état des pansements et des drains, le soulagement de la douleur, le type et le débit des perfusions intraveineuses, l'état du site d'insertion du cathéter intraveineux ainsi que la diurèse. Ces données font partie des notes d'évolution, dans un dossier papier ou informatisé. Les données initiales visent à établir des données de base en vue de comparer les changements observés en phase postopératoire.

Lorsque les données de base ont été recueillies à l'unité de soins chirurgicaux et que les besoins immédiats ont été comblés, la famille est autorisée à visiter le client. L'infirmière peut expliquer la nature des interventions postopératoires ou du matériel, et décrire comment se porte le client. La famille doit également savoir que de nombreuses évaluations seront faites, et qu'une perte de sensation ou de mouvement peut être ressentie aux extrémités pendant quelques heures si le client a subi une **anesthésie rachidienne** ou une **anesthésie épidurale**.

Le **TABLEAU 39.13** résume les points d'évaluation et de surveillance ainsi que les interventions à effectuer en phase postopératoire, regroupés par fonction physiologique.

PISTES D'ÉVALUATION CLINIQUE

TABLEAU 39.13	Surveillance postopératoire	
ÉVALUATION	**JUSTIFICATIONS**
Respiration • Fréquence, rythme, amplitude et symétrie des mouvements thoraciques, murmures vésiculaires et coloration des muqueuses, SpO_2	• Une respiration lente et superficielle, et une toux faible peuvent être liées à une obstruction des voies respiratoires (anesthésiques, sécrétions, œdème, langue). • La présence de confusion est souvent attribuable à l'hypoxie.
Circulation • Fréquence, rythme et amplitude du pouls toutes les 15 minutes pendant toute la phase de réveil, temps de remplissage capillaire, pouls périphériques et coloration des extrémités (selon la chirurgie)	• Le risque d'hémorragie est à craindre après une chirurgie.
Régulation de la température • Température, frissons, sudation	• Il y a perte de chaleur causée par la température ambiante en salle d'opération, par la diminution du métabolisme (anesthésiques), par le type de chirurgie (chirurgie ouverte) ou par l'âge (enfant, personne âgée). • Les frissons ne sont pas toujours un signe d'hypothermie, mais un effet secondaire des anesthésiques. Ils peuvent également être une réaction transfusionnelle. Certains médecins prescrivent de petites doses de mépéridine (Demerol^MD) pour diminuer les frissons. La respiration profonde et la toux favorisent l'excrétion des gaz anesthésiques.
• Hyperthermie maligne (affection rare chez les clients ayant une anesthésie générale): tachycardie, tachypnée, augmentation du dioxyde de carbone, rigidité de la mâchoire, des membres, de l'abdomen et de la poitrine, ou hyperkaliémie	• L'élévation de la température est un signe tardif (Malignant Hyperthermia Association of the United States, 2008). L'infirmière peut devoir administrer le myorelaxant prescrit (p. ex., du dantrolène sodique). • L'élévation de la température est causée par une infection (chercher la cause possible incluant le site d'insertion I.V., la plaie, les voies respiratoires et urinaires, et procéder à un prélèvement pour une culture, s'il y a lieu).

TABLEAU 39.13 Surveillance postopératoire (*suite*)

ÉVALUATION	JUSTIFICATIONS
Équilibre hydroélectrolytique • Comparaison des valeurs de laboratoire • Inspection des voies I.V. (incluant le *NaCl-Lock* si le soluté est terminé) • Bilan des ingesta/excreta (incluant les drains)	• L'équilibre hydroélectrolytique influence grandement les fonctions cardiaque et neurologique : il faut donc les inclure dans cette évaluation. • Il y a risque de déshydratation ou d'hypervolémie. • De l'agitation et de la confusion pourraient survenir.
Fonction neurologique • Retour des réflexes (pupilles, déglutition), de la motricité (serrement des mains, mouvement des membres inférieurs), de la sensibilité (dermatomes) et de l'orientation dans les trois sphères (personne, temps, environnement) • Dermatomes : toucher de façon bilatérale pour comparer, utiliser la pression ou le pincement (client avec les yeux fermés) • Examen plus approfondi selon la chirurgie	• Si anesthésie locale : il faut s'assurer du retour de la fonction sensitive (souvent après le retour de la fonction motrice). • Si anesthésie rachidienne : il faut poursuivre l'évaluation de la fonction motrice.
Intégrité de la peau et des yeux • Inspection de la peau, des yeux et du pansement (quantité, couleur, odeur, type et consistance de l'exsudat, douleur) • Description de la plaie chirurgicale : écoulement (quantité et qualité), saignement, aspect des lèvres de la plaie (réfection du premier pansement opératoire habituellement faite par le chirurgien aux fins d'évaluation) • Surveillance des risques liés aux lésions de pression (échelle de Braden)	• L'infirmière doit déceler la présence de *rash* (allergie), d'abrasion (position et contentions durant la chirurgie), de pétéchie (trouble de coagulation), de brûlure (cautère électrique). • Il peut y avoir eu abrasion de la cornée chimique, thermique ou mécanique, ou récidive d'herpès oculaire. • Il y a risque d'hémorragie ou d'infection. • Lorsqu'il s'agit de plaies importantes (p. ex., une plaie sternale de chirurgie cardiaque), les infirmières, en se basant sur la recherche, ont démontré que des mesures supplémentaires de prévention des infections pouvaient être efficaces, telles que le maintien de la glycémie dans les valeurs normales (Haycock et al., 2005). • La mobilité réduite augmente le risque de lésions de pression.
Fonction génito-urinaire • Palpation de l'abdomen au dessus de la symphyse pubienne (globe vésical) • Débit urinaire de 30 à 50 ml/h chez l'adulte • Description de la couleur et de l'odeur de l'urine	• Il est nécessaire de détecter la présence d'un globe vésical. Il y a retour de la maîtrise volontaire de la vessie en 6 à 8 h, selon la chirurgie. • L'anesthésie épidurale inhibe la sensation du besoin d'uriner. • Il peut y avoir présence de sang dans les urines pendant 12 à 24 h chez les clients ayant subi une chirurgie des voies urinaires.
Fonction gastro-intestinale • Palpation de l'abdomen (ballonnement), présence de gaz • Auscultation toutes les 4 à 8 h : retour du péristaltisme (de 5 à 30 borborygmes/min dans chaque quadrant) • Première ingestion • Tube nasogastrique : drainage, couleur et quantité du contenu	• La motilité intestinale est diminuée en raison de l'anesthésie. • Il y a risque d'iléus paralytique lié à la manipulation chirurgicale. • L'aspiration, les nausées et les vomissements sont possibles.

■ ***NaCl-Lock :*** Dispositif consistant à injecter du sérum physiologique tout en clampant la tubulure pour permettre de conserver une pression positive dans une veine et ainsi de la garder ouverte ou perméable sans qu'une perfusion continue soit nécessaire.

■ **Dermatome :** Région cutanée innervée par les fibres sensitives provenant de la moelle épinière.

■ **Iléus paralytique :** Arrêt provisoire du péristaltisme.

Source : Adapté de Malignant Hyperthermia Association of the United States (2008). *Managing malignant hyperthermia: Clinical update, online brochure.* [En ligne]. http://medical.mhaus.org (page consultée le 15 décembre 2009).

| Soulagement de la douleur | La sensation de douleur s'intensifie au moment où le client se réveille d'une anesthésie générale. La douleur peut être ressentie avant même que le client ait retrouvé sa lucidité. La douleur aiguë liée à une incision peut rendre le client agité et entraîner un changement de ses signes vitaux. Il est difficile pour les clients d'entreprendre des exercices de toux et de respiration profonde lorsqu'ils ressentent de la douleur. Celui qui a subi une anesthésie locale ou régionale ne ressent habituellement pas de douleur au départ de l'hôpital puisque le site de l'incision est encore anesthésié.

> *La douleur aiguë liée à une incision peut rendre le client agité et entraîner un changement de ses signes vitaux.*

L'évaluation de la douleur du client et des traitements servant à le soulager constitue une partie importante des soins prodigués **ENCADRÉ 39.3**. L'utilisation d'une échelle pour quantifier la douleur est la méthode de choix pour évaluer la douleur postopératoire et la réaction aux analgésiques, et pour documenter ces données au dossier. En se servant de l'évaluation de la douleur préopératoire comme valeur de référence, l'infirmière est en mesure d'évaluer l'efficacité des interventions pendant toute la durée de la phase de réveil.

| Régulation de la température | L'infirmière de la salle de réveil procure des couvertures chaudes au client. Si la température de celui-ci est en dessous de 35,6 °C, il est recommandé d'utiliser un matelas chauffant. La hausse de la chaleur corporelle augmente le métabolisme, et améliore les fonctions respiratoire et circulatoire. La respiration profonde et la toux, la mobilisation précoce, le retrait rapide des cathéters intraveineux et urinaires, et les soins de plaie diminueront les risques d'infection postopératoire et favoriseront également le maintien d'une température corporelle adéquate.

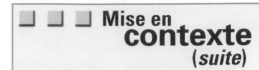

Mise en contexte (suite)

Madame de la Huerta vient d'être transférée de la salle de réveil à l'unité de chirurgie. Elle a subi une colectomie droite. Ses signes vitaux étaient stables en salle de réveil. Elle a une perfusion intraveineuse au bras droit, une sonde urinaire, un tube nasogastrique (TNG) et de l'oxygène à 4 L/min par lunette nasale. Une pompe d'analgésie contrôlée par le patient (ACP) a été installée avant son transfert. Vous vérifiez le pansement et remarquez une tache de sang frais que vous délimitez au crayon.

Prévention des complications postopératoires (à l'unité de chirurgie)

L'infirmière qui est tenue de planifier les soins du client en phase de convalescence détient beaucoup de renseignements. Les nouvelles données de l'examen physique et l'analyse de l'anamnèse préopératoire lui permettent de planifier des interventions précises. Les ordonnances postopératoires du chirurgien procurent également des lignes directrices et peuvent comprendre :

- la fréquence de la prise des signes vitaux et des examens spéciaux ;
- les types de perfusions intraveineuses et leur débit ;
- les médicaments postopératoires (notamment les analgésiques et les antiémétiques) ;
- les liquides et les aliments pouvant être ingérés par voie orale ;
- le degré d'activité permis ;
- la position que le client doit maintenir au lit ;
- le bilan des ingesta et des excreta ;

PRATIQUES EXEMPLAIRES

ENCADRÉ 39.3

Soulagement de la douleur : avantages de la sensibilisation et de l'éducation

Les interventions infirmières de soulagement de la douleur postopératoire basées sur les résultats probants démontrent des bénéfices chez les clients. Bédard, Purden, Sauvé-Larose, Certosini et Schein (2006) ont développé un programme basé sur des résultats probants, et mettant en œuvre des interventions de sensibilisation et d'éducation auprès des administrateurs, des cliniciens et des clients d'un centre hospitalier de la région de Montréal. Ainsi, ces chercheuses ont observé des degrés d'intensité de douleur moindres chez les clients et une diminution de la perturbation des activités en général (incluant la marche et le sommeil), ce qui témoigne d'un rétablissement accéléré. Les clients manifestaient également moins de croyances négatives à l'égard de la douleur (p. ex., la croyance selon laquelle un « bon client » ne se plaint pas de douleur), ce qui facilite aussi le soulagement de la douleur puisque le client exprime son degré d'inconfort.

les consignes particulières (p. ex., aviser le chirurgien si la pression artérielle de madame de la Huerta chute de 20 mm Hg ou si le pouls excède 100 batt./min).

L'infirmière doit prendre en considération les effets du stress et les limites qu'ils peuvent entraîner. Les résultats mesurables permettent d'assurer un rétablissement dynamique et favorable. Par exemple, les résultats escomptés chez un client risquant de souffrir de mobilité physique réduite doivent comprendre des exercices de marche et d'amplitude articulaire. Lorsque tous les résultats escomptés sont atteints, le client parvient finalement à son objectif. L'infirmière doit tenir compte de tous les objectifs établis lors de la phase préopératoire. Ils peuvent comprendre les éléments suivants :

- le retour ou le maintien de la fonction physiologique, de l'état respiratoire, de l'état circulatoire, de l'état nutritionnel, et de l'état intestinal et vésical ;

- l'absence d'infection au site de la plaie opératoire ;
- le repos et le soulagement de la douleur ;
- le maintien ou l'amélioration de l'estime de soi.

Rétablissement de la fonction physiologique normale

Une plaie opératoire, l'immobilisation prolongée au moment de la chirurgie ou de la convalescence, et les risques préopératoires tels que l'âge sont à l'origine des complications postopératoires. D'ailleurs, les interventions infirmières doivent être axées sur la prévention de ces complications. L'incapacité du client à participer activement à ses soins augmente les risques de complications, parmi lesquels il faut aussi considérer les interrelations systémiques, médicamenteuses et thérapeutiques **TABLEAU 39.14**.

TABLEAU 39.14	Complications postopératoires par système physiologique
COMPLICATIONS	**CAUSES**
Système respiratoire	
• L'atélectasie est caractérisée par l'affaissement des alvéoles pulmonaires et l'obstruction des bronches par des mucosités. Les signes et les symptômes comprennent une fréquence respiratoire élevée, une dyspnée, de la fièvre, des crépitements dans les lobes pulmonaires atteints et une toux productive.	• L'atélectasie est causée par une mauvaise dilatation pulmonaire. L'anesthésie, les analgésiques et une position stationnaire empêchent la dilatation complète des poumons. Les clients qui ont subi une chirurgie abdominale, et qui ressentent une douleur lorsqu'ils inspirent et expirent sont prédisposés à ce genre de complications.
• La pneumonie est l'inflammation des alvéoles causée par une infection. Elle peut toucher un ou plusieurs lobes pulmonaires. L'apparition d'une pneumonie aux lobes inférieurs des poumons est fréquente chez les clients immobilisés. Les signes et les symptômes comprennent la fièvre, des frissons, une toux productive, des douleurs abdominales, du mucus purulent et de la dyspnée.	• La pneumonie est causée par une mauvaise dilatation pulmonaire et par des sécrétions non éliminées. Le *Diplococcus pneumoniæ*, la bactérie commensale commune à l'intérieur des voies respiratoires, est la cause de la plupart des cas de pneumonies.
• L'hypoxie est une concentration inadéquate d'oxygène dans le sang artériel. Les signes et les symptômes comprennent l'agitation, la dyspnée, l'hypertension artérielle, la tachycardie, la diaphorèse et la cyanose.	• Les anesthésiques et les analgésiques diminuent la respiration, ce qui entraîne une plus grande accumulation de mucus ainsi qu'une mauvaise ventilation en raison de la douleur et d'une mauvaise position.
• L'embolie pulmonaire est caractérisée par un embole (ou thrombus) qui bloque l'artère pulmonaire et interrompt la circulation sanguine vers un ou plusieurs lobes pulmonaires. Les signes et les symptômes comprennent la dyspnée, une douleur thoracique subite, une cyanose, une tachycardie, une chute de la P.A., et de l'angoisse.	• Les mêmes facteurs entraînent la formation de thrombus et d'emboles. Les clients qui sont immobilisés, ou qui éprouvent des troubles circulatoires et de coagulation sont à risque.

COMPLICATIONS	CAUSES
Système circulatoire	
• L'hémorragie est une perte interne ou externe d'une grande quantité de sang sur une courte période. Les signes et les symptômes sont les mêmes que pour le choc hypovolémique.	• L'hémorragie est causée par un glissement de la suture ou le délogement d'un caillot du site de l'incision. Les clients qui éprouvent des troubles de coagulation sont prédisposés à ce genre de complications.
• Le choc hypovolémique est caractérisé par une perfusion tissulaire et cellulaire altérée en raison d'une baisse de la pression veineuse. Les signes et les symptômes comprennent l'hypotension, un pouls faible et rapide, une peau froide et moite, une respiration rapide, l'agitation et une faible diurèse.	• Chez les clients ayant subi une chirurgie, l'hémorragie entraîne généralement un choc hypovolémique.
• La thrombophlébite est l'inflammation d'une veine, souvent accompagnée par la formation d'un caillot. Les veines de la jambe sont les plus souvent touchées. Les signes et les symptômes comprennent l'œdème, une inflammation des sites atteints ainsi que des douleurs continues ou des crampes. La veine est dure, a l'apparence d'un cordon et est sensible au toucher. Le client ressent de la douleur au mollet lorsqu'il marche ou lorsque le pied est en flexion dorsale (signe de Homans positif).	• Une immobilisation prolongée ou une trop longue période en position assise aggrave la stase veineuse. Un traumatisme de la paroi vasculaire et une hypercoagulabilité sanguine augmentent les risques d'inflammation des vaisseaux.
• La thrombose est la formation d'un caillot dans un vaisseau sanguin ou dans une artère, ce qui peut obstruer la lumière du vaisseau.	• La thrombose est causée par une stase veineuse et un traumatisme des vaisseaux sanguins. Les lésions veineuses sont fréquentes à la suite d'une chirurgie des jambes, de l'abdomen, du bassin et des principaux vaisseaux.
• Un embole est une partie d'un thrombus qui s'est délogée et qui flotte dans le sang jusqu'à ce qu'il se loge dans un autre vaisseau, généralement dans les poumons, le cœur ou le cerveau.	• Un accroissement de la coagulabilité sanguine entraîne également des thrombus (p. ex., la polycythémie et l'usage de contraceptifs oraux qui contiennent de l'œstrogène).
Tractus gastro-intestinal	
• La distension abdominale (ballonnement) est liée à la rétention d'air dans les intestins. Les signes et les symptômes sont l'augmentation du volume de l'abdomen et du tympanisme à la percussion sur les quadrants abdominaux. Le client se plaint de ballonnements et de douleurs liés à la présence de gaz.	• Une distension résulte d'un péristaltisme lent causé par une anesthésie, une manipulation des intestins ou une immobilisation.
• La constipation est la diminution de la fréquence de l'émission des selles. Ce symptôme ne constitue pas une préoccupation immédiate après la chirurgie si le client a reçu un lavement en période préopératoire. Lorsque le client recommence à manger des aliments solides et qu'il n'est pas allé à la selle 48 heures après, il faut intervenir.	• Un péristaltisme lent et un retard dans la reprise de l'alimentation normale entraînent la constipation.
• Les nausées et les vomissements sont les symptômes d'une mauvaise vidange gastrique ou d'une stimulation chimique du centre de vomissement. Dans ce cas, le client se plaint de nausées, d'avoir l'estomac plein ou d'avoir des gastralgies.	• Les nausées et les vomissements sont causés par une douleur intense, une distension abdominale, la peur, les médicaments, l'ingestion d'aliments ou de liquides avant que le péristaltisme ne se réactive, et par le réflexe pharyngé.
• L'iléus paralytique est un arrêt du transit intestinal causé par une paralysie de l'intestin grêle.	• Également appelé iléus réflexe ou iléus postopératoire, il peut être causé par un déficit circulatoire de l'appareil digestif, ou par une hypokaliémie ou une hyperkaliémie.

■ **Gastralgie :** Douleur située au niveau de l'estomac.

COMPLICATIONS	CAUSES
Système génito-urinaire • La rétention urinaire est l'accumulation d'urine dans la vessie causée par la diminution du tonus musculaire. Les signes et les symptômes comprennent l'incapacité d'uriner, la nervosité et la distension de la vessie. Cette affection apparaît de six à huit heures après la chirurgie.	• La rétention est causée par les effets de l'anesthésie et des analgésiques opioïdes. La manipulation locale des tissus entourant la vessie et l'œdème affaiblissent la tonicité vésicale. Une mauvaise position du client nuit aux réflexes de miction.
Système tégumentaire • L'infection de la plaie est l'invasion de microorganismes pathogènes dans les tissus superficiels ou profonds de la plaie. Les signes et les symptômes sont une peau chaude, rouge et indurée autour de l'incision. Le client risque de faire de la fièvre et d'avoir des frissons. Il peut y avoir des écoulements purulents qui proviennent des drains ou des lèvres de la plaie. Une telle infection apparaît de trois à six jours après la chirurgie. • La déhiscence de la plaie est la séparation des lèvres de la plaie après relâchement des sutures. Les signes et les symptômes comprennent un écoulement abondant et l'apparence des tissus sous-jacents. La déhiscence survient généralement de six à huit jours après la chirurgie. • L'éviscération de la plaie est la protrusion des organes et des tissus internes par l'incision. Elle survient généralement de six à huit jours après la chirurgie. • La parotidite est l'inflammation de la glande parotide en raison d'une mauvaise hygiène buccale.	• L'infection est causée par une mauvaise technique d'asepsie et par une plaie contaminée avant l'exploration chirurgicale. La prévention des infections est une préoccupation périopératoire (AORN, 2009b). • La malnutrition, l'obésité, la radiothérapie du site opératoire avant la chirurgie, la vieillesse, la mauvaise irrigation des tissus et une tension inhabituelle sur la suture causée par la toux entraînent la déhiscence. • Le client qui a une déhiscence court un risque de voir apparaître une éviscération. • La parotidite est causée par l'obstruction de la glande parotide.
Système nerveux • Douleurs rebelles	• Les douleurs rebelles peuvent être liées à la plaie opératoire, au pansement, à l'anxiété ou à la position, ou à un soulagement inadéquat de la douleur (analgésiques en fréquences ou dosages insuffisants).

Jugement clinique

En tenant compte des données ajoutées pour la période postopératoire, quelle complication possible devez-vous suspecter chez madame de la Huerta ?

Mise en contexte (*suite*)

En salle de réveil, les signes vitaux de madame de la Huerta se maintenaient ainsi : P.A. : 124/82 mm Hg ; P : 78 batt./min ; R : 18/min ; T° : 37,3 °C ; SpO$_2$: 91 %. À l'unité de chirurgie, vous prenez plusieurs fois les signes vitaux de la cliente et notez les valeurs suivantes : P.A. : 112/72 mm Hg ; P : 90 batt./min ; R : 24/min ; T° : 37,2 °C ; SpO$_2$: 90 %. Vous constatez que le pansement abdominal est maintenant souillé au tiers de sang séché, le saignement ayant légèrement progressé.

Maintenir la fonction respiratoire

L'infirmière doit faire participer activement le client à ses soins en le stimulant à effectuer des exercices respiratoires le plus tôt possible. Les mesures suivantes favorisent l'expansion pulmonaire :

- Encourager le client à faire des exercices de respiration diaphragmatique au moins toutes les deux heures lorsqu'il est éveillé. Les inspirations d'une durée de trois à cinq secondes permettent d'ouvrir les alvéoles ▶ **MS 10.1** .

- Mettre en fonction l'appareil du client s'il est à risque d'apnée du sommeil.

MS 10.1

Méthodes liées aux soins périopératoires : *Exercices respiratoires et physiques.*

39

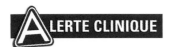

MS 10.3

Méthodes liées aus soins périopératoires : *Mise en place de jambières à compression séquentielle.*

ALERTE CLINIQUE

Pour les clients qui ont subi une chirurgie oculaire, intra-crânienne ou rachidienne, les exercices de toux peuvent être contre-indiqués en raison de l'augmentation possible de la pression intraoculaire ou intracrânienne.

MS 6.1   Vidéo

Méthodes liées à la fonction respiratoire : *Aspiration des sécrétions.*

MS 6.2

Méthodes liées à la fonction respiratoire : *Alimentation en oxygène : oxygénothérapie.*

ALERTE CLINIQUE

L'exercice peut être contre-indiqué si la chirurgie a nécessité une reconstruction vasculaire, ou un réalignement d'os fracturés et de cartilages déchirés.

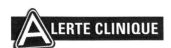

MS 10.2

Méthodes liées aux soins périopératoires : *Mise en place de bas antiemboliques.*

- Rappeler au client comment utiliser un spiromètre et l'encourager à le faire au moins cinq minutes toutes les heures.

- Encourager la mobilisation précoce. La marche permet au client d'adopter une position facilitant l'amplitude thoracique tout en favorisant l'augmentation de la fréquence respiratoire.

- Aider le client confiné au lit à se tourner sur le côté toutes les deux heures lorsqu'il est éveillé et l'aider à s'asseoir lorsqu'il en est capable. Le fait de tourner le client permet aux poumons de se dilater et de mobiliser les sécrétions. La position assise entraîne un abaissement des organes abdominaux, et, par conséquent, facilite le mouvement du diaphragme et la dilatation des poumons.

- Assurer le soulagement de la douleur. Un client non souffrant pourra participer activement à ses traitements.

- Encourager le client à faire des exercices de toux toutes les deux heures lorsqu'il est éveillé, et maintenir les mesures de soulagement de la douleur pour favoriser une toux profonde et productive.

- Assurer une hygiène buccale surtout en présence de mucus. La muqueuse buccale s'assèche lorsque le client ne reçoit rien par voie orale ou qu'il a un apport liquidien limité.

- Entreprendre une succion orotrachéale ou nasotrachéale pour les clients qui sont trop faibles ou qui sont incapables d'expectorer ▶ MS 6.1 .

- Administrer de l'oxygène selon la prescription et surveiller la saturation. Administrer de l'oxygène aux clients à risque ou connus pour présenter de l'apnée du sommeil jusqu'à ce qu'ils soient capables de maintenir leur taux de saturation préopératoire à l'air libre ▶ MS 6.2 . Poursuivre la surveillance de la saturation (ASA, 2006).

Prévenir les complications circulatoires

Des mesures de prévention destinées à prévenir les complications circulatoires permettent d'éviter la **stase veineuse**. Certains clients y sont prédisposés en raison de la nature de leur chirurgie. Les mesures suivantes peuvent être prises afin de favoriser le retour veineux ainsi qu'une circulation sanguine optimale :

- Encourager le client à effectuer des exercices pour les jambes toutes les heures lorsqu'il est éveillé.

- Mettre des bas élastiques au client selon l'ordonnance du médecin. Les bas doivent être enlevés toutes les huit heures pour être remis une heure après ▶ MS 10.2 .

- Appliquer des **jambières de compression pneumatique intermittente** selon l'ordonnance du médecin **FIGURE 39.7**. L'effet de gonflement et de dégonflement des jambières permet de réduire la stase veineuse ▶ MS 10.3 .

- Encourager la mobilisation précoce. L'infirmière s'attend normalement à ce que la plupart des clients marchent le soir de leur chirurgie ou le lendemain. Même un client qui a un cathéter péridural ou une pompe d'analgésie contrôlée doit être incité à marcher. Il doit par contre toujours le faire sous surveillance. Le degré d'activité permis augmente à mesure que l'état du client s'améliore. Avant que ce dernier commence à marcher, l'infirmière doit prendre ses signes vitaux. La mobilisation peut être contre-indiquée en présence de certaines anomalies des signes neurovasculaires, par exemple. Si les signes vitaux sont normaux, l'infirmière aidera d'abord le client à s'asseoir sur le bord du lit. S'il se plaint d'étourdissements, cela peut être un signe d'hypotension orthostatique. L'infirmière prend de nouveau la pression artérielle afin de s'assurer que le client ne risque pas de tomber. Ensuite, elle peut l'aider à marcher en se tenant à ses côtés

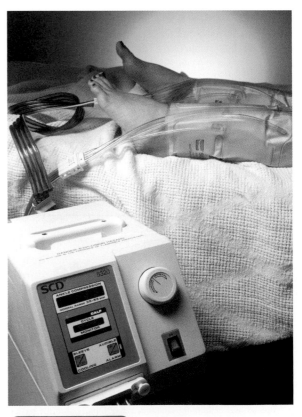

FIGURE 39.7 Jambières de compression pneumatique intermittente

et en s'assurant qu'il peut marcher d'un pas ferme. Souvent, le client qui se lève du lit pour la première fois n'arrivera qu'à faire quelques pas ; toutefois, cette activité s'améliorera graduellement. L'infirmière évalue la tolérance à l'activité en prenant le pouls du client régulièrement.

- Éviter de placer le client dans une position qui empêche le sang de circuler vers les extrémités. Il ne faut pas placer d'oreillers ni de couvertures sous les genoux du client lorsqu'il est couché, car la compression des **vaisseaux poplités** risque d'entraîner une thrombose. Lorsque le client est assis sur une chaise, ses pieds doivent être appuyés contre un repose-pieds. Le client ne doit absolument pas croiser les jambes pour éviter l'entrave à la circulation.

- Administrer des anticoagulants à faible poids moléculaire – énoxaparine sodique (Lovenox[MD]) ou daltéparine sodique (Fragmin[MD]) – selon l'ordonnance médicale, chez les clients prédisposés à la formation d'un thrombus, comme ceux qui ont subi une chirurgie orthopédique.

- Favoriser l'apport adéquat de liquides par voie orale ou intraveineuse. Une hydratation adéquate prévient l'accumulation d'éléments sanguins tels que les plaquettes et les érythrocytes. Lorsque le volume de plasma est faible, ces substances peuvent fusionner et former de petits caillots dans les vaisseaux sanguins.

Atteindre le repos et un soulagement optimal de la douleur

Il est possible que la seule source de douleur soit le site de l'incision. L'irritation causée par un tube de drainage, un pansement serré, un plâtre ou encore la tension musculaire entraînée par la position adoptée sur la table d'opération peuvent également faire souffrir le client.

Il n'est pas rare d'administrer des analgésiques opioïdes pour soulager la douleur immédiatement après la chirurgie. L'infirmière les administre de 20 à 30 minutes avant que le client effectue des exercices de respiration profonde et de toux. Les doses initiales d'analgésiques sont généralement administrées par voie intraveineuse à la salle de réveil et calculées en fonction du soulagement perçu par le client. L'analgésie contrôlée par le patient par perfusion intraveineuse ou par voie péridurale (p. ex., le citrate de fentanyl ou la morphine) peut être administrée. L'analgésie contrôlée par le patient permet au client de s'autoadministrer des analgésiques au moyen d'une pompe spécialement conçue à cet effet ▶ 33 . Des chercheurs esti-

ment que les clients qui ont l'impression d'avoir une certaine maîtrise de la douleur souffrent généralement moins de complications postopératoires. Les analgésiques opioïdes peuvent être administrés sous forme de **bolus** par dose ou par intervalle préprogrammé par l'anesthésiste. De nombreux clients reçoivent une analgésie épidurale pendant toute la période de rétablissement. Hansdottir et ses collègues (2006) ont observé que les clients ayant recours à l'analgésie épidurale contrôlée par le patient étaient aussi soulagés que ceux utilisant la même technique, mais intraveineuse, après une chirurgie cardiaque. Les équipes de Gupta (2006) et de Taqi (2007) ont observé de meilleurs résultats quant au soulagement de la douleur et au rétablissement auprès des clients ayant recours à un soulagement par épidurale par rapport à l'analgésie contrôlée par le patient. Les techniques épidurales sont intéressantes chez les clients ayant des risques de détresse respiratoire et de complications postopératoires (p. ex., l'apnée du sommeil). Les anti-inflammatoires non stéroïdiens se révèlent une solution médicamenteuse de rechange pour cette clientèle (ASA, 2006). Cependant, ces anti-inflammatoires peuvent entraîner des saignements postopératoires. Il faut donc les utiliser avec précaution. Les anti-inflammatoires inhibiteurs de la cyclooxygénase-2, tels que le Celebrex[MD], représentent un choix plus acceptable en raison de leur faible risque de provoquer des saignements. Ces médicaments ne peuvent cependant être prescrits pendant plus de 10 jours, car ils sont susceptibles d'occasionner des problèmes cardiaques dans le cas d'un usage à long terme.

Pourquoi est-ce important de soulager la douleur de madame de la Huerta ?

Jugement clinique

Mise en contexte (suite)

En ce qui concerne madame de la Huerta, au jour 1 postopératoire, elle a le visage crispé et refuse de se lever. Par contre, elle bouge ses jambes régulièrement et fait des contractions isométriques, comme vous le lui avez montré, et accepte de changer de position au lit. Elle vous confie qu'elle a peur de se lever à cause de sa plaie qui risque de s'ouvrir, mais aussi parce qu'elle n'a aucun repère et n'y voit pas très bien. Lorsque vous lui demandez d'évaluer sa douleur sur une échelle de 0 à 10, elle indique une valeur de 8 (douleur intense). Par contre, elle effectue les exercices de spirométrie pendant cinq minutes toutes les heures, même si elle dit que cela est éprouvant : « J'ai peur d'avoir plus de douleur. »

33

L'analgésie contrôlée par le patient est expliquée dans le chapitre 33, *Soulager la douleur.*

39

L'infirmière doit poursuivre l'évaluation de la douleur et de l'efficacité des interventions. Lorsqu'elle s'aperçoit qu'un client qui a une pompe à analgésie contrôlée n'est pas soulagé de sa douleur, elle doit en informer le médecin pour qu'il augmente la dose ou qu'il diminue l'intervalle d'administration des doses. L'analgésie contrôlée par le patient est une façon pratique pour l'infirmière de vérifier l'efficacité des analgésiques. La pompe d'analgésie contrôlée enregistre des données sur l'utilisation par le client, ce qui constitue un bon moyen de vérifier son niveau de soulagement. Une fois que le client est en mesure de s'alimenter par voie orale, le médecin remplace les analgésiques intraveineux par des analgésiques qui s'administrent par voie orale. L'infirmière doit également tenir compte des interventions non pharmacologiques qui permettent d'atténuer la douleur du client au moment des soins. Par exemple, elle peut baisser la tête du lit et fournir un oreiller au client pour lui permettre de se tourner ou de soutenir la région de sa plaie lorsqu'il effectue ses exercices respiratoires. L'infirmière peut également utiliser d'autres méthodes pour favoriser le soulagement de la douleur, comme le changement de position, la friction dorsale et la distraction.

La douleur mal soulagée peut ralentir considérablement la convalescence. Le client est alors réticent à l'idée de tousser, de respirer profondément, de se tourner, de marcher ou d'effectuer les exercices nécessaires. L'infirmière ne doit pas tenir pour acquis que la douleur est liée à l'incision. Lorsque le client demande des analgésiques, elle doit déterminer le site de la douleur, sa qualité et son intensité. Elle doit donner des analgésiques aussi souvent que cela est permis, et ce, peu importe l'heure, surtout dans les 24 à 48 premières heures suivant la chirurgie. Les analgésiques opioïdes périduraux permettent de soulager la douleur vive sans toutefois causer de dépression du système nerveux central, souvent remarquée à la suite de l'emploi des opioïdes systémiques. Un des rôles essentiels de l'infirmière est de reconnaître les complications potentielles et de savoir comment intervenir si elles surviennent. Lorsque les analgésiques ne parviennent pas à soulager la douleur, l'infirmière doit aviser le médecin pour obtenir une ordonnance supplémentaire.

La douleur mal soulagée peut ralentir considérablement le rétablissement.

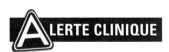

ALERTE CLINIQUE

La douleur aiguë postopératoire semble pouvoir être à l'origine de douleurs persistantes (chroniques) dans 10 % à 50 % des cas à la suite de diverses chirurgies communes telles que les mastectomies, les thoracotomies, les pontages, les chirurgies orthopédiques et les cures d'hernie inguinale (Kehlet, Jensen, & Woolf, 2006 ; Perkins & Kehlet, 2000).

Favoriser l'élimination intestinale et l'alimentation adéquate

Les interventions visant à prévenir les complications gastro-intestinales permettent au client de retrouver une fonction normale d'élimination et de recouvrer plus rapidement un apport alimentaire suffisant. Un client ayant reçu une anesthésie générale n'avale pas de fluides par la bouche à la salle de réveil. En effet, les chirurgies du glaucome, par exemple, peuvent stimuler un **réflexe oculogastrique,** aussi nommé oculoémétique, qui augmente les risques de nausées et de vomissements. Un repas léger sera offert selon la tolérance du client et le type de chirurgie. Le client qui a subi une chirurgie gastro-intestinale (p. ex., une résection du côlon, comme madame de la Huerta) ne reprendra une alimentation normale qu'après plusieurs jours. Il est possible que le péristaltisme ne reprenne ses fonctions normales qu'après deux ou trois jours. À l'opposé, le client dont le tractus gastro-intestinal n'est pas directement touché par la chirurgie et qui a subi une chirurgie mineure peut retrouver une alimentation normale après s'être remis des effets de l'anesthésie. Les clients ayant subi une chirurgie majeure peuvent nécessiter de 24 à 48 heures avant que leur péristaltisme redevienne normal.

Les mesures suivantes favorisent le retour à la normale de l'élimination :

- Maintenir une progression de l'apport alimentaire. Si les bruits intestinaux sont actifs, le médecin ordonnera une alimentation normale dès le premier soir après la chirurgie ou selon ce que prévoit le suivi systématique des clientèles. Le régime comprendra d'abord des liquides clairs comme de l'eau, du jus de pomme, du bouillon ou du thé si le client n'éprouve pas de nausées. Il faudra toutefois éviter de donner trop de liquides, car cela peut entraîner de la distension abdominale et des vomissements. Si le client tolère les liquides et n'éprouve pas de nausées, d'autres aliments peuvent être introduits graduellement selon le retour du péristaltisme. Les clients qui ont subi une chirurgie abdominale ne reçoivent généralement rien par voie orale pendant les 24 à 48 premières heures.

- Favoriser la mobilisation et les exercices. L'activité physique stimule le retour du péristaltisme. La marche permet de soulager le client qui souffre de distension abdominale ou de gaz.

- Maintenir un apport liquidien adéquat. Les liquides, notamment les jus de fruits et les liquides chauds, permettent de ramollir les matières fécales, ce qui facilite la défécation.

- Promouvoir un apport alimentaire suffisant en stimulant l'appétit :
  - éliminer les sources d'odeurs nauséabondes ;
  - aider le client à prendre une position confortable aux repas. Le client devrait s'asseoir si c'est possible afin de réduire la pression exercée contre son abdomen ;
  - fournir les portions désirées. Il peut être plus stimulant pour le client de manger si les portions sont petites ;
  - pratiquer une hygiène buccale rigoureuse. Une hydratation adéquate ainsi qu'une bonne hygiène de la cavité buccale préviennent la sécheresse de la bouche et les mauvais goûts.

- Fournir des suppléments de fibres, des émollients, administrer des lavements, des suppositoires selon l'ordonnance médicale. Si le client souffre de constipation ou de distension, le médecin peut tenter de stimuler le péristaltisme à l'aide de lavements. Un tube rectal ou un lavement évacuant facilite le passage de gaz.

- Apporter le repas lorsque le client est reposé et qu'il ne ressent pas de douleur. Le client a souvent peu d'appétit si les repas sont précédés par des activités intenses comme la marche, les exercices de toux ou de respiration profonde, ou par une réfection de pansements longue et complexe. Un client qui éprouve de la douleur peut également ressentir des nausées susceptibles de diminuer son appétit.

Favoriser l'élimination urinaire

L'effet dépresseur des anesthésiques et des analgésiques diminue la sensation de plénitude de la vessie. Lorsque la tonicité de la vessie est affaiblie, le client a de la difficulté à uriner, mais il doit le faire dans les 8 à 12 heures suivant la chirurgie. Les analgésiques opioïdes peuvent également entraîner des spasmes vésicaux. Les mesures suivantes favorisent l'élimination urinaire normale ▶ **35** :

- Aider le client à adopter une position normale lorsqu'il élimine. Un homme peut avoir besoin d'aide pour se tenir debout et uriner. Les bassins de lit rendent l'élimination difficile. Une femme aura plus de facilité à éliminer si elle peut se rendre aux toilettes ou utiliser une chaise d'aisance.

- Demander souvent au client s'il ressent le besoin d'uriner. Un client alité a besoin d'aide pour manipuler et utiliser le bassin de lit ou l'urinal.

- Vérifier s'il y a une distension de la vessie. Si un client n'élimine pas dans les huit heures suivant la chirurgie ou s'il y a un globe vésical, un cathétérisme peut s'avérer nécessaire.

- Aviser le médecin si l'urine est foncée, concentrée ou nauséabonde. Un client peut facilement devenir déshydraté. Les ingesta et les excreta doivent être mesurés pendant plusieurs jours après la chirurgie, jusqu'à ce que l'apport liquidien et l'élimination vésicale redeviennent normaux.

Favoriser la cicatrisation des plaies

Une plaie opératoire subit beaucoup de stress pendant la convalescence. Le stress lié à l'alimentation, à une mauvaise circulation et à des perturbations métaboliques risque de retarder la cicatrisation ▶ **37**. Une plaie peut également subir une contrainte physique importante. Par exemple, les couches de la plaie peuvent être perturbées lorsqu'une pression est exercée sur les sutures au moment où le client tousse ou vomit, lorsqu'il y a une distension ou qu'une partie du corps bouge. L'infirmière doit protéger la plaie et favoriser la cicatrisation. Une période critique de cicatrisation se situe dans les 24 à 72 heures après la chirurgie ; il s'agit de la phase pendant laquelle s'effectue l'**épithélialisation.** Si une plaie s'infecte, cela survient généralement de trois à six jours suivant la chirurgie. Il faudra attendre de 15 à 20 jours après la chirurgie pour qu'une plaie opératoire saine puisse être assez résistante à la tension normale. Les drains chirurgicaux doivent demeurer perméables afin que les sécrétions ou les liquides accumulés puissent être évacués du lit de la plaie. L'infirmière qui observe fréquemment la plaie sera en mesure de déceler les signes et les symptômes précoces d'infection (rougeur, chaleur, douleur, présence de pus).

Particularités psychosociales

Image corporelle et estime de soi

L'apparence de la plaie, les gros pansements ainsi que l'insertion de drains et de tubes constituent une menace pour l'image corporelle du client. Les effets de la chirurgie, comme les cicatrices

37

Le chapitre 37, *Préserver l'intégrité de la peau et soigner les plaies,* détaille le soin des plaies.

■ **Épithélialisation :** Formation des cellules épithéliales au site d'une plaie.

35

Le chapitre 35, *Traiter les problèmes d'élimination urinaire,* aborde plus en détail les mesures pour favoriser une bonne élimination.

39

qui défigurent le client, peuvent occasionner des changements permanents dans son image corporelle. Si la chirurgie cause un problème relatif à une fonction corporelle, le rôle qu'occupe le client au sein de sa famille risque d'être modifié. L'infirmière doit observer le client pour déceler les perturbations de son estime de soi. Il peut éprouver de la répulsion à l'égard de son apparence et ne pas vouloir regarder son incision, recouvrir soigneusement son pansement avec le drap, ou refuser de se lever du lit en raison de la présence de tubes et d'appareils. La peur d'être incapable de retrouver son rôle au sein de la famille entraîne parfois le client à refuser de participer à ses soins.

La famille joue un rôle indispensable dans les interventions visant à renforcer l'estime de soi du client.

La famille joue un rôle indispensable dans les interventions visant à renforcer l'estime de soi du client. L'infirmière doit décrire l'apparence du client à la famille et lui expliquer comment éviter de manifester de la répulsion ou de la surprise. Les mesures suivantes contribuent à maintenir l'estime de soi du client :

- Assurer son intimité au cours du changement des pansements et de l'observation de la plaie.

- Assurer des soins d'hygiène stricts.

- Prévenir le débordement des appareils servant au drainage.

- Maintenir un milieu ambiant agréable.

- Permettre au client d'exprimer ce qu'il ressent à propos de son apparence.

- Offrir à la famille des occasions de partager ses préoccupations. ■

39.3 | Mise en œuvre de la démarche de soins | Jugement clinique

Cette section présente la démarche systématique de soins appliquée aux priorités de madame de la Huerta. Les cinq étapes de la démarche y sont abordées, et permettent de déceler et d'intégrer les données pertinentes pour assurer un suivi clinique adéquat auprès de la cliente.

L'application de ce processus permet d'individualiser l'approche infirmière par rapport à madame de la Huerta et de planifier des soins adaptés à la situation de cette dernière.

39.3.1 Collecte des données

L'évaluation clinique de madame de la Huerta révèle plusieurs données et besoins prioritaires. Tout d'abord sur le plan physique, il s'agit d'une cliente qui présente plusieurs facteurs de risque quant aux complications postopératoires qui influencent sa réponse au stress physiologique de la chirurgie, tels que l'âge et les antécédents cardiaques. Sur le plan clinique, il n'y avait rien à signaler immédiatement après la chirurgie et à son congé de la salle de réveil, sauf un saignement au site du pansement opératoire qui a légèrement progressé (jour 0). Au jour 1 postopératoire, madame de la Huerta ne se plaint pas de douleur, mais son langage non verbal exprime tout autre chose. L'évaluation sur l'échelle de douleur proposée par l'infirmière

donne un résultat de 8 sur 10 et confirme que la cliente ne détaille pas les caractéristiques de sa douleur. Même si celle-ci bouge adéquatement, le préposé rapporte qu'elle refuse de se lever et que son visage est crispé. Elle dit avoir peur que sa plaie s'ouvre si elle se lève. En outre, son acuité visuelle est restreinte. L'**ENCADRÉ 39.4** énumère les données subjectives et les données objectives que l'infirmière doit considérer pour énoncer le problème, et établir un plan d'interventions adapté et efficace.

39.3.2 Analyse et interprétation des données

La priorité au jour 1 postopératoire pour madame de la Huerta est la mobilisation, car l'immobilité représente un risque supplémentaire de complications étant donné son âge, ses antécédents cardiaques et la chirurgie qu'elle vient de subir **ENCADRÉ 39.5**. Malgré son âge et ses antécédents cardiaques, la cliente présente un faible risque de développer une thrombophlébite puisqu'elle active la circulation de ses membres inférieurs en les bougeant régulièrement et en faisant des contractions isométriques. Le risque d'hémorragie est toujours à suspecter étant donné que le saignement a légèrement progressé et que les signes vitaux sont modifiés. Sur le plan

ENCADRÉ 39.4 — Situation clinique de madame de la Huerta

Données subjectives

- Douleur à 8 sur 10
- Peur de se lever ; crainte que sa plaie ouvre
- Absence de repères visuels en raison d'une acuité visuelle diminuée

Données objectives

- Colectomie droite
- Dame de 80 ans
- Insuffisance cardiaque
- Signes vitaux stables en salle de réveil :
  P.A. : 124/82 mm Hg ; P : 78 batt./min ; R : 18/min ;
  T° : 37,3 °C ; SpO$_2$: 91 %
- Signes vitaux à l'unité de soins chirurgicaux :
  P.A. : 112/72 mm Hg ; P : 90 batt./min ; R : 24/min ;
  T° : 37,2 °C ; SpO$_2$: 90 %
- Mobilisation commencée, mais difficile
- Faciès crispé
- Refuse de se lever, mais accepte de changer de position au lit
- Bouge ses jambes régulièrement et fait des contractions isométriques
- Exécute les exercices de spirométrie 5 min/h

ENCADRÉ 39.5 — Énoncé du problème prioritaire de madame de la Huerta

Immobilité secondaire à la douleur chirurgicale

39.3.3 Planification des soins et établissement des priorités

La planification des interventions cible le rétablissement physiologique (stabilité des diverses fonctions vues dans l'évaluation postopératoire) et la prévention des complications en fonction du type de chirurgie. Madame de la Huerta ayant subi une chirurgie abdominale, la surveillance de la fonction intestinale s'avère évidemment prioritaire. Une piste de planification des soins établie en fonction des données cliniques rassemblées tout au long du cheminement de la cliente est proposée dans le **TABLEAU 39.15**. Le soulagement de la douleur et de l'anxiété permettra à la cliente de se déplacer. La surveillance de ses signes vitaux demeure prioritaire étant donné ses antécédents cardiaques, le saignement et la chirurgie.

Les croyances et les attitudes quant à la douleur ne concernent pas uniquement les clients. Le personnel soignant a souvent des croyances erronées. Certains soignants semblent accepter que la douleur soit un élément normal de l'expérience postopératoire (Manias, Bucknall & Botti, 2005). L'évaluation de la douleur en période postopératoire n'est d'ailleurs pas toujours perçue comme une priorité à laquelle du temps doit être accordé (Manias, Bucknall & Botti, 2004). L'évaluation et la réévaluation après une intervention de soulagement de la douleur postopératoire demeurent insuffisantes (Bucknall, Manias & Botti, 2007 ; Sloman, Rosen, Rom & Shir, 2005). Le personnel soignant semble donner la priorité à d'autres activités cliniques plutôt qu'à la gestion de la douleur, et en ignore même parfois certains indicateurs verbaux et non verbaux (Manias et al., 2005). La communication entre les cliniciens et les clients, et entre les cliniciens eux-mêmes, et le temps restreint accordé aux décisions de gestion de la douleur constituent des contraintes clairement reconnues par les infirmières (Manias et al., 2004,

respiratoire, une atélectasie demeure théoriquement possible en raison de l'âge de la cliente et du recours aux gaz anesthésiques ; mais comme madame de la Huerta exécute les exercices de spirométrie selon la fréquence recommandée, ce risque n'est pas inquiétant. L'immobilité semble liée à sa douleur (faciès crispé, intensité de la douleur). Il est important d'insister sur l'évaluation de la douleur et d'observer les signes non verbaux, car un bon nombre de clients pensent qu'il est normal de souffrir, et ils ne communiquent pas leur douleur. En phase postopératoire, les stimuli mécaniques tels que la respiration, la toux, les exercices respiratoires et la mobilisation provoquent de la douleur. Madame de la Huerta présente des signes d'anxiété ; elle dit avoir peur de bouger à cause de sa plaie, de la douleur et de ses difficultés visuelles. Son acuité visuelle affaiblie représente aussi un risque de chute à considérer étant donné que la mobilisation est encouragée en phase postopératoire.

TABLEAU 39.15 Résultats escomptés et interventions prioritaires liés à la situation clinique de madame de la Huerta

PLANIFICATION / RÉSULTATS ESCOMPTÉS CHEZ LA CLIENTE

- Atteinte d'un degré de confort acceptable selon la cliente
- Maintien de signes vitaux stables
- Retour aux activités normales

INTERVENTIONS INFIRMIÈRES	JUSTIFICATIONS
• Surveiller l'utilisation de la pompe ACP par la cliente.	• Donner l'occasion à la cliente de se servir de la pompe ACP sous surveillance. Les clients n'ont pas forcément l'occasion de manipuler la pompe avant de devoir l'utiliser. De plus, la cliente est âgée et a une vision réduite.
• Renforcer l'enseignement sur la douleur, et encourager la cliente à prendre des analgésiques si sa douleur est à 4 sur 10 ou plus et à communiquer avec l'infirmière si elle n'est pas soulagée.	• Permettre à la cliente de se déplacer plus facilement.
• Assurer la surveillance liée à la prise de morphine.	• Éviter les risques de complications liées aux opioïdes et à l'âge.
Surveiller les données en lien avec le saignement, l'âge et les antécédents cardiaques : • évaluer les signes vitaux ; • noter les résultats de tests de laboratoire (Hb, Ht, électrolytes) ; • établir un bilan I/E.	• Évaluer le statut de la fonction cardiaque par rapport aux données de base de la cliente. • Vérifier l'absence d'anémie et l'équilibre hydroélectrolytique. • Évaluer l'équilibre hydroélectrolytique et la déshydratation.
• Encourager les exercices respiratoires, les exercices des jambes et la mobilisation de la cliente, et expliquer leur importance.	• Éviter les risques de thrombophlébite, de lésions de pression et d'atélectasie, ainsi que les risques liés aux gaz anesthésiques.
• Établir des stratégies avec les membres de la famille pour assurer la sécurité de la cliente, encourager leur présence au moment des levers ; utiliser des objets familiers (p. ex., l'horloge, l'oreiller de la cliente).	• Encourager un retour aux activités habituelles malgré l'âge et la vision réduite.

2005). Il est donc primordial de transmettre l'approche pour le soulagement de la douleur à toute l'équipe de soins.

39.3.4 Interventions cliniques

Une planification des soins et des traitements infirmiers permet de faire le lien avec l'équipe de soins et d'assurer un travail de collaboration selon une approche ciblée et personnalisée afin d'obtenir des résultats optimaux chez la cliente. La douleur peut entraîner une prolongation de la durée de séjour étant donné qu'elle ralentit la reprise des activités et qu'elle entrave la prévention des complications. Dans le cas de madame de la Huerta, sa déficience visuelle représente un risque supplémentaire de chute, ce qui constitue un aspect important de la planification des soins avec l'équipe, qui devra prendre des mesures de sécurité en plus de rassurer la cliente anxieuse.

39.3.5 Évaluation des résultats

L'évaluation de la cliente est un processus continu. L'infirmière exerce constamment son jugement

PLAN THÉRAPEUTIQUE INFIRMIER (PTI)

MME HORTENSIA DE LA HUERTA 80 ans

CONSTATS DE L'ÉVALUATION

Date	Heure	N°	Problème ou besoin prioritaire	Initiales	RÉSOLU / SATISFAIT Date	Heure	Initiales	Professionnels / Services concernés
2010-02-15	12:15	1	Colectomie droite	A.T.				
2010-02-16	10:00	2	Douleur à la colectomie droite	L.T.				
	11:00	3	Refus de se lever après la chirurgie en raison de la					
			douleur et de la peur d'une éviscération	L.T.				

SUIVI CLINIQUE

Date	Heure	N°	Directive infirmière	Initiales	CESSÉE / RÉALISÉE Date	Heure	Initiales
2010-02-15	12:15	1	Assurer le suivi standard postcolectomie.	A.T.			
2010-02-16	10:00	2	Encourager la cliente à s'administrer analgésique régulièrement à chaque visite.				
			Aviser inf. si plainte de douleur et si douleur non soulagée malgré pompe ACP				
			(+ dir. p. trav. PAB).	L.T.			
	11:00	3	Administrer analgésique 30 min avant lever et exercices (+ dir. verb. cliente).				
			Lever et asseoir la cliente au fauteuil une fois en après-midi et en soirée				
			si douleur 2 sur 10 (+ dir. p. trav. PAB).				
			Ne pas laisser assise plus de 10 min pour les deux premiers levers ou selon				
			demande de la cliente (+ dir. p. trav. PAB).				
			Décrire l'environnement immédiat au moment du lever (+ dir. p. trav. PAB).	L.T.			

Signature de l'infirmière	Initiales	Programme / Service	Signature de l'infirmière	Initiales	Programme / Service
Audrey Tardieu	A.T.	Unité de chirurgie			
Luc Tremblay	L.T.	Unité de chirurgie			

© OIIQ

PLAN THÉRAPEUTIQUE INFIRMIER (PTI)

FIGURE 39.8 Extrait du plan thérapeutique infirmier de madame de la Huerta pour le suivi clinique de son immobilité secondaire à la douleur postopératoire

2010-02-16 10:00
Accuse douleur sous forme de piqûre à 8 sur 10 au site opératoire. Faciès crispé, a tendance à retenir sa respiration. Fait quand même les exercices de spirométrie, pas de toux. Dit que sa douleur diminue à 4 sur 10 quand elle utilise la pompe ACP, mais que l'effet ne dure pas plus de deux heures.

2010-02-16 11:00
Refuse de se lever pour aller au fauteuil. Dit que sa douleur est à 6 sur 10, mais qu'elle pourrait quand même l'endurer, et que sa plaie va ouvrir. Explications supplémentaires sur l'importance du lever et sur la bonne façon de tenir sa plaie pendant la mobilisation.

2010-02-16 14:20
Décrit sa douleur au site opératoire comme lancinante à 2 sur 10. Accepte de se lever pour aller au fauteuil, mais dit être craintive quand même. Rappel sur la façon adéquate de soutenir sa plaie. Informée de la place du fauteuil. A tendance à retenir sa respiration au moment du lever, mais suit les directives. Fait les exercices de spirométrie. Recouchée à 14 h 30. Dit que sa douleur n'a pas augmenté.

clinique au fur et à mesure qu'elle intervient auprès de madame de la Huerta, et le soulagement de la douleur est crucial pour la convalescence de la cliente. L'infirmière compare alors les manifestations cliniques actuelles (évaluation en cours d'évolution) avec les données initiales. Étant donné que la cliente accepte de se lever même pour une courte période, que sa douleur est moins intense et qu'elle ne présente pas de signes non verbaux significatifs d'une exacerbation, il est alors plausible de croire que

les interventions appliquées permettent d'atteindre les résultats escomptés. La cliente décrit également les moments opportuns pour prendre un analgésique, par exemple avant de se lever, ce qui confirme qu'elle comprend les principes de gestion de la douleur. Cependant, elle manifeste encore des croyances qui entravent le soulagement de la douleur (« je pourrais quand même l'endurer ») et sa capacité à se déplacer suffisamment, ce qui demande à l'infirmière de rester vigilante par rapport à la prise d'opioïdes.

39.3.6 Plan thérapeutique infirmier de madame de la Huerta

Dans le plan thérapeutique infirmier (PTI) de madame de la Huerta, les directives émises par l'infirmière visent à assurer un suivi judicieux de la douleur éprouvée par la cliente et de ses répercussions sur la mobilité de celle-ci. Ces deux éléments constituent des facteurs majeurs ayant une incidence réelle sur l'évolution de la condition clinique actuelle de la cliente.

De plus, pour arriver à promouvoir une plus grande mobilité chez cette cliente, il faut également tenir compte de sa vision réduite et des risques qui y sont associés. C'est pourquoi une directive particulière est ajoutée à cet effet pour le constat de la restriction de la mobilité **FIGURE 39.8**.

39.3.7 Application de la pensée critique à la situation de madame de la Huerta

Afin d'évaluer l'état de la cliente après une chirurgie, l'infirmière doit faire preuve d'esprit critique tout en se basant sur les renseignements recueillis lors de la collecte des données préopératoire, sur les connaissances qui se rapportent à l'intervention chirurgicale effectuée, sur les événements qui sont survenus au cours de la chirurgie et, finalement, sur les données postopératoires. Ces renseignements lui permettent de déceler les changements qui se manifestent chez la cliente et de prendre des décisions au sujet des soins à lui prodiguer. La moindre donnée qui s'écarte des paramètres habituels de la cliente peut indiquer l'apparition de complications chirurgicales **FIGURE 39.9**.

Vers un Jugement clinique

Connaissances
- Complications postopératoires et soulagement de la douleur
- Manifestations de la douleur postopératoire
- Caractéristiques de l'anxiété et de la peur
- Interventions de prévention des complications postopératoires
- Points de surveillance postopératoire
- Particularités postcolectomie
- Modifications physiologiques causées par le vieillissement
- Analgésie courante postopératoire

Expériences
- Soins à d'autres clients en chirurgie abdominale
- Expérience personnelle de chirurgie
- Expérience de soins aux clients qui ont eu des complications postopératoires
- Expérience dans le soulagement de la douleur

ÉVALUATION
- Facteurs de risque de complications postopératoires chez madame de la Huerta
- Évaluation des caractéristiques de la douleur au site opératoire et de l'efficacité des analgésiques opioïdes administrés par la pompe ACP
- Compréhension des procédures postopératoires, et des exercices de spirométrie et de mouvements des jambes
- Réactions psychologiques de la cliente à l'égard de la chirurgie (peur d'éviscération)
- Manifestations non verbales de douleur
- Compréhension de la cliente des mesures de sécurité pour ses déplacements

Normes
- Normes relatives à la prise des signes vitaux en période postopératoire
- Documentation au dossier
- Programme de gestion de la douleur
- Normes de surveillance et de prévention des complications postopératoires
- Normes de surveillance d'un client recevant des opioïdes

Attitudes
- Démontrer de la persévérance si la cliente a de la difficulté à comprendre ou à effectuer les exercices
- Respecter le rythme de la cliente en raison de sa mauvaise vision, surtout pour le lever du lit au fauteuil

FIGURE 39.9 Application de la pensée critique à la situation clinique de madame de la Huerta

■ ■ ■ À retenir

» **Version reproductible**
www.cheneliere.ca/potter

- La chirurgie est classée en fonction de sa gravité, de son urgence et de son but.

- La préparation préopératoire comprend l'évaluation initiale, l'enseignement et la préparation physique.

- Les données physiologiques préopératoires peuvent révéler la capacité du client à tolérer la chirurgie.

- Les soins périopératoires sont des soins infirmiers prodigués au client avant, pendant et après la chirurgie.

- Il est impossible d'obtenir un consentement libre et éclairé si le client n'est pas lucide.

- L'enseignement préopératoire consiste à expliquer toutes les procédures préopératoires et postopératoires de routine, et à faire une démonstration des exercices postopératoires.

- Avec la clientèle ambulatoire, l'infirmière doit utiliser le peu de temps dont elle dispose pour renseigner le client, évaluer son état de santé et le préparer pour la chirurgie.

- Une liste de vérifications préopératoires permet de s'assurer que toutes les étapes qui préparent le client à la chirurgie ont été respectées.

- Toutes les prescriptions préopératoires sont automatiquement suspendues après la chirurgie à moins que le médecin ne les renouvelle.

- Le rôle de la famille est important en ce qu'elle soutient émotionnellement et assiste le client en fonction de ses limites physiques.

- L'évaluation postopératoire immédiate se centre sur les systèmes les plus susceptibles d'être touchés par l'anesthésie, sur l'immobilisation et sur le traumatisme chirurgical.

- La gestion de la douleur postopératoire est nécessaire pour la guérison.

Pour en savoir plus

» **Version complète et détaillée**
www.cheneliere.ca/potter

ORGANISMES ET ASSOCIATIONS

CIISOQ
Corporation des infirmières et infirmiers de salle d'opération du Québec
www.ciisoq.ca

ORNAC
Operating Room Nurses Association of Canada
www.ornac.ca

AORN
Association of periOperative Registered Nurses
www.aorn.org

ASPAN
American Society of PeriAnesthesia Nurses
www.aspan.org

IFPN
International Federation of Perioperative Nurses
www.ifpn.org.uk

RÉFÉRENCES GÉNÉRALES

Infiressources > Banques et recherche > Soins infirmiers spécifiques > Soins > Soins en chirurgie
www.infiressources.ca

Drain, C.B. (2008). *PeriAnesthesia Nursing: A Critical Care Approach* (5th ed.). St. Louis, Mo.: Saunders.

Rémond, C. (2007). *Surveillance infirmière en pré et post-opératoire* (3e éd.). Rueil-Malmaison, FR: Lamarre.

Rothrock, J.C. (2007). *Alexander's Care of the Patient in Surgery* (13th ed.). St. Louis, Mo.: Mosby.

Perioperative Nursing Clinics
Revue officielle de l'AORN

Nagle, G.M. (Ed.). (2006). Perioperative Nursing. *The Nursing Clinics of North America, 41*(2), 135-338.

Bouffard, L. (2008). *Le domaine des soins infirmiers périopératoires : Continuum de soins en fonction des infirmières.* Montréal : Ordre des infirmières et infirmiers du Québec.
www.oiiq.org

Bouffard, L. (2008). *Les soins infirmiers périopératoires : Lignes directrices pour les activités des infirmières auxiliaires en salle d'opération.* Montréal : Ordre des infirmières et infirmiers du Québec.
www.oiiq.org

Bouffard, L. (2007). *Évaluation de la situation de la fonction d'infirmière première assistante en chirurgie : document de référence.* Montréal : Ordre des infirmières et infirmiers du Québec.
www.oiiq.org

39

Glossaire

A

Abduction: Mouvement qui écarte un membre ou un segment de membre de la ligne médiane du corps.[1]

Ablutions: Purification rituelle, à l'aide d'une certaine quantité d'eau, du corps ou d'une partie du corps avant certains actes religieux.[2]

Abrasion: Lésion habituellement superficielle de la peau et présentant peu de saignement.

Absorption: Passage des molécules d'un médicament de son site d'administration au sang.

Acculturation: Ensemble des modifications qui se produisent dans un groupe culturel par suite du contact permanent avec un groupe appartenant à une autre culture.[1]

Acharnement thérapeutique: Emploi de moyens thérapeutiques intensifs dans le but de prolonger la vie du client, sans réel espoir d'améliorer son état.

Acide aminé: Molécule organique possédant un squelette carboné sur lequel sont fixées une fonction amine (-NH_2) et une fonction acide (-COOH). Les acides aminés sont les unités structurales de base des protéines.[2]

Acide aminé essentiel: Acide aminé que l'organisme ne peut synthétiser; on doit donc le retrouver dans le régime alimentaire.

Acide aminé non essentiel: Acide aminé pouvant être synthétisé par l'organisme.

Acide gras: Molécule organique constituée d'une chaîne carbonée dont une extrémité se termine par une fonction acide (-COOH). Les acides gras sont les unités de base des lipides.

Acide gras insaturé: Acide gras auquel il manque un atome d'hydrogène à au moins deux atomes de carbone, qui sont alors liés par une liaison double.

Acide gras mono-insaturé: Acide gras qui a une seule liaison double.

Acide gras polyinsaturé: Acide gras contenant au moins deux liaisons carboniques doubles.

Acide gras saturé: Acide gras dont chaque atome de carbone dans la chaîne est lié à deux atomes d'hydrogène.

Acide linoléique: Acide gras polyinsaturé oméga-6 présent sous forme de glycéride dans les aliments.

Acidose: État physiologique caractérisé par l'augmentation de la concentration d'ions hydrogène dans le LEC et la diminution du pH.

Acidose métabolique: État physiologique qui se caractérise par une concentration plasmatique de bicarbonate inférieure à 22 mmol/L et par un pH sanguin inférieur à 7,35.

Acidose respiratoire: Déséquilibre acidobasique s'accompagnant d'une hausse de la concentration de gaz carbonique dans le sang artériel ($PaCO_2$), d'un excès d'acide carbonique (H_2CO_3) et d'une hausse de la concentration d'ions hydrogène (diminution du pH sanguin).

Acrochordon: Petite papule de couleur chair, dont l'apparition est liée au vieillissement.

Acromégalie: Trouble causé par la sécrétion excessive d'hormones de croissance, se manifestant par des joues bombées et des os faciaux hypertrophiés.

Activité de counseling: Activité qui consiste à aider le client à utiliser le processus de résolution de problèmes pour reconnaître et gérer le stress et pour faciliter les relations interpersonnelles entre lui, sa famille et l'équipe soignante.

Activité physique (AP): Correspond à tout mouvement corporel produit par les muscles squelettiques qui entraîne une augmentation substantielle de la dépense d'énergie au-dessus de la dépense énergétique de repos.[3]

Activités de la vie domestique (AVD): Activités associées à l'exercice des rôles sociaux et à la réalisation de tâches comme faire l'épicerie, le ménage, la cuisine, etc. L'infirmière doit s'assurer que le client peut assumer ces rôles ou qu'il obtient le soutien de son entourage.

Activités de la vie quotidienne (AVQ): Activités habituellement accomplies au cours d'une journée pour satisfaire les besoins fondamentaux (se déplacer, manger, s'habiller, procéder aux soins d'hygiène, éliminer).

Adaptation: Tentative de maintenir un fonctionnement optimal.

Adduction: Mouvement de certains muscles qui rapprochent de l'axe du corps les parties qui en avaient été écartées.[1]

Adénopathie: Inflammation d'un ou plusieurs ganglions lymphatiques, quelle qu'en soit la cause.[4]

Administration buccogingivale: Mode d'administration de médicaments qui consiste à placer le médicament solide dans la bouche, contre les membranes muqueuses des joues, jusqu'à sa dissolution.

Administration parentérale: Mode d'administration de médicaments qui consiste à injecter un médicament dans les tissus de l'organisme (par voie sous-cutanée, intraveineuse, intramusculaire ou intradermique).

Administration sublinguale (S.L.): Mode d'administration de médicaments qui consiste à placer un médicament sous la langue, où il se dissout avant d'être absorbé, pour éviter qu'il soit avalé.

Adolescence: Période de développement durant laquelle la personne passe de l'enfance à l'âge adulte, généralement de 13 à 20 ans. Elle renvoie à la maturation psychologique de la personne. *Voir aussi* **Puberté**.

Adulte d'âge moyen: Adulte dont l'âge se situe entre la fin de la trentaine et la mi-soixantaine. La transition vers l'âge moyen commence lorsque le jeune adulte se rend compte que des changements sur le plan de ses capacités reproductrices et physiques se produisent.

Affection: Modification qui affecte le corps en altérant la santé, maladie (considérée dans ses symptômes douloureux).[1]

Affirmation de soi: Expression de ses droits sans qu'il y ait violation de ceux des autres.

Âge scolaire: *Voir* **Période scolaire**.

Agence de développement de réseaux locaux de services de santé et de services sociaux: Organisme chargé de l'organisation de services de santé et de services sociaux intégrés, notamment des services de prévention, d'évaluation, de diagnostic et de traitements, de réadaptation et de soutien.[5]

Agent pathogène: Microorganisme capable de provoquer ou d'entraîner une maladie.

Agent pyrogène: Agent, comme les bactéries et les virus, qui peut faire augmenter la température du corps. Lorsqu'ils pénètrent dans l'organisme, ces agents agissent comme des antigènes et attaquent le système immunitaire.

Agent stressant: Stimulus qui provoque de trop fortes doses de stress; l'organisme qui y est soumis peut donner des signes de fatigue, d'épuisement.[1]

Agglutination: Réaction de défense de l'organisme, caractérisée par le rassemblement en petits amas de globules rouges, de bactéries ou d'autres éléments, en présence de l'anticorps correspondant.[6]

Âgisme: Forme de discrimination envers les gens en raison de leur âge.

Agnostique: Personne pour qui la vérité de certaines propositions, le plus souvent théologiques, concernant l'existence de Dieu est inconnaissable.[2]

Agression sexuelle: Geste à caractère sexuel, avec ou sans contact physique, commis par un individu sans le consentement de la personne visée ou, dans certains cas (notamment celui des enfants), par une manipulation affective ou par du chantage. Acte visant à assujettir une autre personne à ses propres désirs par un abus de pouvoir, par l'utilisation de la force ou de la contrainte ou sous la menace implicite ou explicite.[7]

Alcalose: Déséquilibre acidobasique du plasma dans le sens d'une augmentation d'une alcalinité se traduisant par l'abaissement du rapport acide carbonique / bicarbonate du plasma.

Alcalose métabolique: Alcalose caractérisée par l'élévation du taux des bicarbonates et du pH plasmatique de façon simultanée.

Alcalose respiratoire: Alcalose caractérisée par la perte excessive d'acide carbonique par voie pulmonaire (hypocapnie), en raison d'une hyperventilation alvéolaire, avec abaissement des bicarbonates plasmatiques et élévation du pH.

Aldostérone: Hormone minéralocorticoïde sécrétée par la glande corticosurrénale qui favorise la rétention du sodium et l'excrétion du potassium.

Alignement corporel: Relation entre deux parties du corps sur le plan vertical ou horizontal.

Alimentation entérale: Méthode de substitution de l'alimentation orale qui consiste à administrer les aliments à l'aide d'une sonde introduite dans le tube digestif par voie nasale ou par l'intermédiaire d'une stomie digestive.[8]

Alimentation parentérale: Forme d'assistance nutritionnelle administrée par voie intraveineuse lorsque l'alimentation orale ou entérale ne peut être utilisée.

Alimentation parentérale totale: Thérapie de remplacement hydroélectrolytique constituée d'un soluté hypertonique contenant du glucose, des nutriments et des électrolytes par une voie autre que digestive.

Alitement: Intervention qui force le client à garder le lit pour des raisons thérapeutiques.

Allergie alimentaire: Sensibilité provoquée par une réaction du système immunitaire à une protéine particulière se trouvant dans un aliment.[9]

Allergie au médicament: Réaction provoquée par l'administration d'un médicament qui joue alors le rôle d'antigène et qui déclenche la libération d'anticorps.

Allodynie: Douleur résultant d'un stimulus qui normalement ne provoque pas de douleur.[10]

Allopathique: De façon générale, désigne les traitements de la médecine classique par opposition à l'homéopathie.

Alopécie: Chute totale ou partielle des cheveux ou des poils attribuable à l'âge, à des facteurs génétiques ou faisant suite à une affection locale ou générale.[6]

Alphabétisme fonctionnel: Aptitude précise à savoir comprendre et utiliser une information écrite dans la vie de tous les jours, à la maison, au travail et dans la collectivité en vue d'atteindre des buts personnels et d'étendre ses connaissances et ses capacités.[11]

Ambiguïté de rôle: Situation qui survient lorsque les attentes liées au rôle d'un individu ne sont pas clairement définies.

Amiantose: Maladie pulmonaire professionnelle causée par une exposition à l'amiante.

Amidon: Type de glucide complexe. Il s'agit d'une molécule de réserve énergétique pour les végétaux supérieurs et un constituant important de l'alimentation humaine.[2]

Amplitude articulaire: Degré maximal de mouvement qu'une articulation peut effectuer dans l'un des trois plans du corps: sagittal, frontal et transversal.

Amyloïde: Substance glycoprotéique anormale qui infiltre électivement le tissu conjonctif au cours de l'amylose.[6]

Amyotrophie ménopausique: Diminution de volume des muscles qui accompagne la ménopause.[1,4]

Analgésie contrôlée par le patient (ACP): Mode d'administration d'analgésie utilisé pour le soulagement de la douleur postopératoire, traumatique et liée au cancer. L'ACP permet au client de s'auto-administrer les médicaments contre la douleur, sans risque de surdose.

Analgésique: Médicament destiné à soulager la douleur. C'est la méthode la plus fréquemment employée pour le soulagement de la douleur.

Analgésique opioïde: Médicament qui inhibe partiellement ou totalement l'intégration corticale de la douleur et qui se lie aux récepteurs des endomorphines; il provoque une tolérance et une dépendance physique, une dépression respiratoire, et des troubles psychiques et neurovégétatifs.[12]

Analogie: Image familière ou comparaison qui, lorsqu'elle est ajoutée aux instructions verbales, rend l'information complexe plus compréhensible.

Anamnèse: Ensemble des renseignements fournis au médecin par le client ou par son entourage sur l'histoire d'une maladie ou les circonstances qui l'ont précédée.[6]

Anatomopathologie: Science qui a pour objet l'étude des lésions organiques qui surviennent au cours des maladies.[1]

Andropause: État qui se manifeste chez l'homme vers la fin de la quarantaine ou au début de la cinquantaine, causé par une diminution du taux d'androgènes.

Anémie: Diminution du taux d'hémoglobine (pigment des globules rouges assurant le transport de l'oxygène des poumons aux tissus) dans le sang.[6]

Anesthésie épidurale: Technique d'anesthésie régionale consistant à introduire un cathéter dans l'espace péridural (espace anatomique entourant la dure-mère) permettant la diffusion d'un produit actif (p. ex., analgésique, anesthésique, glucocorticoïde).[2]

Anesthésie générale: Type d'anesthésie qui amène une perte de conscience et de sensibilité. Le client est alors immobile, calme et n'a pas conscience de l'intervention chirurgicale et ne s'en souvient pas ensuite.

Anesthésie locale: Type d'anesthésie qui se traduit par une perte de sensation à un site bien précis du corps.

Anesthésie rachidienne: Méthode d'anesthésie partielle consistant à injecter dans le canal rachidien (le plus souvent au niveau de la colonne lombaire) une substance qui provoque l'anesthésie des régions innervées par les nerfs sous-jacents.[13]

Anévrisme: Dilatation localisée dans un vaisseau sanguin.

Anévrisme disséquant: Anévrisme provenant d'une petite déchirure sur la paroi interne de l'artère, permettant au sang de voyager entre l'intima et la media et de créer une fausse lumière du débit sanguin.

Angiotensine: Polypeptide du sang produit par l'action enzymatique de la rénine sur l'angiotensinogène.

Angiotensine I: Décapeptide inactif transformé par l'action de la rénine sur l'angiotensinogène.

Angiotensine II: Octapeptide actif produit de la conversion enzymatique de l'angiotensine I. Il accroît la pression sanguine par son effet vasoconstricteur sur les muscles lisses des vaisseaux sanguins.

Animisme: Attitude qui consiste à attribuer la vie aux objets inanimés.

Anion: Ion chargé négativement.

Anisme: Contraction paradoxale de l'anus lors de la défécation. L'excès du tonus sphinctérien, dont la décontraction n'est pas obtenue au cours de la défécation, empêche l'évacuation des selles.

Anorexie mentale: Syndrome clinique comportant des composantes physiques et psychosociales et se traduisant par une peur maladive de prendre du poids et le refus de se conformer à la masse corporelle appropriée à son âge et à sa taille.

Anorgasmie: Absence d'orgasme.[2]

Anosmie: Perte partielle ou totale de l'odorat.[14]

Anoxie cérébrale: Réduction du taux d'oxygène au cerveau.

Antalgique: De nature à calmer la douleur.[1]

Anthropométrie: Science des mensurations de l'anatomie humaine.

Antibiogramme: Technique de laboratoire visant à tester la sensibilité d'une souche bactérienne vis-à-vis d'un ou de plusieurs antibiotiques supposés ou connus.[2]

Antiémétique: Médicament utilisé dans la prévention et le traitement des nausées et des vomissements.[6]

Antigène: Substance reconnue comme étrangère, souvent une protéine ou un glucide, qui provoque une réponse immunitaire.

Anti-inflammatoire non stéroïdien (AINS): Médicament aux propriétés analgésiques, antipyrétiques et anti-inflammatoires. Il réduit la douleur, la fièvre et l'inflammation.[2]

Antiplaquettaire: Médicament qui empêche les plaquettes de s'agglutiner et donc les caillots de se former.[15]

Antipyrétique: Médicament possédant la capacité de lutter contre la fièvre (élévation de la température).[14]

Anurie: Absence de production d'urine.

Anxiolytique: Se dit d'une substance psychotrope agissant essentiellement sur l'anxiété et ses composantes somatiques.[6]

Apex cardiaque: Extrémité conique du cœur formée par la pointe du ventricule gauche. Il se situe dans la région qui correspond au cinquième espace intercostal, le long de la ligne médioclaviculaire.

Aphasie: Difficulté ou incapacité de s'exprimer (aphasie motrice) ou de comprendre le langage (aphasie sensorielle).

Aphasie réceptive: *Voir* **Aphasie sensorielle**.

Aphasie globale: Incapacité de comprendre le langage ou de s'exprimer.

Aphasie motrice: Perte de l'expression motrice du langage.

Aphasie sensorielle (aphasie réceptive): Incapacité de comprendre le langage écrit ou parlé.

Apnée du sommeil: Maladie respiratoire caractérisée par des arrêts respiratoires d'au moins 10 secondes survenant au cours du sommeil qui peuvent entraîner une baisse d'oxygène dans le sang.[16]

Appareil d'élimination de la pression: Appareil qui réduit la pression de l'interface (la pression entre le corps et la surface de soutien) en dessous de 25 à 32 mm Hg (pression de fermeture des capillaires).

Appareil de drainage: Dispositif portatif à pression négative que l'on raccorde au drain tubulaire qui se trouve à l'intérieur du lit de la plaie et qui exerce un vide continu à basse pression pour aspirer et recueillir l'écoulement.

Appareil de réduction de la pression: Appareil qui réduit uniformément la pression de l'interface, mais pas nécessairement en dessous de la pression de fermeture des capillaires.

Appareil juxtaglomérulaire: Petite structure endocrine située au pôle vasculaire du corpuscule rénal composée de trois éléments: la macula densa, les cellules mésangiales extraglomérulaires dites cellules du lacis et les cellules juxtaglomérulaires dites cellules granulaires.

Apport maximal tolérable: Quantité la plus élevée d'un nutriment que l'on peut consommer quotidiennement sans risque d'effets indésirables.

Apport protéique: Apport en protéines.

Apports nutritionnels de référence (ANREF): Valeurs nutritionnelles de référence propres à chaque nutriment et adaptées au stade de développement physiologique et au sexe d'une personne, qui peuvent servir à l'évaluation de l'état nutritionnel et à la planification de l'alimentation.

Apprentissage: Acquisition volontaire de nouvelles connaissances, attitudes et compétences, ainsi que de nouveaux comportements.

Apprentissage affectif: Terme qui concerne l'expression des sentiments, acceptation et adoption d'attitudes, d'opinions ou de valeurs.

Apprentissage cognitif: Terme qui se rapporte aux comportements intellectuels qui exigent de la réflexion.

Apprentissage psychomoteur: Acquisition d'habiletés qui demandent l'intégration d'activités psychiques et musculaires, comme la capacité de marcher ou d'utiliser un ustensile.

Approche axée sur la santé de la population: Ensemble des conditions et facteurs individuels et collectifs connus qui déterminent l'état de santé de la population, ainsi que les interactions au sein même de cet ensemble, pris en compte dans la planification des interventions destinées à améliorer la santé.

Approche complémentaire: Association de traitements dont les philosophies thérapeutiques différentes peuvent agir en synergie dans l'intérêt du client.[17]

Approche comportementale : Approche qui vise l'amélioration de l'état de santé de la population en s'orientant vers l'assainissement du milieu, la réduction des risques auxquels la personne s'expose délibérément et la connaissance plus approfondie de la biologie humaine.

Approche holistique : Approche relative à l'« holisme », qui est une théorie selon laquelle les caractéristiques d'un être ou d'un ensemble ne peuvent être connues que lorsqu'on le considère et l'appréhende dans sa totalité, et non pas quand on en étudie chaque partie séparément.[2]

Approche inhérente : Méthode qui est liée d'une manière intime et nécessaire à quelque chose.[6]

Approche médicale : Approche selon laquelle la santé est recouvrée lorsque le fonctionnement du corps est rétabli grâce à une intervention médicale. Un bon système de santé est de toute première importance dans cette approche.

Approche parallèle : Approche qui comprend les mêmes interventions que l'approche complémentaire, mais qui, souvent, devient le traitement principal et remplace les soins médicaux allopathiques.

Approche socio-environnementale : Approche qui reconnaît que la santé est étroitement liée à la structure de la société : les conditions de vie et de travail peuvent avoir un effet direct sur la santé (p. ex., la pauvreté ou un environnement physique et social nocif perturbent le comportement des gens et d'autres aspects de la santé).

Approches complémentaires et parallèles en santé : Ensemble des médecines alternatives privilégiant l'idée d'associer des traitements issus de philosophies thérapeutiques différentes.[2]

Apraxie : Incapacité à effectuer un mouvement ou une série de mouvements sur consigne. Ce ou ces mouvements sont par ailleurs bien exécutés spontanément.[2]

Arc sénile : Mince cerceau blanc qui se forme sur le contour de l'iris, qui perd son éclat en vieillissant.

Artériopathie oblitérante des membres inférieurs (AOMI) : Maladie des artères caractérisée par la présence de rétrécissement (sténose) et parfois de fermeture (occlusion) dans le canal intérieur (aussi appelé lumière) des artères qui assurent la vascularisation des membres inférieurs.[18]

Articulation : Union entre les os. Chaque articulation se distingue selon sa structure et sa mobilité. Il existe quatre types d'articulation : synarthrose ou fixe, cartilagineuse, fibreuse et synoviale.

Articulation cartilagineuse : Articulation peu mobile, mais élastique qui utilise le cartilage pour unir les surfaces osseuses indépendantes.

Articulation fibreuse : Articulation dont les surfaces osseuses sont reliées par un ligament ou une membrane. Les fibres ligamentaires sont flexibles et extensibles, et elles permettent des mouvements restreints.

Articulation fixe : Type d'articulation auquel n'est associé aucun mouvement. Sa force et sa stabilité sont attribuables au tissu osseux formé entre les os. On l'appelle aussi synarthrose.

Articulation synoviale : Articulation capable de bouger librement. C'est le type d'articulations le plus mobile, nombreux et complexe.

Artificialisme : Fausse idée selon laquelle tout a été créé par l'être humain.

Arythmie : Anomalie du rythme cardiaque associée à une pause interrompue par une pulsation trop rapide ou tardive, ou à une pause trop longue en raison d'une pulsation manquée, ce qui cause une irrégularité dans le rythme cardiaque.

Ascite : Épanchement liquidien intra-abdominal ou accumulation de liquide dans la cavité péritonéale.[2]

Asepsie : Ensemble de mesures prises pour éviter l'introduction de microbes dans l'organisme.

Asepsie chirurgicale : Méthode stérile différente de l'asepsie médicale ; elle comprend des procédures utilisées pour éliminer tous les microorganismes d'un objet ou d'un lieu, y compris les agents pathogènes et les spores.

Asepsie médicale : Ensemble des mesures de propreté et procédures visant à réduire et à prévenir la prolifération des microorganismes.

Aspect relationnel : Dimension du rapport infirmière-client qui se caractérise par une dynamique d'échange qui se développe alors que l'infirmière et la personne soignée commencent à se connaître.

Assimilation : Processus par lequel des hommes, des peuples, deviennent semblables aux citoyens de leur culture d'accueil.

Association nord-américaine du diagnostic infirmier (ANADI ou NANDA-I depuis 2002) : Association chargée « d'élaborer, de préciser et de promouvoir une taxinomie de la terminologie utilisée dans les diagnostics infirmiers ».

Astérixis : Succession d'interruptions brusques et brèves du tonus musculaire.[19]

Astigmatisme : Défaut des systèmes optiques qui ne donnent pas d'un point une image ponctuelle, mais une image étalée dans le sens antéro-postérieur.[2]

Asymptomatique : Qui ne présente pas de symptôme.[20]

Atélectasie : État caractérisé par un affaissement des alvéoles qui empêche l'échange respiratoire normal d'oxygène et de gaz carbonique. Lorsque les alvéoles s'affaissent, le poumon se ventile moins bien, et l'hypoventilation se produit, ce qui diminue le taux d'oxygène sanguin.

Athée : Personne qui ne croit pas en Dieu.

Athérosclérose : Épaississement et durcissement des artères.

Atrophie : Réduction de volume d'une structure du corps.

Atrophie par inaction : Diminution pathologique du volume normal des fibres musculaires à la suite d'une inactivité prolongée par alitement, d'un traumatisme, de la présence d'un plâtre ou de l'atteinte locale d'un nerf.

Attitude : Ensemble de jugements et de tendances qui pousse à un comportement.

Auscultation : Technique diagnostique consistant à écouter les bruits produits par les organes (p. ex., le cœur, les poumons), à l'aide d'un stéthoscope.[6]

Autoefficacité : Capacité d'une personne d'accomplir une tâche avec succès (concept intégré dans la théorie d'apprentissage social).

Autonomie : Indépendance d'une personne. En tant que norme morale, elle correspond au respect du droit de l'autre d'adopter une ligne de conduite qui lui est propre.

Autonomisation : Processus par lequel on acquiert les capacités de définir, d'analyser et de résoudre les problèmes posés par ses propres conditions de vie.

Autopsie : Examen systématique de toutes les parties et de tous les organes d'un cadavre en vue de poser un diagnostic postmortem ou à des fins médico-légales.[1]

Avortement spontané (ou fausse-couche) : Avortement survenant de façon naturelle au début de la grossesse, avant que le fœtus soit viable.

B

Bactéricide : Qui détruit les bactéries.

Bactérie aérobie : Bactérie qui a besoin d'oxygène pour survivre et proliférer en quantité suffisante pour causer une maladie.

Bactérie anaérobie : Bactérie qui se développe dans des milieux où l'oxygène est pauvre ou absent.

Bactériostase : Arrêt de la prolifération bactérienne.

Bactériostatique : Se dit de tout phénomène ou de toute substance, notamment antibiotique (tétracyclines, chloramphénicol, macrolides), capable d'inhiber la multiplication des bactéries sans les tuer.[6]

Bactériurie : Présence de bactéries dans l'urine.

Bain partiel au lit : Bain de courte durée comprenant le lavage des parties du corps qui rendent le client inconfortable ou qui dégagent des odeurs corporelles si elles ne sont pas nettoyées.

Basophile : Leucocyte appartenant à la lignée granulocytaire, qui possède un noyau unique mais plurilobé, et dont le cytoplasme contient des granulations qui sont facilement observables en présence de colorants basiques.[19]

Biculturel : Adjectif qui sert à décrire une personne qui a deux cultures, deux modes de vie et deux échelles de valeurs.

Bien-être : Expérience subjective associée à une bonne santé. *Voir* **Santé**.

Bienfaisance : Fait de prendre les mesures nécessaires pour aider les autres et faire le bien.

Bilan azoté : Différence entre l'apport et les pertes en azote. Le bilan azoté peut être négatif (pertes d'azote supérieures à l'apport) ou positif (apport d'azote supérieur aux pertes).

Bilirubine : Pigment jaune, dont l'accumulation anormale dans le sang et les tissus conduit à un ictère (ou « jaunisse »).[2]

Biodisponibilité : Capacité d'un médicament de se libérer de sa forme posologique, de se dissoudre, d'être absorbé et transporté par l'organisme vers son site d'action.

Bioéthique : Éthique associée au domaine médical.

Biofilm : Communauté de micro-organismes (bactéries, champignons, algues ou protozoaires), adhérant entre eux et à une surface, et marquée par la sécrétion d'une matrice adhésive et protectrice.[2]

Biomécanique : Science qui étudie la coordination des efforts du système locomoteur et du système nerveux afin de maintenir l'équilibre, la posture et l'alignement corporel dans les tâches de soulèvement, de flexion et de déplacement.

Biotransformation : Transformation, dégradation (décomposition) et élimination des substances chimiques biologiquement actives sous l'influence des enzymes. La biotransformation a lieu principalement dans le foie. Cependant, les poumons, les reins, le sang et les intestins contribuent également au métabolisme des médicaments.

Bisexualité : Attirance affective ou sexuelle qu'a une personne pour des partenaires de son sexe et du sexe opposé.

Blépharite : Inflammation du bord libre des paupières.[1]

Blessure médullaire : Blessure qui concerne la moelle épinière ou osseuse.[1]

Bol alimentaire : Portion d'aliments défaits dans la bouche, pour qu'ils soient plus faciles à avaler.

Bolus : Terme médical désignant une injection intraveineuse d'une dose importante d'un agent thérapeutique.[2]

Borborygme : Gargouillement fort qui indique une motilité gastro-intestinale amplifiée, traduisant la présence de gaz intestinaux.

Botulisme : Intoxication alimentaire due à un microbe anaérobie, le *Clostridium botulinum*, qui se développe dans les conserves mal stérilisées, les viandes ou charcuteries avariées.[1]

Botulisme infantile : Infection rare affectant les jeunes enfants, causée par l'ingestion de spores de *Clostridium botulinum*.

Boulimie : Maladie biopsychosociale caractérisée par des frénésies alimentaires suivies de comportements visant à empêcher la prise de poids (p. ex., se faire vomir).

Bradycardie : Fréquence cardiaque lente, inférieure à 60 battements par minute.

Bradypnée : Ventilation ralentie, en dessous de 12 respirations par minute.

Bronchophonie : Clarté des sons perçue à l'auscultation lorsque les poumons sont comprimés par du liquide et apparaissant lorsque les vibrations de la voix sont transmises à la paroi thoracique.

Bronchopneumopathie chronique obstructive (BPCO) : Terme générique sous lequel on regroupe un ensemble d'affections respiratoires touchant les bronches et les poumons (bronchite chronique, emphysème), pouvant coexister chez un même sujet, qui déterminent chez ce dernier une insuffisance ventilatoire obstructive.[19]

Bronchoscopie : Examen optique des bronches à l'aide du bronchoscope pour diagnostiquer les obstructions bronchiques et les infections pulmonaires.[1]

Bruit adventice (ou bruit surajouté) : Bruit pulmonaire anormal dont il existe quatre types : les craquements (crépitants), les râles continus (ronchi), les respirations sifflantes et les frottements pleuraux.

Bruits de Korotkoff : Bruits divisés en cinq phases et provenant de l'artère se trouvant sous le brassard à sphygmomanomètre. Ces bruits auscultés furent décrits en 1905 par un chirurgien russe du même nom.

Bruxisme : Mouvements répétés et inconscients de friction des dents.[6]

C

Cachexie : État de maigreur extrême accompagnée d'un affaiblissement général et d'émaciation qui se manifeste chez les personnes sous-alimentées ou en phase terminale d'une maladie.

Caféine : Alcaloïde présent notamment dans le café, le thé et le maté, ou préparé par synthèse, et qui a un effet stimulant sur le système nerveux central.[1]

Calcium : Élément chimique de numéro atomique 20, abondant dans la nature. Il constitue la partie minérale du tissu osseux. Son métabolisme est réglé par les glandes parathyroïdes et thyroïde. Les ions de calcium jouent un rôle dans les manifestations liées à l'excitation neuromusculaire et à la coagulation sanguine.

Calcul rénal (ou lithiase urinaire) : Concrétion solide habituellement constituée de calcium chez les clients alités, qui se loge dans le bassinet et qui obstrue les uretères.

Canal : Voie de transmission et de réception des messages. Il s'agit des sens visuel (l'expression faciale), auditif (le mot) et tactile (le toucher).

Canthus : Angle formé par la paupière supérieure avec la paupière inférieure.[6]

Capacité d'attention : État mental qui permet à une personne de se concentrer sur la matière enseignée et de la comprendre.

Caractère itératif : Qualité de ce qui est renouvelé à plusieurs reprises, répété.[1]

Caractéristique déterminante : Facteur qui constitue l'élément déclenchant d'un phénomène.[1]

Carboxyhémoglobine : Pigment rouge foncé provenant de la combinaison réversible de l'hémoglobine avec l'oxyde de carbone.[1]

Carcinome basocellulaire : Type de tumeur le plus fréquent et le plus souvent bénin, diagnostiqué surtout chez les personnes qui fréquentent les régions tropicales ou qui s'exposent au soleil sans protection cutanée et chez celles qui présentent des antécédents de lésions de la peau causées par le soleil.

Carcinome squameux : Tumeur maligne qui se développe à partir d'un tissu épithélial (peau, muqueuse) caractérisé par l'abondance plus ou moins grande de squames.

Carie dentaire : Lésion de l'émail de la dent.

Caring : Concept de soins infirmiers proposé par Jean Watson qui décrit une approche humaniste élargie, tenant compte de l'aspect spirituel de l'être humain.[2]

Caroténoïdes : Pigments de couleur orange ou jaune qui jouent un rôle important dans la nutrition et la santé, car plusieurs sont des provitamines A.[2]

Catabolisme : Phase du métabolisme au cours de laquelle les matériaux assimilés par les tissus sont transformés en énergie.[1]

Cataplexie : Un des symptômes majeurs de la narcolepsie. C'est une perte brusque du tonus musculaire sans altération de la conscience et survenant à un moment quelconque de la journée.[2]

Cataracte : Région opaque dans une partie ou dans la totalité du cristallin interférant avec le passage de la lumière dans le cristallin, causant de l'éblouissement ou une vision floue. Habituellement, les cataractes se développent graduellement sans douleur, rougeur ou larmoiement.

Catécholamine : Médiateur chimique élaboré dans les terminaisons synaptiques du système nerveux végétatif et dans certains groupes de neurones du système nerveux central, et qui véhicule le message nerveux jusqu'aux récepteurs postsynaptiques spécifiques.[6]

Cathartique : Laxatif d'action brutale, dont les indications sont limitées (p. ex., préparation à un examen radiologique ou endoscopique du côlon), et dont l'emploi prolongé expose à l'accoutumance et à des désordres hydroélectrolytiques parfois graves.[19]

Cathétérisme vésical : Insertion d'une sonde ou d'un cathéter dans l'urètre pour atteindre la vessie.

Cation : Ion chargé positivement.

Ceinture de marche (ou ceinture de mobilisation) : Type de ceinture en cuir ou en tissu munie de deux prises pour que l'infirmière puisse soutenir le client au moment où il se déplace.

Cellule épithéliale : Cellule des tissus qui recouvre les surfaces de l'organisme vers l'extérieur (peau, muqueuses des orifices naturels) ou vers l'intérieur (cavités du cœur, du tube digestif, etc.), ou qui constitue des glandes.[21]

Centration : Surestimation d'une perception.[1]

Centre de gravité : Point d'intersection de tous les plans qui divisent le corps en deux parties de poids égal.[2]

Centre de synchronisation du bulbe : Région du cerveau où sont localisées des cellules spécialisées sécrétrices de sérotonine dont dépendrait le sommeil.

Cérumen : Substance cireuse et jaune qui s'accumule dans le conduit auditif externe.

Cétose : État pathologique causé par l'accumulation dans l'organisme de corps cétoniques, substances résultant de la dégradation incomplète des graisses.[6]

Champ stérile : Espace exempt de microorganismes et pouvant recevoir des objets stériles.

Chancre : Petit ulcère ouvert d'où s'écoule une substance séreuse.

Cheminement clinique : Plan d'interventions interdisciplinaires qui prescrit des interventions et leur délai d'exécution et qui permet d'atteindre les résultats escomptés de certains clients, en fonction de la durée de leur séjour.

Chimiothérapie : Méthode thérapeutique fondée sur l'usage de certaines substances chimiques pour traiter une maladie.[2]

Chirurgie ambulatoire : Chirurgie pour laquelle le client est admis le jour de l'intervention et reçoit son congé ce même jour ou est gardé en observation pendant la nuit suivante. Elle est aussi appelée chirurgie d'un jour ou chirurgie de court séjour.

Chirurgie bariatrique : Spécialité s'intéressant à la prévention et aux traitements chirurgicaux de l'obésité.[14]

Chlorure : Combinaison du chlore avec un corps simple ou composé autre que l'oxygène.[6]

Choc apexien : *Voir* **Point d'impulsion maximale**.

Choc hypovolémique : Diminution de la masse sanguine circulante dont la conséquence principale est une baisse du retour veineux et du débit cardiaque.[22]

Choix éclairé : Droit du client de prendre lui-même les décisions qui concernent ses soins et ses traitements. Dans ce processus, l'infirmière agit comme partenaire. Sa tâche est de fournir au client tous les renseignements requis pour faire un choix éclairé.

Cholécystectomie : Ablation de la vésicule biliaire.[1]

Cholécystokinine : Hormone sécrétée par l'intestin grêle et favorisant les processus de digestion.[6]

Cholestérol : Substance grasse de la classe des stérols, pouvant se présenter sous forme de cristaux blancs nacrés, contenue dans les membranes des cellules, les graisses et les liquides de l'organisme, et dont la présence en excès dans le sang provoque des troubles (cardiovasculaires entre autres).[1]

Chute du pied (ou pied tombant) : Contracture invalidante qui maintient le pied en flexion plantaire de façon permanente. L'ambulation devient donc difficile, puisqu'une flexion dorsale active ne peut être effectuée.

Chyme : Substance semi-liquide qui résulte de la transformation des aliments dans l'estomac avant leur entrée dans le duodénum.

Cicatrisation par deuxième intention : Cicatrisation d'une plaie qui comporte une perte tissulaire (p. ex., une lésion de pression profonde ou une lacération grave). Les lèvres de la plaie ne se rapprochent pas et la plaie demeure ouverte jusqu'à ce qu'elle soit comblée par un tissu cicatriciel.

Cicatrisation par première intention : Cicatrisation d'une plaie qui comporte peu de perte tissulaire (p. ex., une incision chirurgicale nette).

Cicatrisation par troisième intention : Cicatrisation qui survient souvent lorsqu'une infection empêche la cicatrisation normale par première intention d'une plaie chirurgicale. Elle est aussi appelée « cicatrisation par première intention retardée ».

Cirrhose : Maladie chronique au cours de laquelle le foie se couvre de tissu fibreux, ce qui provoque la décomposition progressive du tissu hépatique, qui se remplit de tissu graisseux.[4]

Cisaillement : Force exercée parallèlement à la peau causée par la force gravitationnelle descendante et la résistance (friction) entre le client et une surface.

Clarification des valeurs : Processus de découverte de soi qui aide la personne à prendre conscience de ses valeurs et à mieux les comprendre.

Clonus : Série de contractions rapides rythmiques et réflexes (involontaires), que l'on peut considérer comme des spasmes, causées par l'étirement de certains muscles.[14]

Code civil du Québec : Principal texte législatif régissant le droit civil au Québec. Étant donné sa place centrale au sein du système juridique de droit civil, le code civil fait régulièrement l'objet d'amendements, reflétant ainsi l'évolution de la société.[2]

Coliques néphrétiques : Douleur violente d'origine rénale qui siège au flanc ou à la région lombaire, occasionnée par la distension du bassinet ou de l'uretère ou par de fortes ondes péristaltiques cherchant à déloger un obstacle obstruant un uretère et à le déplacer vers la vessie pour qu'il soit expulsé avec l'urine.

Collabé : Relatif à une cavité dont les parois sont affaissées à la suite d'une affection ou d'une intervention.[23]

Collagène : Protéine résistante et fibreuse, constituant du derme.

Collecte des données : Pratique qui permet de recueillir des données objectives et subjectives concernant les besoins du client, ses problèmes de santé et ses réactions à ceux-ci, ses expériences connexes, ses pratiques relatives à la santé, ses objectifs, ses valeurs, son mode de vie et ses attentes à l'égard du système de soins de santé.

Colonisation : Présence et multiplication de microorganismes sans induction de symptômes.[24]

Coloscopie : Examen du côlon à l'aide d'un endoscope.

Colpocèle : Affaissement des parois du vagin, entraînant un début de prolapsus de celui-ci.[6]

Communauté ethnique (ou culturelle) : Groupe de gens partageant un héritage social et culturel particulier pouvant comprendre une ethnohistoire, des valeurs, un mode de vie, une langue, un lieu d'appartenance géographique, etc.

Communication non verbale : Transmission d'un message par le langage du corps, sans le support des mots.

Communication stratégique : Communication qui privilégie l'échange d'information à la simple diffusion de renseignements. Il s'agit d'une communication où tous les interlocuteurs visent une action commune selon certaines données et les résultats recherchés, à partir d'échanges clairs et précis, et où chacun tient compte de l'avis de l'autre.

Communication verbale : Communication qui relève du code parlé et écrit.

Compliance : Mesure de la souplesse et des possibilités de distension d'un réservoir élastique (p. ex., de la vessie ou des poumons), qui est exprimée par le rapport entre le volume du réservoir et la pression du liquide ou de l'air qu'il contient.[19]

Compliance pulmonaire : Capacité des poumons à se distendre ou à prendre de l'expansion.

Compréhension du contexte : Compréhension de ce que vivent les personnes soignées de même que de la perception qu'elles ont de leur situation.

Compte rendu d'incident/accident : Élément important du programme d'amélioration de la qualité d'une unité et de la gestion des risques, qui permet de démontrer qu'une situation accidentelle n'a pas été négligée et, de ce fait, contribue à protéger le client, le centre hospitalier et le personnel concerné.

Concentrateur : Appareil à usage médical destiné aux personnes souffrant d'insuffisance respiratoire. La concentration de l'oxygène est réalisée par l'élimination de l'azote grâce à un tamis moléculaire constitué de zéolithe, l'azote étant piégé par ce tamis.[2]

Concept de soi : Connaissance que l'individu a de lui-même. C'est une idée subjective de soi et un ensemble complexe de pensées, d'impressions, d'attitudes et de perceptions conscientes et inconscientes.

Conception holistique : Approche globale pour aborder un client et ses besoins en soins de santé (biologiques, psychologiques, sociaux, culturels et spirituels).

Conditions de risque socioenvironnementales : Conditions de vie associées au milieu social et à l'environnement qui affectent l'état de santé et sur lesquelles la personne n'a aucune prise ou presque.

Conditions de vie : Ensemble des facteurs économiques et sociaux qui caractérisent la vie des personnes ou des groupes. Ces facteurs englobent les éléments du niveau de vie et du mode de vie.[19]

Conditions préalables à la santé : Conditions et ressources indispensables à la santé, par exemple la paix, un abri, l'instruction, la nourriture, un revenu, un écosystème stable, des ressources durables, la justice sociale, l'équité.

Conduction : Transfert de la chaleur d'un objet à un autre par contact direct.

Confidentialité : Maintien du secret des renseignements sur le client afin de protéger sa vie privée.

Conflit de rôle : Situation qui survient lorsque l'individu doit assumer simultanément plusieurs rôles qui sont incompatibles, contradictoires ou mutuellement exclusifs.

Conjonctivite : Inflammation de la conjonctive.

Connaissance : Résultat de l'action ou du fait d'apprendre quelque chose par l'étude ou la pratique.[1]

Consensus : Solution qui, en réconciliant plusieurs points de vue divergents, parvient à satisfaire toutes les personnes concernées.

Consentement libre et éclairé : Le consentement du client aux soins est une obligation consécutive au caractère contractuel de la relation médecin-client. Le consentement doit être libre, sans aucune contrainte, et éclairé, c'est-à-dire précédé par une information.[2]

Constat de l'évaluation : Formulation du jugement posé par l'infirmière sur la situation du client ou sur un aspect particulier de celui-ci à partir de son analyse et de son interprétation des données recueillies.[25]

Constipation : Diminution du péristaltisme intestinal avec passage prolongé ou difficile de selles dures et sèches se traduisant souvent par un effort durant la défécation.

Consultation : Forme de discussion au cours de laquelle un professionnel de la santé donne formellement son avis concernant les soins prodigués à un client à un autre intervenant ou lorsque le médecin traitant demande l'opinion d'un autre médecin spécialiste.

Contact de mise à la terre : Contact qui permet de diriger n'importe quel courant vagabond vers la terre.

Contamination : Présence soit d'un microorganisme dans une enceinte réputée stérile, soit d'un microorganisme étranger ou d'une molécule étrangère doué d'un pouvoir transformant dans une culture où il (elle) apporte ses propres caractéristiques.[19]

Contention : Mesure de contrôle qui consiste à empêcher ou à limiter la liberté de mouvement d'une personne en utilisant la force humaine, un moyen mécanique ou en la privant d'un moyen qu'elle utilise pour pallier un handicap.[26]

Contexte : Au sujet d'une rencontre, endroit où elle se déroule, moment où elle a lieu, raison de sa tenue et personnes qui y participent.

Contraception : Ensemble des méthodes visant à éviter une fécondation ou la propagation d'une infection transmissible sexuellement et par le sang.

Contraction / Contraction de plaie : Étape de la cicatrisation de deuxième intention caractérisée par la contraction des tissus, ce qui entraîne un rapprochement des lèvres de la plaie.

Contracture articulaire : Affection anormale, qui peut être permanente, caractérisée par l'immobilisation de l'articulation.

Convalescence : Période de durée variable qui succède à la phase aiguë de la maladie ou au rétablissement de la phase postopératoire et pendant laquelle se rétablit le fonctionnement normal de l'organisme.

Convection : Transfert de la chaleur par le mouvement de l'air.

Coping **:** Ensemble de stratégies développées par une personne pour faire face au stress et s'adapter à une situation.[6,19]

Cortex surrénal : Couche superficielle ou périphérique du tissu organique des glandes surrénales.[1,2]

Corticosurrénal : Relatif au cortex surrénal.[6]

Couche cornée : Couche la plus supérieure de l'épiderme, qui comprend la surface de la peau. Elle est composée principalement de cellules mortes, de kératine et de lipides.[2]

Counseling : Forme d'intervention psychologique et sociale qui a pour but d'aider quelqu'un à surmonter les difficultés d'adaptation ou d'ordre psychologique qui l'empêchent de fonctionner adéquatement dans une situation donnée.[19]

Coup de chaleur (ou insolation) : Affection critique et dangereuse causée par une exposition au soleil ou à la chaleur pendant une longue période. Elle se traduit par un dérèglement des processus de perte de chaleur et se caractérise par une peau chaude et sèche et des températures rectales qui dépassent 38,5 °C.

Craniotomie : Acte de neurochirurgie qui consiste à sectionner un ou plusieurs os du crâne. Elle se pratique dans la voûte du crâne pour créer un volet crânien, et permet ainsi d'exposer la partie du cerveau qui devra être opérée.[2]

Créatine : Dérivé d'acide aminé naturel présent principalement dans les fibres musculaires et le cerveau. Elle joue un rôle dans l'apport d'énergie aux cellules musculaires et dans la contraction musculaire.[2]

Créatinine : Produit de dégradation du phosphate de créatine dans le muscle.[2]

Croissance : Changements d'ordre physique qui ont lieu de la période prénatale à l'âge adulte avancé et qui suivent un modèle déterminé.

Croyance: Fait de tenir quelque chose pour vrai, et ceci, indépendamment des preuves éventuelles de son existence, réalité, ou possibilité.[2]

Culture dominante: Culture du groupe ethnoculturel le plus nombreux, ou dont l'influence se fait le plus sentir sur une société.

Culture minoritaire: Groupe culturel représenté en plus petit nombre que la culture dominante dans une société.

Cuticule: Repli cutané qui croit lentement par-dessus l'ongle et qui doit être repoussé régulièrement.

Cyanose: Coloration bleutée de la peau, du lit unguéal et des muqueuses, causée par la présence d'hémoglobine désaturée dans les capillaires; elle constitue un signe tardif d'hypoxie.

Cycle anxiété-dyspnée-anxiété: Cercle vicieux dans lequel la dyspnée crée de l'anxiété, qui fait en sorte que le client respire plus rapidement et devient encore plus dyspnéique

Cyphose: Exagération de la courbure postérieure de la colonne vertébrale thoracique.

Cystocèle: Prolapsus ou chute d'une partie de la paroi vaginale et de la vessie dans la partie antérieure de l'orifice vaginal.

Cystoscopie: Examen qui permet de visualiser l'intérieur de la vessie et de l'urètre.

Cytotoxique: Qui provoque des altérations cellulaires.[1]

D

Débit cardiaque: Volume de sang pompé par le cœur pendant une minute ou produit de la fréquence cardiaque et du volume systolique du ventricule.

Débridement: Retrait du tissu nécrotique de façon à permettre la régénération du tissu sain.

Défense primaire ou **non-spécifique**, ou **innée:** Mécanismes immunitaires de la première ligne de défense qui ont néanmoins une capacité limitée et qui manquent de spécificité, ce qui explique pourquoi des infections peuvent se développer chez l'homme.

Défense secondaire ou **spécifique**, ou **acquise:** Défense assurée par les cellules lymphoïdes; les germes sont d'abord incorporés par les cellules présentatrices d'antigène (CPA), certains monocytes et les macrophages. Par un processus de dégradation des protéines en peptides, les germes sont transformés en fragments antigéniques pour présentation aux lymphocytes T.

Déficit de volume liquidien: *Voir* **Déshydratation**.

Déficit sensoriel: Déficit de la fonction normale de la réception et de la perception sensorielles.

Déhiscence: Ouverture de la ligne de suture d'une plaie.

Délirium: Déficit cognitif potentiellement réversible dont la cause est souvent physiologique.

Démarche: Style ou façon particulière de marcher. Le style de la démarche débute avec l'attaque du talon d'un pied (moment où le talon touche le sol) jusqu'à ce que le même talon retouche le sol.

Démarche à quatre points: Technique d'utilisation des béquilles qui assure une plus grande stabilité au client, mais qui exige de celui-ci qu'il porte son poids sur les deux jambes. Celles-ci se déplacent en alternance avec la béquille opposée de manière à ce que trois points d'appui reposent sur le sol à tout moment.

Démarche à trois points: Technique d'utilisation des béquilles employée quand un client ne peut faire de transfert de poids sur une jambe (p. ex., dans le cas de la fracture d'une jambe).

Démarche de soins: Cycle d'analyse approfondie de la situation clinique comprenant plusieurs étapes et dans lequel les résultats sont évalués en fonction de la situation de départ.

Démarche par balancement: Technique d'utilisation des béquilles fréquemment employée par les paraplégiques qui doivent porter des orthèses. Le poids est réparti sur les deux jambes, le client avance les béquilles et balance ses jambes en avant en supportant le poids de son corps avec les béquilles.

Démarche scientifique: *Voir* **Méthode scientifique**.

Démence: Déficience généralisée du fonctionnement intellectuel qui touche la personnalité et entrave le fonctionnement social et professionnel.

Démence de type Alzheimer: Maladie évolutive du cerveau, qui porte gravement atteinte à la faculté de penser et à la mémoire.[27]

Demi-vie sérique: Temps requis par les processus d'élimination pour réduire de moitié la concentration plasmatique d'un médicament.

Densité: Rapport entre la masse volumique ou le degré de concentration d'une substance et un volume égal d'eau.

Déontologie: Théorie éthique qui affirme que chaque action humaine doit être jugée selon sa conformité (ou sa non-conformité) à certains devoirs.[2]

Dépense énergétique totale (DET): Quantité d'énergie dépensée par l'organisme à partir de trois composantes: le métabolisme basal, l'activité physique et l'effet thermique des aliments.

Déplétion: Diminution du volume des liquides, en particulier du sang, contenus dans l'ensemble du corps ou accumulés dans un organe ou une cavité.[1]

Dépression: Trouble de l'humeur caractérisé par des sentiments de tristesse, de mélancolie, de découragement, d'inutilité et d'impuissance, et par une diminution de l'estime de soi et une impression de vide de l'existence.

Dérivation urinaire: Dispositif qui permet de détourner l'urine de la vessie et de l'urètre.

Dermatite: Terme général désignant toute maladie inflammatoire de la peau.

Dermatome: Région cutanée innervée par les fibres sensitives provenant de la moelle épinière.

Derme: Couche de la peau située sous l'épiderme, elle procure l'élasticité, le soutien mécanique et la protection aux muscles, aux os et aux organes sous-jacents. Le derme se distingue de l'épiderme du fait qu'il contient surtout du tissu conjonctif et peu de cellules cutanées.

Déshydratation: Perte excessive de fluides organiques en raison d'un manque d'absorption d'eau, de vomissements persistants, de diarrhée ou d'hyperhidrose. Déficit en eau.

Désinfection: Opération d'hygiène qui vise à éliminer de quelque chose les agents infectieux et les germes pathogènes qui s'y trouvent.[1]

Desquamation: Perte des couches superficielles de l'épiderme sous la forme de petites pellicules appelées *squames*. Le terme *exfoliation* est un synonyme.[2]

Dessiccation: Suppression naturelle ou artificielle de l'humidité contenue dans un corps.[1]

Destruction protéique: Destruction des protéines.

Déterminant de la santé: Facteur extrinsèque au système de soins de santé qui a une incidence importante sur la santé.

Détresse spirituelle: Sentiments d'impuissance, de perte de contrôle, de futilité, d'absurdité, de découragement, de remords, d'anxiété devant la mort, de perturbation de l'identité et de l'intégrité personnelle, suscités par la maladie ou la confrontation à la mort.[28]

Détrusor: Couche musculaire de la vessie, composée d'une multitude de fibres.

Deuil: Ensemble des réactions intellectuelles et émotionnelles par lesquelles un individu entame, par un travail personnel, le processus de modification du concept de soi selon sa perception de la perte.

Deuil anticipé: Deuil vécu lorsqu'un individu a amorcé le processus de laisser aller la personne ou de s'en désengager émotionnellement avant la perte ou le décès réel de celle-ci.

Deuil compliqué: Deuil dont les symptômes sont présents six mois après le décès et qui perturbent toutes les dimensions de la vie de l'individu.

Deuil marginal: Deuil vécu lorsque la relation avec la personne décédée n'est pas reconnue socialement, ne peut pas être partagée publiquement ou semble peu importante.

Deuil normal: Deuil non compliqué qui est une réaction courante à la mort.

Deuxième intention: *Voir* **Cicatrisation par deuxième intention**.

Développement: Modèle de changements, incluant les changements biologiques, cognitifs et socioémotionnels, qui surviennent au cours de la vie de chaque personne suivant un processus graduel et continu.

Développement biophysiologique: Croissance de l'organisme et changements physiques qui s'y produisent.

Développement cognitif: Évolution du processus de pensée rationnelle, notamment les changements observés dans le mode de fonctionnement intellectuel, c'est-à-dire la manière dont la personne apprend à connaître le monde qui l'entoure.

Développement moral: Façon dont la personne acquiert ses valeurs morales. Le développement moral de la personne l'amène à faire la distinction entre le bien et le mal et à construire les valeurs éthiques qui guident ses actes.

Développement psychosocial: Développement de la personnalité et du comportement humain.

Développement sexuel: Développement de la sexualité, de la naissance jusqu'à l'âge adulte avancé.

Diagnostic infirmier: Énoncé d'un jugement clinique sur les réactions aux problèmes de santé présents ou potentiels d'une personne, d'un groupe ou d'une collectivité. Il est complémentaire du diagnostic médical et ne s'y substitue pas. D'une façon générale, il est centré sur les besoins de la personne et non directement sur sa pathologie.[2]

Diagnostic médical: Acte du médecin consistant à regrouper les symptômes du client et à les associer à une maladie ou à un processus pathologique figurant dans le cadre nosologique (système de classement des maladies par les médecins).

Dialyse péritonéale: Méthode indirecte d'épuration du sang par l'utilisation des procédés de l'osmose et de la diffusion.

Diapédèse: Passage des globules sanguins (leucocytes mononucléaires) au travers des parois des vaisseaux sanguins et permettant la défense de l'organisme contre les infections bactériennes ou contre tout corps étranger.[1]

Diaphorèse: Fonction de la peau aboutissant à l'excrétion de la sueur sur le front et le haut du thorax, mais également sur d'autres parties du corps.[6]

Diarrhée: Augmentation du nombre de selles avec évacuation de matières fécales (voir **Fèces**) liquides et d'aliments non digérés.

Différenciation: Processus par lequel les cellules et les structures se modifient et créent des caractéristiques plus raffinées.

Difficulté dans l'exercice du rôle: Situation qui fait intervenir à la fois le conflit et l'ambiguïté de rôle. Elle s'exprime parfois par un sentiment de frustration lorsque l'individu se sent incapable d'exercer un rôle. Cette difficulté est souvent liée à des stéréotypes de rôles sexuels.

Difficulté érectile (ou impuissance): Incapacité pour un homme d'obtenir ou de maintenir une érection et, de ce fait, d'avoir un rapport sexuel satisfaisant.[6]

Diffusion: Passage de l'oxygène des alvéoles aux globules rouges et du gaz carbonique des globules rouges aux alvéoles.

Dilemme éthique: Situation où l'on doit choisir entre plusieurs solutions sans qu'aucune ne soit idéale d'un point de vue de l'éthique.

Directives infirmières: Indications de suivi spécifiques ou exceptionnelles qui portent sur des interventions requises par la situation de santé du client ou par une évolution atypique de sa situation.[29]

Dispositif d'accès vasculaire: Dispositif (cathéter intraveineux périphérique, cathéter central, cathéter à accès vasculaire sous-cutané) conçu pour accéder à la circulation sanguine de façon permanente ou répétitive.

Dispositif intra-utérin (DIU) (ou stérilet): Contraceptif local en matière plastique ou en cuivre, placé dans la cavité utérine.[6]

Diurèse: Production et excrétion d'urine.

Diurétique: Médicament permettant d'accroître la sécrétion rénale de l'eau et des électrolytes, essentiellement du sodium.[14]

Diurétique de l'anse (furosémide, acide éthacrinique): Substance d'action puissante et brève qui augmente la sécrétion urinaire tout en permettant d'inhiber la réabsorption du sodium et de l'eau dans la partie ascendante de l'anse de Henle.[14]

Diurétique thiazidique (hydrochlorothiazide): Substance de puissance moyenne agissant au niveau du segment cortical de dilution du néphron (tube contourné distal) et qui augmente également la sécrétion.

Documentation par exception: Méthode qui réduit la répétition et le temps de rédaction d'un dossier. Il s'agit d'un moyen d'abréger les observations et les soins de routine en établissant des normes de pratique clairement définies et des critères prédéterminés pour les évaluations et les interventions infirmières.

Don d'organes: Mise à disposition gratuite d'une ou de plusieurs parties du corps d'une personne, par elle-même ou par ses proches, en vue d'une transplantation sur une autre personne du ou des organes donnés.[30]

Données anthropométriques: Mesure de la taille, du poids et de l'épaisseur du pli cutané.

Données empiriques: Données recueillies à partir de l'échantillon, c'est-à-dire les participants à l'étude, au moyen de différentes techniques et d'instruments de mesure conçus pour quantifier les variables de la question de recherche.

Données objectives: Données observées ou mesurées par la personne qui effectue la collecte d'information

Données subjectives: Perception que le client a de ses problèmes de santé et de ses sensations internes. Seul le client peut fournir ce type d'information.

Dossier: Document légal qui contient tous les renseignements se rapportant à l'ensemble des soins de santé dont un client a besoin.

Douleur chronique: Douleur qui se prolonge, varie en intensité et qui persiste plus d'un mois après la période de guérison normale ou qui est associée à un processus pathologique qui crée une douleur récurrente durant des mois ou des années (arthralgie, lombalgie, céphalée, etc.). (Bonica, 1980).

Douleur liée au cancer: Douleur qui peut être causée par l'évolution d'une tumeur et par sa pathologie, par des procédures agressives, par les toxicités d'un traitement, par l'infection et par les limites physiques.

Douleur neurogène (ou neuropathique): Douleur déclenchée ou causée par une lésion, une dysfonction ou une perturbation de la transmission des afférences sensorielles par le système nerveux central ou périphérique.

Douleur nociceptive: Douleur qui doit son nom au fait qu'elle a son origine dans la stimulation d'un récepteur (nocicepteur) qui, après une série d'événements chimiques et nerveux, transmet au cerveau des messages qui sont intégrés (décodés) comme étant une douleur.[31]

Drainage postural: Techniques de positionnement qui permettent d'expulser les sécrétions de segments particuliers des poumons et des bronches.

Droit privé: Ensemble des règles qui régissent les rapports entre les personnes physiques ou morales.[2]

Droit public: Droit concernant principalement les relations entre les personnes et l'État.

Dyschromie: Coloration anormale de l'épiderme.

Dysfonction sexuelle: Trouble de la réponse sexuelle sur le plan du désir ou qui survient dans l'une ou plusieurs des phases de la réponse orgasmique.

Dyspareunie: Douleur éprouvée par certaines femmes (ou parfois des hommes) au cours d'un rapport sexuel.[13]

Dysphagie: Difficulté à avaler, sensation de gêne, manifestation plus ou moins douloureuse se produisant au moment de la déglutition ou du transit œsophagien des aliments.[1]

Dyspnée: Difficulté à respirer, s'accompagnant d'une sensation de gêne ou d'oppression; essoufflement.[6]

Dysurie: Douleur ou sensation de brûlure pendant la miction.

E

Écart: Situation inattendue, objectif qui n'a pas été atteint ou intervention qui n'est pas spécifiée dans le cadre temporel du processus de soins.

Ecchymose: Épanchement sanguin dans les tissus de la peau ou des organes, se traduisant par une tache de couleur variable (violacée, jaune, etc.) et généralement causé par un choc, mais pouvant se produire spontanément.[1]

Échelle de Borg: Échelle de perception de l'effort.

Écoute active: Habileté fondamentale de la communication thérapeutique, qui consiste en une écoute attentive avec tout son être et suppose un engagement du corps, du cœur et de l'esprit.

Ectoparasitaire: Provient d'un parasite qui vit sur la surface corporelle d'un être vivant.[2]

Ectropion: Éversion du bord libre des paupières vers l'extérieur.

Eczéma: Maladie de la peau se manifestant par des rougeurs, des démangeaisons, des squames et des vésicules.

Effet indésirable: Réaction nocive et non voulue à un médicament, se produisant aux posologies normalement utilisées chez l'homme pour la prophylaxie, le diagnostic ou le traitement d'une maladie ou pour le rétablissement, la rectification ou la modification d'une fonction physiologique.[32]

Effet secondaire: Effet survenant en plus de l'effet principal désiré au moment de l'application d'un traitement, par exemple, l'absorption d'une substance. Il s'agit le plus souvent d'un effet indésirable du traitement, bien que certain de ces effets soient recherchés.[2]

Effet synergique: Effet découlant de l'action combinée de deux médicaments, lequel est plus grand que celui de chacun d'eux administré séparément.

Effet thérapeutique: Réaction physiologique escomptée ou prévisible d'un médicament.

Effet thermique des aliments (ETA): Quantité d'énergie dépensée par l'organisme lors de la consommation d'aliments (digestion, absorption, transport, etc.).

Effet toxique: Effet pouvant apparaître après l'absorption prolongée d'un médicament ou à la suite de son accumulation dans le sang causée par un ralentissement du métabolisme, de l'élimination ou d'un surdosage.

Éjaculation précoce: Éjaculation qui survient rapidement et sur laquelle l'homme ne peut exercer de contrôle volontaire quant au moment où elle se produit.

Électrolyte: Élément ou composé (minéraux, sels organiques) qui, une fois dissous dans l'eau ou dans un autre solvant, se dissocie en ions et peut être un conducteur de courants électriques.

Électrolyte sérique: Substance chimique qui, mise en solution (sérique: relatif à un sérum), se dissocie en ions et conduit le courant électrique; dans le cas des cellules nerveuses, ce phénomène explique la transmission de l'influx nerveux.[6]

Embole: Thrombus ou corps étranger délogé de son site d'origine et pouvant circuler dans le sang pour atteindre les poumons ou le cerveau, ce qui a pour conséquence de bloquer la circulation.

Embolie: Obstruction brusque d'un vaisseau sanguin par un corps étranger ou par un thrombus entraîné par la circulation.

Émetteur: En communication, personne qui encode et transmet le message.

Émission nocturne: Éjaculation pendant le sommeil.

Empathie: Attitude par laquelle une personne peut, à travers un mode imaginaire, se placer dans le rôle et la situation de l'autre personne et ainsi saisir les sentiments, les points de vue de l'autre dans une situation donnée.

Empoisonnement alimentaire: État causé par l'ingestion de toxines qui se sont formées à l'intérieur de la nourriture.

Enculturation: Processus de transmission de la culture du groupe à l'enfant. Une personne assimile durant toute sa vie les traditions de son groupe et agit en fonction de ces traditions.[2]

Endoscopie: Examen qui consiste à observer un organe corporel creux à l'aide d'un instrument à fibres optiques.

Engelure : Manifestation apparaissant lorsque le corps est exposé à des températures très froides. La région gelée est blanche, d'apparence cireuse et ferme au toucher ; elle présente une perte de sensibilité. Des cristaux de glace se forment à l'intérieur des cellules et peuvent causer des dommages permanents à la circulation sanguine et aux tissus.

Enseignement : Processus interactif qui favorise l'apprentissage ; série d'actions conscientes et réfléchies qui permettent aux individus qui les réalisent d'acquérir de nouvelles connaissances, de modifier des attitudes, d'adopter de nouveaux comportements ou d'accomplir de nouvelles tâches.

Entropion : Rétroversion (renversement vers l'intérieur) des paupières.

Énucléation : Extirpation de l'œil à travers sa cavité ; se dit aussi de l'extirpation d'une tumeur encapsulée à travers une incision.

Énurésie : Incontinence d'urine, le plus souvent nocturne, se produisant sans qu'il y ait lésion organique.[1]

Environnement : En communication, milieu où se déroulent les interactions de l'émetteur et du récepteur.

Enzyme : Protéine accélérant les réactions chimiques de l'organisme.[6]

Éosinophile : Se dit d'un globule blanc à plusieurs noyaux (polynucléaire) entourés d'une substance qui contient des granulations pouvant être colorées par l'éosine (substance fluorescente rouge dérivée de la fluorescéine, ayant des propriétés antiseptiques et colorantes).[2]

Épiderme : Couche externe de la peau, elle-même constituée de plusieurs couches.

Épigastrique : Relatif à l'épigastre : partie supérieure et médiane de l'abdomen, entre l'ombilic et le sternum.[6]

Épistaxis : Hémorragie extériorisée par les fosses nasales, communément appelée un « saignement de nez ».[2]

Épithélialisation : Formation des cellules épithéliales au site d'une plaie.

Épuisement par la chaleur : Perte excessive d'eau et d'électrolytes attribuable à une diaphorèse abondante.

Équilibre acidobasique : Équilibre entre les quantités de substances acides et les quantités de substances basiques à l'intérieur de l'organisme.[14]

Équilibre hydrique : Fonctions relatives à la régulation du niveau ou de la quantité d'eau dans l'organisme.[33]

Équilibre hydroélectrolytique : État résultant de la bonne régulation de l'eau et des électrolytes dans l'organisme.[23]

Erreur de médicament : Événement entraînant l'administration à un client d'un médicament qui ne lui convient pas ou qui ne lui était pas destiné, ou encore l'empêchant de recevoir un médicament qui lui conviendrait.

Erreur de réfraction : Situation où l'image de l'objet visualisé ne se trouve pas entièrement là où elle le devrait, c'est-à-dire sur la rétine. La vision est donc floue. Cette anomalie se corrige habituellement par le port de lunettes ou de verres de contact.[34]

Éruption papulopustuleuse : Apparition sur la peau à la fois de papules et de pustules.[19]

Érythème : Affection cutanée qui a pour caractère clinique la coloration rouge de la peau disparaissant sous la pression.

Érythrocyte : Globule rouge (ou hématie) dont le but principal est le transport d'oxygène.[2]

Érythropoïétine : Hormone qui agit à l'intérieur de la moelle osseuse et qui stimule la production et la maturation des hématies.

Escarre : Nécrose de tissu à l'apparence sèche et souvent noirâtre, qui découle de la mort de la peau et des structures sous-jacentes de cette région.

Espace péridural : Espace se trouvant entre les vertèbres et la membrane (dure-mère) entourant les nerfs rachidiens.[35]

Essai clinique aléatoire (ECA) : Essai clinique complet d'un nouveau traitement reposant sur l'affectation au hasard des participants à des groupes de traitement. L'ECA est en quelque sorte l'étude expérimentale par excellence, car il permet d'assurer la généralisabilité des résultats.

Estime de soi : Sentiment qu'a l'individu de sa propre valeur.

Éthanol : Alcool incolore, miscible à l'eau en toutes proportions. Il est produit par fermentation directe de sucres naturels.[2]

Éthique : Étude de la bonne conduite, de la moralité et des motifs jugés acceptables. Elle consiste à déterminer ce qui est bon et valable pour les personnes.

Ethnocentrisme : Comportement social et attitude inconsciemment motivée qui conduisent à privilégier et à surestimer le groupe racial, géographique ou national auquel on appartient, aboutissant parfois à des préjugés en ce qui concerne les autres peuples.[1]

Ethnographie : Science qui touche à l'observation et à la description du comportement en milieu social.

Ethnohistoire : Étude des connaissances historiques des différents peuples.[23]

Étiologie : Étude des causes des maladies ; ces causes elles-mêmes.[1]

Étiquette respiratoire : Mise en œuvre de mesures pour prévenir la transmission de maladies respiratoires en milieu de soins.

Étude descriptive corrélationnelle : Étude qui a pour objet d'explorer des relations entre des variables et de les décrire.

Étude expérimentale : Étude dont les variables font l'objet d'un contrôle rigoureux pour assurer une vérification objective des hypothèses, lesquelles proposent des relations de cause à effet.

Eudémonistique : Relatif à l'eudémonisme, doctrine posant comme principe que le bonheur est le but de la vie humaine. Le bonheur n'est pas perçu comme opposé à la raison, il en est la finalité naturelle.

Eupnée : Fréquence et amplitude normales de la ventilation.

Eupnéique : Relatif à une respiration normale.[23]

Euthanasie : Fait de donner délibérément la mort à un malade (généralement incurable ou qui souffre atrocement).[1]

Évaluation des résultats : Dernière étape de la démarche de soins infirmiers. Elle est essentielle pour déterminer si l'état du client s'est amélioré ou détérioré, une fois que la démarche de soins a été complétée.

Évaluation en cours d'évolution : Évaluation subséquente se référant au profil clinique évolutif établi à partir de l'évaluation initiale du client. Comprend les activités de surveillance clinique et d'évaluation des résultats obtenus.[24]

Évaluation initiale : Consiste à recueillir des données cliniques, à les analyser et à les interpréter en établissant les constats de l'évaluation dans le but d'établir un profil de base d'une situation de santé.

Évaporation : Transfert de l'énergie produite lorsqu'un liquide se change en gaz.

Éviscération : Protubérance des organes abdominaux ou viscéraux à travers l'ouverture d'une plaie ; elle peut survenir lorsqu'il y a séparation totale des couches de la plaie.

Examen physique : Évaluation des signes vitaux, prise d'autres mesures et examen de toutes les parties du corps grâce à des techniques d'inspection, de palpation, de percussion et d'auscultation.

Excipient : Toute substance autre que le principe actif dans un médicament, un cosmétique ou un aliment. Son addition est destinée à conférer une consistance donnée, ou d'autres caractéristiques physiques ou gustatives particulières au produit final, et à éviter toute interaction, particulièrement chimique, avec le principe actif.[2]

Excoriation : Écorchure, perte de la couche superficielle de la peau.[1]

Excreta : Substances rejetées hors de l'organisme, consistant principalement en des déchets de la nutrition et du métabolisme (fèces, urines, sueur, matière sébacée, gaz carbonique, etc.).[6]

Exécution : Étape qui suit celle de la planification des soins infirmiers. À ce stade, l'infirmière exécute les interventions qui sont les plus susceptibles de maintenir ou d'améliorer l'état de santé du client.

Exercice : Activité physique qui vise la mise en forme de l'organisme, améliore la santé physique et mentale et maintient la condition physique.

Exercice de Kegel : Exercice qui consiste à effectuer des contractions répétées de groupes musculaires périnéaux dans le but de renforcer ces muscles et d'éviter l'incontinence.

Exercice du rôle : Manière dont l'individu perçoit sa capacité d'exercer ses rôles importants. *Voir aussi* **Ambiguïté de rôle ; Conflit de rôle ; Difficulté dans l'exercice du rôle ; Surcharge de rôle.**

Exercice isométrique : Exercice où le muscle maintient une force, mais se contracte sans raccourcissement et sans déplacement des articulations.[36]

Exercice isométrique contre résistance : Exercice nécessitant une contraction du muscle en même temps que s'exerce une poussée contre un objet fixe ou une résistance au mouvement d'un objet.

Exercice isotonique : Se dit d'une contraction musculaire telle que la force développée par le muscle reste constante alors que sa longueur varie.[6]

Exophtalmie : Protubérance des globes oculaires.

Exostose : Saillie osseuse qui se développe à la surface d'un os (se retrouve le plus souvent au centre de l'os du palais).

Expérience : Connaissance acquise par une longue pratique.

Exsudat : Accumulation de cellules mortes et de globules blancs qui suinte d'un foyer d'inflammation. Il peut être séreux (jaune clair, transparent comme du plasma), sanguinolent (contenant des globules rouges) ou purulent (contenant des globules blancs et des bactéries).

F

Facteur caratif : Élément d'intervention qui permet à l'infirmière d'aider la personne soignée à trouver une signification à sa situation de santé et à sa souffrance.

Facteur de risque : Caractéristique liée à une personne, à son comportement ou à son mode de vie et qui entraîne pour elle une probabilité plus élevée de développer une maladie.[37]

Facteurs de risque psychosociaux : Expériences psychologiques complexes et multidimensionnelles propres à une personne et déterminées par son contexte social (solitude, manque ou perte de soutien social, réseau social restreint, faible estime de soi, culpabilisation, sentiment d'impuissance, etc.).

Famille : Ensemble de rapports que le client identifie à la famille, ou réseau de personnes qui exercent une influence mutuelle sur leur vie, peu importe qu'il y ait entre elles des liens biologiques ou juridiques.

Famille élargie : Famille qui comprend la parenté (tantes, oncles, grands-parents et cousins) en plus de la famille nucléaire.

Famille monoparentale : Famille formée lorsqu'un des parents décède ou quitte la famille nucléaire (divorce, abandon), ou lorsqu'une personne célibataire décide d'avoir ou d'adopter un enfant.

Famille nucléaire : Forme de structure familiale correspondant à un ménage regroupant deux parents mariés ou non ainsi que leurs enfants, à l'opposé de la famille élargie qui peut compter plusieurs générations.[2]

Famille reconstituée : Famille qui se forme lorsque des parents ayant eu des enfants d'une précédente union constituent un nouveau couple.

Fascia : Membrane fibreuse qui recouvre ou enveloppe une structure anatomique.[2]

Fatigue : Diminution des forces de l'organisme, généralement provoquée par un travail excessif ou trop prolongé ou liée à un état fonctionnel défectueux.[1]

Fébrile : État d'une personne qui présente de la fièvre.

Fécalome : Résultat d'une constipation non traitée, il correspond à une accumulation de matières fécales (voir **Fèces**) durcies bloquées dans le rectum et impossibles à expulser.

Fèces (ou matières fécales) : Résidus de la digestion des aliments qui atteignent la partie sigmoïde du côlon.

Fer sérique : Taux de fer en circulation libre dans le plasma sanguin et non fixé à l'hémoglobine des globules rouges.[2]

Fibre alimentaire : Résidu non digestible de certains aliments qui donne du volume aux matières fécales (voir **Fèces**).

Fibres : Voir **Fibre alimentaire**.

Fibrine : Protéine filamenteuse et élastique formant un réseau d'agrégats de plaquettes et qui est important dans le processus de coagulation sanguine.

Fibrinogène : Protéine soluble du plasma sanguin, élaborée par les cellules hépatiques, qui produit la fibrine sous l'action de la thrombine.[1]

Fibroblaste : Cellule qui synthétise les fibres de collagène.

Fièvre : Voir **Pyrexie**.

Filtration : Processus par lequel l'eau et les solutés se déplacent d'un compartiment à un autre en fonction d'un gradient de pression hydrostatique (d'une pression hydrostatique plus élevée à moins élevée).

Filtration glomérulaire : Première étape de la formation de l'urine. Le plasma est filtré par le corpuscule rénal et s'écoule dans les tubules.[38]

Fistule : Canal étroit d'origine congénitale ou accidentelle (traumatique, pathologique ou chirurgicale) donnant passage de façon continue à un produit physiologique (urine, matière fécale, bile, etc.) ou purulent qui s'écoule à la surface du corps (fistule externe) ou dans une cavité interne (fistule interne).[1]

Flatulence : Étirement et distension des parois intestinales à mesure que des gaz gastro-intestinaux s'accumulent, provoquant un ballonnement dans l'estomac ou les intestins et l'émission de gaz par la bouche ou par l'anus.

Flore normale : Ensemble des microorganismes qui résident normalement à l'intérieur du corps et ne provoquent pas de maladie, mais contribuent plutôt au maintien de la santé.

Flore résidente : Voir **Flore normale**.

Follicule pileux : Structure particulière de la peau qui produit le poil en assemblant des cellules produites dans le follicule.[2]

Force de cisaillement : Voir **Cisaillement**.

Formation professionnelle : Processus d'apprentissage qui permet à une personne d'acquérir le savoir-faire (habiletés et compétences) nécessaire à l'exercice d'un métier ou d'une activité professionnelle.[2]

Formation réticulée : Voir **Substance réticulée activatrice**.

Formulaires d'enregistrement systématique : Formulaires qui permettent aux infirmières d'enregistrer rapidement et efficacement les signes vitaux et les soins répétitifs de routine (les bains, les repas, les pesées et la vérification des dispositifs de sécurité et de contention, entre autres).

Fovéa : Dépression centrale de la rétine dont le fond consiste en une couche de cônes photorécepteurs et où l'acuité visuelle est maximale.[1]

Frémissement : Faible mouvement d'oscillation ou de vibration qui rend un léger bruit.[13]

Frémissement tactile : Tremblement léger localisé ou généralisé. Se dit aussi, au cours de l'examen clinique, d'une sensation particulière perçue par la main appliquée sur une surface de la peau.

Friction : Force mécanique exercée lorsque la peau est tirée sur une surface brute telle que des draps de lit.

Frisson : Réaction involontaire du corps provoquée par les écarts de température de l'organisme ; elle peut indiquer la présence d'une fièvre.

Frottis vaginal : Test indolore consistant en un prélèvement de cellules pour examen microscopique destiné à détecter le cancer du col utérin.

G

Gai : Homme d'orientation homosexuelle.

Galactosémie : Déficit héréditaire en transférase, enzyme participant aux transformations du galactose dans l'organisme.[6]

Galop auriculaire : Bruit cardiaque, nommé B_4, qui précède immédiatement B_1, ou la systole ventriculaire. Le son d'un B_4 est semblable à la prononciation de « Ten/nes-see ».

Galop ventriculaire : Bruit cardiaque anormal, nommé B_3, entendu à l'auscultation cardiaque et qui suit immédiatement B_2 au début de la diastole ventriculaire.

Gastralgie : Douleur située au niveau de l'estomac.[14]

Gastrine : Hormone peptidique sécrétée principalement par les cellules endocrines de l'antre gastrique (partie inférieure de l'estomac) et favorisant les processus de digestion.[6]

Gaz sanguins : Les gaz du sang, c'est-à-dire l'oxygène et le gaz carbonique (CO_2), sont les gaz dissous à l'intérieur du sang circulant dans les artères et les veines.[14]

Génogramme : Représentation graphique schématique d'une famille, rassemblant sur un même schéma : les membres de celle-ci, les liens qui les unissent, et les informations biomédicales et psychosociales qui s'y rattachent.[2]

Genre : Ensemble des caractéristiques psychologiques et socioculturelles associées à un sexe.

Gériatrie : Spécialité de la médecine qui traite des aspects physiologiques et psychologiques du vieillissement ainsi que du diagnostic et du traitement des maladies qui touchent les personnes âgées.

Gérontologie : Étude de tous les aspects qui touchent le processus du vieillissement et de ses conséquences.

Gestalt : Mot allemand signifiant « forme » ou « structure » : l'être forme un tout indissociable et structuré.

Gingivite : Inflammation de la gencive, associée ou non à des phénomènes dégénératifs, nécrotiques ou prolifératifs et causée par la plaque bactérienne.[2]

Glaucome : Affection oculaire grave, caractérisée notamment par une hypertension intraoculaire sévère, une baisse de l'acuité visuelle, susceptible d'entraîner la cécité.[1]

Globe vésical : Gonflement perceptible à la palpation de la région sus-pubienne et occasionné par une distension de la vessie ou une rétention importante d'urine.

Glossite : Inflammation de la langue.[1]

Glucides : Classe de molécules organiques principalement synthétisées dans le règne végétal, constituées de carbone, d'hydrogène et d'oxygène, jouant dans l'organisme un rôle énergétique.[6]

Glucides complexes : Groupe de glucides comprenant les polysaccharides, comme l'amidon et les fibres alimentaires. Ils sont assimilés dans l'organisme à différents degrés.

Glucides simples : Groupe de glucides comprenant les monosaccharides et les disaccharides, aussi appelés sucres.

Goniomètre : Appareil servant à mesurer le degré précis d'amplitude d'une articulation.

Gradient de concentration : Différence entre deux concentrations.

Groupe de médecine de famille (G.M.F.) : Regroupement de médecins qui travaillent en étroite collaboration avec des infirmières dans un environnement favorisant la pratique de la médecine de famille auprès de personnes inscrites. Le médecin de famille appartenant à un groupe est aussi en relation étroite avec d'autres professionnels de la santé de la région.[39]

Gynécomastie : Développement des seins chez l'homme.

H

Habileté intellectuelle : Capacité, aptitude de l'esprit à réaliser un acte, une tâche ou un travail particulier.[2]

Halitose : Mauvaise haleine.

Hardiesse : Combinaison de trois traits de personnalité destinés à lutter contre le stress, soit le sentiment de maîtrise sur les événements de la vie, l'engagement à réaliser des activités importantes et l'anticipation de défis permettant d'évoluer.

Hématémèse : Vomissement de sang.

Hématie : Cellule sanguine transportant l'oxygène des poumons vers les tissus (synonymes : érythrocyte, globule rouge).

Hématocrite: Pourcentage de globules rouges dans le sang.[1]

Hématome: Accumulation de sang localisée dans un organe, une cavité ou un tissu.

Hématurie: Présence de sang dans l'urine.[1]

Hémiparésie: Déficit incomplet de la force musculaire touchant la moitié droite ou gauche du corps.[6]

Hémiplégie: Paralysie touchant la moitié (gauche ou droite) du corps.[6]

Hémodialyse: Technique permettant d'épurer le sang avec un filtre (rein artificiel) éliminant les déchets toxiques chez des sujets ayant une insuffisance rénale grave.

Hémodynamique: Partie de la physiologie qui étudie les lois d'écoulement de la masse sanguine dans les vaisseaux en fonction du débit cardiaque.[6]

Hémogramme: Analyse qui consiste à déterminer la quantité des différents éléments, comme les globules rouges, les globules blancs, les plaquettes et l'hémoglobine, que contient un millilitre de sang.

Hémoptysie: Présence de sang dans les expectorations.

Hémorragie: Écoulement de sang hors des vaisseaux sanguins.[6]

Hémorroïdes: Veines de l'anus et du rectum dilatées et rougeâtres. Elles peuvent être internes ou externes.

Hémostase: Processus de réparation ou de coagulation permettant de freiner l'hémorragie.

Hépatite: Affection inflammatoire du foie qui détermine une destruction des cellules hépatiques (cytolyse), dont l'origine peut être virale, toxique ou auto-immune.[4]

Hépatomégalie: Augmentation du volume du foie.[2]

Hernie: Protrusion pathologique d'un organe ou d'une partie de celui-ci par un orifice naturel ou accidentel, à travers les parois de la cavité qui le contient à l'état normal.[1]

Hétérosexualité: Comportement sexuel caractérisé par l'attirance d'individus de sexe opposé.[1]

Hiatal: Qui concerne un hiatus anatomique (tout orifice anatomique de forme étroite et allongée).[6]

Hile rénal: Échancrure sur la face concave des reins par où pénètre l'artère rénale et les vaisseaux lymphatiques et par où quittent la veine rénale de même que l'uretère qui transporte l'urine des reins vers la vessie.[40]

Hippocratisme digital: Déformation des doigts et des ongles qui présentent un élargissement, une incurvation des extrémités, consécutivement à certaines affections pulmonaires, cardiovasculaires, etc.[1]

Hirsutisme: Développement chez la femme d'une pilosité excessive et d'aspect masculin.[6]

Histamine: Substance chimique présente dans les cellules de tout l'organisme et qui est libérée au cours d'une réaction allergique.[4]

Histoire de santé: Données recueillies à propos du bien-être du client (passé et actuel), de son développement physique et cognitif, de ses antécédents familiaux, de ses changements de mode de vie, de ses antécédents socioculturels, de sa santé spirituelle et de ses réactions mentales et émotionnelles concernant la maladie.

Holisme: Système de pensée pour lequel les caractéristiques d'un être ou d'un ensemble ne peuvent être connues que lorsqu'on le considère et l'appréhende dans son ensemble, dans sa totalité, et non pas quand on en étudie chaque partie séparément. *Voir* **Approche holistique**.[2]

Homéostasie: Équilibre physiologique obtenu lorsque la composition et le mouvement des liquides organiques sont bien régulés par les apports liquidiens, certaines hormones et l'élimination des liquides.

Homosexualité: Comportement sexuel caractérisé par l'attirance, exclusive ou occasionnelle, d'un individu pour un individu du même sexe.[1]

Horloge biologique: Mécanisme qui synchronise les cycles de sommeil et d'éveil.

Hormone antidiurétique (ADH): Hormone stockée dans la neurohypophyse, puis libérée en réaction aux changements de l'osmolarité sanguine. Elle agit directement sur les tubules urinaires et les tubules collecteurs pour les rendre plus perméables à l'eau.

Hyalin: Aspect caractéristique, transparent comme du verre, que peuvent prendre certains composants de l'organisme (artérioles, tissus, cellules).[14]

Hydrocéphalie: Augmentation du volume du crâne pouvant résulter d'anomalies congénitales ou d'accumulation de liquide céphalorachidien dans les ventricules.

Hyperalgésie: Réponse exagérée à un stimulus qui est normalement douloureux.[41]

Hyperémie réactionnelle anormale: Excès de vasodilatation et d'induration en réaction à l'inflammation locale (p. ex., l'application d'eau chaude).

Hyperémie réactionnelle normale: Effet visible (rougeur) de la vasodilatation locale.

Hyperesthésie: Exagération des divers modes de la sensibilité, qui tend à produire des sensations douloureuses.[42]

Hyperkinétique: Se dit d'un syndrome qui se caractérise par un trouble associant une activité motrice exagérée à un comportement impulsif. Antonyme: Hypokinétique.[14]

Hyperlipidémie: Augmentation de la quantité globale des lipides contenus dans le sang, quelle que soit la fraction lipidique prédominante: lipoprotéines ou acides gras libres.[19]

Hyperpnée: Accroissement exagéré de l'amplitude et du rythme des mouvements respiratoires.[1]

Hyperpyrexie: Très forte fièvre.

Hypersomnolence: Impossibilité de rester éveillé et vigilant pendant la journée, par suite d'épisodes d'endormissement ou d'assoupissement presque quotidiens depuis au moins trois mois. Le syndrome d'apnée du sommeil est souvent responsable de l'hypersomnolence.[43]

Hypertension: Trouble généralement asymptomatique qui se caractérise par une pression artérielle élevée persistante et qu'on surnomme aussi « tueur silencieux ».

Hypertension gravidique: Hypertension artérielle survenant chez une femme enceinte; première cause de mortalité en cours de grossesse dans les pays développés.

Hypertension portale: Augmentation de la pression sanguine dans le système veineux portal.[6]

Hyperthermie: État qui se caractérise par une peau chaude et sèche et des températures rectales qui dépassent 38,5 °C.

Hyperthermie maligne: Maladie héréditaire où le corps produit de la chaleur de façon incontrôlable lorsqu'on administre des anesthésiques à une personne à risque.

Hypertonie: Tonus accru d'un muscle.

Hyperventilation: État de ventilation excessif par rapport au besoin requis pour éliminer le gaz carbonique veineux normal produit par le métabolisme cellulaire.

Hypoalgésie: Diminution de la sensibilité à la douleur.[1]

Hypoderme: Partie profonde de la peau, située sous le derme, constituée par du tissu conjonctif plus lâche que dans celui-ci. (Il est cloisonné en logettes ou lobules remplis de cellules adipeuses.)[6]

Hypokaliémie: Diminution du taux du potassium sanguin au-dessous des limites normales.[1]

Hyponatrémie: Déséquilibre électrolytique du système sanguin caractérisé par une concentration trop faible du sodium dans le sang, qui se manifeste chez une personne par une sécheresse de la peau, une tachycardie et de l'hypotension.[19]

Hypoprotéinémie: Diminution anormale de la protéinémie (taux de protéines dans le sang) au-dessous de 60 g/L.[6]

Hypotension: Trouble qui se caractérise par une pression artérielle systolique de 90 mm Hg ou moins et qui rend le client symptomatique.

Hypotension orthostatique: Diminution de la pression sanguine d'une personne en position debout ou au moment du passage de la position couchée ou assise à la position debout.[4]

Hypotension posturale: *Voir* **Hypotension orthostatique**.

Hypothalamus: Région du cerveau située entre les hémisphères cérébraux et contrôlant entre autres la température corporelle.

Hypothermie: Perte thermique causée par une longue exposition au froid qui empêche la production de chaleur par l'organisme. L'hypothermie se caractérise par une chute de la température interne du corps à moins de 35 °C.

Hypothèse: Étape du raisonnement déductif au cours de laquelle une proposition est testée pour essayer de confirmer ou d'infirmer l'explication théorique proposée d'un phénomène.

Hypotonie: Tonus affaibli d'un muscle.

Hypoventilation: Manifestation se produisant lorsque la ventilation alvéolaire ne répond pas adéquatement à la demande en oxygène de l'organisme ou n'élimine pas suffisamment de gaz carbonique.

Hypovolémie: Diminution du volume sanguin total.

Hypoxie: Diminution de l'apport d'oxygène aux cellules et aux tissus.

I

Iatrogène: Se dit des troubles provoqués par un traitement médical ou un médicament.[4]

Ictère: Symptôme caractérisé par une coloration jaune de la peau et des muqueuses causée par l'accumulation de bilirubine dans les tissus.[45]

Identité: Principe d'organisation de la personnalité qui rend compte de l'intégrité, de la continuité, de l'unicité et de la cohérence de la personnalité.

Identité personnelle: Caractère particulier que l'adolescent cherche à acquérir dans le cadre de son développement psychosocial. Cette identité se définit par la création de liens avec les pairs, l'indépendance émotive par rapport aux parents et l'établissement d'un système de valeurs propres.

Identité sexuelle: Perception subjective qu'a un individu d'être un homme ou une femme.

Iléon: Partie terminale de l'intestin grêle.[1]

Iléus paralytique : Arrêt provisoire du péristaltisme.

Image corporelle : Ensemble des perceptions qu'a l'individu de son propre corps, sur les plans interne et externe.

Immobilité : Incapacité qu'a une personne de se déplacer librement.

Immunodéprimé : Se dit d'une personne dont les défenses immunitaires sont affaiblies.[2]

Impédance bioélectrique : Méthode non effractive qui permet d'estimer la masse maigre à partir de la mesure de l'eau corporelle. Un courant électrique inoffensif est transmis. La vitesse du courant varie selon que les tissus sont maigres ou adipeux.

Inappétence : Manque d'appétit. On dit aussi anorexie.

Inceste : Relations sexuelles prohibées entre parents très proches de sexe différent.[1]

Incontinence fécale : Incapacité de maîtriser de façon volontaire le passage des matières fécales (voir **Fèces**) et des gaz par l'anus.

Incontinence urinaire : Perte involontaire d'urine par l'urètre. Cette affection touche aussi bien les hommes que les femmes, et l'origine est souvent multifactorielle.[2]

Incontinence urinaire passagère : Incontinence ayant pour cause la gêne à demander de l'assistance et le temps d'attente pour l'obtenir, ou le délirium, les infections urinaires non traitées, la polyurie, l'effet des médicaments, la mobilité réduite, la constipation ou l'occlusion intestinale.

Indice de masse corporelle (IMC) : Mesure qui met en relation le poids avec la taille d'une personne.

Indice de réveil postanesthésique (IRPA) : Système de pointage objectif qui permet de déterminer avec précision le moment où les clients peuvent quitter la salle de réveil après une anesthésie. Aussi appelé « indice d'Aldrete », c'est le système de pointage le plus souvent utilisé.

Indice de réveil postanesthésique pour la chirurgie ambulatoire (IRPACA) : Système de pointage objectif qui permet de déterminer avec précision le moment où les clients des soins ambulatoires peuvent quitter le centre hospitalier.

Indice tibiobrachial (ITB) : Ratio entre la pression systolique à la cheville (tibia) et la pression systolique au bras (humérus) obtenu à l'aide d'un brassard pour mesurer la pression et d'un doppler. Pour considérer que la perfusion est adéquate, le résultat devra se situer entre 0,8 et 1,3. Aussi appelé « indice tibiohuméral » (ITH) ou « indice bras-cheville ».

Induction : Opération mentale par laquelle on passe d'observations données à une proposition qui en rend compte.[6]

Induration : Durcissement et épaississement anormal d'un tissu organique, sans altération visible de sa texture.[1]

Infection croisée : Infection transmise d'une personne à une autre, immédiatement à son contact, par les vêtements, du matériel de soins (contact indirect), etc.

Infection endogène : Infection du malade avec ses propres germes, à la faveur d'un acte invasif (c'est-à-dire traversant la peau du patient) ou en raison d'une fragilité particulière.[46]

Infection exogène : Infection soit croisée transmise d'un malade à l'autre, soit provoquée par les germes du personnel porteur ou liée à la contamination de l'environnement hospitalier.[47]

Infection iatrogénique : Infection nosocomiale provoquée par une technique diagnostique ou une intervention thérapeutique.

Infection nosocomiale : Infection causée par la prestation des soins dans les établissements de santé et transmise par les membres du personnel traitant ou non.

Infection pleurale : Pénétration d'une entité pathogène dans la plèvre (membrane séreuse enveloppant le poumon).[1]

Infection transmise sexuellement et par le sang (ITSS) : Maladie infectieuse qui se transmet entre partenaires au cours de différentes formes de rapports sexuels : contacts génitaux ou sanguins, rapports oraux, vaginaux ou anaux (par les muqueuses et les fluides corporels).[2]

Infertilité : Incapacité d'un homme, d'une femme ou d'un couple à concevoir après plus de un an de relations sexuelles régulières sans méthode contraceptive.

Infibulation : Suture de la majeure partie des grandes ou des petites lèvres de la vulve, ne laissant qu'une petite ouverture pour que l'urine et le flux menstruel puissent s'écouler.[2]

Infibulé : *Voir* **Infibulation**.

Infirmière de liaison : Infirmière qui assure la continuité des soins du centre hospitalier à la communauté ou à un autre type d'établissement.

Infirmière en service externe : Assistante de l'infirmière en service interne et du chirurgien.

Infirmière experte : L'infirmière experte-conseil en soins infirmiers intervient indirectement auprès de la clientèle et directement auprès de ses pairs, dans le but de soutenir et de développer la pratique infirmière. Elle exerce les rôles de clinicienne, consultante, éducatrice et chercheuse.[48]

Infirmière pivot en oncologie : Personne-ressource stable qui aide, guide et soutient les personnes atteintes de cancer et leurs proches à travers les étapes de la maladie.

Inflammation : Ensemble de phénomènes de défense de l'organisme contre une agression (traumatisme, infection, etc.), pouvant se manifester par divers signes (douleur, tuméfaction, chaleur, rougeur, etc.).[6]

Ingesta : Matières (aliments, liquides, médicaments, etc.) introduites dans l'organisme.[6]

Inhalation : Aspiration d'une substance médicamenteuse par le nez ou par la bouche.

Innocuité : Qualité de ce qui n'est pas nuisible. Se dit souvent en parlant d'un médicament.[49]

Insolation : *Voir* **Coup de chaleur**.

Insomnie : Symptôme que présente le client qui éprouve une difficulté chronique à s'endormir, qui se réveille souvent pendant son sommeil ou dont le sommeil est trop court ou non récupérateur.

Instillation : Administration goutte à goutte ou en continu d'un liquide dans une cavité anatomique.

Insuffisance rénale : Syndrome clinique caractérisé par une détérioration importante ou par un arrêt total des fonctions rénales. Elle peut être aiguë et réversible ou chronique et permanente.

Interaction médicamenteuse : Effet provenant d'un médicament qui modifie, en le diminuant, en l'annulant ou en l'augmentant, l'action d'un autre médicament.

Interruption volontaire de grossesse (IVG) : Avortement provoqué au début de la grossesse pour des raisons non exclusivement médicales.[6]

Intolérance alimentaire : Sensibilité alimentaire qui n'entraîne pas de réaction immunitaire chez l'individu.[9]

Intuition : Reconnaissance immédiate de la nature d'un phénomène sans recours au raisonnement.

Irrigation : Lavage d'une cavité anatomique avec un liquide médicamenteux ou non.

Ischémie : Diminution ou arrêt de l'apport de sang dans une partie du corps.[1]

Ischémie cérébrale transitoire : Épisode bref de dysfonction vasculaire cérébrale avec rémission, mais qui a tendance à être récurrent. Elle peut être attribuable à un trouble de la perfusion sanguine, à une embolie ou à un spasme artériel. Les déficits durent généralement moins de 24 heures.

Ischémie tissulaire : Absence localisée de perfusion ou réduction importante du débit sanguin, qui réduit l'apport en oxygène, résultant d'une obstruction mécanique.

J

Jambières de compression pneumatique intermittente : Dispositif permettant un cycle régulier de gonflage et de dégonflage au niveau des membres inférieurs et ayant pour but de réduire la stase veineuse.

Jarretière de détection de la verticalité : Bande élastique, installée au-dessus du genou du client, qui émet un signal sonore lorsque le genou se situe à un niveau plus bas que la hanche.[50]

Jeune adulte : *Voir* **Période dite du jeune adulte**.

Jurisprudence : Ensemble des règles de droit qui se dégagent des décisions rendues par les tribunaux dans un pays ou sur une matière ; autorité qui en résulte comme source de droit.[1]

Justice : Dans le domaine des soins infirmiers, équité dont doit faire preuve le personnel soignant.

K

Kardex : Classeur portatif contenant des renseignements cliniques sur un groupe de clients, qui permet d'obtenir de l'information pratique au cours de la journée.

Kératine : Protéine fibreuse contenant du soufre, composant principal de la peau, des cheveux et des poils, des ongles et de l'émail dentaire.[4]

Kératite : Affection de la cornée, d'origine inflammatoire ou infectieuse.[6]

Kératomalacie : Affection de la cornée liée à une carence majeure en vitamine A et qui est une cause fréquente de cécité dans les pays où sévit la malnutrition.[6]

Kératose sénile : Épaississement de la peau présentant des taches brunâtres et rugueuses.

Kinesthésique : Relatif à la kinesthésie ; qui concerne la sensation de mouvement des parties du corps.[1]

L

Lacération : Déchirure de la peau susceptible de saigner abondamment, selon la profondeur et l'emplacement de la plaie.

Laparoscopie : Examen endoscopique de la cavité abdominale et de son contenu.[6]

Lavement : Instillation d'une solution dans le rectum et le côlon sigmoïde. Sa première fonction est de provoquer la défécation en stimulant le péristaltisme.

Laxatif : Produit qui amollit les selles et favorise la défécation.

Lesbienne : Femme d'orientation homosexuelle.

Lésion de pression : Atteinte à l'intégrité de la peau résultant d'une pression prolongée.

Lésion ischémique : Lésion causée par une diminution ou un arrêt de l'approvisionnement en sang des muscles, souvent entraînée par un spasme.[19]

Leucocyte : Cellule du sang et du tissu lymphoïde, capable de se rendre dans les différents tissus pour participer aux défenses immunitaires.[6]

Leucocytose : Augmentation du nombre de globules blancs dans le sang résultant généralement d'une attaque de l'organisme par des microorganismes pathogènes.

Leucoplasie : Accumulation d'épaisses plaques blanches sur les muqueuses.

Libido : Terme qui désigne l'énergie de la pulsion sexuelle.[19]

Ligament : Bande blanchâtre, luisante et souple de tissu fibreux unissant les éléments d'une articulation et reliant les os et les cartilages.

Ligne de gravité : Ligne verticale imaginaire qui traverse le centre de gravité du corps en son milieu exact. La ligne de gravité est donc une ligne droite perpendiculaire à la surface de la terre qui passe par le corps directement dans le centre de gravité.

Lipides : Classe de molécules organiques constituant la source d'énergie la plus concentrée. La plupart des lipides contenus dans l'alimentation se retrouvent sous forme de triglycérides, lesquels sont constitués en bonne partie d'acides gras.

Lipofuscine : Pigment cellulaire composé de débris de molécules qui apparaît dans les cellules des personnes âgées.[2]

Liquide extracellulaire (LEC) : Liquide présent à l'extérieur d'une cellule et comprenant le liquide interstitiel et le liquide intravasculaire.

Liquide interstitiel : Liquide occupant les espaces intercellulaires et l'extérieur des vaisseaux sanguins.

Liquide intracellulaire (LIC) : Liquide occupant l'intérieur des cellules somatiques et contenant des solutés dissous indispensables à l'équilibre hydroélectrolytique et au métabolisme. Le LIC représente environ 40 % du poids corporel de l'adulte.

Lit unguéal : Couche sur laquelle vient reposer la partie la plus apparente de l'ongle.

Lithiase : Formation de calculs à un niveau quelconque du tractus urinaire (calculs urinaires), ou à l'intérieur d'un appareil contenant des glandes, ou dans un réservoir tel que la vessie ou la vésicule biliaire, et qui sont la cause fréquente de douleur, d'obstruction et d'infection secondaire.[14]

Lithiase urinaire (ou calculs rénaux) : Accrétions (cristallines) solides de minéraux dissous dans l'urine et que l'on trouve dans les reins ou les uretères.[2]

Littératie : En santé, capacité pour des personnes de repérer, de comprendre, d'évaluer et de communiquer de l'information pour être capables de composer avec les divers contextes de santé afin de promouvoir la santé tout au long de leur vie.

Loi sur les infirmières et les infirmiers : Loi décrivant et définissant la pratique infirmière au Québec.

Lordose : Exagération de la courbure lombaire.

Lumière du vaisseau sanguin : Calibre intérieur d'un vaisseau sanguin.[19]

Lymphe : Liquide organique incolore ou ambré, contenant les leucocytes et renfermant les mêmes substances que le sérum sanguin, mais en quantité moindre.[1]

Lymphocyte : Leucocyte mononucléaire de taille petite ou moyenne, possédant un grand noyau sphérique et se trouvant en abondance dans la lymphe.[1]

Lymphœdème : Accumulation de liquide lymphatique dans les espaces interstitiels, essentiellement à l'intérieur des tissus adipeux se trouvant sous la peau (sous-cutanée).[14]

M

Macération : Gonflement et altération de tissus à la suite d'un séjour prolongé dans un liquide ou à l'humidité.[1]

Macroéléments : Minéraux dont le besoin quotidien est supérieur à 100 mg ; ce sont le calcium, le phosphore, le magnésium, le sodium, le potassium et le chlore.

Macrophage : Cellule responsable de la destruction des déchets et qui déloge ainsi les bactéries, les cellules mortes et les débris d'une plaie par phagocytose.

Macula : Région centrale de la rétine où les impressions visuelles ont une précision et une netteté maximales.[1]

Macula densa : Élément de l'appareil juxtaglomérulaire dans la portion terminale du tube droit distal.

Magnésium : Élément chimique de numéro atomique 12, présent dans l'organisme à l'état de traces (oligoéléments), participant à de nombreuses réactions faisant intervenir les glucides (sucres), les lipides (graisses) et les protéines.[14]

Malabsorption : Absorption inadéquate des nutriments dans l'intestin grêle.

Maladie : Altération objective de l'état de santé qui se manifeste par des symptômes que l'on peut médicalement déceler.

Maladie contagieuse : Maladie infectieuse à transmission directe interhumaine et à fort potentiel de diffusion épidémique dans une collectivité (l'usage de ce terme est en décroissance).[51]

Maladie de Hodgkin : Affection maligne du tissu lymphatique touchant essentiellement les ganglions lymphatiques et caractérisée par une cellule très particulière dite cellule de Sternberg.[6]

Maladie pulmonaire obstructive chronique (MPOC) : Terme générique désignant un ensemble d'affections respiratoires touchant les bronches et les poumons (bronchite chronique, asthme, emphysème), pouvant coexister chez un même sujet, qui déterminent chez ce dernier une insuffisance ventilatoire obstructive.[19]

Maladie transmissible : Maladie dite infectieuse, c'est-à-dire provoquée par un microorganisme.[51]

Mandat en cas d'inaptitude : Document écrit dans lequel une personne en désigne une autre pour voir à la protection de sa personne ou de ses biens dans le cas où la maladie ou un accident la priverait de ses facultés temporairement ou de façon permanente.

Manœuvre de Valsalva : Manœuvre qui consiste à exercer une contraction volontaire des muscles abdominaux pendant l'expiration forcée, en gardant la glotte fermée (en retenant sa respiration et en poussant).

Mastectomie : Ablation de la glande mammaire.[1]

Mastocyte : Cellule de forme arrondie présente dans différents tissus et dont le cytoplasme contient des granulations basophiles.[1]

Mastose sclérokystique : Inflammation mammaire se caractérisant par des seins bosselés et douloureux et, parfois, par un écoulement mamillaire.

Maturation : Processus de vieillissement.

Méat urinaire : Orifice par lequel s'écoule l'urine.

Mécanisme d'adaptation : Moyen utilisé pour surmonter les agents stressants et déterminé par les expériences personnelles.

Médecine intégrative : Modèle qui relève de la collaboration et du respect mutuel entre les professionnels de la santé du système biomédical occidental et les autres praticiens formés par les écoles de médecines parallèles.

Médiation cellulaire : Immunité directement assurée par des cellules spécifiquement sensibilisées, appartenant à la famille des lymphocytes, les cellules T, qui s'attaquent aux organismes et aux tissus étrangers.

Médiation humorale : Immunité assurée par des molécules circulantes spécifiques des antigènes, les anticorps, produits par les lymphocytes B et dirigés contre les substances et les agents pathogènes étrangers.

Médicament adjuvant contre la douleur ou coanalgésique : Médicament dont le principal effet n'est pas analgésique, mais qui a des propriétés qui contribuent au soulagement de la douleur ou qui agissent en synergie avec les analgésiques pour contribuer au soulagement de la douleur.

Mélanome : Forme grave de tumeur de la peau.

Membrane alvéolocapillaire (ou barrière alvéolocapillaire) : Membrane localisée au niveau des alvéoles, composée des parois alvéolaire et capillaire, et qui permet, par diffusion, l'échange d'oxygène et de gaz carbonique entre les espaces aériens des poumons et le sang.[52]

Ménarche : Première période de menstruations ; première fois où, dans le cycle ovulatoire, une fille a ses règles.[2]

Ménopause : État physiologique propre à la femme, consistant dans la cessation définitive de l'activité ovarienne et des règles.[1]

Message : Contenu de la communication transmis par le langage verbal et non verbal.

Mesure d'urgence : Mesure exécutée dans le but de rétablir l'équilibre physiologique ou psychologique du client, lorsque cet équilibre est menacé.

Mesure des plis cutanés : Évaluation de l'importance de la masse adipeuse à l'aide d'un instrument, l'adipomètre, qui mesure l'épaisseur du tissu adipeux sous-cutané à certains endroits du corps.

Méta-analyse : Compilation des études sur le même sujet.[14]

Métabolisme basal (MB) : Quantité d'énergie dépensée par l'organisme pour maintenir ses activités fondamentales (respiration, circulation, travail cardiaque, température, etc.) lorsqu'il est à jeun et au repos.

Métaparadigme : Paradigme qui englobe d'autres paradigmes.

Métaparadigme infirmier : Métaparadigme formé de quatre concepts (personne, environnement, santé, soins infirmiers) et de quatre propositions (principes et lois régissant les processus de vie, le bien-être et le fonctionnement optimal des personnes malades ou en santé ; modèles de comportements humains en interaction avec l'environnement dans des situations normales ou critiques de la vie ; processus par lesquels l'état de santé s'améliore ; globalité).

Métastase : Lésion cancéreuse consécutive à un foyer cancéreux primitif.

Méthode de soins : Technique ou procédé de soins, qui définit l'activité, les objectifs poursuivis ainsi que les éléments à évaluer et à planifier avant d'exécuter une activité. Elle peut préciser les interventions à effectuer si des difficultés se présentent durant l'exécution et détermine les renseignements à consigner au dossier.[25]

Méthode PIE: Méthode de rédaction des notes d'évolution dans laquelle les données sont notées sur des diagrammes spéciaux. Dans cet acronyme, « P » signifie problème, « I », intervention et « E », évaluation. Les notes PIE sont numérotées ou marquées selon les problèmes du client.

Méthode scientifique: Méthode qui consiste à énoncer des questions de recherche, à recueillir puis à analyser des données empiriques pour finalement apporter des réponses aux questions.

Méthode SOAP: Méthode de rédaction de notes d'évolution dans laquelle le « S » représente les données subjectives, le « O », les données objectives, le « A », l'analyse et l'interprétation, le « P », le plan d'interventions. On peut y ajouter la méthode PIE.

Microorganisme: Être vivant microscopique, tel qu'une bactérie, un virus, un champignon unicellulaire (levure) ou un protiste, visible uniquement au microscope.[1,6]

Miction: Action d'expulser l'urine de la vessie. Évacuation de l'urine induite volontairement par les centres du cerveau et involontairement par la moelle épinière.[52]

Milieu humide: Milieu qui fournit la condition optimale pour une cicatrisation rapide, car il influence à la fois la vitesse d'épithélialisation et la quantité de tissus de granulation.

Millimole par litre (mmol/L): Valeur représentant la quantité en grammes d'un électrolyte spécifique (soluté) dissous dans un litre de plasma (solution).

Minéraux: Éléments chimiques simples essentiels à l'organisme, car ils agissent comme catalyseurs des réactions biochimiques.

Mobilité: Capacité qu'a une personne de se déplacer.

Mode de vie: Comportement d'une personne au quotidien, façon de vivre selon ses valeurs et ses croyances.

Modèle conceptuel: Structure théorique sur laquelle peuvent être basés les soins infirmiers.

Modulation: Processus d'inhibition ou d'amplification des impulsions douloureuses.

Moi idéal: Idéal qu'une personne s'efforce d'atteindre et qui se compose d'aspirations, d'objectifs, de valeurs et de normes de comportement.

Monde empirique: Monde basé uniquement sur l'expérience et l'observation des faits.

Monoxyde de carbone: Gaz très toxique, incolore et inodore, produit par la combustion du carbone ou de carburants organiques. Il se lie plus facilement que l'oxygène à l'hémoglobine, ce qui empêche la formation d'oxyhémoglobine et réduit ainsi la quantité d'oxygène disponible pouvant être absorbée par les tissus.

Moribond: Qui est près de mourir.[6]

Motilité: Faculté de se mouvoir que possède un corps ou une partie du corps.[1]

Motivation: Action des forces, conscientes ou inconscientes, qui entraîne une personne à se comporter d'une façon particulière.

Mouvement péristaltique: Mouvement produit par des contractions et des relâchements involontaires des muscles lisses.

Muqueuse: Membrane tapissant la totalité du tube digestif (de la bouche au rectum), l'appareil respiratoire, l'appareil urinaire, les appareils génitaux masculin et féminin ainsi que la face postérieure des paupières et la face antérieure du globe oculaire (conjonctive).[6]

Murmure vésiculaire: Bruit très doux entendu à l'auscultation lorsque de l'air entre dans les poumons ou en sort. Ce bruit est le témoin du passage de l'air à l'intérieur de l'alvéole, et la tension alvéolaire participe également à ce bruit

Myoclonie: Contraction musculaire brutale et involontaire due à la décharge pathologique d'un groupe de cellules nerveuses.[6]

Myofibroblaste: Cellule responsable de la contraction d'une plaie. Elle contient entre autres des protéines de muscles lisses.

Myopie: Anomalie de la vision due à un défaut de convergence des rayons lumineux et dans laquelle l'image d'un objet éloigné se forme en avant de la rétine.[1]

N

NaCl-Lock: Dispositif consistant à injecter du sérum physiologique tout en clampant la tubulure pour permettre de conserver une pression positive dans une veine et ainsi de la garder ouverte ou perméable sans qu'une perfusion continue soit nécessaire.

Narcolepsie: Dysfonctionnement des mécanismes régulateurs des états de sommeil et de veille. La narcolepsie se manifeste par une exagération du besoin de dormir, une tendance irrésistible au sommeil.

Narcose: Type d'anesthésie couramment utilisée au cours d'interventions qui nécessitent une diminution du niveau de conscience sans une anesthésie complète. On l'appelle aussi sédation consciente.

Nébulisation: Technique qui permet d'administrer une concentration importante de médicament, sous forme de fines gouttelettes, directement dans les voies respiratoires.

Nécrose: Tissu nécrotique noir ou brun. Il s'agit d'un tissu dévitalisé et qui doit être éliminé pour permettre la guérison de la plaie.

Néoplasme: Tissu anormal nouvellement formé. On emploie généralement ce terme pour désigner une tumeur.[14]

Néphron: Unité fonctionnelle du rein, responsable de la formation de l'urine. Il est composé, entre autres, du glomérule, de la capsule de Bowman, du tube contourné proximal, de l'anse de Henle, du tube contourné distal et du tube collecteur.

Néphropathie: Affection rénale due à un trouble fonctionnel ou à des lésions organiques du rein.[1]

Neurogène: Terme générique qualifiant ce qui est d'origine nerveuse.[14]

Neuromodulateur: Substance qui modifie l'activité des neurones et qui ajuste ou change la transmission des stimuli douloureux, sans toutefois transférer directement un signal nerveux à travers une synapse.

Neuropathie: Ensemble des affections nerveuses. Concerne essentiellement les maladies du système nerveux périphérique, c'est-à-dire les neuropathies périphériques.[2]

Neurorégulateur: Substance qui modifie la transmission des stimuli nerveux et qui joue un rôle important dans l'expérience de la douleur. Les neurorégulateurs sont divisés en deux groupes: les neurotransmetteurs et les neuromodulateurs (voir ces termes).

Neurotransmetteur: Substance chimique libérée à la suite d'une stimulation des fibres nociceptives (fibres A-delta et C) et qui sert à relayer l'influx nerveux nociceptif.

Neutrophile: Leucocyte polynucléaire du sang, à noyau irrégulier, qui présente des granulations neutrophiles. Chez l'homme, les neutrophiles représentent 70 % des globules blancs.[1]

Nil per os (N.P.O.): À jeun.

Nocicepteur: Récepteur nerveux préférentiellement sensible aux stimulations nociceptives.

Nociception: Fonction défensive, d'alarme. C'est l'ensemble des phénomènes permettant l'intégration au niveau du système nerveux central d'un stimulus douloureux via l'activation des nocicepteurs (récepteurs à la douleur) cutanés, musculaires et articulaires.[2]

Non-malfaisance: Fait de ne pas faire de mal à autrui inutilement.[2]

Normes intellectuelles: Critères qui permettent d'évaluer le bien-fondé et la pertinence des décisions et des jugements énoncés par l'infirmière.

Normes professionnelles: Règles éthiques ou déontologiques, critères d'évaluation et normes de la profession infirmière.

Notes d'évolution: Information indiquant l'évolution de l'état de santé du client, expliquant les décisions cliniques de l'infirmière et décrivant les interventions effectuées, les réactions du client et les résultats obtenus.[25]

Nourrisson: Nom donné au bébé âgé de un mois à un an.

Noyau du raphé: Ensemble de structures sous-corticales du cerveau, présentes au niveau du bulbe rachidien, du pont et du mésencéphale, responsables du système sérotoninergique (lié à la sérotonine).[2]

Nutriment: Substance alimentaire pouvant être directement et entièrement assimilée sans avoir à subir les modifications de la digestion (p. ex. le glucose, les acides aminés).

Nycturie: Mictions fréquentes pendant la nuit.

Nystagmus: Mouvement d'oscillation rythmique et involontaire des yeux.

O

Obésité: Hypertrophie générale du tissu adipeux engendrant un excès de poids corporel, provoquée par une suralimentation énergétique (obésité exogène) ou par des dysfonctionnements hormonaux (obésité endogène).[1]

Objectif: Ligne directrice permettant de sélectionner les activités infirmières qui permettent d'atteindre un but et les critères d'évaluation des interventions infirmières.

Observance: Respect par le client du traitement qu'on lui a prescrit.

Occlusion artérielle: Blocage d'une artère.

Œdème: Infiltration séreuse de divers tissus et en particulier des tissus sous-cutané et sous-muqueux, se révélant par un gonflement indolore de la peau.[1]

Œdème à godet: Marque, empreinte laissée par un doigt qui exerce une pression sur la peau ou sur une muqueuse infiltrée par de l'œdème.[14]

Oligoéléments: Minéraux dont les besoins quotidiens sont inférieurs à 100 mg.

Oligurie: Diminution de la production d'urine souvent associée à un trouble urinaire (moins de 30 ml/h).[52]

Oméga-3: Acides gras polyinsaturés présents en grandes quantités dans certains poissons gras et dans le lin, mais aussi dans les noix, le soja et le colza (dont est extraite l'huile de canola). Ils sont classés acides gras essentiels, car l'organisme humain, qui ne peut les produire, en a absolument besoin.[2]

Oméga-6: Acides gras polyinsaturés que l'on trouve dans la plupart des huiles végétales, les graines et le germe des céréales. Ces acides gras sont dits essentiels car l'organisme en a absolument besoin.[2]

Onde alpha: Fréquence rythmique cérébrale, qui peut être observée par un électroencéphalogramme (EEG), émise lorsque l'état de conscience est apaisé (entre le sommeil et l'état de veille) et, généralement, lorsque le client a les yeux fermés.

Ophtalmoscope: Appareil qui permet d'examiner les structures internes de l'œil.

Opioïde: Substance opiacée de synthèse ou peptidique dont les effets sont similaires à ceux de l'opium sans y être chimiquement apparentés.[2]

Ordonnance: Directives d'un professionnel de la santé ayant pour objet les médicaments (préparation et administration), mais aussi les traitements médicaux, les examens diagnostiques et les soins.

Orgelet: Petite inflammation, rappelant par sa forme un grain d'orge, qui se développe sur le bord libre de la paupière, près de l'angle interne de l'œil.[1]

Orientation sexuelle: Attirance affective ou sexuelle qu'une personne éprouve pour l'un ou l'autre sexe. Elle peut être homosexuelle, hétérosexuelle ou bisexuelle.

Orientation vers la réalité: Technique de communication que l'on utilise pour faire prendre conscience au client, particulièrement à la personne âgée, du moment, du lieu et de la personne à qui il s'adresse.

Orthopnée: État anormal dans lequel une personne qui présente de la dyspnée en position horizontale doit utiliser plusieurs oreillers lorsqu'elle est couchée ou doit s'asseoir en maintenant les bras surélevés pour mieux respirer.

Osmolalité: Concentration moléculaire qu'ont les particules osmotiquement actives et qui sont contenues dans une solution (mesurée en osmoles).

Osmolalité sérique: Mesure de la concentration du plasma.

Osmole: Unité de mesure de la quantité d'une substance dans la solution sous forme de molécules ou d'ions, ou des deux.

Osmorécepteur: Récepteur qui est sensible aux variations de la pression osmotique sérique.

Osmose: Passage d'un solvant pur, comme l'eau, à travers une membrane semi-perméable d'un compartiment où la concentration en solutés est faible à un milieu où la concentration en solutés est plus importante.

Ostéoporose: Déminéralisation osseuse entraînant la fragilité de la masse osseuse (os poreux).

Otorhinolaryngologiste: Spécialiste de la branche de la médecine ayant pour objet l'étude de l'anatomie, de la physiologie et de la pathologie de l'oreille, du nez, de la gorge et de la région cervicofaciale dans son ensemble.[19]

Otoscope: Instrument qui permet d'inspecter le conduit auditif externe et le tympan.

Ototoxicité: Toxicité provoquant une lésion du nerf auditif.

Outil de dépistage de la détresse (ODD): Outil de dépistage qui sert à évaluer et à mesurer la détresse d'une personne par un score et qui permet d'intervenir de façon adéquate selon les besoins exprimés par la personne ou de la diriger vers une ressource appropriée.

Oxyhémoglobine: Hémoglobine liée à de l'oxygène.[53]

Oxymétrie pulsée: Méthode de mesure de la saturation du sang artériel en oxygène, à l'aide d'un sphygmooxymètre utilisant un système photoélectrique.[1]

P

PaCO$_2$: Pression partielle en gaz carbonique dans le sang artériel. Elle reflète l'amplitude de ventilation alvéolaire.

Pâleur: Manifestation résultant de la diminution de l'apport sanguin à la peau, normalement de teinte rosée, chez le client de race blanche. La pâleur ne se produit pas chez les clients dont la peau a une pigmentation foncée.

Pancréatite: Inflammation aiguë ou chronique du pancréas.[6]

PaO$_2$: Pression partielle en oxygène dans le sang artériel.

Paradigme: Représentation du monde, manière de voir les choses, modèle cohérent de vision du monde qui repose sur une base définie.[2]

Paraphimosis: Étranglement du gland du pénis par le collet préputial trop étroit, lorsque celui-ci a été ramené en arrière de la couronne.[42]

Parasomnie: Comportement indésirable qui survient surtout durant le sommeil, tel que les rêves, les cauchemars et le somnambulisme.

Parathormone (PTH): Hormone sécrétée par les glandes parathyroïdes. Elle agit sur le métabolisme phosphocalcique.

Parodontose: Mobilité de la dent dans l'os de la mâchoire qui peut, dans les cas les plus graves, aller jusqu'à la chute de la dent.[14]

Pathogénicité: Pouvoir des microorganismes de provoquer une maladie.

Peau de pigmentation foncée: Peau qui reste inchangée (ne pâlit pas) lorsqu'on applique une pression sur une protubérance osseuse, sans égard à l'ethnie du client.

Pectoriloquie aphone: Anomalie pulmonaire qui donne à la voix chuchotée un son clair et distinct à l'auscultation.

Pédiculose: Infestation de la peau par des poux, contagieuse et désagréable en raison de la démangeaison qu'occasionnent les morsures des poux, mais bénigne.

Pensée critique: Habileté intellectuelle active et organisée qui permet d'examiner méthodiquement son processus de pensée et celui des autres.

Peptide auriculaire natriurétique ou atrial (ANP): Hormone sécrétée par les cellules des oreillettes du cœur en réaction à l'étirement de celles-ci et à une augmentation du volume sanguin y circulant.

Perception de la douleur: Moment où une personne est consciente de la douleur, alors que les stimuli douloureux sont transmis du thalamus au cortex cérébral.

Percussion thoracique: Méthode d'examen clinique qui consiste à frapper la cage thoracique avec un doigt pour connaître l'état des parties sous-jacentes.

Percutané: Qualifie un mode d'administration de certains médicaments ou substances consistant en une application locale sur la peau, le produit diffusant dans tout l'organisme à partir de cette application.[6]

Perfusion: Introduction de solutions intraveineuses dans la circulation sanguine à l'aide d'une aiguille ou d'un cathéter.[6]

Périménopause (ou préménopause): Période qui précède la ménopause caractérisée par une période de dépression des ovaires; celle-ci peut entraîner une insuffisance en progestérone seule ou une double insuffisance en progestérone et en œstrogènes.[2]

Période dite du jeune adulte: Période débutant à la fin de l'adolescence et se prolongeant jusqu'à la fin de la trentaine.

Période préscolaire: Période dans laquelle on situe l'enfant âgé de trois à cinq ans.

Période scolaire: Période qui commence quand l'enfant entre à l'école primaire, vers l'âge de six ans, et qui se termine à la puberté, vers l'âge de 12 ans.

Péristaltisme: Contractions normales de l'intestin grêle et du côlon faisant progresser le chyme vers le côlon descendant et l'anus.

Péritonite: Inflammation du péritoine.

Permanence de l'objet: Fait pour un enfant de comprendre qu'un objet ou une personne continue d'exister même s'il n'est pas dans son champ de perception.

Perte: Fait de n'avoir plus quelqu'un auprès de soi (par suite de mort, d'absence, d'abandon). La perte revêt diverses formes selon les priorités et les valeurs inculquées au sein de la sphère d'influence qui comprend la famille, les amis, la société et le milieu culturel.[1]

Perte associée à la maturité: Tout changement lié au processus de maturation ou au phénomène de vieillissement qui se produit normalement au cours de la vie.

Perte hydrique insensible: Perte en eau continuelle et imperceptible qui peut augmenter considérablement en présence de fièvre ou de brûlures par exemple.

Perte hydrique sensible: Perte en eau perceptible plus importante qui survient lorsqu'il y a un surplus de transpiration (diaphorèse).

Perte nécessaire: Perte inévitable qui accompagne les changements.

Perte perçue: Perte non tangible, comme la perte de confiance ou de prestige, que la personne est la seule à pouvoir définir.

Perte personnelle: Perte d'un être ou d'un objet significatif qui ne peut plus être vu, connu ou vécu et qui exige un processus de deuil pour s'y adapter.

Perte réelle: Perte d'un être ou d'un objet que la personne ne peut plus voir, sentir, entendre ou connaître et qui ne fait plus partie de sa vie.

Perte situationnelle: Perte qui concerne tout événement soudain, inattendu, circonscrit et imprévisible.

Pétéchies: Petites hémorragies superficielles qui apparaissent sur la peau et qui prennent la forme de minuscules taches rouges ou violacées.

pH: Unité de mesure de la concentration d'ions hydrogène (H$^+$) dans les liquides organiques.

Phagocytose: Processus d'englobement et de digestion par une cellule de particules solides ou d'autres cellules qu'elle trouve dans son milieu.[1]

Phanère: Toute formation épidermique apparente: ongles, poils, plumes.[1]

Pharmacocinétique: Étude du devenir d'un principe actif contenu dans un médicament dans l'organisme.[2]

Pharmacodynamie: Étude des effets des médicaments sur l'organisme.[6]

Pharmacothérapie: Ensemble des médicaments que prend un client. La pharmacothérapie a pour but la prévention, le diagnostic, le soulagement ou le traitement des maladies à l'aide de médicaments.[2]

Phénoménologie: Méthode axée sur l'expérience d'un phénomène spécifique et son étude à travers la perspective des gens qui se trouvent dans la situation visée.

Phlébite : Inflammation aiguë ou chronique d'une veine entraînant souvent la formation d'un caillot de sang qui oblitère le vaisseau ou qui migre à l'intérieur de celui-ci en provoquant une embolie.[1]

Phlyctène : Ampoule vésiculeuse remplie de sérosité, généralement transparente, qui s'amasse sous l'épiderme (à la suite d'une brûlure, d'une contusion ou avec certaines affections cutanées).[1]

Phosphate : Anion tampon qui participe à l'équilibre acido-basique.

Phosphore : Élément chimique de numéro atomique 15 que l'on retrouve à l'intérieur de l'organisme sous la forme de phosphate. Il est emmagasiné dans le squelette et il est impliqué dans de nombreux métabolismes extraosseux.

Physiothérapie respiratoire : Ensemble de thérapies utilisées pour mobiliser les sécrétions pulmonaires.

Pigmentation : Accumulation de pigments qui donne sa couleur à la peau. Elle peut être normale ou non.

Plaie : Perturbation de la structure anatomique normale et de sa fonction résultant de processus pathologiques ou d'interventions (p. ex., une chirurgie) amorcés à l'intérieur ou à l'extérieur de l'organe touché (synonyme de lésion).

Plan de soins et de traitements infirmiers (PSTI) : Document écrit servant de ligne directrice pour les soins du client et documentant ses besoins en matière de soins de santé.

Plan thérapeutique infirmier (PTI) : Le PTI dresse le profil clinique évolutif des problèmes et des besoins prioritaires du client et fait état des directives infirmières données. L'infirmière consigne au dossier de chaque client le plan thérapeutique infirmier qu'elle détermine ainsi que les ajustements qu'elle y apporte selon l'évolution clinique du client et l'efficacité des soins et des traitements qu'il reçoit.

Plans de soins standardisés : Lignes directrices préliminaires suivies pour prendre soin des clients qui présentent des problèmes de santé semblables.

Pneumonie : Inflammation des poumons causée le plus souvent par une infection ou, rarement, par un agent irritant chimique ou physique ; désigne les infections pulmonaires causées par des bactéries, des virus, des germes atypiques, des mycoses ou d'autres parasites.[2]

Pneumonie orthostatique : Inflammation et infection des poumons causées par la stase ou l'accumulation de sécrétions.

Poids normal : Poids de l'organisme qui traduit un équilibre entre les tissus maigres et les tissus adipeux. Pour la plupart des individus, on peut décrire le poids normal comme un indice de masse corporelle se situant entre 18,5 et 25.

Point d'impulsion maximale (PIM) : Région située sur la paroi thoracique antérieure, entre le quatrième et le cinquième espace intercostal, sur la ligne médioclaviculaire gauche. Elle est aussi connue sous le nom de choc apexien.

Point de suture : Fil dont on se sert pour réunir les tissus. La soie, le coton, le lin, le métal et le nylon sont les divers matériaux utilisés pour effectuer les points de suture.

Poison : Substance qui a un effet délétère sur la santé ou qui menace la vie lorsqu'il est ingéré, inhalé ou absorbé par le corps.

Pollakiurie : Miction très fréquente ne correspondant pas nécessairement à une augmentation du volume total de la quantité d'urine éliminée.

Polygone de sustentation : Surface virtuelle comprise entre les points d'appui des deux pieds pendant la station debout, à l'intérieur de laquelle doit se projeter le centre de gravité du corps pour qu'il n'y ait pas de déséquilibre ou de chute.[1]

Polype : Excroissance de tissus anormaux. Généralement, il s'agit de tumeurs bénignes.

Polypharmacie : Prise de plusieurs médicaments, prescrits ou non, pour tenter de traiter plusieurs troubles simultanément.

Polyphénols : Famille de molécules organiques largement présente dans le règne végétal. Ils sont caractérisés par la présence de plusieurs groupements phénoliques associés en structures plus ou moins complexes. Ces composés, qui ont un grand pouvoir antioxydant, sont les produits du métabolisme secondaire des plantes.[2]

Polysomnogramme nocturne : Étude de laboratoire faisant intervenir des électroencéphalographies, des électromyographies et des électrooculographies pour surveiller les stades de sommeil et de veille durant le sommeil nocturne, afin d'établir un diagnostic de trouble du sommeil.

Polyurie : Élimination excessive d'urine.

Pont de Varole : Partie centrale et renflée du tronc cérébral située entre le mésencéphale et le myélencéphale.[2]

Porteur : Personne ou animal asymptomatique (hôte) transporteur d'agents pathogènes, à la surface ou à l'intérieur de son corps, qui peuvent être transmis à d'autres.

Posologie : Dosage de la médication à prescrire selon chaque client.[1]

Postulat : Proposition que l'on demande d'admettre avant un raisonnement, que l'on ne peut démontrer et qui ne saurait être mise en doute.[6]

Posture : Position du corps par rapport à l'espace environnant. La posture est régulée par le système nerveux et exige la coordination de la proprioception et de l'équilibre

Potassium : Élément chimique de numéro atomique 19, principal cation du compartiment intracellulaire qui participe à de nombreuses réactions biochimiques.

Pouls déficitaire : Manifestation caractérisée par un pouls radial plus lent que le pouls apical parce que les contractions ne réussissent pas à propulser les ondes de pression jusqu'à la périphérie.

Pouls radial : Pouls palpable à l'artère radiale. Avec l'artère carotidienne, c'est l'un des sites où le pouls périphérique se prend le plus facilement.

PQRSTU : Méthode mnémonique fréquemment utilisée pour décrire la douleur. Le P permet de reconnaître les facteurs qui l'ont provoquée ou palliée (soulagée) ; le Q fournit de l'information à la fois sur sa qualité et sur sa quantité [de 0 (aucune douleur) à 10 (douleur insupportable)] ; le R renseigne sur la région et les zones d'irradiation ; le S renseigne sur sa sévérité (son intensité) ou sur la présence de signes et de symptômes associés ; le T se rapporte au temps (début et durée) ; le U permet de vérifier la signification qu'elle a pour le client ou les facteurs susceptibles de l'influencer (*understand*), ainsi que de s'informer de l'efficacité du dernier analgésique.[54]

Pratique fondée sur des résultats probants : Intégration des résultats de recherche les plus significatifs provenant surtout de travaux de chercheurs en pratique clinique, afin de donner les meilleurs soins aux clients.

Préadolescence : Période de transition entre l'enfance et l'adolescence.

Préjudice : Acte ou événement le plus souvent contraire au droit ou à la justice, nuisible aux intérêts de quelqu'un.[1]

Préjugé : Cliché ou idée fausse par lequel on présuppose que toutes les personnes appartenant à un groupe culturel particulier sont semblables et partagent les mêmes traits et valeurs.

Premier passage hépatique : Transport de la substance active par la veine porte vers le foie avant d'atteindre la circulation systémique. La substance active peut ainsi subir une métabolisation hépatique présystémique avant d'atteindre la circulation générale.[2]

Première intention : *Voir* **Cicatrisation par première intention**.

Presbyacousie : Perte progressive de l'audition liée à l'âge, bilatérale et symétrique, surtout dans les fréquences élevées.[2]

Presbytie : Diminution progressive de la capacité de voir de façon détaillée les objets rapprochés causée par une diminution de l'accommodation.

Présence authentique : Attitude adoptée par l'intervenant pour entrer en contact de façon unifiée, intégrée et congruente avec son client.[55]

Pression artérielle : Force du cœur lorsqu'il propulse le sang contre les parois d'une artère.

Pression de fermeture des capillaires : Pression nécessaire pour comprimer les capillaires.

Pression diastolique : Plus faible pression exercée par le sang qui demeure dans les artères lorsque les ventricules sont dans leur phase de repos.

Pression différentielle : Différence entre la pression systolique et la pression diastolique.

Pression hydrostatique : Pression exercée par un liquide (p. ex., le plasma) sur les parois d'un conduit (p. ex., un vaisseau sanguin) qui le contiennent.

Pression oncotique : Pression exercée par les protéines (l'albumine) et ayant pour effet de retenir le liquide dans le compartiment intravasculaire.

Pression osmotique : Force d'aspiration pour l'eau selon le nombre de molécules présentes dans la solution.

Pression systolique : Plus forte pression exercée contre la paroi des artères au moment de l'éjection du sang (phase de contraction des ventricules).

Prévalence : Nombre de cas de maladie ou de personnes malades ou de tout autre événement tel qu'un accident, existant ou survenant dans une population déterminée, sans distinction entre les cas nouveaux et les cas anciens, soit à un moment précis, soit au cours d'une période donnée.[1]

Privation sensorielle : Phénomène qui survient lorsque la qualité ou la quantité des stimulations que reçoit une personne est insuffisante.

Probiotique : Microorganisme vivant incorporé dans certains aliments, comme le yogourt, et qui contribue à la santé de la flore intestinale lorsqu'il est ingéré en quantité adéquate.

Processus de recherche : Série ordonnée d'étapes qui permet au chercheur de se baser sur une question de recherche pour en arriver à des résultats.

Processus de soins : Plan d'interventions interdisciplinaire qui comprend des interventions de première importance et les résultats escomptés pour une période déterminée.

Proche aidant : Personne qui donne son temps pour prendre soin d'une personne de son entourage. Cette dernière peut être un membre de la famille ou un ami qui a des problèmes de santé ou qui suit le processus normal du vieillissement.[56]

Produit de nettoyage enzymatique : Détergent qui fractionne les graisses en résidus solubles dans l'eau et qui a pour propriété de provoquer la lyse des bactéries.

Produits de santé naturels (PSN) : Produits utilisés pour prévenir, diagnostiquer ou traiter les maladies, pour rétablir ou restaurer une fonction ou pour conserver ou améliorer la santé ; ils proviennent de plantes, d'animaux ou de microorganismes.[9]

Programme de rééducation intestinale : Établissement d'un horaire quotidien que le client doit suivre en essayant d'aller à la selle chaque jour à la même heure et en prenant des mesures qui favorisent la défécation. Le client acquiert ainsi la maîtrise du réflexe de défécation.

Prolapsus : Chute d'un organe, d'une partie d'organe ou d'un tissu par suite du relâchement de ses moyens de fixation.[6]

Promédicament : Substance médicamenteuse dont le principe actif a besoin d'être transformé par les enzymes situées dans les cellules (du foie, essentiellement) pour produire une action thérapeutique efficace.[6]

Promotion de la santé : Processus qui confère aux populations les moyens d'assurer un plus grand contrôle sur leur propre santé et d'améliorer celle-ci.[32]

Pronation : Mouvement de rotation de l'avant-bras qui amène la paume de la main de l'avant vers l'arrière, ou du haut vers le bas (par opposition à supination).[6]

Proprioception : Ensemble des récepteurs, des voies et des centres nerveux impliqués dans la perception, consciente ou non, de la position relative des parties du corps.[2]

Prostaglandine : Substance libérée lorsque des cellules locales sont lésées.

Protéine complète : Protéine alimentaire qui fournit à l'organisme une proportion adéquate des neuf acides aminés essentiels.

Protéine incomplète : Protéine alimentaire qui fournit à l'organisme une proportion insuffisante de un ou plusieurs des neuf acides aminés essentiels. Synonyme : protéine de faible valeur biologique.

Protéine sérique : Protéine contenue dans le sérum.[2]

Protéinurie : Présence de protéines dans l'urine, l'albumine notamment.

Protéolyse : Dégradation des protéines sous l'effet d'enzymes au cours du métabolisme.[42]

Protocole : Plan écrit qui détaille les procédures à suivre afin de prodiguer des soins particuliers à un client, en présence d'une situation ou d'un état clinique précis, comme les soins postopératoires.

Protrusion : État anormal d'un organe (ou d'une partie d'un organe) poussé en avant à la suite d'un processus pathologique (affection quelconque).[14]

Prurit : Trouble de fonctionnement des nerfs cutanés, provoquant des démangeaisons, causé par une affection de la peau ou par une pathologie générale. On distingue plusieurs variétés de prurit selon la zone anatomique concernée.[14]

Psoriasis : Maladie de la peau, rebelle et longue, qui se caractérise par des plaques rouges et bien délimitées, contenant des papules et des squames (sorte de petites écailles de peau).[14]

Ptose : Descente ou placement anormalement bas d'un organe.[6]

Puberté : Période qui marque le passage de l'enfance à l'adolescence. Renvoie à la maturation de la fonction de reproduction. *Voir aussi* **Adolescence**.

Puissance (ou teneur) : Concentration de la substance active dans une préparation médicamenteuse.

Pureté : Notion qui concerne la concentration des substances actives dans les médicaments.

Purulent : Qualité d'un écoulement qui contient du pus et présente une couleur jaune, verte ou brune, selon le microorganisme responsable.

Pyélonéphrite : Infection des voies urinaires supérieures.

Pyrexie : État qui se manifeste lorsque les processus de perte de chaleur ne sont pas en mesure de s'adapter à la surproduction de chaleur qui entraîne une température corporelle anormalement élevée. Cet état résulte d'une variation du seuil de thermorégulation hypothalamique.

Pyurie : Présence de pus et de leucocytes altérés dans l'urine.[2]

R

Radiothérapie : Méthode thérapeutique fondée sur l'action des radiations, lumineuses ou autres, et particulièrement des rayons X. Les radiations sont utilisées pour détruire les cellules cancéreuses en bloquant leur capacité à se multiplier.

Raisonnement diagnostique : Processus qui permet à l'infirmière d'interpréter les comportements et les signes physiques de son client, ainsi que les symptômes rapportés par celui-ci, et qui s'appuie sur les habiletés de pensée critique.

Rapport : Communication de renseignements cliniques pertinents à propos des clients afin que tous les membres de l'équipe puissent prendre les bonnes décisions au sujet des soins qu'ils prodiguent et assurer une continuité de surveillance clinique.

Rapport de relève : Rapport que doivent faire les infirmières, à la fin de chaque quart de travail, aux infirmières du service suivant. Ce rapport porte sur les clients dont elles s'occupaient, et son objectif est d'assurer la continuité des soins prodigués.

Rapport de transfert : Rapport servant à favoriser la continuité des soins lorsqu'un client est transféré d'une unité à une autre afin de recevoir des soins différents.

Rayonnement : Transfert de la chaleur de la surface d'un objet à la surface d'un autre objet sans contact direct entre les deux.

Réaction anaphylactique : Réaction aiguë caractérisée par une constriction subite des muscles bronchiques, ainsi que d'un œdème du pharynx et du larynx, avec respiration sifflante et essoufflement, habituellement causée par un allergène.

Réaction de lutte ou de fuite : Augmentation d'énergie mentale et physique et présence d'une vigilance accrue, qui préparent la personne à combattre ou à fuir un agent stressant.

Réaction idiosyncrasique : Réaction imprévisible, parfois grave, qu'un médicament peut provoquer chez un individu.[57]

Réaction indésirable : Effet nocif sur la santé qui a été provoqué par l'administration d'un médicament, par un examen diagnostique ou par une intervention thérapeutique.

Réaction inflammatoire : Réaction vasculaire et cellulaire protectrice qui neutralise les agents pathogènes et répare les cellules.

Récepteur : En communication, personne qui reçoit et décode le message de l'émetteur.

Recherche qualitative : Étude des phénomènes qui accorde la plus grande importance à la perspective des participants. Tous les phénomènes d'intérêt pour la science infirmière se prêtent à une étude qualitative.

Recherche quantitative : Étude de phénomènes ou de concepts par leur mesure précise et leur quantification.

Réconfort : Sentiment de calme physique et émotif éprouvé par le client à qui l'infirmière témoigne sa considération positive et son appui, notamment par l'exécution compétente et non brusque d'une méthode de soins et par la prise en compte de ses inquiétudes.

Rectocèle : Prolapsus du rectum dans le vagin.

Référent : Élément qui motive une personne à communiquer avec une autre.

Réflexe de défécation : Étirement involontaire de la paroi rectale permettant l'expulsion des fèces.

Réflexe oculogastrique : Réflexe pouvant expliquer l'apparition de nausées et de vomissements après une lésion ou une chirurgie ophtalmologiques.

Réflexion : Processus qui consiste à penser à un événement ou à se rappeler un événement pour en déterminer le sens et la valeur.

Reflux : Passage d'un liquide dans un conduit naturel dans le sens opposé au sens physiologique.[1]

Relaxation musculaire progressive (ou technique de Jacobson) : Technique qui vise à amener le client à se détendre et à réduire efficacement les tensions dans tout son organisme. Il s'agit de la réduction de l'activité cognitive ou mentale principalement par la concentration sur la contraction et la relaxation du muscle.

Religion : Système de croyances organisées qui établissent un rapport particulier avec une divinité.[58]

Réminiscence : Rappel du passé.

Renforcement : Utilisation d'un stimulus qui augmente la probabilité d'apparition d'une réaction.

Rénine : Hormone (enzyme protéolytique) produite par les reins. Son rôle principal est la régulation du débit sanguin et en conséquence de la pression artérielle en présence d'une diminution du volume sanguin, comme dans les cas de déshydratation ou d'hémorragie.[59]

Repos : État de relaxation mentale et de calme physique sans anxiété.

Réseau local de services : Composé d'un nouvel établissement appelé centre de santé et de services sociaux (CSSS), il assure de façon continue, à la population du territoire de ce réseau, l'accès à une large gamme de services de santé et de services sociaux généraux, spécialisés et surspécialisés.[5]

Résection : Ablation, en totalité ou en partie, d'un organe ou d'un tissu malade en conservant ou en rétablissant la fonction de l'appareil dont il fait partie.[1]

Résidu postmictionnel : Quantité d'urine qui demeure dans la vessie après une miction.

Résilience : Aptitude à s'adapter, à réussir à vivre et à se développer positivement en dépit de circonstances défavorables et de stress.[2]

Résistance aérienne : Facilité avec laquelle l'air inspiré pénètre dans les voies respiratoires anatomiques appelées arbre trachéobronchique.

Résolution de problèmes : Méthode qui consiste à recueillir et à utiliser des renseignements dans le but de trouver des solutions logiques, lorsque les résultats obtenus et les résultats prévus divergent.

Responsabilité : Fiabilité et constance de fonctionnement, capacité de faire la distinction entre le bien et le mal.

Responsabilité professionnelle : Ensemble des responsabilités que le professionnel peut encourir dans l'exercice de sa profession, à savoir la responsabilité disciplinaire, la responsabilité civile et la responsabilité pénale.[19]

Résultat escompté : Résultat décrivant de façon précise, observable et mesurable la réaction d'un client à la suite des interventions de soins. Un résultat escompté est un objectif particulier qui conduit à l'atteinte d'un objectif plus global et à la résolution du problème de soins infirmiers.

Résultats probants : Résultats de recherche les plus significatifs provenant surtout des travaux de chercheurs en pratique clinique afin de donner les meilleurs soins aux clients.

Rétention urinaire : Accumulation importante d'urine résultant d'une incapacité à vider adéquatement la vessie.

Retour capillaire : Temps que prend le lit unguéal à retrouver sa couleur initiale après y avoir exercé une pression.

Rétroaction : En communication, réponse du récepteur ; elle indique si le message de l'émetteur a été compris.

Rétropéritonéal : Qui est situé derrière le péritoine.

Rétrosternal : Qui est localisé derrière le sternum.[6]

Rituel : Acte toujours pratiqué dans les mêmes circonstances, qui n'a pas d'utilité technique immédiate, mais une signification symbolique.

Rôle de malade : Comportement du client auquel s'attendent son entourage et la société.

Rôle sexuel : Expression publique de l'identité sexuelle se manifestant par un ensemble d'attitudes et de comportements considérés comme normaux pour les membres d'un sexe à l'intérieur d'une culture donnée.

Ronchi : Bruit respiratoire comparé à un ronflement.

Rythme circadien : Cycle biologique diurne-nocturne réparti sur 24 heures.

S

Saccharides : Unités de base des glucides.

Sanguinolent : Qui est teinté, infiltré de sang frais.[1]

Santé : État de complet bien-être physique, mental et social qui ne consiste pas seulement en une absence de maladie ou d'infirmité.[32]

Santé holistique : *Voir* **Conception holistique.**

Santé sexuelle : Processus continu de bien-être physique, psychologique et socioculturel lié à la sexualité. Elle ne se limite pas à l'absence de dysfonctions, de maladies ou de difformités.

SaO₂ : Saturation du sang artériel en oxygène.

Saturomètre (ou sphygmooxymètre) : Appareil de mesure de la saturation du sang artériel en oxygène.

Savoir-être : Capacité de produire des actions et des réactions adaptées à l'environnement humain et écologique. Cette capacité s'acquiert en partie par la connaissance de savoirs spécifiques.[2]

Savoir-faire : Compétence acquise par l'expérience dans les problèmes pratiques, dans l'exercice d'un métier.[6]

Scintigraphie : Procédé d'investigation reposant sur le phénomène de scintillation, consistant à introduire dans l'organisme une substance radioactive ayant une affinité particulière pour l'organe qu'on veut examiner, puis à repérer, à l'aide d'un appareil, la répartition de la radioactivité dans cet organe afin de voir son état.[1]

Sclère : Membrane externe, fibreuse et résistante, formant le blanc de l'œil.[4]

Scoliose : Déviation latérale de la colonne vertébrale.

Sébum : Produit de sécrétion des glandes sébacées de la peau, formé d'un mélange de corps gras et de matières protéiques provenant des débris des cellules sécrétrices.[1]

Sécurité : Évaluation attentive des risques et des bienfaits des médicaments tout au long de leur cycle de vie, depuis la phase précédant l'homologation jusqu'à leur utilisation.[32]

Sédatif : Substance qui a une action dépressive sur le système nerveux central et qui entraîne un apaisement, une relaxation, une réduction de l'anxiété, une somnolence, un ralentissement de la respiration, une démarche chancelante, des troubles du jugement et une diminution des réflexes.[2]

Segmentation : Mécanisme intestinal qui permet de mélanger le chyme pour continuer de décomposer les aliments en vue de la digestion.

Septicémie : Propagation de microorganismes pathogènes dans la circulation sanguine et les reins.

Septum nasal : Cloison médiane séparant les cavités nasales (narines).[2]

Séreux : Qui concerne le sérum sanguin.[1]

Sérosité : Liquide séreux semblable au sérum sanguin.[1]

Serviettes uniservices : Débarbouillettes préhumectées dans un mélange d'eau et de nettoyant ne nécessitant pas de rinçage et regroupées dans une trousse spécialement préparée. La trousse est chauffée au four à micro-ondes avant usage, puis l'infirmière utilise une débarbouillette différente pour chaque partie du corps du client.

Seuil de douleur : La plus faible intensité de stimulation que produit une douleur.

Seuil de tolérance : La plus importante intensité de stimulation douloureuse que le client est prêt à tolérer.

Sexe (domaine biologique) : Ensemble des caractéristiques anatomiques et des éléments fonctionnels distinguant le mâle de la femelle.[19]

Signe de Chvostek : Contraction de la joue et de la partie médiane de la lèvre supérieure, en réponse à la percussion par le marteau à réflexes.[2]

Signe de Homans : Douleur dans le mollet pendant la flexion du pied vers la jambe, caractéristique de la formation d'un caillot de sang (thrombose) dans une veine du pied.[4]

Signe de Trousseau : Contractions des fléchisseurs du carpe et des phalanges, et du muscle extenseur des doigts faisant suite à la mise en place d'un brassard gonflé au-dessus de la pression systolique afin d'occlure l'artère brachiale.[2]

Signes vitaux : Données les plus fréquemment obtenues par les professionnels de la santé. Ce sont la température, le pouls, la pression artérielle, la fréquence respiratoire et la saturation du sang artériel en oxygène. Comme indicateurs de l'état de santé, ces mesures révèlent, entre autres, l'état des fonctions circulatoire et respiratoire.

Socialisation : Processus qui permet à l'enfant de développer sa capacité de fonctionner de manière acceptable selon les valeurs de la société où il évolue.

Sodium : Élément chimique de numéro atomique 11, il est le cation le plus abondant (90 %) du LEC. Il participe à de multiples réactions biochimiques telles que l'équilibre acidobasique et le métabolisme de l'eau.

Soin supplétif : Soin ou service qui est destiné à venir en aide aux proches aidants en leur offrant une courte période de répit pour qu'ils puissent se reposer, faire des courses, prendre des vacances ou vaquer à d'autres occupations.

Soins ambulatoires : Soins offerts à une personne ne nécessitant pas d'hospitalisation, mais un séjour d'une courte durée variant de quelques heures à un jour.

Soins génériques : Soins propres aux pratiques culturelles populaires et aux médecines traditionnelles.

Soins infirmiers gériatriques : Art et pratique de nourrir, de soigner et de réconforter les personnes âgées plutôt que le simple traitement des maladies qui les touchent.

Soins infirmiers gérontologiques : Branche des soins infirmiers qui se préoccupe de l'évaluation de la santé et de l'état fonctionnel des personnes âgées, du diagnostic infirmier, de la planification et de la mise en œuvre de soins et de services de santé afin de répondre à leurs besoins spécifiques et d'évaluer l'efficacité des soins qu'on leur prodigue.

Soins infirmiers liés à la prévention : Soins visant la promotion de la santé et la prévention des maladies.

Soins infirmiers périopératoires : Soins infirmiers prodigués avant (préopératoires), pendant (peropératoires) et après (postopératoires) la chirurgie.

Soins infirmiers transculturels : Soins culturellement cohérents, c'est-à-dire qui correspondent aux valeurs et croyances du client.

Soins professionnels : Soins qui relèvent de la médecine occidentale.

Soins transculturels d'adaptation : Soins qui consistent à trouver un compromis entre les soins génériques et les soins professionnels. L'infirmière discute alors avec le client, sa famille et l'équipe de soins de la meilleure manière de concilier les deux.

Soins transculturels de préservation (ou de maintien) : Soins qui consistent à adapter sa pratique afin de respecter la culture du client ou à s'abstenir d'intervenir lorsque les soins génériques parviennent à préserver ou rétablir la santé.

Soins transculturels de restructuration : Soins qui consistent à encourager le client à abandonner une pratique malsaine et à l'aider à s'adapter aux soins professionnels requis.

Soluté : Solution obtenue par la dissolution d'une substance solide (p. ex., un médicament) dans un solvant.

Solution : Masse donnée de substance solide dissoute dans un volume connu de liquide, ou volume donné de liquide mélangé à un volume connu d'un autre liquide.

Solution acide : Liquide contenant un corps dissous dont le pH est inférieur à 7.[14]

Solution alcaline : Liquide contenant un corps dissous dont le pH est supérieur à 7.[14]

Solution hypertonique : Solution ayant une osmolalité supérieure à celle du plasma sanguin qui entraîne le liquide hors des cellules dans le LEC.

Solution hypotonique : Solution ayant une osmolalité inférieure à celle du plasma sanguin qui fait passer le liquide dans les cellules, entraînant une hypertrophie cellulaire (augmentation du volume de la cellule).

Solution isotonique : Solution qui présente la même osmolalité que le plasma sanguin et augmente le volume de liquide organique sans que celui-ci ne passe d'un compartiment à l'autre.

Solution neutre : Liquide contenant un corps dissous qui a un pH de 7.

Solvant : Solution dans laquelle un soluté est dissous.

Sommeil : État physiologique normal et périodique caractérisé essentiellement par la suspension de la vigilance, la résolution musculaire, le ralentissement de la circulation et de la respiration, et par l'activité onirique.[13]

Sommeil lent : Période comportant 4 stades par cycle de 90 minutes pendant laquelle le sommeil devient de plus en plus profond.

Sommeil paradoxal : Phase se situant à la fin de chaque cycle de 90 minutes où se produit la consolidation de la mémoire et la restauration psychologique d'un individu.

Somnifère : Médicament qui provoque le sommeil. On emploie aussi le terme hypnotique.

Somniloquie : Émission de sons plus ou moins bien articulés pendant le sommeil.[6]

Somnolence diurne excessive : Symptôme que présente le plus souvent le client atteint d'apnée obstructive du sommeil en raison d'un manque considérable de sommeil profond.

Souffle cardiaque : Bruit battant et soufflant soutenu, entendu au début, au milieu ou à la fin de la phase systolique ou diastolique.

Soutien social : Ressources personnelles et environnementales qui peuvent agir à titre de modérateurs de stress et contribuer à affaiblir le processus de stress sur plusieurs plans.

Sphincter urétral externe : Muscle situé à peu près à mi-chemin de l'urètre qui permet de commander le début de la miction et le débit de l'urine. Ce sphincter est sous maîtrise volontaire.

Sphincter urétral interne : Bande de muscles, située à la base de la vessie, qui empêche l'urine de s'échapper de la vessie. Ce sphincter n'est pas sous maîtrise volontaire.[60]

Sphygmomanomètre : Appareil de mesure de la pression artérielle constitué d'un manomètre à pression, d'un brassard de compression contenant un sac gonflable et d'une poire à pression munie d'une soupape permettant de gonfler le sac.

Spiritualité : Caractéristique inhérente à l'être humain. Elle comprend communément les dimensions de sens, de transcendance, de foi et de croyance, les attitudes à l'égard de la vie et de la mort, les valeurs, les relations et l'élargissement de la conscience.[61]

Spiromètre : Appareil qui permet au client de faire des exercices respiratoires favorisant l'expansion de ses poumons.[1]

Splénomégalie : Hypertrophie de la rate.

SpO₂ : Saturation pulsatile en oxygène.

Stade des opérations concrètes : Stade qui s'étend de l'âge de 7 à 11 ans. Pendant cette période, l'enfant construit une structure intellectuelle lui permettant de manipuler des opérations mentales de façon logique.[2]

Stade opérationnel formel : Stade au cours duquel l'adolescent améliore son aptitude à résoudre des problèmes à l'aide d'opérations logiques. Il peut réfléchir de façon abstraite et formuler des hypothèses.

Stade préopératoire : Stade qui s'étend de l'âge de deux à six ans et dont la principale caractéristique est l'égocentrisme.[2]

Stade sensorimoteur : Stade qui s'étend de la naissance à deux ans. À ce stade, les constructions intellectuelles de l'enfant s'effectuent en s'appuyant exclusivement sur des perceptions et des mouvements.[2]

Stase : Lenteur ou arrêt de la circulation sanguine ou de l'écoulement d'un liquide ou d'une matière organique.[1]

Stase urinaire : Accumulation d'urine dans le bassinet du rein avant qu'elle ne s'écoule dans les uretères.

Stase veineuse : Arrêt, stagnation du sang circulant dans les veines.[8]

Sténose : Rétrécissement de la lumière d'un canal ou d'un orifice.

Stéréognosie : Fonction sensorielle qui permet de percevoir la forme et le volume des objets en utilisant la sensibilité tactile, la sensibilité aux pressions et la sensibilité profonde.[1]

Stérilisation : Élimination complète ou destruction de tous les microorganismes (y compris les bactéries sporulées).

Stomatite : Inflammation de la muqueuse buccale.[1]

Stomie : Ouverture artificielle, temporaire ou permanente, dans la paroi abdominale.

Strabisme : Déficience visuelle résultant d'un mauvais parallélisme des axes optiques, le client ne regardant qu'avec un seul œil, presque toujours le même.

Stratégies de communication thérapeutique : Approches particulières qui encouragent l'expression de sentiments et d'idées et qui transmettent l'acceptation et le respect de l'infirmière.

Substance contrôlée : Substance qui influe sur l'esprit ou sur le comportement, qui doit être conservée sous clé et qui nécessite un décompte afin de contrôler son utilisation.

Substance P : Neuropeptide qui, entre autres fonctions possibles, semble constituer un transmetteur spécialisé dans l'acheminement de l'information nociceptive, à partir des nerfs périphériques jusqu'au système nerveux central.

Substance réticulée activatrice (SRA) : Groupe de neurones contenus dans le tronc cérébral et servant à la transmission de tous les stimuli sensoriels se dirigeant vers le cortex cérébral.

Supination : Mouvement de rotation externe de l'avant-bras, amenant la paume de la main de l'arrière vers l'avant (quand le bras est en position verticale) ou du bas vers le haut (quand le bras est en position horizontale), par opposition à la pronation.[6]

Surcharge de rôle : Situation qui survient lorsque l'individu doit assumer trop de responsabilités, par exemple pendant la maladie ou des phases de changement.

Surcharge liquidienne : Présence excessive de liquide causée par un déséquilibre hydrique entre les ingesta et les excreta.

Surcharge sensorielle : Phénomène qui survient lorsqu'une personne reçoit de nombreux stimuli sensoriels et qu'elle est incapable d'ignorer la perception de certains stimuli, ni de les isoler.

Surdité de transmission : Surdité causée par un excès de cérumen dans le conduit auditif.

Surfactant : Liquide produit par les cellules alvéolaires, composé de phospholipides, et qui tapisse la face interne des alvéoles pulmonaires. Il maintient la tension à la surface des alvéoles et les empêche de s'affaisser.

SvO₂ : Saturation du sang veineux mélangé en oxygène.

Symphyse pubienne : Articulation qui unit les deux lames du pubis, c'est-à-dire les deux extrémités situées en avant des deux os iliaques (les os principaux du bassin).[14]

Symptomatique : Qui concerne les symptômes d'une maladie.[1]

Synapse : Région de contact de deux neurones. Site de transfert d'information entre deux neurones (cellules nerveuses).[13]

Synarthrose : *Voir* **Articulation fixe.**

Syncope : Perte de connaissance brutale et complète, généralement brève, avec état de mort apparente, causée par la cessation momentanée des fonctions cérébrales en raison de l'interruption de l'arrivée du sang artériel au cerveau.[1]

Syndrome du compartiment (Syndrome des loges) : Ensemble de symptômes qui apparaissent quand la pression (interstitielle) à l'intérieur d'une loge musculaire est plus importante que la pression capillaire (à l'intérieur des minuscules vaisseaux).[14]

Syndrome général d'adaptation (SGA) : Ensemble de réactions de défense de l'organisme provoquées par un agent stressant et qui permettent de faire face à une menace.

Syndrome urémique : Augmentation des déchets azotés dans le sang et déséquilibre hydroélectrolytique.

Système nerveux sympathique (SNS) : Partie du système nerveux autonome qui contrôle une grande partie des activités inconscientes du corps humain (battements du cœur, contraction des muscles lisses). Il met l'organisme en état d'alerte et le prépare à l'activité physique et intellectuelle.[14]

Système rénine-angiotensine-aldostérone (SRAA) : Ensemble physiologique hypertenseur. Il provoque la constriction des vaisseaux, fait augmenter la pression artérielle et stimule la sécrétion d'aldostérone (qui réduit l'élimination de l'eau et du sodium).[14]

Système réticulé activateur (SRA) : Système situé dans le tronc cérébral supérieur qui contiendrait des cellules spéciales entretenant la vigilance et l'état de veille.

Systémique : Qualifie une infection qui atteint tout l'organisme, et non un seul organe ou une partie du corps, et qui peut être mortelle.

T

Tache de Bitot : Tache apparaissant au cours d'une affection oculaire : la kératomalacie.[14]

Tache de Morgan : Papule rouge rubis.

Tachycardie : Fréquence cardiaque élevée, supérieure à 100 battements par minute.

Tachypnée : Ventilation pulmonaire accélérée.[2]

Tampon : Substance ou ensemble de substances qui peut absorber ou libérer des ions hydrogène (H⁺) pour corriger le déséquilibre acidobasique.

Tampon physiologique : Organe qui maintient constant le degré d'acidité (pH) dans l'organisme (chacun des deux poumons et des deux reins).[4]

Taux d'hospitalisation : Rapport, pour une période donnée, du nombre annuel moyen d'hospitalisations en soins physiques de courte durée, selon le diagnostic principal, à la population totale au milieu de la même période.[62]

Taux de divortialité : Nombre de divorces prononcés pendant une année, par rapport à la population totale dans la société.[2]

Taux de nuptialité : Rapport des mariages d'une année à la population moyenne durant cette année.[19]

Taxinomie : Classification, suite d'éléments formant des listes qui concernent un domaine, une science. Dans l'usage, le terme *taxonomie* s'est implanté comme synonyme de *taxinomie*.[6,19]

Tégument : Tout ce qui sert à couvrir, à envelopper. La peau est le tégument du corps de l'homme et des animaux.[63]

Température centrale : Température prise à l'intérieur de l'organisme, à partir d'un organe.

Temps de transit : Temps de séjour du chyme ou des médicaments dans le tractus gastro-intestinal.

Tenue de dossier : Rédaction de matériel manuscrit ou imprimé permettant de constituer un dossier faisant état des services cliniques professionnels rendus.

Test au gaïac : Test de laboratoire qui consiste à mesurer les quantités microscopiques de sang dans les fèces.

Test d'Allen : Test utilisé pour évaluer s'il y a oblitération artérielle de l'artère radiale ou de l'artère cubitale.

Test de densité relative de l'urine : Test servant à mesurer le degré de concentration de l'urine et à évaluer la capacité des reins à conserver et à éliminer le liquide.

Théories non stochastiques : Théories qui soutiennent que l'apparition des changements dus au vieillissement est prédéterminée par des mécanismes à l'intérieur de l'organisme.

Théories stochastiques : Théories qui soutiennent que le vieillissement est attribuable à un dommage aléatoire qui s'accumule avec le temps.

Théorisation ancrée : Méthode de collecte et d'analyse de données qualitatives dont le but consiste à concevoir des théories bien ancrées dans le monde des observations.

Thérapie par cristalloïdes : Thérapie intraveineuse consistant en l'administration de liquides et d'électrolytes.

Thérapie par la validation : Méthode de communication utilisée avec les personnes âgées confuses. Dans le cadre de cette approche, les affirmations et les comportements de la personne âgée confuse ne sont pas remis en cause, mais plutôt acceptés comme le résultat d'un besoin ou d'un sentiment intérieur. En étant à l'écoute de la personne âgée et en validant ce qu'elle exprime, l'infirmière communique du respect, du réconfort et de la compréhension.

Thermolyse : Phénomène par lequel l'organisme dissipe les surplus de chaleur et maintient la température interne stable.[2]

Thermorégulation : Maintien de l'équilibre entre la chaleur perdue et la chaleur produite et qui assure une température corporelle assez constante.

Thoracentèse : Ponction thoracique transpariétale destinée à évacuer un épanchement pleural ou à pratiquer un prélèvement (biopsie).[1]

Thrombose : Formation d'un caillot (thrombus) dans un vaisseau sanguin ou une cavité cardiaque chez un être vivant.[1]

Thrombus : Accumulation de plaquettes, de fibrine, de facteurs de coagulation et d'éléments cellulaires sanguins fixés aux parois intérieures d'un vaisseau sanguin, obstruant parfois la lumière du vaisseau.

Tissu de granulation : Tissu composé de vaisseaux sanguins (cellules endothéliales) et de collagène d'aspect cicatriciel, qui remplit les défauts tissulaires.

Titration : Fait, chez un client algique (dont la douleur est sévère à 7 ou plus sur 10), de soulager rapidement et en sécurité la douleur par l'administration répétée et graduée de doses fixes de morphine à action rapide.[64]

Toilette complète au lit : Toilette conçue pour les clients totalement dépendants qui requièrent qu'un intervenant leur prodigue l'ensemble des soins d'hygiène.

Tolérance à l'activité : Type et quantité d'exercices ou d'efforts qu'une personne peut exécuter.

Tonus musculaire (ou tonicité) : État de tension normale d'un muscle.

Toucher de compassion : Forme de communication non verbale qui a un effet positif sur le bien-être, la sécurité et l'estime de soi de la personne.

Toucher lié à la tâche : Forme de toucher qui est en lien avec les différentes interventions infirmières.

Trachéotomie : Incision de la paroi de la trachée au niveau de la région antérieure du cou pratiquée pour parer à une asphyxie, pour rétablir la circulation de l'air et, par la suite, introduire une canule à cet effet.[1]

Tragus : Petite saillie triangulaire de l'orifice externe du conduit auditif.[1]

Traitement de deuxième intention : Deuxième approche potentielle dans le cas où la première option thérapeutique choisie a échoué.

Transcendance : Impression de prendre contact avec une pensée ou une force extérieure et parfois supérieure à soi ou avec l'essence de soi-même, de manière profonde, pour ainsi découvrir le sens d'une expérience.[61]

Transdermique : Voie d'administration de médicaments permettant de traverser directement la peau et de se retrouver dans le sang.[14]

Transduction : Processus par lequel l'énergie d'un stimulus se voit transformée en réponse électrique (potentiel d'action).

Transmission verticale : Transmission d'un agent infectieux à sa descendance, pendant la grossesse, par voie transplacentaire ou, après la naissance, par le lait maternel.[19]

Transplantation rénale : Intervention qui consiste à remplacer le rein malade par un rein sain prélevé sur un donneur vivant ou décédé dont le sang et le type de tissu sont compatibles.

Transport actif : Processus qui permet de faire passer à travers une membrane des molécules d'un compartiment à faible concentration à un compartiment à forte concentration, donc dans le sens contraire de la tendance naturelle de diffusion, grâce à un apport d'énergie.

Transthyrétine : Protéine présente dans le plasma et le liquide cérébrospinal. Elle est synthétisée par le foie et les plexus choroïdes, notamment.[2]

Traumatisme : Lésions corporelles résultant d'un transfert subit d'énergie qui dépasse les capacités de résistance du corps humain. L'énergie transférée est le plus souvent de nature mécanique (p. ex., une fracture), mais peut également être de nature thermique (p. ex., une brûlure), électrique (p. ex., une électrocution), chimique (p. ex., une intoxication) ou radiante (p. ex., un coup de soleil). Les traumatismes peuvent aussi être le résultat d'une privation subite d'énergie ou d'un élément vital (p. ex., une engelure, une noyade, une strangulation).[65]

Trémie : Grand entonnoir de forme pyramidale destiné à recueillir, à stocker ou à déverser divers types de matériaux qui doivent ensuite subir un traitement.[1]

Troisième intention : *Voir* **Cicatrisation par troisième intention**.

Trou auscultatoire : Disparition temporaire du bruit qui se produit habituellement entre le premier et le deuxième bruit de Korotkoff.

Trousse médico-légale : Boîte contenant les formulaires et le matériel nécessaire pour effectuer les prélèvements au cours de l'examen médico-légal.[66]

Tubérosité : Protubérance osseuse souvent palpable sous la peau.[6]

Tunnellisation : Création d'un conduit artificiel au sein d'un tissu.[1]

U

Ulcère : Perte de substance d'une muqueuse ou de la peau, dont la tendance à la cicatrisation est généralement faible, et l'évolution, chronique.[1]

Unité de courte durée gériatrique (UCDG) : Unité composée notamment de médecins gériatres et d'infirmières, qui répond aux demandes de consultation, procède à l'évaluation des symptômes comportementaux ou des comportements perturbateurs ou encore procure les services nécessaires à domicile ou l'orientation vers un autre milieu de vie après l'hospitalisation.

Utilitarisme : Idée selon laquelle la valeur morale d'une action est déterminée uniquement par sa contribution à l'utilité générale et par l'ensemble de ses conséquences.[2]

V

Vacuum Assisted Closure (V.A.C.)[MD] : Dispositif qui accélère la fermeture des plaies en exerçant une pression négative locale afin d'en rapprocher les lèvres.

Vaginisme : Affection caractérisée par une contracture spasmodique involontaire des muscles vaginaux et périvaginaux au moment de la pénétration du pénis dans le vagin, rendant celle-ci impossible ou, du moins, douloureuse.[6]

Vaisseau poplité : Vaisseau (veine) lié à l'artère poplitée, situé dans la fosse poplitée, derrière le genou.[1]

Valeur : Conviction personnelle concernant une idée, une attitude, une coutume ou un objet, qui définit des normes influant sur le comportement.

Valeur culturelle : Expression individuelle unique d'une culture particulière qui a été reconnue comme digne d'estime au fil du temps.

Valeur humaniste : Croyance ou conviction qui se manifeste dans les attitudes ou les comportements de la personne. Il s'agit particulièrement du respect de la liberté de la personne soignée comme personne unique, avec ses perceptions et ses expériences de vie, afin de promouvoir et de maintenir sa dignité humaine.

Valeur nutritive : Proportion de nutriments que contient une portion définie d'un aliment.

Valve mitrale : Valve cardiaque qui sépare l'oreillette gauche du ventricule gauche.[2]

Valve tricuspide : Valve cardiaque qui sépare l'oreillette droite du ventricule droit.[2]

Varice: Dilatation permanente d'une veine qui demeure alors gonflée et tortueuse.

Vasoconstriction: Diminution du calibre d'un vaisseau sanguin par contraction de ses fibres musculaires.[1]

Végétarisme: Régime alimentaire qui autorise principalement la consommation d'aliments de source végétale.

Ventilation: Mouvement des gaz qui entrent dans les poumons et qui en sortent.

Vérité: Exactitude et conformité des renseignements.

Vessie neurogène: Atteinte à la moelle épinière au-dessus de la région sacrée qui entraîne la perte de la maîtrise volontaire du sphincter urétral externe, mais qui conserve intact le réflexe de miction.

Vibration: Pression délicate à l'aide de secousses effectuées par les mains appliquées sur la cage thoracique pendant l'expiration.

Viol : Acte sexuel imposé à une personne par une contrainte physique ou psychologique. Il s'agit d'une agression sexuelle impliquant une pénétration sexuelle (vaginale, anale ou orale) ou une pénétration par la main ou au moyen d'un objet.[2]

Virulence: Capacité des microorganismes à provoquer une maladie.

Virus de l'immunodéficience humaine (VIH): Virus mortel qui détruit le système immunitaire et qui cause le SIDA (syndrome d'immunodéficience acquise).

Vitamine: Substance organique présente en petite quantité dans les aliments et qui est essentielle au fonctionnement de l'organisme.

Volémie: Volume total du sang contenu dans l'organisme.[67]

Volume systolique: Quantité de sang éjectée dans l'aorte à chaque contraction ventriculaire.

X

Xérosis conjonctival: Transformation de la couche superficielle de la conjonctive oculaire et de la cornée qui, progressivement, s'assèchent et s'atrophient. La cornée s'opacifie avec perte de la vision.[4]

Xérosis cornéen: *Voir* **Xérosis conjonctival**.

Xérostomie: État de sécheresse de la cavité buccale.[1]

1. www.cnrtl.fr
2. fr.wikipedia.org
3. www.agencesss04.qc.ca / Publications Québec
4. dictionnaire.doctissimo.fr
5. www2.publicationsduquebec.gouv.qc.ca
6. encyclopedie-larousse.fr © Larousse 2009
7. www.agressionssexuelles.gouv.qc.ca / Publications Québec
8. www.soins-infirmiers.com
9. www.hc-sc.gc.ca
10. www.theses.umontreal.ca
11. www.ocde.org
12. catalogue.iugm.qc.ca
13. pr2010.bvdep.com/version-1/pr1.asp
14. Vulgaris médical
15. www.chu-rouen.fr
16. Association pulmonaire du Québec / www.pq.poumon.ca
17. Pélissier-Simard, L., & Xhignesse, M. (2008). Les approches complémentaires en santé : comprendre pour bien conseiller. *Le médecin du Québec, 43*(1), 23-30.
18. www.atherothrombose.org
19. www.granddictionnaire.com/ Publications Québec
20. fr.wiktionary.org
21. www.actions-traitements.org
22. www.infirmiers.com
23. dictionnaire.reverso.net
24. Mosby (2009). *Mosby's Medical Dictionary* (8th ed.). St. Louis, Mo.: Mosby.
25. www.oiiq.org
26. msssa4.msss.gouv.qc.ca / Publications Québec
27. www.alzheimer.ca
28. Kissane, D.W. (2000). Psychospiritual and existential distress : the challenge for palliative care. *Australian Family Physician,* 29(11), 1022-1025.
29. www.santepub-mtl.qc.ca / Publications Québec
30. www.thesaurus.gouv.qc.ca /Publications Québec
31. www.medicopedia.net
32. www.who.int
33. www.med.univ-rennes1.fr
34. www.chu-sainte-justine.org
35. www.atlasducorpshumain.fr
36. Monod, H., & Khan, J.F. (2005). Médecine du sport (3e éd.). Paris : Masson.
37. www.futurascience.com
38. Tortora, G.J., Fuke, B.R., & Case, C.L. (2003). *Introduction à la microbiologie*. Montréal : Éditions du Renouveau Pédagogique.
39. www.msss.gouv.qc.ca / Publications Québec
40. cours.cegep-st-jerome.qc.ca
41. Moline, J. (1992). *Manuel de sémiologie médicale*. Paris : Masson.
42. www.mediadico.com
43. www.eid-paris.com
44. www.medecine-et-sante.com
45. www.rcphl.org
46. www.sante.gouv.fr
47. www.caducee.net
48. Hamric, A.B., Spross, J.A., & Hanson, C.H. (2000). *Advanced Nursing Practice: An Integrative Approach* (2nd ed.). Philadelphia : W.B. Saunders
49. dictionnaire.sensagent.com
50. Francœur, L. (2001). *Programme de prévention des chutes en institution*. Montréal : Institut universitaire de gériatrie de Montréal.
51. www.medix.free.fr
52. Tortora, G.J., & Derrickson, B. (2006). *Principes d'anatomie et de physiologie* (2e éd.). Montréal : Éditions du Renouveau Pédagogique.
53. Marieb, E.M. (2008). *Biologie Humaine* (2e éd.). Montréal : Éditions du Renouveau Pédagogique.
54. Ordre des infirmières et infirmiers du Québec (2009). *Guide de préparation à l'examen professionnel*. Montréal : Ordre des infirmières et infirmiers du Québec.
55. Rogers, C. (1968). *Le développement de la personne*. Paris : Dunod.
56. www.chairedesjardins.umontreal.ca
57. www.bulletins-electroniques.com
58. Sinclair, S., Pereira, J., & Raffin, S. (2006). A thematic review of the spirituality literature within palliative care. *Journal of Palliative Medicine, 9*(2), 464-478.
59. Tortora, G.J., & Derrickson, B. (2006). *Principes d'anatomie et de physiologie* (2e éd.). Montréal : Éditions du Renouveau Pédagogique.
60. Waugh, A., & Grant, A. (2007). *Ross et Wilson, Anatomie et physiologie normales et pathologiques* Issy-les-Moulineaux, FR : Elsevier Masson.
61. Vachon, M., Fillion, L., & Achille, M. (2009). A conceptual analysis of spirituality at the end-of-life. *Journal of Palliative Medicine, 12*(1), 53-59.
62. www.ecosante.fr
63. littre.reverso.net
64. www.antalvite.fr/
65. www.inspq.qc.ca
66. www.calacs-tr.org
67. fr.ca.encarta.msn.com

Sources des photos

CHAPITRE **1** – **8**: Jeffrey Smith / iStockphoto.

CHAPITRE **2** – **28 (en haut)**: Danila / Shutterstock; **28 (en bas)**: Laurin Rinder / Shutterstock; **38 (en haut)**: Marcel Mooij / Shutterstock; **38 (en bas)**: Erwin Wodicka / Shutterstock.

CHAPITRE **3** – **42**: akg-images; **43 (en haut)**: The Art Archive / Santa Maria della Scala Hospital Siena / Alfredo Dagli Orti; **43 (en bas)**: akg-images; **44**: www.limagier-photo.com; **45 (en haut)**: Megapress.ca / Philiptchenko; **45 (en bas)**: Glenbow Archives NA-3580-1; **46**: Page Toles / Office national du film du Canada. Photothèque / Bibliothèque et Archives Canada /e000761451; **58**: Gina Sanders / Shutterstock; **59**: Andresr / Shutterstock; **62**: coka / Shutterstock; **63**: © zhang bo / iStockphoto.

CHAPITRE **4** – **68**: Getty Images; **75**: © Bettmann/CORBIS; **77 (en haut)**: Papers of Ambrose Bierce (Mss 5992), Clifton Waller Barrett Library of American Literature, Special Collections, University of Virginia Library; **77 (en bas)**: Courtesy of McGill University School of Nursing; **78**: Courtesy of Neumann University Archives.

CHAPITRE **5** – **87**: Watson Caring Science Institute. Gracieuseté de Jean Watson; **96**: Mikhail Tchkheidze / Shutterstock.

CHAPITRE **6** – **103**: Petro Feketa / iStockphoto; **108**: Neustock / iStockphoto; **112**: © Pali Rao / iStockphoto; **114**: 4x6 / iStockphoto.

CHAPITRE **7** – **119**: Monkey Business Images / Shutterstock; **121**: Nick Free / iStockphoto; **123**: Joyce Ravid; **127**: annedde / iStockphoto.

CHAPITRE **8** - **137**: Jeffrey Smith / iStockphoto; **138**: Sean Locke / iStockphoto; **141**: www.limagier-photo.com; **145**: Dr. Heinz Linke / iStockphoto; **148**: Sean Locke / iStockphoto.

CHAPITRE **9** – **156**: asiseeit / iStockphoto; **172 (figure 9.7)**: asiseeit / iStockphoto; **172 (figure 9.8)**: Jacob Wackerhausen / iStockphoto; **176**: www.limagier-photo.com; **186 (en haut)**: Zsolt Nyulaszi / Shutterstock; **186 (en bas)**: Monkey Business Images / Shutterstock.

CHAPITRE **10** – **191**: Andresr / Shutterstock; **206**: Kiselev Andrey Valerevich / Shutterstock.

CHAPITRE **11** – **219**: studiovancaspel / iStockphoto; **223**: Monkey Business Images / Shutterstock; **225**: michaeljung / Shutterstock.

CHAPITRE **12** – **242 (en haut)**: Poznyakov / Shutterstock; **242 (en bas)**: AVAVA / Shutterstock; **245**: Don Bayley / iStockphoto; **246 (en haut)**: Andrei Vorobiev / Shutterstock; **246 (en bas)**: J. Helgason / Shutterstock; **248 (en haut)**: Clive Watkins / Shutterstock; **248 (en bas)**: Michelle D. Milliman / Shutterstock; **249**: Olga Vasilkova / Shutterstock; **250**: Aldo Murillo / Istockphoto; **253**: Lise Gagné / Istockphoto; **255**: Istockphoto; **256 (figure 12.16 A.)**: Yvan Dubé / iStockphoto; **256 (figure 12.16 B.)**: iofoto / iStockphoto; **256 (figure 12.16 C.)**: Galina Barskaya / iStockphoto.

CHAPITRE **13** – **264**: Richard Hobson / iStockphoto; **270**: Michael Westhoff / iStockphoto; **279**: Annett Vauteck / iStockphoto; **289 (en haut)**: Pablo Eder / Shutterstock; **289 (en bas)**: Ocskay Bence / iStockphoto; **290**: Lisa F. Young / iStockphoto.

CHAPITRE **14** – **296 (figure 14.1 A.)**: Iraida Bassi / iStockphoto; **296 (figure 14.1 B.)**: Tjui Tjioe / iStockphoto; **296 (figure 14.1 C.)**: Eva Serrabassa / iStockphoto; **296 (figure 14.1 D.)**: Vikram Raghuvanshi / iStockphoto; **298**: © Roger Holden / MaXx images; **303**: Megapress.ca / Philiptchenko; **306**: 3445128471 / Shutterstock.

CHAPITRE **15** – **312**: © Ronnie Kaufman/Larry / MaXx images; **326 (figure 15.6 A.)**: Aldo Murillo / iStockphoto; **326 (figure 15.6 B.)**: Eileen Hart / iStockphoto; **326 (figure 15.6 C.)**: Elena Korenbaum / iStockphoto; **326 (figure 15.6 D.)**: RonTech2000 / iStockphoto.

CHAPITRE **16** – **336**: Alix / Phanie / First Light; **338**: Frans Rombout / iStockphoto; **339**: Monika Adamczyk / iStockphoto; **349**: © Furgolle/BSIP/Corbis.

CHAPITRE **17** – **366**: Brad Killer / iStockphoto.

CHAPITRE **18** – **386**: Bonnie Schupp / iStockphoto; **389**: RonTech2000 / iStockphoto; **390**: studiovancaspel / iStockphoto; **391**: Jules Selmes / Getty Images.

CHAPITRE **19** – **408**: Sheryl Griffin / iStockphoto; **411**: Kacso Sandor / Shutterstock.

CHAPITRE **20** – **428**: YinYang / iStockphoto; **441**: Brian McEntire / iStockphoto; **444**: Stéphane Lord, Production multimédia, CHUM.

CHAPITRE **21** – **461**: Amanda Rohde / iStockphoto; **463**: Darren Wise / iStockphoto; **464**: Eliza Snow / iStockphoto.

CHAPITRE **22** – **496**: Irina Iglina / iStockphoto; **498**: www.limagier-photo.com; **506**: GE Healthcare.

CHAPITRE **23** – **522**: www.limagier-photo.com; **540**: Kemal Eksen / Photographersdirect; **544**: Kemal Eksen / Photographersdirect; **545**: Joti / Science Photo Library; **546 (figure 23.13 A.)** : Eye of Science / Science Photo Library; **546 (figure 23.13 B.)**: Medical RF.COM / Science Photo Library; **558 (figure 23.23)**: ThePropShoppe / iStockphoto; **559 (figure 23.25)**: Medcom Cypress, Californie; **563**: Richard A. Buckingham, École de médecine Abraham Lincoln, Université de l'Illinois, Chicago; **598**: John Taylor / iStockphoto; **639**: www.limagier-photo.com; **641**: www.limagier-photo.com; **642**: www.limagier-photo.com.

CHAPITRE **24** – **652 (figure 24.2 A.)**: Kletr / Shutterstock; **652 (figure 24.2 B.)**: Sebastian Kaulitzki / Shutterstock; **652 (figure 24.2 C.)**: Paul Prescott / Shutterstock; **653 (figure 24.3 A.)**: Terekhov Igor / Shutterstock; **653 (figure 24.3 C.)**: Paul Prescott / Shutterstock; **653 (figure 24.3 D.)**: Kletr / Shutterstock; **671**: Gracieuseté de Kimberly-Clark Heath Care, Roswell, Ga.

CHAPITRE **25** – **685 (en haut)**: www.limagier-photo.com; **685 (en bas)**: www.limagier-photo.com; **694 (figure 25.7 A.)**: www.limagier-photo.com; **694 (figure 25.7 B.)**: Gracieuseté de Canadian MedicAlert® Foundation; **704**: www.limagier-photo.com; **706**: Artromick; **712**: www.limagier-photo.com; **713 (A)**: Ken Hurst / Shutterstock; **713 (B)**: Keith A Frith / Shutterstock.

CHAPITRE **26** – **724 (en haut)**: David Peeters / iStockphoto; **724 (en bas)**: Christine Kublanski / iStockphoto; **731**: Edward Bock / iStockphoto; **735**: Frances Twitty / iStockphoto; **738**: zilli / iStockphoto; **739**: studiovancaspel / iStockphoto.

CHAPITRE **27** – **759**: Paul Prescott / Shutterstock; **762**: Alexander Raths / Shutterstock; **768 (en haut)**: Gracieuseté d'Alexandre Benyahya / www.medecinephysique.net; **778 (en bas)**: Avec l'autorisation du Posey Cie., Arcadia, California; **789 (figure 27.22)**: Sharon Meredith / iStockphoto; **789 (figure 27.23)**: Nina Shannon / iStockphoto; **790 (figure 27.24)**: Lawrence Sawyer / iStockphoto; **790 (figure 24.25)**: © Annett Vauteck / iStockphoto.

CHAPITRE **28** – **805 (figure 28.3)**: Philips Lifeline; **805 (figure 28.4)**: Carex Health Brands; **805 (figure 28.5)**: Hipsaver Canada; **807 (en haut)**: Summer Infant, Inc.; **809**: Safety 1st; **810**: BPPCI; **813**: Carex Health Brands.

CHAPITRE **29** – **833**: © Alexander Raths - Fotolia.com.

CHAPITRE **30** – **860**: Age Fotostock / Fotosearch; **867**: wando studios / iStockphoto; **880**: www.limagier-photo.com; **881**: Rob Byron / Shutterstock; **882 (en haut)**: Conor Caffrey / Science Photo Library; **882 (en bas)**: www.limagier-photo.com.

CHAPITRE **31** – **908**: © Pattie Calfy / iStockphoto; **918**: www.limagier-photo.com.

CHAPITRE **32** – **936**: Catherine Yeulet / iStockphoto; **937**: Anna Bryukhanova / iStockphoto.

CHAPITRE **33** – **968**: © Eduardo Jose / iStockphoto.

CHAPITRE **34** – **1001**: MorganLane studios / iStockphoto; **1014**: Catherine Yeulet / iStockphoto; **1016**: Jaroslaw Wojcik / iStockphoto; **1018**: acilo - photography / iStockphoto; **1025**: furabolo / iStockphoto.

CHAPITRE **36** – **1084**: Tanya Clyde / iStockphoto; **1091**: DR P. Marazzi / Science Photo Library; **1100**: Diane Critelli / Shutterstock; **1101**: Catherine Yeulet / iStockphoto.

CHAPITRE **37** – **1135**: Scott Health Care – A Mölnlycke Company, Philadelphia.; **1136**: Zimmer, Inc.; **1144 (figures 37.17 et 37.18)**: KCI Licensing, Inc., San Antonio, Tex.

CHAPITRE **38** – **1162**: Pamela Moore / iStockphoto; **1171**: Bernafon Canada; **1173**: Asyst Communications Co., Inc.; **1175**: Dr. Heinz Linke / iStockphoto.

CHAPITRE **39** – **1201**: www.limagier-photo.com; **1209 (en haut)**: Dr. Heinz Linke / iStockphoto; **1209 (en bas)**: John Cole / Science Photo Library; **1220**: Will & Deni McIntyre / Photo Researchers, Inc.

CHAPITRE 22

Références de l'édition originale

Beaudry, M., VandenBosch, T., & Anderson, J. (1996). Research utilization : Once-a-day temperatures for afebrile patients. *Clin. Nurse Spec., 10*(1), 21.

Bulechek, G.M., Butcher, H.K., & Dochterman, J.M. (2008). *Nursing interventions classification (NIC)* (5th ed.). St. Louis, Mo. : Mosby.

Carlson, K.K., & Lynn-McHale Wiegand, D.J. (Eds) (2005). *AACN Procedure Manual for Critical Care* (5th ed.). St. Louis, Mo. : Saunders.

Ebersole, P., et al. (2004). *Toward healthy aging : Human needs and nursing response* (6th ed.). St. Louis, Mo. : Mosby.

Environmental Protection Agency (2009). *Spills, Disposal and Site Cleanup*. [En ligne]. www.epa.gov/mercury/spills (page consultée le 28 août 2009).

Evans, D., et al. (2004). *Vital signs : A systematic review*. London : Joanna Briggs Institute for Evidence Based Nursing and Midwifery.

Giuliano, K.K., Giuliano A.J., Scott, S.S., MacLachlan, E., Pysznik, E., Elliot, S., & Woytowicz, D. (2000). Temperature measurement in critically ill adults : A comparison of tympanic and oral methods. *AM. J. Crit. Care, 9*(4), 254.

Grap, M.J. (2002). Pulse oximetry. *Crit. Care Nurse, 22*(3), 69.

Guyton, A.C. (1995). *Textbook of medical physiology* (9th ed.). Philadelphia : Saunders.

Guyton, A.C., & Hall, J.E. (2000). *Textbook of medical physiology* (10th ed.). Philadelphia : Saunders.

Guyton, A.C., & Hall, J.E. (2006). *Textbook of medical physiology* (11th ed.). Philadelphia : Saunders.

Henker, R., & Carlson, K.K. (2007). Fever. *Adv. Crit. Care, 18*(1), 76.

Hockenberry, M.J., & Wilson, D. (2007). *Wong's nursing care of infants and children* (8th ed.). St. Louis, Mo. : Mosby.

Holtzclaw, B.J. (2003). *Use of thermoregulatory principles in patient care : Fever management*. Glendale, Calif. : CINAHL Information Systems. www.cinahl.com/cgi-bin/ojcishowdoc.cgi?vol05.htm (page consultée le 22 février 2010).

Jones, D.W., et al. (2003). Measuring blood pressure accurately. *JAMA, 289*(8), 1027.

Jones, H., et al. (2006). Reactivity of ambulatory blood pressure to physical activity varies with time of day. *Hypertension, 37*(4), 778.

Leick-Rude, M., & Bloom, L.F. (1998). A comparison of temperature taking methods in neonates. *Neonatal Netw., 17*(5), 21.

Maxton, F.J., Justin, L., & Gilles, D. (2004). Estimating core temperature in infants and children after cardiac surgery : A comparison of six methods. *J. Adv. Nurs., 45*(2), 214.

Moorhead, S., et al. (2008). *Nursing outcomes classification (NOC)* (4th ed.). St. Louis, Mo. : Mosby.

National High Blood Pressure Education Program (NHBPEP), National Heart, Lung, and Blood Institute, & National Institutes of Health (2003). The seventh report of the Joint National Committee on Detection, Evaluation, and Treatment of High Blood Pressure. *JAMA, 289*(19), 2560-2571.

Pickering, T.G. (2001). Self-monitoring of blood pressure. In W.B. White (Ed.), *Blood pressure monitoring in cardiovascular medicine and therapeutics*. Totowa, N.J. : Humana Press.

Potter, P., et al. (2003). Evaluation of chemical dot thermometers for measuring body temperature of orally intubated patients. *Am. J. Crit. Care, 12*(5), 403.

Redon, J. (2004). The normal circadian pattern of blood pressure : Implications for treatment. *Int. J. Clin. Pract., 58*(suppl. 145), 3.

Schell, K., et al. (2006). Clinical comparison of automatic, noninvasive measurements of blood pressure in the forearm and upper arm with the patient supine or with the head of the bed raised 45 degrees : A follow-up study. *Am. J. Crit. Care, 15*(2), 196.

Sidberry, G.K., et al. (2002). Comparison of temple temperatures with rectal temperatures in children under two years of age. *Clin. Pediatr.*, 41, 405.

Thibodeau, G.A., & Patton, K.T. (1996). *Anatomy and physiology* (3rd ed.). St. Louis, Mo. : Mosby.

Thomas, S.A., et al. (2002). A review of nursing research on blood pressure. *J. Nurs. Scholarsh., 34*(4), 313.

Références de l'édition française

American Association of Critical-Care Nurses (2005). Procedure Manual for Critical Care (5th ed.). St. Louis, Mo. : Saunders.

Programme éducatif canadien sur l'hypertension (2009). *Recommandations 2009 du PECH pour la prise en charge de l'hypertension*. [En ligne]. http://hypertension.ca/chep/fr/wp-content/uploads/2009/08/fullrec2009fr.pdf (page consultée le 22 février 2010).

Silbernagl, S. (2001). *Atlas de poche de physiopathologie* (3e éd.). Paris : Flammarion.

CHAPITRE 23

Références de l'édition originale

Agency for Healthcare Research and Quality (2005). *Guide to clinical preventive services* (AHRQ Publication N° 02-0570).

Rockville, MD : Agency for Healthcare Research and Quality. www.ahrq.gov/clinic/pocketgd.htm

American Cancer Society (2007). *Cancer facts and figures 2007*. Atlanta, Ga. : American Cancer Society.

American Psychiatric Association (1994). *Diagnostic and statistical manual of mental disorder* (4th ed.). Washington, D.C. : American Psychiatric Association.

Barkauskas, V.H., Baumann, L.C., & Darling-Fisher, C. (2002). *Health and physical assessment* (3rd ed.). St. Louis, Mo. : Mosby.

Berlinger, J.S. (1998). Why don't you just leave him ? *Nursing 98, 28*(4), 34.

Caulker-Burnett, I. (1994). Primary care screening for substance abuse. *Nurse Pract., 19*(6), 42.

Chin, J. (Ed.) (2000). *Control of communicable diseases manual*. Washington, D.C. : American Public Health Association.

Crowther, J., & McCourt, K. (2004). Get the edge on deep vein thrombosis. *Nurs. Manage., 35*(1), 22.

Day, M.W. (2003). Recognizing and management : DVT-deep vein thrombosis. *Nursing, 23*(5), 36.

Ebersole, P., Touhy, T., Hess, P., Jett, K., & Schmidt Luggen, A. (2008). *Toward healthy aging : Human needs and nursing response* (7th ed.). St. Louis, Mo. : Mosby.

Folstein, M.F., Folstein, S., & McHugh, P.R. (1975). Mini-mental state : A practical method for grading the cognitive state of clients for the clinician. *J. Psychiatr. Res., 12*, 82.

Friedman, L., Fleming, N.F., Roberts, D.H., & Hyman, S.E. (1996). *Source book of substance abuse and addiction*. Baltimore : Williams & Wilkins.

Fulmer, T. (2003). Elder abuse and neglect assessment. *J. Gerontol. Nurs., 29*(1), 8-9.

Galanti, G. (2004). *Caring for clients from different cultures* (3rd ed.). Philadelphia : University of Pennsylvania Press.

Graham, A., Schultz, T.K., Mayo-Smith, M.F., & Ries, R.K. (2003). *Principles of addiction medicine* (3rd ed.). Chevy Chase, Md. : American Society of Addiction Medicine.

Gray-Vickrey, P. (2005). What's behind acute delirium ? *Nursing Made Incredibly Easy !, 3*(1), 20-28.

Hardy, M. (1996). What can you do about your client's dry skin ? *J. Gerontol. Nurs., 22*(5), 10.

Hayes, J.L. (2003). Are you assessing for melanoma ? *RN, 66*(2), 36-40.

Hockenberry, M.J., & Wilson, P. (2007). *Wong's nursing care of infants and children* (8th ed.). St. Louis, Mo. : Mosby.

Holcomb, S. (2005). Boning up on osteoporosis. *Nursing Made Incredibly Easy !, 3*(2), 7.

Kovach, K. (2004). Intimate partner violence. *RN, 67*(8), 38-43.

Lewis, C. (2003). Osteoporosis : A man's issue. *Prepared Foods, 172*(1), 99.

Lueckenotte, A. (2000). *Gerontologic nursing* (2nd ed.). St. Louis, Mo. : Mosby.

Lynch, S.H. (1997). Elder abuse : What to look for, how to intervene. *Am. J. Nurs., 97*(1), 27.

McKenry, L., Tessier, E., & Hogan, M.A. (2006). *Mosby's pharmacology in nursing* (22nd ed.). St. Louis, Mo. : Mosby.

Meiner, S.E., & Lueckenotte, A. (2006). *Gerontologic nursing* (3rd ed.). St. Louis, Mo. : Mosby.

Moore, M.C. (2005). *Pocket guide to nutritional assessment and care* (5th ed.). St. Louis, Mo. : Mosby.

National Pediculosis Association (2009). Child care provider's guide to controlling head lice. [En ligne]. www.headlice.org/downloads/ccguide.htm (page consultée le 1er octobre 2009).

Quinn, M.J. (2002). Undue influence and elder abuse : Recognition and intervention strategies. *Geriatr. Nurs., 23*(1), 11-16.

Seidel, H.M., Ball, J.W., Dains, J.E., & Benedict, G.W. (2003). *Mosby's guide to physical examination* (5th ed.). St. Louis, Mo. : Mosby.

Seidel, H.M., Ball, J.W., Dains, J.E., & Benedict, G.W. (2006). *Mosby's guide to physical examination* (6th ed.). St. Louis, Mo. : Mosby.

Smith, D.E., & Seymour, R.B. (2001). *Clinician's guide to substance abuse*. New York : McGraw-Hill.

Signification des abréviations en lien avec les lois et règlements :

- **L.C. :** Lois du Canada
- **L.Q. :** Lois du Québec
- **L.R.C. :** Lois révisées du Canada
- **L.R.Q. :** Lois refondues du Québec
- **R.R.Q. :** Règlements refondus du Québec
- **al. :** alinéa
- **art. :** article
- **c. :** chapitre
- **par. :** paragraphe
- **r. :** règlement correspondant à une loi donnée

Stuart, G., & Laraia, M. (2005). *Principles and practice of psychiatric nursing* (8th ed.). St. Louis, Mo.: Mosby.

Talbot, L., & Curtis, L. (1996). The challenges of assessing skin indicators in people of color. *Home Healthc. Nurse, 14*(3), 167.

Thompson, J.M., McFarland, G., & Hirsch, J. (2001). *Mosby's manual of clinical nursing* (5th ed.). St. Louis, Mo.: Mosby.

US Department of Agriculture, Center for Nutrition Policy and Promotion (2005). *Steps to a Healthier Weight.* [En ligne]. www.mypyramid.gov (page consultée le 22 février 2010).

US Preventative Services Task Force (2003). Screening for osteoporosis in post-menopausal women: Recommendations and rationale. *Am. J. Nurse, 103*(1), 73.

Widlitz, M., & Marin, D. (2002). Substance abuse in older adults: An overview. *Geriatrics, 57*(12), 29-34.

Wolff, T., Tai., E., & Miller., T. (2009). Screening for skin cancer: an update of the evidence for the U.S. *Annals of Internal Medicine, 150*(3), 194-198.

Références de l'édition française

Agence de la santé et des services sociaux de Montréal, Direction de santé publique du Québec (2006). *L'examen médical périodique de l'adulte: recommandations adaptées à la pratique médicale préventive au Québec.* Montréal: Direction de santé publique, Agence de développement de réseaux locaux de services de santé et de services sociaux de Montréal.

Agency for Healthcare Research and Quality (2009). *Guide to clinical preventive services, 2009.* [En ligne]. www.ahrq.gov/clinic/pocketgd.htm (page consultée le 1er octobre 2009).

American Cancer Society (2007). *Cancer facts and figures 2007.* [En ligne]. www.cancer.org/docroot/STT/content/STT_1x_Cancer_Facts_Figures_2007.asp (page consultée le 13 mars 2010).

American Psychiatric Association (2000). *Diagnostic and statistical manual of mental disorders* (4th ed., text revision). Washington, D.C.: American Psychiatric Association.

Association canadienne de dermatologie (2004). *Programme national de prudence au soleil.* [En ligne]. www.dermatology.ca/french/sap/index.html (page consultée le 2 février 2010).

Association canadienne du diabète (2010). [En ligne]. www.diabetes.ca (page consultée le 28 février 2010).

Belcher, A.E. (1992). *Cancer nursing.* St. Louis, Mo.: Mosby.

Bisson, J., Nadeau, L., & Demers, A. (1999). The validity of the CAGE scale to screen for heavy drinking and drinking problems in a general population survey. *Addiction, 94*(5), 715-722.

Ebersole, P., Hess, P., & Schmidt Luggen, A. (1998). *Toward healthy aging* (5th ed.). St. Louis, Mo.: Mosby.

Ebersole, P., Hess, P., & Schmidt Luggen, A. (2004). *Toward healthy aging* (6th ed.). St. Louis, Mo.: Mosby.

Fondation du cancer du sein du Québec (2009). *Santé du sein Top 10.* [En ligne]. www.rubanrose.org/sites/default/files/mce/TOP10-FR_sep09.pdf (page consultée le 2 février 2010).

Habif, T.P. (1996). *Clinical Dermatology: A color guide to diagnosis and therapy* (3rd ed.). St. Louis, Mo.: Mosby.

Jarvis, C. (2009). *L'examen clinique et l'évaluation de la santé.* Montréal: Beauchemin.

Klein, S., & Hage, J. (2006). Measurement, Calculation, and Normal Range of the Ankle-Arm Index: A Bibliometric Analysis and Recommendation for Standardization. *Annals of Vascular Surgery, 20*(2), 282-292.

Kösters, J.P., & Gøtzsche, P.C. (2008). *Regular self-examination or clinical examination for early detection of breast cancer* (Ed. rev.). Copenhague, DK: The Cochrane Collaboration & John Wiley & Sons.

Le Breton, C., & Cloutier, L. (2008). Chercher l'indice. *Perspective infirmière, 5*(4), 29-32.

Mayfield, D.G., McLeod, G., & Hall, P. (1974). The CAGE questionnaire: Validation of a new alcoholism screening instrument. *American Journal of Psychiatry, 131*, 1121-1123.

Miller, C.A., Simoneau, I.L., & Raymond, N. (2007). *L'essentiel en soins infirmiers gérontologiques.* Montréal: Chenelière Éducation.

Ministère de la Santé et des Services sociaux (2001). *Position ministérielle sur l'auto-examen des seins.* [En ligne]. www.msss.gouv.qc.ca/sujets/santepub/pqdcs/index.php?position_ministerielle (page consultée le 6 janvier 2010).

Ostéoporose Canada (2009). *Qu'est-ce que l'ostéoporose?* [En ligne]. www.osteoporose-canada.ca (page consultée le 27 août 2009).

PasseportSanté.net (2010). *Cancer de l'endomètre (corps de l'utérus).* [En ligne]. www.passeportsante.net/fr/Maux/Problemes/Fiche.aspx?doc=cancer_endometre_pm (page consultée le 4 février 2010).

Phaneuf, M. (2007). *Le vieillissement perturbé: La maladie d'Alzheimer.* Montréal: Chenelière Éducation.

Société canadienne du cancer (2009). *Dépistage du cancer colorectal.* [En ligne]. www.cancer.ca/Quebec/Prevention/Get%20screened/Screening%20for%20colorectal%20cancer.aspx?sc_lang=fr-CA&r=1 (page consultée le 29 septembre 2009).

Société canadienne du cancer (2009). *Statistiques canadiennes sur le cancer.* [En ligne]. www.cancer.ca/~/media/CCS/Canada%20wide/Files%20List/liste%20de%20fichiers/pdf/stats%202009F%20Cdn%20Cancer.ashx (page consultée le 23 février 2010).

Société canadienne du cancer (2010). *Apprenez à connaître vos seins.* [En ligne]. www.cancer.ca/Canada-wide/Prevention/Knowing your body/Know your breasts.aspx?sc_lang=fr-CA (page consultée le 6 janvier 2010).

Société canadienne du cancer (2010). *À propos du cancer.* [En ligne]. www.cancer.ca/Quebec/Aboutcancer.aspx?sc_lang=fr-ca (page consultée le 28 février 2010).

Thompson, J.M., McFarland, G.K., Hirsch, J.E., Tucker, S.M., & Bowers, A.C. (1989). *Mosby's manual of clinical nursing* (2nd ed.). St. Louis, Mo.: Mosby.

US Department of Agriculture (2005). *MyPyramid.gov: Steps to a healthier you.* [En ligne]. www.mypyramid.gov (page consultée le 30 septembre 2009).

Zitelli, B., & Davis, H. (1991). *Atlas of pediatric physical diagnosis* (2nd ed.). St. Louis, Mo.: Mosby.

CHAPITRE 24

Références de l'édition originale

Association of PeriOperative Nurses (2005). *Standards, recommended practices, and guidelines.* Denver, Colo.: Association of PeriOperative Nurses.

Boyce, J.M., & Pittet, D. (2001). Guideline for hand Hygiene in health-Care Settings: Recommendations of the Healthcare infection Control Practice Advisory Committee and the HICPAC/SHEA/APIC/IDSA Hand Hygiene task Force. *Infection Control Hospital Epidemiology, 23*(suppl. 12), S3-S40.

Bulechek, G.M., Butcher, H.K., & Dochterman, J.M. (2008). *Nursing interventions classification (NIC)* (5th ed.). St. Louis, Mo.: Mosby.

Burns, E. (2001). *Aging and the immune system.* Milwaukee, Wis.: Healthlink, College of Wisconsin.

Centers for Disease Control and Prevention (1995). Hospital Infection Control Practices Advisory Committee: Recommendations for preventing the spread of vancomycin resistance. *Am. J. Infect. Control, 23*(2), 87.

Centers for Disease Control and Prevention (2001). *Guidelines for the Prevention and Transmission of hepatitis B, hepatitis C and human immunodeficiency virus in health care personnel.* Washington, D.C.: Centers for Disease Control and Prevention.

Centers for Disease Control and Prevention (2002a). *Draft: Guidelines for prevention of health care-associated pneumonia.* [En ligne]. www.cdc.gov/ncidod/dhqp/gl_hcpneumonia.html (page consultée le 8 décembre 2009).

Centers for Disease Control and Prevention (2002b). *Guideline for hand hygiene in health-care settings.* [En ligne]. www.cdc.gov/Handhygiene (page consultée le 8 décembre 2009).

Centers for Disease Control and Prevention (2005a). *Guideline for preventing the transmission of Mycobacterium tuberculosis in health-care facilities.* Washington, D.C.: Centers for Disease Control and Prevention.

Centers for Disease Control and Prevention (2005b). *Updated U.S. Public Health Service guidelines for the management of occupational exposures to HIV and recommendations for post exposure prophylaxis.* Washington, D.C.: Centers for Disease Control and Prevention.

Centers for Disease Control and Prevention (2006a). *Draft guideline for isolation precautions: Preventing transmission of infectious agents in healthcare settings — recommendations to the Healthcare Infection Control Practices Advisory Committee (HICPAC).* Washington, D.C.: Centers for Disease Control and Prevention.

Centers for Disease Control and Prevention (2006b). *Management of multidrug-resistant organisms in healthcare settings.* Washington, D.C.: Centers for Disease Control and Prevention.

Centers for Disease Control and Prevention (2007). *Guideline for isolation precautions: Preventing transmission of infectious agents in healthcare settings.* [En ligne]. http://cdc.gov/ncidod/dhqp/pdf/Isolation2007.pdf (page consultée le 22 septembre 2009).

Cipriano, P. (2007). Save a life–wash your hands, *American Nurse Today, 2*(1), 10. www.americannursetoday.com

Fauerbach, L. (2005). Risk factors for infection transmission. In R. Carrico (Ed.), *APIC text of infection control and epidemiology.* Washington, D.C.: Association for Professionals in Infection Control and Epidemiology.

Gantz, N.M. (2005). Geriatric infections. In R. Carrico (Ed.), *APIC text of infection control and epidemiology.* Washington, D.C.: Association for Professionals in Infection Control and Epidemiology.

Griffith, C.J., et al. (2003). Environmental surface cleanliness and the potential for contamination during hand washing. *Am. J. Infect. Control., 31*(2), 93.

Gupta, A., Della-Latta, P., Todd, B., San Gabriel, P., Haas, J., Wu, F., et al. (2004). Outbreak of extended-spectrum-beta-lactamase-producing Klebsiella pneumoniae in a neonatal intensive care unit linked to artificial nails. *Infect. Control Hosp. Epidemiol., 25*(3), 210-215.

Harrison, W.A., et al. (2003). Bacterial transfer and cross contamination potential associated with paper-towel dispensing. *Am. J. Infect. Control, 31*(7), 387.

Hedderwick, S.A., et al. (2000). Pathogenic organisms associated with artificial fingernails worn by healthcare workers. *Infect. Control Hosp. Epidemiol., 21*(8), 505.

Larson, E. (2005). APIC guideline for hand washing and hand antisepsis in health-care settings. In J.S. Garner, W.R. Jarvis, T.G. Emori, T.C. Horan, & J.M. Hughes (Eds), *APIC infection control and applied epidemiology: Principles and practice.* St. Louis, Mo.: Mosby.

Lesser, K.J., Paiusi, I.C., & Leips, J. (2006). Naturally occurring genetic variation in the age specific immune response of Drosophila melanogaster. *Aging Cell., 5*(4), 293.

Meiner, S., & Lueckenotte, A.G. (2006). *Gerontologic nursing* (3rd ed.). St. Louis, Mo.: Mosby.

Occupational Safety and Health Administration (1995). Respiratory protection standard. *Federal Register, 60*, 3036.

Occupational Safety and Health Administration (2001a). *Needlestick Safety and Prevention Act.* Public Law 106-430.

Occupational Safety and Health Administration (2001b). Enforcement procedures for the occupational exposure to bloodborne injury final rule. *Federal Register, 66*, 5318.

Occupational Safety and Health Administration (2001, 2005). Occupational Safety and Health Act of 2001. [En ligne]. www.cdc.gov (page consultée le 8 décembre 2009).

Pagana, K.D., & Pagana, T.J. (2005). Mosby's diagnostic and laboratory test reference (7th ed.). St. Louis, Mo.: Mosby.

Potter, P., et al. (2003). Evaluation of chemical dot thermometers for measuring body temperature of orally intubated patients. *Am. J. Crit. Care, 12*(5), 403.

Ritter, H. (2005). Microbiology/laboratory diagnostics. In R. Carrico (Ed.), *APIC text of infection control and epidemiology.* Washington, D.C.: Association for Professionals in Infection Control and Epidemiology.

Rutala, W., & Weber, D.J. (2005). Centers for Disease Control and Prevention, Hospital Infection Control Practices Advisory Committee. *Guideline for disinfection and sterilization in healthcare facilities.* [En ligne]. www.cdc.gov (page consultée le 8 décembre 2009).

The Joint Commission (2007). *National patient safety goals,* 2008. [En ligne]. www.jointcommission.org/PatientSafety/NationalPatientSafetyGoals/ (page consultée le 13 février 2008).

Tweeten, S.M. (2005). General principles of epidemiology. In R. Carrico (Ed.), *APIC text of infection control and epidemiology.* Washington, D.C.: Association for Professionals in Infection Control and Epidemiology.

Références de l'édition française

Aucoin, L., et al. (2005). *D'abord ne pas nuire... Les infections nosocomiales au Québec, un problème majeur de santé, une priorité.* Rapport du Comité d'examen sur la prévention et le contrôle des infections nosocomiales. Québec: MSSS.

Centre McGill (2008). *Handwashing an issue in Montreal hospital.* [En ligne]. www.canada.com/health/Handwashing+issue+Montreal+hospital/1151494/story.html (page consultée le 12 janvier 2010).

Harris, H. (2006). *C. difficile attack of the killer diarrhea. Nursing Made Incredibly Easy! 4*(3), 12.

Loi modifiant le Code des professions et d'autres dispositions législatives dans le domaine de la santé (L.Q. 2002, c. 33).

Mayhall, C.G. (2004). *Hospital Epidemiology and Infection Control* (3rd ed.). Baltimore, Md.: Lippincott, Williams and Wilkins.

Ministère de la Santé et des Services sociaux du Québec (2006). *Infections nosocomiales: cadre de référence à l'intention des établissements de santé du Québec.* Québec: Ministère de la Santé et des Services sociaux.

Ordre des infirmières et infirmiers du Québec (2008). *Protéger la population par la prévention et le contrôle des infections – Une contribution essentielle de l'infirmière.* Montréal: Ordre des infirmières et infirmiers du Québec.

Pittet, D., Simon, A., Hugonnet, S., Pessoa-Silva, C.L., Sauvan, V., & Perneger, T.V. (2004). Hand Hygiene among Physicians: Performance, Beliefs and Perceptions. *Ann. Intern. Med.,141*(1), 1-8.

Santé Canada (1998, 2005). *Lavage des mains, nettoyage, désinfection et stérilisation dans les établissements de santé* et *Pratiques de base et précautions additionnelles visant à prévenir la transmission des infections dans les établissements de santé.* [En ligne]. www.phac-aspc.gc.ca/publicat/ccdr-rmtc/90pdf/cdr24s8f.pdf et www.phac-aspc.gc.ca/publicat/ccdr-rmtc/99pdf/cdr25s4f.pdf (pages consultées le 8 décembre 2009).

Tortora, G.J., Fuke, B.R., & Case, C.L. (2003). *Introduction à la microbiologie.* St-Laurent, Qc: Éditions du Renouveau Pédagogique.

CHAPITRE 25

Références de l'édition originale

American Diabetes Association (2004). Insulin administration: Position statement. *Diabetes Care, 27*(1S), S106.

American Diabetes Association (2005). Insulin delivery. *Diabetes Forecast, 58*(1), RG16.

American Hospital Association (2003). *The patient care partnership.* [En ligne]. www.hospitalconnect.com/aha/ptcommunication/partnership/index.html (page consultée le 28 octobre 2009).

American Nurses Association (2004). *Nursing: Scope and standards of practice.* Silver Springs, Md: American Nurses Association.

American Nurses Association (2007). *Needlestick injury.* [En ligne]. www.nursingworld.org/MainMenuCategories/ANAMarketplace/ANAPeriodicals/OJIN/TableofContents/Volume92004/No3Sept04/InjuryPrevention.aspx (page consultée le 23 février 2010).

Andrews, M.M., & Boyle, J.S. (2007). *Transcultural concepts in nursing care* (5th ed.). Philadelphia: Lippincott.

Annersten, M., & Willman, A. (2005). Performing subcutaneous injections: A literature review. *Worldviews Evid. Based Nurs., 2*(3), 122.

Bastable, S. (2003). *Nurse as educator: Principles of teaching and learning for nursing practice.* Sudbury, Mass.: Jones & Bartlett.

Brager, R., & Sloand, E. (2005). The spectrum of polypharmacy. *Nurs. Pract., 30*(6), 44.

Capriotti, T. (2005). Changes in inhaler devices for asthma and COPD. *Medsurg. Nurs., 14*(3), 185.

Centers for Disease Control and Prevention (2007). *TB elimination.* [En ligne]. www.cdc.gov/tb (page consultée le 29 octobre 2009).

Cook, I.F., & Murtagh, J. (2006). Ventrogluteal area—a suitable site for intramuscular vaccination of infants and toddlers. *Vaccine, 24*(13), 2403.

Ebersole, P., Touhy, T.A., Hess, P., Jett, K., & Luggen, A.S. (2008). *Toward healthy aging: Human needs and nursing response* (7th ed.). St. Louis, Mo.: Mosby.

Hockenberry, M.J., & Wilson, D. (2007). *Wong's nursing care of infants and children* (8th ed.). St. Louis, Mo.: Mosby.

Hughes, R., & Ortiz, E. (2005). Medication errors: Why they happen, and how they can be prevented. *Am. J. Nurs., 105*(suppl. 3), 14.

Institute of Medicine (2003). *Report brief, to err is human: Building a safer health system.* [En ligne]. www.iom.edu/Reports/1999/To-Err-is-Human-Building-A-Safer-Health-System.aspx (page consultée le 22 février 2010).

Institute for Safe Medication Practices (2002). *ISMP medication safety alert!* [En ligne]. www.ismp.org/Newsletters/acutecare/articles/A1Q02Action.asp (page consultée le 22 février 2010).

Institute for Safe Medication Practices (2006a). *ISMP list of error-prone abbreviations, symbols, and dose designations.* [En ligne]. www.ismp.org/tools/errorproneabbreviations.pdf (page consultée le 22 février 2010).

Institute for Safe Medication Practices (2006b). *Preventing errors with tablet splitting.* [En ligne]. www.accessdata.fda.gov/psn/printer.cfm?id=456 (page consultée le 23 février 2010).

Institute for Safe Medication Practices (2007). Patches: What you can't see can harm patients. *Nurse Advise-ERR, 5*(4), 1.

Jordan, S., Griffiths, H., & Griffiths, R. (2003). Administration of medicines. Part 2: Pharmacology. *Nurs. Stand., 18*(3), 45-54.

Karch, A.M., & Karch, F.E. (2003). Not so fast! *Am. J. Nurs., 103*(8), 71.

Manno, M.S. (2006). Preventing adverse drug events. *Nursing, 36*(3), 56.

MayoClinic.com (2007). *Asthma.* [En ligne]. www.mayoclinic.com/health/asthma/DS00021 (page consultée le 30 octobre 2009).

McKenry, L.M., Tessier, E., & Hogan, A. (2006). *Mosby's pharmacology in nursing* (22nd ed.). St. Louis, Mo.: Mosby.

Meiner, S., & Lueckenotte, A. (2006). *Gerontologic nursing* (3rd ed.). St. Louis, Mo.: Mosby.

Metheny, N.A. (2006). Preventing aspiration in older adults with dysphagia. *Medsurg. Nurs., 15*(2), 110.

Mills, P.D., Neily, J., Mims, E., Burkhardt, M.E., & Baglan, J. (2006). Improving the bar-coded medication administration system at the Department of Veterans Affairs. *Am. J. Health Syst. Pharm., 63*, 1442-1447.

Morris, H. (2006). Managing dysphagia in older people. *Primary Health Care, 16*(6), 34.

National Coordinating Council for Medication Error Reporting and Prevention (2006). *Council Recommendations: Recommendations to Reduce Medication Errors Associated with Verbal Medication Orders and Prescriptions.* [En ligne]. www.nccmerp.org/council/council2001-02-20.html?USP_Print_true&frame_lowerfrm (page consultée le 22 février 2010).

Nicoll, L.H., & Hesby, A. (2002). Intramuscular injection: An integrative research review and guideline for evidence-based practice. *Appl. Nurs. Res., 16*(2), 149.

Novo Nordisk (2007). *Levimir.* [En ligne]. www.levemir-us.com (page consultée le 8 février 2010).

Occupational Safety and Health Administration (2006). *Toxic and hazardous substances : Bloodborne pathogens. Federal Register, CFR 29, part 1910.1030.* [En ligne]. www.osha.gov/pls/oshaweb/owadisp.show_document?p_table=STANDARDS&p_id=10051 (page consultée le 8 février 2010).

Oklahoma Department of Human Services (2006). *Advantage program services.* [En ligne]. www.okdhs.org/programsandservices/aging/adw/ (page consultée le 8 février 2010).

Paoletti, R.D., Suess, T.M., Lesko, M.G., Feroli, A.A., Kennel, J.A., Mahler, J.M., et al. (2007). Using bar-code technology and medication observation methodology for safer medication administration. *Am. J. Health Syst. Pharm., 64,* 536.

Pape, T.M., Guerra, D.M., Muzquiz, M., Bryant, J.B., Ingram, M., Schranner, B., et al. (2005). Innovative approaches to reducing nurses' distractions during medication administration. *J. Cont. Educ. Nurs., 36*(3), 108-116.

Ptasinski, C. (2007). Develop a medication reconciliation process. *Nurs. Manage., 38*(3), 18.

Rushing, J. (2004). How to administer a subcutaneous infection. *Nursing, 34*(6), 32.

Sanofi-Aventis (2006). *Lovenox prescribing information.* [En ligne]. http://products.sanofi-aventis.us/lovenox/lovenox.html#Dosage%20and%20Administration (page consultée le 29 octobre 2009).

Skibinski, K.A., White, B.A., Lin, L.I., Dong, Y., & Wu, W. (2007). Effects of technological interventions on the safety of a medication-use system. *Am. J. Health Syst. Pharm., 64*(1), 90-96.

Small, S.P. (2004). Preventing sciatic nerve injury from intramuscular injections : Literature review. *J. Adv. Nurs., 47*(3), 287.

Stein, H.G. (2006). Glass ampules and filter needles : An example of implementing the sixth "R" in medication administration. *Medsurg. Nurs., 15*(5), 290.

The Joint Commission (2008). *National patient safety goals.* [En ligne]. www.jointcommission.org/PatientSafety/NationalPatientSafetyGoals/ (page consultée le 22 février 2010).

U.S. Food and Drug Administration (2007). *MedWatch.* [En ligne]. www.fda.gov/medwatch/ (page consultée le 22 février 2010).

Vella, C., & Grech, V. (2005). Assessment of use of spacer devices for inhaled drug delivery to asthmatic children. *Pediatr. Allergy Immunol., 16,* 258.

VisionRx (2005). *Encyclopedia - Eye Drops.* [En ligne]. www.visionrx.com/library/enc/enc_eyedrops.asp (page consultée le 22 février 2010).

World Health Organization (2005). *Report of the global injection safety and infection control meeting.* [En ligne]. www.who.int/injection_safety/en/ (page consultée le 29 octobre 2009).

Références de l'édition française

Agence française de sécurité sanitaire des produits de santé (2005). *Sécurité sanitaire et vigilance, le point sur la prévention de la iatrogénèse médicamenteuse chez le sujet âgé.* [En ligne]. www.afssaps.fr/Infos-de-securite/Mises-au-point/Prevenir-la-iatrogenese-medicamenteuse-chez-le-sujet-age/(language)/fre-FR (page consultée le 23 février 2010).

Brassard, Y. (2008). *Apprendre à rédiger des notes d'évolution au dossier, volume 1.* Longueuil, Qc : Loze-Dion.

Bussières, J.-F., Touzin, K., Coureau, B., Legault, S., & Quesnel, S. (2007). Évaluation de la conformité à la politique de double vérification sur la feuille d'administration des médicaments en établissements de santé. *Pharmactuel, 40*(3), 157-160.

Centre d'information sur le médicament. *Accueil du CIM.* [En ligne]. www.ciminfo.org/accueil.asp (page consultée le 22 février 2010).

CHUM (2005). *Guide clinique en soins infirmiers* (2e éd.). Montréal : CHUM.

Clark, J.F., Queener, S.F., & Karb, V.B. (1998). *Pharmacologic basis of nursing practice* (6th ed.). St. Louis, Mo. : Mosby.

Clayton, B.D., & Stock, Y.N. (2003). Soins infirmiers : pharmacologie de base. Montréal : Beauchemin.

Cloutier, B., & Ménard, N. (2006). *Pharmafiches* (4e éd). Montréal : Gaëtan Morin.

Collège des médecins du Québec (2005). *Les ordonnances faites par un médecin.* Montréal : Collège des médecins du Québec.

Curren, A.M. (2006). *Mathématiques et médicaments* (3e éd.). Montréal : Beauchemin.

Doctissimo. *Médicaments : toutes les formes, tous les effets.* [En ligne]. www.doctissimo.fr/html/medicaments/articles/medicaments_formes_effets.htm (page consultée le 22 février 2010).

Ebersole, P., & Hess, P. (1998). *Toward healthy aging : Human needs and nursing response* (5th ed.). St. Louis, Mo. : Mosby.

Einarson, T.R. (1993). Drug-related hospital admissions. *Annals of Pharmacotherapy, 27*(7-8), 832-840.

Fortin, M. (2010). *Guide pour une administration sécuritaire des médicaments.* Montréal : Chenelière Éducation.

Garnier Delamare (2004). *Dictionnaire illustré des termes de médecine.* Paris : Maloine.

Grenier-Gosselin, L. (1991). Médicaments, motif important d'hospitalisation des personnes âgées. *Québec Pharmacie, 38,* 536-538.

Institut canadien d'information sur la santé (2009). *Dépenses en médicaments au Canada de 1985 à 2009.* Ottawa, Ont. : Institut canadien d'information sur la santé.

Institut canadien pour la sécurité des patients (2008). *Bilan comparatif des médicaments en soins de courte durée.* [En ligne]. www.saferhealthcarenow.ca/FR/Interventions/medrec_acute/Documents/BCM%20%28court e%20dur%C3%A9e%29%20Trousse%20En%20avant.pdf (page consultée le 22 février 2010).

Institute for Healthcare Improvement (2008). *ISMP's List of High-Alert Medications.* [En ligne]. www.ismp.org/Tools/highalertmedications.pdf (page consultée le 22 février 2010).

Institut pour l'utilisation sécuritaire des médicaments du Canada (2007). *La liste des médicaments à haut risque.* [En ligne]. www.ismp.org/Tools/highalertmedications.pdf (page consultée le 22 février 2010).

Institut pour l'utilisation sécuritaire des médicaments du Canada (2008a). *Éliminer l'utilisation dangereuse d'abréviations.* [En ligne]. www.ismp-canada.org/fr/dangerousabbreviations.htm (page consultée le 22 février 2010).

Institut pour l'utilisation sécuritaire des médicaments du Canada (2008b). *Definition of terms.* [En ligne]. www.ismp-canada.org/definitions.htm (page consultée le 22 février 2010).

Janvier Lafrenière, R. & Beaulieu, M. (2009). *Réflexions éthiques.* [En ligne]. www.oiiq.org/uploads/periodiques/Perspective/vol6no5/18 Reflexions_ethiques.pdf (page consultée le 8 février 2010).

Lacoursière, A. (2009). Des robots qui distribuent des médicaments. [En ligne]. www.cyberpresse.ca/actualites/quebec-canada/sante/200903/26/01-840346-des-robots-qui-distribuent-des-medicaments.php (page consultée le 8 février 2010).

Laurier, C., Barnard, L., & Baril, J. (2001). *Enquête sociale et de santé, 1998* (2e éd.). [En ligne]. www.stat.gouv.qc.ca/publications/sante/pdf/LivreCodesEnquete98m.pdf (page consultée le 29 septembre 2008).

Lewis, S.M., Heitkemper, M.M., & Dirksen, S.R. (2004). *Medical-surgical nursing* (6th ed.). St.Louis, Mo. : Mosby.

Manasse, H.R. Jr. (1989a). Medication use in an imperfect world : Drug misadventuring as an issue of public policy, Part 1. *American Journal of Hospital Pharmacy, 45,* 929-944.

Manasse, H.R. Jr. (1989b). Medication use in an imperfect world : Drug misadventuring as an issue of public policy, Part 2. *American Journal of Hospital Pharmacy, 46,* 1141-1152.

Morin, R. (2003). *Guide Beauchemin des médicaments en soins infirmiers.* Montréal : Beauchemin.

Mosby (1999). *Mosby's GenRx 1999 : The Complete Reference for Generic and Brand Drugs* (9th ed.). St-Louis, Mo. : Mosby.

Ordre des infirmières et infirmiers de l'Ontario (2008). *L'administration des médicaments.* [En ligne]. www.cno.org/docs/prac/51007_MedStds.pdf (page consultée le 22 février 2010).

Ordre des infirmières et infirmiers du Québec (2003). *Guide d'application de la nouvelle Loi sur les infirmières et les infirmiers et de la Loi modifiant le Code des professions et d'autres dispositions législatives dans le domaine de la santé.* Montréal : Ordre des infirmières et infirmiers du Québec.

Ordre des infirmières et infirmiers du Québec (2004). *L'administration de médicaments : rappel des obligations déontologiques.* [En ligne]. www.oiiq.org/uploads/periodiques/Journal/vol2no2/ss02.htm (page consultée le 22 février 2010).

Ordre des infirmières et infirmiers du Québec (2007). *Perspectives de l'exercice de la profession d'infirmière.* [En ligne]. www.oiiq.org/uploads/publications/autres_publications/Perspectives2007.pdf (page consultée le 9 février 2010).

Ordre des infirmières et infirmiers du Québec (2008). *Code de déontologie.* [En ligne]. www.oiiq.org/infirmieres/deontologie.asp (page consultée le 22 février 2010).

Ordre des infirmières et infirmiers du Québec (2009a). *Guide de rédaction d'une ordonnance collective de contraception hormonale.* [En ligne]. www.opq.org/fr/media/docs/ordonnance-collective/guide-contraception.pdf (page consultée le 22 février 2010).

Ordre des infirmières et infirmiers du Québec (2009b). *Surveillance clinique des clients qui reçoivent des médicaments ayant un effet dépressif sur le système nerveux central : avis* (2e éd.). Montréal : Ordre des infirmières et infirmiers du Québec.

Papillon, M.-J. (2000). Consommation de médicaments. *Enquête sociale et de santé 1998.* Québec : Institut de la statistique du Québec.

Pharmacorama. *Voies d'administration.* [En ligne]. www.pharmacorama.com/Rubriques/Output/Pharmacocinetiquea5.php (page consultée le 22 février 2010).

Québec. *Loi sur les infirmières et les infirmiers.* L.R.Q., c. I-8, art. 36, al. 2, à jour au 1er février 2010. Québec, Qc : Publications du Québec. www2.publicationsduquebec.gouv.qc.ca/dynamicSearch/telecharge.php?type=2&file=/I_8/I8.html

Ramage-Morin, P.L. (2009). Consommation de médicaments chez les Canadiens âgés. *Statistique Canada, Rapports sur la santé, 20*(1), 1-9.

Santé Canada, Direction générale des produits de santé et des aliments (2006). *L'accès aux produits thérapeutiques : le processus de réglementation au Canada.* [En ligne]. www.hc-sc.gc.ca/ahc-asc/pubs/hpfb-dgpsa/access-therapeutic_acces-therapeutique-fra.php (page consultée le 30 octobre 2009).

Santé Canada (2007). *Le système canadien d'information sur les effets indésirables des médicaments (CADRIS).* [En ligne]. www.hc-sc.gc.ca (page consultée le 22 février 2010).

Santé Canada (2007). *Signalement des effets indésirables (d'un médicament) par le professionnel de la santé.* [En ligne]. www.hc-sc.gc.ca/dhp-mps/medeff/centre-learn-appren/hcp-ps_ar-ei_module-fra.php (page consultée le 22 février 2010).

Santé Canada (2008). *Substances contrôlées et précurseurs chimiques* [En ligne]. www.hc-sc.gc.ca/hc-ps/substancontrol/index-fra.php (page consultée le 22 février 2010).

Service d'information pharmacothérapeutique de l'hôpital d'Ottawa, Campus général. *Page d'accueil.* [En ligne]. www.asksam.com/ovrdis (page consultée le 22 février 2010).

Statistique Canada. *Étude : les corrélats des erreurs de médicament dans les hôpitaux – 14 mai 2008.* [En ligne]. www.statcan.ca/Daily/Francais/080514/q080514b.htm (page consultée le 22 février 2010).

Statistique Canada. *Étude : les dépenses personnelles en médicaments sur ordonnance - 23 septembre 2005.* [En ligne]. www.statcan.ca/Daily/Francais/050923/q050923a.htm (page consultée le 22 février 2010).

Tortora, G.J. (2009). *Éléments d'anatomie et de physiologie.* St-Laurent, Qc : Éditions du Renouveau Pédagogique.

Voyer, P. (2006). *Soins infirmiers aux aînés en perte d'autonomie,* St-Laurent, Qc : Éditions du Renouveau Pédagogique.

CHAPITRE 26

Références de l'édition originale

American Holistic Nurses Association (2004). *Standards of holistic nursing practice.* Flagstaff, Ariz. : American Holistic Nurses Association.

Benson, H. (1975). *The relaxation response.* New York : Avon.

Borysenko, J. (1987). *Minding the body, mending the mind.* New York : Bantam.

Brazier, A., Mulkins, A., & Verhoef, M. (2006). Evaluating a yogic breathing and meditation intervention for individuals living with HIV/AIDS. *Am. J. Health Promot., 20*(3), 192-195.

Breuhl, S., & Chung, O.Y. (2006). Psychological and behavioral aspects of complex regional pain syndrome management. *Clin. J. Pain, 22*(5), 430.

Brown, R.P., & Gerbarg, P.L. (2005). Sudarshan Kriya Yogic breathing in the treatment of stress, anxiety, and depression : Part II Clinical applications and guidelines. *J. Altern. Complement. Med., 11*(4), 711.

Chiarioni, G., Salandini, L., & Whitehead, W.E. (2005). Biofeedback benefits only patients with outlet dysfunction, not patients with isolated slow transit constipation. *Gastroenterology, 129*(1), 86.

Cirstea, C.M., Ptito, A., & Levin, F. (2006). Feedback and cognition in arm motor skill reacquisition after stroke. *Stroke, 37*(5), 1237-1242.

Damen, L., Bruijn, J., Koes, B.W., Berger, M.Y., Passchier, J., & Verhagen, A.P. (2006). Prophylactic treatment of migraine in children. Part I. A systematic review of non-pharmacological trials. *Cephalalgia, 26*(4), 373-383.

De Jong, A.E., & Gambel, C. (2006). Use of a simple relaxation technique in burn care : Literature review. *J. Adv. Nurs., 54*(6), 710.

Dossey, B., Keegan, L., & Guzzetta, C. (2005). *Holistic nursing : A handbook for practice* (4th ed.). Gaithersburg, Md. : Aspen.

Eliopoulos, C. (2004). *Gerontological nursing* (6th ed.). Philadelphia : Lippincott, Williams & Wilkins.

Fontaine, K. (2005). *Healing practices : Alternative therapies for nursing* (2nd ed.). Upper Saddle River, N.J. : Prentice Hall.

Galvin, J.A., Benson, H., Deckra, G.R., Fricchione, G.L., & Dusek, J.A. (2006). The relaxation response : Reducing stress and improving cognition in healthy aging adults. *Complement. Ther. Clin. Pract., 12*(3), 186-191.

Gawain, S. (2002). *Creative visualization* (25th ed.). New York : New World Library.

Gustavsson, C., & von Koch, L. (2006). Applied relaxation in the treatment of long-lasting neck pain : A randomized controlled pilot study. *J. Rehabil. Med., 38*(2), 100.

Hui, P.N., Wan, M., Chan, W.K., & Yung, P.M. (2006). An evaluation of two behavioral rehabilitation programs, qigong versus progressive relaxation, in improving the quality of life in cardiac patients. *J. Altern. Complement. Med., 12*(4), 351-353.

Huth, M.M., Broome, M.E., & Good, M. (2004). Imagery reduces children's post-operative pain. *Pain, 110*(1-2), 439-448.

Kane, K.E. (2006). The phenomenology of meditation for female survivors of intimate partner violence. *Violence Against Women, 12*(5), 501.

Kanji, N., White, A.R., & Emst, E. (2006). Autogenic training for tension type headaches : A systematic review of controlled trials. *Complement. Ther. Med., 14*(2), 144-150.

Kaushik, R.M., Kaushick, R., Mahajan, S., & Rajesh, V. (2006). Effects of mental relaxation and slow breathing in essential hypertension. *Complement Ther. Med., 14*(2), 120-126.

Kempainnen, J.K., Eller, L.S., Bunch, E., Hamilton, M.J., Dole, P., Holzemer, W., et al. (2006). Strategies for self-management of HIV-related anxiety. *AIDS Care, 18*(6), 597-607.

Krieger, D. (1975). Therapeutic touch : The imprimatur of nursing. *Am. J. Nurs., 75*, 784.

Krieger, D. (1979). Searching for evidence of physiological change. *Am. J. Nurs., 79*, 660.

Kuhn, M., & Winston, D. (2001). *Herbal therapy and supplements : A scientific and traditional approach.* New York : Lippincott, Williams & Wilkins.

Larden, C.N., Palmer, M.L., & Janssen, P. (2004). Efficacy of therapeutic touch in treating pregnant inpatients who have a chemical dependency. *J. Holist. Nurs., 22*(4), 320-332.

Lassetter, J.H. (2006). Effectiveness of complementary therapies on the pain experience of hospitalized children. *J. Holist. Nurs., 24*(3), 196.

Medlicott, M.S., & Harris, S.R. (2006). A systematic review of the effectiveness of exercise, manual therapy, electrotherapy, relaxation training, and biofeedback in the management of temporomandibular disorder. *Phys. Ther., 86*(7), 910.

Mehling, W.E., Hamel, K.A., Acree, M., Byl, N., & Hetch, F.M. (2005). Randomized, controlled trial of breath therapy for patients with chronic low-back pain. *Altern. Ther. Health Med., 11*(4), 44-52.

Movaffaghi, Z., Hasanpoor, M., Farsi, M., Hooshmand, P., & Abrishami, F. (2006). Effects of therapeutic touch on blood hemoglobin and hematocrit level. *J. Holist. Nurs., 24*(1), 41-48.

Naparstek, B. (1995). *Staying well with guided imagery.* New York : Warner.

Norrbrink Budh, C., Kowalski, J., & Lundeberg, T. (2006). A comprehensive pain management program comprising educational, cognitive and behavioural interventions for neuropathic pain following spinal cord injury. *J. Rehabil. Med., 38*(3), 172-180.

Paul-Labrador, M., Polk, D., Dwyer, J.H., Velasquez, I., Nidich, S., Rainforth, M., et al. (2006). Effects of a randomized controlled trial of transcendental meditation on components of the metabolic syndrome in subjects with coronary heart disease. *Arch. Intern. Med., 166*(11), 1218-1224.

Rakel, D.P., & Faass, N. (2006). *Complementary medicine in clinical practice.* Sudbury, Mass. : Jones & Bartlett.

Stapleton, J.A., Taylor, S., & Asmundson, G.J.G. (2006). Effects of three PTSD treatments on anger and guilt : Exposure therapy, eye movement desensitization and reprocessing, and relaxation training. *J. Trauma. Stress., 19*(1), 19-28.

Walton, K.G., Schneider, R.H., Nidish, S.I., Salerno, J.W., Nordstom, C.K, Merz, C., et al. (2002). Psychosocial stress and cardiovascular disease, part 2 : Effectiveness of the transcendental meditation program in treatment and prevention. *Behav. Med., 28*(3), 106.

Zaza, C., Sellick, S.M., & Hillier, L.M. (2005). Coping with cancer : What do patients do. *J. Psychosoc. Oncol., 23*(1), 55-73.

Références de l'édition française

Burish, T., Snyder, S., & Jenkins, R. (1991). Preparing patients for cancer chemotherapy : Effect of coping preparation and relaxation interventions. *J. Consult. Clin. Psychol., 59*, 518.

Busse, J.W., Heaton, G., Wu, P., Wilson, K.R., & Mills, E.J. (2005). Disclosure of natural product use to primary care physicians : A cross-sectional survey of naturopathic clinic attendees. *Mayo Clin. Proc., 80*(5), 616-623. www.mayoclinicproceedings.com/search?fulltext=busse&submit=yes

Carlson, C., & Nitz, A. (1991). Negative side effects of self-regulation training : Relaxation and the role of the professional in service delivery. *Biofeedback Self-Regul., 16*, 191.

Centre Duke de médecine intégrée, & Servan-Schreiber, D. (2007). *Encyclopédie pratique de la nouvelle médecine occidentale et alternative pour tous les âges.* Paris : Robert Laffont.

Good, M. (1996). Effects of relaxation and music on postoperative pain : A review. *J Adv. Nur., 24*, 905.

Holland, J.C., Morrow, G.R., Schmale, A., Derogatis, L., Stefanek, M., Berenson, S., et al. (1991). A randomized clinical trial of alprazolam versus progressive muscle relaxation in cancer patients with anxiety and depressive symptoms. *J. Clin. Oncol., 9*(6), 1004-1011.

Houldin, A., McCorkle, R., & Lowery, B. (1993). Relaxation training and psychoimmunological status of bereaved spouses. *Cancer Nurs., 16*, 47.

Hulisz, D.T. (2007). *Top herbal products : Efficacy and safety concerns* [En ligne]. www.medscape.com/viewarticle/568235 (page consultée le 17 novembre 2009).

Mathieu Bujold (2009). *Réponse de relaxation : applications thérapeutiques.* [En ligne]. www.passeportsante.net/fr/Therapies/Guide/Fiche.aspx?doc=reponse_relaxation_th#P88_8658 (page consultée le 19 février 2010).

McCain, N., et al. (1996). The influence of stress management training in HIV disease. *Nurs. Res.,45*(4), 246-253.

National Center for Complementary and Alternative Medicine (NCCAM). *Get the facts : What is CAM ?* [En ligne]. http://nccam.nih.gov/health/whatiscam/ (page consultée le 17 novembre 2009).

Ordre des infirmières et infirmiers du Québec (1993). *Les pratiques complémentaires de soins* (Mémoire). Montréal : Ordre des infirmières et infirmiers du Québec.

Park, J. (2005). Le recours aux soins de santé non traditionnels. *Rapports sur la santé 2005 16*(2), 41-44. www.statcan.ca/francais/ads/82-003-XPF/pdf/16-2-04_f.pdf

Pélissier-Simard, L., & Xhignesse, M. (2008a). Les approches complémentaires en santé ; comprendre pour bien conseiller. *Le médecin du Québec, 43*(1), 23-30.

Pélissier-Simard, L., & Xhignesse, M. (2008b). Qu'est-ce que la médecine intégrative ? *Le Médecin du Québec, 43*(1), 21-22.

Pelletier, K. (2000). *The best alternative medicine : what works ? What does not ?* New York : Simon & Schuster.

Santé Canada (2003). *Les approches complémentaires et parallèles en santé... l'autre piste conventionnelle ?* [En ligne]. www.hc-sc.gc.ca/sr-sr/pubs/hpr-rpms/bull/2003-7-complement/intro_f.html (page consultée le 17 novembre 2009).

Santé Canada (2005). *Sondage de référence auprès des consommateurs sur les produits de santé naturels.* [En ligne]. www.hc-sc.gc.ca/dhp-mps/pubs/natur/eng_cons_survey_f.html (page consultée le 17 novembre 2009).

Santé Canada (2006). *Direction des produits de santé naturels.* [En ligne]. www.hc-sc.gc.ca/ahc-asc/branch-dirgen/hpfb-dgpsa/nhpd-dpsn/index-fra.php (page consultée le 17 novembre 2009).

Simpson, J.E. (2003). *Les approches complémentaires et parallèles en santé.l'autre piste conventionnelle ? Modèles et tendances d'utilisation* [En ligne]. www.hc-sc.gc.ca/sr-sr/pubs/hpr-rpms/bull/2003-7-complement/intro-fra.php (page consultée le 17 novembre 2009).

Smith, J.C., Amutio, A., Anderson, J.P., & Leslie, A.A. (1996). Relaxation : Mapping an uncharted world. *Biofeedback Self-Regul., 21*(1), 63-90.

Snyder, M., & Lindquist, R. (Eds) (2006). Complementary/alternative therapies in nursing (5th ed.). New York : Springer.

Stevensen, C. (1998). Complementary therapies : Complementing nursing ? In A. Vickers (Ed.), *Examining complementary medicine.* Cheltenham, UK : Stanley Thornes.

Syrjala, K.L., Donaldson, G.W., Davis, M.W., Kippes, M.E., & Carr, J.E. (1995). Relaxation and imagery and cognitive-behavioral training reduce pain during cancer treatment : A controlled clinical trial. *Pain, 63,* 189-198.

Turk, D.C., Rudy, T.E., Kubinski, J.A., Zaki, H.S., & Greco, C.M. (1996). Dysfunctional patients with temporomandibular disorders : Evaluating the efficacy of a tailored treatment protocol. *J. Consult. Clin. Psychol., 64*(1), 139-146.

Université de Sherbrooke, Faculté de médecine et des sciences de la santé, Chaire Lucie et André Chagnon pour l'enseignement d'une approche intégrée en prévention. *Médecines alternatives et complémentaires (MAC).* [En ligne]. www.usherbrooke.ca/chaire_chagnon/saviez_vous/med_alternatives.htm (page consultée le 17 novembre 2009).

Van Rood, Y.R., Bogaards, M., Goulmy, E., & van Houwelingen, H.C. (1993). The effects of stress and relaxation on the in vitro immune response in man : A meta-analytic study. *J. Behav. Med., 16*(2), 163-181.

Whitehouse, W.G., Dinges, D.F., Orne, E.C., Keller, S.E., Bates, B.L., Bauer, N.K., et al. (1996). Psychological and immune effects of self-hypnosis training for stress management throughout the first semester of medical school. *Psychosom. Med., 58*(3), 249-263.

Yung, P., French, P., & Leung, B. (2001). Relaxation training as complementary therapy for mild hypertension control and the implication of evidence-based medicine. *Complement Ther. Nurs. Midwifery, 7*(2), 59.

CHAPITRE 27

Références de l'édition originale

Ackley, B.J., & Ladwig, G.B. (2006). *Nursing diagnosis handbook : A guide to planning care* (7th ed.). St. Louis, Mo. : Mosby.

Agency for Healthcare Research and Quality (2003). *Pressure ulcer prevention and treatment.* [En ligne]. www.nlm.nih.gov (page consultée le 12 janvier 2010).

American College of Sports Medicine (1998). Position stand : The recommended quantity and quality of exercise for developing and maintaining cardiorespiratory and muscular fitness, and flexibility in healthy adults. *Med. Sci. Sports Exerc., 30*(6), 975.

American College of Sports Medicine (2002). *Position stand on fitness : The recommended quantity and quality of exercise for developing and maintaining cardiorespiratory and muscular fitness, and flexibility in healthy adults.* [En ligne]. www.50plus.org/Libraryitems/1_5positionstandonfitness.htm (page consultée le 12 janvier 2010).

American Diabetes Association (2002). Diabetes and exercise : Position statement. *Diabetes Care, 25*(suppl. 1), S64.

American Nurses Association (2003). *Position statement on elimination of manual patient handling to prevent work-related musculoskeletal disorders.* [En ligne]. www.nursingworld.org (page consultée le 12 janvier 2010).

Andrews, M., & Boyle, J. (2007). *Transcultural concepts in nursing care* (5th ed.). Philadelphia : Lippincott, Williams & Wilkins.

Baird, A.L., & Sands, L. (2004). A pilot study of the effectiveness of guided imagery with progressive muscle relaxation to reduce chronic pain and mobility difficulties of osteoarthritis. *Pain Manag. Nurs., 5*(3), 97.

Baptiste, A., Boda, S.V., Nelson, A.L., Lloyd, J.D., & Lee, W.E. (2006). Friction-reducing devices for lateral patient transfers : A clinical evaluation. *AAOHN J., 54*(4), 173.

Bergquist, S. (2001). Subscales, subscores, or summative score : Evaluating the contribution of Braden scale items for predicting pressure ulcer risk in older adults receiving home health care. *J. Wound Ostomy Continence Nurs., 28,* 279.

Birchenall, J.M., & Streight, M.E. (1997). *Mosby's textbook for the home care aide.* St. Louis, Mo. : Mosby.

Black, J., & Hawks, J. (2005). *Medical-surgical nursing : Clinical management for positive outcomes* (7th ed.). Philadelphia : Saunders.

Bulechek, G.M., Butcher, H.K., & Dochterman, J.M. (2008). *Nursing interventions classification (NIC)* (5th ed.). St. Louis, Mo. : Mosby.

Burbank, P.M., Reibe, D., Padula, C.A., & Nigg, C. (2002). Exercise and older adults : Changing behaviour with the transtheoretical model. *Orthop. Nurs., 21*(4), 51.

Butler, C.T. (2006). Pediatric skin care : Guidelines for assessment, prevention and treatment. *Pediatr. Nurs., 32*(5), 443.

Byrne, B. (2001). Deep vein thrombosis prophylaxis : The effectiveness and implications of using below knee or thigh length graduated compression stockings. *Heart & Lung, 30*(4), 277.

Chobanian, A.V., et al. (2003). Seventh report of the joint national committee on prevention, detection, evaluation, and treatment of high blood pressure. *Hypertension, 42*(6), 1206.

Collins, A. *Getting fit : Unstructured exercise.* [En ligne]. www.suite101.com/lesson.cfm/18274/1552 (page consultée le 12 janvier 2010).

Conroy, M.B., et al. (2005). Past physical activity, current physical activity, and risk of coronary heart disease. *Med. Science Sports Exerc., 37*(8), 1251.

Copstead-Kirkhorn, L.C., & Banasik, J. (2005). *Pathophysiology* (3rd ed.). Philadelphia : Saunders.

Cromwell, S.L., & Berg, J.A. (2006). Lifelong physical activity patterns of sedentary Mexican American women. *Geriatr. Nurs., 27*(4), 209.

Dawe, D., & Moore-Orr, R. (1995). Low-intensity, range of motion exercise : Invaluable nursing care for elderly patients. *J. Adv. Nurs., 21*(4), 675.

deCastro, A.B., et al. (2006). Prioritizing safe patient handling. *J. Nurs. Adm., 36*(7/8), 363.

Deitrick, J.E., et al. (1948). Effects of immobilization upon various metabolic and physiological functions of normal men. *Am. J. Med., 4,* 3.

Dingle, M. (2003). Role of dangling when moving from supine to standing position. *Br. J. Nurs., 12*(6), 346.

Ebersole, P., Hess, P., & Luggen, A. (2004). *Toward healthy aging : Human needs and nursing response* (7th ed.). St. Louis, Mo. : Mosby.

Ebersole, P., Hess, P., Touhy, T., & Jett, K. (2005). *Gerontological nursing and healthy aging* (2nd ed.). St. Louis, Mo. : Mosby.

Ebersole, P., & Hess, P. (2008). *Toward healthy aging : Human needs and nursing response* (7th ed.). St. Louis, Mo. : Mosby.

Fletcher, K. (2005). Immobility : Geriatric self-learning module. *Medsurg. Nurs., 14*(1), 35.

Flood, L., & Constance, A. (2002). Diabetes and exercise safety. *Am. J. Nurs., 102*(6), 47.

Frederiks, C., et al. (2003). Evaluation of skills and knowledge on orthostatic blood pressure measurements in elderly patients. *Age and Ageing, 31*(3), 211.

Galsworthy, T., & Wilson, P. (1996). Osteoporosis : It steals more than bones. *Am. J. Nurs., 96*(6), 27.

Gassett, R.S., et al. (1996). Ergonomics and body mechanics in the work place. *Orthop. Clin. North Am., 27*(4), 861.

Gillespie, H.O. (2006). Exercise. In C.K. Edelman & C.L. Mandle (Eds), *Health promotion throughout the life span* (6th ed.). St. Louis, Mo. : Mosby.

Graham, M.C., & Pohlman, R.L. (1994). Innovations in family and community health. *Fam. Community Health, 17*(3), 80.

Gröer, M.W., & Shekleton, M.E. (1989). *Basic pathophysiology : A holistic approach* (3rd ed.). St. Louis, Mo. : Mosby.

Harper, M.G. (2006). Childhood obesity : Strategies for prevention. *Fam. Community Health, 29*(4), 288.

Hass, C.J., et al. (2000). Single versus multiple sets in long-term recreational weightlifters. *Med. Sci. Sports Exerc., 32,* 325.

Hockenberry, M., & Wilson, D. (2007). *Nursing care of infants and children* (8th ed.). St. Louis, Mo. : Mosby.

Hoeman, S.P. (2002). *Rehabilitation nursing : Process, application, and outcomes* (3rd ed.). St. Louis, Mo. : Mosby.

Huddleston, J.S. (2002). Exercise. In C.L. Edelman & C.L. Mandle (Eds), *Health promotion throughout the life span* (5th ed.). St. Louis, Mo. : Mosby.

Huether, S.E., & McCance, K.L. (2004). *Understanding pathophysiology* (3rd ed.). St. Louis, Mo. : Mosby.

Katz, D.L., et al. (2005). Public health strategies for preventing and controlling overweight and obesity in school and worksite settings : A report on recommendations of the Task Force on Community Preventive Services. *MMWR Recomm. Rep., 54*(RR-10), 1.

Kawamoto, R., et al. (2006). Predictors of functional status in Japanese community dwelling older persons during a 2-year follow up. *Geriatr. Gerontol. Int., 6*(2), 116.

Kelly, G., & McClellan, P. (1994). Anti-hypertensive effects of aerobic exercise : A brief meta-analytic review of randomized controlled trials. *Am. J. Hypertens., 7,* 115.

Konradi, D.B., & Anglin, L.T. (2001). Moderate-intensity exercise for our patients, for ourselves. *Orthop. Nurs., 20*(1), 47.

Lacasse, Y., et al. (2004). Pulmonary rehabilitation for chronic obstructive pulmonary disease. *Cochrane Review, 3.*

Latash, M.L. (1998). *Neurophysiological basis of movement.* Champaign, Ill.: Human Kinetics.

Lee, E.T., et al. (2002). Incidence of diabetes in American Indians of three geographic areas. *Diabetes Care, 25*, 49.

Lewis, S.L., et al. (2007). *Medical-surgical nursing assessment and management of clinical problems* (7th ed.). St. Louis, Mo.: Mosby.

Lim, K., et al. (2007). Aging, health and physical activity in Korean Americans. *Geriatr. Nurs., 28*(2), 112.

Liu Ambrose, T., et al. (2004). Resistance and agility training reduce fall risk in women aged 75 to 85 with low bone mass: A 6-month randomized, controlled trial. *J. Am. Geriatr. Soc., 52*, 657.

Lynch, D., et al. (2005). Continuous passive motion improves shoulder joint integrity following stroke. *Clin. Rehabil., 19*(6), 594.

Maher, A., Salmond, S., & Pellino, T. (2002). *Orthopaedic nursing* (3rd ed.). Philadelphia: Saunders.

Mamaril, M.E. (2006). Nursing considerations in the geriatric surgical patient: The perioperative continuum of care. *Nurs. Clin. North Am., 41*(2), 313.

Marklew, A. (2006). Body positioning and its effect on oxygenation: A literature review. *Nurs. Crit. Care, 11*(1), 16.

Markusic, J. (2003). *Maintain a healthy spine using good body mechanics.* [En ligne]. http://spineuniverse.com (page consultée le 12 janvier 2010).

Mayo Clinic (2005). Fitness programs: 5 steps to getting started [En ligne]. www.mayoclinic.com/health/fitness/HQ00171 (page consultée le 12 janvier 2010).

McCance, K.L., & Huether, S.E. (2005). *Pathophysiology: The biologic basis for disease in adults and children* (5th ed.). St. Louis, Mo.: Mosby.

Monahan, F., & Phipps, W.J. (2007). *Phipps' medical-surgical nursing: Health and illness perspectives* (8th ed.). St. Louis, Mo.: Mosby.

Moorhead, S., et al. (2008). *Nursing outcomes classification (NOC)* (4th ed.). St. Louis, Mo.: Mosby.

National Institutes of Health Consensus Development Panel on Physical Activity and Cardiovascular Health (1996). Physical activity and cardiovascular health. *JAMA, 276*(3), 241.

National Osteoporosis Foundation (2002). *American's bone health: The state of osteoporosis and low bone mass in our nations.* National Osteoporosis Foundation.

National Osteoporosis Foundation (2007). *Fast facts.* Washington, D.C.: The Foundation. www.nof.org/osteoporosis/diseasefacts.htm (page consultée le 12 janvier 2010).

Neatea, R., et al. (2002). Body position and blood pressure measurement in patients with diabetes mellitus. *J. Intern. Med., 251*, 393.

Nelson, A.L. (2006). *Safe patient handling and movement algorithms.* [En ligne]. www.visn8.med.va.gov/patientsafetycenter/safePtHandling/default.asp (page consultée le 12 janvier 2010).

Nelson, A.L., & Baptiste, A.S. (2004). Evidence-based practices for safe patient handling and movement. *Online J. Issues Nurs., 9*(3).

Nelson, A.L., & Baptiste, A.S. (2006). Evidence-based practices for safe patient handling and movement. *Orthop. Nurs, 25*(6), 366.

Nelson, A.L., Fragala, G., & Menzel, N. (2003). Myths and facts about back injuries in nursing. *Am. J. Nurs., 103*(2), 4.

Nelson, A.L., Fragala, G., & Menzel, N. (2003a). Myths and facts about back injuries in nursing. *Am. J. Nurs., 103*(2), 32.

Nelson, A.L., Owen, B., Lloyd, J.D., Fragala, G., Matz, M.W., Amato, M., et al. (2003b). Safe patient handling and movement: Preventing back injury among nurses requires careful selection of the safest equipment and techniques. *Am. J. Nurs., 103*(3), 32.

Normandin, E.A., McCusker, C., Connors, M., Vale, F., Gerardi, D., & ZuWallack, R.L. (2002). An evaluation of two approaches to exercise conditioning in pulmonary rehabilitation. *Chest, 121*(4), 1085.

Nunnelee, J. (1995). Minimize the risk of DVT. *RN, 58*(12), 28.

Occupational Safety and Health Administration (2000). *Ergonomics standard regulatory text.* [En ligne]. www.osha.gov (page consultée le 12 janvier 2010).

Padilla, J., et al. (2005). Accumulation of physical activity reduces blood pressure in pre- and hypertension. *Med. Science Sports Exerc., 37*(8), 1264.

Pate, R.R., et al. (1995). Physical activity and public health: A recommendation from the Centers for Disease Control and Prevention and the American College of Sports Medicine. *JAMA, 273*(5), 402.

Phipps, W.J., et al. (2003). *Medical-surgical nursing: Health and illness perspectives* (8th ed.). St. Louis, Mo.: Mosby.

Prochaska, J.J., Rodgers, M.W., & Sallis, J.F. (2002). Association of parent and peer support with adolescent physical activity. *Res. Q. Exerc. Sport, 73*(2), 206.

Prochaska, J.O., Norcross, J.C., & DiClemente, C.C. (1994). *Changing for good.* New York: William Morrow.

Rakel, B., & Herr, K. (2004). Assessment and treatment of postoperative pain in older adults. *J. Perianesth. Nurs., 19*(3), 194.

Reifsnider, E., et al. (2006). Factors related to overweight and risk for overweight status among low-income Hispanic children. *J. Pediatr. Nurs., 21*(3), 86.

Rimmer, J.H., et al. (2002). Feasibility of a health promotion intervention for a group of predominantly African American women with type 2 diabetes. *Diabetes Educ., 28*(4), 571.

Roper, M. (1996). Back to basics: Assessing orthostatic vital signs. *Am. J. Nurs., 96*(8), 43.

Schaller, K.J. (1996). Tai Chi Chih: An exercise option for older adults. *J. Gerontol. Nurs., 22*(10), 12.

Schlicht, J., et al. (1999). Build self-efficacy to promote exercise adherence. *ASCM's Health Fitness Journal, 3*(6), 27.

Schneider, J.K., et al. (2003). Exercise training program for older adults. *J. Gerontol. Nurs., 29*, 21.

Schneider, J.K., et al. (2004). Promoting exercise behaviour in older adults. *J. Gerontol. Nurs., 30*(4), 45.

Shin, Y., et al. (2006). A tailored program for the promotion of physical exercise among Korean adults with chronic diseases. *Appl. Nurs. Res., 19*(2), 88.

Siddharthan, K., et al. (2005). A business case for patient care ergonomic interventions. *Nurs. Admin. Q., 29*(1), 63.

Thibodeau, G.A., & Patton, K.T. (2002). *Anatomy and physiology* (5th ed.). St. Louis, Mo.: Mosby.

Thibodeau, G.A., & Patton, K.T. (2007). *Anatomy and physiology* (6th ed.). St. Louis, Mo.: Mosby.

Thompson, D.R., & Bowman, G.S. (1998). Evidence for the effectiveness of cardiac rehabilitation. *Intensive Crit. Care Nurs., 14*, 38.

Tokmakidis, S.P., & Volaklis, K.A. (2003). Training and detraining effects of a combined strength and aerobic exercise program on blood lipids in patients with coronary artery disease. *J. Cardiopulm. Rehabil., 23*(3), 193.

U.S. Department of Health and Human Services (2004). *Bone health and osteoporosis: A report of the surgeon general.* [En ligne]. www.hhs.gov/surgeongeneral/library/bonehealth/Executive_Summary.html#MessageFromTommyGThompson (page consultée le 12 janvier 2010).

U.S. Department of Labor (2005). *Career guide to industries: Health care.* [En ligne]. www.bls.gov/oco/cg/cgs035.htm#conditions (page consultée le 12 janvier 2010).

Waters, T.R., Nelson, A., & Proctor, C. (2007). Patient handling tasks with high risk for musculoskeletal disorders in critical care. *Crit. Care Nurs. Clin. North Am., 19*, 131.

Wechsler, H., et al. (2004). Childhood obesity. *The State Education Standard,* December, 4.

Wilson, S.F., & Giddens, J.F. (2005). *Health assessment for nursing practice* (3rd ed.). St. Louis, Mo.: Mosby.

Wound, Ostomy and Continence Nurses Society (2003). *Guideline for prevention and management of pressure ulcers.* Glenview, Ill.: The Society.

Yen, P.K. (2005). Physical activity—the "new" nutrition guideline. *Geriatr. Nurs., 26*(6), 341.

Référence de l'édition française

Ostéoporose Canada (2009). Page d'accueil. [En ligne]. www.osteoporosecanada.ca (page consultée le 12 janvier 2010).

CHAPITRE 28

Références de l'édition originale

Agency for Healthcare Research and Quality (2006). *Reducing and preventing adverse drug events to decrease hospital costs.* [En ligne]. www.ahrq.gov/qual/aderia/aderia.htm (page consultée le 13 août 2009).

Ahrens, M. (2003). *The U.S. fire problem overview report: Leading causes and other patterns and trends.* Quincy, Mass.: National Fire Protection Association.

American Academy of Pediatrics (2004). *News release: Don't treat swallowed poison with syrup of ipecac.* [En ligne]. www.aap.org/advocacy/releases/ (page consultée le 14 août 2009).

Ebersole, P., Hess, P., & Luggen, A. (2004). *Toward healthy aging: Human needs and nursing response* (6th ed.). St. Louis, Mo.: Mosby.

Fiore, A.E. (2004). Hepatitis A transmitted by food. *Clin. Infect. Dis., 38*, 705.

Hockenberry, M., & Wilson, D. (2007). *Wong's nursing care of infants and children* (8th ed.). St. Louis, Mo.: Mosby.

Institute of Medicine (1999). *To err is human: Building a safer health system.* Washington, D.C.: National Academy Press, cité par Comité ministériel (2001). *La gestion des risques, une priorité pour le réseau.* Québec, Qc: Ministère de la Santé et des Services Sociaux.

Insurance Institute for Highway Safety (2007). *Fatality facts, older people.* [En ligne]. www.highwaysafety.org/safetyfacts/fatalityfacts/olderpeople.htm (page consultée le 13 août 2009).

Meade, C.M., et al. (2006). Effects of nursing rounds on patients' call light use, satisfaction and safety. *Am. J. Nurs., 106*(9), 58-70.

National Center for Injury Prevention and Control, & Centers for Disease Control and Prevention (2002). *Injury Fact Book 2001-2002*. Atlanta, Ga.: Centers for Disease Control and Prevention.

Nix, S. (2005). *Williams' basic nutrition and diet therapy* (12th ed.). St. Louis, Mo.: Mosby.

Références de l'édition française

Agence de la santé publique du Canada (2004a). Principales causes de décès et d'hospitalisation. [En ligne]. www.phac-aspc.gc.ca/publicat/lcd-pcd97/index-fra.php (page consultée le 20 mars 2009).

Agence de la santé publique du Canada (2004b). *Surveillance des blessures en direct*. [En ligne]. http://dsol-smed.phac-aspc.gc.ca/dsol-smed/is-sb/index_f.html (page consultée le 20 mars 2009).

Agence de la santé publique du Canada (2006). *Données concernant les blessures*. [En ligne]. www.phac-aspc.gc.ca/injury/bles/facts-fra.php (page consultée le 15 novembre 2008).

Agence de la santé publique du Canada (2008a). *Éclosion de la bactérie Listeria monocytogène*. [En ligne]. www.phac-aspc.gc.ca/alert-alerte/listeria/listeria_2008-fra.php (page consultée le 10 novembre 2008).

Agence de la santé publique du Canada (2008b). *Principales causes de décès et d'hospitalisation au Canada*. [En ligne]. www.phac-aspc.gc.ca/publicat/lcd-pcd97/index-fra.php (page consultée le 15 novembre 2008).

Agence française de sécurité sanitaire des produits de santé (2006). *Bonne utilisation des barrières de lit: mise au point*. Saint-Denis, FR: Agence française de sécurité sanitaire des produits de santé.

American Academy of Pediatrics, Committee on Injury, Violence, and Poison Prevention (2003). Poison Treatment in the Home. *Pediatrics, 112*(5), 1182-1185.

Arcand, M., & Hébert, R. (2007). *Précis pratique de gériatrie* (3e éd). Paris: Maloine.

Baker, R.G., Norton, P.G., Flintoft, V., Balis, R., Brown, A., Cox, J., et al. (2004). The Canadian Adverse Events Study: The incidence of adverse events among hospital patients in Canada. *Canadian Medical Association Journal, 170*(11), 20.

Bégin, C., Boudreault, V., & Sergerie, D. (2007). *La prévention des chutes dans un continuum des services pour les aînés vivant à domicile: guide d'implantation – IMP* (2e éd.). Québec, Qc: Institut national de santé publique.

Bégin, C., Boudreault, V., & Sergerie, D. (2009). *La prévention des chutes dans un continuum des services pour les aînés vivant à domicile: guide d'implantation – IMP* (2e éd. 2009). Québec, Qc: Institut national de santé publique. www.inspq.qc.ca/dossiers/imp/

Blair, E., & Gruman, C. (2005). Falls in an inpatient geriatric psychiatry population. *Journal of the American Psychiatric Nurses Association, 11*(6), 351-354.

Blais, R., Tamblyn, R., Bartlett, G., Tré, G., & St-Germain, D. (2004). *Incidence d'événements indésirables dans les hôpitaux québécois*. Montréal: Presses de l'Université de Montréal.

Campbell, A. (2002). Preventing fractures by preventing falls in older women. *Canadian Medical Association Journal, 176*(9), 1005-1006.

Collectif Codes Rousseau (2007). *J'éduque mon enfant à la sécurité routière*. Paris: Code Rousseau.

Commission de la sécurité des consommateurs (2009). *Avis relatif à l'ingestion accidentelle de petits objets 05/05*. [En ligne]. www.securiteconso.org/article271.html (page consultée le 20 mars 2009).

Conseil canadien de la sécurité (2009a). *Des dangers sur la toile*. [En ligne]. www.safety-council.org/CCS/sujet/enfants/troie.html (page consultée le 21 mars 2009).

Conseil canadien de la sécurité (2009b). *Les traumatismes crâniens au soccer*. [En ligne]. www.safety-council.org/CCS/sujet/sport/soccer.html (page consultée le 20 mars 2009).

Conseil canadien de la sécurité (2009c). *Porte-parole en matière de sécurité*. [En ligne]. www.safety-council.org/CCS/findex.html (page consultée le 20 mars 2009).

Corriveau, H., & Roy, P.-M. (2007). Les chutes. In M. Arcand & R. Hébert (Éd.), *Précis pratique de gériatrie* (3e éd.). Paris: Maloine.

Currie, L. (2008). Fall and injury prevention. In Agency for Healthcare Research and Quality (Ed.), *Patient safety and quality*. Rockville, Md.: Agency for Healthcare Research and Quality.

Dorval, M., Letarte, A., Leblanc, F., & Leduc, S. (2008). *Prévention des intoxications non intentionnelles au domicile des enfants*. [En ligne]. www.inspq.qc.ca/aspx/fr/media_traumatismes_intoxications.aspx?sortcode=1.56.64.74 (page consultée le 21 février 2009).

Francœur, L. (2005). *Règle de soins – Activité clinique: intervention de l'infirmière après la chute d'un usager*. [En ligne]. www.iugm.qc.ca/iugm/documentation/publications/outils-cliniques (page consultée le 28 septembre 2008).

Francœur, L., & Bourbonnais, A. (2002). Les chutes chez les personnes âgées vivant à domicile. *L'infirmière du Québec, 9*(28), 40-44.

Frappier, J.-Y., Fortin, S., & Goulet, C. (2007). *Le syndrome du bébé secoué: projet de prévention du CHU Ste-Justine*. Montréal: Éditions du CHU Sainte-Justine.

Gagnon, N., Flint, A.J., Naglie, G., & Devins, M.G. (2005). Affective corrolates of fear of falling in elderly persons. *American Journal of Geriatric Psychiatry, 13*(1), 7-14.

Gagnon, N., & Flint, A.J. (2003). Fear of falling. *Geriatric & Aging, 6*(7), 15-17.

Healey, F., Oliver, D., Milne, A., & Connely, J.B. (2008). The effect of bedrails on falls and injury: A systematic review of clinical studies. *Age and Aging, 37*, 368-378.

Heinze, C., Halfens, R.J.G., & Dassen, T. (2007). Falls in German in-patients and residents over 65 years of age. *Journal of Clinical Nursing, 16*(3), 495-501.

Houle, N., Laurier, J., Bernard, C., Vallée, J.-S., Jacob, M., & Morin, S. (2008). *Faire un signalement au DPJ, c'est déjà protéger un enfant*. Québec, Qc: Gouvernement du Québec.

Institut national de prévention et d'éducation pour la santé (2005). *Prévention des chutes chez les personnes âgées à domicile: référentiel de bonnes pratiques*. Saint-Denis, FR: Institut national de prévention et d'éducation pour la santé.

Institut universitaire de gériatrie de Montréal (2004). *Les chutes, les prévenir ou s'en relever*. [En ligne]. www.vieillissement.ca/flash.html (page consultée le 5 octobre 2008).

Lavoie, M., Maurice, P., & Rainville, M. (2008). *Prévention des traumatismes: une approche pour améliorer la sécurité des populations*. [En ligne]. www.inspq.qc.ca/aspx/fr/media_traumatismes_approches.aspx?sortcode=1.56.64.79 (page consultée le 27 février 2009).

Lebel, P., Campana, P., Cartier, N., Francoeur, L., & Bourbonnais, L. (2004). *Les chutes: les prévenir ou s'en relever*. [En ligne]. www.vieillissement.ca/text.php?mode=0 (page consultée le 7 mars 2009).

Mercier Brûlotte, H. (2008). *Une piscine résidentielle sécuritaire*. [En ligne]. www.sauve-tage.qc.ca/doc/Salle%20des%20nouvelles/00002261_Communiqué%2021%20juillet_Piscines%20résidentielles.pdf (page consultée le 20 mars 2009).

Meyer, G., Warnke, A., Bender, R., & Mühlhauser, I. (2003). Effect on hip fractures of increased use of hip protectors in nursing homes: Cluster randomised controlled trial. *British Medical Journal, 326*, 1-5.

Ministère de la Famille et des Aînés (2006). *La sécurité des enfants en services de garde éducatifs* (3e éd.). Québec, Qc: Publications du Québec.

Ministère de la Santé et des Services sociaux du Québec (2002). *Orientations ministérielles relatives à l'utilisation exceptionnelle des mesures de contrôle: contention, isolement et substances chimiques*. Québec, Qc: Publications du Québec. http://publications.msss.gouv.qc.ca/acrobat/f/documentation/2002/02-812-02.pdf

Ministère de la Santé et des Services sociaux du Québec (2004). *La prévention des chutes dans un continuum de services pour les aînés vivant à domicile: cadre de référence*. Québec, Qc: Publications du Québec.

Ministère de la Santé et des Services sociaux du Québec. *Outil d'évaluation multiclientèle*.

[En ligne]. http://msssa4.msss.gouv.qc.ca/fr/document/publication.nsf/fb143c75e0c27b69852566aa0064b01c/7ae1cde4e2e89e9185256dac0056a8ac/$FILE/AS-751%20officiel.pdf (page consultée le 23 octobre 2009).

Ministère de la Sécurité publique du Québec (2007). *La sécurité incendie au Québec*. [En ligne]. www.msp.gouv.qc.ca/incendie.asp?txtSection=statistiques (page consultée le 15 novembre 2008).

National Patient Safety Agency (2007). *The third report from the Patient Safety Observatory: Slips, trips and falls in hospital*. London: National Health Service.

O'Loughlin, J.L., Robitaille, Y., Boivin, J.F., & Suissa, S. (1993). Incidence of and risk factors for falls and injurious falls among the community-dwelling elderly. *American Journal of Epidemiology, 137*(3), 342-354.

Ordre des infirmières et infirmiers du Québec (2003a). *Guide d'application de la nouvelle Loi sur les infirmières et les infirmiers et de la Loi modifiant le Code des professions et d'autres dispositions législatives dans le domaine de la santé*. [En ligne]. www.oiiq.org/uploads/publications/autres_publications/Guide_application_loi90.pdf (page consultée le 25 novembre 2009).

Ordre des infirmières et infirmiers du Québec (2003b). Les incidents et les accidents maintenant dénoncés. *Le journal, 1*(1).

Papineau, J.-M. (2008). Ça suffit! Des infirmières luttent contre le fléau des bébés secoués. Leur objectif? Réduire à moyen terme le nombre des victimes de moitié. *Perspective infirmière, 5*(3), 11-12.

Pless, B., & Millar, W. (2000). Blessures non intentionnelles chez les enfants: résultats d'enquêtes canadiennes sur la santé. Ottawa, Ont.: Santé Canada.

Québec. *Code de déontologie des infirmières et infirmiers* (R.R.Q., 1981, c. I-8, r. 4.1, à jour au 1er février 2010. [En ligne]. www2.publicationsduquebec.gouv.qc.ca/dynamicSearch/telecharge.php?type=2&file=//I_8/I8R4_1.htm (page consultée le 20 août 2009).

Québec. *Loi sur les services de santé et les services sociaux* (L.R.Q., c. S-4.2, à jour au 1er février 2010. [En ligne]. www2.publicationsduquebec.gouv.qc.ca/dynamicSearch/telecharge.php?type=2&file=/S_4_2/S4_2.html (page consultée le 20 août 2009).

Ramsey, J. (2008). *Rapport d'investigation du coroner* (dossier n° A-151419). Québec, Qc: Bureau du coroner du Québec.

Robinson J. (2009). *Rapport d'investigation du coroner Jacques Robinson – LES DANGERS DE FAIRE DORMIR UN BÉBÉ EN POSITION ASSISE. Fil de presse, Actualité gouvernementale. Portail Québec. Gouvernement du Québec*. [En ligne]. http://communiques.gouv.qc.ca/gouvqc/communiques/GPQF/Fevrier2009/04/c5437.html (page consultée le 12 septembre 2009).

Santé Canada (2006). *Votre enfant est-il en sécurité ?* [En ligne]. www.hc-sc.gc.ca/cps-spc/pubs/cons/child-enfant/content-contenu-fra.php#2 (page consultée le 13 août 2009).

Santé Canada (2008). *Ligne directrice. Lits d'hôpitaux pour adultes : risque de piégeage des patients, fiabilité du verrouillage des barrières et autres risques.* Ottawa, Ont. : Direction générale des produits de santé et des aliments. http://1734063.sites.myregisteredsite.com/nouveau/Sante-Canada_ligne%20directrice.pdf

Santé Canada (2009). *Listeria et salubrité des aliments.* [En ligne]. www.hc-sc.gc.ca/hl-vs/iyh-vsv/food-aliment/listeria-fra.php (page consultée le 23 février 2010).

Société d'assurance automobile du Québec (SAAQ) (2006). *Pas d'âge pour la sécurité routière.* [En ligne]. www.saaq.gouv.qc.ca/publications/prevention/pasdage.pdf (page consultée le 12 septembre 2009).

Société d'assurance automobile du Québec (2007). *Au volant de ma santé.* [En ligne]. www.saaq.gouv.qc.ca/publications/prevention/volant_sante.pdf (page consultée le 12 septembre 2009).

Société de sauvetage (2004). *Rapport des noyades 2000 à 2004 au Québec.* [En ligne]. www.sauvetage.qc.ca/doc/Prévenir%20la%20Onoyade/00001942_Rapport-Noyades_reduit.pdf (page consultée le 20 mars 2009).

Warnke, A., Meyer, G., Bender, R., & Mühlhauser, I. (2004). Predictors of Adherence to the Use of Hip Protectors in Nursing Home Residents. *Journal of American Geriatric Society, 52,* 340-345.

WHO Collaborating Centre for Patient Safety Releases (2008). *Nine Patient Safety Solutions.* [En ligne]. www.ccforpatientsafety.org/patient-safety-solutions/ (page consultée le 23 février 2010).

CHAPITRE 29

Références de l'édition originale

Agency for Health Care Policy and Research (1992). *Pressure ulcers in adults : Prediction and prevention* (publications n° 92-0047, 92-0050). Rockville, Md. : U.S. Department of Health and Human Services, Public Health Service.

American Academy of Ophthalmology (2005). *Eye wear.* [En ligne]. www.nlm.nih.gov/medlineplus/eyewear.html (page consultée le 12 janvier 2010).

American Diabetes Association (2001). Preventive foot care in people with diabetes. *Diabetes Care, 21*(suppl. 1), S56.

American Diabetes Association (2007). Position statement on standards of medical care in diabetes 2007. *Diabetes Care, 30,* S4.

Bauroth, K., Charles, C.H., Mankodi, S.M., Simmons, K., Zhao, Q., & Kumar, L.D. (2003). The efficacy of an essential oil antiseptic mouthwash vs. dental flossing in controlling interproximal gingivitis : A comparative study. *J. Am. Dental Assoc., 134*(3), 359-365.

Beck, D.M. (2006). Venous thromboembolism (VTE) prophylaxis : Implications for medical-surgical nurses. *MedSurg Nurs., 15*(5), 282.

Bennet, M.A. (1995). Report of the Task Force on the Implications for Darkly Pigmented Intact Skin in the Prediction and Prevention of Pressure Ulcers. *Adv. Wound Care, 8*(6), 34.

Berry, A.M., Davidson, P.M., Masters, J., & Rolls, K. (2007). Systematic literature review of oral hygiene practices for intensive care patients receiving mechanical ventilation. *Am. J. Crit. Care, 16*(6), 552.

Boyer, L. (2001). News from NNGF : Home care nurse's thoughts on dry skin and foot care in the older person. *World Council of Enterostomal Therapists Journal, 21*(1), 9.

Brinkley, C., Furr, L.A., Carrico, R., & McCurren, C. (2004). Survey of oral care practices in U.S. intensive care units. *Am. J. Infect. Control, 32*(6), 161-169.

Bryant, J.L., & Beinlich, N.R. (1999). Foot care : Focus on the elderly. *Orthop. Nurs., 18*(6), 53.

Bulechek, G.M., Butcher, H.K., & Dochterman, J.M. (2008). *Nursing interventions classification (NIC)* (5th ed.). St. Louis, Mo. : Mosby.

Bush, B.C., & Donley, T.G. (2002). A model for dental hygiene education concerning the relationship between periodontal health and systemic health. *Educ. Health, 15*(1), 19.

Ebersole, P., & Hess, P. (2004). *Toward healthy aging : Human needs and nursing response* (6th ed.). St. Louis, Mo. : Mosby.

Frykberg, R.G., Zgonis, T., Armstrong, D.G., Driver, V.R., Giurini, J.M., Kravitz, S.R., et al. (2006). Diabetic foot disorders : A clinical practice guideline. *J. Foot Ankle Surg., 45*(5), S1-S66.

Fulton, J.S., Middleton, G.J., & McPhail, J.T. (2002). Management of oral complications. *Semin. Oncol. Nurs., 18,* 28.

Gadbury-Amyot, C.C., Doherty, F., Stach, D.J., Wyche, C.J., Connolly, I., Wilder, R. et al. (2002). Prioritization of the National Dental Hygiene Research Agenda. *J. Dent. Hyg., 76*(2), 157-166.

Galanti, G.A. (2004). *Caring for patients from different cultures* (3rd ed.). Philadelphia : University of Pennsylvania Press.

Grap, M.J., Munro, C.L., Elswick, R.K. Jr., Sessler, C.N., & Ward, K.R. (2004). Duration of action of a single, early oral application of chlorhexidine on oral microbial flora in mechanically ventilated patients : A pilot study. *Heart & Lung, 33*(2), 83-91.

Green, M.F., Aliabaide, Z., & Green, B.T. (2002). Diabetic foot : Evaluation and management. *South Med. J., 95*(1), 95.

Hall, G.R., & Buckwalter, K.C. (1995). *Evidence-based protocol : Bathing persons with dementia.* In M.G. Titler (Ed.) (2001), *Series on evidence-based practice for older adults.* Iowa City, Iowa : The University of Iowa College of Nursing Gerontological Nursing Interventions Research Center, Research Dissemination Core.

Hockenberry, M.L., & Wilson, D. (2007). *Wong's nursing care of infants and children* (8th ed.). St. Louis, Mo. : Mosby.

Hoeffer, B. (2006). Assisting cognitively impaired nursing home residents with bathing : Effects of two bathing interventions on caregiving. *The Gerontologist, 46*(4), 524.

Hornick, B. (2002). Diet and nutrition implications for oral health. *J. Dent. Hyg., 76*(1), 67.

Larson, E.L., Ciliberti, T., Chantler, C., Abraham, J., Lazaro, E.M., Venturanza, M., et al. (2004). Comparison of traditional and disposable bed baths in critically ill patients. *Am. J. Crit. Care, 13*(3), 235-241.

Lewis, S.L. (2007). *Medical surgical nursing : Assessment and management of clinical problems* (7th ed.). St. Louis, Mo. : Mosby.

Mahoney, D.F. (1993). Cerumen impaction : Prevalence and detection in nursing homes. *J. Gerontol. Nurse, 54*(12), 56.

Mahoney, E.K., Trudeau, S.A., Penyack, S.E., & MacLeod, C.E. (2006). Challenges to intervention implementation lessons learned in the Bathing Persons with Alzheimer's Disease at Home Study. *Nurs. Res., 55*(suppl. 2), S10-S16.

Martinez, N., & Tripp-Reimer, T. (2005). Diabetes nurse educators' prioritized elder foot care behaviours. *Diabetes Educ., 31*(6), 858.

Meiner, S., & Lueckenotte, A.G. (2006). *Gerontologic nursing* (3rd ed.). St. Louis, Mo. : Mosby.

Moorhead, S., Johnson, M., Maas, M.L., & Swanson, E. (2008). *Nursing outcomes classification (NOC)* (4th ed.). St. Louis, Mo. : Mosby.

Munro, C.L., & Grap, M.J. (2004). Oral health and care in the intensive care unit : State of the science. *Am. J. Crit. Care, 13*(1), 25.

Munro, C.L., Grap, M.J., Jablonski, R., & Boyle, A. (2006). Oral health measurement in nursing research : State of the science. *Biol. Res. Nurs., 8*(1), 35-42.

National Institute on Deafness and Other Communication Disorders (2001). *Hearing aids* (publication n° 99-4340). Bethesda, Md. : National Institutes of Health. www.nidcd.nih.gov/health/hearing/hearingaid.asp (page consultée le 12 janvier 2010).

National Pediculosis Association (2001). *Child care provider's guide to controlling head lice.* [En ligne]. www.headlice.org/downloads/ccguide.htm (page consultée le 12 janvier 2010).

Neil, J.A. (2002). Assessing foot care knowledge in a rural population with diabetes. *Ostomy Wound Manage., 48*(1), 50.

Ney, D.F. (1993). Cerumen impaction, ear hygiene practices, and hearing acuity. *Geriatr. Nurse, 14*(2), 70.

Pender, N., Murdaugh, C., & Parsons, M. (2002). *Health promotion in nursing practice.* Upper Saddle River, N.J. : Pearson Education.

Pinzur, M.S., Slovenkai, M.P., Trepman, E., Shields, N.N., & Diabetes Committee of Americain Orthopaedic Foot and Ankle Society (2005), Guidelines for diabetic foot care. The Diabetes Committee of the American Orthopaedic Foot and Ankle Society. *Foot Ankle Int., 26*(1), 113-119.

Piotrowski, M.M., Paterson, C., Mitchinson, A., Kym, H.M., Kirsh, M., & Hinshaw, D.B. (2003). Massage as an adjuvant therapy in the management of acute postoperative pain : A preliminary study. *J. Am. Coll. Surg., 197*(6), 1037-1046.

Poland, J.M. (1987). Comparing Moi-Stin to lemon glycerin swabs. *Am. J. Nurs., 87,* 422.

Rader, J., Barrick, A.L., Hoeffer, B., Sloane, P.D., McKenzie, D., Talerico, K.A., et al. (2006). The bathing of older adults with dementia. *Am. J. Nurs., 106*(4), 40-48.

Ring, T. (2002). Trends in dental hygiene education. *Access,16*(7), 16.

Sheppard, C.M., & Brenner, P.S. (2000). The effects of bathing and skin care practices on skin quality and satisfaction with an innovative product. *J. Gerontol. Nurs., 26*(10), 36.

Skewes, S.M. (1994). No more bed baths ! *RN, 57,* 30.

Strauss, M.B., Hart, J.D., & Winant, D.M. (1998). Preventive foot care : A user-friendly system for patients and physicians. *Postgrad. Med., 103*(5), 233.

Verderber, A., & Gallagher, K.J. (1994). Effects of bathing, passive range-of-motion exercises, and turning on oxygen consumption in healthy men and women. *Am. J. Crit. Care, 3,* 374.

Walton, J.C., Miller, J., & Tordecilla, L. (2002). Elder oral assessment and care. *ORL Head Neck Nurs., 202,* 12.

Young, M., & Young, C. (1994). Footwork. *Nurs. Times, 90*(7), 70.

Zullino, D.F., Krenz, S., Frésard, E., Cancela, E., & Khazaal, Y. (2005). Local back massage with an automated massage chair : General muscle and psychophysiologic relaxing properties. *J. Altern. Complement. Med., 11*(6), 1103-1106.

Zurlinden, J. (2003). Drug news : New warnings for Lindane Shampoo and Lotion. *Nurs. Spectr.-Midwestern Ed., 40*(6), 10.

Références de l'édition française

Giger, J.N., & Davidhizar, R.E. (2008). *Transcultural Nursing : Assessment and intervention* (5th ed.). St. Louis, Mo. : Mosby.

Lueckenotte, A.G. (2006). *Gerontologic nursing* (3rd ed.). St. Louis, Mo.: Mosby.

Ordre des infirmières et infirmiers du Québec (2007). Les soins de plaies au cœur du savoir infirmier : de l'évaluation à l'intervention pour mieux prévenir et traiter. Montréal : Ordre des infirmières et infirmiers du Québec. http://catalogue.iugm.qc.ca/Document.htm&num-rec=031075168925790 (page consultée le 12 janvier 2010).

Québec. *Loi sur les infirmières et infirmiers.* L.R.Q., c. I-8, dernière version à jour au 1er décembre 2009. Québec, Qc : Publications du Québec. www2.publicationsduquebec. gouv.qc.ca/dynamicSearch/telecharge.php?t ype=2&file=/I_8/I8.html (page consultée le 12 janvier 2010).

Rajablat, M. (2003). *La toilette : voyage au cœur du soin* (2e éd.). Paris : Masson.

Sorrentino, S.A. (2003). *Assisting with patient care.* St. Louis, Mo.: Mosby.

Statistique Canada (2009). *L'enquête sur la participation et les limitations d'activités 2006 : faits sur les limitations auditives.* [En ligne]. http://statcan.gc.ca/pub/89-628-x/89-628-x2009012-fra.pdf (page consultée le 12 janvier 2010).

Thibodeau, G.A., & Patton, K.T. (2010). *Anatomy & Physiology* (7th ed.). St. Louis, Mo.: Mosby.

Thomson, J.M., McFarland, G.K., Hirsh, J.E., & Tucker, S.M. (2002). *Mosby's Clinical Nursing* (5th ed.). St. Louis, Mo.: Mosby.

Tison, B., & Hervé-Désirat, E. (2007). *Soins et culture : formation des soignants à l'approche interculturelle.* Paris : Elsevier Masson.

CHAPITRE 30

Références de l'édition originale

Akgul, S., & Akyolcu, N. (2002). Effects of normal saline on endotracheal suctioning. *J. Clin. Nurs., 11*(6), 826.

Albert, N.M. (2005). We are what we eat: Women and diet for cardiovascular health. *J. Cardiovasc. Nurs., 20,* 451.

Allibone, L. (2003). Nursing management of chest drains. *Nurs. Stand., 17*(22), 45.

American Association of Respiratory Care (1991). AARC clinical practice guideline, postural drainage therapy. *Respir. Care, 36,* 1418-1426. www.rcjournal.com/cpgs/pdtcpg.html (page consultée le 5 janvier 2010).

American Association of Respiratory Care (1999). AARC clinical practice guideline, suctioning of the patient in the home. *Respir. Care, 44,* 99. www.rcjournal.com/cpgs/pdf/01.99.99.pdf (page consultée le 5 janvier 2010).

American Association of Respiratory Care (2004). AARC clinical practice guideline, nasotracheal suction—2004 revision and update. *Respir. Care, 49,* 1080.

American Cancer Society (2006a). *Second hand smoke—what is it ?* Atlanta, Ga.: American Cancer Society. www.cancer.org/docroot/PED/content/PED_10_2X_Secondhand_Smoke-Clean_Indoor_Air.asp (page consultée le 5 janvier 2010).

American Cancer Society (2006b). *Cancer prevention and early detection facts and figures 2006.* Atlanta, Ga.: American Cancer Society. www.cancer.org/docroot/STT/content/STT_1 x_Cancer_Prevention_and_Early_Detection_Facts__Figures_2006.asp (page consultée le 5 janvier 2010).

American Heart Association (2003). *CPR and AEDs.* [En ligne]. www.AHA.org (page consultée le 5 janvier 2010).

American Heart Association (2005a). 2005 American Heart Association guidelines for cardiopulmonary resuscitation and emergency cardiovascular care. *Circulation, 112*(suppl. I), IV-1.

American Heart Association (2005b). Part 3, overview of CPR. *Circulation, 112*(suppl., I), IV-12.

American Heart Association (2006a). Community lay rescuer automated external defibrillator programs. *Circulation, 113,* 1260.

American Heart Association (2006b). *Women and coronary heart disease.* Washington, D.C.: American Heart Association. www.americanheart.org/presenter.jhtml?identifi er_2859

American Heart Association (2006c). *Women, heart disease and stroke.* Washington, D.C.: American Heart Association. www.americanheart.org/presenter.jhtml?identifi er_4786

Basoglu, O., et al. (2005). The efficacy of incentive spirometry in patients with COPD. *Respirology, 10,* 349.

Bourgault, A.M., et al. (2006). Effects of endotracheal tube suctioning on arterial oxygen tension and heart rate variability. *Biol. Res. Nurs., 7,* 268.

Bulechek, G.M., Butcher, H.K., & Dochterman, J.M. (2008). *Nursing interventions classification (NIC)* (5th ed.). St. Louis, Mo.: Mosby.

Canobbio, M.M. (1990). *Cardiovascular disorders.* St. Louis, Mo.: Mosby.

Carroll, P. (2002). A guide to mobile chest drains. *RN, 65*(5), 56.

Carroll, P. (2005). Keeping up with mobile chest drains. *RN, 68*(10), 26.

Centers for Disease Control and Prevention (2005). *Targeted tuberculin testing and interpreting tuberculin skin test results.* Atlanta, Ga.: Centers for Disease Control and Prevention.

Centers for Disease Control and Prevention (2006a). *Adult immunization schedule 2006-2007, National Immunization Program.* Atlanta, Ga.: Centers for Disease Control and Prevention. www.cdc.gov/vaccines/recs/schedules/adult-schedule.htm (page consultée le 5 janvier 2010).

Centers for Disease Control and Prevention (2006b). *Tuberculin Skin Testing.* Atlanta, Ga.: Centers for Disease Control and Prevention, Division of TB Elimination. www.cdc.gov/tb/publications/factsheets/testing/skintesting.htm (page consultée le 5 janvier 2010).

Cerfolio, R.J. (2005). Recent advances in the treatment of air leaks. *Curr. Opin. Pulm. Med., 11,* 319.

Cuvelier, A., et al. (2002). Refillable oxygen cylinders may be an alternative for ambulatory oxygen therapy in COPD. *Chest, 122*(2), 451.

Day, T., et al. (2002). Tracheal suctioning: An exploration of nurses' knowledge and competence in acute and high dependency ward areas. *J. Adv. Nurs., 39*(1), 35.

Denke, M.A. (2001). Primary prevention of heart disease in women. *Curr. Atheroscler. Rep., 3*(2), 136.

Findeisen, M. (2001). Long-term oxygen therapy in the home. *Home Healthc. Nurse, 19*(11), 692.

Fretag, C.C., et al. (2003). Prolonged application of closed in-line suction catheters increase microbial colonization of lower respiratory tract bacterial growth on catheter surface. *Infection, 31*(1), 31.

Fujimoto, K., et al. (2002). Benefits of oxygen therapy on exercise performance and pulmonary hemodynamics in patients with COPD and mild hypoxemia. *Chest, 122*(2), 457.

Granger, B.B., & Miller, C.M. (2001). Acute coronary syndrome: Putting the new guidelines to work. *Nursing, 31*(11), 36.

Halm, M. (2007). To strip or not to strip: Physiological effects of chest tube manipulation. *Am. J. Crit. Care, 16*(6), 609.

Hess, D.R. (2005). Tracheostomy tubes and related appliances. *Respir. Care, 50,* 497.

Hockenberry, M.J., & Wilson, D. (2007). *Wong's nursing care of infants and children* (8th ed.). St. Louis, Mo.: Mosby.

Jevon, P., & Evans, B. (2001). Assessment of a breathless patient. *Nurs. Stand., 15*(16), 48.

Kerr, M.E., et al. (1999). Effect of endotracheal suctioning on cerebral oxygen in traumatic brain injured patients. *Crit. Care Med., 27*(2), 2776.

Lawrence, V.A., et al. (2006). Strategies to reduce postoperative pulmonary complications after noncardiothoracic surgery: Systematic review for the American college of physicians. *Ann. Intern. Med., 144,* 596.

Leigh-Smith, S., & Harris, T. (2005). Tension pneumothorax: Time for a re-think? *Emerg. Med. J., 22,* 8.

Lewarski, J.S. (2005). Long-term care of the patient with a tracheostomy. *Respir. Care, 50,* 534.

Lewis, S.M., Heitkemper, M., Dirksen, S., O'Brien, P., & Bucher, L. (2007). *Medical-surgical nursing: Assessment and management of clinical problems* (7th ed.). St. Louis, Mo.: Mosby.

McCance, K.L., & Huether, S.E. (2005). *Pathophysiology: The biologic basis for disease in adults and children* (5th ed.). St. Louis, Mo.: Mosby.

Meiner, S., & Lueckenotte, A.G. (2006). *Gerontologic nursing* (3rd ed.). St. Louis, Mo.: Mosby.

Moore, T. (2003). Suctioning techniques for the removal of respiratory secretions. *Nurs. Stand., 18*(9), 47.

Moorhead, S., et al. (2008). *Nursing outcomes classification (NOC)* (4th ed.). St. Louis, Mo.: Mosby.

Oerman, C.M., et al. (2000). Validation of an instrument measuring patient satisfaction with chest physiotherapy techniques in cystic fibrosis. *Chest, 118,* 92.

Oh, H., & Seo, W. (2003). A meta-analysis of the effects of various interventions in preventing endotracheal suction–induced hypoxemia. *J. Clin. Nurs., 12,* 912.

Pagana, K.D., & Pagana, T.J. (2005). *Mosby's diagnostic and laboratory test reference* (7th ed.). St. Louis, Mo.: Mosby.

Petty, T.L. (2004). *Guide to prescribing home oxygen: Home oxygen options.* [En ligne]. www.nlhep.org/resources/Prescrb-Hm-Oxygen/home-oxygen-options-4.html (page consultée le 5 janvier 2010).

Potter, P.A., & Weilitz, P.B. (2007). *Health assessment pocket guide series* (6th ed.). St. Louis, Mo.: Mosby.

Pullen, R.L. (2003). Teaching bedside incentive spirometry. *Nursing, 33*(8), 24.

Roman, M., & Mercado, D. (2006). Review of chest tube use. *Medsurg. Nurs., 15*(1), 41.

Seay, S.J., et al. (2002). Tracheostomy emergencies: Correcting accidental decannulation or displaced tracheostomy tube. *Am. J. Nurs., 102,* 59.

Shaw, L.J., et al. (2006). The economic burden of angina in women with suspected ischemic heart disease. *Circulation, 114,* 894.

Snow, V., et al. (2001). The evidence base for management of acute exacerbations of COPD: Clinical practice guideline, part I. *Chest, 119*(4), 1185.

Sole, M.L., et al. (2002). Bacterial growth in secretions on suction equipment of orally intubated patients : A pilot study. *Am. J. Crit. Care, 11*(2), 41.

Stulbarg, M.S., et al. (2002). Exercise training improves outcomes of a dyspnea selfmanagement program. *J. Cardiopulm. Rehabil., 22*(2), 109.

Thomson, A., et al. (2002). Oxygen therapy in acute medical care : The potential dangers of hyperoxia need to be recognised. *Br. Med. J., 324*(7351), 1406.

Thompson, J., Mcfarland, G.E., & Hirsch, J.E. (2002). *Mosby's manual of clinical nursing* (5th ed.). St. Louis, Mo. : Mosby.

Références de l'édition française

Association of Public Health Epidemiologists in Ontario (2009). *4A Chronic disease hospitalization.* [En ligne]. www.apheo.ca/index.php?pid=100 (page consultée le 5 janvier 2010).

Bates, B., Bickley, L.S., & Szilagyi, P.G. (2007). *Guide de poche pour l'examen clinique et l'interrogatoire* (1re éd.). Paris : Arnette.

Borg, G. (1998). *Borg's Perceived Exertion and Pain Scales.* Champaign, Ill. : Human Kinetics.

Boulet, L.-P. (1997). *L'asthme : notions de base-éducation-intervention.* Ste-Foy, Qc : Les Presses de l'Université Laval.

Cotes, J.E., Chinn, D.J., & Miller, M.R. (2006). *Lung Function* (6th ed.). Malden, Ma. : Blackwell.

Direction des communications du ministère de la Santé et des Services sociaux du Québec (2000). *Protocole d'immunisation du Québec.* Québec, Qc : Gouvernement du Québec.

Gagné, L., Pepin, J., & Michaud, C. (2000). Les crises de dyspnée à domicile : l'expérience de couples. *L'infirmière du Québec, 7*(6), 20-29.

Garnier, M., & Delamare, J. (2008). *Dictionnaire illustré des termes de médecine* (29e éd.). Paris : Maloine.

Lewis, S.M., Heitkemper, M.M., & Dirksen, S.R. (2003). *Soins infirmiers : médecine-chirurgie.* Montréal : Beauchemin.

Reddel, H.K., Taylor, D.R., Batman, E.D., Boulet, L.-P., Boushey, H.A., Busse, W.W., et al (2009) Asthma control and exacerbations : Standardizing endpoints for clinical asthma trials and clinical practice. *Am. J. Respir. Crit. Care Med., 180,* 59-99.

Thompson, J., Mcfarland, G.E., & Hirsch, J.E. (1993). *Mosby's manual of clinical nursing* (3rd ed.). St. Louis, Mo. : Mosby.

U.S. Department of Health and Human Services (2004). *The seventh report of the Joint National Committee on Prevention, Detection, and Treatment of High Blood Pressure.* Bethesda, Mar. : National Institutes of Health.

CHAPITRE 31

Références de l'édition originale

Adams, B.D., Bonzani, T.A., & Hunter, C.J. (2006). The anion gap does not accurately screen for lactic acidosis in emergency patients. *Emerg. Med. J., 23*(3), 179-182.

Brashers, V. (2006). *Clinical applications of pathophysiology : An evidence-based practice approach* (3rd ed.). St. Louis, Mo. : Mosby.

Brecher, M. (Ed.) (2005). *AABB technical manual* (15th ed.). Bethesda, Md. : American Association of Blood Banks.

Brown, J. (2003). Using lidocaine for peripheral IV insertions : Patients' preferences and pain experiences. *Medsurg. Nurs., 12*(2), 95-100.

Bulechek, G.M., Butcher, H.K., & Dochterman, J.M. (2008) *Nursing interventions classification (NIC)* (5th ed.). St. Louis, Mo. : Mosby.

Burgess, R. (2006). Blood transfusion in A&E. *Emerg. Nurs., 13*(10), 21.

Burke, M.M., & Laramie, J.A. (2004). *Primary care of the older adult : A multidisciplinary approach.* St. Louis, Mo. : Mosby.

Casey, G. (2004). Oedema : Causes, physiology and nursing management. *Nurs. Stand., 18*(51), 45.

Centers for Disease Control and Prevention (2002). Guidelines for the prevention of intravascular cannula-related infections. *MMWR Morb. Mortal. Wkly. Rep., 51*(RR-10), 1-26.

Chernecky, C., Macklin, D., & Murphy-Ende, K. (2006). *Saunders' nursing survival guide : Fluid and electrolytes* (2nd ed.). Philadelphia : Saunders.

Christensen, B., & Kockrow, E. (2003). *Foundations of nursing* (4th ed.). St. Louis, Mo. : Mosby.

Coulter, K. (2004). The older adult patient. In D. Macklin & C. Chernecky (Eds), *Real world survival nursing guide IV therapy.* St. Louis, Mo. : Saunders.

Davidhizar, R., Dunn, C.L., & Hart, A.N. (2004). A review of the literature on how important water is to the world's elderly population, *Int Nurs. Rev., 51*(3), 159-166.

Davis, K., Hui, C., & Quested, B. (2006). Transfusing safely : A 2006 guide for nurses. *Am. J. Nurs., 13*(6), 4.

Elgart, H. (2004). Assessment of fluid and electrolytes. *AACN Clin. Issues, 15*(4), 607.

Fulcher, E., & Frazier, M. (2007). *Introduction to intravenous therapy for health professionals.* St. Louis, Mo. : Saunders.

Goodnough, L.T. (2005). Risks of blood transfusions. *Anesthesiol. Clin. North Am., 23*(2), 241.

Grandjean, A.C., Reimers, K., & Buyokx, M (2003). Hydration : Issues for the 21st century. *Nutr. Rev., 61*(8), 261-271.

Hadaway, M., & Milam, D. (2005). On the road to successful IV starts. *Nursing, 35*(S), 22.

Heitz, U.E., & Horne, M.M. (2005). *Mosby's pocket guide series : Fluid, electrolyte, and acid-base balance* (5th ed.). St. Louis, Mo. : Mosby.

Hindley, G. (2004). Infection control in peripheral cannulae. *Nurs. Stand., 18*(27), 39.

Hockenberry, M., & Wilson, D. (2007). *Wong's essentials of pediatric nursing* (8th ed.). St. Louis, Mo. : Mosby.

Ignatavicius, D., & Workman, M.J. (2005). *Critical Thinking Study Guide for Medical-Surgical Nursing : Critical Thinking for Collaborative Care* (5th ed.). Philadelphia : Saunders.

Infusion Nurses Society (2006). Infusion nursing standards of practice. *J. Intraven. Nurs., 29*(1S), S1-S90.

Lewis, S.L., Heitkemper, M.M., Dirksen, S.R., O'Brien, P.G., & Bucher, L. (2007). *Medical-surgical nursing : Assessment and management of clinical problems* (7th ed.). St. Louis, Mo : Mosby.

McCance, K.L., & Huether, S.E. (2005). *Pathophysiology : The biologic basis for disease in adults and children* (5th ed.). St. Louis, Mo. : Mosby.

McKenry, L.M., Tessier, E., & Hogan, M.A. (2006). *Mosby's pharmacology in nursing* (22nd ed.). St. Louis, Mo. : Mosby.

Mentes, J.C. (2004). Hydration management. In M. Titler (Ed.), *Series on evidence-based practice for older adults.* Iowa City, Iowa : Gerontological Nursing Interventions Research Center.

Monahan, F., Sands, J.K., Neighbors, M., Marek, J.F., & Green, C. (2007). *Phipps' medical-surgical nursing : Health and illness perspectives* (8th ed.). St. Louis, Mo. : Mosby.

Moorhead, S., Johnson, M., Maas, M., & Swanson, E. (2008). *Nursing outcomes classification (NOC)* (4th ed.). St. Louis, Mo. : Mosby.

Phipps, W., Monahan, F., Sands, J., Neighbors, M., & Marek, J. (2003). *Medical-surgical nursing : Health and illness perspectives* (7th ed.). St. Louis, Mo. : Mosby.

Pruitt, B. (2006). Help your patient combat postoperative atelectasis. *Nursing, 36*(5), 64.

Reuben, D.B., et al. (2005). *2005 Geriatrics at your fingertips* (7th ed.). Malden, Mass. : Blackwell.

Rosenthal, K. (2003). Pinpointing intravascular site infections. *Nurs. Manage., 34*(6), 38.

Rosenthal, K. (2005). Tailor your IV insertion techniques to special populations. *Nursing, 35*(5), 37.

Rudnicke, C. (2003). Transfusion alternatives. *J. Infus. Nurs., 26*(3), 29.

Schelper, R. (2003). The aging venous system. *Journal of Vascular Access Devices, 7*(1), 8.

Scotland, R., Ahluwalia, A., & Hobbs, A. (2005). C-type natriuretic peptide in vascular physiology and disease. *Pharmacol. Ther., 105*(2), 85.

Short, R. (2006). Poor checks for bedside blood transfusion put patients at risk. *Br. Med. J., 332*(7551), 1771.

Smith, B. (2006). Peripheral intravenous catheter dwell times : A comparison of three securement methods for implementation of a 96-hours scheduled change protocol. *J. Infus. Nurs., 29*(1), 17.

Speakman, E.S., & Weldy, N.J. (2002). *Body fluids and electrolytes : A programmed presentation* (8th ed.). St. Louis, Mo. : Mosby.

Toth, L. (2002). Monitoring infusion therapy in patients residing in long-term care facilities. *Journal of Vascular Access Devices, 7*(1), 34.

Références de l'édition française

Ganong, W.F. (2005). *Physiologie médicale* (2e éd.). Bruxelles : De Boeck.

Heitz, U.E., & Horne, M.M. (2001). *Mosby's pocket guide series : Fluid, electrolyte, and acid-base balance* (4th ed.). St. Louis, Mo. : Mosby.

Ignatavicius, D., & Workman, M.J. (2002). *Critical Thinking Study Guide for Medical-Surgical Nursing : Critical Thinking for Collaborative Care* (4th ed.). Philadelphia : Saunders.

Intravenous Nurses Society (1998). Intravenous nursing standards of practice. *J. Intraven. Nurs., 21*(suppl. 1), S13-S14.

Lewis, S.L., Heitkemper, M.M., & Dirksen, S.R. (2002). *Medical surgical nursing : Assessment and management of clinical problems* (4th ed.). St. Louis, Mo. : Mosby.

Manuelle, C. (2008). *Les 5 fonctions vitales du corps humain.* Rueil-Malmaison, FR. : Lamarre.

McCance, K.L., & Huether, S.E. (2002). *Pathophysiology : The biologic basis for disease in adults and children* (4th ed.). St. Louis, Mo. : Mosby.

McKenry, L.M., Tessier, E., & Hogan, M.A. (2003). *Mosby's pharmacology in nursing* (21st ed.). St. Louis, Mo.: Mosby.

Metheny, N.M. (1996). *Fluid and electrolyte balance: Nursing considerations* (3rd ed.). Philadelphia: Lippincott.

NANDA International (2008). *Diagnostics infirmiers: définitions et classification, 2007-2008* (9e éd.). Paris: Masson.

Sherwood, L. (2006). *Physiologie humaine* (2e éd.). Bruxelles: De Boeck.

CHAPITRE 32

Références de l'édition originale

American Nurses Association (2004). *Nursing scope and standards of practice.* Washington, D.C.: American Nurses Association.

American Sleep Disorders Association, Diagnostic Classification Steering Committee (2005). *International classification of sleep disorders: Diagnostic and coding manual, ICSD-R.* Westchester, Ill.: American Academy of Sleep Medicine.

Andrews, M.M., & Boyle, J.S. (2003). *Transcultural concepts in nursing care* (4th ed.). Philadelphia: Lippincott.

Attarian, H.P. (2000). Helping patients who say they cannot sleep: Practical ways to evaluate and treat insomnia. *Postgrad. Med., 107*(3), 127.

Basin, A.G., & Guilleminault, C. (2000). Clinical features and evaluation of obstructive apnea. In M.H. Kryger, T. Roth, & W.C. Dement (Eds), *Principles and practice of sleep medicine* (3rd ed.). Philadelphia: Saunders.

Benca, R.M., & Schenck, C.H. (2005). Sleep and eating disorders. In M.H. Kryger, T. Roth, & W.C. Dement (Eds), *Principles and practice of sleep medicine* (4th ed.). St. Louis, Mo.: Saunders.

Bulechek, G.M., Butcher, H.K., & Dochterman, J.M. (2008). *Nursing interventions classification (NIC)* (5th ed.). St. Louis, Mo.: Mosby.

Buysse, D.J. (2005a). Diagnosis and assessment of sleep and circadian rhythm disorders. *J. Psychiatr. Pract., 11*(2), 102.

Buysse, D.J., Schweitzer, P.K., & Moul, D.E. (2005). Clinical pharmacology of other drugs used as hypnotics. In M.H. Kryger, T. Roth, & W.C. Dement (Eds), *Principles and practice of sleep medicine* (4th ed., pp. 452-467). Philadelphia: Saunders.

Cmiel, C.A., Karr, D.M., Gasser, D.M., Oliphant, L.M., & Neveau, A.J. (2004). Noise control: A nursing team's approach to sleep promotion. *Am. J. Nurs., 104*(2), 40.

Cullen, D.F. (2001). Obstructive sleep apnea and postoperative analgesia: A potentially dangerous combination. *J. Clin. Anesth., 13*, 83.

D'Cruz, O.F., & Vaughn, B.V. (2001). Parasomnias: An update. *Semin. Pediatr. Neurol., 8*(4), 251.

Davis, K.F., Parker, K.P., & Montgomery, G.L. (2004). Sleep in infants and young children: Part one: Normal sleep. *J. Pediatr. Health Care, 18*(2), 65.

Dines-Kalinowski, C.M. (2002). Promoting sleep in the ICU. *Nursing, 32*(2), 326.

Dobbin, K.R., & Strollo, P.J. (2002). Obstructive sleep apnea: Recognition and management considerations for the aged patient. *AACN Clin. Issues, 13*(1), 103.

Dochterman, J.M., & Bulechek, G.M. (Eds). (2004). *Nursing interventions classification (NIC)* (4th ed.). St. Louis, Mo.: Mosby.

Edell-Gustafsson, U., Svanborg, E., & Swahn, E. (2006). A gender perspective on sleeplessness behavior, effects of sleep loss, and coping resources in patients with stable coronary artery disease. *Heart Lung, 35*(2), 75-89.

Edinger, J.D., & Means, M.K. (2005). Overview of insomnia: Epidemiology, differential diagnosis, and assessment. In M.H. Kryger, T. Roth, & W.C. Dement (Eds), *Principles and practice of sleep medicine* (4th ed.). Philadelphia: Saunders.

Elliott, A.C. (2001). Primary care assessment and management of sleep disorders. *J. Am. Acad. Nurse Pract., 13*(9), 409.

Giger, J.N., & Davidhizar, R.E. (2004). *Transcultural nursing: Assessment and intervention* (4th ed.). St. Louis, Mo.: Mosby.

Groth, M. (2005). Sleep apnea in the elderly. *Clin. Geriatrics Med., 21*, 701.

Guilleminault, C., & Bassiri, A. (2005). Clinical features and evaluation of obstructive apnea. In M.H. Kryger, T. Roth, & W.C. Dement (Eds), *Principles and practice of sleep medicine* (4th ed.). Philadelphia: Saunders.

Guilleminault, C., & Fromberz, S. (2005). Narcolepsy: Diagnosis and management. In M.H. Kryger, T. Roth, & W.C. Dement (Eds), *Principles and practice of sleep medicine* (4th ed.). Philadelphia: Saunders.

Hockenberry, M.J., & Wilson, D. (2007). *Wong's nursing care of infants and children* (8th ed.). St. Louis, Mo.: Mosby.

Hoffman, S. (2003). Sleep in the older adult: Implications for nurses. *Geriatr. Nurs., 24*(4), 210.

Holman, M.L. (2005). Obstructive sleep apnea syndrome: Implications for primary care. *Nurs. Pract., 30*(9), 38.

Honkus, V.L. (2003). Sleep deprivation in critical care units. *Crit. Care Nurse, 26*(3), 179.

Irwin, M.R., Cole, J.C., & Nicassio, P.M. (2006). Comparative meta-analysis of behavioral interventions for insomnia and their efficacy in middle-aged adults and in older adults 55+ years of age. *Health Psych., 25*(1), 3.

Izac, S.M (2006). Basic anatomy and physiology of sleep. *Am. J. Electroneurodiagnostic Technol., 46*, 18.

Jenni, O.G., & O'Connor, B.B. (2005). Children's sleep: An interplay between culture and biology. *Pediatrics, 115*(1), 204.

Jones, B. (2005). Basic mechanisms of sleep-wake states. In M.H. Kryger, T. Roth, & W.C. Dement (Eds), *Principles and practice of sleep medicine* (4th ed.). Philadelphia: Saunders.

Kwentus, J.A. (2000). Sleep problems. *Clin. Geriatrics, 8*(9), 64.

Lashley, F. (2004). Measuring sleep. In M. Frank-Stromborg & S.J. Olsen (Eds), *Instruments for clinical-healthcare research* (3rd ed.). Boston: Jones & Bartlett.

Levy Raydo, L.J., & Reu-Donlon, C.M. (2005). Putting babies "back to sleep": Can we do better? *Neonatal Network, 24*(6), 9.

Mahowald, M.W. (2000). What is causing excessive daytime sleepiness? Evaluation to distinguish sleep deprivation from sleep disorders. *Postgrad. Med., 107*(3), 108.

Malow, B.A. (2005). Approach to the patient with disordered sleep. In M.H. Kryger, T. Roth, & W.C. Dement (Eds), *Principles and practice of sleep medicine* (4th ed.). Philadelphia: Saunders.

Maur, K.L. (2005). Promoting sound sleep habits in older adults. *Nursing, 35*(2), 22.

McCance, K.L., & Huether, S.E. (2006). *Pathophysiology: The biologic basis for disease in adults and children* (5th ed.). St. Louis, Mo.: Mosby.

McKenry, L.M., & Salerno, E. (2003). *Mosby's pharmacology in nursing* (21st ed.). St. Louis, Mo.: Mosby.

Meiner, S.E., & Lueckenotte, A.G. (2006). *Gerontologic nursing* (3rd ed.). St. Louis, Mo.: Mosby.

Mendelson, W.B. (2005). Hypnotic medications: Basic mechanisms and mechanisms of action and pharmacologic effects. In M.H. Kryger, T. Roth, & W.C. Dement (Eds), *Principles and practice of sleep medicine* (4th ed.). Philadelphia: Saunders.

Mendez, J.L., & Olson, E.J. (2006a). Obstructive sleep apnea syndrome, part 1: Identifying the problem. *J. Respir. Dis., 27*(4), 144.

Mendez, J.L., & Olson, E.J. (2006b). Obstructive sleep apnea syndrome, part 2: Reviewing the treatment options. *J. Respir. Dis., 27*(5), 222.

Mignot, E. (2005). Narcolepsy: Pharmacology, pathophysiology, and genetics. In M.H. Kryger, T. Roth, & W.C. Dement (Eds), *Principles and practice of sleep medicine* (4th ed.). Philadelphia: Saunders.

Moorhead, S., Johnson, M., Maas, M., & Swanson, E. (2008). *Nursing outcomes classification (NOC)* (4th ed.). St. Louis, Mo.: Mosby.

Morin, A.K., Jarvis, C.I., & Lynch, A.M. (2007). Therapeutic options for sleep-maintenance and sleep-onset insomnia. *Pharmacotherapy, 27*(1), 89.

Morin, C.M. (2005). Psychological and behavioral treatments for primary insomnia. In M.H. Kryger, T. Roth, & W.C. Dement (Eds), *Principles and practice of sleep medicine* (4th ed.). Philadelphia: Saunders.

Nagel, C.L., Markie, M.B., Richards, K.C., & Taylor, J.L. (2003). Sleep promotion in hospitalized elders. *Med. Surg. Nurs., 12*(5), 279.

National Guideline Clearinghouse (2006). *Evaluating excessive sleepiness in the older adult.* [En ligne]. www.guideline.gov (page consultée le 20 octobre 2009).

National Heart, Lung, and Blood Institute Working Group on Restless Leg Syndrome (2000). Restless leg syndrome: Detection and management in primary care. *Am. Fam. Physician, 61*(1), 108.

National Sleep Foundation (2002a). *The ABCs of ZZZs.* Washington, D.C.: National Sleep Foundation.

National Sleep Foundation (2002b). *Sleep apnea.* Washington, D.C.: National Sleep Foundation.

National Sleep Foundation (2003). *The nature of sleep.* [En ligne]. www.sleepfoundation.org (page consultée le 23 février 2010).

National Sleep Foundation (2006a). *How sleep changes.* www.sleepfoundation.org/hot-topics/index.php?secid_12&id_183.

National Sleep Foundation (2006b). *2006 sleep in America poll highlights and key findings.* [En ligne]. http://sleepfoundation.org (page consultée le 23 février 2010).

Olson, D.M., Borel, C.O., Laskowitz, D.T., Moore, D.T., & McConnell, E.S. (2001). Quiet time: A nursing intervention to promote sleep in neurocritical care units. *Am. J. Crit. Care, 10*(2), 74.

Orr, W.C. (2005). Gastrointestinal physiology. In M.H. Kryger, T. Roth, & W.C. Dement (Eds), *Principles and practice of sleep medicine* (4th ed.). Philadelphia: Saunders.

Redline, S. (2005). Genetics of obstructive sleep apnea. In M.H. Kryger, T. Roth, & W.C. Dement (Eds), *Principles and practice of sleep medicine* (4th ed.). Philadelphia : Saunders.

Reishtein, J.L., Pack, A., Maislin, G., Dinges, D., Bloxham, T., George, C., et al. (2006). Sleepiness and relationships in obstructive sleep apnea. *Issues Ment. Health Nurs., 27*, 319.

Richards, K.C. (1996). Sleep promotion. *Crit. Care Nurs. Clin. North Am., 8*(1), 39.

Richardson, S. (2003). Effects of relaxation and imagery on the sleep of critically ill adults. *Dimens. Crit. Care Nurs., 22*(4), 182.

Robinson, S.B., Weitzel, T., & Henderson, L. (2005). The sh-h-h-h project : Non-pharmacological interventions. *Holist. Nurs. Pract., 19*(6), 263.

Scheer, F.A., Cajochen, C., Turek, F.W., & Czeisler, C.A. (2005). Melatonin in the regulation of sleep and circadian rhythms. In M.H. Kryger, T. Roth, & W.C. Dement (Eds), *Principles and practice of sleep medicine* (4th ed.). Philadelphia : Saunders.

Schneider, D.L. (2002). Insomnia : Safe and effective therapy for sleep problems in the older patient. *Geriatrics, 57*(5), 24.

Schwab, P.J., Kuna, S.T., & Remmers, J.E. (2005). Anatomy and physiology of upper airway obstruction. In M.H. Kryger, T. Roth, & W.C. Dement (Eds), *Principles and practice of sleep medicine* (4th ed., pp. 983-1000). Philadelphia : Saunders.

Schweitzer, P.K. (2005). Drugs that disturb sleep and wakefulness. In M.H. Kryger, T. Roth, & W.C. Dement (Eds), *Principles and practice of sleep medicine* (4th ed.). Philadelphia : Saunders.

Sitzman, K. (2005). Avoid sleepiness while driving. *Home Health Nurs., 23*(4), 260.

Spilsbury, J.C., Storfer-Isser, A., Drotar, D., Rosen, C.N., Kirchner, L.H., Benham, H., et al. (2004). Sleep behavior in an urban U.S. sample of school aged children. *Arch. Pediatr. Adolesc. Med., 58*, 988.

Stickgold, R. (2005). Why we dream. In M.H. Kryger, T. Roth, & W.C. Dement (Eds), *Principles and practice of sleep medicine* (4th ed.). Philadelphia : Saunders.

Verrier, R.L., & Josephson, M.E. (2005). Cardiac arrhythmogenesis during sleep : Mechanisms, diagnosis, and therapy. In M.H. Kryger, T. Roth, & W.C. Dement (Eds), *Principles and practice of sleep medicine* (4th ed.). Philadelphia : Saunders.

Walsh, J.K., Dement, W.C., & Dinges, D.F. (2005). Sleep medicine, public policy and public health. In M.H. Kryger, T. Roth, & W.C. Dement (Eds), *Principles and practice of sleep medicine* (4th ed., pp. 648-656). Philadelphia : Saunders.

White, D.P. (2005). Central sleep apnea. In M.H. Kryger, T. Roth, & W.C. Dement (Eds), *Principles and practice of sleep medicine* (4th ed.). Philadelphia : Saunders.

Wolfson, A.R., & Lee, K.P. (2005). Pregnancy and the postpartum period. In M.H. Kryger, T. Roth, & W.C. Dement (Eds), *Principles and practice of sleep medicine* (4th ed.). Philadelphia : Saunders.

Zarcone, V.P. (2000). Sleep hygiene. In M.H. Kryger, T. Roth, & W.C. Dement (Eds), *Principles and practice of sleep medicine* (3rd ed.). Philadelphia : Saunders.

Références de l'édition française

Agence de la santé publique du Canada (2007) *Apnée du sommeil*. [En ligne]. www.phac-aspc.gc.ca/publicat/2007/lbrdc-vsmrc/som-meil-sleep-fra.php (page consultée le 23 février 2010).

Billiard, M., & Dauvilliers, Y. (2006). *Les troubles du sommeil*. Paris : Masson.

Buysse, D.J. (2005b). Introduction. In D.J. Buysse (Ed.), *Sleep Disorders and Psychiatry*. Arlington, Va. : American Psychiatric Publishing.

Fauci, A.S. (2008). *Harrison's principles of internal medicine* (17th ed.). New York : McGraw-Hill.

Foreman, M.D. & Wykle, M. (1995). Nursing standard-of-practice protocol : Sleep disturbances in elderly patients : Alterations in the sleep-wake cycle call for immediate assessment and intervention. *Geriatric Nursing, 16*(5), 238-243.

Meiner, S.E., & Lueckenotte, A.G. (2000). *Gerontologic nursing* (2nd ed.). St. Louis, Mo. : Mosby.

Michaud, C., Paquin, M., & Allard, M.-C. (2007). *Un sommeil réparateur aux soins intensifs est-il possible ?* [En ligne]. www.oiiq.org/uploads/periodiques/Perspective/vol3no6/11_18.pdf (page consultée le 12 janvier 2009).

National Sleep Foundation (2001). *Women and sleep*. [En ligne]. www.sleepfoundation.org/article/sleep-topics/women-and-sleep (page consultée le 22 février 2010).

National Sleep Foundation (2005). *Sleep in America*. [En ligne]. www.sleepfoundation.org/sites/default/files/2005_summary_of_findings.pdf (page consultée le 23 février 2010).

Parent, G., & Cloutier, P. (2009). *Initiation à la psychologie*. Montréal : Beauchemin.

Ressources humaines et Développement des compétences Canada (2004). *Les conventions collectives et les travailleurs âgés au Canada*. [En ligne]. www.rhdcc.gc.ca/fra/pt/psait/ctv/ccta/06chapitre_1.shtml (page consultée le 15 février 2010).

Santé Canada (2000). *Syndrome de la mort subite du nourrisson, Campagne « Dodo sur le dos »*. [En ligne]. www.hc-sc.gc.ca/ahc-asc/activit/marketsoc/camp/sids-fra.php (page consultée le 13 mars 2010).

Weber, M.L. (2007). *Dictionnaire de thérapeutique pédiatrique* (2e éd.). Montréal : Gaëtan Morin.

White, D.P. (2000). Central sleep apnea. In M.H. Kryger, T. Roth, & W.C. Dement (Eds), *Principles and practice of sleep medicine* (3rd ed.). Philadelphia : Saunders.

Wong, D.L. (2003). *Soins infirmiers : pédiatrie*. Montréal : Beauchemin.

CHAPITRE 33

Références de l'édition originale

American Bar Association (2000). *Commission on legal problems of the elderly : Report to the house of delegates*. [En ligne]. www.aba-net.org/aging/commissionprojects/clpe_rpt_w_rec_to_hague.pdf (page consultée le 14 janvier 2010).

American Geriatrics Society (2002). The management of persistent pain in older persons. *J. Am. Geriatr. Soc., 50*(suppl. 6), S205-S224.

American Holistic Health Association (1999). *Wellness from within : The first step*. Anaheim, Calif. : American Holistic Health Association.

American Nurses Association (2002). *Code of ethics with interpretive statements*. Silver Spring, Md. : American Holistic Health Association.

American Nurses Association (2005). *Pain management nursing : Scope and standards of practice*. Silver Spring, Md. : American Holistic Health Association.

American Pain Foundation (2001). *Pain care bill of rights*. [En ligne]. www.painfoundation.org/learn/publications/files/BORenglish.pdf (page consultée le 14 janvier 2010).

American Pain Foundation (2005). *Pain facts* [En ligne]. www.painfoundation.org (page consultée le 14 janvier 2010).

American Pain Society (2002). *The use of opioids for the treatment of chronic pain*. Glenview, Ill. : American Pain Society. www.ampainsoc.org/advocacy/opioids.htm

American Pain Society (2003). *Principles of analgesic use in the treatment of acute and cancer pain*. (5th ed.). Glenview, Ill. : American Pain Society.

American Society of Anesthesiologists (1997). Practice guidelines for chronic pain management. *Anesthesiology, 86*, 995.

American Society of Anesthesiologists Task Force on Acute Pain Management (2004). Practice guidelines for acute pain management in the perioperative setting. *Anesthesiology, 100*(6), 1573.

Arbuck, D.M., Wright, G.H., & Miguel, R. (2004). *Effective opioid therapies across the spectrum of chronic pain*. [En ligne]. http://cme.medscape.com/viewprogram/3080. (page consultée le 14 janvier 2010).

Arnold, R.M., Han, P.K., & Seltzer, D. (2006). Opioid contracts in chronic nonmalignant pain management : Objectives and uncertainties. *Am. J. Med., 119*(4), 292.

ASPMN (2002). *Position statement on pain management in patients with addictive disease*. [En ligne]. www.aspmn.org/Organization/documents/AddictiveDisease.pdf (page consultée le 14 janvier 2010).

ASPMN (2004). *Position statement on the use of "as needed" range orders for opioid analgesics in the management of acute pain*. [En ligne]. www.aspmn.org/pdfs/As Needed Range Orders.pdf (page consultée le 14 janvier 2010).

Avancen (2006). *Medication on Demand*. [En ligne]. www.avancen.com. (page consultée le 14 janvier 2010).

Beyer, J.E., et al. (1992). The creation, validation, and continuing development of the Oucher : A measure of pain intensity in children. *J. Pediatr. Nurs., 7*(5), 335.

Brislin, R., & Rose, J. (2005). Pediatric acute pain management. *Anesthesiol. Clin. North Am., 23*(4), 789.

Bulechek, G.M., Butcher, H.K., & Dochterman, J.M. (2008). *Nursing interventions classification (NIC)* (5th ed.). St. Louis, Mo. : Mosby.

Butler, R.N., & Gastel, B. (1980). Care of the aged : Perspectives on pain and discomfort. In L.K. Ng & J. Bonika (Eds), *Pain, discomfort and humanitarian care*. New York : Elsevier.

Butler, R.N., & Gastel, B. (1992). Care of the aged : Perspectives on pain and discomfort. In D.C. Turk & R. Melzack (Eds), *The handbook of pain assessment*. New York : Guilford Press.

Carr, D.B., Jacox, A.K., Chapman, C.R., Ferrell, B., Fields, H.L., & Heidrich, G. III (1992). *Acute pain management : Operative or medical procedures and trauma. Clinical Practice Guideline. Quick Reference Guide for Clinicians, n° 1* (AHCPR Pub. N° 92-0032). Rockville, Md. : Agency for Health Care Policy and Research, Public Health Service, U.S. Department of Health and Human Services.

Carroll, D., & Seers, K. (1998). Relaxation for the relief of chronic pain : A systematic review. *J. Adv. Nurs., 27*(3), 1.

Cassileth, B., & Vickers, A. (2004). Massage therapy for symptom control: Outcome study at a major cancer center. *J. Pain Symptom. Manag., 28*(3), 244.

Coggins, C., Arnstein, P., & Leahy, S. (2004). *Position statement on use of placebos in pain management.* [En ligne]. www.aspmn.org/pdfs/Use of Placebos.pdf (page consultée le 14 janvier 2010).

Cousins, M., & Power, I. (2003). Acute and postoperative pain. In R. Melzack & P. Wall (Eds), *Handbook of pain management.* New York: Churchill Livingstone.

Craig, K.D. (1998). The facial display of pain in infants and children. In G.A. Finley & P.J. McGrath (Eds), *Measurement of pain in infants and children.* Seattle, Wash.: IASP Press.

D'Arcy, Y. (2006). Hot topics in pain management: Using NSAIDs safely. *Nursing, 35*(2), 22.

Davidhizar, R., & Giger, J. (2004). A review of the literature on care of clients in pain who are culturally diverse. *Int. Nurs. Rev., 51*(1), 47-55.

Davis, G. (2002). Barriers to managing chronic pain of older adults with arthritis. *J. Nurs. Scholarsh., 34*(2), 121.

Douglass, A.B., et al. (2004). Principles of palliative care medicine. I: Patient assessment. *Adv. Stud. Med., 4*(1), 15.

Drew, D., & Peltier, C. (2005). Topical morphine provides pain relief for open wounds. *Pain Man. SIG Newsletter, 15*(3), 5.

Eksterowicz, N. (2003). Meperidine–using evidence-based rationale. *ASPMN Pathways, 12*(1), 4.

Ersek, M., et al. (2004). The cognitive effects of opioids. *Pain Manag. Nurs., 5*(2), 75.

Fairview Health Services (2002). *When your pain flares up: Easy, proven techniques for managing chronic pain.* Minneapolis, Minn.: Fairview Press.

Ferrell, B. (2005). Ethical perspectives on pain and suffering. *Pain Manag. Nurs., 6*(3), 83.

Ferrini, R., & Paice, J. (2004). How to initiate and monitor infusional lidocaine for severe and/or neuropathic pain. *J. Support Oncol., 2*(1), 91.

Fick, D., Cooper, J.W., Wade, W.E., Waller, J.L., Maclean, J.R., & Beers, M.H. (2003). Updating the Beers criteria for potentially inappropriate medication use in older adults: Results of a U.S. consensus panel of experts. *Arch. Intern. Med., 163*(22), 2716-2724.

Fine, P. (2005). *The last chance for comfort: An update on pain management at the end of life.* [En ligne]. http://cme.medscape.com/viewprogram/4550 (page consultée le 14 janvier 2010).

Finnerup, N., & Jensen, R. (2004). Spinal cord injury pain: Mechanisms and treatment. *Eur. J. Neurol., 11*(2), 73.

Gerdner, L. (2001). *Evidence-based protocol: Individualized music.* Iowa City, Iowa: The University of Iowa, Gerontological Nursing Interventions Research Center, Research Dissemination Core.

Gil, K. (1990). Psychologic aspects of acute pain. *Anesthesiol. Rep., 2*(2), 246.

Gordon, D. (2003). Nonopioid and adjuvant analgesics in chronic pain management: Strategy for effective use. *Nurs. Clin. North Am., 38*(3), 447.

Gordon, D., & Love, G. (2004). Pharmacologic management of neuropathic pain. *Pain Manag. Nurs., 5*(4, S1), 19.

Grace, P. (2006). The clinical use of placebos. *Am. J. Nurs., 106*(20), 58.

Gruener, D., & Lande, S. (2006). *Pain control in the primary care setting.* Glenview, Ill.: American Pain Society.

Grunau, R.V.E., Whitfield, M.F., Petrie, J.H., & Fryer, E.L. (1994). Early pain experience, child and family factors, as precursors of somatization: A prospective study of extremely premature and fullterm children. *Pain, 56*, 353.

Herr, K. (2002a). Chronic pain: Challenges and assessment strategies. *J. Gerontol. Nurs., 28*(1), 20.

Herr, K. (2002b). Chronic pain in the older patient: Management strategies. *J. Gerontol. Nurs., 28*(2), 28.

Herr, K., et al. (2006a). Pain assessment in the nonverbal patient: Position statement with clinical practice recommendations. *Pain Manag. Nurs., 7*(2), 44.

Herr, K., et al. (2006b). Tools for assessment of pain in nonverbal older adults with dementia: A state-of-the-science review. *J. Pain Symptom Manage., 31*(2), 170.

Hockenberry, M.J., & Wilson, D. (2007). *Wong's nursing care of infants and children* (8th ed.). St. Louis, Mo.: Mosby.

International Association for the Study of Pain (1979). Pain terms: A list with definitions and notes on usage. *Pain, 6*, 249.

Jacox, A., Carr, D.B., Payne, R., Berde, C.B., Breitbard, W., Cain, J.M., et al. (1994). *Management of cancer pain, Clinical Practice Guideline n° 9* (AHCPR Pub N° 94-0592). Rockville, Md.: Agency for Health Care Policy and Research, Public Health Service, U.S. Department of Health and Human Services.

Jensen, M., et al. (2006). The validity of the neuropathic pain scale for assessing diabetic neuropathic pain in a clinical trial. *Clin. J. Pain, 22*(1), 97.

Kehlet, H., et al. (2006). Persistent postsurgical pain: Risk factors and prevention. *Lancet, 367*(9522), 1618.

Kelly, A. (2003). *Geriatric pain assessment: Self-directed learning module.* Pensacola, Fla.: American Society for Pain Management Nursing.

Kim, M.K. (2002). Analgesia for children with acute abdominal pain. *Acad. Emerg. Med., 9*(4), 281.

Kimberlin, C., Brushwood, D., Allen, W., Radson, E., & Wilson, D. (2004). Cancer patient and caregiver experiences: Communication and pain management. *J. Pain Symptom. Manage., 28*(2), 566-578.

Lasch, K.E. (2002). *Culture and pain.* [En ligne]. www.iasp-pain.org/AM/AMTemplate.cfm?Section=Home&CONTENTID=7578&TEMPLATE=/CM/ContentDisplay.cfm (page consultée le 14 janvier 2010).

Latta, K., et al. (2002). Meperidine: A critical review. *Am. J. Ther., 9*(1), 53.

Lehne, R. (2005). *Pharmacology for nursing care* (6th ed.). Philadelphia: Saunders.

Manias, E., Bucknall, T., & Botti, M. (2005). Nurses' strategies for managing pain in the postoperative setting. *Pain Manag. Nurs., 6*(1), 18-29.

Manworren, R. (2006). A call to action to protect range orders. *Am. J. Nurs., 106*(7), 65.

Max, M.B., & Portenoy, R.K. (1993). Methodological challenges for clinical trials of cancer pain treatments. In C.R. Chapman & K.M. Foley (Eds), *Current and emerging issues in cancer pain: Research and practice.* New York: Raven Press.

Maxwell, T., et al. (2005). *Palliative and end-of-life pain management: Self-directed learning module.* Pensacola, Fla.: American Society for Pain Management Nursing.

McCaffery, M. (1979). *Nursing management of the patient with pain* (2nd ed.). Philadelphia: Lippincott.

McCaffery, M., & Arnstein, P. (2006). The debate over placebos in pain management. *Am. J. Nurs., 106*(2), 62.

McCaffery, M., & Pasero, C. (1999). *Pain: Clinical manual* (2nd ed.). St. Louis, Mo.: Mosby.

McCaffery, M., et al. (2000). Nurses' personal opinion about patients' pain and their effect on recorded assessments and titration of opioid doses. *Pain Manag. Nurs., 1*(3), 79.

McCaffery, M., et al. (2005). On the meaning of "drug seeking". *Pain Manag. Nurs., 6*(4), 122.

McCarberg, B., & O'Connor, A. (2004). A new look at heat treatment for pain disorders (part I). *APS Bulletin, 14*(6), 4.

Mehta, V., & Langford, R. (2006). Acute pain management for opioid dependent patients. *Anaesthesia, 61*(3), 269.

Melzack, R., & Wall, D. (1965). Pain mechanisms: A new theory. *Science, 150*, 971.

Melzack, R., & Wall, D. (2003). *Handbook of pain management.* London: Churchill Livingstone.

Miaskowski, C. (2005). The next step to improving cancer pain management. *Pain Manag. Nurs., 6*(1), 1.

Moorhead, S., et al. (2008). *Nursing outcomes classification (NOC)* (4th ed.). St. Louis, Mo.: Mosby.

Morgan, B. (2006). Knowing how to play the game: Hospitalized substance abusers' strategies for obtaining pain relief. *Pain Manag. Nurs., 7*(1), 31.

Morrison, R., et al. (2005). The growth of palliative care programs in United States hospitals. *J. Palliat. Med., 8*(6), 1127.

Otis-Green, S., Sherman, R., Perez, M., & Baird, R.P. (2002). An integrated psychosocial model for cancer pain management. *Cancer Pract., 10*(S1), 58-65.

Paice, J., et al. (2005). Efficacy and safety of scheduled dosing of opioid analgesics: A quality improvement study. *J. Pain, 6*(10), 639.

Paice, J.A. (1991). Unraveling the mystery of pain. *Oncol. Nurs. Forum, 18*(5), 843-849.

Pasero, C. (2003). *Intravenous patient-controlled analgesia for acute pain management: Selfdirected learning module.* Pensacola, Fla.: American Society for Pain Management Nursing.

Pasero, C. (2004). Perineural local anesthetic infusion. *Am. J. Nurs., 104*(7), 89.

Pasero, C., Manwarren, R.C., & McCaffery, M. (2007). Pain control: IV opioid range orders for acute pain management. *Am. J. Nurs., 107*(2), 52-59.

Pasero, C., & McCaffery, M. (2002). Monitoring sedation. *Am. J. Nurs., 102*(2), 67.

Pasero, C., & McCaffery, M. (2005). No self-report means no pain-intensity rating. *Am. J. Nurs., 205*(10), 50.

Passik, S., Kirsh, K., & Portenoy, R. (2003). Substance abuse issues in palliative care. In A. Berger, R. Portenoy, & D. Weissman (Eds), *Principles and practice of palliative care and supportive oncology.* Philadelphia: Lippincott, Williams & Wilkins.

Portenoy, R.K. (1996). Neuropathic pain. In R.K. Portenoy & R.M. Kanner (Eds), *Pain management: Theory and practice.* Philadelphia: F.A. Davis. www.iasp-pain.org/AM/Template.cfm?Section=Pain_Definitions&Template=/CM/HTMLDisplay.cfm&ContentID=1728#Neurogenic

Puntillo, K., et al. (2001). Patients' perceptions and responses to procedural pain: Results from Thunder Project II. *Am. J. Crit. Care, 10*(4), 238.

Puntillo, K., et al. (2003). Accuracy of emergency nurses in assessment of patients'pain. *Pain Manag. Nurs., 4*(4), 171.

Renn, C., & Dorsey, S. (2005). The physiology and processing of pain: A review. *AACN Clin. Issues, 16*(3), 277.

Roman, M., & Cabaj, T. (2005). Epidural analgesia. *Medsurg. Nurs., 14*(4), 257.

Schechter, N., et al. (2003). *Pain in infants, children, and adolescents*. Baltimore: Lippincott, Williams & Wilkins.

Schulman-Green, D., et al. (2005). Unlicensed staff members' experiences with patients'pain on an inpatient oncology unit: Implications for redesigning the care delivery system. *Cancer Nurs., 28*(5), 340.

Schumacher, K., et al. (2002). Putting cancer pain management regimens into practice at home. *J. Pain Symptom Manage., 23*(5), 369.

Shaw, S. (2006). Nursing and supporting patients with chronic pain. *Nurs. Stand., 20*(19), 60.

Shukla, D., et al. (2005). Pain in acute and chronic wounds: A descriptive study *Ostomy Wound Managem., 51*(11), 47.

Siedlecki, S. (2006). Effect of music on power, pain, depression and disability. *J. Adv. Nurs., 54*(5), 553.

Snyder, M., & Weland, J. (2003). Complementary and alternative therapies: What is their place in the management of chronic pain? *Nurs. Clin. North Am., 38*(3), 495.

St. Marie, B. (2002). *Core curriculum for pain management nursing*. Philadelphia: Saunders.

Stevens, B. (1998). Composite measures of pain. In G.A. Finley & P.J. McGrath (Eds), *Measurement of pain in infants and children*. Seattle, Wash.: IASP Press.

Sullivan, M. (2005). APS position statement on the use of placebos in pain management. *J. Pain, 6*(4), 215.

Taddio, A., Katz, J., Ilersich, A.L., & Koren, G. (1997). Neonatal circumcision and pain response during routine vaccination 4 to 6 months later. *Lancet, 349*, 599-603.

The Joint Commission (2007). *National patient safety goals*. [En ligne]. www.jointcommission.org/PatientSafety/NationalPatientSafety Goals/ (page consultée le 14 janvier 2010).

Vila, H., et al. (2005). The efficacy and safety of pain management before and after implementation of hospital-wide pain management standards: Is patient safety compromised by treatment based solely on numerical pain ratings? *Anesth. Analg., 101*(2), 474.

Vitetta, L., Kenner, D., & Sali, A. (2005). Sedation and analgesia-prescribing patterns in terminally ill patients at the end of life. *Am. J. Hosp. Palliat. Care, 22*(6), 465.

Wall, P., & Melzack, R. (2002). *Textbook of pain* (4th ed.). London: Churchill Livingstone.

Wheeler, M., et al. (2002). Adverse events associated with postoperative opioid analgesia: A systemic review. *J. Pain, 3*(3), 159.

Whitocar, P., et al. (2004). Principles of palliative care medicine: II. Pain and symptom management. *Adv. Stud. Med., 4*(2), 88.

Willens, J. (2006). Consumer group urges food and drug administration to ban drug Darvon. *Pain Manag. Nurs., 7*(2), 43.

Williams, G. (2005). Determining the appropriate use of COX-2 inhibitors in pain management. *Clin. Advisor, 9*.

Williams, H. (2006). Assessing, diagnosing and managing neuropathic pain. *Nurs. Times, 102*(16), 22.

Wilson, B., & McSherry, W. (2006). A study of nurses' inferences of patients' physical pain. *J. Clin. Nurs., 15*(4), 459.

Wirth, J., et al. (2005). Use of herbal therapies to relieve pain: A review of efficacy and adverse effects. *Pain Manag. Nurs., 6*(4), 145.

Wong, D.L., & Baker, C.M. (1988). Pain in children: Comparison of assessment scales. *Okla. Nurse, 33*(1), 8.

Wuhrman, E., Cooney, M.F., Dunwoody, C.J., Eksterowicz, N., Merkel, S., & Oakes, L.L. (2006). *Authorized and unauthorized ("PCA by PROXY") dosing of analgesic infusion pumps*. [En ligne]. www.aspmn.org/ organization/documents/PCAbyProxy-final-ew_004.pdf (page consultée le 14 janvier 2010).

Yoon, S., & Schaffer, S. (2006). Herbal, prescribed, and over-the-counter drug use in older women: Prevalence of drug interactions. *Geriatr. Nurs., 27*(2), 118.

Références de l'édition française

Association des infirmières et infirmiers autorisés de l'Ontario (2002). *Évaluation et prise en charge de la douleur (lignes directrices pour la pratique clinique)*. [En ligne]. www.rnao.org/Storage/11/547_%C9valuation_et_prise_en_charge_de_la_douleur.pdf (page consultée le 14 janvier 2010).

Bergeron, D.A., Bourgault, P., Leduc, G., & Marchand, S. (2008). *Descriptive study about assessment process, management and documentation of postoperative pain*. Rapport de congrès, Victoria, C.-B.: Canadian Pain Society.

Bieri, D., Reeve, R., Champion, G.D., Addicoat, L., & Ziegler, J. (1990). The Faces Pain Scale for the self-assessment of the severity of pain experienced by children: Development, initial validation and preliminary investigation for ratio scale properties. *Pain, 41*, 139-150.

DuPen, S.L., & Williams, A.R. (1992). Management of patients receiving combined epidural morphine and bupivacaine for the treatment of cancer pain. *J. Pain Symptom Manage. 7*(2), 125-127.

Fakata, K.L., Miaskowski, C. & Lipman, G. (2004). *Pain Management for Primary Care Clinicians*. Bethesda, Md.: ASHP.

Faymonville, M.E. (2004). Cerebral mechanisms of hypnosis. *Bulletin et Mémoires de l'Académie Royale de Médecine de Belgique, 159*(7-9), 447-460.

Gélinas, C. (2004). Prévenir la dépression respiratoire liée à certains médicaments. *Perspective infirmière, 2*(2), 23-27.

Goffaux, P., Lafrenaye, S., Morin, M., Patural, H., Demers, G., & Marchand, S. (2008). Preterm births: Can neonatal pain alter the development of endogenous pain gating systems? *Eur. J. Pain, 12*(7), 945-951.

Harkins, S.W., & Price, D.D. (1993). Are there special needs for pain assessment in elderly? *APS Bull., 3*, 4-6.

Harkins, S.W., Price, D.D., Bush, F.M., & Small, R.E. (2002). Geriatric Pain. In P. Wall & R. Melzack (Eds), *Textbook of pain*. New York: Churchill Livingstone.

Hicks, C.L., Von Baeyer, C.L., Spafford, P., Van Korlaar, I., & Goodenough, B. (2001). The Faces Pain Scale–Revised: Toward a common metric in pediatric pain measurement. *Pain, 93*, 173-183.

Hockenberry, M.J., & Wilson, D. (2007). *Wong's Nursing Care of Infants and Children* (8th Edition). St. Louis, Mo.: Elsevier.

Jarvis, C. (2008). *Physical examination and health assessment*. Philadelphia: Saunders.

Jarvis, C. (2009). *L'examen clinique et l'évaluation de la santé*. Montréal: Beauchemin.

Johnson, M., Bulechek, G., Butcher, H., McCloskey Dochterman, J., Maas, M., Moorhead, S., et al (2006). *NANDA, NOC, and NIC linkages: Nursing diagnoses, outcomes, & interventions*. St. Louis, Mo.: Mosby.

Katz, J., & Seltzer, Z. (2009). Transition from acute to chronic postsurgical pain: risk factors and protective factors. *Expert Rev. Neurother., 9*(5), 723-744.

Kehlet, H., Jensen, T.S., & Woolf, C.J. (2006). Persistent postsurgical pain: Risk factors and prevention. *Lancet, 367*, 1618-1625.

Kimberlin, C., Brushwood, D., Allen, W., Radson, E., & Wilson, D. (2004), Cancer patient and caregiver experiences: Communication and pain management issues. *J. Pain Symptom Manage., 28*(6), 566-578.

Le Bars, D., & Willer, J.C. (2004). Physiologie de la douleur. *EMC Anesthésie-Réanimation, 1*(4), 227-266.

Manias, E., Bucknall, T., & Botti, M. (2005). Nurses' strategies for managing pain in the postoperative setting. *Pain Management Nurses, 6*(1), 18-29.

Marchand, S. (2009). *Le phénomène de la douleur* (2e éd.). Montréal: Chenelière Éducation.

Max, M.B., & Portenoy, R.K. (1993). Methodological challenges for clinical trials of cancer pain treatments. In C.R. Chapman & K.M. Foley (Eds), *Current and emerging issues in cancer pain: research and practice*. New York: Raven Press.

McCaffery, M., & Pasero, C. (1999). *Pain: Clinical Manual*. St. Louis, Mo.: Mosby.

McNair, N.D. (1990). Epidural narcotics for postoperative pain: Nursing implications. *J. Neurosci. Nurs., 22*(5), 275.

Meana, M., Cho, R., & DesMeules, M. (2004). Chronic pain in Canada: Do women suffer more pain than man? *Women's Health, 4*(1S), 7.

Mee-Lee, D., Shulman, G.D., Gastfriend, D.R., & Griffith, J.H. (2001). *ASAM: Patient placement criteria for the treatment of substance-related disorders* (2nd ed.). Chevy Chase, Md.: American Society of Addiction Medicine.

Moulin, D.E., Clark, A.J., Speechley, M., & Morley-Forster, P.K. (2002a) Chronic pain in Canada-prevalence, treatment, impact and the role of opioid analgesia. *Pain Res. Manag. Winter, 7*(4), 170-173.

Moulin, D.E., Clark, A.J., Speechley, M., & Morley-Forster, P.K. (2002b). Chronic pain in Canada-prevalence, treatment, impact and the role of opioid analgesia. *Pain Res. Manag. Winter, 7*(4), 179-184.

Ordre des infirmières et infirmiers du Québec (2009). *Surveillance clinique des clients qui reçoivent des médicaments ayant un effet dépressif sur le système nerveux central* (2e éd.) [En ligne]. www.oiiq.org/uploads/ publications/autres_publications/client_opacie.pdf (page consultée le 28 février 2010).

Paice, J.A. (1994). *The physiology and pharmacologic management of pain: Physiology of pain: Unraveling the mystery*. Baltimore: Williams and Wilkins.

Royal College of Physicians (2007). *The assessment of pain in older people: National guidelines* (Concise guidance to good practice series, No 8). London: Royal College of Physicians.

Savoie, M.L., & Le May, S. (2005). Description des valeurs, croyances et besoins d'apprentissage d'infirmières en regard de personnes âgées souffrant de douleur chronique. *Frontières, 17*(2), 59-65.

Société canadienne de la douleur (2005). [En ligne]. www.canadianpainsociety.ca/ (page consultée le 14 janvier 2010).

St-Arnaud, J. (2005). De l'approche biomédicale à l'art du soin : Réflexions éthiques sur le soulagement de la douleur. *Frontières, 17*(2), 34-41.

Vallerand, A.H. (1995). Gender differences in pain. *Image J. Nurs. Sch., 27*(3), 235-237.

Watzlawick, P. (1991). *Les cheveux du baron de Münchhausen : Psychothérapie et « réalité »*. Paris : Seuil.

CHAPITRE 34

Références de l'édition originale

American Academy of Pediatrics (2003). Policy statement: Prevention of pediatric overweight and obesity. *Pediatrics, 112*(2), 424.

American Academy of Pediatrics (2005). Policy statement: Breastfeeding and the use of human milk. *Pediatrics, 115*(2), 496.

American Diabetes Association (2006). Position statement: Nutrition recommendations and interventions for diabetes. *Diabetes Care, 29*(9), 2140.

American Dietetic Association (2006). Position of the American Dietetic Association : Food and nutrition misinformation. *J. Am. Diet. Assoc., 106*(4), 601.

American Heart Association (2006). AHA scientific statement: Diet and lifestyle recommendations revision 2006. *Circulation, 114*, 82.

American Psychiatric Association (2000). *Diagnostic and statistical manual of mental disorders* (4th ed., rev. text). Washington, D.C. : American Psychiatric Association.

American Society for Parenteral and Enteral Nutrition (2001). Standards of practice, nutrition support nurse. *Nutr. Clin. Pract., 16*(1), 56.

American Society for Parenteral and Enteral Nutrition (2002). Guidelines for the use of parenteral and enteral nutrition in adult and pediatric patients. *J. Parenter. Enteral Nutr., 26*(1).

Ashley, J., Duggan, M., & Sutcliffe, N. (2006). Speech, language, and swallowing disorders in the older adult. *Clin. Geriatr. Med., 22*, 291-310.

Befort, C., Kaur, H., Nollen, N., Sullivan, D., Nazir, N., Choi, W., et al. (2006). Fruit, vegetable and fat intake among non-Hispanic black and non-Hispanic white adolescents : Associations with home availability and food consumption settings. *J. Am. Diet. Assoc., 106*(3), 367-373.

Bending, A. (2001). Meeting the challenges of managing dysphagia. *Community Nurse, 7*(1), 13.

Brody, R.R., Touger-Decker, R., VonHagen, S., & Maillet, J.O. (2000). Role of registered dietitians in dysphagia screening. *J. Am. Diet. Assoc., 100*(9), 1029-1037.

Brown, B., Heeg, A., Turek, J., & Maillet, J.O. (2006). Comparison of an institutional nutrition screen with four validated nutrition screening tools. *Top Clin. Nutr., 21*(2), 122-138.

Bulechek, G.M., Butcher, H.K., & Dochterman, J.M. (2008). *Nursing interventions classification (NIC)* (5th ed.). St. Louis, Mo. : Mosby.

Callen, B.L., & Wells, T.J. (2003). Views of community-dwelling, old-old people on barriers and aids to nutritional health. *J. Nurs. Scholarsh., 35*(3), 257.

Chen, C.C., Chang, C., Chyun, D., & McCorkle, R. (2005). Dynamics of nutritional health in a community sample of American elders. *Adv. Nurs. Sci., 28*(4), 376-389.

Chen, C.C., Schilling, L.S., & Lyder, C.H. (2001). A concept analysis of malnutrition in the elderly. *J. Adv. Nurs., 36*(1), 131-142.

Cirgin Ellett, M.L. (2006). Important facts about intestinal feeding tube placement. *Gastroenterol. Nurs., 29*(2), 112.

Covinsky, K.E. (2002). Malnutrition and bad outcomes. *J. Gen. Intern. Med., 17*(12), 956.

Daniels, J. (2006). Obesity: America's epidemic. *Am. J. Nurs., 106*(1), 40.

Daniels, S., Ballo, L.A., Mahoney, M.C., & Foundas, A.L. (2000). Clinical predictors of dysphagia and aspiration risk: Outcome measure in acute stroke patients. *Arch. Phys. Med. Rehabil., 81*, 1030-1033.

DiMaria-Ghalili, R.A., & Amella, E. (2005). Nutrition in older adults. *Am. J. Nurs., 105*(3), 40.

Dossey, B. (1999). *Florence Nightingale : Mystic, visionary, and healer*. Philadelphia : Springhouse.

Edwards, B. (2005). Childhood obesity: A school-based approach to increase nutritional knowledge and activity levels. *Nurs. Clin. North Am., 40*, 661.

Edwards, S., & Metheny, N. (2000). Measurement of gastric residual volume: State of the science. *Medsurg. Nurs., 9*(3), 125.

Evans-Stoner, N. (1997). Nutritional assessment: A practical approach. *Nurs. Clin. North Am., 32*(4), 637.

Food and Nutrition Board (1992). *Nutrition during pregnancy and lactation: An implementation guide*. Washington, D.C. : National Academy Press.

Fox, M.K., Reidy, K., Novak, T., & Ziegler, P. (2006). Sources of energy and nutrients in the diets of infants and toddlers. *J. Am. Diet. Assoc., 106*(suppl 1), S28-S42.

Furman, E.F. (2006). Undernutrition in older adults across the continuum of care : Nutritional assessment, barriers, and interventions. *J. Gerontol. Nurs., 32*(1), 22.

Giger, J.N., & Davidhizar, R.E. (2004). *Transcultural nursing : Assessment and intervention* (3rd ed.). St. Louis, Mo. : Mosby.

Grodner, M., Anderson, S., & DeYoung, S. (2000). *Foundations and clinical applications of nutrition : A nursing approach* (2nd ed.). St. Louis, Mo. : Mosby.

Grodner, M., Long, S., & DeYoung, S. (2004). *Foundations and clinical applications of nutrition : A nursing approach* (3rd ed.). St. Louis, Mo. : Mosby.

Guigoz, Y., & Vellas, B. (1999). The Mini Nutritional Assessment (MNA) for grading the nutritional state of elderly patients : Presentation of the MNA, history and validation. *Nestle Nutr., Workshop Ser. Clin. Perform. Prog., 1*, 3.

Guigoz, Y., Vellas, B., & Garry, P.J. (1996). Assessing the nutritional status of the elderly : The Mini Nutritional Assessment as part of the geriatric evaluation. *Nutr. Rev., 54*(1 pt 2), S59-S65.

Hinchey, J.A., Shephard, T., Furie, K., Smith, D., Wang, D., & Tonn, S. (2005). Formal dysphagia screening protocols prevent pneumonia. *Stroke, 36*, 1972-1976.

Hockenberry, M.J., & Wilson, D. (2007). *Wong's nursing care of infants and children* (8th ed.). St. Louis, Mo. : Mosby.

Hornick, B. (2002). Diet and nutrition implications for oral health. *J. Dent. Hyg., 76*(1), 67.

Institute of Medicine of the National Academies (2005). *Dietary reference intakes*. [En ligne]. www.iom.edu (page consultée le 23 février 2010).

Kondrup, J., Allison, S.P., Elia, M., Vellas, B., & Plauth, M. (2003). ESPEN guidelines for nutrition screening 2002. *Clin. Nutr., 22*(4), 415-421.

Kushi, L.H., Byers, T., Doyle, C., Bandera, E.V., McCullough, M., Gansler, T., et al. (2006). American Cancer Society guidelines on nutrition and physical activity for cancer prevention : Reducing the risk of cancer with health food choices and physical activity. *CA Cancer J. Clin., 56*, 254-281.

Kwon, H.M., Jeong, S.W., & Yoon, B.W. (2006). The pneumonia score : A simple grading scale for prediction of pneumonia after acute stroke. *Am. J. Infect. Control., 34*(2), 64-68.

Lennie, T.A., Moser, D.K., Heo, S., Chung, M.L., & Zambroski, C.H. (2006). Factors influencing food intake in patients with heart failure : A comparison with healthy elders. *J. Cardiovasc. Nurs., 21*(2), 123-129.

Linton, A.D., & Lach, H.W. (2006). *Matteson and McConnell's gerontological nursing : Concepts and practice* (3rd ed.). St. Louis, Mo. : Saunders.

Mason, P. (2006). Undernutrition in hospital : Causes and consequences. *Hosp. Pharm., 13*, 353.

Matlow, A., Jacobson, M., Wray, R., Goldman, C., Streitenberger, L., Freeman, R., et al. (2006). Enteral tube hub as a reservoir for the transmissible enteric bacteria. *Am. J. Infect. Control., 34*(3), 131-133.

Mayo Clinic Staff (2006). *Childhood obesity*. [En ligne]. www.mayoclinic.com/health/childhood-obesity/DS00698 (page consultée le 24 septembre 2009).

McKenry, L.M., & Salerno, E. (2003). *Mosby's pharmacology in nursing* (21st ed., text rev.). St. Louis, Mo. : Mosby.

Meiner, S.E., & Lueckenotte, A.G. (2006). *Gerontologic nursing* (3rd ed.). St. Louis, Mo. : Mosby.

Metheny, N. (1988). Measures to test placement of nasogastric and nasointestinal feeding tubes : A review. *Nurse Res., 37*, 324-329.

Metheny, N., Aud, M., & Ignatavicius, D. (1998). Detection of improperly placed feeding tubes. *J. Health Risk Manage., 18*(3), 37.

Metheny, N., Aud, M.A., & Wunderlich, R.J. (1999). A survey of bedside methods used to detect pulmonary aspiration of enteral formula in intubated tube-fed patients. *Am. J. Crit. Care, 8*(3), 160.

Metheny, N., Chang, Y.H., Ye, J.S., Edwards, S.J., Defer, J., Dahms, T.E., et al. (2002). Pepsin as a marker for pulmonary aspiration. *Am. J. Crit. Care, 11*(2), 150-154.

Metheny, N., Dettenmeler, P., Hampton, K., Wiersema, L., & Williams, P. (1990a). Detection of inadvertent respiratory placement of smallbore feeding tubes : A report of 10 cases. *Heart Lung, 19*(6), 631-638.

Metheny, N., McSweeney, M., Wehrle, M.A., & Wiersema, L. (1990b). Effectiveness of the auscultatory method in predicting feeding tube location. *Nurse Res., 39*(5), 262-267.

Metheny, N., & Titler, M. (2001). Assessing placement of feeding tubes. *Am. J. Nurs., 101*(5), 36.

Metheny, N., Reed, L., Worseck, M., & Clark, J. (1993). How to aspirate fluid from small bore feeding tubes. *Am. J. Nurs., 93*(5), 86-88.

Metheny, N., Smith, L., Wehrle, M.A., Wiersema, L., & Clark, J. (1998a). pH, color, and feeding tubes. *RN, 61*(1), 25-27.

Metheny, N., Stewart, B.J., Smith, L., Yan, H., Diebold, M., & Clouse, R.E. (1999). pH and concentrations of bilirubin in feeding tube aspirates as predictors of tube placement. *Nurse Res., 48*(4), 189-197.

Metheny, N., Wehrle, M.A., Wiersema, L., & Clark, J. (1998b). Testing feeding tube placement: Auscultation vs. pH method. *Am. J. Nurs., 98*(5), 37-42.

Metheny, N., Williams, P., Wiersema, L., Wehrle, M.A., Eisenberg, P., & McSweeney, M. (1989). Effectiveness of pH measurement in predicting feeding tube placement. *Nurse Res., 38*(5), 280-285.

Metheny, N.A. (2002). Inadvertent intracranial nasogastric tube placement. *Am. J. Nurs., 102*(8), 25.

Metheny, N.A. (2004). Preventing aspiration in older adults with dysphagia. *Try This: Best Practices in Nursing Care to Older Adults, 20*, 1-2.

Metheny, N.A. (2006). Preventing respiratory complications of tube feedings: Evidence-based practice. *Am. J. Crit. Care, 15*(4), 360.

Metheny, N.A., & Meert, K.L. (2004). Monitoring feeding tube placement. *Nutr. Clin. Pract., 19*(5), 487.

Metheny, N.A., Schnelker, R., McGinnis, J., Zimmerman, G., Duke, C., Merritt, B., et al. (2005a). Indicators of tube site during feedings. *J. Neuroscience Nurs., 37*(6), 320-325.

Metheny, N.A., Stewart, J., Nuetzel, G., Oliver, D., & Clouse, R.E. (2005b). Effect of feeding-tube properties on residual volumes measurements in tube-fed patients. *J. Parenter. Enteral. Nutr., 29*(3), 192-197.

Moorhead, S., Johnson, M., Maas, M.L., & Swanson, E. (2008). *Nursing outcomes classification (NOC)* (4th ed.). St. Louis, Mo.: Mosby.

National Dysphagia Diet Task Force (2002). *National Dysphagia Diet: Standardization for optimal care.* Chicago: American Dietetic Association.

National Guideline Clearinghouse (2006). *Nutrition assessment: Adults guideline.* [En ligne]. www.guideline.gov (page consultée le 19 février 2010).

Nix, S. (2005). *Williams' basic nutrition and diet therapy* (12th ed.). St. Louis, Mo.: Mosby.

Nowlin, A. (2006). The dysphagia dilemma: How you can help. *RN, 69*(6), 44.

Olendzki, B., Speed, C., & Domino, F.J. (2006). Nutritional assessment and counseling for prevention and treatment of cardiovascular disease. *Am. Fam. Physician, 73*(2), 257-264.

Pagana, K.D., & Pagana, T.J. (2005). *Mosby's diagnostic and laboratory test reference* (7th ed.). St. Louis, Mo.: Mosby.

Parrish, C., & McCray, S. (2003). Enteral feedings: Dispelling myths. *Pract. Gastroenterol., 9*, 33.

Perry, L., & Love, C. (2001). Screening for dysphagia and aspiration in acute stroke: A systematic review. *Dysphagia, 16*, 7.

Perry, L., & McLaren, S. (2003a). Eating difficulties after stroke. *J. Adv. Nurs., 44*(4), 360.

Perry, L., & McLaren, S. (2003b). Implementing evidence-based guidelines for nutrition support in acute stroke. *Evid. Based Nurs., 6*, 68. www.evidencebasednursing.com

Rolandelli, R.H., Bankhead, R., Boullata, J., & Compher, C. (2004). *Clinical nutrition: Enteral feeding and tube feeding* (4th ed.). Philadelphia: Saunders.

Runions, S., Rodrigue, N., & White, C. (2004). Practice on an acute stroke unit after implementation of a decision-making algorithm for dietary management of dysphagia. *J. Neuroscience Nurs., 36*(4), 200-207.

Sarhill, N., Mahmoud, F., Walsh, D., Nelson, K.A., Komurcu, S., Davis, M., et al. (2003). Evaluation of nutritional status in advanced metastatic cancer. *Support Care Cancer, 11*(10), 652-659.

Serna, E.D., & McCarthy, M.S. (2006). Heads up to prevent aspiration during enteral feeding. *Nursing, 36*(1), 76.

Swords, M. (2006) *Nutrient-drug interactions.* [En ligne]. www.faqs.org/nutrition/Met-Obe/Nutrient-Drug-Interactions.html (page consultée le 5 octobre 2009).

Thomas, D.F. (2001). A complete primer on enteral feeding. *Annals of Long-Term Care: Clinical Care and Aging, 9*(1), 41.

U.S. Department of Agriculture and U.S. Department of Health and Human Services (2005). *Dietary guidelines for Americans 2005* (6th ed.). Washington, D.C.: U.S. Department of Agriculture and U.S. Department of Health and Human Services.

U.S. Department of Agriculture Center for Nutrition Policy and Promotion (2005). *USDA's food guide pyramid.* [En ligne]. www.MyPyramid.gov (page consultée le 24 septembre 2009).

U.S. Department of Health and Human Services (2002). *Healthy people 2010.* [En ligne]. www.health.gov/healthypeople (page consultée le 24 septembre 2009).

U.S. Food and Drug Administration (2003). *FDA public health advisory: Reports of blue discoloration and death in patients receiving enteral feedings tinted with the dye FD&C Blue N° 1.* Washington, D.C.: U.S. Food and Drug Administration.

U.S. Government Printing Office, *Dietary Guidelines for Americans* [En ligne]. www.healthierus.gov/dietaryguidelines (page consultée le 24 septembre 2009).

Watts, S.A., & Anselmo, J. (2006). Nutrition for diabetes: All in a day's work. *Nursing, 36*(6), 46.

Williams, S.D., & Schlenker, E.D. (2003). *Essentials of nutrition and diet therapy* (8th ed.). St. Louis, Mo.: Mosby.

Williams, S.R. (2001). *Basic nutrition and diet therapy* (11th ed.). St. Louis, Mo.: Mosby.

Winkler, M.F. (2005). Quality of life in adult home parenteral nutrition patients. *J. Parenter. Enteral. Nutr., 29*(3), 162.

Références de l'édition française

Association canadienne du diabète (2008). Lignes directrices de pratique clinique 2008 de l'Association canadienne du diabète pour la prévention et le traitement du diabète au Canada. *Can. J. Diabetes, 32*(suppl. 2), S1-S225.

American Diabetes Association (2008). Nutrition Recommendations and Interventions for Diabetes. *Diabetes Care, 31*(suppl.1), S48-S65.

American Dietetic Association (2003). National Dysphagia Diet: Standardization for Optimal Care. Washington: American Dietetic Association [En ligne]. www.eatright.org/About/Content.aspx?id=8385 (page consultée le 10 mars 2010).

American Dietetic Association (2006). Position of the American Dietetic Association: The Roles of Registered Dietitians and Dietetic Technicians in Health Promotion and Disease Prevention. *Journal of the American Dietetic Association,106*(1), 1875-1884.

American Psychiatric Association (2003). *DSM-IV-TR Manuel diagnostique et statistique des troubles mentaux* (2e éd., traduction française de Guielfi, J.D., et al.). Paris: Masson.

Briefel, R., Hanson, C., Fox, M.K., Novak, T., & Ziegler, P. (2006). Feeding Infants and Toddlers Study: Do vitamin and mineral supplements contribute to nutrient adequacy or excess among US infants and toddlers? *J. Am. Diet. Assoc., 106*, S52-S65.

Canadian Diabetes Association Clinical Practice Guidelines Expert Committee (2008). Canadian Diabetes Association 2008 clinical practice guidelines for the prevention and management of diabetes in Canada. *Can. J. Diabetes, 32*(suppl. 1), S1-S201.

Canadian Hypertension Education Program (2008). *2008 CHEP Recommendations for the Management of Hypertension.* [En ligne]. www.hypertension.ca (page consultée le 24 septembre 2009).

Canola Council of Canada (2009). *Canola Oil: Properties and Uses.* [En ligne]. www.canolacouncil.org/canola_oil_properties_and_uses.aspx (page consultée le 8 janvier 2010).

Development of the Food Intake Pattern (2007). Eating Well with Canada's Food Guide to Healthy Eating. *Nutrition Reviews, 65*(4), 155-166.

Dubois, L., Farmer, A., Girard, M., & Peterson, K. (2007). Regular sugar-sweetened beverage consumption between meals increases risk of overweight among preschool-aged children. *J. Am. Diet. Assoc., 107*, 924-934.

Dubost, M. (2006). *La nutrition.* Montréal: Chenelière Éducation.

Ferland, G. (2007). *Alimentation et vieillissement.* Montréal: Presses de l'Université de Montréal.

Girard, C., Létourneau, E., & Thibault, N. (2004). La composition par âge de la population du Québec d'ici 2051. In Institut de la statistique du Québec, *Données sociodémographiques en bref* (vol. 8, n° 2, pp. 3-5). Québec, Qc: Publications du Québec.

Greer, F.R., Sicherer, S.H., Wesley Burks, A., & The Committee on Nutrition and Section on Allergy and Immunology (2008). Effects of Early Nutritional Interventions on the Development of Atopic Disease in Infants and Children: The Role of Maternal Dietary Restriction, Breastfeeding, Timing of Introduction of Complementary Foods, and Hydrolyzed Formulas. *Pediatrics, 121*, 183-191.

Institut de la statistique du Québec (2006a). *L'allaitement maternel au Québec: coup d'œil sur les pratiques provinciales et régionales.* [En ligne]. www.stat.gouv.qc.ca/publications/sante/pdf2006/fasc_allaitement06.pdf (page consultée le 5 octobre 2009).

Institut de la statistique du Québec (2006b). *Recueil statistique sur l'allaitement maternel au Québec, 2005-2006.* [En ligne]. www.stat.gouv.qc.ca/publications/sante/allaitement2006.htm OU www.stat.gouv.qc.ca/publications/sante/pdf2006/recueil_allaitement06.pdf (page consultée le 5 octobre 2009).

Institut de la statistique du Québec (2009). *Le Québec chiffres en main* (éd. 2009). Québec, Qc: Publications du Québec.

Institute of Medicine of the National Academies, Otten, J.J., Pitzy Hellwig, J., & Meyers, L.D. (Eds) (2006). *Les apports nutritionnels de référence: le guide essentiel des besoins en nutriments.* Washington, D.C.: National Academy Press.

Jarvis, C. (2009). *L'examen clinique et l'évaluation de la santé.* Montréal: Beauchemin/Chenelière Éducation.

Katamay, S.W., Esslinger, K.A., Vigneault, M., Johnston, J.L., Junkins, B.A., Robbins, L.G., et al. (2007). *Bien manger avec le Guide alimentaire canadien. Élaboration du modèle d'alimentation.* [En ligne]. www.hc-sc.gc.ca/fn-an/pubs/fd_int_pat-ela_mod_alim_f.html (page consultée le 24 septembre 2009).

Kurshed, N.J. (1998). Nutritional Assessment. *Gastroenterology Clinics of North America, 27,* 347-69.

Lau, D.C.W., Douketis, J.D., Morrison, K.M., Hramiak, I.M., Sharma, A.M., & Ur, E. pour les membres du Groupe d'experts d'Obésité Canada sur les lignes directrices (2007). Lignes directrices canadiennes de 2006 sur la prise en charge et la prévention de l'obésité chez les adultes et les enfants [sommaire]. *JAMC, 176*(suppl. 8), SF1-SF14.

Mahan, L.K., & Escott-Stump, S. (2008). *Krause's Food and Nutrition Therapy* (12ᵗʰ ed.). Philadelphia : WB Saunders, Elsevier.

Ministère de l'Agriculture, des Pêcheries et de l'Alimentation (1998). *Alimentation.* Québec, Qc : Publications du Québec.

Ministère de la Santé et des Services sociaux (2006). *Plan d'action gouvernemental de promotion de saines habitudes de vie et de prévention des problèmes reliés au poids 2006-2012. Investir pour l'avenir.* Québec, Qc : Publications du Québec. http://publications.msss.gouv.qc.ca/acrobat/f/documentation/2006/06-289-01.pdf

Ministère de la Santé et des Services sociaux (2008). *Politique de périnatalité 2008-2018.* Québec, Qc : Publications du Québec. www.msss.gouv.qc.ca

NANDA International (2008). *Diagnostics infirmiers : définitions et classification, 2007-2008* (9ᵉ éd.). Paris : Masson.

Ordre des infirmières et infirmiers du Québec (2009). *Surveillance clinique des clients qui reçoivent des médicaments ayant un effet dépressif sur le système nerveux central* (2ᵉ éd.). [En ligne]. www.oiiq.org/uploads/publications/autres_publications/client_opacie.pdf (page consultée le 28 février 2010).

Ordre professionnel des diététistes du Québec (2002, octobre). *Position de l'Ordre professionnel des diététistes du Québec pour la création d'un environnement favorable à l'allaitement maternel.* Communiqué de presse, Ste-Foy, Qc : Ordre professionnel des diététistes du Québec.

Payette, H. (2003). *DNA : dépistage nutritionnel des aînés.* Sherbrooke : Centre de recherche sur le vieillissement, Institut universitaire de gériatrie de Sherbrooke.

Perry, L., & Love, C. (2001). Screening for dysphagia and aspiration in acute stroke : A systematic review. *Dysphagia, 16*(1), 7-18.

Reid, G., Anukam, K., & Koyama, T. (2008). Probiotic products in Canada with clinical evidence : What can gastroenterologists recommend ? *Can. J. Gastroenterol., 22*(2), 169-175.

Santé Canada (1999). *Nutrition pour une grossesse en santé : lignes directrices nationales à l'intention des femmes en âge de procréer.* Ottawa, Ont. : Ministre des Travaux publics et Services gouvernementaux du Canada.

Santé Canada (2003). *Lignes directrices canadiennes pour la classification du poids chez les adultes.* Ottawa, Ont. : Ministre des Travaux publics et Services gouvernementaux du Canada. www.hc-sc.gc.ca/fn-an/alt_formats/hpfb-dgpsa/pdf/nutrition/weight_book-livres_des_poids_f.pdf

Santé Canada (2005). *La nutrition du nourrisson né à terme et en santé – Énoncé du groupe de travail mixte suivant : Société canadienne de pédiatrie, Les diététistes du Canada et Santé Canada (mise à jour 2007).* [En ligne]. www.hc-sc.gc.ca/fn-an/pubs/infant-nourrisson/nut_infant_nourrisson_term-fra.php (page consultée le 24 septembre 2009).

Santé Canada (2006). *Votre santé et vous. Interaction entre le pamplemousse et son jus et certains médicaments.* [En ligne]. www.hc-sc.gc.ca/hl-vs/iyh-vsv/food-aliment/grapefruit-pamplemousse-fra.php (page consultée le 24 septembre 2009).

Santé Canada (2007a). *Bien manger avec le Guide alimentaire canadien.* [En ligne]. www.hc-sc.gc.ca/fn-an/food-guide-aliment/index-fra.php (page consultée le 16 février 2010).

Santé Canada (2007b). *Fichier canadien sur les éléments nutritifs* (version 2007b). [En ligne]. www.santecanada.gc.ca/fcen (page consultée le 29 octobre 2009).

Santé Canada (2007c). *Les politiques nutritionnelles et les lignes directrices en matière d'alimentation au Canada.* [En ligne]. www.hc-sc.gc.ca/fn-an/nutrition/diet-guide-nutri/nut_pol_diet_guid-pol_nut_lig_direc_f.html (page consultée le 24 septembre 2009).

Santé Canada (2009a). *Lignes directrices sur la nutrition pendant la grossesse à l'intention des professionnels de la santé – Le Fer contribue à une grossesse en santé.* [En ligne]. www.hc-sc.gc.ca/fn-an/pubs/nutrition/iron-fer-fra.php (page consultée le 24 septembre 2009).

Santé Canada (2009b). *Lignes directrices sur la nutrition pendant la grossesse à l'intention des professionnels de la santé – Le folate contribue à une grossesse en santé.*

[En ligne]. www.hc-sc.gc.ca/fn-an/pubs/nutrition/folate-fra.php (page consultée le 24 septembre 2009).

Santé Canada (2009c). *Lignes directrices sur la nutrition pendant la grossesse à l'intention des professionnels de la santé – Le poisson et les acides gras oméga-3.* [En ligne]. www.hc-sc.gc.ca/fn-an/pubs/nutrition/omega3-fra.php (page consultée le 24 septembre 2009).

Santé Canada (2009d). *Lignes directrices sur la nutrition pendant la grossesse à l'intention des professionnels de la santé – Renseignements relatifs au Guide alimentaire canadien.* [En ligne]. www.hc-sc.gc.ca/fn-an/pubs/nutrition/guide-prenatal-fra.php (page consultée le 24 septembre 2009).

Santé Canada (2009e). *Recommandations canadiennes relatives au gain de poids durant la grossesse.* [En ligne]. www.hc-sc.gc.ca/fn-an/nutrition/prenatal/qa-gest-gros-qr-fra.php (page consultée le 18 février 2010).

Shields, M. (2006). L'embonpoint et l'obésité chez les enfants et les adolescents. *Rapports sur la santé, 17*(3), 27-43.

Stang, J. (2006). Improving the eating patterns of infants and toddlers. *J. Am. Diet. Assoc., 106,* S7-S9.

Story, M., Neumark-Sztainer, D., & French, S. (2002). Individual and environmental influences on adolescent eating behaviours. *J. Am. Diet. Assoc., 102*(suppl.), S40-S51.

Tjepkema, M. (2006). Obésité chez les adultes (n° 82-003 au catalogue). *Statistique Canada, Rapports sur la santé, 17*(3), 9-26.

Vieth, R., Bischoff-Ferrari, H., Boucher, B.J., Dawson-Hughes, B., Garland, C.F., Heaney, R.P., et al. (2007). The urgent need to recommend an intake of vitamin D that is effective. *Am. J. Clin. Nutr., 85*(3), 649-650.

Williams, S.R. (1997). *Nutrition and diet therapy* (8ᵗʰ ed.). St. Louis, Mo. : Mosby.

CHAPITRE 35

Références de l'édition originale

Ackley, B.J. & Ladwig, G.B. (2002). *Nursing diagnosis handbook : A guide to planning care.* St. Louis, Mo. : Mosby.

Ackley, B.J. & Ladwig, G.B. (2004). *Nursing diagnosis handbook : A guide to planning care* (6ᵗʰ ed.). St. Louis, Mosby.

Bulechek, G.M., Butcher, H.K., & Dochterman, J.M. (2008). *Nursing interventions classification (NIC)* (5ᵗʰ ed.). St. Louis, Mo. : Mosby.

Buscheller, C.D. & Bernstein, J. (1997). Urinary tract infection. *Med. Clin. North Am., 81*(3).

Chang, M.K. & Harden, J.T. (2002). Meeting the challenge of the new millennium : caring for culturally diverse patients. *Urol. Nurs., 22*(6), 372.

Copstead, L.E. & Banasik, J.L. (2005). *Pathophysiology* (3ʳᵈ ed.). St. Louis, Mo. : Saunders.

Doughty, D.B. (2006). *Urinary and fecal incontinence : Current management concepts* (3ʳᵈ ed.). St. Louis, Mo. : Mosby.

Fernandez, R.S. & Griffiths, R.D. (2006). Duration of short-term indwelling catheters : A systematic review of the evidence. *J. Wound Ostomy Continence Nurs., 33*(2), 145.

Foxman, B. (2002). Epidemiology of urinary tract infections : Incidence, morbidity, and economic costs. *Am. J. Med., 113*(1A), 5S.

Getliffe, K. (2003). Managing recurrent urinary catheter blockage : Problems, promises, and practicalities. *J. Wound Ostomy Continence Nurs., 30*(3), 146.

Gray, M. (2002). Are cranberry juice or cranberry products effective in the prevention or management of urinary tract infection ? *J. Wound Ostomy Continence Nurs., 29*(3), 122.

Gray, M.L. (2003). Gender, race, and culture in research on UI. *Am. J. Nurs., 103*(suppl. 3), 20.

Gray, M. & Krissovich, M. (2003). Does fluid intake influence the risk for urinary incontinence, urinary tract infection, and bladder cancer ? *J. Wound Ostomy Continence Nurs., 30*(3), 126.

Gray, M., Newman, D.K., Einhorn, C., & Reid Czarapata, B.J. (2006). Expert review : Best practices in managing the indwelling catheter. *Perspectives,* special edition sponsored by Dale Medical Products. Burlington, Vt. : Saxe Healthcare Communications.

Haberstich, N.J. (2002). Protecting catheterized patients from infection. *Nurs. Residential Care, 4*(10), 482.

Kim, M.J., McFarland, G.K., & McLane, A.M. (1997). Pocket guide to nursing diagnoses (7ᵗʰ ed.). St. Louis, Mo. : Mosby.

Lehne, R.A. (2007). *Pharmacology for nursing care* (6ᵗʰ ed.). St. Louis, Mo. : Saunders.

Lewis, S.M., Heitkemper, M.M., Dirksen, S.R., O'Brien, P.G., & Bucher, L. (2007). *Medical-surgical nursing : Assessment and management of clinical problems* (7ᵗʰ ed.). St. Louis, Mo. : Mosby.

Lynch, D. (2004). Cranberry for prevention of urinary tract infections. *Am. Family Physician, 70*(11), 2175-2177.

Malarkey, L.M. & McMorrow, M.E. (2005). *Saunders' nursing guide to laboratory and diagnostic tests*. St. Louis, Mo.: Saunders.

Mauk, K.L. (2005). Conservative therapy for urinary incontinence can help older adults. *Nursing 2005, 35*(8), 20.

Mehnert-Kay, S. (2005). Diagnosis and management of uncomplicated urinary tract infection. *Am. Family Physician, 72*(3), 451-456.

Moorhead, S., Johnson, M., Maas, M., & Swanson, E. (2008). *Nursing outcomes classification (NOC)* (4th ed). St. Louis, Mo.: Mosby.

Newman, D.K., & Palmer, M.H. (2003). State of the science on urinary incontinence: Executive summary. *Am. J. Nurs., 103*(suppl. 3), 4.

Pagana, K.D., & Pagana, T.J. (2007). *Mosby's diagnostic and laboratory reference* (8th ed). St. Louis, Mo.: Mosby.

Palmer, M.H., & Newman, D.K. (2007). Urinary incontinence and estrogen. *Am. J. Nurs., 107*(3), 35.

Palmer, M.K., & Newman, D.K. (2006). Bladder control: Educational needs of older adults. *J. Gerontol. Nurs., 32*(1), 28.

Parkin, J., & Keeley, F.X. (2003). Indwelling catheter–associated urinary tract infections. *Br. J. Community Nurs., 8*(4), 166.

Sampselle, C.M. (2003). Behavioral interventions in young and middle-age women. *Am. J. Nurs., 103*(suppl. 3), 9.

Smith, J.M. (2006). Current concepts in catheter management. In D.B. Doughty (Ed.), *Urinary and fecal incontinence: Current management concepts* (3rd ed). St. Louis, Mo.: Mosby.

Specht, J.K.P. (2005). Nine myths of incontinence in older adults. *Am. J. Nurs., 105*(6), 58.

Thompson, D.L., & Smith, D.A. (2002). Continence nursing: A whole person approach. *Holist Nurs. Pract., 16*(2), 14.

Urinary Incontinence Guideline Panel (1996). *Urinary incontinence in adults: Clinical practice guideline* (2nd ed). Rockville, Md.: Agency for Health Care Policy and Research.

Wong, S., & Hooton, T.M. (1981). *Guideline for prevention of catheter-associated urinary tract infections* (updated April 1, 2005). [En ligne]. www.cdc.gov/hicpac/cauti/001_cauti.html (page consultée le 21 septembre 2009).

Wyman, J.F. (2003). Treatment of urinary incontinence in men and older women. *Am. J. Nurs., 103*(suppl. 3), 26.

Références de l'édition française

Arcand, M., & Hébert, R. (2007). *Précis pratique de gériatrie* (3e éd.). Paris: Maloine.

Bruyère, F., Cariou, G., Boiteux, J.-P., Hoznek, A., Mignard, J.-P., & Escaravage, L. (2008). *Cystites aiguës*. Issy-les-Moulineaux, FR.: Elsevier Masson.

Carignan, A. (2009). Diagnostiquer les infections urinaires basses: est-ce si simple? Conférence maladies infectieuses. *Le Clinicien, 24*(2), 47-49.

Froment, D. (2009). L'insuffisance rénale chronique: plus fréquente qu'on pense. *Le Clinicien, 24*(7), 31-34.

Gougoux, A. (2006). Le patient en insuffisance rénale: approche pratique. *Le Clinicien, 21*(2), 86-89.

Gougoux, A. (2007). Le danger des désordres électrolytiques. *Le Clinicien, 22*(8), 69-73.

Gray, M., & Krissovich, M. (2003). Does fluid intake influence the risk for urinary incontinence, urinary tract infection, and bladder cancer? *Journal of Wound, Ostomy & Continence Nursing, 30*, 126-131.

Hage, B., & Tu, L.M. (2007). Traiter la vessie hyperactive: une question de médicaments et de comportement. *Le Clinicien, 22*(10), 69-75.

Hermieu, J.F. (2007). Urgences urologiques au cours de la grossesse. *Pelvi-périnéologie, 2*(3), 251-261.

Honos, G. (2009). Traitement de l'hypertension: l'importance d'atteindre et de maintenir la tension artérielle ciblée. *Le Clinicien, 24*(3), 41-48.

Lavigne, J.P, Bourg, G., Botto, H., & Sotto, A. (2007). *Cranberry (Vaccinium macrocarpon) et infections urinaires: étude et revue de la littérature*. [En ligne]. www.sepeap.org/archivos/pdf/10608.pdf (page consultée le 22 février 2010).

Laville, M. & Martin, X. (2007). *Nouveaux cahiers de l'infirmière. Néphrologie et urologie, soins infirmiers* (4e éd.). Issy-les-Moulineaux, FR.: Elsevier Masson.

Lewis, S.M., Dirksen, S.R., & Heitkemper, M.M. (2003). *Soins infirmiers: médecine-chirurgie*. Montréal: Beauchemin.

NANDA International (2008). *Diagnostics infirmiers: définitions et classification, 2007-2008* (9e éd.). Paris: Masson.

Paquette-Desjardins, D. & Sauvé, J. (2007). *Modèle conceptuel et démarche clinique: outils de soutien aux prises de décision*. Montréal: Beauchemin.

Plaisance, M. (2007). La lithiase urinaire: une opportunité d'intervention. *Le Clinicien, 22*(5), 67-70.

Tortora, G.J. & Derrickson, B. (2007). *Principes d'anatomie et de physiologie* (2e éd.). St-Laurent, Qc: Éditions du Renouveau Pédagogique.

Waugh, A. & Grant, A. (2007). *Ross et Wilson, Anatomie et physiologie normales et pathologiques* (trad. 10e éd. originale). Issy-les-Moulineaux, FR.: Elsevier Masson.

Wong, D. (2002). *Soins infirmiers: pédiatrie*. Montréal: Beauchemin.

CHAPITRE 36

Références de l'édition originale

American Cancer Society. *Detailed guide: Colon and rectum cancer: revised 02/22/2007*. [En ligne]. www.cancer.org/docroot/CRI/CRI_2_3x.asp?dt=10 (page consultée le 12 janvier 2010).

Banks, N., & Razor, B. (2003). Preoperative stoma site assessment and marking: Trained RNs can improve ostomy outcomes. *Am. J. Nurs., 103*(3), 64A.

Barr, E. (2004). Assessment and management of stomal complications: A framework for clinical decision making. *Ostomy Wound Manage., 50*(9), 50.

Bartlett, J.G. (2002). Antibiotic-associated diarrhea. *N. Engl. J. Med., 3*(5), 334.

Beckman Coulter (2003). *Hemoccult: Physicians' #1 choice in fecal occult blood testing* (package insert). Fullerton, Calif.: Beckman Coulter.

Beitz, J. (2004). Continent diversions: The new gold standards of ileoanal reservoir and neobladder. *Ostomy Wound Manage., 50*(9), 26.

Bosshard, W., Dreher, R., Schnegg, J.F., & Büla, C.J. (2004). The treatment of chronic constipation in elderly people: An update. *Drugs Aging, 21*(14), 911-930.

Bulechek, G.M., Butcher, H.K., & Dochterman, J.M. (2008). *Nursing interventions classification (NIC)* (4th ed.). St. Louis, Mo.: Mosby.

Calado, A.A., Macedo, A. Jr., Barroso, U. Jr., Netto, J.M., Liguori, R., Hachul, M., et al. (2005). The Macedo-Malone antegrade continence enema procedure: Early experience. *J. Urol., 173*, 1340-1344.

Cronin, E. (2005). Best practice in discharging patients with a stoma. *Nurs. Times, 101*(47), 67.

Doughty, D. (2006). *Urinary and fecal incontinence nursing* (3rd ed.). St. Louis, Mo.: Mosby.

Eberhardie, C. (2003). Constipation: Identifying the problem. *Nurs. Older People, 15*(9), 22-26.

Ebersole, P., & Hess, P. (1990). *Toward healthy aging: Human needs and nursing response*. St. Louis, Mo.: Mosby.

Erwin-Toth, P. (2000). Ostomies and fistulas: Prevention and management of peristomal skin complications. *Adv. Skin Wound Care, 13*(4), 125.

Erwin-Toth, P. (2001). Caring for a stoma is more than skin deep. *Nursing, 31*(5), 36.

Erwin-Toth, P. (2003). Ostomy pearls. *Adv. Skin Wound Care, 16*(3), 1.

Fletcher, K. (2005). Elimination: Geriatric self-learning module. *MedSurg Nurs., 14*(2), 127.

Fruto, L.V. (1994). Current concepts: Management of diarrhea in acute care. *J. WOCN, 21*(5), 199-205.

Greenwald, B. (2005). A comparison of three stool tests for colorectal cancer. *MedSurg Nurs., 14*(5), 292.

Harris, H. (2006). *C. difficile* attack of the killer diarrhea. *Nursing made incredibly easy, 4*(3), 12.

Hyland, J. (2002). Basics of ostomies. *Gastroenterol. Nurs., 25*(6), 241.

Ignatavicius, D., & Workman, L. (2006). *Medical-surgical nursing: Critical thinking for collaborative care* (5th ed.). St. Louis, Mo.: Saunders.

Jarvis, C. (2004). *Physical exam and health assessment* (4th ed.). St. Louis, Mo.: Saunders.

Kyle, G., & Prynn, P. (2004). An evidence-based procedure for the digital removal of faeces. *Nurs. Times, 100*(48), 71.

McKenry, L., Tessier, E., & Hogan, M.A. (2006). *Mosby's pharmacology in nursing* (22nd ed.). St. Louis, Mo.: Mosby.

Meiner, S., & Lueckenotte, A.G. (2006). *Gerontologic nursing* (3rd ed.). St. Louis, Mo.: Mosby.

Metheny, N.A., & Titler, M.G. (2001). Assessing placement of feeding tubes. *Am. J. Nurs., 101*(5), 36.

Metheny, N.A., Smith, L., Wehrle, M.A., Wiersema, L., & Clark, J. (1998). pH, color, and feeding tubes. *RN, 61*(1), 25-72.

Metheny, N.A., Stewart, J., Nuetzel, G., Oliver, D., & Clouse, R.E. (2005). Effect of feeding-tube properties on residual volume measurements in tube-fed patients. *J. Parenter. Enteral Nutr.*, *29*(3), 192-197.

Metheny, N.A., Wehrle, M.A, Wiersema, L., & Clark, J. (1998). Testing feeding tube placement: Auscultation vs. pH method. *Am. J. Nurs.*, *98*(5), 37.

Miskovitz, P., & Betancourt, M. (2005). *The doctor's guide to gastrointestinal health.* Hoboken, N.J.: John Wiley & Sons.

Moorhead, S., Johnson, M., Maas, M.L., & Swanson, E. (2008). *Nursing outcomes classification (NOC)* (4th ed.). St. Louis, Mo.: Mosby.

Pagana, K.D., & Pagana, T.J. (2005). *Mosby's diagnostic and laboratory test reference* (7th ed.). St. Louis, Mo.: Mosby.

Palmieri, B., Benuzzi, G., & Bellini, N. (2005). The anal bag: A modern approach to fecal incontinence management. *Ostomy Wound Manage.*, *51*(12), 44.

Phillips, N. (2006). Nasogastric tubes: An historical context. *MedSurg Nurs.*, *15*(2), 84.

Richmond, J. (2003). Prevention of constipation through risk management. *Nurs. Stand.*, *17*(16), 39.

Seidel, H.M., Ball, J.W., Dains, J.E., & William Benedict, G. (2006). *Mosby's guide to physical examination* (6th ed.). St. Louis, Mo.: Mosby.

Shipp, M., Desmond, R., Accortt, N., Wilson, R.J., Fouad, M., & Eloubeidi, M.A. (2005). Population-based study of the variation in colon cancer incidence in Alabama: Relationship to socioeconomic status indicators and physician density. *South Med. J.*, *98*(11), 1076-1082.

Stanley, M., Blair, K.A., & Gauntlett Beare, P. (2005). *Gerontological nursing: Promoting successful aging with older adults* (3rd ed.). Philadelphia: FA Davis.

Stressman, M. (2003). Biofeedback: Its role in the treatment of chronic constipation. *Gastroenterol. Nurs.*, *26*(6), 251-260.

Tabloski, P. (2006). *Gerontological nursing.* Upper Saddle River, N.J.: Pearson Prentice Hall.

Thompson, J. (2000). A practical ostomy guide: Part I. *RN*, *63*(11), 61.

Todd, B. (2006). *Clostridium difficile*: Familiar pathogen, changing epidemiology. *Am. J. Nurs.*, *106*(5), 33.

Wilson, L. (2005). Understanding bowel problems in older people: Part I. *Nurs. Older People*, *17*(8), 19.

Wound Ostomy and Continence Nurses Society (2004a). *Basic ostomy skin care: A guide for patients and healthcare workers.* Glenview, Ill.: Wound Ostomy and Continence Nurses Society.

Wound Ostomy and Continence Nurses Society (2004b). *Peristomal skin complications: Best practice for clinicians.* Glenview, Ill.: Wound Ostomy and Continence Nurses Society.

Wound Ostomy and Continence Nurses Society (2005). *Stoma complications: Best practice for clinicians.* Glenview, Ill.: Wound Ostomy and Continence Nurses Society.

Références de l'édition française

Bourgault, P., Devroede, G., St-Cyr-Tribble, D., Marchand, S., & De Souza, J. (2008a). Help seeking process in women with irritable bowel syndrome. Part 1: Study Results. *Gastrointestinal nursing*, *6*(9), 24-31.

Bourgault, P., Devroede, G., St-Cyr-Tribble, D., Marchand, S., & De Souza, J. (2008b). Help seeking process in women with irritable bowel syndrome. Part 2: Discussion. *Gastrointestinal Nursing*, *6*(10), 28-32.

De Schryver, A.M., Keulemans, Y.C., Peters, H.P., Akkermans, L.M., Smout, A.J., De Vries, W.R., et al. (2005). Effects of regular physical activity on defecation pattern in middle-aged patients complaining of chronic constipation. *Scandinavian Journal of Gastroenterology*, *40*(4), 422-429.

Hinrichs, M., & Huseboe, J. (2001). Management of constipation evidence-based protocol. In M.G. Titler (Series Ed.), *Series on Evidence-Based Practice for Older Adults.* Iowa City, Iowa: The University of Iowa College of Nursing Gerontological Nursing Interventions Research Center, Research Translation and Dissemination Core.

International Foundation for Functional Gastrointestinal Disorders (2009). *Bristol Stool Form Scale.* [En ligne]. http://aboutconsti-pation.org/site/about-constipation/treatment/stool-form-guide (page consultée le 12 janvier 2010).

Jarvis, C. (2004). *L'examen clinique et l'évaluation de la santé.* Montréal: Beauchemin.

Lewis, S.M., Heitkemper, M.M., & Dirksen, S.R. (2003). *Soins infirmiers: médecine-chirurgie.* Montréal: Beauchemin.

Paré, P., Ferrazzi, S., Thompson, W.G., Irvine, E.J., & Rance, L. (2001). An epidemiological survey of constipation in Canada: Definitions, rates, demographics, and predictors of health care seeking. *The American Journal of Gastroenterology*, *96*(11), 3130-3137.

Pellatt, G.C. (2007). Clinical skills: Bowel elimination and managements of complications. *British Journal of Nursing*, *16*(6), 351-355.

Powell, M., & Rigby, D. (2000). Management of bowel dysfunction: Evacuation difficulties. *Nursing Standards*, *14*(47), 47-54.

Richmond, J. (2003). Prevention of constipation through risk management. *Nursing Standards*, *17*(6), 39-48.

Rogers, J. (1997). Childhood constipation and the incidence of hospitalisation. *Nursing Standards*, *12*(8), 40-42.

Sabol, V.K., & Carlson, K.K. (2007). Diarrhea: Applying Research to Bedside Practice. *AACN Advanced Critical Care*, *18*(1), 32-44.

Santé Canada (2009). *Les allergies alimentaires et les intolérances alimentaires.* [En ligne]. www.hc-sc.gc.ca/fn-an/securit/allerg/index-fra.php (page consultée le 12 janvier 2010).

Thompson, W.G. (2000). Constipation: A physiological approach. *Canadian Journal of Gastroenterology*, *14*(supp. D), 155d-162d.

Wright, S.H., Snape, W.J. Jr., Battle, W., Cohen, S., & London, R.L. (1980). Effect of dietary components on gastrocolonic response. *American Journal of Physiology*, *238*, 228-232.

CHAPITRE 37

Références de l'édition originale

Agency for Health Care Policy and Research, Panel for the Prediction and Prevention of Pressure Ulcers in Adults (1992a). *Pressure ulcers in adults: Prediction and prevention* (Clinical Practice Guideline No 3, AHCPR Pub No 92-0047), Rockville, Md.: Agency for Health Care Policy and Research, Public Health Service, U.S. Department of Health and Human Services.

Agency for Health Care Policy and Research, Panel for Urinary Incontinence Guideline (1992b). *Urinary incontinence in adults* (Clinical Practice Guideline, AHCPR Pub No 92-0038), Rockville, Md.: Agency for Health Care Policy and Research, Public Health Service, U.S. Department of Health and Human Services.

Agency for Health Care Policy and Research, Panel for Treatment of Pressure Ulcers in Adults (1994). *Treatment of pressure ulcers* (Clinical Practice Guideline No 15, AHCPR Pub No 95-0653), Rockville, Md.: Agency for Health Care Policy and Research, Public Health Service, U.S. Department of Health and Human Services.

Allman, R.M., Goode, P.S., Burst, N., Bartolucci, A.A., & Thomas, D.R. (1999). Pressure ulcers, hospital complications, and disease severity: Impact on hospital costs and length of stay. *Adv. Wound Care*, *12*(1), 22.

Ayello, E.A. (1992). Teaching the assessment of patients with pressure ulcers. *Decubitus*, *5*(7), 53-54.

Ayello, E.A. (1996). Keeping pressure ulcers in check. *Nursing*, *26*(10), 62.

Ayello, E.A., & Braden, B. (2002). How and why to do pressure ulcer risk assessment. *Advances in Skin Wound Care*, *15*(13), 125.

Ayello, E.A., Thomas, D.R., & Litchford, M.A. (1999). Nutritional aspects of wound healing. *Home Healthcare Nurse*, *17*(11), 719-729.

Baharestani, M.M. (1994). The lived experience of wives caring for their frail, homebound, elderly husbands with pressure ulcers. *Adv. Wound Care*, *7*(3), 40.

Barczak, C.A., Barnett, R.I., Childs, E.J., & Bosley, L.M. (1997). Fourth National Pressure Ulcer Prevalence Survey. *Adv. Wound Care*, *10*(4), 18-26.

Barr, J.E. (1995). Principles of wound cleansing. *Ostomy Wound Manage.*, *41*(7A), 15S.

Bates-Jensen, B.M. (1995). Toward an intelligent wound assessment system. *Ostomy Wound Manage.*, *41*(suppl. 7A), S80.

Bennett, M.A. (1995). Report of the Task Force on the Implications for Darkly Pigmented Intact Skin in the Prediction and Prevention of Pressure Ulcers. *Adv. Wound Care*, *8*(6), 34-35.

Bergstrom, N., Demuth, P.J., & Braden, B.J. (1987). A clinical trial of the Braden Scale for predicting pressure sore risk. *Nurs. clin. North Am.*, *36*(4), 205.

Braden, B.J. (2001). Risk assessment in pressure ulcer prevention. In D.L. Krasner, G.T. Rodeheaver, & R.G. Sibbald (Eds), *Chronic wound care: A clinical source book for healthcare professionals.* Wayne, Pa.: HMP Communications.

Braden, B.J., & Bergstrom, N. (1989). Clinical utility of the Braden Scale for predicting pressure sore risk. *Decubitus*, *2*(3), 50.

Braden, B.J., & Bergstrom, N. (1994). Predictive validity of the Braden Scale for pressure sore risk in a nursing home population. *Res. Nurs. Health*, *17*(6), 459.

Bruns, T.B., & Worthington, J.M. (2000). Using tissue adhesive for wound repair: A practical guide to Dermabond. *Am. Fam. Physician*, *61*(5), 1383.

Bryant, R.A. (Ed.) (1992). *Acute and chronic wounds: Nursing management* (1st ed.). St. Louis, Mo.: Mosby.

Bryant, R.A. (Ed.) (2000). *Acute and chronic wounds: Nursing management* (2nd ed.). St. Louis, Mo.: Mosby.

Bryant, R.A., & Clark, R.A.F. (2007). Skin pathology and types of damage. In R.A. Bryant & D.P. Nix (Eds), *Acute and chronic wounds: Current management concepts* (3rd ed.). St. Louis, Mo.: Mosby.

Bryant, R.A., & Nix, D.P. (Eds) (2007). *Acute and chronic wounds. Current management concepts* (3rd ed.). St. Louis, Mo.: Mosby.

Bulechek, G.M., Butcher, H.K., & Dochterman, J.M. (2008). *Nursing interventions classification (NIC)* (5th ed.). St. Louis, Mo.: Mosby.

Burton, A.C., & Yamada, S. (1951). Relation between blood pressure and flow in the human forearm. *J. Appl. Physiol., 4*(5), 329.

Camden, S.G. (2007). Skin care needs of the obese patient. In R.A. Bryant & D.P. Nix (Eds), *Acute and chronic wounds: Current management concepts* (3rd ed.). St. Louis, Mo.: Mosby.

Centers for Disease Control and Prevention (2001). Feeding back surveillance data to prevent hospital acquired infections. *Emerg. Infect. Dis., 7*(2), 295.

Chua, P.C., Kinsey, G.C., Koperski-Moen, K.J., & Bungum, L.D. (2000). Vacuum-assisted wound closure. *Am. J. Nurs., 100*(12), 45.

Doughty, D.B., & Sparks-Defriese, B., (2007). Wound-healing physiology. In R.A. Bryant & D.P. Nix (Eds), *Acute and chronic wounds: Current management concepts* (3rd ed.). St. Louis, Mo.: Mosby.

Fellows, J., & Cresodina, L. (2006). Home prepared saline: A safe, cost effective alternative for wound cleansing in home care. *J. Wound Ostomy Continence Nurs., 33*(6), 606.

Ferrell, B.A., Josephson, K, Norvid, P., & Alcorn, H. (2000). Pressure ulcers among patients admitted to home care. *J. Am. Geriatr. Soc., 48*(9), 1042.

Frantz, R.A., Broussard, C.L., Mendez-Eastman, S., & Cordrey, R. (2007). Device and technology in wound care. In R.A. Bryant & D.P. Nix (Eds), *Acute and chronic wounds: Current management concepts* (3rd ed., pp. 427-460). St. Louis, Mo.: Mosby.

Gaskin, F.C. (1986). Detection of cyanosis in the person with dark skin. *J. Natl. Black Nurses Assoc., 1*, 52.

Gosnell, D.J. (1973). An assessment tool to identify pressure sores. *Nurs. Res., 22*(1), 55.

Gray, M., & Weir, D. (2007). Prevention and treatment of moisture-associated skin damage (maceration) in the periwound skin. *J. Wound Ostomy Continence Nurs., 34*(2), 153.

Hanan, K., & Scheele, L. (1991). Albumin vs. weight as a predictor of nutritional status and pressure ulcer development. *Ostomy Wound Manage., 33*, 22.

Henderson, C.T., Ayello, E.O., Sussman, C., Leiby, D.M., Bennet, M.A., Dunqoq, E.F., et al. (1997). Draft definition of stage I pressure ulcers: Inclusion of persons with darkly pigmented skin. *Adv. Wound Care, 10*(5), 16.

Horn, S.D., Bender, S.A., Bergstrom, N., Cook, A.S., Ferguson, M.L., Rimmasch, H.L., et al. (2002). Description of the national pressure ulcer long-term care study. *J. Am. Geriatr. Soc., 50*(11), 1816.

Jarvis, C. (2009). *L'examen clinique et l'évaluation de la santé.* Montréal: Beauchemin.

Jerome, D. (2007). Advances in negative pressure wound therapy: The V.A.C. Instill. *J. Wound Ostomy Continence Nurs., 34*(2), 191.

Kane, D.P. (2001). Chronic wound healing and chronic wound management. In D.L. Krasner, G.T. Rodeheaver, & R.G. Sibbald (Eds), *Chronic wound care: A clinical source book for healthcare professionals.* Wayne, Pa.: HMP Communications.

KCI USA (1999). *The V.A.C.: Vacuum assisted closure-guidelines for use, physician and caregiver reference manual* (Product information). San Antonio, Tex.: KCI.

Langemo, D.K., Olson, B., Hunter, S., Burd, C., Hansen, D., & Cathcart-Silberberg, T. (1989). Incidence of pressure sores in acute care, rehabilitation, extended care, home health and hospice in one locale. *Decubitus, 2*(2), 42.

Lazarus, G.S., Cooper, D.M., Knighton, D.R., Margolis, D.J., Pecoraro, R.E., Rodeheaver, G., et al. (1994). Definitions and guidelines for assessment of wounds and evaluation of healing. *Wound Repair Regen., 2*, 165.

Lyder, C.H., Preston, J., Grady, J.N., Scinto, J., Allman, R., Bergstrom, N., et al. (2001) Quality of care for hospitalized Medicare patients at risk for pressure ulcers. *Arch. Intern. Med., 161*(12), 1549.

Moorhead, S., Johnson, M., Maas, M., & Swanson, E. (2008). *Nursing outcomes classification (NOC)* (4th ed.). St. Louis, Mo.: Mosby.

National Pressure Ulcer Advisory Panel (1998). *Position statement on stage I assessment in darkly pigmented skin.* [En ligne]. www.npuap. org/positn4.htm (page consultée le 28 février 2010).

National Pressure Ulcer Advisory Panel (2007a). *Pressure ulcer definitions.* [En ligne]. www.npuap.org/documents/NPUAP2007_PU _Def_and_Descriptions.pdf (page consultée le 28 février 2010).

National Pressure Ulcer Advisory Panel (2007b). *Terms and definitions related to support surfaces.* [En ligne]. www.npuap. org/pdf/NPUAP_S3I_TD.pdf (page consultée le 28 février 2010).

Nix, D. (2007). Patient assessment and evaluation of healing. In R.A. Bryant & D.P. Nix (Eds), *Acute and chronic wounds: Current management concepts* (3rd ed.). St. Louis, Mo.: Mosby.

Norton, D., McLaren, R., & Exon-Smith, A.N. (1962). *An investigation of geriatric nursing problems in hospital.* Édimbourg, R.-U.: Churchill Livingstone.

Pieper, B. (2007). Mechanical forces: Pressure, shear and friction. In R.A. Bryant & D.P. Nix (Eds), *Acute and chronic wounds: Current management concepts* (3rd ed.). St. Louis, Mo.: Mosby.

Pires, M., & Muller, A. (1991). Detection and management of early tissue pressure indicators: A pictorial essay. *Progressions, 3*(3), 3-11.

Posthauer, M.E., & Thomas, D.R. (2004). Nutrition and wound care. In S. Baranoski & E.A. Ayello (Eds), *Wound care essentials: Practice principles.* Philadelphia: Lippincott, Williams & Wilkins.

Ramundo, J.M. (2007). Wound debridement. In R.A. Bryant & D.P. Nix (Eds), *Acute and chronic wounds: Current management concepts* (3rd ed.). St. Louis, Mo.: Mosby.

Ratliff, C.R., & Bryant, D.E. (2003). *Guidelines for the management of pressure ulcers* (Clinical Practice Guideline Series). Glenview, Ill.: Wound, Ostomy and Continence Nurses Society.

Richardson, G.M., Gardner, S., & Frantz, R.A. (1998). Nursing assessment: Impact on type and cost of interventions to prevent pressure ulcers. *J. Wound Ostomy Continence Nurs., 25*(6), 1273.

Rodeheaver, G.T. (1999). Pressure ulcer debridement and cleaning: a review of current literature. *Ostomy Wound Manage., 45*(suppl. 1A), S80.

Rodeheaver, G.T. (2001). Wound cleansing, wound irrigation, wound disinfection. In D.L. Krasner, G.T. Rodeheaver, & R.G. Sibbald (Eds), *Chronic wound care: A clinical source book for healthcare professionals.* Wayne, Pa.: HMP Communications.

Rolstad, B.S., & Ovington, L. (2007). Principles of wound management. In R.A. Bryant & D.P. Nix (Eds), *Acute and chronic wounds: Current management concepts* (3rd ed.). St. Louis, Mo.: Mosby.

Schultz, G. (2007) Molecular regulation of wound healing. In R.A. Bryant & D.P. Nix (Eds), *Acute and chronic wounds: Current management concepts* (3rd ed.). St. Louis, Mo.: Mosby.

Stotts, N.A. (2007a). Nutritional assessment and support. In R.A. Bryant & D.P. Nix (Eds), *Acute and chronic wounds: Current management concepts* (3rd ed.). St. Louis, Mo.: Mosby.

Stotts, N.A. (2007b). Wound infection: Diagnosis and management. In R.A. Bryant & D.P. Nix (Eds), *Acute and chronic wounds: Current management concepts* (3rd ed.). St. Louis, Mo.: Mosby.

Stotts, N.A., & Cavanaugh, C.E. (1999). Assessing the patient with a wound. *Home Healthcare Nurse, 17*(1), 27-35.

Teare, J., & Barrett, C. (2002). Using a quality of life assessment in wound care. *Nurs. Stand., 17*(6), 67.

The Joint Commission (2007). *Comprehensive accreditation manual for hospitals: The official handbook (CAMH).* Chicago: The Joint Commission.

Thomas, C. (1989). Specialty beds: Decision-making made easy. *Ostomy Wound Manage., 23*(51), 57-59.

Trelease, C.C. (1988). Developing standards for wound care. *Ostomy Wound Manage., 20*, 46.

Wound, Ostomy and Continence Nurses Society (2003). *Guideline for prevention and management of pressure ulcer* (WOCN Clinical Practice Guidelines Series). Glenview, Ill.: Wound, Ostomy and Continence Nurses Society.

Wound, Ostomy and Continence Nurses Society (2004). *Prevalence and incidence: A toolkit for clinicians.* Glenview, Ill.: Wound, Ostomy and Continence Nurses Society.

Wysocki, A.B. (2007). Anatomy and physiology of skin and soft tissue. In R.A. Bryant & D.P. Nix (Eds), *Acute and chronic wounds: Current management concepts* (3rd ed.). St. Louis, Mo.: Mosby.

Références de l'édition française

Association des infirmières et infirmiers autorisés de l'Ontario (2002). *Favoriser la continence par le déclenchement de la miction.* Toronto: Association des infirmières et infirmiers autorisés de l'Ontario.

Association des infirmières et infirmiers auto-risés de l'Ontario (2005b). *Lignes directrices sur les pratiques exemplaires en soins infir-miers : évaluation du risque et prévention des lésions de pression*. Toronto : Association des infirmières et infirmiers autorisés de l'Ontario.

Association des infirmières et infirmiers auto-risés de l'Ontario (2007). *Évaluation et traite-ment des lésions de pression de stades 1 à 4*. Toronto : Association des infirmières et infirmiers autorisés de l'Ontario.

Barton, P., & Parslow, N. (1996). *Soins des plaies : un guide détaillé à l'intention des infirmiers et infirmières en soins communau-taires*. Don Mills, Ont. : Saint Elizabeth Health Care.

Bryant, R.A., & Nix, D.P. (Eds) (2007). *Acute and chronic wounds : Current management concepts* (3rd ed.). St. Louis, Mo. : Mosby.

Denis, N., & St-Cyr, D. (2006). Processus de validation d'une traduction française du « Braden scale for predicting pressure sore risk ». *Wound Care Canada, 4*(3), 20-28.

Doughty, D.B., & Sparks-Defriese, B. (2007). Wound-healing physiology. In R.A. Bryant & D.P. Nix (Eds), *Acute and chronic wounds : Current management concepts* (3rd ed.). St. Louis, Mo. : Mosby.

Edwards, R., & Harding, K.G. (2004). Bacteria and wound healing. *Current Opinion in Infectious Diseases, 19*, 91-96.

Encyclopédie Wikipédia, *Biofilm, définition*. [En ligne]. http://fr.wikipedia.org/wiki/Biofilm (page consultée le 28 février 2010).

Keast, D., Parslow, N., Houghton, P.E., Norton, L., & Fraser, C. (2006). Recommandations des pratiques exemplaires pour la prévention et la prise en charge des ulcères de pression : mise à jour 2006. *Wound Care Canada, 4*(1), 87-98.

Lawrence, J. (1994). Dressings and wound infection. *American Journal Surgery, 167*(1A), 21S-24S.

Maklebust, J., & Margolis, D. (1995). Pressure ulcers : Definition and assessment parame-ters. *Adv. Wound Care, 7*(4), 6-7.

Maklebust, J., & Sieggreen, M. (1996). *Pressure ulcers : Guidelines for Prevention and Nursing Management*. Springhouse, Pa. : Springhouse Corporation.

Ordre des infirmières et infirmiers du Québec (2007). *Les soins de plaies au cœur du savoir infirmier : de l'évaluation à l'intervention pour mieux prévenir et traiter*. Montréal : Ordre des infirmières et infirmiers du Québec.

Québec. *Loi sur les infirmières et les infir-miers*. L.R.Q., c. I-8, art. 36, à jour au 19 juin 2009. Québec, Qc : Publications du Québec.

Réseau National Biofilms. Page d'accueil. [En ligne]. www.biofilm-fr.com/biofilm.htm (page consultée le 14 avril 2009).

Schultz, G.S., Barillo, D.J., Mozingo, D.W., & Chin, G.A. (2004). Wound bed preparation and a brief history of TIME. *International Wound Journal, 1*(1), 19-32.

Sibbald, R.G., Orsted, H.L., Coutts, P.M., & Keast, D.H. (2006). Recommandations des pratiques exemplaires pour la préparation du lit de la plaie : mise à jour 2006. *Wound Care Canada, 4*(1), 73-86.

Sibbald, R.G., Orsted, H.L., Schultz, G.S., Coutts, P., & Keast, D. (2003). Preparing the wound bed. *Ostomy Wound Manage., 49*(11), 24-51.

Sibbald, R.G., Williamson, D., Orsted, H.L., Campbell, K., Keast, D., Krasner, D., et al. (2000). Préparation du lit de la plaie – Débridement, équilibre bactérien, et équi-libre de l'humidité. *Ostomy Wound Manage., 46*(11), 14-35.

Warriner, R., & Burrell, R. (2005). Infection and the chronic wound : A focus on silver. *Advances in Skin Wound Care, 18*(suppl. 1), 2-12.

Winter, G.D. (1963). Effect of air exposure and occlusion on experimental human skin wounds. *Nature 200*, 377-378.

Woodbury, M.G., & Houghton, P.E. (2004). Prevalence of pressure ulcers in Canadian healthcare settings. *Ostomy Wound Manage., 50*(10), 22-38.

Wysocki, A.B. (2000). Anatomy and physiology of skin and soft tissue. In R.A. Bryant & D.P. Nix (Eds), *Acute and chronic wounds : Current management concepts* (2nd ed.). St. Louis, Mo. : Mosby.

CHAPITRE 38

Références de l'édition originale

American Academy of Ophthalmology (2004). *Comprehensive adult medical eye evalua-tion*. San Francisco : American Academy of Ophthalmology.

Barnett, T.O. (2007). Problems of the ear. In F.D. Monahan, J.K. Sands, M. Neighbors, J.F. Marek, & C.J. Green-Nigro (Eds), *Phipps' medical-surgical nursing : Health and illness perspectives* (8th ed.). St. Louis, Mo. : Mosby.

Boyd-Monk, H.G. (2007). Problems of the eye. In W.J. Phipps, F.D. Monahan, J.K. Sands, J.F. Marek, & M. Neighbors (Eds), *Medical-surgical nursing : Health and illness perspec-tives* (8th ed.). St. Louis, Mo. : Mosby.

Bulechek, G.M., Butcher, H.K., & Dochterman, J.M. (2008). *Nursing interventions classifica-tion (NIC)* (5th ed.). St. Louis, Mo. : Mosby.

Caban, A., et al. (2005). Prevalence of concur-rent hearing and visual impairment in U.S. adults : The national health interview survey, 1997-2002. *Am. J. Public Health, 95*(11), 1940-1942.

Crews, J.E., & Campbell, V.A. (2004). Vision impairment and hearing loss among commu-nity dwelling older Americans : Implications for health and functioning. *Am J Public Health, 94*(5), 823.

Demers, K. (2004). Hearing screening. *Medsurg. Nurs., 13*(3), 202.

Ebersole, P., & Hess, P. (1998). *Toward healthy aging* (5th ed.). St. Louis, Mo. : Mosby.

Ebersole, P., & Hess, P. (2001). *Geriatric nurs-ing and healthy aging*. St. Louis, Mo. : Mosby.

Ebersole, P., Hess, P., & Schmidt Luggen, A. (2004). *Toward healthy aging : Human needs and nursing response* (6th ed.). St. Louis, Mo. : Mosby.

Ebersole P., Hess, P., Touhy, T.A., & Jett, K. (2005). *Gerontological nursing and healthy aging* (2nd ed.). St. Louis, Mo. : Mosby.

Ebersole, P., Hess, P., Touhy, T.A., Jett, K., & Schmidt Luggen, A. (2008). *Toward healthy aging : Human needs and nursing response* (7th ed.). St. Louis, Mo. : Mosby.

Griest, S.E., & Bishop, P.M. (1998). Tinnitus as an early indicator of permanent hearing loss. *Am. Assoc. Occup. Health Nurs. J., 46*(7), 325.

Halle, C. (2002). Achieve new vision screening objectives. *Nurse Pract., 27*(3), 15.

Hockenberry, M.J., et al. (2003). *Wong's nurs-ing care of infants and children* (7th ed.). St. Louis, Mo. : Mosby.

Hockenberry, M.J., & Wilson, D. (2007). *Wong's nursing care of infants and children* (8th ed.). St. Louis, Mo. : Mosby.

Houde, S.C., & Huff, M.A. (2003). Age related vision loss in older adults : A challenge for gerontological nurses. *J. Gerontol. Nurs., 29*(4), 25.

Larsen, P.D., Hazen, S.E., & Hootmartin, J.L. (1997). Assessment and management of sensory loss in elderly patients. *AORN J., 65*(2), 432.

Lewis-Cullinan, C., & Janken, J.K. (1990). Effect of cerumen removal on the hearing ability of geriatric patients. *J. Adv. Nurs., 15*, 594.

Lusk, S.L. (2002). Preventing noise-induced hearing loss. *Nurs. Clin. North Am., 37*, 257.

MacDonald, C. (2002). Back to the real sensory world our "care" has taken away. *J. Dementia Care, 10*(1), 33.

McCance, K.L., & Huether, S.E. (2002). *Pathophysiology : The biologic basis for disease in adults and children* (4th ed.). St. Louis, Mo. : Mosby.

McConnell, E.A. (2002). How to converse with a hearing impaired patient. *Nursing, 32*(8), 20.

McCullagh, M. (2002). When hearing becomes a part of healing. *Orthop. Nurs., 21*(4), 64.

Moore, L.W., & Miller, M. (2003). Older men's experiences of living with severe visual impairment. *J. Adv. Nurs., 43*(1), 10.

Moorhead, S., et al. (2008). *Nursing outcomes classification (NOC)* (4th ed.). St. Louis, Mo. : Mosby.

National Eye Institute (2004). *Vision loss from eye diseases will increase as Americans age*. [En ligne]. www.nei.nih.gov (page consultée le 21 août 2009).

National Institute on Deafness and Other Communication Disorders (2005). *Healthy Hearing 2010 : Where are we now*. [En ligne]. www.nidcd.nih.gov (page consultée le 21 août 2009).

Occupational Safety and Health Administration (2004). *Eye protection for the workplace*. [En ligne]. www.osha.gov/pls/oshaweb/owadisp.show_document?p_table=FACT_SHEETS&p_id=142 (page consultée le 21 août 2009).

Reyes-Ortiz, C., et al. (2005). Near vision impairment predicts cognitive decline : Data from the Hispanic established populations for epidemiologic studies of the elderly. *J. Am. Geriatr. Soc., 53*(4), 681.

Ruda, S.C. (2000). Nursing assessment : Musculoskelettal system. In S.M. Lewis, et al. (Eds), *Medical-surgical nursing : Assessment and management of clinical problems* (5th ed.). St. Louis, Mo. : Mosby.

Ruggiero, C., & Dziedzic, L. (2004). Promoting a healing environment : Quiet time in the inten-sive care unit. *Joint Comm. J. Qual. Saf., 30*(8), 465-467.

Smith, S.C., & Wilbur, M.E. (2000). Vision and hearing problems. In S.M. Lewis, et al. (Eds), *Medical-surgical nursing : Assessment and management of clinical problems* (5th ed.). St. Louis, Mo. : Mosby.

Smith, S.C., & Wilbur, M.E. (2004). Nursing management : Visual and auditory problems. In S.M. Lewis, et al. (Eds), *Medical-surgical nursing : Assessment and management of clinical problems* (6th ed.). St. Louis, Mo. : Mosby.

Sommer, S., & Sommer, S. (2002). When your patient is hearing impaired. *RN, 65*(12), 28.

Tolson, D. (1997). Age-related hearing loss : A case for nursing intervention. *J. Adv. Nurs., 26*(6), 1150.

U.S. Department of Health and Human Services (2000). *Healthy People 2010 : Understanding and improving health.* Washington, D.C. : Jones & Bartlett.

U.S. Department of Health and Human Services (2004). *Progress review : Vision and hearing.* [En ligne]. www.healthypeople.gov (page consultée le 21 août 2009).

Ventry, I., & Weinstein, B.L. (1982). The hearing handicap inventory for the elderly ; A new tool. *Ear Hearing, 3*(3), 128-134.

Weinstein, B.E. (1994). Age-related hearing loss : How to screen for it, and when to intervene. *Geriatrics, 49*(8), 40.

Références de l'édition française

Berthelot, M., Camirand, J., & Tremblay, R. (2006). *L'incapacité et les limitations d'activités au Québec : Un portrait statistique à partir des données de l'enquête sur la participation et les limitations d'activités 2001 (EPLA).* Québec, Qc : Institut de la statistique du Québec.

Millar, W.J. (2004). Problème de vision chez les personnes âgées. *Rapports sur la santé, 16*(1), 49-54.

Miller, C.A. (2007). *L'essentiel en soins infirmiers gérontologiques.* Montréal : Beauchemin.

Société canadienne d'ophtalmologie (2007). Guide de pratique clinique factuelle de la Société canadienne d'ophtalmologie pour l'examen oculaire périodique chez les adultes au Canada. *Canadian Journal of Ophtalmology, 42*, 158-163.

CHAPITRE 39

Références de l'édition originale

Agency for Health Care Policy and Research (1992). *Acute pain management : Operative or medical procedures and trauma* (Clinical Practice Guideline N°1, AHCPR Pub. N° 92-0032). Rockville, Md. : Public Health Service, U.S. Department of Health and Human Services. www.ahrq.gov/clinic/medtep/acute.htm (page consultée le 14 janvier 2010).

Aldrete, J.A. (1998). Modifications to the post anesthesia score for use in ambulatory surgery. *J. Perianesth. Nurs., 13*(3), 148-155.

Aldrete, J.A., & Kroulik, D. (1970). A postanesthetic recovery score. *Anesth. Analg., 49*, 924-934.

Ambulatory Surgery Center Association/Foundation for Ambulatory Surgery in America (2006). *Most common outpatient procedures.* [En ligne]. www.ascassociation.org/faqs/aschistory/ (page consultée le 14 janvier 2010).

American Association of Nurse Anesthetists (2001). *AANA latex protocol.* Park Ridge, Ill. : American Association of Nurse Anesthetists.

American College of Surgeons (2006). *Patient education : Partners in surgical care.* [En ligne]. www.facs.org/patienteducation (page consultée le 14 janvier 2010).

American Society of Anesthesiologists (2006). Practice guidelines for the perioperative management of patients with obstructive sleep apnea : A report by the American Society of Anesthesiologists Task Force on Perioperative Management of Patients With Obstructive Sleep Apnea. *Anesthesiology, 104*, 1081.

American Society of Anesthesiologists (2008). *ASA Physical Status Classification System.* [En ligne]. www.asahq.org/clinical/physical-status.htm (page consultée le 30 janvier 2010).

American Society of Anesthesiologists Task Force on Preoperative Fasting (1999). Practice guidelines for preoperative fasting and the use of pharmacologic agents to reduce the risk of pulmonary aspiration : Application to healthy patients undergoing elective procedures. *Anesthesiology, 90*(3), 896.

American Society of PeriAnesthesia Nurses (2002). *Standards of perianesthesia nursing practice.* Cherry Hill, N.J. : American Society of PeriAnesthesia Nurses.

American Society of PeriAnesthesia Nurses (2006). *Standards of perianesthesia nursing practice.* [En ligne]. www.aspan.org (page consultée le 8 mars 2010).

Apfelbaum, J.L., et al. (2002). Eliminating intensive postoperative care in same-day surgery patients using short-acting anesthetics. *Anesthesiology, 97*(1), 66.

Aragon, D. (2006). Evaluation of nursing work effort and perceptions about blood glucose testing in tight glycemic control. *Am. J. Crit. Care., 15*(4), 370.

Association of Operating Room Nurses (2002d). *Standards, recommended practices, and guidelines.* Denver, Colo. : Association of Operating Room Nurses.

Association of periOperative Registered Nurses (2002b). Recommended practices for managing the patient receiving moderate sedation/analgesia. *AORN J., 75*(3), 642.

Association of periOperative Registered Nurses (2002c). Recommended practices for skin preparation of patients. *AORN J., 75*(1), 184.

Association of periOperative Registered Nurses (2006). [En ligne]. www.aorn.org (page consultée le 14 janvier 2010).

Atkinson, L.J., & Fortunato, N. (1996). *Berry and Kohn's operating room technique* (8th ed.). St. Louis, Mo. : Mosby.

Augustus, C.E. (2002). Beliefs and perceptions of African American women who have had hysterectomy. *J. Transcult. Nurs., 13*(4), 296.

Barnes, S. (2001). Pain management : What do patients need to know and when do they need to know it ? *J. Perianesth. Nurs., 16*(2), 107.

Barnes, S. (2002). Patient preparation : The physical assessment. *J. Perianesth. Nurs., 17*(1), 46.

Blouin, M.B., & Magro, S. (2005). How to handle the risks of obstructive sleep apnea. *Outpatient Surgery.*

Bulechek, G.M., Butcher, H.K., & Dochterman, J.M. (2008). *Nursing interventions classification (NIC)* (5th ed.). St. Louis, Mo. : Mosby.

Costa, M.J. (2001). The lived perioperative experience of ambulatory surgery patients. *AORN J., 74*(6), 874.

De Ruiter, H.P., & Larsen, K.E. (2002). Developing a transcultural patient care web site. *J. Transcult. Nurs., 13*(1), 61.

Eliopoulos, C. (2004). *Gerontologic nursing* (6th ed.). Philadelphia : Lippincott.

Fredman, B., et al. (2002). Fast-track eligibility of geriatric patients undergoing short urologic procedures. *Anesth. Analg., 94*, 560.

Furnary, A.P., et al. (2003). Continuous insulin infusion reduces mortality in patients with diabetes undergoing coronary artery bypass grafting. *J. Thorac. Cardiovasc. Surg., 125*(5), 1007.

Gan, T.J. (2002). Postoperative nausea and vomiting : Can it be eliminated ? *JAMA, 287*(10), 1233.

Gupta, A., et al. (2006). Postoperative analgesia after radical retropubic prostatectomy : A double-blind comparison between low thoracic epidural and patient controlled intravenous analgesia. *Anesth., 105*(4), 784.

Hansdottir, V., et al. (2006). Thoracic epidural versus intravenous patient-controlled analgesia after cardiac surgery : A randomized controlled trial on length of hospital stay and patient-perceived quality of recovery. *Anesth. 104*(1), 142.

Haycock, C., Laser, C., Keuth, J., Montefour, K., Wilson, M., Austin, K., et al. (2005). Implementing evidence-based practice findings to decrease postoperative sternal wound infections following open heart surgery. *J. Cardiovasc. Nurs., 20*(5), 299-305.

Hobson, D.W., Woller, W., Anderson, L., & Guthery, E. (1998). Development and evaluation of a new alcohol-based surgical hand scrub formulation with persistent antimicrobial characteristics and brushless application. *Am. J. Infect. Control, 26*, 507-512.

Lee, N., et al. (1998). A survey of patient education postdischarge. *J. Nurs. Care Qual., 13*(1), 63.

Lewis, S.L., Heitkemper, M.M., Dirksen, S.R., O'Brien, P.G., & Bucher, L. (2007). *Medical-surgical nursing : Assessment and management of clinical problems* (7th ed.). St. Louis, Mo. : Mosby.

Litwack, K. (1999). *Core curriculum for perianesthesia nursing practice* (4th ed.). Philadelphia : WB Saunders.

Madsen, D., et al. (2005). Listening to bowel sounds : An evidence-based practice project. *Am. J. Nurs., 105*(12), 40.

Malignant Hyperthermia Association of the United States (2008). *Managing malignant hyperthermia : clinical update, online brochure.* [En ligne]. www.mhaus.org (page consultée le 10 janvier 2010).

Mamaril, M.E. (2006). Nursing consideration in geriatric surgical patient : The perioperative continuum of care. *Nurs.Clin. North Am., 41*, 313.

Manias, E., Bucknall, T., & Botti, M. (2005). Nurses' Strategies for Managing Pain in the Postoperative Setting. *Pain Management Nursing, 6*(1), 18-29.

Meeker, M.H., & Rothrock, J.C. (1999). *Alexander's care of the patient in surgery* (11th ed.). St. Louis, Mo. : Mosby.

Meiner, S.E., & Lueckenotte, A.G. (2006). *Gerontologic nursing* (3rd ed.). St. Louis, Mo. : Mosby.

Moorhead, S., Johnson, M., & Mass, M.L. (2008). *Nursing outcomes classification (NOC)* (4th ed.). St. Louis, Mo. : Mosby.

O'Callaghan, N. (2002). Pre-operative fasting. *Nurs. Stand., 16*(36), 33.

Pagana, K.D., & Pagana, T.J. (2007). *Mosby's diagnostic and laboratory test reference* (8th ed.). St. Louis, Mo. : Mosby.

Pieper, B., et al. (2006). Bariatric surgery : Patient incision care and discharge concerns. *Ostomy Wound Manage., 52*(6), 48.

Polk, H.C., & Christmas, A.B. (2000). Prophylactic antibiotics in surgery and surgical wound infections. *Am. Surg., 66*(2), 105.

Pruitt, B. (2006). Help your patient combat postoperative atelectasis. *Nursing, 36*(5), 64.

Rothrock, J.C. (2007). *Alexander's care of the patient in surgery* (13th ed). St. Louis, Mo.: Mosby.

Steelman, V.M., & Titler, M.G. (2001). *Evidence-based protocol: Latex precautions.* Iowa City, Iowa: The University of Iowa Gerontological Nursing Interventions Research Center, Research Dissemination Core.

Sullivan, E.E. (2000). Preoperative holding areas. *J. Perianesth. Nurs., 15*(5), 353.

Summers, S. (2001). Evidence-based practice part II: Reliability and validity of selected acute pain instruments. *J. Perianesth. Nurs., 16*(1), 35.

Taqi, A., et al. (2007). Thoracic epidural analgesia facilitates the restoration of bowel function and dietary intake in patients undergoing laparoscopic colon resection using a traditional, nonaccelerated, perioperative care program. *Surg. Endosc., 21*(2), 247.

Taylor, B.E., et al. (2006). Efficacy and safety of an insulin infusion protocol in a surgical ICU. *J. Am. Coll. Surg., 202*(1), 1.

The Joint Commission (2006). *2007 National patient safety goals.* [En ligne]. www.jointcommission.org/PatientSafety/NationalPatientSafetyGoals/07_npsgs.htm (page consultée le 5 mars 2010).

Tramer, M.R. (2001). A rational approach to the control of postoperative nausea and vomiting: Evidence from systematic reviews. Part II: Recommendations for prevention and treatment, and research agenda. *Acta Anaesthesiol. Scand., 45*, 14.

Van Den Berghe, G., et al. (2001). Intensive insulin therapy in critically ill patients. *N. Engl. J. Med., 345*, 1359.

Zerr, K.J., et al. (1997). Glucose control lowers the risk of wound infection in diabetics after open heart operations. *Ann. Thorac. Surg., 63*, 356.

Références de l'édition française

Aldrete, J.A. (1995). The post-anesthesia recovery score revisited. *Journal of Clinical Anesthesia, 7*(1), 89-91.

Association of periOperative Registered Nurses (2006). *Standards, recommended practices and guidelines.* Denver, Colo.: Association of periOperative Registered Nurses.

Association of periOperative Registered Nurses (2007). AORN guideline for prevention of venous stasis. *AORN Journal, 85*(3), 607-624.

Association of periOperative Registered Nurses (2009a). Recommended practice for hand antisepsis—surgical. In *Perioperative standards and recommended practices.* Denver, Colo.: Association of periOperative Registered Nurses.

Association of periOperative Registered Nurses (2009b): Recommended practice for prevention of transmissible infections in the perioperative practice setting. In *Perioperative standards and recommended practices.* Denver, Colo.: Association of periOperative Registered Nurses.

Bédard, D., Purden, M.A., Sauvé-Larose, N., Certosini, C., & Schein C. (2006). The pain experience of post surgical patients following the implementation of an evidence-based approach. *Pain Management Nursing, 7*(3), 80-92.

Bucknall, T., Manias, E., & Botti, M. (2007). Nurses' Reassessment of Postoperative Pain After Analgesic Administration. *Clinical Journal of Pain, 23*(1), 1-7.

Caumo, W., Schmidt, A.P., Schneider, C.N., Bergmann, J., Iwamoto, C.W., Adamatti, L.C., et al. (2001). Risk factors for postoperative anxiety in adults. *Anaesthesia, 56*(8), 720-728.

Caumo, W., Schmidt, A.P., Schneider, C.N., Bergmann, J., Iwamoto, C.W., Adamatti, L.C., et al. (2002). Preoperative predictors of moderate to intense acute postoperative pain in patients undergoing abdominal surgery. *Acta anaesthesiologica Scandinavica, 46*(10), 1265-1271.

Gilmartin, J., & Wright, K. (2008). Day surgery: Patients felt abandoned during the preoperative wait. *Journal of Clinical Nursing, 17*, 2418-2425.

Johansson, K., Salantera, S., Heikkinen, K., Kuusisto, A., Virtanen, H. & Leino-Kilpi, H. (2004). Surgical patient education: Assessing the interventions and exploring the outcomes from experimental and quasi-experimental studies from 1990 to 2003. *Clinical Effectiveness in Nursing, 8*, 81-92.

Kalkman, C.J., Visser, K., Moen, J., Bonsel, G.J., Grobbee, D.E., & Moons, K.G.M. (2003). Preoperative prediction of severe postoperative pain. *Pain, 105*(3), 415-423.

Kehlet, H., Jensen, T.S., & Woolf, C.J. (2006). Persistent postsurgical pain: Risk factors and prevention. *Lancet, 367*(9522), 1618-1625.

Lauver, D.R., Ward, S.E., Heidrich, S.M., Keller, M.L., Bowers, B.J., Brennan, P.F., et al. (2002). Patient-centered interventions. *Research in Nursing and Health, 25*(4), 246-255.

Manias, E., Bucknall, T., & Botti, M. (2004). Assessment of patient pain in the postoperative context. *Western Journal of Nursing Research, 26*(7), 751-769.

Ordre des infirmières et infirmiers du Québec (2008). *Le domaine des soins infirmiers périopératoires: continuum de soins et fonctions infirmières.* Montréal: Ordre des infirmières et infirmiers du Québec.

Oshodi, T.O. (2007a). The impact of preoperative education on postoperative pain. Part 1. *British Journal of Nursing, 16*(12), 706-710.

Oshodi, T.O. (2007b). The impact of preoperative education on postoperative pain. Part 2. *British Journal of Nursing, 16*(13), 790-797.

Perkins, F.M., & Kehlet, H. (2000). Chronic pain as an outcome of surgery: A review of predictive factors. *Anesthesiology, 93*(4), 1123-1133.

Roth, M.L., Tripp, D.A., Harrison, M.H., Sullivan, M.J.L., & Carson, P. (2007). Demographic and psychosocial predictors of acute perioperative pain for total knee arthroplasty. *Pain Research and Management, 12*, 185-194.

Saar, L.M. (2001). Use of a modified Postanesthesia Recovery Score in phase II perianesthesia period of ambulatory surgery patients. *Journal of perianesthesia nursing, 16*(2), 82-89.

Sloman, R., Rosen, G., Rom, M., & Shir, Y. (2005.) Nurses' assessment of pain in surgical patients. *Journal of Advanced Nursing, 52*(2), 125-132.

Vaughn, F., Wichowski, H., & Bosworth, G. (2007). Does operative anxiety level predict postoperative pain? *AORN Journal, 85*, 589-604.

Walker, J.A. (2007). What is the effect of preoperative information on patient satisfaction? *British Journal of Nursing, 16*(1), 27-32.

Index